F. Hefti
Kinderorthopädie in der Praxis

Springer

*Berlin
Heidelberg
New York
Barcelona
Budapest
Hongkong
London
Mailand
Paris
Santa Clara
Singapur
Tokio*

Fritz Hefti

Kinderorthopädie in der Praxis

Geleitwort von E. Morscher

Unter Mitarbeit von

R. Brunner, C. Fliegel, F. Freuler
G. Jundt und L. von Laer

Mit 692 Abbildungen
und 36 Tabellen

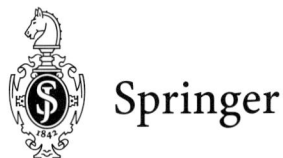

Springer

Prof. Dr. med. FRITZ HEFTI
Kinderorthopädische Universitätsklinik
Kinderspital
Römergasse 8, CH-4005 Basel

Mitarbeiter:

Dr. med. REINALD BRUNNER
Kinderorthopädische Universitätsklinik
Kinderspital
Römergasse 8, CH-4005 Basel

Prof. Dr. med. CHRISTIAN FLIEGEL
Pädiatrische Universitätsklinik
Kinderspital
Römergasse 8, CH-4005 Basel

Dr. med. FRANZ FREULER
Rümelinbachweg 16, CH-4054 Basel

PD Dr. med. GERNOT JUNDT
Institut für Pathologie, Universität Basel
Knochentumor-Referenzzentrum
Schönbeinstraße 40, CH-4003 Basel

Prof. Dr. med. LUTZ VON LAER
Kinderorthopädische Universitätsklinik
Kinderspital
Römergasse 8, CH-4005 Basel

Freihandzeichnungen von F. Freuler
Schemazeichnungen von F. Hefti

ISBN 3-540-61480-X Springer-Verlag Berlin Heidelberg New York

Die Deutsche Bibliothek – CIP-Einheitsaufnahme
Hefti, Fritz:
Kinderorthopädie in der Praxis / F. Hefti. Geleitw. von E. Morscher. Unter Mitarb. von R. Brunner ... –
Berlin ; Heidelberg ; New York ; Barcelona ; Budapest ; Hongkong ; London ; Mailand ; Paris ; Santa
Clara ; Singapur ; Tokio : Springer, 1997
  ISBN 3-540-61480-X

Dieses Werk ist urheberrechtlich geschützt. Die dadurch begründeten Rechte, insbesondere die der
Übersetzung, des Nachdrucks, des Vortrags, der Entnahme von Abbildungen und Tabellen, der Funksendung, der Mikroverfilmung oder der Vervielfältigung auf anderen Wegen und der Speicherung in
Datenverarbeitungsanlagen, bleiben, auch bei nur auszugsweiser Verwertung, vorbehalten. Eine Vervielfältigung des Werkes oder von Teilen dieses Werkes ist auch im Einzelfall nur in den Grenzen
der gesetzlichen Bestimmungen des Urheberrechtsgesetzes der Bundesrepublik Deutschland vom
9. September 1965 in der jeweils geltenden Fassung zulässig. Sie ist grundsätzlich vergütungspflichtig.
Zuwiderhandlungen unterliegen den Strafbestimmungen des Urheberrechtsgesetzes.

Springer-Verlag Berlin Heidelberg New York
ein Unternehmen der Bertelsmann Springer Science+Business Media GmbH

© Springer-Verlag Berlin Heidelberg 1998
Printed in Italy

Die Wiedergabe von Gebrauchsnamen, Handelsnamen, Warenbezeichnungen usw. in diesem Werk
berechtigt auch ohne besondere Kennzeichnung nicht zu der Annahme, daß solche Namen im
Sinne der Warenzeichen- und Markenschutz-Gesetzgebung als frei zu betrachten wären und daher
von jedermann benutzt werden dürften.

Produkthaftung: Für Angaben über Dosierungsanweisungen und Applikationsformen kann vom Verlag
keine Gewähr übernommen werden. Derartige Angaben müssen vom jeweiligen Anwender im Einzelfall anhand anderer Literaturstellen auf ihre Richtigkeit überprüft werden.

Herstellung: PRO EDIT GmbH, D-69126 Heidelberg
Satz: Hermann Hagedorn GmbH, D-68519 Viernheim
Umschlaggestaltung: de'blik, D-10999 Berlin
SPIN: 10865800   24/3111-5 4 – Gedruckt auf säurefreiem Papier

*Für Christiane und für meine drei Söhne
André, Philippe und Stephan,
die mir nachhaltig beigebracht haben,
wie Kinder und Jugendliche fühlen
und welche Bedürfnisse sie haben*

Geleitwort

Auch wenn Behandlungen von Deformitäten des Skelettsystems, die wir heute unzweifelhaft als zur Orthopädie gehörend betrachten, schon in den Schriften von Hippokrates (*Peri arthron* = „über die Gelenke") ausführlich beschrieben worden sind, ist die Orthopädie als Fachbereich der Medizin ein Sprößling der Aufklärung. Nicolas Andry hat dieses Kind 1741 mit dem Titel seines Buches „Orthopädie" aus der Taufe gehoben. Mit diesem Namen, bestehend aus den beiden griechischen Wörtern „orthos" (zu deutsch: gerade) und „paideuein bzw. pais" (= erziehen bzw. Kind), hat Andry auch zum Ausdruck gebracht, daß Orthopädie primär Kinderorthopädie ist – und auch lange Zeit geblieben ist. Andry hat mit seinem Buch auch gleich das bis heute für die Orthopäden der ganzen Welt verwendete Emblem, das krummgewachsene Bäumchen, das an einem geraden Stamm zu geradem Wuchs herangezogen werden soll, geschaffen. Die Bezeichnung Kinderorthopädie ist somit ein pleonastischer Begriff und erfuhr gewissermaßen eine Wiedergeburt als „Subspezialität" der Orthopädie, als sich diese – vor allem in der zweiten Hälfte dieses Jahrhunderts – in Teilgebiete aufzuteilen begann. Wenn auch der Fortschritt und der heute erreichte Standard der Orthopädie und orthopädischen Chirurgie ohne weitere Subspezialisierung nicht denkbar gewesen wären, birgt eine solche doch die große Gefahr einer Fragmentierung des „Fachbereiches Orthopädie" in topographische Regionen (Hüftchirurgie, Wirbelsäulenchirurgie usw.), in technologische Fachbereiche (Endoskopie, Mikrochirurgie usw.) oder ätiopathologisch bedingte Untergruppierungen von Krankheiten und Verletzungen des Bewegungsapparates (z.B. Sportorthopädie und -traumatologie) in sich. Die Kinderorthopädie ist ihrem Wesen nach als einzige Subspezialität (allerdings auf eine Altersgruppe beschränkt) holistisch geblieben. Kinderorthopädie umfaßt den ganzen Menschen, das ganze Kind. Im ersten, von Jean André Venel in Orbe (Kanton Waadt/Schweiz) gegründeten orthopädischen Institut der Welt wurde den Kindern während ihrer lange dauernden Aufenthalte denn auch z.B. Schulunterricht erteilt und damit der psychosomatische Gesamtschau der Orthopädie im wahrsten Sinne des Wortes „paideuein" Ausdruck verliehen.

Die meisten europäischen orthopädischen Institute sind im übrigen durch private Initiative – meist auf dem Boden der soziomedizinischen Fürsorge – gegründet worden.

Von den vor allem in den letzten vier Dekaden stattgehabten bahnbrechenden Errungenschaften und Fortschritten der „orthopädischen Chirurgie" auf den Gebieten der Osteosynthesetechnik, Endoprothetik, Arthroskopie oder Mikrochirurgie hat auch die Kinderorthopädie gewaltig profitiert. Diese konnte sich aber überall dort besonders frei und fruchtbar weiterentwickeln – und sich auch der Vernachlässigung entziehen! –, wo sie sich in Kinderspitälern und damit Schulter an Schulter mit anderen „Kinderspezialisten" profilieren konnte. Dabei ist sie immer Lehrmeisterin Nummer 1 für angehende Orthopäden geblieben. Grundpfeiler und Prinzip orthopädischen Handelns ist und bleibt das ihr eigene „Form-/Funktions-Denken". Form und Funktion anatomischer Strukturen bilden das Wesen der Biomechanik als Basiswissenschaft der Orthopädie. Nirgends am menschlichen Körper läßt sich dieses Denken so anschaulich vor Augen führen und begreifen wie am wachsenden Skelett. Das Skelett ist denn auch das einzige Organsystem, das zum Wachsen ein eigenes Organ (den Wachstumsknorpel) besitzt! Die technologischen Errungenschaften in der orthopädischen Chirurgie haben dieses „Form-/Funktions-Denken" allerdings etwas in den Hintergrund gedrängt, und die Biomechanik hat mancherorts zunehmend „nekromechanischem" Denken Platz gemacht! Jedes spezifisch kinderorthopädische Problem ist aber integral mit dem Phänomen Wachstum korreliert und damit auch integraler Teil des Gesamtphänomens „wachsender Organismus". Wenn der heutigen Medizin der Vorwurf gemacht wird, daß sich die Ärzte zu sehr auf ihren Fachbereich und in diesem allzu sehr auf Einzelheiten von Organkrankheiten und -verletzungen konzentrieren, so gilt dieser Vorwurf unter den Orthopäden zweifelsohne am wenigsten für die Kinderorthopäden.

Spitzenmedizin – und wer will sie nicht für sich und seine Kinder in Anspruch nehmen? – verlangt heute der jeweiligen engeren Fachbehandlung entsprechend nach Teamarbeit. Echte und effiziente

Teamarbeit ist aber nur dort möglich, wo der Teamkollege bzw. die -kollegin auch Basiskenntnisse in den Nachbardisziplinen und Verständnis für die Überlegungen des „anderen" Fachspezialisten hat. Auch an der Universität Basel ist die Orthopädie als Kinderorthopädie aus der Kinderchirurgie am Kinderspital heraus gewachsen. Nach Schaffung einer eigentlichen Orthopädischen Universitätsklinik mit der gleichzeitigen Eröffnung von orthopädischen Abteilungen an Erwachsenenspitälern blieb die Kinderorthopädie am Kinderspital. Die Belassung der Kinderorthopädie am Universitäts-Kinderspital mit dem bewußten Verzicht, sie geographisch mit der Erwachsenenorthopädie zusammenzulegen, hat sich als kluge Entscheidung erwiesen. Im speziellen die weitere Entwicklung der Orthopädie und der Pädiatrie hat diesen Entscheid auch im nachhinein mehr als gerechtfertigt. Fritz Hefti als derzeitiger Chefarzt der Kinderorthopädischen Klinik der Basler Universitäts-Kinderklinik mit Lehrauftrag für Kinderorthopädie an der Medizinischen Fakultät der Universität Basel hat es mit seinen engsten Mitarbeitern und Spezialisten des kindlichen Bewegungsapparates ausgezeichnet verstanden, seinem engeren Fachbereich Kinderorthopädie für die Praxis – und dies heißt für alle, die im Alltag mit Deformitäten jeglicher Art, mit Erkrankungen und Verletzungen des kindlichen Bewegungsapparates in Berührung kommen – ein anschauliches Lehrbuch und einen hilfreichen Ratgeber in die Hand zu geben. Ohne den Boden der Wissenschaftlichkeit zu verlieren, werden die für die tägliche Praxis relevanten angeborenen und im Kindesalter erworbenen Deformitäten, Erkrankungen und Verletzungen des kindlichen Bewegungsapparates mit den sich aufdrängenden diagnostischen Maßnahmen und therapeutischen Richtlinien, mit eindrücklichen und humorvollen Illustrationen sowie weisen Aphorismen versehen, dargestellt.

Die leichte Lesbarkeit, die didaktisch geschickte Darstellung und die allgemein gute Verständlichkeit machen die *Kinderorthopädie in der Praxis* nicht nur zu einem Nachschlagewerk oder einem aufs Examen hin gerichteten Lehrbuch, sondern zu einer durchaus unterhaltsamen (und gerade deshalb besonders lehrreichen), interessanten und einprägsamen Lektüre. Nicht nur der kinderorthopädische Experte bzw. Orthopäde, sondern vor allem auch Kinderärzte sowie PhysiotherapeutInnen, Kinderkrankenschwestern, ja alle, die mit körperbehinderten, am Bewegungsapparat erkrankten oder verletzten Kindern zu tun haben, werden aus der *Kinderorthopädie in der Praxis* von Fritz Hefti reichen Nutzen ziehen.

Basel, im August 1997

Prof. Erwin Morscher, Basel
– em. o. Professor und Vorsteher
der Orthopädischen Universitätsklinik Basel,
Präsident der „European Federation of National Associations of Orthopaedics and Traumatology – EFORT"

Vorwort

*Kinder sind „Patienten" und keine „Kunden",
sie brauchen „Betreuung"
und nicht „Management". (G.A. Annas)*

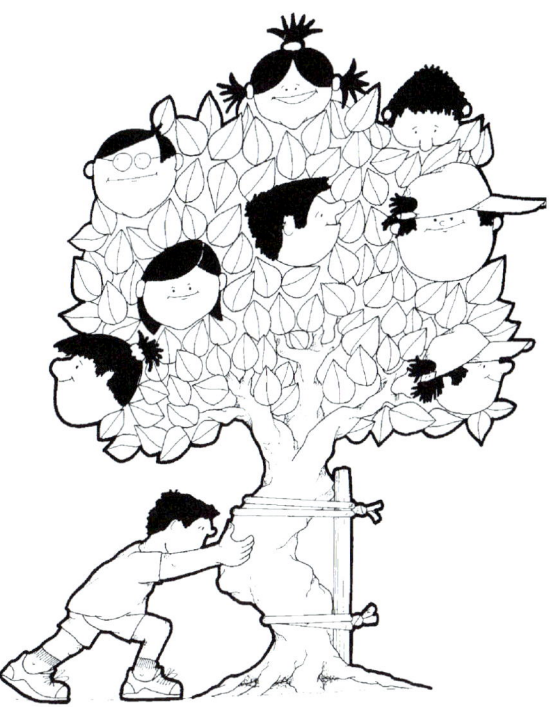

Bei „Kinderkrankheiten" denkt man an ein fieberhaftes Leiden mit roten Flecken auf der Haut oder an das allerneueste Automodell, dessen Motor beim Bergauffahren in ein rätselhaftes Stottern gerät, aber nur selten an krumme Rücken und verbogene Beine. Die Orthopädie ist längst den Kinderschuhen entwachsen, hat sie doch ihre ersten Schritte bereits mit Hippokrates zurückgelegt (sozusagen auf Klumpfüßen). Inzwischen ist aus der Orthopädie eher eine Orthogeriatrie geworden, sind doch heute Orthopäden weltweit vorwiegend damit beschäftigt, älteren Menschen die „Gebrechen" zu lindern (und was soll denn schon „brechen", wenn nicht der Knochen ...). Dennoch sind die „Geradeerzieher" notwendig, wie die „Orthopäden" korrekt übersetzt heißen müßten. Mit „Ziehen" erreicht man allerdings bei modernen Kindern wenig, und auch „Stoßen" ist von beschränktem Nutzen, solange das Kind selbst nicht will.

Kinderorthopädie bedeutet nicht zuletzt, die Kinder zum „Gerade-werden-Wollen" zu motivieren (deshalb stößt das Kind auf der Titelzeichnung den krummen Baumstamm selber). Hierfür ist eine enge Zusammenarbeit mit Eltern, Kinderärzten, anderen Therapeuten, Orthopädietechnikern und Pflegepersonen notwendig. Die Idee zu diesem Buch kam von Pädiatern, die in ihrer Sprechstunde häufig Probleme am Bewegungsapparat sehen und die während eines Kurses in Kinderorthopädie den Wunsch nach einem Buch äußerten, das die Sicht der Pädiater wie auch die der Kinder und Eltern mitberücksichtigt. Es ist ein umfangreiches Buch geworden. Nicht alle Leser haben so viel mit krummen Kindern zu tun, daß sie alles werden lesen wollen. Sie möchten aber vielleicht nachschlagen können, wenn ein spezifisches Problem auftritt. Auch diejenigen, die nicht direkt an der Therapie beteiligt sind, möchten vielleicht wissen, welche Möglichkeiten es gibt und aus welchen Überlegungen heraus man diese durchführt. Praxisnähe will dieses Buch auch vermitteln, indem die regionale Gliederung der Störungen (im Gegensatz zur systematischen) betont wird. Das Kind kommt ja nicht in die Sprechstunde und meldet: „Ich leide an einer Wachstumsstörung", oder: „Ich habe ein angeborenes Leiden", sondern es sagt: „Mir tut der Rücken weh", oder: „Es sticht im Knie". Daher findet der Leser die meisten Leiden bei der betroffenen Körperregion, erst am Schluß des Buches werden komplexe Krankheitsbilder „überregional" abgehandelt. Nach Möglichkeit haben wir zu allen Aussagen aktuelle Literaturquellen angegeben, wobei (der besseren Lesbarkeit wegen) Eigennamen im Text nur erwähnt werden, wenn sie eine Klassifikation oder eine Behandlungsmethode benennen.

Die Variabilität der Krankheitsbilder ist in der Kinderorthopädie sehr groß, und eine einzelne Person kann nicht auf allen Teilgebieten kompetent sein. Wir sind in Basel in der glücklichen Lage, daß die Kinderorthopädie einerseits in einem Kinderspital beheimatet ist (mit allen pädiatrischen Spezialisten im Hause), andererseits als eigenständige Klinik mit leitenden Ärzten die Spezialgebiete kompetent betreuen kann. Mein früherer Chef und Lehrer, Erwin Morscher, erkannte, daß die Kinderorthopädie innerhalb der Kindermedizin als gleichberechtigter Partner neben Pädiatrie, Kinderchirurgie und Kinderpsychiatrie, aber auch gleichgestellt mit der Erwachsenenorthopädie, die größten Entwicklungschancen hat, und er überführte vor seinem Rücktritt die damalige Unterabteilung der Erwachsenenorthopädie in eine selbständige Klinik innerhalb des Universitätskinderspitals, ohne daß dadurch der Zusammenhalt der universitären Orthopädie in Dienstleistung, Lehre und Forschung gefährdet worden wäre. In unserer Klinik beschäftigen sich die leitenden Ärzte Reinald Brunner vorwiegend mit der Neuroorthopädie und Lutz von Laer mit der Kindertraumatologie. Die Beiträge meiner beiden wichtigsten Mitarbeiter sind äußerst wertvolle Ergänzungen in diesem Buch.

Meine eigenen Schwerpunkte sind die Wirbelsäulenchirurgie und die Tumororthopädie. Neben der Zusammenarbeit mit den Kinderonkologen ist die freundschaftliche Verbindung mit dem Knochenpathologen, Gernot Jundt, besonders fruchtbar. Er leitet das seit 1972 in Basel beheimatete Knochentumor-Referenzzentrum und hat viel Sachverstand zu den entsprechenden Buchkapiteln beigetragen. Christian Fliegel hat als Kinderradiologe die Röntgenaufnahmetechniken beschrieben, die auch in einer Praxis durchgeführt werden können. Als besonderen Glücksfall möchte ich die freundschaftliche Zusammenarbeit mit dem niedergelassenen Orthopäden und früheren Mitarbeiter unserer Klinik Franz Freuler bezeichnen. Er hat mit seinen hervorragenden Zeichnungen einerseits die Untersuchungsmethoden anschaulich dargestellt (und zwar so, daß jedermann sehen kann, daß es sich um Kinder handelt, und nicht um geschlechts- und alterslose Untersuchungspuppen), andererseits hat er viele Ideen optisch witzig umgesetzt und so eine große Zahl amüsanter Cartoons geschaffen. Diese bringen ein spielerisches Element in das Buch, das ja von Kindern handelt, die zwar stets ernst genommen werden wollen, aber am liebsten auf humorvolle Weise.

Bei den Mitarbeitern des Springer-Verlages bedanke ich mich, daß sie diese für ein Fachbuch ungewöhnliche Art der Illustrationen so ohne weiteres akzeptiert und das Projekt stets tatkräftig unterstützt haben. Zudem hat die Lektorin des Springer-Verlages, Linde Prodehl, das Manuskript in äußerst sachkundiger Weise überarbeitet. Mein Dank gebührt außerdem meinen Mitarbeiterinnen und Mitarbeitern im Kinderspital Basel, allen voran den Sekretärinnen Esther Dill und Doris Löffler, sowie Stefan Schmid, welche die viele Schreibarbeit sorgfältig verrichteten, der Photographin Karin Noll und ihren Kolleginnen, welche die zahlreichen Röntgenbilder und Photographien verarbeiteten, sowie dem Oberarzt Stefan Dierauer und allen Assistenten der Klinik, welche die Texte immer wieder durchlasen und von denen viele gute Anregungen stammen. Unzählige Ideen stammen auch aus Gesprächen mit den Pädiatern unseres Kinderspitals und solchen in der Praxis. Ich danke auch meinem geschätzten Lehrer Erwin Morscher für sein Geleitwort, das zum Ausdruck bringt, welch hohen Stellenwert er der Kinderorthopädie innerhalb des Faches Orthopädie beimißt.

Nicht zuletzt möchte ich meiner lieben Frau Christiane danken, die stets Verständnis für diese zeitraubende Freizeitbeschäftigung hatte und viel zum sprachlichen Schliff der Texte beitrug.

Basel, im Juni 1997 F. HEFTI

Inhalt

1 Einleitung

1.1 Was machen die Gerade-Erzieher mit den krummen Kindern? – oder: Was ist Kinderorthopädie? *1*

1.2 Orthesen, Prothesen, Thesen und erfinderische Wesen – ein geschichtlicher Rückblick *16*

2 Grundlagen

2.1 Diagnostik *25*
2.1.1 Allgemeine Untersuchungstechnik *25*
2.1.2 Neurologische Untersuchung
R. Brunner *28*
2.1.3 Ganguntersuchung – Ganganalyse
R. Brunner *30*
2.1.4 Bildgebende Diagnostik
C. Fliegel *34*
2.1.5 Schulärztliche Untersuchung *36*

2.2 Entwicklung des Bewegungsapparates *39*
2.2.1 Wachstum *39*
2.2.2 Körperliche Entwicklung *43*
2.2.3 Die Belastbarkeit des wachsenden Bewegungsapparates *47*

3 Krankheiten und Verletzungen nach Regionen

3.1 Wirbelsäule, Rumpf *55*
3.1.1 Untersuchung des Rückens *55*
3.1.2 Kann man Nußgipfel durch Ermahnungen geradebiegen? – oder: Wie krumm darf der Rücken sein? – Haltungsprobleme bei Jugendlichen *62*
3.1.3 Idiopathische Skoliosen *70*
3.1.4 Morbus Scheuermann *95*
3.1.5 Spondylolyse und Spondylolisthesis *102*
3.1.6 Kongenitale Fehlbildungen an der Wirbelsäule *110*
3.1.7 Muskulärer Schiefhals *118*
3.1.8 Thoraxdeformitäten *120*
3.1.9 Neuromuskuläre Wirbelsäulendeformitäten
F. Hefti und R. Brunner *125*
3.1.10 Wirbelsäulendeformitäten bei Systemkrankungen *134*
3.1.11 Wirbelsäulenverletzungen *144*
3.1.12 Entzündungen an der Wirbelsäule *149*
3.1.13 Tumoren der Wirbelsäule *153*
3.1.14 Weshalb bereiten Rücken, die gerade sind wie Kerzen, beim Stehen und Bücken so häufig starke Schmerzen? – oder: Differentialdiagnose des Rückenschmerzes *161*
3.1.15 Zusammenfassung der Indikationen zu bildgebenden Verfahren an der Wirbelsäule *165*
3.1.16 Indikationen zur Physiotherapie bei Rückenleiden *166*

3.2 Becken, Hüfte und Oberschenkel *167*
3.2.1 Untersuchung der Hüftgelenke *167*
3.2.2 Röntgentechnik
C. Fliegel *170*
3.2.3 Biomechanik des Hüftgelenks *172*
3.2.4 Kongenitale Hüftdysplasie und -luxation *180*
3.2.5 Morbus Perthes *205*
3.2.6 Epiphyseolysis capitis femoris *219*
3.2.7 Angeborene Fehlbildungen des Beckens, des Hüftgelenks und des Oberschenkels *228*
3.2.8 Neurogene Störungen an der Hüfte
R. Brunner *238*
3.2.9 Frakturen im Bereich von Becken, Hüfte und Oberschenkel
L. von Laer *253*

3.2.10	Kann aus einem Hüftschnupfen auch ein Katarrh oder gar ein schlimmes heimtückisches Siechtum werden? L. VON LAER 263		3.4	**Oberes Sprunggelenk und Fuß** 382
			3.4.1	Untersuchung 382
			3.4.2	Röntgentechnik C. FLIEGEL 388
3.2.11	Infektiöse Erkrankungen an Hüftgelenk und Oberschenkel L. VON LAER 268		3.4.3	Kongenitaler Klumpfuß 390
			3.4.4	Kongenitaler Plattfuß (Talus verticalis) 404
3.2.12	Rheumatische Koxitis 274		3.4.5	Andere angeborene Anomalien am Fuß 407
3.2.13	Tumoren des Beckens, des proximalen Femurs und des Femurschaftes 277		3.4.6	Verhindern Bananenfüße, daß aus dem Aschenbrödel später eine Prinzessin wird? oder: Soll man den Sichelfuß behandeln? 422
3.2.14	Differentialdiagnose Hüftschmerz 286			
3.2.15	Differentialdiagnose Einschränkung Hüftbeweglichkeit 287			
3.2.16	Indikation zu bildgebenden Verfahren am Hüftgelenk 288		3.4.7	Plattfußindianer – welche muß man behandeln, damit sie später Häuptlinge werden können? oder: Wie unterscheiden wir Knick-Senk-Füße von flexiblen Plattfüßen? 425
3.2.17	Indikation zur Physiotherapie bei Hüftleiden 289			
			3.4.8	Juveniler Hallux valgus 434
3.3	**Kniegelenk und Unterschenkel** 290		3.4.9	Muß man sich die Füße wund laufen, um dem Fußschmerz auf die Spur zu kommen? oder: Osteonekrosen und andere schmerzhafte Probleme am Fuß 438
3.3.1	Untersuchung der Kniegelenke 290			
3.3.2	Röntgentechnik C. FLIEGEL 295			
3.3.3	Heute Knieschmerzen – morgen ein Sportkrüppel? – Schmerzsyndrome an Kniegelenk und Unterschenkel 297			
			3.4.10	Neurogene Störungen an Sprunggelenk und Fuß R. BRUNNER 443
3.3.4	Osteochondrosis dissecans 305			
3.3.5	Patellaluxation 311		3.4.11	Verletzungen im Bereich der Sprunggelenke und des Fußes L. VON LAER 455
3.3.6	Angeborene Fehlbildungen an Kniegelenk und Unterschenkel 319 Lokalisierte Störungen 319			
3.3.7	Neurogene Störungen an Kniegelenk und Unterschenkel R. BRUNNER 334		3.4.12	Infektionen am Fuß und an den Sprunggelenken L. VON LAER 465
			3.4.13	Tumoren am oberen Sprunggelenk und am Fuß 466
3.3.8	Kniebinnenläsionen 343			
3.3.9	Frakturen im Knie- und Unterschenkelbereich L. VON LAER 349		3.5	**Obere Extremitäten** 471
			3.5.1	Untersuchung der oberen Extremitäten 471
3.3.10	Infektionen im Bereich des Kniegelenks und Unterschenkels L. VON LAER 362		3.5.2	Röntgentechnik an den oberen Extremitäten C. FLIEGEL 478
3.3.11	Juvenile rheumatische Arthritis des Kniegelenks 364		3.5.3	Angeborene Fehlbildungen an den oberen Extremitäten 482
3.3.12	Tumoren im Bereich des Kniegelenks 366		3.5.4	Schulterluxationen 496
3.3.13	Kniegelenkkontrakturen 377		3.5.5	Neurogene Störungen an den oberen Extremitäten R. BRUNNER 501
3.3.14.	Differentialdiagnose Knieschmerz 380			
3.3.15	Indikation zu bildgebenden Verfahren am Kniegelenk 381			
			3.5.6	Frakturen an den oberen Extremitäten L. VON LAER 510
3.3.16	Indikation zur Physiotherapie bei Knieleiden 381			
			3.5.7	Tumoren an den oberen Extremitäten 532

| 4 | **Systematik der Störungen am Bewegungsapparat** |

| 4.1 | **Traumatologie – allgemeine Prinzipien** 539 |
L. von Laer

4.2	**Achsen und Längen** 546
4.2.1	Sind Kinder verdreht, wenn sie einwärts gehen, oder verwinkelt, wenn sie X- oder O-Beine haben? 546
4.2.2	Geraten Kinder auf die schiefe Ebene, wenn das Becken schief steht? – oder: Ursachen und Behandlungsbedürftigkeit des Beckenschiefstandes? 554
4.2.3	Das hinkende Kind 565

4.3	**Infektionen** 567
4.3.1	Osteomyelitis 567
4.3.2	Septische Arthritis 575

| 4.4 | **Juvenile rheumatische Arthritiden** 578 |

| 4.5 | **Tumoren** 583 |
F. Hefti und G. Jundt
4.5.1	Grundsätzliches zur Tumordiagnostik 583
4.5.2	Benigne Knochentumoren und tumorähnliche Läsionen 593
4.5.3	Maligne Knochentumoren 610
4.5.4	Weichteiltumoren 621
4.5.5	Behandlungskonzepte bei Knochentumoren 629

4.6	**Skelettdysplasien** 644
4.6.1	Von Bettlern und Artisten, einer Einteilung mit äußerst provisorischem Charakter und allerlei Entscheidungshilfen 644
4.6.2	Metabolische und endokrine Knochenerkrankungen 650
4.6.3	Bindegewebeerkrankungen 658
4.6.4	Osteochondrodysplasien 666
4.6.5	Chromosomenanomalien 681
4.6.6	Dysostosen 684
4.6.7	Syndrome mit neuromuskulären Störungen R. Brunner 687
4.6.8	Syndrome mit Tumorbildungen oder tumorähnlichen Befunden 693
4.6.9	Hämophilie 703

| 4.7 | **Neuroorthopädie** 707 |
R. Brunner
4.7.1	Grundsätzliches zu den neuromuskulären Erkrankungen 707
4.7.2	Hilfsmittel 717
4.7.3	Zerebrale Läsionen 728
4.7.4	Rückenmarkläsionen 732
4.7.5	Nervenläsionen außerhalb des Zentralnervensystems 740
4.7.6	Muskelerkrankungen 742

Anhang 751
Adressen von Behindertenorganisationen und Elterninitiativen in Deutschland, Österreich und der Schweiz

Sachverzeichnis 757

Literatur
Literaturangaben befinden sich am Ende jedes Kapitels 3. Ordnung

1 Einleitung

1.1 Was machen die Gerade-Erzieher mit den krummen Kindern? – oder: Was ist Kinderorthopädie?

Wer sich an seine eigene Kindheit nicht mehr deutlich erinnert, ist ein schlechter Erzieher (M. von Ebner-Eschenbach).

Sie haben sich entschlossen, ein Buch über Kinderorthopädie zu lesen – oder zumindest ziehen Sie dies in Erwägung. Wahrscheinlich sind Sie sich der Risiken nicht ganz bewußt, die ein solcher Entschluß in sich birgt. Vielleicht haben Sie schon im Buch geblättert und die vielen schematischen Abbildungen von eindrucksvollen Operationen oder auch Röntgenbilder von schlimmen Krankheiten und erfolgreichen Behandlungen gesehen. Diese Illustrationen beziehen sich aber nur auf einen kleinen Teil Ihrer Tätigkeit. Der Begriff *Orthopädie* wird bekanntlich aus dem Griechischen abgeleitet von *orthos* (ορθος) = gerade und *pais* (παις) = Kind, oder *paideuein* (παιδευειν) = erziehen. Ein Kinderorthopäde wäre somit ein „Gerade-Erzieher". Versucht man jedoch die Tätigkeit in der kinderorthopädischen Sprechstunde zu quantifizieren, so ergibt sich folgendes Bild:

1. Orthopädische Beratung: Den Eltern erklären, daß das Kind „gerade" genug ist, daß das Geschehen harmlos ist und später keine Folgen haben wird: 70 %
2. Konservative Therapie: „Gerade-Erziehen" mit konservativen Mitteln (Physiotherapie, Gipsbehandlung, Orthesen): 20 %
3. Operative Therapie: „Gerade-Erziehen" mit chirurgischen Mitteln, dem eigentlichen Instrumentarium des „orthopädischen Chirurgen": 10 %

Falls Sie ein Orthopäde oder Kinderchirurg sind, so wird Ihnen diese Aufteilung ungewohnt vorkommen. Sie sind gewohnt, Ihr Handwerk mit dem Messer auszuüben, was in der Kinderorthopädie nur für einen geringen Teil Ihrer Patienten einen Nutzen bringt.

Die zweite Besonderheit der kinderorthopädischen Tätigkeit besteht darin, daß Sie nicht nur einen Gesprächspartner – den Patienten – haben, sondern daß mindestens einer, meist mehrere, hinzukommen – die Eltern. Dies bedeutet, daß Sie nicht nur die Psychologie des Kindes oder Jugendlichen verstehen müssen, die sich von der der Erwachsenen deutlich unterscheidet, sondern auch die der Eltern, die sich wiederum anders verhalten, wenn sie sich um ihre Kinder sorgen, als wenn es um eine eigene Krankheit geht.

Diese Tatsachen sind natürlich dem Leser, der von Haus aus Kinderarzt ist, bekannt. Es kommen nun jedoch noch einige Besonderheiten hinzu, die auch für den Pädiater ungewohnt sind: Der Kinderorthopäde ist nicht primär ein „Kinder"-Orthopäde, sondern ein „Kinder- und Jugend"-Orthopäde. Etwa 2/3 der Patienten in der kinderorthopädischen Sprechstunde sind Adoleszente. Krankheiten des Bewegungsapparates sind in dieser ansonsten äußerst gesunden Altersgruppe der häufigste Grund für

70 %
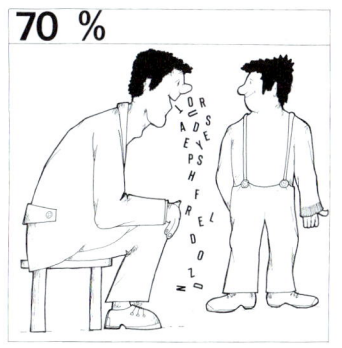

20 %
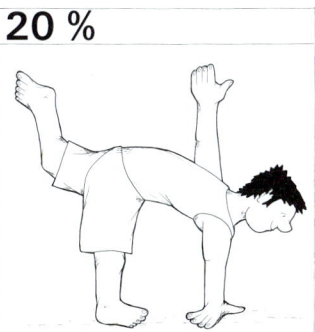

10 %
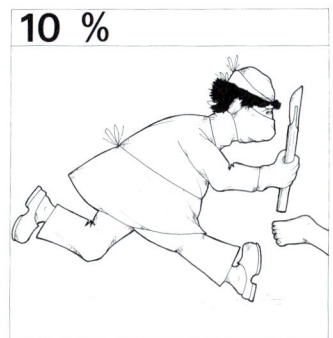

einen Arztbesuch. Die zweite Besonderheit ist die Tatsache, daß der Knochen ein eigenes Wachstumsorgan hat und das eigentliche Körperwachstum primär ein Knochenwachstum ist. Grundlage unserer Kenntnisse über die Kräfte und ihrer Wirkungen am Bewegungsapparat ist die Biomechanik. Durch das Wachstum werden aber relativ einfache biomechanische Verhältnisse stark beeinflußt, und die Vorgänge werden damit viel komplexer, als dies bei Ausgewachsenen der Fall ist. Zwar ist es wohl eine naive Vorstellung zu glauben, daß nur der Knochen ein Wachstumsorgan hat und alle übrigen Gewebe quasi durch passive Dehnung wachsen. Diese Auffassung ist mit Sicherheit unrichtig, nur kennen wir das Wachstumsorgan der übrigen Gewebe und Organe nicht. Es gibt Hinweise darauf, daß in der Muskulatur am Übergang zwischen Aponeurose und Muskelgewebe ein Wachstumsorgan existiert. Die Kenntnisse hierüber sind jedoch noch sehr mangelhaft und diese Wissenslücken werden in Zukunft noch Gegenstand intensiver Forschung sein.

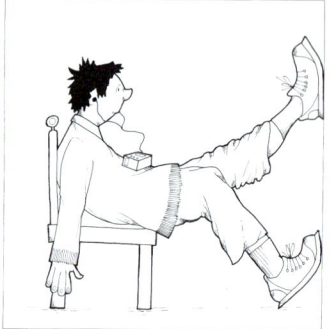

Manche Eltern suchen beim Arzt Unterstützung für ihre Erziehungsmaßnahmen ...

Weshalb kommen Eltern mit ihren Kindern in die orthopädische Sprechstunde?

Der Besuch bei einem Orthopäden oder Pädiater wegen eines orthopädischen „Problems" kann folgende Gründe haben:

- Eltern haben Angst, etwas zu versäumen, d.h. eine Behandlung nicht rechtzeitig begonnen zu haben, so daß das Kind später als Erwachsener ihnen Vorwürfe machen könnte. Die Eltern befürchten, daß der Einwärtsgang das Leben lang bestehen bleibt, daß das Kind wegen Plattfüßen später keinen Militärdienst leisten kann oder daß die nach dem Fußballtraining auftretenden Knieschmerzen das Frühzeichen einer baldigen Sportinvalidität seien. Oft sind es auch Personen, die bei der Sprechstunde gar nicht anwesend sind, die letztlich Anlaß zum Arztbesuch gegeben haben: Nachbarn, die sich entsetzen über den Stricknadelgang des Kindes, oder Großeltern, welche die Füße des Kindes mit Entenfüßen verglichen haben, oder auch Schuhverkäufer, welche die Begründung zum Verkauf von teuren Spezialschuhen aus der mißgebildeten Form des Kinderfußes ableiten. Ein wesentlicher Grund für die Besorgnis der Eltern sind auch Erfahrungen aus ihrer eigenen Kindheit, also aus den 50er bis 70er Jahren, als die Orthopäden eine ausgesprochen therapeutische Überaktivität an den Tag legten. Damals hat man Kindern mit Einwärtsgang den „Oberschenkelknochen gebrochen und gedreht", Kinder mit X- oder O-Beinen erhielten über Jahre hinweg Schienen an den Beinen, und ein Aufwachsen ohne Schuheinlagen war ohnehin nur wenigen Sonderlingen vorbehalten.
- Eltern haben Angst vor einem Tumor: Wenn Schmerzen und/oder eine tastbare Vorwölbung vorhanden sind, besteht eine (meist unausgesprochene) Befürchtung, es könnte sich um einen Tumor handeln.
- Eltern suchen Unterstützung für ihre eigenen erzieherischen Maßnahmen: Ihre Kinder sitzen immer krumm auf dem Stuhl oder laufen ihre Schuhe in kürzester Zeit kaputt; ein Machtwort des Orthopäden oder Kinderarztes sollte die Kinder (und die Schuhe) zur Vernunft bringen.
- Überweisung durch einen Kollegen zur Abklärung und/oder Therapie eines Leidens.
- Verlaufskontrolle nach einer Behandlung oder auch zur Beobachtung der natürlichen Entwicklung.
- Eltern ersuchen um eine zweite Meinung, nachdem sie bereits von einem anderen Kollegen beraten worden und nun unsicher sind, ob sie den Ratschlag befolgen sollen.

Eine oft behauptete, aber in Wirklichkeit nicht existierende Motivation der Eltern für einen Besuch der orthopädischen Sprechstunde ist der „Wunsch nach einer Behandlung". Es wird insbesondere von Orthopäden immer wieder argumentiert, man müsse deshalb beispielsweise das peripatelläre Schmerzsyndrom behandeln. Wenn man es selbst nicht tue, so würden die Eltern zu einem anderen

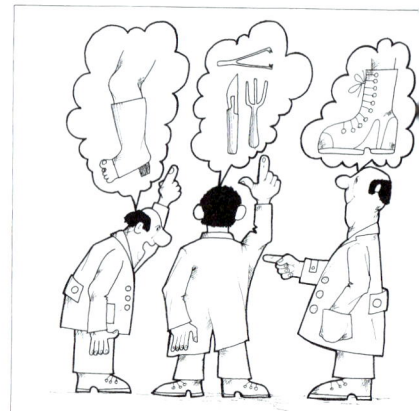

Manche Eltern kommen in die Sprechstunde, um eine zweite, dritte oder noch höher numerierte Meinung zu hören ...

Arzt gehen, der dann eine entsprechende Therapie anbiete. Zwar kommt es vor, daß Eltern einen anderen Arzt aufsuchen, nachdem der erste nicht behandelt hat, die Ursache ist aber nicht die fehlende Behandlung, sondern die Tatsache, daß sie sich vom ersten Arzt nicht ernst genug genommen fühlen. Dies ist auf ein Fehlverhalten des Arztes zurückzuführen. Natürlich stellt er mit hoher Wahrscheinlichkeit die Diagnose bereits aus der Anamnese. Dennoch muß er den Patienten mit der größtmöglichen Sorgfalt untersuchen: Erstens, um eine doch noch mögliche andere Diagnose nicht zu versäumen, und zweitens, damit Patienten und Eltern das Gefühl bekommen, ernst genommen zu werden. Die nächste Gelegenheit, die Eltern einem anderen Arzt in die Arme zu scheuchen, besteht darin, daß man nach der Untersuchung verkündet: „Ihr Kind hat nichts!" Natürlich hat das Kind etwas, nämlich Schmerzen, und zwar schon seit langem und immer schlimmer. Es gilt jetzt, dem Patienten und seinen Eltern zu erklären, daß es sich um ein sehr unangenehmes Problem handelt, das mit dem Wachstum zusammenhängt, das therapeutisch nicht beeinflußt werden kann, aber nach Wachstumsabschluß keine bleibenden Schäden hinterläßt. Eltern werden durchaus Verständnis dafür haben, daß sich der wachsende Organismus gegen eine Überlastung wehrt und allenfalls eine temporäre Reduktion der sportlichen Aktivität notwendig ist. Vielleicht werden die Eltern immer noch fragen: *„Und kann man da nichts machen?"* Ich antworte meist: *„Natürlich kann man etwas machen, man kann sogar sehr viel machen, die Frage ist nur, ob es sinnvoll ist und etwas nützt!"* ...und nützen tut bekanntlich nichts. Wenn die Eltern nun weiterhin auf einer Therapie bestehen, so ist es wahrscheinlich nur, weil sie als ehrgeizige Eltern die Reduktion der sportlichen Aktivität nicht akzeptieren wollen, ihre Tochter ist schließlich auf dem Sprung ins regionale Juniorenkader.

Die kinderorthopädische Sprechstunde

Verhalten der Patienten

Säuglinge

Säuglingen ist es meist egal, ob Sie ein Doktor oder ein Onkel oder eine Tante sind. Wichtig ist, daß Sie lächeln. Dann ist die Welt in Ordnung – es sei denn, der Säugling verspürt Hunger oder Durst. Manche Säuglinge reagieren primär ablehnend auf unbekannte Personen, sie „fremdeln", aber auch bei diesen Lebewesen haben Sie die besten Chancen, wenn Sie sie anlächeln.

Kinder müssen in jedem Fall ins Gespräch mit einbezogen werden ...

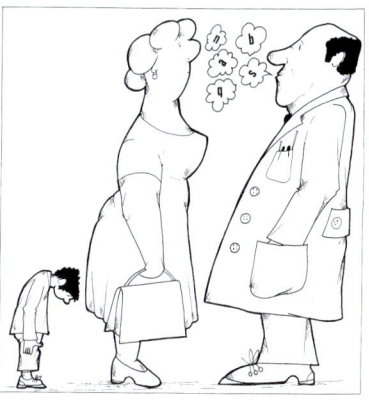

Kinder

Kinder rechnen nicht mit der Zeit, daher ihre langen und gründlichen Beobachtungen (Jakob Bosshart).

Kinder sind äußerst differenzierte Lebewesen, die sich in der Art der Kommunikation mit der Umwelt von Erwachsenen grundsätzlich unterscheiden. Sie sind nicht einfach „Erwachsene im Kleinformat". Kinder zeigen ihre primären Empfindungen spontan, offen und ehrlich. Wenn Sie einem Erwachsenen eine Spritze geben und ihn fragen, ob es weh getan hat, wird er Ihnen vielleicht sagen: *„Nein, überhaupt nicht"*, und Sie mit einem Blick anschauen, der das Umhängen einer Tapferkeitsmedaille erwartet. Auf diese Idee kommt ein Kind nicht, es reagiert ganz anders, es schreit nämlich. Kinder haben mit ihrer Ehrlichkeit aber auch ein sehr feines Sensorium dafür, ob auch Sie ehrlich mit ihm sind. Wenn Sie, bevor Sie die Spritze verabreichen, dem Kind sagen *„es tut gar nicht weh"*, und es tut dann doch weh, so wird Ihnen das Kind dies nie verzeihen. Weshalb haben Sie dem Kind nicht gesagt: *"Es tut jetzt einen kurzen Moment weh, es ist aber schnell vorbei!"*? An das Erfordernis der Ehrlichkeit sollten Sie sich immer wieder erinnern. Kinder merken schnell, wenn mit den Eltern über sie gesprochen wird und sie dies nicht anhören dürfen. Auch dies werden sie Ihnen nicht verzeihen. Eltern haben manchmal das Gefühl, das Kind würde gewisse schlimme Nachrichten nicht ertragen. Wenn das Kind einen malignen Tumor hat, wer muß nachher die ganze schlimme Behandlung durchstehen, wenn nicht das Kind selbst? Weshalb sollte es denn von der Diskussion ausgeschlossen werden und von vornherein kein Vertrauen mehr in den behandelnden Arzt haben? Auch wenn sie bei der ersten Besprechung nicht alles verstehen und mitbekommen, so ist es dennoch psychologisch von größter Bedeutung, daß Sie auch kleine Kinder mit einbeziehen, damit bei ihnen nie das Gefühl aufkommt, daß Sie ihnen etwas verheimlichen. Übrigens ertragen Erwachsene die Nachricht weitaus schlechter als die Kinder selber, weil sie sich viel besser vorstellen können, was auf sie zukommt. Glücklicherweise müssen Kinderorthopäden selten Spritzen verabreichen, so daß sie bei den Kindern nicht unter die Kategorie „böse Doktoren" eingereiht werden. Dennoch müssen auch Kinderorthopäden den Kindern manchmal Schmerzen zufügen, etwa wenn transkutan eingebrachte Kirschner-Drähte aus den Knochen entfernt oder frische Frakturen eingegipst werden müssen.

Kinder zeigen in der Sprechstunde sehr unterschiedliche *Verhaltensmuster*:

- Brave Kinder machen alles, was Sie von ihnen verlangen: Sie gehen in die vorgeschlagene Richtung, springen auf Befehl, stehen gerade wie Soldaten, bücken sich, wenn man es von ihnen verlangt, und leisten keinen Widerstand gegen die abenteuerlichsten Verrenkungen der Beine. Die meisten Kinder sind so, und es ist wahrlich keine Kunst, sie zu untersuchen. Allerdings freuen sich auch solche Kinder über einen Scherz, ein Lächeln oder ein kleines Spielchen vor der Untersuchung.
- Ängstliche Kinder haben Angst vor dem Arzt. Meist haben sie von einem Mann im weißen Kittel schon einmal eine Spritze (z. B. eine Impfung) erhalten, die weh getan hat. Aus diesem Grund lassen heute viele Kinderärzte das Erkennungszeichen des Medizinmannes, nämlich den weißen Kittel, weg. Meiner Erfahrung nach erkennen die Kinder aber auch den Pullover-getarnten Arzt als einen Mann, der ihnen potentiell weh tut. Eine gewisse Angst ist deshalb bei den meisten Kindern vorhanden. Besonders ängstliche Kinder verstecken ihr Gesicht im Schoße der Mutter, bei der Aufforderung, mit Mama an der Hand gehalten zu gehen, verschwinden sie plötzlich zwischen den Beinen der Mutter und bringen diese fast zum Stolpern, worauf die Mutter dem Kind sagt: „*Du mußt jetzt brav gehen, Du hast es mir doch versprochen!*" Hierauf beginnt das Kind zu heulen. Nun sind Ihre Fähigkeiten gefragt. Die sicherste Methode, jede weitere Untersuchung unmöglich zu machen, besteht darin, auf die Uhr zu schauen und an Ihren Terminkalender zu denken. Auch wenn Sie es nicht aussprechen, so spürt das Kind den in Ihrem Kopf geformten Satz: „*Mußt Du Dich ausgerechnet jetzt so blöd benehmen!*" Kinder haben ein unglaubliches Sensorium für solche Gedanken und reagieren auf die leiseste Gereiztheit mit noch mehr Abwehr. Bewahren Sie deshalb die Ruhe, versuchen Sie das Kind mit einem Spielzeug (das möglichst ein Geräusch macht) abzulenken. Vielleicht machen Sie sogar ein richtiges Spiel mit dem Kind. Sie können auch die Mutter das Kind untersuchen lassen (dies funktioniert nur, wenn die Mutter nicht ungeduldig wird). Was Sie bei der Untersuchung auf keinen Fall tun dürfen, ist, das Kind hinzulegen. In dieser Stellung kommt sich das Kind hilflos vor und

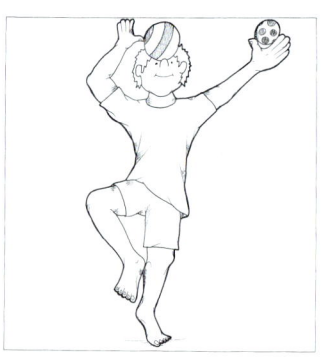
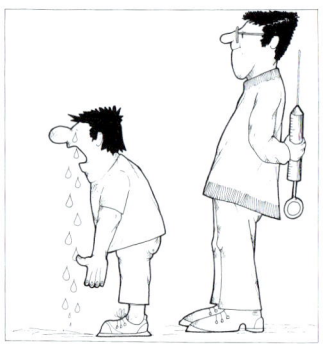
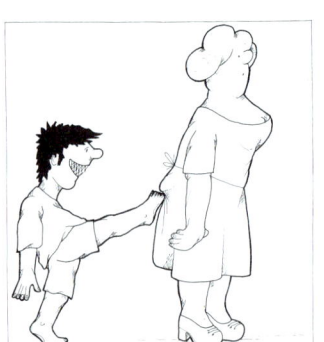
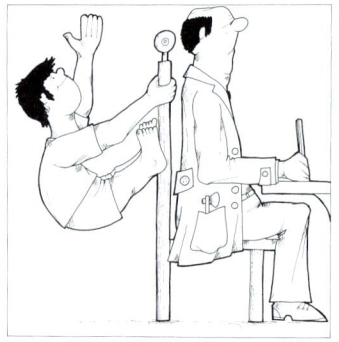

In der Sprechstunde trifft man brave, ängstliche, trotzige und überaktive Kinder

- die Angstgefühle schwellen weiter an. Was Ihnen aber auch bei einem weinenden Kind gelingen sollte, ist die Untersuchung im Schoß der Mutter. Eventuell können Sie auch das Kind neben die Mutter auf den Untersuchungstisch setzen. Die meisten Untersuchungen sind auch im Sitzen möglich. Mit viel Ruhe, Freundlichkeit und spielerischer Gestaltung der Untersuchung gelingt es praktisch immer, die wesentlichen Untersuchungen durchzuführen, das Kind zu beruhigen und auch den Tränenfluß zum Versiegen zu bringen.
- Trotzige Kinder sind verwandt mit den ängstlichen Kindern, nur äußern sie ihre Angst etwas anders. Im Alter von 2–4 Jahren ist der Trotz gegen die Eltern bis zu einem gewissen Grade physiologisch, da eine erste Ablösung stattfindet. Trotzige Kinder stampfen mit den Beinen auf den Boden, wenn sie sich entkleiden sollten, geben der Mutter Fußtritte, wenn sie ihnen die Hosen auszieht, rennen davon, wenn sie ihren Einwärtsgang demonstrieren sollten, drehen am Kindertelefon, wenn sie gerade stehen sollten, oder schlagen um sich, wenn man ihre Arme untersuchen möchte. Auch hier bringen Ruhe, Freundlichkeit und spielerisches Gespräch den möglichen Erfolg.
- Überaktive Kinder betätigen gleichzeitig sämtliche lärmverursachenden Geräte, während Sie mit der Mutter die Anamnese besprechen. Sie rütteln an der Lehne des Stuhls, auf dem Sie sitzen, vielleicht besteigen sie auch Ihren Rücken, und bei der Palpation des Beckenkamms zur Beurteilung der Beinlängen bekommen sie einen Lachkrampf und biegen sich vor Lachen, weil es so kitzle. Auch hier ist natürlich größtmögliche Ruhe gefragt. Manchmal lassen sich auch solche Kinder durch ein kleines Spiel zur Vernunft bringen. Zum Beispiel können Sie das Kind dazu anhalten, während der Untersuchung irgendwelche Besonderheiten eines Bildes, das an der Wand hängt, auswendig zu lernen. Natürlich müssen Sie das Kind nachher aber auch danach fragen.
- Geistig behinderte Kinder: Auch mit schwerstbehinderten Kindern findet eine Kommunikation statt. Die Mutter weiß immer, wie sich das Kind fühlt und was es empfindet, auch wenn es nicht sprechen kann. Die Tatsache, daß ein Kind keine adäquaten Antworten geben kann, sollte Sie nicht davon abhalten, mit dem Kind zu sprechen. Auch ein geistig behindertes Kind bemerkt die Zuwendung, registriert die Freundlichkeit in Ihrem Tonfall und reagiert sogar ausgesprochen stark auf körperliche Berührung, die Sie ebenfalls nicht scheuen sollten.

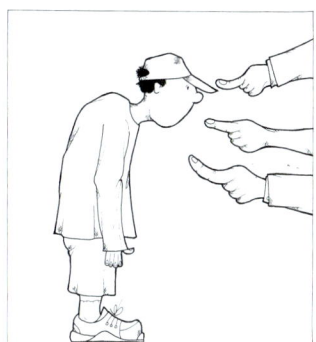

Jugendliche

Die Jugend hat Heimweh nach der Zukunft (Jean-Paul Sartre).

Jugendliche verdienen es, ernstgenommen zu werden wie Erwachsene. Zwar sind es fast nie die Jugendlichen selber, die in die Sprechstunde kommen möchten, sondern es sind ihre Eltern, die sie dazu drängen. Dennoch sollten die Jugendlichen über ihr Problem aus eigener Sicht berichten können. Wenn die Eltern auf Fragen antworten, die man den Jugendlichen gestellt hat, sollte man darauf bestehen, daß der Jugendliche die Fragen beantwortet. Vielfach meinen die Adoleszenten selber, keine Probleme zu haben, was dann durch die Eltern „korrigiert" wird. Oft ist es auch so, daß nur die Eltern das Gefühl haben, es sei etwas nicht in Ordnung. Manchmal aber bagatellisieren die jugendlichen Patienten ihr Problem aus Angst vor einer Behandlung. Jugendliche in der Pubertät sind in einer physiologischen Ablösungsphase und revoltieren dabei mehr oder weniger stark gegen die Erwachsenen, vor allem natürlich gegen ihre Eltern. Dies ist nichts Abnormes, sondern im Gegenteil eine notwendige Entwicklungsphase. Die Haltung spielt dabei eine sehr ausgeprägte symbolische Rolle. Mit dem pubertären Wachstumsschub ist die Muskulatur physiologischerweise ungenügend ausgebildet, da mit dem Längenwachstum und der Längenzunahme der Mus-

Adoleszenten haben ein großes Bedürfnis, so zu sein wie ihre Altersgenossen ...

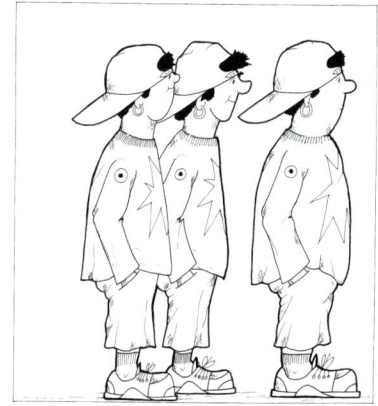

kulatur die Vergrößerung des Muskelquerschnitts hinterher hinkt. Eine gewisse Haltungsschwäche ist in diesem Entwicklungsabschnitt deshalb unvermeidlich. Gerade diese schlechte Haltung gibt aber oft Anlaß zu dauernden Autoritätskonflikten. Die ständige Ermahnung der Eltern, das Kind solle gerade sitzen, provoziert den Jugendlichen um so mehr zur demonstrativ krummen Haltung. Es ist eine unausrottbare Meinung von Müttern, daß schlechte Haltung zu einer Skoliose führen kann (was mit völliger Sicherheit nicht der Fall ist). Von der Scheuermann-Krankheit kann dies nicht behauptet werden. Bei dieser Wachstumsstörung spielen psychologische Faktoren eine erhebliche Rolle, wobei sehr häufig der Einfluß eines äußerst dominierenden Elternteils zu beobachten ist. Von ihrem Arzt erwarten die Eltern natürlich Unterstützung bei ihren andauernden Ermahnungen zur guten Haltung. Da Dauerermahnungen aber kontraproduktiv sind, empfiehlt es sich eher, die häufig recht passiven Jugendlichen zu einer lustvollen sportlichen Betätigung zu motivieren. Eine Besonderheit der Adoleszenten ist auch die Tatsache, daß sie ein großes Bedürfnis verspüren, sich nicht von ihren Altersgenossen zu unterscheiden: Sie müssen die gleiche Schuhmarke, den gleichen Jeansschnitt und die gleiche Pulloversorte tragen wie ihre Kameraden und Kameradinnen, auch für die Frisur gelten strenge Normen innerhalb der Schulklasse, und der Ohrring ist ebenfalls ein Erkennungszeichen. Diese dominierende Tendenz des Gleichseinwollens verliert sich nach der Pubertät und macht einem größeren Bedürfnis nach Individualität Platz. Der Hang zum Uniformen bereitet uns aber in der Kinderorthopädie besondere Probleme. Behandlungen, die das Äußere der Kinder verändern, sind für Jugendliche besonders schwer akzeptabel, wie z.B. eine Korsettbehandlung. Meist sind sie mit ihrem Korsett ja allein in der Klasse oder sogar in der ganzen Schule. Andere Maßnahmen, die das Äußere mindestens so unvorteilhaft verändern, aber viel häufiger angewendet werden, werden dagegen bestens akzeptiert: Zahnschienen werden heutzutage derart häufig verordnet, daß sich Zahnärzte beklagen, zeitweise würden Jugendliche ohne irgendwelche Zahnprobleme zu ihnen kommen und eine Zahnschienenbehandlung verlangen, nur weil alle anderen in der Klasse ebenfalls eine solche Schiene hätten.

Verhalten der Eltern

Kindererziehung ist ein Beruf,
in dem man Zeit zu verlieren verstehen muß,
um Zeit zu gewinnen
(Jean-Jacques Rousseau).

Aus Sicht des behandelnden Arztes gibt es einfache und schwierige Eltern.

Einfache Eltern wollen das Beste für ihre Kinder, sind enorm erleichtert, wenn es sich herausstellt, daß nichts Schlimmes vorliegt, sind bei ernsthaften Krankheiten bereit, lange Wege zurückzulegen, um eine adäquate Behandlung für ihr Kind zu erhalten, nehmen größere Wartezeiten ohne Murren in Kauf, sind verständnisvoll bei während der Therapie auftretenden Schwierigkeiten, beruhigen das Kind bei Maßnahmen, die ihnen notwendigerweise Schmerzen zufügen, und überlassen das Kind der Obhut der Krankenschwester in der Überzeugung, daß das Kind gut behandelt wird. Die meisten Eltern sind so, und es ist eine Freude, mit ihnen zusammenzuarbeiten.

Einzelne Mütter und/oder Väter gehören aber zu den *schwierigen Eltern*:

- Eltern mit Konflikten untereinander: Es ist während einer ärztlichen Konsultation nicht immer einfach festzustellen, daß Eltern schwerwiegende Konflikte untereinander haben. Selbst Eltern, die bereits geschieden sind, treffen sich manchmal wegen eines medizinischen Problems des Kindes zum gemeinsamen Arztbesuch und mimen anfänglich gutes Einvernehmen. Erst wenn etwas nicht ganz so verläuft, wie es sollte, treten die Konflikte zutage, und es werden auch entsprechende Schuldzuweisungen ausgesprochen. Für das Kind sind solche Konflikte in jedem Fall sehr belastend, und häufig beeinflußt dies auch den weiteren Verlauf der Krankheit. Zwar sind orthopädische Krankheiten meist sehr typische und ätiologisch überwiegend auch gut faßbare somatische Erkrankungen, dennoch darf der Einfluß der Psyche auf Entstehung und Verlauf dieser

Eltern tragen manchmal
Konflikte auf dem
Rücken des Kindes aus ...

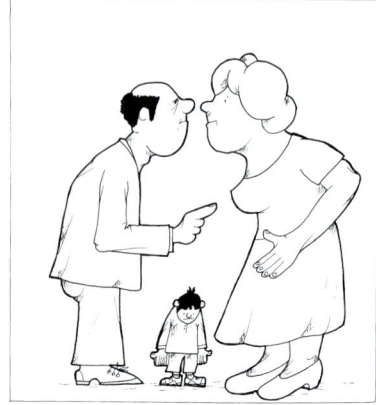

Krankheiten nicht außer acht gelassen werden. Vor allem bei vorhandenen Komplikationen können sich psychische Belastungen sehr negativ auswirken.

- Konflikte mit dem Kind: Eltern haben manchmal, vor allem während der Pubertät des Sprößlings, schwerwiegende Konflikte mit dem Kind. Oft ist allerdings der Ursprung der Probleme bei den Eltern selbst zu suchen. Möglicherweise entspricht das Kind nicht den Vorstellungen der Eltern, sei es nun intellektuell oder äußerlich. Der Einwärtsgang oder der krumme Rücken entspricht nicht der Vorgabe und muß deshalb mit allen Mitteln korrigiert werden. Körperliche Mängel werden zwar in der Regel besser akzeptiert als intellektuelles Versagen. Nicht selten werden körperliche Merkmale aber auch als Ausdruck einer intellektuellen Schwäche interpretiert (z. B. der Einwärtsgang). Die intellektuelle Schwäche ist deshalb so schwer zu akzeptieren, weil Eltern meinen, sie seien daran schuld. Besonders schlimm ist dies bei Kindern mit Mißbildungen, wenn die Eltern denken, dies sei eine „Strafe Gottes", jedermann müsse also sehen, wie schwer sie sich versündigt hätten. Die Mißbildung muß primär deshalb korrigiert werden, weil dieses provozierende Zur-Schau-Tragen ihrer eigenen Sünden endlich aufhören muß. Manchmal handelt es sich dabei um die operative Korrektur von Mißbildungen, die weder funktionell noch ästhetisch irgendwelche Bedeutung haben (z. B. die Syndaktylietrennung am Fuß). Aber auch bei Eltern, die sich bei Fragen der Operationsindikation durchaus adäquat verhalten, spielt der Gedanke an die „Erbsünde" oft mit. Bei Mißbildungen, die aufgrund von toxischen Schädigungen während der Schwangerschaft auftreten, verzichte ich deshalb auf eine allzu genaue Anamnese. Die Art der Noxe spielt für die Art der Schädigung ohnehin keine Rolle (diese wird ja nur durch den Zeitpunkt innerhalb der Schwangerschaft festgelegt), und ein allzu genaues Erforschen fördert das ohnehin schon vorhandene schlechte Gewissen völlig unnötig.

- Pessimistische Eltern: Es gibt Eltern, die von vornherein überzeugt sind, daß eine Behandlung nicht gelingen wird. Solche Eltern bringen Sie in eine schwierige Situation, denn Sie müssen darauf gefaßt sein, daß es tatsächlich schiefgeht. Sie tun gut daran, solche Eltern sorgfältig aufzuklären, die Indikation zu operativen Behandlungen sehr restriktiv zu stellen und über mögliche Komplikationen genau zu berichten. Das heißt nicht, daß Sie selber pessimistisch sein sollten. Ein operativ tätiger Arzt darf nie ein Pessimist sein, dies ist mit seiner Berufsausübung unvereinbar. Dennoch wird die negative Einstellung der Eltern den Verlauf erschweren, und es wird Ihnen auch die kleinste Komplikation zur Last gelegt werden. Es gibt außerdem Eltern, die Probleme auch dort sehen, wo es gar keine gibt. Von diesen sollten Sie sich nicht allzu leicht in die Ecke treiben lassen. Bei einem Jugendlichen mit einer leichten Haltungsstörung beispielsweise erklären Sie der Mutter, dies sei harmlos, mit etwas sportlicher Betätigung würde sich dies ergeben. Die Mutter insistiert: *„Was würde denn geschehen, wenn die Sache dennoch schlimmer würde?"* Sie murmeln etwas von einer Korsettbehandlung, die dann meistens die gewünschte Wirkung zeige. Wiederum fragt die Mutter: *„Was passiert, wenn die Korsettbehandlung nicht wirkt?"* Sie erwähnen eine mögliche Operation. – ... *„Was geschieht, wenn die Operation schief geht?"* – *„Nun, mögliche Komplikationen sind Infektionen, Stabbruch, Lähmung..."*. Mit einem Aufschrei der Empörung beschuldigt Sie nun die Mutter, Sie hätten am Anfang gesagt, alles sei völlig harmlos und nun sprächen Sie von Lähmung. Bei aller Ehrlichkeit in der Aufklärung sollten Sie dieses Glatteis vermeiden und ihren Gesprächspartner nicht zu solchen unverhältnismäßigen Schlußfolgerungen verleiten.

- Eltern mit berechtigten Mißempfindungen bei schlechten Resultaten: Gespräche mit solchen Eltern sind für Sie sehr belastend. Besonders nach operativen Behandlungen fühlen Sie sich am schlechten Resultat immer mitschuldig, unabhängig davon, ob die Indikation nicht ganz hieb- und stichfest war, ob die technische Ausführung unkorrekt war, oder ob es sich um eine trotz aller Vorsichtsmaßnahmen eingetretene, nicht vermeidbare Komplikation (z. B. Infektion) handelt. Es ist eine natürliche menschliche Eigenschaft, solchen Gesprächen aus dem Weg zu gehen. Gerade dies sollten Sie aber unbedingt vermeiden.

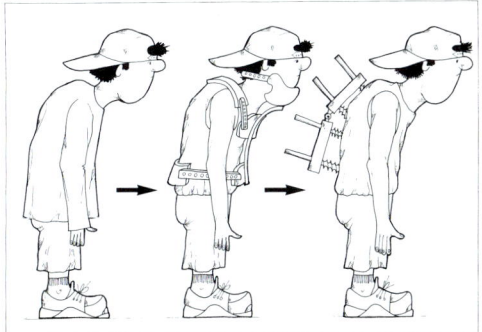

Pessimistische Eltern sind überzeugt, daß alles immer schlimmer wird und letztlich schiefgeht

> **!** Sie müssen sich mit keinen anderen Patienten so intensiv befassen, wie mit denen, die Komplikationen erlitten haben.

Wenn Patienten und Eltern merken, daß Sie sich intensiv mit ihrem Problem abgeben, ihm nicht aus dem Weg gehen und alles Menschenmögliche versuchen, um die negativen Folgen zu vermindern, werden sie die erlittenen Nachteile viel eher akzeptieren, als wenn sie den Eindruck haben, Sie würden dem Problem aus dem Wege gehen. Aufgrund meiner gutachterlichen Tätigkeit weiß ich, daß es selten das Ausmaß und die Folgen der Komplikation sind, die Anlaß zu Haftpflichtansprüchen geben, sondern meistens die Tatsache, daß nach Auftreten der Komplikation die Kommunikation mit dem behandelnden Arzt gestört war.

- Eltern kommen zu Ihnen, um eine zweite Meinung einzuholen: Immer häufiger akzeptieren Eltern die Indikation zu operativen Behandlungen nicht ohne weiteres und möchten deshalb eine zweite Meinung einholen. Häufig verlangen auch Krankenkassen diese zweite Meinung, damit Operationsindikationen nicht allzu leichtfertig gestellt werden. Handelt es sich um eine eindeutige und gute Indikation, so ist Ihre Aufgabe einfach – Sie können die Ansicht Ihres Kollegen bestätigen. Die Eltern werden dann zu ihrem ersten Arzt zurückgehen, um die geplante Operation bei diesem durchführen zu lassen. Sind sie aber nicht der gleichen Meinung, so ist Ihre Aufgabe schwieriger. Versuchen Sie, möglichst alle Informationen über die bisherigen Untersuchungen einzuholen. Denken Sie daran, daß der Informationsstand des ersten Arztes möglicherweise nicht der gleiche war wie Ihr eigener. Möglicherweise stellen die Eltern Ihnen die Sachlage anders dar als Ihrem Kollegen. Vielleicht haben sie diesem mitgeteilt, daß der Zustand des Kindes für sie so nicht mehr akzeptabel sei; es müsse endlich etwas unternommen werden. Dieser Kollege hat daraufhin eine Operation vorgeschlagen. Ihnen sagen die Eltern nun, daß der Kollege für die Behandlung des Kindes eine Operation vorgeschlagen habe: *„Gibt es denn zur Lösung des Problems keine andere Möglichkeit?"* Natürlich sollten Sie sich nicht davon abhalten lassen, Ihre persönliche Meinung zu formulieren, Sie müssen den Kollegen weder schützen, noch ihn schlecht machen. Es ist natürlich, daß Ärzte oft sehr unterschiedlicher Meinung sind, da sie sehr unterschiedliche persönliche Erfahrungen gemacht haben. Eine oder zwei schlechte Erfahrungen mit einer bestimmten Methode oder einer bestimmten Indikation können das Denken eines Arztes sehr stark beeinflussen, auch wenn sie statistisch nicht ins Gewicht fallen. Es gibt ja das Sprichwort: *„Wenn zwei gleicher Meinung sind, dann ist einer von ihnen kein Arzt."* Dies liegt in der Natur dieses Berufes und bedeutet nicht, daß der eine Arzt intelligenter ist als der andere. Eltern sind deshalb oft erstaunt, wieviel verschiedene Meinungen zutage treten, besonders wenn sie vier oder fünf Ärzte besuchen. Lassen Sie die früher konsultierten Ärzte nicht gegen sich ausspielen und seien Sie nicht stolz, wenn Eltern Negatives über andere Ärzte berichten und Sie selber positiv einstufen. Sie werden beim nächsten Arzt genauso negativ über Sie sprechen. Äußern Sie Ihre Meinung über die Therapie entsprechend Ihrer persönlichen Überzeugung, ob Sie nun von vorhergehenden Meinungen abweicht oder nicht. Weicht sie nur wenig ab, so versuche ich die Differenzen zu minimieren. Ich erkläre den Eltern, ich sei genau der gleichen Meinung wie mein Vorgänger und sie sollen seine Vorschläge befolgen. Dies vermeidet eine unnötige Verunsicherung. Jede Meinungsvielfalt verwirrt die Eltern. So verständlich die Meinungsvielfalt ist, so wenig trägt sie zum guten Gelingen einer Operation bei. Wenn Sie aber grundsätzlich anderer Meinung sind als Ihr Kollege, so sollten Sie dies äußern. Eine schwierige Frage ist, ob Sie dem Kollegen dies mitteilen sollen. Wenn die Eltern nichts dagegen haben, ist es meist sinnvoll,

Wenn zwei gleicher Meinung sind,
dann ist einer von ihnen kein Arzt ...

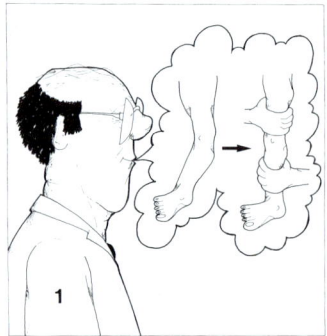
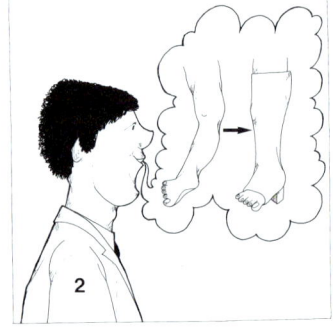

Patient und Eltern haben das Recht, die Unterlagen einzusehen und Kopien davon anzufertigen

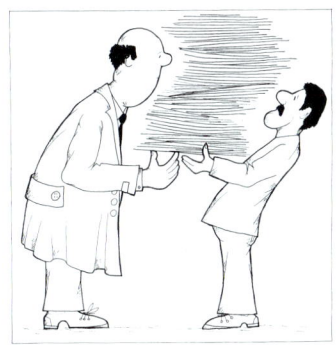

ihn darüber zu unterrichten, auch wenn Sie eine abweichende Meinung haben. Wünschen die Eltern dies jedoch nicht, so berücksichtige ich diesen Wunsch.
- Eltern möchten bei einem anderen Arzt eine zweite Meinung einholen: Dies ist ein legitimer Wunsch. Unterstützen Sie die Eltern, indem Sie die Unterlagen möglichst vollständig und speditiv an den Kollegen weiterleiten. Schwieriger ist es bei Eltern, die nicht sagen wollen, an wen sie sich wenden werden. Hier bleibt ihnen nichts anderes übrig, als den Eltern alle Unterlagen auszuhändigen.
- Eltern möchten die Krankenunterlagen sehen bzw. mitnehmen: Patient und Eltern haben das Recht, die Unterlagen einzusehen und Kopien davon anzufertigen. Natürlich sollten Sie nicht die Originalakten einfach abgeben. Denken Sie daran, daß alles, was Sie schriftlich festhalten, so formuliert sein sollte, daß es die Eltern auch sehen dürfen. Abschätzige Bemerkungen sind völlig fehl am Platze. Wenn Sie sich häufig dabei ertappen, daß Sie sich über Patienten oder Eltern aufregen und abschätzig denken, so dürfte wohl Kinderorthopädie für Sie nicht das richtige Fach sein.

Verhalten des Arztes

Man versteht die Kinder nicht,
ist man nicht selbst kindischen Herzens
man weiß sie nicht zu behandeln,
wenn man sie nicht liebt
und man liebt sie nicht,
wenn man selbst nicht liebenswürdig ist
(Ludwig Börne).

Anamnese

Schon nach wenigen Minuten ist entschieden, ob Sie als Arzt beim Kind eine Chance haben oder nicht. Ein Kind will ernst genommen werden, so wie jeder Erwachsene auch. Der Arztbesuch erfolgt ja wegen eines Problems des Kindes, also ist es wichtig, daß Sie mit dem Kind sprechen und nicht primär mit den Eltern. Für Pädiater ist dies eine Selbstverständlichkeit. Orthopäden, die sich vorwiegend mit Erwachsenenorthopädie beschäftigen, vergessen dies aber allzu leicht. So ist es fast eine Todsünde, wenn Sie zuerst die Eltern fragen, wie es geht, oder wenn Sie das Kind nicht begrüßen. Ich begrüße grundsätzlich immer zuerst das Kind, schließlich ist es die Hauptperson. Auch evtl. mitkommende Geschwister wollen begrüßt werden. Die erste Frage nach dem Grund des Arztbesuches und nach Beschwerden gilt ebenfalls dem Kind. Kinder müssen Sie sehr viel konkreter fragen als Erwachsene. Wenn Sie das Kind fragen: *„Was ist der Grund für den Arztbesuch?"*; oder: *„Hast Du Beschwerden?"*, werden Sie nur ein Achselzucken als Antwort bekommen, das Kind wird die Mutter fragend anschauen. Sie können das Kind fragen, ob es irgendwo weh tut, das Kind soll mit dem Finger darauf zeigen, wo es wehtut. Auf die nächste Frage: *„Seit wann?"*, werden Sie ebenfalls keine vernünftige Antwort bekommen, es sei denn, es handelt sich um einen sehr kurzen Zeitraum (seit gestern, seit einer Woche). Dennoch können Sie durchaus die Zeitdauer auch von einem Kind herausfinden. Machen Sie konkrete Vorschläge über Zeitperioden, die für das Kind eine Bedeutung haben, z.B.: *„Hat es Dir an Weihnachten schon weh getan?"*, oder: *„Hast Du die Schmerzen schon in den Sommerferien gespürt?"* Bei Schmerzen ist es immer auch wichtig, herauszufinden, ob sie belastungs- oder bewegungsabhängig sind oder nicht. Auch dies werden Sie vom Kind selber erfahren, wenn Sie sehr konkrete Fragen stellen. Die meisten Kinder kommen aber nicht wegen Schmerzen in die Sprechstunde, so daß das Kind Ihnen nicht genau sagen wird, weshalb es kommt. Kein Kind sagt: *„Ich komme wegen eines Einwärtsganges!"* Aus der Überweisung wird der Grund für den Arztbesuch meist deutlich. Dennoch ist es wichtig, auch mit solchen Kindern primär zu sprechen. Ich frage solche Kinder dann beispielsweise, ob sie mit dem Zug oder mit dem Auto gekommen sind, ob sie die Schiffe auf dem Rhein gesehen hätten, oder ob sie den zoologischen Garten besucht hätten.

Kinder schätzen es, wenn der Doktor sie nicht von oben herab anspricht ...

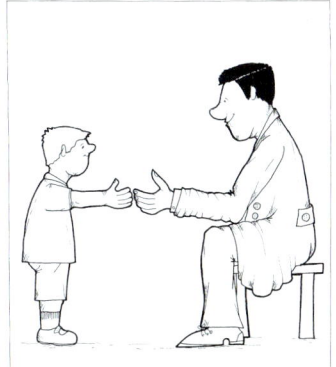

Damit wird das Kind Vertrauen in Sie gewinnen und sich ernst genommen fühlen. In vielen Fällen wird Ihnen natürlich die Mutter die Fragen beantworten, die Sie dem Kind gestellt haben. Ich insistiere dann aber darauf, daß das Kind antworten soll, indem ich die Frage anders formuliere und wieder dem Kind stelle. Aus dem Verhalten der Eltern in dieser Situation können Sie schon einige Schlüsse auf die psychologische Situation des Kindes innerhalb der Familie ziehen. Andere Väter oder Mütter korrigieren sofort die Antwort des Kindes. Das Kind sagt: „Es tut nirgends weh!", worauf die Mutter sagt: „Natürlich tut es Dir weh, erzähl nur, was für Schmerzen Du am Knie spürst beim Blinde-Kuh-Spielen!" Auch diesem Kind sollten Sie eine Chance geben, seine Aussage zu präzisieren. Wenn das Kind sagt, es tue nicht weh, dann ist der Leidensdruck offensichtlich nicht sehr massiv. Häufig dramatisieren die Eltern den Schmerz und die Kinder dissimulieren ihn. Nach dem Gespräch mit dem Kind werden Sie natürlich konkrete Angaben von der Mutter oder vom Vater haben wollen. Die Eltern sollen ihre Version der Problemstellung darlegen, wobei dies aber immer in Anwesenheit des Kindes erfolgen soll. Den eventuellen Wunsch der Eltern, das Kind hinauszuschicken, lehne ich grundsätzlich ab, da so das Vertrauensverhältnis gebrochen wird. Das Kind fühlt sich hintergangen und nicht ernst genommen, man spricht über es hinter seinem Rücken. Es spielt keine Rolle, wenn das Kind nicht alles versteht, was gesagt wird. Wenn das Kind aber eine Erklärung wünscht, muß man ihm diese geben.

Untersuchung

Nicht alle Kinder lassen sich gleich gut untersuchen. Wenn Sie bei der Befragung das Vertrauen des Kindes gewonnen haben, evtl. auch indem Sie mit ihm gespielt haben und vor allem, wenn Sie Ruhe ausstrahlen und nicht durch den Zeitdruck in Hektik geraten, so werden Sie fast jedes Kind untersuchen können. Ihre eigene Nervosität überträgt sich erbarmungslos auf das Kind, etwas, das bei Erwachsenen viel weniger direkte Auswirkungen hat.

Wenn Sie Ruhe ausstrahlen und nicht durch den Zeitdruck in Hektik geraten, so werden Sie fast jedes Kind untersuchen können

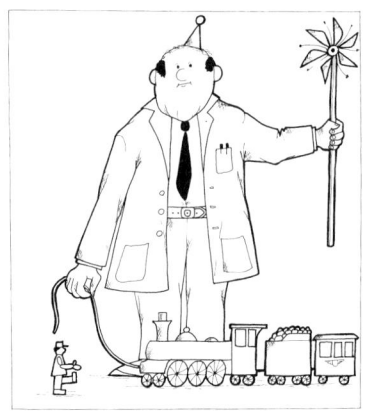

Ich untersuche grundsätzlich jedes Kind, das ich länger als ein halbes Jahr nicht gesehen habe, am *ganzen Körper*. Hierzu muß sich das Kind bis auf die Unterhosen ausziehen. Adoleszente Mädchen dürfen den Büstenhalter oder ein Unterhemd anbehalten. Es ist wichtig, daß man die Intimsphäre der Kinder und der Adoleszenten respektiert. Kommen Adoleszente ohne Eltern in die Sprechstunde, so ist es von Vorteil, wenn Sie eine Drittperson (Krankenschwester, Sekretärin) bei der Untersuchung dabei haben. Sie vermeiden so den Verdacht auf sexuelle Belästigung. Eine weibliche Person hilft, daß das Kind Vertrauen in die Situation bekommt.

Zu einer *kinderorthopädischen Untersuchung* gehört die Messung der Größe. Dies ist unser wichtigster Wachstumsparameter, er sollte deshalb nie vergessen werden. Kinderorthopädische Probleme sind meist Langzeitprobleme, Sie sehen die Kinder oft über Jahre oder gar Jahrzehnte hinweg. Die Krankheit ändert sich mit dem Wachstum immer wieder, die Körpergröße als Wachstumsparameter ist somit äußerst bedeutsam. Die Armbewegungen können sehr summarisch geprüft werden. Stets überprüfe ich den Beckenstand und untersuche den Rücken im Vorneigetest (notiere Finger-Boden-Abstand und das Vorhandensein von Rippenbuckel oder Lendenwulst). Im Vorneigetest läßt sich der Rücken auch untersuchen, wenn das Mädchen ein Unterhemdchen trägt. Ich untersuche stets auch die Hüft-, Knie- und Sprunggelenkbeweglichkeit, das Fußgewölbe sowie die Fußachse, unabhängig vom Grund des Arztbesuches. Eine ausführliche Examination gilt dann der Körperregion, die Anlaß zur Konsultation ist. Diese eingehende Untersuchung hat zwei Gründe: Erstens ist es unverzeihlich, wenn ein Orthopäde bei einem adoleszenten Mädchen, das mit einem peripatellären Schmerzsyndrom in die Sprechstunde kommt, eine Skoliose übersieht. Zweitens hat die Untersuchung einen wesentlichen psychologischen Effekt. Als routinierter Arzt wissen Sie bereits nach der Anamnese, daß es sich um ein peripatelläres Schmerzsyndrom handelt. Wenn Sie nun das Mädchen nur das Hosenbein hinaufziehen lassen, kurz auf die Patella drücken und anschließend erklären, dies sei nichts und brauche nicht behandelt zu werden, so fühlt sich die Patientin nicht ernst genommen und wird die Nichtbehandlung nicht akzeptieren. Dies wissen die meisten Ärzte, und viele verschreiben deshalb eine Behandlung. Auf diese Weise läßt sich die Patientin schneller „abspeisen". Sie hat ja eine Behandlung, also muß es doch ein ernstes Problem sein, der Arzt hat sie ernst genommen, obwohl er sehr wenig Zeit aufgewendet hat. Wenn das Problem trotz der Behandlung persistiert, so verschreibt der gleiche

Arzt bei der nächsten Kontrolle eine andere Behandlung, und so geht dies weiter, bis die Patientin allenfalls den Arzt wechselt. Der nächste Arzt, der von der gleichen Hektik getrieben ist, erfährt von der Patientin, daß bereits drei verschiedene konservative Therapien die Schmerzen nicht zum Verschwinden gebracht haben, und schlägt deshalb eine Operation vor. Die Patientin willigt ein, da ja die konservative Behandlung keinen Effekt hatte. So wird eine unnötige Operation durchgeführt, die keinen Effekt haben kann, da sie das Grundproblem, nämlich das Muskelungleichgewicht bei Vergrößerung des Druckes unter der Patella im pubertären Wachstumsschub, auch nicht lösen kann. Es folgen mehrere Operationen, bis die Durchblutung der Patella so schlecht ist, daß nun ein lebenslang persistierender Schmerz resultiert. Leider sind solche Fälle nicht allzu selten, und all dies nur, weil der erstbehandelnde Arzt die Situation nicht ernst genommen und nicht die notwendige Zeit aufgewendet hat. Patienten, die nicht von einem massiven unnatürlichen sportlichen Ehrgeiz getrieben werden, sind absolut bereit, zu akzeptieren, daß es sich beim peripatellären Schmerzsyndrom um ein passageres Problem während des Wachstums handelt, das nicht therapiert werden muß. Sie wollen aber ernst genommen werden, denn es tut ja schließlich weh, und um die Nichtbehandlung dem Patienten beizubringen, brauchen Sie als Arzt wesentlich mehr Zeit, als wenn Sie eine Behandlung anbieten. Die Ganzkörperuntersuchung hat einen wesentlichen psychologischen Effekt und Sie können damit unnötige Kosten und mögliche Operationsfolgen vermeiden.

Diagnostisches Vorgehen

Die meisten Ärzte gehen für die Diagnosefindung nach einem der folgenden Prinzipien vor:

1. Systematisch nach Algorithmus: Algorithmen sind Entscheidungsbäume mit teilweise komplizierten Verzweigungen, die das schrittweise Vorgehen, je nach dem Ergebnis bestimmter Untersuchungen, vorzeichnen. Sicher ist dies eine effiziente Vorgehensweise, allerdings kann sich kaum jemand solche Algorithmen merken. Es ist ziemlich mühsam, und immer wieder gibt es Patienten, die sich nicht an die vorgegebenen Pfade des Algorithmus halten und Befunde aufweisen, die nirgends hineinpassen, so daß man dann doch gezwungen ist, andere Wege zu beschreiten. Algorithmen sind nur selten nützlich für die Praxis.
2. Alles untersuchen: Beim Auftreten eines Symptoms wird die ganze Batterie an Untersuchungsmöglichkeiten durchgemacht unter der Annahme, irgendwo werde der pathologische Befund und

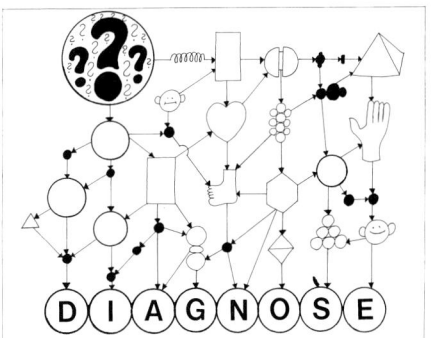

Die Diagnosefindung kann systematisch nach Algorithmus, nach dem Prinzip „alles untersuchen" oder intuitiv erfolgen ...

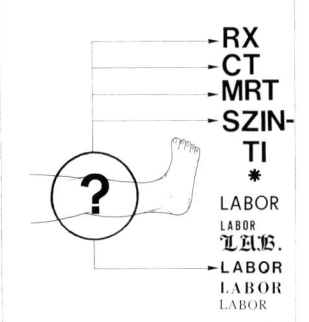 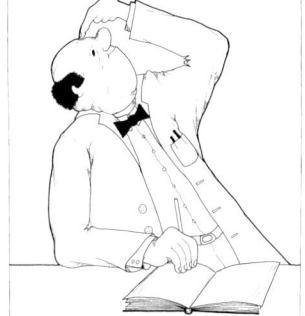

damit die Diagnose wohl sichtbar werden. Diese Methode wird bei internistischen Problemen leider häufig angewendet, alle verfügbaren Laboruntersuchungen werden durchgeführt, das Laboratorium schickt einem die Meßwerte zurück und die pathologischen Werte sind schon angekreuzt oder rot markiert. Leider ist dies heute oft billiger als gezielte Einzeluntersuchungen. Auch in der Orthopädie ist dieses Vorgehen möglich. Der Patient kommt mit Knieschmerzen und der Arzt verordnet ein Szintigramm, ein Computertomogramm und eine MRT-Untersuchung. Der Radiologe wird dann schon schreiben, wo es fehlt. Meines Erachtens ist dies die undifferenzierteste Art, Medizin zu betreiben. Sie ist außerdem äußerst kostspielig und deshalb beim steigenden Kostendruck im Gesundheitswesen nicht zu verantworten. Sie werden auf diese Weise auch nur selten die richtige Diagnose finden. Bildgebende Verfahren sind nur eine Unterstützung der klinischen Untersuchungsbefunde. Der Radiologe, der den Patienten klinisch nicht kennt, kann nur bei wenigen Fragestellungen die Veränderungen auf den Bildern richtig werten und gewichten. Zudem steht er unter dem Zwang, eine Diagnose zu liefern. Er wird also dazu neigen, mögliche Befunde als krankhaft zu bezeichnen, statt diese als nicht relevant einzuschätzen. Kaum ein Patient übersteht eine MRT-Untersuchung des Kniegelenks, ohne daß eine Meniskusläsion festgestellt wird. Am extremsten ist die Diskrepanz zwischen Röntgenbefunden und klinischer Relevanz bei degenerativen Veränderungen der Wirbelsäule. Hier hat das Röntgenbild allein fast keinerlei Aussagekraft. In der Kinderorthopädie ist die Situation nicht so extrem, dennoch können die meisten Befunde nur in Zusammenhang mit der Klinik gewertet werden.

3. Intuitiv: Aufgrund der Symptomatik wird eine hypothetische Diagnose gestellt, diese wird dann hinterfragt, und es wird so dem Problem auf den Grund gegangen. Die meisten Ärzte arbeiten nach dieser Methode, die in der Praxis auch durchaus die sinnvollste ist. Allerdings ist es in der Kinderorthopädie wichtig, die Dringlichkeit zu beurteilen, bevor man dem Problem auf den Grund geht. Bei vielen Fragestellungen entscheidet der Verlauf über die Diagnose. Der M. Perthes wird erst nach mehreren Wochen auf dem Röntgenbild sichtbar. Veränderungen im Szintigramm oder im MRT finden Sie hingegen schon im Anfangsstadium. Wenn Sie nun bei einem 4jährigen Jungen, der seit 1 Woche Hüftschmerzen hat, nicht sicher sind, ob eine Coxitis fugax oder ein M. Perthes vorliegt, so könnten Sie nach einer MRT-Untersuchung die Diagnose stellen. Die Diagnosestellung hätte aber für die Behandlung keine Konsequenzen. Jedenfalls würde ich im Frühstadium den M. Perthes nicht behandeln, es sei denn, es besteht eine eingeschränkte Hüftbeweglichkeit. Wenn diese während mehr als 2 Wochen persistiert, so würde ich Physiotherapie verordnen, und zwar gleichgültig, ob es sich um einen M. Perthes oder um ein anderes Problem handelt. 6 Wochen später ist der M. Perthes auf konventionellen Röntgenbildern ohne weiteres zu diagnostizieren und wir konnten dem Kind die teure MRT-Untersuchung ersparen.

> **!** *Unser Grundsatz sollte lauten:* Wir sollten nie eine diagnostische Maßnahme ergreifen, wenn von vornherein klar ist, daß das Resultat keine therapeutischen Konsequenzen haben wird. Je unsicherer der Arzt ist, desto mehr unnötige Diagnostik wird er betreiben und zu um so weniger klaren Diagnosen wird er kommen.

Bevor eine Therapie eingeleitet werden kann, muß die *Diagnose* den Eltern und dem Kind **erklärt** werden. Das Kind muß auch bei diesem Teil der Besprechung **immer** dabei sein. Für mich ist es inakzeptabel, daß man das Kind wegschickt, wenn es um eine schlimme Diagnose geht, z. B. um einen bösartigen Tumor. Das Kind wird die ganze Therapie durchstehen müssen, man wird ihm die Diagnose also niemals verheimlichen können. Das Kind empfindet es als einen Vertrauensbruch, wenn man hinter seinem Rücken über seine Probleme spricht. Eltern haben manchmal Schwierigkeiten, dies einzusehen, verstehen es aber nach der notwendigen Erklärung durchaus.

Für die Besprechung der Diagnose sind Fremdwörter unbedingt zu vermeiden. Wenn der Zuhörer nicht versteht, was der Sprecher sagen will, dann ist nie der Zuhörer zu dumm, um es zu verstehen, sondern stets hat der Sprecher die wesentlichen Elemente nicht so auf das Einfache reduzieren können, daß es der Zuhörer verstehen kann. Vermeiden Sie bei der Erklärung auch gewisse negativ besetzte oder Angst auslösende Wörter wie: „*Mißbildung*" (besser: Fehlbildung); oder: „*Tumor*" (besser: Geschwulst); oder auch die Wörter: „*verkrüppelt*", „*Mißgeburt*"oder „*debil*"!

Therapie

Viele Eltern fragen, ob man beim Problem des Kindes denn nichts tun könne. Wir haben gesehen, daß 70 % der kinderorthopädischen Probleme nicht behandlungsbedürftig sind, aber natürlich kann man immer etwas tun, es ist nur die Frage, ob dies sinnvoll ist. Eine Therapie wird immer am Spontanverlauf des Leidens gemessen. Die Therapie sollte nur dort eingesetzt werden, wo sie ein besseres Resultat verspricht als der Spontanverlauf. Dabei sollten die Therapieziele stets klar sein und auch mit den Eltern besprochen werden. Eltern haben oft sehr unrealistische Vorstellungen und glauben, daß ihr fehlgebildetes Kind wieder ganz normal werden kann, daß das um 20 cm kürzere Bein, wenn es verlängert wird, ein ganz normales Bein ist, daß ihr gelähmtes Kind mit der Meningomyelozele wieder flink wird gehen können, oder daß das Kind mit der Zerebralparese wieder ganz gesund wird. Dies muß angesprochen werden, es dürfen keine unrealistischen Erwartungen geweckt und es müssen latent vorhandene unrealistische Vorstellungen korrigiert werden. Für die meisten Eltern sind *konservative Therapien* viel besser akzeptabel als *operative*, auch wenn konservative Behandlungen für das Kind gele-

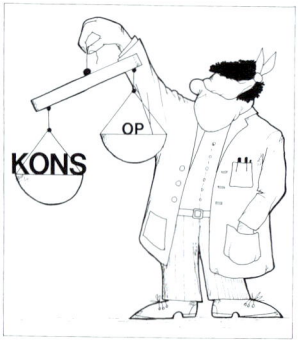

gentlich einschneidender sein können als eine operative Behandlung. So empfinde ich persönlich die Behandlung eines an M. Perthes erkrankten Kindes mit einer Abduktionsschiene für 2 Jahre lang als einschneidender und belastender, als wenn eine intertrochantäre Varisationsosteotomie durchgeführt wird, die mit einem 10tägigen Klinikaufenthalt verbunden ist. Der Effekt der Maßnahme ist hier genau der gleiche. Manchmal ist es auch nötig, eine konservative Maßnahme zu verschreiben, obwohl man weiß, daß die Operation unvermeidlich sein wird, einfach um die Operation akzeptabler zu machen. Dies ist vor allem bei Skoliosen der Fall. Wenn ein Mädchen mit einer Skoliose von mehr als 40° erstmals in die Sprechstunde kommt, und es ist noch keine Menarche vorhanden, so ist im Prinzip die Indikation zur Operation gegeben. Es ist viel Fingerspitzengefühl notwendig, um herauszuhören, ob die Eltern diese Maßnahme akzeptieren würden. Oft sind Eltern von diesem Vorschlag derart schockiert, daß sie die ganze Behandlung ablehnen. In solchen Fällen ist es manchmal sinnvoller, eine Korsettbehandlung einzuleiten und die Eltern darauf hinzuweisen, daß eine Operation notwendig wird, wenn es trotz dieser Behandlung zur Progredienz kommt. Die Eltern haben dann doch das Gefühl, man habe alles versucht, um eine Operation zu vermeiden.

Wird eine Operationsindikation gestellt, so müssen die Eltern über die Operation sorgfältig *aufgeklärt* werden. Sie sollten das Prinzip der Operation verstehen, sie sollten wissen, welches Resultat zu erwarten ist in bezug auf den Spontanverlauf, und sie sollten über mögliche alternative Behandlungsmethoden informiert werden. Sie sollten die wichtigsten Komplikationen kennen, und zwar sowohl diejenigen, die besonders häufig sind, wie auch diejenigen, die besonders schlimm sind. Sie sollten auch über die Umstände des Klinikaufenthaltes sowie über die Nachbehandlung orientiert werden. Diese Aufklärung muß bei der Indikationsstellung, in jedem Fall mündlich, erfolgen. Sie kann durch ein Informationsblatt unterstützt werden, das möglichst detailliert und spezifisch auf die vorgesehene Operation eingeht.

Auch bei der Information über die Therapie sollten bestimmte, Angst erzeugende Begriffe vermieden werden, wie: „Knochen brechen„ (besser: Knochen durchtrennen) oder „Sehne durchschneiden„ (besser: Sehne verlängern). Auch bei der Besprechung der Therapie sollten Sie das Kind mit einbeziehen. Das Kind muß schließlich die Therapie „erleiden", es sollte deshalb auch wissen, was auf es zukommt.

Welche orthopädischen Probleme treffen wir bei Kindern und Jugendlichen an?

Das Risiko, ein Problem am Bewegungsapparat zu haben oder zu bekommen, beträgt für Kinder und Jugendliche ca. 90% (Tabelle 1.1). Das Risiko, Bekanntschaft mit einem Orthopäden machen zu müssen, ist also sehr groß. Ungefähr 50% benötigen eine konservative Behandlung (am häufigsten eine Gipsfixation wegen einer Fraktur). Weniger als 10% der Kinder müssen eine Operation erdulden, die Hälfte davon ebenfalls wegen einer Fraktur.

Tabelle 1.1. Orthopädische Probleme bei Kindern und Jugendlichen

	Inzidenz (%)	Konservative Behandlung[a] (%)	Operative Behandlung (%)
Fraktur	50	45	5
Knicksenkfüße, flexible Plattfüße	20	0,5	0
Coxa antetorta	15	0	0,1
Benigner Tumor[b]	15	0	0,1
Spondylolyse	5	1	0,1
Sichelfuß	3	2	0
Skoliose > 10° (Mädchen)	3	0,5	0,15
Hüftdysplasie	2	2	0,1
Zerebralparese	0,2	0,2	0,1
Klumpfuß	0,15	0,15	0,15
Trisomie 21	0,14	0,01	0,01
M. Perthes (Jungen)	0,13	0,13	0,07
Epiphyseolysis capitis femoris	0,05	0,05	0,05
Maligner Tumor	0,002	0,002	0,002
Neurofibromatose	0,002	0,001	0,001
Osteogenesis imperfecta	0,001	0,001	0,001
Achondroplasie (und alle anderen Skelettdysplasien)	<0,001	<0,001	<0,001

(Zahlen aus Wenger DR, Rang M (1993) The art and practice of children's orthopaedics, Raven Press NY und eigener Erfahrung)
[a] Einschließlich Physiotherapie.
[b] Vor allem das nicht ossifizierende Knochenfibrom ist im Kleinkindesalter sehr häufig.

Entwicklungen in der Kinderorthopädie

Errungenschaften der letzten Jahrzehnte

In den vergangenen Dekaden hat die Orthopädie als Fach erheblich an Bedeutung gewonnen. Dies ist größtenteils der Endoprothetik zur Behandlung von Arthrosen zu verdanken. Aber auch Osteosynthesetechniken bei Frakturen, die Arthroskopie sowie Bandrekonstruktionen an Knie- und Schultergelenk sowie neue Instrumentarien in der Wirbelsäulenchirurgie haben für einen Aufschwung in dieser Spezialität gesorgt. All diese Errungenschaften kommen vorwiegend Erwachsenen zugute, welche zunehmend von Sportverletzungen und degenerativen Leiden geplagt werden. Es gibt aber auch bedeutende Entwicklungen, die für Kinder und Jugendliche gewinnbringend sind:

- Bei der Behandlung von hochmalignen *Knochentumoren* konnten in den letzten 20 Jahren die Überlebensraten bei gleichzeitiger Erhaltung der betroffenen Extremität von 10–20°% auf 60–90°% gesteigert werden.
- Neue Instrumentarien haben die Korrekturmöglichkeiten von *Skoliosen* und *Kyphosen* wesentlich verbessert.
- Neue Techniken erlauben bessere und effizientere *Extremitätenverlängerungen*, wobei die Impulse für Neuerungen aus Rußland kamen (G.A. Ilisarow). Ringfixateure erlauben auch die Korrektur von kontrakten Gelenkfehlstellungen.
- Ganglaboratorien ermöglichen dank der sich rasant entwickelnden elektronischen Hilfsmittel die komplexe Analyse des gestörten Gangablaufs, woraus Rückschlüsse auf die Therapie gezogen werden können.
- Bei schweren *neurogenen Störungen* kann mit der Hüftrekonstruktion die sekundäre Luxation behoben und das Hüftgelenk stabil zentriert werden, was die Schmerzen behebt und die Pflegefähigkeit wesentlich erleichtert. Auch schwere neurogene Skoliosen können heute effizient aufgerichtet und stabilisiert werden, wodurch die Sitzfähigkeit erhalten werden kann.
- Bei der Behandlung von *angeborenen Mißbildungen* hat die Mikrochirurgie neue Möglichkeiten eröffnet. So bringt etwa die Pollizisation eines Fingers bei Handfehlbildungen den Spitzgriff und damit einen erheblichen funktionellen Gewinn.
- Die *Ultraschalluntersuchung* der Säuglingshüften hat die Früherkennung der Hüftdysplasie und -luxation wesentlich verbessert, so daß der Aufwand zur Behandlung dieser Krankheit und deren Spätfolgen massiv reduziert werden konnte.

Nicht nur die Einführung neuer Techniken hat jedoch die Kinderorthopädie weitergebracht, auch neuere Erkenntnisse haben dazu geführt, daß **viele, früher als notwendig erachtete operative Therapien heute kaum mehr angewendet werden** (etwa die intertrochantäre Derotationsosteotomie wegen Coxa antetorta, die Resektion harmloser benigner Tumoren wie des nicht ossifizierenden Knochenfibroms oder von Poplitealzysten, die Operationen beim peripatellären Schmerzsyndrom etc.). Aber auch viele konservative Behandlungen erwiesen sich als unnötig (etwa die Einlagenbehandlung bei Knick-Senk-Fuß, Schienen bei Sichelfuß oder X-Beinen etc.).

Ungelöste Probleme

Verschiedene klassische kinderorthopädische Probleme können heute als weitgehend gelöst angesehen werden. Dank der Früherkennung der Hüftdysplasie mit Sonographie sind Spätfolgen kaum mehr zu befürchten. Klumpfüße werden in der Mehrheit der Fälle später leistungsfähig und erlauben selbst sportliche Tätigkeit ohne funktionelle Einschränkungen.

Daneben gibt es aber doch einige Probleme, die noch ungelöst sind oder bei denen die heutigen Behandlungen noch unbefriedigend sind.

- Noch immer muß man bei der Korrektur von Skoliosen oder anderen Wirbelsäulendeformitäten stets die Versteifung des betroffenen Abschnittes in Kauf nehmen.
- Bei einigen Krankheiten, wie etwa dem M. Perthes, kann der schicksalshafte Verlauf nur wenig beeinflußt werden.
- Die gliedmaßenerhaltende Therapie der hochmalignen Knochentumoren ist bei Jugendlichen meist keine wirkliche Langzeitlösung. Auch bei optimaler Versorgung mit einer Tumorprothese oder einem „Allograft" ist nach 10–20 Jahren mit großen Folgeproblemen zu rechnen.

Entwicklung der Morbidität

Betrachten wir die Indikatoren der Bevölkerungsentwicklung, so ist mit einer abnehmenden Häufigkeit der kinderorthopädisch relevanten Krankheiten zu rechnen. In Mitteleuropa beträgt die Geburtenziffer in den meisten Ländern 1,4–1,6 (Kinder pro Frau). Zur Erhaltung der Bevölkerungszahl (ohne Einwanderung) müßte die Geburtenziffer ca. 2,1 betragen. Diese Zahl wird in Europa nirgendwo erreicht. In Südeuropa ist sie mit 1,15 (Italien) noch tiefer als bei uns, in bestimmten nordeuropäischen Ländern ist sie mit 1,8 (Irland, Finnland) etwas höher. Hinzu kommt der sog. „sekundäre Pillenknick", d.h. die Tatsache, daß aufgrund des Geburtenrückgangs in den 60er Jahren jetzt auch die Mütter fehlen, welche die Kinder zur Welt bringen sollten. Aber nicht nur die Zahl der Kinder wird kleiner. Auch die Inzidenz bestimmter Krankheiten geht eindeutig zurück, auch wenn dies in epidemiologischen Studien noch nicht klar erfaßt wird. Dies geht aber aus Gesprächen mit älteren Pädiatern und Orthopäden in überschaubaren Einzugsgebieten eindeutig hervor. Krankheiten wie der kongenitale Klumpfuß, die Hüftdysplasie (unabhängig von der sonographischen Früherfassung), der M. Perthes oder die idiopathische Adoleszentenskoliose werden eindeutig seltener. Die Ursache hierfür ist die größere genetische Durchmischung der Bevölkerung. Die „mittlere Heiratsdistanz" hat in den letzten Jahrzehnten wesentlich zugenommen. Diese Tatsache ist auch für das Phänomen der „Akzeleration" verantwortlich – die Kinder werden im Durchschnitt größer als die Eltern.

Zukunft

*Nicht der ist arm,
der sich keinen Jugendtraum erfüllt hat,
sondern der schon in
der Jugend nichts träumte
(Adolf Nowaczynski).*

Aus dem bisher Gesagten geht hervor, daß wir in Zukunft weniger kinderorthopädische Probleme in der Praxis sehen werden. Andererseits wird ein zunehmendes Bedürfnis nach einzelnen, wenigen kinderorthopädischen Behandlungszentren entstehen, an denen die modernsten Therapien zur Verfügung stehen und an welchen Kinder und Jugendliche ihrem Alter gemäß betreut werden. Solche Zentren **müssen** in einem Kinderspital beheimatet sein, wo alle Spezialisten der Nachbarfächer zur Verfügung stehen (Kinderanästhesist, Kinderneurologe, Onkologe, Genetiker, Kinderchirurg etc.). In solchen Zentren sind auch subspezialisierte Kinderorthopäden erforderlich, die sich v.a. mit einzelnen Fachgebieten wie der Neuroorthopädie, der Kindertraumatologie, der Tumor-, Wirbelsäulen- oder Hand- und Mikrochirurgie beschäftigen. Im angelsächsischen Sprachraum sind mehrere solcher Zentren vorhanden. In Mitteleuropa ist dieses Konzept, das auch bei uns in Basel realisiert wurde, noch nicht sehr verbreitet. Die Zukunft wird weitere Verbesserungen in der Kinderorthopädie bringen. Vielleicht werden wir eines Tages Skoliosen ohne Versteifung aufrichten, Sarkome dank Tumormarkern noch genauer resezieren, langfristig stabile Überbrückungsmöglichkeiten anbieten und dank der Gentechnologie fehlende Enzyme bei Heredopathien substituieren können...

*Wir sollten nicht nur in der,
sondern auch für die Jugend träumen...*

Die Kinderorthopädie wird sich aber auch anderen Herausforderungen stellen müssen. Der wachsende *Kostendruck* führt in allen Ländern dazu, daß politische Behörden und Kostenträger vermehrt danach fragen, was eine Behandlung wirklich bringt und welcher Preis dafür zu bezahlen ist. Dabei wird es nicht mehr ausreichen, aufzuzeigen, daß eine Läsion durch eine Behandlung erfolgreich repariert werden kann. Es wird vielmehr darum gehen, nachzuweisen, daß eine Therapie nicht nur die Schädigung (engl. „impairment") beheben kann, sondern auch einen positiven Einfluß auf spätere individuelle Behinderungen (engl. „disability") oder Benachteiligungen in der Gesellschaft (engl. „handicap") hat. Kriterien für die Beurteilung auf dieser Ebene findet man in der ICIDH (="International Classification of Impairments, Disabilities and Handicaps). Eine Behandlung muß einen Gewinn an Fähigkeiten oder wenigstens die Erhaltung von Funktionen, die ohne Therapie verloren gehen, zum Ziel haben. Behandlungen, für die der Nachweis der Erreichung solcher Ziele nicht erbracht werden kann, werden in Zukunft von den Kostenträgern wohl nicht mehr oder nur noch teilweise bezahlt. Der Nachweis der Fähigkeitserhaltung wird in der Kinderorthopädie außerordentlich schwierig sein. Unser Tun ist in der Regel nicht auf Wochen, Monate oder Jahre ausgerichtet, sondern die Wirkung zeichnet sich oft erst nach Jahrzehnten ab. Therapien, die vor 20 oder 30 Jahren üblich waren, führt heute auf die damals übliche Art niemand mehr durch. Zwar sollten wir fraglos unsere Bemühungen weitestgehend auf die Verbesserung oder Erhaltung von Fähigkeiten ausrichten, kosmetische Aspekte sollten allerdings nicht gänzlich unbeachtet bleiben (man denke etwa an die thorakale Skoliose). Wie soll aber die Fähigkeitserhaltung bei der in der Kinderorthopädie üblichen kleinen Patientenzahl und der großen Variabilität der Behandlungsmethoden statistisch nachgewiesen werden? Selbst bei der Hüftsonographie, bei der es große Fallzahlen gibt, ist man sich heute keineswegs einig, ob diese diagnostische Methode die Kosten reduziert oder nicht. Präventivmediziner halten (in der Schweiz) die vorhandenen Statistiken für ungenügend, auch wenn die meisten Pädiater und Orthopäden überzeugt sind, daß die Inzidenz der Luxation und die Kosten der Behandlung seit und wegen Einführung dieser Methode stark zurückgegangen sind (allerdings besteht kein Zweifel, daß durch die größere genetische Durchmischung der Bevölkerung auch das natürliche Vorkommen reduziert wurde). Noch viel schwieriger wird es sein, die Wirksamkeit seltener operativer Behandlungen statistisch nachzuweisen.

*Die Zukunft sieht man nicht,
die Vergangenheit wohl.
Dies ist seltsam,
denn wir haben unsere Augen
ja nicht auf dem Rücken
(Eugene Ionesco).*

Weshalb ist es trotz aller Risiken eine Freude, sich mit der Kinderorthopädie zu beschäftigen?

- Sonja ist glücklich, denn sie hatte solche Angst, sie müsse wegen ihrer Knieschmerzen operiert werden, und nun muß sie nur ihr Lauftraining etwas reduzieren. Sie hat zwar immer noch gelegentlich Knieschmerzen, aber sie fühlt sich dadurch nicht wesentlich beeinträchtigt.
- Kevin hatte vor 6 Jahren ein Osteosarkom am Femur. Heute kann er hinkfrei gehen. Er kann zwar keinen Sport betreiben, aber er ist mit seinem heutigen Zustand zufrieden. Er hat eine Lehre als Elektrotechniker abgeschlossen und arbeitet heute in einer Firma für Meßtechnik.
- Françoise ist mit einer Mißbildung des linken Beines geboren. Zu Beginn der Pubertät war dieses 15 cm kürzer als das rechte. Heute, mit 16 Jahren und nach einer langen Behandlung, sind beide Beine gleich lang. Zwar braucht sie eine Schiene, und wenn sie müde ist, hinkt sie recht deutlich. Sie ist aber mit ihrem Zustand zufrieden. Ich kenne Françoise und ihre Familie seit ihrer Geburt, ich war auch an ihrer Schüleraufführung und kenne einige ihrer Schulfreunde.
- Sakine ist mit einer Hüftluxation zur Welt gekommen. Als sie zu uns kam, war sie bereits 2 Jahre alt. Sie mußte 4 Operationen durchmachen und war viele Wochen im Krankenhaus. Heute ist sie 17 Jahre alt. Bei Wetterwechsel spürt sie ihre Hüfte. Sie kommt immer wieder ins Krankenhaus, um die Krankenschwestern zu begrüßen, die sie noch gut kennt.

Sonja, Kevin, Françoise und Sakine sind heute noch nicht vollständig gesund und beschwerdefrei. In irgendeiner Weise konnten wir ihnen aber helfen, und hierfür sind sie dankbar. Kevin, Françoise und Sakine kennen wir zudem seit vielen Jahren, sie erzählen uns auch ihre privaten Freuden und Sorgen. Gerade die Tatsache, daß wir die Kinder und Jugendlichen mit ernsthaften Problemen am Bewegungsapparat über viele Jahre immer wieder sehen und daß wir einander mit der Zeit auch sehr gut

Sonja, Kevin, Françoise und Sakine

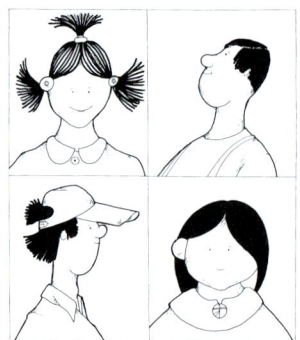

kennen, ist in der Kinderorthopädie besonders schön. Kinderärzte und Allgemeinpraktiker kennen dieses schöne Erlebnis ebenfalls, operativ tätige Mediziner haben in anderen Disziplinen aber kaum die Möglichkeit, ihre Patienten über eine derart lange Zeit zu beobachten und eine nahe Beziehung zu ihnen aufzubauen.

1.2
Orthesen, Prothesen, Thesen und erfinderische Wesen – ein geschichtlicher Rückblick

*Diejenigen, die sich nicht
an die Vergangenheit erinnern,
sind dazu verdammt, sie zu wiederholen...
(George Santayana).*

*Die Vergangenheit sollten wir
als Sprungbrett benutzen, nicht als Sofa
(Harold Macmillan).*

Störungen am Bewegungsapparat haben die Menschheit vermutlich seit ihrer Entstehung vor ca. 5 Millionen Jahren begleitet. Einige orthopädische Leiden hängen mit einer besonders spezifischen Eigenheit der Menschwerdung zusammen, d. h. mit der Aufrichtung der Wirbelsäule und dem zweibeinigen Gang. Dies gilt insbesondere für die Spondylolyse und die idiopathische Skoliose, beides Krankheiten, die bei Tieren nicht vorkommen. Aber auch die degenerativen Wirbelsäulenleiden haben ihren Ursprung zu einem großen Teil darin, daß die Wirbelsäule aufrecht steht. Die Geschichte der orthopädischen Behandlung ist wesentlich kürzer und geht in das Altertum zurück. Der Werdegang der Orthopädie war immer zu einem dominierenden Anteil eine Entwicklung der Kinderorthopädie. Der Begriff „Orthopädie" wurde bekanntlich von Nicolas Andry geprägt mit der Herausgabe seines Buches unter dem Titel *„L'Orthopédie ou L'art de Prévenir et de Corriger dans les Enfants, les Difformitées du Corps. Le Tout par des Moyens à la Portée des Pères et des Mères, et de toutes les Personnes qui ont des Enfants à élever"* (1741) [12] (Abb. 1.1 und 1.2). Der griechische Wortstamm „pais" bezieht sich auf das „Kind" und die Idee des Begriffs war ja das „Gerade-Erziehen". Erst in den letzten 30 Jahren hat sich das Schwergewicht der orthopädischen Therapie von der Kinder- eindeutig in die Erwachsenenorthopädie verlagert, und heute ist rein quantitativ die Behandlung der degenerativen Leiden (insbesondere der Arthrosen) bedeutsamer als die Therapie der kindlichen Erkrankungen und Verletzungen am Bewegungsapparat. Viele der vormals

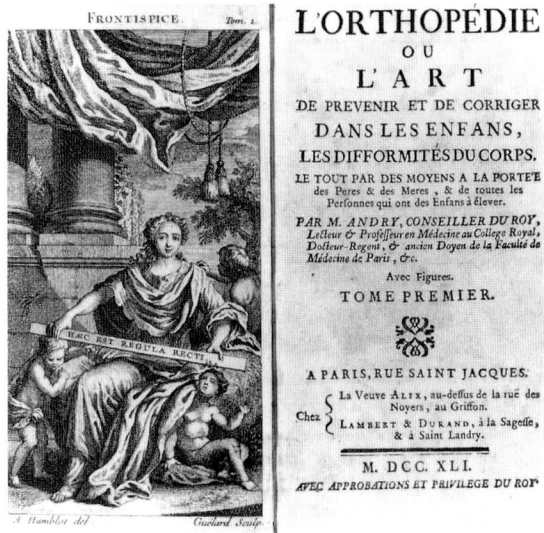

Abb. 1.1. Nicolas Andry: Titelblatt des Buches *L'Orthopédie ou L'art de Prévenir et de Corriger dans les Enfants, les Difformitées du Corps. Le Tout par des Moyens à la Portée des Pères et des Mères, et de toutes les Personnes qui ont des Enfants à élever*, 1741. Die Regula recti hält die Meßlatte, mit welcher die Geradheit der Kinder gemessen werden kann

vorherrschenden Krankheiten am Skelettsystem bei Kindern und Jugendlichen sind heute weitgehend verschwunden, etwa die Poliomyelitis, viele Infektionskrankheiten (insbesondere die Tuberkulose) und die Rachitis. Bei anderen Leiden wurde durch Früherkennung der therapeutische Aufwand auf ein Minimum reduziert, insbesondere bei der kongenitalen Hüftdysplasie und -luxation. Bei weiteren Störungen ist die Inzidenz spontan zurückgegangen, etwa beim Klumpfuß oder bei der idiopathischen Skoliose. Die Ursache hierfür ist nicht genau bekannt, es ist aber zu vermuten, daß die stärkere genetische Durchmischung (d. h. die Vergrößerung der „mittleren Heiratsdistanz") die genetischen Vor-

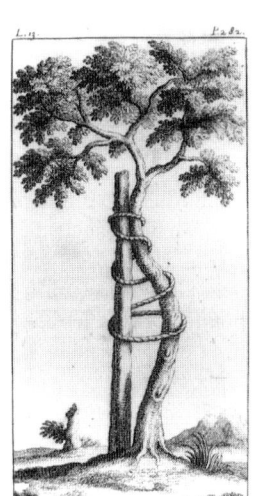

Abb. 1.2. Nicolas Andry: Die berühmte Abbildung aus dem Buch *L'Orthopédie ou L'art de Prévenir et de Corriger dans les Enfants, les Difformitées du Corps*, 1741. Das krumme Bäumchen, mit der Schnur an den geraden Stab redressiert, wurde zum weltweit anerkannten Symbol der Orthopädie

aussetzungen für die Manifestation dieser Krankheiten verringert hat. Es gibt allerdings auch orthopädische Leiden, bei denen die Behandlungsmöglichkeiten in den letzten Jahrzehnten wesentlich besser wurden und die deshalb mehr Zeit beanspruchen, etwa die malignen Knochentumoren, die neuromuskulären Erkrankungen oder die Wirbelsäulendeformitäten. Bestimmte Störungen sind aber auch häufiger geworden. Mit der vermehrten Freizeitaktivität hat die Zahl der Verletzungen bei Kindern und Jugendlichen in den letzten Jahrzehnten eher etwas zugenommen, auch das Verletzungsmuster hat sich leicht geändert.

Schon früh wollten die Menschen fehlende oder defekte Glieder durch *Orthesen* und *Prothesen* ersetzen. Hierzu waren *erfinderische Wesen* erforderlich. Natürlich waren diese auch bei der Entwicklung von Operationen vonnöten. Als theoretische Basis ist das Fach Biomechanik entstanden. Viele *Thesen* wurden aufgestellt, die Anlaß waren zur Entwicklung von Therapien, wobei sich nicht alle Lehrmeinungen in der Folge als richtig erwiesen.

Orthopädische Krankheiten im Wandel der Zeit

Orthopädische Krankheiten lassen sich bis in die Anfänge der Menschheitsgeschichte zurückverfolgen, da das eigentliche Stützorgan des Bewegungsapparates, das Skelett, auch über Jahrmillionen erhalten bleiben kann. Bei den Funden aus der Altsteinzeit sind es v. a. zwei Pathologien, die immer wieder beobachtet wurden: Veränderungen aufgrund von Tuberkulosebefall des Knochens sowie posttraumatische Zustände. So wurden insbesondere Wirbelsäulen mit zusammengesinterten Wirbelkörpern und Gibbusbildung gefunden [12]. Daneben gibt es aus jener Epoche mehrere Beobachtungen über posttraumatische Veränderungen nach Femur-, Becken- oder Wirbelfrakturen [11]. Interessanterweise gibt es aus der Zeit der Neandertaler bereits Wirbelsäulenfunde mit degenerativen Veränderungen [11]. Offensichtlich mußte der Mensch schon frühzeitig seinen Tribut für den aufrechten Gang zahlen. In der Jungsteinzeit werden die beobachteten Krankheitsbilder vielfältiger, insbesondere im alten Ägypten. Neben zahlreichen tuberkulösen und posttraumatischen Veränderungen fand man auch ein Skelett mit einer Spondylosis ankylopoetica. Bei den Mumien sind zahlreiche Klump- und Spitzfüße, aber auch Heredopathien zu beobachten. In der darstellenden Kunst des alten Ägyptens finden sich zahlreiche Abbildungen von Zwergwüchsigen, auch der ägyptische Gott des Todes Ptah und der Gott Bes werden oft als (achondroplastische?) Zwerge dargestellt [12]. Hinweise auf das Vorhandensein der Poliomyelitis findet man in bestimmten Abbildungen [3, 6, 10–12].

Mit *Hippokrates* (gestorben 370 v. Chr.) beginnt die schriftliche Aufzeichnung von Krankheiten. Ihm war der kongenitale Klumpfuß ebenso bekannt wie die angeborene Hüftluxation und die Skoliose. Die Traumatologie und die Tuberkulose spielten auch zu jener Zeit eine bedeutende Rolle. In der frühen nachchristlichen Zeit (um 110 n. Chr.) wurde die Verbiegung der Knochen bei Kindern von *Soranus aus Ephesus* beschrieben [12] – offensichtlich handelte es sich um eine Rachitis. Erst 1650 erschien Glissons Werk mit der ausführlichen Beschreibung dieser Krankheit. Die Rachitis spielte ohne Zweifel v. a. in den nördlichen Ländern in den vergangenen Jahrhunderten eine große Rolle. Glisson war allerdings der Ansicht, daß die Verkrümmung der Wirbelsäule auch auf diese Krankheit zurückzuführen war, was in Wirklichkeit wohl nur sehr selten der Fall war. Wahrscheinlich waren die meisten Skoliosen schon zu jener Zeit „idiopathisch" oder neurogen. Damals wie heute kennt man die Ursache dieser Krankheiten nicht, nur weiß man sie heute eleganter zu bezeichnen. Häufiger als die idiopathische Skoliose war aber wohl zu allen Zeiten die Lähmungsskoliose bei der Poliomyelitis. Diese Krankheit ist erst seit der Einführung der Impfung Anfang der 50er Jahre, zuerst in den Industrieländern, heute aber auch weitgehend in den Entwicklungsländern verschwunden. Der Klumpfuß ist über alle Jahrhunderte hinweg eine häufige Krankheit geblieben. Erst in den letzten Jahren wird eine Abnahme der Inzidenz beobachtet. Ähnliches gilt übrigens auch für die idiopathische Skoliose. Die Häufigkeit von vererbten Systemerkrankungen hängt sehr stark mit dem Verwandtschaftsgrad der Eltern zusammen und wird deshalb indirekt auch von religiösen, kulturellen und gesellschaftlichen Vorstellungen beeinflußt. Der Inzest war im alten Ägypten gang und gäbe. Erst im alten Testament kam der Gedanke auf, daß Inzest Sünde sei. Offensichtlich wurden die Folgen der Verwandtschaftsehe beobachtet und klare Folgerungen daraus gezogen. So lesen wir in 5 Moses 27, 9–26:

„Verflucht ist, wer seiner Schwester, sei es die Tochter seines Vaters oder seiner Mutter, beiwohnt".

Das Tabu der Inzucht hat sich in der jüdischen und christlichen Religion bis zum heutigen Tag gehalten. In der islamischen Gesellschaftsordnung ist dieses Tabu weniger strikt, auch bei gewissen Naturvölkern wird es weniger beachtet. Entsprechend sind Heredopathien in diesen Volksgemeinschaften häufiger. Allerdings sind solche Krankheiten – insbesondere bei Naturvölkern – nicht zu einem gesellschaftlichen Problem geworden. Auch heute noch werden Kinder mit offensichtlichen Geburtsschäden bei bestimmten Völkerstämmen ausgesetzt und den wilden Tieren überlassen. Dies gilt auch für die Little'sche Krankheit bzw. die zerebrale Bewegungsstörung. Wir sehen in Europa heute wahrscheinlich mehr solche Kinder als in früheren Jahrhunderten, als Kinder, die offensichtlich nicht gediehen, einfach ihrem Schicksal überlassen wurden. Durch die Verbesserung der Geburtshilfe und der Neonatologie ist der Anteil an leichten zerebralen Bewegungsstörungen, die auf schwere Geburten zurückzuführen waren, zurückgegangen. Bei Geburten mit einem hohen Komplikationsrisiko wird heute frühzeitig die Entscheidung zugunsten eines Kaiserschnitts gefällt. Der Anteil an schweren zerebralen Bewegungsstörungen hat aber nicht ab-, sondern sogar eher zugenommen. Hierbei handelt es sich meist um Kinder mit Hirnmißbildungen, die früher gar nicht überlebensfähig gewesen wären und heute dank den neuen Möglichkeiten überleben und auch einer Behandlung zugeführt werden. Auch Knochentumoren hat es zu allen Zeiten gegeben, die in früheren Jahrhunderten weder richtig erkannt noch behandelt werden konnten. Die Patienten wurden früher ihrem Schicksal überlassen. Wir haben keine Hinweise darauf, daß sich die Inzidenz dieser Krankheit geändert hat.

Konservative Behandlung

Die Geschichte der konservativen Therapie orthopädischer Erkrankungen beginnt mit *Hippokrates*. Ohne Zweifel wurden allerdings bereits lange Zeit vor diesem Urvater der medizinischen Behandlung Frakturen geschient und bandagiert. Es fehlen jedoch schriftliche oder bildliche Darstellungen. Einzig der Gebrauch der Stockhilfe ist schon im alten Ägypten mehrfach dargestellt worden [5, 6]. Mit Hippokrates beginnt aber auch die Ära der redressierenden Maßnahmen. Er beschreibt die redressierenden Handgriffe ähnlich, wie sie heute noch angewendet werden. Auch empfiehlt er das Anlegen eines Verbandes, der ebenfalls redressierend wirkt, und er verordnet Schuhe, die geeignet waren, die Stellung des Fußes zu halten. Auch die kongenitale Hüftluxation war Hippokrates zweifellos bekannt, eine Behandlung konnte er hier jedoch nicht anbieten. Für Verbiegungen der Wirbelsäule schlug er die folgende Therapie vor: Der Kranke wurde entweder mit den Füßen oder mit der Brust an eine aufrecht stehende Leiter gebunden. Diese Leiter wurde durch Stricke wiederholt in die Höhe gezogen und dann fallengelassen. Es wurde also offensichtlich das Extensionsprinzip angewendet [12]. Dieses Prinzip wurde später in dem Buch *Chirurgia è Graeco in Latinum conuersa* von Guido Guidi (Vidus Vidius, ca. 1500–1569) 1544 beschrieben (Abb. 1.3).

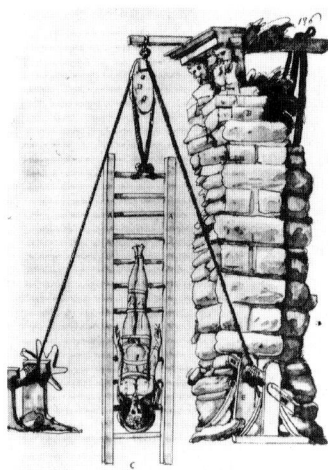

Abb. 1.3. Vidus Vidius: Hippokratische Rachiotherapie (Skoliosebehandlung), aus: *Chirurgia è Graeco in Latinum conuersa*, 1544. Der Kranke wird an eine aufrecht stehende Leiter gebunden. Diese Leiter wird durch Stricke wiederholt in die Höhe gezogen und dann fallengelassen

Die *Gipsbehandlung* wurde etwa im 10. Jh. n. Chr. von arabischen Ärzten eingeführt. Von Anfang an wurden Frakturen mit diesem Material behandelt. Nach Europa gelangte diese Verwendung des Gipses jedoch erst am Ende des 18. Jh. [12].

Während des Mittelalters wurden die konservativen Behandlungsmöglichkeiten nicht wesentlich erweitert oder verfeinert. Zwar wurde mit der mittelalterlichen eisernen Rüstung sozusagen die Urform des *Korsetts* kreiert. Diese hatte jedoch keine redressierende Wirkung und wurde auch nicht als therapeutisches Mittel eingesetzt. Redressierende Schienen für die Behebung von Kontrakturen der Knie- und Ellbogengelenke wurden von *Hans von Gersdorff Feldtbuch der Wundartzney* (Straßburg 1517) beschrieben und dargestellt (Abb. 1.4). Diese erinnern noch sehr an Ritterrüstungen. Eigentliche Korsette tauchen im 16. Jh. auf. *Ambroise Paré* (1510–1590) benutzte bei Skoliosen Korsette aus dünnen Eisenplatten, die durchlöchert waren, um das Gewicht zu vermindern [12]. Das Extensionsprinzip wurde von *Francis Glisson* (1597–1677) mit der Schwinge oder Schwebe verbessert. Die Glisson-Schlinge ist heute noch in den orthopädischen Kliniken anzutreffen. Breite Verwendung fanden später auch Streckbetten. Korsette wurden ständig weiterentwickelt, primär aus Metall, Holz und Stoff. Im 20. Jh. kam dann der Kunststoff als leichtes und formbeständiges Material hinzu. Ein wesentlicher Schritt war in den 40er Jahren die Entwicklung des Milwaukee-Korsetts [2]. Dieses arbeitet nach dem Extensions- wie auch nach dem Redressionsprinzip. Spätere Korsettentwicklungen beschränkten sich auf die Anwendung des Redressionsprinzips, wie etwa das sehr verbreitete Boston-Korsett [13]. Häufige Anwendung fanden auch sog. Streckbetten für die Behandlung von Wirbelsäulendeformitäten.

Auch das Redressionsprinzip der *Klumpfußbehandlung* wurde nach *Hippokrates* jahrhundertelang durch das ganze Mittelalter hindurch kaum verändert. Pionierarbeit leistete auch auf diesem Gebiet *Ambroise Paré* durch die Entwicklung einer Klumpfußschiene. Diese und andere Schienen jener Zeit konnten eine Stellung einigermaßen halten, hatten aber kaum eine redressierende Wirkung. Diese wurde erst durch *André Venel* mit seinem „sabot de Venel" erzielt. Diese Schiene, welche die Urform aller heutiger Klumpfußschienen ist, hatte eine echte korrigierende Wirkung. Die Gipsredression des Klumpfußes wurde erst später im 19. Jh. angefangen.

Die *kongenitale Hüftluxation* ist eine Krankheit, deren Verbreitung eng mit der Zivilisierung zusammenhängt. Bei Naturvölkern ist sie weitgehend unbekannt. In Europa, insbesondere in Mitteleuropa, ist sie seit dem Altertum bekannt. Sie wird auch bei *Hippokrates* erwähnt. Daß es sich um ein kongenitales Problem handelt, wurde im 17. Jh. erkannt (*Theodor Kerckring* 1640–1693, *Theodor Zwinger* 1658–1724). Sogenannte Knochenbrecher machten damals Einrenkungsversuche, offenbar weitgehend erfolglos [12]. Die erste geschlossene Reposition gelang *C.G. Pravaz* ungefähr im Jahre 1842 [12]. Einen Meilenstein in der Behandlung der kongenitalen Hüftluxation stellte auch die Tätigkeit von *Adolf Lorenz* (1854–1946) dar, dessen Ende des 19. Jh. entwickelte unblutige Repositionsmethode und die Retention im Becken-Bein-Gips in Froschstellung viele Jahrzehnte lang die Standardmethode der Frühbehandlung der kongenitalen Hüftgelenkluxation war. Diese Gipsbehandlung wurde erst 1968 durch die von *Fettweis* angegebene, weniger stark abduzierte Stellung im Becken-Bein-Gips abgelöst, die ein weniger großes Risiko der Hüftkopfnekrose aufweist. Marksteine der Behandlung war auch die Entwicklung von Schienen (*Hilgenreiner, Brown*) sowie die von Bandagen von *Pavlik* und *Hoffmann-Daimler*.

Die *Frakturbehandlung* durch Schienung wurde schon in der Antike durchgeführt. Zahlreiche Abbildungen aus der frühesten historischen Zeit zeugen von solchen Therapien [6, 10, 11]. Auch das Exten-

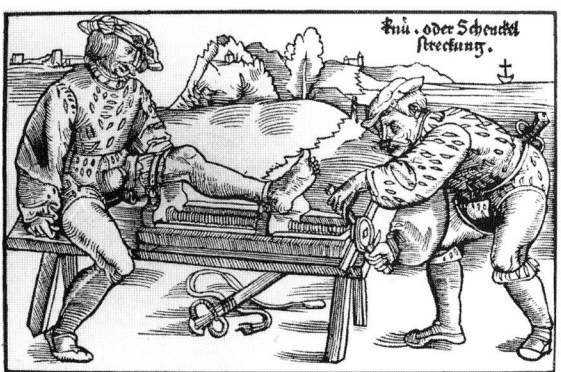

Abb. 1.4. Hans von Gersdorff: Redressierende Kniestreckung, aus: *Feldtbuch der wundarztney*, 1517

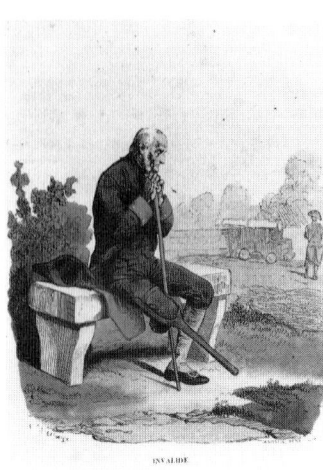

Abb. 1.5. L'invalide: Anonyme Darstellung eines Unterschenkelamputierten mit Stelzprothese, Paris, 18. Jahrhundert

sionsprinzip wurde seit jener Zeit verwendet. Im 19. Jh. wurde die Fixationstechnik durch die Einführung des Gipses wesentlich verbessert. Die eigentliche Gipsbinde wurde 1851 von dem Holländer *Antonius Mathysen* erfunden. Eine besonders differenzierte konservative Frakturbehandlung mit Standardisierung der Therapie je nach Frakturtyp entwickelte *Lorenz Böhler* in Wien Anfang des 20. Jh.

Die Geschichte der *Prothetik* geht ebenfalls in die Antike zurück. *Gaius Plinius secundus* berichtet von dem römischen Soldaten Marcus Sergius, welcher im zweiten punischen Krieg (218–201 v. Chr.) die rechte Hand verloren hatte und sich eine „eiserne Hand" anfertigen ließ, womit er noch bei späteren militärischen Feldzügen im aktiven Einsatz war [1]. Im Mittelalter waren Prothesen als Ersatz von Armen und Beinen verbreitet. Als Beinprothesen wurden meist Stelzen verwendet [11] (Abb. 1.5). Ein berühmter Prothesenträger war Götz von Berlichingen, welcher in den Landshuter Erbfolgekriegen (1504–1505) seine rechte Hand verloren hatte. Prinz Friedrich von Homburg (1633–1708) trug eine silberne Beinprothese. Eine wesentliche Erweiterung der Möglichkeiten der Prothesenfertigung brachte *Otto Bock* (1888–1953), der das System serienmäßiger Herstellung einzelner Funktionselemente konzipierte. Zu dieser Zeit wurden auch prothetische Gelenke entwickelt, die insbesondere an der unteren Extremität einen wesentlich flüssigeren Gang ermöglichten.

Der bereits oben erwähnte *André Venel* leistete auch auf einem anderen Gebiet Pionierarbeit. Er gründete das weltweit erste *orthopädische Institut* in Orbe (Kanton Waadt, Schweiz) im Jahre 1780. In diesem Institut wurden ausschließlich Kinder mit orthopädischen Krankheiten konservativ behandelt [4]. In Deutschland war es *Johann Georg von Heine*, der ein orthopädisches Krankenhaus 1812 in Würzburg eröffnete. In Frankreich gründete *Jacques Matthieu Delpech* 1825 ein orthopädisches Gymnasium in Montpellier, *Jules-René Guerin* und *Charles-Gabriel Pravaz* begannen 1826 in Paris ihre Tätigkeit in einem orthopädischen Spital. Delpech (1777–1832) gilt auch als eigentlicher Begründer der wissenschaftlichen Orthopädie. In England wurde ein orthopädisches Institut 1837 durch *William Little* gegründet. Das erste amerikanische orthopädische Institut wurde in Boston 1839 durch *John Paul Brown* inauguriert [14]. Wichtige Institutsgründungen waren auch jene von *Wilhelm Schulthess* in Zürich (Wilhelm Schulthess-Klinik und Balgrist) [9] sowie das nach dem Orthopäden *Francesco Rizzoli* benannte 1896 eröffnete Istituto Rizzoli in Bologna [9].

Auch die *Physiotherapie* ist eine bereits in der Antike bekannte Behandlungsform. Hippokrates hat die mechanische Therapie gekannt, *Asklepios* und *Galen* haben Massagen empfohlen. Auch mit gymnastischen Übungen war man vertraut. Die Hydro- und Balneotherapie kam aus dem Orient und war den antiken Griechen und Römern bekannt. In Mitteleuropa werden Badestuben und Bademeister bereits in den Volksrechten des 6. bis 8. Jh. erwähnt. Später waren die Bader auch als Wundärzte tätig [7]. Das Luftwechselbad, das aus dem 13. Jh. belegt ist, wurde im 20. Jh. als Sauna wieder bekannt. Mit der Entdeckung der Elektrizität im 18. Jh. wurde die Elektrotherapie eingeführt. Sehr verbreitet war die Galvanisation im Wasser als sog. Stanger-Bad. Eine eigentliche Bewegungstherapie wurde durch *Fufelan* (1763–1836) entwickelt. Der deutsche Arzt *Daniel Gottlob Moritz Schreber* entwickelte diese als „ärztliche Gymnastik" weiter. Auf ihn gehen auch die Schrebergärten zurück. *Friedrich Ludwig Jahn* war der Gründer einer eigentlichen Turnbewegung auf dem Boden einer vaterländischen Gesinnung (*Die deutsche Turnkunst*, 1816). Jahn gilt als deutscher „Turnvater". *Pehr Henrik Ling* begründete später die „schwedische Heilgymnastik", die als dynamische Methode mit den bisherigen mechanischen Verfahren konkurrierte. *Jonas Gustav Zander* hingegen entwickelte verschiedene Apparate zur Verwendung bei der Bewegungstherapie. Es wurden Ende des 19. Jh. zahlreiche Institute mit solchen Zahnder-Apparaten gegründet [9] (Abb. 1.6). Man nannte diese Therapie auch „Mechano-Therapie". Die Physiotherapie im heutigen Sinne entwickelte sich Ende des 19. Jh. unter Förderung der Kliniker *Theodor Billroth* und *Albert Hoffa*. Zu den Pionieren gehörte auch *Rudolf Klapp*, der ein Kriechverfahren entwickelte. Im deutschen Sprachraum wurden zahlreiche Physiotherapieschulen begründet. In den 50er Jahren kamen neue therapeutische Möglichkeiten bei neuromuskulären Erkrankungen durch *H. Kabat* und *B. Bobath* hinzu. Auch die Hippotherapie für behinderte Kinder wurde in jener Zeit entwickelt.

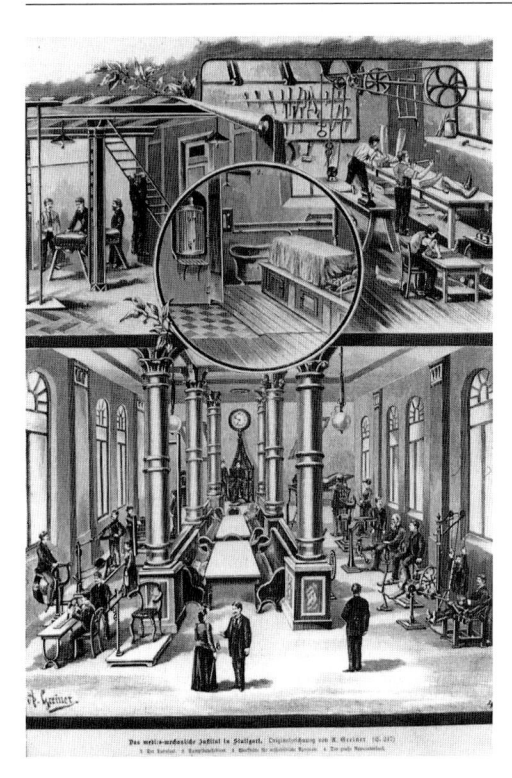

Abb. 1.6. Medico-mechanisches Institut nach Zander in Stuttgart. Reklameschrift des Instituts, Ende 19. Jahrhundert

Operative Therapie

Die operative Therapie in der Orthopädie war seit der Antike während vieler Jahrhunderte auf einen einzigen Eingriff beschränkt, nämlich die *Amputation*. Zahlreiche Kriegsverletzungen machten diese verstümmelnde Operation notwendig. Bereits im Mittelalter erkannte man, daß das Wundfieber zum Tode führte, wenn die verletzte Gliedmaße nicht rechtzeitig amputiert wurde. Der Höhepunkt dieser Entwicklung wurde mit *Dominique Larrey* (1766–1842) erreicht, der als Chefchirurg Napoleons Amputationen in weniger als einer Minute vollziehen konnte [8]. Die Geschwindigkeit beim Durchführen des Eingriffes war bei fehlenden wirksamen Anästhesietechniken auch ein wichtiges Gebot. Als orthopädische Eingriffe waren damals außer Amputationen nur noch *Tenotomien* einigermaßen gebräuchlich, die man insbesondere beim kongenitalen muskulären Schiefhals (durch sog. „Halsschneider") und beim Klumpfuß bzw. Spitzfuß ausübte. Für die Entwicklung der operativen Orthopädie waren zwei wichtige Voraussetzungen vonnöten, die erst Mitte des 19. Jh. erfüllt wurden: die *Anästhesie* und die *Asepsis*. Pioniere der Anästhesie waren der Bostoner Zahnarzt *William Thomas Morton*, der 1846 erstmals eine Äthernarkose durchführte, und der Arzt *James Young Simpson* in Edinburgh, der 1847 in der Geburtshilfe Chloroform verwendete. Ein Vorläufer der Asepsis war v. a. *Ignaz Philip Semmelweis* (1818–1865) in Wien, während *Lord Joseph Lister* (1827–1912) die Antisepsis einführte. Innerhalb kurzer Zeit wurden aufwendige Operationen möglich.

Einzelne Versuche von *Osteotomien* gehen zwar schon auf die Zeit vor der Anästhesie zurück, durchsetzen konnte sich diese Operation jedoch erst in der zweiten Hälfte des 19. Jh. Pioniere waren *Bernhard Langenbeck* sowie *Theodor Billroth*, der auch die Verwendung des Meißels einführte [12]. Ende des 19. Jh. wurde auch die *blutige Reposition* bei der Hüftgelenkdysplasie gebräuchlich, auch *Arthrodesen* konnten nun durchgeführt werden. Zur Behandlung der Folgen der Poliomyelitis wurden zu Beginn dieses Jahrhunderts Methoden zur *Muskel-* und *Sehnenverlängerung* entwickelt. Wegbereiter waren *Oskar Vulpius* und *Richard Scherb*.

Die Anfänge der *Arthroplastik* begannen anfangs des 20. Jh. mit Gelenktransplantationen. Mit künstlichen Gelenken wurde schon in den 40er Jahren experimentiert, der Durchbruch wurde aber erst mit der von *John Charnley* entwickelten Hüftprothese anfangs der 60er Jahre erreicht. Arthroplastiken haben in der Kinderorthopädie nur bei malignen Knochentumoren und allenfalls in der Rheumachirurgie eine Bedeutung.

Die *Wirbelsäulenchirurgie* geht auf die 20er Jahre dieses Jahrhunderts zurück. Von *R.A. Hibbs* wurde die Spondylodese eingeführt. Die Fixation erfolgte postoperativ im Gips. Ende der 50er Jahre entwickelte *Paul Harrington* in Houston ein Instrumentarium zur dorsalen Aufrichtung und Fixation der Wirbelsäule. Anfang der 60er Jahre schlug *A.F. Dwyer* ein ventrales Verfahren mit der gleichen Aufgabe vor. In den 80er Jahren kam es durch viele Weiterentwicklungen zu einem Boom in der Wirbelsäulenchirurgie.

Ein Meilenstein im Fortschritt der modernen Orthopädie war auch die Einführung der *Arthroskopie*. Die Anfänge gehen auf *Eugen Bircher* (in Aarau, Schweiz) in den 20er Jahren zurück. In Japan wurde von *Keniji Takagi* in den 30er Jahren eine Schule der Arthroskopie gegründet. Die heutige Technik wurde im wesentlichen in den 50er Jahren ebenfalls in Japan von *Masaki Watanabe* entwickelt. Dies führte in den 70er und 80er Jahren zu einem Boom in der Kniechirurgie. Vor allem auch die Kniebandersatzplastiken erlebten in der gleichen Periode eine Blütezeit ihrer Entwicklung; für Kinder hatte dies jedoch kaum, für Jugendliche aber durchaus eine Bedeutung.

Die *operative Beinverlängerung* geht auf *Alessandro Codivilla* im Istituto Rizzoli in Bologna zurück. Er führte ein Osteotomie durch und extendierte durch Traktion mit Gewichten. In den 50er Jahren entwickelte *Gavril Ilisarow* in Rußland den nach ihm benannten Ringfixateur. Dieser war in Europa und Amerika für lange Zeit nicht bekannt; statt dessen wurde der in den 60er Jahren vorgestellte Apparat von *Heinz Wagner* verwendet. Erst in den 80er Jahren wurde das Wagner-Verlängerungsprinzip zugunsten der Ilisarow-Technik verlassen. In der Folge wurden viele weitere monolaterale Apparate sowie Ringfixateure entwickelt.

Pioniere der *operativen Frakturbehandlung* waren Anfang dieses Jahrhunderts *A. Lambotte* in Frankreich und *R. Danis* in Belgien. Zu Beginn der 60er Jahre brachte die Arbeitsgemeinschaft für Osteosynthesefragen (AO) in der Schweiz viele Impulse auf diesem Gebiet. Die von der AO entwickelten stabilen Osteosynthesetechniken haben auch in der Kinderorthopädie (v.a. bei Osteotomien) ihren Stellenwert. In der Frakturbehandlung sind bei Kindern allerdings bis zum heutigen Tag der Gips und gewisse „instabile" interne Fixationsmethoden quantitativ weit bedeutsamer als stabile Osteosynthesen, die nur in Ausnahmefällen indiziert sind.

Die operative Therapie der malignen *Knochentumoren* war bis Ende der 70er Jahre vorwiegend eine Amputationschirurgie. Mit der Entwicklung von modernen Chemotherapiemethoden, von tauglichen Tumorprothesen und der Anwendung von massiven homologen Transplantaten entwickelte sich in den 80er und 90er Jahren die moderne gliedmaßenerhaltende Tumorchirurgie.

Grundlagen – Thesen – Biomechanik

Orthopädische Behandlungen können nicht ein krankes Organ in ein gesundes verwandeln, sie können nur die körpereigenen Heilungskräfte in eine positive Richtung steuern. Grundlage unserer Überlegungen zu therapeutischen Indikationen ist die *Biomechanik*. Erste fundamentale Erkenntnisse wurden von *Julius Wolff* (1836–1902) in seiner Schrift *Gesetz der Transformation der Knochen* (1892) publiziert. Wolff erkannte, daß sich der Knochen an die Belastung durch Anbau bei vermehrter und Abbau bei verminderter Beanspruchung anpaßt. Der Begriff „funktionelle Anpassung" stammt von *Wilhelm Roux* (1850–1924). *Friedrich Pauwels* begründete in seiner Schrift *Der Schenkelhalsbruch, ein mechanisches Problem* (1935) das heutige biomechanische Denken mit mathematischen Modellen über Kräfte und Hebelarme. Solche Modellvorstellungen beruhen meist auf statischen Überlegungen.

Eine dynamische Betrachtung der Vorgänge am Bewegungsapparat brachte die *Ganganalyse*. Die erste wissenschaftliche Auseinandersetzung mit dem menschlichen Gang wurde in der Monographie von *W. Braune* und *O. Fischer Der Gang des Menschen* (1896–1903) veröffentlicht, in welcher die Kinematik des Schrittes eines Soldaten minutiös vermessen wurde. Seit den 60er Jahren wurden Ganglaboratorien weltweit in verschiedenen Zentren eingerichtet. Mit modernen computerunterstützten elektronischen Methoden lassen sich Kräfte und Drehmomente im dynamischen Gangablauf in den Gelenken berechnen und Schlüsse auf die Wirkung von Therapien ziehen. Dies ist v.a. bei Patienten mit neuromuskulären Störungen sehr wertvoll.

Für die *Diagnostik* in der Orthopädie war wie in den meisten anderen Disziplinen der Medizin die Erfindung des Röntgenbildes von *Wilhelm Conrad Röntgen* 1895 von entscheidender Bedeutung. Diese Technik wurde Anfang der 70er Jahre durch das Computertomogramm (eine Erfindung, die auf *Godfrey Hounsfield* zurückgeht) und Anfang der 80er Jahre durch die Magnetresonanz-tomographie (MRT) ergänzt. Die grundlegenden Erkenntnisse der MRT-Technik gehen auf die frühen 50er Jahre zurück. 1952 erhielten *Felix Bloch* und *Edward Purcell* den Nobelpreis für die Entdeckung der Magnetresonanzspektroskopie. Die medizinische Anwendung des Ultraschalls begann 1947 mit *Douglas Howry*. In der Orthopädie gewann diese Technik erst Anfang der 80er Jahre bei der Beurteilung von Weichteilprozessen und bei der Untersuchung der Säuglingshüfte Bedeutung.

Die kritische Durchsicht dieses Kapitels und die Abbildungen verdanke ich meinem Freund Prof. Dr. Beat Rüttimann, Medizinhistorisches Institut in Zürich.

Literatur

1. Bernbeck R, Pramschiefer J, Stolle HD (1982) Technische Kinderorthopädie. Thieme, Stuttgart
2. Blount WP, Schmidt AC, Bidwell RG (1958) Making the Milwaukee brace. J Bone Joint Surg (Am) 40: 523
3. Carmichael AG, Ratzan RM (1994) Medizin in Literatur und Kunst. Könemann, Köln
4. Fredenhagen H, Romer U, Rüttimann B (1992) Geschichte der Schweizerischen Gesellschaft für Orthopädie. Huber, Bern Göttingen Toronto
5. Görke H (1988) Medizin und Technik. Callwey, München
6. Lyons AS, Petrucelli RJ (1978) Histoire illustrée de la médecine. Presses der la Renaissance, Paris
7. Rütt A (1993) Geschichte der Orthopädie im deutschen Sprachraum. Enke, Stuttgart
8. Rüttimann B (1979) Larreys Amputationstechnik. Gesnerus 36: 140–55
9. Rüttimann B (1983) Wilhelm Schulthess und die Schweizer Orthopädie seiner Zeit. Schulthess Polygraphischer Verlag, Zürich
10. Sournia J-C (1991) Histoire de la médecine et des médecins. Larousse, Paris

11. Toellner R (1990) Illustrierte Geschichte der Medizin, Bde 1–5. Andreas, Salzburg
12. Valentin B (1961) Geschichte der Orthopädie. Thieme, Stuttgart
13. Watts HG; Hall JE; Stanish W (1977) The Boston brace system for the treatment of low thoracic and lumbar scoliosis by the use of a girdle without superstructure. Clin Orthop 126: 87–92
14. Wenger DR, Rang M (1993) The art and practice of children's orthopaedics. Raven, New York

2 Grundlagen

2.1 Diagnostik

2.1.1 Allgemeine Untersuchungstechnik

2.1.1.1 Anamnese

Die Besonderheiten des Umgangs mit Kindern und Jugendlichen wurden in Kap. 1.1 ausführlich erläutert. Es sei hier nur die *Systematik der Befragung* dargestellt.

Aktuelles Problem

Hat ein Trauma stattgefunden?

Wenn ja:

- Wann hat sich das Trauma ereignet?
- Bei welcher Tätigkeit (Sport, Spiel, Alltag)?
- Direktes oder indirektes Trauma?
- Mit welcher Bewegung war das Trauma verbunden?

Schmerzanamnese

- *Wo* sind die Schmerzen lokalisiert?
- *Wann* treten sie auf?
- Sind sie *belastungsabhängig*, *bewegungsabhängig*, oder treten sie auch *in Ruhe* oder gar nachts auf?
  - *Belastungsabhängige* Schmerzen haben ihre Ursache meist in den Gelenken, sie können aber auch durch muskuläre oder intraossäre Probleme hervorgerufen werden.
  - Bei *bewegungsabhängigen* Schmerzen: Bei welchen Bewegungen werden die Schmerzen ausgelöst? Bewegungs- und nicht belastungsabhängige Schmerzen weisen auf Muskelprobleme hin.
  - Bei *Nachtschmerzen:* Treten die Schmerzen nur bei Lagewechsel auf, oder wacht der Patient wegen der Schmerzen in der Nacht auf.

> **!** Merke: Einseitige Schmerzen, die nicht eindeutig belastungsabhängig auftreten, sind immer verdächtig auf einen *Tumor* oder eine *Entzündung*.

- Die Frage nach dem *Schmerzcharakter* (stechend, dumpf, brennend etc.) ist bei Kindern und Jugendlichen meist nicht sehr ergiebig.
- Hingegen kann die *Schmerzdauer* bei präziser Befragung oft recht genau eruiert werden.

Andere Ereignisse

- Habituelle oder willkürliche Luxationen von Gelenken,
- Knack- und Reibegeräusche,
- Schnappen in den Gelenken.

Persönliche Anamnese

Schwangerschaftsverlauf und Geburtsanamnese: Besondere Ereignisse während der Schwangerschaft, Geburt in Kopflage oder Steißlage, Kaiserschnitt, Schwierigkeiten während der Geburt sind für viele orthopädisch relevante Zustände von Bedeutung. Ein persistierender Einwärtsgang oder allzu häufige Traumen beim Sport können auf eine minimale zerebrale Bewegungsstörung zurückzuführen sein. Geburtskomplikationen können aber nicht nur Ursache von Störungen, sondern auch Folge einer zerebralen Schädigung des Fetus sein.

Frühkindliche Entwicklung, Gehbeginn: *Der Gehbeginn ist ein einfacher und guter Parameter für die Beurteilung der motorischen Entwicklung.* Fast alle Mütter wissen diesen Zeitpunkt auch noch nach vielen Jahren. Der Gehbeginn zwischen 10 und 18 Monaten ist normal. Bei Kindern mit verspätetem Gehbeginn besteht der Verdacht auf eine motorische Entwicklungsstörung. Kinder mit sehr frühem Gehbeginn neigen zu persistierenden Genua vara während der ersten Lebensjahre.

Bisherige Krankheiten und Unfälle: Auflistung etwaiger bisheriger Krankheiten, Unfälle und Operationen im chronologischen Verlauf.

Pubertäre Entwicklung: *Bei Mädchen ist die Menarche ein äußerst genauer und nützlicher Parameter zur Beurteilung des Entwicklungszustandes. Nach der Menarche dauert der pubertäre Wachstumsschub noch ca. 2 Jahre.* Die Mädchen und ihre Mütter wissen den Zeitpunkt der Menarche fast immer auf den Monat genau. Bei Jungen existiert kein ähnlich guter Parameter. Der Stimmbruch erfolgt langsam über eine längere Zeitperiode. Die Adoleszenten und ihre Eltern können meist nicht genau sagen, wann er stattgefunden hat, eines Tages stellen sie einfach fest, daß er nun da ist.

Sport: Die sportliche Tätigkeit in und außerhalb der Schule sollte bei Adoleszenten stets erfragt werden. Bevor wegen schlaffer Haltung eine teure (und nutzlose) Physiotherapie verordnet wird, sollten die Möglichkeiten eruiert werden, eine Sportart zu betreiben, die dem Jugendlichen auch ein bißchen Spaß macht.

Familienanamnese

Heredopathien in der Familie: Die Frage nach vererblichen Krankheiten in der Familie ist meist nicht sehr ergiebig. Einerseits wissen die Eltern selten, welche Krankheiten vererblich sind, andererseits besteht auch eine Tendenz, offensichtliche Erbkrankheiten zu verschweigen, da sie als Schande empfunden werden. Einzig die Frage nach *Hüftleiden* (Hüftdysplasie, Koxarthrose) wird meist korrekt beantwortet. Auch *Tumoren* in der Familie werden zuverlässig aufgezählt, wenn man danach fragt.

Familiäre Verhältnisse: Die Frage nach den sozialen Verhältnissen sollte nicht systematisch gestellt werden, da dies sehr verletzend wirken kann. Dagegen lassen sich gezielte Fragen oft geschickt in das Gespräch einbauen. Die Zahl der *Geschwister* ist meist leicht herauszufinden. Schwieriger kann es schon sein, die genaue Zahl der im Alltag physisch vorhandenen *Eltern* zu eruieren. Die Tatsache, daß ein Vater in der Sprechstunde dabei ist, heißt noch lange nicht, daß er auch zu Hause anwesend ist. Möglicherweise ist dort ein anderer Vater zuständig, den Sie gar nicht kennen. Seine (von den anderen Eltern) abweichende Meinung kann aber die Entscheidung sehr stark beeinflussen. Als behandelnder Arzt sind Sie dann erstaunt, daß die Eltern, die während der Sprechstunde mit Ihren Vorschlägen völlig einverstanden waren, sich nachträglich für das Gegenteil entscheiden. Auch das übrige *soziale Umfeld* (Berufstätigkeit der Mutter, Tätigkeit des Vaters, Arbeitslosigkeit des Vaters, finanzielle Lage, Verhältnisse in der Schule, Drogenmilieu etc.) beeinflußt den Verlauf einer Krankheit oft in erheblichem Maße. Fragen zu diesen Themen müssen mit viel Feingefühl gestellt werden.

2.1.1.2
Instrumentarium, Meßinstrumente

So wie sich der Internist durch das Tragen eines Stethoskopes auszeichnet, ist der Orthopäde dadurch charakterisiert, daß er einen *Winkelmesser* in der Tasche hat.

Weitere *wichtige* Utensilien für die kinderorthopädische Sprechstunde sind

- die Meßlatte an der Wand zur Größenmessung,
- das Meßband (Schneidermeßband für Umfangmaße, nicht dehnbar),
- Bretter zur indirekten Beinlängenmessung in verschiedenen Dicken (5 mm, 1 cm, 1,5 cm, 2 cm, 3 cm, 4 cm, 5 cm),
- Reflexhammer,
- Hocker (zur Untersuchung des Rückens),
- eine Flache Untersuchungsliege.

Außerdem sind *nützlich*:

- Waage,
- Podoskop,
- Sicherheitsnadel,
- Taschenlampe,
- Kiste oder Kinderstuhl, auf welche kleine Kinder stehen können, damit ihr Rücken bei der Untersuchung auf Augenhöhe ist,
- Photoapparat zur Dokumentation von äußerlich sichtbaren Deformitäten.

2.1.1.3
Messung des Bewegungsumfanges mit der Neutral-0-Methode

Bei der Gelenkmessung nach der Neutral-0-Methode werden alle Bewegungen eines Gelenkes von einer einheitlich definierten Neutral- oder Nullstellung aus gemessen. Der abgelesene Winkelwert ergibt den Bewegungsausschlag von der Nullstellung aus [1, 2]. Die Nullstellung bezieht sich auf die *anatomische Nullstellung* oder *Ausgangsstellung für Gelenkmessungen*. Diese Stellung wurde definiert als aufrecht stehend, Arme hängend, Daumen nach vorne gerichtet, Beine gestreckt und Füße geschlossen und parallel. Der Blick ist nach vorne gerichtet

2.1.1.4
Orthopädische Untersuchungstechnik

Inspektion

Konturen: Wir registrieren *Schwellungen, Rötungen, Vorwölbungen* oder eine *Atrophie der Muskulatur*.

Deformitäten: Wir notieren *Verbiegungen* von Extremitäten oder der Wirbelsäule, *Achsenabweichungen, Hoch-* oder *Tiefstand* von Gelenken.

Haut: Wir beachten *Farbe, Pigmentierungen* (z. B. Café-au-lait-Flecken), *Beschwielung*.

Anomalien: Wir registrieren sie, sofern sie von außen sichtbar sind.

Palpation

Wir können folgende Parameter palpieren:

Schmerzpunkte: In jeder Körperregion gibt es verschiedene Schmerzpunkte, an denen bei gewissen Läsionen typisch lokale Druckdolenzen ausgelöst werden können. Sie werden bei den einzelnen Regionen beschrieben. *Vermeiden Sie unnötig langes Provozieren des Schmerzes, die Kinder sind Ihnen dankbar.*

Haut: *Hauttemperatur, Schweißabsonderung* und *Verschieblichkeit* der Haut (insbesondere bei Tumoren wichtig).

Schwellung, Erguß: *Schwellungen* sind Wasseransammlungen außerhalb der Gelenke, während intraartikuläre Flüssigkeit mit *Erguß* bezeichnet wird. Ein geschickter Untersucher kann die beiden klinisch unterscheiden.

Vorwölbungen: Diese können *hart, prallelastisch* oder *weich* sein, je nachdem, ob es sich um solide Tumoren, Zysten, weiche Tumoren oder andere Weichteilvorwölbungen handelt.

Krepitationen: *Krepitationen* sind im Kniegelenk (v. a. retropatellär) häufig und dort nicht unbedingt ein Hinweis auf eine Arthrose. In den übrigen Gelenken kommen sie bei Jugendlichen selten vor und werden meist von Abnützungserscheinungen hervorgerufen.

Bandstabilität: Der Zustand der *Bänder* kann bei jedem Gelenk gezielt untersucht werden (s. dort). Man beachte, daß Kinder allgemein eine gegenüber Erwachsenen stark vermehrte Bandlaxität aufweisen. Die Untersuchung sollte stets im Seitenvergleich erfolgen.

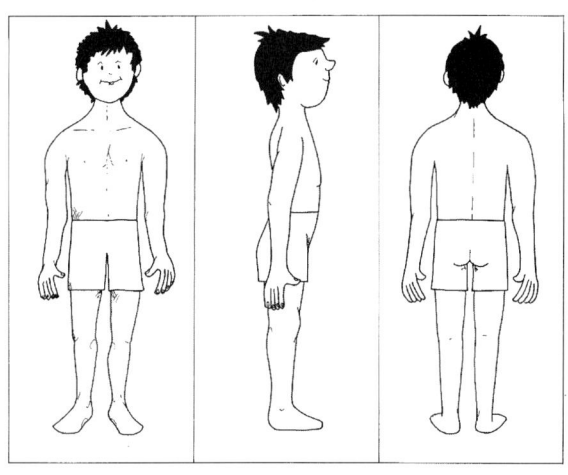

Abb. 2.1. Anatomische Normalstellung für die Messung der Gelenkbeweglichkeiten mit der Neutral-Null-Methode. In der gezeichneten Position sind alle Gelenke in Nullstellung [1, 2]

(Abb. 2.1). Die *Protokollierung* erfolgt nach der *Nulldurchgangsmethode*. Die Beweglichkeit jedes Gelenkes in jeder Bewegungsrichtung wird in 3 Abschnitten notiert: Links und rechts werden die Extremstellungen notiert, in der Mitte der Nulldurchgang. Wird dieser bei einer Kontraktur nicht erreicht, so steht in der Mitte die Winkelstellung der Kontraktur, und auf der Seite der Extremstellung steht 0.

Beispiele

Normale Hüftbeweglichkeit in der Sagittalebene:	Flexion/Extension:	130–0–10
Flexionskontraktur von 30°:	Flexion/Extension:	130–30–0
Normale Rotationsbewegungen des Hüftgelenkes:	Außen-/Innenrotation:	70–0–60
Normale Kniebeweglichkeit in der Sagittalebene:	Flexion/Extension:	160–0–0
Überstreckbarkeit der Kniegelenke:	Flexion/Extension:	160–0–10

Die Neutral-Null-Methode erlaubt es, jederzeit präzis und eindeutig die Gelenkbeweglichkeit zu protokollieren. Das Protokoll ist mit dieser Methode auch am kürzesten, da eine aufwendige Beschreibung eines pathologischen Zustandes entfällt. Wir notieren nicht: „*Die Hüftflexion beträgt 130°, die volle Extension wird aber nicht erreicht, denn es besteht eine Flexionskontraktur von 30°*", sondern: „*Hüft-Flexion/Extension: 130–30–0*". Die Gelenkbeweglichkeiten in diesem Buch sind alle mit der Neutral-Null-Methode angegeben.

Kinderorthopädischer Status

Bei jeder Untersuchung sollten die *Körpergröße* und evtl. das Gewicht gemessen werden. Sie haben damit den einfachsten Parameter für das Wachstum, das den Verlauf bei fast allen orthopädischen Leiden im Wachstumsalter beeinflußt.

Bei Mädchen im Pubertätsalter muß nach dem Eintritt der *Menarche* gefragt werden.

Man sollte sich möglichst an einen *systematischen Untersuchungsgang* halten: z. B. Untersuchen im Gehen, Stehen, Liegen, geordnet nach topographischen Gesichtspunkten: Wirbelsäule, Hüften, Knie, Füße, obere Extremitäten:

- *Körpergröße, Gewicht,*
- *Gang* mit/ohne Schuhe, Fersen und Zehengang,
- *Statik* (Beckenstand, Bein-, Fußachsen, Trendelenburg-Zeichen),
- *Wirbelsäule* (Schulterstand, Beckenstand, Taillendreiecke, sagittales Profil, frontales Profil, Vorneigen, Aufrichten, seitliche Beweglichkeit),
- *obere Extremitäten* (kursorische Prüfung der Beweglichkeit, Schürzengriff, Nackengriff, Daumenhochschlagen),
- *Hüften* (Beweglichkeit),
- *Knie* (Beweglichkeit, Stabilität, Meniskuszeichen)
- *Füße* (Rückfuß, Vorfuß, Wölbungen, Beweglichkeit),
- *Torsionen* klinisch (Antetorsion, Unterschenkeltorsion, Fußachsen),
- Prüfung der *Kapsel-Band-Laxität* (Überstreckbarkeit der Fingergrundgelenke auf über 90°, der Ellenbogengelenke um mehr als 10°, der Kniegelenke um mehr als 5°, Daumen-Vorderarm-Abstand von weniger als 2 cm),
- Untersuchung der *Muskelverkürzungen* (Verkürzung der ischiokruralen Muskulatur, Trizepsmuskulatur, Rectus femoris, Iliopsoas),
- *neurologische Untersuchung* (Motorik, Sehnenreflexe, Sensibilität).

Zum Wachstum, zu den Reifezeichen und der körperlichen Entwicklung s. Abschn. 2.2.2.

Bei Kindern, die häufiger als halbjährlich zur Untersuchung kommen, kann auf einen ganzen orthopädischen Status verzichtet werden. Man darf sich dabei auf das aktuelle Problem beschränken.

> **!** Unabhängig vom Problem sollte mindestens einmal jährlich ein kinderorthopädischer Minimalstatus durchgeführt werden (Messung der Körpergröße, Beurteilung der Beinlängen, Untersuchung der Wirbelsäule auf Rippenbuckel, Lendenwulst, Hyperkyphose).

Literatur

1. Debrunner HU (1982) Orthopädisches Diagnostikum. Thieme, Stuttgart New York, S 54–55
2. Russe O, Gerhardt J, King P (1976) An atlas of examination, standard measurements and documentation in orthopaedics and traumatology. Huber, Bern

2.1.2 Neurologische Untersuchung

R. BRUNNER

> **Ziele**
>
> Die neurologische Untersuchung im Rahmen der Orthopädie hat 2 *Ziele*:
> 1. Läsionen des Nervensystems sollen aufgedeckt und dokumentiert werden (z. B. bei Verletzungen). Durch vergleichende Folgeuntersuchungen läßt sich der weitere Verlauf beurteilen.
> 2. Das Ausmaß einer neurologischen Krankheit soll mit ihren Auswirkungen auf den Bewegungsapparat erfaßt werden (beispielsweise Plexusparese, Zerebralparese).

Untersuchungsgang

Eine umfassende neurologische Untersuchung eines Kindes ist sehr umfangreich und aufwendig. Viele Details sind für die orthopädische Beurteilung zweitrangig; Art und Ausmaß der verschiedenen neurologischen Untersuchungsmöglichkeiten müssen sich deshalb an der *orthopädischen Fragestellung* orientieren:

Sensorische Ausfälle oder Veränderungen werden durch Seitenvergleich oder durch Gegenüberstellung mit Nachbargegenden eruiert. Die Ausfallsareale peripherer Nerven oder Segmente lassen sich zuordnen (vgl. Abb. 2.1 und 2.2). Besonders bei akuten Nervenläsionen kann es zur Dokumentation für einen späteren Vergleich sinnvoll sein, die Ausfallsareale auf der Haut zu markieren und photographisch festzuhalten.

Die *motorische Kraft* wird klinisch beurteilt und nach 5 Kategorien eingeteilt (Tabelle 2.1, Muskelstatus). Die Ausfälle lassen sich wiederum einzelnen Nerven oder Segmenten zuordnen. Die Muskeleigenreflexe werden seitenvergleichend geprüft. Bei Störungen des Zentralnervensystems (ZNS) werden auch Blasen- und Darmfunktion eruiert.

Läsionen einzelner Nerven betreffen fast immer Sensibilität und Motorik (schlaffe Paresen).

Läsionen auf *Rückenmarkebene* zeigen segmental gegliederte Ausfälle. Die Verminderung der Sensibi-

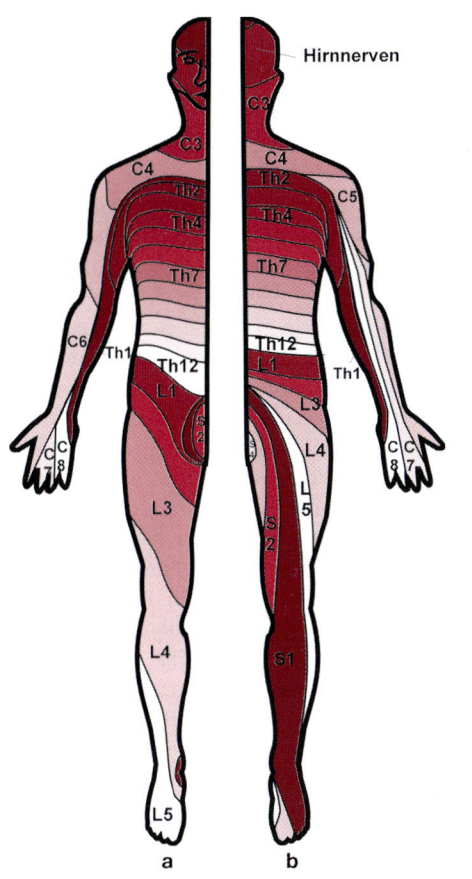

Abb. 2.2 a, b. Sensorische Areale am menschlichen Körper:
a Frontalansicht, **b** Dorsalansicht

Tabelle 2.1. Beurteilung der Muskelkraft

Graduierung	Muskelkraft
5	Normale Muskelkraft (Bewegung gegen großen Widerstand des Untersuchers)
4	Bewegung gegen mäßigen Widerstand des Untersuchers
3	Bewegung gegen Schwerkraft
2	Bewegung bei aufgehobener Schwerkraft
1	Anzeichen von Kontraktionen ohne Bewegung im Gelenk
0	Vollständige Parese

lität kann unterschiedlich stark ausgeprägt sein, d. h. sie können von einer Hypästhesie bis zu einer kompletten Anästhesie reichen. Auch die motorischen Ausfälle zeigen eine segmentale Anordnung. Dabei kann die Muskelaktivität komplett fehlen, abgeschwächt oder gar spastisch sein.

Weiter *zentrale Ausfälle auf Hirnhöhe* führen oft zu qualitativer Veränderung von Motorik und Sensibilität. Die motorischen Symptome zeigen sich in Form einer Spastizität, Dystonie, muskulären Hypotonie oder Hypertonie, einer Ataxie oder Athetose. Die Sensibilität ist oft qualitativ verändert in Form von Hyperästhesien, Parästhesien oder Hypästhesien.

Rasche Bewegungen während der klinischen Untersuchung lösen bei vorhandener Spastizität einen Spasmus aus, der für den Patienten unangenehm bis schmerzhaft ist. Dieser soll auf die neurologische Diagnose von Spastik beschränkt bleiben. Rasche Bewegungen behindern die orthopädische Untersuchung, die deshalb langsam, kontinuierlich und mit Geduld erfolgen soll. Tonus und Haltefunktion der Muskulatur lassen sich durch rasche Bewegungen der Extremitäten und durch Aufrichten der Patienten aus der Rückenlage bis zum Sitzen beurteilen und sind auch für die Feststellung des orthopädischen Problems wesentlich.

Ein mangelnder Haltetonus im Rumpf- und Kopfbereich äußert sich durch schlechte Kontrolle und schlaffes Zusammensinken des Rumpfes.

Symptome

Unter *Spastizität* versteht man einen übersteigerten Muskeleigenreflex. Im typischen Fall einer *spinalen Spastik* fällt die übergeordnete Hemmung auf den intakten Reflexbogen des Muskeleigenreflexes weg. Mit der Zeit baut sich eine Übererregbarkeit dieses Reflexbogens auf, die darin resultiert, daß schon leichte Dehnungen des Muskels den Muskeleigenreflex auslösen und den Muskel zu einer tetanischen Kontraktion veranlassen. Typischerweise betrifft diese Spastizität Muskelgruppen, die Haltearbeit gegen die Schwerkraft leisten (M. triceps surae, ischiokrurale Muskeln).

Spastizität kann einerseits durch ruckartige Bewegungen in einem Gelenk ausgelöst werden, andererseits ist regelmäßig auch der Muskeleigenreflex übersteigert oder klonisch. Ebenfalls als Spastizität wird ein genereller zäher Widerstand ohne Zahnradphänomen beim Durchbewegen in den Gelenken bezeichnet, der bei sehr langsamer Bewegung deutlich geringer ist.

Eine *Ataxie* fällt v. a. beim Gehen auf, indem die Schritte unsicher und unterschiedlich groß sind. Die Füße sind in der Standphase dauernd stabilisierenden Bewegungen unterworfen. Differentialdiagnostisch sollte bei reinen Ataxien auch an eine *Sehschwäche* gedacht werden, die zu ähnlichen Gangstörungen führen kann.

Eine typische *Athetose* ist durch die spontanen Bewegungen von Extremitäten und Kopf bzw. Rumpf einfach zu erkennen. Oft ist jedoch nur eine athetotische Komponente vorhanden. Die athetotischen Bewegungen können nur zeitweise und geringgradig vorhanden sein und beim ruhigen Sitzen vollständig fehlen.

Bei der Suche nach einzelnen typischen neurologischen Symptomen müssen auch die *koordinativen Funktionen* des Nervensystems überprüft werden. Oft besteht eine Ungeschicklichkeit, und es sind unterschiedlich stark ausgeprägte Gleichgewichtsstörungen vorhanden. Einen guten Überblick für orthopädische Belange erhält man durch Testen von einbeinigem Hüpfen oder Einbeinstand. An den oberen Extremitäten fallen Mitbewegungen auf, beispielsweise beim Prüfen der Diadochokinese.

Besonders bei neurologischen Krankheiten, die zu einer schweren Behinderung des Kindes führen, ist auch der *Entwicklungsstand des Kindes* wesentlich. Grobe Anhaltspunkte liefert meistens die Frage nach dem Beginn des freien Gehens (in der Regel bis spätestens 18. Lebensmonat) oder allenfalls nach dem Beginn des freien Sitzens (ca. 11. Lebensmonat).

Sensible Störungen lassen sich bei schwer behinderten Patienten oder unkooperativen Patienten oft nicht austesten. Die Anamnese kann jedoch auf derartige Störungen hinweisen: So kann eine Inakzeptanz von Schuhen oder das Wegziehen der Beine vom Boden auf Störungen wie Dysästhesien oder Parästhesien hinweisen.

2.1.3
Ganguntersuchung – Ganganalyse
R. Brunner

Fortbewegung ist bei der Gestaltung des Alltags für die meisten von uns eine Selbstverständlichkeit. Bei vielen orthopädischen Krankheiten ist jedoch die Funktion des Gehens beeinträchtigt.

> Gehen ist eine möglichst ökonomische Fortbewegung. Die optimale Nutzung externer Kräfte erfordert koordinierte Bewegungen von Gliedmaßen und Rumpf.

Der normale Gang

Voraussetzung für die Untersuchung des Gehens und die Erfassung von Pathologien sind Kenntnisse über den normalen Gang. Die verschiedenen und teilweise komplexen Bewegungen beim Gehen dienen dazu, den Körperschwerpunkt möglichst gleichförmig und ohne Abweichung von der Gangrichtung vorwärts zu bewegen. Gleichzeitig werden externe Kräfte (wie Gravitation und Massenbewegungen) derart kontrolliert, daß die Vorwärtsbewegung unter minimalem Energieaufwand erfolgt. Zu diesem Zweck muß sich die Gliederkette des Beines in einer *geordneten Abfolge* bewegen:

Der *Fuß* bewegt sich gegenüber der Unterschenkelachse weitgehend in der Sagittalebene. Unmittelbar vor dem Aufsetzen steht die Sohle senkrecht zum Unterschenkel (plantigrad) oder in einer minimalen Plantarflexion (ca. 5°), und die Fuß- und Zehenhebermuskeln sind aktiv. Nach dem Aufsetzen der Ferse wird der Fuß plantarflektiert, bis die Fußsohle auf dem Boden aufliegt. Diese Bewegung wird als *„first rocker"* bezeichnet. Das Aufsetzen der Planta pedis auf den Boden wird durch die Fußhebermuskeln kontrolliert. Über dem am Boden aufliegenden Fuß bewegt sich anschließend der Unterschenkel nach vorne. Es resultiert eine Dorsalextensionsbewegung in den Sprunggelenken, die durch eine exzentrische Kontraktion des M. triceps surae gebremst wird (*„second rocker"*). Das Gesamtausmaß der Bewegung liegt zwischen 15° und 20°. Am Ende dieser Dorsalextension geht die exzentrische Kontraktion des Trizeps über eine isometrische Phase in eine konzentrische Kontraktion über. Dadurch hebt sich die Ferse vom Boden ab, und der Fuß stößt das Bein vom Boden weg (*„third rocker"*). Nach dem Abstoßen wird der Fuß durch Aktivierung der Fußheber wieder wie vor dem Aufsetzen in die plantigrade Stellung gebracht [1–3].

Das *Kniegelenk* federt nach dem Aufsetzen des Fußes in einer leichten Flexion. Der M. quadriceps verhindert dabei ein Einknicken durch exzentrische Aktivität. Das Abbremsen der Unterschenkelvorwärtsbewegung über dem am Boden aufliegenden Fuß führt durch das Weiterlaufen des Oberschenkels zu einer passiven Streckung im Knie, und die Bodenreaktionskraft, die als Vektor zwischen Fuß und Boden dargestellt werden kann, wandert aus einer Position *hinter* dem Kniegelenk in eine Position *vor* das Kniegelenk. Während die Kraft *hinter* dem Kniegelenk sich in eine in Richtung Boden wirkende und eine das Knie flektierende Kraftkomponente aufteilen läßt (wobei letztere muskulär kompensiert werden muß), weist die *vor* das Kniegelenk fallende Bodenreaktionskraft eine extendierende Komponente auf das Kniegelenk auf. Dies bedeutet, daß v. a. im zweiten Teil der Standphase das Kniegelenk indirekt und passiv gestreckt wird. Nach dem Abstoßen schwingt das Bein, nach einer kurzen muskulären Beschleunigung, als passives Pendel nach vorne. Die Länge dieses passiven Pendels sowie die Masse des Beines bestimmen die individuell leicht unterschiedliche, bequeme Ganggeschwindigkeit und Schrittlänge. Während eines Schrittes durchläuft das Kniegelenk somit, nach einer Streckung bis zu ca. 5°–10° Beugestellung am Ende der Schwungphase, zunächst eine leichte zusätzliche

Flexion um ca. 15°–20°, gefolgt von einer erneuten Streckung bis gegen 5° oder gar 0° Flexion. In der Schwungphase wird das Kniegelenk um ca. 75°–85° gebeugt. Die maximale Beugung wird in dem Moment eingenommen, wenn das Kniegelenk das Standbein passiert. Das Kniegelenk bewegt sich ebenfalls nur in der Sagittalebene [1–3].

Die *Hüftgelenke* vollführen in der Sagittalebene eine Flexions- und Extensionsbewegung: Beim bequemen Gehen eines Adoleszenten wird das Hüftgelenk beim Aufsetzen des Beines um ca. 30° gebeugt. Während der gesamten Standphase wird das Gelenk langsam bis zu einer Extension von 5°–10° gestreckt. Anschließend wird das Hüftgelenk wieder gebeugt. Insbesondere kleine Kinder sind im Verhältnis zu ihrer Größe an schnelleres Gehen gewöhnt und machen deshalb relativ große Schritte. Diese Vergrößerung der Schrittlänge äußert sich in einer vermehrten Flexion des Hüftgelenkes beim Aufsetzen des Beines. Neben der Flexion und Extension sind auch Rotationen im Hüftgelenk für eine kontinuierliche Fortbewegung des Körperschwerpunktes nötig. Gleichzeitig mit der Flexion wird vor dem Aufsetzen des Fußes das Hüftgelenk auswärts rotiert. Das Becken schwingt dann um das Standbein nach vorne, wobei im Hüftgelenk neben der Extensionsbewegung eine Innenrotation resultiert. In der Standphase wird das Hüftgelenk nicht nur flektiert, sondern auch außenrotiert. Gleichzeitig wird das Bein in der Standphase leicht adduziert, in der Schwungphase leicht abduziert. Die Abduktion- und Außenrotation in der Schwungphase führt auch dazu, daß das ganze Bein leicht zirkumduziert wird [1–3].

Klinische Ganguntersuchung

Die klinische Ganguntersuchung kann grobe Pathologien des Bewegungsablaufs aufdecken.

Voraussetzung ist, daß der Patient, bis auf die Unterhosen entkleidet, eine genügend lange Gehstrecke zurücklegen kann (mindestens 3 m). Der Untersucher setzt sich günstigerweise auf einen niedrigen Schemel, um die Augen ungefähr auf Beckenhöhe des Patienten halten zu können. Beurteilt wird der Gang v.a. von vorne und hinten. Dabei wird auf die Stellung der Füße im Stand, auf die Position der Kniegelenke in der Schwung- und Standphase sowie auf die Bewegungen des Beckens geachtet. Ein vermehrtes Absinken des Beckens zur Schwungbeinseite wird als *Trendelenburg-*, das kompensatorische Bewegen des Oberkörpers gegen die Standbeinseite als *Duchenne-Hinken* bezeichnet. Beides spricht für eine funktionelle Insuffizienz der Hüftabduktoren auf der Standbeinseite, die das Becken nicht genügend stabilisieren. Andere Hinkformen wie ein *Schonhinken* mit verkürzter Standphase des schmerzhaften Beines oder ein *Verkürzungshinken* mit stark asymmetrischer Bewegung des Beckens lassen sich ebenfalls gut erfassen.

Auf Höhe der Füße wird auf die Stellung des Fußes beim Aufsetzen (Planta pedis oder gar Spitzfuß) und auf die Stellung der Ferse gegenüber dem Unterschenkel (Varus- oder Valgusfehlstellung) geachtet. Aus der Sicht von dorsal bzw. frontal lassen sich alle diese Punkte erkennen.

Die Seitenansicht ist wenig ergiebig und zudem schwierig durchzuführen, da der nötige Abstand zum Gehenden in der Regel nicht gegeben ist. Ist der Abstand zu klein, so sind die Relativbewegungen derart schnell, daß sie vom bloßen Auge schlecht erkannt werden können.

Instrumentierte Ganguntersuchung (Ganganalyse)

Die instrumentierte Ganganalyse dient dazu, Gangpathologien, insbesondere in schnelleren Bewegungsphasen, aufzudecken und die funktionelle Auswirkung zu erfassen.

Nicht immer muß ein optisch abnorm erscheinendes Gangbild auch in einer gestörten Funktion resultieren. Diese therapeutisch relevante Unterscheidung ist jedoch nur mit der instrumentierten Ganganalyse möglich, die bis heute eine sehr aufwendige Untersuchungsmethode geblieben ist. Teure und technisch komplexe Apparaturen messen verschiedene Parameter wie Kräfte, Bewegungen und die elektrische Muskelstimulation (EMG), und der Zeitaufwand für die Aufzeichnung und Auswertung der Daten eines Patienten beträgt ungefähr einen Arbeitstag. Aus diesen Gründen ist die *instrumentierte Ganganalyse komplexen Fragestellungen vorbehalten*.

Kraftmeßplattenuntersuchung

Kraftmeßplatten sind in den Boden eingelassene Waagen, welche die einwirkende Kraft in allen 3 Dimensionen, in Abhängigkeit von der Zeit, aufzeichnen können (Analyse der Kinetik) (Abb. 2.3).

Das normale Gehen zeigt einen typischen Ablauf dieser Kräfte: In *vertikaler Richtung* kommt es nach einer kleinen und unterschiedlich stark ausgeprägten Spitze beim Aufsetzen der Ferse zu einem Anstieg der Vertikalkraft auf ca. 125% Körpergewicht in dem Moment, in dem das Standbein das Körpergewicht übernimmt und sich nach dem federnden Einknicken wieder streckt. Das vorbei-

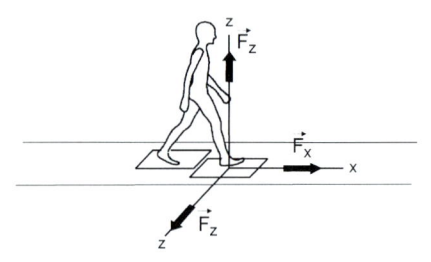

Abb. 2.3. Schema der Analyse der Bodenreaktionskraft in 3 Dimensionen: Vertikalkraft (F_y), Sagittalkraft (F_x, Kraft in Gangrichtung), Kraft in der Frontalebene (F_z, seitlich gerichtete Kraft)

schwingende Pendel des Gegenbeines führt zu einem leichten Auftrieb, so daß die Vertikalkraft auf 75% Körpergewicht abfällt. Anschließend muß der Körper beschleunigt werden, um auf das zukünftige Standbein verlagert werden zu können und das derzeitige Standbein zu entlasten. In diesem Moment steigt die Vertikalkraft auf wiederum 125% Körpergewicht. Mit der Entlastung des Standbeines geht die Standphase in die Schwungphase über.

In *Gangrichtung* (nach vorne bzw. hinten) wirkt zunächst eine Bremskraft, mit der beim federnden Einknicken des Kniegelenkes der Fall des Körperschwerpunktes gegen den Boden aufgefangen werden muß. Aus dieser maximalen Bremskraft resultiert ein Antrieb, der i. allg. weitgehend linear erfolgt und in einem maximalen Antrieb kurz vor dem Abstoßen des Beines resultiert. Beim gleichförmigen Gehen mit korrekter Geschwindigkeit auf ebenem Boden sind Antrieb und Bremskraft gleich groß.

In *seitlicher Richtung* (in der Frontalebene) ist die Kraft zunächst nach medial gerichtet, bedingt durch die leichte physiologische Zirkumduktion des Beines. Diese führt zu einem Aufsetzen der Ferse von lateral gegen medial. Der Fuß steht anschließend lateral vom Lot durch den Körperschwerpunkt, so daß der Körper über das Standbein nach lateral abgestützt werden muß. Entsprechend wirkt eine nach lateral gerichtete Kraft. Diese wird in dem Moment aufgehoben, in dem das Standbein sich vollständig abstößt und in die Schwungphase übergeht (Abb. 2.4).

Videoanalyse

> Videoaufzeichnungen erlauben eine Betrachtung des Gangablaufs in Zeitlupe.

Die Videoanalyse stellt eine einfache Art der Ganganalyse dar. Im Gegensatz zur klinischen Unter-

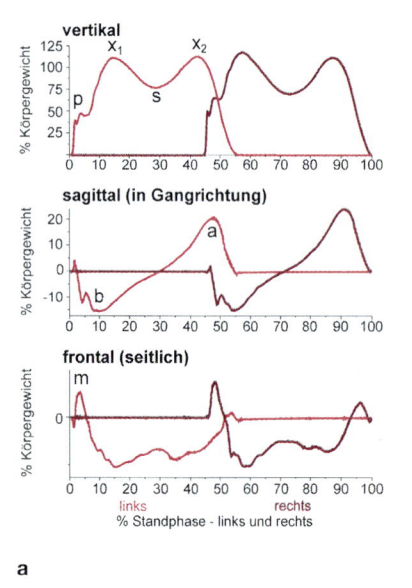

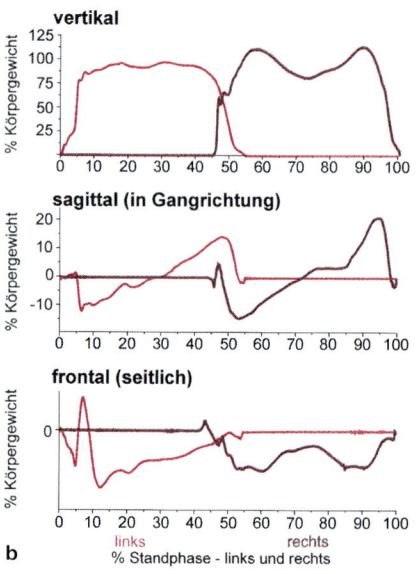

Abb. 2.4. a Normale Kurven der Bodenreaktionskraft in 3 Dimensionen: Relevante Kurvenpunkte sind: Vertikal: *p* Prellzacke beim Aufsetzen des Fußes (normalerweise mit der Ferse), *x1* erstes Maximum (Gewichtübernahme des Beines und Abfedern), *s* Entlastung nach Abfedern und beim Vorbeischwingen des Gegenbeines, *x2* Abstoßen. Sagittal: *b* Bremskraft, *a* Beschleunigung. Frontal: *m* medial gerichtete initiale Zacke wegen leichter physiologischer Zirkumduktion des Beines in der Schwungphase (physiologisch), anschließend ist die Kraft nach lateral gerichtet (der Fuß steht lateral vom Lot durch den Schwerpunkt). **b** Kurven der Bodenreaktionskraft in 3 Dimensionen bei Hemiparese links: Der plateauförmige Verlauf der Vertikalkraft weist auf die spastizitätsbedingte Steifhaltung des Beines ohne Abfedern und Abstoßen hin. Die Prellzacke zu Beginn der Plateauphase findet sich, wenn der Fuß mit der Planta pedis aufgesetzt wird. In der sagittalen Ebene sind Bremsen und Antrieb reduziert. In der Frontalebene ist die initiale medial gerichtete Komponente verstärkt als Anzeichen für eine vermehrte Zirkumduktion. Der Fuß knickt dann nach lateral, verstärkt wegen fehlender muskulärer Kontrolle, und wird dann wieder nach medial gezogen (wahrscheinlich Spastizität der tibialen Muskeln. Zur genaueren Abklärung wäre ein EMG nötig)

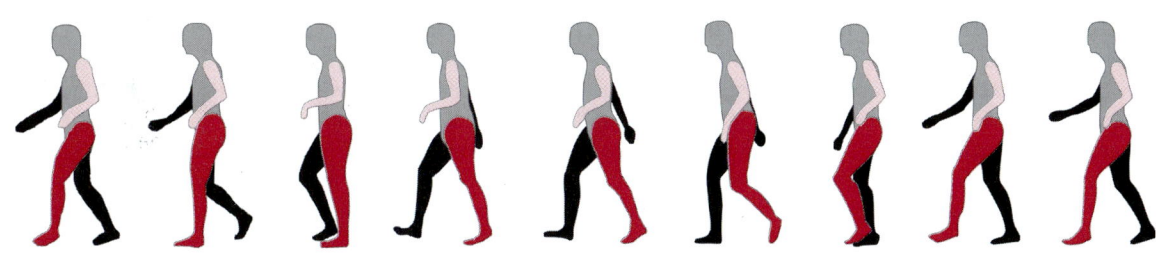

Abb. 2.5. Phasen eines Gangzyklus (linker und rechter Schritt) einer Patientin mit spastischer Hemiparese links, einer Videoaufzeichnung entnommen: Erst bei Betrachtung in Zeitlupe oder Einzelbildern kann die Bewegung des ganzen Körpers und der Extremitäten gegeneinander analysiert werden. Eingezeichnet ist zudem die Bodenreaktionskraft. Verläuft sie auf der Beugeseite von Hüft- bzw. Kniegelenk, so muß die Streckmuskulatur aktiv einem Einknicken entgegenwirken. Liegt sie dagegen auf der Streckseite, so wirkt ein passives Extensionsmoment, und Muskelkraft muß nicht aufgewendet werden

suchung erlaubt sie es, durch Zeitlupe oder Einzelbilder die Position in mehreren Gelenken gleichzeitig zu betrachten und schnelle Bewegungen zu analysieren. Durch immer gleichartige Betrachtungsweise des Gangbildes läßt sich das beobachtende Auge schulen und die Aussagekraft erhöhen. Aus diesem Grunde sind *standardisierte Aufnahmerichtungen notwendig*. Geeignet ist die Ansicht von frontal, dorsal und von seitlich (Abb. 2.5).

Halbautomatische Bewegungsanalyse

> Die Gelenkbewegungen werden in Abhängigkeit von der Zeit in 3 Dimensionen bestimmt (Kinematik).

Für diese Analysemethode sind aufwendige teure Systeme notwendig. Mit diesen Systemen werden Marker im dreidimensional vermessenen Raum verfolgt. Diese Marker sind auf die Haut des Patienten aufgeklebt und definieren die einzelnen Bewegungssegmente der unteren Extremitäten. Aus der Position der Marker im Raum berechnet das System anhand eines anatomischen Modells die anatomische Bewegung in den Gelenken. Bei modernen halbautomatischen Systemen werden die einzelnen Marker den anatomischen Landmarken manuell zugeordnet (z.B. der Spina iliaca anterior superior), wobei die Markerposition vorgegeben ist. Anhand der Marker und einem zugrunde liegenden anatomischen Skelettmodell berechnet das System über alle aufgezeichneten Schritte die räumliche Position der Extremitätenabschnitte und ihre Bewegungen gegeneinander als Winkelveränderungen in den Gelenken.

Werden gleichzeitig Kraftmeßplattenwerte aufgezeichnet, so lassen sich mit diesen Systemen die Kräfte und Momente hochrechnen, die in den Gelenken auftreten. Damit kann der Kraftaufwand beim Gehen abgeschätzt werden, und es lassen sich aktiv aufgewendete und passiv kontrollierte Kräfte trennen.

EMG-Untersuchung

> Das dynamische EMG läßt Rückschlüsse auf die Steuerung der Muskulatur zu.

Es erlaubt beispielsweise, Kokontraktionen und falsch einsetzende Muskelkontraktionen aufzudecken. Ein Rückschluß auf die geleistete Muskelkraft oder die Art der Kontraktion des Muskels (exzentrisch oder konzentrisch) ist nicht möglich.

Vor allem vor Muskelverlagerungen wie dem Transfer des M. rectus femoris, teilweise auch vor Verlagerung von Fußmuskeln, wird in der Regel eine EMG-Untersuchung während des Gehens durchgeführt, um die fehlerhafte Innervation nachzuweisen und damit das Operationsresultat besser vorhersagen zu können.

> Mit der instrumentierten Ganganalyse läßt sich belegen, inwiefern Gangpathologien zu einem Mehraufwand an Energie und zu abnormen Gelenkbelastungen führen.

Aus diesen Untersuchungen lassen sich Rückschlüsse auf Korrekturmöglichkeiten und Therapieziele ziehen. Bei komplexen funktionellen Problemen ist die Ganganalyse eine sinnvolle und oft notwendige Basis für die Planung der Behandlung.

Nutzen der instrumentierten Ganguntersuchung

Der Nutzen der Ganganalyse liegt einerseits im systematischen Erfassen pathologischer Gangmuster und ihrer Behandlungsmöglichkeiten. Zu dieser Fragestellung werden Patientenkollektive untersucht und ausgewertet. Andererseits ist die Ganganalyse auch für den einzelnen Patienten von Bedeutung, v. a. seit die zur Auswertung benötigte Zeit auf einige Minuten reduziert werden konnte. So wurde uns ein Patient zur beidseitigen Derotationsosteotomie am Femur zugewiesen, da beim Gehen ein Kneeing-in beidseits aufgefallen war. Tatsächlich standen beim Gehen beide Knie im Verhältnis zur Gangrichtung einwärts rotiert. Allerdings deckte die Ganganalyse eine massive Beckenrotation zu einer Seite auf. Somit stand ein Bein in einer starken Innenrotation zum Becken, während das andere kompensatorisch sogar leicht auswärts rotiert gehalten wurde. Die Rotationskorrektur wurde aus diesem Grunde nur auf einer Seite durchgeführt, dafür in um so größerem Ausmaß. Postoperativ war wie erwartet der Einwärtsgang beidseits behoben. Ohne Ganganalyse lassen sich solche Fehlbeurteilungen schwer aufdecken, weil nicht gleichzeitig alle Abschnitte der unteren Extremitäten beobachtet werden können.

Literatur

1. Bleck EE (1987) Orthopaedic management in cerebral palsy. MacKeith, Oxford Philadelphia
2. Gage JR (1991) Gait analysis in cerebral palsy. MacKeith, Oxford New York
3. Sutherland DH, Olshen RA, Biden EN, Wyatt MP (1988) The development of mature walking., MacKeith, Oxford Philadelphia

2.1.4
Bildgebende Diagnostik

C. Fliegel

Die Grundlage der bildgebenden Diagnostik in der Kinderorthopädie ist auch heute noch das *konventionelle Röntgenbild*. Unübersehbar ist aber die Ablösung dieser Methode in Teilbereichen der orthopädischen Diagnostik, wie beispielsweise bei der Beurteilung der Säuglingshüfte, bei welcher die Sonographie die konventionelle Röntgenuntersuchung nahezu vollständig ersetzt hat.

In anderen Bereichen stellen die „neuen Methoden" wertvolle und z. T. unentbehrliche Ergänzungen der Röntgenuntersuchungen dar; beispielsweise ist in der Wirbelsäulendiagnostik bei Verdacht auf intraspinale Ausdehnung einer röntgenologisch sichtbaren Läsion der Einsatz der *Magnetresonanztomographie (MRT)* unentbehrlich zur Darstellung der intraspinalen Strukturen. Auch in der differenzierten Tumordiagnostik und der Beurteilung der Gelenke hat die MRT sich als unentbehrliche Bereicherung erwiesen und dazu geführt, daß auf invasive Untersuchungstechniken wie Arthro- und Angiographien in zahlreichen Fällen verzichtet werden kann.

Die *Sonographie* hat z. T. die konventionelle Röntgenuntersuchung verdrängt, wie z. B. beim Nachweis eines Gelenkergusses im Hüftgelenk oder auch anderer Gelenke, sowie bei der Bestimmung der Antetorsionswinkel des Schenkelhalses.

Im Frühstadium der Osteomyelitis ist es v. a. die *Szintigraphie* mit technetiummarkiertem Diphosphonat, die eine zuverlässige Frühdiagnose ermöglicht, wenn das konventionelle Röntgenbild im Laufe der 1. Erkrankungswoche noch vollständig normal erscheint. Auch hier ist wiederum die MRT im Bereich der Wirbelsäule auf der Suche nach einer Spondylitis bzw. Diszitis die überlegene Methode, wenn es darum geht, außer dem ossären Fokus auch noch die paravertebralen Weichteilveränderungen, intraspinale Ausdehnung und Destruktion des Nucleus pulposus in einer einzigen Untersuchung nachzuweisen.

Komplexe Frakturen, kombinierte Weichteil- und Knochenverletzungen sowie die Ausbreitung von Tumoren im spongiösen Knochen sind oft mit Hilfe der *Computertomographie* (CT) am besten zu diagnostizieren, wobei hier die dreidimensionale Rekonstruktionsmöglichkeit (etwa bei komplizierten Wirbelsäulenmißbildungen) eine wertvolle Ergänzung darstellt.

Die geltende Praxis der Skelettdiagnostik ist letztlich das Resultat einer Wechselwirkung von neuen Erkenntnissen im Bereich der diagnostischen Bildgebung und von neuen Behandlungsmethoden. So hat der Wechsel von operativer und konservativer Behandlung der Bandrupturen im Bereich des oberen Sprunggelenkes dazu geführt, daß sog. gehaltene Aufnahmen überflüssig wurden. Auf der anderen Seite sind die chirurgischen Fortschritte bei der Behandlung der Spina bifida bestimmend gewesen für die optimale präoperative Abklärung der intraspinalen Situation mit Darstellung der einzelnen neuroanatomischen Strukturen. Desgleichen ist die moderne Bildgebung der großen Gelenke ein wichtiger Schritt zu Indikation für eine arthroskopische Diagnostik mit gleichzeitiger therapeutischer Intervention.

2.1.4.1
Strahlenschutz

Für die Anwendung der diagnostischen Bildgebung ist entscheidend, ob eine Methode im Vergleich zu den verfügbaren Alternativen eine hohe oder tiefe Strahlendosis erfordert. So ist prinzipiell die Ultraschalluntersuchung und die MRT der konventionellen Röntgendiagnostik und der CT vorzuziehen, wenn das diagnostische Resultat gleichwertig ist. Der Gesichtspunkt der kleinstmöglichen Strahlendosis hat auch zu Verlaufsuntersuchungen von thorakalen Skoliosen geführt, bei denen die sog. ISIS-Methode (optische Vermessung des Rückenprofils, s. Kap. 3.1.3) die Röntgendiagnostik vollständig oder teilweise ersetzt hat.

Die Grundregeln des Strahlenschutzes gelten bei der pädiatrisch-orthopädischen Röntgendiagnostik in vollem Umfang. Gesetzliche Grundlage ist die Strahlenschutzverordnung vom 22. Juni 1994. Wichtiger und spezifischer sind die Berichte der internationalen Strahlenschutzkommission (ICRP = *In*ternational *C*omission of *R*adiation *P*rotection) von 1977 und der WHO Study Group von 1987 [2]. Generell gilt die Feststellung: Eine Anwendung ionisierender Strahlung auf den Menschen soll mit einer solch niedrigen Dosis erfolgen, wie dies vernünftigerweise erreichbar ist (ICRP 1977). Im einzelnen wird bei den Röntgenuntersuchungen auf die konkreten Strahlenschutzmaßnahmen eingegangen.

> ! „Der beste Strahlenschutz ist die Vermeidung unnötiger Röntgenuntersuchungen und die Beschränkung der Zahl notwendiger Aufnahmen auf ein diagnostisch sinnvolles Minimum" [1].

Einige allgemeingültige Richtlinien seien hier angegeben, soweit sie in der orthopädischen Diagnostik relevant sind.

Feldgröße

Diese ist der wichtigste dosissteigernde Faktor bei Säuglingen und Kleinkindern. Jede unnötige Vergrößerung des Strahlenfeldes bewirkt eine um so größere Dosiszunahme, je kleiner das Ausgangsfeld ist [1].

Eine Vergrößerung des Feldes vom Format 13 x 18 auf 18 x 24 ergibt nahezu eine Verdoppelung der Hauteintrittsdosis, z. B. bei einer Beckenübersichtsaufnahme. Daher sind unsere Radiologieassistentinnen bestrebt, eine verordnete Aufnahme immer auf das kleinstmögliche Feld einzublenden.

Strahlengang

Zur Dosisreduktion eignet sich im Hinblick auf besonders strahlenempfindliche Organe (Brustdrüse, Gonaden, Linse, Schilddrüse) in vielen Fällen die p.-a.-Projektion, wie z. B. bei Wirbelsäulenaufnahmen von adoleszenten Mädchen.

Zusatzfilterung an der Röntgenröhre

Hier kann durch einen Zusatzfilter von 0,1 mm Kupfer der Anteil der sog. weichen Strahlung so weit reduziert werden, daß die absorbierte Dosis, die zur Bildgebung nicht beiträgt, um 50 % kleiner wird. Ein Nachteil ist die Verringerung des Bildkontrastes, die aber in Kauf genommen werden kann.

Streustrahlenraster

Der Sinn des Rasters ist die Reduktion der Streustrahlen bei großen Körpervolumina und damit die Verbesserung der Abbildungsschärfe.

Bei kleinen Körperteilen von kleinen Patienten ist aber die Streustrahlung so gering, daß die Aufnahmequaltität nur wenig leidet. Der Verzicht auf Rasteraufnahmen beim Säuglingsbecken bringt eine Dosisersparnis um den Faktor 2,5.

Verstärkerfolien

Diese führen zu einer Veränderung der Sensitivität des Film-Folien-Systems zwischen 200 und 1 600 Einheiten. Allgemein wird für die Pädiatrie ein System von einer relativen Empfindlichkeit von 400 Einheiten empfohlen. Ausnahmen sind Knochendetailaufnahmen mit 200 Einheiten und Verlaufskontrollen von bekannten Anomalien, wie z. B. Skoliosen mit 800 Einheiten. Wichtig ist dabei noch die Abstimmung der emittierten Lichtqualität. Grünemittierende Folien erzielen den erwünschten Effekt nur in Kombination mit grünsensiblen Filmen.

Gonadenschutz

Ein Gonadenschutz wird immer dann benutzt, wenn dadurch keine diagnostisch wichtigen Strukturen verdeckt werden, d. h. bei Jungen wird eine Hodenkapsel eingesetzt, wenn die Hoden deszendiert sind, und bei Mädchen ein ungefähr dreieckiger Schild oberhalb der Symphyse.

Die orthopädische Skelettdiagnostik hat in vielen Bereichen spezielle Bedürfnisse entwickelt, die nur dann befriedigt werden können, wenn eine optimale Absprache zwischen dem klinisch tätigen Orthopäden, dem diagnostisch tätigen Radiologen und dem röntgendiagnostischen Fachpersonal erreicht wird. Erst dann kann der Orthopäde von der Röntgenabteilung die Resultate erwarten, die ihn optimal in die Lage versetzen, eine adäquate Therapie für seine Patienten durchzuführen. So ist es z. T. sogar erforderlich, daß der Orthopäde bei bestimmten Untersuchungen mit komplexen Fragestellungen oder bei schwerwiegend neuroorthopädischen Patienten bei der Untersuchung anwesend ist, um eine verwertbare Antwort auf seine diagnostische Fragestellung zu erhalten.

Literatur

1. Schneider K (1996) Strahlenschutz und Qualitätssicherung in der Kinderradiologie. In: Kinderradiologie – Bildgebende Diagnostik. Springer, Berlin Heidelberg New York Tokyo, S 17–31
2. WHO (1987) Rational use of diagnostic imaging in pediatrics. WHO Technical Teport Series 757, Genf

2.1.5
Schulärztliche Untersuchung

Ziele aus orthopädischer Sicht

In allen Industrieländern werden bei Schulkindern regelmäßige Reihenuntersuchungen durchgeführt, um Anomalien und Erkrankungen frühzeitig zu erkennen. Früher stand die Früherkennung von Infektionskrankheiten, v.a. der Tuberkulose, im Vordergrund. An vielen Orten wurden deshalb routinemäßig Bildschirmuntersuchungen durchgeführt. In den letzten Jahren hat man dies fast überall verlassen, ein Tuberkulosescreening ist nur noch in Endemiegebieten sinnvoll [11]. Neben der Visuskontrolle und der Überprüfung der Gehörfunktion sind es heute vorwiegend Störungen am Bewegungsapparat, die für die schulärztliche Untersuchung von Belang sind.

> ! Das Ziel der schulärztlichen Reihenuntersuchung ist stets die Früherkennung von Störungen, damit diese einer geeigneten Behandlung zugeführt werden, bevor sie ein Ausmaß erreichen, das eine wesentlich aufwendigere Behandlung notwendig macht.

Neben der Erfassung der „Volksgesundheit" und dem Versuch, schwere Spätfolgen zu vermeiden, ist es nicht zuletzt auch der ökonomische Aspekt, der dabei berücksichtigt werden muß. Das schulärztliche Untersuchungsprogramm sollte insgesamt kostengünstiger sein als spätere teure Behandlungen, oder es sollte zumindest kostenneutral sein.

Bei der schulärztlichen Untersuchung sind *am Bewegungsapparat folgende Störungen zu untersuchen:*

- abnorme Körpergröße (Klein- oder Großwuchs),
- Gangstörungen,
- kongenitale Fehlbildungen,
- Skoliosen,
- Hyperkyphosen,
- Beinlängendifferenzen,
- Achsenfehlstellungen an der unteren Extremität,
- Fußanomalien.

All diese Störungen können ohne aufwendige und teure Meßinstrumente untersucht werden, sie sind auch alle von außen sichtbar. Mancher wird in der Liste der zu untersuchenden Störungen die *Haltungsstörungen* vermissen; auf dieses Problem wird jedoch ausführlich in Kap. 3.1.3 eingegangen. Wie dort dargelegt wird, ist die „schlechte Haltung" bei Kindern und Jugendlichen bis zu einem gewissen Grade physiologisch. Definitionsgemäß ist eine Haltung aufrichtbar und entspricht nicht einer strukturellen Veränderung. Es handelt sich vorwiegend um ein muskuläres Problem, wobei die Abgrenzung zum Normalen völlig arbiträr ist. Muskulatur kann nur durch Aktivität trainiert werden. Meist sind es eher die unsportlichen Kinder, die eine schlaffe Haltung aufweisen. Aktivität wird nur ausgeübt, wenn das Kind dazu motiviert ist. Ob dies durch Einrichtung von eigenen „Haltungsturnstunden" gelingt, ist äußerst fragwürdig. Kinder und Jugendliche, die an einer solchen Turnstunde teilnehmen müssen, nennen diese „Buckelturnen" oder „Krüppelgymnastik". Auch ihre nicht betroffenen Schulkameraden verwenden ähnliche Ausdrücke. *Ein solches Turnen ist für alle Beteiligten demotivierend und muß deshalb seinen Zweck verfehlen.* Wesentlich sinnvoller ist es, solche Kinder einer Sportart zuzuführen, die sie mit einer gewissen Freude ausüben können. Da es sich meist um motorisch eher ungeschickte Kinder handelt, eignen sich Sportarten, in denen sie in Konkurrenz zu anderen stehen, nicht besonders gut. Diese Kinder sind dann immer schlechter als ihre Kameraden, was sie demotiviert. Zweckmäßiger sind Sportarten, in denen sie sich nur mit sich selber messen müssen und bei denen die eigene Leistungssteigerung ermittelt werden kann, also Einzelsportarten, wie z.B. Schwimmen, Leichtathletik, Fahrradfahren, Laufsportarten etc.

Was und wie soll untersucht werden und wann ist eine Überweisung in eine spezialärztliche Untersuchung notwendig?

Als erstes untersuchen wir die *Körpergröße* im Stehen. Wer es besonders genau nimmt, untersucht auch die Sitzgröße. Hierfür wird eine Meßlatte verwendet, deren Anfang auf Höhe des Stuhles befestigt ist. Da aus dem Verhältnis der Sitzgröße zur Körpergröße nur in den seltensten Fällen Schlüsse gezogen werden können (z.B. beim Marfan-Syndrom), halten wir diese Untersuchung für unnötig. Die Körpergröße sollte mit den Nomogrammen bzw. Wachstumskurven verglichen werden. Eine Überweisung in eine spezialärztliche Untersuchung ist indiziert, wenn die Größe unterhalb der 3er- oder oberhalb der 97er-Perzentile liegt. Unterhalb der 3er-Perzentile muß abgeklärt werden, ob evtl. eine Heredopathie vorliegt. Oberhalb der 97er-Perzentile muß v.a. beim Mädchen abgewogen werden, ob eine allzu große Endgröße vermieden werden sollte. Dies kann durch Hormonsubstitution geschehen. Allerdings wird die Hormonbehandlung von den wenigsten Eltern und Jugendlichen akzeptiert. Wesentlich eleganter ist der im richtigen Moment durchgeführte Fugenverschluß am distalen Femur und evtl. an der proximalen Tibia. Mit heutigen Methoden kann der Fugenverschluß bilateral ohne großes Risiko und mit kosmetisch kaum störenden

Narben ohne postoperative Entlastung durchgeführt werden.

Gangstörungen: Zwar gibt es eine Reihe relativ einfacher Tests wie Gehen auf einer Linie, Hüpfen im Einbeinsprung etc., mit denen man die grobe Motorik überprüfen kann. Sehr deutlich sichtbare Gangstörungen, wie etwa einen Spitzfußgang, wird man ohne weiteres erkennen können. Eine differenzierte Betrachtung ist aber im Rahmen einer Reihenuntersuchung nicht möglich. Wesentlich effizienter als die systematische Untersuchung aller Schulkinder ist es, den Turnlehrer in diese Untersuchung miteinzubeziehen. Er kennt die Schüler, die beim Turnen stets die Letzten sind und sich besonders ungeschickt anstellen. Es reicht dann aus, wenn man diese Schüler etwas genauer ansieht.

> Hat man beim Überprüfen des Gehens, des Hüpfens, des Springens sowie der Diadochokinese, den Eindruck, daß eine Koordinationsstörung vorliegt, so lohnt sich die Überweisung an einen neurologisch orientierten Pädiater oder an einen entsprechend ausgebildeten Kinderorthopäden.

Mißbildungen: Nur selten werden Mißbildungen erst anläßlich einer schulärztlichen Untersuchung entdeckt. Eltern realisieren diese meist bei der Geburt und suchen in aller Regel auch frühzeitig eine ärztliche Beratung auf. Operationsbedürftige Handmißbildungen müssen in den meisten Fällen schon in den ersten 2 Lebensjahren therapiert werden. Auch schwerere Fußmißbildungen werden oft schon im Säuglingsalter therapiert. Ebenso werden massive Verkürzungen der oberen und unteren Extremitäten frühzeitig erkannt. Primär vom Schularzt entdeckte Anomalien sind gelegentlich die Trichter- und die Hühnerbrust.

> Eine Indikation zur Überweisung in eine spezialärztliche Untersuchung (zu einem Kinderorthopäden) ist bei Sternumanomalien (Trichter- oder Hühnerbrust) eine Eindellung bzw. Ausbuchtung um 2 cm oder mehr über bzw. unter Thoraxniveau.

Beinlängendifferenzen: Die Beinlängen werden anläßlich der schulärztlichen Untersuchung am besten mit der indirekten Methode durch die Beurteilung des Beckenkammes gemessen (s. Kap. 3.1.1).

> Eine Überweisung in eine spezialärztliche Untersuchung ist indiziert bei einem Beinlängenunterschied von 1 cm und mehr.

Skoliose: Rein quantitativ ist die Skoliose die häufigste Wachstumsstörung, die durch die schulärztliche Untersuchung frühzeitig erkannt werden kann. Die Prävalenz der Skoliose beträgt in Europa 2–3%, wobei Mädchen etwa 3mal häufiger betroffen sind als Jungen [4, 6, 8, 9, 17]. In Indien ist sie wesentlich seltener [10], in China und Japan eher häufiger [13, 14]. Ende der 70er und zu Beginn der 80er Jahre wurden Screeningprogramme mit der sog. Moiré-Topographie [5, 8, 18] oder mit der ISIS-Methode und ähnlichen Geräten [3, 7, 15, 16] aufgebaut (s. Kap. 3.1.4). Im Laufe der Jahre hat sich aber gezeigt, daß diese optischen Erfassungsmethoden das Screening gegenüber der klinischen Untersuchung nicht verbessern. Sie produzieren lediglich eine große Zahl von falsch-positiven Resultaten [5, 8]. Als ausreichend zuverlässig hat sich der Vorneigetest erwiesen [1, 2, 12], der in Kap. 3.1.4 ausführlich beschrieben wird.

> Überweisungsbedürftig sind Patienten mit einem Rippenbuckel bzw. Lendenwulst von 5° und mehr.

Neben dem Vorneigetest beobachten wir auch das Lot im Stehen. Hierfür wird ein symmetrisches, an einer Schnur hängendes Gewicht verwendet, das von der Vertebra prominens herunterfällt. Das Lot sollte bei mit Brettchen ausgeglichenen Beinlängen bestimmt werden.

> Fällt das Lot nicht in die Rima ani, sondern 1 Querfinger oder mehr daneben, so ist dies ebenfalls ein Grund für eine spezialärztliche Untersuchung.

Eine recht häufige Störung ist auch die *fixierte Hyperkyphose*. Wir beobachten, ob sich die Brustkyphose beim Aufrichten aus vorgeneigter Haltung ausgleicht (s. Kap. 3.1.1).

> Eine fixierte Kyphose im Brustwirbelsäulen-(BWS-)Bereich ist ein Überweisungsgrund für eine spezialärztliche Untersuchung. Ebenso wichtig ist es, die Krümmung in der Sagittalebene im Lendenwirbelsäulen-(LWS-)Bereich zu beachten. Liegt hier eine Kyphose, auch nur geringen Ausmaßes, vor (erkenntlich meist an Pigmentierungen über den Dornfortsätzen im oberen LWS-Bereich), so sollte unbedingt eine spezialärztliche Untersuchung empfohlen werden. Die Konsequenzen der lumbalen Kyphose sind wesentlich gravierender als die der thorakalen.

Gelegentlich können auch *Achsenfehlstellungen an den unteren Extremitäten* beobachtet werden. Bis etwa zum 10. Lebensjahr sind Genua valga fast jeden Ausmaßes physiologisch. Bei Kleinkindern sind Genua vara immer pathologisch. Genua vara bei unter 10jährigen sind abklärungsbedürftig. Genua valga können bis zu einem Intermalleolenabstand von 10 cm ohne weiteres toleriert werden. Bedenklich sind sie höchstens, wenn eine Adipositas vorliegt. Bei Adoleszenten können Genua vara mit einem Interkondylenabstand von bis zu 2 Querfingern, sowie Genua valga mit einem Intermalleolenabstand von bis zu 3 Querfingern toleriert werden. Darüber hinausgehende Abstände sollten in einer spezialärztlichen Untersuchung abgeklärt werden. Ein besonderes Problem stellen auch die Rotationsanomalien dar. Die Antetorsion kann ohne weiteres klinisch gemessen werden (s. Kap. 3.2.1).

> Beträgt die Antetorsion bei einem Adoleszenten klinisch mehr als 40°, so ist eine spezialärztliche Untersuchung angezeigt.

Häufig findet man auch Torsionsanomalien am Unterschenkel. Die Fußachse steht gegenüber der Oberschenkelachse normalerweise zwischen 0° und 30° nach außen.

> Wird am Unterschenkel eine Innentorsion von weniger als 0° oder eine Außentorsion von mehr als 30° beobachtet, so ist dies ein Grund für eine spezialärztliche Untersuchung.

Zu beachten sind auch die *Fußanomalien*. Am besten beobachtet man die Füße auf einem Podoskop. Eine rein klinische Untersuchung auf einem harten Fußboden reicht aber ebenfalls aus. Solange das Fußgewölbe medial unter dem Os naviculare den Boden nicht berührt, handelt es sich wahrscheinlich um normale Füße. Sogenannte „Knick-Senk-Füße" sind bei Kindern physiologisch.

> Erst wenn das mediale Fußgewölbe gar nicht existiert, handelt es sich um (flexible oder rigide) Plattfüße, die abklärungsbedürftig sind.

Gelegentlich findet man auch einen juvenilen Hallux valgus.

> Besteht eine Rötung über dem Metatarsalköpfchen I oder eine Valgusabweichung des Großzehens um mehr als 20°, so lohnt sich eine spezialärztliche Abklärung.

Ausrüstungsgegenstände für die schulärztliche Untersuchung

Eine adäquate Untersuchung ist mit wenigen einfachen Gegenständen möglich:

- Meßband zur Größenmessung,
- Stuhl,
- Brettchen zum Ausgleich von Beinlängendifferenzen in der Dicke von 5 mm, 1 cm, 1,5 cm und 2 cm,
- Winkelmesser, evtl. Skoliometer (s. Kap. 3.1.4),
- Lot,
- Untersuchungsliege.

Möglicherweise nützlich:

- Podoskop.

In welchem Alter sollen schulärztliche Untersuchungen stattfinden?

Aus orthopädischer Sicht geht es darum, einerseits angeborene Störungen, andererseits Wachstumsstörungen, die sich während der Pubertät entwickeln, zu erkennen. Da eine jährliche schulärztliche Untersuchung aus Kosten- und Organisationsgründen nicht durchführbar ist, empfehlen wir, diese zumindest bei Beginn der Schulpflicht sowie der Pubertät durchzuführen.

> Zu Beginn der Schulpflicht, also im Alter von etwa 7 Jahren, sollten alle angeborenen Deformitäten beobachtet werden. Ideal ist es, wenn das Kind bereits schon 1 Jahr in der Schule war und der Turnlehrer darüber berichten kann, ob evtl. eine Koordinationsstörung vorliegt.

In den folgenden Jahren, bis zu Beginn der Pubertät, manifestieren sich orthopädische Leiden fast immer durch Schmerzen, wie z. B. der M. Perthes oder die juvenile rheumatische Arthritis. Die Schmerzen werden die Eltern zum Arzt führen, auch wenn keine Reihenuntersuchung stattfindet.

Skoliosen stellen quantitativ und qualitativ das größte Problem des Wachstumsalters dar. Sie entwickeln sich zu Beginn der Pubertät, die bei Mädchen bekanntlich 2 Jahre früher beginnt als bei Jungen. Auch innerhalb der Geschlechtsgruppen variiert der Pubertätsbeginn recht stark, dennoch ist eindeutig festzustellen, daß das oft angegebene Untersuchungsalter von 14 Jahren zu spät ist.

> Die Untersuchung zu Beginn der Pubertät sollte idealerweise mit 12–13 Jahren stattfinden.

In diesem Alter werden auch am häufigsten Epiphysenlösungen beobachtet. Zwar manifestiert sich auch die akute Epiphysenlösung oder die akute nach einer chronischen mit Schmerzen. Eine rein chronische Epiphysenlösung kann sich aber gelegentlich auch nur durch eine Bewegungseinschränkung der Hüftgelenke manifestieren.

> Falls nicht nur 2, sondern 3 schulärztliche Untersuchungen vorgesehen sind, so kann die dritte Untersuchung 2 Jahre nach der zweiten, also im Alter von etwa 14–15 Jahren, angefügt werden.

Natürlich sind es nicht nur orthopädische Kriterien, die beim Festlegen des Zeitpunktes für die schulärztliche Untersuchung berücksichtigt werden müssen. Immerhin machen die Störungen des Bewegungsapparates einen großen Teil der Befunderhebung aus, so daß sie für die Wahl des Untersuchungszeitraumes berücksichtigt werden sollten.

Literatur

1. Bremberg S, Nilsson-Berggren B (1986) School screening for adolescent idiopathic scoliosis. J Pediatr Orthop 6: 564–7
2. Bunnell WP (1993) Outcome of spinal screening. Spine 18: 1572–80
3. Carr AJ, Jefferson RJ, Turner-Smith AR (1991) Familial back shape in adolescent scoliosis. A photogrammetric population study. Acta Orthop Scand 62: 131–5
4. Chan A, Moller J, Vimpani G, Paterson D, Southwood R, Sutherland A (1986) The case for scoliosis screening in Australian adolescents. Med J Aust 145: 379–83
5. Darnwalla JS, Balasubramanian P (1985) Moire topography in scoliosis. A retrospective study. J Bone Surg (Br) 67: 211–3
6. Dvonch VM, Siegler AH, Cloppas CC, Bunch WH (1990) The epidemiology of „schooliosis". Illinois. J Pediatr Orthop 10: 206–7
7. Hefti FL, Hartzell ChR, Pizzutillo PD, MacEwen GD (1983) Dot pattern analysis for back shape measurement in scoliosis. In: Drerup B, Frobin W, Hierholzer G (eds) Moire Fringe Topography. Fischer, Stuttgart New York, pp 189–98
8. Laulund T, Sojbjerg JO, Horlyck E (1982) Moire topography in school screening for structural scoliosis. Acta Orthop Scand 53: 765–8
9. Lonstein JE, Bjorklund S, Wanninger MH, Nelson RP (1982) Voluntary school screening for scoliosis in Minnesota. J Bone Joint Surg (Am) 64: 481–8
10. Mittal RL, Aggerwal R, Sarwal AK (1987) School screening for scoliosis in India. The evaluation of a scoliometer. Int Orthop 11: 335–8
11. Mohle-Boetani JC, Miller B, Halpern M, Trivedi A, Lessler J, Solomon SL, Fenstersheib M (1995) School-based screening for tuberculous infection. A cost-benefit analysis. JAMA 274: 613–9
12. Nissinen M, Heliovaara M, Seitsamo J, Poussa M (1993) Trunk asymmetry, posture, growth, and risk of scoliosis. A three-year follow-up of Finnish prepubertal school children. Spine 18: 8–13
13. Ohtsuka Y, Masatsune Y, Arai S, Kitahara H, Minami S (1988) School screening for scoliosis by the Chiba University Menical School screening program. Results of 1.24 million students over an 8-year period. Spine 13: 1251–7
14. Pin LH, Mo LY, Lin L et al. (1985) Early diagnosis of scoliosis based on school-screening. J Bone Joint Surg (Am) 67: 1202–5
15. Stokes IA, Moreland MS (1987) Measurement of the shape of the surface of the back in patients with scoliosis. The standing and forward-bending positions. J Bone Joint Surg (Am) 69: 203–11
16. Turner-Smith AR, Harris JD, Houghton GR, Jefferson RJ (1988) A method for analysis of back shape in scoliosis. J Biomech 21: 497–509
17. Walker AP, Dickson RA (1984) School screening and pelvic tilt scoliosis. Lancet 8395: 152–3
18. Willner S (1982) A comparative study of the efficiency of different types of school screening for scoliosis. Acta Orthop Scand 53: 769–74

2.2 Entwicklung des Bewegungsapparates

2.2.1 Wachstum

Definition

Wachstum ist ein Prozeß, der zur Vergrößerung bzw. Verlängerung eines Organs dient. Wachstumsvorgänge finden vor allem bei Kindern und Jugendlichen statt. Gut untersucht ist das Skelettwachstum. Mit der Epiphysenfuge besitzen die Röhrenknochen ein eigenes Wachstumsorgan. Es ist jedoch nicht nur das Skelettsystem, das die Fähigkeit zum Wachstum hat: Jedes andere Organ wächst ebenfalls, wir wissen aber bisher nur relativ wenig über die Wachstumsvorgänge. Mit dem Erreichen der Endgröße sind die Wachstumsvorgänge aber nicht abgeschlossen. Ein ständiger An- und Abbau findet auch während des Erwachsenenalters in fast allen Organsystemen statt, insbesondere auch im Knochen.

Historisches

1727: S. Hales beobachtet in einem Experiment, daß die langen Röhrenknochen nur an ihren Enden wachsen. Einem 2 Monate alten Hühnchen bohrte er als Markierung 2 Löcher in den Oberschenkelknochen und schloß aus der gleichbleibenden Distanz dieser beiden Bohrungen auf das Fehlen eines Wachstums im Schaftbereich [9, 18].

1770: J. Hunter entdeckt, daß für das Dickenwachstum des Knochens die Apposition an der Knochenoberfläche und die Resorption in der Markhöhle notwendig ist [11, 18].

1858: Beschreibung der Epiphysenfuge durch H. Müller [21].
1873: A. Kölliker entdeckt die Osteoklasten [16].
1953: Trueta untersucht die Blutversorgung der Epiphysenfuge [22].

Skelettwachstum

Das Skelett entwickelt sich aus einer primär knorpeligen Skelettanlage beim Embryo. Im Bereiche der Diaphysen bilden sich dann die ersten Knochenkerne. Bei der Geburt sind auf den Röntgenbildern die Diaphysen schon weitgehend verknöchert, hingegen weisen die Epiphysen noch keine Knochenkerne auf. Diese erscheinen erst im Laufe der ersten Lebensjahre. Zwischen den Diaphysen und den epiphysären Knochenkernen befindet sich die Epiphysenfuge.

Das Wachstum der Knochen findet durch 2 Mechanismen statt:

- das enchondrale (interstitielle) Längenwachstum,
- das periostale (appositionelle) Dickenwachstum.

Zum Wachstum, und zwar insbesondere zu dem, das zur Vergrößerung des Durchmessers führt, gehört auch der ständige *Knochenabbau*.

Beim *interstitiellen Wachstum* wird Knochen aus dem knorpeligen Vorzustand gebildet. Knorpel ist ein halbfestes, elastisches Gewebe, das entwicklungsgeschichtlich sehr alt ist. Bevor es Knochen gab, existierten Fische mit einem rein knorpeligen Skelett. Einzelne Arten haben bis heute überlebt, z. B. die Haifische, die auch heute noch ein ausschließlich aus Knorpelsubstanz bestehendes Stützorgan haben.

Wachstum kann auch durch *periostale Anlagerung* stattfinden. Vor allem die Dickenzunahme findet auf diese Weise statt. Diese Art des appositionellen Wachstums findet sich aber auch im Tierreich, etwa bei den Schalen von Muscheln und Schnecken oder bei Korallen.

Enchondrales Wachstum

Enchondrales Wachstum bedeutet Knochenbildung aus einer knorpeligen Vorstufe. Solche knorpeligen Vorstufen finden wir an folgenden Stellen:

- Epiphysenfugen,
- Apophysenfugen,
- Gelenkknorpel.

Wachstum findet in allen 3 Knorpelzonen statt. Quantitativ am bedeutsamsten ist das Wachstum in der Epiphysenfuge. Die Lokalisation des Wachstums in diesem Bereich hat sich für die Natur als die günstigste erwiesen. Sie erlaubt die Ausbildung von formschlüssigen Gelenken, was bei Lokalisation der Hauptwachstumszone an den Knochenenden nicht der Fall wäre. Befände sich andererseits die Wachstumszone in der Schaftmitte der Röhrenknochen, so hätte dies wahrscheinlich mechanische Nachteile. Knorpel ist weniger belastungsfähig – insbesondere für Biegekräfte – als Knochen, so daß in Schaftmitte jeweils Sollbruchstellen vorhanden wären.

Aufbau der Epiphysenfuge

Die langen Röhrenknochen unterteilen wir in Diaphyse, Metaphyse und Epiphyse. Zwischen den beiden letztgenannten Abschnitten liegt die Epiphysenfuge. Gegen den spongiösen Knochen der Epiphyse hin ist die Fuge durch eine dünne Knochen-Kompakta-Schicht abgegrenzt. Diese Knochenplatte ist im Röntgenbild deutlich sichtbar und bleibt auch nach Verschluß der Epiphysenfuge oft bis ins hohe Alter bestehen.

In der Epiphysenfuge selber unterscheiden wir histologisch 4 Zonen (Abb. 2.6 und 2.7):

- Zone der ruhenden Zellen, Germinativzone,
- Schicht der Knorpelzellsäulen,
- Schicht der hypertrophierenden Zellen,
- Zone der primären Verkalkung und Ossifikation.

Aus klinischer Sicht bzw. von der Funktion her, können wir 2 Fugenanteile unterscheiden [23]:

- den epiphysären Anteil mit Proliferationspotenz,
- den metaphysären Anteil ohne Zellproliferation.

Im epiphysären Bereich überwiegt der Matrixanteil gegenüber den zellulären Elementen. Im metaphysären Teil der Fuge hingegen dominiert der Zellanteil gegenüber der Matrix. Die mechanische Festigkeit ist im zellreichen metaphysären Teil geringer als im matrixreichen epiphysären Teil. Die Fuge ist von Perichondrium umgeben, das für das Dickenwachstum der knorpeligen Fuge verantwortlich ist. Die Schicht der Knorpelzellsäulen macht ungefähr die Hälfte der gesamten Fugendicke aus. Die Zellen dieser Zone liegen eng hintereinander und sind gegeneinander abgeflacht. Im epiphysenwärts gelegenen Abschnitt dieser Säulen vermehren sich die Zellen, und hier liegt somit auch die eigentliche „Energiequelle" des Längenwachstums. Metaphysenwärts werden nun die Zellen immer größer und hypertrophieren. Die Interzellularsubstanz nimmt ab, so daß die einzelnen Zellen eng beieinander liegen. Die Zellkerne befinden sich nun in der Mitte der Zellen

Abb. 2.6. Schema des Aufbaus der Epiphysenfuge. Die Bildung der Zellen erfolgt in der Germinativzellschicht. Diese reihen sich dann in Säulen auf und hypertrophieren, bevor sie mineralisieren. In der Zone der hypertrophen Zellen ist die Durchblutung am geringsten und die mechanische Festigkeit am schlechtesten

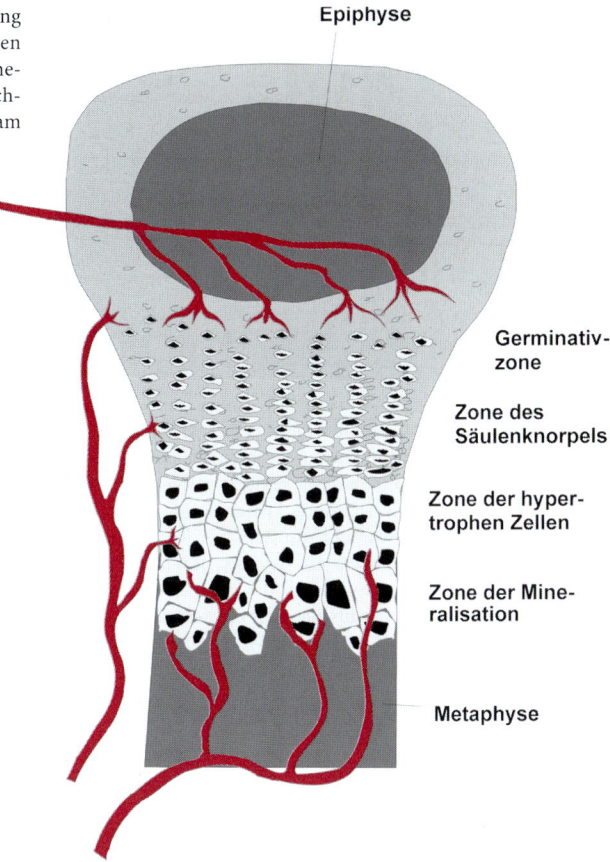

Abb. 2.7. Histologie der Epiphysenfuge

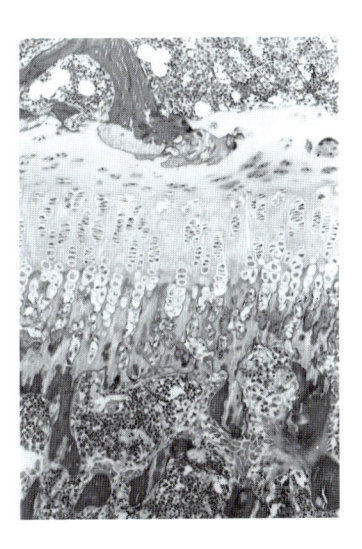

und sind nicht mehr randständig. Diese Zellen degenerieren, und es folgen die ersten Knochentrabekel. Die ersten Zeichen einer Verkalkung befinden sich in der stark reduzierten Interzellularsubstanz zwischen den hypertrophierten und degenerierenden Zellen als Kalksalze in Form von Granula.

Drei eigenständige *Gefäßsysteme* versorgen Metaphyse, Perichondrium und Epiphyse mit ihren zugehörigen Fugenanteilen. Meta- und epiphysäres Gefäßsystem können über das perichondrale System miteinander kommunizieren. Einzelne kleine Gefäße gehen aber auch direkt durch die Epiphysenfuge hindurch [1, 6], vor allem im Säuglingsalter. Aber auch in der Adoleszenz scheinen solche Gefäße vorhanden zu sein. Dies erklärt, weshalb die Epiphysenfuge keine absolute Tumorbarriere ist wie etwa der Gelenkknorpel und metaphysäre Tumoren sich also im Wachstumsalter durch die Fuge hindurch in die Epiphyse ausbreiten können. Im Säuglingsalter sind diese Gefäße noch relativ groß, so daß sich auch eine metaphysäre Osteomyelitis sehr schnell als Gelenkinfekt manifestieren kann.

Das perichondrale Gefäßsystem wird während der Pubertät abgebaut und langsam durch Gefäße abgelöst, die bei Verschluß der Epiphysenfuge durch diese hindurch von metaphysär nach epiphysär sprossen. Die Gefäßverbindung zwischen Metaphyse und Epiphyse ist am Anfang des pubertären Wachstumsschubes am schlechtesten. Die Zahl der fugendurchbrechenden Gefäße ist in dieser Phase am kleinsten. Eine Störung des perichondralen Gefäßsystems kann für die Epiphyse zu diesem Zeitpunkt katastrophale Folgen haben und zur Nekrose führen (Abb. 2.8).

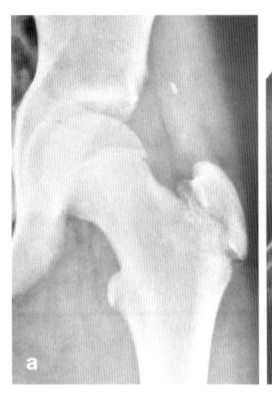

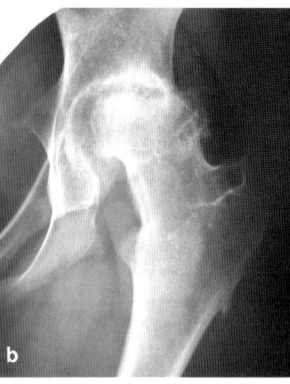

Abb. 2.8 a, b. 14jähriges Mädchen mit Trochanterabrißfraktur (**a**), welche konservativ problemlos abheilte. 6 Monate später entwickelte sich eine Femurkopfnekrose (**b**). Bei der Fraktur wurde offenbar die A. circumflexa femoris mitverletzt. Da in diesem Alter die Gefäßverbindung zwischen Metaphyse und Epiphyse am schlechtesten und die Zahl der fugendurchbrechenden Gefäße am kleinsten ist, ist die Durchblutung des Femurkopfes besonders stark gefährdet. Bei einem Erwachsenen würde sich diese Komplikation bei dieser Art Fraktur nicht ereignen

Beeinflussung des enchondralen Wachstums

Das Wachstum wird durch *Hormone* gesteuert. Wichtigstes Hormon ist das Somatotropin (STH). Dieses Wachstumshormon hat einen direkten Einfluß auf die Aktivität der Epiphysenfuge und einen indirekten auf ihre mechanische Festigkeit [19, 20]. Je aktiver die Fuge, desto geringer ihre Belastbarkeit. Auch die Sexualhormone beeinflussen das Wachstum. Testosteron fördert das Wachstum und vermindert die mechanische Festigkeit der Wachstumsfuge, während Östrogen die Reifung fördert und damit die Belastbarkeit indirekt verstärkt. Thyroxin hat eine katabole Wirkung und führt zur Aktivitätshemmung der Wachstumsfuge und ebenfalls zur Verbesserung ihrer Festigkeit. Unter dem Einfluß der Hormone kommt es während des pubertären Wachstumsschubes allgemein zur Verminderung der mechanischen Festigkeit der Epiphysenfuge, vor allem im metaphysären Anteil, d. h. in der Zone der hypertrophen Knorpelzellen. In diesem Fugenanteil können Epiphysenlösungen auftreten, und zwar nicht nur rein traumatisch, sondern während des pubertären Wachstumsschubes auch aufgrund der chronischen mechanischen Überbeanspruchung (z. B. bei Übergewicht) besonders in jenen Fugen, die wegen ihrer räumlichen Orientierung großen Scherkräften ausgesetzt sind. Dies ist besonders an der proximalen Femurepiphysenfuge der Fall. Aber auch die Apophysenringe an der Wirbelsäule sind geschwächt, so daß auch die Scheuermann-Krankheit mit dem Durchbruch des Bandscheibengewebes durch den knorpeligen Apophysenring in die Wirbelkörper hinein als Ausdruck dieser mechanischen Schwächung des Knorpels während der Pubertät angesehen werden muß. Wenn es durch umliegende und die Fuge direkt betreffende Prozesse zur vermehrten Durchblutung der epiphysären Gefäße – und damit zur Funktionssteigerung des Wachstumsknorpels – kommt, ist eine *Stimulation der Epiphysenfuge* zu erwarten. Eine solche vermehrte Durchblutung kann durch Heilungsvorgänge nach Frakturen im meta- wie auch im epiphysären Bereich, aber auch in der Diaphyse, hervorgerufen werden [14]. Ebenso können eine Osteomyelitis oder ein Tumor das Wachstum stimulieren, aber auch kontinuierliche Zugkräfte [24]. So kann nach Durchtrennung des Periostes durch die Verminderung des Druckes in der Wachstumsfuge eine Stimulation der Fuge erfolgen [24]. Inwieweit solche Prozesse hormonell gesteuert sind [3, 4], ist jedoch noch unklar.

Eine *Hemmung des Wachstums* kann einerseits durch Verletzung der Fuge erfolgen. Eine Wachstumsstörung tritt insbesondere auf, wenn das Stratum germinativum beschädigt ist. Dies ist regelmäßig bei den sogenannten Epiphysenfrakturen der Fall, kommt aber auch bei den Epiphysenlösungen vor, die zwar in der Regel im metaphysären Anteil der Fuge verlaufen, gelegentlich aber auch das Stratum germinativum betreffen können. In ähnlicher Weise kann es auch zur Wachstumsstörung, d. h. zum vorzeitigen Verschluß der Fuge, bei der Distraktionsepiphyseolyse kommen, insbesondere wenn die Distraktion zu schnell erfolgt [5, 7, 8, 12, 13, 15, 17, 25]. Aber auch kontinuierlicher Druck kann zur Wachstumsstörung führen. Bei extensiver diaphysärer Verlängerung kann der abnorme Druck eine Verminderung des Wachstums in den benachbarten Epiphysenfugen hervorrufen [10].

Das enchondrale Wachstum wird sehr stark durch die mechanische Beanspruchung beeinflußt. Die Epiphysenfuge reagiert auf Biegebeanspruchung, indem sie sich senkrecht zur Achse des hauptsächlichen Kraftflusses einzustellen versucht. Experimentell und klinisch läßt sich eine Abhängigkeit des Knorpelwachstums von der Größe des axialen Druckes feststellen. Durch einen exzentrischen Überdruck der Epiphysenfuge wird diese stimuliert, und sie reagiert mit Mehrwachstum, wodurch ein Achsenfehler ausgeglichen werden kann. Auf diese Weise reagiert der Körper auf eine Funktionsstörung mit funktioneller Anpassung. Übersteigt der Überdruck allerdings ein gewisses Ausmaß, so kommt es zur Unterdrückung des Wachstums, die Fehlstellung nimmt nun weiter zu, und der Mechanismus der funktionellen Anpassung ist unterbrochen.

Die Kräfte, die durch den Wachstumsdruck der Epiphysenfuge erzeugt werden, sind recht groß. Dies erklärt, weshalb kleinere Knochenbrücken innerhalb der Epiphysenfuge mit dem weiteren Wachstum wieder gesprengt werden können.

Periostales Wachstum

> Im Bereich des Schaftes erfolgt die Apposition von Knochensubstanz direkt vom Periost aus (desmogen), ohne Umweg über eine Knorpelmatrix. Die Osteoblasten entstammen dem Periost.

Die Dickenzunahme des Knochens ist im wesentlichen auf periostales Wachstum zurückzuführen. Die periostale Knochenbildung spielt auch bei der Frakturheilung eine bedeutende Rolle. Die Fähigkeit des Periosts, Knochen zu bilden, wird auch bei der diaphysären oder metaphysären Knochenverlängerung ausgenützt [2].

Literatur

1. Alberty A (1993) Effects of epiphyseal distraction on the vascular supply of the growth area: A microangiographical study in rabbits. J Pediatr Orthop 13: 373–377
2. Apte SS, Kenwright J (1994) Physeal distraction and cell proliferation in the growth plate. J Bone Joint Surg (Br) 76: 837–43
3. Bak B, Jorgensen PH, Andreassen TT (1990) Dose response of growth hormone on fracture healing in the rat. Acta Orthop Scand 61: 54–7
4. Carpenter JE, Hipp JA, Gerhart TN, Rudman CG, Hayes WC, Trippel SB (1992) Failure of growth hormone to alter the biomechanics of fracture-healing in a rabbit model. J Bone Joint Surg (Am) 74: 359–67
5. De Pablos J, Canadell J (1990) Experimental physeal distraction in immature sheep. Clin Orthop 250: 73–80
6. Draenert K, Draenert Y (1995) Die Bedeutung der Blutgefäße auf beiden Seiten der Wachstumsfuge. Orthopäde 24: 394–401
7. Elmer EB, Ehrlich MG, Zaleske DJ, Polsky C, Mankin HJ (1992) Chondrodiastasis in rabbits: A study of the effect of transphyseal bone lengthening on cell division, synthetic function, and microcirculation in the growth plate. J Pediatr Orthop 12: 181–190
8. Fjeld TO, Steen H (1990) Growth retardation after experimental limb lengthening by epiphyseal distraction. J Pediatr Orthop 10: 463–466
9. Hales S (1727) Vegetable statics. Innys & Woodward, London
10. Hope PG, Crawfurd EJ, Catterall A (1994) Bone growth following lengthening for congenital shortening of the lower limb. J Pediatr Orthop 14: 339–42
11. Hunter J (1837) The works of John Hunter, FRS (JF Palmer, vol 4)
12. Jani L (1973) Tierexperimentelle Studie über Tibiaverlängerung durch Distraktionsepiphyseolyse. Z Orthop 111: 627–30
13. Jani L (1975) Die Distraktionsepiphyseolyse, Teil II. Z Orthop 113: 199–208
14. Kaya Alpar E (1986) Growth plate stimulation by diaphyseal fracture. Acta Orthop Scand 57: 135–137
15. Kenwright J, Spriggins J, Cunningham JL (1990) Response of the growth plate to distraction close to skeletal maturitiy. Clin Orthop 250 61–72
16. Kölliker A (1873) Die normale Resorption des Knochengewebes und ihre Bedeutung für die Entstehung der typischen Knochenformen. Vogel, Leipzig
17. Lee DY, Chung CY, Choi ICH (1993) Longitudinal growth of the rabbit tibia after callotasis. J Bone Joint Surg (Br) 75: 898–903
18. Morscher E, Taillard W (1964) Beinlängenunterschiede. Karger, Basel New York
19. Morscher E (1968) Strength and morphology of growth cartilage under hormonal influence of puberty. Karger, Basel New York
20. Morscher E (1969) Das Wachstumsknorpelgewebe unter dem Einfluss von Hormonen. Enke, Stuttgart (Bücherei des Orthopäden, Bd 4)
21. Müller H (1848) Über die Entwicklung der Knochensubstanz nebst Bemerkungen über den Bau rachitischer Knochen. Z Wiss Zoologie 9: 147
22. Trueta J (1953) The influence of the blood supply in controlling bone growth. Bull Hosp Joint Dis 14: 147
23. von Laer L (1991) Frakturen und Luxationen im Wachstumsalter. Thieme, Stuttgart New York
24. Wilson-MacDonald J, Houghton GR, Bradley J, Morscher E (1990) The relationship between periosteal division and compression or distraction of the growth plate. J Bone Joint Surg (Br) 72: 303–8
25. Yasui N, Kojimoto H, Sasaki K, Kitada A, Shimizu H, Shimomura Y (1993) Factors affecting callus distraction in limb lengthening. Clin Orthop 293: 55–60

2.2.2 Körperliche Entwicklung

Altersstufen

Die körperliche Entwicklung von der Geburt zum Erwachsenenalter verläuft in folgenden Phasen:

Altersstufe	Alter	Unterteilung	Alter
Säuglingsalter	0 bis 1,5 Jahre		
Kindesalter	Mädchen: 1,5 bis ca. 10 Jahre Jungen: 1,5 bis ca. 12 Jahre	*Kleinkindesalter* *Schulalter*	1,5 bis 7 Jahre 7 bis ca. 10 bzw. 12 Jahre
Adoleszenz	Mädchen: ca. 10 bis 14 Jahre Jungen: ca. 12 bis 16 Jahre		

Während des *Säuglingsalters* ist das Kind völlig von seinen Eltern abhängig. Dabei werden Entwicklungsschritte und Fähigkeiten zu folgenden charakteristischen Zeitperioden erreicht:

2.2 Entwicklung des Bewegungsapparates

Lebensmonat	
2. bis 5.:	Spontanes Lächeln
2. bis 4.:	Kopfkontrolle
3. bis 6.:	Drehen von Bauch- in Rückenlage und umgekehrt
5. bis 8.:	Selbständiges Sitzen
6. bis 9.:	Selbständiges Hochziehen an Möbeln, Stehbeginn
9. bis 13.:	Sagt „Mama" und „Papa"
10. bis 16.:	Trinkt aus einer Tasse
11. bis 16.:	Selbständiges Gehen
14. bis 22.:	Treppensteigen
14. bis 30.:	Kombinieren von 2 verschiedenen Wörtern
20. bis 30.:	Kleider anziehen
22. bis 30.:	Hüpfen am Ort

Während des *Kindesalters* findet ein konstantes Wachstum statt (das keineswegs in „Schüben" verläuft, wie die Eltern oft wahrnehmen).

Die *Adoleszenz* ist durch die körperliche Verwandlung mit der Geschlechtsreifung und dem pubertären Wachstumsschub gekennzeichnet.

Längenentwicklung

Bei der Beurteilung von orthopädischen Problemen bei Kindern und Jugendlichen muß stets der Einfluß des Wachstums mitberücksichtigt werden.

Dadurch unterscheidet sich die Kinderorthopädie sehr wesentlich von der Erwachsenenorthopädie. Grundlage ist die Kenntnis der natürlichen Wachstumsvorgänge. Neben der Körpergröße spielen die Proportionen eine wesentliche Rolle. Bei diesen gilt es, insbesondere das Verhältnis von Rumpflänge zu Gesamtgröße zu berücksichtigen. Bei gewissen Dysostosen ist auch das Verhältnis der Ober- zur Unterschenkellänge und der Ober- zur Vorderarmlänge verändert.

Die Körpergröße ist vom Wachstumsstadium abhängig. Die *Wachstumsgeschwindigkeit* verhält sich im Laufe der Entwicklung bekanntlich nicht konstant. Während sie sich während der Kindheit weitgehend linear verhält, ist sie in 2 Lebensphasen deutlich gesteigert, und zwar im Säuglingsalter und in der Pubertät (Abb. 2.9). Das schnellste Wachstum findet während der Schwangerschaft und im 1. Lebensjahr statt. Anschließend bleibt das Wachstum über Jahre konstant, bis es zum pubertären Wachstumsschub kommt, der bei Mädchen durchschnittlich ca. 2 Jahre früher erfolgt als bei Knaben.

Die *Körpergröße* ist abhängig von der Wachstumsgeschwindigkeit, und sie wird mit Normwerten verglichen. Diese Normwerte beruhen auf der statistischen Erfassung sehr großer Kollektive. Leider sind die meisten Tabellen schon einige Jahre alt. Wegen des Phänomens der *Akzeleration* entsprechen sie wohl nicht mehr genau den heutigen Gegebenheiten, da Kinder heute durchschnittlich größer werden als vor 20 Jahren, dennoch sind auch heute die Annäherungswerte noch brauchbar. Das Phänomen der Akzeleration wird damit erklärt, daß die genetische Durchmischung heute wesentlich größer ist als früher (und durch die weitere Steigerung der Mobilität immer noch zunimmt). Früher heiratete man im gleichen Dorf. Heute findet man den Ehepartner oft in einem anderen Kontinent. Grob gesagt: Je größer die genetische Verwandtschaft, desto kleinwüchsiger die Nachkommenschaft. Dies heißt nicht, daß alle kleinen Leute Heredopathien aufweisen. Genetisch sind aber bei diesen offensichtlich die Voraus-

Abb. 2.9. Wachstumsgeschwindigkeit: Jährliche Größenzunahme bei Jungen und Mädchen. (Nach [5])

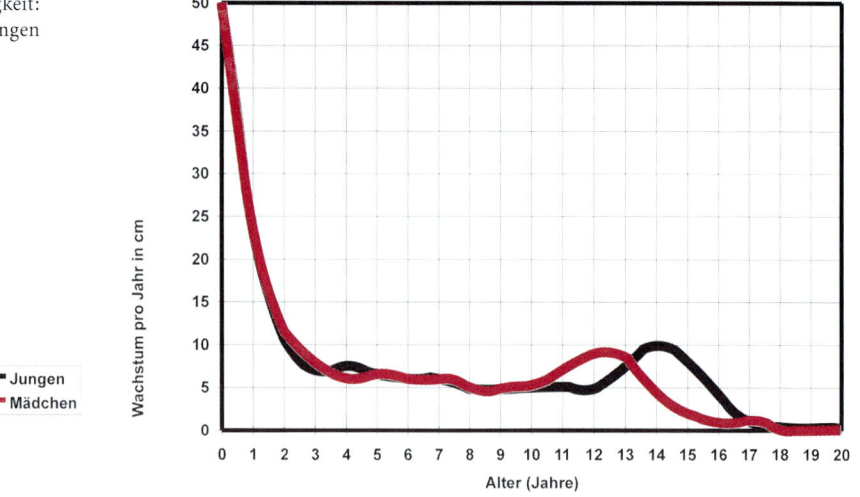

setzungen für kräftiges Wachstum weniger gut als bei großwüchsigen Menschen. Liegt eine eindeutige Heredopathie vor, so ist diese sehr oft mit Zwergwuchs verbunden.

Die *Normwerte* der Körpergröße weisen eine bestimmte *Streuung* auf. Für den klinischen Alltag hat sich die graphische Darstellung der *Mittelwerte der Körpergröße* am besten bewährt. Die Mittelwerte werden durch die *Perzentilen* ergänzt. Diese geben ein Maß für die Streuung an. Die Perzentilenzahl gibt an, wieviel Prozent der Jungen bzw. Mädchen *kleiner* sind als der abgelesene Wert. Nur 3 % der Kinder sind kleiner als die Angabe der 3er Perzentile, 25 % als die 25er Perzentile etc. Üblicherweise gibt man die 3er, 25er, 50er, 75er und 97er Perzentile an (Abb. 2.10 und 2.11) [1, 2]. Von *Kleinwuchs* spricht man bei Kindern unter der 3er Perzentile, von *Zwergwuchs* bei einer (voraussichtlichen) Endgröße von unter 150 cm.

Die *Körpergröße* wird aufrecht stehend barfuß an der Wand bestimmt. Fersen und Kopf sollten die Wand berühren, das Gesicht sollte geradeaus schauen. Die *Rumpflänge* wird am besten als *Sitzhöhe* bestimmt. Der Patient sitzt dabei auf einem (harten) Stuhl mit bekannter Höhe der Sitzfläche.

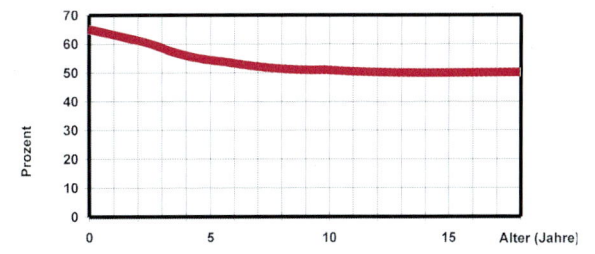

Abb. 2.12. Verhältnis der Sitzhöhe zur Körperlänge. Die Sitzhöhe ist in Prozent der Körperlänge angegeben. (Nach [1, 2])

Die Körpergröße im Sitzen wird gemessen und die Stuhlhöhe abgezogen. Der prozentuale Anteil von Rumpflänge zu Körpergröße nimmt im Laufe der Kindheit von 65 auf 50 % ab. Dieses Verhältnis wird mit etwa 10 Jahren erreicht und bleibt im Erwachsenenalter erhalten (Abb. 2.12) [1, 2]. Dieses Verhältnis ist beim dysproportionierten Zwergwuchs gestört, bei dem das Wachstum der Wirbelsäule und des Kopfes weniger beeinträchtigt ist als das der Extremitäten (z. B. bei der A- und Hypochondroplasie).

Körpergewicht

Das Körpergewicht nimmt während der Entwicklung nicht in ähnlicher Weise zu wie das Wachstum. Auch das Gewicht kann mit Graphiken mit Mittelwert und Perzentilen verglichen werden. Üblich sind hier 5er, 25er, 75er und 95er Perzentile (Abb. 2.13 und 2.14) [1, 2]. Kinder und Jugendliche oberhalb der 95er Perzentile sind adipös. Die Obesitas hat einen erheblichen Einfluß auf Wachstumsstörungen. Solche Kinder und Jugendliche sollten mit ihren Eltern einer Diätberatung zugeführt werden. Bei Jugendlichen (v. a. Mädchen) unter der 5er Perzentile sind zwar keine Schwierigkeiten bei orthopädischen Problemen zu erwarten, bei ihnen könnte aber eine Anorexia mentalis vorliegen, und sie sollten deshalb psychologisch betreut werden.

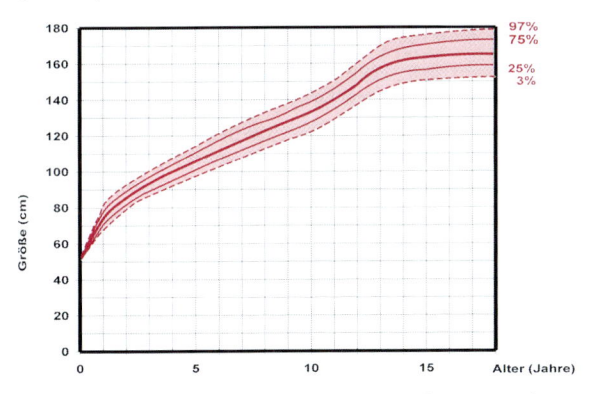

Abb. 2.10. Wachstumskurve bei Mädchen: Größe mit Mittelwert und Perzentilen nach Alter. (Nach [4])

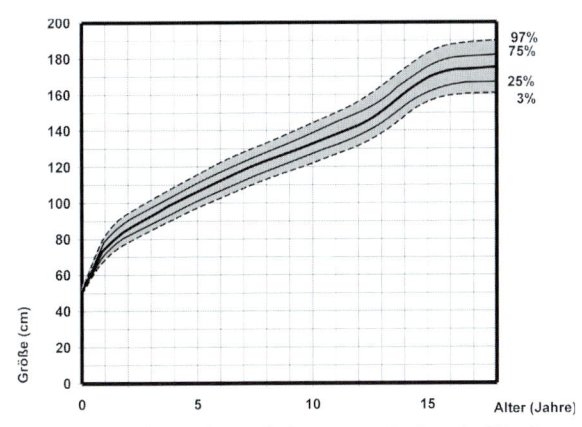

Abb. 2.11. Wachstumskurve bei Jungen: Größe mit Mittelwert und Perzentilen nach Alter. (Nach [4])

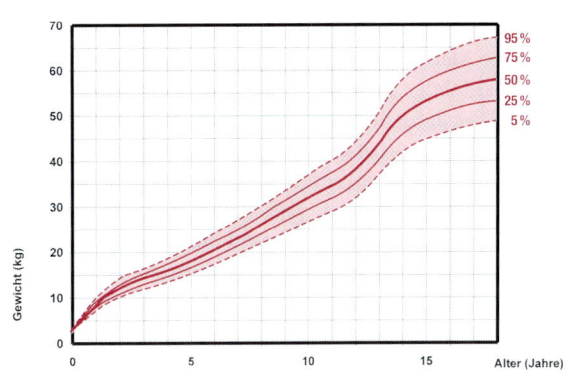

Abb. 2.13. Körpergewicht Mädchen: Durchschnitt mit Mittelwert und Perzentilen nach Alter. (Nach [4])

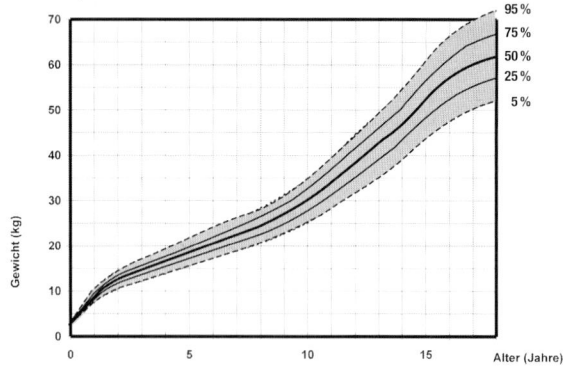

Abb. 2.14. Körpergewicht Jungen: Durchschnitt mit Mittelwert und Perzentilen nach Alter. (Nach [4])

Skelettalter

Sehr viel genauer als mit dem chronologischen Alter läßt sich der Wachstumszustand und damit auch die Endlängenprognose ermitteln, wenn die effektive Skelettreifung (das „*Skelettalter*") als Basis der Berechnung genommen wird. Nicht alle Kinder sind bezüglich Reifung gleich schnell. Unterschiede von ± 2 Jahren sind noch im physiologischen Rahmen. Man beobachtet dies auch bei der hormonellen Reifung. Einzelne Mädchen haben die Menarche schon mit 10, andere erst mit 15 Jahren. Jungen können mit 12 oder auch erst mit 16 Jahren den Stimmbruch haben. Besonders bei Schwerbehinderten können chronologisches und Skelettalter um viele Jahre divergieren.

Pubertät

Der pubertäre Wachstumsschub setzt bei Mädchen mit etwa 10 Jahren und bei Jungen mit ca. 12 Jahren ein und dauert 3–4 Jahre. Die Wachstumsgeschwindigkeit ist während dieser Zeit gegenüber dem Kindesalter deutlich erhöht (Abb. 2.9). Auf dem Höhepunkt (bzw. in der Mitte) des Wachstumsschubes setzt bei Mädchen die Menarche und bei Jungen der Stimmbruch ein. Der Reifungszustand kann außer anhand der Menarche bzw. dem Stimmbruch auch an der Schambehaarung, an der Entwicklung der Genitalen (Jungen) sowie an der Brustentwicklung (Mädchen) beurteilt werden [5].

Endokrinologisch beginnt die Pubertät bereits vor den äußerlich sichtbaren Veränderungen mit der Gonadotropinsekretion des Hypophysenvorderlappens, bei Jungen ca. im 8. und bei Mädchen im 7. Lebensjahr. Die gonadotropen Hormone stimulieren die Keimdrüsen zur Sekretion von Geschlechtshormonen (Testosteron und Östrogen), die ihrerseits die Absonderung von Wachstumshormon (STH = somatotropes Hormon) in der Hypophyse anregen (präpubertaler Wachstumsschub). Bei höherer Konzentration der Geschlechtshormone hemmen sie die Ausschüttung von Wachstumshormon, die Reifung wird gefördert, bis das Wachstum abgeschlossen ist [3].

Entwicklungsstadien der Genitalien bei Knaben

Stadium	Charakteristika	Dauer
Stadium 1	*Vorpubertät:* Skrotum und Penis sind so groß wie während der Kindheit	
Stadium 2	Vergrößerung von *Skrotum* und *Testes*	*1 Jahr*
Stadium 3	Vergrößerung des *Penis* in die Länge	*1 Jahr*
Stadium 4	Der *Penis* wird größer und dicker, die *Glans* entwickelt sich, die *Skrotalhaut* färbt sich dunkler	*2 Jahre*
Stadium 5	*Erwachsenenform* der Genitalien	

Reifestadien der Schambehaarung bei Knaben und Mädchen

Stadium	Charakteristika	Dauer
Stadium 1	*Vorpubertät:* Noch keine Schambehaarung	
Stadium 2	Spärliches Wachstum feiner, heller, daunenfederartiger Haare, die glatt oder nur wenig gelockt sind, hauptsächlich an der Peniswurzel und an den Labien	*1 Jahr*
Stadium 3	Behaarung dunkler, gröber und stärker gelockt. Bei Jungen flaumartiger Bartwuchs	*1 Jahr*
Stadium 4	Die Behaarung ähnelt dem Erwachsenentyp, das Haarfeld ist aber kleiner, Behaarung auch der Achselhöhle. Bei Jungen Bartwuchs stärker	*2 Jahre*
Stadium 5	*Erwachsenenform* der Behaarung	

Entwicklungsstadien der Brust bei Mädchen

Stadium	Charakteristika	Dauer
Stadium 1	*Vorpubertät:* Noch keine Brust, nur Hervortreten der Mamille	
Stadium 2	*Knospenbrust:* Hervortreten der Brust und der Mamille als kleine Erhebung	*1 Jahr*
Stadium 3	Weitere Vergrößerung und Vorwölbung der Brust ohne Trennung der Konturen, auch Warzenhof wird vergrößert	*1 Jahr*
Stadium 4	Gesonderte Vorwölbung des Warzenhofes und der Mamille über der eigentlichen Oberfläche der Brust	*2 Jahre*
Stadium 5	*Erwachsenenform* der Brust. Der Warzenhof weicht wieder in die allgemeine Kontur der Brust zurück, nur die Mamille tritt hervor	

Konstitution

Wie bei Erwachsenen kann oft bereits bei Kindern und stets bei Adoleszenten zwischen athletischem, leptosomem und pyknischem Körperbau unterschieden werden.

Literatur

1. Debrunner HU (1982) Orthopädisches Diagnostikum. Thieme, Stuttgart New York, S 54–55
2. Heimendinger J (1964) Die Ergebnisse von Körpermessungen von 5 000 Basler Kindern von 2–18 Jahren. Schwabe, Basel
3. Morscher E (1968) Strength and morphology of growth cartilage under hormonal influence of puberty. Karger, Basel New York
4. Prader A, Largo RH, Molinarik L, Issler C (1989) Physical growth of Swiss children from birth to 20 years of age. Helv Paediatr Acta Suppl 52
5. Tanner LM (1962) Wachstum und Reifung des Menschen. Thieme, Stuttgart

2.2.3 Die Belastbarkeit des wachsenden Bewegungsapparates

Wir haben uns daran gewöhnt, daß olympische Medaillen in bestimmten Sportarten – wie Schwimmen, Kunstturnen oder Eiskunstlaufen – von Teenagern gewonnen werden. Aber auch in anderen Disziplinen beginnt man mit dem Leistungstraining häufig vor Abschluß des Wachstums.

> ! Sportliche Tätigkeit beinhaltet fast immer Beschleunigungen und damit Kräfte und Drehmomente. Potentielle Energie wird ständig in kinetische umgewandelt und umgekehrt. Übersteigen die Kräfte ein gewisses Ausmaß, so kommt es zum Versagen der am stärksten beanspruchten Struktur an dem Ort, der die geringste mechanische Festigkeit aufweist.

Der Bewegungsapparat ist aus Knochen, Muskeln, Sehnen, Ligamenten und Gelenkknorpel aufgebaut. Alle diese Strukturen sind von der Geburt bis zum Erwachsenenalter wesentlichen Veränderungen in ihrer mechanischen Festigkeit unterworfen. Der bedeutsamste Unterschied zwischen Kind und Erwachsenem besteht aber im Vorhandensein des Wachstumsknorpels.

Experimentelle Untersuchungen über die mechanische Festigkeit verschiedener Gewebearten während des Wachstums

Wachstumsknorpel

Die Erstbeschreibung des Wachstumsknorpels erfolgte durch Müller im Jahre 1858 [16]. Die Wachstumsfuge nimmt normalerweise eine zur Kraftresultanten senkrechte Position ein. Die Fugen sind v. a. Druck- und Scherkräften ausgesetzt, in selteneren Fällen Zugkräften. Typische durch Zug beanspruchte Wachstumsknorpelfugen sind der Trochanter minor und der Epicondylus humeri ulnaris. Die Oberflächenbeschaffenheit des Wachstumsknorpels spielt für die Festigkeit der Verbindung zwischen Epiphysenfuge und Metaphyse eine große Rolle. Die Epiphysenfuge bildet nicht eine flache Scheibe mit glatter Oberfläche, sondern weist tiefe, mehr oder weniger starke Eindellungen und Verzahnungen auf. Dies sorgt für eine gewisse Festigkeit gegenüber Scherkräften, spielt aber für den Widerstand gegen Zugkräfte keine große Rolle [14].

Wachstumsknorpel besteht aus zellulären Elementen und Interzellularsubstanz. Die Geschwindigkeit der Regeneration der Knorpelzellen auf der einen und deren Hypertrophie während der Entwicklung auf der anderen Seite bestimmen die Wachstumsgeschwindigkeit. Die Interzellularsubstanz mit den kollagenen Fasern sorgt für den inneren Zusammenhalt des Wachstumsknorpels und ist fast ausschließlich für dessen mechanische Festigkeit verantwortlich.

Wir unterscheiden innerhalb der Epiphysenfuge verschiedene Zonen, die sich durch ihre Organisation, durch die Form und Größe der Knorpelzellen und das quantitative Verhältnis zwischen Zellen und Interzellularsubstanz voneinander unterscheiden (s. Abschn. 2.2.1). Da v. a. die Interzellularsubstanz für die mechanische Belastbarkeit verantwortlich ist, liegt die schwächste Zone im Bereich der hypertrophen Zellen nahe bei der Metaphyse, wo das kleinste quantitative Volumenverhältnis zwischen Interzellularsubstanz und den zellulären Elementen besteht [14].

Die Wachstumsgeschwindigkeit ist bei allen Säugetieren unmittelbar nach der Geburt am größten, eine Beschleunigung des Wachstums ist aber auch während der Pubertät gegeben [32]. Während dieser Phase besteht auch eine wesentliche Veränderung der mechanischen Eigenschaften der Wachstumsfugen, wie tierexperimentell an Hand von Zugbelastungsversuchen an der proximalen Epiphysenfuge der Tibia bei Ratten nachgewiesen werden konnte [14].

Zu Beginn der Pubertät ist eine Verminderung der Belastbarkeit der Epiphysenfuge auf Zug v. a. bei männlichen Ratten zu beobachten (Abb. 2.15). Verschiedene Hormone haben einen spezifischen Einfluß auf die Wachstumsfuge. Das *Wachstumshormon* des Hypophysenvorderlappens ist für die normale Physiologie und damit auch für die Morphologie der Epiphysenfuge von essentieller Bedeutung. Fehlt dieses Hormon, so erfolgt ein Wachstumsstop, die Epiphysenfuge verschmälert sich und die mechanische Festigkeit nimmt zu. Wird im Gegensatz dazu Wachstumshormon über ein gewisses optimales Maß hinaus verabreicht, so führt dies zur Verlängerung der Wachstumsdauer, zur Verlangsamung der physiologischen Verschmälerung der Fuge und zu einer länger dauernden mechanischen Schwäche des Wachstumsknorpels (Abb. 2.16).

Männliche und weibliche *Sexualhormone* haben sehr unterschiedliche Wirkungen. Während der sexuellen Reifung dominiert der anabole Effekt der Androgene, während Östrogene die Reifung selbst beschleunigen. Der anabole Effekt der Testosterone ist für das schnellere Wachstum der männlichen Tiere (und der Jungen) verantwortlich wie auch für die Schwächung der mechanischen Festigkeit der Epiphysenfuge zu Beginn der Pubertät. Im Gegensatz zu Androgenen haben Östrogene keine eindeutige Wirkung auf die Proteinsynthese. In niedrigen Dosen scheinen sie eher eine anabole, in hohen Dosen eher eine katabole Wirkung zu haben. Während der Pubertät verlangsamen sie die Aktivität der Epiphysenfuge, und der Reifungsprozeß der Fuge wird beschleunigt. Dies ist die Ursache dafür, daß die Phase der Schwächung der Epiphysenfuge bei Jungen länger dauert und auch ausgeprägter ist als bei Mädchen (Abb. 2.15).

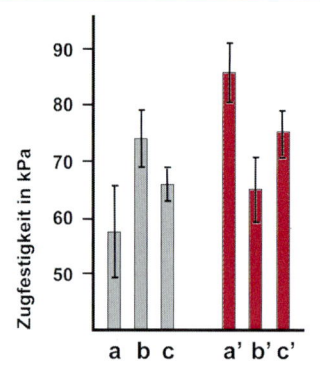

Abb. 2.16. Einfluß des Geschlechtshormone auf die Zugfestigkeit der proximalen Tibiaepiphysenfuge bei Ratten. (Nach [14]): **a** unbehandelte normale männliche Ratten, **b** kastrierte männliche Ratten, **c** kastrierte männliche Ratten, die mit Testosteron behandelt wurden, **a'** unbehandelte weibliche Ratten, **b'** kastrierte weibliche Ratten, **c'** kastrierte weibliche Ratten, die mit Östrogen behandelt wurden

Knochen

In einer Studie wurden Biegebelastungsversuche bei Knochenblöcken aus der femoralen Kortikalis von 18 Personen zwischen 2 und 48 Jahren durchgeführt [4]. Verglichen mit dem ausgewachsenen Knochen besteht beim Kind ein niedrigerer Elastizitätsmodul (80 Pa im Alter von 5 Jahren, 150 Pa im Alter von 40 Jahren). Der Knochen von Kleinkindern unter 6 Jahren weist auch eine geringere Biegebelastbarkeit auf als derjenige von Erwachsenen (150 Pa vs. 200 Pa). Die Studie weist ferner nach, daß der unreife Knochen sich auf Belastung stärker verbiegt und mehr Energie absorbiert, bevor er bricht; mit anderen Worten, er ist plastischer und weniger elastisch als reifer Knochen.

Hieraus läßt sich schließen, daß der Knochen von kleinen Kindern bei geringerer Belastung bricht als derjenige von Erwachsenen, er erfährt bei identischer Krafteinwirkung stärkere plastische Deformationen und absorbiert dadurch mehr Energie. Klinisch wird diese plastische Deformation durch die für Kinder typischen Grünholzfrakturen demonstriert. Leider wurde in der erwähnten Studie die Zugfestigkeit des Knochens nicht gemessen, so daß kein direkter Vergleich zum Epiphysenknorpel angestellt werden kann. Unsere eigenen Versuche zeigten, daß der Knochen eine ca. 25mal höhere Zugfestigkeit aufweist als der Knorpel.

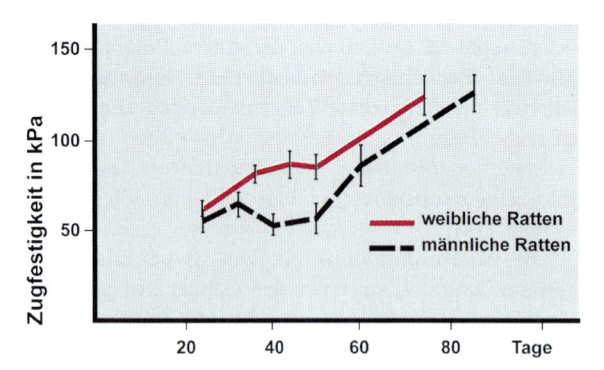

Abb. 2.15. Durchschnittliche Zugfestigkeit der proximalen Tibiaepiphysenfuge bei Ratten nach Alter und Geschlecht. Diese ist während des pubertären Wachstumsschubes (zwischen dem 30. und 50. Lebenstag) insbesondere bei männlichen Tieren deutlich vermindert. (Nach [14])

Ligamente

Eine Untersuchung an Ratten zeigte, daß die Steifigkeit, die Zugfestigkeit und die Kollagenkonzentration von Ligamenten im Laufe des Alters zunehmen, während ihr Wassergehalt abnimmt [33]. Die Autoren befaßten sich v. a. mit der Zugfestigkeit des Ver-

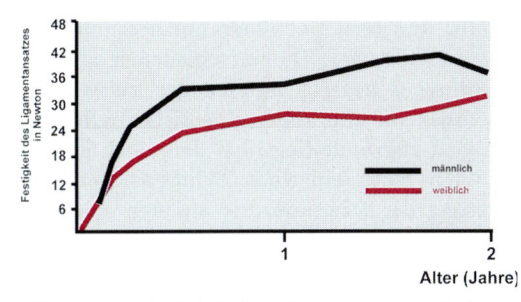

Abb. 2.17. Zugfestigkeit des Ligamentansatzes bei männlichen und weiblichen Ratten in Abhängigkeit vom Alter. (Nach [33])

ankerungspunkts der Ligamente im Knochen. Sie stellten fest, daß mit dem Wachstum diese Zugfestigkeit konstant zunimmt, daß männliche Ratten eine höhere absolute Zugfestigkeit aufweisen als weibliche Ratten (Abb. 2.17), daß allerdings, verglichen mit dem Körpergewicht, die weiblichen Ratten die größere Belastbarkeit aufweisen. Unsere eigenen Versuche zeigten bei juvenilen Kaninchen gegenüber ausgewachsenen Tieren eine geringere Zugfestigkeit, aber eine höhere Elastizität des vorderen Kreuzbandes [7] (Abb. 2.18).

Eine andere Studie an Knochen-Ligament-Knochen-Präparaten des menschlichen vorderen Kreuzbandes zeigte, daß die Werte für den Elastizitätsmodul, die Zugfestigkeit und die Maximalbelastung bei der Zerreißung bei jungen Erwachsenen zwischen 16 und 26 Jahren ungefähr 2- bis 3mal so groß sind wie bei alten Personen im 6. Lebensjahrzehnt [20]. Wir können daraus schließen, daß von der Geburt bis zum Ende der Pubertät die Zugfestigkeit der Ligamente stetig zunimmt, daß aber während dieser Zeit die Verankerung zwischen Ligament und Knochen die kritische Stelle ist und daß es mit dem weiteren Altern zu einer signifikanten Abnahme der Zugfestigkeit kommt. Die Festigkeit der Ligamente und ihrer Verankerung im Knochen erreicht die maximalen Werte am Ende der Pubertät. Mit weiter zunehmendem Alter nehmen Festigkeit und Steifigkeit wieder ab.

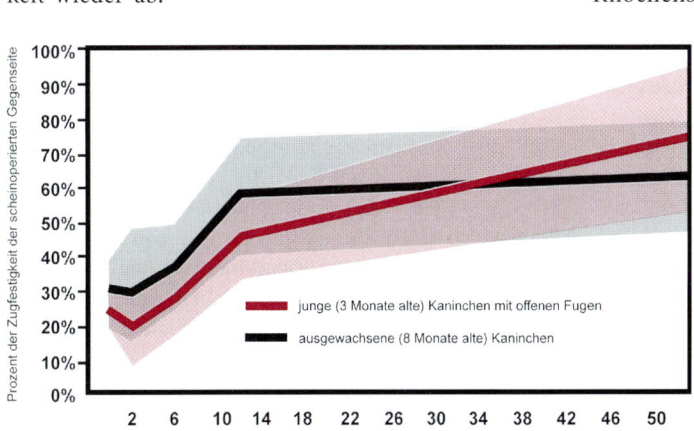

Muskelgewebe

Muskelgewebe scheint bezüglich Belastbarkeit im Wachstumsalter keine kritische Struktur darzustellen. Muskeln haben eine große funktionelle Adaptationsfähigkeit und schützen sich selbst vor Schädigung durch Ermüdung. Sie entwickeln neurologisch kontrollierte willkürliche Kräfte und stellen somit den aktiven Teil des Bewegungsapparates dar. Die größten Belastungen treten allerdings passiv auf, z.B. als Bodenreaktionskraft beim Landen nach einem Sprung [19]. Diese Kräfte werden in Knochen, Ligamenten und Knorpelgewebe und weniger im Muskelgewebe neutralisiert.

Gelenkknorpel

Gelenkknorpel wird v.a. durch Druck- und Scherkräfte beansprucht, weniger durch Zugkräfte. Morphologische Studien ergaben, daß Gelenkknorpel bei Neugeborenen eine undifferenzierte Struktur aufweist, während er bei jungen Erwachsenen eine ausgeprägte Differenzierung der Morphologie zeigt, deren Ausmaß von der Belastung stark abhängig ist [22]. Mit anderen Worten: Die Belastbarkeit des Knorpels scheint trainierbar zu sein; allerdings handelt es sich hierbei um einen sehr langsamen Prozeß.

Klinische Beobachtungen

Physiologische Anpassungsvorgänge

Der bekannteste Anpassungsvorgang ist die Zunahme der Muskelmasse bei regelmäßigem Training. Wir haben auch die Veränderungen des Gelenkknorpels bereits erwähnt. Weniger bekannt sind die Anpassungsvorgänge des Knochens. Ein Einfluß der Belastungsintensität auf die Körpergröße konnte bisher nicht nachgewiesen werden [2, 12]. Andererseits scheint ein vermehrtes Breitenwachstum des Knochens zu existieren, denn die Messungen erga-

Abb. 2.18. Zerreißfestigkeit des vorderen Kreuzbandes nach partieller Durchtrennung im Vergleich zur scheinoperierten Gegenseite bei jungen und ausgewachsenen Kaninchen. Auch nach 1 Jahr ist es nicht zur vollständigen Regeneration gekommen. Die Erholung ist bei jungen Kaninchen etwas besser als bei alten. (Nach [7])

ben, daß die Knochen eines sportlich aktiven Adoleszenten dicker sind als jene von inaktiven Jugendlichen. Ob dies allerdings einen Trainingseffekt darstellt oder nicht, ist damit keineswegs sichergestellt. Ebensogut wäre möglich, daß diese Unterschiede Hinweise auf den durchschnittlichen Konstitutionstyp des sportlich aktiven Jugendlichen geben und daß der Konstitutionstyp eine gewisse Selektion mit sich bringt. Dieselbe Studie zeigte auch, daß die Menarche bei weiblichen Sportlerinnen gegenüber ihren nichtsportlichen Kameradinnen etwas später eintritt, während männliche Sportler im Durchschnitt etwas früher reif sind als Nichtsportler [12].

Pathologische Veränderungen

Bei *Kleinkindern* sind Überlastungssymptome relativ selten – v. a. natürlich, weil in diesem Alter noch kein leistungsmäßiges Training durchgeführt wird. Eine interessante Statistik anhand von Skiunfällen zeigte, daß Kinder unter 10 Jahren bei gleicher gefahrener Distanz durchschnittlich weniger häufig verunfallen als Jugendliche und Erwachsene, daß aber, tritt einmal ein Unfall auf, die Wahrscheinlichkeit, daß es sich um eine Schaftfraktur eines langen Röhrenknochens handelt, bedeutend größer ist als bei älteren Personen [28]. Epiphysenfrakturen sind in diesem Alter wesentlich seltener als bei Jugendlichen, und rein ligamentäre Läsionen sind sozusagen inexistent. Die kritische Struktur bei Kleinkindern ist somit nicht der Wachstumsknorpel und schon gar nicht der Bandapparat, sondern der Knochen.

Ganz anders ist die Situation bei *Adoleszenten*. Während der Pubertät ist insbesondere bei Jungen der Wachstumsknorpel geschwächt. Diese Verminderung der mechanischen Festigkeit ist Ursache mehrerer typischer Krankheiten und Überlastungssyndrome, deren Auftreten abhängig ist von der Wachstumsrate und der Belastung. Ein Beispiel hierfür ist die *Scheuermann-Krankheit,* bei der pathogenetisch ein Mißverhältnis besteht zwischen der Belastung und der Belastbarkeit der knorpeligen Deckplatten der Wirbelkörper. Typischerweise ist die Krankheit durch das Auftreten von Schmorl-Knötchen, Keilwirbelbildung und Verschmälerung der Bandscheiben sowie – solange die Krankheit thorakal lokalisiert ist – eine fixierte Kyphose charakterisiert. Das Leiden ist bei Jungen wesentlich häufiger als bei Mädchen und betrifft vorwiegend großgewachsene Jugendliche. Wie steht es nun mit dem Einfluß der sportlichen Tätigkeit auf das Auftreten dieser Krankheit? Alle vorhandenen Statistiken zeigen, daß das Auftreten der Scheuermann-Krankheit beim Ausübenden bestimmter Sportarten signifikant häufig ist, v. a. bei Leichtathleten, Skirennfahrern, Ruderern und Radrennfahrern [8, 10, 15, 23, 24, 27, 31, 34]. Die verschiedenen Studien sind allerdings schwierig miteinander zu vergleichen, da ihnen oft eine unterschiedliche Definition der Krankheit zugrunde liegt; bei den einen genügt das Auftreten eines einzelnen Schmorl-Knötchens zur Sicherung der Diagnose, die anderen sprechen von der Scheuermann-Krankheit erst bei einer fixierten Gesamtkyphose von mehr als 50°. Daher gibt es Statistiken, die bei Sportlern die Krankheit in 50% feststellten, im Gegensatz zu 30% bei der normalen Bevölkerung. In einer Untersuchung an unserer Klinik [27], bei der wir strengere Kriterien anwendeten, fanden wir die Krankheit bei 11–17% der Athleten im Vergleich zu 1–2% bei der normalen Bevölkerung. Betroffen sind v. a. Sportler, deren Wirbelsäule in Richtung der Kyphose belastet wird. Die Tatsache, daß die Krankheit bei Gewichthebern nicht häufiger auftritt, beruht v. a. darauf, daß in dieser Sportart das Leistungstraining meist erst nach Abschluß der Pubertät begonnen wird [8].

Es stellt sich nun die Frage, wie relevant es ist, von der Scheuermann-Krankheit betroffen zu sein. Auf der einen Seite besteht das kosmetische Problem. Diese Frage muß jeder für sich selber beantworten. Auf der anderen Seite geht es um die Frage, ob chronische Rückenschmerzen bei Patienten mit Scheuermann-Krankheit häufiger sind als bei der Normalbevölkerung. Rückenschmerzen sind ein derart verbreitetes Problem, daß es schwierig ist, statistisch gesicherte Unterschiede in verschiedenen Populationen zu finden. Bei fixierten, thorakalen Kyphosen von mehr als 50° sind im Erwachsenenalter zwar nicht mehr, aber intensivere Rückenschmerzen zu erwarten als bei Normalpersonen. Solche Patienten wählen körperlich weniger anspruchsvolle Berufe. Die Lungenfunktion wird erst bei sehr schweren Kyphosen beeinträchtigt [17]. Wenn die Krankheit allerdings im thorakolumbalen oder lumbalen Bereich lokalisiert ist, sind Rückenschmerzen häufig, oft sehr stark und treten bereits während der Adoleszenz auf. Beim Vorhandensein einer fixierten thorakalen Kyphose können zusätzlich auftretende Probleme der Wirbelsäule (wie etwa eine Kompressionsfraktur im Bereich der LWS) viel weniger gut kompensiert werden.

Eine weitere Krankheit, die ihre Ursache in der Schwäche des Epiphysenknorpels während der Pubertät hat, ist die *Epiphyseolysis capitis femoris*. Bekanntlich tritt diese Krankheit v. a. bei adipösen und großgewachsenen Jugendlichen auf. Wie steht es aber mit dem Einfluß der sportlichen Tätigkeit? Ohne Zweifel ist die akute, manifeste Epiphysenlösung mit deutlichem Abrutschen des Femurkopfes bei sportlichen Jugendlichen extrem selten. Betrachten wir jedoch Röntgenbilder von älteren Personen mit beginnender Koxarthrose, so haben wir doch sehr häufig den Eindruck, daß eine leichtere Form der Epiphysenlösung durchgemacht wurde. In einer Untersuchung der Hüftröntgenbilder von 251 Schulkindern wurde die sog. „tilt deformity" mit einer Verhältniszahl untersucht [18] (s. Kap. 3.2.6). Betrug diese Verhältniszahl mehr als 1,35, so wurde dies als „tilt deformity" bezeichnet, was ein Zeichen für eine durchgemachte leichte Form der Epiphysenlösung ist und eine Präarthrose darstellt. Diese Deformität wurde bei Kindern mit nur geringen sportlichen Aktivitäten in 9 % und bei jenen mit sehr intensiver sportlicher Tätigkeit in 24 % gefunden. Die Autoren kamen zu dem Schluß, daß diese Deformität insbesondere bei Springern und Langstreckenläufern signifikant gehäuft war. In einer eigenen Untersuchung von 50 Patienten mit Koxarthrosen stellten wir fest, daß 58 % von ihnen früher Leistungssport betrieben hatten. Die „tilt deformity" war bei Sportlern wesentlich häufiger als bei Nichtsportlern [29].

Ein weiteres typisches Problem des Adoleszenten ist das Auftreten der *Spondylolyse* und *Spondylolisthesis*. Die dorsalen Elemente der Wirbelkörper werden v. a. in Hyperextension belastet; dies gilt am stärksten für den Wirbelbogen L 5, insbesondere wenn der untere Gelenkfortsatz von L 4 sehr groß ist und damit bei Hyperextension auf die Pars interarticularis drückt. Das Problem der Spondylolyse ist allerdings nicht ein Problem des Wachstumsknorpels, sondern eher das der verminderten Belastbarkeit des noch nicht ausgewachsenen Knochens. Die Tatsache, daß in experimentellen Studien auch nach 250 000 Belastungen in Hyperextension keine Spondylolyse produziert werden konnte, ist ein Hinweis darauf, daß neben dem mechanischen Problem noch ein vaskulärer Faktor für die Ätiologie eine Rolle spielen könnte [5]. Die Spondylolyse ist bei Sportlern signifikant häufig, v. a. bei Leichtathleten, Speerwerfern, Kunstturnern und Ballettänzern (14–25 % vs. 4–5 % wie in der Normalbevölkerung) [9, 11, 24]. Wir müssen aber feststellen, daß diese merkliche Häufung der Spondylolyse nicht von einer erhöhten Inzidenz der Spondylolisthesis begleitet ist. Offenbar verhindert die gute Muskulatur des Sportlers das Nach-vorne-Rutschen des Wirbelkörpers trotz des Defekts in der Pars interarticularis. Wiederum stellt sich die Frage der klinischen Relevanz der Spondylolyse. Die meisten Patienten der Normalbevölkerung mit einem Parsdefekt sind asymptomatisch. Dies gilt wahrscheinlich noch mehr für sportliche Patienten mit guter Muskelfunktion. Probleme könnten eher später, wenn das Muskeltraining aufgegeben wurde oder während der Schwangerschaft, auftreten.

Ein weiteres häufiges Rückenproblem, das sich während der Adoleszenz entwickeln kann, ist die *Skoliose*. Nach heutigem Wissen entsteht die idiopathische Skoliose nicht durch einen asymmetrischen Muskelzug, sondern durch eine Diskrepanz zwischen dem Wachstum der Wirbelkörper und dem der dorsalen Elemente – möglicherweise aufgrund einer inadäquaten Antwort der dorsalen Ligamente auf die Zugbelastung durch das Wachstum (s. Kap. 3.1.4). Die vorhandenen Statistiken zeigen, daß die idiopathische Skoliose bei Sportlern nicht häufiger ist als bei der Normalbevölkerung, daß auch die Gefahr der Progression nicht verstärkt ist und daß selbst Sportler mit asymmetrischer Belastung wie Speerwerfer, Fechter und Tennisspieler kein vermehrtes Risiko in bezug auf das Auftreten einer Skoliose aufweisen [1, 13].

Natürlich ist das *Trauma* beim sportlich aktiven Kind häufiger als beim Bücherwurm. Es seien hier nur einige generelle Unterschiede zum Erwachsenen betont: Verglichen mit Kleinkindern sind epiphysäre Frakturen bei Adoleszenten etwas häufiger und Schaftfrakturen relativ gesehen etwas seltener [28]. Ein weiterer Unterschied besteht bei den ligamentären Verletzungen: Obwohl Ligamente bei Kindern und Jugendlichen elastischer und schwächer sind als bei jungen Erwachsenen, so ist ihre Festigkeit dennoch bis kurz vor Wachstumsabschluß unkritisch. Zwar sehen wir in den letzten Jahren vermehrt intraligamentäre Risse des vorderen Kreuzbandes bei Adoleszenten. Dennoch sind rein ligamentäre Verletzungen bis gegen Ende der Pubertät selten, viel eher kommt es zum Ausriß der Ligamente am knorpelig-knöchernen Ansatz, dies auch bei relativ gesehen höherer Geschwindigkeit der Gewalteinwirkung als bei Erwachsenen [3, 33]. Auch Ausrisse von Sehnenansätzen sind bei Jugendlichen sehr typisch. Solche *Apophysenverletzungen* kommen typischerweise an der Patella (30 %), am Becken (23 %), an der Wirbelsäule (20 %) und am proximalen Femur (19 %) vor [30] (Abb. 2.19). Auch *chronische Überlastungen der Apophysen* sind in diesem Alter sehr verbreitet, am typischsten in Form des M. Schlatter (s. auch Kap. 3.3.3.3).

Eine letzte Bemerkung betrifft die *Wirbelfrakturen*. Im Gegensatz zu Erwachsenen ereignen sich Wirbelfrakturen bei Kindern und Adoleszenten häufiger im oberen und mittleren Thorakalbereich [21, 26], während bei Erwachsenen diese Zone durch den starren Brustkorb geschützt ist und die Frakturen sich überwiegend im thorakolumbalen Übergangsbereich oder in der LWS oder HWS ereignen.

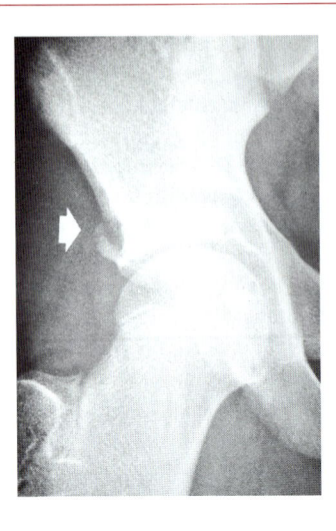

Abb. 2.19. Typische Verletzung bei Jugendlichen: Apophysenausriß (hier an der Spina iliaca anterior inferior, Ansatz des M. rectus femoris) bei einem 15jährigen Jungen

Schlußfolgerungen

Der Bewegungsapparat besteht aus Geweben mit sehr unterschiedlichen Charakteristika. Das Versagen bei Überbelastung erfolgt am schwächsten Punkt. Während des Wachstums ändern sich die mechanischen Charakteristika der verschiedenen Strukturen.

> ! Bei Kleinkindern unter 10 Jahren ist das Knochengewebe die kritische Struktur. Bei Adoleszenten hingegen ist es der Wachstumsknorpel. Bei jungen Erwachsenen schließlich kann man die Ligamente als schwächsten Punkt im Gewebesystem des Bewegungsapparates bezeichnen. Im höheren Alter ist – bedingt durch die Osteoporose – wiederum der Knochen das Gewebe mit der geringsten Belastungstoleranz [6].

Welchen Rat sollen wir nun den jungen Sportlern geben? Wann soll mit dem Leistungstraining begonnen werden? Sollen die Jugendlichen warten bis zum Abschluß des Wachstums, auf das Risiko hin, daß sie nicht mehr konkurrenzfähig sind? Um diese Fragen zu beantworten, müßten wir mehr über die Langzeitwirkung der erwähnten Krankheiten wissen.

> ! Es sind berechtigte Zweifel angebracht, ob eine thorakale Scheuermann-Krankheit oder die Spondylolyse im späteren Leben wirklich ein erhebliches Problem darstellen. Dies gilt allerdings nicht für die „tilt deformity", die eine eindeutige Präarthrose darstellt – und tatsächlich scheint die Koxarthrose bei ehemaligen Sportlern häufiger zu sein als bei der Normalbevölkerung. Vor allem in der Frühpubertät sollten deshalb allzu große Belastungen vermieden werden.

Literatur

1. Azemaar G (1975) A-propos des affections chroniques imputables a la pratique de l'escrime, scoliose-non, coxarthrose-peut-etre. Ed Cinesiologie 56: 74–9
2. Beunen GP, Malina RM, Renson R (1992) Physical activity and growth, maturation and performance: A longitudinal study. Med Sci Sports Exerc 24: 576–85
3. Clanton TO, DeLee JC, Sanders B, Neidre A (1979) Knee ligament injuries in children. J Bone Joint Surg (Am) 61: 195–201
4. Currey JD, Butler G (1975) The mechanical properties of bone tissue in children. J Bone Joint Surg (Am) 57: 810–814
5. Groher W (1980) Spondylolyse als endogener und exogener Schaden des Isthmus. Klinische und experimentelle Untersuchung. Z Orthop 118: 439–43
6. Hefti F, Morscher E (1985) Die Belastbarkeit des wachsenden Bewegungsapparates. Schweiz Z Sportmed 33: 77–84
7. Hefti FL, Kress A, Fasel J, Morscher EW (1991) Healing of the transected anterior cruciate ligament in the rabbit. J Bone Joint Surg (Am) 73: 373–383
8. Jani L (1983) Die juvenile Wirbelsäule und deren Beeinträchtigung durch Sport. Schweiz Z Sportmed 31: 115–118
9. Krämer J, Brenner H (1978) Gefahren für die Wirbelsäule beim Gewichtheben. Orthop Praxis 14: 43–9
10. Legwold G (1982) Does lifting weights harm a prebubescent athlete? Phys Sportsmed 10: 141–4
11. Luther R, Legal H (1975) Spondylolyse durch Leistungssport. Orthop Praxis 1: 50–5
12. Malina RM, Medeski BW, Shoup RF (1982) Anthropometric body composition and myturity characteristics of selected school-age athletes Pediatr Clin North Am 1305–1323
13. Menge M (1984): Sport and Scoliosis: Does asymmetrical strain promote the formation of scoliosis in adolescents? In: Bachl N (ed) Proceed World Congr Sports Medicine Wien 1982. Urban & Schwarzenberg, Wien
14. Morscher E (1968) Strength and morphology of growth cartilage under hormonal influence of puberty Reconstr. Karger, Basel New York (Surgery and Traumatology, vol 10)
15. Morscher E (1973) Kongenitale Anomalien und Wachstumsstörungen der Wirbelsäule. Fortbild Rheumatol 2: 58–66
16. Müller H (1858) Über die Entwicklung der Knochensubstanz nebst Bemerkungen über den Bau rachitischer Knochen. Z wiss Zool 9: 147
17. Murray PM, Weinstein SL, Spratt KF (1993) The natural history and long-term follow-up of Scheuermann kyphosis. J Bone Joint Surg (Am) 75: 236–48
18. Murray RO, Duncan C (1971) Athletic activity in adolescence as an etiological factor in degenerative hip disease J Bone Joint Surg (Br) 53: 406–19
19. Nigg BM (1980) Biomechanische Überlegungen zur Belastung des Bewegungsapparates. In: Cotta H (Hrsg) Die Belastungstoleranz des Bewegungsapparates. Thieme, Stuttgart, S 44–54
20. Noyes FR, Grood ES (1976) The strength of the anterior cruciate ligament in humans and rhesus monkeys. J Bone Joint Surg (Am) 58: 1074–81
21. Pouliquen JC, Kassis B, Glorion C, Langlais J (1996) Vertebral growth after thoracic or lumbar fracture of the spine in children. J Pediatr Orthop (in press)
22. Puhl W (1980) Morphologische Grundlagen der Belastbarkeit von Knorpelgeweben. In: Cotta H (Hrsg) Die Bela-

stungstoleranz des Bewegungsapparates. Thieme, Stuttgart, S 117–23
23. Refior HJ (1972) Die Wirbelsäule des Leistungsturners – Beobachtungen zur Entwicklung bei Kindern und Jugendlichen. Z Orthop 110: 741–4
24. Rompe G (1970) Die röntgenologische Differentialdiagnose traumatischer Wirbelsäulenschäden. Orthop Praxis 6: 293–297
25. Rompe C, Dreyer J (1972) Wirbelsäulenschäden bei Speerwerfern. Z Orthop 110: 745–6
26. Ruckstuhl HJ, Jani L (1980) Wirbelfrakturen bei Kindern und Jugendlichen. Orthopäde 9: 69–76
27. Schnyder H, Kramis A (1984) Schadet Spitzensport? Dissertation, Universität Basel
28. Schwarzenbach M, Roethlisberger M, Herwig K, Biener K (1981) Skiunfallfrakturen bei Kindern. Schweiz Z Sportmed 29: 116–20
29. Segesser B, Morscher E (1978) Die Coxarthrose bei ehemaligen Hochleistungssportlern. Z Orthop 116: 451
30. Segesser B, Morscher E, Goesele A (1995) Störungen der Wachstumsfugen durch sportliche Überlastung. Orthopäde 24: 446–456
31. Steinbrück K (1979) Sportschäden und Verletzungen der Wirbelsäule beim Reiten. Z Orthop 117: 591–2
32. Tanner JM, Whitehouse RH, Takaishi M (1965) Standards from birth to maturity for height, weight, height velocity and weight velocity, British children. Arch Dis Childh 41: 454–71
33. Tipton CM, Matthes RD, Martin RK (1978) Influence of age and sex on the strength of bone-ligament junctions in knee joints of rats. J Bone Joint Surg (Am) 60: 230–4
34. Wilson FD, Lindseth RE (1982) Adolescent „swimmer's back". Am J Sports Med 10: 174–6

3 Krankheiten und Verletzungen nach Regionen

3.1
Wirbelsäule, Rumpf

3.1.1
Untersuchung des Rückens

Anamnese

Traumaanamnese: Hat ein *Trauma* stattgefunden? Wenn ja:

- Wann hat das Trauma stattgefunden?
- Bei welcher Tätigkeit (Sport, Spiel, Alltag)?
- Direktes oder indirektes Trauma?

Schmerzanamnese: Wo sind die Schmerzen lokalisiert (am Hals, obere BWS, untere BWS, LWS, lumbosakral)? Wann treten sie auf? Sind sie belastungsabhängig, bewegungsabhängig, oder treten sie auch in Ruhe (z. B. im Sitzen) oder gar nachts auf? Falls ja, kommen die Schmerzen nur bei Lagewechsel, oder wacht der Patient wegen der Schmerzen in der Nacht auf? Treten die Schmerzen beim Bücken oder beim Sich-wieder-Aufrichten auf? Strahlen die Schmerzen auch in die Beine aus? Bestehen Husten- oder Niesschmerz?

Sportanamnese: Was für Sportarten werden neben dem Schulsport betrieben? Bei Verdacht auf Spondylolyse speziell fragen: Kunstturnen, Eiskunstlauf, Ballett, Speerwerfen. Bei vermutetem M. Scheuermann gezielt fragen: Rennradfahren, Rudern.

Neurologische Symptome: Besteht eine Schwäche im Bein, seit wann? Bestehen Miktions- oder Defäkationsprobleme?

Inspektion

Nach der Ganguntersuchung (s. Kap. 2.1.3) folgt die Untersuchung des Rückens im Stehen von hinten.

> ! Damit der Rücken des Patienten auf Augenhöhe ist, sollte der Untersucher selber nicht stehen, sondern besser auf einem geeigneten Stuhl sitzen (Abb. 3.1).

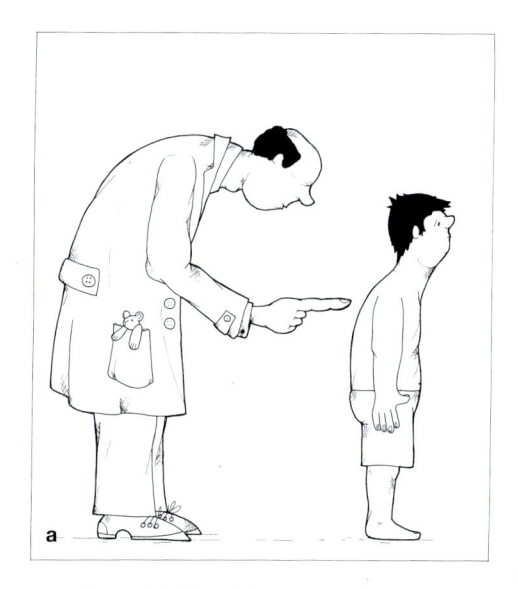

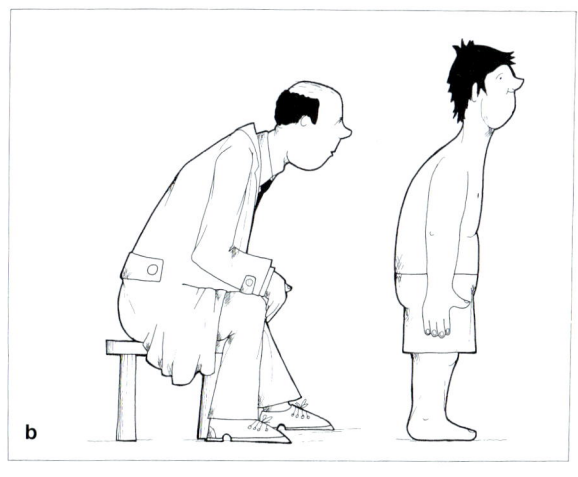

Abb. 3.1. a *So geht es nicht!* **b** Bei der *Untersuchung im Stehen* sollte der Untersucher den Rücken auf Augenhöhe haben und deshalb selber sitzen. Kleine Kinder sollen evtl. auf eine Kiste stehen, damit der Beckenkamm auf Augenhöhe des Untersuchers ist. Das Kind muß ausgezogen sein, darf aber die Unterhosen anbehalten. Die Würde des Kindes oder des/der Jugendlichen muß gewahrt bleiben. Mädchen in der Pubertät sollen auch durchaus ihren Büstenhalter anbehalten. Sonst sind aber alle Kleidungsstücke fehl am Platz, auch Socken

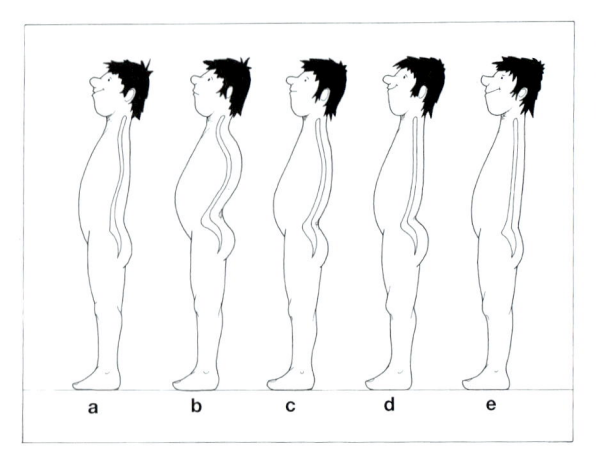

Abb. 3.2 a–e. *Haltungstypen:* **a** normaler Rücken, **b** Hohlrundrücken, **c** Totalrundrücken, **d** Hohlflachrücken, **e** Flachrücken

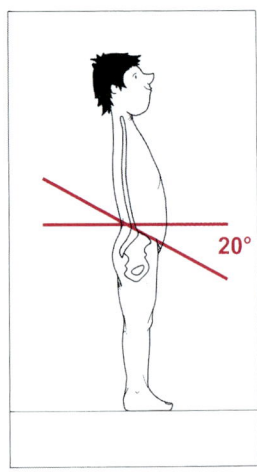

Abb. 3.4. *Beckenkippung:* Die Kippung des Beckens gegenüber der Horizontalen nach vorne unten beträgt normalerweise ca. 30°

Inspektion von hinten: Wir beobachten den Schulterstand, die Höhe der Scapulae und insbesondere die Symmetrie der Taillendreiecke. Wir achten auf Pigmentierungen über den Dornfortsätzen, speziell über der lumbalen Wirbelsäule. Diese sind Hinweise auf eine (meist pathologische) Kyphose in diesem Bereich. Ein (behaarter) Nävus in dieser Region kann ein Zeichen für eine intraspinale Anomalie sein.

Inspektion von der Seite: Wir beurteilen die sagittalen Krümmungen: Festlegen eines Haltungstypus: normaler (physiologischer) Rücken, Hohlrundrücken (vermehrte thorakale Kyphose und lumbale Lordose), Totalrundrücken (bis in den lumbalen Bereich hinunter reichende Kyphose), Hohlflachrücken (Hyperlordose der LWS bei verminderter Kyphose der BWS, bei Kleinkindern häufig), Flachrücken (verminderte Kyphose der BWS und Lordose der LWS; Abb. 3.2).

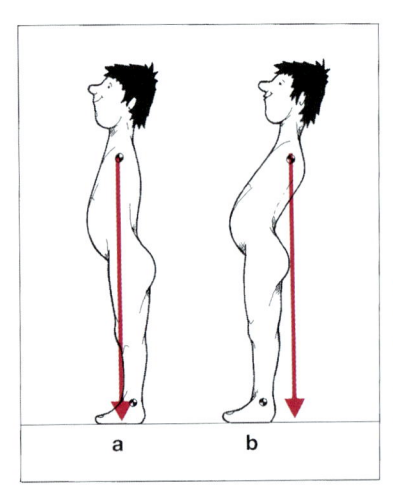

Abb. 3.3. a *Ventraler* und **b** *dorsaler Überhang:* Das Lot von der Mitte der Schultern fällt vor bzw. hinter die Mitte des oberen Sprunggelenks

> ❗ Solange die sagittalen Krümmungen durch Reklination oder Inklination ausgeglichen werden können, handelt es sich um Haltungsvarianten und nicht um (fixierte) pathologische Veränderungen. Cave: Überdiagnostik und Übertherapie!

Wir beobachten, ob ein ventraler oder dorsaler Überhang besteht (Abb. 3.3), sowie das Ausmaß der Beckenkippung (Abb. 3.4). Das Lot von der Mitte der Schultern sollte in die Mitte des Sprunggelenks fallen. Die Kippung des Beckens nach vorne unten gegenüber der Horizontalen beträgt ca. 30°. Eine Verminderung dieser Kippung ist ein Hinweis auf eine lumbale Kyphose (z. B. beim lumbalen M. Scheuermann) oder eine Spondylolisthesis.

Zur Beurteilung der muskulären Haltungsleistung hat Matthiass den Vorhaltetest vorgeschlagen. Das Kind wird aufgefordert, sich möglichst gerade aufzurichten und die Hände horizontal nach vorne zu halten. Es soll in dieser Stellung 30 s verharren. Bei einem haltungsgesunden Kind oder Jugendlichen bleibt die Stellung unverändert, bei einem haltungsschwachen Kind kommt es zum Haltungsverfall (Abb. 3.5).

Nun fordern wir das Kind auf, sich so weit wie möglich nach vorne zu bücken und dabei die Kniegelenke ganz gestreckt zu halten. Wir messen nun den Finger-Boden-Abstand (FBA) (Abb. 3.6). Normalerweise sollten Kinder und Jugendliche den Boden mit den Fingerspitzen berühren oder sogar die ganze Handfläche am Boden auflegen können. Gelingt dies nicht, so messen wir den Abstand der Fingerspitzen vom Boden in Zentimetern. Ein Abstand vom Boden ist allerdings weniger ein Hinweis auf eine verminderte Beweglichkeit des Rückens als auf eine Verkürzung der ischiokruralen Muskulatur. In der vorgebeugten Stellung beobachten wir, ob die LWS-Lordose ausgeglichen wird und die BWS

3.1.1 Untersuchung des Rückens

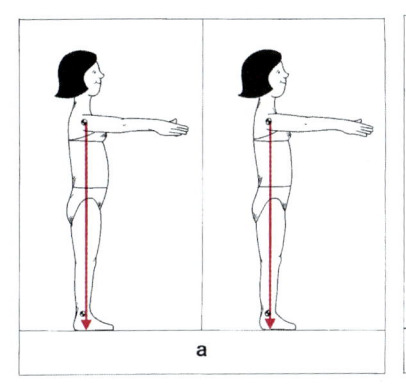

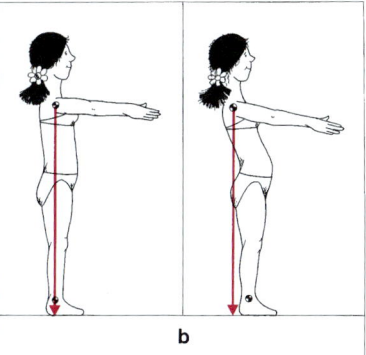

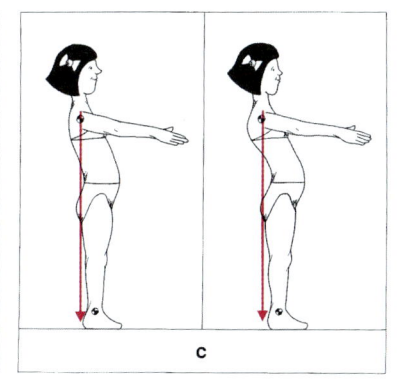

Abb. 3.5 a–c. *Haltungsleistungstest nach Matthiass:* Das Kind wird aufgefordert, sich möglichst gerade aufzurichten und die Hände horizontal nach vorne zu halten. Es soll in dieser Stellung 30 s lang verharren. Bei einem haltungsgesunden Kind oder Jugendlichen bleibt die Stellung unverändert (**a**), bei einem haltungsschwachen kommt es zum Haltungsverfall (**b**), und ein extrem muskelschwaches Kind kann die aufgerichtete Haltung gar nicht einnehmen (**c**)

richtig kyphosiert wird (Ausgleich der Haltungskrümmungen bei Hohlrundrücken bzw. Flachrücken). Nun soll der Patient die Hände im Nacken verschränken (damit er mit den Armen nicht die Schultern nach vorne zieht) und versuchen, mit den Augen zur Decke zu schauen, ohne die gebeugte Stellung im Hüftgelenk zu verlassen. Am besten fixiert man dabei den Rücken des Patienten am Apex der Kyphose mit der Hand und fordert den Patienten auf, mit dem Kopf zu reklinieren („die Decke anzuschauen"). So können wir beobachten, ob sich die Brustkyphose aufrichtet oder ob hier eine fixierte Kyphose vorliegt (wie z. B. bei einem thorakalen M. Scheuermann; Abb. 3.7). Besteht der Verdacht auf Letzteres, so muß auch der Zustand der Pektoralismuskulatur mitbeurteilt werden. Hierzu werden im Stehen die Schultern mit den Händen nach hinten gezogen. Ist der M. pectoralis verkürzt, so bleibt die Schulter vor der Thoraxebene.

Beurteilung des Beckenkammes: Wir legen den gestreckten Zeigefinger beidseits an das Os ilium und benützen den rechtwinklig abduzierten gestreckten Daumen als Zeiger. Wir versuchen diesen Daumen

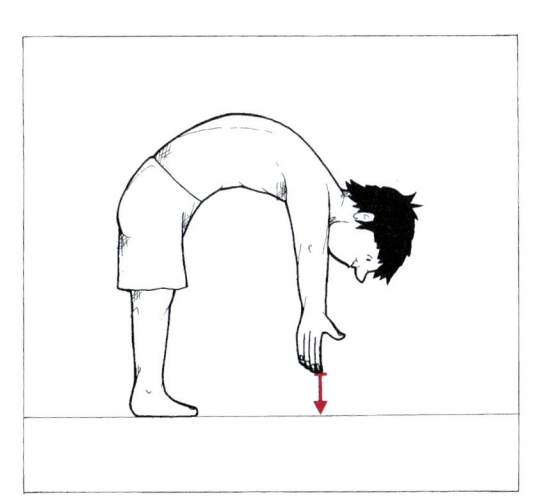

Abb. 3.6. *Finger-Boden-Abstand* (FBA): Der Patient neigt sich bei möglichst vollständig gestreckten Kniegelenken maximal vor. Der Abstand zwischen Boden und den Fingerspitzen wird gemessen. Normalwert = 0 cm

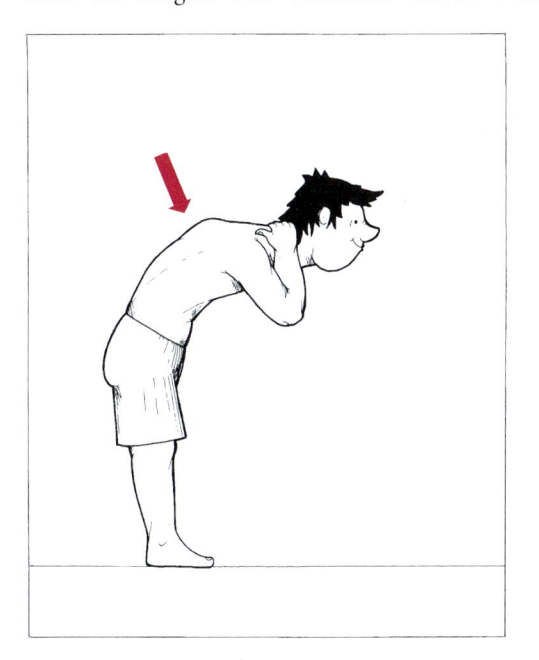

Abb. 3.7. *Aufrichtung der Kyphose:* In vorgebeugter Stellung soll der Patient die Hände im Nacken verschränken (damit er mit den Armen nicht die Schultern nach vorne zieht) und versuchen, mit den Augen zur Decke zu schauen, ohne die gebeugte Stellung im Hüftgelenk zu verlassen. Am besten fixiert man dabei den Rücken des Patienten am Apex der Kyphose mit der Hand und fordert den Patienten auf, mit dem Kopf zu reklinieren („die Decke anzuschauen"). So können wir beobachten, ob sich die Brustkyphose aufrichtet oder ob eine fixierte Kyphose vorliegt

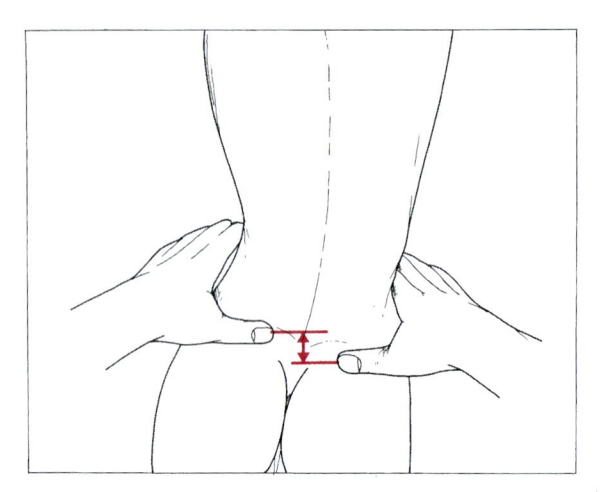

Abb. 3.8. *Höhe der Beckenkämme:* Der gestreckte Zeigefinger wird beidseits an das Os ilium gelegt. Der rechtwinklig abduzierte gestreckte und horizontal gehaltene Daumen wird als Zeiger verwendet. Steht der eine Beckenkamm tiefer als der andere, so ist dies am Höhenunterschied der Daumen ablesbar. Das kürzere Bein wird mit Brettchen unterlegt, bis der Beckenkamm beidseits auf gleicher Höhe liegt und die beiden Daumen entsprechend ebenfalls die gleiche Höhe aufweisen

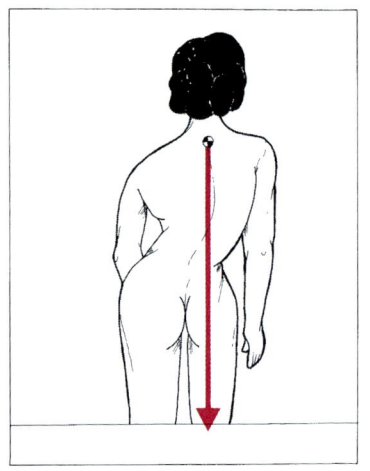

Abb. 3.9. *Lot:* Eine Schnur mit einem symmetrischen Gewicht wird an die Vertebra prominens angelegt. Es wird beurteilt, ob das Gewicht in die Rima ani fällt oder wieviel Querfinger das Lot nach rechts oder links abweicht

beidseits horizontal zu halten (Abb. 3.8). Steht der eine Beckenkamm tiefer als der andere, so ist dies am Höhenunterschied der Daumen ablesbar. Die genaue Differenz ist aber schwer zu eruieren. Wir unterlegen deshalb das kürzere Bein mit Brettchen, bis der Beckenkamm beidseits auf gleicher Höhe liegt und entsprechend die beiden Daumen ebenfalls die gleiche Höhe aufweisen. Die Dicke der Unterlage entspricht dem Beinlängenunterschied in Zentimetern.

> **!** Bei der indirekten Beinlängenmessung ist es äußerst wichtig, daß man darauf achtet, daß Knie- und Hüftgelenke ganz gestreckt sind, sofern dies nicht aufgrund der Flexionskontrakturen unmöglich ist.

Lot: Eine Schnur mit einem symmetrischen Gewicht wird an die Vertebra prominens angelegt. Es wird beurteilt, ob das Gewicht in die Rima ani fällt oder wieviel Querfinger das Lot nach rechts oder links abweicht (Abb. 3.9).

Untersuchung der Beweglichkeit

Untersuchung der Beweglichkeit von hinten: Wir untersuchen die maximale Seitneigung der Wirbelsäule von hinten im Stehen (Abb. 3.10). Wir beobachten dabei,

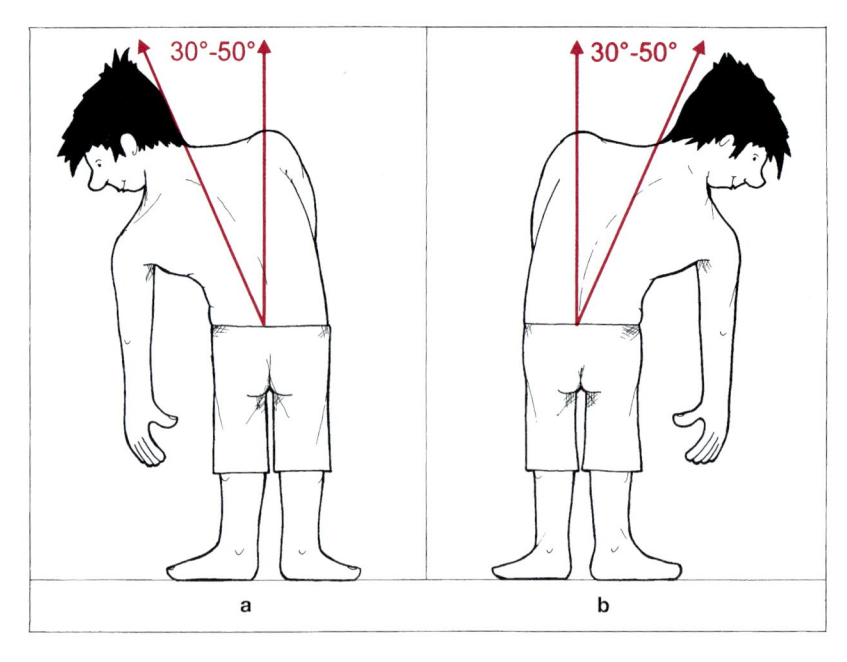

Abb. 3.10 a, b. *Seitneigung des Rumpfes:* Der Winkel zwischen der Vertikalen und der maximalen Seitneigung der Wirbelsäule von hinten im Stehen wird in Grad geschätzt (Normalwert 30°–50°). Wir beobachten dabei, ob sich die ganze Wirbelsäule harmonisch seitlich verkrümmt oder ob einzelne Segmente fixiert sind und sich nicht mitverkrümmen

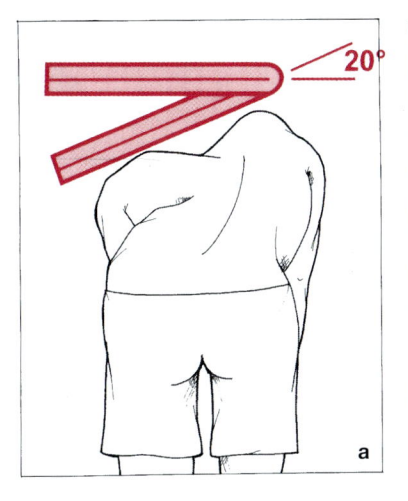

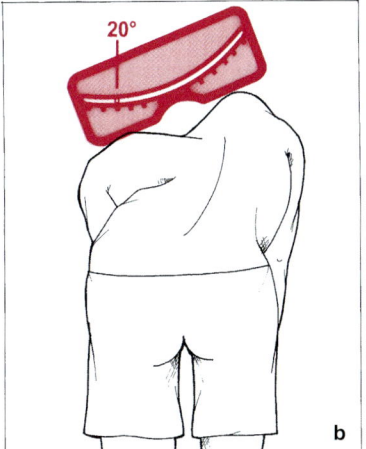

Abb. 3.11 a, b. *Rotation des Rumpfes:* Bei fixiertem Becken wird die Rotation des Schultergürtels gegenüber der Frontalebene in Grad gemessen. Am besten läßt sich dies von oben beobachten. Normalwert 40°–50°

Nun lassen wir den Patienten sich vorneigen, bis die BWS den Horizont bildet. Es wird die Symmetrie des Thorax beurteilt. Ist der Brustkorb einseitig vorgewölbt, so sprechen wir von einem Rippenbuckel. Mit dem Winkelmesser (oder – falls vorhanden – mit dem Skoliometer) bestimmen wir den Winkel zwischen dem Rippenbuckel und der Horizontalen (diese können wir als Parallele zu einem Tür- oder Fensterrahmen im Untersuchungszimmer ablesen) (Abb. 3.12). Ein Rippenbuckel von mehr als 2° ist bei horizontalem Becken ein sicherer Hinweis auf eine fixierte Rotation der Wirbelkörper. Ab einem Rippenbuckel von 5° liegt eine ernstzunehmende Skoliose vor, es sollte nun die Indikation zu einer Röntgenuntersuchung gestellt werden. Nun soll sich der Patient weiter vorneigen, bis die LWS horizontbildend wird und wir einen evtl. vorhandenen Lendenwulst erkennen können. Wiederum ist es wichtig, daß das Becken horizontal ist. Liegt eine einseitige Beinverkürzung vor, so muß die Beinlänge mit einem entsprechend dicken Brettchen ausgeglichen werden. Auch den Lendenwulst bestimmen wir mit dem Winkelmesser. Ab 5° sollte ein Röntgenbild angefertigt werden.

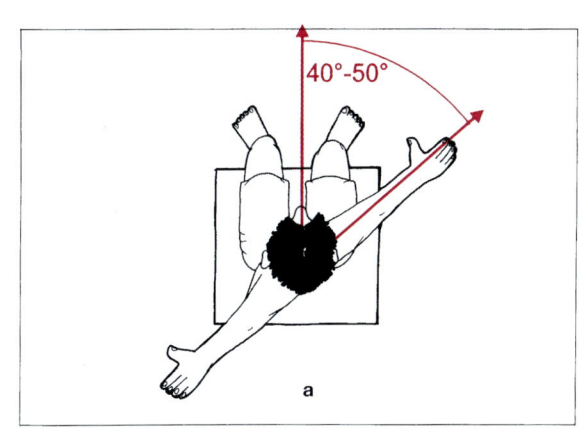

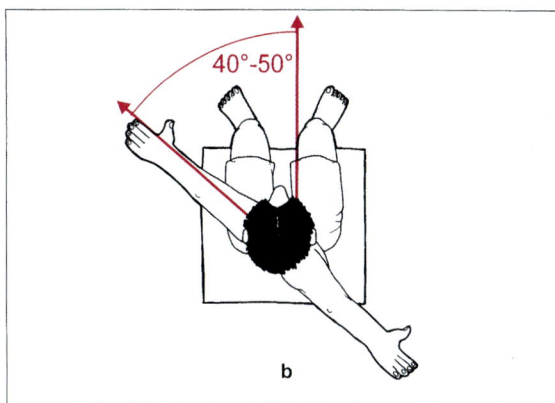

ob sich die ganze Wirbelsäule harmonisch seitlich krümmt oder ob einzelne Segmente fixiert sind und sich nicht mitbewegen (Hinweis auf eine fixierte Skoliose). Zur Beurteilung der Rotationsfähigkeit des Rumpfes muß das Becken fixiert werden. Die Rotation des Schultergürtels gegenüber der Frontalebene wird in Grad gemessen. Am besten läßt sich dies von oben erkennen (Abb. 3.11).

Untersuchung der Beweglichkeit der HWS: Die Kopfrotation nach beiden Seiten wird am besten im Sitzen durch Beobachtung von oben gemessen (Abb. 3.13). Die Rotation kann aktiv (Aufforderung an den Patienten, den Kopf zu drehen) oder passiv (Halten des Kopfes seitlich mit beiden Händen und Drehen auf beide Seiten) gemessen werden. Wir beobachten dabei auch die Anspannung des M. sternocleidomastoideus. Bei einer Verkürzung wegen muskulärem (kongenitalem) Schiefhals spannt sich der Muskel auf der Seite der Rotationsrichtung an.

Abb. 3.12 a, b. *Messung des Rippenbuckels:* Der Patient neigt sich vor, bis der Thorax horizontbildend wird. **a** Mit dem Winkelmesser wird der Winkel zwischen der Horizontalen (d.h. parallel zum Tür- oder Fensterrahmen) und der Rückenoberfläche gemessen. **b** Noch einfacher und genauer ist die Messung mit dem sog. Inklinometer mit eingebauter Wasserwaage und einer Aussparung in der Mitte, um die Verfälschung der Messung durch den vorstehenden Dornfortsatz zu vermeiden

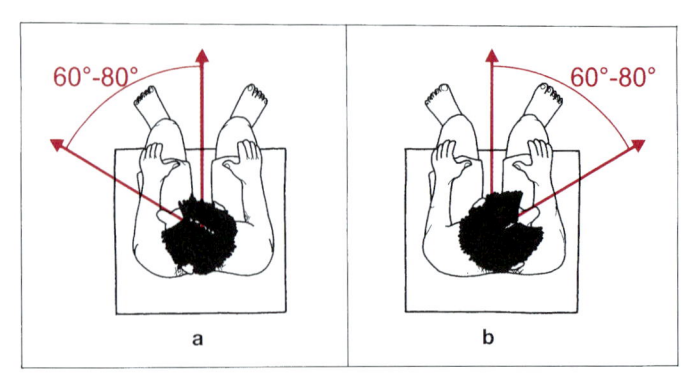

Abb. 3.13 a, b. *Kopfrotation:* Die Kopfrotation nach beiden Seiten wird im Sitzen durch Beobachtung von oben gemessen. Die Rotation wird in Grad, gemessen von der Mittellinie, angegeben. Sie kann aktiv (durch Aufforderung an den Patienten, den Kopf zu drehen) oder passiv (durch Halten des Kopfes seitlich mit beiden Händen und Drehen auf beide Seiten) gemessen werden. Normalwert 60°–80°. Gleichzeitig Beobachtung der Spannung des M. sternocleidomastoideus

Danach wird die Seitneigung geprüft (Abb. 3.14). Auch diese kann aktiv oder passiv gemessen werden, und auch hier soll die Spannung des M. sternocleidomastoideus beobachtet werden. Bei Verkürzung des Muskels spannt sich diese bei Neigung zur Gegenseite an.

Schließlich werden Inklination und Reklination untersucht. Bei Inklination wird der Kinn-Sternum-Abstand gemessen, bei Reklination wird der Winkel zur Körperachse geschätzt (Abb. 3.15).

Schober-Messung: Zur Objektivierung der Beweglichkeit der Wirbelsäule in der Sagittalebene dient das Schober-Zeichen: Dazu wird die Dehnung der Haut in der BWS und LWS gemessen. Eine erste Hautmarke wird über dem Dornfortsatz S1, eine zweite 10 cm weiter kranial aufgetragen. Diese Hautmarken entfernen sich beim maximalen Vorneigen voneinander bis zu einer Distanz von 15–17 cm. BWS: Der Dornfortsatz C7 wird markiert. 30 cm nach kaudal wird eine zweite Markierung gesetzt. Beim Vorneigen vergrößert sich der Abstand um 2–3 cm (Abb. 3.16).

Die maximale Reklination der Wirbelsäule wird gemäß Abb. 3.17 gemessen. Wir beobachten dabei, ob Schmerzen im lumbosakralen Übergangsbereich angegeben werden (Hinweis auf Spondylolyse).

Palpation

Wir tasten die Dornfortsätze und eruieren, ob sie druck-, klopf- oder rütteldolent sind. Für die Prüfung der Rütteldolenz umfassen wir die Dornfortsätze mit dem Daumen und dem Zeigefinger und bewegen sie hin und her. Eine Schmerzangabe bei dieser Prüfung ist v.a. im lumbosakralen Übergangsbereich ein wichtiger Hinweis auf eine mögliche Spondylolyse.

Wir palpieren die paravertebrale Muskulatur, beurteilen, ob sie kräftig, normal oder schwach ist und palpieren schmerzhafte Muskelverhärtungen (sog. Myogelosen) sowie Druckdolenzen an den Muskelansätzen. Auch die Querfortsätze kann man bei tiefer Palpation spüren.

Zur Palpation gehört auch die Beurteilung der Hautfeuchtigkeit, der Temperatur und Elastizität der Haut sowie des Dermographismus.

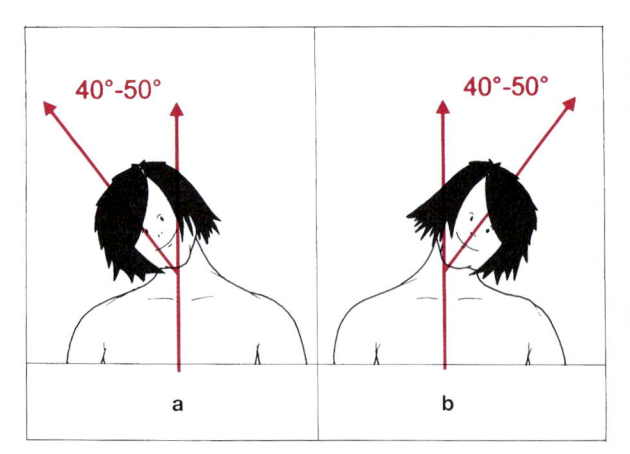

Abb. 3.14 a, b. *Seitneigung des Kopfes:* Diese kann aktiv oder passiv gemessen werden. Die Abweichung von der Mittellinie wird in Grad angegeben. Normalwert 40°–50°. Gleichzeitig Beobachtung der Spannung des M. sternocleidomastoideus

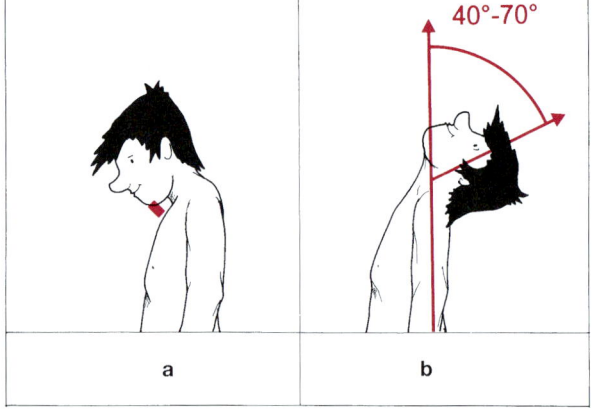

Abb. 3.15. a *Inklination des Kopfes:* Es wird der Kinn-Sternum-Abstand gemessen (in Zentimeter oder Querfinger; Normalwert 0 cm). **b** *Reklination:* Schätzung des Winkels zur Körperachse in Grad. Normalwert 40°–60°

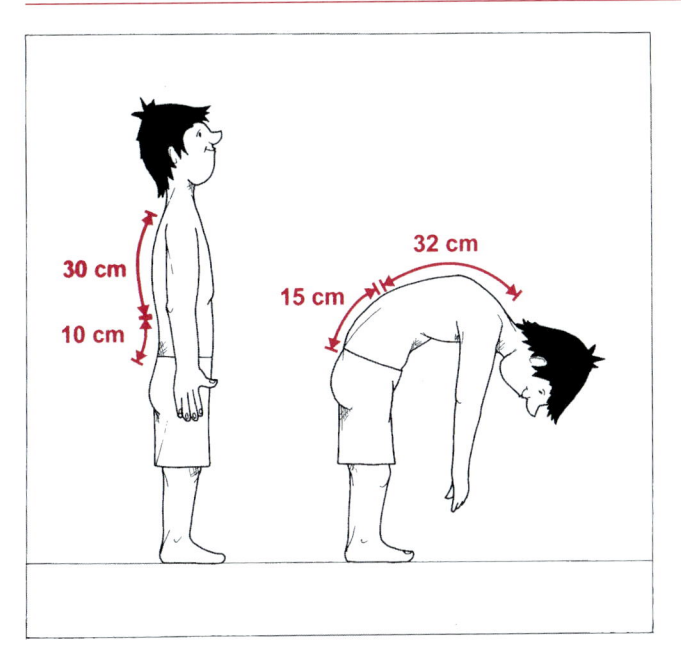

Abb. 3.16. *Schober-Zeichen.* LWS: Eine erste Hautmarke wird über dem Dornfortsatz S 1, eine zweite 10 cm weiter kranial aufgetragen. Diese Hautmarken verschieben sich beim maximalen Vorneigen gegeneinander bis zu einer Distanz von 15–17 cm. BWS: Der Dornfortsatz C 1 wird markiert. 30 cm nach kaudal wird eine zweite Markierung gesetzt. Beim Vorneigen vergrößert sich der Abstand um 2–3 cm

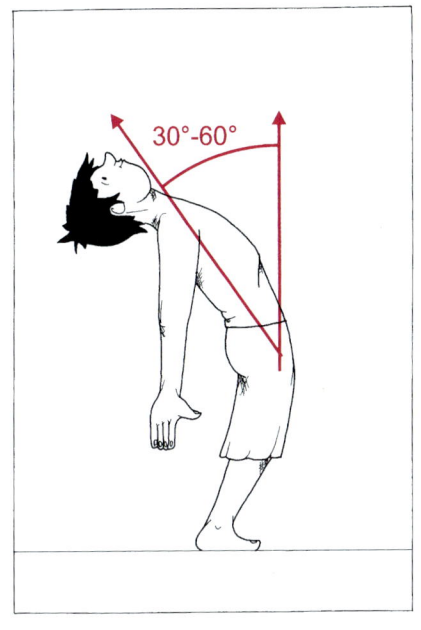

Abb. 3.17. *Reklination des Rumpfes:* Die maximale Reklination der Wirbelsäule wird als Winkel zwischen der Oberkörperlängsachse und der Frontalebene geschätzt. Normalwert 30°–60°

Untersuchungsschema des Rückens

Untersuchungsposition	Untersuchung	Fragestellung
I. Im Gehen	Bewegungsmuster? Hinken?	Ataxie? Neurologische Läsion?
II. Im Stehen von hinten	Schulterstand? Scapulae symmetrisch? Wirbelsäule gerade? Beckenkamm horizontal? Glutäalfalten symmetrisch Taillendreieck symmetrisch? Lot in der Mitte? Pigmentierung über Dornfortsätzen? Verhärtung der Muskulatur paravertebral? (evtl. auch im Liegen zu untersuchen) Klopf-Rütteldolenz Wirbelkörper? (evtl. auch im Liegen zu untersuchen)	Skoliose? Plexusparese? Sprengel? Scapula alata? Sprengel? Skoliose? Beinlängendifferenz? Hüftleiden? Skoliose? Schwere Skoliose? Lumbale Kyphose? Myogelose? Tumor? Entzündung? Spondylose?
III. Im Stehen seitlich	Schultern nach vorne gezogen? Sagittale Krümmungen? Überhang nach vorne/hinten	Verkürzung der Pektoralis-Muskulatur? M. Scheuermann? Verkürzung von M. psoas, ischiokrurale Muskulatur?
IV. Im Stehen bei gebeugtem Rücken von hinten	Wirbelsäule gerade? Rippenbuckel > 5° Lendenwulst > 5°	Skoliose? Thorakale Skoliose? Lumbale Skoliose?
Seitlich	FBA? BWS-Kyphose aufrichtbar?	Verkürzung von Ischiokrurale? Thorakaler M. Scheuermann?
V. Beweglichkeit	Seitneigung des Kopfes? Kopfrotation? Reklination/Inklination Kopf? Reklinationsschmerz lumbal? (evtl. auch im Liegen zu untersuchen)	Schiefhals? Schiefals? Klippel-Feil-Syndrom? Spondylolyse?

Fersenfallschmerz: Der Patient wird aufgefordert, sich auf die Zehenspitzen zu stellen. Die Hände des Untersuchers stützen sich auf die Schultern des Patienten. Der Patient wird nun aufgefordert, sich auf die Fersen fallen zu lassen, wobei der Untersucher gleichzeitig die Schultern nach unten drückt. Auf diese Weise kann ein Erschütterungsschmerz in der Wirbelsäule bei Entzündungen, Tumoren oder auch Diskushernien beobachtet werden.

Iliosakralgelenke: Wir untersuchen Druck- oder Klopfdolenzen sowie Schmerzen bei Kompression von der Seite und sagittal. Mennell-Zeichen: Bei Affektionen dieses Gelenkes löst das Überstrecken des gleichseitigen Hüftgelenkes Schmerzen aus.

Neurologische Untersuchung

Zu einer vollständigen Rückenuntersuchung gehört auch eine (wenigstens kursorische) Prüfung der Neurologie. Einen sehr groben (und schnellen) Hinweis auf eine motorische Störung erhält man mit der Prüfung des Zehenspitzen- und Fersengangs. Die wichtigsten Aspekte der neurologischen Prüfung aus orthopädischer Sicht werden in Kap. 2.1.2 beschrieben.

Kurzer Übersichtsstatus der Wirbelsäule (z. B. bei Reihenuntersuchungen oder wenn das Kind nicht speziell wegen eines Rückenproblems zur Untersuchung kommt):

- *Inspektion von hinten,*
- *Höhe der Beckenkämme,*
- *Finger-Boden-Abstand,*
- *Rippenbuckel, Lendenwulst beim Vorneigen?*
- *Zehenspitzen- und Fersengang.*

3.1.2
Kann man Nußgipfel[1] durch Ermahnungen geradebiegen? – oder: Wie krumm darf der Rücken sein? – Haltungsprobleme bei Jugendlichen

Die Haltung hält die Welt,
  such Haltung zu erhalten!
(Rückert, Weisheit der Brahmanen)

Seele und Leib sind enge verknüpft
  durch die nämlichen Wurzeln,
Deren Verbindungen
  nur zu der beiden Verderben sich lösen
Wie es beim Weihrauch schwer nur gelingt,
  ihn des Dufts zu berauben
Ohne sein Wesen zugleich zu vernichten,
  so lassen vom Leibe
Ohne Zerstörung des Ganzen,
  sich Geist und Seele nicht scheiden.
(Lukrez, über die Natur der Dinge)

Der Körper, der Übersetzer
  der Seele ins Sichtbare.
(Christian Morgenstern, Stufen)

Der Rücken – ein Spiegelbild unserer Seele?

Die Sorgen von Eltern wegen der Haltung bzw. der Rückenform ihrer Sprößlinge gehören zu den häufigsten Gründen für einen Besuch beim Pädiater oder beim Orthopäden. Dabei sind es im wesentlichen zwei Gründe, weshalb die Eltern besorgt sind: Einerseits haben sie Angst, daß aus der schlechten Haltung eine unkorrigierbare Deformierung der Wirbelsäule resultieren könnte, als Ausdruck einer finsteren seelischen Verfassung, andererseits ist all-

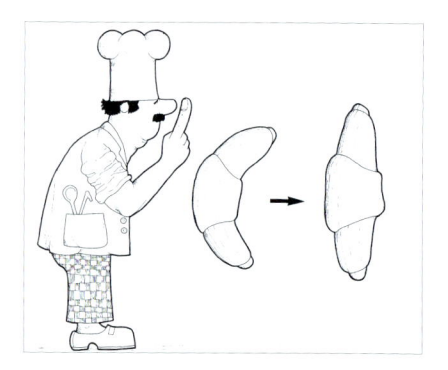

---

[1] Nußgipfel: In der Schweiz verwendeter Ausdruck für ein mit Nuß gefülltes Hörnchen. Hierzulande ist die Bezeichnung „Nußgipfelfigur" für eine besonders schlaffe, kyphotische Haltung gebräuchlich.

gemein bekannt, daß Rückenschmerzen zu den häufigsten Leiden im Erwachsenenalter gehören, die man möglicherweise durch geeignete Maßnahmen in Kindheit und Jugend vermeiden kann.

Weshalb machen sich die Eltern ausgerechnet bei Rückenproblemen besonders Sorgen um das Aussehen, obwohl der Rücken meist von Kleidern bedeckt wird und damit weniger exponiert ist wie etwa das Gesicht oder die Hände? – Der Rücken hat in unserem Sprachgebrauch einen besonderen Symbolgehalt, er ist im besonderen Maße der „Übersetzer der Seele ins Sichtbare", wie dies Christian Morgenstern ausgedrückt hat. Schon der Begriff „Haltung" ist doppeldeutig. Er betrifft sowohl die Form der Wirbelsäule als auch die „innere Haltung". Man sagt ja auch „Haltung zeigen". Eine „gute" Haltung der Wirbelsäule ist „aufrecht". Ebenso „aufrecht" kann der Charakter sein, der Mensch ist „aufrichtig". Dies drückt auch das Verhältnis zu Wahrheit und Lüge aus. Begriffe im Zusammenhang mit dem Rücken haben aber auch noch andere Färbungen. Politiker, die ihren Standpunkt vertreten und ihre Meinung nicht ständig nach dem Wind drehen, zeigen „Rückgrat". Allerdings gibt es auch solche, die sich eine so dicke Haut zugelegt haben, daß sie ohne Rückgrat leben können. Leute mit einem besonders starken Willen sind „unbeugsam". Wird dieser Wille gebrochen, so wird ihnen „das Rückgrat gebrochen" oder zumindest „beugen" sie sich dem Willen eines anderen. Menschen, die viel Kummer haben, sind „vor Sorgen gebückt", bis sie schließlich „unter der Last zusammenbrechen". Menschen, die sich bei anderen anbiedern wollen, machen „Bücklinge". Solche, die viel Schulden haben, „liegen krumm", und wenn man nicht für die eigenen Fehler einsteht und die entsprechenden Nachteile in Kauf nimmt, sondern diese einem anderen überträgt, so wird das Ganze „auf dem Buckel eines anderen ausgetragen".

Wir stellen also fest, daß Begriffe, die im Zusammenhang mit dem Rücken und der Wirbelsäule verwendet werden, gleichzeitig auch für Emotionen hervorrufende Tätigkeiten und Eigenschaften, die eng mit dem seelischen Zustand verbunden sind, Anwendung finden. Ob die Sprache diesen Zusammenhang zwischen körperlicher und seelischer Haltung zu Recht herstellt, kann uns die Sprachwissenschaft nicht erklären. Auch in der Literatur finden wir bucklige Gestalten. Insbesondere Victor Hugo hat in 2 Romanen einen Buckligen zur Hauptperson gemacht: Quasimodo in *Notre-Dame de Paris* sowie der Hofnarr in *Le Roi s'amuse*. Diese Geschichte wurde als Vorlage für Giuseppe Verdis berühmte Oper *Rigoletto* verwendet. Auch der französische Dichter Paul Féval hat in *Le Bossu* einen Buckligen als Hauptfigur. Betrachten wir diese literarischen Personen, so ist ihr Buckel nicht Ausdruck einer finsteren Seele, sondern es sind im Gegenteil von der Natur benachteiligte sensible Menschen mit einem guten Kern, die von ihrer Umgebung brutal ausgenutzt werden, weil sie sich schlecht wehren können.

Unbestreitbar ist der Körper immer auch Ausdruck der Seele. Die Zusammenhänge sind aber sicher vielschichtiger und komplizierter, als es die Volkssprache ausdrückt. Die Natur kann oberflächlich gesehen auch durchaus dem Sprachgebrauch widersprechen. So ist es ja stets der Wille der Eltern, daß das Kind eine möglichst gerade Haltung hat. Die krumme und flegelhafte Haltung des Adoleszenten ist aber gerade Ausdruck dafür, daß dieser sich dem Willen seiner Eltern nicht „beugt".

Volkswirtschaftliche Bedeutung von Rückenleiden

Lumbale Rückenschmerzen gehören zu den verbreitetsten Krankheiten bei Erwachsenen und sind der häufigste Grund für Arbeitsausfälle. So gaben in einer epidemiologischen Studie bei Arbeitern 66 % an, in den letzten 12 Monaten Rückenschmerzen gehabt zu haben [5]. Aber auch bei einem Kollektiv in der 3. Lebensdekade (Schweizer Rekruten und Soldaten) wurde eine Prävalenz der lumbalen Rückenschmerzen von 69 % gefunden [10]. Eine amerikanische Studie zeigte, daß 11 % der Arztbesuche von Männern und 9,5 % derjenigen von Frauen bei Allgemeinpraktikern wegen lumbaler Rückenschmerzen erfolgen [4]. In den USA wird der Lohnausfall auf etwa 10 Milliarden Dollar geschätzt [11]. Auch in der Schweiz stehen Rückenleiden als Ursache einer Invalidität nach den Unfällen an zweiter Stelle. In Rußland besteht bei Industriearbeitern eine hohe Prävalenz der lumbalen Rückenschmerzen, sie wurde mit 48,2 % angegeben [12]. Rückenschmerzen sind somit nicht eine Spezialität des „Westens", sie sind aber doch eindeutig in den Industrieländern ein viel gravierenderes Problem als in den Entwicklungsländern. Die Bedeutung von Rückenschmerzen geht mit der Industrialisierung offensichtlich parallel.

In Oman ist die Nachfrage nach Rückentherapie seit dem Ölboom rapide angestiegen [2]. Dies hat auch eine wesentliche ökonomische Bedeutung. Einer kanadischen Statistik zufolge wurden im Jahr 1981 annähernd 30 % der Gesamtsumme aller Lohnausfallentschädigungen in Invalidenrenten an Rückenpatienten ausbezahlt [1]. Die Schmerzen beginnen häufig schon in der Jugend. Eine australische Studie zeigte, daß annähernd 20 % der Jugendlichen gelegentlich über Rückenschmerzen klagen [3] (s. auch Kap. 3.1.14).

Aus all diesen Gründen ist es sehr verständlich, daß Eltern sich um die Zukunft des Rückens ihrer Kinder Sorgen machen.

Evolution des aufrechten Ganges und der Haltung

In der aufrechten Körperhaltung steht der Mensch unter allen Lebewesen einzig da. Wohl haben die Primaten offenbar sehr früh den Mechanismus entwickelt, den Rumpf in aufrechter Position zu halten, doch nur der Mensch ist fähig, dauernd auf 2 Beinen aufrecht zu stehen und zu gehen. Diese artspezifische bi-pede Aufrichtung gab dem Menschen die Hände frei, so daß er diese für andere Verrichtungen als für die Fortbewegung verwenden konnte. Wahrscheinlich war der differenzierte Gebrauch der Hände der erste Evolutionsschritt überhaupt. Die Entdeckung, daß man mit den Händen anderes tun kann, als sich nur fortzubewegen, hatte sekundär die Entwicklung des Hirns und auch den aufrechten Gang zur Folge. Die Benützung der Hände als Werkzeuge und auch die Verwendung von Werkzeugen mit den Händen war vor 5 Millionen Jahren somit der erste Schritt der Evolution des Menschen vom Primaten zum Homo erectus, jener Vorform des heutigen Homo sapiens. Die Aufrichtung brachte durch die Verlagerung der Augen nach vorn auch die Erweiterung des Sehraumes mit sich, wodurch ein binokuläres stereoskopisches Sehen ermöglicht wurde. Im Vergleich zum Vierbeiner und zum kletternden Menschenaffen ist dem Menschen eine bessere optische, akustische und taktile Raumorientierung möglich. Phylogenetisch betrachtet erfolgte die menschliche Aufrichtung nicht einfach als Drehung von 90° in den Hüftgelenken, sondern im wesentlichen erst im lumbosakralen Übergangsbereich durch keilförmige Ausbildung des 5. Lenden- und 1. Sakralwirbels [13]. Das Kreuzbein ist der ruhende Punkt, um den sich die Aufrichtung vollzieht. Die Entwicklung der aufrechten Haltung bedingt eine Sonderform der Wirbelsäule. Von der einfachen S-förmigen Wirbelsäule des Vierfüßlers unterscheidet sich die doppelt S-förmige menschliche Wirbelsäule durch die zusätzliche lumbale Lordosierung. Allerdings war die Lendenlordosierung nicht eine absolute Notwendigkeit für die Aufrichtung, sondern sie kam primär aus funktionellen Gründen zustande. Die S-Form der Wirbelsäule ist die optimalste Voraussetzung für die dynamische Beanspruchung. Zervikale und lumbale Lordosierung sowie thorakale Kyphosierung wirken wie kombinierte elastische Federn. Alle wesentlichen Abweichungen von diesen der Funktion angepaßten Biegungen der Wirbelsäule sind mechanisch unzweckmäßig und führen zu ungünstiger Beanspruchung.

Die aufrechte Haltung hat außer auf die Wirbelsäule ihre Auswirkungen auch auf andere Organe. So ist die Beckenschaufel beim Menschen wesentlich breiter als beim Vierfüßler, da die inneren Organe getragen werden müssen. Auch die Detorsion des Schenkelhalses im Laufe des Wachstums ist ein spezifisch menschliches Phänomen. Der Mensch hat den einmaligen Vorteil der aufrechten Haltung recht teuer bezahlt und diesen Evolutionsschritt offenbar noch nicht vollständig verkraftet. Seine einzigartige aufrechte Haltung trägt nicht nur zu seiner überragenden Sonderstellung in der Natur bei, sie wurde zugleich zu einem unmittelbaren Krankheitspotential von noch nicht völlig zu übersehender Tragweite.

Entwicklung der Haltung beim Kind

Die phylogenetische Entwicklung des Rückens wird bei der Reifung vom Fetus zum Kind und schließlich zum Erwachsenen nachgeahmt. Im Uterus ist der Fetus in einer flektierten Position, die Wirbelsäule ist dabei total kyphotisch. Auch das Neugeborene hält Schultern, Ellbogen, Hüften und Kniegelenke in Flexionsstellung, wodurch die Wirbelsäule bis auf die Halswirbelsäule ebenfalls kyphotisch gehalten wird wie beim Vierfüßler. Flexionskontrakturen all dieser Gelenke sind bis 30° physiologisch. In der Folge werden die Nacken-, Rücken- und Oberschenkelextensoren zuerst gekräftigt. Dies erlaubt dem Säugling die Kopfkontrolle. Nach einigen Monaten ist das Kind auch fähig zu sitzen. Dabei sitzt es mit einer Totalkyphose des Rückens. Noch immer fehlt die lumbale Lordose, was in dieser Periode vor dem Gehbeginn physiologisch ist.

Nach Gehbeginn fängt die lumbale Lordose an sich zu entwickeln. Dies geht nicht ganz parallel mit der Kräftigung der Muskulatur. Durch die ventral ansetzende Schwerkraft wird nun in der Regel eine Hyperlordose ausgebildet. Bei Kleinkindern wird diese Hyperlordose oft nicht durch eine Hyperkyphose der BWS kompensiert, so daß das Bild des „Hohlflachrückens" entsteht. Diese Haltungsform wird beim Kleinkind durch die physiologische Schwäche der Muskulatur und die ebenfalls konstitutionell vorhandene allgemeine Laxität der Bänder geprägt. Die kleinkindliche Rückenform geht erst

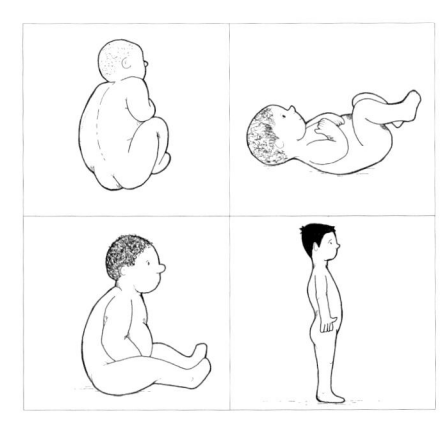

Entwicklung der Haltung vom Fetus über den Säugling, das Kleinkind zum Kind

vor der Pubertät in die Erwachsenenform über, welche dann aber immer noch vom Zustand der Muskulatur abhängig ist. Beim Greis wird die Wirbelsäule wieder ähnlich kyphotisch wie beim Säugling (Abb. 3.18).

Eine wesentliche Eigenheit des Säuglings ist der asymmetrische tonische Nackenreflex. Die Persistenz dieses Reflexes kann zu einer asymmetrischen Entwicklung der Muskulatur führen. Hieraus kann sich eine sog. *Säuglingsskoliose* entwickeln. Bei der Säuglingsskoliose handelt es sich um eine großbogige Verkrümmung der ganzen Wirbelsäule aufgrund des asymmetrischen Tonus der Muskulatur. Die Verkrümmung ist mit wenig Rotation verbunden, sie ist gleich häufig links- wie rechtskonvex und nicht fixiert. Wird das Kind an Kopf und Füßen gehalten, so läßt es sich auf die Gegenseite verkrümmen. Die Säuglingsskoliose war früher wesentlich häufiger als heute. Sie wird nur noch selten beobachtet. Wahrscheinlich spielt die Bauchlage, in der man heute die Säuglinge pflegt, eine wesentliche Rolle. In jüngster Zeit wird die Bauchlage wieder etwas verlassen, da der „plötzliche Kindstod" in Bauchlage häufiger auftritt als in Rückenlage. Möglicherweise werden wir in Zukunft die Säuglingsskoliose wieder etwas häufiger sehen.

Die Prognose der Säuglingsskoliose ist sehr gut. Fast alle diese Verkrümmungen verschwinden im Laufe des 1. Lebensjahres wieder. Dies war früher nicht der Fall. Einige der Säuglingsskoliosen persistierten und entwickelten sich in eine progrediente idiopathische infantile Skoliose. Insbesondere in Großbritannien war die infantile Skoliose häufig [7, 8, 14]. Die Beobachtung, daß die Differenz zwischen dem Abgangswinkel der Rippen und der Wirbelsäule im Seitenvergleich bei den progredienten Formen größer ist als bei den sich spontan Normalisierenden, erlaubt einem, die progredienten Formen frühzeitig zu erkennen [9] (s. Abschn. 3.1.3). Auch in Schottland, wo die infantile progrediente Skoliose besonders häufig war, ist diese heute praktisch verschwunden. Die progrediente Form dieser Skoliose hat eine außerordentlich schlechte Prognose, während die Säuglingsskoliose keinerlei Spätfolgen mit sich bringt. Sie hat nichts mit der idiopathischen Adoleszentenskoliose zu tun, und Patienten, die eine Säuglingsskoliose durchgemacht hatten, weisen kein erhöhtes Risiko auf, später eine idiopathische Adoleszentenskoliose zu entwickeln.

Haltungstypen beim Adoleszenten

Die Haltung wird durch folgende Komponenten beeinflußt:

Die Form des knöchernen Skeletts: Die Form wird durch genetische Faktoren bestimmt (die Mutter: *„Sein Vater hat genau den gleichen Rücken, auch er ist so krumm"*). Einen wesentlichen Einfluß hat auch die Stellung des Sakrums, welche ihrerseits von der Beckenkippung abhängig ist. Je steiler das Sakrum, desto geringer die Ausprägung der sagittalen Krümmungen (Lordose und Kyphose).

Bandapparat: Die Haltung kann aktiv oder passiv sein. Ist unsere Muskulatur nicht aktiviert, so „hängen" wir in den Bändern. Diese Haltung können wir am ehesten einnehmen, wenn wir die Hüftgelenke überstrecken, den Bauch herausstrecken, die LWS hyperlordosieren und durch Nach-hinten-Kippen mit dem Oberkörper die Verschiebung des Schwerpunkts nach vorne wieder ausgleichen. Wird der Schwerpunkt nach vorne oder hinten verlagert, sprechen wir von einem ventralen oder dorsalen Überhang (s. Abschn. 3.1.1). Eine solche Haltung ist allerdings passiv nicht einnehmbar, sie ist instabil und muß durch Muskelaktivität kompensiert werden.

Muskulatur: Der Zustand der Muskulatur hat einen sehr wesentlichen Einfluß auf unsere Haltung. Eine kräftige Muskulatur mit einem guten Tonus kann eine aktiv aufgerichtete Haltung den ganzen Tag aufrecht erhalten. Der Zustand der Muskulatur ist von einerseits konstitutionellen Faktoren, andererseits vom Trainingszustand abhängig. Beim wachsenden Organismus ist aber zusätzlich folgende Tatsache zu berücksichtigen: Die Muskulatur weist zusammen mit dem Skelett ein erhebliches Längenwachstum auf und kann nicht in gleichem Maße auch im Querdurchmesser zunehmen. Eine gewisse Muskelschwäche ist deshalb im Wachstumsalter physiologisch. Erst mit Wachstumsabschluß kann das Muskelkorsett optimal auftrainiert werden.

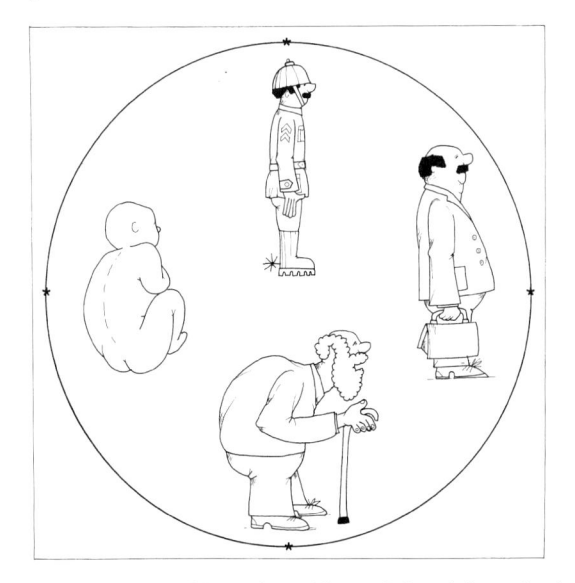

Abb. 3.18. Kreislauf der Haltung (der Greis ist wieder so kyphotisch wie der Fetus)

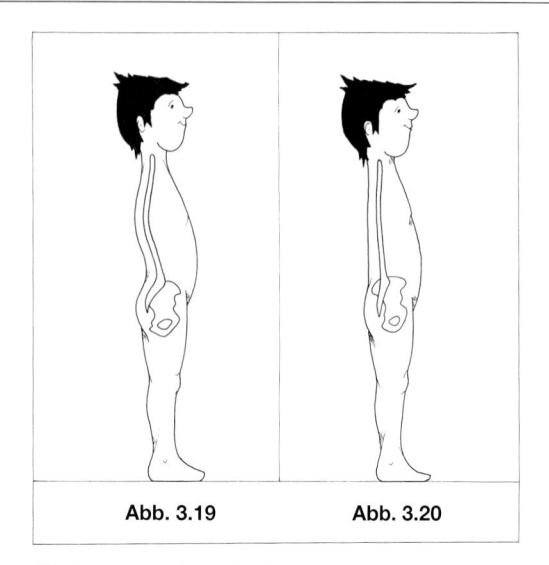

Abb. 3.19. Normale Beckenkippung mit Neigung des Beckens um ca. 20° nach vorne/kaudal

Abb. 3.20. Aufhebung der Beckenkippung und damit Verminderung der Lendenlordose und der Brustkyphose

Beckenkippung: Die Beckenkippung hängt stark mit der Steilheit des Sakrums zusammen. Wird das Becken aufgerichtet, so vermindert sich die lumbale Lordose und damit auch die thorakale Kyphose (Abb. 3.19 und 3.20).

Einfluß der Psyche: Die Haltung ist nicht ein konstantes anatomisches Merkmal eines Individuums, sondern neben den konstitutionellen Faktoren eine Momentaufnahme, die nicht nur von der Aktivität der Muskulatur abhängt, sondern in sehr starkem Ausmaß auch vom psychischen Zustand. Wie bereits erwähnt, deuten auch sprachliche Anwendungen auf diesen Zusammenhang hin. Eine seelische Verfassung, die durch Freude, Glück, Erfolg, Selbstsicherheit, Vertrauen und Zuversicht geprägt ist, färbt auf die aufgerichtete Haltung und das damit verbundene leistungsfähige Haltungsmuster ab. Umgekehrt haben Kummer, Konflikte, Depressionen, Mißerfolge und Minderwertigkeitsgefühle genau die entgegengesetzte Wirkung und fördern schlechte Haltungsmuster. Bei Adoleszenten kommt noch ein besonderer Faktor hinzu: Die Pubertät ist eine Lebensepoche, welche von inneren Konflikten, die mit dem Finden der eigenen Persönlichkeit zusammenhängt, geprägt ist. Ein wesentliches Element ist dabei auch die Loslösung von der Bindung an die Eltern. Eine gewisse Protesthaltung den Eltern gegenüber ist daher als physiologisch zu betrachten. Da die gerade Haltung meist ein Elternideal ist, äußert sich der innere Protest gegen das Elternhaus häufig in der oft demonstrativ schlechten Haltung (v. a. beim Sitzen). Die aus der physiologischen Muskelschwäche des wachsenden Organismus vorgegebene schlechte Haltung wird durch „lässiges" Sitzen noch betont. Je häufiger die Eltern die Ermahnung „sitz' gerade" aussprechen, desto schneller verfällt der oder die Jugendliche wieder in die Nußgipfelstellung. Auffällig ist, daß Kinder mit einer sehr ausgeprägt kyphotischen Haltung oft sehr verschlossen sind und einen sehr dominierenden Elternteil haben. Fragt man solche Jugendliche in der Sprechstunde nach ihren Beschwerden oder Problemen, so antwortet konstant die Mutter bzw. der Vater. Man merkt, der oder die Jugendliche wird von seinem Vater oder seiner Mutter richtiggehend erdrückt. Aber auch andere Probleme können dazu führen, daß Jugendliche eine sehr kyphotische Haltung einnehmen, z. B. wenn sie unbewußt durch Nach-vorne-Ziehen der Schultern und durch Vorhaltung der Arme etwas an ihrer Brust verstecken wollen. Manche Mädchen akzeptieren das Wachstum ihrer eigenen Brust nicht. Man beobachtet dies insbesondere, wenn eine sehr dominierende Mutter vorhanden ist, die selbst große Brüste hat. Aber auch eine Trichter- oder Hühnerbrust kann Anlaß dazu geben, daß durch die unbewußte Neigung des Versteckenwollens eine dauerhafte kyphotische Haltung eingenommen wird.

Gesellschaftliche Aspekte: Nicht jede Gesellschaftsschicht und nicht jede Zeitepoche hat die gleiche Vorstellung von einer idealen Haltung. Seit der Antike zeigen uns Statuen und Gemälde meist das Ideal einer aufrechten Haltung. In den europäischen Königshäusern wurde die steife Haltung oft durch das Einzwängen in ein Korsett gefördert. Inzwischen haben sich aber die gesellschaftlichen Vorstellungen von einer idealen Haltung gewandelt. Die Ideale der heutigen Tage zeichnen sich häufig durch eine betont „lässige" Haltung aus.

Wie schon erwähnt, ist die Haltung eine „*Momentaufnahme*". Jeder Mensch kann verschiedene Haltungen einnehmen.

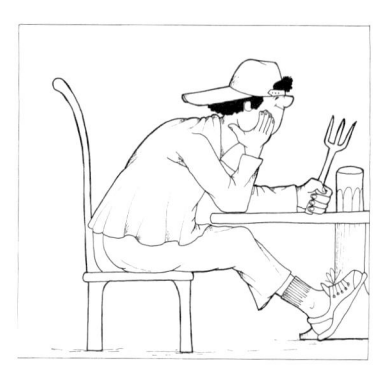

Jugendliche demonstrieren mit der Art ihres Sitzens oft gegen die Vorstellungen der Eltern über gute Haltung ...

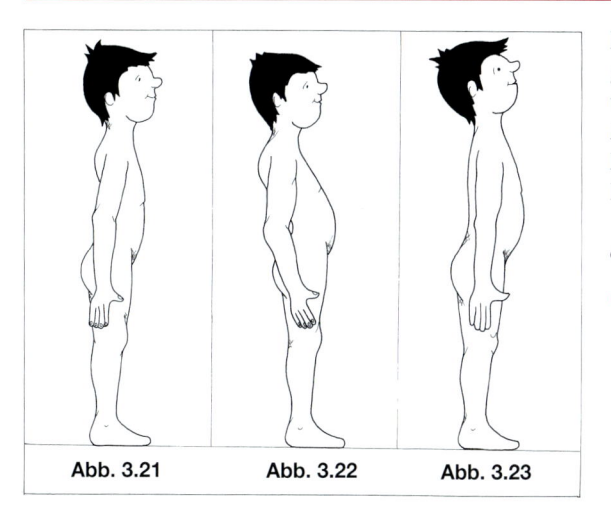

Abb. 3.21. Habituelle Haltung
Abb. 3.22. Passive Haltung
Abb. 3.23. Aktiv aufgerichtete Haltung

Die Haltung im Stehen kann in folgende *Stufen* eingeteilt werden (Abb. 3.21–3.23):

- habituelle Haltung,
- passive Haltung,
- aktiv aufgerichtete Haltung.

Daneben unterscheiden wir die *konstitutionellen Haltungstypen* (normaler Rücken, Hohlrundrücken, Rundrücken, Flachrücken, Hohlflachrücken, s. Abschn. 3.1.1).

Die Einteilung der ersten 4 Rückenformen stammt aus dem 19. Jahrhundert (Staffel 1889 [2]). Es handelt sich um physiologische Varianten, welche im Prinzip keinen Krankheitswert haben. Wir haben die 5. Rückenform, eine besonders bei Kindern relativ häufige physiologische Variante, hinzugefügt. Statt „Normalrücken" sollte man besser von einem harmonischen Rücken sprechen. Verwendet man den Begriff Normalrücken, so kommt leicht der Eindruck auf, die anderen Rückenformen seien pathologisch, was definitionsgemäß nicht der Fall ist, da es sich ja um Haltungstypen handelt. Von einer pathologischen Form sprechen wir erst, wenn eine fixierte Hyperkyphose der BWS vorliegt, eine fixierte fehlende Lordose der LWS oder gar eine Kyphose in diesem Bereich. Die Prüfung der Aufrichtbarkeit bzw. Fixation von einzelnen Segmenten wird in Abschn. 3.1.1 beschrieben.

Krankheitswert der schlechten Haltung

Die Frage, ob es „Haltungsschäden" gibt oder nicht, ist äußerst umstritten. Da Rückenbeschwerden im Erwachsenenalter häufig sind und in den letzten Jahrzehnten auch zugenommen haben, ist die Diskussion über dieses Thema sehr aktuell. Leider gibt es wenig wissenschaftlich erarbeitete harte Fakten und auf der anderen Seite sehr divergierende Meinungen, die auf subjektiven Eindrücken beruhen. Dennoch konnte in den letzten Jahren über einige Faktoren eine gewisse Klarheit gewonnen werden.

Dabei bedürfen verschiedene weit verbreitete traditionelle Ansichten einer gewissen Korrektur:

- *Die Entwicklung einer strukturellen Skoliose hat nichts mit der Haltung zu tun.* Eine schlechte Haltung kann keine idiopathische Adoleszentenskoliose hervorrufen. Die Skoliose entsteht ja durch eine Diskrepanz des Wachstums des Wirbelkörpers vorne und der dorsalen Elemente, wobei es primär zu einer Lordose kommt. Jugendliche mit Skoliosen sind deshalb auffallend gerade und aufgerichtet, im übrigen auch häufig sehr sportlich. Die seitliche Verkrümmung entwickelt sich durch Herausdrehen der Wirbelkörper und hat mit der Haltung nichts zu tun (s. Abschn. 3.1.3). Allenfalls kann eine Beinlängendifferenz eine lumbale Skoliose begünstigen. Sicher ist dies bei nicht ausgeglichenen Differenzen von mehr als 2 cm der Fall. Bei weniger als 2 cm ist dies sehr umstritten, möglich ist auch, daß die Beinlängendifferenz nur die Richtung der Skoliose beeinflußt und nicht ihre Entstehung.

- *Unter den physiologischen Haltungsformen hat neben der harmonischen Haltung der Hohlrundrücken eine wesentlich bessere Prognose als der Flachrücken.* Zwar ist der Flachrücken das ästhetische Ideal, er hat aber bezüglich späterer Beschwerden deutlich schlechtere Aussichten als ein Rücken mit betonten sagittalen Krümmungen, da die Dämpfungseigenschaften des Flachrückens schlechter sind. Lumbale Bandscheibenschäden kommen bei dieser Rückenform häufiger vor, sie sind auch öfters mit Schmerzen verbunden. Das Problem besteht v.a. in der Kyphosierung der LWS. Durch die fehlende Lordosierung wird der Schwerpunkt nach vorne verlagert, wodurch auch die lumbale paravertebrale Muskulatur eine größere Haltearbeit verrichten muß. Die Kyphosierung der LWS wird auch beim Sitzen oft stark betont.

- *Die Entwicklung einer fixierten **Kyphose** kann durch die Haltung beeinflußt werden.* Eine dauerhafte kyphotische Haltung kann während der Pubertät einen M. Scheuermann auslösen. Die Prognose bezüglich Beschwerden ist beim M. Scheuermann im Thorakalbereich allerdings nicht schlecht, sie wird jedoch gegen kaudal hin immer schlechter, und ein lumbaler M. Scheuermann hat ein sehr hohes Risiko für spätere chronische lumbale Rückenschmerzen. Meist resultiert die Krankheit in einer Aufhebung der lumbalen Lordose oder gar Kyphosierung in diesem Bereich. Dies ist statisch außerordentlich ungünstig wegen der Vorverlagerung des Schwerpunktes. Sie muß ausgeglichen werden durch eine Lordosierung der BWS und eine enorme Haltearbeit der paravertebralen Muskulatur im lumbalen Bereich. Auch sind die Dämpfungseigenschaften dieser Wirbelsäule schlecht.

Therapeutische Möglichkeiten

Unter den Faktoren, welche die Haltung bestimmen, können wir v. a. 2 beeinflussen:

- den Zustand der Muskulatur,
- evtl. die psychischen Einflüsse.

Alle anderen Parameter sind gegeben, und wir haben keine Möglichkeit der Einflußnahme.

Was die *Muskulatur* betrifft, so sollten wir stets berücksichtigen, daß eine gewisse Muskelschwäche mit dem Wachstum physiologischerweise vorhanden ist.

> ! Die Muskulatur kann nur durch Aktivität gekräftigt werden. Aktivität müssen das Kind oder der Jugendliche selber ausführen, von außen her kann Aktivität nicht in das Kind eingeflößt werden. Deshalb ist der entscheidende Faktor, ob Aktivität stattfindet oder nicht, die *Motivation des Kindes*. Die sicherste Möglichkeit, das Kind zu demotivieren, besteht darin, daß man es zu einer Aktivität zwingt, die es ungern macht.

Physiotherapie ist keine attraktive Art von Aktivität. Es ist daher unsinnig, zu Lasten der Krankenkassen bei Haltungsstörungen monate- oder gar jahrelang Physiotherapie durchzuführen, für welche das Kind überhaupt nicht motiviert ist und die somit gar keinen Einfluß auf die Muskulatur haben kann. Ebenso fragwürdig scheint mir das sog. „Haltungsturnen", das in vielen Schulen durchgeführt wird. Da in diesem Turnen alle Schüler mit „schlechter Haltung" versammelt sind, sind die Teilnehmer stigmatisiert. Daß eine derartige Veranstaltung nicht zur Aktivität motiviert, sollte eigentlich jedermann einleuchten. Somit ist es wesentlich sinnvoller, das Kind zur Bewegung in einer Sportart zu motivieren, die dem oder der Jugendlichen eine gewisse Freude bereitet. Letztlich spielt es keine wesentliche Rolle, welche Sportart ausgeübt wird. Günstig sind Tätigkeiten, in denen auch die Arme verwendet werden. Am besten ist natürlich Schwimmen, aber auch Ballsportarten wie Handball, Basketball oder Volleyball sind äußerst nützlich. Auch Sportarten mit einseitiger Beanspruchung der Muskulatur, wie etwa das Tennisspiel, sind durchaus zu empfehlen. Die Entwicklung einer Skoliose wegen des einseitigen Muskelzugs ist, wie schon erwähnt, überhaupt nicht zu befürchten. Auch Skoliosepatienten dürfen Tennis spielen. Wichtig ist die Freude am Sport. Passive und unsportliche Kinder nehmen nicht gerne an Ballsportarten teil, da sie immer verlieren. Vielleicht kann man aber solche Kinder zum Schwimmen motivieren oder ihnen evtl. den regelmäßigen Besuch eines Fitneßcenters ermöglichen. Hier müssen sie sich nicht ständig mit den Kameraden messen.

Ein besonderer Faktor, der die Passivität begünstigt, ist das viele Sitzen in der Schule und zu Hause. Beim passiven Sitzen wird die LWS kyphosiert. Hier sind gewisse Maßnahmen sinnvoll, auch wenn sie in den wenigsten Schulen akzeptiert werden: Die Schrägstellung der Schreibfläche vermindert die Kyphosierung der LWS beim Schreiben, man sollte auch auf eine genügende Höhe der Schreibfläche achten, ein Sitzball fördert ebenfalls das lordotische Sitzen und stimuliert auch ständige leichte Ausgleichsbewegungen, ein Hockstuhl mit Aufstützen der Unterschenkel fördert das lordotische Sitzen (Abb. 3.24). Solche Hilfen fördern eine gewohnheitsmäßige lordotische Sitzhaltung, welche sich später günstig auswirkt.

Theoretisch können auch die *psychischen Faktoren* beeinflußt werden, wenn auch wesentlich schwieriger ist. Da die fixierte Hyperkyphose der BWS oft auf einen Konflikt zwischen dem Jugendlichen und einem Elternteil hinweist, muß sehr behutsam vorgegangen werden. Manchmal lohnt sich aber eine psychologische Beratung. Auch kann es sich günstig auswirken, wenn der oder die Jugendliche durch die Motivation zum Sport andere Bezugspersonen kennenlernt und neue Vorbilder gewinnt. Meist ist es allerdings sehr schwierig, die oft tiefsitzenden Konflikte zu eruieren, insbesondere da häufig auf beiden Seiten (Eltern und Kind) eine sehr starke Abwehrhaltung vorhanden ist. Ganz sicher wirken ständige Ermahnungen zum Geradesitzen kontraproduktiv.

> ! Die eingangs gestellte Frage, d. h. ob man Nußgipfel durch Ermahnungen geradebiegen kann, muß somit klar verneint werden. Einzig die Motivation zu lustvoller Aktivität kann die Haltung dauerhaft verbessern.

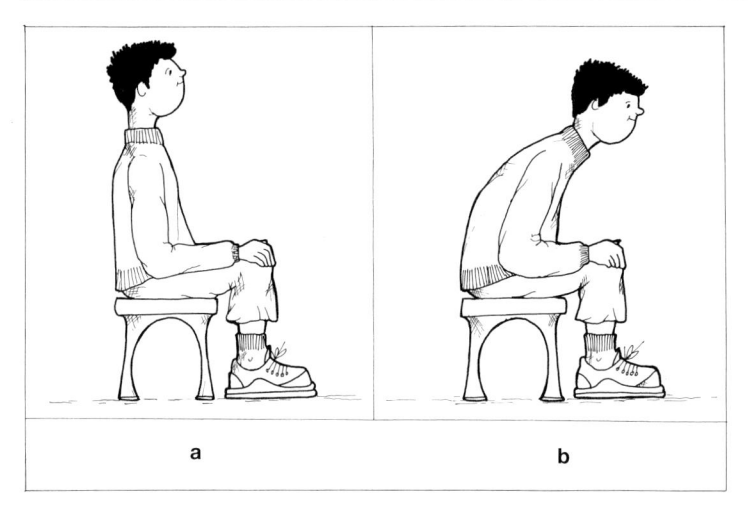

Abb. 3.24 a–e. Sitzformen und Sitzhilfen:
a aufrechte Sitzhaltung;
b schlaffe Sitzhaltung;
c kyphotische Sitzhaltung;
d Einfluß der Schreibhöhe und der Neigung der Schreibfläche auf Sitzhaltung;
e Sitzball

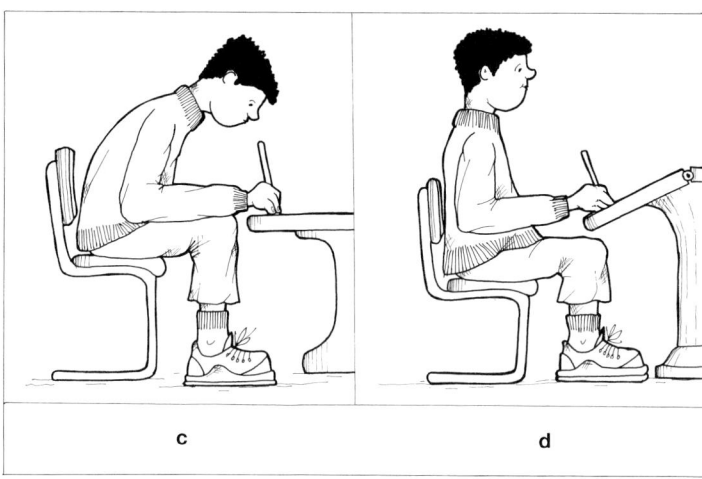

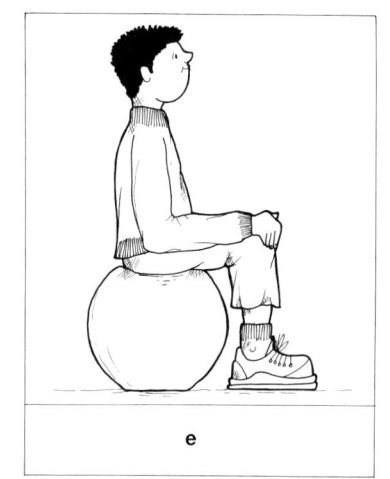

Literatur

1. Andersson GB (1981) Epidemiologic aspects on low-back pain in industry. Spine 6: 53–60
2. Debrunner AM (1994) Orthopädie – orthopädische Chirurgie. Huber, Bern
3. Ebrall PS (1994) The epidemiology of male adolescent low back pain in a north suburban population of Melbourne, Australia. J Manipul Physiol Ther 17: 447–53
4. Frymoyer JW, Pope MH, Costanza MC, Rosen JC, Goggin JE, Wilder DG (1980) Epidemiologic studies of low-back pain. Spine 5: 419–23
5. Masset D, Malchaire J (1994) Low back pain. Epidemiologic aspects and work-related factors in the steel industry. Spine 19: 143–6
6. Matthiass HH (1957) Reifung und Entwicklung in ihren Beziehungen zu Leistungsstörungen des Haltungs- und Bewegungsapparates. In: Handbuch der Orthopädie, Bd I. Thieme, Stuttgart
7. McMaster MJ, MacNicol MF (1979) The management of progressive infantile idiopathic scoliosis. J Bone Joint Surg (Br) 61: 36–42
8. McMaster MJ (1983) Infantile idiopathic scoliosis: Can it be prevented? J Bone Joint Surg (Am) 65: 612–7
9. Mehta MH (1972) The rib-vertebra angle in the early diagnosis between resolving and progressive infantile scoliosis. J Bone Joint Surg (Br) 54: 230–43
10. Rohrer MH, Santos-Eggimann B, Paccaud F, Haller-Maslov E (1994) Epidemiologic study of low back pain in 1398 Swiss conscripts between and 1985 and 1992. Eur Spine J 3: 2–7
11. Rothman RH, Simenone FA (1992) The spine. Saunders, Philadelphia
12. Toroptsova NV, Benevolenskaya LI, Karyakin AN, Sergeev IL, Erdesz S (1995) „Cross-sectional" study of low back pain among workers at an industrial enterprise in Russia. Spine 20: 328–32
13. von Lanz T, Wachsmuth W (1982) Praktische Anatomie. Springer, Berlin Heidelberg New York
14. Wynne-Davis R (1975) Infantile idiopathic scoliosis. J Bone Joint Surg (Br) 57: 138–41

3.1.3
Idiopathische Skoliosen

Definition

Krankheit mit seitlicher Verbiegung der Wirbelsäule von >10° unbekannter Ursache. Dabei handelt es sich um mindestens 2 grundsätzlich verschiedene Krankheitsbilder:

- Eine seltene Form, bei der die Deformität bereits im Säuglings- oder Kindesalter beginnt (*infantile* oder *juvenile Skoliose*). Bei diesem Typ sind Jungen und Mädchen gleich häufig betroffen, die Skoliosen sind bei thorakaler Lokalisation häufig linkskonvex und mit einer Kyphose assoziiert.
- Die häufige, während der Pubertät beginnende **adoleszente Form**. Es sind vorwiegend Mädchen betroffen, bei thorakaler Lokalisation sind diese Skoliosen stets rechtskonvex, und sie sind in der Regel mit Lordosen assoziiert.

Klassifikation

Einteilung nach Alter bei Auftreten:

- Infantil: 0–3 Jahre
- Juvenil: 4–10 Jahre
- Adoleszent ab dem 11. Lebensjahr.

Nicht zu den idiopathischen Skoliosen gehört die sog. *Säuglingsskoliose*. Sie ist eine Sonderform einer skoliotischen Haltung. Da sie aber in eine infantile idiopathische Skoliose übergehen kann, wird sie hier ebenfalls besprochen.

Säuglingsskoliose

Die Säuglingsskoliose tritt im Alter von wenigen Monaten auf. Durch die häufige Anwendung der Bauchlage ist sie bei uns jedoch relativ selten geworden. Die Säuglingsskoliose ist durch einen langgestreckten, meist linkskonvexen, thorakolumbalen, C-förmigen Bogen mit wenig Rotation charakterisiert. Zwecks Differenzierung zur progredienten infantilen Skoliose beachte man den Rippenabgangswinkel (RVAD = „rib vertebral angle difference" nach Mehta, s. Abb. 3.25). Die Prognose ist gut, eine Spontanheilung kann in über 96% erwartet werden. Einzelne Fälle können in eine infantile idiopathische Skoliose übergehen.

Infantile Skoliosen

Dieser seltene Typus ist in 98% der Fälle thorakal lokalisiert, bei Jungen ist er 1,5mal häufiger anzutreffen als bei Mädchen, in 76% ist die Skoliose linkskonvex und häufig mit einer Kyphose assoziiert. Beim Säugling gibt ein asymmetrischer Rippenabgangswinkel nach Mehta von mehr als 20° [90] einen Hinweis darauf, daß es sich nicht um eine benigne Säuglingsskoliose, sondern um eine progrediente infantile idiopathische Skoliose handelt (Abb. 3.25). Die Charakteristika der infantilen Skoliose unterscheiden sich von denen der adoleszenten Form in einem solchen Ausmaß, daß es sich offensichtlich um eine andere Krankheit handelt. Die Prognose der infantilen Skoliose ist sehr schlecht. Trotz Korsettbehandlung kommt es oft zu sehr massiver Progredienz, so daß in vielen Fällen schon in einem frühen Alter eine Operation notwendig wird.

Juvenile Skoliose

Tritt die Verkrümmung zwischen dem 4. und 10. Lebensjahr auf, so handelt es sich um eine juvenile Form. Mädchen sind nur wenig mehr betroffen als Jungen, neben der thorakalen Lokalisation kommen auch lumbale und S-förmige Krümmungen vor. Die Prognose ist schlecht. Nur 5% der Skoliosen sind nicht progredient, die übrigen nehmen bis zum 10. Lebensjahr jährlich um 1–3°, während des pubertären Wachstumsschubes um 5–10° pro Jahr zu [112].

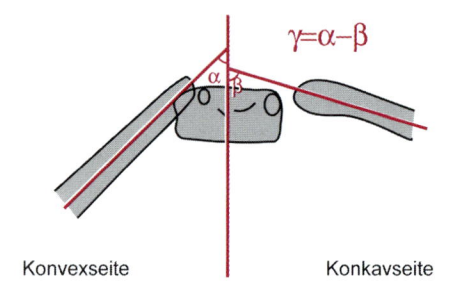

Abb. 3.25. *RVAD nach Mehta* [90]. Bei Skoliosen im Säuglingsalter wird der Winkel zwischen der durch den Wirbelkörper gezogenen Senkrechten und der Achse der Rippe sowohl auf der Konvex- als auch auf der Konkavseite gemessen. Beträgt der Unterschied (γ) zwischen den beiden Winkeln 20° und mehr, so handelt es sich mit großer Wahrscheinlichkeit um eine progrediente und nicht um eine sich spontan korrigierende Skoliose

Adoleszentenskoliosen

Diese weitaus häufigsten Skoliosen werden wie folgt charakterisiert:

- Sie sind meistens *thorakal* und dann fast ausnahmslos *rechtskonvex* lokalisiert.
- Sie sind thorakolumbal und lumbal seltener und haben bei dieser Lokalisation eine große Tendenz, aus dem Lot zu gehen; manchmal sind solche Skoliosen nicht echt idiopathisch, sondern sie treten sekundär bei Beinlängendifferenzen oder bei lumbosakraler Übergangsanomalie auf.
- Sie sind in etwa 10 % der Fälle *S-förmig*, d. h. es bestehen 2 Primärkrümmungen: Die lumbale Krümmung ist meist stärker rotiert als die thorakale, deshalb sind S-förmige Skoliosen kosmetisch weniger auffallend als *C-förmige* thorakale Skoliosen vom gleichen Ausmaß.
- Sie sind fast immer mit einer relativen *Lordose* assoziiert (für den thorakalen Bereich gilt ein Gesamtkyphosewinkel von weniger als 20° als relative Lordose).
- Sie weisen immer eine *Rotation* auf, wobei die dorsalen Anteile der Wirbelkörper immer gegen die Konkavseite der Krümmung *rotiert* sind (ist dies nicht der Fall, so handelt es sich nicht um eine strukturelle idiopathische Skoliose); bei gleichem Ausmaß der Krümmungen ist die Rotation lumbal stärker als thorakal.
- Sie entstehen wahrscheinlich durch ein Mißverhältnis zwischen dem *Wachstum* der dorsalen und dem der ventralen Wirbelkörperanteile; das Minderwachstum der dorsalen Anteile zwingt die Wirbelkörper zum Ausweichen nach lateral und zur Rotation; man könnte statt von einer Skoliose auch von einer *Rotationslordose* sprechen.

Ätiologie

Die Ursache der idiopathischen Skoliose ist definitionsgemäß unbekannt. Bei der **Adoleszentenskoliose** besteht ein Mißverhältnis zwischen dem Wachstum der Wirbelkörper und dem der dorsalen Elemente. Die Wirbelkörper wachsen schneller als die dorsalen Elemente. Dadurch entsteht primär eine Lordose. Das dorsale Minderwachstum behindert die Höhenzunahme der ventral gelegenen Wirbelkörper. Um sich Platz zu verschaffen, beginnen sich diese zu verdrehen, d. h. zu rotieren. Es entsteht eine sog. *Rotationslordose*. Dieses Prinzip wird in Abb. 3.26 und 3.27 veranschaulicht. Das Konzept dieser Betrachtungsweise geht auf Somerville zurück [120]. Viele neuere Untersuchungen haben diese Theorie bestätigt [22, 28, 30, 62]. Bei der Adoleszentenskoliose ist fast immer eine Lordose vorhanden, selbst wenn die Wirbelsäule projektionsbedingt im Röntgenbild kyphotisch erscheint [28]. Die Ursache der Lordose ist unbekannt. Das Minderwachstum findet im Bereich des Spinalkanals statt. Denkbar wäre, daß sich das Rückenmark gegen den Dehnungsreiz des Wachstums schützt. In den letzten Jahren wurden in mehreren Untersuchungen Hinweise gefunden, daß bei einem Teil der „idiopathischen" Skoliosen *intraspinale Anomalien* bzw. *neurologische Probleme* vorliegen. MRT-Untersuchungen zeigten bei 8 % von typischen idiopathischen thorakalen Adoleszentenskoliosen eine intraspinale Syrinx [115]. Bei atypischen (d. h. nicht rechtskonvexen thorakalen) Skoliosen scheinen solche Befunde noch wesentlich häufiger vorzukommen [85, 106, 121]. Andere Untersucher haben bei idiopathischen Adoleszentenskoliosen in mehr als der Hälfte der Fälle pathologische somatosensorische Potentiale gefunden [81, 117]. Für die Seite der Konvexität der Skoliose scheinen diese Befunde keine Rolle zu spielen. Auch die „Händigkeit" ist nicht für die Richtung der seitlichen Verkrümmung verantwortlich. Die Tatsache, daß die idiopathischen thorakalen Adoleszentenskoliosen alle rechtskonvex sind, ist vielmehr durch den Situs der Mediastinalorgane bedingt. Da die Krankheit nicht durch die Asymmetrie der Muskulatur verursacht wird, sondern auf eine (symmetrische) Problematik in der Sagittalebene zurückzuführen ist, ist die Seite der Verdrehung im wesentlichen von der anatomischen Konfiguration abhängig. Eine Bestätigung hierfür fanden wir in 2 Fällen mit Situs inversus und *links*konvexer thorakaler Skoliose. Thorakale Skoliosen, die nicht rechtskonvex sind, müssen deshalb vor Operationen im Hinblick auf intraspinale Anomalien mit einer MRT-Untersuchung abgeklärt werden.

Auch die Ursache von idiopathischen **infantilen** und **juvenilen Skoliosen** ist nicht bekannt. Ein Teil der juvenilen Skoliosen verhält sich ähnlich wie die adoleszenten; die anderen, v. a. die sehr früh beginnenden, sind – wie oben beschrieben – anders charakterisiert. Hier spielen ätiologisch wahrscheinlich *neurogene Faktoren* eine gewisse Rolle. Mit Einführung der Bauchlage bei der Säuglingspflege ist diese früher häufig anzutreffende Krankheit sehr selten geworden [88]. Wie neueste Studien aufgrund von MRT-Untersuchungen zeigten, ist der Anteil an intraspinalen Anomalien in dieser Patientengruppe sehr hoch [41].

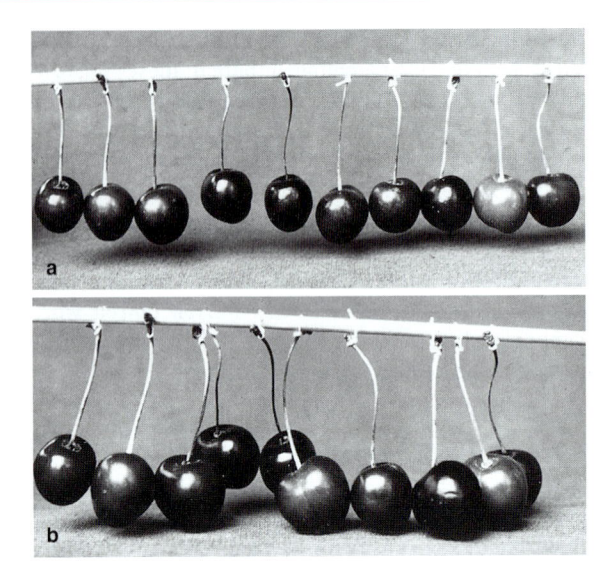

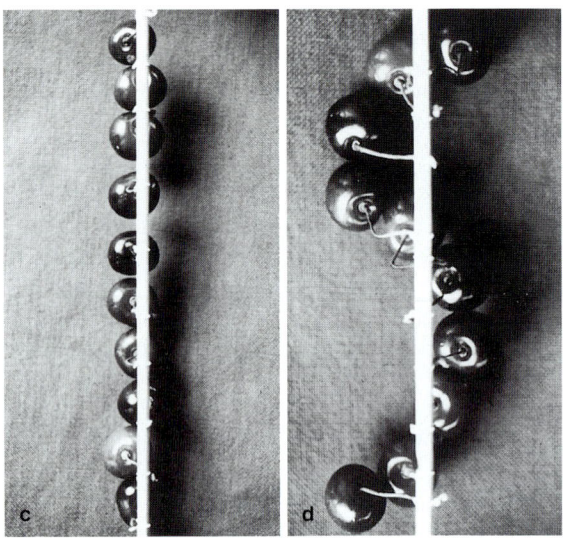

Abb. 3.26 a–d. *Prinzip der Entstehung der idiopathischen Adoleszentenskoliose.* Die Kirschen stellen die Wirbelkörper dar, ihre Stengel die Wirbelbögen. Sie sind nebeneinander auf einem Stab aufgehängt (**a, c**). Verkürzt man den Abstand der Stengel (bzw. den der dorsalen Elemente), so verschaffen sich die Kirschen Platz durch Verdrehung (**b, d**). Die seitliche Verkrümmung ist schließlich Folge dieser Verdrehung

Weitere diskutierte ätiologische Faktoren

- *Wachstum:* Bei Skoliosepatienten wurde ein verfrühter pubertärer Wachstumsschub gefunden. Auch erhöhte Werte des somatotropen Hormons wurden gemessen [15, 48], und Patienten mit Skoliosen sind etwas größer als gleichaltrige normale Jugendliche [3].
- *Osteoporose:* In einer Studie wurde bei der Hälfte der Skoliosepatienten eine verminderte Knochendichte gemessen [123].
- *Genetik:* Skoliosen treten familiär gehäuft auf. Während die normale Inzidenz ca. 1,8 % beträgt, wurden bei Verwandten 1. Grades Häufigkeiten von 7–11 % beobachtet [15].
- *Beinlängendifferenzen:* Zwar ist es unbestritten, daß ein relevanter Beckenschiefstand die Entwicklung einer Skoliose begünstigen kann [3, 127], es ist jedoch unklar, ab welchem Ausmaß die Beinlängendifferenz bedeutungsvoll wird. Beinlängendifferenzen bis zu 1 cm sind außerordentlich häufig und haben für die Entstehung einer Skoliose keine Bedeutung. Unterschiede von 2 cm und mehr können, sofern sie nicht ausgeglichen werden, zu strukturellen Skoliosen führen. Es handelt sich hierbei um lumbale Skoliosen, deren Konvexität zur Seite des kürzeren Beines gerichtet ist. Die Korrelation zwischen Beinlängendifferenz und Skoliose ist allerdings nicht sehr groß [59]. Zudem ist die klinische Messung der Beinlängendifferenz nicht sehr zuverlässig [46].
- Eine große Zahl von Untersuchungen beschäftigt sich mit der Frage, ob eine Anomalie bzw. *Asymmetrie der Muskulatur* vorliegt [14, 45, 64, 66, 69].

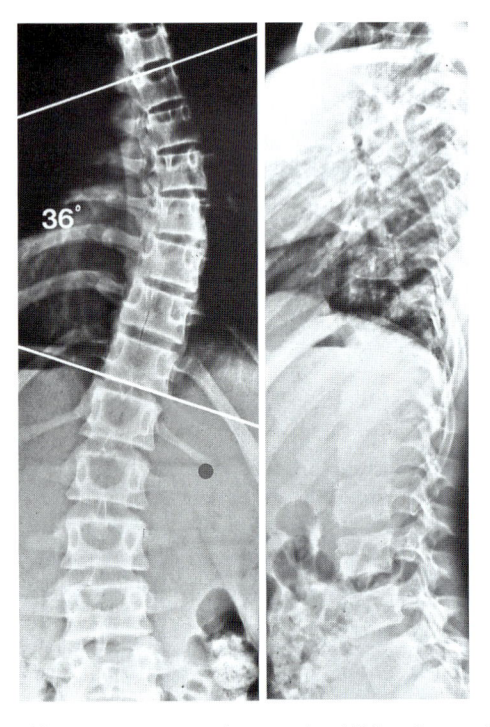

Abb. 3.27. Anteroposteriores und seitliches Röntgenbild einer idiopathischen thorakalen Adoleszentenskoliose bei einem 13jährigen Mädchen. Man beachte die ausgeprägte *thorakale Lordose*

Meist wurden intraoperativ Biopsien bei Skolioseoperationen entnommen, und die Muskulatur wurde histologisch und histochemisch untersucht. Alle Autoren fanden einen erhöhten Anteil der Typ-1-Muskelfasern auf der Konvexseite der Skoliose gegenüber der Konkavseite. Man ist sich aber einig, daß es sich hier um *sekundäre Veränderungen* handelt und nicht um eine primäre Asymmetrie der Muskulatur. Eine entsprechende Untersuchung *vor* Beginn der Skoliose fehlt aus verständlichen Gründen.
- Bei Tieren kommt die Skoliose spontan nicht vor. Im *Tierexperiment* konnten durch verschiedenste Eingriffe Skoliosen erzeugt werden, z. B. durch Beeinträchtigung der Durchblutung [26] oder des Wachstums [6]. Alle diese Experimente erbrachten aber keine wesentlichen Erkenntnisse bezüglich der Ätiologie der idiopathischen Skoliose.

> ! Keine ätiologische Bedeutung haben die asymmetrische sportliche Betätigung, das häufige Sitzen oder Stehen in skoliotischer Haltung [17] und die Händigkeit.

Vorkommen

Skoliosen sind bei Mädchen 3,5 mal häufiger als bei Jungen. Im Alter von 14 Jahren haben 1,2 % aller Jugendlichen (1,9 % aller Mädchen) eine Skoliose von über 10 ° und 0,5 % des ganzen Kollektivs (d. h. 0,8 % des weiblichen Anteils) eine Skoliose von über 20 ° [13].

Klinik, Diagnostik

Klinische Untersuchung

Bei Mädchen ist der Zeitpunkt der **Menarche** in der **Anamnese** besonders bedeutsam. Sie tritt am Höhepunkt des pubertären Wachstumsschubes ein. Von diesem Zeitpunkt an muß noch mit ca. 2 Jahre dauerndem relativ starkem Wachstum gerechnet werden (5–10 cm pro Jahr). Zwar ist das Wachstum anschließend noch nicht abgeschlossen, für die Progredienz einer Skoliose ist es aber nicht mehr sehr relevant. Bei Jungen dagegen gibt es kein Zeichen der sexuellen Reifung, das mit ähnlicher Zuverlässigkeit ermittelt werden kann wie die Menarche bei Mädchen.

Die wichtigste klinische Untersuchung ist der **Vorneigetest.** Der Untersucher sitzt dabei hinter dem Patienten, den Beckenkamm ungefähr in Augenhöhe. Der Patient/die Patientin wird aufgefordert, sich nach vorne zu bücken. Auf Thoraxebene beobachtet man nun die einseitige Vorwölbung des Rippenthorax (den „Rippenbuckel") und im Lendenbereich den unilateralen „Lendenwulst". Wichtig ist, daß zu dieser Untersuchung die Beinlängen durch Unterlegung mit Brettchen bei etwaiger Verkürzung eines Beines ausgeglichen werden (s. Abschn. 3.1.1). Zur Objektivierung des Ausmaßes von Rippenbuckel und Lendenwulst gibt es ein spezielles Gerät, das sog. Inklinometer (s. Abschn. 3.1.1)[12]; eine ausreichend genaue Messung ist aber auch mit dem Winkelmesser möglich (s. Abschn. 3.1.1).

> ! Ein klinisch relevanter Rippenbuckel oder Lendenwulst besteht ab einem Winkel von 5 °.

In einer kürzlich erschienenen Untersuchung wurde folgende Relation errechnet [72]:

- Thorakaler Cobb-Winkel
  = (Rippenbuckelwinkel · 1,64) + 6,3
- Lumbaler Cobb-Winkel
  = (Lendenwulstwinkel · 1,58) + 7,6

Der durchschnittliche Fehler des errechneten Cobb-Winkels beträgt bei dieser Methode lediglich ± 5,5 °.

Wir beachten auch das *Lot*. Dieses muß von der Vertebra prominens genau in die Rima ani fallen, andernfalls besteht eine Dekompensation. In *Seitneigung* wird beobachtet, ob die Verkrümmung der Wirbelsäule harmonisch ist oder ob eine Fixa-

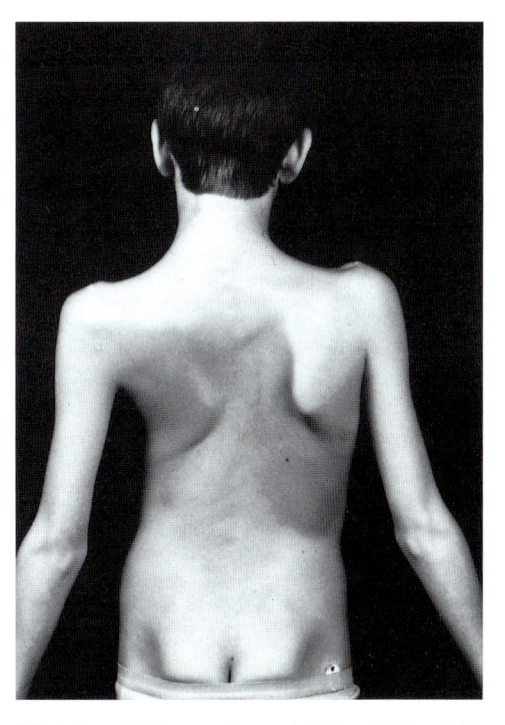

Abb. 3.28. 13jähriger Patient mit *idiopathischer Adoleszentenskoliose.* Man beachte neben der Asymmetrie der Taillendreiecke und der vorstehenden Scapula die deutlich sichtbare thorakale Lordose

tion vorliegt. Wir stellen auch fest, ob die *Taillendreiecke* symmetrisch sind. Die Untersuchung von der Seite erlaubt es uns festzustellen, ob harmonische *sagittale Krümmungen*, eine relative Lordose der BWS (was bei der idiopathischen thorakalen Adoleszentenskoliose außerordentlich häufig ist) (Abb. 3.28), eine Hyperkyphose oder eine Aufhebung der Lendenlordose vorliegen (s. Abschn. 3.1.1).

Röntgenbilder

Zur sachgerechten Beurteilung einer Skoliose gehören a.-p.- und seitliche Aufnahmen der vollständigen BWS und LWS. Folgende *Messungen* können auf diesen Bildern durchgeführt werden:

- Auf den a.-p.-Aufnahmen messen wir das *Ausmaß* der skoliotischen Hauptkrümmung und das der kompensatorischen Nebenkrümmung. Zur Messung eignet sich am besten die von *Cobb* angegebene Methode (Abb. 3.29) [19] *(Cobb-Winkel)*. Hierbei wird eine Linie durch die am stärksten gegeneinander verkippten Deck- bzw. Grundplatten gezogen. Der Winkel zwischen diesen beiden Linien (bzw. ihrer Senkrechten) entspricht dem Skoliosewinkel. Diese beiden Wirbelkörper werden als *Endwirbel* bezeichnet. Andere Meßmethoden haben sich nicht durchgesetzt. Der *Neutralwirbel* ist der neutral rotierte Wirbel. Er ist meist nicht identisch mit dem Endwirbel, sondern befindet sich 1–2 Segmente weiter vom Apex entfernt. Der *zentrierte Wirbel* ist der Wirbelkörper unterhalb des Apex der (thorakalen) Skoliose, von welchem das Lot zentriert auf die Mitte des Sakrums fällt.
- Die *Rotation* der Wirbelkörper kann geschätzt oder gemessen werden. Ein approximatives Maß erhält man durch die Schätzungsmethode nach *Nash u. Moe* [101]. Hierfür wird der apikale Wirbelkörper auf dem a.-p.-Bild in 6 Abschnitte eingeteilt. Je nachdem, wo sich der Pedikelschatten auf der Konvexseite der Skoliose befindet, kann man den Schweregrad der Rotation abschätzen (Abb. 3.30). Genauer läßt sich die Rotation rech-

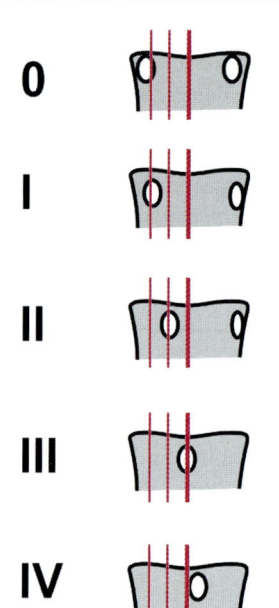

Abb. 3.30. *Schätzung der Rotation nach Nash u. Moe* [101]: Der apikale Wirbelkörper auf dem a.-p.-Bild wird in 6 Abschnitte eingeteilt. Je nachdem, wo sich der Pedikelschatten auf der Konvexseite der Skoliose befindet, kann man den Schweregrad der Rotation abschätzen. *I* entspricht einer Rotation von ca. 5°, *II* ca. 15°, *III* ca. 30° und *IV* ca. 40°

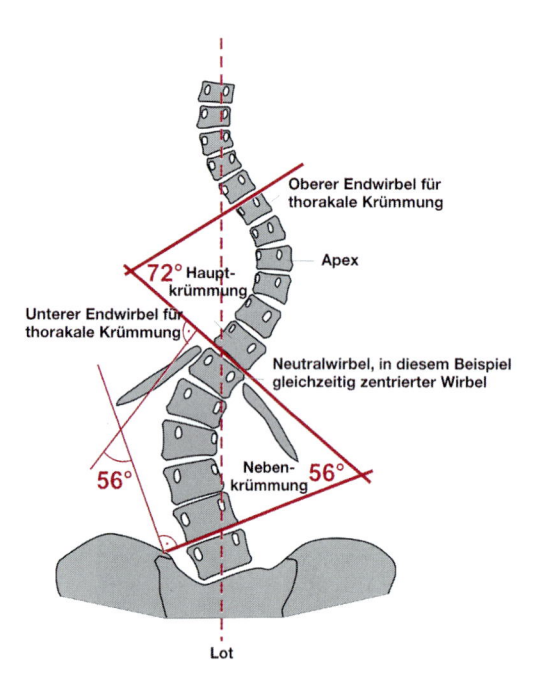

Abb. 3.29. *Messung des Cobb-Winkels und Bezeichnung charakteristischer Elemente einer Skoliose* [19]: Eine Linie wird durch die am stärksten gegeneinander verkippten Deck- bzw. Grundplatten gezogen. Die entsprechenden Wirbelkörper nennt man „Endwirbel". Der Winkel zwischen diesen beiden Linien (bzw. ihrer Senkrechten) entspricht dem Skoliosewinkel. Die stärkere Krümmung wird als Haupt-, die schwächere als Nebenkrümmung bezeichnet. Der „Neutralwirbel" ist der Wirbelkörper zwischen Haupt- und Nebenkrümmung, der am wenigsten rotiert ist. Zentrierte Wirbel sind diejenigen, deren Mitte im Lot über der Mitte des Sakrums steht. Der Apex einer Krümmung befindet sich auf der Höhe des am stärksten seitlich verschobenen Wirbelkörpers

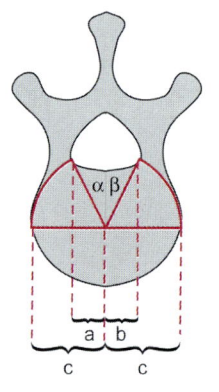

Abb. 3.31. *Berechnung der Rotation* [53]: Wenn beide Pedikel eines Wirbelkörpers auf dem a.-p. Röntgenbild sichtbar sind, kann die Rotation anhand der Abstände des Innenrandes ihrer Schatten zur Mitte und des Durchmessers (bzw. Radius) des Wirbelkörpers mit Hilfe der Formel: $Rotationswinkel = (\alpha - \beta)/2$, recht genau ermittelt werden

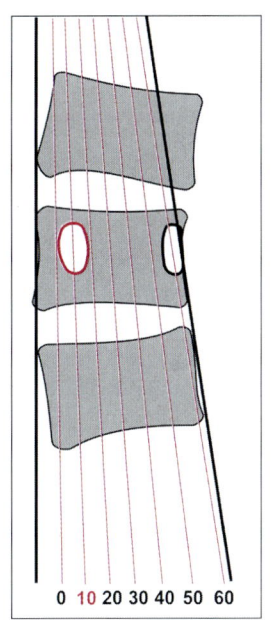

Abb. 3.32. *Rotationsmeßschablone nach Perdriolle* [104]: Mit Hilfe dieser Schablone auf transparenter Folie kann die Rotation eines Wirbelkörpers auf dem a.-p.-Röntgenbild bestimmt werden. Die Schablone wird so über den Wirbelkörper gelegt, daß die Ränder übereinstimmen. Anschließend wird anhand der Linie, die durch die Mitte des Pedikels auf der Konvexseite der Skoliose zieht, das Ausmaß der Rotation abgelesen (unten als Winkel zwischen 0° und 60° angegeben)

nerisch durch eine von uns entwickelte Methode ermitteln [53], bei der aus der Wirbelkörperbreite und dem Abstand der Pedikel vom Wirbelkörperrand die Rotation in Grad berechnet wird (Abb. 3.31). Eine elegante Möglichkeit ist die Rotationsmeßschablone nach Perdriolle [104, 105, 109] (Abb. 3.32). Zwar sind alle diese Methoden nicht sehr genau [109], dennoch geben sie im klinischen Alltag gewisse Anhaltspunkte für das Ausmaß der Rotation.

- Auf den *Seitenbildern* kann das Ausmaß der thorakalen Kyphose und der lumbalen Lordose ebenfalls auf ähnliche Weise gemessen werden (s. Abschn. 3.1.4).
- Zur Abschätzung der Prognose ist das *Skelettalter* sehr bedeutsam. Dieses kann gut beurteilt werden, wenn der Beckenkamm auf den a.-p.-Röntgenbildern sichtbar ist, deshalb sollte man für die LWS-Aufnahme nicht zu schmale Filme verwenden. Je nachdem, wie weit die Beckenkammapophyse verknöchert ist, läßt sich die Skelettreifung beurteilen. Die Apophyse beginnt von lateral her zu ossifizieren. Risser hat die Reifung in 5 Stadien eingeteilt („*Risser-Zeichen*", Abb. 3.33) [110]. Der Beginn der Verknöcherung („Risser I") fällt zeitlich ungefähr mit der Menarche und dem Höhepunkt des pubertären Wachstumsschubes zusammen. Von diesem Zeitpunkt an muß noch mit ca. 2 Jahre anhaltendem relativ starkem Wachstum gerechnet werden (5–10 cm pro Jahr). Im Stadium IV ist der Wachstumsschub

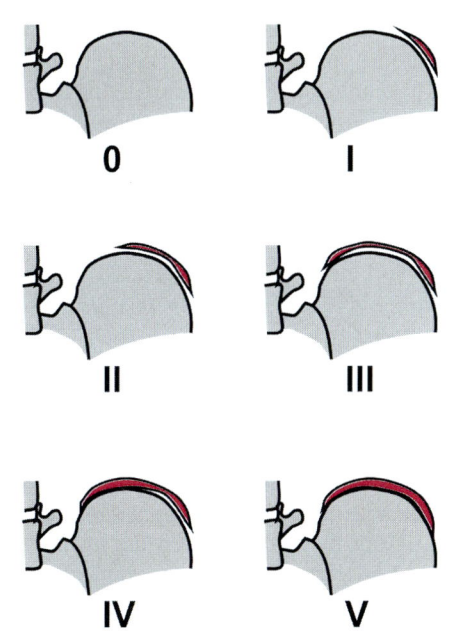

Abb. 3.33. *Risser-Zeichen* [111]: Anhand der Verknöcherung der Beckenkammapophyse kann das Stadium der Skelettreife (*0–V*) abgeschätzt werden. Die Verknöcherung beginnt lateral zur Zeit des Höhepunktes des pubertären Wachstumsschubes (ca. zeitgleich mit der Menarche bei Mädchen) (Risser-Stadium I). Der pubertäre Wachstumsschub ist mit Risser-Stadium IV abgeschlossen. Die vollständige Verknöcherung der Apophyse (Stadium V) dauert noch weitere 2 Jahre

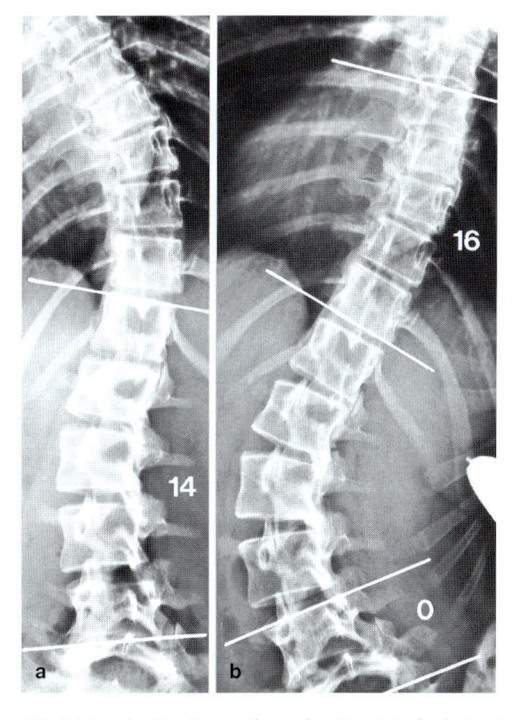

Abb. 3.34 a, b. Zur Beurteilung der Korrigierbarkeit einer Skoliose werden *Funktionsaufnahmen* in maximaler Seitneigung nach links (**a**) und rechts (**b**) benötigt. Bei einer lumbalen Skoliose darf die Korrektur der lumbalen Krümmung mit dem VDS-Instrumentarium nicht weiter gehen, als die thorakale Gegenkrümmung in der Funktionsaufnahme aufgerichtet wird

beendet, bis zur definitiven Verknöcherung (Stadium V) findet nur noch ein minimales Wachstum statt; dies betrifft allerdings vorwiegend die Wirbelsäule, während die Epiphysenfugen der Extremitäten völlig verschlossen sind. Die Wirbelsäule kann bis zum 25. Lebensjahr weiter wachsen, wobei der Längengewinn aber nur noch 1–2 cm beträgt. Um das Skelettalter noch genauer beurteilen zu können, muß eine *Handplatte* angefertigt werden.
- Die *Funktionsaufnahmen* (im a.-p.-Strahlengang) in maximaler Seitneigung nach rechts und links zeigen die Korrigierbarkeit der Haupt- und Nebenkrümmungen (Abb. 3.34).

Optische Darstellung der Rückenoberfläche

Das Bedürfnis zur Dokumentation und Vermessung der Rückenoberfläche entstand vorwiegend aus dem Problem der Strahlenbelastung bei Röntgenuntersuchungen heraus. Die Entwicklung begann mit der Moiré-Photogrammetrie durch Takasaki 1970 in Japan [122]; weitere neue photographische und videographische Verfahren folgten.

Moiré-Topographie

Etwas vereinfacht erklärt besteht das Verfahren darin, daß gebündeltes Licht durch ein Gitter mit parallelen lichtundurchlässigen Linien definierter Breite und festgelegten Abständen projiziert wird. Auf einem dahinter liegenden dreidimensionalen Objekt kommt es je nach dem Abstand vom Gitter (und je nach dem Winkel des einfallenden Lichtes) zur periodischen Auslöschung des Lichtes. Damit stellen sich Schatten auf der dreidimensionalen Oberfläche wie „Höhenkurven" einer Geographiekarte dar. Auf der Rückenoberfläche kann die Kontur mit ihren Eindellungen und Ausbuchtungen optisch dargestellt werden (Abb. 3.35). Dank der gut sichtbaren Höhenkurven läßt sich sehr schnell beurteilen, ob die Oberfläche symmetrisch oder asymmetrisch ist. Allerdings ist die Zeichnung sehr stark von der Positionierung des Patienten abhängig. Auch ist es nicht einfach, das Ausmaß der Asymmetrie zu quantifizieren.

Dot pattern analysis, ISIS-Methode

Da es schwierig ist, aufgrund der Moiré-Kurven das Ausmaß der Asymmetrie zu beurteilen, wurden andere Methoden zur dreidimensionalen Berechnung der Rückenoberfläche entwickelt. Wir selber haben ein Verfahren konstruiert, bei welchem Lichtpunkte auf die Rückenoberfläche projiziert wurden und die räumliche Position dieser Punkte durch Stereophotographie berechnet wurde [53]. Eine ähnliche Methode wurde in England entwickelt. Dabei werden jedoch nicht Punkte, sondern es wird ein Lichtstreifen auf die Rückenoberfläche projiziert. Mit Hilfe von Videokameras wird der Verlauf des Lichtes auf der Rückenoberfläche aufgenommen und die Form der Oberfläche mittels eines Computers dreidimensional berechnet. Dieses Gerät wurde unter dem Namen ISIS („*i*ntegrated *s*hape *i*maging *s*ystem") bekannt und kommerzialisiert [124, 125, 130] (Abb. 3.36). Die Abb. 3.37 zeigt das Röntgenbild einer Patientin mit einer idiopathischen Adoleszentenskoliose (prä- und postoperativ), und Abb. 3.38 die Dokumentation durch das ISIS-Gerät. Hierbei werden einerseits Schnitte durch die Rückenoberfläche auf verschiedenen Höhen dargestellt, andererseits berechnet das Gerät einen hypothetischen Skoliosewinkel. Dieser ergibt sich aus der Summe der kalkulierten Neigung der am stärksten gegeneinander verkippten „Endplatten". Die Korrelation dieses errechneten „Skoliosewinkels" mit dem Cobb-Winkel auf dem Röntgenbild ist nicht besonders gut, da die Rückenoberfläche sehr individuell geformt ist. Bei adipösen Patienten wird er unter-, bei mageren überbewertet. Veränderungen der Form bei demselben Patienten hingegen können registriert werden, wobei die exakte Positionierung natürlich eine wesentliche Rolle spielt. Wir verwenden diese Methode seit 15 Jahren zur Verlaufskontrolle bei

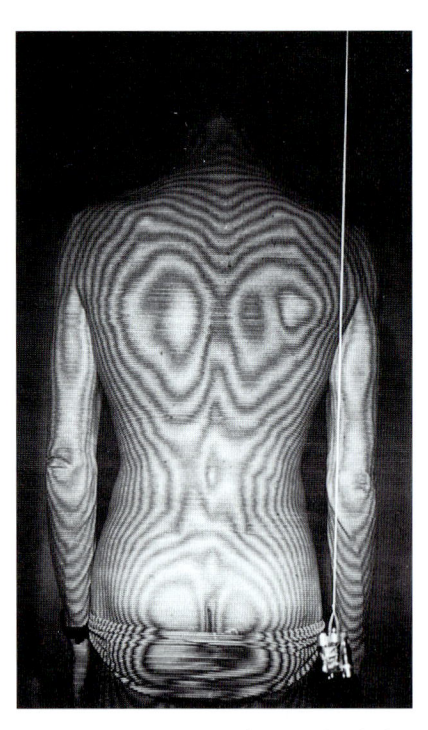

Abb. 3.35. *Moiré-Topographie:* Die durch die Projektion entstehenden Linien ähneln den Höhenkurven einer geographischen Karte und zeigen eine Asymmetrie deutlich an

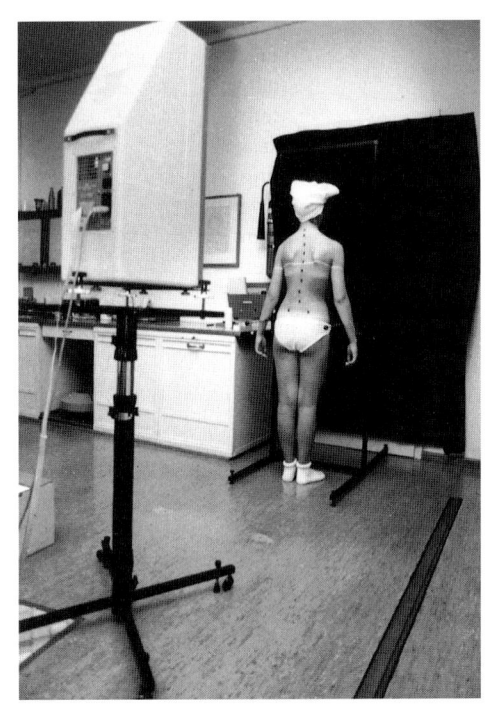

Abb. 3.36. Das in Oxford entwickelte *ISIS-Gerät* macht mit einem Videogerät räumliche Aufnahmen der Rückenoberfläche und berechnet Schnittkonturen auf markierten Höhen. Daraus werden approximative Winkel der zugrundeliegenden Skoliose berechnet (graphische Darstellung einer Rückenoberfläche s. Abb. 3.38)

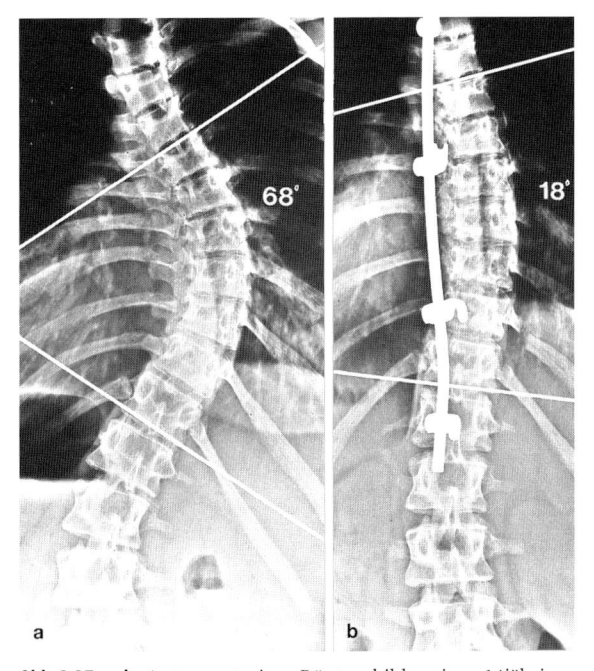

Abb. 3.37 a, b. Anteroposteriore Röntgenbilder einer 14jährigen Patientin mit idiopathischer Adoleszentenskoliose, *Aufrichtung mit Cotrel-Dubousset- (bzw. Spinefix-) Instrumentarium*. Bei dieser noch sehr flexiblen Wirbelsäule wurde nur ein konkavseitiger Stab verwendet (**a** präoperativ, **b** 1 Jahr postoperativ). Gleichzeitig wurde eine Rippenbuckelresektion durchgeführt

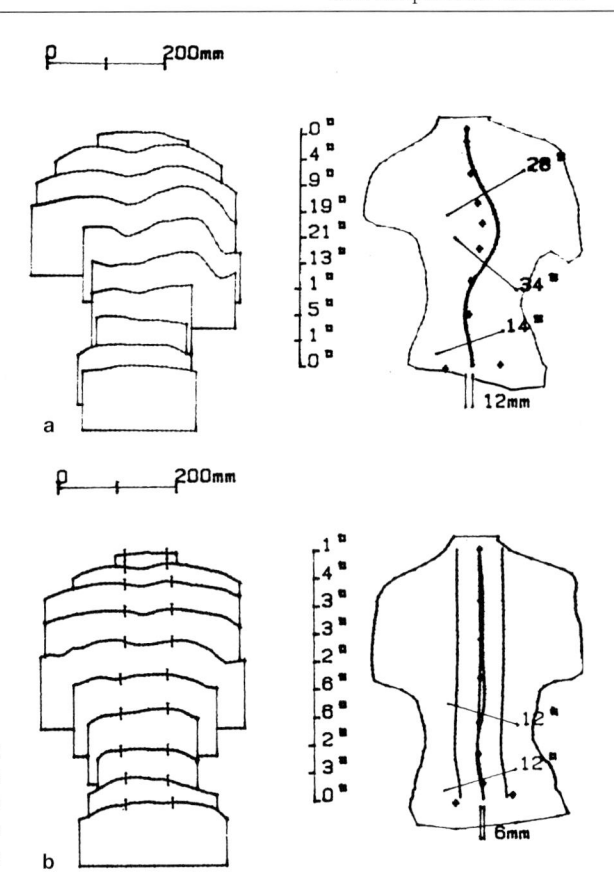

Abb. 3.38 a, b. Computerausdruck des *Ergebnisses der ISIS-Untersuchungen* präoperativ (**a**) und 1 Jahr postoperativ (**b**) bei der gleichen Patientin wie in Abb. 3.37. *Links*: Schnittbilder durch die Rückenoberfläche auf verschiedenen Höhen. *Rechts*: hypothetischer Kippwinkel der Endwirbel zur Horizontalen. Der (theoretische) Cobb-Winkel errechnet sich aus der Addition der beiden angegebenen angrenzenden Winkel. In der postoperativen Graphik ist keine thorakale Skoliose mehr nachweisbar

thorakalen Skoliosen und können auf diese Weise viele Röntgenaufnahmen vermeiden.

Zusätzliche bildgebende Verfahren

Computertomographie

Die CT eignet sich zur Überprüfung der Rotation. Sie wurde in einzelnen klinischen Studien angewendet [1]. Allerdings ist die Aussagekraft nicht wesentlich besser als beim konventionellen Röntgenbild, da die Bezugsgrößen fehlen; insbesondere kann die eventuelle Verdrehung des Beckens nicht mitbeurteilt werden.

Magnetresonanztomographie (MRT)

Die MRT ist zwar keine invasive, jedoch eine äußerst kostspielige Methode, die sich zur Darstellung von intraspinalen Problemen (Anomalien, Tumoren) eignet. Sie ist indiziert bei neurologischen Symptomen oder wenn eine Operation bei einer nicht dem Standard entsprechenden „idiopathischen" Skoliose geplant ist. Eine solche Skoliose liegt vor, wenn sie thorakal nicht rechtskonvex oder lumbal linkskonvex ist, wenn die Patienten bei Erkrankungsbeginn jünger als 10 Jahre alt waren oder wenn auf dem Nativröntgenbild sichtbare Anomalien vorhanden sind.

Verlauf, Prognose

Wird im Pubertätsalter die Diagnose einer **idiopathischen Adoleszentenskoliose** gestellt, so ergibt sich die Frage nach der Wahrscheinlichkeit der weiteren Progredienz der Krankheit.

> ! Bei einer Untersuchung bei über 700 Patienten wurden folgende *Faktoren* ermittelt, die für die *Prognose* von Bedeutung waren [76]:
> - Cobb-Winkel
> - Alter
> - Risser-Stadium
> - Menarche

Bei allen anderen Faktoren, wie beispielsweise dem Ausmaß der Rotation, der Lordose, der Familienanamnese, dem Geschlecht etc., bestand keine positive Korrelation zur Progredienz. Die Abb. 3.39 zeigt graphisch das Risiko der Progredienz nach Ausgangswinkel und chronologischem Alter auf. In Abb. 3.40 ist das Beispiel einer starken Progredienz dargestellt.

Für andere Autoren hat das Ausmaß der Rotation prognostische Bedeutung [141]. Bei Jungen scheinen Skoliosen auch unter Berücksichtigung des Skelettalters später progredient zu sein als bei Mädchen [68].

Die Prognose der **infantilen** und **juvenilen idiopathischen Skoliose** ist wesentlich schlechter. Persistiert eine Skoliose von $> 20°$ nach dem Säuglingsalter, so ist in jedem Fall mit einer Progredienz zu rechnen.

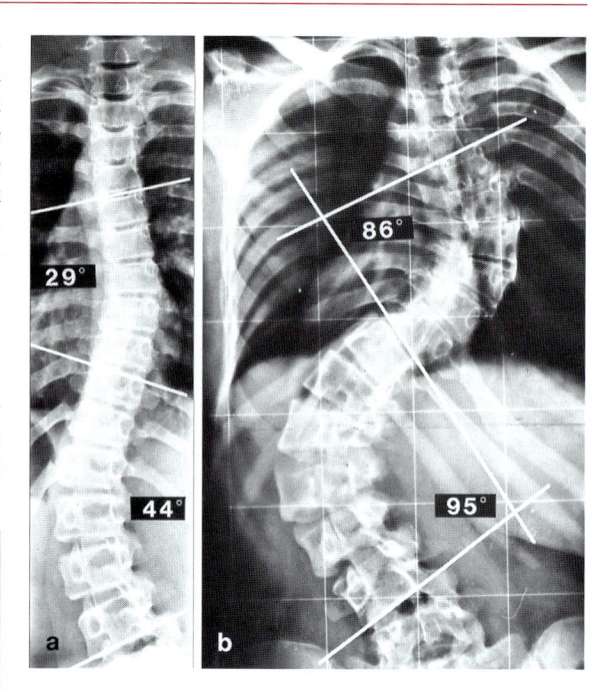

Abb. 3.40 a, b. *Beispiel einer starken Progredienz* einer Skoliose einer Patientin zwischen dem Alter von (**a**) 11 Jahren und (**b**) 17 Jahren

Progredienz im Erwachsenenalter

Bei Skoliosen mit einem Cobb-Winkel von **über 50°** bei Wachstumsabschluß ist mit einer weiteren **Progredienz von 0,5°–1° pro Jahr** zu rechnen (dies gilt für thorakale und lumbale Skoliosen) [4, 38, 128, 129].

Folgen der Skoliose

Über die Folgen von Skoliosen wissen wir aufgrund von Untersuchungen an einer großen Patientenzahl mit Beobachtungszeiten von bis zu 40 Jahren gut Bescheid [4, 96, 98, 128, 129].

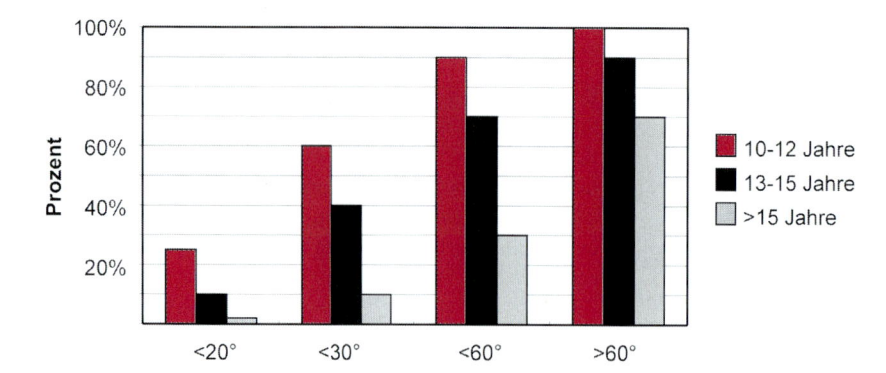

Abb. 3.39. *Risiko der Progredienz* in Abhängigkeit von Alter und Ausgangswinkel der Skoliose. (Nach [76])

Herabsetzung der Lebenserwartung

In schweren Fällen (v. a. bei thorakalen Skoliosen) vermindert die Herz-Lungen-Funktion die Lebenserwartung. Folgende Faktoren spielen dabei eine Rolle:

- Volumeneinengung: Diese entsteht sowohl durch die Deformität des Thorax wie auch durch die relative Lordose; konkavseitig führt sie zu Atelektasen, konvexseitig zum Emphysem.
- Thoraxstarre: Thorax in Exspirationsstellung fixiert.
- Komplikationen: Chronische Bronchitis, Pneumonien, Pleuritis.
- Zwischen der Verminderung der Vitalkapazität und dem Skoliosewinkel besteht eine direkte Abhängigkeit: Pro 10° Skoliosewinkel wird die Vitalkapazität um etwa 10% herabgesetzt.

Kosmetische Beeinträchtigung

Vor allem bei C-förmigen thorakalen Skoliosen kommt es zu einem durch Rotation bedingten störenden Rippenbuckel. Ab einem Rippenbuckelwinkel von 12° (entspricht einem Cobb-Winkel von ca. 40°) beginnt dieser stark sichtbar zu werden. Im lumbalen Bereich beginnt die äußerlich störend sichtbare kosmetische Beeinträchtigung erst bei einem Lendenwulstwinkel von 15° (entspricht einem Cobb-Winkel von ca. 60°), es sei denn, es besteht eine Dekompensation.

Schmerzen

Die Wahrscheinlichkeit von Rückenschmerzen ist erhöht bei:

- lumbalen und thorakolumbalen Skoliosen [65], sowie bei
- dekompensierenden Skoliosen.

Die Wahrscheinlichkeit von Rückenschmerzen ist bei Patienten mit thorakalen Skoliosen nur geringgradig [128] bis mäßig [4, 96] erhöht.

Lähmungen

Spontan auftretende Lähmungen kommen bei idiopathischen Skoliosen nicht vor (sie sind nur bei kongenitalen Kyphosen sowie bei sekundären Skoliosen infolge eines Tumors zu befürchten).

Allgemeine Folgen einer schweren Skoliose

> Eine 50jährige Frau mit einer Skoliose von über 90° hat [98]:
> - ein 3mal höheres Mortalitätsrisiko,
> - ein 5mal höheres Invaliditätsrisiko,
> - eine Reduktion der Lungenkapazität,
> - eine verminderte Lungendurchblutung basal,
> - nur 25% der normalen Chance, verheiratet zu sein,
> - ein nur mäßig erhöhtes Risiko für Rückenschmerzen.

Kurventypen

King et al. [70] haben, um den optimalen Bereich für eine operative dorsale Aufrichtung (damals mit dem sog. Harrington-Instrumentarium) zu eruieren,

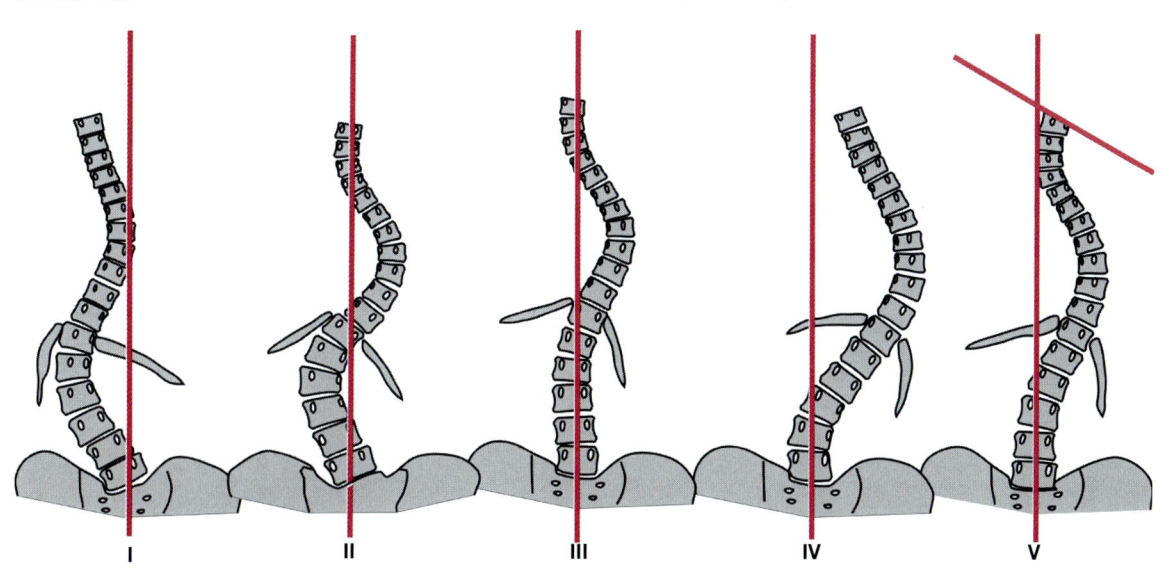

Abb. 3.41. *Klassifikation* der Skoliosen *nach King* [70] (s. Text). Die verschiedenen Typen *(I–V)* müssen operativ unterschiedlich angegangen werden

1983 eine Einteilung in 5 Kurventypen vorgeschlagen (Abb. 3.41). Sie interessierten sich vorwiegend für thorakale Skoliosen. Ihre Empfehlungen bezüglich der Operation sind zwar heute nicht mehr aktuell, die Einteilung hat sich jedoch als Beschreibung des Kurventyps weitgehend durchgesetzt, und sie eignet sich auch heute noch zur Festlegung des operativen Vorgehens. Die Liste ist allerdings unvollständig. Insbesondere fehlt die S-förmige Skoliose mit einer thorakalen und einer lumbalen Primärkrümmung.

King-Klassifikation

Typ	Beschreibung	Häufigkeit[1]
I	Lumbale oder thorakolumbale Hauptkrümmung, die deutlich stärker ausgeprägt ist als die thorakale Gegenkrümmung. Die lumbale Krümmung ist auch weniger flexibel und stärker rotiert als die thorakale. Der Apex der kaudalen Krümmung ist meist Th12 oder L1, seltener L2. Es handelt sich somit um eine primäre thorakolumbale, seltener lumbale Skoliose	13 %
II	S-förmige Krümmung, bei der thorakale Haupt- wie lumbale Gegenkrümmung die Mittellinie überkreuzen. Der Cobb-Winkel ist thorakal gleich groß oder größer als lumbal, ebenso das Ausmaß der Rotation. Die Flexibilität der lumbalen Krümmung ist größer als die der thorakalen	33 %
III	Thorakale Krümmung, bei der die lumbale Gegenkrümmung die Mittellinie nicht überkreuzt	33 %
IV	Langbogige thorakale Krümmung, bei welcher L4 stark auf die Seite der Konvexität der Krümmung gekippt ist	9 %
V	Thorakale Doppelkrümmung, bei der Th1 gekippt ist und somit hochthorakal und tiefthorakal 2 strukturelle Krümmungen vorhanden sind	12 %

[1] Nach den Angaben von King et al. [70] anhand der Auswertung der Daten von 405 Patienten mit idiopathischen thorakalen Skoliosen (siehe auch Abb. 3.41).

Ergänzender Kurventyp

VI	S-förmige Krümmung, bei der thorakale wie lumbale Krümmung die Mittellinie überkreuzen (ähnlich wie Typ II). Der Cobb-Winkel ist thorakal gleich groß oder kleiner als lumbal, das Ausmaß der Rotation ist lumbal größer als thorakal. Die Flexibilität beider Kurven ist identisch oder thorakal größer. Sogenannte S-förmige Skoliose („double major curve") (Abb. 3.42)	

Therapie

Ziele der Behandlung

- Verhinderung der Progredienz
- Korrektur der bestehenden Krümmung
- Aufrechterhaltung der erreichten Korrektur

Es stehen 4 *Behandlungsmöglichkeiten* zur Verfügung:

- Gymnastik,
- Korsettbehandlung,
- Elektrostimulation,
- Operation.

Physiotherapie

Die Gymnastik kann die Progression der Skoliose nicht verhindern und schon gar nicht die Skoliose verbessern. Das Aufhalten der Progredienz ist nicht möglich, da die Einwirkungszeit der Physiotherapie zu kurz ist. Gewisse Therapien (wie die sog. *Schroth-Therapie*) sind bei sehr intensiver Anwendung während eines stationären Aufenthaltes wirksam (mit mehreren Stunden Therapie täglich), die Progredienz geht aber nach Beendigung der Intensivtherapie weiter.

> **!** Es sind uns keine gut dokumentierten Studien bekannt, welche die Wirksamkeit der Physiotherapie zur Verhinderung der Progredienz der Skoliose beweisen.

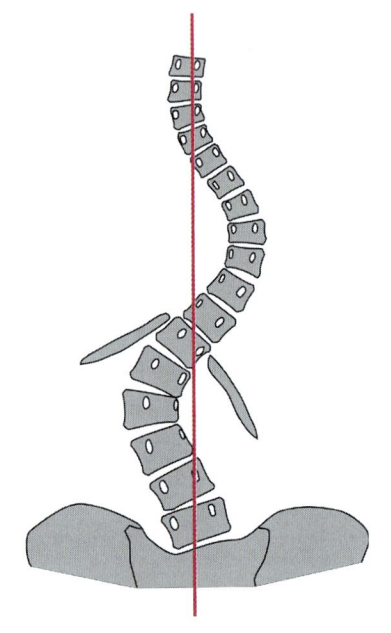

Abb. 3.42. *Ergänzung der Klassifikation nach King*: S-förmige Skoliose (s. Text)

Einzelne Studien stellen hingegen die Wirkung der Physiotherapie generell in Frage [16, 44]. Unseres Erachtens hat die Physiotherapie bei der Behandlung dennoch einen wichtigen Stellenwert.

Zweck der Physiotherapie

- Verbesserung der allgemeinen Haltung
- Kräftigung der Muskulatur
- Entlordosierung
- Verbesserung der Herz- und Lungenfunktion

Die Gymnastik ist v. a. als Zusatztherapie zu anderen Behandlungen wertvoll.

Klinische und radiologische Kontrollen

Solange eine Skoliose 20° nicht überschritten hat, reichen vor der Pubertät jährliche Kontrollen (ohne Röntgenbild) aus. Eine radiologische Kontrolle ist nur bei Verdacht auf Zunahme der Skoliose aufgrund der Rippenbuckelmessung mit dem Inklinometer oder der ISIS-Methode notwendig. Während des pubertären Wachstumsschubes sollten die klinischen Kontrollen halbjährlich erfolgen, bei Skoliosen über 20° sogar alle 3 Monate. Ein Röntgenbild fertigen wir auch bei dieser Altersgruppe nur an, wenn die klinischen Parameter den Verdacht einer Progredienz nahelegen.

Gips- und Korsettbehandlung

Die Gips- und Korsettbehandlung ist die einzige nichtoperative Therapie, bei der ein wissenschaftlicher Nachweis ihrer Wirksamkeit vorliegt.

Geschichte: Ambroise Paré verwendete 1579 2 Metallplatten, die ventral und dorsal angelegt wurden und die verkrümmte Wirbelsäule redressierten. Im Jahre 1650 stellte Glisson die Extensionsbehandlung vor, vorwiegend zur Korrektur der rachitischen Skoliose [126]. Im 19. Jh. wurden Gipstechniken entwickelt. Friedrich Hessing verwendete 1895 ein Korsett mit zusätzlichem Halsring zur Extension. 1927 wurde von Risser der „turnbuckle cast" eingeführt. Dabei wurde der Patient durch Zug an Kopf und Beinen extendiert und eingegipst. 1952 stellte Risser den „localizer cast" vor, eine Weiterentwicklung des „turnbuckle cast" mit zusätzlichem lateralem Druck zur Redression. Diese Behandlung wurde von Cotrel perfektioniert [92]. 1947 wurde von Blount et al. das Milwaukee-Korsett vorgestellt [7], das die extendierende Wirkung durch einen Halsring mit der redressierenden Wirkung von Pelotten kombinierte. Stagnara stellte ein Korsett mit komprimierender Wirkung vor und Hall entwickelte 1975 das Boston-Korsett als rein redressierende Orthese [49].

Funktionsweise moderner Korsette

Moderne Korsette zur Behandlung von Skoliosen arbeiten nach einem der 4 folgenden Prinzipien:

- aktive oder passive Extension mittels Halsring und Redression durch seitliche Pelotten (Beispiel: Milwaukee-Korsett),
- Redression durch seitlichen Druck nach dem 3-Punkte-Prinzip (Beispiele: Boston-Korsett, Cheneau-Korsett),
- Redression durch Kompression (Beispiele: Stagnara-Korsett, Wilmington-Korsett),
- Redression durch Verkrümmung des Rumpfes zur Gegenseite (Beispiel: Charleston-Korsett).

Das Milwaukee-Korsett war primär als passiv extendierendes Korsett konzipiert [7]. Ein Kinn- und Nackenring war durch Stäbe mit einem Beckenkorb verbunden. Die Stäbe wurden elongiert, bis eine passive Extension zustande kam. Dies führte zu Druckstellen und Verformungen des Kiefers. Später hatte der Kinn- und Nackenring nur noch mahnende Wirkung und sollte zur aktiven Aufrichtung zwingen. Wir wissen heute, daß das extendierende Prinzip vom Grundsatz her zur Behandlung von idiopathischen Adoleszentenskoliosen falsch ist. Die Extension bzw. die damit zusammenhängende Lordosierung sind nicht erwünscht, da die Skoliose ja primär eine Rotationslordose ist. Es erstaunt denn auch nicht, daß die Resultate nach der Behandlung mit anderen Korsetten (z. B. Boston-Korsett) besser sind als diejenigen mit dem Milwaukee-Korsett [93]. Zudem ist ein Korsett mit einem Halsring kosmetisch kaum akzeptabel, da sich der Ring am Hals auch in Kleidern schlecht verstecken läßt. Das Milwaukee-Korsett ist allenfalls bei sehr hochthorakalen Korsetten noch indiziert.

Wir behandeln nicht mit komprimierenden Korsetten (Stagnara-, Wilmington-Korsett), da sie die Lungenfunktion stark beeinträchtigen und zur Deformierung des Thorax führen. Die Resultate sind zudem weniger überzeugend als diejenigen nach Behandlung mit dem Boston-Korsett [1, 5].

Wir verwenden Korsette, die mit Pelotten redressieren und auch eine Derotationswirkung haben, wie das Cheneau-Korsett [60] (Abb. 3.43) und das Boston-Korsett [49]. Sie redressieren nach dem 3-Punkte-Prinzip: 1. Abstützung am Becken durch Beckenkorb, 2. Abstützung unter der Axilla auf der Konkavseite, 3. Redression unterhalb des Apex der Skoliose auf der Konvexseite. Solche Korsette haben auch eine derotierende Wirkung; diese betrifft allerdings eher den Rippenbuckel [130] als die eigentliche Skoliose [134].

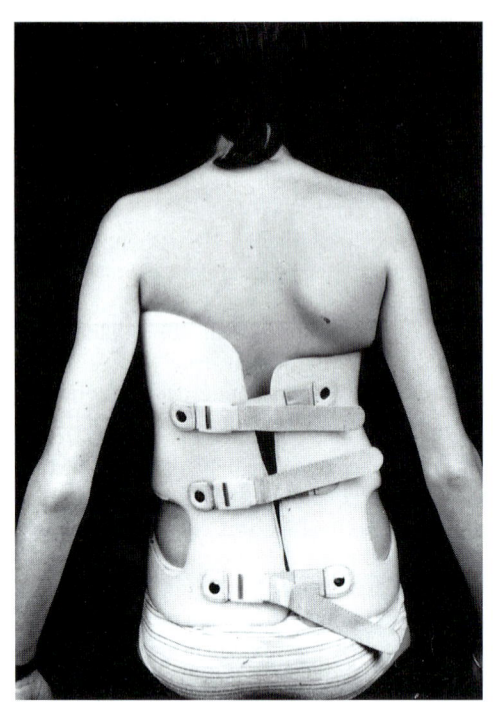

Abb. 3.43. Das *Cheneau-Korsett* ist ein modernes Derotationskorsett, dessen primäres Ziel nicht die Extension ist, sondern die seitliche Redression nach dem 3-Punkte-Prinzip und die Derotation

Indikation zur Korsettbehandlung

Die *Indikation zur Korsettbehandlung* stellen wir bei

- idiopathischen Skoliosen mit einem Cobb-Winkel von $>20°$,
- nachgewiesener Progredienz (mehr als $5°$ Unterschied zwischen 2 Röntgenkontrollen),
- noch vorhandener Wachstumspotenz (Risser III oder weniger).

Bei Skoliosen mit einem Cobb-Winkel von $>30°$ und noch vorhandener Wachstumspotenz stellen wir die Indikation auch ohne nachgewiesene Progredienz.

Wir sind somit bei der Indikation zur Korsettbehandlung wesentlich zurückhaltender als andere Autoren. Weshalb diese Zurückhaltung? Der wesentlichste Grund besteht darin, daß im Bereich eines Cobb-Winkels unter $30°$ die Wirkung des Korsetts fraglich ist. In einer Studie wurden 2 gleichartige Kollektive von Mädchen mit idiopathischen Adoleszentenskoliosen zwischen $15°$ und $30°$ verglichen. 144 Mädchen wurden mit einem Milwaukee-Korsett, 111 wurden nicht behandelt. Das Resultat zeigte keinen signifikanten Unterschied. 75% der Unbehandelten waren nicht progredient, und auch bei den Behandelten nahmen immerhin 5% der Krümmungen zu. Es zeigte sich also, daß die meisten dieser Skoliosen nicht behandelt werden mußten [91]. Das Tragen des Korsetts ist bei Jugendlichen während der Pubertät nicht unproblematisch. In diesem Alter besteht ein großes Bedürfnis, sich von den Schulkameraden möglichst *nicht* zu unterscheiden. Dies äußert sich sowohl in der Kleidung als auch in den musikalischen, sportlichen und sonstigen Freizeitinteressen. Als Korsetträgerin ist die Skoliosepatientin meist alleine in der Schulklasse oder sogar in der ganzen Schule. Daher fühlt sie sich viel stärker isoliert als etwa ein Träger von Zahnschienen. Solche Schienen werden von Zahnärzten gerne verordnet, so daß manchmal mehr als die Hälfte der Schulklasse eine Schiene trägt, und Zahnärzte sind gelegentlich mit der Tatsache konfrontiert, daß Jugendliche mit normaler Zahnstellung sich eine Zahnschiene wünschen, um sich möglichst nicht von den Klassenkameraden zu unterscheiden. Die psychischen Auswirkungen der Korsettbehandlung wurden in mehreren Arbeiten untersucht. Es wurden zwar kaum schwerwiegende Langzeitstörungen beobachtet, aber für die meisten Jugendlichen war die Korsettbehandlung eine psychische Belastung [9, 43, 67, 82]. Dies ist auch der Grund, weshalb die Compliance der Behandlung nicht sehr gut ist. In Nachkontrollen mit Befragungen wird von effektiven Tragezeiten von 65% berichtet [9, 29]. In einer interessanten Untersuchung bei 50 Patienten mit Boston-Korsett wurden Silberplättchen ohne Wissen der Patienten in die Korsette eingebaut. Diese Plättchen oxydierten auf Kontakt und konnten die Kontaktzeit sehr genau anzeigen. Die effektive Tragezeit der Korsette betrug 17% der verordneten Zeit (Houghton 1987, persönliche Mitteilung; leider ist der Autor verstorben, bevor er diese interessante Studie publizieren konnte). Diese Untersuchung stellt die Wirksamkeit der Korsettbehandlung in Frage. Allerdings zeigte eine kürzlich veröffentlichte Studie, daß das Korsett bei Teilzeittragen fast so effizient ist, wie wenn es ganztags angelegt ist [1].

Noch wichtiger als bei thorakalen Skoliosen ist jedoch die Korsetttherapie bei lumbalen Skoliosen, da hier die operative Therapie keine befriedigende Alternative bietet.

> ! Während wir für thorakale Skoliosen das Cheneau-Korsett verwenden, applizieren wir bei lumbalen Krümmungen das Boston-Korsett. Beide Orthesen funktionieren nach dem gleichen Prinzip, das Cheneau-Korsett läßt sich jedoch für thorakal gelegene Kurven besser anwenden. Nur wenn der Apex der Krümmung höher liegt als Th 6, verordnen wir noch das Milwaukee-Korsett.

Ergebnisse der Korsettbehandlung

Die Korsettbehandlung kann die Progredienz aufhalten, die Skoliose jedoch nicht auf Dauer korrigieren. Die anfängliche Verminderung der Krümmung geht nach Absetzen der Behandlung nach Wachstumsabschluß wieder verloren. Bei konsequentem Tragen des Korsetts kann man aber dem Patienten versprechen, daß die Skoliose dauerhaft so bleibt, wie sie ist. Allerdings hat das Korsett diese Wirksamkeit nur bis zu einem Krümmungswinkel von ca. 40°. Unsere eigene Untersuchung an 29 Patienten mit Skoliosen zwischen 25° und 40° und Behandlung mit verschiedenen Korsetten (Milwaukee, Cheneau, Boston) zeigte, daß es anfänglich zu einer Verbesserung des Skoliosewinkels kommt. Bei Absetzen des Korsetts ist der Cobb-Winkel immer noch etwas kleiner als bei Behandlungsbeginn, 2 Jahre später entspricht er wieder dem Ausgangswinkel (Abb. 3.44). Die Studie beinhaltet nur Patienten, die nach eigenen Angaben das Korsett konsequent getragen haben; keiner von ihnen mußte operiert werden.

Neuere Untersuchungen über die Behandlung mit dem Boston-Korsett bestätigen, daß die Progredienz bei guter Compliance in 95% der Fälle verhindert werden kann [40, 99]. Nach dem Absetzen muß mit einer Zunahme des Winkels um etwa 5° gerechnet werden [94]. Die Resultate der Behandlung mit dem Boston- bzw. Cheneau-Korsett sind besser als diejenigen mit dem Milwaukee-Korsett [37, 56, 60, 93]. Die Resultate mit dem komprimierenden Wilmington-Korsett vermögen vergleichsweise nicht zu überzeugen [1, 107].

Voraussetzung für den Erfolg der Korsettbehandlung ist, daß das Korsett 23 h am Tag tatsächlich getragen wird.

Weiter ist bei der Korsettbehandlung zu beachten:

- Das Korsett führt während der Tragezeit zu einer Verschlechterung der Lungenfunktion, die sich aber nach Absetzen des Korsetts sehr schnell wieder erholt [108].
- Das Korsett kann die Rotation der Wirbelkörper [134] und die Lordose nicht korrigieren [135].
- Die Rückenoberfläche (d.h. der Rippenbuckel) wird etwas besser korrigiert als die Skoliose selbst [130].

Tragedauer des Korsetts: Das Korsett muß bis Wachstumsabschluß (Risser IV) konsequent Tag und Nacht getragen werden. Da die psychologische Belastung durch die Korsettbehandlung sehr groß ist, braucht der Patient eine gute Führung. Nur wenn seine ganze Umgebung (Arzt, Eltern, Physiotherapeutin, Lehrer) vom Sinn der Behandlung überzeugt ist, besteht Aussicht auf Erfolg. Das Korsett muß 22–23 h am Tag getragen werden. Es darf nur für sportliche Aktivitäten oder während der Physiotherapie ausgezogen werden. Sport darf uneingeschränkt betrieben werden. Die Korsettbehandlung muß *immer* von Krankengymnastik begleitet sein. Durch das Tragen des Korsetts kommt es zur Atrophie der paravertebralen Muskulatur, die weniger Haltearbeit zu leisten hat. Dem muß durch Schwimmen, Sport und Haltungsgymnastik entgegengewirkt werden. Für die Korsettentwöhnung halten wir das weitere Tragen des Korsetts während der Nacht für nicht notwendig.

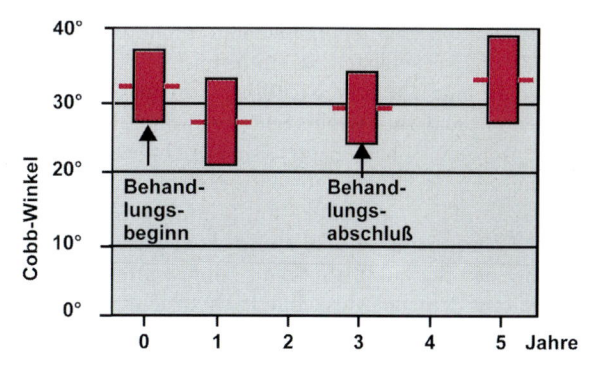

Abb. 3.44. *Ergebnisse der Korsettbehandlung:* 1 Jahr nach Behandlungsbeginn ist der Skoliosewinkel etwas besser als vor Beginn, bei Abschluß der Behandlung hat er sich wieder etwas verschlechtert, und bei der Nachkontrolle ist der Ausgangswinkel wieder erreicht

Klinische und radiologische Kontrollen

Bei der Indikationsstellung zur Korsettbehandlung werden Röntgenbilder der kompletten Wirbelsäule a.-p. und seitlich benötigt; auch mit digitalem Verfahren hergestellte Bilder sind geeignet. Nach Fertigstellung des Korsetts muß dessen Wirkung radiologisch im a.-p.-Bild kontrolliert werden. Anschließend folgen klinische Kontrollen alle 3 Monate. Steht kein ISIS-Gerät zur Verfügung, so sind alle 6 Monate Röntgenbilder (nur a.-p., ohne Korsett) anzufertigen, ansonsten nur bei Verdacht auf Progredienz. Kontrollen in diesem Rhythmus sind bis zur Korsettentwöhnung notwendig.

Elektrostimulation

Die Elektrostimulation kann mit implantierten [140] oder oberflächlichen Elektroden [11] durchgeführt werden. Die Stimulation erfolgt nachts. Während die Initiatoren über gute Resultate berichteten, wurde in anderen Untersuchungsserien eine Progredienz bei 27% [2], 50% [34] oder gar 86% [1] ermittelt. Eine neue multizentrische Studie zeigte, daß im Gegensatz zur Korsettbehandlung die Elektrostimulation den Spontanverlauf nicht beeinflußt [99]. Unsere eigenen (limitierten) Erfahrungen gehen in eine ähnliche Richtung. Von insgesamt 12 Patienten mußten 4 wegen weiterer Progredienz operiert werden. Solche Zahlen sind nicht akzeptabel, da sie dem Spontanverlauf entsprechen. Es ist auch durchaus nicht logisch, daß mit Stimulation der dorsalen Muskulatur die Skoliose korrigiert werden kann, da die idiopathische Adoleszentenskoliose nicht aus einem Muskelungleichgewicht entsteht, sondern wegen dorsalen Minderwachstums („Rotationslordose"). Stimulieren wir die dorsale Muskulatur, so verstärken wir die Lordose, was nicht erwünscht ist.

! Die Elektrostimulation hat die in sie gesetzten Erwartungen nicht erfüllt: Sie ist keine wirksame Alternative zur Korsettbehandlung.

Operation

Durch die Operation kann nicht nur die Progredienz aufgehalten werden, sondern die Verkrümmung kann (teilweise) aufgerichtet werden und die Korrektur im wesentlichen nach Festwerden der Spondylodese aufrechterhalten bleiben. Die Indikation zur Operation stellen wir bei thorakalen Skoliosen ab einem Cobb-Winkel von 40° und bei thorakolumbalen oder lumbalen Skoliosen ab einem Cobb-Winkel von 50° oder bei Dekompensation.

Geschichte: Die Ära der operativen Behandlung von Skoliosen beginnt mit *Hibbs* im Jahre 1911. Er beschrieb eine Technik der dorsalen Spondylodese [57], die er später auch bei Skoliosen anwendete. 1924 berichtete Hill von 59 operierten Skoliosen [58]. Die Korrektur der Krümmung wurde anschließend mit Gipsen bewerkstelligt. Später wurde die Gipstechnik verfeinert. Solche Redressionsgipse waren der „*turnbuckle cast*" und der „*localizer cast*", die von Risser vorgeschlagen wurden [111].

1962 berichtete *Harrington* über die Korrektur der Skoliosen mittels eines Instrumentariums [50]. Primär handelte es sich um einen Distraktionsstab, der auf der Konkavseite der Skoliose eingesetzt wurde. Später ergänzte Harrington das Instrumentarium durch einen Kompressionsstab, der auf der Konvexseite der Skoliose zum Einsatz kam.

In Unkenntnis des Harrington-Verfahrens beschrieb *Dwyer* in Australien 1969 ein neues Korrekturprinzip für Skoliosen von ventral [35]. Er verwendete Schrauben, die von ventral auf der Konvexseite in die Wirbelkörper eingebracht wurden und die durch ein Kabel miteinander verbunden waren. Durch Zug am Kabel und damit durch Kompression wurde die Korrektur erreicht. Hauptnachteil dieser Methode war, daß es durch die Resektion der Bandscheiben zu einer Kyphosierung kam, was v. a. im lumbalen Bereich sehr unerwünscht ist. Die Methode eignete sich wegen des Zugangs vorwiegend für lumbale und thorakolumbale Skoliosen.

Entwicklung der heute noch gebräuchlichen Instrumentarien

Der Nachteil der Kyphosierung wurde 1975 durch die von *Zielke* beschriebene Modifikation des Dwyer-Verfahrens, der sog. *ventralen Derotationsspondylodese (VDS)*, behoben [142] (Abb. 3.45 und 3.46). Mit dem Zielke-Instrumentarium läßt sich eine Derotation unter gleichzeitiger Erhaltung der Lordose durchführen. Statt eines Kabels verwendete Zielke einen Gewindestab, der durch ein spezielles Derotationsinstrument gedreht werden kann. Durch Einsetzen von homologen Knochenstücken in die Bandscheibenzwischenräume wird die Kyphosierung vermieden.

In den 70er Jahren führte *Luque* die nach ihm benannten Stäbe (die ohne Haken verankert werden) sowie die *segmentale Verdrahtung* ein [79]. Die Idee war nicht ganz neu: Schon 1902 fixierte Fritz Lange einen Stab mit Drähten an der Wirbelsäule [8]. 1972 berichtete Morscher über eine Modifikation des Harrington-Verfahrens mit Anwendung eines Drahtes am Apex der Skoliose [95]. Hauptvorteile der segmentalen Verdrahtung: Die Korrektur erfolgt nicht nur über longitudinale, sondern auch über transversale Kräfte; außerdem findet eine gewisse Derotation statt, und die Stabilität wird erhöht. Während sich die Luque-Stäbe nicht so sehr durchgesetzt haben, hat die segmentale Verdrahtung in Kombination mit distrahierenden Stäben (Harrington oder Cotrel-Dubousset) immer noch ihre Bedeutung, insbesondere bei neuromuskulären Skoliosen. Eine wichtige Ergänzung der segmentalen Verdrahtung im Zusammenhang mit Harrington-Stäben war die Anwendung von Haken mit einem quadratischen statt einem runden Loch am distalen Ende und einem entsprechenden quadratischen Stabende. Dies verhinderte das Drehen des Stabes beim Anziehen der Drähte. Die Stäbe können im Sinne einer Kyphose oder Lordose vorgebogen werden, und zusammen mit der Verdrahtung können physiologischere Verhältnisse hergestellt werden, wie dies mit den Original-Harrington-Stäben möglich war. Das segmentale Prinzip kommt auch beim neueren „Universal Spinal Instrument" zur Anwendung.

Anfang der 80er Jahre wurde von *Cotrel* und *Dubousset* in Frankreich ein Instrumentarium entwickelt, das neue Elemente in die operative Behandlung von Skoliosen einbrachte [21]. Dieses System erlaubt eine dreidimensionale Krümmungskorrektur und eine stabile Fixation durch eine Rahmenkonstruktion. An plastisch verbiegbaren Stäben können Haken und Schrauben an jeder beliebigen Stelle in jeder beliebigen Position fixiert werden. Das Prinzip für die Behandlung von thorakalen Skoliosen besteht darin, daß auf der Konkavseite mehrere Haken (meist 4) an bestimmten Stellen eingebracht werden.

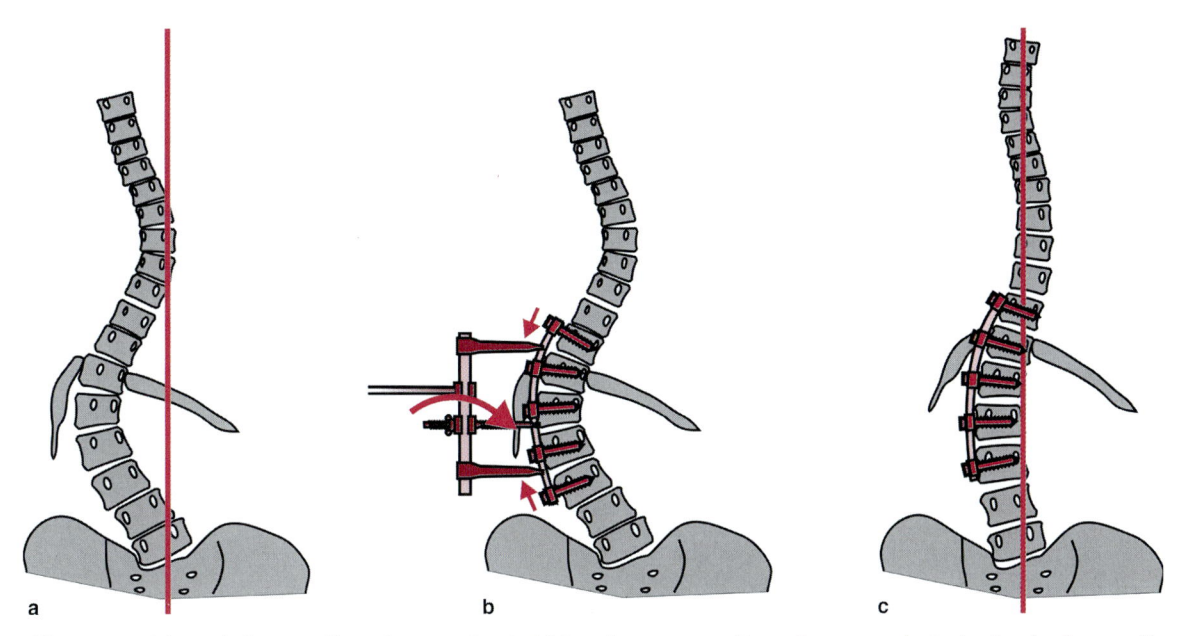

Abb. 3.45 a–c. Schematische Darstellung der ventralen Aufrichtung von lumbalen und thorakolumbalen Skoliosen mit dem *VDS-System nach Zielke:* **a** Präoperativer Zustand. **b** Instrumentierung und Einsatz des Derotationsstabes. Im Gegensatz zum Cotrel-Dubousset-Verfahren wird der Stab nicht als Ganzes gedreht, sondern er wird (da er flexibel ist) in der Mitte stärker rotiert als an den Enden. Die Derotation überträgt sich deshalb weniger (als zusätzliche Rotation) auf die Gegenkrümmung. **c** Zustand postoperativ. In der Regel gelingt es, die Wirbelsäule wieder ins Lot zu bringen, obwohl sie fast immer auf der Seite der Konvexität der lumbalen Krümmung aus dem Lot ist. Aus (rein zweidimensionalen) geometrischen Gründen müßte sie bei Streckung der Kurve noch stärker aus dem Lot gehen. Da aber der Endwirbel an der Basis der Wirbelsäule horizontalisiert wird, ist das Gegenteil der Fall

Dann wird ein Stab, der die Krümmung der Skoliose nachahmt, eingelegt. Die Haken werden mit C-Ringen fixiert, d.h. ihr Abstand ist festgelegt, sie können sich aber drehen. Anschließend wird der Stab um 90° nach dorsal, d.h. von der Skoliose in die Kyphose, gedreht. Damit wird gleichzeitig die Skoliose reduziert, die Kyphose vermehrt, und es wird derotiert. Daraufhin wird distrahiert und die Haken werden fixiert. Auf der Konvexseite wird ein weiterer Stab eingebracht, der komprimiert. Die beiden Stäbe werden durch Querverbinder miteinander verbunden (Abb. 3.47 und 3.48). Bei lumbalen Skoliosen wird der Stab auf der Konkavseite nicht in die Kyphose, sondern in die Lordose gedreht. Inzwischen ist eine ganze Reihe von Instrumentarien auf den Markt gekommen, die alle auf dem Prinzip von Cotrel und Dubousset basieren und bestimmte Vorteile mit sich bringen (z. B. bessere Entfernbarkeit, flexibleres Anbringen der Haken und Schrauben, günstigerer Preis), wie beispielsweise der „Spinefix", das „Texas Scottish Rite Hospital"-Instrumentarium etc. Alle diese Instrumentarien ändern aber nichts Grundlegendes am Behandlungsprinzip.

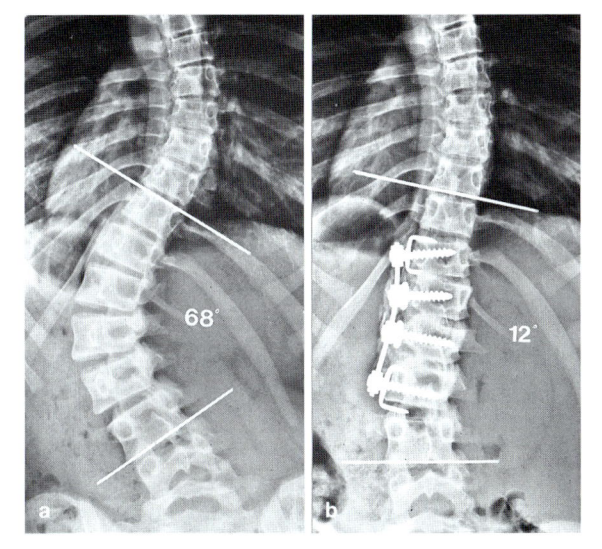

Abb. 3.46 a, b. Anteroposteriore Röntgenbilder einer 12jährigen Patientin mit thorakolumbaler Skoliose (**a**) präoperativ und (**b**) 1 Jahr postoperativ nach operativer Aufrichtung mit dem *VDS-System nach Zielke*

Operationsprinzipien

Thorakale Skoliosen

Aufgrund der Röntgenbilder wird der zentrierte Wirbel aufgesucht, d.h. der Wirbelkörper, der im thorakolumbalen Übergangsbereich am besten über die Mitte des Sakrums zentriert ist. Dieses Segment

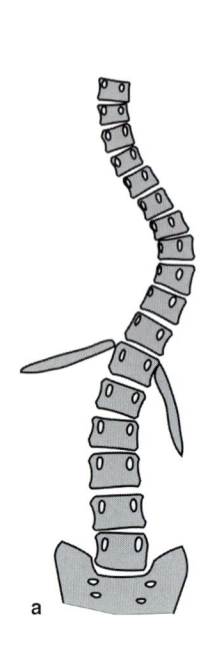

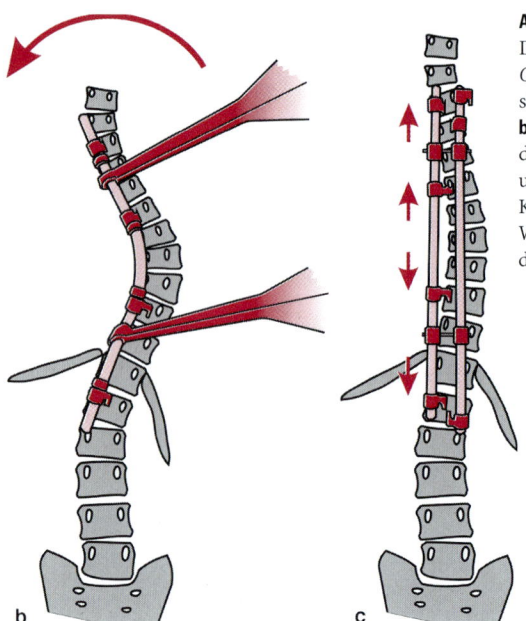

Abb. 3.47 a–c. Schematische Darstellung der *Operation nach Cotrel-Dubousset*. **a** Ausgangssituation mit thorakaler Skoliose. **b** Der konkavseitige Stab wird in die vorbereiteten Haken gelegt und dann aus der Skoliose in die Kyphose gedreht. Dabei wird die Wirbelsäule etwas extendiert und derotiert. **c** Endzustand

entspricht meist nicht dem Endwirbel der thorakalen Skoliose, sondern liegt in der Regel etwas tiefer. Dieser Wirbel ist optimal für das Einsetzen des kaudalen Hakens. Auch die kraniale Begrenzung der Spondylodese sollte nach Möglichkeit in einem zentriert gelegenen Wirbel erfolgen. Wir führen regelmäßig gleichzeitig mit der Skolioseoperation auch eine *Rippenbuckelresektion* durch. Bei Skoliosen mit starker lumbaler Gegenkrümmung ist zu differenzieren, ob es sich um eine primär S-förmige Skoliose oder um eine Skoliose vom King-Typ II handelt. Letztere können rein thorakal aufgerichtet werden. Allerdings neigen sie beim Cotrel-Dubousset-Verfahren zum Dekompensieren (wegen der Weiterleitung der Derotation in die Gegenkrümmung, die dann rotiert wird). In diesen Fällen wählt man besser ein Verfahren mit segmentaler Korrektur. Stets sollte die Operation mit einer sorgfältigen Spondylodese mit Eröffnung aller Zwischenwirbelgelenke und Anlagerung von autologer Spongiosa ergänzt werden. Einen *anterior release* führen wir (meist thorakoskopisch) vor der dorsalen Aufrichtung durch, und zwar sowohl bei sehr schweren Verkrümmungen (zur Verbesserung der Korrekturmöglichkeit) als auch bei Patienten, die jünger als 12 Jahre alt sind (zur Vermeidung des sog. Crankshaft-Phänomens; s. unten).

Thorakolumbale und lumbale Skoliosen

Beim Verfahren nach Cotrel-Dubousset muß bis zum zentrierten Wirbel, d. h. meist mindestens 1 (bis 2) Segment(e) unterhalb des Endwirbels, instrumentiert werden. Damit wird die Beweglichkeit der Wirbelsäule im lumbalen Bereich massiv eingeschränkt. Eine Instrumentierung hinunter bis L 4 oder sogar L 5 ist mit einem hohen Risiko der Bandscheibendegeneration und lumbaler Rückenschmerzen verbunden [20, 103]. Zudem besteht beim Drehen des Stabes in die Lordose ein erhöhtes Risiko von Nervenläsionen, da die Haken in der Nähe des Apex der Skoliose in Richtung des Spinalkanals hineingedrückt werden. Für lumbale und thorakolumbale Skoliosen halten wir das ventrale Verfahren nach Zielke für geeigneter, da hier eine Instrumentierung bis zum Endwirbel ausreicht. Bei Patientinnen ohne

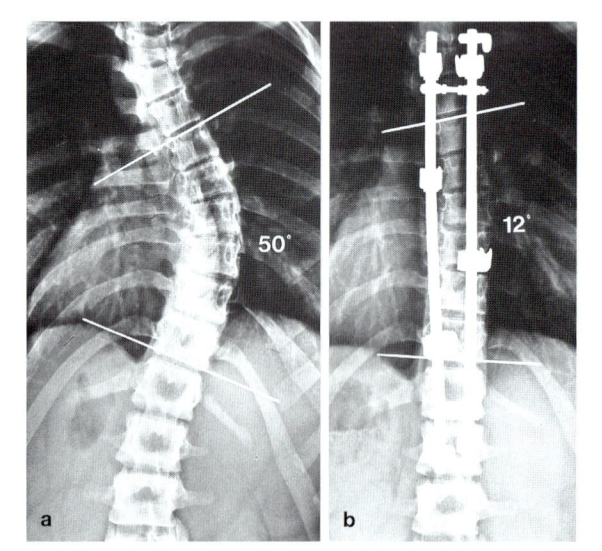

Abb. 3.48 a, b. 15jährige Patientin mit idiopathischer Adoleszentenskoliose. **a** a.-p.-Röntgenbild der Wirbelsäule, **b** Ergebnis 1 Jahr postoperativ nach *Aufrichtung mit Cotrel-Dubousset-Instrumentarium*

3.1.3 Idiopathische Skoliosen

Menarche bzw. Jungen unter 13 Jahren muß zur Vermeidung der Nachkyphosierung zusätzlich eine dorsale Spondylodese durchgeführt werden.

S-förmige Skoliosen

Müssen sowohl die lumbale wie auch die thorakale Krümmung instrumentiert werden, so empfiehlt sich ein zweizeitiges Vorgehen: 1. ventrale Aufrichtung der lumbalen Skoliose nach Zielke; 2. dorsale Aufrichtung der thorakalen Skoliose mit dem Spinefix (1 Woche später). Bei diesem Verfahren reicht die Instrumentierung bis zum Endwirbel hinunter aus; insbesondere muß dorsal die Spondylodese nicht weiter nach kaudal ausgedehnt werden, wie dies bei rein dorsalen Eingriffen notwendig wäre (Abb. 3.49 und 3.50).

Infantile und juvenile Skoliosen

Bei diesen Patienten sollte versucht werden, mit konservativen Maßnahmen das Ausmaß der Verkrümmung bis mindestens zum 10. Lebensjahr in einem tolerablen Rahmen zu halten. Meist ist eine Korsettbehandlung notwendig. Bleibt die Skoliose im Alter unter 10 Jahren über längere Zeit stabil, so kann das Korsett auch zeitweise weggelassen werden. Mit Beginn des pubertären Wachstumsschubes wächst das Risiko der Progredienz erheblich an. In der Regel wird dann auch die Operation notwendig [53, 112]. Diese sollte unabhängig von der Lokalisation stets gleichzeitig von ventral und dorsal vorgenommen werden.

Bei der Wahl des Vorgehens und der Ausdehnung der Spondylodese muß immer auch die Sagittalebene und das Ausmaß der Rotation mitberücksichtigt werden.

Bei Kindern unter 12 Jahren oder bei sehr schweren Skoliosen (über 60°) führen wir vor einer dorsa-

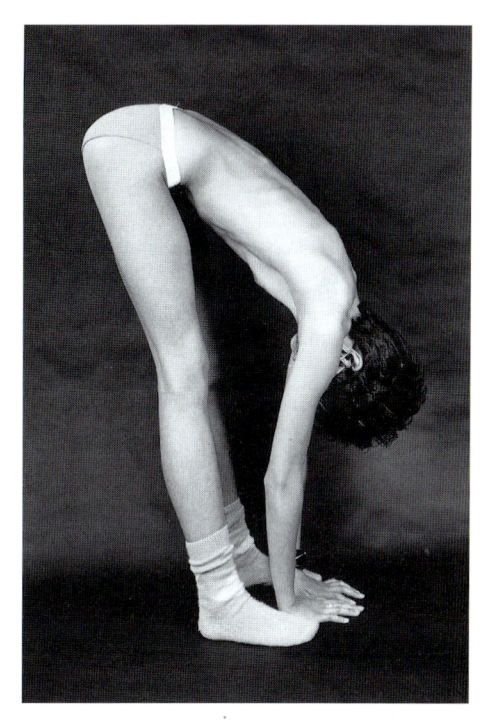

Abb. 3.50. Klinische Photographie 1 Jahr postoperativ (gleiche Patientin wie in Abb. 3.49). Trotz der Fusion der vollständigen S-förmigen Skoliose hat die Patientin eine genügende Gesamtmobilität der Wirbelsäule

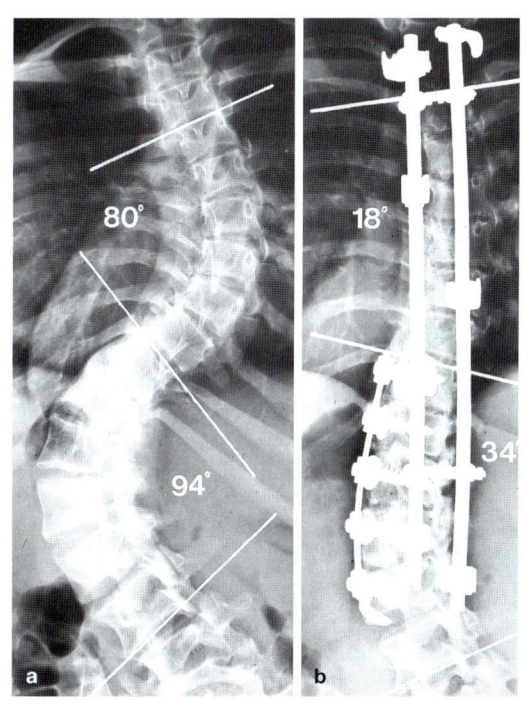

Abb. 3.49 a, b. 14jährige Patientin mit schwerer S-förmiger Skoliose (**a** präoperative a.-p.-Aufnahme). Um die Fusion bis L 4 hinunter zu vermeiden, wurde zuerst von vorne mit dem VDS-Instrumentarium bis zum Endwirbel L 3 aufgerichtet. 2 Wochen später folgte dann die Instrumentierung von dorsal mit dem Cotrel-Dubousset-Instrumentarium (**b** a.-p.-Röntgenbild 1 Jahr postoperativ)

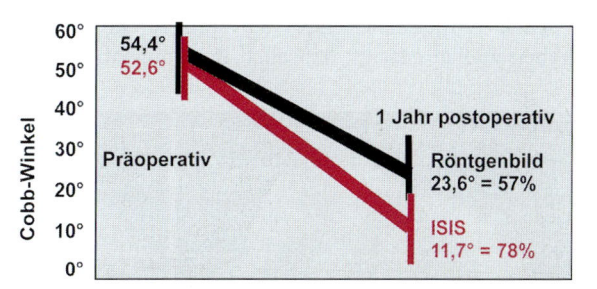

Abb. 3.51. *Resultate der Rippenbuckelresektion* im Vergleich zur Korrektur des Cobb-Winkels. Die Korrektur des aus den Daten der Rückenoberfläche errechneten Winkels im ISIS-Gerät ist im Durchschnitt deutlich besser als diejenige des Cobb-Winkels auf dem Röntgenbild. Die Rippenbuckelresektion bringt somit eindeutig eine zusätzliche (kosmetische) Korrektur

*Unsere Standardverfahren
bei den 6 verschiedenen Kurventypen*

King-Typ	Standardoperation
I	Ventrale Aufrichtung mit vorderer Derotationsspondylodese
II	Dorsale Aufrichtung nur der thorakalen Krümmung mit Cotrel-Dubousset-Stab und -Haken an den Enden, dazwischen jedoch segmentale Verdrahtung. (Das originale Cotrel-Dubousset-Verfahren verwenden wir wegen der Gefahr der Dekompensation nicht mehr). Eine Alternative ist die segmentale Aufwendung des Universal Spinal Instruments. Unteres Ende der Instrumentierung: Zentrierter Wirbel (entspricht meist dem Endwirbel)
III	Dorsale Aufrichtung nur der thorakalen Krümmung mit dem Cotrel-Dubousset-Verfahren
IV	Dorsale Aufrichtung der thorakalen und der lumbalen Krümmungen mit dem Cotrel-Dubousset-Verfahren
V	Dorsale Aufrichtung von beiden thorakalen Krümmungen mit dem Cotrel-Dubousset-Verfahren
S-förmig	Ventrale Aufrichtung der lumbalen Krümmung mit vorderer Derotationsspondylodese von Endwirbel zu Endwirbel, dorsale Aufrichtung der thorakalen und Instrumentierung auch der lumbalen Krümmung, aber nur bis zum Endwirbel hinunter

len Aufrichtung stets eine ventrale (thorakoskopische) Bandscheibenausräumung durch, die (lumbale) ventrale Derotationsspondylodese ergänzen wir (wegen der Gefahr der zusätzlichen Kyphosierung) mit einer dorsalen Zuggurtung.

Bei allen idiopathischen thorakalen Skoliosen resezieren wir routinemäßig gleichzeitig mit der Aufrichtung den *Rippenbuckel*.

Die Abb. 3.51 veranschaulicht, daß die kosmetische Verbesserung mit der Rippenbuckelresektion wesentlich besser ist als die Korrektur der skoliotischen Wirbelsäule selber [55]. Unsere Messungen haben zudem gezeigt, daß auch die Lungenfunktion positiv beeinflußt wird. Die Abb. 3.52 und 3.53 zeigen die klinische Situation sowie die tangentialen Röntgenaufnahmen des Rippenthorax (gleiche Patientin wie in Abb. 3.37 und 3.38).

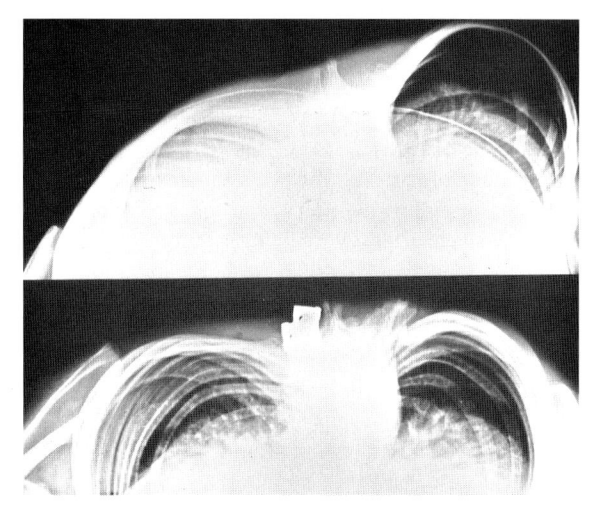

Abb. 3.53. Tangentiale Röntgenaufnahmen des Rippenthorax bei der gleichen Patientin wie in Abb. 3.37 präoperativ *(oben)* und 1 Jahr postoperativ *(unten)*. Die Rippen setzen nach der Rippenbuckelresektion und anschließender Korsettredression nicht mehr am Processus costarius, sondern weiter ventral an

Ergebnisse der operativen Skoliosebehandlung

Im Jahre 1989 führten wir eine vergleichende Studie durch. Diese beinhaltete nach folgenden Methoden operierte Patienten: Harrington (nur Distraktionsstab): 49, Harrington (Distraktions- und Kompressionsstab): 38, Harrington-Luque: 39, Zielke: 29, Cotrel-Dubousset: 41.

In Abb. 3.54 und 3.55 sind die Ergebnisse dieser Studie im Vergleich zu den Ergebnissen in der Literatur dargestellt [10, 23, 24, 31, 36, 51, 73, 75, 77, 89, 114, 133, 136–138]. Es werden jeweils die Resultate der eigenen Untersuchungen neben den in der Literatur minimal und maximal angegebenen Korrekturergebnissen gezeigt.

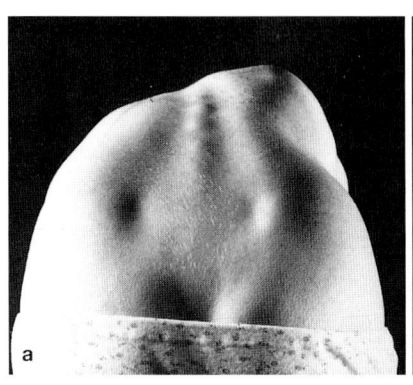

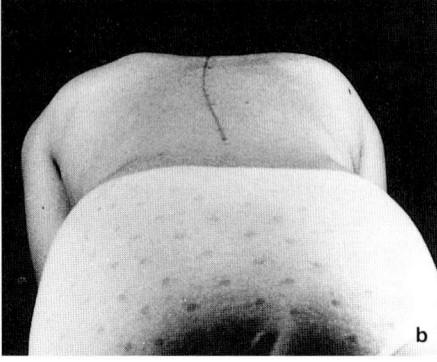

Abb. 3.52 a, b. Klinische Photographie in Vorneigung präoperativ (**a**) und 1 Jahr postoperativ (**b**) bei der gleichen Patientin wie in Abb. 3.37. Die Korrektur des Rippenbuckels ist deutlich sichtbar

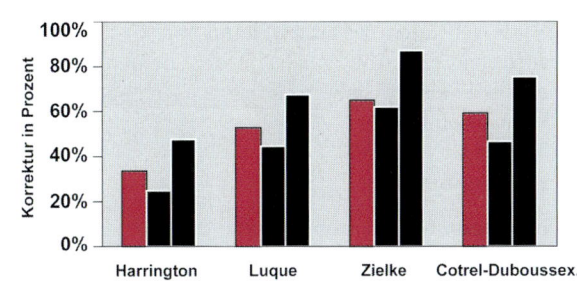

Abb. 3.54. Ergebnisse der Skolioseoperation: Korrektur des *Cobb-Winkels* in Prozent. Resultate der eigenen Untersuchungen *(rot)* und minimale und maximale Literaturangaben *(schwarz)* bei verschiedenen Operationsmethoden

Frontalebene (Korrektur des Cobb-Winkels)

Die Ergebnisse sind in Abb. 3.54 zusammengefaßt. Mit dem *Harrington*-Instrumentarium wurden Korrekturen zwischen 40% [133] und 55% [51, 89] erreicht. Bei Anwendung des *Harrington-Luque*-Prinzips werden Korrekturen zwischen 55% [89] und 63% [84] errechnet. Mit dem *Cotrel-Dubousset*-Instrumentarium liegen die Korrekturergebnisse zwischen 48% [75] und 69% [36, 114, 138]. Im Durchschnitt ist das Ergebnis mit demjenigen des Harrington-Luque-Verfahrens vergleichbar. Mit dem *Zielke*-Instrumentarium wurden zwischen 62% [47] und 87% [137] ermittelt, also etwas mehr als mit anderen Verfahren, wobei sich diese Methode für thorakale Skoliosen wenig eignet.

Sagittalebene (Kyphosierung/Lordosierung)

Während *Harrington*-Stäbe die meist vorbestehende pathologische Lordose der BWS verstärken, hat die Kombination von *Harrington*-Stäben mit segmentaler Verdrahtung nach *Luque* sowie das Verfahren nach *Cotrel-Dubousset* eine (mäßige) kyphosierende Wirkung. Die ventralen Verfahren *(Zielke, Dwyer)* führen durch das Entfernen der Bandscheiben grundsätzlich zur Kyphosierung der Wirbelsäule. Dies ist im lumbalen und thorakolumbalen Bereich (wo diese Operationen vorwiegend angewendet werden) unerwünscht. Die Kyphosierung kann durch das Einbringen von massiven homologen Knochenspänen oder künstlichen Implantaten vermieden oder wenigstens vermindert werden.

Horizontalebene (Derotation)

Die Ergebnisse sind in Abb. 3.55 veranschaulicht. Über die Wirkung von *Harrington*-Stäben auf die Rotation der Wirbelkörper gibt es in der Literatur wenig Angaben. In unserer eigenen Untersuchung stellten wir fest, daß das Harrington-Instrumentarium die Rotation verstärkt. Dies ist besonders dann der Fall, wenn Kompressionsstäbe verwendet werden. Noch ausgeprägter ist die rotierende Wirkung, wenn die beiden Stäbe miteinander verbunden werden. Da die segmentalen Drähte nach *Luque* an der Konkavseite der Wirbelbögen ziehen, haben sie eine derotierende Wirkung, die allerdings nur gering ist. Immerhin ist eine Derotation um 5°–10° möglich [89, 138]. Viel wurde über die derotierende Wirkung des *Cotrel-Dubousset*-Systems geschrieben. Während der Operation wird der Stab um ca. 90° gedreht, so daß man den Eindruck hat, es finde eine massive Derotation statt. Während einzelne Autoren über Derotationen um durchschnittlich 20° berichten [32], ermittelten die meisten Untersucher (wie wir auch) durchschnittliche Derotationen von ca. 0°–10° [22, 36, 73]. Dieses Operationsverfahren scheint sich bezüglich Derotation somit von demjenigen nach Luque nicht wesentlich zu unterscheiden [138]. Die effizienteste Methode ist diejenige nach *Zielke* bzw. *Dwyer*. Da bei dieser Operation das vordere Längsband und die Bandscheiben entfernt werden, sind die stärksten Widerstände gegen die Derotation eliminiert. Zudem ist im lumbalen Bereich die Beweglichkeit der Wirbelsäule größer als im thorakalen. Derotationen um durchschnittlich über 30° sind hier durchaus möglich [47]. Wir selber erzielten eine mittlere Derotation um 20°. Allerdings ist eine kräftige Derotation v. a. dann gewährleistet, wenn keine großen Knochenspäne in die Bandscheibenzwischenräume eingebracht werden, was auf Kosten der Erhaltung der Lordose geht. Dies ist natürlich nicht erwünscht. So sind auch bei den ventralen Verfahren den Korrekturmöglichkeiten Grenzen gesetzt.

Eigenblutspende

Um das Risiko einer Übertragung von Krankheiten durch Bluttransfusionen zu vermindern, führen wir, wenn immer möglich, vor der Operation eine Eigenblutspende durch. Dies kann in der Regel bei Patien-

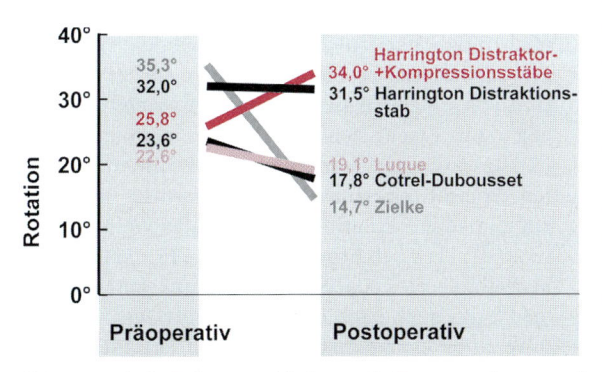

Abb. 3.55. Einfluß der verschiedenen Skolioseoperationen auf die *Rotation* der Wirbelkörper in Grad (eigene Untersuchung). Nur die VDS-Operation nach Zielke verursacht eine wesentliche Verminderung der Drehung, der Derotationseffekt der anderen Operationen ist relativ gering. Die kombinierte Verwendung von Harrington-Distraktions- und Kompressionsstäben führt zu einer Zunahme der Rotation

ten ab dem 6. Lebensjahr geschehen. Während maximal 4 Wochen werden 3–4 Beutel Blut entnommen, die dann während oder nach der Operation zurückgegeben werden können. Zusammen mit anderen blutsparenden Maßnahmen (Blutverdünnung bzw. Hämodilution, Rückgabe des während der Operation verlorenen Blutes mit dem sog. „cell saver", kontrollierte Hypotension etc.) benötigen wir bei idiopathischen Skoliosen fast nie Fremdblut. Blutungskomplikationen treten viel eher bei der Operation von neurogenen oder kongenitalen Skoliosen auf. Idiopathische Skoliosen operieren wir auch bei Zeugen Jehovas, bei denen weder Eigen- noch Fremdblut gegeben werden kann.

Komplikationen der Skolioseoperationen

Bei Skolioseoperationen muß man an folgende Komplikationsmöglichkeiten denken:

Frühkomplikationen

- *Neurologische Läsion:* Das Risiko ist bei der idiopathischen Skoliose äußerst gering. Wichtig ist, daß man bei atypischen Skoliosen eine andere Ursache ausschließt (z. B. eine Syrinx oder eine andere intraspinale Mißbildung). Bei bisher insgesamt 287 durchgeführten Operationen bei idiopathischen Skoliosen haben wir nur in 2 Fällen eine über das Operationsende hinaus anhaltende neurologische Läsion beobachtet. Beide Patienten erholten sich später wieder vollständig. Wichtig ist das intraoperative Monitoring. Dies kann mit der Ableitung von somatosensorischen oder -motorischen Potentialen während der Operation geschehen. Falls diese Methode nicht zur Verfügung steht, sollte ein intraoperativer Aufwachtest durchgeführt werden. Während der Operation werden, v. a. bei der Verwendung der segmentalen Verdrahtung, immer wieder veränderte Potentiale beobachtet, denen aber postoperativ keine klinisch faßbaren neurologischen Symptome gegenüber stehen [113, 132].
- *Infektionen* sind die Komplikationen mit der statistisch größten Wahrscheinlichkeit. Meistens handelt es sich um oberflächliche Infektionen. Problematisch sind tiefe Infekte, die bis zur Konsolidation der Spondylodese und zur somit möglichen Metallentfernung mit Antibiotika behandelt werden müssen.
- Nach ventralen Operationen oder nach Rippenbuckelresektionen ist ein *Pneumothorax* oder ein *Thoraxerguß* recht häufig. Manchmal ist eine prolongierte Drainage notwendig. Stets kommt es bei den jugendlichen Patienten aber zur unproblematischen Ausheilung.
- Nach ventralen Verfahren kann ein *Chylothorax* auftreten [25, 100, 118]. In den beiden Fällen, die wir erlebt haben, kam es zur spontanen Resorption.

Spätkomplikationen

- Ein besonderes Problem ist die postoperative *Dekompensation* der Wirbelsäule. Diese wird gehäuft bei Verwendung des Cotrel-Dubousset-Instrumentariums bei Skoliosen vom King-Typ II beobachtet [74, 75, 83, 114, 119, 139]. Die Ursache liegt vermutlich darin, daß man mit dem Derotationsmanöver der BWS die lumbale Gegenkrümmung verstärkt rotiert. Aus diesem Grund verwenden wir bei der alleinigen Instrumentierung der BWS bei King-Typ-II-Skoliosen segmentale Drähte und nicht das Cotrel-Dubousset-Instrumentarium.
- Ein schwerwiegendes Problem ist auch der *Verlust der lumbalen Lordose*. Diese Gefahr ist insbesondere bei den ventralen Verfahren gegeben [77, 97], kann aber bei korrekter Technik vermieden werden. Auch bei der operativen Korrektur von dorsal muß auf die Erhaltung der lumbalen Lordose geachtet werden [78].
- Eine weitere Komplikationsmöglichkeit ist der *Korrekturverlust*. Mit den modernen Instrumentarien wurde dieser allerdings seltener als zur Zeit der Harrington-Operation. Der Korrekturverlust tritt immer in den ersten 3 Jahren ein, danach stabilisiert sich der Zustand [87]. Besonders stark ist er, wenn sich eine *Pseudarthrose* etabliert. Dies führt dann häufig auch zum *Stabbruch*. Muß aus irgendeinem Grund das Metall entfernt werden, so kann es anschließend wegen der instrumentariumbedingten Osteoporose wieder zu einem Korrekturverlust kommen [86]. Nicht zuletzt aus diesem Grund sollte das Metall nach Möglichkeit nicht entfernt werden [102].
- Ein besonderes Problem besteht nach der Operation von jungen Patienten, bei denen eine Fusion vor dem Erscheinen der Beckenkammapophyse (Risser I) operiert werden muß. Bei diesen Patienten kommt es zum Korrekturverlust und zur zunehmenden Rotation aufgrund des Weiterwachsens der Wirbelkörper [33, 53, 116, 131]. Man bezeichnet dies als das sog. „Crankshaft-Phänomen", das auch nach einer rein ventralen Aufrichtung zu beobachten ist. *Bei jungen Patienten (mit Risser 0) muß deshalb immer eine ventrale mit einer dorsalen Spondylodese kombiniert werden.*
- *Langzeitbeobachtungen* haben gezeigt, daß Patienten nach Skolioseoperationen, die korrekt ausgeführt wurden, über Jahrzehnte beschwerdefrei bleiben können [39, 96]. Sehr wesentlich ist,

daß die Wirbelsäule im Lot bleibt. Problematisch ist die Fusion bis L3 oder kaudal davon. Vor allem bei Versteifungen bis L4 oder L5 ist später mit vermehrten Schmerzen zu rechnen. [42, 52, 103]. Der Endwirbel von lumbalen Skoliosen ist meist L3. Mit der ventralen Derotationsspondylodese muß nicht über den Endwirbel hinaus versteift werden, was jedoch mit allen dorsalen Verfahren der Fall ist. Deshalb instrumentieren und versteifen wir *idiopathische lumbale Skoliosen* stets von ventral und nicht tiefer als bis L3 hinunter. Patienten mit lumbalen Skoliosen haben auch ohne Operation ein erhöhtes Risiko für spätere Rückenschmerzen. Besonders schwerwiegende Probleme sind bei Dekompensation der Wirbelsäule zu erwarten. Für lumbale Skoliosen ist das Bedürfnis nach einer Behandlungsmethode, die eine Versteifung des betroffenen Wirbelsäulenanteils vermeidet, besonders groß. Zur Zeit entwickeln wir an unserer Klinik ein Verfahren, das durch ein von außen verlängerbares Implantat die Korrektur der Skoliose erlaubt. Ob diese Therapiemethode eines Tages die Versteifung eines skoliotischen Wirbelsäulenabschnittes im Wachstumsalter vermeiden hilft, läßt sich heute aber noch nicht beurteilen.

Unser Behandlungskonzept bei idiopathischen Adoleszentenskoliosen

Wachstumsalter	
Skoliosewinkel unter 20°	Keine Behandlung
Skoliosewinkel 20°–30°	Bei nachgewiesener Progredienz und noch mehr als 1 Jahr pubertärem Wachstumsschub (bei Mädchen bis 1 Jahr nach der Menarche bzw. Risser III) Korsettbehandlung
Skoliosewinkel 30°–40° (thorakal) und 30°–50° lumbal	Wenn noch mehr als 1 Jahr pubertärer Wachstumsschub: Korsettbehandlung
Skoliosewinkel ab 40° (thorakal) und ab 50° lumbal	Operationsindikation. Bei thorakolumbalen bzw. lumbalen Skoliosen mit Dekompensation (Wirbelsäule aus dem Lot) schon bei kleineren Winkeln
Nach Wachstumsabschluß	
Skoliosewinkel unter 40° (thorakal) bzw. 60° lumbal	Keine Behandlung
Skoliosewinkel 40°–60°	Thorakal: Operation bei Wunsch des Patienten nach kosmetischer Verbesserung. Lumbal: Operationsempfehlung nur bei Dekompensation
Skoliosewinkel mehr als 60°	Operationsempfehlung, da Progredienz auch im Erwachsenenalter zu erwarten ist

Literatur

1. Allington NJ, Bowen JR (1996) Adolescent idiopathic scoliosis. Treatment with the Wilmington brace. A comparison of full-time and part-time use. J Bone Joint Surg (Am) 78: 1056–62
2. Anciaux M, Lenaert A, Van Beneden ML, Blonde W, Vercauteren M (1991) Transcutaneous electrical stimulation (TCES) for the treatment of adolescent idiopathic scoliosis: preliminary results. Acta Orthop Belg 57: 399–405
3. Archer IA, Dickson RA (1985) Stature and idiopathic scoliosis. A prospective study. J Bone Joint Surg (Br) 67: 185–8
4. Ascani E, Bartolozzi P, Logroscino CA, Marchetti PG, Ponte A, Savini R (1986) Natural history of untreated idiopathic scoliosis after skeletal maturity. Spine 11: 784–9
5. Bassett GS, Bunnell WP, Mac Ewen GD (1986) Treatment of idiopathic scoliosis with the Wilmington brace. Results in patients with a twenty to thirty-nine-degree curve. J Bone Joint Surg (Am) 68: 602–605
6. Beguiristain JL, Gilli R, Canadell J (1991) The role of the neurocentral cartilage. Idiopathic scoliosis update. In: Canadell J, Forriol F, Cara JA (eds) Basic research and clinical concepts. Pamplona, 24.10.–26. 10 University of Navarra Medical School Publication, pp 41–51
7. Blount WP, Schmidt AC, Bidwell RG (1958) Making the Milwaukee brace. J Bone Joint Surg (Am) 40: 523–530
8. Bradford DS (1987) Techniques of surgery. In: Bradford DS, Lonstein JE, Ogilvie JE, Winter RB (eds) Moe's Textbook of Scoliosis and Other Spinal Deformities. Saunders, Philadelphia, p 135
9. Braunewell A, Dehe W, Schmitt E, Mentzos S (1987) Psychodynamische Aspekte von Korsettbehandlungen bei Jugendlichen. Z Orthop 125: 132–4
10. Bridwell KH, McAllister JW, Betz RR, Huss G, Clancy M, Schoenecker PL (1991) Coronal decompensation produced by Cotrel-Dubousset „derotation" maneuver for idiopathic right thoracic scoliosis. Spine 16: 769–77
11. Brown JC, Axelgaard J, Howson DC (1984) Multicenter trial of a noninvasive stimulation method for idiopathic scoliosis. A summary of early treatment results. Spine 9: 382–7
12. Bunnell WP (1984) An objective criterion for scoliosis screening. J Bone Joint Surg (Am) 66: 1381–7
13. Bunnell WP (1993) Outcome of spinal screening. Spine 18: 1572–80
14. Bylund P, Jansson E, Dahlberg E, Eriksson E (1987) Muscle fiber types in thoracic erector spinae muscles. Fiber types in idiopathic and other forms of scoliosis. Clin Orthop 214: 222–8
15. Byrd JA (1988) Current theories on the etiology of idiopathic scoliosis. Clin Orthop 229: 114–9
16. Carman D, Roach JW, Speck G, Wenger DR, Herring JA (1985) Role of exercises in the Milwaukee brace treatment of scoliosis. J Pediatr Orthop 5: 65–8
17. Carr AJ, Jefferson RJ, Turner-Smith AR (1993) Family stature in idiopathic scoliosis. Spine 18: 20–3
18. Clayson D, Luz-Alterman S, Cataletto MM, Levine DB (1987) Long-term psychological sequelae of surgically versus nonsurgically treated scoliosis. Spine 12: 983–6

19. Cobb JR (1948) Outline for the study of scoliosis. In: Instructional course lectures, the American Academy of Orthopaedic Surgeons, vol 5. Edwards, Ann Arbor Mich
20. Connolly PJ, Von Schroeder HP, Johnson GE, Kostuik JP (1995) Adolescent idiopathic scoliosis. Long-term effect of instrumentation extending to the lumbar spine. J Bone Joint Surg (Am) 77: 1210–6
21. Cotrel Y, Dubousset J (1984) Nouvelle technique d'osteosynthese rachidienne segmentaire par voie posterieure. Rev Chir Orthop 70: 489–94
22. Cruickshank JL, Koike M, Dickson RA (1989) Curve patterns in idiopathic scoliosis. A clinical and radiographic study. J Bone Joint Surg (Br) 71: 259–63
23. Cundy PJ, Paterson DC, Hillier TM, Sutherland AD, Stephen JP, Foster BK (1990) Cotrel-Dubousset instrumentaion and vertebral rotation in adolescent idiopathic scoliosis. J Bone Joint Surg (Br) 72: 670–4
24. Davies AG, McMaster MJ (1992) The effect of Luque-rod instrumentation on the sagittal contour of the lumbosacral spine in adolescent idiopathic scoliosis and the preservation of a physiologic lumbar lordosis. Spine 17: 112–5
25. De Hart MM, Lauerman WC, Conely AH, Roettger RH, West JL, Cain JE (1994) Management of retroperitoneal chylous leakage. Spine 19: 716–8
26. De Salis J, Beguiristain JL, Canadell J (1991) Disorders of the vertebral blood supply. Idiopathic scoliosis update. In: Canadell J, Forriol F, Cara JA (eds) Basic research and clinical concepts. Pamplona, 24.10–26. 10.1991. University of Navarra Medical School Publication, pp 71–83
27. Deacon P, Berkin CR, Dickson RA (1985) Combined idiopathic kyphosis and scoliosis. An analysis of the lateral spinal curvatures associated with Scheuermann's disease. J Bone Joint Surg (Br) 67: 189–92
28. Deacon P, Archer IA, Dickson RA (1987) The anatomy of spinal deformity: a biomechanical analysis. Orthopedics 10: 897–903
29. Di Raimondo CV, Green NE (1988) Brace-wear compliance in patients with adolescent idiopathic scoliosis. J Pediatr Orthop 8: 143–6
30. Dickson RA, Lawton JD, Archer IA, Butt WP (1984) The pathogenesis of idiopathic scoliosis. J Bone Joint Surg (Br) 66: 8–15
31. Dickson JH, Erwin WD, Rossi D (1990) Harrington instrumentation and arthrodesis for idiopathic scoliosis. A twenty-one-year follow-up. J Bone Joint Surg (Am) 72: 678–83
32. Dubousset J, Cotrel Y (1989) Die CD-Instrumentation in der Behandlung von Wirbelsäulendeformitäten. Orthopäde 18: 118–27
33. Dubousset J, Herring JA, Shufflebarger H (1989) The crankshaft phenomenon. J Pediatr Orthop 9: 541–50
34. Durham JW, Moskowitz A, Whitney J (1990) Surface electrical stimulation versus brace in treatment of idiopathic scoliosis. Spine 15: 888–92
35. Dwyer AF, Newton NC, Sherwood AA (1969) An anterior approach to scoliosis-preliminary report. Clin Orthop 62: 192–202
36. Ecker ML, Betz RR, Trent PS et al. (1988) Computer tomography evaluation of Cotrel-Dubousset instrumentation in idiopathic scoliosis. Spine 13: 1141–4
37. Edelmann P (1992) Brace treatment in idiopathic scoliosis. Acta Orthop Belg 58 (Suppl 1): 85–90
38. Edgar MA (1987) The natural history of unfused scoliosis. Orthopedics 10: 931–9
39. Edgar MA, Mehta MH (1988) Long-term follow-up of fused and unfused idiopathic scoliosis. J Bone Joint Surg (Br) 70: 712–6
40. Emans JB, Kaelin A, Bancel P, Hall JE, Miller ME (1986) The Boston bracing system for idiopathic scoliosis. Follow-up results in 295 patients. Spine 11: 792–801
41. Evans SC, Edgar MA, Hall-Craggs MA, Powell MP, Taylor B, Norrdeen H (1996) MRI of „idiopathic" juvenile scoliosis. J Bone Joint Surg (Br) 78: 314–7
42. Fabry G, Van Melkebeek J, Bockx E (1989) Back pain after Harrington rod instrumentation for idiopathic scoliosis. Spine 14: 620–4
43. Fallstrom K, Cochran T, Nachemson A (1986) Long-term effects on personality development in patients with adolescent idiopathic scoliosis. Influence of type of treatment. Spine 11: 756–8
44. Focarile FA, Bonaldi A, Giarolo MA, Ferrari U, Zilioli E, Ottaviani C (1991) Effectiveness of nonsurgical treatment for idiopathic scoliosis. Overview of available evidence. Spine 16: 395–401
45. Ford DM, Bagnall KM, Clements CA, McFadden KD (1988) Muscle spindles in the paraspinal musculature of patients with adolescent idiopathic scoliosis. Spine 13: 461–5
46. Friberg O, Nurminen M, Korhonen K, Soininen E, Manttari T (1988) Accuracy and precision of clinical estimation of leg length inequality and lumbar scoliosis: comparison of clinical and radiological measurements. Int Disabil Stud 10: 49–53
47. Giehl JP, Zielke K, Hack HP (1989) Die ventrale Derotationsspondylodese nach Zielke. Z Orthop 18: 101–17
48. Hagglund G, Karlberg J, Willner S (1992) Growth in girls with adolescent idiopathic scoliosis. Spine 17: 108–111
49. Hall JH, Miller ME, Shumann W, Stanish W (1975) A refined concept in the orthoptic management of scoliosis. Orthot Prothet 19: 7–15
50. Harrington PR (1962) Treatment of scoliosis. J Bone Joint Surg 44: 591
51. Harrington PR, Dickson JH (1973) An eleven-year clinical investigation of Harrington instrumentation. A preliminary report of 578 cases. Clin Orthop 93: 113–130
52. Hayes MA, Tompkins SF, Herndon WA, Gruel CR, Kopta JA, Howard TC (1988) Clinical and radiological evaluation of lumbosacral motion below fusion levels in idiopathic scoliosis. Spine 13: 1161–1167
53. Hefti FL, Hartzell CR, Pizzutillo PD, MacEwen GD (1983) Dot pattern analysis for back shape measurement in scoliosis. In: Drerup B, Frobin W, Hierholzer E (eds) Moire Fringe Topography. Fischer, Stuttgart New York, pp 189–98
54. Hefti FL, McMaster MJ (1983) The effect of the adolescent growth spurt on early posterior spinal fusion in infantile and juvenile idiopathic scoliosis. J Bone Joint Surg (Am) 65: 247–54
55. Hefti F (1996) Primäre Rippenbuckelresektion bei der operativen Behandlung der idiopathischen thorakalen Adoleszentenskoliose. In: Stücker R, Reichelt A (Hrsg) Die kindliche Wirbelsäule. Sympomed, München, S 194–9
56. Heine J, Götze HG (1985) Endergebnisse der konservativen Behandlung der Skoliose mit dem Milwaukee-Korsett. Z Orthop 123: 323–37
57. Hibbs RA (1921) An operation for progressive spinal deformities. A preliminary report of three cases from the service of the Orthopaedic Hospital. NY State J Med 93: 1911
58. Hibbs RA (1924) A report of fifty-nine cases of scoliosis treated by the fusion operation. J Bone Joint Surg 6: 3

59. Hoikka V, Ylikoski M, Tallroth K (1989) Leg-length inequality has poor correlation with lumbar scoliosis. A radiological study of 100 patients with chronic low-back pain. Arch Orthop Trauma Surg 108: 173–5
60. Hopf C, Heine J (1985) Langzeitergebnisse der konservativen Behandlung der Skoliose mit dem Cheneau-Korsett. Z Orthop 123: 312–22
61. entfällt
62. Howell FR, Dickson RA (1989) The deformity of idiopathic scoliosis made visible by computer graphics. J Bone Joint Surg (Br) 71: 399–403
63. Howell FR, Mahood JK, Dickson RA (1992) Growth beyond skeletal maturity. Spine 17: 437–40
64. Hsu JD, Slager UT, Swank SM, Robinson MH (1988) Idiopathic scoliosis: a clinical, morphometric, and histopathological correlation. J Pediatr Orthop 8: 147–52
65. Jackson RP, Simmons EH, Stripius D (1983) Incidence and severity of back pain in adult idiopathic scoliosis. Spine 8: 749–56
66. Jansson E, Sylven C, Bylund P (1990) Myoglobin and enzyme adaptations in erector spinae muscles in thoracal scoliosis. Clin Physiol 10: 539–43
67. Kahanovitz N, Weiser S (1989) The psychological impact of idiopathic scoliosis on the adolescent female. A preliminary multi-center study. Spine 14: 483–5
68. Karol LA, Johnston CE, Browne RH, Madison M (1993) Progression of the curve in boys who have idiopathic scoliosis. J Bone Joint Surg (Am) 75: 1804–10
69. Kennelly KP, Stokes MJ (1993) Pattern of asymmetry of paraspinal muscle size in adolescent idiopathic scoliosis examined by real-time ultrasound imaging. A preliminary study. Spine 18: 913–7
70. King HA, Moe JE, Bradford DS, Winter RB (1983) The selection of fusion levels omn thoracic idiopathic scoliosis. J Bone Joint Surg (Am) 65: 1302–13
71. entfällt
72. Korovessis PG, Stamatakis MV (1996) Prediction of scoliotic Cobb angle with the use of the scoliometer. Spine 21: 1661–6
73. Krismer M, Bauer R, Sterzinger W (1992) Scoliosis correction by Cotrel-Dubousset instrumentation. The effect of derotation and three dimensional correction. Spine 17: 263–9
74. Lenke LG, Bridwell KH, Baldus C, Blanke K (1992) Preventing decompensation in King type II curves treated with Cotrel-Dubousset instrumentation. Strict guidelines for selective thoracic fusion. Spine 17: (Suppl): 274–81
75. Lenke LG, Bridwell KH, Baldus C, Blanke K, Schoenecker PL (1992) Cotrel-Dubousset instrumentation for adolescent idiopathic scoliosis. J Bone Joint Surg (Am) 74: 1056–67
76. Lonstein JE, Carlson JM (1984) The prediction of curve progression in untreated idiopathic scoliosis during growth. J Bone Joint Surg (Am) 66: 1061–71
77. Lowe TG, Peters JD (1993) Anterior spinal fusion with Zielke instrumentation for idiopathic scoliosis. A frontal and sagittal curve analysis in 36 patients. Spine 18: 423–6
78. Luk KD, Lee FB, Leong JC, Hsu LC (1987) The effect on the lumbosacral spine of long spinal fusion for idiopathic scoliosis. A minimum 10-year follow-up. Spine 12: 996–1000
79. Luque ER (1982) The anatomic basis and development of segmental spinal instrumentation. Spine 7: 256–9
80. Luque ER (1989) Segmental spinal instrumentation (SSI) bei neuromuskulären Skoliosen. Orthopäde 18: 128–33
81. Machida M, Dubousset J, Imamura Y, Iwaya T, Yamada T, Kimura J, Toriyama S (1994) Pathogenesis of idiopathic scoliosis. SEPs in chicken with experimentally induced scoliosis and in patients with idiopathic scoliosis. J Pediatr Orthop 14: 329–35
82. MacLean WE Jr, Green NE, Pierre CB, Ray DC (1989) Stress and coping with scoliosis: psychological effects on adolescents and their families. J Pediatr Orthop 9: 257–61
83. Mason DE, Carango P (1991) Spinal decompensation in Cotrel-Dubousset instrumentation. Spine 16: (Suppl): S 394–403
84. Matzen KA (1988) Ergebnisse der operativen Skoliosetherapie. Z Orthop 126: 91–9
85. Mau H, Nebinger G (1987) Die Skoliose als Begleiterkrankung der Syringomyelie. Z Orthop 125: 567–75
86. McAfee PC, Farey ID, Sutterlin CE, Gurr KR, Warden KE, Cunningham BW (1989) Device-related osteoporosis with spinal instrumentation. Spine 14: 919–26
87. McMaster MJ, MacNicol MF (1979) The management of progressive infantile idiopathic scoliosis. J Bone Joint Surg (Br) 61: 36–42
88. McMaster MJ (1983) Infantile idiopathic scoliosis: Can it be prevented? J Bone Joint Surg (Am) 65: 612–7
89. McMaster M (1991) Luque rod instrumentation in the treatment of adolescent idiopathic scoliosis. A comparative study with Harrington instrumentation. J Bone Joint Surg (Br) 73: 982–9
90. Mehta MH (1972) The rib-vertebral angle in early diagnosis between resolving and progressive infantile scoliosis. J Bone Joint Surg (Br) 54: 230–43
91. Miller JA, Nachemson AL, Schultz AB (1984) Effectiveness of braces in mild idiopathic scoliosis. Spine 9: 632–5
92. Moe JH, Winter RB, Bradford DS, Lonstein JE (1978) Scoliosis and other spinal deformities. Saunders, Philadelphia London Toronto
93. Montgomery F, Willner S (1989) Prognosis of brace-treated scoliosis. Comparison of the Boston and Milwaukee methods in 244 girls. Acta Orthop Scand 60: 383–5
94. Montgomery F, Willner S, Appelgren G (1990) Long-term follow-up of patients with adolescent idiopathic scoliosis treated conservatively: an analysis of the clinical value of progression. J Pediatr Orthop 10: 48–52
95. Morscher E (1972) A modification of Harrington's operative technique in scoliosis. Proceedings of the 12th Congress of the Internat. Soc. of Orthop. Surg. and Traumat., Tel Aviv. Excerpta Med 11: 2–5
96. Moskowitz A, Moe JH, Winter RB, Binner H (1980) Long-term follow-up of scoliosis fusion. J Bone Joint Surg (Am) 62: 364–76
97. Moskowitz A, Trommanhauser S (1993) Surgical and clinical results of scoliosis surgery using Zielke instrumentation. Spine 18: 2444–51
98. Nachemson A (1968) A long-term follow-up study of the non-treated scoliosis. Acta Orthop Scand 39: 466–76
99. Nachemson AL, Peterson LE (1995) Effectivness of treatment with a brace in girls who have adolescent idiopathic scoliosis. J Bone Joint Surg (Am) 77: 815–22
100. Nakai S, Zielke K (1986) Chylothorax – a rare complication after anterior and posterior spinal correction. Report on six cases. Spine 11: 830–3
101. Nash C, Moe J (1969) A study of vertebral rotation. J Bone Joint Surg (Am) 51: 223

102. Padua S, Aulisa L, Fieri C (1983) The progression of idiopathic scoliosis after removal of Harrington instrumentation following spinal fusion. Int Orthop 7: 85–9
103. Paonessa KJ, Engler GL (1992) Back pain and disability after Harrington rod fusion to the lumbar spine for scoliosis. Spine 17 (8 Suppl): S249–53
104. Perdriolle R (1979) La scoliose: Son étude tridimensionelle. Malrine, Paris
105. Perdriolle R, Vidal J (1985) Thoracic idiopathic scoliosis curve evolution and prognosis. Spine 10: 785–91
106. Phillips WA, Hensinger RN, Kling TF Jr (1990) Management of scoliosis due to syringomyelia in childhood and adolescence. J Pediatr Orthop 10: 351–4
107. Piazza MR, Bassett GS (1990) Curve progression after treatment with the Wilmington brace for idiopathic scoliosis. J Pediatr Orthop 10: 39–43
108. Refsum HE, Naess-Andresen CF, Lange JE (1990) Pulmonary function and gas exchange at rest and exercise in adolescent girls with mild idiopathic scoliosis during treatment with Boston thoracic brace. Spine 15: 420–3
109. Richards BS (1992) Measurement error in assessment of vertebral rotation using the Perdriolle torsionmeter. Spine 17: 513–7
110. Risser JC (1955) The application of body casts for the correction of scoliosis. Am Acad Orthop Surg Instr Course Lect 12: 255f.
111. Risser JC (1958) The iliac apophysis: An invaluable sign in the management of scoliosis. Clin Orthop 11: 111
112. Robinson CM, McMaster MJ (1996) Juvenile idiopathic scoliosis. J Bone Joint Surg (Am) 78: 1140–48
113. Roy EP 3d, Gutmann L, Riggs JE, Jones ET, Byrd JA, Ringel RA (1988) Intraoperative somatosensory evoked potential monitoring in scoliosis. Clin Orthop 229: 94–8
114. Roye DP Jr, Farcy JP, Rickert JB, Godfried D (1992) Results of spinal instrumentation of adolescent idiopathic scoliosis by King type. Spine 17 (Suppl): 270–3
115. Samuelsson L, Lindell D, Kogler H (1991) Spinal cord and brain stem anomalies in scoliosis. Acta Orthop Scand 62: 403–6
116. Sanders JO, Herring JA, Browne RH (1995) Posterior arthrodesis and instrumentation in the immature (Risser-grade-0) spine in idiopathic scoliosis. J Bone Joint Surg (Am) 77: 39–45
117. Schneider E, Niethard FU, Schiek H, Carstens C, Pfeil J (1991) Wie idiopathisch ist die idiopathische Skoliose? Ergebnisse neurologischer Untersuchungen mit somatosensorisch evozierten Potentialen (SSEP) bei Kindern und Jugendlichen. Z Orthop 129: 355–61
118. Shen YS, Cheung CY, Nilsen PT (1989) Chylous leakage after arthrodesis using the anterior approach to the spine. Report of two cases. J Bone Joint Surg (Am) 71: 1250–1
119. Shufflebarger HL, Clark CE (1990) Fusion levels and hook patterns in thoracic scoliosis with Cotrel-Dubousset instrumentation. Spine 15: 916–20
120. Somerville EW (1952) Rotational lordosis: The development of the single curve. J Bone Joint Surg (Br) 34: 421–7
121. Szalay EA, Roach JW, Smith H, Maravilla K, Partain CL (1987) Magnetic resonance imaging of the spinal cord in spinal dysraphisms. J Pediatr Orthop 7: 541–5
122. Takasaki H (1970) Moiré Topography. Appl Optics 9: 1467–72
123. Thomas KA, Cook SD, Skalley TC et al. (1992) Lumbar spine and femoral neck bone mineral density in idiopathic scoliosis: A follow-up study. J Pediatr Orthop 12: 235–40
124. Tredwell SJ, Bannon M (1988) The use of the ISIS optical scanner in the management of the braced adolescent idiopathic scoliosis patient. Spine 13: 1104–5
125. Turner-Smith AR, Harris JD, Houghton GR, Jefferson RJ (1988) A method for analysis of back shape in scoliosis. J Biomech 21: 497–509
126. Valentin B (1961) Geschichte der Orthopädie. Thieme, Stuttgart, S 18f.
127. Walker AP, Dickson RA (1984) School screening and pelvic tilt scoliosis. Lancet 21: 152–3
128. Weinstein SL, Zavala DC, Ponseti IV (1981) Idiopathic scoliosis. A long-term follow-up and prognosis in untreated patients. J Bone Joint Surg (Am) 63: 702–12
129. Weinstein SL, Ponseti IV (1983) Curve progression in idiopathic scoliosis. J Bone Joint Surg (Am) 65: 447–55
130. Weisz I, Jefferson RJ, Carr AJ, Turner-Smith AR, McInerney A, Houghton GR (1989) Back shape in brace treatment of idiopathic scoliosis. Clin Orthop 240: 157–63
131. Wenger DR, Mubarak SJ, Leach J (1992) Managing complications of posterior spinal instrumentation and fusion. Clin Orthop 284: 24–33
132. Wilber G, Thompson GH, Shaffer JW, Brown RH, Nash CL (1984) Postoperative neurological deficits in segmental spinal instrumentation. J Bone Joint Surg (Am) 66: 1178–87
133. Willers U, Hedlund R, Aaro S, Normelli H, Westman L (1993) Long-term results of Harrington instrumentation in idiopathic scoliosis. Spine 18: 713–7
134. Willers U, Normelli H, Aaro S, Svensson O, Hedlund R (1993) Long-term results of Boston brace treatment on vertebral rotation in idiopathic scoliosis. Spine 18: 432–435
135. Willner S (1984) Effect of the Boston thoracic brace on the frontal and sagittal curves of the spine. Acta Orthop Scand 55: 457–460
136. Winter RB, Lonstein JE (1989) Adult idiopathic scoliosis treated with Luque or Harrington rods and sublaminar wiring. J Bone Joint Surg (Am) 71: 1308
137. Wojcik AS, Webb JK, Burwell RG (1990) An analysis of the effect of the Zielke operation on S-shaped curves in idiopathic scoliosis. A follow-up study revealing some skeletal and soft tissue factors involved in curve progression. Spine 15: 816–821
138. Wojcik AS, Webb JK, Burwell RG (1990) Harrington-Luque and Cotrel-Dubousset instrumentation for idiopathic thoracic scoliosis. A postoperative comparison using segmental radiologic analysis. Spine 15: 424–431
139. Wood KB, Transfeldt EE, Ogilvie JW, Schendel MJ, Bradford DS (1991) Rotational changes of the vertebral-pelvic axis following Cotrel-Dubousset instrumentation. Spine 16 (8 Suppl): S 404–8
140. Wright J, Herbert MA, Velazquez R, Bobechko WP (1992) Morphologic and histochemical characteristics of skeletal muscle after long-term intramuscular electrical stimulation. Spine 17: 767–770
141. Yamauchi Y, Yamaguchi T, Asaka Y (1988) Prediction of curve progression in idiopathic scoliosis based on initial roentgenograms. A proposal of an equation. Spine 13: 1258–1261
142. Zielke K, Stunkat R, Duquesne J, Beaujean F (1975) Ventrale Derotationsspondylodese. Orthop Praxis 11: 562f.

3.1.4
Morbus Scheuermann

Definition

Wachstumsstörung der Wirbelsäule mit Verschmälerung der Bandscheiben, Keilwirbelbildung. Deckplatteneinbrüchen und Kyphose im betroffenen Bereich. Die Krankheit kann thorakal, thorakolumbal oder lumbal auftreten.

- *Synonyme:* Adoleszentenkyphose, Kyphosis juvenilis
- *Englisch:* Roundback deformity, Scheuermann's disease

Historisches

Die Krankheit wurde 1921 durch H.W. Scheuermann erstmals beschrieben [21]. Im Jahre 1936 prägte derselbe Autor den Ausdruck „Kyphosis juvenilis". Ch.G. Schmorl entdeckte 1930 die für die Krankheit typischen Bandscheibeneinbrüche [22].

Häufigkeit

Die Angaben über die Häufigkeit variieren sehr stark, da nach sehr unterschiedlichen Kriterien beurteilt wurde. In einer radiologischen Studie bei Rekruten wurde die Prävalenz mit 6 % angegeben [24], andere Untersuchungen errechneten eine Häufigkeit von 1 % [1] oder weniger [6]. In einer rein klinischen Studie fand man bei 2000 Schulkindern eine (mit dem Kyphometer gemessene) Kyphose von mehr als 40° bei Mädchen in 12 % und bei Jungen in 15,3 % [18]. Die Berichte über die Dominanz des einen oder anderen Geschlechts sind widersprüchlich [1, 6, 18].

Ätiologie

Mechanische Faktoren: Großgewachsene Adoleszente, Leistungssportler (Leichtathleten, Speerwerfer, Ruderer, Radrennfahrer). Unter 62 übermäßig großen Mädchen (mehr als 180 cm) wurde in 30 % ein M. Scheuermann gefunden [23].

Endogene Faktoren: Auch wenn keine eindeutige Vererbbarkeit der Krankheit vorhanden ist, so kommt sie doch in einzelnen Familien gehäuft vor [15].

Haltung: Im Gegensatz zur Skoliose spielt die Haltung bei der Entstehung des M. Scheuermann eine wesentliche Rolle. Eine dauerhafte hyperkyphotische Haltung führt zu einem erhöhten Druck in den ventralen Anteilen der Wirbelsäule und begünstigt die Entstehung eines M. Scheuermann.

Psychische Faktoren: Auch wenn es nur wenige wissenschaftliche Daten gibt, so ist es doch eindeutig, daß psychische Faktoren bei der Entstehung eines M. Scheuermann eine wichtige Rolle spielen. Häufig sind es Jugendliche, die unter dem Eindruck eines sehr dominierenden Elternteils eine unterwürfige Haltung zeigen, nicht zu widersprechen wagen oder deren Persönlichkeit nur mangelhaft ausgebildet ist. Oft sind es auch Patienten, die unbewußt etwas verstecken möchten, z. B. eine Trichter- oder Hühnerbrust.

Osteoporose: Neuere Untersuchungen [9, 16] zeigten (z. B. anhand von Dichtemessungen im CT), daß bei Patienten mit schwerem M. Scheuermann auch eine Osteoporose vorhanden ist.

Pathogenese

Während Scheuermann selber annahm, daß die Kyphosis juvenilis eine aseptische Knochennekrose ähnlich wie der M. Perthes ist [21], so ist man bei späteren Untersuchungen [2, 3] zu der Auffassung gekommen, daß es sich um *eine Schwächung der knorpeligen Ringapophysen der Grund- und Deckplatten der Wirbelkörper* handelt. Diese Ringapophysen sind die eigentlichen Wachstumszonen der Wirbelkörper. Während des pubertären Wachstumsschubes kann es zur Verminderung der mechanischen Festigkeit dieses Knorpels, ähnlich wie bei der Epiphyseolysis capitis femoris, kommen. Durch den hohen Innendruck des Nucleus pulposus der Bandscheiben ist ein *Durchbrechen von Bandscheibengewebe durch die knorpelige Apophyse* in den Wirbelkörper möglich, wodurch die Knochenbälkchen lokal verdrängt werden. Diese bilden reaktiv um das Bandscheibengewebe herum einen Sklerosesaum. Auf diese Weise entsteht ein „Schmorl-Knötchen" bzw. ein „Deckplatteneinbruch" oder – falls sich das Geschehen am ventralen Rand des Wirbelkörpers abspielt – eine „Randleistenhernie". Da das herausgetretene Gewebe den Nucleus pulposus an Volumen vermindert, erscheint die *Bandscheibe* auf dem Röntgenbild *verschmälert*. Das Wachstum des knorpeligen Apophysenrings ist insgesamt durch den ventralen Dauerdruck gestört, so daß eine Atrophie, d.h. eine Höhenverminderung des Wirbelkörpers ventral, und eine *Keilwirbelbildung* die Folgen sind. Durch die zunehmende Kyphose wird der Druck ventral immer größer, was wiederum das Wachstum hemmt. Durch diesen Circulus vitiosus kommt es zur Progredienz der Kyphose. Die Krankheit kann sich aber auch in einem primär lordotischen Bereich der Wirbelsäule abspielen. Hier ist weniger der Dauerdruck als die konstitutionelle Schwäche der knorpeligen Apophyse von Bedeutung.

Durch das Minderwachstum ventral kommt es auch lumbal schließlich zur Kyphose.

Klinik

Klinische Manifestationen zeigen sich im Pubertätsalter. Sie sind stark von der *Lokalisation* der Krankheit abhängig. Thorakale Kyphosen verursachen kaum je Beschwerden, sie führen jedoch zu einer sichtbaren Deformität. Auf der anderen Seite sind Patienten mit einem thorakolumbalen oder lumbalen M. Scheuermann oft auffallend gerade, sie weisen einen Flachrücken auf. Diese Patienten können schon früh, d.h. schon während der Pubertät, symptomatisch werden.

> ! Bei Jugendlichen mit starken lumbalen Rückenbeschwerden ohne vorhergehendes Trauma muß man stets an einen lumbalen oder thorakolumbalen M. Scheuermann denken. Äußerlich sichtbares Zeichen einer lokalen Kyphose im LWS-Bereich ist oft eine Pigmentierung über den Dornfortsätzen.

Bei der Untersuchung ist es wichtig, die Fixation der Kyphose zu beachten. Eine flexible Kyphose ist nicht Ausdruck eines M. Scheuermann. Erst wenn die Kyphose bei der Untersuchung nicht mehr auszugleichen ist, weist sie auf einen M. Scheuermann hin.

Röntgenbefunde

Die typischen Röntgenveränderungen sind in Abb. 3.56 und 3.57 dargestellt.

Wir beobachten auf dem seitlichen Röntgenbild der BWS bzw. LWS:

- Schmorl-Knötchen
- Randleistenhernien
- Keilwirbel
- Bandscheibenverschmälerungen

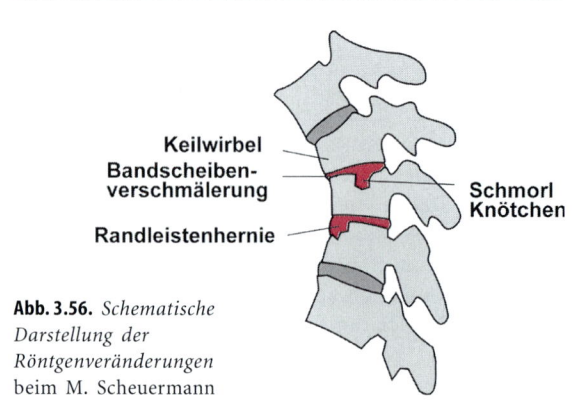

Abb. 3.56. *Schematische Darstellung der Röntgenveränderungen* beim M. Scheuermann

Diese Befunde können rein thorakal (Abb. 3.57), thorakolumbal oder lumbal (Abb. 3.58) lokalisiert sein. Thorakal sind sie mit einer Hyperkyphose assoziiert, während lumbal initial nur eine Abflachung der Lendenlordose zu beobachten ist, erst in schwereren Fällen tritt eine eigentliche lumbale Kyphose auf. Die Abb. 3.59 zeigt die Messung des Gesamtkyphosewinkels und des Winkels an Keilwirbeln.

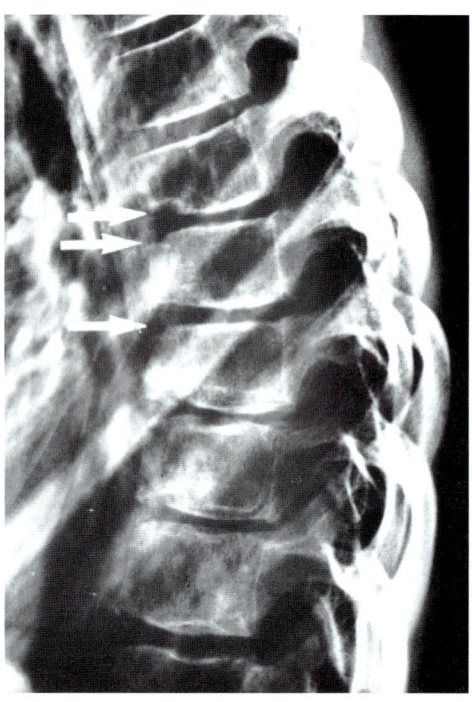

Abb. 3.57. *Röntgenveränderungen* im Bereich der BWS bei einem 13jährigen Jungen mit M. Scheuermann. Man erkennt Randleistenhernien, Bandscheibenverschmälerungen und Keilwirbelbildungen *(Pfeile)*

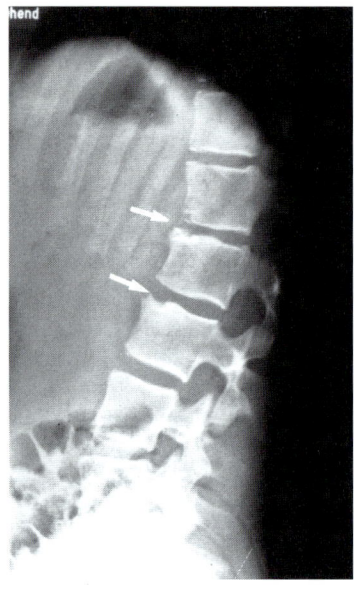

Abb. 3.58. *Lumbaler M. Scheuermann* bei 14jährigem Mädchen. Man beachte die Randleistenhernien *(Pfeile)* an den Wirbelkörpern L1 und L2 und die Kyphosierung in diesem Bereich

3.1.4 Morbus Scheuermann

Differentialdiagnose

Schwierig ist manchmal die **Abgrenzung zum Normalbefund.** Reichen unregelmäßige Deckplatten aus für die Diagnose eines M. Scheuermann? Macht ein Schmorl-Knötchen schon einen M. Scheuermann aus? Wieviel Keilwirbel mit welchem Winkel sind für die Diagnose vonnöten?

> Die Angaben aus der Literatur sind sehr widersprüchlich. Wir halten uns an folgende *Regel:*
>
> - Im *thorakalen Bereich* entscheiden der Gesamtkyphosewinkel und die Klinik. Die Diagnose eines thorakalen M. Scheuermann wird bei einem Gesamtkyphosewinkel von mehr als 50° mit klinischer Fixation der Kyphose unabhängig von den Röntgenveränderungen gestellt. Findet man auf dem Röntgenbild 2 oder mehr Keilwirbel >5° oder Schmorl-Knötchen bzw. Randleistenhernien, so kann die Diagnose auch bei einem Gesamtkyphosewinkel von weniger als 50° gestellt werden. Bandscheibenverschmälerungen und Deckplattenunregelmäßigkeiten allein reichen für die Diagnose nicht aus. Die Höhe der Bandscheibe auf dem Röntgenbild ist sehr stark von der Projektion abhängig und deshalb schwierig zu beurteilen.
> - Im *thorakolumbalen* und *lumbalen Bereich* kann die Diagnose schon bei einem Keilwirbel >5° oder einem Schmorl-Knötchen bzw. einer Randleistenhernie gestellt werden. Der gemessene Kyphosewinkel spielt für die Diagnosestellung keine Rolle, hingegen für die Beurteilung der Schwere und die Prognose des Leidens.

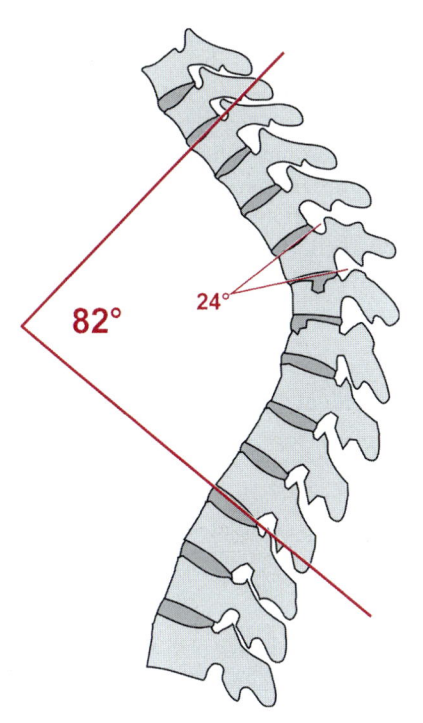

Abb. 3.59. *Messung des Keilwinkels und des Gesamtkyphosewinkels* beim M. Scheuermann: Es werden Geraden durch die Deckplatten der Wirbelkörper gezogen, und zwar für die Messung der Keilform durch die Grund- und Deckplatte desselben Wirbelkörpers, und für die Bestimmung des Gesamtkyphosewinkels durch die Deckplatten der beiden am stärksten gegeneinander verkippten Wirbelkörper. Der Winkel zwischen diesen Geraden entspricht dem Gesamtkyphosewinkel

Manchmal ist es nicht ganz einfach, die durch einen M. Scheuermann bedingten Keilwirbel von durch *Kompressionsfrakturen* verursachten Keilwirbeln abzugrenzen. Folgende Beobachtungen auf dem seitlichen Röntgenbild sprechen für eine Kompressionsfraktur:

- Unregelmäßigkeiten der Wirbelkörpervorderkante, evtl. vorstehendes Fragment,
- fehlende Bandscheibenverschmälerung oberhalb des Keilwirbels,
- glatte Begrenzung der oberen Deckplatte des betroffenen Wirbelkörpers.

Natürlich spielt auch die Anamnese eine wesentliche Rolle, wobei man beachten sollte, daß Traumaangaben bei Jugendlichen sowohl im positiven wie auch im negativen Sinne irreführend sein können. Nicht jeder Jugendliche bezeichnet den Sturz mit dem Moped als „Trauma", anderseits werden Schmerzen am Rücken gerne mit einer Begebenheit in Zusammenhang gebracht, die gar nicht geeignet war, eine Verletzung hervorzurufen.

Assoziierte Krankheiten

Skoliose: Bei mehr als 50% der Patienten mit M. Scheuermann besteht auch eine mehr oder weniger starke *Skoliose* [8]. Diese hängt direkt mit dem M. Scheuermann zusammen und hat nichts mit einer idiopathischen Skoliose zu tun. Sie entsteht, wenn Keilwirbel sich asymmetrisch ausbilden, d.h., ein lateraler Keil geformt wird. Dieser Mechanismus steht in starkem Gegensatz zum Geschehen bei der Entwicklung einer idiopathischen Skoliose, bei welcher die Wirbelkörper ventral stärker wachsen als dorsal und sich durch Rotation Platz schaffen (s. Abschn. 3.1.3), während beim M. Scheuermann ventral ein Minderwachstum stattfindet. Entsprechend ist die Scheuermann-Skoliose mit weniger Rotation assoziiert als die idiopathische, und naturgemäß ist sie nicht lordotisch (wie die idiopathische), sondern kyphotisch. Die Prognose der Scheuermann-Skoliose ist relativ gut, schwere seitliche Verkrümmungen bilden sich selten aus.

Spondylolyse: Bei Jugendlichen mit M. Scheuermann besteht auch eine erhöhte Inzidenz der *Spondylolyse* [13]. Dies ist v.a. bei der thorakalen Form der Fall, die durch eine Hyperlordose kompensiert wird, wodurch der Druck auf die Interartikularportion L5 erhöht wird. Die Spondylolyse hat bekanntlich vorwiegend mechanische Ursachen (s. Abschn. 3.1.5).

Verlauf, Prognose

- *Fixierte, thorakale Kyphosen von weniger als 50°* sind im Erwachsenenalter unproblematisch; es werden nicht häufigere und stärkere Rückenschmerzen als bei Normalpersonen festgestellt. Die äußerlich sichtbare Deformität kann allerdings (v.a. bei Frauen) eine psychologische Beeinträchtigung bedeuten.
- Bei *fixierten, thorakalen Kyphosen von mehr als 50°* sind im Erwachsenenalter zwar nicht mehr, aber intensivere Rückenschmerzen zu erwarten als bei Normalpersonen. Solche Patienten wählen körperlich weniger anspruchsvolle Berufe, während die Lungenfunktion erst bei sehr schweren Kyphosen beeinträchtigt wird [17].
- *Kyphosen von mehr als 70°* können auch im Erwachsenenalter progredient sein [6, 7].

- *Thorakolumbale und lumbale Formen des M. Scheuermann* sind oft im Jugendalter schon schmerzhaft und haben bezüglich Schmerzen im Erwachsenenalter wegen des Flachrückens bzw. der lumbalen Kyphose eine ungünstige Prognose [4]. Lumbale Kyphosen bewirken eine Verlagerung des Schwerpunktes nach ventral, was durch vermehrte Haltearbeit der paravertebralen Muskulatur kompensiert werden muß.

Therapie

Es stehen folgende Möglichkeiten zur Verfügung:
- Physiotherapie,
- Korsettbehandlung,
- Operation.

Physiotherapie

Diese ist nur bei fixierter Kyphose und/oder röntgenologisch vorhandenem M. Scheuermann während des pubertären Wachstumsschubes indiziert. Solange die Kyphose flexibel ist und keine Röntgenveränderungen vorhanden sind, handelt es sich nicht um einen M. Scheuermann, sondern um eine Haltungsstörung. *Haltungsstörungen sind durch Motivation zur sportlichen Tätigkeit besser zu beeinflussen als durch die teure Physiotherapie.* Jugendliche haben selten Freude an der Physiotherapie, und es gelingt kaum, regelmäßige tägliche Übungen durchzusetzen. Es ist sinnvoller, den Jugendlichen die Ausübung einer Sportart zu ermöglichen, die ihnen wirklich gefällt. Um welche Sportart es sich handelt, spielt dabei eine untergeordnete Rolle. Bei einer fixierten Kyphose allerdings ist eine aktive aufrichtende Phy-

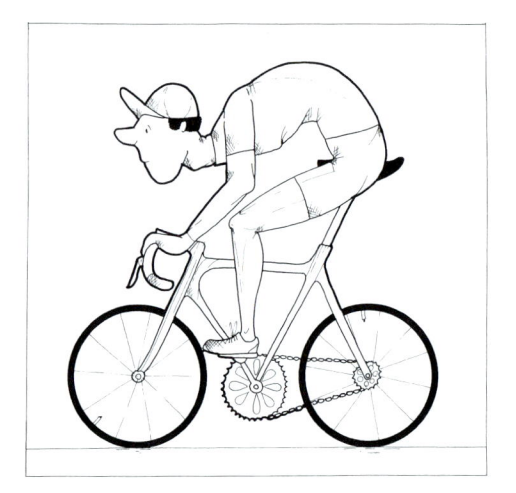

Abb. 3.60. Zu den ungeeigneten Sportarten bei Patienten mit M. Scheuermann gehört das Fahrradfahren in Rennfahrerposition

siotherapie indiziert. Ungeeignete Sportarten sind lediglich Rudern, Fahrradfahren mit Rennlenkern (Abb. 3.60) und Gewichtheben [11].

Korsettbehandlung

Bei einer **thorakalen Kyphose** von mehr als 50° bei noch nicht abgeschlossenem Wachstum ist eine Korsettbehandlung in Betracht zu ziehen. *Im Gegensatz zur Skoliose läßt sich mit der Korsettbehandlung eine Kyphose bei noch genügendem Wachstumspotential nicht nur stabilisieren, sondern auch korrigieren* [5, 12, 14, 19, 20]. Es kommt dann auch zur Aufrichtung der Keilwirbel durch kompensatorisches Wachstum der ventralen Anteile [10] (Abb. 3.61). Bedingung hierfür ist natürlich eine gute Compliance, d. h. das Korsett muß tatsächlich getragen werden. Erfahrungsgemäß ist dies selten in genügendem Ausmaß der Fall. Für den thorakalen M. Scheuermann kommen einerseits aufrichtende Korsette mit Drei-Punkte-Wirkung in Frage (z. B. sog. Gschwend-Korsett), andererseits extendierende Korsette mit einem Halsring, wie z. B. das sog. Milwaukee-Korsett. Wir verwenden in der Regel jedoch das kleinere und ebenso wirksame Becker-Korsett (Abb. 3.62). Das Prinzip dieses Korsetts besteht darin, daß es in maximaler Kyphosierung der lumbalen Wirbelsäule angefertigt wird. Dorsal reicht das Korsett nur bis *unter* den Beginn der Kyphose. Beim Tragen des Korsetts wird durch die Kyphosierung der lumbalen Wirbelsäule der Schwerpunkt nach vorne verlagert, so daß der Patient seine BWS aktiv aufrichten muß, wenn er nicht nach vorne kippen will. Resultate der Korsettbehandlung bei guter Compliance: 2/3 gebessert (Abb. 3.63), 1/3 unverändert oder verschlechtert [10, 20] (Abb. 3.64). Ab 60° Kyphose ist das Korsett nicht mehr wirksam [20]. Will man eine optimale Compliance, so muß ein Gipskorsett in ähnlicher Weise angefertigt werden.

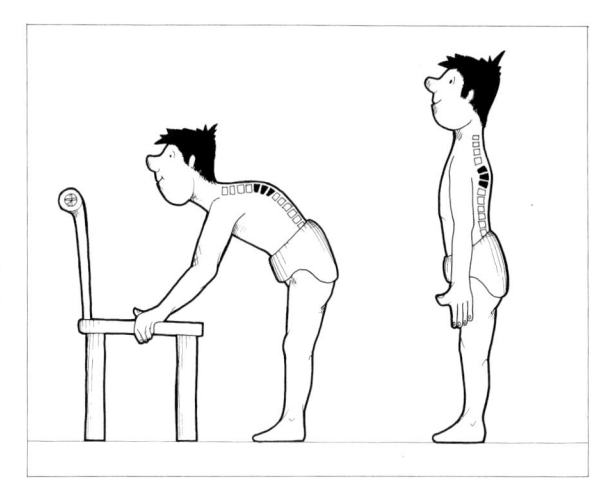

Abb. 3.62. Prinzip der Herstellung des *Becker-Korsetts* für die Behandlung des *thorakalen* M. Scheuermann. Nur wenn das Korsett die LWS massiv kyphosiert, ist der Patient gezwungen, seine BWS aufzurichten, da er sonst vornüber fällt. Für die Anfertigung des Gipses (sei es als Abguß für ein Kunststoffkorsett oder als definitives Gipskorsett) muß der Patient sich mit den Händen auf einem Stuhl aufstützen, damit eine genügende Kyphosierung der LWS gewährleistet ist. Das Korsett darf nicht zu hoch bis an den Apex der Kyphose hinauf gezogen werden, sondern es muß etwa auf der Höhe des unteren Endwirbels der Kyphose enden, damit sich der Patient aufrichten kann

Beim **thorakolumbalen** und beim **lumbalen M. Scheuermann** kann ein lordosierendes Drei-Punkte-Korsett angewendet werden. Da die Prognose bei dieser Form der Krankheit in bezug auf spätere Rückenschmerzen schlecht ist, wenden wir eher ein *Gipskorsett* an, das wir im ventralen Durchhang anfertigen. Damit kann es im Wachstumsalter gelingen, die lumbale Kyphose wieder in eine Lordose aufzurichten (Abb. 3.65).

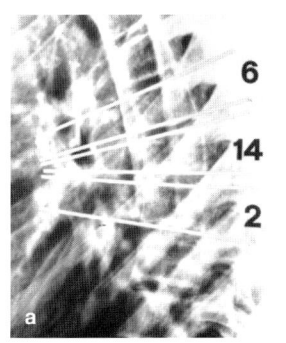

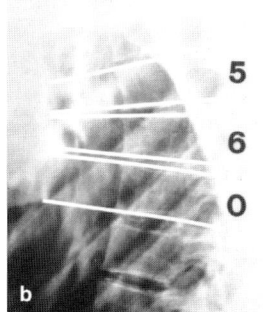

Abb. 3.61 a, b. Bei noch erhaltenem Wachstumspotential können sich *keilförmige Wirbelkörper* unter der Korsettbehandlung wieder *aufrichten*. **a** Keilwirbel bei M. Scheuermann bei 14jährigem Mädchen. **b** Wieder aufgerichtete Wirbelkörper 2 Jahre später nach 1,5 Jahren Korsettbehandlung (*Zahlen* Keilwinkel in Grad)

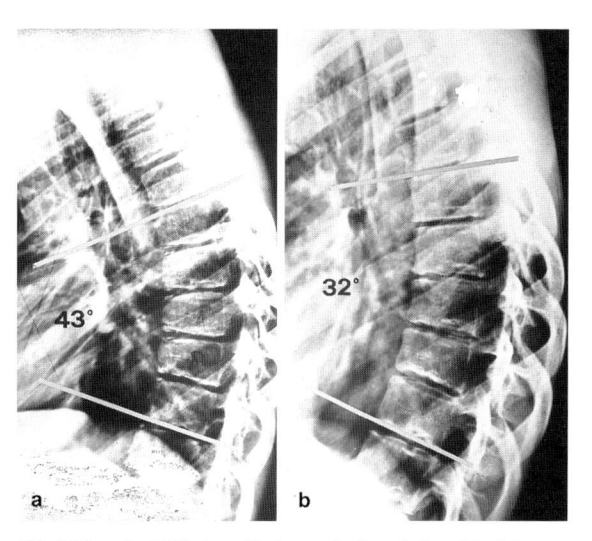

Abb. 3.63 a, b. 12jähriger Patient mit thorakalem M. Scheuermann: **a** vor *Korsettbehandlung*, **b** nach 1 Jahr Korsetttherapie. Die Kyphose hat sich wieder bis in den Normbereich aufgerichtet

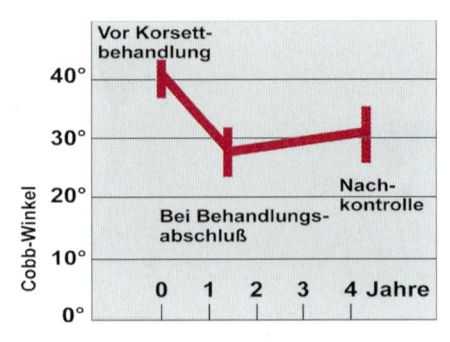

Abb. 3.64. *Ergebnisse der Korsettbehandlung* bei M. Scheuermann: Im Gegensatz zur Skoliose kann mit dem Korsett eine echte Korrektur erreicht werden, die auch nach Behandlungsabschluß aufrecht erhalten bleibt

Tragedauer des Korsetts: Im Gegensatz zur idiopathischen Skoliose muß bei der Kyphosebehandlung das Korsett nicht bis Wachstumsabschluß, sondern nur bis zur Aufrichtung der Kyphose getragen werden. Dies dauert bei guter Compliance in der Regel 1 Jahr.

Klinische und radiologische Kontrollen: Bei der Indikationsstellung zur Korsettbehandlung werden a.-p. und seitliche Röntgenbilder der ganzen Wirbelsäule benötigt. Nach Fertigstellung des Korsetts muß dessen Wirkung radiologisch im seitlichen Bild kontrolliert werden. Anschließend folgen alle 3 Monate klinische Kontrollen und halbjährliche Röntgenbilder (nur seitlich) bis zur Korsettentwöhnung.

Operative Therapie

Diese ist beim M. Scheuermann nur selten notwendig. Erst wenn eine thorakale Kyphose 70° übersteigt, kann eine Operation in Erwägung gezogen werden. Bei thorakalen Kyphosen wird die Indikation im wesentlichen aus kosmetischen Gründen gestellt. Die Prognose bezüglich Beschwerden ist relativ gut. Bei lumbalen Kyphosen dagegen ist die Indikation eher medizinisch, da bei stärkeren lumbalen Kyphosen meist dauerhafte wesentliche Beschwerden bestehen. Operative Maßnahmen können von dorsal und von ventral durchgeführt werden. Am wirksamsten sind kombinierte Verfahren mit primär ventraler Ausräumung der Bandscheibe und Aufrichtung mit autologen und/oder homologen Spänen oder künstlichen Implantaten. Dorsale Verfahren mit Kompression nach dem Zuggurtungssystem schließen sich an. Die Aufrichtung wird zusätzlich durch dorsale Keilosteotomien verbessert (Abb. 3.66 und 3.67). Die **Komplikation**smöglichkeiten bei der operativen Behandlung sind ähnlich wie bei der Skolioseoperation (s. Abschn. 3.1.3). Bei sehr schweren Kyphosen arbeitet die Schwerkraft gegen alle therapeutischen Bemühungen. So kann es nach Aufrichtung einer Kyphose im unteren BWS-Bereich zur Hyperkyphose der oberen BWS kommen, ein Problem, das operativ schwierig zu lösen ist.

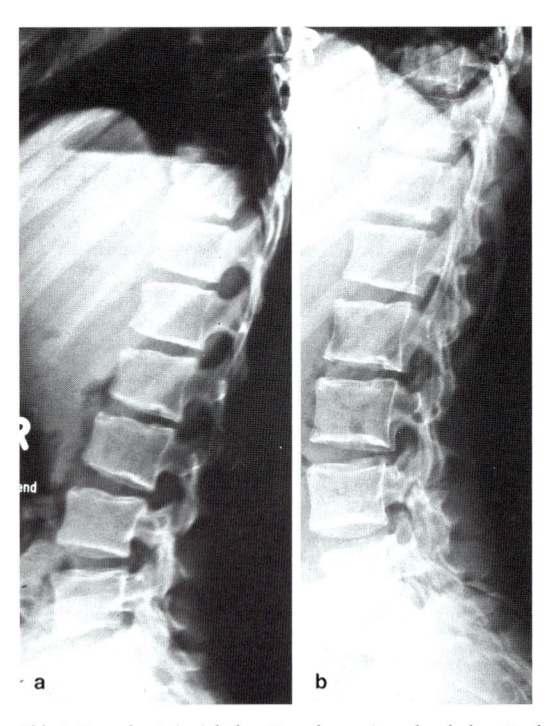

Abb. 3.65 a, b. Beispiel der *Korrektur einer lumbalen Kyphose* bei M. Scheuermann nach Aufrichtung mit einem im ventralen Durchhang angefertigten lordosierenden Gips (s. auch Abschn. 3.1.11). **a** Vor der Behandlung, **b** nach 6 Monaten Gipskorsett

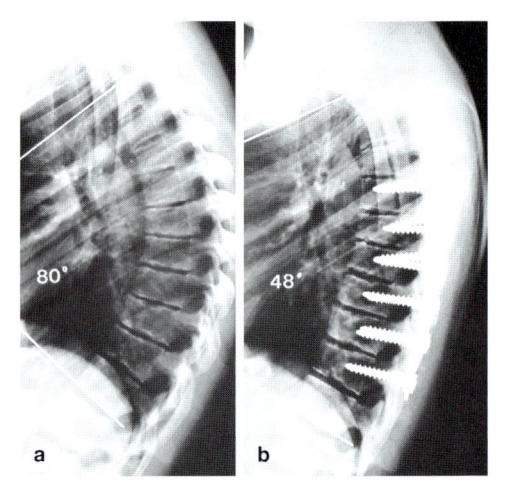

Abb. 3.66 a, b. Röntgenbilder vor (**a**) und 1 Jahr nach (**b**) *operativer Aufrichtung* einer Kyphose bei einem 17jährigen Mädchen mit einem *dorsalen Zuggurtungsverfahren*

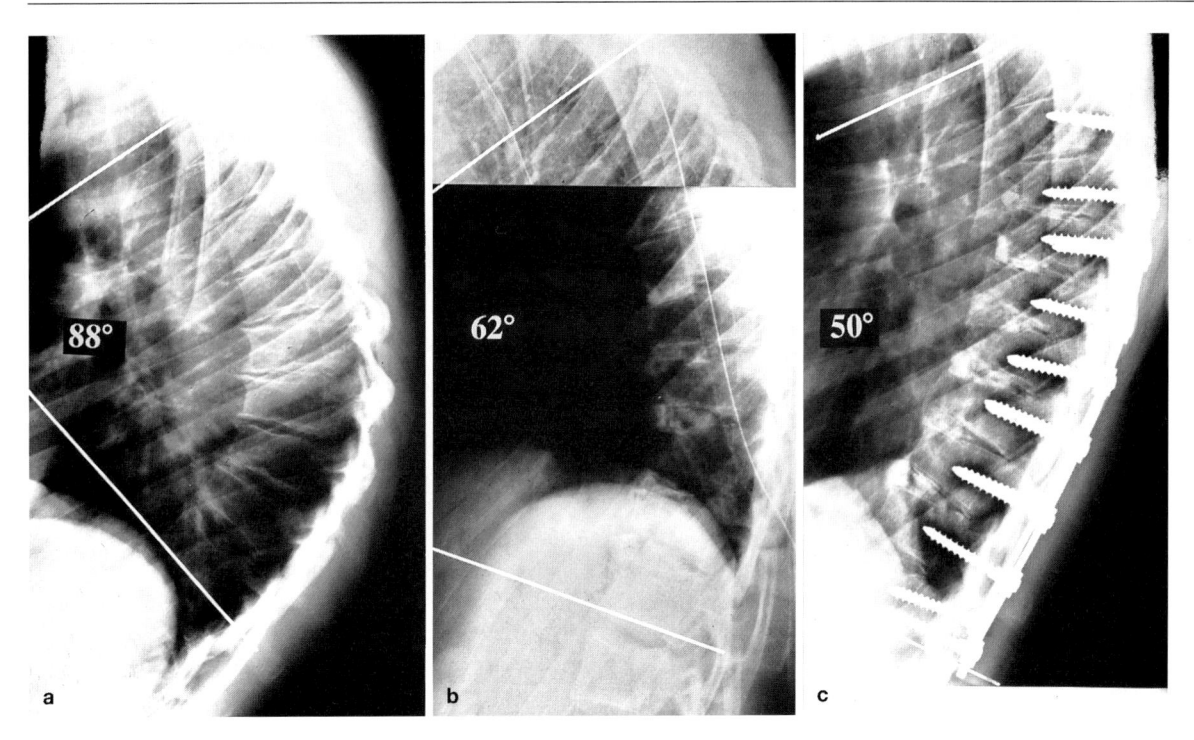

Abb. 3.67 a–c. *Operative Aufrichtung* einer sehr starren Kyphose bei einem 19jährigen Patienten (**a**). In einem ersten Schritt wurden die Bandscheiben *ventral* ausgeräumt und es wurden homologe Knochenspäne eingesetzt (**b**). Eine Woche später wurde eine *dorsale* Zuggurtung durchgeführt. **c** Zustand 1 Jahr postoperativ

Zusammenfassende Therapieempfehlungen

Gesamtkyphosewinkel unter 50°	Physiotherapie (nur bei *fixierter* Kyphose, sonst keine Therapie)
Gesamtkyphosewinkel 50°–80°	Korsettbehandlung und Physiotherapie
Gesamtkyphosewinkel mehr als 80°	evtl. Operation
Lumbaler und thorakolumbaler M. Scheuermann	evtl. Gipskorsett, Operationsindikation bei starker, fixierter lumbaler Kyphose

Literatur

1. Ascani E, Giglio G, Salsano V (1979) Scoliosis screening in Rome. In: Zorab PA, Siegler D (eds) Scoliosis. Academic Press, New York, p 39
2. Aufdermauer M (1981) Juvenile kyphosis (Scheuermann's disease): Radiography, histology, and pathogenesis. Clin Orthop 154: 166–74.
3. Aufdermaur M, Spycher M (1986) Pathogenesis of osteochondrosis juvenilis Scheuermann. J Orthop Relat Res 4: 452–7
4. Blumenthal SL, Roach J, Herring JA (1987) Lumbar Scheuermann's. A clinical series and classification. Spine 12: 929–32
5. Bradford DS, Moe JH, Montalvo FJ, Winter RB (1974) Scheuermann's kyphosis and roundback deformity. Results of Milwaukee brace treatment. J Bone Joint Surg (Am) 56: 740–58
6. Bradford DS (1977) Juvenile kyphosis. Clin Orthop 128: 45–55
7. Bradford DS (1981) Vertebral osteochondrosis (Scheuermann's kyphosis). Clin Orthop 158: 83–90
8. Deacon P, Berkin CR, Dickson RA (1985) Combined idiopathic kyphosis and scoliosis. An analysis of the lateral spinal curvatures associated with Scheuermann's disease. J Bone Joint Surg (Br) 67: 189–92
9. Gilsanz V, Gibbens DT, Carlson M, King J (1989) Vertebral bone density in Scheuermann disease. J Bone Joint Surg (Am) 71: 894–7
10. Hefti F, Jani L (1981) Behandlung des M. Scheuermann mit dem Milwaukee-Korsett. Z Orthop 19: 185–92
11. Hefti F, Morscher E (1985) Die Belastbarkeit des wachsenden Bewegungsapparates. Schweiz Z Sportmed 33: 77–84
12. Hefti F (1987) M. Scheuermann. Ther Umsch 44: 764–70
13. Hensinger RN (1989) Spondylolysis and spondylolisthesis in children and adolescents. J Bone Joint Surg (Am) 71: 1098–107
14. Krahe T, Zielke K (1986) Vergleich der Lordosierungseffekte an der Brustwirbelsäule durch Verwendung des Milwaukee- und des Gschwend-Korsettes bei Skoliosen und Kyphosen. Z Orthop 124: 613–8
15. Kuhlenbaeumer C (1978) Geschwisteruntersuchungen beim Scheuermann-Syndrom. Z Orthop 116: 573–4
16. Lopez RA, Burke SW, Levine DB, Schneider R (1988) Osteoporosis in Scheuermann's disease. Spine 13: 1099–103
17. Murray PM, Weinstein SL, Spratt KF (1993) The natural history and long-term follow-up of Scheuermann kyphosis. J Bone Joint Surg (Am) 75: 236–48

18. Nitzschke E, Hildenbrand M (1990) Die Epidemiologie des Rundrückens bei Schulkindern. Z Orthop 128: 477–81
19. Räder K (1987) Die Behandlung des M. Scheuermann mit dem aktiv-passiven Aufrichtungskorsett nach Gschwend. Z Orthop 125: 358–62
20. Sachs B, Bradford D, Winter R, Lonstein J, Moe J, Willson S (1987) Scheuermann kyphosis. Follow-up of Milwaukee-brace treatment. J Bone Joint Surg (Am) 69: 50–7
21. Scheuermann HW (1921) Kyphosis dorsalis juvenilis. Z Orthop Chir 41: 305
22. Schmorl G (1930) Die Pathogenese der juvenilen Kyphose. Geb Röntgenstr Nuklearmed 41: 359
23. Skogland LB, Steen H, Trygstad O (1985) Spinal deformities in tall girls. Acta Orthop Scand 56: 155–7
24. Sörensen HK (1964) Scheuermann's juvenile kyphosis. Munksgaard, Copenhagen

3.1.5 Spondylolyse und Spondylolisthesis

Gibt's beim rückwärts Neigen
'ne schmerzhafte Krise
so ist dies ein Hinweis auf eine Spondylolyse

Definition

- *Spondylolyse:* Unterbrechung in der Pars interarticularis am Wirbelbogen
- *Spondylolisthesis:* Wirbelgleiten, d.h. Verschiebung eines Wirbelkörpers auf dem anderen nach vorne, mit eventueller zusätzlicher Verkippung in Richtung einer Kyphose
- *Sprachliche Definition:* spondylos = Wirbel, olisthesis = Gleiten

Klassifikation

Spondylolyse und Spondylolisthesis im lumbosakralen Übergangsbereich sind ein Tribut, den wir für den aufrechten Gang bezahlen. Bei keiner Säugetierart ist dieses Krankheitsbild bekannt. Die lumbale Wirbelsäule ist beim vierfüßigen Wirbeltier kyphosiert. Die Lordose der LWS des Menschen scheint Grundvoraussetzung zur Entstehung dieses Krankheitsbildes zu sein. Die Spondylolyse kann, muß aber nicht zu einem Wirbelgleiten bzw. zu einer Spondylolisthesis führen. Andererseits ist die Olisthesis nicht immer durch eine Spondylolyse verursacht. Die *Ursache* der *Olisthesis* ist aufgrund der klassischen Einteilung [52, 53]:

- isthmisch (d.h. durch eine Spondylolyse bedingt),
- dysplastisch,
- degenerativ,
- kongenital,
- traumatisch.

Diese Einteilung ist nur von sehr bedingtem Wert. Bei der isthmischen Spondylolisthesis ist fast immer auch eine Dysplasie des Wirbelbogens vorhanden [39]. Der Übergang zwischen dem isthmischen und dem dysplastischen Typ ist somit fließend. Auf der anderen Seite spielt das Trauma gerade bei der isthmischen Spondylolisthesis eine wesentliche Rolle, wobei kaum zu unterscheiden ist, ob es sich um ein einzelnes Trauma oder um repetitive Ereignisse handelt.

Ätiologie

Ätiologisch spielen die folgenden *Faktoren* eine Rolle:

- mechanische,
- genetische.

Die *mechanischen* Verhältnisse im Bereich der Pars interarticularis sind derart, daß es bei einer *Hyperextension* zum Kontakt der unteren Gelenkfacette L4 mit der Pars interarticularis L5 kommt. Bei forcierter Hyperextension entsteht durch die Gelenkfacette ein Druck auf die Pars interarticularis [10, 51]. Bei einem repetitiven Trauma, das von bestimmten Sportarten mit lumbaler Hyperextension verursacht werden kann, kommt es zur Frakturierung der Pars interarticularis und somit zur Spondylolyse. Auch die lokale Morphologie der Gelenkfacetten hat einen bedeutenden Einfluß [17].

Ebenfalls auf mechanischer Basis kann eine Spondylolyse am kaudalen Ende einer langen Fusionsstrecke entstehen [3, 30, 36]. Eine gehäufte Assoziation der Spondylolyse findet sich mit dem *M. Scheuermann*, da bei dieser Krankheit wegen der Hyperkyphose der BWS meist auch eine Hyperlordose der LWS vorliegt [37].

Neben den mechanischen spielen auch *genetische Faktoren* eine wesentliche Rolle. Insbesondere beim dysplastischen Typ haben bis zu 30 % der erstgradig Verwandten ebenfalls einen Parsdefekt [1]. Auch bei bestimmten Rassen findet man eine erhöhte Inzidenz (z.B. bei den Eskimos).

Es wird auch über einzelne Fälle berichtet, bei denen nicht ein repetitives Trauma, sondern ein einzelnes traumatisches Ereignis Ursache der Spondylolyse war [6, 42–44]. Diese findet dann allerdings meist nicht auf Höhe von L5, sondern höher statt.

Häufigkeit

Die Prävalenz beträgt bei der weißen Bevölkerung 6,4 %, bei der schwarzen Population 1,1 % [22, 56]. Bei Eskimos wurde eine Häufigkeit von mehr als 50 % errechnet [48, 50].

Innerhalb der weißen Bevölkerung findet sich eine erhöhte Inzidenz von 15%–30% bei Ausübenden folgender Sportarten [16, 24– 27, 31, 32, 40, 41, 47, 54] (Abb. 3.68):

- Kunstturnen,
- Ballettanzen,
- Speerwerfen,
- Gewichtheben,
- Footballspielen,
- Fallschirmspringen.

Auch bei Patienten mit zerebraler Bewegungsstörung (d.h. spastischer Tetraparese mit Flexionskontraktur der Hüfte) ist die Inzidenz mit 21% wegen der Kompensation der Flexionskontraktur durch eine Hyperlordose der LWS sowie wegen der vermehrten Wirbelsäulenbewegungen zur Rumpfkontrolle erhöht [18, 21].

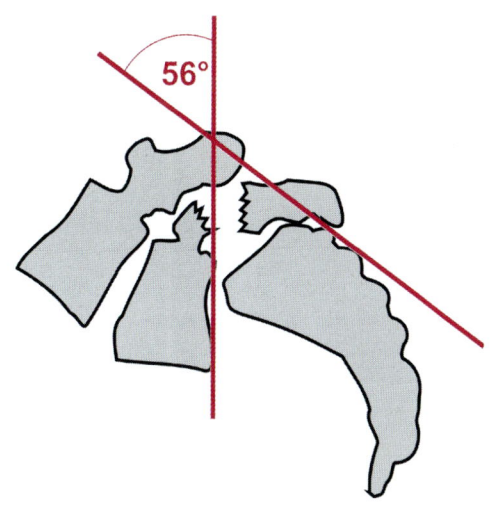

Abb. 3.69. Messung des lumbosakralen Kyphosewinkels (s. Text)

Diagnostik, Klinik

Nur wenige Patienten mit einer Spondylolyse werden tatsächlich symptomatisch. Falls Beschwerden auftreten, handelt es sich meist um lumbale Rückenschmerzen. Diese sind tagsüber vorhanden, treten nach langem Sitzen oder Stehen auf und sind typischerweise auch bewegungsabhängig. Vor allem Reklinationsbewegungen sind schmerzhaft. Bei der *klinischen Untersuchung* finden wir meist eine Druck- und Rütteldolenz im Bereich des betroffenen Dornfortsatzes, d.h. in der Regel von L5. Kommt es zur Spondylolisthesis, so treten typischerweise Schmerzen im Bereich der ischiokruralen Muskulatur auf. Durch die zunehmende Kyphosierung zwischen L5 und S1 wird der Schwerpunkt nach vorne verlagert. Um dies zu korrigieren, muß die Beckenkippung durch den Zug der ischiokruralen Muskulatur aufgehoben werden. Die dadurch dauerhaft angespannte Muskulatur wird verkürzt und schmerzhaft.

Nicht alle Beschwerden bzw. Schmerzen sind durch die Spondylolyse und die verkürzten ischiokruralen Muskeln bedingt. Durch die Unterbrechung des Wirbelbogens kommt es zur Instabilität und deshalb zur schmerzhaften Verspannung der lumbalen paravertebralen Muskulatur. Diese abnorme Beweglichkeit ist beim wachen Patienten (wegen der Muskelverspannung) mit Funktionsröntgenaufnahmen schwierig darzustellen, weshalb in der Literatur über Ausmaß und Bedeutung dieser Instabilität sehr kontroverse Meinungen vertreten werden [11, 15, 23, 38].

Zur klinischen Untersuchung gehört auch die Schmerzprovokation bei maximaler Reklination. Typisch ist auch, daß die Patienten beim Vorneigen keine Beschwerden haben und beim Sich-wieder-Aufrichten plötzlich einschießende Schmerzen im lumbosakralen Übergangsbereich beschreiben.

Bei *schwerer Spondylolisthesis* oder gar *Spondyloptose* kommt es zur Kyphosierung zwischen dem Sakrum und dem Wirbelkörper L5, d.h. der lumbosakrale Kyphosewinkel beträgt unter 90° [49] (Abb. 3.69). Dies führt zu einer Ventralverlagerung des Schwerpunktes. Der Patient versucht diese statisch ungünstige Position zu kompensieren, und zwar einerseits durch Aufrichtung des Beckens, was zur Verkrampfung der ischiokruralen Muskulatur führt, andererseits durch eine Lordosierung der übrigen Wirbelsäule, um den Schwerpunkt wieder nach dorsal zu bringen. Dies hat eine schmerzhafte Kontraktur der lumbalen paravertebralen Muskulatur zur Folge (Abb. 3.70).

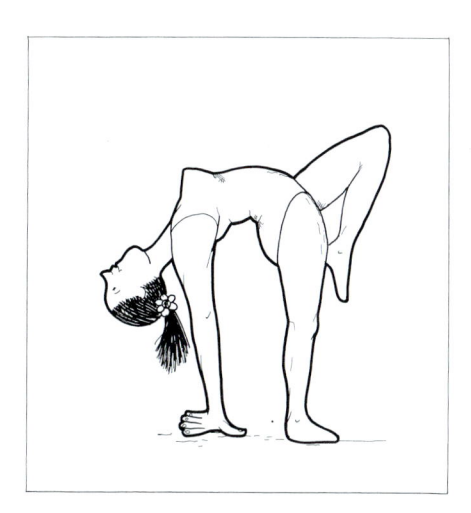

Abb. 3.68. Die Spondylolyse kommt bei Sportarten, bei deren Ausübung der Rücken stark rekliniert wird, gehäuft vor ...

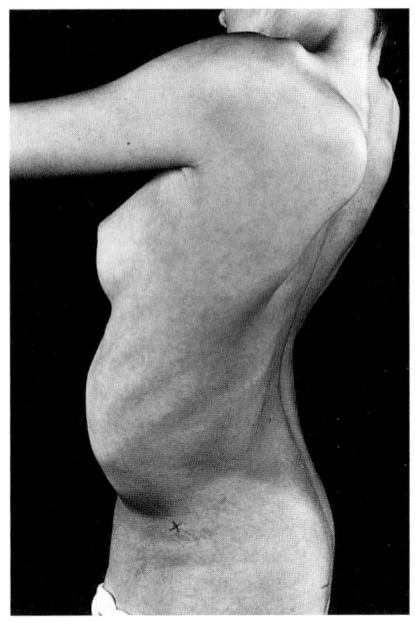

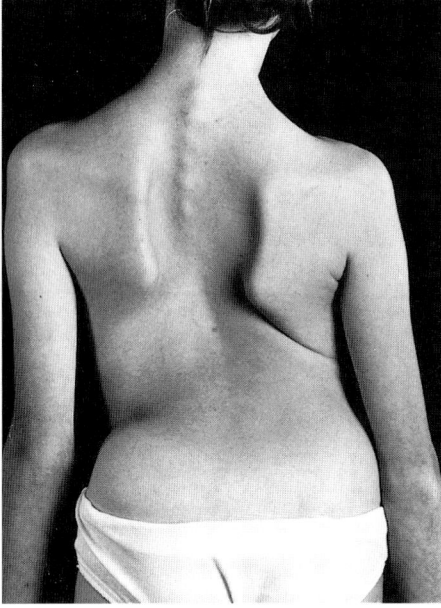

Abb. 3.70. Patientin mit Spondyloptose. Man erkennt die Aufrichtung des Beckens, die lumbosakrale Kyphose und die kompensatorische Lordosierung der BWS

Röntgendiagnostik

Im Anfangsstadium der Entstehung einer Spondylolyse ist diese auf konventionellen Röntgenbildern oft noch nicht zu bemerken. Auf dem *Szintigramm* hingegen kann eine Anreicherung nachweisbar sein, bevor die knöcherne Unterbrechung auf dem Röntgenbild sichtbar ist [29, 55]. Ist die Lyse breit genug, so kann sie auf dem *seitlichen Röntgenbild* meist gut erkannt werden. Es muß darauf geachtet werden, daß das Röntgenbild auf den lumbosakralen Übergangsbereich zentriert aufgenommen wird. Im a.-p.-Bild kann die Spondylolyse nur eingesehen werden, wenn die Beckenkippung aufgehoben ist. Am besten zu erkennen ist die Spondylolyse auf sog. *Schrägaufnahmen* (Abb. 3.71 und 3.72): Der Wirbelbogen stellt sich auf diesen in einem Winkel von 45° aufgenommenen Bildern wie ein Hund dar, mit dem Querfortsatz als Schnauze, dem oberen Gelenkfortsatz als Ohr, der Pars interarticularis als Hals und dem unteren Gelenkfortsatz als Vorderbeine. Die Spondylolyse erscheint dann als schräg durch die Pars interarticularis (den „Hals") verlaufendes Halsband (Abb. 3.72).

Lokalisation: Die isthmische Spondylolyse betrifft in mehr als 95% der Fälle das Segment L 5. In diesem Fall findet möglicherweise ein Wirbelgleiten zwischen L 5 und S 1 statt. Es sind nur wenige Fälle von Spondylolysen bei Jugendlichen oder jungen Erwachsenen auf anderen Höhen bekannt (L 1–L 4), die dann häufig eine traumatische Ursache haben [44]. Die im späteren Erwachsenenalter auftretende degenerative Spondylolisthesis hingegen betrifft meist das Segment L 4/L 5.

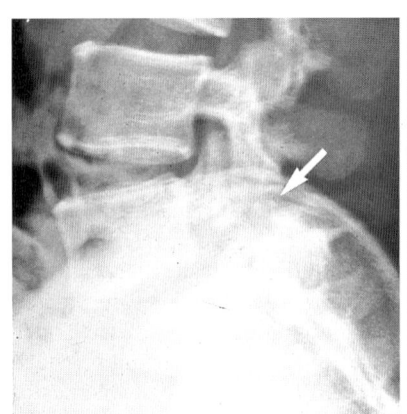

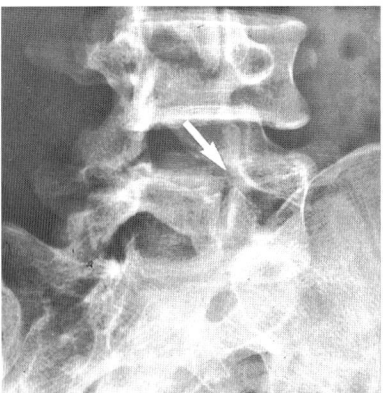

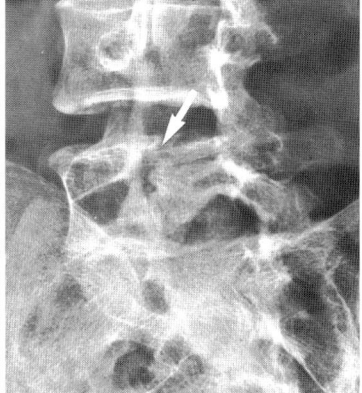

Abb. 3.71. 16jähriger Patient mit beidseitiger Spondylolyse L 5. Röntgenbilder seitlich und beidseits schräg

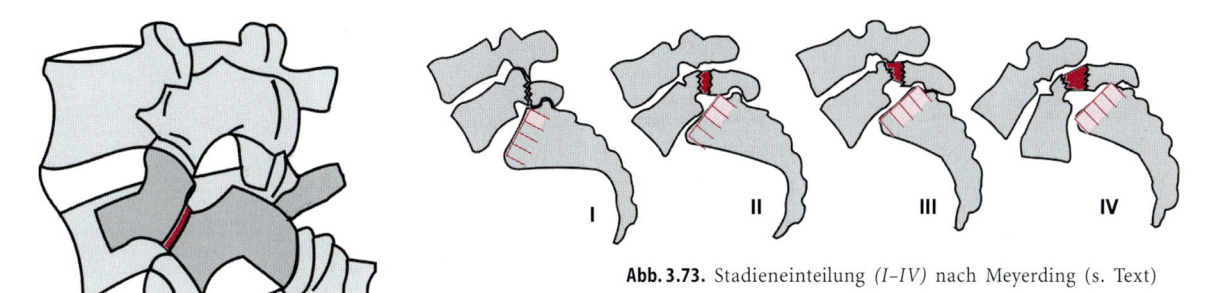

Abb. 3.72. Schematische Darstellung der ossären Verhältnisse auf der Schrägaufnahme bei Spondylolyse. *Dunkel:* Das „Hündchen". Die Spondylolyse stellt das Halsband dieses Hündchens dar

Abb. 3.73. Stadieneinteilung *(I–IV)* nach Meyerding (s. Text)

Kommt es zur Spondylolisthesis, so können wir den Schweregrad des Gleitens in Stadien einteilen, wobei auch heute noch die von Meyerding 1932 [33] angegebene Stadieneinteilung gebräuchlich ist (Abb. 3.73).

Neben dem Winkel der Verschiebung interessiert auch das Ausmaß der Kyphose (Abb. 3.69). Die Kyphosierung wird als Winkel zwischen der Tangente zur Sakrumrückfläche und der Linie durch den Unterrand des 5. Lendenwirbels gemessen [49, 57, 59]. Beträgt der Kyphosewinkel weniger als 90°, so ist dies pathologisch. Diese Messungen sind nicht sehr genau, so daß erst bei einer deutlichen Abweichung eine Aussage möglich ist [4, 5, 7, 8].

Einteilung nach Meyerding (Abb. 3.73)	
Grad I:	unter 25%
Grad II:	25–50%
Grad III:	51–75%
Grad IV:	mehr als 75% Verschiebung

Spontanverlauf

Die meisten Spondylolysen bleiben zeitlebens asymptomatisch. In einer Studie wurde bei 500 Schulkindern in den Jahren 1954–1957 die Inzidenz der Spondylolyse untersucht [14]. Sie betrug bei 6jährigen 4,4%, bei 12jährigen 5,2% und bei 14jährigen 5,6%. Eine zusätzliche Olisthesis fand sich in 10%. 20 Jahre später, d.h. in den Jahren 1977–1979, wurden dieselben Personen nochmals untersucht. Eine Spondylolyse wurde in 6,0% der Fälle gefunden, eine zusätzliche Olisthesis in 28%. Keiner der nun Erwachsenen war symptomatisch.

Wir selber haben an unserer Klinik 31 Patienten, bei denen in den Jahren 1955–1974 die Diagnose „Spondylolyse" bzw. Spondylolisthesis gestellt worden ist, im Jahre 1993, d.h. nach durchschnittlich 28 Jahren, nachkontrolliert [19]. Bei Diagnosestellung betrug das Durchschnittsalter 13 Jahre. 12 Patienten hatten bei der Diagnosestellung Beschwerden. Bei der Nachkontrolle nach 28 Jahren waren 3 Patienten aus Gründen, die nicht im Zusammenhang mit der Spondylolyse standen, arbeitsunfähig, alle anderen waren zu 100% arbeitsfähig. 8 Patienten klagten über gelegentliche leichte belastungsabhängige Kreuzschmerzen, die aber nicht zu ärztlichen Konsultationen oder Medikamenteneinnahmen veranlaßten. 2 Patienten klagten über tägliche Kreuzschmerzen und waren deshalb in ärztlicher Behandlung. Beide Patienten mußten im Laufe der Zeit mit einer Spondylodese operiert werden, wobei der eine von ihnen später beschwerdefrei wurde und der andere trotz Beschwerden voll arbeitsfähig war. Von 31 Patienten waren also nach 28 Jahren 21 (68%) beschwerdefrei, 8 (26%) hatten geringe Beschwerden und 2 (6%) mußten operiert werden.

Als Folge der Spondylolyse entwickelt sich nicht selten eine (meist lumbale) *Skoliose*, und zwar unabhängig davon, ob die Spondylolyse ein- oder beidseitig ist [28]. Die Ursache ist wahrscheinlich ein Muskelspasmus [28]. In einzelnen Fällen wurde auch von spontanen neurologischen Läsionen bei Spondylolisthesis berichtet [2, 12].

Progredienz der Olisthesis

In der oben erwähnten Untersuchung bei 500 Schulkindern fand sich eine Spondylolisthesis bei 6jährigen in 10%, bei Erwachsenen in 28% [14]. Es ist in der Literatur kein einziger Fall einer spondylolytischen Spondylolisthesis im Säuglingsalter bekannt. Das Wirbelgleiten wird somit immer im Laufe des Lebens mit dem aufrechten Gang erworben. Bei Neugeborenen gibt es allerdings kongenitale Fälle von Spondylolisthesis (s. Abschn. 3.1.6). Die Abb. 3.74 zeigt den Verlauf einer Spondylolisthesis bei einem Patienten mit Progression im Alter zwischen 6 Jahren und 15 Jahren.

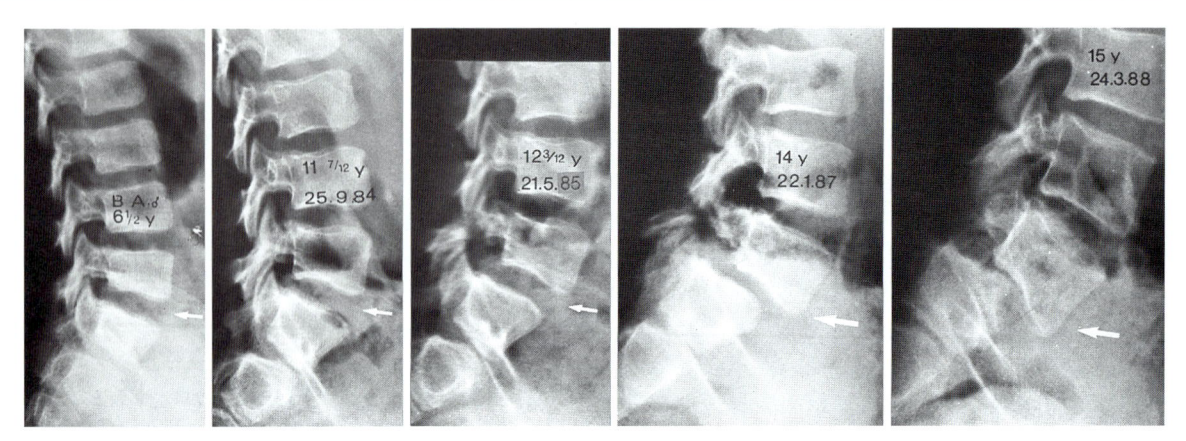

Abb. 3.74. *Spontanverlauf bei einer isthmischen Spondylolisthesis. Im Alter von 6½ und 11½ Jahren ist die Pars interarticularis noch intakt. Im Alter von 12¼ Jahren ist eine eindeutige Spondylolyse sichtbar, mit einer Olisthesis von weniger als* 25%. Im Alter von 14 Jahren beträgt die Olisthesis mehr als 30%. Im Alter von 15 Jahren ist der Wirbelkörper L5 um mehr als 50% abgeglitten

Therapie

Bei *symptomatischen Patienten* stehen die folgenden therapeutischen Möglichkeiten zur Verfügung:

- Physiotherapie
- Korsett bzw. Gipsbehandlung
- Operation

Physiotherapie

Jugendliche, die wegen einer Spondylolyse symptomatisch werden, sollten mit Physiotherapie behandelt werden. Diese hat das Ziel, die verspannte lumbale Muskulatur zu kräftigen und zu relaxieren. Wichtig ist auch die Beratung in bezug auf sportliche Tätigkeit. Es sollten lordosierende Übungen vermieden werden (Überschlag, „Brücke"). Die Physiotherapie kann jedoch die Progredienz der Olisthesis nicht aufhalten.

Korsettbehandlung

Bei frisch aufgetretenen Spondylolysen kann eine Korsettbehandlung oder die Anwendung eines Stützkorsetts sinnvoll sein. Durch die Ruhigstellung wird das schmerzhafte Geschehen günstig beeinflußt. Der Sinn der Korsettbehandlung ist die Stabilisierung und Schmerztherapie. Das Korsett soll geringgradig kyphosierend in der Art eines sog. „Becker-Korsetts" (s. Abschn. 3.1.4) angefertigt werden. Die kyphosierende Wirkung soll jedoch nicht so stark sein wie bei der Behandlung des thorakalen M. Scheuermann.

Operative Behandlung

Es stehen folgende operative *Behandlungsmöglichkeiten* zur Verfügung:

Spondylolyse

- Direktverschraubung,
- posterolaterale Spondylodese,
- ventrale Spondylodese.

Spondylolisthesis

- Fusion in situ,
- Aufrichtung und Fusion mit dorsaler Instrumentierung.

Spondylolyse bzw. Spondylolisthesis Grad I und II

! Da die Spondylolyse häufig ist und meist asymptomatisch verläuft, soll die Operationsindikation mit Zurückhaltung gestellt werden.

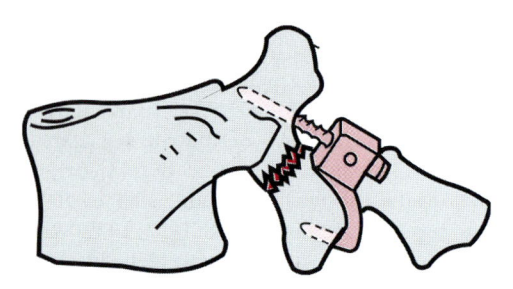

Abb. 3.75. *Hakenschraube nach Morscher* [20, 35]. *Die Schraube wird über der Spondylolyse eingesetzt. In die Spondylolyse selbst wird autologe Spongiosa eingebracht. Das Anziehen der Schraubenmutter über dem Haken bewirkt eine Kompression im Pars-interarticularis-Defekt*

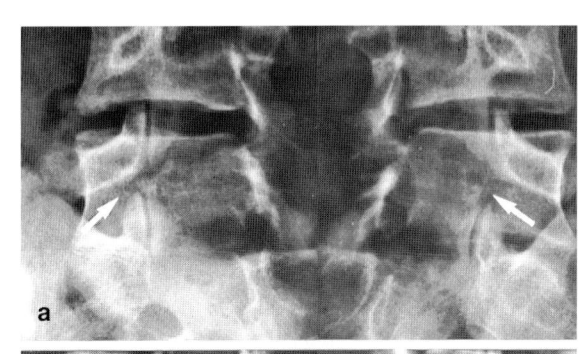

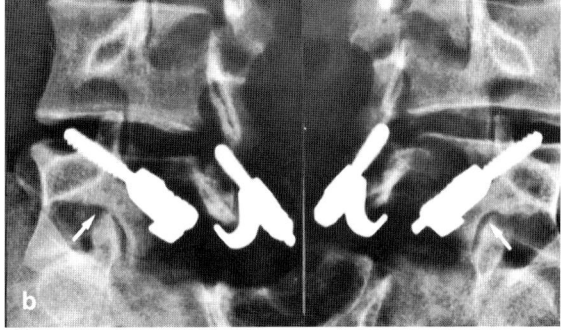

Abb. 3.76 a, b. 16jährige Patientin. Schrägaufnahmen beidseits schräg vor (**a**) und 1 Jahr nach *Spondylolyseverschraubung* (**b**). Man kann den knöchernen Durchbau der Spondylolysen gut erkennen

Persistieren die Beschwerden trotz konservativer Behandlung, so ist gelegentlich eine operative Behandlung indiziert. Bei einer einfachen Spondylolyse ohne wesentliche Spondylolisthesis (max. 1 cm Wirbelgleiten) eignet sich die Direktverschraubung der Spondylolyse mit der Hakenschraube. Das Prinzip dieser Operation ist in Abb. 3.75 dargestellt. Die Operation führt *nicht* zur Versteifung eines Segmentes, sondern stellt eine eigentliche Fraktur- bzw. Pseudarthrosebehandlung dar. Die Spondylolyse wird mit Spongiosa aufgefüllt, und dann wird ein Haken mit einer Schraube in der Weise eingesetzt, daß die Spondylolyse unter Kompression kommt, ohne daß die Schraube den knöchernen Kontakt an der engen Stelle der Spondylolyse behindert. Diese Methode wurde von Morscher 1984 beschrieben [35]. Die Abb. 3.76 zeigt ein klinisches Beispiel. Wir haben diese Operation bisher 54mal durchgeführt. Die Resultate der ersten 33 Patienten wurden nach durchschnittlich 3 Jahren im Jahre 1992 ausgewertet [20]. Die Hälfte der Patienten war damals unter 20 Jahren, die anderen waren älter als 20 Jahre. Es zeigte sich, daß bei den unter 20jährigen die Resultate in fast 90% der Fälle gut waren, während bei den über 20jährigen dies nur bei 65% der Fall war. Die Ursache für diesen Unterschied bestand darin, daß bei den über 20jährigen meist schon eine Bandscheibendegeneration vorlag und die Schmerzursache deshalb nicht die Spondylolyse, sondern die Bandscheibendegeneration war. In einzelnen Fällen kann auch eine gewisse Reposition der Olisthesis erreicht werden (Abb. 3.77). Mit der Spondylolyseverschraubung kann wahrscheinlich in vielen Fällen die frühzeitige Degeneration der Bandscheibe verhindert werden. Da die Spondylolyseverschraubung eine Frakturbehandlung darstellt und zu einer Restitutio ad integrum führen kann, halten wir sie in all jenen Fällen für indiziert, bei denen die konservative Therapie nach 3 Monaten zu keiner Besserung führt, eine Progredienz der Olisthesis stattfindet oder eine nachgewiesene Instabilität vorhanden ist. Diese ist v. a. bei einer domförmigen Verformung der Oberkante des Sakrums zu erwar-

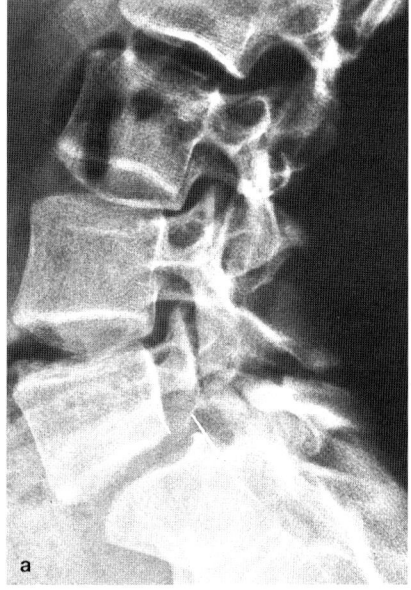

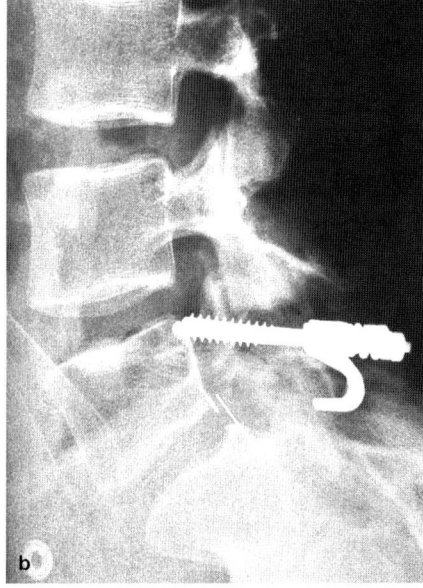

Abb. 3.77 a, b. 15jähriger Patient. Seitliche Röntgenbilder (**a**) vor der Operation. Es besteht eine Spondylolisthesis Grad I. (**b**) 1 Jahr nach der *Spondylolyseverschraubung*. Die Olisthesis wurde durch die Operation teilweise reponiert

ten. In einzelnen Fällen wurde auch beobachtet, daß sich diese domförmige Veränderung nach Spondylolyseverschraubung wieder normalisiert hat [58]. Im Zweifelsfall sollte eine MRT-Untersuchung zeigen, ob schon eine Diskusdegeneration vorhanden ist [34, 45].

Spondylolisthesis (Grad III–IV) bzw. Spondyloptose

Besteht eine Spondylolisthesis von mehr als 50 % (Meyerding III oder IV), so ist eine operative Stabilisierung ebenfalls indiziert. Solange keine Kyphose vorliegt (lumbaler Index über 90°), reicht eine Fusion in situ. Hierbei kann es sich entweder um eine posterolaterale Fusion oder eine vordere Spondylodese handeln. Wir persönlich ziehen die vordere Spondylodese vor, da bei einer reinen posterolateralen Fusion die weitere Progredienz nicht verhindert werden kann [46].

Besteht eine Kyphose, d.h. ein lumbaler Index von unter 90°, oder sogar schon eine Spondyloptose, so ist eine Aufrichtung notwendig. Diese bedingt eine Operation in 2 Schritten. In einem 1. Schritt muß von ventral die Bandscheibe ausgeräumt und mit Spongiosa aufgefüllt werden. Im 2. Schritt werden von dorsal das Sakrum und der Wirbelkörper L 5 mit einem transpedikulären Instrumentarium gefaßt; der Wirbelkörper L 5 wird nach dorsal gezogen und gleichzeitig lordosiert. Verwendeten wir früher hierfür den sog. Fixateur interne, so setzen wir heute das Spinefix-Instrumentarium, eine Modifikation des Cotrel-Dubousset-Implantates, ein. Wenn der Wirbelkörper L 5 so tief ist, daß von dorsal die Schrauben nicht in deren Pedikel eingebracht werden können, fixieren wir die Schrauben im Wirbelkörper L 4 und führen so das Repositionsmanöver durch. Nach gelungener Reposition setzen wir die Schrauben in den Wirbelkörper L 5 um und stabilisieren dann monosegmental L 5/S 1 (Abb. 3.78 und 3.79). Diese Behandlungsmethode wurde an unserer Klinik von Dick entwickelt [9], und wir haben bisher 28 Patienten auf diese Weise behandelt.

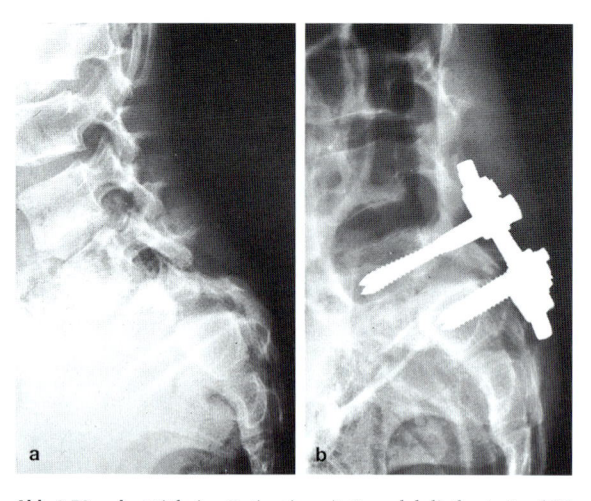

Abb. 3.79 a, b. 18jährige Patientin mit *Spondylolisthesis* Grad IV. Seitliche Röntgenbilder: **a** präoperativ; **b** 1 Jahr postoperativ nach gleichzeitiger Aufrichtung von ventral und von dorsal

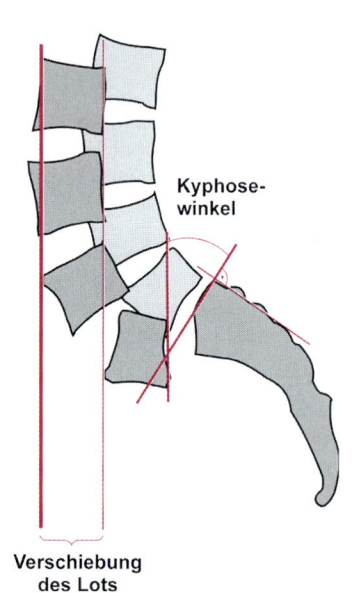

Abb. 3.80. Schematische Darstellung der *Schwerpunktverlagerung* bei schwerer Spondylolisthesis (Grad IV) mit Kyphose zwischen L 5 und Sakrum (*dunkel*). Normale Wirbelsäule: *hell*

Abb. 3.78 a–c. Schematische Darstellung des Vorgehens bei der *Aufrichtung einer Spondyloptose* (nach Dick [9]). **a** Ausräumen der Bandscheibe von ventral und Einfüllen von Spongiosa. **b** Einsetzen der Schanz-Schrauben in die Wirbelkörper L 4 und S 1 (die Pedikel von L 5 sind primär meist nicht erreichbar). Reposition von dorsal: v.a. Lordosierung, die Translation wird nur zu 50 % behoben (wegen der Gefahr der Wurzelkompression). **c** Umsetzen der Schanz-Schrauben von L 4 auf L 5, Fixation mit den Längsträgern

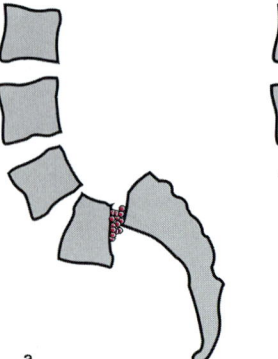

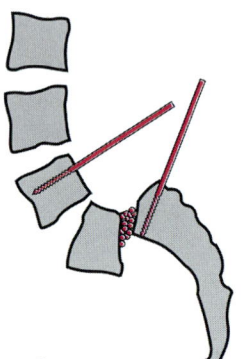

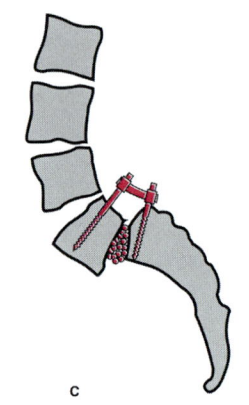

Bei der Reposition ist v. a. die Wiederherstellung der Lordose von Bedeutung. Die Translation nach hinten soll nicht übertrieben werden, eine Reposition um 50 % ist völlig ausreichend. Die Gefahr einer Läsion der Nervenwurzel L 5 oder S 1 ist v. a. durch die Dorsalverschiebung des Wirbelkörpers gegeben, die Korrektur der Kyphose hat darauf wenig Einfluß. Die Kyphosekorrektur hingegen beeinflußt die Ventralverlagerung des Schwerpunktes des Oberkörpers wesentlich stärker als die Dorsalverschiebung. Für die Funktion ist deshalb die Winkelkorrektur wichtiger als die Aufhebung des Gleitens (Abb. 3.80). Eine Nachuntersuchung der ersten 18 Patienten zeigte, daß nach einer Reposition der Olisthesis von 67 % auf 37 % und nach einer Korrektur der Kyphose um 19° alle Patienten schmerzfrei wurden. Die präoperativen neurologischen Symptome (bei 5 Patienten) verschwanden, allerdings hatten 2 Patienten (ohne präoperative Neurologie) nach dem Eingriff eine persistierende Fußheberschwäche [13].

Unser Behandlungskonzept bei der Spondylolyse und Spondylolisthesis

Wachstumsalter	
Spondylolyse mit oder ohne Spondylolisthesis Grad 0–II, keine Beschwerden	Keine Behandlung
Spondylolyse mit oder ohne Spondylolisthesis Grad 0–II, typische Schmerzen	Physiotherapie, Vermeidung von lordosierenden Übungen; bei Persistenz > 6 Monate evtl. Korsett, bei weiterer Persistenz evtl. Spondylolyseverschraubung
Spondylolyse, progrediente Spondylolisthesis Grad 0–II	Spondylolyseverschraubung
Spondylolisthesis Grad III ohne Kyphose	Fusion in situ
Spondylolisthesis Grad III–IV mit Kyphose oder Spondyloptose	Reposition und ventrale und dorsale Spondylodese
Nach Wachstumsabschluß	
Spondylolyse mit oder ohne Spondylolisthesis Grad 0–II, keine Beschwerden	Keine Behandlung
Spondylolyse mit oder ohne Spondylolisthesis Grad 0–II, typische Schmerzen, unter 20jährig	Vorgehen wie im Wachstumsalter
Spondylolyse, Spondylolisthesis Grad 0–IV, über 20jährig mit Beschwerden	Wenn Beschwerden durch konservative Therapie nicht beeinflußbar, evtl. Fusion in situ

Literatur

1. Albanese M, Pizzutillo PD (1982) Family study of spondylolysis and spondylolisthesis. J Pediatr Orthop 2: 496–9
2. Annertz M, Holtas S, Cronqvist S, Jonsson B, Stromqvist B (1990) Isthmic lumbar spondylolisthesis with sciatica. MR imaging vs myelography. Acta Radiol 31: 449–53
3. Blasier RD, Monson RC (1987) Acquired spondylolysis after posterolateral spinal fusion. J Pediatr Orthop 7: 215–7
4. Capasso G, Maffulli N, Testa V (1992) Inter- and intratester reliability of radiographic measurements of spondylolisthesis. Acta Orthop Belg 58: 188–92
5. Capasso G, Zanchini M (1987) A new method for the radiographic evaluation of spondylolisthesis. Ital J Orthop Traumatol 13: 227–33
6. Cope R (1988) Acute traumatic spondylolysis. Report of a case and review of the literature. Clin Orthop 230: 162–5
7. Danielson B, Frennered K, Irstam L (1988) Roentgenologic assessment of spondylolisthesis. I. A study of measurement variations. Acta Radiol 29: 345–51
8. Danielson BI, Frennered AK, Irstam LK (1991) Radiologic progression of isthmic lumbar spondylolisthesis in young patients. Spine 16: 422–5
9. Dick WT, Schnebel B (1988) Severe spondylolisthesis: Reduction and internal fixation. Clin Orthop 232: 70–9
10. Dietrich M, Kurowski P (1985) The importance of mechanical factors in the etiology of spondylolysis. A model analysis of loads and stresses in human lumbar spine. Spine 10: 532–42
11. Dvorak J, Panjabi MM, Novotny JE, Chang DG, Grob D (1991) Clinical validation of functional flexion-extension roentgenograms of the lumbar spine. Spine 16: 943–50
12. Edelson JG, Nathan H (1986) Nerve root compression in spondylolysis and spondylolisthesis. J Bone Joint Surg (Br) 68: 596–9
13. Elke R, Dick W (1996) The internal fixator for reduction and stabilization of grade III-IV spondylolisthesis and the significance of the sagittal profile of the spine. Orthop Intern 4: 165–76
14. Frederickson BL, Baker D, McHolick WJ (1984) The natural history of spondylolysis and spondylolisthesis. J Bone Joint Surg (Am) 66: 699–707
15. Friberg O (1991) Instability in spondylolisthesis. Orthopedics 14: 463–5
16. Granhed H, Morelli B (1988) Low back pain among retired wrestlers and heavyweight lifters. Am J Sports Med 16: 530–3
17. Grobler LJ, Robertson PA, Novotny JE, Pope MH (1993) Etiology of spondylolisthesis. Assessment of the role played by lumbar facet joint morphology. Spine 18: 80–91
18. Harada T, Ebara S, Kajura I, Oshita S, Hiroshima K, Ono K (1983) The lumbar spine in spastic diplegia. J Bone Joint Surg (Br) 75: 534–7
19. Hefti F, Brunazzi M, Morscher E (1994) Spontanverlauf bei Spondylolyse und Spondylolisthesis. Orthopäde 23: 220–7
20. Hefti F, Seelig W, Morscher E (1992) Repair of lumbar spondylolysis with a hook-screw. Int Orthop 16: 81–5
21. Hennrikus WL, Rosenthal RK, Kasser JR (1993) Incidence of spondylolisthesis in ambulatory cerebral palsy patients. J Pediatr Orthop 13: 37–40
22. Hensinger RN (1989) Spondylolysis and spondylolisthesis in children and adolescents. J Bone Joint Surg (Am) 71: 1098–107

23. Kalebo P, Kadziolka R, Sward L (1990) Compression-traction radiography of lumbar segmental instability. Spine 15: 351–5
24. Kirkpatrick AW, Smallman TV (1991) Spondylolysis and spondylolisthesis in military parachutists. Mil Med 156: 687–90
25. Konermann W, Sell S (1992) Die Wirbelsäule – Eine Problemzone im Kunstturnhochleistungssport. Eine retrospektive Analyse von 24 ehemaligen Kunstturnerinnen des Deutschen A-Kaders. Sportverletz Sportschaden 6: 156–60
26. Kraemer J, Brenner H (1978) Gefahren für die Wirbelsäule beim Gewichtheben. Orthop Praxis 14: 43–9
27. Letts M, Smallman T, Afanasiev R, Gouw G (1986) Fracture of the pars interarticularis in adolescent athletes: a clinical-biomechanical analysis. J Pediatr Orthop 6: 40–6
28. Libson E, Bloom RA, Shapiro Y (1984) Scoliosis in young men with spondylolysis or spondylolisthesis. A comparative study in symptomatic and asymptomatic subjects. Spine 9: 445–7
29. Lowe J, Schachner E, Hirschberg E, Shapiro Y, Libson E (1984) Significance of bone scintigraphy in symptomatic spondylolysis. Spine 9 653–5
30. Luk KD, Lee FB, Leong JC, Hsu LC (1987) The effect on the lumbosacral spine of long spinal fusion for idiopathic scoliosis. A minimum 10-year follow-up. Spine 12: 996–1000
31. Luther R, Legal H (1975) Spondylolyse durch Leistungssport. Orthop Praxis 1: 50–5
32. McCarroll JR, Miller JM, Ritter MA (1986) Lumbar spondylolysis and spondylolisthesis in college football players. A prospective study. Am J Sports Med 14: 404–6
33. Meyerding HK (1932) Spondylolisthesis. J Bone Joint Surg 13: 39–45
34. Morscher E (1987) Strategische Überlegungen in der Diagnostik und Therapie rückenoperierter Problempatienten. Z Orthop 125: 615–21
35. Morscher E, Gerber B, Fasel J (1984) Surgical treatment of spondylolisthesis by bone grafting and direct stabilization of spondylolysis by means of a hook screw. Arch Orthop Trauma 103: 175–8
36. O'Neill DB, Micheli LJ (1989) Postoperative radiographic evidence for fatigue fracture as the etiology in spondylolysis. Spine 14: 1342–55
37. Ogilvie JW, Sherman J (1987) Spondylolysis in Scheuermann's disease. Spine 12: 251–3
38. Pearcy M, Shepherd J (1985) Is there instability in spondylolisthesis? Spine 10: 175–7
39. Pfeil J, Niethard FU, Cotta H (1987) Die Pathogenese kindlicher Spondylolisthesen. Z Orthop 125: 526–33
40. Refior HJ (1972) Die Wirbelsäule des Leistungssportlers – Beobachtungen zur Entwicklung bei Kindern und Jugendlichen. Z Orthop 110: 741–4
41. Rompe C, Dreyer J (1972) Wirbelsäulenschäden bei Speerwerfern. Z Orthop 110: 745–6
42. Saraste H (1985) The etiology of spondylolysis. A retrospective radiographic study. Acta Orthop Scand 56: 253–5
43. Saraste H (1987) Long-term clinical and radiological follow-up of spondylolysis and spondylolisthesis. J Pediatr Orthop 7: 631–8
44. Saraste H (1993) Spondylolysis and spondylolisthesis. Acta Orthop Scand Suppl 251: 84–6
45. Schlenzka D, Poussa M, Seitsalo S, Osterman K (1991) Intervertebral disc changes in adolescents with isthmic spondylolisthesis. J Spinal Disord Sep 4: 344–52
46. Seitsalo S, Osterman K, Hyvarinen H, Tallroth K, Schlenzka D, Poussa M (1991) Progression of spondylolisthesis in children and adolescents. A long-term follow-up of 272 patients. Spine 16: 417–21
47. Semon RL, Spengler D (1981) Significance of lumbar spondylolysis in college football players. Spine 6: 172–4
48. Simper LB (1986) Spondylolysis in Eskimo skeletons. Acta Orthop Scand 57: 78–80
49. Speck GR, McCall IW, O'Brien JP (1984) Spondylolisthesis: the angle of kyphosis. Spine 9: 659–60
50. Stewart TD (1931) Incidence of separate neural arch in the lumbar vertebrae of Eskimos. Am J Phys Anthropol 16: 51–62
51. Suezawa Y, Jacob HAC (1980) Biomechanische Untersuchungen an der Lendenwirbelsäule – zur Entstehung der Spondylolisthesis. Z Orthop 118: 173–86
52. Taillard WF (1957) Les spondylolistésis. Masson, Paris
53. Taillard WF (1976) Etiology of spondylolisthesis. Clin Orthop 117: 30–9
54. Tertti M, Paajanen H, Kujala UM, Alanen A, Salmi TT, Kormano M (1990) Disc degeneration in young gymnasts. A magnetic resonance imaging study. Am J Sports Med 18: 206–8
55. van den Oever M, Merrick MV, Scott JH (1987) Bone scintigraphy in symptomatic spondylolysis. J Bone Joint Surg (Am) 69: 453–6
56. Waldron HA (1991) Variations in the prevalence of spondylolysis in early British populations. J Roy Soc Med 84: 547–9
57. Wiltse LL, Winter RB (1983) Terminology and measurement of spondylolisthesis. J Bone Joint Surg (Am) 65: 768–72
58. Winter M, Jani L (1989) Results of screw osteosynthesis in spondylolysis and low-grade spondylolisthesis. Arch Orthop Trauma Surg 108: 96–9
59. Wright JG, Bell D (1991) Lumbosacral joint angles in children. J Pediatr Orthop 11: 748–51

3.1.6
Kongenitale Fehlbildungen an der Wirbelsäule

Definition

Angeborene Mißbildung des Achsenskeletts auf einer oder mehreren Etagen, die zu Achsenabweichungen in der Sagittal- (kongenitale Kyphosen) und Frontalebene (kongenitale Skoliosen) führen und auch mit Rotation verbunden sein kann.

Ätiologie

Die meisten angeborenen Fehlbildungen der Wirbelsäule sind während der Schwangerschaft erworben. Nur bei etwa 1% der Fälle handelt es sich um eine Heredität bzw. um ein familiäres Auftreten [4, 17]. Hereditäre Formen sind meist mit multiplen Anomalien verbunden.

Bei multiplen kongenitalen Anomalien der Wirbelkörper (ausgenommen die Meningomyozele) besteht für spätere Geschwister ein Risiko von 5%–10%. Eine hereditäre Form ist die spondylothorakale Dysplasie nach Jarcho-Levin [7, 14] mit multiplen Segmentationsfehlern, Rippenverschmelzungen und auch Segmentaplasien. Diese Krankheit ist autosomal-dominant vererbbar. Beim Vater-Syndrom treten ebenfalls hereditär multiple Mißbildungen auf: neben Wirbelmißbildungen sind Analatresie, tracheoösophageale Fistel, Ösophagusatresie, Nierenmißbildungen und Dysplasie des Radius vorhanden [8].

Bei der überwiegenden Zahl von angeborenen Fehlbildungen ist als Ursache eine toxische Schädigung während der Schwangerschaft anzunehmen. Die Schädigung muß dabei vor dem Stadium der Verknöcherung, d.h. im frühesten Stadium der Verknorpelung oder vorher, erfolgen [13], sie muß also vor der 10. Schwangerschaftswoche stattgefunden haben. Je ausgedehnter die Fehlbildung ist, desto früher hat die Noxe eingewirkt. Die meisten Anomalien entstehen wohl während der 5. und 6. Schwangerschaftswoche [11].

Assoziierte Mißbildungen

Eine Reihe von Fehlbildungen tritt gehäuft zusammen mit Mißbildungen der Wirbelsäule auf:

Fusion der Rippen: Die Rippen sind in der Nähe der Mißbildung häufig miteinander verbunden und bilden eine knöcherne Masse. Besonders typisch ist dies auf der Seite eines unsegmentierten Balkens (s. unten). Die dadurch gebildete Skoliose hat eine starke Tendenz zur Progression.

Spinale Dysrhaphie: Etwa 20% der Patienten mit kongenitalen Fehlbildungen weisen intraspinale Anomalien auf [10]. Am häufigsten sind intraspinale Fehlbildungen bei einem einseitigen unsegmentierten Balken mit gegenseitigem Halbwirbel im thorakolumbalen Übergangsbereich (52% Diastematomyelien). Als *intraspinale Mißbildungen* kommen vor:

- Diastematomyelie, d.h. intraspinale Spangenbildung,
- Zysten,
- Teratome,
- Lipome.

Die Diagnosestellung dieser intraspinalen Mißbildungen ist vor operativen Maßnahmen sehr wichtig, da bei solchen Anomalien die Gefahr von neurologischen Läsionen während der Operation größer ist als üblich.

Bei etwa 1/3 der Patienten mit Fehlbildungen der Wirbelsäule bestehen auch weitere *assoziierte Mißbildungen* [17]. Herzfehler wurden bei 7%, eine Sprengel-Deformität bei 6%, Lippen-Kiefer-Gaumen-Spalten bei 4%, Extremitätenverkürzung bei 4%, Klumpfüße bei 13% und ein Talus verticalis bei 1% der Patienten gefunden. Daneben kommen Hypoplasien der Mandibula, Nierenaplasien oder Hufeisennieren, Uterusagenesien etc. vor. Besonders Anomalien des Urogenitaltraktes scheinen häufig zu sein (nach verschiedenen Angaben in bis zu 40%) [6]. Eine ultrasonographische Abklärung des Abdomens und der Nieren ist deshalb bei jeder kongenitalen Skoliose notwendig. Anomalien an der Wirbelsäule (insbesondere an der HWS) kommen bei *folgenden Syndromen* gehäuft vor: bei Neurofibromatose [19], Larsen-Syndrom [9], diastrophischem Zwergwuchs [12], Mukopolysaccharidose [16] sowie bei spondyloepiphysärer Dysplasie [1, 2].

Definitionsgemäß ist die **Myelomeningozele** stets auch mit einer kongenitalen Fehlbildung der Wirbelsäule verbunden. Dabei betrifft die Anomalie meist nicht nur die offenen Bögen, sondern es bestehen in der Regel auch mehr oder weniger ausgeprägte Segmentations- und Anlagestörungen im Sinne von Halb- oder Keilwirbeln.

Vorkommen

Angaben über die Epidemiologie der kongenitalen Fehlbildungen der Wirbelsäule sind kaum vorhanden. Dies liegt vorwiegend daran, daß die Anomalien in den seltensten Fälle vererblich sind und meist bei der Geburt auch noch nicht entdeckt werden können. In einer Studie über Schuluntersuchungen bei 1 800 Kindern in England wurden 2 kongenitale Skoliosen entdeckt [5]. Hieraus würde sich eine Prävalenz von knapp 1‰ errechnen. Auch wenn dies wahrscheinlich zu hoch ist, so sind Fehlbildungen der Wirbelsäule doch recht häufig, auch wenn viele von ihnen harmlos sind und keine Symptome verursachen (und dann auch nur als Zufallsbefunde entdeckt werden).

Klassifikation

Klassifikation nach der Gesamtform

- Kongenitale Skoliosen
- Kongenitale Kyphosen
- Kombinierte Mißbildungen

Spezialformen

- Arnold-Chiari-Missbildung, Meningomyelozele
- Kongenitale Spondylolisthesis.

Klassifikation nach Art der Mißbildung

- Anlagestörung
- Segmentationsstörung
- Kombinierte Mißbildungen

Die Bezeichnung „Klippel-Feil-Syndrom" sagt nichts aus über die Art der Mißbildung, sondern sie bezeichnet lediglich die Lokalisation, nämlich die HWS. Der Begriff ist sehr unspezifisch und beinhaltet sämtliche ossären Fehlformen im Bereich der HWS.

Klassifikation nach Lokalisation der Läsion

- Okzipitozervikal (Okziput bis C 1)
- Zervikal (C 2–C 6)
- Zervikothorakal (C 7–Th 1)
- Thorakal (Th 2–Th 11)
- Thorakolumbal (Th 12–L 1)
- Lumbal (L 2–L 4)
- Lumbosakral (L 5 und S 1)
- Sakral.

Die wichtigste Unterscheidung besteht zwischen *Formationsfehlern* (Anlagefehlern) und *Segmentationsstörungen*.

Formations-(Anlage-)fehler

Die Abb. 3.81 zeigt die verschiedenen Möglichkeiten von Anlagestörungen. Dabei ist ein Wirbelkörper jeweils unvollständig ausgebildet. Ist ein Wirbelkörper einseitig dysplastisch, spricht man von einem Keilwirbel, fehlt die eine Seite ganz, spricht man von einem Halbwirbel. Der Fehler am Wirbelkörper kann seitlich, dorsal oder ventral liegen. Dementsprechend handelt es sich um einen seitlichen, ventralen oder dorsalen Halbwirbel bzw. Keilwirbel.

Fehlt der mittlere Abschnitt des Wirbelkörpers, entsteht ein sog. Schmetterlingswirbel. Der verbleibende Teil des Wirbelkörpers kann normale Wachstumsfugen aufweisen, er kann aber auch mit dem benachbarten Segment fusioniert sein. Man spricht dann von einem inkarzerierten Halb- bzw. Keilwirbel.

Segmentationsstörungen

Bei Segmentationsstörungen wird der Bandscheibenzwischenraum nicht angelegt, und es fehlen dann auch an der entsprechenden Stelle die Wachstumsfugen. Fehlt der Bandscheibenzwischenraum, spricht man von einem Blockwirbel (Abb 3.82). Fehlt die Segmentation nur in einem bestimmten Bereich der Wirbelkörper, so handelt es sich um eine unsegmentierte Spange („unsegmented bar"). Diese Spange kann seitlich, ventral oder dorsal liegen. Meist liegt sie anterolateral. Die durch den „unsegmented bar" verursachte Wachstumsstörung führt deshalb meist auch zu einer Rotation der betroffenen Wirbelkörper.

Kombinierte Mißbildungen

Nicht selten sind Segmentationsstörungen und Anlagestörungen kombiniert vorhanden. Besonders häufig findet sich ein anterolateraler „unsegmented bar" kombiniert mit einem gegenseitigen Halbwirbel. Diese Kombination ist prognostisch sehr ungünstig. Auch an der HWS kommen im Rahmen des sog. Klippel-Feil-Syndroms häufig kombinierte Mißbildungen mit dorsalen Spangenbildungen und ventralen Anlagestörungen vor. Die Mißbildungen können aber auch die ganze Wirbelsäule betreffen (Abb. 3.83).

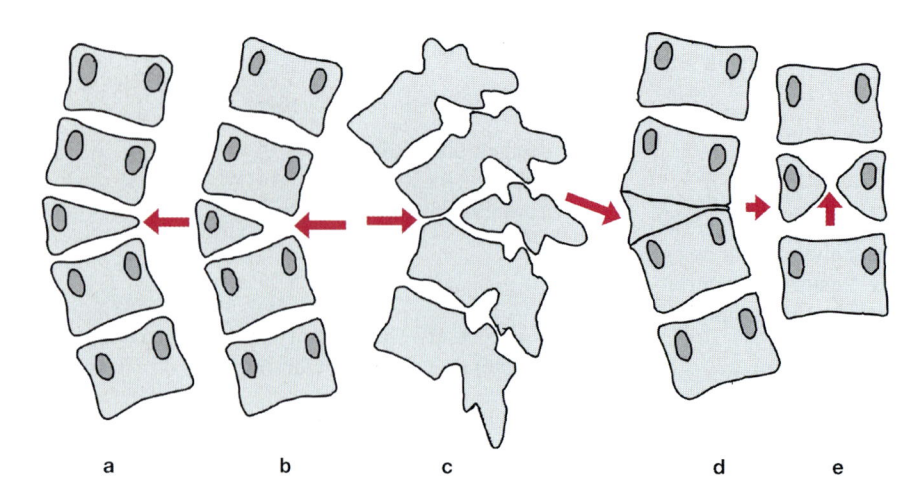

Abb. 3.81 a–e. *Formations- bzw. Anlagestörungen:*
a Keilwirbel;
b Halbwirbel;
c dorsaler Halbwirbel;
d inkarzerierter Halbwirbel;
e Schmetterlingswirbel

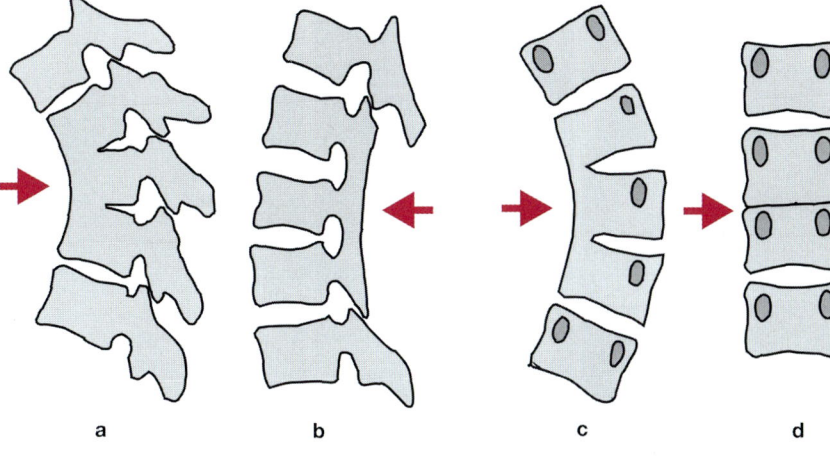

Abb. 3.82 a–d. *Segmentationsstörungen:*
a ventrale Spange;
b dorsale Spange;
c laterale Spange („unilateral unsegmented bar");
d Blockwirbel

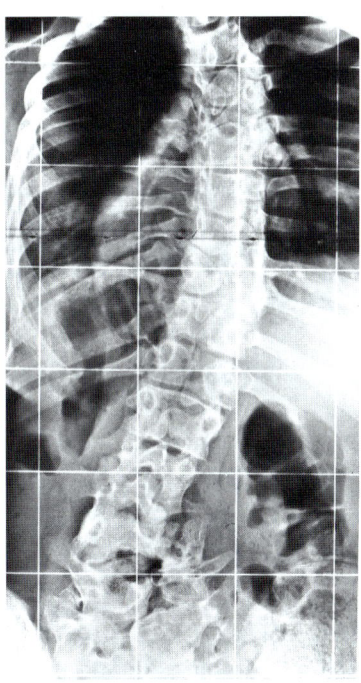

Abb. 3.83. 12jährige Patientin *mit Fehlbildungen an der gesamten Wirbelsäule.* Kein einziger Wirbelkörper ist normal ausgebildet

Spontanverlauf

Aufgrund einer Verlaufskontrolle bei 242 Patienten mit kongenitalen Skoliosen wurde die folgende durchschnittliche jährliche Progression festgestellt [10]:

- Keilwirbel: Zunahme 2,5° pro Jahr
- 1 Halbwirbel: Zunahme 1,9° pro Jahr
- 2 Halbwirbel: Zunahme 2–3° pro Jahr (im unteren BWS-Bereich etwas mehr)
- „Unilateral unsegmented bar": bis zum 10. Lebensjahr 2° pro Jahr, später 4° pro Jahr, im mittleren BWS-Bereich 5° pro Jahr, im thorakolumbalen Übergangsbereich 6° pro Jahr
- „Unilateral unsegmented bar" und kontralateraler Halbwirbel: Zunahme 10° pro Jahr
- Blockwirbel: keine progrediente Deformität

Tabelle 3.1 faßt die Prognose der einzelnen Zustände zusammen. Die Abb. 3.84 und 3.85 zeigen beispielhaft, wie unterschiedlich die Progression der Skoliose je nach zugrundeliegender Mißbildung sein kann.

Tabelle 3.1. Risiko der Progredienz der verschiedenen Formen von Mißbildungen an der Wirbelsäule. (Nach McMaster u. Ohtsuka 1982 [10])

Art der Fehlbildung Progression in Grad/Jahr	Blockwirbel	Keilwirbel	Halbwirbel einfach	Halbwirbel doppelt	Einseitiger unsegmentierter Balken	Einseitiger unsegmentierter Balken und kontralaterale Halbwirbel
Lokalisation						
Obere BWS	< 1°	bis 2°	bis 2°	bis 2,5°	bis 4,5°	5°–6°
Untere BWS	< 1°	bis 2°	bis 2,5°	bis 3°	5°–6,5°	6°–7°
Thorakolumbal	< 1°	bis 2°	bis 2°	bis 2,5°	6°–9°	> 10°
Lumbal	< 1°	< 1°	1°	[a]	> 5°	[a]
Lumbosakral	[a]	[a]	bis 1,5°	[a]	[a]	[a]

operative Therapie gelegentlich notwendig   operative Therapie fast immer notwendig

[a] für Zahlenangaben zu wenige Fälle

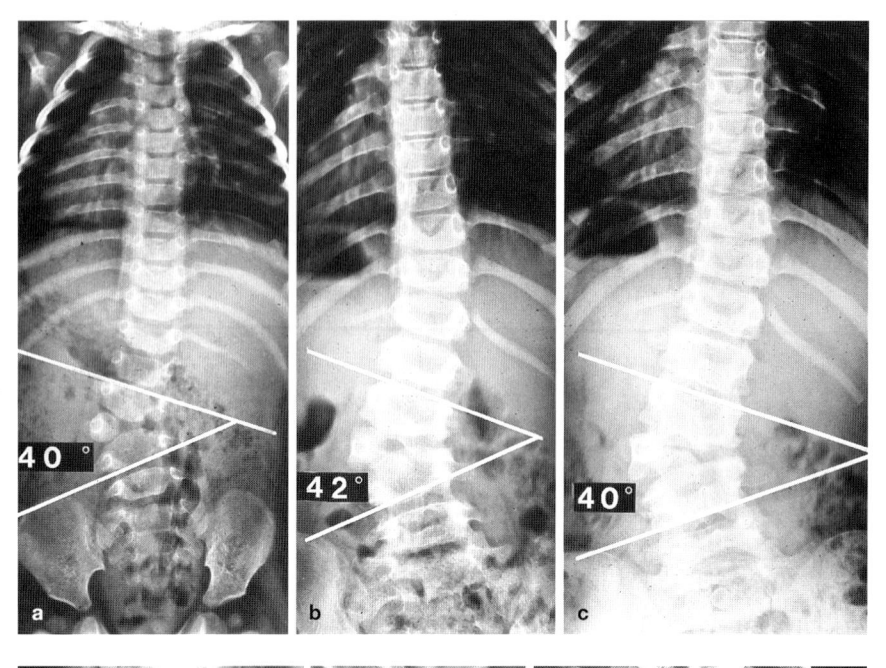

Abb. 3.84 a–c. Röntgenbilder eines lumbalen Halbwirbels *ohne Progression*: **a** im Alter von 1 Jahr, **b** mit 5 Jahren, **c** mit 10 Jahren

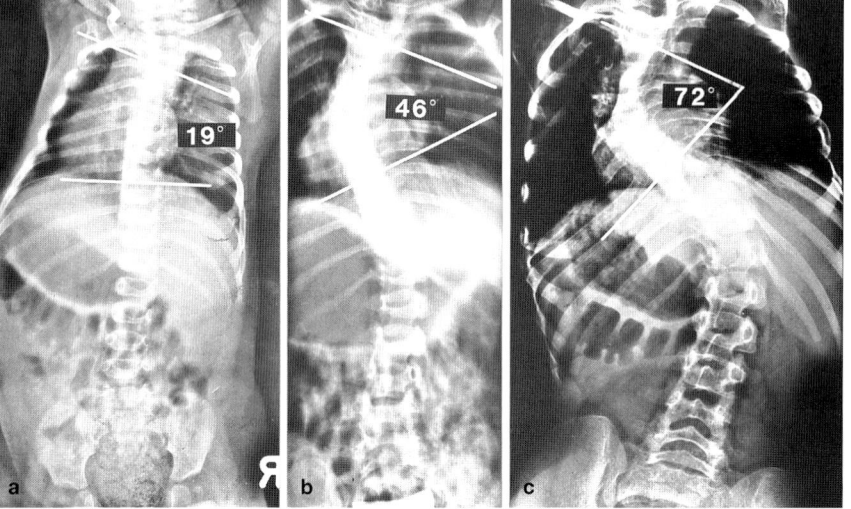

Abb. 3.85 a–c. Röntgenbilder eines thorakalen „unilateral unsegmented bar" *mit starker Progression*: **a** im Alter von 10 Monaten, **b** mit 3 Jahren, **c** mit 5 Jahren

Diagnostik

Die Diagnose wird primär im Säuglingsalter häufig als Zufallsdiagnose anhand einer Thorax- oder Abdomenröntgenkontrolle gestellt. Eine äußerlich sichtbare Deformität ist erst vorhanden, wenn eine Rotation vorliegt. Rotationen sind v. a. bei einem anterolateralen „unsegmented bar" zu erwarten. Bei einer thorakalen oder lumbalen Anomalie ist stets auch eine Röntgenaufnahme der HWS durchzuführen. In einer Untersuchung bei 1 215 kongenitalen Skoliosen wurde in 298 Fällen (= 25 %) auch ein Klippel-Feil-Syndrom, d. h. Mißbildungen im Bereich der HWS, gefunden [18].

Wichtig sind im Kleinkindesalter relativ engmaschige Röntgenverlaufskontrollen. Bis die Progredienz einigermaßen klar ist, sollte jährlich ein Röntgenbild angefertigt werden.

Unentbehrlich ist auch eine sorgfältige *neurologische Untersuchung*. Besteht Verdacht auf eine neurologische Läsion, so muß eine MRT-Untersuchung durchgeführt werden, die meistens in Narkose erfolgt. Bei einer Diastematomyelie oder einem „tethered cord syndrome" (Abb. 3.86) ist die Beobachtung der Neurologie von besonderer Wichtigkeit. Sobald eine zunehmende neurologische Läsion festgestellt wird, muß der Patient im Hinblick auf eine eventuelle operative Entfernung der spinalen Anomalie untersucht werden.

Abb. 3.86 a, b. *Intraspinale Mißbildung* bei einem 6jährigen Jungen (MRT-Aufnahmen). Eine solche Dysrhaphie *(Pfeil)* führt zu einem „tethered cord syndrome", d. h. zu einem Zug am Rückenmark mit zunehmendem Wachstum

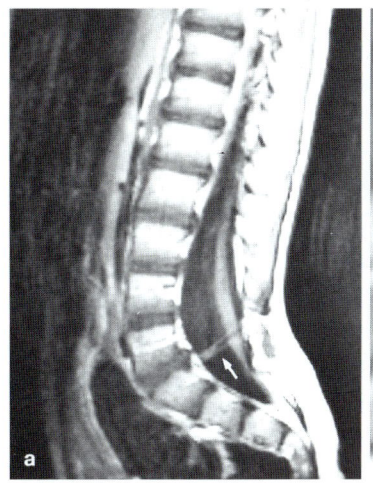

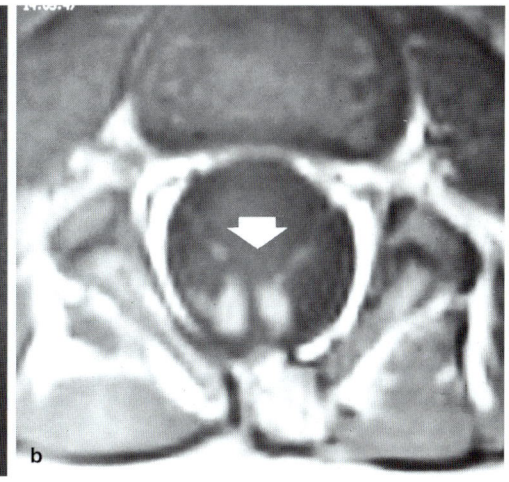

Ein besondere Form der kongenitalen Fehlbildung der Wirbelsäule ist die *Myelomeningozele* (s. Abschn. 3.1.9).

Therapie

Werden kongenitale Kyphosen und Skoliosen behandlungsbedürftig, so steht als wirksame Therapie einzig die Operation zur Verfügung. Die Korsettbehandlung hat keinerlei Einfluß auf die Progredienz der Skoliose; sie kann allenfalls zur Beeinflussung einer Gegenkrümmung indiziert sein. Als *operative Maßnahmen* kommen in Frage:

- Einfache dorsale Fusion ohne Instrumentierung
- Kombinierte dorsale und ventrale Spondylodese ohne Instrumentierung
- Epiphyseodesen ventral und/oder dorsal
- Hemivertebrektomie oder Resektion ganzer Wirbelkörper von ventral und dorsal
- „Anterior release", d.h. ventrale Bandscheibenresektion, evtl. auch Osteotomie einer Spange
- Distraktion mit Halo-Extension (ein Halo ist ein am Schädel transkutan fest montierter Ring)
- Ventrale Aufrichtung mit Kompressionsinstrumentarium
- Dorsale Aufrichtung mit verschiedenen Instrumentarien (mit Kompression, Distraktion, Kyphosierung, Lordosierung, Derotation)
- Osteotomie bei in starker Fehlstellung fusionierten Wirbelkörpern
- Neurochirurgische Behandlung intraspinaler Anomalien.

Abb. 3.87. **a** 6jähriger Junge mit linksseitigem Halbwirbel auf Höhe Th1 und gegenseitigem „unilateral unsegmented bar" sowie starker Progredienz der Skoliose. **b** 1 Jahr nach *Hemivertebrektomie* von ventral und dorsal und Einsetzen eines Kompressionsstabes auf der Konvexseite

> **!** Ein Grundprinzip der Behandlung von kongenitalen Anomalien ist, daß die chirurgische Therapie möglichst erfolgen sollte, bevor die Deformität nicht mehr akzeptabel ist, da Korrekturen schwierig und risikoreich sind. Insbesondere muß vor einer Behandlung mit einem Distraktionsinstrumentarium gewarnt werden. Auch diskrete intraspinale Anomalien können zu neurologischen Läsionen führen.

Bei einer Anomalie mit mäßiger Progredienz reicht oft eine dorsale oder kombiniert dorsale und ventrale Fusion aus, ohne Instrumentierung oder allenfalls unter Anwendung eines Kompressionsinstrumentariums. Im lumbosakralen Übergangsbereich sowie bei Vorliegen eines „unilateral unsegmented bar" mit kontralateralem Halbwirbel ist die Hemivertebrektomie indiziert. Diese muß gleichzeitig von ventral und von dorsal erfolgen. Die Korrektur kann anschließend von dorsal mit einem Kom-

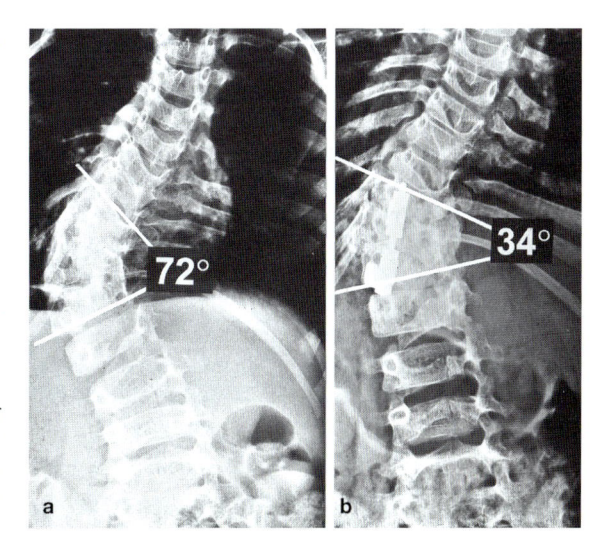

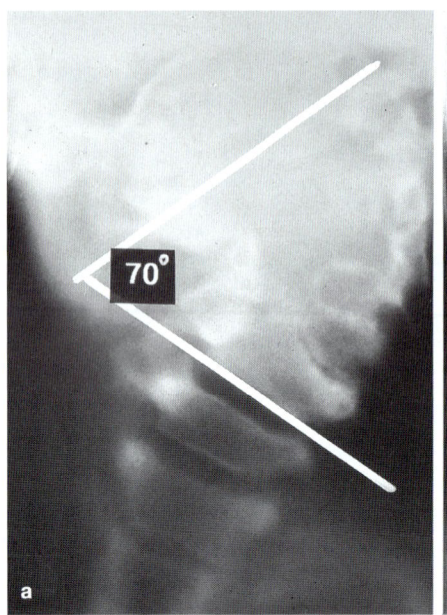

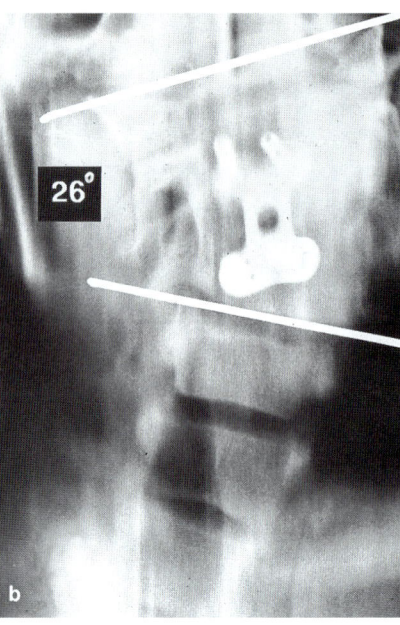

Abb. 3.88. a Konventionelle Tomogramme der HWS eines 11jährigen Mädchens mit *Klippel-Feil-Syndrom* mit multiplen Mißbildungen und massivem Schiefstand des Kopfes. **b** 2 Jahre nach *Hemivertebrektomie* von ventral und dorsal und Einsetzen einer ventralen Titanplatte

pressionsinstrumentarium durchgeführt werden, wobei zu beachten ist, daß die Nervenwurzeln auf der zu komprimierenden Seite nicht eingeengt werden (Abb. 3.87). Besonders gefährlich ist die Hemivertebrektomie im Bereich der HWS, da hier die A. vertebralis die Operation zusätzlich erschwert (Abb. 3.88).

> **!** Im unteren BWS-Bereich muß der Verlauf der *Adamkiewicz-Arterie* bekannt sein (präoperativ ist deshalb vor einer kombinierten ventralen und dorsalen Operation stets ein Angiogramm auszuführen). Die Verletzung dieses Gefäßes kann eine vaskulär bedingte Paraplegie oder Paraparese hervorrufen.

Die Aufrichtung einer Sekundärkrümmung kann u. U. mit einem distrahierenden Instrumentarium erfolgen, allerdings muß mit ausreichender Sicherheit eine intraspinale Anomalie ausgeschlossen werden, und der fehlgebildete Bereich sollte auch bereits solide fusioniert sein. Die Behandlung der kongenitalen Kyphosen und Skoliosen erfordert eine große Erfahrung. Einzelne Halbwirbel haben grundsätzlich eine recht gute Prognose. Einzig die dorsalen Halbwirbel sind ungünstig, da sie mit zunehmender Kyphosierung zu einer neurologischen Läsion führen können. Es ist dies die einzige Anomalie, die auch ohne intraspinale Mißbildung neurologische Störungen hervorrufen kann. Einzelne dorsale Halbwirbel müssen deshalb allenfalls durch eine Hemivertebrektomie entfernt werden.

Die Behandlungsprinzipien der Wirbelsäulendeformitäten bei *Myelomeningozelen* werden in Abschn. 3.1.9 beschrieben.

Komplikationsmöglichkeiten

Die am meisten gefürchtete Komplikation der operativen Behandlung ist die *Paraplegie,* die aber kaum durch direkte Verletzung des Myelons verursacht wird. Am gefährlichsten ist die *Distraktion* [17]. Bei einer intraspinalen Anomalie (die in ca. 16 % der Fälle vorkommt [3]) kann ein Zug auf das Rückenmark entstehen und zu einer Parese oder Plegie führen. Auch bei uns sind in der Anfangszeit der operativen Behandlung Ende der 60er Jahre 2 Paraplegien nach der Operation mit dem Harrington-Distraktionsstab aufgetreten. Inzwischen überblicken wir ca. 110 operativ behandelte kongenitale Skoliosen. Es ist zu keiner weiteren irreversiblen Schädigung gekommen. Eine passagere Paraparese trat auf infolge Kompression der *Adamkiewicz-Arterie.* Das intraoperative Monitoring wies auf diese Läsion hin. Nach Entfernung des Kompressionsstabes kam es bereits intraoperativ wieder zur Teilerholung, nach der Operation wurde die volle Remission erreicht.

Besonders gefährlich sind Vertebrektomien an der *HWS,* da hier nicht nur die Verletzung des Rückenmarks, sondern auch diejenige der A. vertebralis vermieden werden muß.

Eine weitere Komplikation nach Durchführung von dorsalen Spondylodesen bei sehr jungen Patienten ist das sog. *Crankshaft-Phänomen* [15]. Darunter versteht man die Progression der Skoliose einschließlich Rotation wegen des Weiterwachsens der

Wirbelkörper ventral. Bei jungen Patienten sollte deshalb nie eine alleinige dorsale Spondylodese vorgenommen werden, sondern die Fusion muß stets kombiniert von ventral und dorsal erfolgen, auch wenn nur ein Segment betroffen ist.

Zusammenfassende Empfehlungen für die operative Behandlung von kongenitalen Skoliosen

Anomalie	Therapie
Keilwirbel, Blockwirbel, Schmetterlingswirbel	In der Regel keine Behandlung
Einfacher *seitlicher* Halbwirbel der mittleren, unteren BWS oder LWS	Lokale vordere und hintere Spondylodese nur wenn eindeutige Progredienz vorhanden, bei fortgeschrittener Progredienz (Skoliosewinkel > 50°) evtl. auch Hemivertebrektomie
Einfacher *dorsaler* Halbwirbel der mittleren, unteren BWS oder LWS	Hemivertebrektomie von ventral und dorsal
Einfacher Halbwirbel der HWS, oberen BWS oder lumbosakral	Hemivertebrektomie von ventral und dorsal
Doppelter Halbwirbel, ganze Wirbelsäule	Hemivertebrektomie von ventral und dorsal
Einseitige Spange	Osteotomie von ventral, evtl. Keilosteotomie, dorsale Instrumentierung mit eventueller Korrektur
Einseitige Spange und gegenseitige Halbwirbel	Hemivertebrektomie und Osteotomie von ventral, dorsale Instrumentierung mit eventueller Korrektur. Die Korrektur erfolgt evtl. mit dem Halo. Dieser wird nach dem Anterior release angelegt, es wird über mehrere Wochen distrahiert, anschließend erfolgt Fixation in korrigierter Stellung mit dorsaler Instrumentierung
Intraspinale Mißbildung	Neurochirurgische Resektion

Diese Prinzipien sind sehr stark vereinfacht. Im Einzelfall sind viele Faktoren wie das Ausmaß der Verkrümmung, die Progredienz, das sagittale Profil, die Rotation, die Ausprägung der Gegenkrümmung, Kompensationsmöglichkeiten, das Lot etc. zu berücksichtigen. Die Indikation zur richtigen Therapie und die Wahl des besten Zeitpunktes erfordert viel Erfahrung.

Literatur

1. Bethem D, Winter RB, Lutter L (1980) Disorders of the spine in diastrophic dwarfism. J Bone Joint Surg (Am) 62: 529–36
2. Bethem D, Winter RB, Lutter L, Moe JH, Bradford DS, Lonstein JE, Langer LO (1981) Spinal disorders of dwarfism. Review of the literature and report of eighty cases. J Bone Joint Surg (Am) 63: 1412–25
3. Bradford DS, Heihoff KB, Cohe M (1991) Intraspinal abnormalities and congenital spine deformities: A radiographic and MRI study. J Pediatr Orthop 11: 36–41
4. Connor JM, Conner AN, Connor RA, Tolmie JL, Yeung B, Goudie D (1987) Genetic aspects of early childhood scoliosis. Am J Med Genet 27: 419–24
5. Dickson RA, Stamper P, Sharp AM, Harker P (1980) School screening for scoliosis: cohort study of clinical course. Br Med J 281: 265–7
6. Drvaric DM, Ruderman RJ, Conrad RW, Grossman H, Webster GD, Schmitt EW (1987) Congenital scoliosis and urinary tract abnormalities: are intravenous pyelograms necessary? J Pediatr Orthop 7: 441–3
7. Jarcho S, Levin PM (1938) Hereditary malformations of the vertebral bodies. Bull John Hopkins Hosp 62: 215–222
8. Lawhon SM, Mac Ewen GD, Bunnell WP (1986) Orthopaedic aspects of the VATER association. J Bone Joint Surg (Am) 68: 424–9
9. Lutter LD (1990) Larsen Syndrome: Clinical features and treatment. A report of two cases. J Pediatr Orthop 10: 270–4
10. McMaster M, Ohtsuka K (1982) The natural history of congenital scoliosis. J Bone Joint Surg (Am) 64: 1128–47
11. McMaster MJ (1984) Occult intraspinal anomalies and congenital scoliosis. J Bone Joint Surg (Am) 66: 588–601
12. Poussa M, Merikanto J, Ryoppy S, Marttinen E, Kaitila I (1991) The spine in diastrophic dysplasia. Spine 16: 881–7
13. Rivard CH, Narbaitz R, Uithoff HK (1979) Congenital vertebral malformations. Orthop Rev 8: 135–9
14. Sklepek J, Vlach O (1990) Spondylothoracic dysplasia. Acta Chir Orthop Traumatol Cech 57: 313–17
15. Terek RM, Wehner J, Lubicky JP (1991) Crankshaft phenomenon in congenital scoliosis: a preliminary report. J Pediatr Orthop 11: 527–32
16. Tolo VT (1990) Spinal deformity in short-stature syndromes. Instr Course Lect 39: 399–405
17. Winter RB (1983) Congenital deformities of the spine. Thieme & Stratton, New York
18. Winter RB, Moe JH, Lonstein JE (1984) The incidence of Klippel-Feil syndrome in patients with congenital scoliosis and kyphosis. Spine 9: 363–6
19. Yong-Hing K, Kalamchi A, MacEwen GD (1979) Cervical spine abnormalities in neurofibromatosis. J Bone Joint Surg (Am) 61: 695–9

3.1.7
Muskulärer Schiefhals

Definition

Angeborene einseitige Verkürzung des M. sternocleidomastoideus mit Schiefhaltung des Kopfes zur Seite des verkürzten Muskels und Rotation zur Gegenseite sowie Gesichtsasymmetrie.

Ätiologie, Pathogenese

Lange Zeit wurde angenommen, daß der muskuläre Schiefhals auf ein Geburtstrauma bei Geburt aus Steißlage zurückzuführen ist. Allerdings ist mit dieser Entstehungstheorie nicht erklärt, weshalb eine Muskelzerrung zu einer permanenten Verkürzung des Muskels führen sollte. Normalerweise heilt eine traumatische Läsion eines Muskels ja mehr oder weniger folgenlos aus. Zudem gibt es heute kaum mehr Kinder, die in Steißlage geboren werden, da bei dieser intrauterinen Position meist ein Kaiserschnitt durchgeführt wird. Dennoch ist der muskuläre Schiefhals keineswegs verschwunden. Bei mikroskopischer Untersuchung von bei operativer Therapie entnommenen Biopsiepräparaten zeigten sich auch keinerlei Hämosiderinablagerungen [12], wie dies nach einer Muskelzerrung zu erwarten wäre. Die muskuläre Tortikollis ist zwar häufig mit einer Steißlage assoziiert, sie hat aber wahrscheinlich nichts mit dem Geburtsvorgang zu tun. Der muskuläre Schiefhals ist auch mit anderen kongenitalen Anomalien vergesellschaftet, wie z. B. der kongenitalen Hüftdysplasie und dem Klumpfuß. Solche Assoziationen kommen in 28 % vor [9]. Mikroskopisch findet man eine Fibrose der Muskulatur, wie sie nach einer Nekrose auftreten kann. Möglicherweise spielt eine intrauterine Fehlhaltung eine Rolle. Als Folge davon bildet sich eine Art Kompartmentsyndrom aus [3]. Auch familiäres Vorkommen der Tortikollis wurde beobachtet [9], sie hat nicht selten aber auch okuläre Ursachen. In einer Untersuchung wurde bei 5 von 15 Kindern mit Schiefhals im Alter von durchschnittlich 20 Monaten, von denen die Hälfte eine Verkürzung des M. sternocleidomastoideus aufwies, eine Anomalie der Augen gefunden [14].

Vorkommen

Der kongenitale muskuläre Schiefhals ist relativ häufig. Epidemiologische Zahlen sind allerdings nicht erhältlich. In einer Studie mit 7000 Säuglingen wurde in 40 Fällen die Kombination von Kopfrotation, adduzierter Hüfte und Säuglingsskoliose beobachtet [6]. Dies würde einer Inzidenz von ca. 0,5 % entsprechen, was uns auch in unseren Breitengraden realistisch erscheint.

Klinik, Diagnostik

Die Diagnose des muskulären Schiefhalses kann aufgrund von rein klinischen Kriterien gestellt werden. Wenn man die Verkürzung des M. sternocleidomastoideus palpiert, spürt man häufig auch einen Knoten, und zwar meist im distalen Bereich dieses Muskels. Dieser kann sowohl die Pars sternalis als auch die Pars clavicularis betreffen (Abb. 3.89). Der Kopf des Säuglings ist zur Seite des verkürzten Muskels geneigt und zur Gegenseite gedreht und weist fast immer eine mehr oder weniger starke Asymmetrie auf, eine sog. Plagiozephalie. Die Kopfrotation zur Seite der verkürzten Muskulatur sowie die Kopfneigung zur Gegenseite ist meist deutlich eingeschränkt. Bei älteren Kindern ist der M. sternocleidomastoideus als derber Strang palpabel, wobei meist gut differenziert werden kann, ob die Pars clavicularis, die Pars sternalis oder beide Teile verkürzt sind. Eine bildgebende Diagnostik ist nicht notwendig. Sie ist nur bei Schiefstellung des Kopfes ohne eindeutige Verkürzung des M. sternocleidomastoideus indiziert. Röntgenbilder der HWS bei muskulärem Schiefhals sind oft schwer zu interpretieren, da die ossären Strukturen verdreht sind und die Wir-

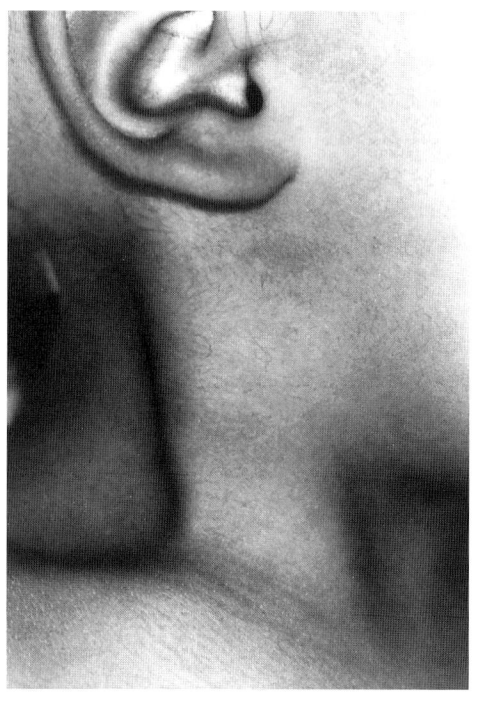

Abb. 3.89. Verkürzung des M. sternocleidomastoideus bei einem 4jährigen Kind, wobei hier v. a. die Pars sternalis betroffen ist

belkörper nicht in der Standardprojektion gezeigt werden. Dies ist bei der Beurteilung zu berücksichtigen.

> ! Die *Gesichtsasymmetrie* ist nicht nur primär vorhanden, sondern sie kann sich auch sekundär bei lange Zeit bestehendem Schiefhals ausbilden oder verschlimmern. Zudem gewöhnt sich das Gehirn des Patienten an die schräge Stellung, so daß sie vom Kind selbst als „gerade" empfunden wird. Die korrigierte, objektiv gerade Stellung wird in diesem Fall als schräg erlebt.

Differentialdiagnose

Wichtigste Differentialdiagnose ist das *Klippel-Feil-Syndrom*. Damit sind alle ossären Anomalien der HWS gemeint, die relativ diskret sein können, wie z. B. in Form einer einseitigen Dysplasie der Gelenkflächen des Axis [11]. Allerdings kann die Asymmetrie der Gelenkflächen auch sekundär nach längerem Bestehen des muskulären Schiefhalses entstehen. Weiter muß die *paroxysmale Tortikollis* (auch *maladie de Grisel* genannt) unterschieden werden [1, 8, 10, 13]. Diese seltene Krankheit kommt insbesondere bei Kleinkindern vor und äußert sich in einer massiven Tortikollis, die meist nach einer peripharyngealen Infektion auftritt. Untersuchungen an Leichen zeigten, daß im Bereich des atlantoaxialen Gelenkes ein System von lymphovenösen Anastomosen in den epiduralen Sinus vorhanden ist, das für die Drainage von septischen Exsudaten bei peripharyngealen Entzündungen verantwortlich ist. Die Hyperämie in dieser Gegend erklärt die atlantoaxiale Subluxation [10]. Da keine Lymphknotenstationen vorhanden sind, breiten sich Exsudate direkt im Gelenk C1/C2 aus. Das Grisel-Syndrom verschwindet meist spontan wieder, gelegentlich ist eine Immobilisation notwendig. In der Literatur wurden auch Einzelfälle beschrieben, bei denen eine okzipitozervikale Arthrodese notwendig wurde [13]. Eine wichtige Differentialdiagnose ist auch der *Tumor* im Bereich der HWS (v. a. das *Osteoblastom*) sowie der Tumor der Weichteile [7]. Man denke auch an die *okuläre Ursache* des Schiefhalses. Insbesondere wenn keine Einschränkung der passiven Beweglichkeit oder keine Verkürzung des M. sternocleidomastoideus gefunden wird, ist eine augenärztliche Untersuchung indiziert [14]. Auch eine *einseitige Schwerhörigkeit* kann eine habituelle Schiefstellung des Kopfes zur Folge haben.

Zur Differentialdiagnose gehört auch der *sekundäre muskuläre Schiefhals*. Dieser tritt v. a. bei älteren Kindern, Jugendlichen und natürlich bei Erwachsenen auf, und zwar meist nach einer forcierten Drehbewegung oder Zwangshaltung über längere Zeit. Dieser ist auf eine Myogelose, d. h. auf eine Verhärtung eines Muskelstrangs, zurückzuführen. Die Verhärtung ist aber stets im Bereich der Nackenmuskulatur (meist im M. trapezius) zu palpieren und nicht ventral, somit auch nicht im M. sternocleidomastoideus. Möglicherweise spielen Pseudoblockaden der Intervertebralgelenke eine Rolle. Therapeutisch werden chiropraktische Manipulationen, Wärmebehandlungen, Muskelrelaxanzien und Physiotherapie eingesetzt.

Assoziierte Krankheiten

Wie schon erwähnt, ist der kongenitale muskuläre Schiefhals in fast 1/3 der Fälle mit einer Hüftdysplasie oder mit einem Klumpfuß assoziiert [9]. Die kongenitale muskuläre Tortikollis ist auch Teil des *Prune-Belly-Syndroms* [5]. Dieses Krankheitsbild ist durch fehlende Bauchdecken, Kryptorchismus, Nierenmißbildungen, kongenitale Tortikollis und häufige Assoziation mit Hüftdysplasie, Klumpfuß oder Talus verticalis charakterisiert.

Therapie, Prognose

Für die Behandlung des muskulären Schiefhalses stehen folgende Möglichkeiten zur Verfügung:

- Physiotherapie,
- Kortisoninjektionen,
- Orthesen (Halskragen),
- Gipsfixation,
- operative distale und/oder proximale Tenotomie.

Konservative Behandlung

Die konservative Behandlung beim Neugeborenen besteht in Physiotherapie. Dabei muß der verkürzte M. sternocleidomastoideus gedehnt werden. Dies ist nicht möglich, ohne den Säugling etwas zu „plagen". In einem Großteil der Fälle gelingt es, das Problem im Laufe des 1. Lebensjahres zu beheben [2, 9]. Die früher angewendeten Kortisoninjektionen führen wir heute nicht mehr durch. Da wir davon ausgehen, daß die Fibrose auf eine Muskelnekrose wegen eines Kompartmentsyndroms zurückzuführen ist, ist die Kortisonbehandlung nicht sehr sinnvoll, sie fördert im Gegenteil die Nekrose. Wir verwenden primär auch keinen Halskragen oder die Gipsfixation. Eine Dehnung des Muskels könnte nur in Extremstellung stattfinden, was den kleinen Kindern nicht zuzumuten ist.

Nach dem 1. Lebensjahr wird die Prognose für eine erfolgreiche konservative Behandlung schlechter, deshalb sollte nach diesem Zeitpunkt die Indikation zur operativen Therapie gestellt werden.

Operative Behandlung

Die operative Behandlung besteht in einer distalen Tenotomie der Pars clavicularis und/oder der Pars sternalis des M. sternocleidomastoideus, je nachdem, welcher Anteil verkürzt ist. Nach Möglichkeit sollte man einen nicht verkürzten Teil stehen lassen, da der M. sternocleidomastoideus für die Kontur des Halses von großer Bedeutung ist. Fällt er ganz weg, so wird die Form verändert. Falls beide Anteile des Muskels vollständig fibrotisch verändert sind, muß evtl. ein Anteil Z-förmig verlängert werden. Die proximale Tenotomie im Bereich des Os mastoideum führen wir nicht mehr durch. Da der N. facialis mit seinen Ästen direkt im Ansatzbereich des M. sternocleidomastoideus verläuft, ist die Gefahr der Verletzung relativ groß. Dieses Risiko gehen wir nicht ein. Das Argument für die proximale Tenotomie ist, daß die Narbe am Haaransatz weniger sichtbar ist. Diese Begründung halten wir für wenig stichhaltig, da Narben im ventralen Bereich des Halses fast immer sehr schön werden, weil hier die Haut nur wenig gespannt ist. In den meisten Fällen ist die Narbe nach einigen Jahren fast nicht mehr zu sehen.

Nach der (relativ kleinen und ungefährlichen) Operation ist die Behandlung keineswegs abgeschlossen. Postoperativ ist eine sehr intensive Physiotherapie notwendig. Der M. sternocleidomastoideus muß mehrere Monate lang gedehnt werden, bis die Narbenbildung abgeschlossen ist. Die Narbe in der Muskulatur hat eine große Tendenz, sich zu retrahieren, und dieser Tendenz muß sehr konsequent entgegengewirkt werden. Wir unterstützen die Physiotherapie durch einen Halskragen, der den Kopf etwas zur Gegenseite neigt. Eine Gipsfixation halten wir postoperativ nicht für sinnvoll, da der Muskel in leichter Seitneigung immer noch zu wenig gedehnt wird und eine intensive Physiotherapie so nicht möglich ist.

Bei älteren Kindern muß auch das „*Weltbild*" wieder gerade gerichtet werden. Die Kinder müssen angeleitet werden, sich täglich längere Zeit im Spiegel auf die gerade Haltung zu konzentrieren. Auch dies ist eine wichtige Aufgabe der Physiotherapeutin. Die Prognose des Schiefhalses nach operativer Behandlung ist gut [2, 4, 9, 15]. Bei älteren Kindern mit ausgeprägter Gesichtsskoliose bleibt diese allerdings oft bestehen und korrigiert sich nicht mehr spontan [2]. Aus diesem Grunde sollte mit der Behandlung nicht allzulange gewartet werden.

Literatur

1. Bratt HD, Menelaus MB (1992) Benign paroxysmal torticollis in infancy. J Bone Joint Surg (Br) 74: 449-51
2. Canale ST Griffin DW (1982) Congenital muscular torticollis. A long-term follow-up. J Bone Joint Surg (Am) 64: 810-6
3. Davids JR, Wenger DR, Mubarak SJ (1993) Congenital muscular torticollis: Sequela of intrauterine or perinatal compartment syndrome. J Pediatr Orthop 13: 141-7
4. Ferkel RD, Westin GW, Dawson EG, Oppenheim WL (1983) Muscular torticollis. A modified surgical approach. J Bone Joint Surg (Am): 894-900
5. Green NE, Lowery ER, Thomas R (1993) Orthopaedic aspects of prune belly syndrome. J Pediatr Orthop 13: 496-500
6. Hamanishi C, Tanaka S (1994) Turned head-adducted hip-truncal curvature syndrome. Arch Dis Child 70: 515-9
7. Levine AM, Boriani S, Donati D, Campanacci M (1992) Benign tumors of the cervical spine. Spine 17 (10 Suppl): 399-406
8. Mathern GW, Batzdorf U (1989) Grisel's syndrome. Cervical spine clinical, pathologic, and neurologic manifestations. Clin Orthop 244: 131-46
9. Morrison DL, MacEwen GD (1982) Congenital muscular torticollis: Observations regarding clinical findings, associated conditions, and results of treatment. J Pediatr Orthop 2: 500-5
10. Parke WW, Rothman RH, Brown MD (1984) The pharyngovertebral veins: an anatomical rationale for Grisel's syndrome. J Bone Joint Surg (Am) 66: 568-74
11. Steinberg EL, Reider I, Barek S, Khermosh O, Wientroub S (1990) Unilateral dysplasia of the articular facet of the axis. A case report. J Pediatr Orthop 10: 540-1
12. Tachdijan MO (1990) Pediatric Orthopaedics. Saunders, Philadelphia, p 112
13. Wetzel FT, La Rocca H (1989) Grisel's syndrome. Clin Orthop 240: 141-52
14. Williams CRP, O'Flynn E, Clarke NMP, Morris RJ (1996) Torticollis secondary to ocular pathology. J Bone Joint Surg (Br) 78: 620-4
15. Wirth CJ, Hagena FG, Wülker N, Siebert WE (1992) Biterminal tenotomy for the treatment of congenital muscular torticollis. J Bone Joint Surg (Am) 74: 427-34

3.1.8 Thoraxdeformitäten

Definition

Symmetrische oder asymmetrische Vorwölbungen oder Einstülpungen im Bereich des Sternums, evtl. auch an anderen Stellen des Thorax. Wir unterscheiden die Trichterbrust als Eindellung des Sternums von der Kielbrust, bei welcher das Brustbein hervorsteht. Daneben gibt es einige atypische Thoraxdeformitäten.

3.1.8.1
Trichterbrust

Definition

Bei der Trichterbrust besteht eine symmetrische oder asymmetrische Einwölbung des Brustbeines mit den angrenzenden Rippen. Meist betrifft es den mittleren oder kaudalen Abschnitt des Sternums.

- *Synonyme:* Pectus excavatum, Pectus infundibiliforme
- *Englisch:* Funnel chest

Ätiologie, Pathogenese

Es handelt sich zwar nicht um eine eigentliche Erbkrankheit, aber es besteht eine deutliche genetische Veranlagung. Offenbar sind mehrere Gene beteiligt. Die Trichterbrust entwickelt sich meist spontan. Sekundäre Formen nach Thorakotomien, etwa wegen Herzoperationen oder Tumorresektionen, kommen selten vor.

Vorkommen

Die Trichterbrust ist relativ häufig. Epidemiologische Daten sind nicht erhältlich. In der Sprechstunde sehen wir jährlich etwa 5 neue Patienten.

Klassifikation

Die gängigste *Einteilung* ist die Klassifikation nach Willital-Hummer [7, 8, 18]. Sie ist rein deskriptiv, und Konsequenzen für die Therapie können nicht abgeleitet werden. Da sie jedoch gelegentlich zitiert wird, seien die in ihr unterschiedenen Formen aufgelistet:

- Sternokranial symmetrisch
- Sternokranial asymmetrisch
- Sternokaudal symmetrisch
- Sternokaudal asymmetrisch
- Infrasternal symmetrisch
- Infrasternal asymmetrisch
- Marginal
- Parasternal

Klinik, Diagnostik

Die Diagnose der Trichterbrust wird primär klinisch gestellt. Man beobachtet eine Einziehung des Sternums hinter die Thoraxebene um mehrere Zentimeter (Abb. 3.90). Meist ist entweder der proximale oder der distale Anteil betroffen. Die Mehrzahl der Deformitäten ist asymmetrisch (Sternum 80 %, Rippenthorax ca. 50 % [10]). Häufig ist zudem eine Einziehung im distalen Bereich des Thorax zu beobachten. In der Mehrheit der Fälle kann die Diagnose bereits im 1. Lebensjahr gestellt werden. Ein einfacher Verlaufsparameter ist die Angabe der Eindellung unter Thoraxniveau in Zentimetern. Der Befund kann noch besser eingeschätzt werden, wenn man das Verhältnis von Thoraxbreite, Thoraxtiefe und Eindellung zueinander angibt [6]. Eine Objektivierung ist durch die Moiré-Topographie [5] oder andere Oberflächenvermessungen möglich. Wir verwenden an unserer Klinik das sog. ISIS-Gerät (integrated shape imaging system), das wie die Moiré-Topographie zur Vermessung der Rückenoberfläche bei Skoliosen entwickelt wurde (s. Abschn. 3.1.3).

Von entscheidender Bedeutung für die Beurteilung der Trichterbrust ist die *Herz-* und *Lungenfunktion*, die bei einer stärker ausgeprägten Trichterbrust abgeklärt werden sollte. Dabei müssen ein EKG, ein Belastungs-EKG und eine Herzechographie durchgeführt und die Vitalkapazität gemessen werden. Eine Verminderung der Leistung von Herz und Lunge ist allerdings nur in den seltensten Fällen nachzuweisen, d. h. meist in den Fällen, in denen der sagittale Thoraxdurchmesser um mehr als die Hälfte reduziert ist.

Die psychische Belastung bei der Trichterbrust ist wesentlich häufiger als die funktionelle Einschrän-

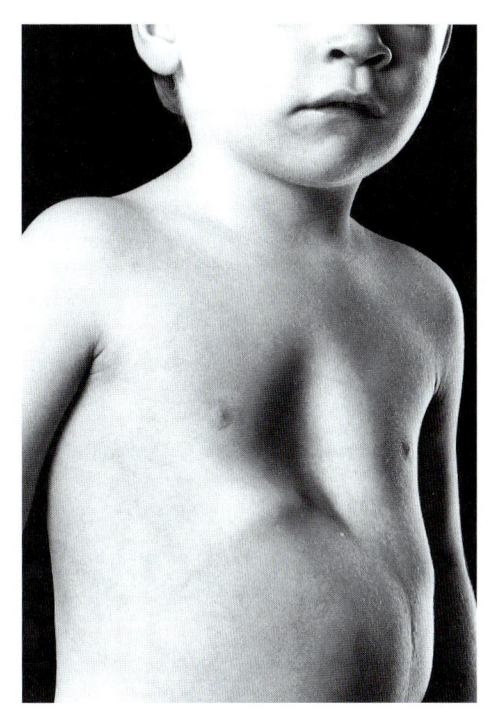

Abb. 3.90. 4jähriges Kind mit symmetrischer sternokaudaler Trichterbrust

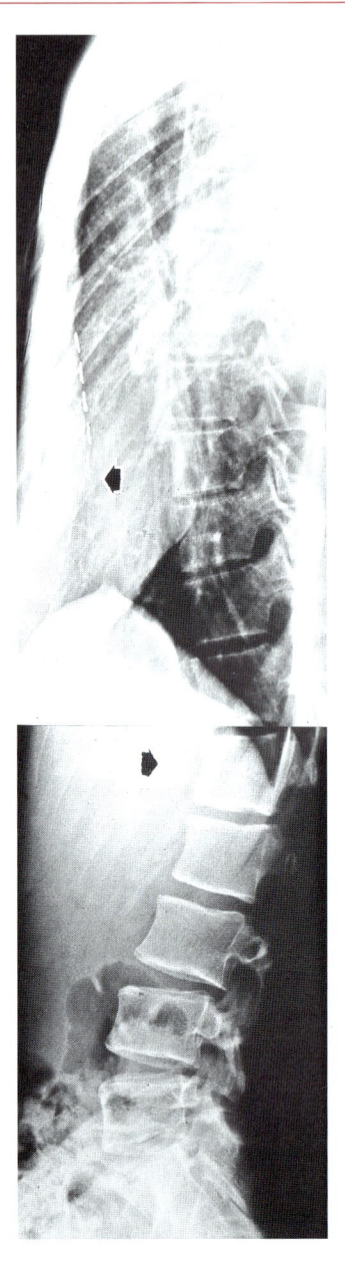

Abb. 3.91. 17jähriger Patient mit *Trichterbrust (oberer Pfeil)*, extrem flachem Thorax und lumbalem M. Scheuermann mit entsprechender lumbaler Kyphose *(unterer Pfeil):* seitliches Röntgenbild der Wirbelsäule

Die Trichterbrust ist auch relativ häufig mit einer *Skoliose* assoziiert (15%–20% [11, 17]). Außerdem ist die Trichterbrust beim *Prune-Belly-Syndrom* typisch [2]. Von 40 Patienten wurde in 11 Fällen eine Thoraxdeformität beobachtet.

Röntgenbefunde

Die seitliche Aufnahme des Rippenthorax kann die Eindellung des Sternums schön darstellen (Abb. 3.91). Die Tiefe der Eindellung läßt sich auch mit der Tiefe des Thorax korrelieren. Weitergehende bildgebende Verfahren sind nicht notwendig (bis auf die bereits erwähnten Oberflächenvermessungen).

Therapie

Konservative Behandlung

Die konservative Therapie kann einerseits aus Atemübungen bestehen. Ob diese jedoch einen Effekt auf die Ausbildung und Progression der Trichterbrust haben, ist wissenschaftlich nicht nachgewiesen. Andererseits kann eine Orthese verwendet werden. Eine vergleichende Untersuchung von behandelten und unbehandelten Kindern mit Trichterbrust zeigte eine positive Wirkung der Orthese [4]. Unsere eigenen Erfahrungen mit Orthesen sind allerdings nicht günstig. Bei der Trichterbrust kann keine wirksame redressierende Wirkung ausgeübt werden. Zudem ist am Thorax jede Orthese äußerst fragwürdig, da sie einen relativ starken Druck ausüben müßte und dann die Atmung behindern würde. Aus diesem Grund halten wir bei der Trichterbrust die Anwendung einer Orthese für ungeeignet.

kung. Die wenigsten Jugendlichen geben offen zu, daß sie sich dadurch gestört fühlen. Die Trichterbrust ist ihnen peinlich, und sie neigen dazu, durch Nach-vorne-Ziehen der Schultern diese unbewußt zu verstecken. Dadurch kyphosieren sie die Wirbelsäule, und es besteht die Gefahr, daß sich so ein *M. Scheuermann* entwickelt. Tatsächlich beobachten wir im Zusammenhang mit der Trichterbrust außerordentlich häufig radiologische und klinische Zeichen eines M. Scheuermann. Meiner Erfahrung nach ist mehr als die Hälfte der Patienten mit Trichterbrust von einem thorakalen, manchmal auch von einem thorakolumbalen oder lumbalen M. Scheuermann betroffen (Abb. 3.91).

Operative Behandlung

Es stehen 2 grundsätzliche *operative Behandlungsmöglichkeiten* zur Verfügung:

- die Korrektur der Deformität am Thorax,
- das Ausfüllen der Eindellung mit einem Silikonimplantat.

Eine klare *Indikation* besteht nur bei Einschränkung der Herz- und Lungenfunktion durch die Verminderung des Thoraxvolumens; dies ist aber nur äußerst selten der Fall. Besteht eine solche Reduktion, so muß die Korrektur am Thorax selber erfolgen. Hierfür stehen verschiedene Operationstechniken zur Verfügung [1, 3, 12, 15, 16, 18]. Bei all diesen Operationen wird von positiven Resultaten berichtet, allerdings weisen sie auch eine hohe Komplikationsrate von 4,4% auf (Pneumothorax, Wundinfektion, Hämatome, Pneumonie, Serome, Hämoperikard [15]). Zudem ist in bis zu 40% der Fälle mit einem mehr oder weniger starken Rezidiv zu rechnen [1]. Hinzu kommt, daß alle Operationen eine relativ große Narbe hinterlassen, die am Thorax wegen der Hautspannung meist eher breit und nicht sehr schön wird. Wird die Indikation aus rein kosmetischen Gründen gestellt, so empfiehlt sich eher die Verwendung eines Silikonimplantates [13, 14]. Solche Implantate werden nach Maß angefertigt. Es wird härteres Material verwendet als bei der Vergrößerung der weiblichen Brust. Eine mögliche kanzerogene Wirkung wurde bei diesem Material bisher noch nicht diskutiert. Die Implantate lassen sich durch eine sehr kleine und kosmetisch nicht störende Inzision einbringen. Das Resultat ist, bei geringerem operativem Risiko, kosmetisch sehr viel überzeugender als das der Thoraxwandkorrektur. Wir empfehlen unseren Patienten, bei denen *keine* funktionelle Beeinträchtigung vorliegt und dennoch der Wunsch für eine Operation vorhanden ist, in jedem Fall eher die Silikonimplantation als die Korrektur der Thoraxwand.

3.1.8.2
Kielbrust

Definition

Deformität des Thorax mit kielförmigem Vorspringen des Sternums.

- *Synonyme:* Hühnerbrust, Pectus carinatum
- *Englisch:* Pigeon-chest

Ätiologie, Pathogenese

Auch die Kielbrust kommt wie die Trichterbrust aufgrund einer Veranlagung vor, ohne daß es sich um eine eigentliche Erbkrankheit handelt. Eine weitere Ursache kann die Rachitis sein, die allerdings heute sehr selten ist.

Sekundäre Formen kommen vor bei:

- Skoliosen mit starkem Rippenbuckel,
- Mukopolysaccharidosen (M. Morquio etc.),
- Kollagenstörungen wie Marfan-Syndrom,
- Emphysemthorax.

Vorkommen

Die Kielbrust ist seltener als die Trichterbrust. Genaue epidemiologische Daten sind nicht erhältlich.

Klinik

Bei der Kielbrust besteht eine symmetrische oder asymmetrische Vorwölbung des Sternums (Abb. 3.92), sei es im proximalen oder im distalen Bereich. Der Ansatz der Rippen ist häufig asymmetrisch, so daß das ganze Sternum etwas gekippt ist. Gelegentlich liegt gleichzeitig auch eine Eindellung des Thorax vor, meist im distalen Bereich. Diese Einwölbung akzentuiert dann das Aussehen der Hühnerbrust.

Die Kielbrust ist *nie* mit einer *funktionellen Einschränkung* verbunden. Herz und Lungen können sich immer genügend entfalten, so daß es sich stets um ein rein *kosmetisches Problem* handelt. Genau wie die Trichterbrust ist allerdings auch die Kielbrust häufig mit einem M. Scheuermann assoziiert. Die Ursache hierfür besteht wahrscheinlich wiederum darin, daß der Patient seine Deformität durch Nach-vorne-Ziehen der Schulter und Kyphosierung der Wirbelsäule unbewußt verstecken will. Diese Tatsache unterstreicht, daß für die Entstehung des M. Scheuermann die Haltung tatsächlich eine wesentliche Rolle spielt. Ob evtl. die mechanische Deformierung des Thorax ebenfalls ursächlich für die Entstehung des M. Scheuermann verantwortlich ist, muß bezweifelt werden. Zwar wissen wir von Wirbelfrakturen, daß die gleichseitige Sternumfraktur zu einer erheblichen Instabilität und Verstärkung der Kyphose führt, bei der Kielbrust besteht aber keine Instabilität, so daß dieser Faktor allenfalls eine untergeordnete Rolle spielt.

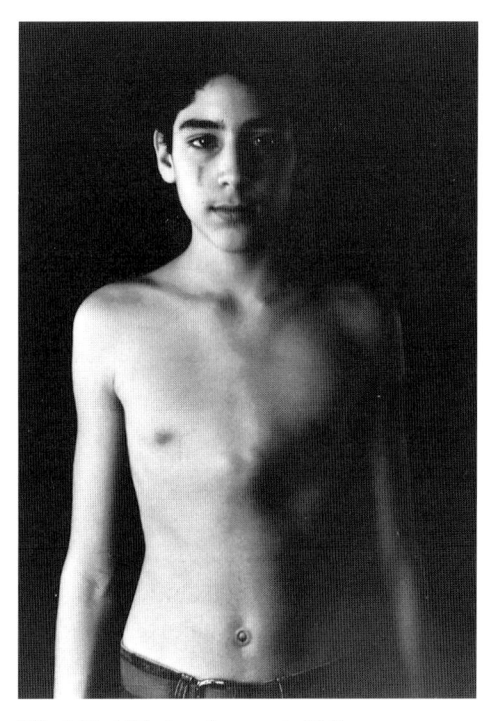

Abb. 3.92. 14jähriger Junge mit Kielbrust

> ⚠ Versuchen Sie den Ausdruck „Hühnerbrust" Patienten und Eltern gegenüber zu vermeiden. Dieser Begriff ist, wie fast alle Ausdrücke aus der Tierwelt, die auf den Menschen bezogen werden, sehr negativ besetzt. Wesentlich besser eignet sich das Wort „Kielbrust".

Befunde bildgebender Verfahren, Röntgenbefunde

Das Ausmaß der Kielbrust kann auch mittels einer Moiré-Topographie oder einer Vermessung mit dem ISIS-Gerät objektiviert werden, allerdings weniger gut als die Trichterbrust, da sich die vordere Thoraxebene als Meßbasis nicht eignet.

Therapie

Es bestehen folgende *Therapiemöglichkeiten*:

- konservative Therapie mit Orthese,
- operative Korrektur der Thoraxwand.

Die *konservative Therapie* mit Orthese ist bei der Kielbrust wesentlich vielversprechender als bei der Trichterbrust. Bei der Kielbrust kann ein ventraler Druck ausgeübt werden, so daß eine echte Redression stattfinden kann. In der Literatur [4] wird über gute Ergebnisse berichtet, die wir nach unseren eigenen Erfahrungen bestätigen können. Nicht immer wird allerdings die Orthese akzeptiert. Die Orthesenbehandlung sollte v. a. beim jüngeren Kind durchgeführt werden, da sie in der Adoleszenz kaum mehr eine Wirkung hat. Ich versuche Eltern von Kindern mit ausgeprägter Kielbrust von der Orthesenbehandlung zu überzeugen, da meiner Ansicht nach eine operative Behandlung kaum je in Frage kommt. Die Silikonimplantation ist bei der Hühnerbrust nicht möglich, da ja etwas „zu viel" da ist und nicht „zu wenig". Eine Korrektur der Thoraxwand scheint mir bei dieser Indikation nicht gerechtfertigt; in diesem Fall sind die perioperativen Risiken zu groß, handelt es sich doch um ein rein kosmetisches Problem, das mit einer solchen Operation nur ungenügend gelöst wird (häßliche Narbe).

3.1.8.3 Atypische Thoraxdeformitäten

Neben der häufigen Trichterbrust und der deutlich selteneren Kielbrust gibt es noch eine Reihe anderer Thoraxdeformitäten (die Zahlen stammen aus einem großen Kollektiv von 1 410 Brustwandkorrekturen [9]):

- gespaltenes Sternum (0,5 %),
- sternale Synostose (2,3 %),
- Zustand nach Rekonstruktion einer Zwerchfellhernie (0,5 %),
- extrem flacher Thorax (17 %).

Das gespaltene Sternum und die frühzeitige sternale Synostose sind stets behandlungsbedürftig. Die Behandlung sollte dem Spezialisten überlassen werden, da diese Deformitäten außerordentlich selten sind. Der *flache Thorax* ist ein sehr spezielles Problem. Der Thorax sollte immer im Zusammenhang mit der Wirbelsäule berücksichtigt werden. Wir sehen den flachen Thorax vorwiegend in Verbindung mit der *idiopathischen Adoleszentenskoliose*, aber auch in Verbindung mit dem *lumbalen M. Scheuermann* (Abb. 3.93). Falls eine Behandlung indiziert ist, sollte diese die Wirbelsäulendeformität betreffen. Die Korrektur der Thoraxdeformität alleine ist kaum je indiziert. Bei der Korrektur der Wirbelsäulendeformität geht es v. a. um die Wiederherstellung der thorakalen Kyphose. Dies ist nur mit einem relativ aufwendigen Eingriff, mit kombiniertem ventralem und dorsalem Zugang möglich.

Literatur

1. Albrecht A, Horst M (1985) Spätergebnisse der operativen Trichterbrustkorrektur. Beurteilung mit subjektiven und objektiven Kriterien einschließlich der Moire-Topographie. Z Orthop 123: 365–73
2. Brinker MR, Palutsis RS, Sarwark JF (1995) The orthopaedic manifestations of prune-belly (Eagle-Barrett) syndrome. J Bone Joint Surg (Am) 77: 251–7
3. Görtzen M, Baltzer A, Schultz KP (1994) Spätergebnisse nach Trichterbrustoperation. Z Orthop 132: 322–6
4. Haje SA, Bowen JR (1992) Preliminary results of orthoptic treatment of pectus deformities in children and adolescents. J Pediatr Orthop 12: 795–800
5. Horst M, Albrecht D, Drerup B (1985) Objektive Formerfassung der vorderen Brustwand mit der Moire-Topografie. Methodik und Entwicklung dimensionsloser Indizes zur Beurteilung der Trichterbrust. Z Orthop 123: 357–64
6. Hummer HP (1981) Mechanische Wirkungen der Trichterbrust. Munch Med Wochenschr 123: 1739–42
7. Hummer HP, Willital GH (1983) Klassifizierung und Subklassifizierung der Trichter- und Kielbrust. Z Orthop 121: 216–20
8. Hummer HP, Willital GH (1984) Morphologic findings of chest deformities in children corresponding to the Willital-Hummer classification. J Pediatr Surg 19: 562–6
9. Hummer HP, Rupprecht H (1985) Atypische Thoraxdeformitäten: Beurteilung und operative Konsequenzen. Z Orthop 123: 913–7
10. Hummer HP, Rupprecht H (1985) Die Asymmetrie der Trichterbrust: Beurteilung, Haufigkeit, Konsequenzen. Z Orthop 123: 218–22
11. Iseman MD, Buschman DL, Ackerson LM (1991) Pectus excavatum and scoliosis. Thoracic anomalies associated with pulmonary disease caused by Mycobacterium avium complex. Am Rev Respir Dis 144: 914–6

12. Ishikawa S, Uchinuma E, Itoh M, Shioya N (1988) A simple sternal turnover procedure using a vascular pedicle for a funnel chest. Ann Plast Surg 20: 485-91
13. Lemperle G, Exner K (1983) Die Behandlung der Trichterbrust mit RTV-Silikon-Implantaten. Handchir Mikrochir Plast Chir 15: 154-7
14. Rose EH, Lavey EB (1983) Correction of bilateral breast hypoplasia and pectus excavatum with single-unit customized silicone implant. Plast Reconstr Surg 72: 234-6
15. Shamberger RC, Welch KJ (1988) Surgical repair of pectus excavatum. J Pediatr Surg 23: 615-22
16. Takagi K, Yamaga M (1986) A new, modified operation for funnel chest using the Zimmer osteosynthetic plate. Arch Orthop Trauma Surg 105: 154-7
17. Waters P, Welch K, Micheli LJ, Shamberger R, Hall JE (1989) Scoliosis in children with pectus excavatum and pectus carinatum. J Pediatr Orthop 9: 551-6
18. Willital GH (1981) Operationsindikation-Operationstechnik bei Brustkorbdeformierungen. Z Kinderchir 33: 244-52

3.1.9
Neuromuskuläre Wirbelsäulendeformitäten

F. HEFTI UND R. BRUNNER

Definition

Skoliosen und Kyphosen bei neurologischen Leiden (v. a. Zerebralparese, Myelomeningozelen, Poliomyelitis) oder primären Muskelerkrankungen (Muskeldystrophien).

3.1.9.1
Mehrheitlich spastische Lähmungen

Definition

Verformungen der Wirbelsäule bei meist zerebral bedingten mit erhöhtem Muskeltonus einher gehenden neurogenen Störungen (v. a. bei Zerebralparese, aber auch bei spinozerebellären Degenerationen). Die Krankheitsbilder werden in Kap. 4.7.1 und 4.7.2 ausführlich besprochen.

Vorkommen

Die Angaben in der Literatur über die Häufigkeit sind sehr unterschiedlich. Eindeutig ist jedoch, daß die Prävalenz wie auch die Schwere der Skoliose weitgehend proportional zum Schweregrad der neurologischen Störung sind. Eine Studie bei 272 in Heimen untergebrachten Patienten mit zerebralen Bewegungsstörungen zeigte eine Inzidenz von 64 % Skoliosen über 10°, wobei es v. a. die Patienten mit schweren Tetraparesen waren, welche die ausgeprägtesten Verkrümmungen aufwiesen [15].

Klinik

Patienten mit schweren spastischen Tetraparesen fehlt die Rumpfkontrolle, so daß sie sich schlecht oder gar nicht aufrecht halten können. Während die Extremitäten oft eine starke Spastizität aufweisen, kann der Rumpf hypoton sein. Die Patienten kippen in aufrechter Stellung zur Seite oder in eine Kyphose. Auf diese Art entstehen oft langgezogene C-förmige Deformitäten. Entwickeln die Patienten eine Hüftflexionskontraktur, so wird durch das Aufliegen der Beine im Liegen bzw. das Geradestellen der Beine im Stehen das Becken nach ventral gekippt und die LWS in eine Lordose gedrückt, die ebenfalls groteske Ausmaße annehmen kann. Patienten mit noch einigermaßen erhaltener Kontrolle über Kopf und Rumpf versuchen, den Kopf bestmöglichst aufrecht zu halten. Dadurch kann sich im proximalen Anteil der Wirbelsäule eine kompensatorische Gegenkrümmung (eine ausgleichende Verbiegung zur Gegenseite bei einer Skoliose oder eine Halslordose bei einer kyphotischen Deformität) entwickeln. Entsprechend der Haltung des Patienten und der von außen einwirkenden Kräfte ist grundsätzlich jegliche Kombination all dieser Deformitäten möglich.

Während bei *jüngeren Kindern* die Deformität in aufrechter Stellung ohne äußere Führung klinisch wie radiologisch ein schweres Ausmaß aufweisen kann, ist die Beweglichkeit der Wirbelsäule meist noch weitgehend erhalten. Im *2. Lebensjahrzehnt* werden solche Wirbelsäulendeformitäten zunehmend strukturell fixiert und können chronische schwere Schmerzzustände bewirken. *Schmerzen* werden vorwiegend durch das Aufliegen der Rippen am Beckenkamm ausgelöst. Mit der Berührung des Thorax am Os ilium hört die Progredienz der Skoliose zwar auf, die Schmerzen werden aber immer stärker. Sie sind mit der Zeit auch im Liegen vorhanden, da die spastische Muskulatur ein Reiben der Rippen am Beckenkamm verursacht. Kinder mit sehr schweren spastischen Zerebralparesen können sich über die Schmerzen nicht verbal äußern, was aber nicht bedeutet, daß sie keine haben. Personen, die solche Patienten betreuen, bemerken schnell, wenn die Kinder Schmerzen haben.

Röntgenbefunde

Im Vergleich zu einer idiopathischen Skoliose weist die neurogene Skoliose bei der Zerebralparese folgende Charakteristika auf:

- Die Skoliose ist großbogig und C-förmig: Bei Patienten mit schwer eingeschränkter Gleichgewichtsfunktion und Körperkontrolle *fehlen* die für idiopathische Skoliosen charakteristischen *Gegenkrümmungen* (Abb. 3.93). Dies korreliert direkt mit dem mentalen und neurologischen Zustand. Am ausgeprägtesten ist das Fehlen der Ausgleichskrümmungen bei Patienten, die weder selbständig sitzen noch stehen können, während gehfähige Patienten mit Zerebralparesen immer eine mehr oder weniger ausgeprägte Gegenkrümmung auf beiden Seiten der Hauptkrümmung aufweisen, nur daß sie häufig nicht so gut im Lot sind wie Patienten mit idiopathischen Skoliosen.
- Sehr charakteristisch für neuromuskuläre Skoliosen ist der *Beckenschiefstand* (engl. „pelvic obliquity"). Bei schweren Zerebralparesen ist dieser besonders ausgeprägt. Beckenschiefstand und Hüftluxation können sich gegenseitig beeinflussen, wobei die Hüfte auf der höher stehenden Seite des Beckens besonders gefährdet ist, da sie in Adduktion steht.
- Der *Apex* der Skoliose ist bei Zerebralparesen meist *thorakolumbal*, manchmal tiefthorakal oder lumbal, aber kaum je auf Höhe von Th 6–Th 9, wie für idiopathische Skoliosen üblich.
- Die *Rotation* der Wirbelkörper am Apex ist bei neurogenen Skoliosen mit kleinem bis mittlerem Cobb-Winkel *geringer*, bei Cobb-Winkeln über 50° *größer* als bei idiopathischen Skoliosen [9]. Während bei idiopathischen Skoliosen das Verhältnis der Rotation zum Cobb-Winkel linear ist, ist dies bei neurogenen Skoliosen nicht der Fall, da sie bei kleinem Cobb-Winkel nur schwach und bei großem Cobb-Winkel überdurchschnittlich rotiert sind (Abb. 3.94).
- Neurogene Skoliosen sind im Gegensatz zu idiopathischen Skoliosen häufig mit einer *Kyphose assoziiert*. Die Kyphosen sind meist thorakal, während lumbal oft eine recht massive Hyper-

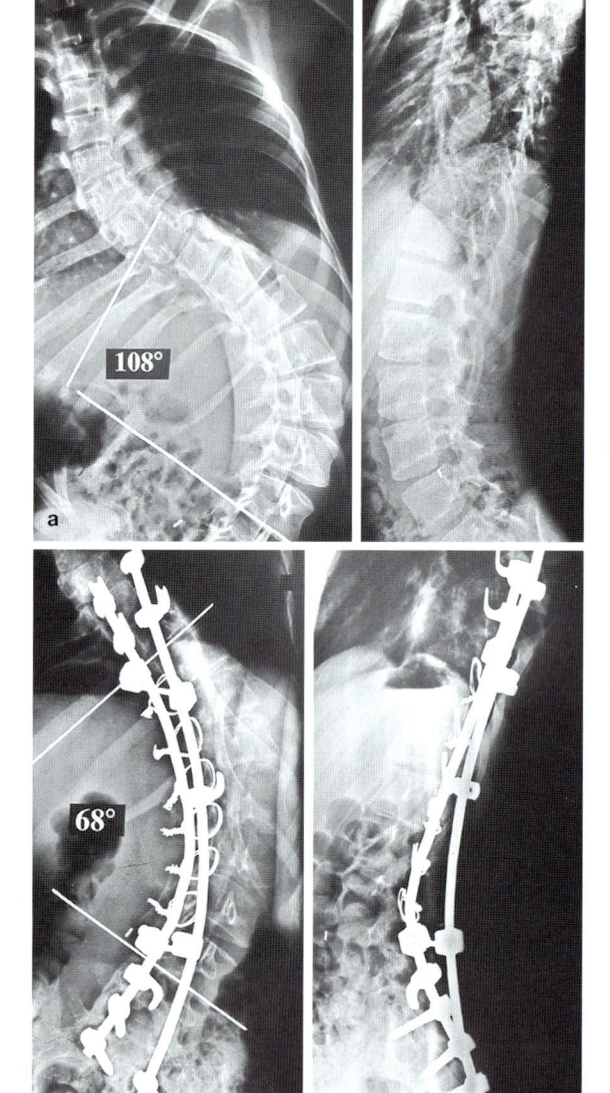

Abb. 3.93 a, b. 19jähriger Patient mit schwerer Zerebralparese und großbogiger thorakolumbaler Skoliose mit wenig Gegenkrümmungen. **a** Prä 3.98 operative Bilder a.-p. und seitlich. **b** 1 Jahr postoperativ nach Aufrichtung und Stabilisation mit dem Spinefix-Instrumentarium und segmentaler Verdrahtung

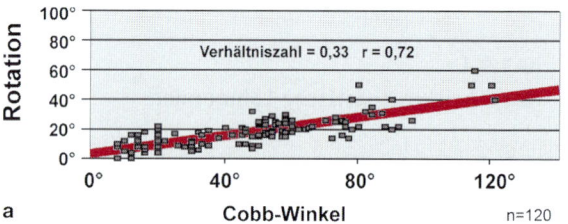

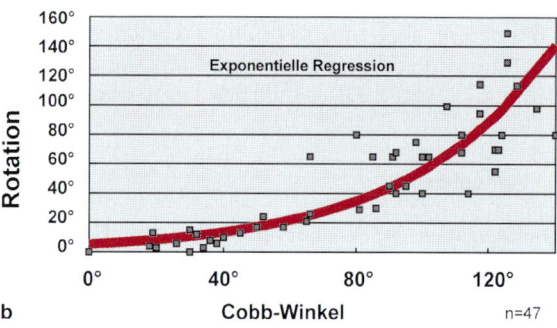

Abb. 3.94 a, b. Relation des Cobb-Winkels zur Rotation des apikalen Wirbelkörpers bei (**a**) idiopathischen Adoleszenten- und (**b**) neurogenen Skoliosen. Während sich das Verhältnis bei idiopathischen Adoleszentenskoliosen linear verhält, nimmt die Rotation bei neurogenen Skoliosen bei massiven Krümmungen immer stärker zu

lordose vorhanden ist. Bei einzelnen Patienten ist die Kyphose das dominierende Element und überwiegt in ihrer Schwere die seitliche Verkrümmung. In seltenen Fällen besteht auch eine lumbale Kyphose, was für die operative Behandlung besondere Schwierigkeiten bedeutet.

Therapie

Behandlungsziele

Meist sind die Patienten derart schwer behindert, daß sie an einen *Rollstuhl* gefesselt sind. Der Rollstuhlsitz muß den Problemen der Sitzposition und Wirbelsäulendeformität Rechnung tragen und entsprechend adaptiert werden.

Die Behandlung der Wirbelsäulendeformität hat bei diesen Patienten folgende *Ziele*:

- Die Wirbelsäule und damit den Rumpf so zu *stabilisieren*, daß eine aufrechte Position eingenommen werden kann. Durch die Stabilisation des Rumpfes wird dem Patienten meist auch die Kopfkontrolle erleichtert oder überhaupt erst ermöglicht. Der instabile Rumpf kippt in aufrechter Position tonusbedingt auf eine Seite. Die Schwerkraft zieht den Rumpf weiter in die Deformität, die sich v. a. während des Wachstums zunehmend fixiert.
- Die *Form* zu *korrigieren*.
- Die *Zunahme* der Deformität zu *verhindern*.

Konservative Behandlung

Die *Korsettbehandlung* ist möglich, solange sich die Wirbelsäule noch so weit aufrichten läßt, daß der axiale Druck in aufrechter Stellung über die Wirbelsäule abgeleitet werden kann. Am besten läßt sich dieses Ziel erreichen, wenn der *Gipsabdruck* in *Überkorrektur* angefertigt wird, denn der Patient wird im Korsett in seine Fehlform zurückfedern. Die Indikation der Korsettbehandlung liegt etwa bei einem Cobb-Winkel zwischen 30° und 70°. Eine genaue Grenze läßt sich nicht ziehen, da unabhängig vom Ausmaß der Skoliose noch andere Faktoren von Bedeutung sind, wie Körperfülle, Verträglichkeit des Korsetts und des Materials, Atembehinderungen, Erkrankungen der Luftwege sowie Akzeptanz durch Eltern und Betreuer. Das Korsett darf wegen der zur Atmung notwendigen Thoraxbewegungen nicht zu eng anliegen. Ist ein Korsett indiziert, so muß es jedesmal getragen werden, wenn der Patient in aufrechter Position ist, denn es ersetzt die Haltefunktion der Rumpfmuskulatur und muß die deformierende Schwerkraft auffangen.

Zur Verbesserung der *Kopfkontrolle* im Sitzen oder im Stehen kann der Oberkörper im Rollstuhl *nach hinten geneigt* werden. Dadurch kommt der Patient in eine liegestuhlähnliche Position. Der Kopf liegt auf einer *Nackenstütze* auf und kann besser kontrolliert werden. Andererseits aber wird der Blick nach oben gerichtet, und eine Kontaktaufnahme mit der Umgebung wird dadurch erschwert. Durch die Stabilisation des Rumpfes läßt sich die Kopfkontrolle ebenfalls erleichtern, und eine aufrechte Position wird möglich. Weitere Möglichkeiten zur Verbesserung der Kopfkontrolle sind das Tragen eines *Halskragens* oder einer *Glisson-Schlinge*. Bei extremen Fehlhaltungen werden diese Hilfsmittel akzeptiert, in den meisten Fällen aber stehen ihnen Eltern und Betreuern eher ablehnend gegenüber.

Bei *schweren Deformitäten* wird in aufrechter Position des Rumpfes (sitzend oder stehend) durch die Verformung der Wirbelsäule an den Scheitelpunkten Haltekraft auf das Korsett übertragen, was regelmäßig zu Druckstellen führt. Wird das Korsett an diesen Stellen ausgeweitet, so sinkt der Patient weiter ein, mit dem Erfolg neuer Druckstellen oder der Übernahme des Drucks durch das Skelett, indem die Wirbelsäule komplett zusammengesunken ist und der Thorax auf dem Becken aufsteht.

In dieser Situation sind die *Grenzen* der *konservativen Therapiemöglichkeiten* erreicht. Die Sitzfähigkeit geht verloren, und durch die zunehmende Asymmetrie können die Patienten nur noch auf einer Seite liegen, was auch ihre Pflege wesentlich erschwert.

Operative Behandlung

Für die Indikation, die Ausdehnung der Versteifung und das operative Verfahren müssen wir bei Patienten mit zerebraler Bewegungsstörung *2 Situationen* grundsätzlich voneinander unterscheiden:

- den gehfähigen Patienten,
- den gehunfähigen Patienten.

Da die geistigen Fähigkeiten mit den motorischen bei diesen Patienten einigermaßen parallel gehen, sind die Ansprüche an die Beweglichkeit der Wirbelsäule, je nachdem ob eine Gehfähigkeit vorhanden ist oder nicht, sehr unterschiedlich. Ein gehfähiger Patient benötigt zum Gehen eine Rotationsfähigkeit des Rumpfes. Bei neurologischen Krankheiten wird wegen spastischer Steifhaltung der Beine die Wirbelsäule kompensatorisch oft verstärkt bewegt. Zudem muß sich der Patient auch bücken und drehen können. Entsprechend sind auch die *Behandlungsziele* sehr unterschiedlich.

Beim *gehfähigen Patienten* geht es um folgende *Ziele:*

- *Korrektur* der Verkrümmung (zur Verbesserung der Balance),
- Verhinderung der *Progredienz,*
- Verhinderung der *Dekompensation.*

Die Ziele sind hier also ähnlich wie bei der Behandlung der idiopathischen Skoliose, einzig die kosmetischen Aspekte stehen weniger im Vordergrund. Die Indikation zur operativen Behandlung wird ab einem Cobb-Winkel von ca. 50° bei noch entsprechender Wachstumspotenz gestellt, da das Korsett die Progredienz ab diesem Schweregrad nicht mehr aufhalten kann. Für die Indikation ist auch die Dekompensation ein wichtiger Faktor.

> **!** Die Beurteilung der richtigen Höhe der Instrumentierung bei einem gehfähigen Patienten mit neurogener Skoliose und die Wahl des richtigen Operationsverfahrens gehören zu den schwierigsten Aufgaben in der Skoliosechirurgie.

Sehr entscheidend ist die Bewertung der motorischen Fähigkeiten und der spontanen Kompensationsmöglichkeiten des Patienten. Beurteilt man die Situation nach den gleichen Kriterien wie bei einer idiopathischen Skoliose, so riskiert man eine Fehleinschätzung, die eine schwere Dekompensation zur Folge haben kann, da die spontane Korrekturtendenz fehlt oder unvollständig ist. Ein wichtiges Prinzip ist, daß der unterste instrumentierte Wirbelkörper nach der Operation zentriert und möglichst horizontal sein muß. Eine Instrumentierung bis zum Sakrum ist aber aus den oben erwähnten Gründen unbedingt zu vermeiden [31]. Häufig muß die Skoliose sowohl von ventral als auch von dorsal angegangen werden.

Grundsätzlich anders ist die Situation bei *nicht gehfähigen* Patienten mit zerebraler Bewegungsstörung. Hier werden andere *Operationsziele* angestrebt:

- Erhaltung der *Sitzfähigkeit,*
- Verbesserung der *Dekompensation,*
- Verbesserung der *Pflegefähigkeit,*
- Vermeidung der *Schmerzen,*
- *Stabilisation* der Wirbelsäule,
- *Korsettfreiheit.*

Bei diesen Patienten sollte durch eine langstreckige Aufrichtung und Instrumentierung mit Einschluß des Sakrums eine gute Korrektur und eine genügende Sitzbalance erreicht werden können. Bei sehr schweren Krümmungen muß die Skoliose von ventral und von dorsal angegangen werden, bei weniger schweren Skoliosen reicht die dorsale Aufrichtung. Beim zweizeitigen Vorgehen werden in einer 1. Operation die Bandscheiben ventral ausgeräumt, in der 2. Operation wird die Instrumentierung von dorsal durchgeführt. In einer kontrollierten Studie haben wir festgestellt, daß mit der Kombination eines Instrumentariums vom Typ Cotrel-Dubousset mit segmentaler Verdrahtung eine bessere Korrektur erreicht werden kann, als mit Anwendung des Cotrel-Prinzips (mit Drehen des Stabes) und einer entsprechenden Zahl von Haken oder Schrauben [10]. Wir konnten so eine Korrektur von 47 % erreichen. Bei den meisten Fällen konnte nach 1 Jahr korsettfrei eine gute Sitzbalance gewährleistet werden. Zur Zeit überblicken wir 58 Patienten, die wir mit dieser Methode operiert haben. Besondere Beachtung verdient die Fixation des distalen Stabendes am Sakrum. Solange die LWS lordotisch ist (was meistens der Fall ist), verursacht die Fixation keine besonderen Probleme: Die Stäbe können mit 2 Haken oder Schrauben im Sakrum verankert werden. Bei einer lumbosakralen Kyphose hingegen ist die Fixation viel schwieriger. Hier reichen einfache sakrale Schrauben auch nicht aus. Die Verankerung muß durch Schrauben, die durch das Ilium in Richtung des Azetabulums eingebracht werden, erfolgen. Glücklicherweise sind solche kyphotischen Deformitäten selten.

Die Vorbehandlung von schweren Skoliosen mit einem Halo (= ein am Kopf befestigter Ring) führen wir nicht durch. Die Halo-Extension während mehrerer Wochen ist für die Patienten nicht sehr angenehm. Sehr rigide Skoliosen können wirksamer korrigiert werden, wenn vor der dorsalen Aufrichtung die Bandscheiben vorne ausgeräumt werden („anterior release").

Ein besonderes Problem stellen die schweren Skoliosen bei kleinen Kindern unter 10 Jahren dar. Besteht schon frühzeitig eine massive Progredienz, so muß die Operation vor der Adoleszenz durchgeführt werden. Allerdings sollte man in diesem jungen Alter die Spondylodese vermeiden. In dieser Altersklasse setzen wir einen Distraktionsstab ein, den wir nur kranial und kaudal mit je einem Haken fixieren und durch die Muskulatur hindurchstoßen. Die übrige Wirbelsäule wird nicht freipräpariert. Dieser Stab hat eine rein extendierende und stabilisierende Wirkung. Nach ca. 1 Jahr muß reoperiert und die Distraktion verstärkt werden. Der Stab wird anfangs stets zu lang gewählt, damit eine weitere Distraktion möglich ist. Allenfalls muß der Stab ausgewechselt werden. Dieses Prozedere kann allerdings nicht länger als 3 Jahre durchgeführt werden, da die Wirbelsäule wegen der Immobilisation durch den Stab auch ohne Spondylodese steif wird. Deshalb müssen spätestens nach 3 Jahren die definitive Korrektur und die Spondylodese folgen, da sich sonst die Wirbelsäule spontan in einer ungünstigeren Stellung versteift.

Die Behandlung von *neurogenen Kyphosen* ist ebenfalls eine schwierige Aufgabe. Bei einem Gesamtkyphosewinkel von mehr als 80° ist eine operative Aufrichtung in der Regel indiziert, da ab diesem Winkel die Progredienz der Kyphose mit keiner äußeren Orthese mehr aufgehalten werden kann. Der Patient kann dann auch den Kopf nicht mehr genügend anheben. Massive Kyphosen führen zur Beeinträchtigung der Lungenfunktion und dadurch zur Verminderung der Lebensqualität und der Lebenserwartung. Meist sind die in der Kyphose wirkenden Kräfte sehr groß, so daß eine alleinige dorsale Zuggurtung nicht ausreicht, um sie aufzuhalten. Notwendig ist deshalb stets ein kombiniertes Vorgehen mit primär ventraler Ausräumung der Bandscheiben und Aufrichtung mit homologen Spänen in den Bandscheibenzwischenräumen; in einem zweiten Schritt folgen dann dorsale keilförmige Osteotomien auf mehreren Höhen und die Zuggurtung mit einem System, das aus transpedikulären Schrauben und einem Kompressionsstab besteht. Wir verwenden hierfür das sog. Zielke-Instrumentarium: Die Schrauben und Stäbe sind etwas kleiner als üblich und eignen sich deshalb besser, weil man ja meist sehr weit hinauf thorakal instrumentieren muß (Abb. 3.95). Wichtig ist, daß die Kyphose langstreckig aufgerichtet wird. Insbesondere kranial muß man bis möglichst nahe an den Beginn der zervikalen Lordose hinauf instrumentieren, unabhängig davon, wo der Apex der Kyphose ist. Instrumentiert man nur die Kyphose im tiefthorakalen Bereich, so entwickelt sich kranial davon eine neue Kyphose wegen der einwirkenden kyphosierenden Kräfte.

Risiken und Komplikationen der operativen Behandlung
Das größte Risiko ist die perioperative Anästhesiekomplikation. Wichtig ist ein gutes Anästhesieteam, das genügend Erfahrung bei der Durchführung von Narkosen bei diesen schwerstbehinderten Kindern und Jugendlichen mitbringt. Insbesondere bei den gehunfähigen Patienten ist das Herz schlecht trainiert und hat eine verminderte Adaptationsfähigkeit für die perioperativen Belastungen. So kann es bei großem Blutverlust zu intraoperativem Herzstillstand kommen. Wir mußten einen solchen Todesfall beklagen. Postoperativ besteht ein gewisses Risiko für Pneumonien. Hier hilft die Seitenlage, da die Patienten in Rückenlage ihren Speichel aspirieren. Besonders gefährdet sind auch Patienten mit schweren Epilepsien. Ein weiteres Problem besteht darin, daß Patienten mit schwerer Zerebralparese meistens sehr mager sind und wenig Muskulatur und subkutanes Fettgewebe über dem Sakrum haben, so daß die Stabenden hier dicht unter die Haut zu liegen kommen. Dadurch sind sie dekubitusgefährdet. Insgesamt sind aber die Komplikationsraten bei einem eingespielten Team recht niedrig. Aus erfahrenen Zentren wird ebenso von akzeptablen Komplikationsraten berich-

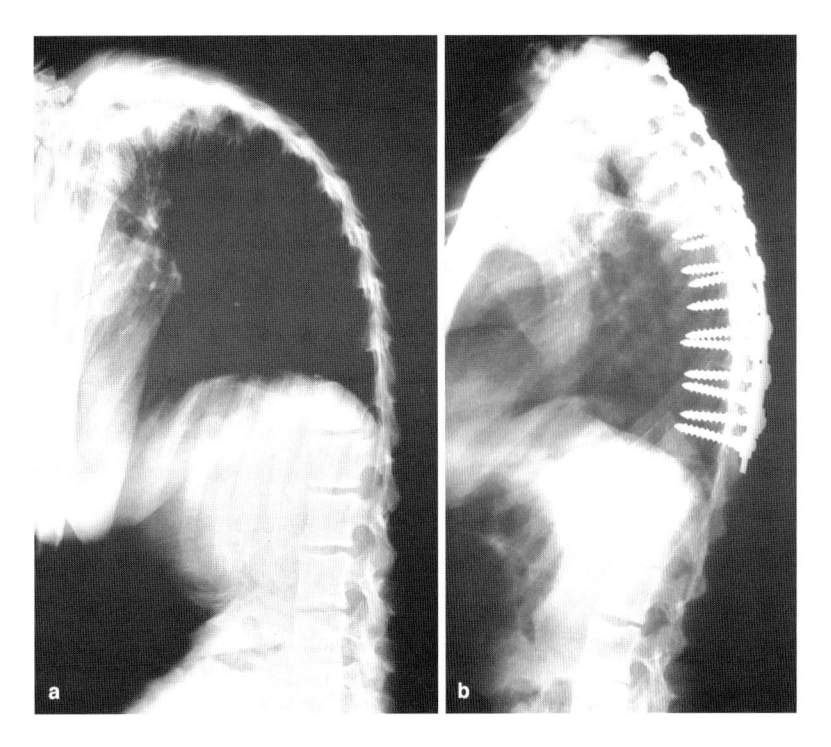

Abb. 3.95 a, b. 15jähriges Mädchen mit schwerer *Zerebralparese* und massiver *Kyphose*. **a** Seitliches Röntgenbild; **b** 1 Jahr nach ventraler und dorsaler Aufrichtung und Stabilisation

tet [8, 11, 16, 24, 30]. Als besondere Komplikation werden heterotope Verkalkungen im Bereich der Hüfte nach Skolioseoperationen angegeben [12].

3.1.9.2
Mehrheitlich schlaffe Lähmungen

Definition

Spinale Läsionen, die zu einer vorwiegend schlaffen Lähmung führen und eine neurogene Skoliose bewirken (v. a. Poliomyelitis, traumatische Querschnittslähmung, spinale Muskelatrophien).

Vorkommen

Früher war die Poliomyelitis eine sehr häufige Krankheit, und die Ära der instrumentierten operativen Skoliosebehandlung begann vorwiegend als Therapie der poliomyelitischen Skoliose. Auch an unserer Klinik wurden Ende der 60er Jahre viele Skoliosen wegen Kinderlähmung operiert. Heute sind solche Skoliosen in den Industrieländern praktisch verschwunden, und auch in den Entwicklungsländern sind sie eher selten geworden. Wir betreuen an unserer Klinik ein Entwicklungshilfeprojekt in Afrika, und zwar vorwiegend für Skolioseoperationen. Wir sehen in Afrika mehr idiopathische Skoliosen und Wirbelsäulendeformitäten bei Systemerkrankungen als Polioskoliosen. Posttraumatische Skoliosen bei Querschnittslähmungen treten typischerweise im Wachstumsalter auf. Bei ausgewachsenen Patienten sind sie selten. Besonders problematisch im Wachstumsalter sind Frakturen, die durch Torsionsbewegungen zustande gekommen sind und asymmetrische Wachstumsstörungen verursachen. Durch die asymmetrische Lähmung der Muskulatur entstehen schwere Skoliosen. Die spinale Muskelatrophie ist eine vererbte Krankheit der Vorderhornzellen; der Vererbungsgang ist autosomal-rezessiv. Wir unterscheiden eine schwerere Form nach Werdnig-Hoffmann und eine mildere Form nach Kugelberg-Welander (s. Kap. 4.7.3).

Klinik

Bei den schlaffen Lähmungen können wir 2 Kurventypen unterscheiden:

- Die Skoliose aufgrund der asymmetrischen Muskelaktivität.
- Die kollabierende Wirbelsäule aufgrund exzessiver (symmetrischer) Schlaffheit [13]. Die Mehrheit der Skoliosen ist lumbal oder thorakolumbal lokalisiert, rein thorakale Skoliosen sind selten. Auch die Skoliosen bei Poliomyelitis sind tendenzmäßig (wie die bei vorwiegend spastischen Lähmungen) bei kleineren Verkrümmungen unter einem Cobb-Winkel von 40° relativ wenig rotiert, bei stärkeren Krümmungswinkeln jedoch besonders stark verdreht [9].

Therapie

Besteht eine Skoliose bei einer asymmetrischen Lähmung, so sollte ab einem Skoliosewinkel von 20° eine Korsettbehandlung durchgeführt werden. Die Applikation des Korsetts kann die Progredienz der Skoliose wenigstens teilweise aufhalten. Ab einem Skoliosewinkel von 40° muß die Operation in Erwägung gezogen werden. Die Operation besteht in einer dorsalen Spondylodese mit Aufrichtung durch 2 Längsträger und segmentale Drähte. Da Poliopatienten meistens gehfähig sind, sollte die Einbeziehung des Sakrums vermieden werden. Auch hier ist das Festlegen des kranialen und kaudalen Endes der Aufrichtung nicht immer einfach. Wählt man eine ungeschickte Höhe, so wird die Dekompensation gefördert. Ab einem Skoliosewinkel von ca. 70° sollte ein kombiniertes ventrales und dorsales Verfahren gewählt werden, d. h. Ausräumung der Bandscheiben ventral und dorsale Instrumentierung in einer 2. Operation. Dies ist bei der Poliomyelitis meist problemlos möglich. Bei der spinalen Muskelatrophie sind die perioperativen Risiken größer, und die Immobilisation muß unbedingt vermieden werden. Es sollte also operiert werden, bevor die Skoliose so schwer wird, daß man eine ventrale und eine dorsale Fusion durchführen muß. Ist diese nicht zu vermeiden, so sollte man primär ventral eingehen und nicht nur die Bandscheiben ausräumen, sondern mit der ventralen Derotationsspondylodese instrumentieren. Anschließend mobilisieren wir den Patienten und führen die 2. Operation erst nach mehreren Wochen durch, wenn der Patient voll rehabilitiert ist. In der 2. Operation wird dann von dorsal mit 2 Längsträgern und segmentaler Verdrahtung instrumentiert.

Besteht eine *kollabierende Wirbelsäule*, so kann primär ebenfalls eine Korsettbehandlung durchgeführt werden. Dadurch kann die Operation bis in ein Alter aufgeschoben werden, in dem die Wirbelsäule nicht mehr so viel Wachstum vor sich hat. Es sollte möglichst das 10. Lebensjahr angestrebt werden. Das Vorgehen bei der Operation ist ähnlich wie bei der asymmetrischen Lähmung. Bei nicht allzugroßen Skoliosewinkeln genügen die dorsale Aufrichtung und segmentale Verdrahtung. Bei sehr schweren Skoliosen und Kyphosen muß kombiniert von ventral und dorsal vorgegangen werden. Bei der spinalen Muskelatrophie ist eine relativ hohe Komplikationsrate zu erwarten [1, 3, 32].

3.1.9.3
Myelomeningozele

Definition

Hier handelt es sich um eine Kombination einer neurogenen Skoliose aufgrund einer vorwiegend schlaffen Lähmung mit Elementen einer kongenitalen Skoliose, zudem kann durch die anatomische Verlagerung der dorsalen Muskulatur nach ventral eine starke (muskulär bedingte oder geförderte) Kyphose entstehen. Das Krankheitsbild wird in Kap. 4.7.2 ausführlich besprochen.

Vorkommen

Die Prävalenz der Skoliose bei Patienten mit Myelomeningozelen wurde in Schweden mit 69% errechnet [23]. Die Inzidenz ist nicht altersabhängig, sondern sie steht im Zusammenhang mit der Höhe der Lähmung (bei thorakalem Niveau betrug die Inzidenz 94%). Kyphosen sind wesentlich seltener und werden nur bei wenigen Patienten beobachtet. Schwere Lordosen sind noch seltener und können v. a. iatrogen bei Verwendung eines thekoperitonealen Shunts auftreten [19].

Klinik

Die Entwicklung einer Wirbelsäulendeformität bei der Myelomeningozele wird durch *3 Elemente* beeinflußt:
- durch asymmetrische *Lähmung* der Muskulatur,
- durch einen *veränderten anatomischen Verlauf* der Muskulatur,
- durch *Mißbildungen* und Segmentationsstörungen der Wirbelsäule.

Für die durch die *schlaffe Lähmung* bedingte Skoliose gilt das bei der Poliomyelitis Gesagte. Der asymmetrische Muskelzug oder die Instabilität können eine typische Lähmungsskoliose verursachen. Entscheidend für das Ausmaß der Skoliose ist v. a. das Lähmungsniveau. Patienten mit tieflumbalen Myelomeningozelen entwickeln selten eine schwere Skoliose, hingegen ist dies bei Patienten mit thorakalem Lähmungsniveau die Regel. Es ist zu beachten, daß sich das Lähmungsniveau verändern kann, insbesondere wenn ein „tethered-cord-syndrome" vorliegt. Dies kann zu einer Verschlimmerung der Parese führen. Dieses Problem muß frühzeitig operativ angegangen werden. Eine Veränderung des Lähmungsniveaus kann auch bei schlecht funktionierendem Ventil auftreten, und zwar durch erhöhten Druck im Ventrikelsystem. Solche Lähmungen sind dann oft mit einer spastischen Komponente verbunden.

Die *Veränderung der Anatomie der Muskulatur* kommt durch das Nach-vorne-Biegen der hinten offenen Wirbelbögen zustande. Dadurch wird die normalerweise dorsal liegende Muskulatur ventralisiert, und nun wirkt sie zusätzlich zur normalerweise vorhandenen ventralen Muskulatur kyphosierend statt lordosierend. Der Wirbelsäule fehlt also die normale dorsale Zuggurtung. Solche Patienten können schwerste Kyphosen entwickeln. Meist ist die Kyphose bereits bei der Geburt vorhanden, sie ist zudem während des Wachstums weiter progredient. In der Regel läßt sich die Haut über der Kyphose beim Verschluß der Myelomeningozele schlecht schließen. Die narbige Haut liegt direkt auf dem kyphotisch vorstehenden Knochen, so daß die Patienten beim Liegen auf dem Rücken schnell einen Dekubitus entwickeln, der dann zusätzliche Probleme verursacht.

Die *kongenitalen Mißbildungen* und *Segmentationsstörungen* sind bei allen Myelomeningozelen vorhanden. Beim offenen Bogen handelt es sich ja definitionsgemäß bereits um eine Mißbildung. Fast immer sind auch Segmentationsstörungen vorhanden, die häufig symmetrisch und nicht allzu problematisch sind, außer daß das Wachstum in diesem Bereich gestört ist. Manchmal ist die Segmentationsstörung aber auch einseitig, und in diesen Fällen kann sich eine sehr progrediente und äußerst rigide Skoliose entwickeln. Gelegentlich sieht man auch Halb- und Keilwirbel. Die Progredienz von Skoliosen aufgrund von solchen Mißbildungen ist meist nicht allzu groß, dennoch können auch diese zusätzliche Probleme verursachen.

Therapie

Konservative Therapie

Skoliosen aufgrund von schlaffen Lähmungen können – sofern sie nicht allzu ausgeprägt sind – mit Korsetten behandelt werden. Die Korsettbehandlung ist v. a. bei Cobb-Winkeln zwischen 20° und 40° wirksam; die Indikation sollte aber nur gestellt werden, wenn eine eindeutige Progredienz vorhanden ist. Für die Behandlung der Kyphose sowie der durch die kongenitalen Mißbildungen bedingten Skoliose ist eine Korsettbehandlung unwirksam.

Operative Therapie

Auch für die Indikation zur operativen Behandlung müssen die 3 Elemente der Wirbelsäulendeformitäten bei der Myelomeningozele getrennt betrachtet werden.

Für die durch die *schlaffe Lähmung* bedingte Skoliose gelten ähnliche Grundsätze wie bei der Poliomyelitis (s. S. 130). Da aber die von der Myelomeningozele betroffene Wirbelsäule immer sehr starr ist, sollte in jedem Fall ein kombiniertes Vorgehen von ventral und von dorsal vorgesehen werden. Bei der ventralen Ausräumung der Bandscheiben ist zu beachten, daß oft Segmentationsstörungen vorliegen, die evtl. osteotomiert werden müssen. Die dorsale Instrumentierung ist technisch sehr anspruchsvoll. Da die Wirbelbögen fehlen, ist eine segmentale Verdrahtung nicht möglich. Auch Haken können nicht verankert werden. Oft sind auch die Pedikel fehlgebildet, so daß auch die Verankerung von Schrauben sehr schwierig ist. Dennoch kann mit der Verwendung von Schrauben die beste Fixation erreicht werden. Auch hier gilt der Grundsatz, daß bei gehfähigen Patienten die Versteifung des lumbosakralen Übergangs vermieden werden sollte. Die operative Behandlung der durch den veränderten Muskelzug bedingten *Kyphose* ist ebenso als äußerst schwierig einzuschätzen. Eine Korrektur gelingt nur durch Kyphektomie mit keilförmiger Resektion mehrerer Wirbelkörper (Abb. 3.96). Dabei muß das Rückenmark ausgeschält und von der kyphotischen Wirbelsäule abgehoben werden. Auch wenn keine neurologische Restfunktion nachweisbar ist, sollte man das Rückenmark nicht einfach ligieren, da der Duralsack meist noch eine gewisse Drainagefunktion aufweist und die Gefahr besteht, daß es zur Druckerhöhung kommt. Zusammen mit der häufig vorhandenen Arnold-Chiari-Mißbildung können schwere Komplikationen auftreten. Mit der Keilresektion kann die Kyphose aufgerichtet werden [14, 17, 20, 27, 28]. Die Fixation erfolgt am besten mit Schrauben und Platten, da dorsal kaum Platz ist für größere Implantate. Eine Korrektur der Kyphose um 50%–60% ist durchaus möglich. Da allerdings der Muskelzug nicht verändert werden kann, ist ein späterer Korrekturverlust nicht ganz auszuschließen. Für den Hautverschluß kann eine plastische Deckung nötig werden, z. B. durch einen M.-glutaeus-medius-Lappen.

Skoliosen und Kyphosen aufgrund der *kongenitalen Mißbildungen* werden nach den in Abschn. 3.1.6 dargelegten Grundsätzen behandelt. Am dringendsten ist die Operationsindikation bei der einseitigen Spangenbildung, d. h. bei der Segmentationsstörung („unilateral unsegmented bar"), zu stellen. Eine solche Fehlbildung führt zu einer sehr stark progredienten Skoliose mit massiver Rotation, die frühzeitig angegangen werden muß. Für eine Korrektur müssen die unsegmentierten Elemente osteotomiert werden; dabei muß immer von ventral und von dorsal eingegangen werden, wobei in der Regel nur von dorsal instrumentiert werden muß. Halb- und Keilwirbel sind bezüglich der Progredienz weniger maligne. Gelegentlich muß aber die Indikation zu einer Hemivertebrektomie gestellt werden.

Komplikationsmöglichkeiten
Bei der operativen Therapie der Wirbelsäulendeformitäten bei Myelomeningozelen handelt es sich um technisch schwierige Eingriffe. Da die Lungenfunktion meist nicht beeinträchtigt ist, sind die perioperativen anästhesiologischen Risiken nicht allzugroß. Bekannt ist das gehäufte Vorkommen der Latexallergie [5, 6, 21, 22], welche die Verwendung von latexfreien Materialien, besonders Handschuhen, notwendig macht. Zu beachten sind auch stets die Hautkomplikationen wegen der narbig veränderten Haut nach Verschluß der Myelomeningozele und der fehlenden Sensibilität. Besondere Beachtung verdient auch das „tethered-cord-syndrome". Wird eine Distraktionswirkung während der Operation bei vorhandenem „tethered-cord-syndrome" ausgeübt, so kann es zur neurologischen Verschlechterung kommen [18]. Auch andere intraspinale Anomalien wie die Syringomyelie und die Chiari-Malformation sind bei Myelomeningozelen häufig [26]. Die Lungenfunktion wird durch die Skolioseoperation eher gebessert [4].

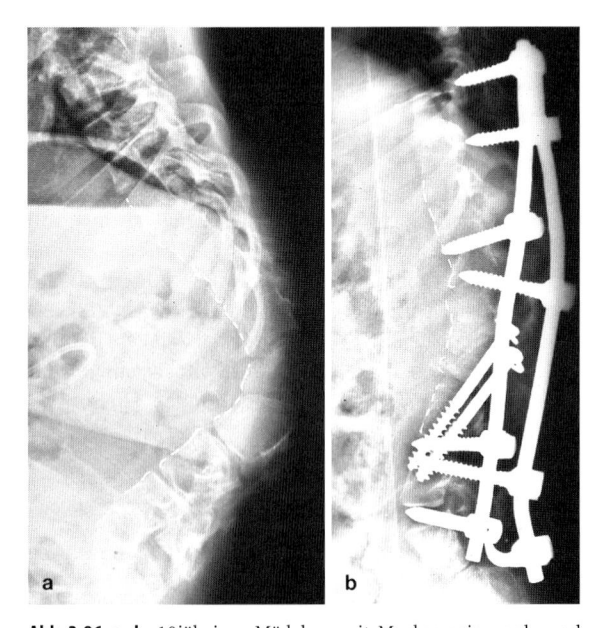

Abb. 3.96 a, b. 10jähriges Mädchen mit Myelomeningozele und massiver lumbaler Kyphose. **a** Seitliches Röntgenbild der LWS; **b** 1 Jahr nach Kyphektomie (keilförmige Wirbelkörperresektion) und Stabilisation mit dem Spinefix-Instrumentarium

3.1.9.4
Muskeldystrophien

Definition

Bei der progressiven Muskeldystrophie handelt es sich um eine Gruppe von vererbten Krankheiten unterschiedlicher Ausprägung mit sekundären Skoliosen aufgrund der Muskelschwäche. Die verschiedenen Arten der Muskeldystrophie werden in Kap. 4.7.5 ausführlich beschrieben.

Vorkommen, Ätiologie

Fast alle Patienten mit den schwereren Formen der Muskeldystrophie (v.a. Duchenne-Typ, s. Kap. 4.7.5) entwickeln eine Skoliose [2, 25].

Klinik

Der Verlauf von Wirbelsäulenproblemen bei diesen Krankheitsbildern ist dadurch gekennzeichnet, daß zunächst eine weitgehend normal kräftige Muskulatur eine reguläre Entwicklung der Wirbelsäule ermöglicht. Allerdings führt die Muskelschwäche schon früh zu einer Hyperlordose der LWS. Mit zunehmendem Alter (meist ca. um das 10. Lebensjahr) *verlieren* die Patienten wegen des Verlustes an Kraft ihre *Geh-* und *Stehfähigkeit.* Dieser Kraftverlust bringt auch eine Instabilität im Rumpf mit sich. Während sich in der Sagittalebene die Wirbelsäule durch den Bandapparat genügend stabil hält, fehlt ein korrigierendes anatomisches Element in der Frontalebene. Weicht die Wirbelsäule im Stehen oder Sitzen leicht nach einer Seite aus, so entwickelt sich unter dem Einfluß der Schwerkraft eine *progrediente Skoliose*. Dabei kann innerhalb von 2 Jahren die Wirbelsäule in eine schwerste Skoliose zusammensinken. Aus diesem Grunde müssen Patienten mit diesem Grundleiden nach dem Verlust der Stehfähigkeit regelmäßig auf Wirbelsäulendeformitäten untersucht werden.

Therapie

Korsettbehandlungen sind wenig sinnvoll, da sie einerseits die Progredienz des Leidens nicht aufhalten können und andererseits eine meist unausweichliche Operation hinausschieben. Schließlich ist man mit der Situation konfrontiert, daß wegen einer schweren Deformität eine komplexe Operation erforderlich ist, während der Allgemeinzustand des Patienten sich weiterhin wesentlich verschlechtert hat.

> **!** Deshalb sind bei diesen Grundleiden Früh-operationen schon bei Kurven von 20°–30° indiziert. Es ist auch wichtig, daß die *gesamte Wirbelsäule* von der oberen BWS bis zum Becken *stabilisiert* wird, da ansonsten an den Endpunkten der Fixation schwere Skoliosen auftreten.

Zudem bleibt der Patient nur mit der operativen Stabilisierung der Wirbelsäule wirklich auf lange Zeit korsettfrei. Verbleiben lumbal bewegliche Segmente, ist ein Stützkorsett weiterhin notwendig, um den Patienten aufrecht zu halten.

In einer Untersuchung wurden 23 an der Wirbelsäule stabilisierte Patienten mit 32 Patienten verglichen, die die Operation ablehnten. Alter und Ausgangskrümmung waren bei beiden Gruppen vergleichbar. Nach 5 Jahren waren von den operierten Patienten noch 75% am Leben, von den nicht-operierten nur noch 15% [7]. Diese Untersuchung zeigt eindrücklich, daß die Frühoperation bei diesen Patienten, die oft das 20. Lebensjahr nicht erreichen, nicht nur die Lebensqualität verbessert, sondern auch lebensverlängernd wirkt. Technisch hat sich die Verwendung von 2 Längsträgern mit der segmentalen Verdrahtung bewährt. Es wurden auch Versuche mit teleskopischen Stäben und Verdrahtung ohne Spondylodese angestellt, wodurch ein weiteres Wachstum der Wirbelsäule möglich ist. Wichtig ist nach der Operation die Frühmobilisation. Patienten mit Muskeldystrophie müssen schon wenige Tage nach der Operation wieder aktiviert werden.

Literatur

1. Aprin H, Bowen R, MacEwen GD, Hall JG (1982) Spine fusion in patients with spinal muscular atrophy. J Bone Joint Surg (Am) 64:179–87
2. Brook PD, Kennedy JD, Stern LM, Sutherland AD, Foster BK (1996) Spinal fusion in Duchenne's muscular atrophy. J Pediatr Orthop 16: 324–31
3. Brown JC, Zeller JL, Swank SM, Furumasu J, Warath SL (1989) Surgical and functional results of spine fusion in spinal muscular atrophy. Spine 14: 763–70
4. Carstens C, Paul K, Niethard FU, Pfeil J (1991) Effect of scoliosis surgery on pulmonary function in patients with myelomeningocele. J Pediatr Orthop 11: 459–64
5. D'Astous J, Drouin MA, Rhine E (1992) Intraoperative anaphylaxis secondary to allergy to latex in children who have spina bifida. Report of two cases. J Bone Joint Surg (Am) 74: 1084–6
6. Emans JB (1992) Allergy to Latex in pateints who have myelodysplasia. Current concepts review. J Bone Joint Surg (Am) 74: 1103–9
7. Galasko CSB, Delaney C, Morris P (1992) Spinal stabilisation in Duchenne muscular dystrophy. J Bone Joint Surg (Br) 74: 210–4

8. Gersoff WK, Renshaw TS (1988) The treatment of scoliosis in cerebral palsy by posterior spinal fusion with Luque-rod segmental instrumentation. J Bone Joint Surg (Am) 70: 41–4
9. Hefti F (1989) Vertebral rotation in different types of scoliosis and the influence of some operative methods of rotation. Proceedings of the Combined Meeting of the Scoliosis Research Society and the European Spinal Deformity Society, Amsterdam, p 26
10. Hefti F, Brunner R (1993) Operative Behandlung von neuromuskulkären Skoliosen – ein Vergleich von 2 verschiedenen Methoden. Mitt Dtsch Ges Orthop Traumatol 23: 159–60
11. Jevsevar DS, Karlin LI (1993) The relationship between preoperative nutritional status and complications after operation for scoliosis in patients who have cerebral palsy. J Bone Joint Surg (Am) 75: 880–5
12. Krum SD, Miller F (1993) Heterotopic ossification after hip and spine surgery in children with cerebral palsy. J Pediatr Orthop 13: 739–43
13. Leong JC, Wilding K, Mok CK, Ma A, Chow SP, Yau AC (1981) Surgical treatment of scoliosis following poliomyelitis. A review of one hundred and ten cases. J Bone Joint Surg (Am) 63: 726–40
14. Lintner SA, Lindseth RE (1994) Kyphotic deformity in patients who have a myelomeningocele. Operative treatment and long-term follow-up. J Bone Joint Surg (Am) 76: 1301–7
15. Madigan RR, Wallace SL (1981) Scoliosis in the institutionalized cerebral palsy population. Spine 6: 583–90
16. Maloney WJ, Rinsky LA, Gamble JG (1990) Simultaneous correction of pelvic obliquity, frontal plane, and sagittal plane deformities in neuromuscular scoliosis using a unit rod with segmental sublaminar wires: A preliminary report. J Pediatr Orthop 10: 742–9
17. Martin J Jr, Kumar SJ, Guille JT, Ger D, Gibbs M (1994) Congenital kyphosis in myelomeningocele: results following operative and nonoperative treatment. J Pediatr Orthop 14: 323–8
18. McEnery G, Borzyskowski M, Cox TC, Neville BG (1992) The spinal cord in neurologically stable spina bifida: a clinical and MRI study. Dev Med Child Neurol 34: 342–7
19. McMaster MJ, Carey RPL (1985) The lumbar theco-peritoneal shunt syndrome and its surgical management. J Bone Joint Surg (Br) 67: 198–203
20. McMaster MJ (1988) The long-term results of kyphectomy and spinal stabilization in children with myelomeningocele. Spine 13: 417–24
21. Meehan PL, Galina MP, Daftari T (1992) Intraoperative anaphylaxis due to allergy to latex. Report of two cases. J Bone Joint Surg (Am) 74: 1087–9
22. Meeropol E, Frost J, Pugh L, Roberts J, Ogden JA (1993) Latex allergy in children with myelodysplasia: A survey of Shriners Hospitals. J Pediatr Orthop 13: 1–4
23. Muller EB, Nordwall A (1992) Prevalence of scoliosis in children with myelomeningocele in western Sweden. Spine 17: 1097–102
24. O'Brien T, Akmakjian, Ogin G, Eilert R (1992) Comparison of one-stage versus two-stage anterior/posterior spinal fusion for neuromuscular scoliosis. J Pediatr Orthop 12: 610–2
25. Oda T, Shimizu N, Yomenobu K, Ono K, Nabeshima T, Kyosh S (1993) Longitudinal study of spinal deformity in Duchenne muscular dystrophy. J Pediatr Orthop 13: 478–88
26. Samuelsson L, Bergstrom K, Thuomas KA, Hemmingsson A, Wallensten R (1987) MR imaging of syringohydromyelia and Chiari malformations in myelomeningocele patients with scoliosis. Am J Neuroradiol 8: 539–46
27. Sharrard WJW (1968) Spinal osteotomy for congenital kyphosis in myelomeningocele. J Bone Joint Surg (Br) 50: 466–71
28. Sharrard WJW, Drennan JC (1972) Osteotomy-excision of the spine for lumbar kyphosis in older children with myelomeningocele. J Bone Joint Surg (Br) 54: 50–60
29. Smith AD, Koreska J, Moseley CF (1989) Progression of scoliosis in Duchenne muscular dystrophy. J Bone Joint Surg (Am) 71: 1066–74
30. Stevens DB, Beard C (1989) Segmental spinal instrumentation for neuromuscular spinal deformity. Clin Orthop 242: 164–8
31. Sussman MD, Little D, Alley RM, McCoig JA (1996) Posterior instrumentation and fusion of the thoracolumbar spine for treatment of neuromuscular scoliosis. J Pediatr Orthop 16: 304–13
32. Williamson JB, Galasko CSB (1992) Spinal cord monitoring during operative correction of neuromuscular scoliosis. J Bone Joint Surg (Br) 74: 870–2

3.1.10
Wirbelsäulendeformitäten bei Systemerkrankungen

Definition

Skoliosen und Kyphosen bei vererblichen Erkrankungen wie Osteochondrodysplasien, generalisierten Bindegewebeerkrankungen, metabolischen Knochenerkrankungen, Chromosomenanomalien und Dysostosen.

3.1.10.1
Neurofibromatose

Definition

Autosomal-dominant vererbliche Krankheit, durch Café-au-lait-Flecken und Neurofibrome an den verschiedensten Körperstellen charakterisiert und häufig mit Skoliosen assoziiert. Dabei unterscheidet man 4 verschiedene Typen von Skoliosen, die alle mit der Grundkrankheit zusammenhängen. Auf den Röntgenbildern findet man auch charakteristische Veränderungen der Wirbelkörper und Rippen. Die Krankheit wird ausführlich in Kap. 4.6.8.6 beschrieben.

Vorkommen

Die Neurofibromatose ist eine der häufigsten Heredopathien. Ihre Prävalenz beträgt 20,8 : 1 000 000 Einwohner [43]. In der Mehrheit der Fälle sind mit der Neurofibromatose Wirbelsäulenveränderungen assoziiert, wobei allerdings die Angaben in der Literatur sehr stark schwanken zwischen 15% [1] und 78% [41].

Klassifikation

Es können *4 Typen* von Wirbelsäulendeformitäten unterschieden werden [10]:

Typ	Charakteristika	Häufigkeit	Schwere der Skoliose	Schwere der sagittalen Deformität
I	"Normale" Skoliose	+++	+	+
II	Kurzbogige Skoliose, thorakale Lordose	+	+	++
III	Kurzbogige Skoliose mit harmonischer Kyphose	++	+++	++
IV	Kurzbogige Skoliose mit angulärer Kyphose	++	+++	+++

Die Typen II-IV werden meist als "dystrophisch" bezeichnet [1, 9, 38].

Ätiologie

Das Zustandekommen der Skoliose bei der Neurofibromatose scheint unterschiedliche Gründe zu haben. Selten sind intraspinale Neurofibrome, paraspinale Neurofibrome dagegen sind öfter vorhanden. Häufig findet man aber im Bereich der Wirbelsäule gar keine Neurofibrome, und zwar nicht nur beim Typ I. Mit der Neurofibromatose sind auch oft kongenitale Anomalien, v.a. im Bereich der HWS, assoziiert [44]; es kommen auch kongenitale Olisthesen vor, wobei sogar eine Tetraparese beschrieben wurde [36].

Klinik

Skoliosen bei Neurofibromatosen können zu sehr schweren, äußerlich sichtbaren Deformitäten führen. Da die Skoliosen häufig auch mit starken Rotationen assoziiert sind, steht der Rippenbuckel massiv vor. Auch die kurzbogige Kyphose beim Typ IV kann sehr entstellend wirken. Trotz der schnellen Progredienz der Skoliose treten Schmerzen kaum auf. Auch neurologische Läsionen sind nur äußerst selten zu beobachten.

Röntgenbefunde

Das Röntgenbild ist, außer für Typ I, meist sehr charakteristisch. Die dystrophischen Typen II-IV sind sehr kurzbogig. Schon aus dem Erscheinungsbild auf dem Röntgenbild kann die Diagnose der Neurofibromatose oft vermutet werden, selbst wenn sie noch nicht bekannt ist (was oft vorkommt).

Bei den dystrophischen Typen II-IV werden zudem charakteristische Veränderungen der Wirbelkörper und Rippen beobachtet:

- seitliche Keilwirbel,
- Einbuchtungen (englisch: "scalloping"),
- Einziehungen der Rippen (englisch: "penciling").

In Abb. 3.97 sind die typischen Röntgenveränderungen schematisch dargestellt [10]. Die bleistiftdünnen Einziehungen der Rippe sind meist auf der Konvexseite lokalisiert, können aber auch auf der Konkavseite vorkommen. Meist sind 2-5 Rippen betroffen. Präoperativ sollte stets eine MRT-Untersuchung zum Ausschluß von Neurofibromen innerhalb des Spinalkanals durchgeführt werden.

Therapie

Die konservative Therapie mit dem Korsett ist meist nicht sehr wirksam und kann die Progredienz der Verkrümmung allenfalls beim Typ I aufhalten, nicht hingegen bei den Typen II-IV. So ist in den meisten Fällen eine operative Therapie notwendig. Diese muß in der Regel kombiniert, und vorne sowie dor-

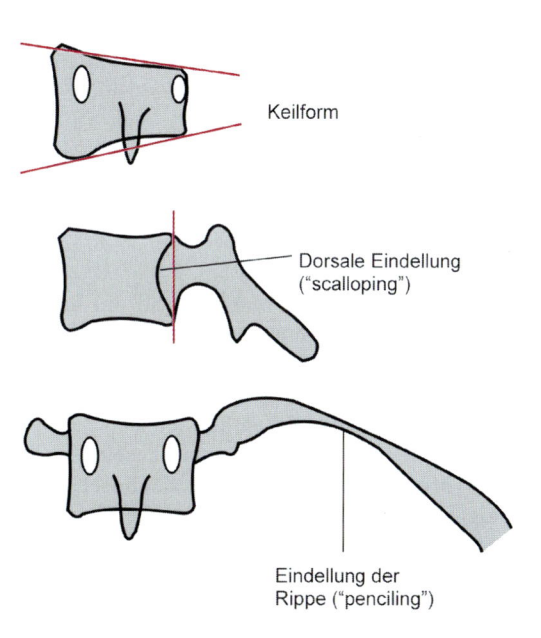

Abb. 3.97. Schematische Darstellung der typischen Veränderungen auf dem Röntgenbild bei *dystrophischer Neurofibromatosenskoliose.* (Nach [10])

sal durchgeführt werden. Ventral müssen die Bandscheiben ausgeräumt werden, damit die sehr rigide Verkrümmung von dorsal einigermaßen aufgerichtet werden kann. Von dorsal sind sowohl Instrumentarien nach dem Cotrel-Dubousset-Prinzip wie auch solche mit segmentaler Verdrahtung anwendbar. Auch die Deformitäten in der sagittalen Ebene müssen so weit wie möglich korrigiert werden, wobei die Aufrichtung dieser oft sehr massiven Lordosen oder Kyphosen schwierig sein kann. Präoperativ sollten intraspinale Neurofibrome anhand einer MRT-Untersuchung ausgeschlossen werden, da diese entfernt werden müssen, bevor die Skoliose aufgerichtet werden kann.

3.1.10.2 Marfan-Syndrom

Definition

Autosomal-dominant vererbliche Erkrankung mit Störung des Kollagenaufbaus und allgemeiner Bandlaxität. Neben einer Ectopia lentis und einer Aortendilatation ist die Skoliose die typischste mit der Krankheit assoziierte Deformität (ausführliche Beschreibung in Kap. 4.6.3.1).

Vorkommen

In einer Untersuchung wurde bei 52 von 82 noch nicht ausgewachsenen Patienten mit Marfan-Syndrom eine Skoliose gefunden (= 63 %) [39], in einer anderen Studie bei 35 von 64 Patienten (= 55 %) [35]. Somit scheint über die Hälfte der Patienten mit diesem Syndrom eine Skoliose zu entwickeln, die oft schon im Alter von unter 10 Jahren beginnt [35].

Klinik

Die meisten Skoliosen beim Marfan-Syndrom haben ihren Apex im thorakalen oder thorakolumbalen Bereich und sind wie die idiopathischen Skoliosen fast immer rechtskonvex (50 von 52 [39]). Im Gegensatz zu idiopathischen Skoliosen können sie aber mit recht erheblichen Kyphosen assoziiert sein, auch wenn die Lordose typischer ist. Die Skoliosen sind großbogig und haben eine relativ starke Tendenz, strukturell zu werden und auch progredient zu sein. Progrediente Skoliosen sind dann meist relativ rigide.

Das Marfan-Syndrom ist überdurchschnittlich häufig mit einer Spondylolyse und Spondylolisthesis assoziiert [39].

Röntgenbefunde

Skoliosen beim Marfan-Syndrom ähneln idiopathischen Skoliosen, außer der Tatsache, daß sie auch mit relativ ausgeprägten Kyphosen assoziiert sein können. Es gibt keine charakteristischen Befunde auf den Röntgenbildern der Wirbelsäule. Hingegen kann auf Handaufnahmen die ungewöhnliche Relation zwischen Länge und Breite der Metakarpalia und der Phalangen beobachtet werden.

Therapie

Skoliosen beim Marfan-Syndrom werden grundsätzlich genauso behandelt wie die idiopathischen Skoliosen. Ab einem Cobb-Winkel zwischen 20° und 40° kann eine Korsettbehandlung durchgeführt werden. Diese ist oft erfolgreich, allerdings ist die Tendenz zur Progression beim Marfan-Syndrom im Durchschnitt etwas stärker als bei der idiopathischen Skoliose. Ab einem Cobb-Winkel von 40° muß eine operative Therapie diskutiert werden. Auch diese wird in ähnlicher Weise durchgeführt wie bei der idiopathischen Skoliose. Allerdings sollte man berücksichtigen, daß beim Marfan-Syndrom häufig Herz- und Aortenmißbildungen vorkommen, weshalb die kardiale Situation vor der Operation sorgfältig abgeklärt werden muß. Das Operationsrisiko ist dementsprechend etwas höher als bei der idiopathischen Skoliose [37].

3.1.10.3 Osteogenesis imperfecta

Hier handelt es sich um eine Gruppe von relativ häufigen autosomal-dominanten oder -rezessiven Krankheiten mit abnormer Knochenbrüchigkeit, blauen Skleren und Schwerhörigkeit. Die Krankheit ist in Kap. 4.6.3.2 ausführlich beschrieben. An der Wirbelsäule können charakteristische, bikonkave Wirbelkörper auftreten. Diese können sowohl mit Skoliosen als auch mit Kyphosen assoziiert sein [15, 16]. Wirbelsäulendeformitäten treten in 40–70 % der Patienten mit Osteogenesis imperfecta auf [3]. Die Anzahl der bikonkav veränderten Wirbelkörper ist ein prognostisches Kriterium für die Progredienz der Skoliose [18]. Die Skoliosen sind oft sehr progredient, so daß die Korsettbehandlung meist unwirksam ist [45]. Da die Kurven meist sehr rigid sind und auch die Stabilität der Wirbelkörper nicht sehr gut ist, sollte bei der Operation ein kombiniertes Verfahren von ventral und dorsal gewählt werden. Als Instrumentierung wählen wir am besten ein segmentales Verfahren (z. B. die Verdrahtung), da die korrigierenden Kräfte möglichst gut verteilt werden müssen (Abb. 3.98).

Abb. 3.98. a.-p.-Röntgenbild eines 18jährigen Patienten mit *Osteogenesis imperfecta* und schwerer thorakaler Skoliose *(links)*. Rechts 1 Jahr nach Aufrichtung mit Spinefix-Stab und segmentaler Verdrahtung

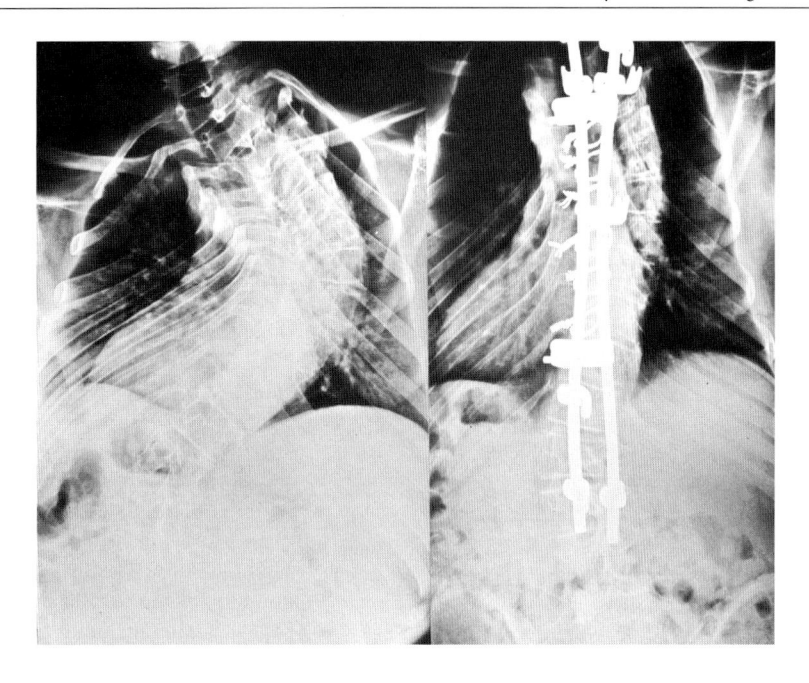

3.1.10.4
Ehlers-Danlos-Syndrom

Beim Ehlers-Danlos-Syndrom handelt es sich um eine Gruppe von Krankheiten mit gestörtem Kollagenaufbau, die durch übermäßige allgemeine Bandlaxität und Hautveränderungen sowie Verletzlichkeit der Gefäße charakterisiert sind (ausführliche Beschreibung s. Kap. 4.6.3.3). Innerhalb des Patientenkollektivs mit Ehlers-Danlos-Syndrom sind Skoliosen nicht allzu häufig. Falls sie jedoch auftreten, können sie sehr schwer werden und auch mit starken Kyphosen assoziiert sein [24]. Solche Skoliosen entwickeln sich in sehr jungem Alter. Mit der Korsettbehandlung muß versucht werden, das 10. Lebensjahr zu erreichen, bis die Indikation zur Operation gestellt werden kann. Die Operation erfolgt auf konventionelle Weise.

3.1.10.5
Apert-Syndrom

Beim Apert-Syndrom handelt es sich um eine angeborene Krankheit mit Synostosen der Suturen des Schädels, Syndaktylien und Synostosen an Händen und Füßen (ausführliche Beschreibung s. Kap. 4.6.6.1). Sehr typisch für das Apert-Syndrom sind Segmentationsstörungen der HWS, die in etwa 70% der Fälle vorkommen; diese treten zur Hälfte isoliert, zur anderen Hälfte multipel auf. Am häufigsten findet man die Segmentationsstörung auf der Höhe von C5/C6 [21], sie kommen aber auch auf Höhe von C2/C3 vor. Solche zervikalen Anomalien können die Beweglichkeit der HWS einschränken. Anlaß zu therapeutischen, insbesondere operativen Maßnahmen geben sie aber selten. Die Kenntnis dieser Anomalien ist aber wichtig bei der Einleitung von Narkosen für Operationen an Händen und Füßen.

3.1.10.6
Fibrodysplasia ossificans progressiva

Hierbei handelt es sich um eine autosomal-dominant vererbliche seltene Krankheit mit progredient auftretenden Verkalkungen und Ossifikationen der Faszien, Aponeurosen, Sehnen und Ligamente, die sich von kranial nach kaudal und von zentral nach peripher ausbreiten (s. Kap. 4.6.3.4). In einer Sammelstudie aus England fand man bei 5 von 34 Patienten auf dem Röntgenbild der HWS Anomalien. Die Wirbelkörper waren auffallend klein, während sich die Pedikel und die Wirbelkörper eher groß darstellten. Allerdings hatten diese Anomalien keine klinischen Konsequenzen [8].

3.1.10.7
Mukopolysaccharidosen

Hierbei handelt es sich um eine Gruppe von Krankheiten, bei denen der Mukopolysaccharidstoffwechsel gestört ist und es zur Speicherung von Mukopolysaccharidkomponenten kommt (s. Kap. 4.6.2.4). Je

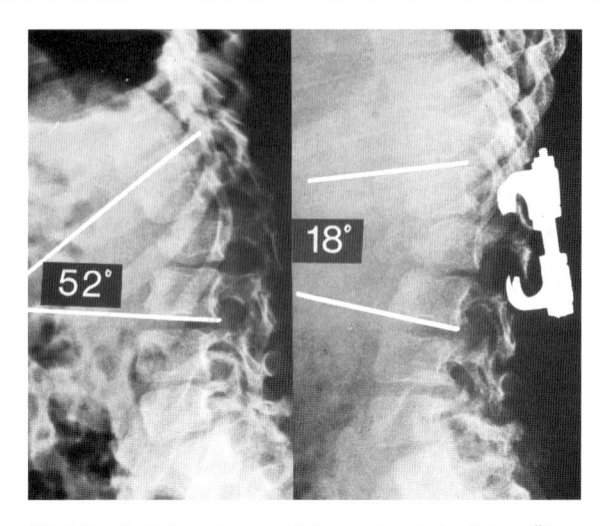

Abb. 3.99. Seitliches Röntgenbild des thorakolumbalen Übergangs bei einem 9jährigen Jungen mit *Mukopolysaccharidose* (Morquio-Syndrom) und Platyspondylie sowie Subluxation von Th 12 über L 1 *(links)*. Rechts 1 Jahr nach dorsaler Zuggurtung mit Kompressionsstab

nach Enzymdefekt unterscheidet man 6 Typen. Wirbelsäulenveränderungen findet man v. a. beim Typ I (Pfaundler-Hurler) und beim Typ IV (Morquio-Syndrom). Sehr charakteristisch ist die Platyspondylie, d. h. die Abflachung der Wirbelkörper, wobei der zentrale Teil ventral wie eine Zunge vorsteht (Abb. 3.99). Dies kann insbesondere am thorakolumbalen Übergang zur Kyphose und zu einem Wirbelgleiten führen, was eine dorsale Zuggurtung notwendig machen kann. Zudem sind insbesondere beim Morquio-Syndrom auch gehäuft atlantoaxiale Instabilitäten bei hypoplastischer oder gar fehlender Dens zu beobachten [29, 32, 40]. In einer Studie wurde bei 13 Patienten mit Morquio-Syndrom jeweils ein zervikales CT-Myelogramm durchgeführt. Die Dens war bei allen Patienten hypoplastisch, bei den meisten war allerdings nur eine geringgradige atlantoaxiale Instabilität vorhanden. Bei einigen Patienten war das extradurale Weichteilgewebe verdickt, was zur Kompression des Rückenmarkes führen konnte. In diesen Fällen konnte die Beeinträchtigung des Rückenmarks durch okzipitozervikale Fusion behoben werden [32, 40]. Während nach unserer Erfahrung Operationen an der HWS relativ selten notwendig sind, ist bei Mukopolysaccharidosen die dorsale Zuggurtung bei zunehmender thorakolumbaler Kyphose häufig indiziert.

3.1.10.8
Achondroplasie

Bei der Achondroplasie handelt es sich um eine autosomal-dominant vererbliche Krankheit mit Zwergwuchs und Störung der enchondralen Ossifikation (s. Kap. 4.6.4.1). An der Wirbelsäule findet man eine Verkürzung der Pedikel bei normaler Höhe der Wirbelkörper. Die Ossifikationszentren sind allerdings kleiner als üblich. Man beobachtet bei Kindern eine langgezogene, bis in die LWS reichende Kyphose mit spitzwinkliger Lordose darunter. Diese Kyphose der oberen LWS kann recht problematisch werden. Die Verkürzung der Pedikelabstände ist Ursache der sich später entwickelnden Spinalstenose, die für die Achondroplasie sehr typisch ist und bei den meisten Patienten früher oder später auftritt [20, 42]. Zudem wurde bei Achondroplasien die Okzipitalisation des Atlas und die Verkleinerung des Foramen magnum beobachtet, was zur Myelopathie führen kann [5].

3.1.10.9
Diastrophischer Zwergwuchs

Bei dieser seltenen autosomal-rezessiv vererblichen Krankheit besteht ein starker dysproportionierter Zwergwuchs (s. Kap. 4.6.4.4). Das Hauptproblem an der Wirbelsäule besteht in der Ausbildung einer massivsten Kyphose, die sich in der HWS oder in der oberen BWS etablieren kann (Abb. 3.100). Unge-

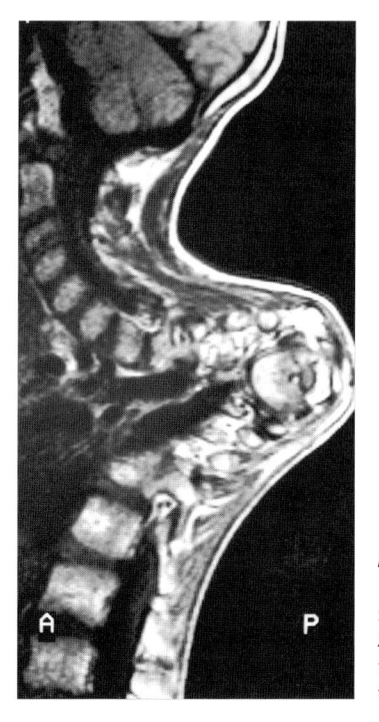

Abb. 3.100. MRT eines 14jährigen Patienten mit *diastrophischem Zwergwuchs* und schwerster thorakaler Kyphose

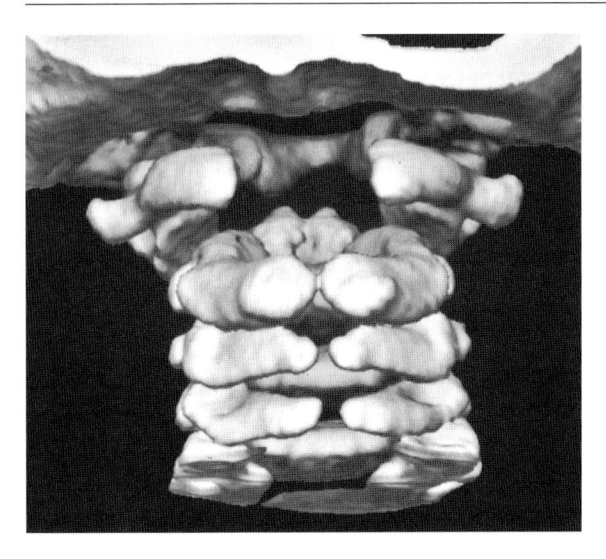

Abb. 3.101. Dreidimensionale Rekonstruktion einer oberen HWS bei einem 5jährigen Jungen mit *diastrophischem Zwergwuchs*. Man erkennt den fehlenden Bogenschluß v. a. des Atlas

fähr 1/3 bis die Hälfte der Patienten mit diastrophischem Zwergwuchs weisen eine derartige Kyphose auf [4, 30]. Manche Patienten entwickeln auch sehr früh eine neurologische Symptomatik. Die Ursache hierfür ist ein unvollständiger Bogenschluß in diesem Bereich (Abb. 3.101). Die Wirkung ist ähnlich wie nach einer Laminektomie bei Kleinkindern: Es fehlt die dorsale Zuggurtung, dadurch kommt es zur Ausbildung einer massiven Kyphose. Es ist sehr wichtig, daß schon bald nach Erkennen der Kyphosierung eine dorsale Spondylodese durchgeführt wird. Diese wird ohne Metallimplantat, aber mit äußerer Fixation im Halo oder im Minervagips während 3 Monaten vorgenommen. Versäumt man die frühe Behandlung, so wird die Therapie sehr problematisch, da bei Etablierung einer starken Kyphose die dorsale Spondylodese nicht ausreicht, um die Kyphose wieder aufzurichten. In solchen Fällen ist manchmal schon im Kindesalter eine dorsale und ventrale Aufrichtung notwendig.

3.1.10.10
Spondyloepiphysäre Dysplasie

Hierbei handelt es sich um eine vererbliche Krankheit mit dysproportioniertem Zwergwuchs, der in einer schwereren autosomal-dominanten und einer leichteren X-chromosomal rezessiven Form vorkommt (s. Kap. 4.6.4.9). Die Wirbelsäulenveränderungen variieren etwas, je nach Typ der Krankheit. Typisch ist die Platyspondylie mit subchondralen Unregelmäßigkeiten und bikonvexen Wirbelkörpern (Abb. 3.102). Dies kann, ähnlich wie bei den

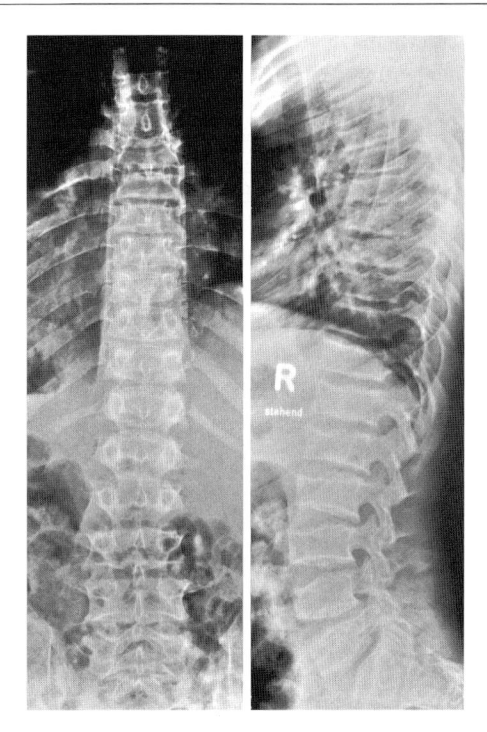

Abb. 3.102. Röntgenbilder der Wirbelsäule a.-p. und seitlich bei einem 17jährigen Patienten mit *spondyloepiphysärer Dysplasie*. Typisch sind die langgezogenen, flachen und bikonvexen Wirbelkörper mit subchondralen Unregelmäßigkeiten

Mukopolysaccharidosen, zu einer thorakolumbalen Kyphose mit leichtem Wirbelgleiten führen. Diese Kyphosen können eine dorsale Zuggurtung notwendig machen. Skoliosen sind bei der spondyloepiphysären Dysplasie eher ungewöhnlich, kommen aber vor. Nicht selten ist auch die Hypoplasie der Dens, die vorwiegend beim Kongenitatyp der Krankheit auftritt. Als Folge davon entsteht eine atlantoaxiale Instabilität, weshalb oft schon recht früh eine okzipitozervikale Spondylodese durchgeführt werden muß. Kürzlich wurde auch eine neue autosomaldominante Form der Krankheit mit atlantoaxialer Instabilität vorgestellt [33, 17]. Insgesamt sind die Wirbelsäulenprobleme bei der spondyloepiphysären Dysplasie ähnlich wie bei der Mukopolysaccharidose.

3.1.10.11
Larsen-Syndrom

Bei dieser autosomal-dominant oder autosomal-rezessiv vererblichen Krankheit mit multiplen kongenitalen Luxationen kommen v. a. Segmentierungsstörungen im Bereich der HWS vor (s. Kap. 4.6.4.16) [2, 7, 22, 23, 26]. Die Segmentations- und manchmal auch Formationsfehler können auch zur Ausbildung einer zervikalen Kyphose führen. Stets ist auch ein

Schiefhals zu beobachten (Abb. 3.103). Vor allem bei Ausbildung einer zervikalen Kyphose ist eine frühzeitige dorsale Spondylodese indiziert (evtl. schon im 1. Lebensjahr) [19]. Falls es in der Folge zur Lordosierung kommt, muß evtl. später eine ventrale Versteifung angeschlossen werden. Gelegentlich kommt auch eine atlantoaxiale Subluxation vor, die mit einer okzipitozervikalen Fusion behandelt werden muß.

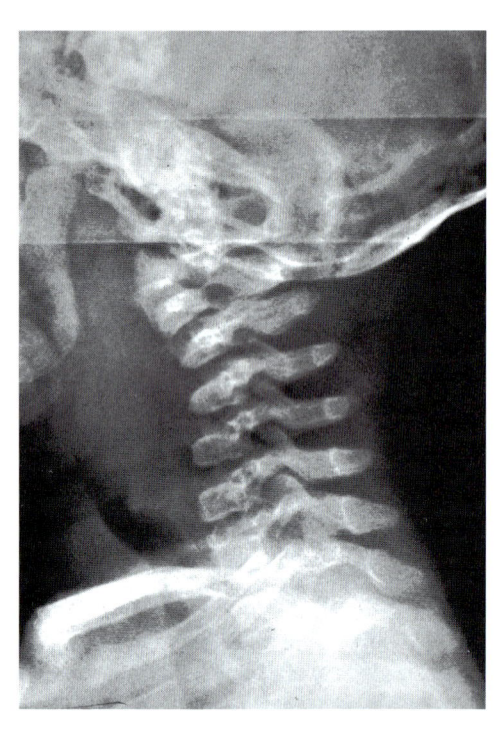

Abb. 3.103. Seitliche Aufnahme der HWS eines 1jährigen Kindes mit *Larsen-Syndrom*. Man erkennt eine Kyphosierung der HWS, wie sie beim Larsen-Syndrom recht häufig vorkommt

3.1.10.12
Kniest-Syndrom

Beim Kniest-Syndrom handelt es sich um einen Defekt der enchondralen Ossifikation (s. Kap. 4.6.4.7). Die Patienten weisen einen dysproportionierten Zwergwuchs auf. Die Wirbelsäulenveränderungen sind ähnlich wie bei der spondyloepiphysären Dysplasie. Probleme kann v. a. die atlantookzipitale Instabilität bereiten [5, 25], die Anlaß für die Durchführung einer okzipitozervikalen Fusion sein kann.

3.1.10.13
Osteopetrose

Die Osteopetrose ist eine metabolische Knochenkrankheit, die durch eine systemische Zunahme der Skelettmasse charakterisiert ist (s. Kap. 4.6.4.12). Bei dieser Krankheit beobachtet man eine Verdickung der Wirbelkörperdeckplatten [6]. Klinische Konsequenzen bestehen keine.

3.1.10.14
Chromosomenanomalien

Die Chromosomenanomalien werden in Kap. 4.6.5 ausführlich beschrieben. Am häufigsten ist die Trisomie 21 (Mongolismus, Down-Syndrom). Wesentlichstes Problem an der Wirbelsäule ist die atlantoaxiale Instabilität, die in ca. 9% der Fälle zu beobachten ist [28]. Kinder mit atlantoaxialer Instabilität weisen auch häufiger Anomalien der HWS auf [31].

> **!** Die atlantoaxiale Instabilität bei der Trisomie 21 ist ein ernsthaftes Problem, das man gut im Auge behalten muß. Vor einer Narkose muß das Vorhandensein und das Ausmaß einer solchen Instabilität abgeklärt sein.

Bei einer größeren Instabilität ist eine okzipitozervikale Fusion oder eine atlantoaxiale Verschraubung indiziert. Von den Patienten mit atlantoaxialer Instabilität haben 2/3 positive neurologische Befunde [28]. Auch Skoliosen werden bei Patienten mit Trisomie 21 beobachtet, allerdings nicht sehr häufig.

3.1.10.15
Klippel-Trenauny-Weber-Syndrom

Bei dieser seltenen kongenitalen Anomalie treten große hämangiomatöse Naevi sowie eine einseitige Hypertrophie der Weichteile und der Knochen auf (s. Kap. 4.6.8.7). In einer Studie mit 28 Patienten wurden 8mal eine Skoliose, 2mal eine Kyphose und in 2 Fällen Halbwirbel beobachtet [12]. Die Skoliosen stehen im Zusammenhang mit der oft sehr massiven Beinlängendifferenz. Die Behandlungskriterien entsprechen denjenigen von idiopathischen Skoliosen.

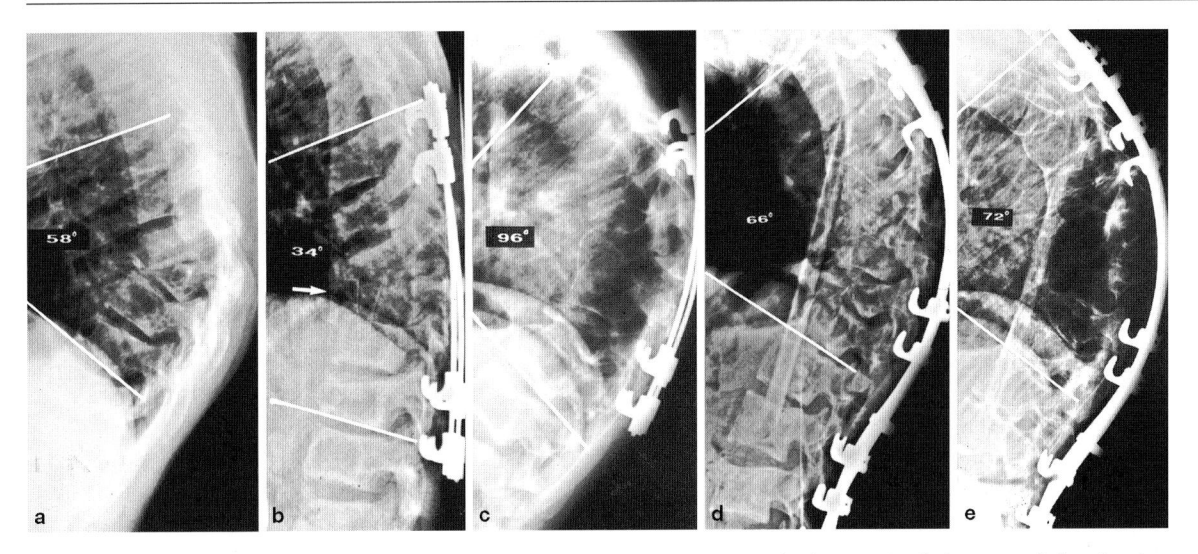

Abb. 3.104 a–e. Seitliche Röntgenbilder der Wirbelsäule eines Patienten mit *polyostotischer fibröser Dysplasie*. **a** Im Alter von 14 Jahren kam es zur Keilwirbelbildung wegen fibröser Dysplasie auf Höhe Th 8. **b** Zustand nach ventraler Aufrichtung und dorsaler Zuggurtung. **c** 3 Jahre später: erneute massive Kyphosierung wegen Ausbreitung der Krankheit. **d** Status nach ventraler Aufrichtung mit Fibulaspan und dorsaler Stabilisation mit Cotrel-Dubousset-Instrumentarium. **e** 6 Jahre später ist es wegen weiterem Fortschreiten der Krankheit zu geringer Nachkyphosierung gekommen, dennoch ist der Zustand einigermaßen stabil geblieben

3.1.10.16
Fibröse Dysplasie

Bei dieser Krankheit treten hamartomartige intraossäre fibröse Veränderungen auf, die polyostotisch (s. Kap. 4.6.8.5) oder monostotisch (s. Kap. 4.5.2.3) vorkommen. Bei der polyostotischen Form ist gelegentlich die Wirbelsäule befallen, was zu schweren Skoliosen und/oder Kyphosen führen kann [13]. Skoliosen werden nach den üblichen Richtlinien behandelt. Die Kyphose verlangt eine kombinierte ventrale und dorsale Aufrichtung, wobei ventral wegen des langstreckigen Knochendefektes der Einsatz einer stabilen Fibula notwendig ist (Abb. 3.104).

3.1.10.17
Prader-Willi-Syndrom

Diese vererbliche Krankheit ist durch Hypotonie, geistige Entwicklungsstörung sowie Adipositas charakterisiert. In einer Untersuchung wurde bei 12 Patienten in 3 Fällen eine Skoliose und einmal eine Kyphose beobachtet [14]. Die Behandlung erfolgt nach den gleichen Richtlinien wie bei der idiopathischen Skoliose bzw. Kyphose.

3.1.10.18
Williams-Syndrom

Bei dieser seltenen vererblichen Krankheit mit charakteristischen Gesichtsveränderungen, geistiger Entwicklungsstörung sowie Wachstumsstörung können sehr schwere Kyphoskoliosen auftreten [27]. Hier ist manchmal eine kombinierte ventrale und dorsale Aufrichtung notwendig. Die Korsettbehandlung ist wenig wirkungsvoll.

3.1.10.19
Goldenhar-Syndrom

Diese Krankheit ist durch multiple Anomalien gekennzeichnet. In 2/3 der Fälle findet man auch vertebrale Anlage- oder Segmentationsfehler [11].

Wirbelsäulendeformitäten bei Systemerkrankungen

Erkrankung	Typische Wirbelsäulendeformität	Häufigkeit innerhalb des Syndroms	Schwere	Therapie
Neurofibromatose	Typ I: „normale" Skoliose	+++	+	Anterior release und dorsale Aufrichtung
	Typ II: Lordoskoliose	+	++	
	Typ III: Kyphoskoliose	++	++	
	Typ IV: Kyphoskoliose mit Gibbus	++	+++	
	XR: Keilwirbel, Eindellungen, bleistiftdünne Rippen, auch zervikale Mißbildungen			Eventuell okzipitozervikale Stabilisation
Marfan-Syndrom	Thorakale Skoliose, manchmal mit Kyphose	+++	++	Dorsale Aufrichtung, evtl. zusätzlicher Anterior release
Osteogenesis imperfecta	Bikonkave Wirbelkörper, thorakale und lumbale Skoliosen, evtl. mit Kyphosen	+++	+++	Dorsale Aufrichtung, evtl. zusätzlicher Anterior release
Ehlers-Danlos-Syndrom	Thorakale und lumbale Skoliosen, evtl. mit Kyphosen	+	++	Dorsale Aufrichtung, evtl. zusätzlicher Anterior release
Apert-Syndrom	Zervikale Segmentationsstörungen	+++	+	In der Regel keine Therapie notwendig
Fibrodysplasia ossificans progressiva	Zervikale Anomalien (kleine Wirbelkörper, große Pedikel)	+	+	Keine Therapie notwendig
Mukopolysaccharidosen	Platyspondylie, thorakolumbale Kyphose	+++	++	Dorsale Zuggurtung
	Atlantoaxiale Instabilität bei fehlender Dens	+++	++	Eventuell okzipitozervikale Fusion
Achondroplasie	Lumbale Kyphose, Spinalstenose	+++	+++	Laminektomie
	Okzipitalisation des Atlas	+	+	–
Diastrophischer Zwergwuchs	Zervikale Kyphose	++	+++	Dorsale, evtl. auch ventrale Fusion, evtl. Aufrichteosteotomie, evtl. ventrale und dorsale Aufrichtung und Stabilisation
	Skoliose	+++	+++	
Spondyloepiphysäre Dysplasie	Platyspondylie, thorakolumbale Kyphose	+++	++	Dorsale Zuggurtung
	Atlantoaxiale Instabilität	++	++	Eventuell okzipitozervikale Fusion
Larsen-Syndrom	Segmentationsstörungen an der HWS	+++	+	Eventuell dorsale und ventrale Fusion
	Atlantoaxiale Instabilität	+	++	Eventuell okzipitozervikale Fusion
	Zervikale Kyphose	+	+++	Eventuell frühe dorsale Spondylodese
Kniest-Syndrom	Atlantoaxiale Instabilität	+	++	Eventuell okzipitozervikale Fusion
Osteopetrose	Verdickung der Deckplatten der Wirbelkörper	++	–	–
Trisomie 21	Atlantoaxiale Instabilität	+++	++	Eventuell okzipitozervikale Fusion
	Skoliose	+	++	Eventuell Korsett oder Skoliosenoperation
Klippel-Trenauny-Weber-Syndrom	Skoliose, Kyphose, Halbwirbel	++	+	Eventuell Korsett oder Skoliosenoperation
Fibröse Dysplasie	Skoliose, Kyphose	+	+++	Ventrale und dorsale Aufrichtung und Stabilisation
Prader-Willi-Syndrom	Skoliose, Kyphose	++	++	Behandlung wie bei idiopathischen Formen
Williams-Syndrom	Schwere Kyphose	++	+++	Ventrale und dorsale Aufrichtung und Stabilisation
Goldenhar-Syndrom	Anlage- und Segmentationsfehler	+++	++	Eventuell Hemivertebrektomie, Spondylodese

Häufigkeitsangaben: + selten, ++ gelegentlich, +++ häufig.

Schwere: + mild, ++ mittelschwer, +++ schwer.

Literatur

1. Akbarnia BA, Gabriel KR, Beckman E, Chalk D (1992) Prevalence of scoliosis in neurofibromatosis. Spine 17 (8 Suppl): 244–8
2. Bellon JM, Filipe G (1987) Problemes rachidiens rencontres au cours du syndrome de Larsen. A propos de 3 cas. Rev Chir Orthop 73: 57–62
3. Benson DR, Newman DC (1981) The spine and surgical treatment in osteogenesis imperfecta. Clin Orthop 159: 147–53
4. Bethem D, Winter RB, Lutter L (1980) Disorders of the spine in diastrophic dwarfism. J Bone Joint Surg (Am) 62: 529–36
5. Bethem D, Winter RB, Lutter L, Moe JH, Bradford DS, Lonstein JE, Langer LO (1981) Spinal disorders of dwarfism. Review of the literature and report of eighty cases. J Bone Joint Surg (Am) 63: 1412–25
6. Bollerslev J, Mosekilde L (1993) Autosomal dominant osteopetrosis. Clin Orthop 294: 45–51
7. Bowen JR, Ortega K, Ray S, MacEwen GD (1985) Spinal deformities in Larsen's syndrome. Clin Orthop 197: 159–63
8. Connor JM, Evans DAP (1982) Fibrodysplasia ossificans progressiva. J Bone Joint Surg (Br) 69: 76–83
9. Craig JB, Govender S (1992) Neurofibromatosis of the cervical spine. A report of eight cases. J Bone Joint Surg (Br) 74: 575–8
10. Funasani H, Einter RB, Lonstein JB, Denis F (1994) Pathophysiology of spinal deformities in neurofibromatosis. J Bone Joint Surg (Am) 76: 692–700
11. Gibson JNA, Sillence DO, Taylor TKF (1996) Abnormalities of the spina in Goldenhar's syndrome. J Pediatr Orthop 16: 344–9
12. Guidera KJ, Brinker MR, Kousseff BG, Helal AA, Pugh LI, Ganey TM, Ogden JA (1993) Overgrowth management of Klippel-Trenauny-Weber and Proteus syndromes. J Pediatr Orthop 13: 459–66
13. Guille JT, Bowen JR (1995) Scoliosis and fibrous dysplasia of the spine. Spine 20: 248–51
14. Gurd AR, Thompson TR (1981) Scoliosis in Prader-Willi-Syndrome. J Pediatr Orthop 1: 317–20
15. Hanscom DA, Bloom BA (1988) The spine in osteogenesis imperfecta. Orthop Clin North Am 19: 449–58
16. Hanscom DA, Winter RB, Lutter L, Lonstein JE, Bloom B, Bradford DS (1992) Osteogenesis imperfecta. J Bone Joint Surg (Am) 74: 598–616
17. Ikegawa S (1993) Spondyloepiphyseal dysplasia tarda. The autosomal recessive form in two sisters. Arch Orthop Trauma Surg 113: 49–52
18. Ishikawa S, Jay Kumar S, Takahashi HE, Homma M (1996) Vertebral body shape as predictor of spinal deformity in osteogenesis imperfecta. J Bone Joint Surg (Am) 78: 212–9
19. Johnston CE, Birch JG, Daniels JL (1996) Cervical kyphosis in patients who have Larsen synrdome. J Bone Joint Surg (Am) 78: 538–45
20. Kahanovitz N, Rimoin DL, Sillence DO (1982) The clinical spectrum of lumbar spine disease in achondroplasia. Spine 7: 137–40
21. Kreiborg S, Barr M Jr, Cohen MM Jr (1992) Cervical spine in the Apert syndrome. Am J Med Genet 43: 704–8
22. Laville JM, Lakermance P, Limouzy F (1994) Larsen's syndrome: Review of the literature and analysis of thirty-eight cases. J Pediatr Orthop 14: 63–73
23. Lutter LD (1990) Larsen Syndrome: Clinical features and treatment. A report of two cases. J Pediatr Orthop 10: 270–4
24. McMaster MJ (1994) Spinal deformity in Ehlers-Danlos syndrome. Five patients treated by spinal fusion. J Bone Joint Surg (Br) 76: 773–7
25. Merrill KD, Schmidt TL (1989) Occipitoatlantal instability in a child with Kniest syndrome. J Pediatr Orthop 9: 338–40
26. Miz GS, Engler GL (1987) Atlanto-axial subluxation in Larsen's syndrome. A case report. Spine 12: 411–2
27. Osebold WR, King HA (1994) Kyphoscoliosis in Williams syndrome. Spine 19: 367–71
28. Parfenchuck TA, Bertrand SL, Powers MJ, Drvaric DM, Pueschel SM, Roberts JM (1994) Posterior occipitoatlantal hypermobility in Down syndrome: An analysis of 199 patients. J Pediatr Orthop 14: 304–8
29. Pizzutillo PD, Osterkamp JA, Scott CI Jr, Lee MS (1989) Atlantoaxial instability in mucopolysaccharidosis type VII. J Pediatr Orthop 9: 76–8
30. Poussa M, Merikanto J, Ryoppy S, Marttinen E, Kaitila I (1991) The spine in diastrophic dysplasia. Spine 16: 881–7
31. Pueschel SM, Scola FH, Tupper TB, Pezzullo JC (1990) Skeletal anomalies of the upper cervical spine in children with Down syndrome. J Pediatr Orthop 10: 607–11
32. Ransford AO, Crockard HA, Stevens JM, Modaghegh S (1996) Occipito-atlanto-axial fusion in Morquio-Brailsford syndrome. J Bone Joint Surg (Br) 78: 307–3
33. Reardon W, Hall CM, Shaw DG, Kendall B, Hayward R, Winter RM (1994) New autosomal dominant form of spondyloepiphyseal dysplasia presenting with atlanto-axial instability. Am J Med Genet 52: 432–7
34. Ries MD, Ray S, Winter RB, Bowen JR (1990) Scoliosis in trisomy 18. Spine 15: 1281–4
35. Robins PR, Moe JH, Winter RB (1975) Scoliosis in Marfan's syndrome. Its characteristics and results of treatment in thirty-five patients. J Bone Joint Surg (Am) 57: 358–68
36. Rockower S, McKay D, Nason S (1982) Dislocation of the spine in neurofibromatosis. A report of two cases. J Bone Joint Surg (Am) 64: 1240–2
37. Shneerson JM, Sutton GC, Zorab PA (1978) Causes of death, right ventricular hypertrophy, and congenital heart disease in scoliosis. Clin Orthop 135: 52–7
38. Sirois JL, Drennan JC (1990) Dystrophic spinal deformity in neurofibromatosis. J Pediatr Orthop 10: 522–6
39. Sponseller PD, Hobbs W, Riley LH 3rd, Pyeritz RE (1995) The thoracolumbar spine in Marfan syndrome. J Bone Joint Surg (Am) 77: 867–76
40. Stevens JM, Kendall BE, Crockard HA, Ransford A (1991) The odontoid process in Morquio-Brailsford's disease. The effects of occipitocervical fusion. J Bone Joint Surg (Br) 73: 851–8
41. Winter RB, Moe JH, Bradford DS, Lonstein JE, Pedras CV, Weber AH (1979) Spine deformity in neurofibromatosis. A review of one hundred and two patients. J Bone Joint Surg (Am) 61: 677–94
42. Wynne-Davies R, Walsh WK, Gormley J (1981) Achondroplasia and hypochondroplasia. Clinical variation and spinal stenosis. J Bone Joint Surg (Br) 63: 508–15
43. Wynne-Davies R, Gormley J (1985) The prevalence of skeletal dysplasias. J Bone Joint Surg (Br) 67: 133–7

44. Yong-Hing K, Kalamchi A, MacEwen GD (1979) Cervical spine abnormalities in neurofibromatosis. J Bone Joint Surg (Am) 61: 695–9
45. Yong-Hing K, McEwen GD (1982) Scoliosis associated with osteogenesis imperfecta. Results of treatment. J Bone Joint Surg (Br) 64: 36–43

3.1.11 Wirbelsäulenverletzungen

Definition

Frakturen der Wirbelkörper und/oder Wirbelbögen, Bandverletzungen und/oder Luxationen am Achsenskelett mit oder ohne neurologische Läsionen.

Vorkommen

In einer Studie aus Kanada befanden sich unter 3 200 Patienten mit Wirbelsäulenverletzungen 174 noch im Wachstumsalter (5,4 %). Fast die Hälfte (45 %) davon hatten eine neurologische Läsion [20].

! Die Wahrscheinlichkeit, eine Wirbelsäulenverletzung zu erleiden, ist bei Kindern kleiner als bei Erwachsenen. Zieht sich ein Kind jedoch eine solche Verletzung zu, so ist das Risiko, daß diese mit einer neurologischen Läsion verbunden ist, wesentlich größer als bei Erwachsenen.

Die Inzidenz der Rückenmarkverletzung beträgt etwa 30–40/1 000 000 Einwohner [11, 31]. In einer anderen Studie über HWS-Verletzungen wurde festgestellt, daß diese bei unter 11jährigen seltener vorkommen als bei Erwachsenen, aber mit einer hohen Mortalität verbunden sind. Die Inzidenz der HWS-Verletzungen bei über 11jährigen entspricht jener bei Erwachsenen. Sie wurde mit 74/1 000 000 Bevölkerung/Jahr angegeben [25].

Ätiologie

Bei Kindern unter 10 Jahren dominieren Verkehrsunfälle und Stürze aus großer Höhe als Verletzungsursachen [1, 14, 22, 25, 28, 30]. Bei Adoleszenten sind hingegen Sportunfälle am häufigsten. In einer eigenen Untersuchung [21] war die Ursache der durch sportliche Tätigkeit hervorgerufenen (schwereren) Wirbelsäulenverletzungen in 33 % ein Unfall beim Skifahren, in 13 % beim Baden, in je 12 % beim Reiten und Turnen, in 8 % beim Bergsteigen, in 4 % beim Deltasegeln und 3 % beim Tauchen. 16 % verteilten sich auf verschiedene andere Sportarten. In der Literatur wird auch von einer erhöhten Unfallhäufigkeit beim Snowmobilfahren [28] sowie beim Trampolinspringen [9] berichtet. Das Risiko der Wirbelsäulenverletzungen beim Skifahren ist während der Adoleszenz größer als vorher und nachher [4]. Hingegen scheint das heute von den Jugendlichen häufig praktizierte Snowboardfahren keine erhöhte Verletzungsgefahr für die Wirbelsäule mit sich zu bringen (im Gegensatz zur oberen Extremität). Die erreichten Geschwindigkeiten sind mit dem Snowboard in der Regel niedriger als mit Skiern.

Lokalisation

Beim Erwachsenen dominieren einerseits die Verletzungen an der unteren HWS, andererseits diejenigen am thorakolumbalen Übergang (Th 11–L 3). Allgemein kommen Läsionen an der LWS vor denen der HWS am häufigsten vor. Frakturen des thorakalen Abschnittes sind – außer am Brustwirbelkörper (BWK) 11 und 12 – extrem selten. In einer eigenen Untersuchung [29] bei 51 Kindern und Jugendlichen mit 113 Frakturen stellten wir fest, daß bei Kindern hingegen gerade die Frakturen der BWS am häufigsten sind (Abb. 3.105). Die Ursache hierfür liegt natürlich daran, daß der Thorax bei Kindern und Jugendlichen wesentlich elastischer ist als bei Erwachsenen. Einen zweiten Häufigkeitsgipfel findet

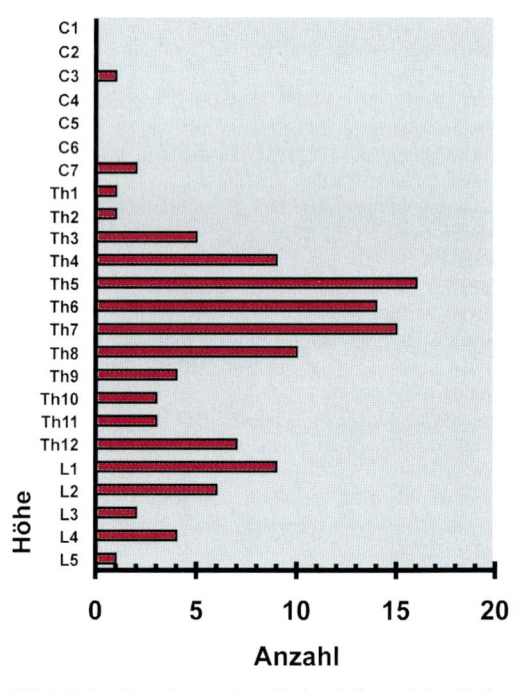

Abb. 3.105. Verteilung der *Frakturhöhen bei Kindern und Jugendlichen* (nach [29]). In dieser Altersgruppe sind Frakturen im BWS-Bereich am häufigsten, während sie bei Erwachsenen in dieser Lokalisation selten vorkommen

man in der pädiatrischen Altersgruppe am thorakolumbalen Übergang. Hier sind ja auch die meisten Erwachsenenfrakturen zu finden.

Klassifikation

Eine Besonderheit des kindlichen Wirbelsäulentraumas ist die traumatische Paraplegie ohne nachweisliche Veränderungen auf dem Röntgenbild (sog. SCIWORA-Syndrom, aus „spinal cord injury without radiographic abnormality" [26, 33]). Diese Verletzungen sind in den üblichen Klassifikationen nicht enthalten, da sie keine radiologisch sichtbare Läsion aufweisen. Auch die MRT-Untersuchung zeigt nicht immer klare Befunde, auch wenn mit dieser Art von Bildgebung die Diagnostik wesentlich verbessert wurde. Die Verletzungen mit radiologisch sichtbaren Frakturen lassen sich wie die Erwachsenenfrakturen klassifizieren.

Wir verwenden hierfür die *AO-Klassifikation*. Die Frakturen werden hierbei aufgrund des Verletzungsmechanismus eingeteilt [18, 24]:

- *A:* Kompression
- *B:* Distraktion
- *C:* Torsion

Jede Gruppe hat 3 Untergruppen:

Typ	Charakteristika
A 1:	Impaktion
A 2:	Spaltbruch
A 3:	Berstung
B 1:	Distraktion mit transossärer Verletzung
B 2:	Distraktion mit intraartikulärer Verletzung
B 3:	Distraktion und Extension
C 1:	Torsion + Typ A
C 2:	Torsion + Typ B
C 3:	Spezialfälle (z. B. slice–fracture)

Torsionsverletzungen erkennt man z. B. an einer Versetzung der Wirbelsäule oder am Abbruch von Querfortsätzen, Rippen etc.

Unter mehr als 1 400 Frakturen dominierte der Typ A mit 74 % der Fälle, Typ B war in 10 % und Typ C in 16 % vertreten [18]. Bei den Typ-A-Verletzungen handelte es sich in mehr als der Hälfte der Fälle um reine Kompressionsfrakturen (A 1).

Klinik, Diagnostik

Bei jedem Verdacht auf eine Wirbelsäulenverletzung müssen *Röntgenbilder* im a.-p.- und im seitlichen Strahlengang angefertigt werden. Zudem muß eine sorgfältige neurologische Untersuchung erfolgen [5]. Die Interpretation der Röntgenbilder, insbesondere diejenigen der *HWS*, ist nicht immer einfach. Einerseits gilt es, noch unvollständige Ossifikationen, v. a. im oberen HWS-Bereich, von Frakturen oder gar Pseudarthrosen abzugrenzen. So können bei kleinen Kindern Synchondrosen zwischen Dens und Corpus oder auch am Atlasbogen gefunden werden, die keine klinische Bedeutung haben. Das Os odontoideum ist häufig und kann eine Densfraktur vortäuschen [8]. Andererseits gilt es, die relativ große Beweglichkeit der oberen HWS richtig zu interpretieren. Die Subluxation des 2. Wirbelkörpers auf dem 3. nach vorne ist bis zum 8. Lebensjahr normal, und die Distanz zwischen Dens und Atlasbogen kann bei Kleinkindern mehr als 3 mm betragen [8].

Es kommen allerdings auch echte Zerreißungen des Lig. transversum mit atlantoaxialer Subluxation vor [17]. Die Interpretation der Röntgenbilder im Bereich der HWS wird durch die Tatsache erschwert, daß wegen der Schmerzen meist auch eine Tortikollis mit Verdrehung der ganzen HWS besteht. Solange keine neurologische Läsion vorhanden ist, können in unsicheren Fällen die temporäre Immobilisation mit einem Halskragen und die Reevaluation nach 1 Woche helfen. Insbesondere die Frage, ob eine Instabilität besteht oder nicht, kann dann mit einer (vorsichtigen) *Funktionsaufnahme* in Inklination und Reklination beantwortet werden.

Die Interpretation der Röntgenbilder der *BWS und LWS* ist etwas einfacher als diejenige der HWS. Kompressionsfrakturen lassen sich von Keilwirbeln bei M. Scheuermann abgrenzen, indem die Deckplatte am komprimierten Wirbelkörper die Vorderkante meist etwas überlappt (Abb. 3.106). Auch ist der Bandscheibenzwischenraum im Gegensatz zum M. Scheuermann normal hoch. Man darf auch Verletzungen der Wirbelbögen und der Pedikel (Typ-B- und Typ-C-Frakturen) nicht übersehen. Stets muß auch ein a.-p.-Röntgenbild angefertigt werden. Hier achten wir auf die Asymmetrie der Deckplatten, d. h. den einseitigen Einbruch, sowie das Alignement der Wirbelkörper bzw. die seitliche Dislokation. Eine seitliche Verschiebung ist ein Hinweis auf eine (meist schwere) Torsionsverletzung. Anzeichen für eine solche Läsion sind auch Frakturen der Rippen oder der Querfortsätze und allgemein die Luxationen.

In unklaren Fällen kann eine *Myelographie* oder eine *CT* weiterhelfen. Auf keinen Fall darf jedoch eine solche Untersuchung die Reposition bei einer Dislokation mit neurologischer Läsion verzögern. Die Myelographie kann die Höhe einer etwaigen Beeinträchtigung des Spinalkanals zeigen. Fragmente im Spinalkanal können durch die CT am besten dar-

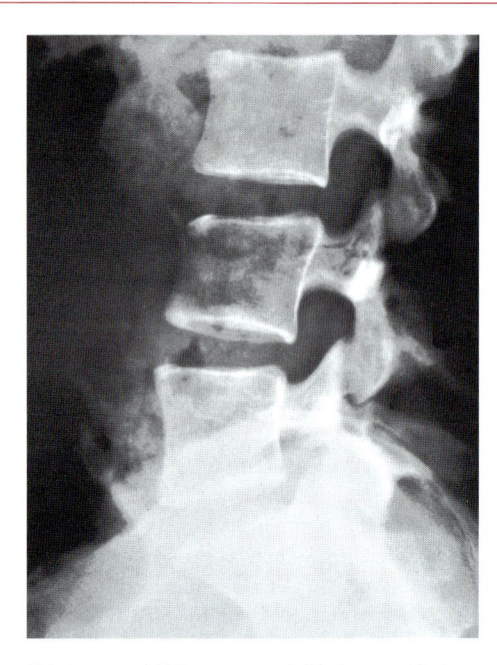

Abb. 3.106. Seitliches Röntgenbild der LWS bei *Kompressionsfraktur L 4* bei einem 15jährigen Mädchen. Man erkennt die Absprengung eines kleinen ventralen Fragments. Gegenüber einem Keilwirbel bei M. Scheuermann unterscheidet sich derjenige nach einer Fraktur auch durch das Fehlen der Bandscheibenverschmälerung

gestellt werden. Die *MRT-Untersuchung* hat in der akuten Diagnostik wenig Platz. Sie eignet sich v. a. zur Darstellung von Weichteilverletzungen in jenen Fällen, bei denen trotz neurologischer Veränderungen keine radiologische Läsion sichtbar ist.

Prognose

> Wirbelsäulenverletzungen sind bei Kindern zwar seltener als bei Erwachsenen, aber häufiger mit neurologischen Läsionen verbunden. Die Chance der Erholung ist bei Kindern größer als bei Erwachsenen [2, 3, 20].

Unter 174 Kindern mit Wirbelsäulenverletzungen hatten 45 % eine neurologische Läsion. 74 % zeigten in der Folge eine deutliche Verbesserung der Neurologie, und bei 59 % konnte sogar eine vollständige Erholung beobachtet werden [20].

Bei Kindern mit permanenten neurologischen Läsionen besteht eine große Gefahr, daß sich eine *Skoliose* ausbildet. Bei 55 Kindern vor der Pubertät kam es in 97 % und bei 75 Adoleszenten in 52 % zu einer signifikanten Skoliose [10]. Kinder mit neurologischen Läsionen sollten deshalb, schon bevor eine Skoliose massiv geworden ist, mit einem Korsett gestützt werden [5, 7, 10].

Deformitäten können auch ohne neurologische Läsionen entstehen. Dies ist v. a. dann der Fall, wenn die Wachstumszone einer Deckplatte beeinträchtigt ist. Die Beurteilung, ob eine solche Verletzung stattgefunden hat oder nicht, ist nicht immer einfach. Bei reinen Kompressionsfrakturen (Typ A) ist die Wachstumszone meist nicht mitbetroffen. Verletzungen des Apophysenrings treten in der Regel im Zusammenhang mit einem Torsionselement auf. Man beobachtet dann im a.-p.-Bild meist eine asymmetrische Keilform [29]. Ob sich reine Keilwirbel wieder aufrichten, hängt auch vom entstehenden Druck ab. Ist dieser nicht allzu groß, so kommt es je

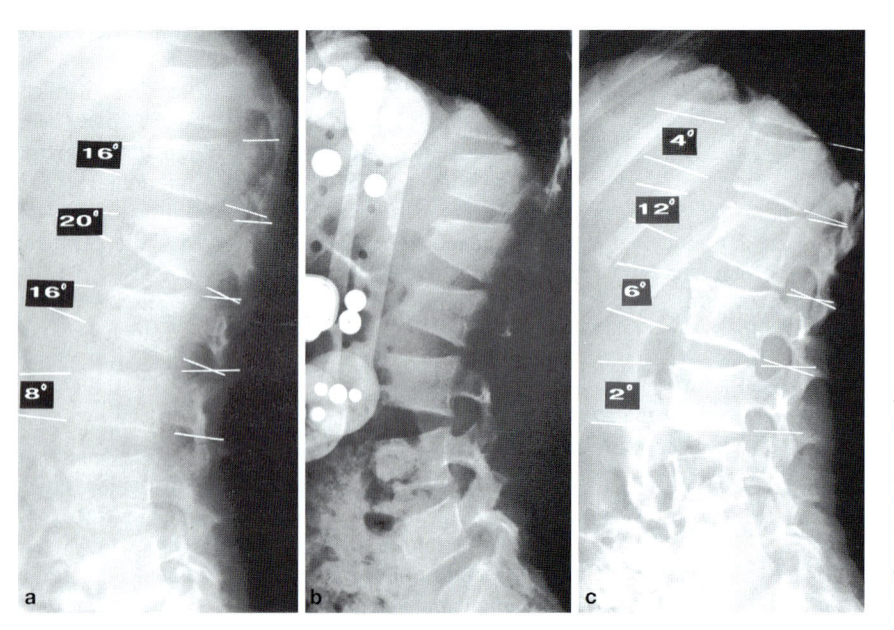

Abb. 3.107. a Seitliches Röntgenbild der Wirbelsäule bei einem 12jährigen Jungen nach *Kompressionsfrakturen auf mehreren Höhen*. **b** Bild im Korsett. **c** 2 Jahre später: Die multiplen Keilwirbel haben sich weitgehend wieder aufgerichtet

nach Wachstumspotential zum Wiederaufrichten des Keilwirbels [27, 29].

> ❗ Etwas vereinfacht gesagt, richten sich Wirbelkörper mit einem Keilwirbel unter 10° spontan wieder auf (Abb. 3.107), während Wirbelkörper mit einem Keilwinkel von 10° und mehr sich nur mit äußerer Unterstützung korrigieren (Korsett- oder Gipsbehandlung, allenfalls Operation) [27].

Natürlich hängt die Aufrichtung auch vom vorhandenen Wachstumspotential ab. Mit einer Spontankorrektur kann man nur rechnen, wenn das Risser-Zeichen nicht fortgeschrittener ist als Stadium II [27]. Ist die Apophysenfuge verletzt, so kommt es statt zur Aufrichtung zur zunehmenden Deformität.

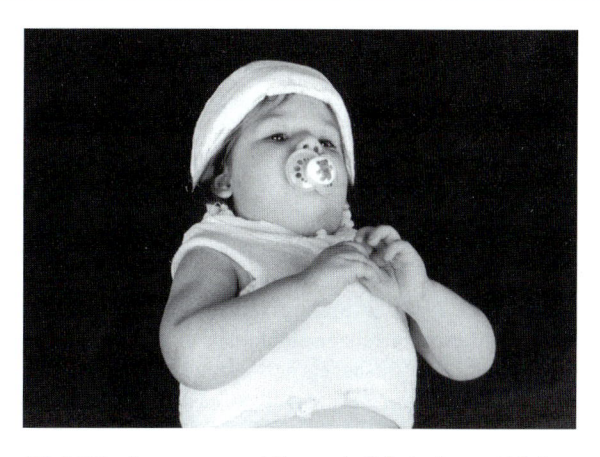

Abb. 3.109. Sogenannter *„Minervagips"* bei einem 2jährigen Kind mit Densfraktur. Der Gips stabilisiert den Kopf und den Rumpf

Therapie

Es stehen die folgenden *therapeutischen Möglichkeiten* zur Verfügung:

- Mobilisation und funktionelle Behandlung,
- Gipsbehandlung,
- Korsettbehandlung,
- operative Therapie.

Konservative Behandlung

Bei mehr als 1/3 der Wirbelsäulenverletzungen handelt es sich um einfache Kompressionsfrakturen. Bei einer einzelnen Kompressionsfraktur mit einem Keilwinkel von weniger als 10° ist keine spezifische Behandlung notwendig. Nach einigen Tagen Bettruhe und Analgetika kann ohne Korsett die Frühmobilisation durchgeführt werden [27]. Dies gilt v. a. für Frakturen im BWS-Bereich. In der lumbalen Wirbelsäule ist eine Kyphose viel weniger tolerabel als in der BWS-Region, deshalb sollte hier im Zweifelsfall eher eine Gips- bzw. Korsettbehandlung indiziert werden.

Bei Frakturen mit einem Keilwinkel von mehr als 10° sollte die Gipsbehandlung mit anschließender Korsettbehandlung durchgeführt werden [29, 23]. Primär lagern wir den Patienten mit einer Rolle unter dem frakturierten Wirbelkörper. Nach Abklingen der Schmerzen fertigen wir ein Gipskorsett im ventralen Durchhang an (Abb. 3.108). Wenn mehrere Wirbelkörper mit einem Keilwirbel von mehr als 6° vorliegen, gehen wir ähnlich vor. Mit dem Gipskorsett (das auch aus Kunststoff gefertigt werden kann) wird der Patient/die Patientin mobilisiert. Nach 6 Wochen wird der Gips gewechselt, und nach 3 Monaten wird ein abnehmbares Korsett angefertigt, das insgesamt 1 Jahr lang getragen wird.

Frakturen der HWS werden mit einem Halskragen behandelt. Bei einer wesentlichen Instabilität oder einer Densfraktur wird ein Minervagips angelegt (Abb. 3.109).

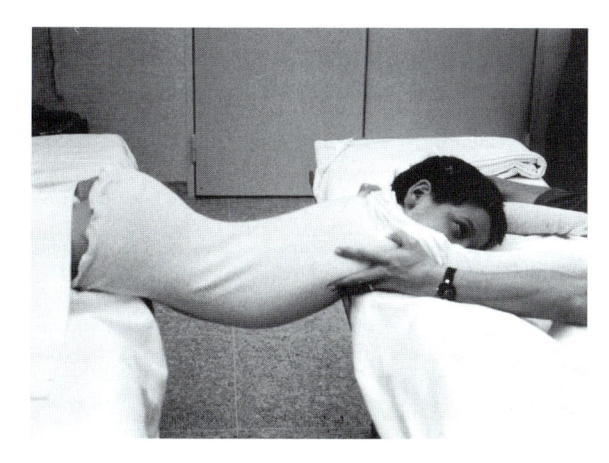

Abb. 3.108. Anfertigen eines *Gipskorsetts im ventralen Durchhang:* Der Patient liegt dabei mit Schultern und Beinen auf je einem Tisch und wird an Händen und Füßen gehalten; die Wirbelsäule hängt zwischen den beiden Tischen frei durch

Operative Behandlung

Diese ist *indiziert* bei:

- instabilen Frakturen,
- neurologischen Läsionen,
- sekundären Deformitäten.

An der *HWS* sind es v. a. die atlantoaxialen Instabilitäten und die Densfrakturen, die zu operativen Maßnahmen Anlaß geben können. Densfrakturen im Adoleszentenalter können wie bei Erwachsenen verschraubt werden [6]. Bei der atlantoaxialen Instabilität kann die Verschraubung nach Magerl durchgeführt werden [19]. Gelegentlich ist auch eine okzipitozervikale Arthrodese notwendig. Als Nachbehandlung muß ein Halo angelegt werden, der an einem Gipskorsett fixiert ist [16]. Die Fixation mit dem Halo wird in der Regel gut ertragen, kleinere Komplikationen kommen vor (v. a. Infektionen an den Nageleintrittsstellen [15]).

Im Bereich der *BWS* werden v. a. dorsale Instrumentarien zur Aufrichtung eingesetzt. Wir verwenden hier meist das Spine-fix-Instrumentarium mit Haken, manchmal sogar noch das alte Harrington-Implantat. Die Tatsache, daß einige Segmente um die Fraktur herum mitversteift werden, fällt bei Adoleszenten an der BWS wenig ins Gewicht. Das Problem ist hier eher, daß das Instrumentarium nicht zu groß sein darf, da v. a. bei kleinen Patienten noch wenig Weichteile vorhanden sind, und daß eine mögliche Dekompression schnell genug geschehen muß. Bei kleinen Kindern eignen sich manchmal Platten zur Stabilisation besser als Stäbe mit Haken oder Schrauben, da sie weniger Platz benötigen.

An der *LWS* und am *thorakolumbalen Übergang* gelten bei Adoleszenten die gleichen Prinzipien wie bei Erwachsenen. Wir setzen ein Stabsystem mit transpedikulären Schrauben ein, das ursprünglich von Dick [12, 13] als „Fixateur interne" entwickelt wurde. Heute gibt es diverse Nachfolgeinstrumentarien, die in der Handhabung etwas einfacher sind, aber auf dem gleichen Prinzip beruhen. Mit diesen Systemen können Frakturen im unteren BWS- und im LWS-Bereich effizient wieder aufgerichtet werden. Durch die sog. „Ligamentotaxis" werden ossäre Fragmente im Spinalkanal in der Regel durch die Distraktion spontan reponiert. Ist dies ausnahmsweise nicht der Fall, so muß der Spinalkanal revidiert werden. Die intraoperative Myelographie zeigt dann die Durchgängigkeit des Spinalkanals.

> **!** In jedem Fall muß vor einer alleinigen Laminektomie als Behandlung bei einer Wirbelfraktur mit neurologischer Läsion gewarnt werden. Eine solche kommt insbesondere bei kleinen Kindern nicht in Frage. Die Gefahr, daß sich in der Folge eine schwere posttraumatische Kyphose ausbildet, ist sehr groß [32]. Stets muß eine Stabilisation des betroffenen Segmentes erfolgen; auch bei kleinen Kindern ist dies mit Platten und Schrauben fast immer möglich.

Sekundäre Deformitäten nach Wirbelfrakturen müssen gelegentlich ebenfalls operativ behandelt werden. Dies betrifft einerseits die neurogenen Skoliosen bei para- oder tetraplegischen Kindern. Die Behandlung erfolgt analog zu derjenigen bei neurogenen Skoliosen aus anderen Ursachen (s. Abschn. 3.1.9). Andererseits muß gelegentlich auch eine posttraumatische Kyphose aufgerichtet werden. Die ausschließlich dorsale Aufrichtung bei einem stark zusammengesinterten Keilwirbel reicht nicht aus. Stets muß auch der Wirbelkörper ventral osteotomiert werden. Dies ist allerdings von einem rein dorsalen Zugang her durchaus möglich. Mit einer Keilosteotomie von dorsal bis zum vorderen Längsband kann eine schöne Aufrichtung erreicht werden (Abb. 3.110).

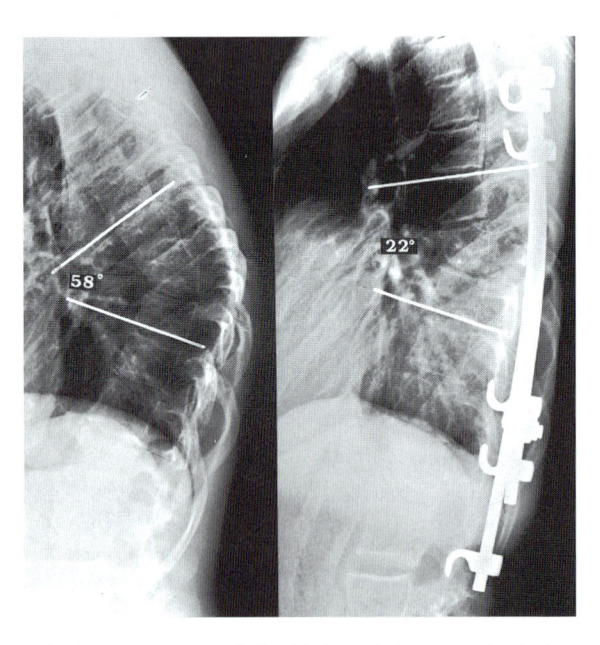

Abb. 3.110. *Posttraumatische Kyphose* bei einem 16jährigen Patienten *(links)*. *Rechts* 1,5 Jahre nach operativer Aufrichtung mit ventraler Ausräumung (von dorsal her) und dorsaler Zuggurtung

Literatur

1. Anderson JM, Schutt AH (1950) Spinal injury in children: a review of 156 cases seen from through 1978. Mayo Clin Proc 1980 55: 499–504
2. Benz G, Roth H, Daum R, Wiedemann K (1986) Besonderheiten kindlicher Wirbelfrakturen und HWS-Luxationen. Unfallchirurgie 12: 247–52
3. Birney TJ, Hanley EN Jr (1989) Traumatic cervical spine injuries in childhood and adolescence. Spine 14: 1277–82
4. Blitzer CM, Johnson RJ, Ettlinger CF, Aggeborn K (1984) Downhill skiing injuries in children. Am J Sports Med 12: 142–7
5. Bode H, Bubl R, Hefti F, Signer E, Wyler F (1993) Akute spinale Syndrome bei Kindern und Jugendlichen. Klin Pädiat 205: 345–350
6. Böhler J, Poigenfuerst J, Gaudernak T, Hintringer W (1990) Die Schraubenosteosynthese des Dens axis. Operat Orthop Traumatol 2: 75
7. Brown JC, Swank SM, Matta J, Barras DM (1984) Late spinal deformity in quadriplegic children and adolescents. J Pediatr Orthop 4: 456–61

8. Cattell HS, Filtzer DL (1965) Pseudosubluxation and other normal variations in the cervical spine in children. J Bone Joint Surg (Am) 47: 1295–309
9. Chalmers DJ, Hume PA, Wilson BD (1994) Trampolines in New Zealand: a decade of injuries. Br J Sports Med 28: 234–8
10. Dearolf WW, Betz RR, Vogel LC, Levin J, Clancy M, Steel HH (1990) Scoliosis in pediatric spinal cord-injured patients. J Pediatr Orthop 10: 214–8
11. De Vivo MJ, Fine PR, Maetz HM, Stover SL (1980) Prevalence of spinal cord injury: a reestimation employing life table techniques. Arch Neurol 37: 707–8
12. Dick W (1984) Osteosynthese schwerer Verletzungen der Brust- und LWS mit dem Fixateur interne. Langenbecks Arch Chir 364: 343–6
13. Dick W (1987) The „fixateur interne" as a versatile implant for spine surgery. Spine 12: 882–900
14. Dietrich AM, Ginn-Pease ME, Bartkowski HM, King DR (1991) Pediatric cervical spine fractures: predominantly subtle presentation. J Pediatr Surg 26: 995–9
15. Dormans JP, Criscitiello AA, Drummond DS, Davidson RS (1995) Complications in children managed with immobilization in a halo vest. J Bone Joint Surg (Am) 77: 1370–3
16. Dormans JP, Drummond DS, Sutton LN, Ecker ML, Kopacz KJ (1995) Occipitocervical arthrodesis in children. A new technique and analysis of results. J Bone Joint Surg (Am) 77: 1234–40
17. Floman Y, Kaplan L, Elidan J, Umansky F (1991) Transverse ligament rupture and atlanto-axial subluxation in children. J Bone Joint Surg (Br) 73: 640–3
18. Gertzbein SD (1994) Spine update. Classification of thoracic and lumbar fractures. Spine 19: 626–8
19. Grob D, Jeanneret B, Aebi M, Markwalder TM (1991) Atlanto-axial fusion with transarticular screw fixation. J Bone Joint Surg (Br) 73: 972–6
20. Hamilton MG, Myles ST (1992) Pediatric spinal injury: review of 174 hospital admissions. J Neurosurg 77: 700–4
21. Hefti F, Dick W, Morscher E (1985) Operative Versorgung von Wirbelsäulenverletzungen bei Sportlern. Prakt Sporttraumatol Sportmed 3: 14–18
22. Hill SA, Miller CA, Kosnik EJ, Hunt WE (1984) Pediatric neck injuries. A clinical study. J Neurosurg 60: 700–6
23. Jani L (1987) Wirbelfrakturen im Wachstumsalter. Z Kinderchir 42: 333–8
24. Magerl F, Aebi M, Gertzbein SD, Harms J, Nazarian S (1994) A comprehensive classification of thoracic and lumbar injuries. Eur Spine J 3: 184–201
25. McGrory BJ, Klassen RA, Chao EY, Staeheli JW, Weaver AL (1993) Acute fractures and dislocations of the cervical spine in children and adolescents. J Bone Joint Surg (Am) 75: 988–95
26. Pang D, Pollack IF (1989) Spinal cord injury without radiographic abnormality in children – the SCIWORA syndrome. J Trauma 29: 654–664
27. Pouliquen JC, Kassis B, Glorion C, Langlais J (1996) Vertebral growth after thoracic or lumbar fracture of the spine in children. J Pediatr Orthop (in press)
28. Reid DC, Saboe LAD (1989) Spine fractures in winter sports. Sports Med 7: 393–9
29. Ruckstuhl HJ, Jani L (1980) Wirbelfrakturen bei Kindern und Jugendlichen. Orthopäde 9: 69–76
30. Rumball K, Jarvis J (1992) Seat-belt injuries of the spine in young children. J Bone Joint Surg (Br) 74: 571
31. Shingu H, Ohama M, Ikata T, Katoh S, Akatsu T (1990) A nationwide epidemiological survey of spinal cord injuries in Japan from January to December 1992. Paraplegia 1995 33 (4): 183–8
32. Yasuoka S, Peterson HA, MacCarty CS (1982) Incidence of spinal column deformity after multilevel laminectomy in children and adults. J Neurosurg 57: 441–5
33. Yngve DA, Harris WP, Herndon WA, Sullivan JA, Gross RH (1988) Spinal cord injury without osseous spine fracture. J Pediatr Orthop 8: 153–9

3.1.12
Entzündungen an der Wirbelsäule

Definition

Entzündliche Erkrankungen an der Wirbelsäule aufgrund von Infektionen sowie Veränderungen im Rahmen von Erkrankungen aus dem rheumatischen Formenkreis.

3.1.12.1
Spondylitis, Spondylodiszitis

Definition

Akute oder chronische pyogene Infektion der Bandscheibe oder des bandscheibennahen Wirbelkörpers durch unspezifische (meist Staphylokokken) oder spezifische (Tbc) Erreger. Neben der destruktiven gibt es auch eine benigne, auf den Diskus beschränkte, selbstlimitierende Form. Die Bandscheibe ist fast immer an der Krankheit beteiligt, eine reine Spondylitis ohne Einbeziehung der Bandscheibe gibt es kaum.

Ätiologie

Die Spondylodiszitis wird durch spezifische oder unspezifische Erreger hervorgerufen. Unter den unspezifischen Erregern dominiert der Staphylococcus aureus [7, 9, 10, 12]. Daneben kommen als unspezifische Erreger Streptococcus, Escherichia coli, Salmonella typhosa und, als sehr seltene Keime, Brucella abortus oder Coxiella burnetii, vor [1]. Die spezifische Spondylitis wird durch das Mycobacterium tuberculosis (Typus humanus, seltener Typus bovinus) hervorgerufen. Zwar ist die Tuberkulose seit der BCG-Impfung in Mitteleuropa selten geworden, in Entwicklungsländern ist sie jedoch nach wie vor häufig, und die Skelettuberkulose ist bei Kindern eine typische Erkrankung, wobei die Wirbelsäule besonders häufig betroffen ist [5, 11, 13, 14].

Pathogenese

Bei kleinen Kindern treten Blutgefäße von den Deckplatten in die Bandscheiben ein, so daß Bakterien hämatogen in den Diskus gelangen können. Im Laufe des Kindesalters obliterieren diese Gefäße, so daß die direkte hämatogene Infektion des Diskus nicht mehr möglich ist. Beim Adoleszenten und Erwachsenen beginnt somit die Infektion stets im bandscheibennahen Knochen, beim Kleinkind jedoch meist direkt in der Bandscheibe.

Vorkommen

Die Spondylodiszitis ist selten. Wir beobachten etwa einen Fall pro Jahr. Größere Serien von Spondylitis-Tbc wurden in Hongkong [14], Indien [13] und Südafrika [5] beschrieben.

Klinik, Diagnostik

> ! Die Spondylodiszitis tritt in der Regel bei kleinen Kindern unter 10 Jahren auf. In dieser Altersgruppe muß man beim Auftreten von Rückenschmerzen immer an die Spondylitis denken.

Die Schmerzen sind meist akut und auf Höhe des betroffenen Diskus bzw. Wirbelkörpers lokalisiert, manchmal gegen kaudal und evtl. auch in die Beine oder das Abdomen ausstrahlend. Kleinkinder weigern sich zu gehen und zu sitzen, sie können häufig nicht mehr gerade stehen. Bei der klinischen Untersuchung bevorzugt das Kind die liegende Position. Meist bestehen keine schweren Allgemeinsymptome, insbesondere ist hohes Fieber nicht besonders typisch. Die Blutsenkung und das C-reaktive Protein können, müssen aber nicht, erhöht sein; auch eine Leukozytose mit Linksverschiebung ist nicht obligatorisch vorhanden. Insbesondere bei der spezifischen Spondylitis fehlen labormäßige Infektparameter fast immer. Bei septischen Temperaturen sollten Blutkulturen zum Nachweis des Erregers abgenommen werden.

Röntgenbefunde

Das erste Zeichen auf dem *Röntgenbild* ist meist die Verschmälerung des Intervertebralraumes auf der betroffenen Höhe (Abb. 3.111 a). Ab Beginn der Krankheit dauert es aber 2–3 Wochen, bis dieser Befund auf dem Nativröntgenbild sichtbar wird. Wesentlich früher kann eine Anreicherung im *Skelettszintigramm*, insbesondere im *Leukozytenszintigramm*, nachgewiesen werden. Im Frühstadium ist deshalb stets ein Szintigramm anzufertigen, wenn das Röntgenbild unauffällig ist und die Klinik den Verdacht auf eine Spondylodiszitis nahelegt. Findet sich im Szintigramm eine Anreicherung, so empfiehlt sich anschließend die *MRT-Untersuchung*. Die bandscheibennahe Hyperämie führt zu Veränderungen, die sich typischerweise auf T1-gewichteten Bildern hypointens und auf T2-gewichteten Bildern hyperintens darstellen [6] (Abb. 3.111 b). Die auf

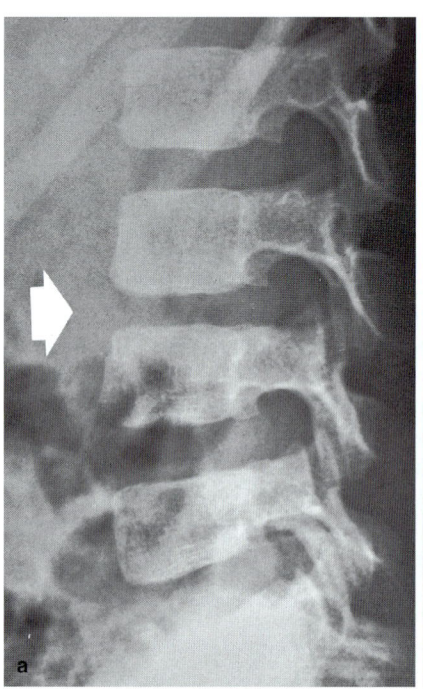

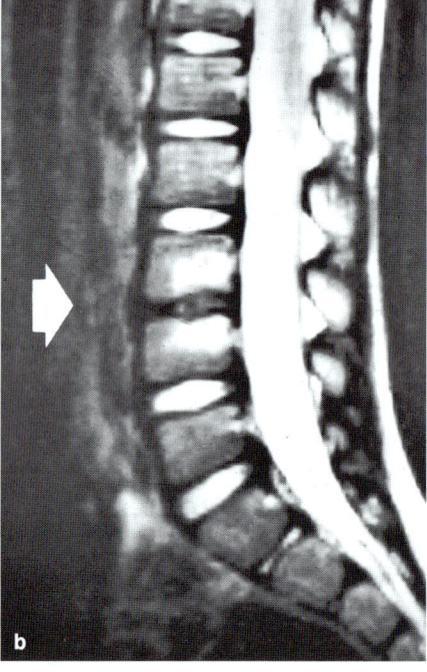

Abb. 3.111 a, b. 6jähriges Kind mit *Spondylodiszitis* L 3/L 4 im Frühstadium. **a** Seitliches Röntgenbild: Man erkennt eine diskrete Verschmälerung des Bandscheibenzwischenraumes. **b** MRT (T 2-Gewichtung): Neben der Dehydrierung des Diskus L 3/L 4 ist das Marködem in den angrenzenden Bereichen der Wirbelkörper gut sichtbar

dem Röntgenbild als Frühsymptom sichtbare Bandscheibenverschmälerung ist auf dem MRT meist nicht nachweisbar, sondern sie wird erst nach Rückbildung des entzündlichen Ödems sichtbar. Eine wichtige Komplikation der Spondylodiszitis ist der Psoasabszeß [10, 12], der auf den MRT-Aufnahmen sehr gut nachweisbar ist. Die *CT* bringt keine weitere Verbesserung der Diagnostik.

Ein wichtiges diagnostisches Hilfsmittel kann die *Wirbelpunktion* sein. Diese ist immer dann indiziert, wenn der Verdacht auf eine Spondylitis-Tbc besteht. Diese Vermutung ist dann gegeben, wenn trotz einer Anamnesedauer von mehreren Wochen alle Laborbefunde negativ sind (bis auf eine eventuelle leichte Lymphozytose) und der Tbc-Test stark positiv ist. Außerdem kann die Anamnese hilfreich sein. Eine Indikation zur Punktionsbiopsie besteht auch, wenn die Infektion auf die Antibiotikatherapie nicht reagiert. Die Punktion wird von dorsal in Narkose unter Bildverstärkerkontrolle mit einer dicken Nadel vorgenommen. Auf den betroffenen Wirbelkörper wird lateral des Pedikels eingegangen, er wird direkt punktiert. Der entnommene Eiter wird im Direktpräparat und im Tierversuch untersucht [2]. Eine generelle Durchführung der Wirbelkörperpunktion bei Spondylodiszitis halten wir jedoch für unnötig. Solange kein Verdacht auf eine spezifische Entzündung vorliegt und die Krankheit gut auf die Antibiotika anspricht, ist diese nicht ungefährliche Untersuchung unnötig.

Differentialdiagnose

Die Spondylodiszitis ist vorzugsweise im lumbalen Bereich lokalisiert. Sie ist v.a. von Tumoren und tumorähnlichen Läsionen abzugrenzen. Hier denken wir v.a. an die *Langerhans-Zellhistiozytose*, die jedoch primär den Wirbelkörper betrifft und nicht die Bandscheibe. Weitere typische Tumoren der kindlichen Wirbelsäule sind die *aneurysmatische Knochenzyste* und das *Ewing-Sarkom*. Das *Osteoblastom* ist ebenfalls häufig, es ist aber meist im Pedikel lokalisiert, so daß es kaum mit der Spondylodiszitis verwechselt werden kann.

Therapie

Kinder mit einer Spondylodiszitis sollten hospitalisiert werden. Am besten wird die Wirbelsäule in einem Gipskorsett oder in einer Gipsliegeschale ruhiggestellt. Die Hauptaufgabe des Korsetts ist die Schmerzstillung durch Ruhigstellung. Da die Spondylodiszitis häufig im lumbalen Bereich lokalisiert ist, dient das Korsett auch zur Vermeidung der Kyphose. Da der Erreger meist unbekannt bleibt, kann die antiinfektiöse Behandlung nicht gezielt erfolgen. Die Antibiotika sollten hochdosiert intravenös gegeben werden, sie sollten ein breites Spektrum abdecken und eine besonders gute Wirksamkeit gegen Staphylokokken aufweisen. Die i.v.-Therapie wird bis zur Normalisierung der Klinik und Laborparameter weitergeführt. Wegen der schlechten Durchblutung der Bandscheibe führen wir die Antibiotikatherapie anschließend per os 3 Monate lang weiter. Während dieser Zeit muß das Kind zur Entlastung der betroffenen Bandscheibe und der benachbarten Apophysenfuge ein lordosierendes Gipskorsett tragen.

> Eine *operative Behandlung* ist in folgenden Situationen notwendig:
> - bei einem Psoasabszeß,
> - bei einer Spondylitis-Tbc,
> - bei postinfektiöser Kyphose.

Ein Psoasabszeß muß immer operativ entlastet und drainiert werden. Auch die Spondylitis-Tbc sollte chirurgisch behandelt werden. Der befallene Wirbelkörper muß ausgeräumt und die Lücke mit einem Knochenspan überbrückt werden; bei kleinen Kindern muß auch eine dorsale Spondylodese folgen, um eine erneute Kyphosierung durch das dorsale Wachstum zu vermeiden. Hat sich eine sekundäre Kyphose etabliert, so muß diese gelegentlich ebenfalls operativ therapiert werden. Der betroffene Abschnitt muß meist gleichzeitig von ventral und von dorsal aufgerichtet werden.

3.1.12.2
Wirbelsäulenveränderungen im Rahmen der juvenilen rheumatischen Arthritis

Veränderungen der oberen HWS kommen insbesondere bei der polyartikulären Form der juvenilen rheumatischen Arthritis vor (s. auch Kap. 4.4.1). In einer Untersuchung bei 121 Patienten mit juveniler rheumatischer Arthritis hatte von 57 Patienten mit pauziartikulärer Form kein Patient zervikale Symptome, hingegen fanden sich bei 13 von 51 Patienten mit polyartikulärer Form Veränderungen der HWS [4]. Trotz z.T. extensiver radiologischer Veränderungen der HWS waren Schmerzen eher selten. Auch die Tortikollis war in der Regel nicht vorhanden. Die meisten Patienten waren asymptomatisch. Die radiologische Abklärung der HWS sollte deshalb bei der polyartikulären Form stets durchgeführt werden. Insbesondere sollte nach einer *atlantoaxialen Instabilität* gesucht werden. Diese macht manchmal eine atlantoaxiale Verschraubung notwendig [3]. Insbesondere sollte auch vor Operationen stets der

Zustand der HWS abgeklärt werden, da die Gefahr einer Dislokation bei der Intubation nicht zu vernachlässigen ist.

> ❗ Die wichtigste Komplikation der polyartikulären Form der juvenilen rheumatischen Arthritis ist die atlantoaxiale Instabilität, während die Iridozyklitis eher beim oligoartikulären Typ vorkommt.

Neben zervikalen Wirbelsäulenproblemen kommen im Zusammenhang mit der juvenilen rheumatischen Polyarthritis auch *Skoliosen* vor. Diese sind jedoch selten so schwer, daß sie behandlungsbedürftig werden. Die Indikation zur Korsettbehandlung muß restriktiv gestellt werden, da Rheumapatienten stets eine Osteoporose aufweisen und das Korsett diese noch fördert. Gelegentlich ist auch eine operative Aufrichtung notwendig.

3.1.12.3
Juvenile Spondylitis ankylosans

Die ankylosierende Spondylitis (M. Bechterew) ist eine Erkrankung, die typischerweise im 3. oder 4. Lebensjahrzehnt im Bereich der Iliosakralgelenke beginnt. Bei einem kleinen Teil der Patienten kann die Krankheit allerdings schon in der 2. Lebensdekade beginnen. Meist handelt es sich dabei um Jungen. Die primären Manifestationen bei Adoleszenten sind eher die unteren Extremitäten als die Iliosakralgelenke. Es besteht eine deutliche familiäre Belastung. Serologisch läßt sich der genetische Marker HLA-B 27 nachweisen. Neben den großen Gelenken ist häufig die HWS mitbetroffen. Radiologisch findet man eine (meist einseitig beginnende) Arthritis der Iliosakralgelenke. Da diese Gelenke im Szintigramm bei Jugendlichen ohnehin stark anreichern, trägt diese Untersuchung zur Diagnose wenig bei. Als Therapie ist eine medikamentöse Behandlung bei Adoleszenten nur selten indiziert. Wichtig ist aber v. a. die Physiotherapie zur Erhaltung der Beweglichkeit und Vermeidung der Kyphose. Diese muß bei Patienten mit schwerer ankylosierender Spondylitis lebenslang durchgeführt werden. Eine effiziente gymnastische Behandlung kann die Einsteifung der Wirbelsäule in einer schweren Kyphose verhindern. Operative Maßnahmen sind im Jugendalter kaum je indiziert. Bei Erwachsenen mit etablierter schwerer Kyphose sind manchmal Keilosteotomien der Wirbelsäule notwendig [8].

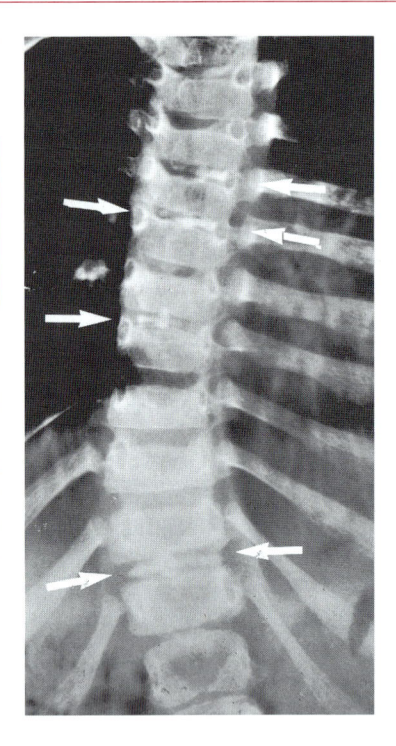

Abb. 3.112. a.-p.-Röntgenbild der BWS bei einem 7jährigen Jungen mit mehreren spontanen Verkalkungen der Bandscheiben. Diese haben keine pathologische Bedeutung

3.1.12.4
Verkalkung des Discus intervertebralis

Gelegentlich können bei Kleinkindern Verkalkungen von mehreren Bandscheiben, v.a. im HWS- und BWS-Bereich, spontan oder als Unfallfolge auftreten. Die Manifestation erscheint gewöhnlich nur für einige Monate oder Jahre im Röntgenbild und verschwindet später spontan wieder (Abb. 3.112). Gelegentlich können diffuse Symptome vorkommen. Laborbefunde und Szintigramme sind jedoch normal. Eine Behandlung ist nicht notwendig, da der Spontanverlauf günstig ist. Bei stärkeren Beschwerden kann evtl. eine temporäre Ruhigstellung helfen.

Literatur

1. Cottalorda J, Jouve JL, Bollini G, Touzet P, Poujol A, Kelberine F, Raoult D (1995) Osteoarticular infection due to Coxiella burnetii in children. J Pediatr Orthop B 4: 219–21
2. Fyfe JS, Henry APJ, Mulholland RC (1983) Closed vertebral biopsy. J Bone Joint Surg (Am) 65: 140–3
3. Grob D, Jeanneret B, Aebi M, Markwalder TM (1991) Atlanto-axial fusion with transarticular screw fixation. J Bone Joint Surg (Br) 73: 972–6
4. Hensinger RN, De Vito PD, Ragsdale CG (1986) Changes in the cervical spine in juvenile rheumatoid arthritis. J Bone Joint Surg (Am) 68: 189–98
5. Hoffman EB, Crosier JH, Cremin BJ (1993) Imaging in children with spinal tuberculosis. A comparison of radiography, computed tomography and magnetic resonance imaging. J Bone Joint Surg (Br) 75: 233–9

6. Imhof H, Kramer J, Rand T, Trattnig S (1994) Knochenentzündungen (einschließlich Spondylitis). Orthopäde 23: 323–30
7. Krodel A, Sturz H (1989) Differenzierte operative und konservative Therapie der Spondylitis und Spondylodiscitis. Z Orthop 127: 587–96
8. MacMaster MJ (1985) A technique for lumbar spinal osteotomy in ankylosing spondylitis. J Bone Joint Surg (Br) 67: 204–10
9. Malawski SK, Lukawski S (1991) Pyogenic infection of the spine. Clin Orthop 272: 58–66
10. Malhotra R, Singh KD, Bhan S, Dave PK (1992) Primary pyogenic abscess of the psoas muscle. J Bone Joint Surg (Am) 74: 278–84
11. Meurer A, Eysel P, Heine J (1995) Ergebnisse der operativen Behandlung der Spondylitis tuberculosa. Z Orthop 133: 227–35
12. Parbhoo A, Govender S (1992) Acute pyogenic psoas abscess in children. J Pediatr Orthop 12: 663–6
13. Rajasekaran S, Soundarapandian S (1989) Progression of kyphosis in tuberculosis of the spine treated by anterior arthrodesis. J Bone Joint Surg (Am) 71: 1314–23
14. Upadhyay SS, Saji MJ, Sell P, Sell B, Hsu LC (1994) Spinal deformity after childhood surgery for tuberculosis of the spine. A comparison of radical surgery and debridement. J Bone Joint Surg (Br) 76: 91–8

3.1.13
Tumoren der Wirbelsäule

Definition

Primäre Knochentumoren, die ihren Ursprung in den Wirbelkörpern oder Wirbelbögen haben, oder Weichteiltumoren, die aus Muskeln, Bindegewebe, Gefäßen oder Nervengewebe in der unmittelbaren Umgebung der Wirbelsäule hervorgehen.

Vorkommen

Von allen primären Knochentumoren sind nur 10 % an der Wirbelsäule lokalisiert; davon sind 85 % benigne [45]. Bei Kindern und Jugendlichen dürfte der Anteil an benignen Tumoren sogar noch höher sein.

Um einen Anhaltspunkt über die Verteilung der Tumorarten an der Wirbelsäule bei Kindern und Jugendlichen zu erhalten, haben wir die im Basler Knochentumorreferenzzentrum registrierten Fälle zusammengestellt. Seit 1972 sind 60 primäre Kno-

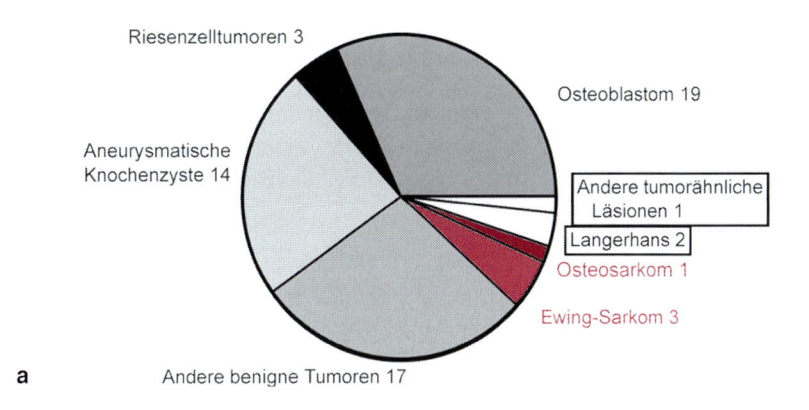

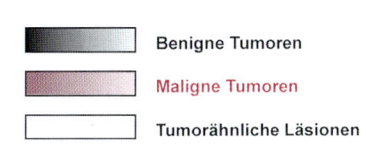

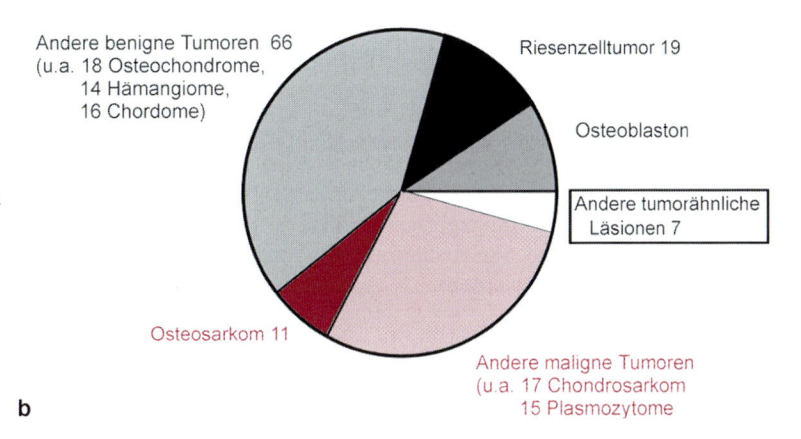

Abb. 3.113 a, b. *Diagnosen bei primären Tumoren der Wirbelsäule:*
a bei 60 Kindern und Jugendlichen (unter 20 Jahren); **b** bei 165 Erwachsenen (Basler Knochentumorreferenzzentrum). Bei Kindern und Jugendlichen ist v. a. das Osteoblastom und die aneurysmatische Knochenzyste häufig, primäre maligne Tumoren sind seltener als bei Erwachsenen, wobei das Ewing-Sarkom in dieser Altersgruppe am typischsten ist

chentumoren bei unter 20jährigen registriert worden. Bei den Erwachsenen waren es 165 primäre Knochentumoren. Die Verteilung der Diagnosen zeigt Abb. 3.113. Nur 4 Tumoren waren maligne (3 Ewing-Sarkome, 1 Osteosarkom). Die häufigsten Tumoren waren das Osteoblastom und die aneurysmatische Knochenzyste, die je etwa 1/4 der Fälle betrafen. Alle anderen Tumoren treten nur sporadisch auf. Auch der bei den Erwachsenen etwas häufigere Riesenzelltumor des Sakrums und das Chordom sind bei den Kindern und Jugendlichen ausgesprochen selten. Bei den Erwachsenen dominiert das Osteoblastom wesentlich weniger als bei Jugendlichen, und aneurysmatische Knochenzysten werden kaum beobachtet.

Die Tumoren verteilen sich recht regelmäßig über alle Segmente, ohne daß eine Region bevorzugt wird. Lediglich das Sakrum ist etwas häufiger betroffen. Laut einer größeren Studie sollen Osteoblastome lumbal häufiger sein als thorakal und zervikal [22]: Bei 18 Patienten mit einem Durchschnittsalter von 13,5 Jahren war der Tumor 11mal lumbal, 4mal thorakal und 3mal zervikal lokalisiert.

Unter den malignen Tumoren sind Osteosarkome eher noch seltener als Ewing- und Chondrosarkome. In unserem Register ist nur 1 Osteosarkom in der Altersgruppe von Kindern und Jugendlichen verzeichnet. In einer Übersicht der europäischen multizentrischen Studie über die Osteosarkombehandlung gemäß COSS-Protokoll [23] waren von 75 Osteosarkomen Stage II B nur 4 an der Wirbelsäule lokalisiert (davon 3 am Sakrum).

Diagnostik

Aufgrund einer Studie über benigne Tumoren an der HWS weiß man, daß nur 70 % der Tumoren auf dem konventionellen Röntgenbild sichtbar sind, auch wenn aufgrund anderer radiologischer Untersuchungen bekannt ist, daß ein Tumor vorhanden ist [24]. Um so schwieriger ist es deshalb häufig, Tumoren zu diagnostizieren, von deren Existenz man noch keine Kenntnis hat.

> ! Bei Kindern und Jugendlichen sind Rückenbeschwerden selten. Wegen der Schwierigkeit der Röntgendiagnostik sollte bei Schmerzen, die *nicht* belastungsabhängig sind, mit der Durchführung eines Skelettszintigramms nicht allzulange gewartet werden.

Wie schwierig es ist, die Diagnose eines Wirbelsäulentumors bei Jugendlichen zu stellen, zeigt eine englische Studie [22]: Bei 18 Patienten mit Osteoblastomen der Wirbelsäule (bei einem Durchschnittsalter von 13,5 Jahren) dauerte es vom Beginn der Symptomatik bis zur Diagnosestellung im Mittel 18 Monate. Andere Autoren berichten sogar über eine Anamnesedauer von mehr als 3 Jahren [36].

Das Skelettszintigramm ist eine kostengünstige Untersuchung, die das Vorliegen eines neoplastischen Prozesses mit sehr hoher Wahrscheinlichkeit anzeigt und auch einen Hinweis auf die Lokalisation gibt. Nur bei einem positivem Uptake sollten weitergehende Untersuchungen wie MRT und CT folgen. Bei malignen Prozessen ist die MRT-Untersuchung unverzichtbar. Allgemein sollte bei allen Tumoren, die aus dem Knochen ausbrechen und bei denen die Weichteilausdehnung von Bedeutung ist (insbesondere auch die intraspinale Ausbreitung), eine MRT-Untersuchung durchgeführt werden. Tumoren hingegen, die innerhalb des Knochens bleiben, können an der Wirbelsäule mit dem CT besser dargestellt werden. Dies gilt insbesondere für das an der Wirbelsäule relativ häufige Osteoblastom.

Differentialdiagnose

Wichtigste Differentialdiagnose von Tumoren an der Wirbelsäule ist die Infektion, d.h. die Spondylitis und die Spondylodiszitis. Das gemeinsame Symptom ist der nicht belastungsabhängige Schmerz, der auch nachts auftreten kann. Meist weisen die Laborbefunde darauf hin, ob eine Infektion vorliegt oder nicht, wobei aber zu bedenken ist, daß bei chronischen Infekten oft nur wenige bis keine Veränderungen des Blutbildes zu beobachten sind. Dies gilt insbesondere auch für die Tuberkulose und die Bruzellose.

Besonderheiten der wichtigsten Tumorarten

Benigne und semimaligne Tumoren

Osteoblastome

Osteoblastome sind neben aneurysmatischen Knochenzysten die häufigsten Knochentumoren der Wirbelsäule bei Kindern und Jugendlichen. Sie sind bei männlichen Patienten 2,5mal häufiger als bei weiblichen [30], und sie sind vorzugsweise lumbal lokalisiert [36]. Osteoblastome führen zu diffusen Schmerzen, die häufig nachts auftreten. Wie beim Osteoidosteom reagieren diese gut auf Azetylsalizylsäure, allerdings ist der Effekt beim Osteoblastom weniger ausgeprägt. Histologisch ist das Osteoblastom identisch mit dem Osteoidosteom. Das Osteoidosteom sitzt an langen Röhrenknochen intrakortikal und produziert sehr viel Osteoid. Der Tumor selber bleibt klein wie ein Reiskorn (sog. Nidus). Das Osteoblastom ist im spongiösen Knochen lokalisiert. Es bildet weniger Osteoid, der Tumor selbst kann aber wesentlich grö-

Abb. 3.114. Szintigramm *(links)* und CT *(rechts)* bei einer 7jährigen Patientin mit ***Osteoblastom*** im Bereich des Wirbelbogens C 6

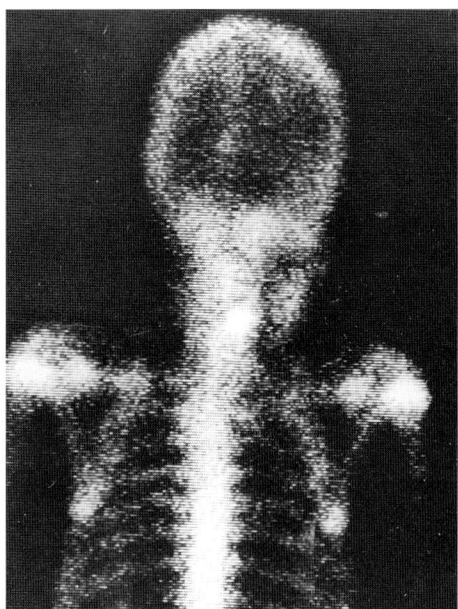

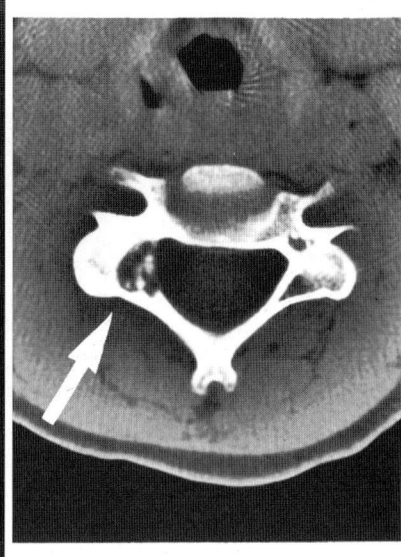

ßer werden. Die typische Lokalisation an der Wirbelsäule ist der Pedikel bzw. der Wirbelbogen (Abb. 3.114). Gelegentlich kommt der Tumor auch im Wirbelkörper vor [5, 31]. Als Kuriosität wurde er auch 2mal am gleichen Wirbelkörper vorkommend beschrieben [21]. Einige Autoren unterscheiden auch an der Wirbelsäule zwischen klar abgegrenzten Osteoidosteomen und den weniger scharfrandigen Osteoblastomen, die aus dem Knochen heraus auch in die Weichteile eindringen können [36,39]. Die Differenzierung ist im Einzelfall aber oft schwierig; da sich die beiden Tumoren histologisch nicht unterscheiden, ist diese Unterteilung auch wenig sinnvoll.

Außer zu Schmerzen kann der Tumor auch zu einer antalgischen Skoliose der Wirbelsäule führen. Das Osteoblastom ist dann meist am Apex der Krümmung lokalisiert, und der Tumor betrifft immer den Pedikel auf der Konvexseite der Skoliose [38]. Die Prognose der Skoliose ist abhängig von der Dauer der Symptomatik bis zur Therapie [9, 36]. Der Spontanverlauf ist durch Schmerzen charakterisiert, die jahrelang persistieren können. In der Literatur wurden mehrere Fälle von neurologischen Komplikationen aufgrund des in den Spinalkanal eindringenden Tumors beschrieben [5, 22, 30], u. a. sogar ein Fall eines Exitus letalis bei zervikaler Tetraplegie wegen eines Osteoblastoms. Auch Spontanheilungen kommen vor.

Therapie
Die Behandlung des Osteoblastoms der Wirbelsäule besteht in einer einfachen Kürettage. Eine aufwendigere Behandlung ist meist nicht notwendig [9, 29]. Bei größeren Osteoblastomen mit unklaren Grenzen und evtl. Weichteilkomponenten wird die zumindest marginale Resektion empfohlen [5]. Gelingt diese nur intraläsional, so sollte nachbestrahlt werden [5]. Die Verwendung einer γ-Kamera während der Operation [35] halten wir für unnötig, da die Läsion auf dem CT sehr genau dargestellt werden kann und die Lokalisation auch intraoperativ kaum je Schwierigkeiten bereitet. Elegant ist hingegen die CT-gesteuerte perkutane Exzision des Tumors [37]. Da die Rezidivquote selbst nach einfacher Kürettage gering ist und maligne Entartungen an der Wirbelsäule nicht beschrieben wurden, sei vor einer Überbehandlung gewarnt.

Aneurysmatische Knochenzysten

Aneurysmatische Knochenzysten können primär oder sekundär im Zusammenhang mit anderen Tumoren auftreten [7]. Bei der sekundären Variante kommen als Primärtumoren v.a. Osteoblastome, Riesenzelltumoren und Osteosarkome in Frage [51]. Etwa 1/4 der Fälle von aneurysmatischen Knochenzysten sind sekundär [51], an der Wirbelsäule werden sie allerdings kaum beschrieben. 75 % der aneurysmatischen Knochenzysten treten bei unter 20jährigen auf [7]. Campanacci teilt die aneurysmatischen Knochenzysten in zentral oder exzentrisch im Knochen gelegene mit wenig Rezidivneigung (Typen I–III) sowie periostal (Typ IV) oder extraossär (Typ V) lokalisierte mit hoher Rezidivquote ein. Aktive Zysten zeigen auf dem Röntgenbild keine Sklerose der Wand, inaktive hingegen weisen eine Randsklerose auf. Ätiologisch wird eine arteriovenöse Fistel innerhalb des Knochens angenommen [27]. Es wird auch eine solide Variante der aneurysmatischen Knochenzyste beschrieben, die histolo-

Abb. 3.115. MRT-Aufnahmen bei *aneurysmatischer Knochenzyste* bei 6jährigem Mädchen im Bereich der Wirbelbögen des thorakolumbalen Übergangs (*A* ventral, *P* dorsal)

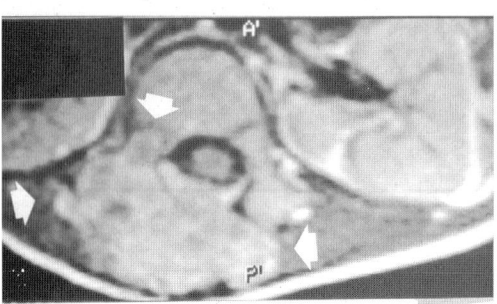

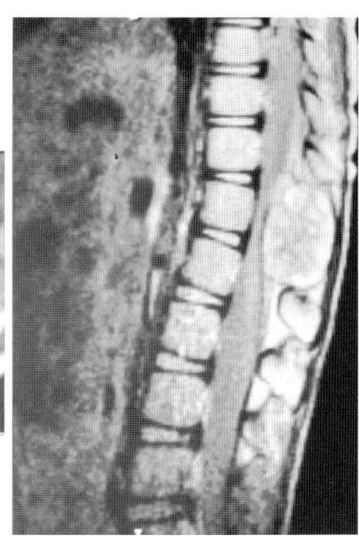

gisch große Ähnlichkeiten mit dem extragnathischen reparativen Zellgranulom hat [3, 34]. Die Rezidivneigung der soliden Variante scheint eher geringer zu sein als diejenige der gewöhnlichen aneurysmatischen Knochenzyste [3]. Aktive aneurysmatische Knochenzysten können sehr schnell wachsen und den Knochen entsprechend rasch zerstören (Abb. 3.115). Die einfache Kürettage reicht deshalb oft nicht aus und hat häufig Rezidive zur Folge. Allerdings sind auch Fälle von Spontanheilungen an der Wirbelsäule beschrieben [26]. Vereinzelt wurden auch neurologische Läsionen als Komplikation der aneurysmatischen Knochenzyste an der Wirbelsäule beobachtet [42]; sie scheinen aber eine ausgesprochene Seltenheit zu sein.

Therapie
Aneurysmatische Knochenzysten weisen nach einfacher Kürettage eine relativ hohe Rezidivquote auf [7,11,14,27]. Es sollte deshalb mindestens eine marginale Resektion angestrebt werden. Die Qualität der Resektion hat einen entscheidenden Einfluß auf die Rezidivquote. Kann nicht en bloc reseziert werden, so müssen die Kürettageränder ausgefräst werden. Die Verwendung von flüssigem Stickstoff [27], Phenol, Methylmethakrylat etc. zum Abtöten der Zellen an den Resektionsrändern halten wir an der Wirbelsäule für zu gefährlich, da ja keine abgeschlossene Tumorhöhle besteht. Hingegen kann die Verwendung eines Cavitron-Ultraschallgerätes die Qualität der Resektion verbessern. Campanacci empfiehlt bei inaktiven Zysten (Typen I–III) die einfache Kürettage, bei den Typen IV und V die En-bloc-Resektion (soweit dies möglich ist) und die zusätzliche Bestrahlung. Auch andere Autoren berichten von einem positiven Effekt der Bestrahlung [13,27].

Langerhanszell-Histiozytose

Die Langerhanszell-Histiozytose kann grundsätzlich in jedem Knochen auftreten. Somit finden wir sie auch in der Wirbelsäule. Die Langerhans-Zellgranulome können monostotisch oder polyostotisch auftreten, mit oder ohne Viszeralbeteiligung. An der Wirbelsäule ist meistens der Wirbelkörper und seltener der Wirbelbogen betroffen. Von den 139 im Basler Knochentumorreferenzzentrum registrierten Langerhanszell-Granulomen betrafen 6 die Wirbelsäule [17]. Die Granulome können grundsätzlich in jedem Alter auftreten, bevorzugt sind aber das 1. und 2. Lebensjahrzehnt (Abb. 3.116). Die Lokalisation kann jeden Wirbelkörper ohne Bevorzugung einer bestimmten Region betreffen.

Typisch für die Langerhanszell-Histiozytose an der Wirbelsäule sind das Zusammensintern der Wirbelkörper und die Bildung einer Vertebra plana (Abb. 3.117). Eine solche Vertebra plana entsteht, weil der Wirbelkörper ventral und dorsal betroffen ist, so daß es nicht zur Keilform kommt. Die Bildung der Vertebra plana ist **nicht** mit neurologischen Komplikationen verbunden. In der Literatur wurde nur ein einziger Fall mit neurologischen Symptomen beschrieben; bei diesem Patienten waren 2 benachbarte Wirbelkörper betroffen [52]. Daß neurologische Komplikationen trotz der dramatischen Formveränderung der Wirbelkörper derart selten sind, liegt einerseits daran, daß es nicht zur Keilform und zur Kyphose kommt, andererseits daran, daß das Granulom selbst aus einer weichen, fast flüssigen Masse besteht, die sich um das Rückenmark verteilt und dieses nicht komprimiert.

Bei Auftreten eines auf Histiozytose verdächtigen Herdes an der Wirbelsäule sollte die Diagnose mittels Biopsie gesichert werden, die offen oder trans-

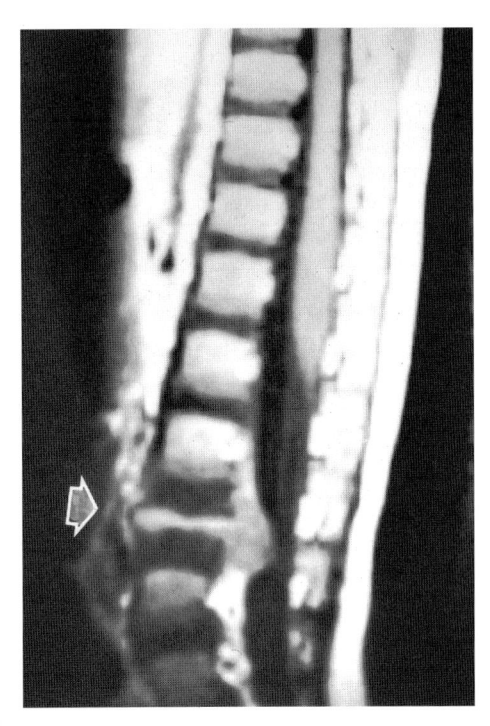

Abb. 3.116. MRT-Aufnahmen der LWS bei *Langerhanszell-Histiozytose* des Wirbelkörpers L4 bei 2jährigem Mädchen. Trotz der Einengung des Spinalkanals bestanden keine neurologischen Symptome

kutan unter Bildverstärkerkontrolle als Nadelbiopsie erfolgen kann. Wurde die Diagnose einer Langerhanszell-Histiozytose bei polyostotischem Befall bereits anhand einer Biopsie eines anderen Herdes gestellt, so ist die Biopsie nicht notwendig. Solitäre Herde sind nicht therapiebedürftig, da sie spontan ausheilen und keine klinischen Folgen haben. Die Wirbelkörper richten sich mit dem weiteren Wachstum nicht wieder auf, die Vertebra plana bleibt ein Leben lang bestehen. Da jedoch keine Kyphose entsteht, kommt es nicht zur statischen Deformität, und die Patienten bleiben somit asymptomatisch [18].

Andere benigne Tumoren

Grundsätzlich kommen fast alle benignen Tumoren an der Wirbelsäule vor, die meisten allerdings sehr selten. Außer mit den bereits beschriebenen Arten haben wir eigene Erfahrungen mit Osteochondromen, desmoplastischen Fibromen, Riesenzelltumoren und der fibrösen Dysplasie. Die Behandlung richtet sich nach der Symptomatik und der funktionellen Störung. Ein typischer benigner Tumor bei Kindern und Jugendlichen ist das Chondroblastom, das fast ausschließlich epiphysär auftritt. Wir haben diesen Tumor an der Wirbelsäule selber nicht beobachtet, sein Vorkommen in dieser Körperregion ist aber in der Literatur beschrieben [6].

Maligne Tumoren

Chordom

Chordome sind Tumoren, die aus Resten des embyronalen Notochords entstehen. Solche Residuen finden sich bei ca. 2% aller Autopsien, die wenigsten führen allerdings zum Tumorwachstum [50]. Beim Tumor als solchem handelt es sich um eine primär maligne, langsam wachsende Geschwulst, die selten metastasiert. Die Lokalisation betrifft in 50% das Sakrum, in 35% die Schädelbasis und nur in 15% den mobilen Teil der Wirbelsäule (HWS, BWS und LWS). Am Sakrum beträgt der Anteil der Chondrome an allen primär malignen Tumoren 40% [50]. Die Tumoren können in jedem Alter auftreten, sie sind aber im Kindes- und Jugendalter selten. Typischer ist die 5. bis 7. Lebensdekade. Das Auftreten dieses Tumors wurde allerdings auch schon bei Säuglingen beschrieben [47]. Das männliche Geschlecht ist doppelt so häufig betroffen wie das weibliche [4]. Klinisch manifestiert sich der Tumor primär meist mit Schmerzen. Röntgenologisch findet sich eine unspezifische Osteolyse. Einen ersten Hinweis auf das Vorliegen eines Chordoms kann die Vergrößerung des interpedikulären Abstandes auf dem Nativröntgenbild geben. Dieser Befund ist sehr typisch für diesen Tumor [2]. Neurologische Störungen treten relativ spät auf. Zur weiteren Diagnostik gehören das Szintigramm, die CT und die MRT-Untersuchung. Im MRT ist der Tumor sowohl

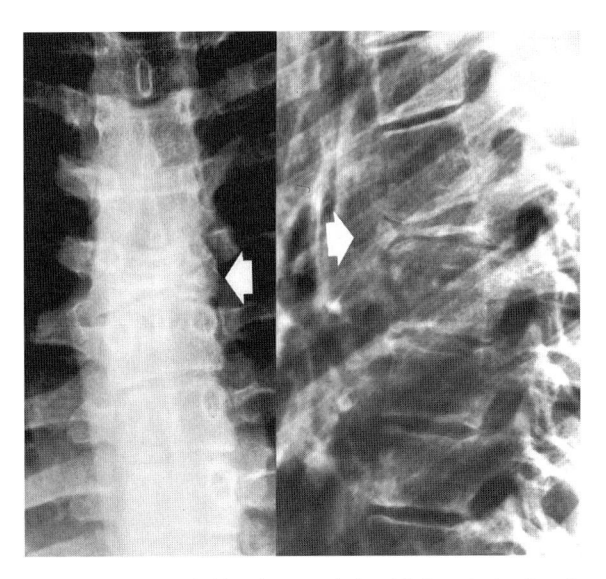

Abb. 3.117. Röntgenbilder der BWS bei 17jähriger Patientin mit Zustand nach Langerhanszell-Histiozytose vor 10 Jahren und *Vertebra plana*. Die Patientin ist beschwerdefrei

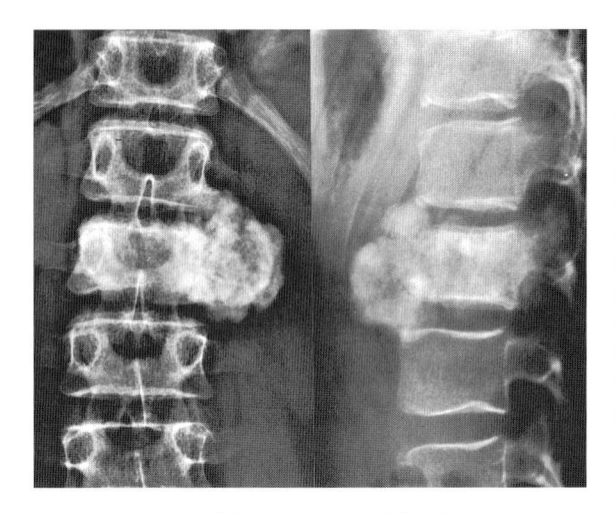

Abb. 3.118. Röntgenbilder a.-p. und seitlich bei einem 12jährigen Mädchen mit *Osteosarkom* des Wirbelkörpers L 2

im T 1- wie auch im T 2- und im protonengewichteten Bild relativ signalarm.

Als Behandlung wird heute die möglichst weitgehende chirurgische Entfernung und anschließende Bestrahlung des Tumors mit ca. 50 Gy empfohlen [19, 33, 40, 41, 43]. Nach dieser kombinierten Therapie wird von Fünfjahresüberlebensraten von 76 % [40] und Zehnjahresüberlebensraten von 52 % [19] berichtet. Nach alleiniger Bestrahlung lebten nach 5 Jahren noch 50 % [40], und nach ausschließlich chirurgischer Therapie lebten nach 10 Jahren noch 32 % der Patienten [19]. Da die Hälfte der Tumoren im Sakrum auftritt, ist bei der Resektion oft die Opferung einzelner Sakralwurzeln notwendig [43].

Osteosarkome

Die Wirbelsäule ist keine typische Lokalisation des Osteosarkoms bei Jugendlichen, der Tumor kommt aber auch hier vor (Abb. 3.118). Die Behandlung erfolgt grundsätzlich nach den in Kap. 4.5.6 beschriebenen Richtlinien. Osteosarkome werden nach dem COSS-Protokoll zuerst 3 Monate lang mit Chemotherapie behandelt. Anschließend erfolgt die Resektion. Die für Osteosarkome geforderte weite Resektion wird an der Wirbelsäule unter Schonung des Rückenmarks nur in den wenigsten Fällen möglich sein. Entscheidend für die Prognose ist somit das Ansprechen auf die Chemotherapie. Die weite Resektion auf Kosten der Rückenmarkfunktion wird wohl von den wenigsten Patienten akzeptiert. Eine Bestrahlung hat beim Osteosarkom keinen Sinn.

Ewing-Sarkome

Das Ewing-Sarkom ist der häufigste maligne Tumor der Wirbelsäule bei Kindern und Jugendlichen (Abb. 3.119). Ewing-Sarkome werden primär nach dem EICESS-Protokoll chemotherapeutisch behandelt. Eine Studie hat gezeigt, daß an der Wirbelsäule die operative Resektion des Tumors keinen Einfluß auf die Prognose hat [49]. Ewing-Sarkome sind aber strahlensensibel, so daß diese Therapie nach der initialen Chemotherapie zur Anwendung kommt. Anschließend wird die Chemotherapie weitergeführt, bis sie nach insgesamt 1 Jahr abgeschlossen ist.

Chondrosarkome

Chondrosarkome kommen bei Kindern und Jugendlichen selten vor. Sie sind an der Wirbelsäule wie an anderen Körperregionen primär chirurgisch zu therapieren. Allerdings gelingt die geforderte weite Resektion wohl nur in den seltensten Fällen. Aus diesem Grund wird, wenn nur eine marginale Entfernung erfolgt ist, die Nachbestrahlung empfohlen [46].

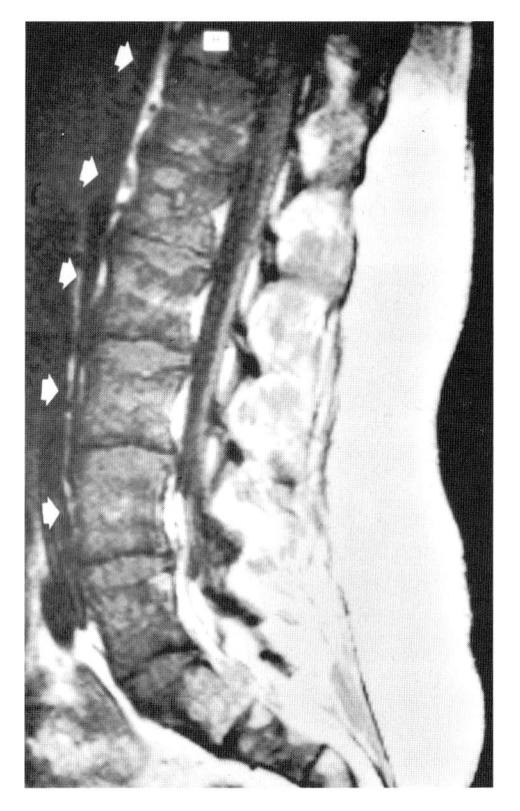

Abb. 3.119. MRT-Aufnahme der LWS (sagittale Schichtung T 2-gewichtet) eines 18jährigen Patienten mit *multilokulärem Ewing-Sarkom*

Intraspinale Tumoren und Neoplasien bei kongenitalen Anomalien

Systemerkrankungen

Neurofibromatose

Der häufigste intraspinale Tumor ist die *Neurofibromatose*. Diese Heredopathie wird in Kap. 4.6.8.6 ausführlich beschrieben. Auf die sekundären Wirbelsäulendeformitäten wird in Abschn. 3.1.10.1 eingegangen. Die im und um den Spinalkanal herum gelegenen Neurofibrome können zu einer charakteristischen Skoliose führen: Die Verkrümmung ist kurzbogig, stark progredient und weist oft eine starke kyphotische Komponente auf, die Wirbelkörper sind eingedellt und die Rippen ausgezogen. Besondere Risikofaktoren für eine starke Progredienz sind der frühe Beginn der Skoliose, eine starke kyphotische Komponente und ein in der unteren BWS gelegener Apex [15]. Intraspinale Neurofibrome sind v. a. beim sog. dystrophischen Typ vorhanden [53], der bei ca. 70–80 % der Skoliosen bei Neurofibromatose repräsentiert ist [48,53]. Allerdings entwickeln nur ca. 15 % der Patienten mit dieser Krankheit eine Skoliose [1]. Neurologische Symptome treten bei 15 % auf, gelegentlich beobachtet man auch paravertebrale Weichteiltumoren [53]. Nicht allzu selten bestehen auch atlantoaxiale Anomalien [54]. Gelegentlich treten solitäre intraspinale Neurofibrome auf, die nicht im Zusammenhang mit einer generalisierten Neurofibromatose stehen [44]. Neurofibrome können zu neurologischen Störungen führen. Als schwerste Komplikation tritt die maligne Entartung in ein malignes Schwannom auf [10,12]. Wir haben selber 3 solche Fälle beobachten müssen. Maligne Schwannome sind relativ langsam wachsende Tumoren, die aber sowohl auf Chemotherapie wie auch auf Bestrahlung kaum empfindlich sind. Da auch die chirurgischen Möglichkeiten im Bereich des Spinalkanals sehr beschränkt sind, sterben die Patienten nach wenigen Jahren. Auch die bei uns behandelten Patienten erlitten dieses Schicksal.

Multiple, nicht ossifizierende Fibrome

1983 beschrieb Campanacci [8] ein Syndrom, das Ähnlichkeiten mit der Neurofibromatose aufweist, mit dieser Krankheit jedoch nicht identisch ist. Die von ihm beobachteten 10 Patienten wiesen multiple, nicht ossifizierende Knochenfibrome in den verschiedensten Körperregionen auf (am häufigsten in Knienähe); sie hatten ähnlich wie bei der Neurofibromatose Café-au-lait-Flecken, eine verminderte Intelligenz, Hypogonadismus, Kryptorchismus, Sehstörungen und auch kardiovaskuläre Probleme. Offensichtlich besteht zwischen den beiden Syndromen eine gewisse Verwandtschaft. Spezielle Probleme an der Wirbelsäule sind nicht beschrieben.

Lokale Störungen

Intraspinale Tumoren kommen als eigenständige Neoplasien des Nervengewebes und der Rückenmarkhäute vor, oder sie können mit anderen Anomalien der Wirbelsäule oder auch mit bestimmten Heredopathien im Zusammenhang stehen.

Bei kongenitalen Skoliosen bestehen in ca. 20 % der Fälle versteckte intraspinale Anomalien, bei 10 % davon handelt es sich um Tumoren (Teratome, Lipofibrome etc.) [28]. Besonders häufig sind intraspinale Anomalien beim einseitigen Segmentationsfehler mit gegenseitigem Halbwirbel. Auch im Rahmen des Klippel-Trenauny-Weber-Syndroms sind intraspinale Tumoren beschrieben worden [16].

Weitere lokale intraspinale Tumoren (die v. a. im Bereich der Cauda equina vorkommen): Ependymome (am häufigsten), Astrozytome, Lipome und Teratome [20].

> ! Besondere Vorsicht ist immer beim Auftreten von *Skoliosen im Alter von unter 10 Jahren* [25, 32] geboten. Bei ca. 50 % der Patienten findet man intraspinale Anomalien und dabei nicht selten auch intraspinale Tumoren. Vor dem Einleiten therapeutischer Maßnahmen (insbesondere natürlich vor einer operativen Aufrichtung) sollte bei solchen Skoliosen *immer eine MRT-Untersuchung* durchgeführt werden.

Literatur

1. Akbarnia BA, Gabriel KR, Beckman E, Chalk D (1992) Prevalence of scoliosis in neurofibromatosis. Spine 17 (8 Suppl): 244–8
2. Albisinni U, Calderoni P, Capanna R, Borghi A (1983) Un segno radiologico molto frequente nella localizzazione dorso-lombare dei cordomi: l'aumento della distanza interpeduncolare. Radiol Med 69: 439–41
3. Bertoni F, Bacchini P, Capanna R et al. (1993) Solid variant of aneurysmal bone cyst. Cancer 71: 729–34
4. Bjornsson J, Wold LE, Ebersold MJ, Laws ER (1993) Chordoma of the mobile spine. A clinicopathologic analysis of 40 patients. Cancer 71: 735–40
5. Boriani S, Capanna R, Donati D, Levine A, Picci P, Savini R (1992) Osteoblastoma of the spine. Clin Orthop 278: 37–45
6. Brasse F, Schmitt M, Hoeffel JC, Montaut J, Bey P, Bretagne MC (1985) A propos d'une observation de chondroblastome vertebrale. Rev Chir Orthop 71: 389–92

7. Campanacci M, Capanna R, Picci P (1986) Unicameral and aneurysmal bone cysts. Clin Orthop 204: 24-36
8. Campanacci M, Laus M, Boriani S (1983) Multiple non-ossifying fibromata with extraskeletal anomalies: A new syndrome ? J Bone Joint Surg (Br) 65: 627-32
9. Capanna R, Boriani S, Mabit C, Donati D, Savini R (1991) L'osteome osteoide de localisation rachidienne. Experience de l'Institut Rizzoli. Rev Chir Orthop Reparatrice Appar Mot 77: 545-50
10. Clinchot DM, Colachis SC 3d (1993) The spectrum of neurofibromatosis: neurologic manifestations with malignant transformation. J Am Paraplegia Soc 16: 81-3
11. Cole WG (1986) Treatment of aneurysmal bone cysts in childhood. J Pediatr Orthop 6: 326-9
12. Craig JB, Govender S (1992) Neurofibromatosis of the zervikal spine. A report of eight cases. J Bone Joint Surg (Br) 74: 575-8
13. Farsetti P, Tudisco C, Rosa M, Pentimalli G, Ippolito E (1990) Aneurysmal bone cyst. Long-term follow-up of 20 cases. Arch Orthop Trauma Surg 109: 221-3
14. Freiberg AA, Loder RT, Heidelberger KP, Hensinger RN (1994) Aneurysmal bone cysts in young children. J Pediatr Orthop 14: 86-91
15. Funasaki H, Einter RB, Lonstein JB, Denis F (1994) Pathophysiology of spinal deformities in neurofibromatosis. J Bone Joint Surg (Am) 76: 692-700
16. Guidera KJ, Brinker MR, Kousseff BG, Helal AA, Pugh LI, Ganey TM, Ogden JA (1993) Overgrowth management of Klippel-Trenauny-Weber and Proteus syndromes. J Pediatr Orthop 13: 459-66
17. Hefti F, Jundt G (1995) Langerhanszell Histiocytose. Orthopäde 24: 73-81
18. Ippolito E, Farsetti P, Tudisco C (1984) Vertebra plana. Long-term follow-up in five patients. J Bone Joint Surg (Am) 66: 1364-8
19. Keisch ME, Garcia DM, Shibuya RB (1991) Retrospective long-term follow-up analysis in 21 patients with chordomas of various sites treated at a single institution. J Neurosurg 75: 374-7
20. Ker MB, Jones CB (1985) Tumors of the cauda equina. J Bone Joint Surg (Br) 67: 358-362
21. Keret D, Harcke HT, MacEwen GD, Bowen JR (1989) Multiple osteoid osteomas of the fifth lumbar vertebra. A case report. Clin Orthop 248: 163-8
22. Kirwan EO, Hutton PA, Pozo JL, Ransford AO (1984) Osteoid osteoma and benign osteoblastoma of the spine. Clinical presentation and treatment. J Bone Joint Surg (Br) 66: 21-6
23. Kropej D, Schiller C, Ritschl P, Salzer-Kuntschik M, Kotz R (1991): The management of IIB osteoSarkoma. Experience from 1976 to 1985. Clin Orthop 270: 40-44
24. Levine AM, Boriani S, Donati D, Campanacci M (1992) Benign tumors of the zervikal spine. Spine 17 (10 Suppl): 399-406
25. Lewonowski K, King JD, Nelson MD (1992) Routine use of magnetic resonance imaging in idiopathic scoliosis patients less than eleven years of age. Spine 17 (6 Suppl): 109-116
26. Malghem J, Maldague B, Esselinckx W, Noel H, De Nayer P, Vincent A (1989) Spontaneous healing of aneurysmal bone cysts. A report of three cases. J Bone Joint Surg (Br) 71: 645-50
27. Marcove RC (1984) The surgery of tumors of bone and cartilage. Aneurysmal Bone Cyst. Grune & Stratton, Orlando, pp 62-7
28. McMaster MJ (1984) Occult intraspinal anomalies and congenital scoliosis. J Bone Joint Surg (Am) 66: 588-601
29. Myles ST, MacRae ME (1988) Benign osteoblastoma of the spine in childhood. J Neurosurg 68: 884-8
30. Nemoto O, Moser RP Jr, Van Dam BE, Aoki J, Gilkey FW (1990) Osteoblastoma of the spine. A review of 75 cases. Spine 15: 1272-80
31. Nguyen VD, Hersh M (1992) A rare bone tumor in an unusual location: osteoblastoma of the vertebral body. Comput Med Imaging Graph 16: 11-6
32. Nokes SR, Murtagh FR, Jones JD 3d, Downing M, Arrington JA, Turetsky D, Silbiger ML (1987) Childhood scoliosis: MR imaging. Radiology 164: 791-7
33. O'Neill P, Bell BA, Miller JD, Jacobson I, Guthrie W (1985) Fifty years of experience with chordomas in southeast Scotland. Neurosurgery 16: 166-70
34. Oda Y, Tsuneyoshi M, Shinohara N (1992) „Solid" variant of aneurysmal bone cyst (extragnathic giant cell reparative granuloma) in the axial skeleton and long bones. A study of its morphologic spectrum and distinction from allied giant cell lesions. Cancer 70: 2642-9
35. Osebold WR, Lester EL, Hurley JH, Vincent RL (1993) Intraoperative use of the mobile gamma camera in localizing and excising osteoid osteomas of the spine. Spine 18: 1816-28
36. Pettine KA, Klassen RA (1986) Osteoid-osteoma and osteoblastoma of the spine. J Bone Joint Surg (Am) 68: 354-61
37. Poey C, Clement JL, Baunin C et al. (1991) Percutaneous extraction of an osteoid osteoma of the lumbar spine under CT guidance. J Comput Assist Tomogr 15: 1056-8
38. Ransford AO, Pozo JL, Hutton PA, Kirwan EO (1984) The behaviour pattern of the scoliosis associated with osteoid osteoma or osteoblastoma of the spine. J Bone Joint Surg (Br) 66: 16-20
39. Raskas DS, Graziano GP, Herzenberg JE, Heidelberger KP, Hensinger RN (1992) Osteoid osteoma and osteoblastoma of the spine. J Spinal Disord 5: 204-11
40. Rich TA, Schiller A, Suit HD, Mankin HJ (1985) Clinical and pathologic review of 48 cases of chordoma. Cancer 56: 182-7
41. Romero J, Cardenes H, la Torre A, Valcarcel F, Magallon R, Regueiro C, Aragon G (1993) Chordoma: results of radiation therapy in eighteen patients. Radiother Oncol 29: 27-32
42. Sasaki R, Kato Y, Watanabe Y, Narita Y, Kuzuhara S (1994) Transverse myelopathy caused by aneurysmal bone cyst of the thoracic vertebra in an old person. Rinsho Shinkeigaku 34: 366-70
43. Samson IR, Springfield DS, Suit HD, Mankin HJ (1993) Operative treatment of sacrococcygeal chordoma. A review of twenty-one cases. J Bone Joint Surg (Am) 75: 1476-84
44. Sanguinetti C, Specchia N, Gigante A, de Palma L, Greco F (1993) Clinical and pathological aspects of solitary spinal neurofibroma. J Bone Joint Surg (Br) 75: 141-7
45. Scholl R, Dolanc B, Morscher E (1982) Pathologische Frakturen bei Tumoren der Wirbelsäule. Orthopäde 11: 136-42
46. Shives TC, McLeod RA, Unni KK, Schray MF (1989). Chondrosarcoma of the spine. J Bone Joint Surg (Am) 71: 1158-65
47. Sibley RK, Day DL, Dehner LP, Trueworthy RC (1987) Metastasizing chordoma in early childhood: a pathological and immunohistochemical study with review of the literature. Pediatr Pathol 7: 287-301

48. Sirois, JL, Drennan, JC (1990) Dystrophic spinal deformity in neurofibromatosis. J Pediatr Orthop 10: 522–6
49. Sudanese A, Toni A, Ciaroni D et al. (1990) The role of surgery in the treatment of localized Ewing's Sarkoma. Chir Organi Mov 75: 217–30
50. Sundaresan N (1986) Chordomas. Clin Orthop 204: 135–42
51. Szendroi M, Cser I, Konya A, Renyi-Vamos A (1992) Aneurysmal bone cyst. A review of 52 primary and 16 secondary cases. Arch Orthop Trauma Surg 111: 318–22
52. Turgut M, Gurcay O (1992) Multifocal histiocytosis X of bone in two adjacent vertebrae causing paraplegia. Aust N Z J Surg 62: 241–4
53. Winter RB, Moe JH, Bradford DS, Lonstein JE, Pedras CV, Weber AH (1979) Spine deformity in neurofibromatosis. A review of one hundred and two patients. J Bone Joint Surg (Am) 61: 677–94
54. Yong-Hing K, Kalamchi A, MacEwen GD (1979) Cervical spine abnormalities in neurofibromatosis. J Bone Joint Surg (Am) 61: 695–9

3.1.14
Weshalb bereiten Rücken, die gerade sind wie Kerzen, beim Stehen und Bücken so häufig starke Schmerzen? – oder: Differentialdiagnose des Rückenschmerzes

Es ist eine gängige Vorstellung, daß der krumme Rücken mit entsprechenden Schmerzen einhergeht. Bei Kindern und Jugendlichen ist dies keineswegs der Fall. Soweit die Rückenform überhaupt als Kriterium herangezogen werden kann, ist es eher der auffallend gerade Rücken, der bei Jugendlichen Anlaß zu Schmerzen sein kann, denn der häufigste Grund für ernsthafte Beschwerden in dieser Altersgruppe ist der (thorako-)lumbale M. Scheuermann, der mit einem Flachrücken einhergeht.

Vorkommen

Nachdem man früher Rückenschmerzen bei Kindern und Jugendlichen als ausgesprochene Seltenheit angesehen hat, zeigen neuere Untersuchungen, daß Beschwerden im Bereich der Wirbelsäule nicht so rar sind. Eine epidemiologische Studie aus Australien berechnete die Prävalenz bei 600 Jugendlichen mit 16,7 % [2]. Andere Autoren berichten über ähnliche Häufigkeiten [1, 5], wieder andere stufen das Vorkommen seltener ein [7]. In unserer eigenen Studie berechneten wir eine Inzidenz von 7,8 % [3].

Klinik

Anamnese

Erfolgt der Sprechstundenbesuch wegen Rückenschmerzen, so müssen wir *folgende Fragen* stellen (Abb. 3.120):

- Seit *wann* sind die Beschwerden vorhanden?
- Hat ein *Trauma* stattgefunden? Falls ja – Art des Traumas, genauere Umstände?
- *Abhängigkeit* der Schmerzen *von bestimmten Tätigkeiten*? – Treten sie zum Beispiel nach langem Sitzen, Stehen oder nach sportlicher Betätigung auf?
- Bestehen *Nachtschmerzen*?
- *Dauer* der Schmerzen? – Dauern sie jeweils nur wenige Minuten, Stunden oder ununterbrochen während Tagen?
- *Häufigkeit* der Schmerzen? – Jeden Tag, einmal in der Woche, einmal im Monat?

Untersuchungsbefunde

Bei der allgemeinen *Rückenuntersuchung* (s. Abschn. 3.1.1) beachten wir v. a. folgende Punkte:

- *Einschränkung der Beweglichkeit*: Vergrößerter Finger-Boden-Abstand, verminderte Inklination, Reklination oder Seitneigung nach links und rechts?
- Besteht eine *antalgische Skoliose*?
- *Druckdolenz der Muskulatur*? Insbesondere versuchen wir eine Myogelose zu palpieren: Hierbei handelt es sich um einen sehr derben und schmerzhaften Strang innerhalb der paravertebralen Muskulatur. Ein geübter Untersucher kann jeweils genau sagen, wann es dem Patienten weh tut und wann nicht, auch wenn dieser sich nicht äußert.
- Druck- und Rüttel*dolenz* einzelner *Dornfortsätze*?
- *Reklinationsschmerz*?
- *Fersenfallschmerz*?
- Husten- oder *Niesschmerz*?
- *Neurologische Symptome*?

Differentialdiagnose

Die besondere Schwierigkeit bei der Beurteilung von Rückenschmerzen bei Kindern und Jugendlichen besteht darin, daß bei weitem nicht alle an der Wirbelsäule gestellten Diagnosen für die Schmerzen wirklich verantwortlich sind. Viele, z. T. eindrucksvolle Diagnosen an der Wirbelsäule sind selten bis nie Ursache von Beschwerden im Jugendalter. Allenfalls können sie später im Erwachsenenalter zu Schmerzen führen. Am eindrücklichsten lernt man dies bei der thorakalen Skoliose kennen.

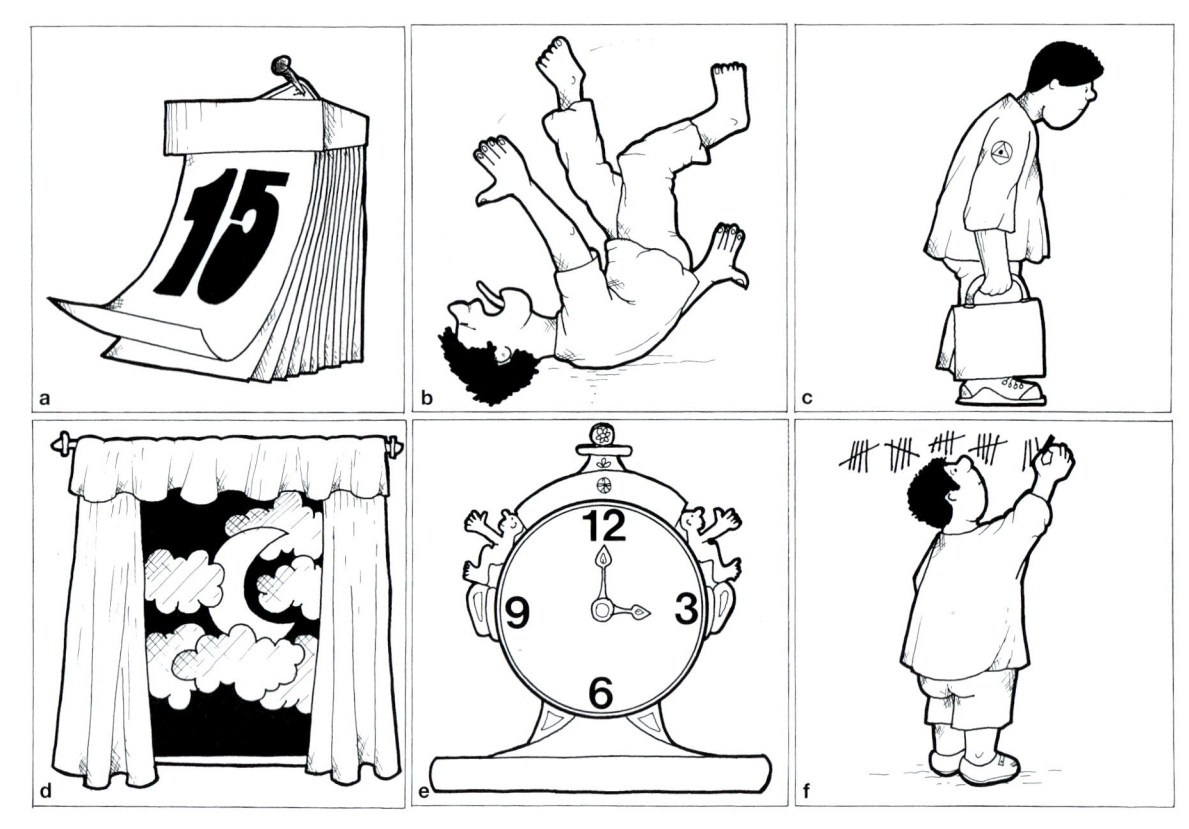

Abb. 3.120 a–f. In der Anamnese müssen wir folgende Fragen stellen: **a** Seit *wann* dauern die Beschwerden? **b** Hat ein *Trauma* stattgefunden? **c** *Abhängigkeit* der Schmerzen *von bestimmten Tätigkeiten*? **d** Bestehen *Nachtschmerzen*? **e** *Dauer der Schmerzen*? **f** *Häufigkeit* der Schmerzen?

> ❗ Auch die schwerste *thorakale Skoliose* bereitet während der Adoleszenz in der Regel keine Schmerzen. Diese entstehen nur bei der Dekompensation, d. h. wenn die Wirbelsäule aus dem Lot gerät.

Aber auch Mißbildungen der Wirbelsäule verlaufen völlig bland und verursachen keine Schmerzen. Weniger bekannt ist, daß dies auch für den *thorakalen M. Scheuermann* gilt. Auch wenn eine eindrucksvolle, fixierte thorakale Kyphose mit auf dem Röntgenbild gut sichtbaren Schmorl-Knötchen und Keilwirbeln vorhanden ist, so sind diese Veränderungen in der Regel nicht verantwortlich für Rückenschmerzen, und solche treten auch nicht gehäuft auf.

> ❗ Hingegen haben Patienten, bei denen der *M. Scheuermann thorakolumbal* oder gar *lumbal* lokalisiert ist, regelmäßig und oft sehr starke Rückenschmerzen.

Ebenfalls nicht für Rückenschmerzen verantwortlich ist die *Beinlängendifferenz*. Diese ist bei Kindern und Jugendlichen sehr häufig, sie kann aber nie für die Lumbalgien verantwortlich gemacht werden.

Im folgenden sollen nun diejenigen Krankheiten aufgezählt werden, die als Ursache von Beschwerden tatsächlich in Frage kommen.

Krankheiten, die starke Rückenschmerzen auslösen können

Lumbaler oder thorakolumbaler M. Scheuermann: Dies ist wahrscheinlich die häufigste Ursache von schweren Rückenbeschwerden bei Jugendlichen, die sehr massiv sein können. Sie sind meist aktivitätsabhängig, können evtl. aber auch in der Nacht persistieren. Insbesondere in der floriden Phase der Krankheit können solche Schmerzen zu einem großen Problem werden. Die Diagnose ist aufgrund von a.-p.- und seitlichen Röntgenbildern der Wirbelsäule einfach zu stellen.

Spondylodiszitis: Die Spondylodiszitis ist eine Diagnose, die auf keinen Fall übersehen werden darf, auch wenn sie selten ist. Sie tritt bei Kindern und Jugendlichen hämatogen auf und kann außerordentlich schmerzhaft sein. Diese Schmerzen sind nachts eher stärker als tagsüber. Oft können die Kinder kaum mehr gehen. Das Röntgenbild ist im Initialstadium nicht sehr auffällig, auch die Laborbefunde zeigen häufig keine eindrucksvollen Veränderungen, wenn auch in der Regel die Blutsenkungsgeschwindigkeit, die Leukozytenzahl und das C-reaktive Protein erhöht sind. Ist das Nativröntgenbild nicht eindeutig und besteht der Verdacht auf diese Diagnose, so sollte eine (Leukozyten-)Szintigraphie durchgeführt werden. Zeigt das Szintigramm eine stark lokalisierte massive Anreicherung, so führt die MRT-Untersuchung weiter. Wichtigste Differentialdiagnose ist der Tumor (Ausführlicheres s. Abschn. 3.1.12).

Tumoren: Tumoren sind an der Wirbelsäule bei Kindern nicht allzu selten. Dabei stehen v. a. 2 Tumoren im Vordergrund: das *Osteoblastom* sowie die *aneurysmatische Knochenzyste* (s. Abschn. 3.1.13). Insbesondere das Osteoblastom ist sehr schmerzhaft, wobei hier die Nachtschmerzen sehr typisch sind. Auf den Nativröntgenbildern sind kleinere Tumoren, und somit meist auch das Osteoblastom, relativ schwierig zu sehen. Da sie meist in den Pedikeln lokalisiert sind, müssen diese genau angeschaut werden. Bei Verdacht auf einen Tumor sollte ein Szintigramm angefertigt werden. Die Laborbefunde sind stets negativ. Ist das Szintigramm positiv, kann die MRT-Untersuchung weiterhelfen. Intraossäre Tumoren sieht man allerdings auf dem CT besser. Neben den beiden oben erwähnten Tumoren kommt als tumorähnliche Läsion die Langerhanszell-Histiozytose ebenfalls nicht allzu selten vor, die meist zum Kollaps des Wirbelkörpers und damit zur Vertebra plana führt.

Frakturen: Frische Frakturen können natürlich ebenfalls für sehr heftige Rückenschmerzen verantwortlich sein. Meist handelt es sich um Kompressionsfrakturen. Auf dem Röntgenbild können diese im thorakalen Bereich relativ schwierig zu erkennen sein, auch die Abgrenzung zu Keilwirbeln aufgrund eines M. Scheuermann ist nicht immer ganz einfach (s. Abschn. 3.1.4). Die Anamnese hilft einem meist weiter, wobei allerdings nicht jedes Trauma eine Fraktur hervorrufen muß und manchmal auch relativ heftige Traumen nicht als solche angegeben werden (z.B. wenn sie sich bei einer „verbotenen" Tätigkeit ereignet haben).

Krankheiten, die für leichte bis mäßig starke Rückenbeschwerden verantwortlich sein können

Spondylolyse, Spondylolisthesis: Die Spondylolyse ist eine häufige Krankheit (sie tritt bei ca. 5% der Bevölkerung auf). Meist verläuft sie jedoch asymptomatisch. Bei Jugendlichen kann sie gelegentlich Schmerzen verursachen und während längerer Zeit symptomatisch sein [4]. Die Schmerzursache ist in dieser Altersgruppe meist die Spondylolyse selber und nicht die Diskusdegeneration (im Gegensatz zum Erwachsenen). Gewöhnlich ist die Spondylolyse auf seitlichen Röntgenbildern des lumbosakralen Übergangs gut sichtbar (s. S. 104). Falls Zweifel bestehen, lohnt es sich, Schrägaufnahmen anzufertigen. Im Anfangsstadium kann sich aber evtl. auch auf diesen Bildern die Lyse noch nicht richtig darstellen. Das Szintigramm zeigt dann aber dort, wo sich die Lyse entwickelt, eine starke punktförmige Anreicherung. Klinisch sind die Schmerzen am lumbosakralen Übergang lokalisiert. Man palpiert auch eine sehr exklusive Rütteldolenz des Dornfortsatzes L5. Typisch ist auch der Reklinationsschmerz bei maximaler Rückneigung.

Schwere lumbale Skoliose: Diese Skoliosen können, insbesondere wenn die Wirbelsäule aus dem Lot gerät, auch schon im Jugendalter zu lumbalen Beschwerden führen. Dies ist aber eher selten.

Lumbale Diskushernie: Diskushernien sind im Jugendalter sehr selten [6]. Im Vordergrund steht nicht so sehr der Rückenschmerz, sondern eher die Ischialgie, gelegentlich auch kombiniert mit neurologischen Ausfällen. Die Diagnose kann meist mit einer MRT-Untersuchung oder mit einer Myelographie eindeutig gestellt werden. Die Diskushernie bei Jugendlichen spricht in der Regel gut auf konservative Therapie an, so daß operative Interventionen nur selten notwendig sind.

Intraspinale Anomalien: Solche Anomalien können als *Syrinx* oder als Spange gelegentlich zu Beschwerden führen. Meist verlaufen sie allerdings schmerzfrei und verursachen als *Tethered-cord-Syndrom* primär neurologische Ausfälle. Eine Syrinx kann auch Ursache einer ungewöhnlich geformten „idiopathischen" Skoliose sein. Wir führen deshalb bei allen atypischen idiopathischen Skoliosen eine MRT-Untersuchung durch (z.B. wenn sie thorakal linkskonvex gekrümmt ist).

Myogelosen: Myogelosen finden sich schon bei Jugendlichen nach ungewohnten körperlichen Anstrengungen. Diese können dann wochen- oder manchmal sogar monatelang persistieren. Sie sind bei der Untersuchung gut palpabel und sprechen schnell auf physikalische Wärmebehandlung und Rückengymnastik an. Myogelosen sind die häufigste faßbare Ursache für Rückenbeschwerden bei Jugendlichen.

Bei einer Untersuchung von 100 konsekutiven in unserer Sprechstunde bzw. Poliklinik wegen Rückenschmerzen untersuchten Patienten konnten wir in 43 Fällen die Ursache feststellen (Tabelle 3.2). Bei 1/3 der Patienten fanden wir eine Diagnose an der Wirbelsäule, die aber wahrscheinlich nicht für die Beschwerden verantwortlich war. Bei knapp 1/4 der Patienten schließlich fanden wir keine Ursache des Leidens und auch keine Diagnose. Die Patienten wurden bei ihrem ersten Besuch, bei welchem sie Rückenschmerzen angaben, erfaßt. In unsere Poliklinik (= „Ambulanz") können Eltern mit Kindern ohne Überweisung und entsprechend ohne lange Wartezeiten zur Konsultation kommen. Hätten wir sie erst nach 4 Wochen Anamnesedauer registriert, so wäre sicherlich der Anteil der Diagnosen, die tatsächlich für die Beschwerden verantwortlich waren, wesentlich höher. Die Untersuchung zeigt aber, daß auch bei Kindern und Jugendlichen Rückenbeschwerden ohne eruierbare Ursache relativ häufig vorkommen, auch wenn sie selten so schwer und lange andauernd sind wie bei Erwachsenen. Rückenschmerzen im Wachstumsalter müssen stets ernst genommen werden. Sind die Schmerzen intensiv, so ist eine sofortige gezielte Abklärung indiziert. Bei nur mäßig starken Schmerzen sollte eine genauere Diagnostik spätestens nach 4 Wochen Beschwerdedauer eingeleitet werden (s. auch Abschn. 3.1.5, in dem die Indikationen zur weitergehenden bildgebenden Diagnostik nach Maßgabe der Beschwerden aufgelistet werden).

! Wenn Sie vor Ihrer Haustüre ein Bellen hören, so denken Sie sicherlich zuerst, es handle sich um einen Hund, bevor Sie die Möglichkeit in Betracht ziehen, es könnte ein Wolf sein, der bellt. Unter den Ursachen für Rückenschmerzen sind (neben den Myogelosen) die Spondylolyse und der lumbale M. Scheuermann die Hunde ...

Tabelle 3.2 Ursachen von Rückenschmerzen bei 100 Patienten in unserer Poliklinik

	Anzahl	Intensität
Diagnosen, die wahrscheinlich Ursache der Beschwerden waren		
Myogelose	17	+
Spondylolyse/Spondylolisthesis	9	++
Lumbaler oder thorakolumbaler M. Scheuermann	7	+++
Fraktur	2	+++
Schwere lumbale Skoliose	2	++
Tumor	2	+++
Intraspinale Anomalie	1	+
Juvenile rheumatische Polyarthritis	1	+
Diskushernie	1	++
Spondylodiszitis	1	+++
Gesamt	43	
Diagnosen, die eher nicht für die Beschwerden verantwortlich waren		
Beinlängendifferenz	12	
Thorakaler M. Scheuermann	7	
Leichte lumbale Skoliose	6	
Thorakale Skoliose	5	
Kongenitale Anomalie der Wirbelsäule	4	
Gesamt	34	
Patienten ohne Diagnose		
Unklare Schmerzen	23	

Literatur

1. Balague F, Nordin M (1992) Back pain in children and teenagers. Baillieres Clin Rheumatol 6: 575–93
2. Ebrall PS (1994) The epidemiology of male adolescent low back pain in a north suburban population of Melbourne, Australia. J Manipulative Physiol Ther 17: 447–53
3. Friederich NF, Hefti F (1996) Rückenschmerzen bei Kindern und Jugendlichen. In: Stücker R, Reichelt A (Hrsg) Die kindliche Wirbelsäule. Symp. med, München, S 49–54
4. Hefti F, Brunazzi M, Morscher E (1994) Spontanverlauf bei Spondylolyse und Spondylolisthesis. Orthopäde 23: 200–27
5. Sponseller PD (1994) Back pain in children. Curr Opin Pediatr 6: 99–103
6. Thompson GH (1993) Back pain in children. Instructional course lecture. J Bone Joint Surg (Am) 75: 928–38
7. Turner PG, Green JH, Galasko CS (1989) Back pain in childhood. Spine 14: 812–4

3.1.15
Zusammenfassung der Indikationen zu bildgebenden Verfahren an der Wirbelsäule

> **!** Merke: Der Schmerz geht „abwärts" – lumbale Schmerzen können thorakale Ursachen haben.

Symptom?	Wo?	Umstände?	Verdachtsdiagnose?	Wann wird geröntgt?	Was wird geröntgt?
Schmerzen lokal	HWS	Akut, ohne Trauma	Tortikollis	Nach 4 Wochen	HWS a.-p./seitlich
		Akut, mit Trauma	Fraktur	Sofort	HWS a.-p./seitlich
		Akut oder chronisch, ohne Trauma	Tumor, Entzündung	Sofort	HWS a.-p./seitlich, evtl. Szintigramm, MRT
	BWS	Akut, ohne Trauma	Myogelose	Nach 4 Wochen	BWS a.-p./seitlich
		Akut, mit Trauma	Fraktur	Sofort	BWS a.-p./seitlich
		Akut oder chronisch, ohne Trauma	Tumor, Entzündung	Sofort	BWS a.-p./seitlich, evtl. Szintigramm, MRT
	LWS	Akut, ohne Trauma	Myogelose	Nach 4 Wochen	BWS + LWS a.-p./seitlich
		Akut, mit Trauma	Fraktur	Sofort	BWS + LWS a.-p./seitlich
		Akut oder chronisch, ohne Trauma	Tumor, Entzündung	Sofort	BWS + LWS a.-p./seitlich, evtl. Szintigramm, MRT
		Chronisch, ohne Trauma	M. Scheuermann	–	BWS + LWS a.-p./seitlich
	Lumbo-sakral	Chronisch, ohne Trauma	Spondylolyse	Sofort	Lumbosakraler Übergang a.-p./seitlich, evtl. beidseits schräg
	Sakrum/ Kokzygeus	Mit oder ohne Trauma	Kokzygodynie	Nach 4 Wochen	Sakrum und Os coccis seitlich
Schmerzen ausstrahlend	Beine	Positive Neurologie	Diskushernie	Sofort	LWS a.-p./seitlich, evtl. MRT oder Myelogramm
Schmerzen lokal	Ober-schenkel	Psoas wird geschont	Tumor, Entzündung	Sofort	LWS a.-p./seitlich, evtl. Szintigramm, evtl. MRT
Deformität	HWS	Schiefstellung bei Geburt	Kongenitaler (muskulärer) Tortikollis	Nein	–
	HWS	Schiefstellung ohne Muskelverkürzung	Klippel-Feil-Syndrom	Gelegentlich	HWS a.-p./seitlich, Dens transbukkal
	BWS	Rippenbuckel $>5°$	Thorakale Skoliose	Sofort	BWS + LWS a.-p./seitlich
	BWS	Fixierte Kyphose	M. Scheuermann	Sofort	BWS + LWS a.-p./seitlich
	LWS	Lendenwulst $>5°$	Lumbale Skoliose	Sofort	BWS + LWS a.-p./seitlich
	LWS	Gewebeanomalie	Spina bifida	–	LWS a.-p./seitlich, evtl. MRT

3.1.16
Indikationen zur Physiotherapie bei Rückenleiden

Krankheit	Indikation	Ziel/Art der Therapie	Dauer	Weitere Maßnahmen
Spondylolyse/ -olisthesis	Bei Symptomatik (Schmerzen)	Kräftigung der Rücken- und Bauchmuskulatur („Muskelkorsett") Dehnung der ischiokruralen Muskulatur Keine Lordosierungsübungen	Solange symptomatisch	Turndispens, solange Schmerzen Bei Zunahme der Olisthese oder Auftreten von neurologischen Symptomen sowie bei therapieresistenten Schmerzen evtl. Operation Sport: Nicht empfohlen: Kunstturnen, Eiskunstlauf, Ballett
Thorakaler M. Scheuermann	Fixierte Kyphose >40°	Aufrichten, Kräftigung der paravertebralen Muskulatur, Dehnung der Pektoralis- und der ischiokruralen Muskulatur	Bis Wachstumsabschluß oder Heilung	Bei Kyphose >50° evtl. Korsettbehandlung Operation erst evtl. bei Kyphose >80° Sport: Nicht empfohlen: Rennfahrrad, Rudern
Thorakolumbaler oder lumbaler M. Scheuermann	Bei Diagnosestellung während pubertärem Wachstumsschub (unabhängig von Symptomatik)	Aufrichten, Kräftigung der paravertebralen Muskulatur	Bis Wachstumsabschluß oder Heilung	Keine Turndispens Sport: Nicht empfohlen: Rennfahrrad, Rudern Bei schweren Formen evtl. Gipskorsett im ventralen Durchhang Bei schwerer lumbaler Kyphose evtl. Operation
Skoliosen	Bei fixierten Skoliosen ab 15° bei noch vorhandener Wachstumspotenz	Kräftigung der paravertebralen Muskulatur, v.a. auf Konvexseite, Dehnung der Muskulatur auf Konkavseite, Kyphosierung zur Verminderung der Lordose, Verhinderung der Asymmetrie	Bis Wachstumsabschluß	Keine Turndispens Sport: Alles erlaubt Ab 25° evtl. Korsettbehandlung Ab 40° evtl. Operation Physiotherapie auch bei Korsett- oder operativer Behandlung weiterhin wichtig
Haltungsanomalien	Keine	Motivation zu sportlicher Aktivität sinnvoller als Physiotherapie	–	Keine Turndispens
Frakturen	Erst nach Abheilung, wenn symptomatisch (Schmerzen, Deformität)	Entspannungsbehandlung von Myogelosen (Wärme) Kräftigung der paravertebralen Muskulatur	Solange symptomatisch	–

3.2
Becken, Hüfte und Oberschenkel

3.2.1
Untersuchung der Hüftgelenke

Anamnese

- *Geburt-* und *Familienanamnese*
- *Gehbeginn?*
- Hat ein *Trauma* stattgefunden?
- *Schmerzanamnese:* Wo sind die Schmerzen lokalisiert? Wann treten sie auf? Sind sie belastungs-, bewegungsabhängig, oder treten sie auch in Ruhe (z. B. im Sitzen) oder gar nachts auf? Falls ja, kommen die Schmerzen nur bei Lagewechsel oder wacht der Patient wegen der Schmerzen in der Nacht auf? Strahlen die Schmerzen aus (in Kniegelenke, Unterschenkel)? Sind die Beschwerden konstant, abnehmend oder progredient?

Inspektion

Untersuchung im Gehen

Besteht ein *Hinken*? Um welches Hinken handelt es sich: Duchenne-/Trendelenburg-, Verkürzungs-, Lähmungs-, Schmerzhinken?

Wir beachten die *Rotationsstellung des Beines* im Gehen, v. a. ob die Kniegelenke nach innen rotiert werden oder ob sie abnorm nach außen gedreht sind.

Untersuchung im Stehen

Wir untersuchen den *Beckenstand:* Für die Messung des Beckenschiefstandes s. Abschn. 3.1.1. Eine Beckenrotation liegt vor, wenn mit parallel stehenden Füßen das Becken nicht parallel zu den beiden Fersen steht. Ist dies nicht der Fall, liegt irgendwo ein Torsionsfehler vor. Die häufigste Ursache hierfür ist eine unterschiedliche Antetorsion (Abb. 3.121).

Untersuchung des Duchenne- und Trendelenburg-Zeichens

Im Einbeinstand wird normalerweise das Becken auf der Seite des Spielbeines leicht angehoben, während bei einer Insuffizienz des M. glutaeus medius und minimus das Becken auf der Seite des Spielbeines absinkt. Dies kann bei nur geringer Insuffizienz durch Verlagerung des Oberkörpers auf die Seite des Standbeines kompensiert werden (Duchenne-Zeichen, Grad I). Ist die Insuffizienz stärker, so kommt es jedoch zum Absinken des Beckens auf der Seite des Spielbeines (Trendelenburg-Zeichen, Grad II). Ist die Dekompensation der Muskulatur noch stärker, so muß zur Aufrechterhaltung des Einbeinstandes das Spielbein am Standbein abgestützt werden (Grad III). Bei einer Insuffizienz

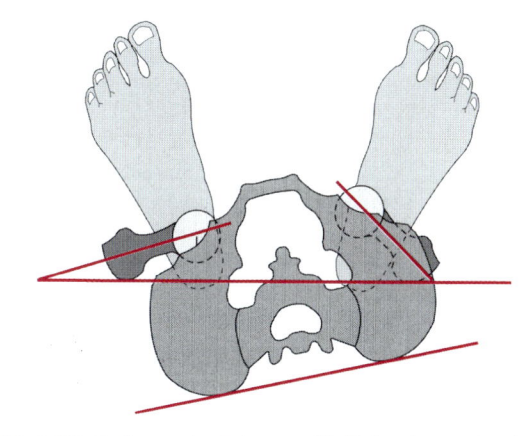

Abb. 3.121. *Beckentorsion bei unterschiedlicher Antetorsion* (von oben): Das Becken ist bei parallelen Füßen rotiert wegen der unterschiedlichen Antetorsion der Schenkelhälse. Die Beckenrotation täuscht einen Beckenschiefstand vor

Abb. 3.122 a–c. *Prüfung des Duchenne-Trendelenburg-Zeichens im Einbeinstand:* **a** *Normalzustand:* Das Becken wird auf der Spielbeinseite etwas angehoben. **b** Bei Insuffizienz der Abduktoren sinkt das Becken auf der Spielbeinseite ab *(Trendelenburg-Zeichen).* **c** Die Insuffizienz der Abduktoren kann teilweise kompensiert werden durch Verlagerung des Körperschwerpunktes auf die Standbeinseite *(Duchenne-Zeichen)*

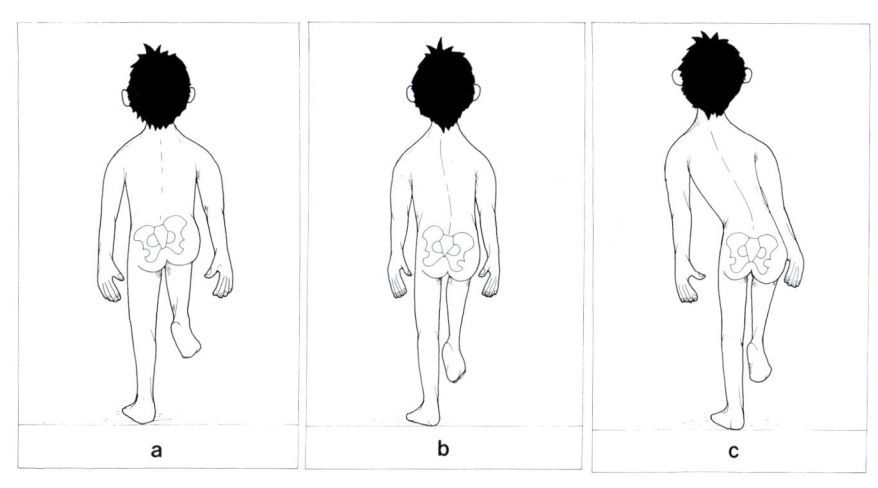

Grad IV ist der Einbeinstand gar nicht mehr möglich, ohne daß sich der Patient irgendwo festhält (Abb. 3.122).

Palpation

Die Palpation dient vorwiegend dazu, eine *Druckdolenz* zu eruieren. Typische Schmerzpunkte können sein: der Trochanter major, die Weichteile unter dem Leistenband (Bursitis iliopectinea), der M. psoas, der Ansatz der Adduktoren sowie der M. gluteus medius und minimus oberhalb des Trochanter major. Schmerzen, die vom Gelenk selber ausgehen, sind meist diffus und können durch Palpation nicht ausgelöst werden, ebensowenig kann ein Erguß palpiert werden.

Bewegungsumfang

> ! Bei der Überprüfung der Hüftgelenkbeweglichkeit müssen immer beide Seiten gemessen werden.

Flexion/Extension: In Rückenlage kann nur die Flexion gemessen werden (Abb. 3.123). Möchten wir auch das genaue Ausmaß der Extension überprüfen, so müssen wir die Untersuchung in Seitenlage vornehmen (Abb. 3.124). Meist geht es jedoch vorwiegend darum, eine Flexionskontraktur richtig zu erkennen. Die fehlende Extension im Hüftgelenk kann durch Hyperlordose der LWS kompensiert werden. Die Lordosierungsmöglichkeit in der LWS muß ausgeschaltet werden. Hierzu eignet sich der Thomas-Handgriff (Abb. 3.125). Flexion und Extension sollen immer bezüglich der Rotation in Neutralstellung geprüft werden. Gerät das Bein bei zunehmender Hüftflexion zwangsläufig in eine immer stärker werdende Außenrotation, so nennen wir dies das „Drehmann-Zeichen". Dieses tritt typischerweise auch nach einer Epiphyseolysis capitis femoris auf, es kann aber auch bei anderen Hüfterkrankungen beobachtet werden.

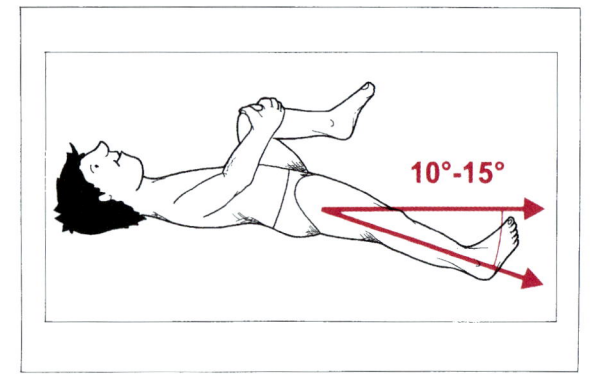

Abb. 3.124. *Messung der Extension in Seitenlage:* Das Becken wird fixiert, indem die gegenseitige Hüfte flektiert wird. Damit wird die Hyperlordose der lumbalen Wirbelsäule vermieden. Das Ausmaß der Extension aus der Nullstellung wird gemessen

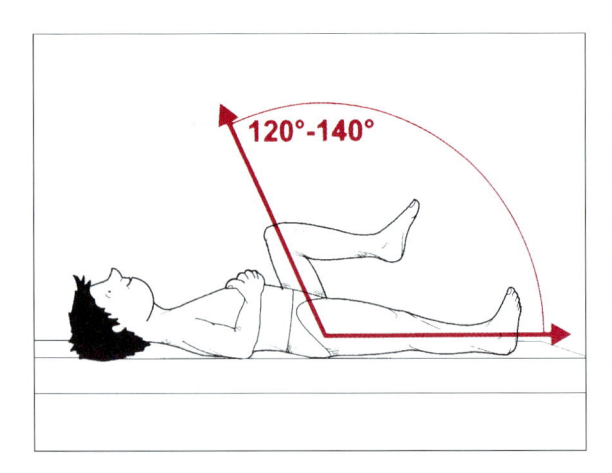

Abb. 3.123. *Messung der Hüftflexion in Rückenlage*

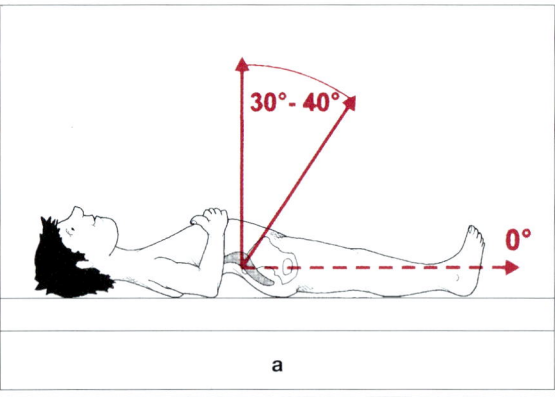

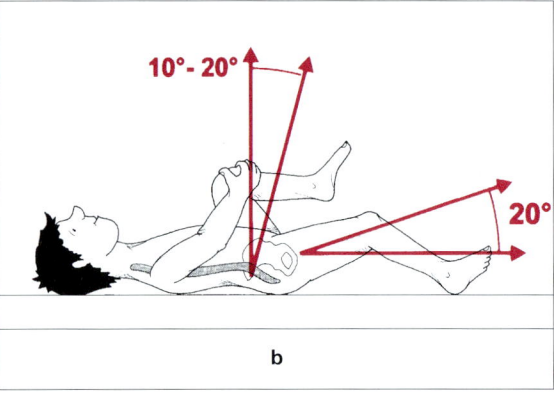

Abb. 3.125. *Thomas-Handgriff:* **a** Im Liegen kann eine vollständige Extension des Hüftgelenks durch Hyperlordose der lumbalen Wirbelsäule und vermehrte Beckenkippung vorgetäuscht werden. **b** Der Patient hält das gegenseitige Bein mit maximaler Flexion im Hüftgelenk. Liegt eine Flexionskontraktur vor, so wird das betroffene Kniegelenk angehoben

Abb. 3.126. *Prüfung von Ab- und Adduktion in Rückenlage:* Für die Messung der Adduktion muß das Gegenbein angehoben werden

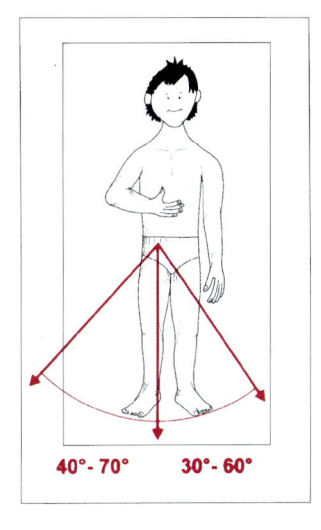

40°- 70°   30°- 60°

Abb. 3.127. *Prüfung der Außen- und Innenrotation in 90°-Flexion der Hüftgelenke in Rückenlage:* Der Unterschenkel wird als Zeiger benutzt. Man beachte, daß das Nach-außen-Schwenken des Unterschenkels eine Innenrotation im Hüftgelenk bedeutet

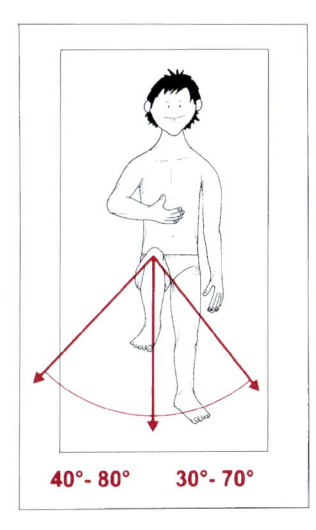

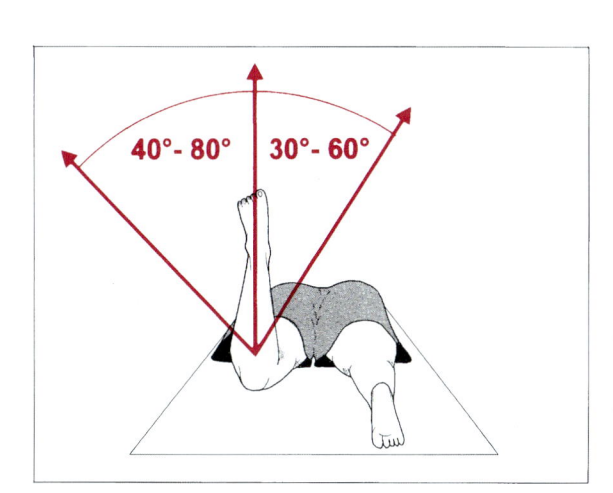

40°- 80°   30°- 70°

40°- 80°   30°- 60°

Abb. 3.128. *Untersuchung der Außen- und Innenrotation in Bauchlage bei extendierten Hüftgelenken:* Der Unterschenkel wird wie bei der Prüfung in Rückenlage als Zeiger benutzt

Abduktion/Adduktion: Diese wird normalerweise in Rückenlage und Streckstellung des Hüftgelenkes gemessen. Zur korrekten Messung der Adduktion muß das Gegenbein angehoben werden (Abb. 3.126).

Außen-/Innenrotation: Diese kann sowohl in 90°-Flexion der Hüftgelenke wie auch in Streckstellung vorgenommen werden.

- Messung in 90°-Flexion: Diese Messung kann in Rückenlage auf dem Untersuchungstisch erfolgen (Abb. 3.127). Das Ausmaß von Außen- und Innenrotation sollte je etwa gleich groß sein. Überwiegt die Innenrotation sehr stark, so besteht eine Coxa antetorta.
- Messung in Streckstellung des Hüftgelenkes: Dies ist die wichtigere Untersuchung. Sie kann entweder in Rückenlage am Ende des Untersuchungstisches (die Unterschenkel hängen in diesem Fall über den Tischrand rechtwinklig nach unten) oder in Bauchlage erfolgen (Abb. 3.128). In Streckstellung ist das Ausmaß der Außenrotation i. allg. geringer als in Beugestellung.

Femorale Antetorsion

Die klinische Untersuchung der *Antetorsion* erfolgt ebenfalls in Bauchlage (Abb. 3.129) [2]. Hierbei palpiert man mit einer Hand den Trochanter major. Nun dreht man den Unterschenkel nach außen, bis man die stärkste Lateralisierung des Trochanter

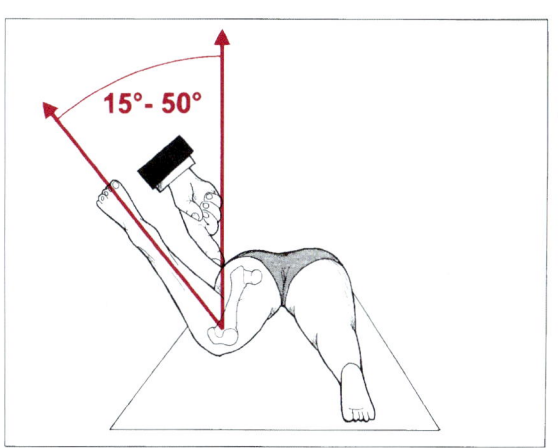

15°- 50°

Abb. 3.129. *Klinische Messung der Antetorsion:* Die Untersuchung erfolgt in Bauchlage. Eine Hand des Untersuchers tastet den Trochanter major und spürt, wenn er am stärksten lateral vorsteht. Mit der anderen Hand wird der Unterschenkel bewegt (Kniegelenk in Flexion). Bei maximaler Lateralisierung des Trochanter major kann die Antetorsion anhand der Abweichung des Unterschenkels von der Senkrechten direkt abgelesen werden. In dieser Stellung liegt der Schenkelhals in der Horizontalebene, die Kniekondylen und der Unterschenkel zeigen den Antetorsionswinkel an

Untersuchungsschema der Hüftgelenke

Untersuchungsposition	Untersuchung	Fragestellung
I. Anamnese	Geburts-, Familienanamnese?	Hüftdysplasie oder andere Hüftleiden?
	Schmerzen (Hüfte/Leiste/Knie)? Wie lange? Belastungsabhängigkeit? Ausstrahlung? Zu- oder abnehmend?	Fraktur, Luxation?
	Trauma?	
II. Im Gehen	Hinken?	Insuffizienz der Mm. glutaei?
	• Duchenne/Trendelenburg	Beinlängendifferenz von > 2 cm?
	• Verkürzungshinken	Einschränkung der Hüftbeweglichkeit?
	• Versteifungshinken	
	• Lähmungshinken	Neurologische Leiden?
	• Schmerzhinken	Coxa antetorta?
	Rotationsstellung des Beines (kneeing-in, kneeing-out?)	Torsionsfehler im Unterschenkel?
III. Im Stehen	Atrophie/Asymmetrie	Kontrakturen, neurologische Leiden?
	Beckenschiefstand	Beinlängendifferenz
	Beckentorsion	Unterschiedliche Antetorsion?
	Trendelenburg-Zeichen	Insuffizienz der Mm. glutaei?
IV. Im Sitzen	Langsitz	Verkürzung der ischiokruralen Muskulatur?
	Schneidersitz, umgekehrter Schneidersitz	Verstärkte Antetorsion?
V. Im Liegen (Säugling)	Gesäßfalten, Ortolani-Phänomen, Beinlängen, Abspreizhemmung, Instabilität	Hüftdysplasie, -luxation?
VI. Im Liegen (älteres Kind)		
• Rückenlage	Flexion/Extension	Bewegungseinschränkung?
	Innen-/Aussenrotation	Schmerzen (v. a. bei Rotationen)?
	Ab-/Adduktion bei gestreckter Hüfte	Epiphyseolysis capitis femoris?
	Drehmann-Zeichen	
• Bauchlage	Extension	Volle Extension möglich?
	Rotationen bei gestreckter Hüfte	Rotationseinschränkung? Schmerzen?
	Antetorsionswinkelschätzung	Coxa antetorta?
• Seitenlage	Extension	Volle Extension möglich?

major spürt. In dieser Stellung mißt man den Winkel zwischen Unterschenkel und der Vertikalen. Er entspricht der Antetorsion. Die Genauigkeit dieser Messung ist in geübten Händen genauso gut wie die der Röntgenmessung oder die Bestimmung mit dem Ultraschallgerät [2].

Literatur

1. Debrunner HU (1982) Orthopädisches Diagnostikum. Thieme, Stuttgart New York, S 102–105
2. Ruwe PA, Gage JR, Ozonoff MB, De Luca PA (1992) Clinical determination of femoral anteversion. A comparison with established techniques. J Bone Joint Surg (Am) 74: 820–30

3.2.2 Röntgentechnik

C. Fliegel

Am Hüftgelenk werden folgende Standardaufnahmen angefertigt:

Beckenübersicht mit beiden Hüftgelenken a.-p. mit hängenden Unterschenkeln: Der Patient liegt in Rückenlage am Tischende, beide Unterschenkel hängen locker über die Tischkante. Die Unterschenkel sind parallel und die Patella nach vorn gerichtet, das Gesäß liegt direkt auf der Rasterkassette. Zentralstrahl 5 cm oberhalb der Symphyse in der Mittellinie (Abb. 3.130).

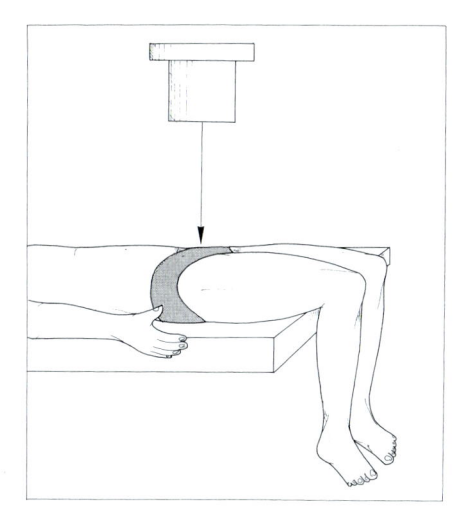

Abb. 3.130. Anfertigung der a.-p.-Aufnahme des Beckens mit hängenden Unterschenkeln

Becken und Hüftgelenke a.-p. beim Säugling mit parallel eingestellten Unterschenkeln und leicht gebeugten Oberschenkeln: Trotz der Ablösung der bildgebenden Diagnostik der Säuglingshüften durch den Ultraschall ist diese Aufnahme noch gelegentlich indiziert, z.B. als Abschlußkontrolle nach Therapie einer Hüftgelenkdysplasie, bei Verdacht auf Kindesmißhandlung oder bei septischer Arthritis mit destruktiven ossären Veränderungen in der Umgebung des Hüftgelenkes.

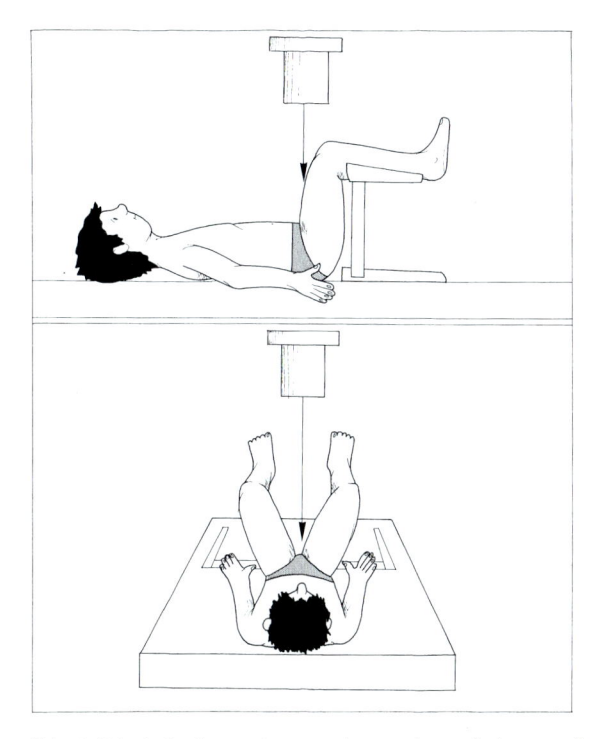

Abb. 3.131. Anfertigung der sog. Antetorsionsaufnahme nach Dunn-Rippstein

Beckenübersicht beim Säugling nach Andren-v. Rosen, gehalten in 45°-Abduktion beider Hüftgelenke und maximaler Innenrotation: Auch diese Aufnahme wird nur noch selten benötigt, beispielsweise wenn kein Ultraschall verfügbar ist und der dringende Verdacht auf eine Hüftgelenkdysplasie bei jungen Säuglingen besteht, v. a. auch bei Verdacht auf Hüftgelenkluxation.

Hüftgelenke seitlich mit vertikalem Strahlengang (nach Lauenstein): Der Patient liegt in Rückenlage, gewünschtes Hüftgelenk in 45°-Flexion und 45°-Abduktion. Bei schmerzbedingter Abspreizhemmung ist eine Hochlagerung der Gegenseite erforderlich. Als Alternative zur Lauenstein-Aufnahme eignet sich eine seitliche Aufnahme beider Hüftgelenke mit vertikalem Strahlengang in sog. „Froschstellung", z.B. bei fraglichem M. Perthes und anderen Läsionen der Femurkopfepiphyse.

Antetorsionsaufnahme beider Hüftgelenke nach Dunn und Rippstein: Patient in Rückenlage, Flexion beider Hüftgelenke und Kniegelenke von 90°, Abduktion beider Hüftgelenke um 20° (Abb. 3.131).

Hüftgelenk schräg im Stehen (sog. „Faux-Profilaufnahme" nach Lequesne): Für diese Aufnahme steht der Patient mit dem Rücken schräg vor dem Stativ in einem Winkel von 65° zwischen Rücken und Stativebene. Wenn das rechte Hüftgelenk aufgenommen wird, steht der rechte Fuß parallel zur Filmebene, um so eine Seitenansicht des oberen Femurendes zu erzielen. Im Zweifelsfall wird die nach vorne zeigende Patella als Bezugspunkt gewählt (Abb. 3.132).

Bei dieser Aufnahme läßt sich kein Gonadenschutz anwenden. Alle übrigen Aufnahmen werden mit Gonadenschutz durchgeführt.

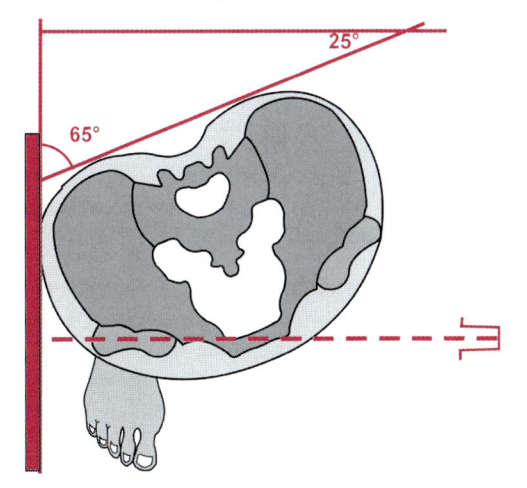

Abb. 3.132. Stellung der sog. „Faux-Profilaufnahme" nach Lequesne

3.2.3
Biomechanik des Hüftgelenks

Ohne Forschung, insbesondere ohne Grundlagenforschung, gibt es keinen Fortschritt. Die enorme Entwicklung der orthopädischen Chirurgie im Verlaufe der letzten drei Jahrzehnte ist zur Hauptsache den Bemühungen und Erfolgen der biomechanischen Forschung zu verdanken [21].

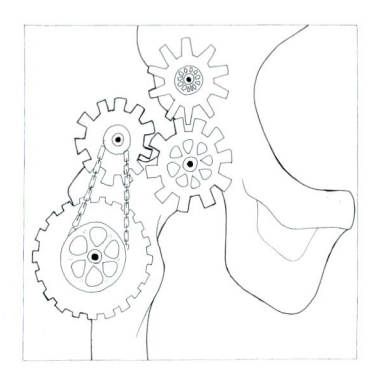

Definition

Die Biomechanik befaßt sich mit den Reaktionen des lebenden Organismus auf physikalische Einwirkungen. Sie studiert ein biologisches System mit den Mitteln der Mechanik. Die Biomechanik ist ein interdisziplinäres Gebiet zwischen Medizin und Technik.

Historisches

Erste biomechanische Betrachtungen wurden durch Fick bereits 1850 angestellt [7]. Gedanken über den Schwerpunkt des menschlichen Körpers machten sich Braune u. Fischer 1889 [2]. Fischer war auch der erste, der sich wissenschaftlich mit dem Gang des Menschen auseinandersetzte und 1899 eine exakte Analyse eines Schrittes eines Soldaten publizierte [8]. Wesentliche Arbeiten über die mechanische Belastung bzw. die Beanspruchung des Hüftgelenks publizierte Pauwels 1935 [25, 26]. Weitere wichtige Erkenntnisse stammen von Amtmann [1], Kummer 1968 [16], Legal 1977–1980 [18–20], sowie Tönnis 1976 [30].

Anatomische und radiologische Grundlagen

Das Hüftgelenk ist ein modifiziertes Kugelgelenk mit 3 jeweils senkrecht aufeinander stehenden Hauptachsen und damit 3 Freiheitsgraden der Bewegung. Der Femurkopf ist weitgehend kugelförmig, während die Pfanne eine Hufeisenform mit zentraler Vertiefung und kaudaler Aussparung aufweist. Der Femurkopf verjüngt sich im Bereich des nicht überknorpelten Anteils zum Schenkelhals. Die Richtung des Schenkelhalses ist durch 2 Faktoren charakterisiert: die Schenkelhalsneigung und die Antetorsion. Die Schenkelhalsneigung (oder der Schenkelhalswinkel) wird als CCD-Winkel (Centrum-Collum-Diaphysen-Winkel [22]) bezeichnet (Abb. 3.133). Dieser nimmt im Laufe der Entwicklung von der Geburt bis zum Erwachsenenalter von 150° auf ca. 130° ab [17] (Abb. 3.134). Unter der Antetorsion versteht man einen projizierten, nach vorne offenen räumlichen Winkel, den der Schenkelhals zur Frontal- bzw. zur Kniekondylenebene bildet (Abb. 3.135). Auch dieser Winkel reduziert sich von ca. 50° bei der Geburt auf etwa 15° im Erwachsenenalter (Abb. 3.136). Die Antetorsion kann nicht direkt gemessen werden. Die axiale Röntgenaufnahme liefert nur einen projizierten Antetorsionswinkel. Wir verwenden die von Dunn angegebene Technik (s. Abschn. 3.2.2). Die Berechnung der reellen Winkel erfolgt aus den Werten der projizierten CCD- und Antetorsionswinkel nach einer Umrechnungstabelle. Die Genauigkeit dieser Methode ist nicht sehr groß. Ebenso exakt ist die Messung mit dem Ultraschallgerät [5] (s. Kap. 4.2.1) oder die klinische Messung (s. Abschn. 3.2.1) [29].

Der knöcherne Aufbau des proximalen Femurendes ist durch typische Druck- und Zugtrajektoren gekennzeichnet, deren Entstehung nach dem Wolff-Transformationsgesetz durch die Biegebeanspruchung des koxalen Femurendes zu erklären ist (Abb. 3.137). Die Ausrichtung dieser Trajektoren ist von der Belastung und von der Form des koxalen Femurendes abhängig. Aber auch die Knochenstruk-

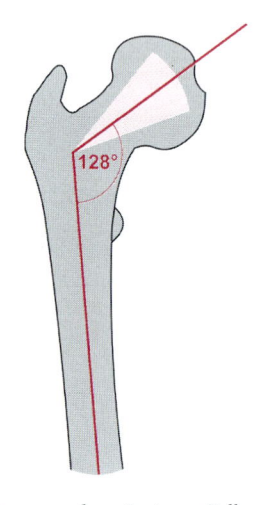

Abb. 3.133. *Messung des Centrum-Collum-Diaphysen-(CCD)-Winkels:* Mit Hilfe einer Kreisschablone wird das Zentrum des Femurkopfes aufgesucht. An der engsten Stelle des Schenkelhalses wird dessen Mitte bestimmt. Die beiden Punkte werden miteinander verbunden. Die entstandene Gerade bildet die Schenkelhalsachse. Der Winkel dieser Linie zur Schaftachse bildet den CCD-Winkel (die *farbige* Zone zeigt den Normbereich des CCD-Winkels)

3.2.3 Biomechanik des Hüftgelenks   173

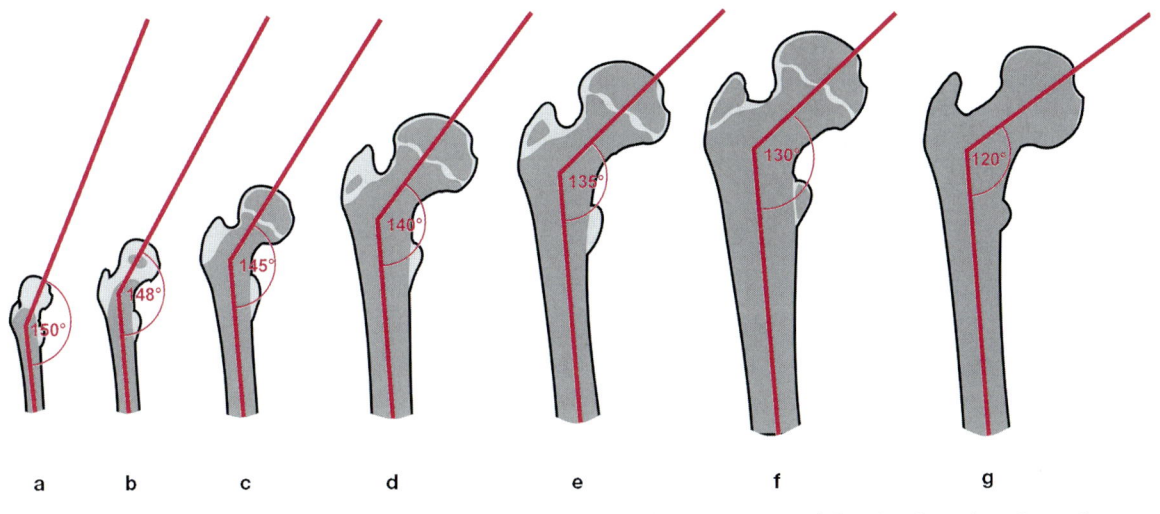

Abb. 3.134 a–g. *Entwicklung des CCD-Winkels:* **a** bei der Geburt, **b** im Alter von 1 Jahr, **c** 3 Jahren, **d** 5 Jahren, **e** 9 Jahren, **f** 15 Jahren, **g** im Erwachsenenalter. (Nach [17])

Abb. 3.135. *Darstellung des anatomischen Antetorsionswinkels:* Bei der Antetorsion handelt es sich um den räumlichen Winkel zwischen der Horizontalebene und der Ebene des Schenkelhalses. Die Kniegelenkkondylen und der Schenkelhals sind mit dem Femurkopf übereinander projiziert

tur an der Gelenkpfanne wird durch Form und Belastung beeinflußt. Je kleiner die Belastungsfläche und je größer die Gesamtbelastung, desto eher bildet sich ein sklerotischer Bezirk.

Von seiten der Hüftgelenkpfanne ist bei der Beurteilung der Säuglingshüfte der sog. Pfannendachwin-

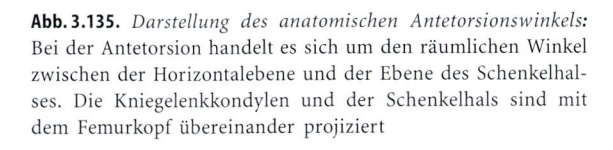

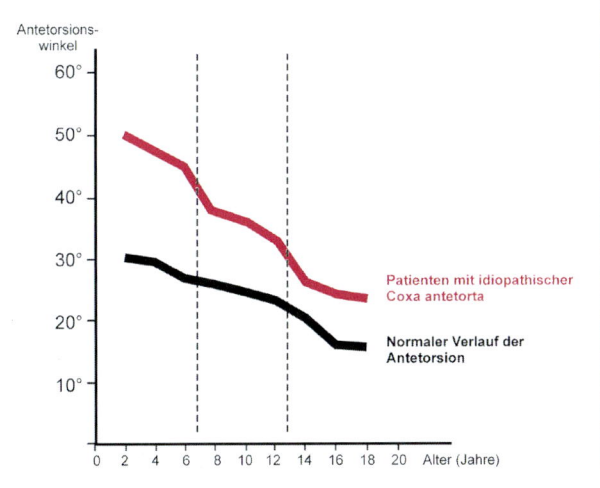

Abb. 3.136. *Entwicklung des Antetorsionswinkels.* Mittelwerte der normalen Antetorsion *(schwarze Kurve)*, Kinder mit Coxa antetorta *(rote Kurve)*. In 2 Detorsionsschüben *(gestrichelt)* normalisiert sich die Antetorsion bis zum Wachstumsabschluß. (Nach [12])

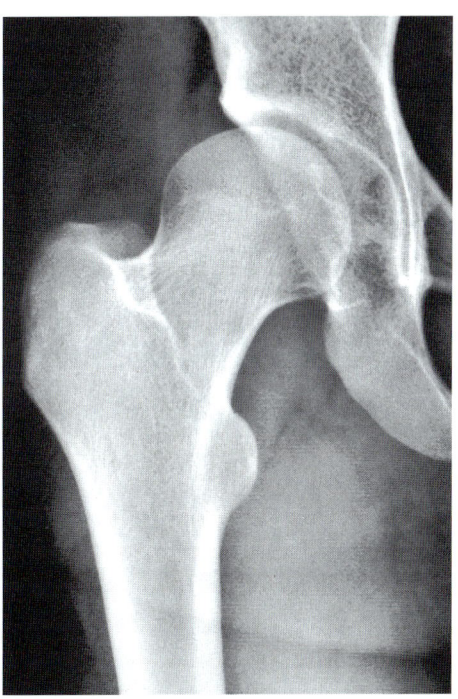

Abb. 3.137. Die *Druck- und Zugtrajektoren* am proximalen Femurende sind auf jedem a.-p.-Röntgenbild des Hüftgelenks sichtbar

kel (AC-Winkel) von maßgeblicher Bedeutung. Die Bestimmung dieses Winkels und seine Werte in normalen und pathologischen Hüften wird in Abschn. 3.2.4 ausführlich beschrieben. Für die Beurteilung der Hüfte des Adoleszenten oder Erwachsenen spielt der von Wiberg vorgeschlagene *Centrum-Ecken-Winkel* (CE-Winkel) (s. Abb. 3.143) heute die wesentlichste Rolle [34]. Er gilt als numerischer Wert für das Ausmaß der Abstützung des Femurkopfes durch das Pfannendach. Wiberg fand für Erwachsene einen Mittelwert von 26° bei einer Schwankungsbreite zwischen 20° und 46°. Als Grenze vom Normalen zum Pathologischen wird heute für Erwachsene etwa 20° angegeben [31]. Der Wiberg-Winkel sollte jedoch im Zusammenhang mit dem Kopfradius gesehen werden. Bei großen Radien sind kleinere CE-Winkel tolerabler als bei kleinem Kopfdurchmesser [18].

Berechnung der Belastung

Im Zweibeinstand wirken auf das Hüftgelenk durch das Körpergewicht nur äußere Kräfte. Das Becken ruht auf beiden Femurköpfen. In der Frontalebene sind keine Muskelkräfte erforderlich. Anders ist die Situation im Einbeinstand bzw. in der Standbeinphase beim Gehen. Das Hüftgelenk des Standbeins trägt in diesem Stadium neben Kopf, Rumpf und Armen auch das Gewicht des Schwungbeines. Infolge der einseitigen Unterstützung des Beckens durch das Hüftgelenk des Standbeins müssen dabei Muskelkräfte wirken, die das Herabsinken des Beckens zur Schwungbeinseite hin verhindern, wodurch die Gelenkkräfte im Vergleich zum Zweibeinstand wesentlich vergrößert werden. Zur Aufrechterhaltung des Gleichgewichts wird ein Hebelsystem benötigt, dessen Drehpunkt sich im Kopfmittelpunkt befindet. Die wirkenden Kräfte sind stark von den anatomischen Verhältnissen abhängig. Erste Berechnungen an einem 2dimensionalen Modell stammen von Pauwels [25]. Bei einer normalen Hüfte ist mit einer auf das Hüftgelenk wirkenden Kraftresultante zu rechnen, die etwa das 4fache Körpergewicht beträgt. Ist der Schenkelhalswinkel größer und damit der Hebelarm der Abduktoren kleiner, so nimmt auch die Kraftresultante zu. Umgekehrt ist die Situation bei der Coxa vara, bei der der Schenkelhalswinkel kleiner und somit der Hebelarm der Abduktoren größer ist (Abb. 3.138). Die Berechnungen von Pauwels beruhen jedoch auf einem 2dimensionalen Modell und können nur grobe Annäherungswerte liefern. Keinesfalls darf daraus der Schluß gezogen werden, daß bei einem erhöhten Schenkelhals-Schaft-Winkel stets eine Überlastung des Hüftgelenkes erfolgen müsse. Einerseits ist die Valgusstellung des proximalen Femurendes meist nicht reell vorhanden, sondern sie wirkt nur in der Projektion bei erhöhtem Antetorsionswinkel als Coxa valga, andererseits kann die Belastung des Hüftgelenkes nicht nur aus *einer* einzelnen Kenngröße ermittelt werden, sondern es spielen die verschiedensten Faktoren eine Rolle. Die früher aus theoretischen Überlegungen oft durchgeführte Varisationsosteotomie hatte zur Folge, daß es im Laufe des weiteren Wachstums

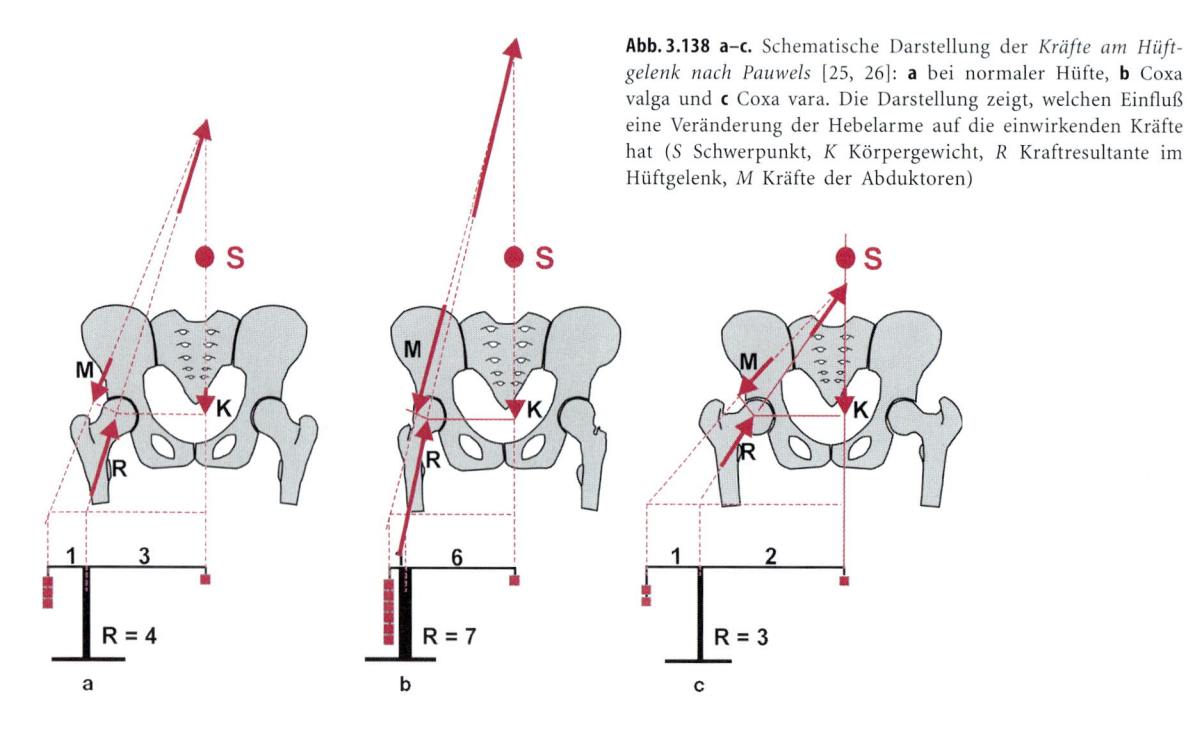

Abb. 3.138 a–c. Schematische Darstellung der *Kräfte am Hüftgelenk nach Pauwels* [25, 26]: **a** bei normaler Hüfte, **b** Coxa valga und **c** Coxa vara. Die Darstellung zeigt, welchen Einfluß eine Veränderung der Hebelarme auf die einwirkenden Kräfte hat (*S* Schwerpunkt, *K* Körpergewicht, *R* Kraftresultante im Hüftgelenk, *M* Kräfte der Abduktoren)

zur Revalgisation kam, da die anatomischen Verhältnisse bei einem gegebenen Hüftgelenk dies so verlangten.

Beanspruchung – dreidimensionale Analyse

Für die Berechnung der *Beanspruchung* des Hüftgelenkes ist eine 3dimensionale Betrachtung der anatomischen Verhältnisse notwendig. Nur mit der Kenntnis der Belastungsfläche lassen sich Druckverteilung und Beanspruchung ermitteln. Dies ist in der Regel nur mit komplizierten mathematischen Berechnungen möglich [3, 6, 11, 16, 18–20, 27, 28, 31]. Eine relativ einfache Methode, die Kontaktfläche zwischen Azetabulum und Femurkopf zu ermitteln, hat der Autor dieses Beitrags entwickelt [9, 10]. Voraussetzung ist, daß Femurkopf und Pfanne einigermaßen sphärisch und daß die knöchernen Anteile des Hüftgelenkes weitgehend ausgereift sind. Die Methode ist bei Mädchen ab einem Skelettalter von 10 Jahren und bei Jungen entsprechend ab 12 Jahren anwendbar. Das Prinzip der Methode besteht darin, daß eine Schablone auf normale a.-p.-Röntgenbilder (guter Qualität) des Hüftgelenkes gelegt wird; darauf zeichnet sich die vordere und hintere Begrenzung des Azetabulums stets ab. Die kreisförmige Schablone bildet projizierte Kugelflächen ab, die alle gleich groß sind und jeweils 0,5 % der Gesamtkugeloberfläche darstellen. Durch Zusammenzählen der Vier- bzw. Dreiecke, die unter der vorderen oder hinteren Begrenzung des Azetabulums liegen, kann der Prozentsatz der bedeckten Fläche im Vergleich zur Gesamtkugeloberfläche ermittelt werden. Anhand des Radius kann schließlich der Wert in Quadratzentimetern berechnet werden. Die Abb. 3.139 zeigt, wie auf geometrischer Grundlage die Schablone konstruiert wurde, die in ihrer Projektion stets gleich große Flächen darstellt. In Abb. 3.140 ist die Schablone in verschiedenen Größen gezeigt. Dieses Muster kann auf eine transparente Folie kopiert werden. Von dieser Folie wird die Schablone mit der passenden Größe auf das Röntgenbild des Hüftgelenks gelegt (Abb. 3.141). Durch Abzählen der Vier- bzw. Dreiecke innerhalb der vorderen und der hinteren Begrenzung des Azetabulums lassen sich auf sehr einfache Weise der Prozentsatz und die Fläche ermitteln. Eine auf dem gleichen Prinzip beruhende, aber mit aufwendiger Computerberechnung verbundene Methode wurde kürzlich vorgestellt [15]. Die auf der Schablone eingetragenen Zahlen lassen zudem eine Abschätzung des Winkels zwischen Kopfzentrum und vorderem bzw. hinterem Pfannenrand zu. Mit diesen beiden Winkeln läßt sich auch die azetabuläre Ante- bzw. Retroversion berechnen (Abb. 3.142). Auf der Schablone werden die beiden Winkel für vorne und hinten abgelesen, anschließend werden die Winkel auf dem Röntgenbild eingetragen. Durch Verbinden der beiden Punkte der eingetragenen Winkel ventral und dorsal kann die azetabuläre Orientierung ermittelt werden,

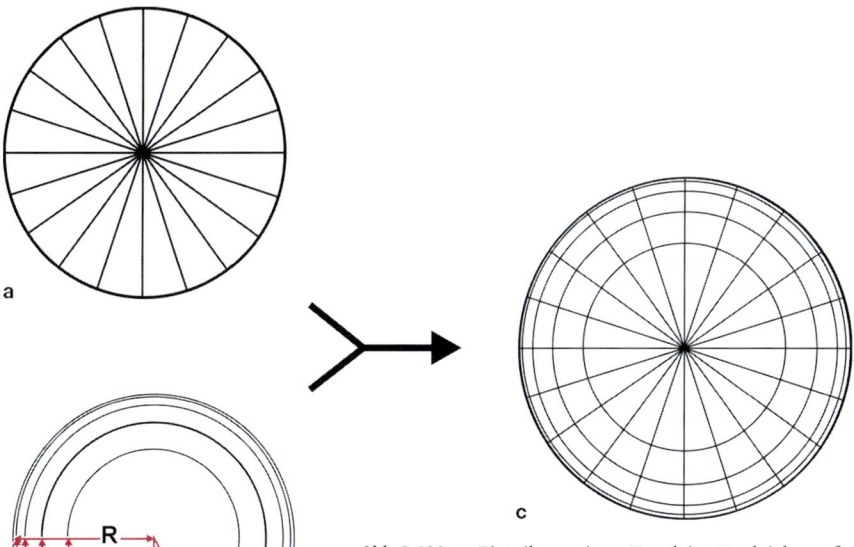

Abb. 3.139. **a** Einteilung einer Kugel in 20 gleich große *Sektoren* mit einem Winkel von je 18°. **b** Geometrische *Berechnung der Segmentgrenzen* für die Schablone, welche die Ermittlung der Kontaktfläche zwischen Azetabulum und Femurkopf ermöglicht. Jedes Segment deckt in der Projektion die gleich große Kugeloberfläche ab. **c** Sektoren- und Segmentgrenzen aufeinandergelegt begrenzen insgesamt 100 Drei- bzw. Vierecke auf einer Halbkugel, die jeweils 0,5 % der Kugeloberfläche beinhalten (*R* Radius der Gesamtkugel, *h* Höhe der Segmentgrenzen, *r* Radius der Segmentgrenzen)

3.2 Becken, Hüfte und Oberschenkel

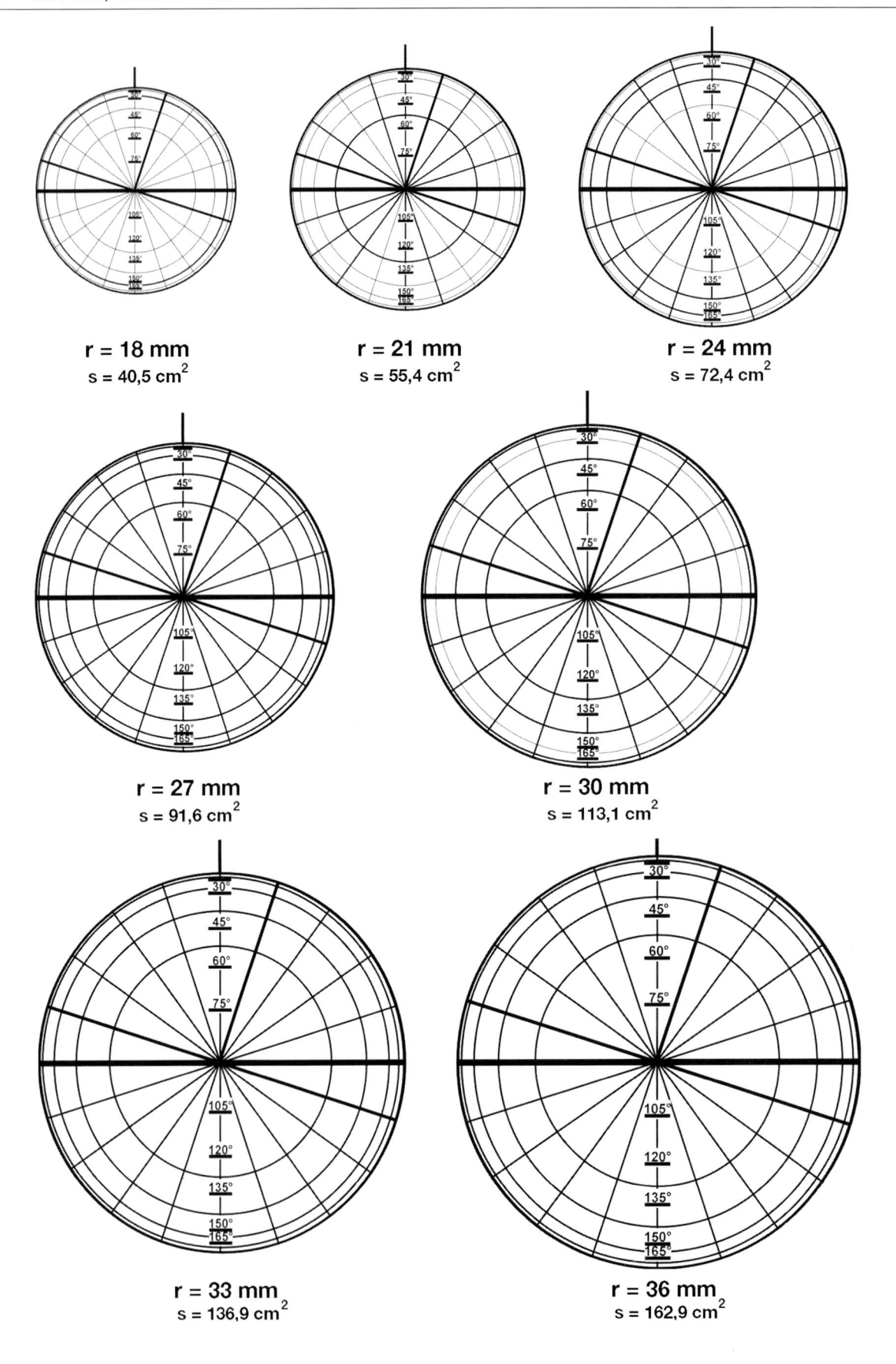

r = 18 mm
s = 40,5 cm²

r = 21 mm
s = 55,4 cm²

r = 24 mm
s = 72,4 cm²

r = 27 mm
s = 91,6 cm²

r = 30 mm
s = 113,1 cm²

r = 33 mm
s = 136,9 cm²

r = 36 mm
s = 162,9 cm²

3.2.3 Biomechanik des Hüftgelenks   177

Abb. 3.141. *Beispiel der Berechnung der Kontaktfläche* mit Hilfe der auf ein a.-p.-Röntgenbild des Hüftgelenks gelegten Schablone. Die vom vorderen und hinteren Pfannenrand begrenzten Abschnitte der Kugel werden durch Zusammenzählen der Segmente in Prozent der Kugelgesamtoberfläche berechnet

Abb. 3.142. a Zeichnung eines Hüftgelenks von der Seite. Winkel zwischen Femurkopfzentrum und vorderer (φ) und hinterer (φ') Begrenzung des Azetabulums. Die Ebene zwischen diesen beiden Punkten entspricht der *azetabulären Orientierung* bzw. *Anteversion.* Die Winkel φ und φ' werden auf dem a.-p.-Röntgenbild mit Hilfe der Schablone bestimmt. **b** Das Nomogramm erlaubt die Ermittlung der azetabulären Orientierung (Ante- bzw. Retroversion) durch Ziehen einer Gerade zwischen den beiden Skalen für die Winkel φ und φ'
▼

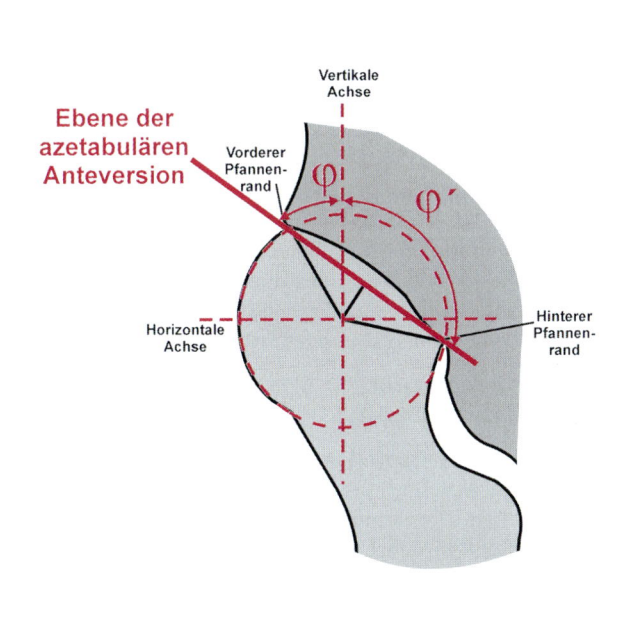

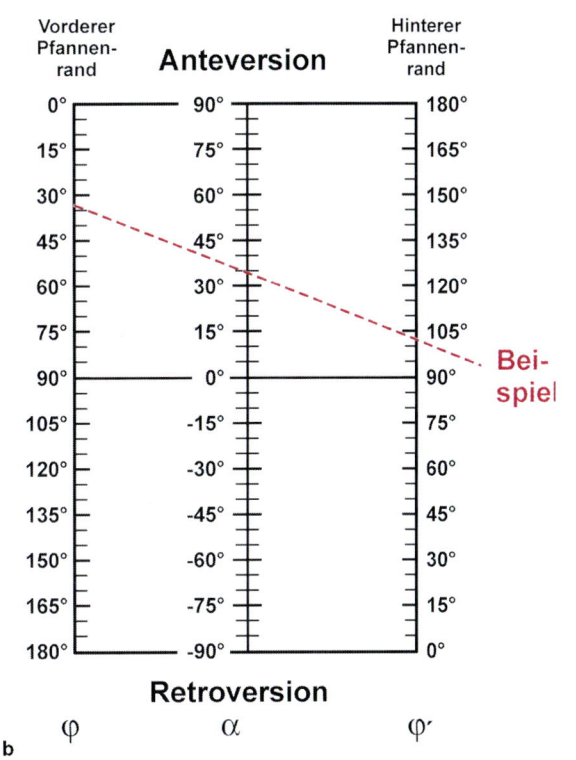

Abb. 3.140. *Schablonen in verschiedenen Größen.* Diese können auf durchsichtige Folie kopiert werden, und die Schablone in der passenden Größe wird auf das Röntgenbild gelegt. Durch Abzählen der Segmente (jeweils 0,5 % der Kugeloberfläche) der vorderen und der hinteren Hemisphäre ergibt sich der Prozentsatz, der mit der gesamten Kugeloberfläche (*untere Zahl*) verrechnet werden kann. Auf den Schablonen ist auch der Winkel φ zwischen Kopfzentrum und Pfannenrand nach vorne bzw. hinten eingetragen (s. auch Abb. 3.143)

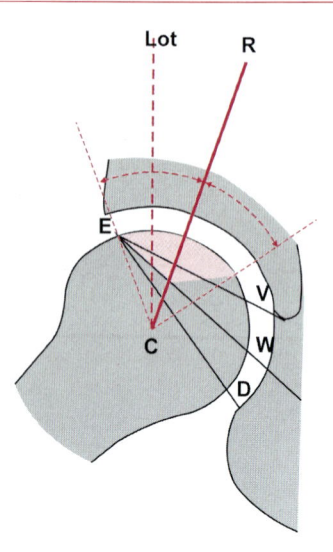

Abb. 3.143. Hilfskonstruktion nach Legal [18–20] zur Bestimmung der *Beanspruchung des Hüftgelenks*. Zwischen den Linien *EV* und *ED* wird die Winkelhalbierende *EW* eingezeichnet. Der Kreuzungspunkt dieser Linie mit der Kraftresultanten *R* (steht in einem Winkel von ca. 18° zur Vertikalen) entspricht der vorderen Begrenzung der Belastungsfläche. Diese erstreckt sich symmetrisch um die Kraftresultante bis zum Pfannenerker *(E)* und zur ermittelten vorderen Begrenzung. Eine derart begrenzte Fläche läßt sich mit Hilfe der Schablone sehr einfach berechnen (*C* Kopfzentrum). Der Winkel zwischen dem Lot und der Strecke CE wird als *Centrum-Ecken-Winkel* (*CE-Winkel*) nach *Wiberg* bezeichnet [34]

Auswirkungen der Fehlform der ossären Komponenten

Die entscheidende Frage ist stets, ob eine Fehlform zu einer *frühzeitigen Arthrose* führen kann. Bei den folgenden anatomischen Veränderungen kann dies *klar bejaht* werden:

- bei dezentriertem Femurkopf [23],
- bei zu kleinem Azetabulum,
- bei zu steiler Pfanne,
- bei ungenügender Überdachung lateral und ventral [23],
- bei entrundetem Azetabulum,
- bei asphärischem Femurkopf.

Ein *präarthrotischer Zustand* besteht *wahrscheinlich* auch bei:

- Schenkelhalsverkürzung,
- Coxa retrotorta [32].

Eine *funktionelle Einschränkung ohne Gefahr der frühzeitigen Arthrose* erwarten wir beim:

- Trochanterhochstand.

Folgende Zustände stellen nach heutigem Wissen *keine Präarthrose* dar:

- Coxa antetorta [13],
- Coxa magna.

und zwar sowohl in der sagittalen als auch in der anatomischen Ebene [24]. Die Anteversion bleibt im Laufe der Entwicklung sehr konstant [33].

Mit Hilfe der Schablone kann auch die relevante Beanspruchung des Hüftgelenkes errechnet werden [20]. Die Abb. 3.143 zeigt eine Hilfskonstruktion, die von Legal zur Bestimmung der relevanten Beanspruchung des Hüftgelenkes vorgeschlagen wurde. Da die Kraftresultante *R* in der Regel einen Winkel zum Lot von 17° bildet, kann in Annäherung jeweils die nächstfolgende Sektorgrenze zur Senkrechten auf der Schablone verwendet werden. Der Winkel zwischen den Sektoren beträgt auf der Schablone 18°. Diese beanspruchungsrelevante Fläche läßt sich auf sehr einfache Weise errechnen. Durch Zusammenzählen der Vier- bzw. Dreiecke unter der schraffierten Fläche kann die Fläche im Raum ermittelt werden.

Einfluß von Operationen

Viele Operationen im Bereich des Hüftgelenkes haben die Verbesserung der biomechanischen Situation des Gelenkes zum Ziel. Grundsätzlich können solche Operationen durchgeführt werden am:

- proximalen Femur,
- Azetabulum (Becken).

Die einzelnen Operationen und ihre Indikationen werden in Abschn. 3.2.4 beschrieben, dort sind auch entsprechende Abbildungen zu finden. Es seien hier nur einzelne biomechanische Aspekte erwähnt.

Operationen am *proximalen Femur* werden meist intertrochantär durchgeführt. Sie haben v.a. das Ziel, den Kraftfluß und die Hebelverhältnisse zu verändern. Folgende Operationen (einzeln oder in Kombination) können durchgeführt werden:

- Varisation
- Valgisation
- Rotation
- Derotation
- Flexion
- Extension
- Schenkelhalsverlängerung
- Verkürzung.

Bei guter Zentrierung des Femurkopfes sind solche Operationen kaum indiziert. Die Bandbreite der Normalwerte ist sehr groß, und durch das Wachstum adaptiert sich das proximale Femurende an die biomechanischen Erfordernisse. Insbesondere die Coxa valga et antetorta bedarf im Wachstumsalter keiner operativen Behandlung. Die Valgität ist meist gar nicht reell, sondern nur projektionsbedingt, und die vermehrte Antetorsion wird durch den Einwärtsgang kompensiert, so daß in der Realität beim Gehen normale Winkelverhältnisse vorhanden sind.

Anders ist die Situation bei einer dezentrierten Hüfte. In Kombination mit einer Beckenosteotomie kann die intertrochantäre Osteotomie helfen, die Zentrierung zu verbessern. Meist wird eine Varisations-/Derotationsosteotomie durchgeführt. Bei seit längerer Zeit bestehender Hüftluxation ist manchmal auch eine Verkürzung des proximalen Femurs notwendig, um die Reposition zu ermöglichen.

Bei extremer Verkürzung des Schenkelhalses und massivem Hochstand des Trochanters aufgrund einer Femurkopfnekrose (meist nach Hüftluxation oder nach M. Perthes entstehend) kann eine schenkelhalsverlängernde Osteotomie sinnvoll sein. Dadurch werden die Hebelverhältnisse verbessert. Die Indikationsstellung erfolgt allerdings nur, wenn der Trochanter major die Femurkopfkalotte deutlich überragt (s. Abschn. 3.2.4).

Am *Becken* kann nicht nur der Kraftfluß modifiziert werden, sondern es kann auch die Kontaktfläche zwischen Azetabulum und Femurkopf und insbesondere die relevante Belastungsfläche geändert werden. Grundsätzlich können hier folgende Operationen durchgeführt werden:

- Iliumosteotomie nach Salter,
- Azetabuloplastik,
- Iliumosteotomie nach Chiari,
- Triple- bzw. periazetabuläre Osteotomie,
- Shelf-Operationen.

Die *Iliumosteotomie* nach *Salter* vermag ein zu steiles Pfannendach mit erhöhtem AC-Winkel zu verbessern. Bei dieser Osteotomie werden Azetabulum mit Os pubis und Os ischii am Drehpunkt bei der Symphyse nach distal lateral gedreht. Dies funktioniert nur bei noch genügender Elastizität des ganzen Beckens. Der Drehpunkt ist relativ weit weg vom Azetabulum. Tendenzmäßig wird das Azetabulum gesamthaft auch lateralisiert.

Bei der *Azetabuloplastik* wird die zu steile Pfanne, mit Drehpunkt in der Y-Fuge, nach unten gedreht. Dadurch kann die Entrundung einer asphärischen Pfanne korrigiert und die Steilheit verbessert werden, das Azetabulum wird jedoch nicht vergrößert.

Durch die *Iliumosteotomie* nach *Chiari* wird die Belastungsfläche effektiv vergrößert. Das Ilium wird nach lateral über den Femurkopf hinaus geschwenkt. Der Nachteil besteht darin, daß nicht Gelenkknorpel über den Kopf zu liegen kommt, sondern Knochen. Bei funktioneller Belastung kann sich dieser allerdings über Faserknorpel zu hyalinem Gelenkknorpel umwandeln. Problematischer ist, daß meist nur ein relativ schmaler Knochensteg nach außen gebracht wird.

Eine weitere Möglichkeit, das Azetabulum effektiv zu erweitern, ist die „Shelf-Operation". Auch hier wird das Pfannendach knöchern vergrößert. Zwar besteht hier die Möglichkeit, durch Herunterbringen von Beckenknochen über den Femurkopf das Dach beliebig stark zu vergrößern und alle ungedeckten Anteile des Femurkopfes zu überdachen. Die Gefahr ist jedoch, daß der Knochen dem primären Druck nicht standhält und sich dann resorbiert, statt ein funktionelles Dach zu bilden.

Bei der *Tripleosteotomie* werden alle 3 Knochen (Os ilium, Os pubis und Os ischii) durchtrennt, während bei der *periazetabulären Osteotomie* der Schnitt um das Azetabulum herum geht (und damit auch durch die Y-Fuge). Der Effekt ist bei beiden Osteotomien ähnlich. Die Gelenkpfanne wird nicht effektiv vergrößert, sondern sie wird nach lateral und – je nach Bedarf – ventral gedreht. So wird die relevante Belastungsfläche auf Kosten der kaudalen Anteile vergrößert. Diese Operation eignet sich bei einigermaßen sphärischen Verhältnissen mit ungenügender lateraler Überdachung ausgezeichnet, wobei auch das ventrale Dach auf Kosten der dorsalen verbessert werden kann. Die Operation ist aber untauglich, wenn das Azetabulum gesamthaft zu klein ist. Das Problem ist dann ähnlich wie bei einem winzigen „Sennenhütchen"[1]. Es spielt keine wesentliche Rolle, wo das Hütchen auf dem Kopf sitzt, es ist immer zu klein. Auch eignet sich die Tripleosteotomie nicht bei asphärischen Verhältnissen. Meist adaptiert sich die Pfanne an einen asphärischen Kopf. Ändert man die Richtung der Pfanne, so passen Pfanne und Kopf nicht mehr aufeinander.

Literatur

1. Amtmann E, Kummer B (1968) Die Beanspruchung des menschlichen Hüftgelenks. Z Anat Entwicklungsgesch 127: 286–314
2. Braune W, Fischer O (1889) Über den Schwerpunkt des menschlichen Körpers. Hirzel, Leipzig
3. Brinkmann P, Frobin W, Hierholzer E (1980) Belastete Gelenkfläche und Beanspruchung des Hüftgelenks. Z Orthop 118: 107–15

---

[1] Senn: in der Schweiz gebräuchlicher Ausdruck für einen auf einer Alp tätigen Bauer. Traditionsgemäß tragen Sennen in gewissen Regionen einen kleinen Hut (auch „Sennenkäppli" genannt), der nur gerade den Hinterkopf bedeckt.

4. Brunner R, Baumann JU (1994) Clinical benefit of reconstruction of dislocated or subluxated hip joints in patients with spastic cerebral palsy. J Pediatr Orthop 14: 290-4
5. Elke R, Ebneter A, Dick W, Fliegel C, Morscher E (1991) Die sonographische Messung der Schenkelhalsantetorsion. Z Orthop 129: 156-63
6. Elke R, Marugg S (1992) Krafteinleitung auf die trabekulären Strukturen des proximalen Femurendes. Orthopäde 21: 51-6
7. Fick A (1850) Statische Betrachtungen der Muskeln des Oberschenkels. Z Rat Med 9: 94
8. Fischer O (1899) Der Gang des Menschen. Teubner, Leipzig
9. Hefti F (1989) Sphärische Berechnung der Kontaktfläche zwischen Acetabulum und Femurkopf. Z Orthop 127: 118-24
10. Hefti F (1995) Spherical assessment of the hip on standard ap radiographs: A simple method for the measurement of the contact area between acetabulum and femoral head and of acetabular orientation. J Pediatr Orthop 15: 797-805
11. Heimkes B, Posel P, Plitz W, Jansson V (1993) Forces acting on the juvenile hip joint in the one-leg-stance. J Pediatr Orthop 13: 431-6
12. Jani L, Schwarzenbach U, Afifi K, Scholder P, Gisler P (1979) Verlauf der idiopathischen Coxa antetorta. Orthopäde 8: 5-11
13. Kitaoka HB, Weiner DS, Cook AJ, Hoyt Jr WA, Askew MJ (1989) Relationship between femoral anteversion and osteoarthritis of the hip. J Pediatr Orthop 9: 396-404
14. Klaue K, Sherman M, Perren SM, Wallin A, Looser C, Ganz R (1993) Extra-articular augmentation for residual hip dysplasia. J Bone Joint Surg (Br) 75: 750-4
15. Konishi N, Mieno T (1993) Determination of acetabular coverage of the femoral head with use of a single anteroposterior radiograph. J Bone Joint Surg (Am) 75: 1318-33
16. Kummer B (1968) Die Beanspruchung des menschlichen Hüftgelenkes. I. Allgemeine Problematik. Z Anat Entwicklungsgesch 127: 277-85
17. Lanz T von, Wachsmuth W (1972) Praktische Anatomie, I. Bd 4. Teil: Bein und Statik. Springer, Berlin Heidelberg New York
18. Legal H, Reinecke M, Ruder H (1977) Zur biostatischen Analyse des Hüftgelenks I. Z Orthop 115: 215-34
19. Legal H, Reinecke M, Ruder H (1978) Zur biostatischen Analyse des Hüftgelenks II. Z Orthop 116: 889-96
20. Legal H, Reinecke M, Ruder H (1980) Zur biostatischen Analyse des Hüftgelenks III. Z Orthop 118: 804-15
21. Morscher E (1992) Biomechanik als Grundlage der Orthopädie und Traumatologie (Editorial). Orthopäde 21: 1-2
22. Müller ME (1971) Die hüftnahen Femurosteotomien. Thieme, Stuttgart
23. Murphy SB, Ganz R, Mueller ME (1995) The prognosis in untreated dysplasia of the hip. A study of radiographic factors that predict the outcome. J Bone Joint Surg (Am) 77: 985-9
24. Murray DW (1993) The definition and measurement of acetabular orientation. J Bone Joint Surg (Br) 75: 228-32
25. Pauwels F (1935) Der Schenkelhalsbruch, ein mechanisches Problem. Grundlagen des Heilungsvorganges, Prognose und kausale Therapie. Z Orthop Chir 63 (Beilageheft)
26. Pauwels F (1936) Zur Therapie der kindlichen Coxa valga. Verh Orthop Ges., 30. Kongr. 1935. Z Orthop 64 (1936) 372-87
27. Rösler H, Hamacher P (1972) Die biostatische Analyse der Belastung des Hüftgelenkes, I. Teil. Z Orthop 110: 67-75
28. Rösler H, Hamacher P (1972) Die biostatische Analyse der Belastung des Hüftgelenkes, II. Teil. Z Orthop 110: 186-96
29. Ruwe PA, Gage JR, Ozonoff MB, De Luca PA (1992) Clinical determination of femoral anteversion. A comparison with established techniques J Bone Joint Surg (Am) 74: 820-30
30. Tönnis D (1976) Normal values of the hip joint for the evaluation of x-rays in children and adults. Clin Orthop 119: 39-48
31. Tönnis D (1984) Die angeborene Hüftdysplasie und Hüftluxation. Springer, Berlin Heidelberg New York Tokyo, S 26-59
32. Tönnis D, Heinecke A (1991) Diminished femoral antetorsion syndrome: A cause of pain and osteoarthritis. J Pediatr Orthop 11: 419-31
33. Weiner LS, Kelley MA, Ulin RI, Wallach D (1993) Development of the acetabulum and hip: Computed tomography analysis of the axial plane. J Pediatr Orthop 13: 421-5
34. Wiberg G (1933) Studies on dysplastic acetabula and congenital subluxation of the hip. Acta Chir Scand Supp. 58: 83

3.2.4
Kongenitale Hüftdysplasie und -luxation

Die Erfindung der unblutigen Hüftgelenkseinrenkung war ein Kolumbusei, in ihrer klassischen Einfachheit so ganz ein Produkt des genial-einfachen, nicht durch zu viel Bücherwissen und Theorie vernebelten Denkens von Adolf Lorenz ... (Albert Lorenz über seinen Vater Adolf Lorenz in der sehr lesenswerten und witzigen Biographie „Wenn der Vater mit dem Sohne ...").

Definition

- *Hüftgelenkdysplasie:* Ungenügende Ausbildung des Hüftgelenkes mit Störung der Verknöcherung des Pfannenerkers
- *Hüftgelenkluxation:* Dezentrierung des Hüftkopfes aus der Hüftgelenkpfanne

Englisch:
- Hüftgelenkdysplasie = DDH = developmental dysplasia of the hip
- Hüftgelenkluxation = CDH = congenital dislocation of the hip

Historisches

Hippokrates (ca. 390 v. Chr.) wußte bereits, daß es eine angeborene Form der Hüftgelenkluxation gibt [115]. Ambroise Paré (1840) erkannte als erster, daß die ungenügende Ausbildung der Gelenkpfanne eine wichtige Rolle spielt.

Weitere wichtige Stationen in der Entwicklung der Diagnostik

- 1846: Wilhelm Roser beschreibt die „Sitzdarmbeinlinie". Die Linie gibt an, daß die Spina iliaca, der Trochanter major und der Puber ischii beim Normalen in einer Linie

stehen, bei der Luxation kommt der Trochanter wesentlich höher zu liegen. Dies erlaubte die klinische Diagnose der Hüftluxation.
- 1895: Mit der Entwicklung der von C. Röntgen entdeckten Untersuchungstechnik fängt eine neue Ära der Diagnostik an.
- 1937: M. Ortolani [83] gibt das „Segno d'all scatto" an.
- 1962: T. G. Barlow [4] beschreibt einen ähnlichen Test wie Ortolani.
- 1980: R. Graf [40] entwickelt die Ultraschalluntersuchung.

Daten zur Therapie
- 1847: C. G. Pravaz [87]: Längsextension.
- 1885: A. Lorenz [71]: Retentionsbehandlung mit Becken-Bein-Gips in „Froschstellung".
- 1908: K. Ludloff [72]: Offene Reposition durch einen medialen Zugang.
- 1925: H. Hilgenreiner [54]: Einführung einer Abduktionsschiene.
- 1955: W. A. Craig [20]: Einführung der Overheadextension.
- 1957: A. Pavlik [84]: Behandlung mit Riemenbandage.
- 1968: E. Fettweis [33]: Retentionsbehandlung mit Sitz-Hock-Stellungsgips.

Vorkommen

Zahlen über die Epidemiologie der Hüftgelenkdysplasie sind mit Vorsicht zu interpretieren, da sowohl die Screeningmethoden wie auch die Deutung der Befunde z. T. sehr unterschiedlich sind. Dennoch können anhand von vielen Studien Aussagen über gewisse Tendenzen gemacht werden [109]. Die *Dysplasierate* beträgt in Mitteleuropa (Deutschland, Tschechien, Österreich, Schweiz, Norditalien) 2–4 %. Die *Luxationsrate* (in historischen Studien) 0,5–1 %.

In England, USA und Skandinavien beträgt die Dysplasierate 0,5–1 %, die Luxationsrate unter 0,05 %. In Bulgarien wurden bei 20 000 Neugeborenen nur 124 Fälle gefunden (0,6 %) [21]. Bei der schwarzen Rasse ist die Hüftgelenkluxation sozusagen unbekannt. In einer Untersuchung an beinahe 17 000 afrikanischen Neugeborenen mußte keine einzige Hüftluxation festgestellt werden [28]. Als Ursache für die Nichtexistenz der Hüftdysplasie bei den Naturvölkern in Afrika wird die Tatsache angesehen, daß die Säuglinge von der Mutter seitlich auf dem Becken oder auf dem Rücken mit gespreizten Beinen getragen werden. Andere Naturvölker, wie etwa die Lappen [39] oder bestimmte nordamerikanische Indianerstämme [19], bei welchen die Säuglinge eng gewickelt werden, weisen hingegen hohe Luxationsraten auf. Hier wird von einer Häufigkeit von bis 5 % berichtet. Das Verhältnis weiblich:männlich beträgt ca. 4:1. Generell ist jedoch auch unabhängig von den besseren Screeningmethoden eine Abnahme der Inzidenz zu beobachten. Wie bei anderen orthopädischen Erkrankungen mit einer genetischen ätiologischen Komponente (etwa beim Klumpfuß oder bei der idiopathischen Skoliose) hängt dies wahrscheinlich mit der stärkeren genetischen Durchmischung der Bevölkerung zusammen.

Ätiologie und Pathogenese

Seit der Einführung der Ultraschalluntersuchung durch Graf [40] wissen wir, daß es bei der Geburt außer dysplastischen und luxierten Hüftgelenken auch eine große Zahl unreifer Hüftgelenke gibt. Ihr Anteil kann bis zu 30 % betragen [24]. Durch den aufrechten Gang des Menschen verbreitete sich entwicklungsgeschichtlich die Beckenschaufel zur Abstützung der Abdominalorgane. Mit der Entwicklung der Intelligenz vergrößerten sich das Hirn und der Schädel bei gleichzeitiger Verengung des Geburtskanals. Dieses Dilemma hat der Mensch gelöst, indem er seine Kinder physiologisch unreif zur Welt bringt. Zu dieser Unreife können Faktoren hinzukommen:

- genetische,
- hormonelle und
- mechanische.

Dunn [26] unterschied *2 Typen* von Hüftdysplasien. Bei einer ersten Gruppe findet sich eine *allgemeine Gelenkhypermobilität,* die sich bei der Geburt als Instabilität des Hüftgelenkes manifestiert. Es sind überwiegend Mädchen betroffen (das Verhältnis von Jungen zu Mädchen beträgt bei dieser Gruppe 1:12). Hormonelle, genetische und konstitutionelle Faktoren spielen eine wesentliche Rolle.

Bei der zweiten Gruppe besteht eine *Dysplasie der Pfanne;* eine wesentliche Bandlaxität kann hier nicht festgestellt werden. Gehäuft ist die Dysplasie insbesondere beim Oligohydramnion. Zudem kann diese Unreife der Pfanne auch bei Steißlage des Kindes und in Verbindung mit anderen Fehlstellungen bzw. Mißbildungen wie Klumpfüßen, Knick-Platt-Füßen, Gesichtsasymmetrien und muskulärem Schiefhals beobachtet werden. Das Verhältnis von

Der Mensch ist ein ausgesprochener „Nesthocker" und bringt seine Kinder unreif zur Welt ...

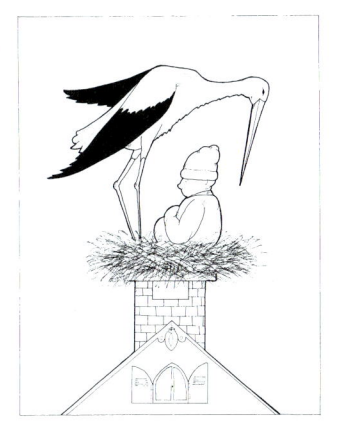

Jungen zu Mädchen beträgt hier nur etwa 1 : 2. Die linke Seite ist doppelt so oft betroffen wie die rechte. In dieser Gruppe spielen durch den Platzmangel des Kindes im Uterus mechanische Faktoren eine wesentliche Rolle. Daher kommt es zur Verknöcherungsverzögerung am Pfannenerker, d. h. zur Dysplasie, die sekundär durch die mangelnde Formgebung des Pfannendaches zur Luxation führt. Die eigentliche Luxation allerdings ist bei der Geburt sehr selten; sie erfolgt sekundär im Laufe der ersten Lebensmonate aufgrund der zunehmenden Extension im Hüftgelenk.

Beginnt der Femurkopf zu dezentrieren, so entsteht ein Druck auf den Pfannenerker und die Ossifikation und das Wachstum bleiben zurück. Eine spontane Normalisierung ist nun nicht mehr möglich. Bei weiterem Fortschreiten der Dezentrierung tritt der Femurkopf meist nach kraniodorsal aus der Gelenkpfanne heraus. Das Azetabulum wird sekundär von Fettgewebe gefüllt. Hat der Femurkopf die Pfanne verlassen, so kommt es zur Verkürzung des M. iliopsoas. Die Sehne, die der Hüftgelenkkapsel dicht aufliegt und mit ihr teilweise verwachsen ist, schnürt die Kapsel ein und wird zu einem Repositionshindernis. Das Höhertreten des Femurkopfes bewirkt eine Verkürzung des Beines. Gleichzeitig werden die Abduktoren (v. a. der M. glutaeus medius und minimus) sowie die Hüftextensoren (M. glutaeus maximus) verkürzt und insuffizient. Dies führt einerseits zur Hüftbeugekontraktur, andererseits zur Unfähigkeit, das Becken im Einbeinstand zu stabilisieren. Die Folge davon ist eine abnorme Beckenkippung, die durch eine Hyperlordose der LWS ausgeglichen wird.

Ist das Ossifikationsdefizit nur geringgradig, so kann die Dezentrierung des Hüftkopfes ausbleiben. Während des Wachstums ist es möglich, daß die Pfannendysplasie durch nachholende Ossifikation ausheilt. Allerdings besteht auch die Gefahr, daß es während des pubertären Wachstumsschubes wieder zu einer Zunahme der Fehlform des Gelenkes kommt [114].

Diagnostik

Klinische Diagnostik beim Neugeborenen

Anamnese

- Familienanamnese (Hüftdysplasie oder frühzeitige Hüftarthrose)
- Erstgeburt
- Fruchtwassermangel?
- Steißlage.

Die Hüftdysplasie kommt familiär gehäuft vor [55, 77, 109]. Auch der Fruchtwassermangel und die Steißlage sind mit dem vermehrten Vorkommen der Hüftdysplasie assoziiert [109].

Klinische Untersuchung

Inspektion

Symmetrie der Hautfalten: Eine starke Asymmetrie der Hautfalten kann ein Hinweis auf eine einseitige Luxation sein. Da die Hautfalten beim Säugling allerdings fast nie völlig symmetrisch sind, ist diese Untersuchung nicht sehr aussagekräftig.

Beinlängenuntersuchung: Bei rechtwinklig flektiertem Hüft- und Kniegelenk ist der Oberschenkel auf der luxierten Seite scheinbar verkürzt (s. Abb. 3.144).

Palpation

Untersuchung nach Ortolani [83]: Die Beine werden in Hüft- und Kniegelenk um 90° gebeugt. Die Hand soll so um das Kniegelenk greifen, daß der Daumen an der Innenseite des Oberschenkels anliegt und der 2. und 3. Finger den Trochanter major (s. Abb. 3.145) umgreifen. Die Beine werden zunächst adduziert gehalten, und es wird ein leichter Druck nach dorsal ausgeübt. Dann wird eine Abduktion vorgenommen und etwas zusätzlicher Druck gegen den Trochanter major gegeben. Falls der Femurkopf in Adduktionsstellung nach hinten subluxiert war, springt er nun mit einem Schnappen in das Pfannenzentrum zurück.

Untersuchung nach Barlow [4]: Die Untersuchung nach Barlow ähnelt derjenigen von Ortolani, wobei jedoch weniger Wert auf den Ab- und Adduktionsvorgang, sondern vielmehr auf den Daumendruck gelegt wird. Die Hüften werden in eine mittlere Abduktion gebracht; dann wird zunächst durch Druck auf den Trochanter major der Repositionsvorgang geprüft. Anschließend wird versucht, aus der gleichen Abduktionsstellung durch Druck nach dorsal und lateral den Hüftkopf zu luxieren. Schnappt er dabei wieder zurück, so ist die Hüfte „luxierbar". Die gegenseitige Hand stabilisiert das Becken, wobei der Daumen auf die Füße gelegt wird und die übrigen Finger das Kreuzbein umfassen. Das Ortolani-Schnappen (Abb. 3.145) bzw. das Barlow-Zeichen ist bei einem instabilen Hüftgelenk ca. 4 Wochen lang positiv. Anschließend ist das Schnappen unabhängig vom Zustand der Hüfte nicht mehr auszulösen.

Abb. 3.144 a, b. Prüfung der *Verkürzung des Oberschenkels* (**a**) bei Hüftluxation und der *Abspreizung* (**b**)

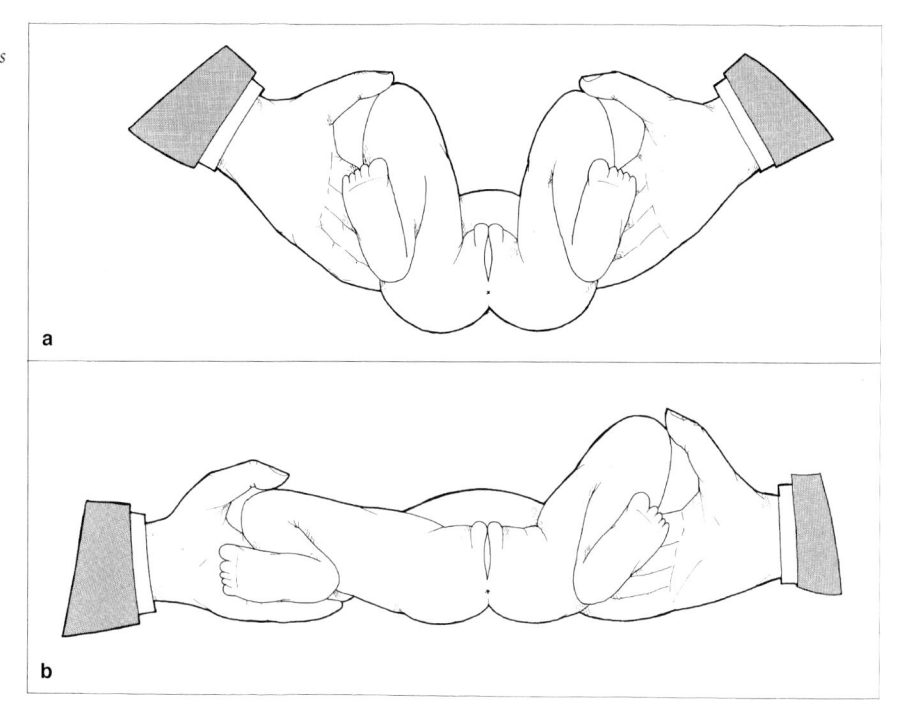

Abb. 3.145 a, b. Prüfung des *Ortolani-Zeichens*

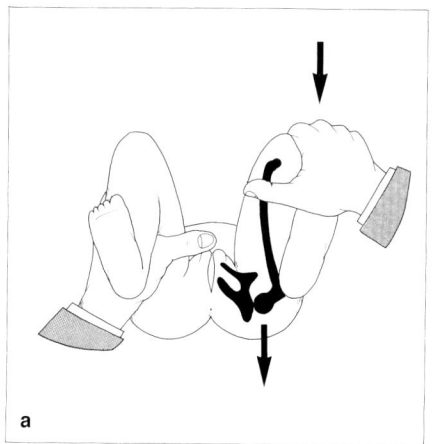

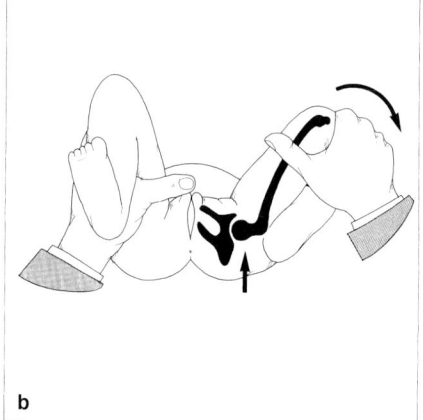

Prüfung der Abspreizung

Bei der Abspreizung handelt es sich um eine kombinierte Bewegung des Hüftgelenkes aus 90°-Flexion heraus in Richtung Abduktion und Außenrotation. Während bei Neugeborenen die Abspreizung bis zur Unterlage fast immer möglich ist, kommt es bei Luxation oder Subluxation der Hüfte im Laufe der ersten 3 Lebensmonate zur Abspreizhemmung. Die Abspreizung ist dann nur noch bis auf weniger als 60° möglich (Abb. 3.144).

Prüfung der Beweglichkeit

Beim Neugeborenen besteht meist eine Flexionskontraktur von etwa 30–40°. Diese ist physiologisch, da intrauterin beide Hüftgelenke über 90° hinaus gebeugt sind. Die Prüfung der Rotationen in Streckstellung ist deshalb nicht möglich. In Beugestellung werden die Rotationen in üblicher Weise geprüft.

Ludloff-Luxationszeichen: Bei über 90° flektiertem Hüftgelenk ist normalerweise die Extension der Kniegelenke wegen der Anspannung der ischiokruralen Muskulatur nicht möglich. Bei luxiertem Hüftgelenk ist das Kniegelenk in dieser Stellung streckbar. Beim Säugling ist dies somit ein Zeichen für eine vorliegende Luxation.

Zur Untersuchung des Hüftgelenkes bei Kindern und Jugendlichen s. auch Abschn. 3.3.1.

Röntgendiagnostik im Säuglingsalter

Im Säuglingsalter ist nur die a.-p.-Aufnahme standardisiert (s. Abschn. 3.2.2). Andere Einstellungsebenen ergeben keine reproduzierbaren Resultate, da noch große Anteile des Skeletts knorpelig und nicht röntgendicht sind. Die a.-p.-Aufnahme beim Säugling sollte primär immer ein Röntgenbild beider Hüften sein, damit die Beckenlage und die Horizontale beurteilt werden können.

Mit Hilfe einiger *Hilfslinien* läßt sich das a.-p.-Röntgenbild im Säuglingsalter grob beurteilen (Abb. 3.146 und 3.147).

- *Hilgenreiner-Linie* [54] verbindet die beiden Y-Fugen und bildet somit die Horizontale der Beckenaufnahme. Diese horizontale Bezugslinie ist wichtig, da das Kind nicht immer völlig gerade auf der Röntgenplatte liegt.

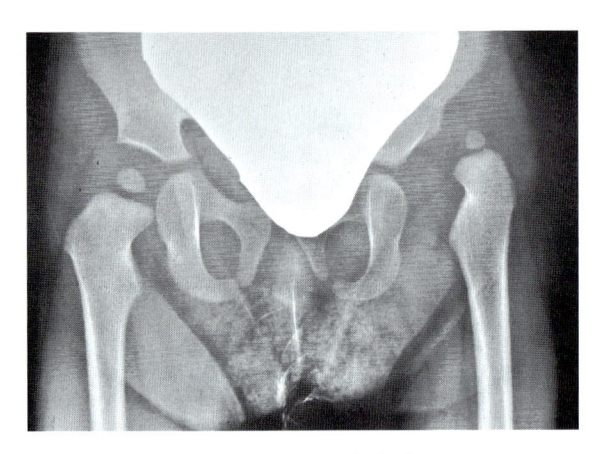

Abb. 3.146. a.-p.-Röntgenbild der Hüftgelenke eines 18 Monate alten Säuglings mit hoher *Hüftluxation* auf der linken Seite

- *Die Ombrédanne-Linie* [82] wird vom seitlichsten Punkt des Pfannendachs, dem sog. Pfannenerker (senkrecht auf die Hilgenreiner-Linie) gezogen und überkreuzt diese. Dadurch werden 4 Quadranten gebildet. Im Normalfall liegt der Femurkopfkern im unteren inneren Quadranten. Bei einer Luxation im Frühstadium befindet sich das Zentrum im unteren lateralen und bei hoher Luxation im oberen äußeren Quadranten.

- *Orientierungslinie nach Shenton und Ménard:* Normalerweise bildet die Verlängerung der medialen Schenkelhalskontur mit der kranialen Umrahmung des Foramen obturatorium einen glatten Bogen. Bei der Luxationshüfte ist dieser Bogen unterbrochen, weil der Schenkelhals höher tritt. Die Rotationsstellung des Femurs beeinflußt allerdings diese Linie, sie ist somit nicht sehr zuverlässig.

- *Pfannendachwinkel nach Hilgenreiner = AC-Winkel* (englisch: *acetabular index*) [54]: Winkel zwischen der Horizontalen (Hilgenreiner-Linie) und der Verbindungslinie zwischen Y-Fuge und Pfannenerker. Der Winkel beträgt bei der Geburt im Mittel 30°, mit 1 Jahr noch etwas über 20° und mit 3 Jahren unter 20°. Die Abb. 3.148 zeigt die Mittelwerte dieses Winkels im Säuglings- und Kleinkindesalter. Die Meßgenauigkeit dieses Winkels ist allerdings nicht allzugroß (±5°) [11].

Der Abstand des Femurkopfes zur Tränenfigur sollte bis zum 4. Lebensjahr nicht größer sein als 4 mm, ansonsten besteht der Verdacht auf eine Instabilität. Bei einer Dysplasie verformt sich mit der Zeit auch die Tränenfigur [1].

Zur Röntgendiagnostik des Hüftgelenkes bei Jugendlichen und Erwachsenen s. auch Abschn. 3.2.3.

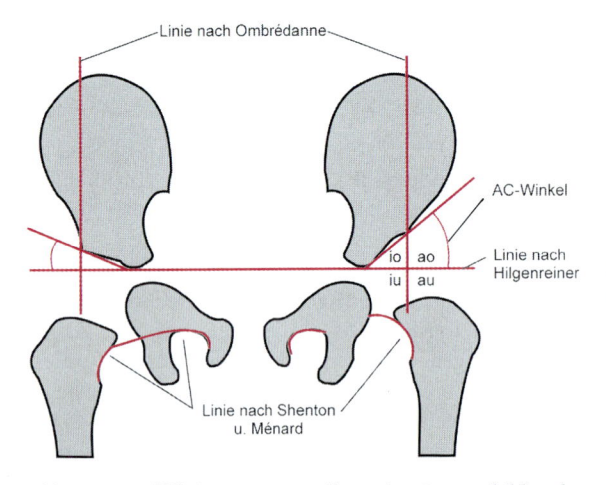

Abb. 3.147. *Hilfslinien* zur Beurteilung des Röntgenbildes der Säuglingshüfte (Hilgenreiner [54], Ombrédanne [82], AC-Winkel, Shenton-Ménard) [109]. (*ao* außen oben; *io* innen oben; *au* außen unten; *iu* innen unten)

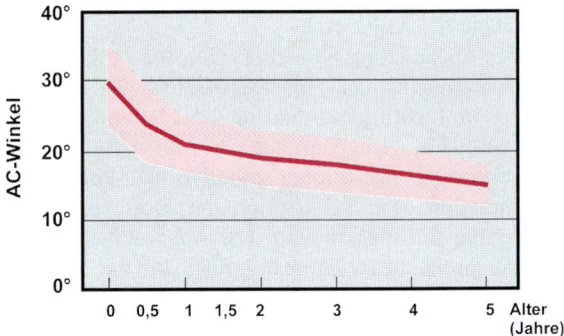

Abb. 3.148. *Mittelwert des Pfannendach-(AC-)Winkels* [109]. Statistische Verteilung bei 2294 normalen und fraglich pathologischen Hüften (Mittelwert, einfache und doppelte Standardabweichung)

Arthrographie des Hüftgelenkes

Zur Beurteilung der knorpeligen Anteile des Hüftgelenkes sowie des Lig. teres und anderer Weichteile eignet sich die Hüftarthrographie. Auch wenn sie seit der Einführung der Ultraschalluntersuchung etwas an Bedeutung verloren hat, so ist sie dennoch wertvoll zur Überprüfung des Repositionsergebnisses und der Zentrierung des Femurkopfes nach einer Hüftgelenkluxation. Insbesondere lassen sich Weichteilhindernisse im Zentrum der Pfanne besser beurteilen als mit dem Ultraschallgerät.

Wir verwenden für die Arthrographie den Zugang von kaudal. Das Kind wird mit den Beinen in abgespreizter Stellung auf einem röntgendurchlässigen Tisch gelagert. Von der Glutäalfalte her wird unter sterilen Kautelen mit einer langen Nadel unter Bildverstärkerkontrolle das Hüftgelenk aufgesucht, und es werden 2–3 ml Kontrastmittel (Jopamiro) injiziert. Die Abb. 3.149 zeigt das Hüftgelenk im Arthrogramm. Es wird einerseits der vollständige Femurkopf bis zur Umschlagsfalte der Gelenkkapsel und andererseits das Azetabulum vom kranialen Labrum bis zum kaudalen Pfannenrand mit dem Lig. transversum dargestellt. Ebenso kommt das Lig. capitis femoris zur Darstellung. Wir können die Stellung des Femurkopfes zur Pfanne und ihrer Begrenzung sehr gut beurteilen. Form und Lage des Labrums sowie des kaudalen Pfannenrandes mit dem Lig. transversum können überprüft werden. Es läßt sich feststellen, ob intraartikuläre Weichteilhindernisse die tiefe Zentrierung des Femurkopfes verhindern. Manchmal besteht bei seit längerer Zeit vorliegender Luxation eine sanduhrförmige Einengung der Gelenkkapsel, die die Reposition des Femurkopfes verhindert, so daß eine tiefe Zentrierung des Femurkopfes nicht möglich ist. Außerdem kann die verkürzte Psoassehne eine Impression auf der Gelenkkapsel hinterlassen. Auch die kontrakte Psoassehne kann ein Repositionshindernis darstellen. Das Labrum kann nicht richtig entfaltet bzw. eingeschlagen sein und hierdurch die tiefe Zentrierung des Kopfes behindern.

Ultraschalluntersuchung

Anfang der 80er Jahre wurde durch Graf eine Ultraschalluntersuchung der Säuglingshüfte entwickelt [40], die einen wesentlichen Schritt in der Diagnostik der kongenitalen Hüftdysplasie darstellt. Vor der Ära der Sonographie betrug im deutschen Sprachraum das Durchschnittsalter bei Behandlungsbeginn einer Hüftdysplasie bzw. -luxation mehr als 8 Monate [61], während es heute nur noch wenige Wochen beträgt. Der wesentliche Verdienst von Graf war es, eine Standardebene festzulegen, die Untersuchungen mit hoher Reproduzierbarkeit erlaubte. Die Sonographie des Hüftgelenkes erfolgt von lateral, wobei das auf dem Ultraschallbild dargestellte Os ilium parallel zum Schallkopf liegen muß. Ist dies nicht der Fall, so liegt der Schallkopf entweder zu ventral oder zu dorsal. Voraussetzung für ein vernünftig beurteilbares Ultraschallbild ist die Verwendung eines sog. Linearscanners. Die für andere Untersuchungen gebräuchlichen Vectorscanner eignen sich nicht für die Hüftuntersuchung, da sie ein verzerrtes Bild liefern und die Parallelität des Iliumrandes nicht beurteilt werden kann [42]. Als Frequenz eignet sich der 7,5-MHz-Schallkopf für kleine und der 5-MHz-Schallkopf für größere Säug-

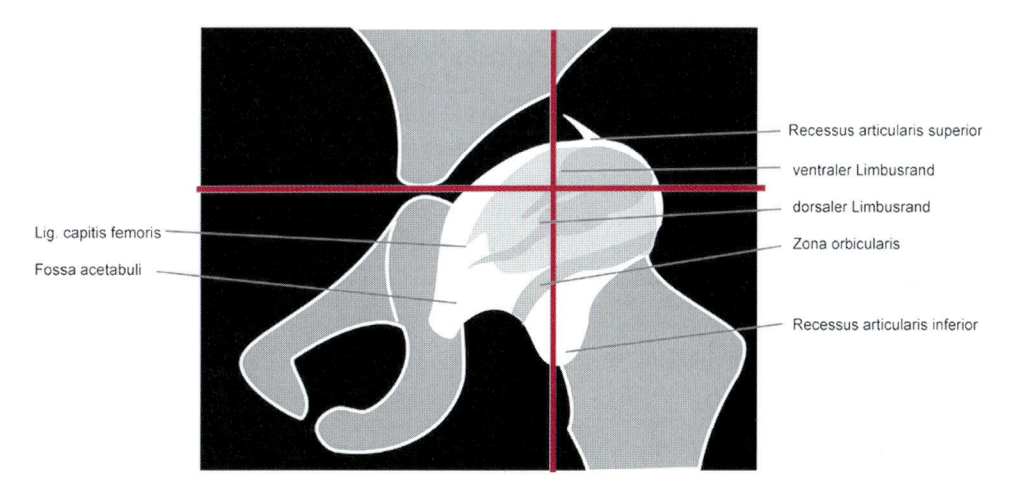

Abb. 3.149. Schematische Darstellung der *arthrographischen Befunde* an der Säuglingshüfte bei Hüftluxation: kompletter Femurkopf bis zur Umschlagsfalte der Gelenkkapsel und das Azetabulum vom kranialen Labrum bis zum kaudalen Pfannenrand mit dem Lig. transversum, ebenso Lig. capitis femoris. Die Stellung des Femurkopfes zur Pfanne und ihre Begrenzung läßt sich sehr gut beurteilen; auch läßt sich feststellen, ob intraartikuläre Weichteilhindernisse die tiefe Zentrierung des Femurkopfes verhindern

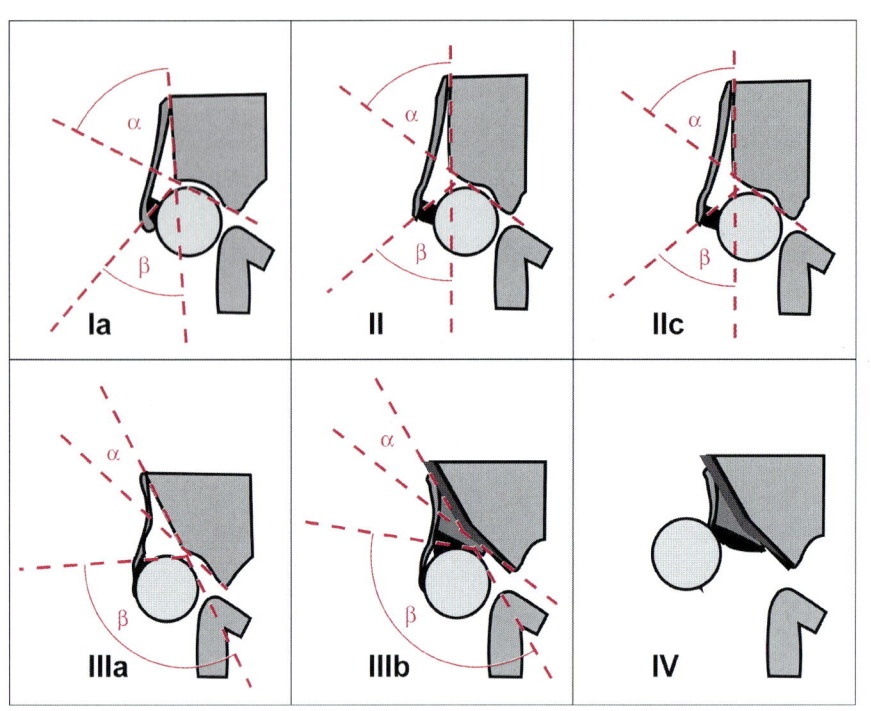

Abb. 3.150. Morphologische *Einteilung der Hüftultraschallbefunde* nach Graf: *I* normale Hüfte; *IIa* unreife Hüfte; *IIc* instabile unreife Hüfte; *IIIa* Hüftluxation, Knorpel nach kranial verlängert, *IIIb* wie a, aber Knorpel verdichtet, *IV* Hüftluxation, Knorpel nach kaudal eingeschlagen

linge. In Abb. 3.150 sind die auf dem Ultraschallbild sichtbaren und beurteilbaren Befunde dargestellt [40]. Graf hat zur Beurteilungshilfe 2 Winkel eingeführt: Den Winkel α (Winkel zwischen Pfannenerker und Y-Fuge sowie dem lateralen Rand des Os ilium) und den Winkel β (Winkel zwischen der lateralen Begrenzung des Os ilium und der Verbindungslinie zwischen Pfannenerker und Labrum). Graf hat sodann eine Einteilung vorgeschlagen, die die verschiedenen Zustände des Hüftgelenkes je nach Zentrierung des Femurkopfes, Ausreifung des knöchernen Erkers, Steilheit der Pfanne und Alter des Patienten berücksichtigt. Die Abb. 3.150 und 3.151 zeigen diese Einteilung der Hüftultraschallbefunde mit den morphologischen Kriterien, den entsprechenden Winkeln sowie der Behandlungsbedürftigkeit. Das Nomogramm in Abb. 3.152 erlaubt die Klassifikation anhand der Winkel α und β.

An der Ultraschallmethode von Graf ist verschiedentlich Kritik geübt worden: Einerseits ist die Einteilung mit der Kombination von Zahlen und Buchstaben wenig konsequent, da die Buchstaben immer wieder nach anderen Kriterien eingesetzt werden: Beim Typ I unterscheiden a und b einen Winkel, beim Typ II sind a und b eine Frage des Alters, und beim Typ III werden a und b aufgrund der Schalldichte des knorpeligen Erkers unterschieden. Auch ist die Reproduzierbarkeit der Winkelmessungen, insbesondere für den Winkel β, nicht sehr groß ($\pm 10°$) [23, 80, 123, 124]. Am meisten ins Gewicht fällt wohl der Vorwurf, daß es sich um eine rein statische Untersuchung mit ausschließlich morphologischer Beurteilung handelt und daß ein wesentliches Element der Hüftdysplasie, d.h. die Instabilität bzw. die Bandlaxität, unberücksichtigt bleibt.

Was die Unzuverlässigkeit der Messungen betrifft, weisen tatsächlich sowohl die Winkelmessungen (insbesondere der Winkel β) wie auch die Beurteilung der einzelnen morphologischen Kriterien (Form des knorpeligen Erkers, Labrum etc.) einzeln für sich eine schlechte Reproduzierbarkeit auf. Beurteilt man jedoch das Gesamtbild, so ist die Einteilung leicht vorzunehmen, und erfahrene Untersucher zeigen, wenn es darum geht, den Typ festzulegen, eine sehr hohe Übereinstimmung. Der Kritikpunkt der schlechten Reproduzierbarkeit kann sich also nur auf die isolierte Betrachtung einzelner Parameter beziehen, nicht jedoch auf die Einteilbarkeit und somit auf den Wert der Methode als morphologische Beurteilung des Hüftgelenkes. Problematischer erscheint uns die Tatsache, daß es sich um eine statische und nicht um eine dynamische Methode handelt. Verschiedene Autoren haben andere, dynamische Ultraschalluntersuchungsmethoden vorgeschlagen [30, 47, 48, 89, 105, 106], mit denen die Instabilität des Gelenkes und die Bandlaxität besser beurteilt werden können. Das Problem besteht in der mangelhaften Standardisierbarkeit dieser Untersuchungen. Der Spielraum für die subjektive Beurteilung ist wesentlich größer als bei der rein morphologischen Sonographie nach Graf.

3.2.4 Kongenitale Hüftdysplasie und -luxation

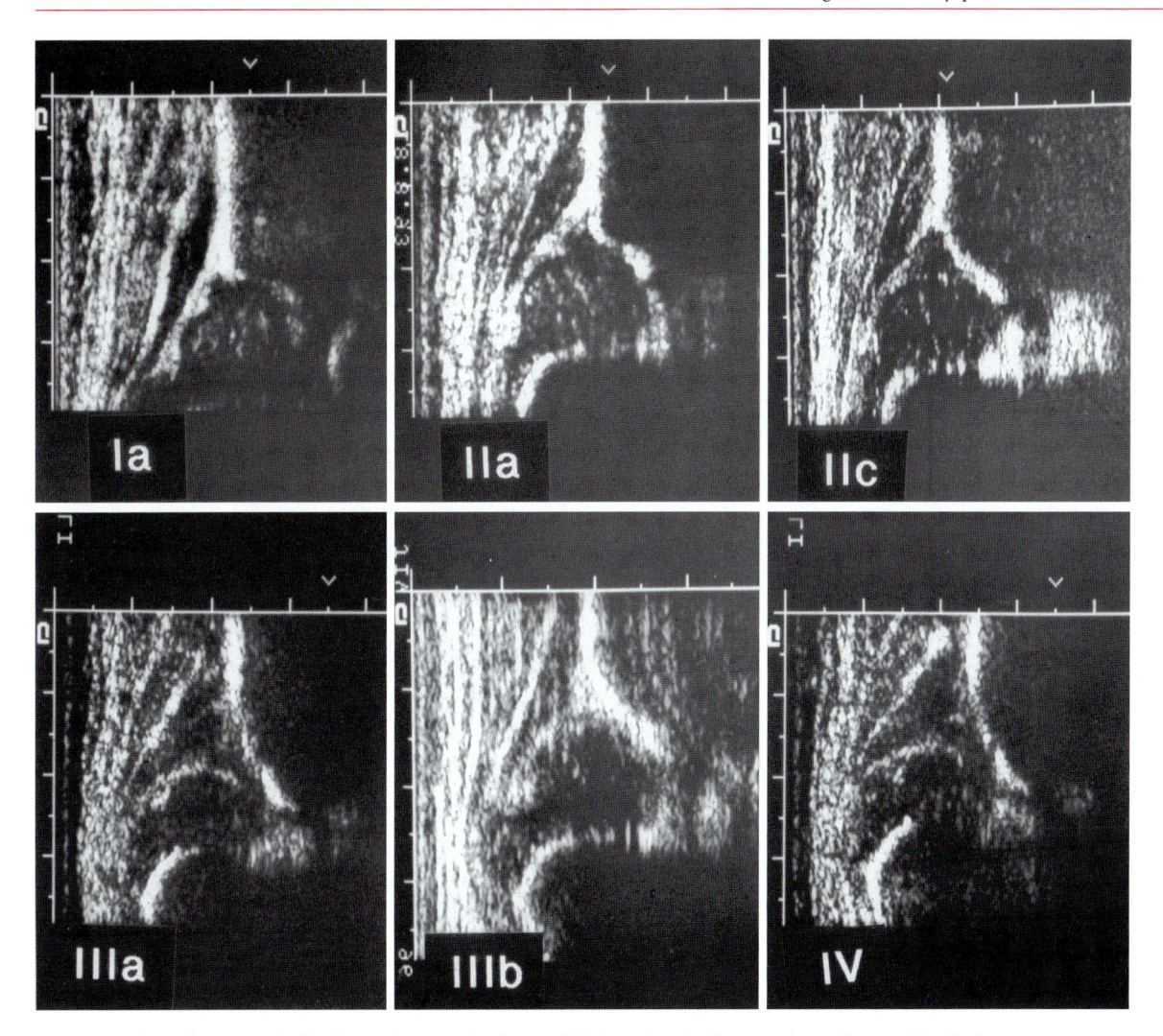

Abb. 3.151. Klinische Beispiele für die wichtigsten *Hüfttypen bei der Ultraschalluntersuchung* der Säuglingshüfte

Abb. 3.152. Nomogramm der α- und β-Winkel und die Abhängigkeit der Hüfttypen nach Graf von diesen Winkeln

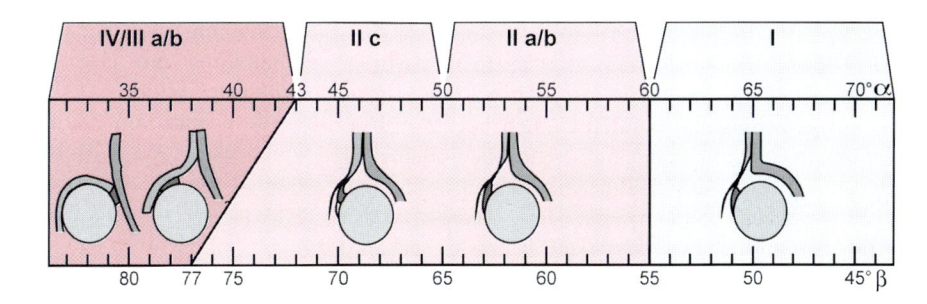

Wann soll eine Ultraschalluntersuchung durchgeführt werden?

Es gibt eine große Zahl von Arbeiten, die darauf hinweisen, daß mit dem rein klinischen Screening der Neugeborenen immer wieder Fälle von Hüftdysplasien übersehen werden, die dann später behandlungsbedürftig werden [8, 9, 14, 59, 60, 75, 110]. Es erscheint deshalb sinnvoll, daß die Ultraschalluntersuchung als Screening bei allen Neugeborenen durchgeführt wird. In Österreich ist dies weitgehend überall der Fall, in Deutschland und in der Schweiz wird dies regional unterschiedlich gehandhabt. Mehrere Studien weisen auch darauf hin, daß das generelle Screening billiger ist als die Behandlung der zu spät entdeckten Fälle [9, 62, 112]. Beim Screening im Neugeborenenalter wird allerdings ein hoher Anteil von unreifen Hüften beobachtet (Typ IIa), die nicht behandlungsbedürftig sind und sich in den meisten Fällen spontan normalisieren. Dennoch sind diese Hüften kontrollbedürftig. Ihr Anteil macht ca. 30% aus [24, 25, 29, 41]. Günstiger wäre deshalb ein generelles Screening im Alter von 4 Wochen. Problematisch ist allerdings, daß in diesem Lebensalter nicht mehr alle Säuglinge zuverlässig erfaßt werden können, während sie bei der Geburt in der Entbindungsklinik ohnehin gründlich untersucht werden müssen. Die Ultraschalluntersuchung ist bis zur Ossifizierung des Femurkopfkernes möglich, in der Regel bis zum Alter von 9, maximal 12 Monaten.

Besteht die Möglichkeit des generellen Screenings nicht, so sollte zumindest bei Vorliegen von sog. Risikofaktoren (mit großzügiger Auslegung) die Indikation zur Ultraschalluntersuchung gestellt werden. Solche *Risikofaktoren* sind:

- Hüftdysplasien oder Koxarthrosen in der Familie,
- Frühgeburt,
- Steißlage,
- andere Skelettanomalien,
- Oligohydramnion,
- klinischer Verdacht auf Hüftdysplasie.

Diese Indikationsstellungen haben sich im deutschen Sprachraum überall durchgesetzt. In romanischen Ländern ist dies weniger der Fall, obwohl die Dysplasierate dort z. T. auch recht hoch ist (z. B. v. a. in der Lombardei). Im englischen Sprachraum ist die Ultraschalluntersuchung weit weniger verbreitet. Wie wir wissen, ist die Inzidenz der Hüftdysplasie in den angelsächsischen Ländern deutlich kleiner als bei uns. Im angloamerikanischen Sprachraum wird die Ultraschallmethode nur in wenigen Zentren bei Vorliegen von Risikofaktoren verwendet, und zwar handelt es sich dann um vorwiegend dynamische Untersuchungsmethoden [8, 14, 30, 38, 47, 60, 75, 89, 103–106, 112, 113]. Einige Autoren halten die Ultraschalluntersuchung aber auch für gänzlich unnötig [17, 18, 52, 73].

Zusammenfassend handelt es sich bei der Ultraschalluntersuchung um eine wertvolle Ergänzung der Diagnostik des Hüftgelenkes beim Säugling. Hüftdysplasien können mit der Methode nach Graf mit großer Zuverlässigkeit frühzeitig erkannt werden.

> ! In Mitteleuropa muß bei der relativ hohen Inzidenz von Hüftdysplasien ein generelles Screening mit Ultraschall postuliert werden.

Falls das Screening nicht möglich ist, sollte die Indikation bei Vorliegen von Risikofaktoren großzügig gestellt werden. Bei sorgfältiger Anwendung der Technik nach Graf ist die Gesamtbeurteilung sehr zuverlässig, auch wenn die Übereinstimmung bezüglich der einzelnen Parameter, isoliert betrachtet, nicht so hoch ist.

Therapie

Mit der Verbreitung der Ultraschalluntersuchung wird insbesondere bei den Kostenträgern oft die Befürchtung geäußert, daß immer häufiger unnötige Behandlungen indiziert werden.

> ! Es muß mit Nachdruck darauf hingewiesen werden, daß eine unreife Hüfte vom Graf-Typ IIa nicht behandlungsbedürftig ist. Eine Abspreizbehandlung darf nicht aus reiner Unsicherheit über die Interpretation des Ultraschallbefundes indiziert werden, da die Spreizhosenbehandlung auch Nebenwirkungen (Femurkopfnekrose) haben kann. Erst wenn nach 6 Wochen bei wiederholter Untersuchung kein Fortschritt in der Ausreifung zu verzeichnen ist (Typ IIa-), darf eine Behandlung eingeleitet werden.

Konservative Therapie

Folgende *Therapiearten* werden unterschieden:

- Ausreifungsbehandlung,
- geschlossene Reposition,
- Retention.

Ausreifungsbehandlung

Liegt eine unreife Hüfte vom Ultraschalltyp IIa- oder auch Typ IIc vor, so ist der Femurkopf nicht disloziert, und es muß somit auch keine Reposition durchgeführt werden. Hier genügt eine Ausreifungsbehandlung mit einer *Spreizhose* oder einer sog. *Tübinger Schiene* (Abb. 3.153). Die Spreizhose wurde primär von Freijka 1941 eingeführt [34] und von Becker 1952 [5] modifiziert. Bei der Spreizhose handelt es sich um einen festen Steg zwischen den Beinen, der in eine Hose aus Plastikmaterial integriert ist. Durch den Steg werden die Beine in Abspreizstellung gehalten. Die Spreizhose wird über die Kleider des Kindes angezogen. Die Orthese kann nicht ununterbrochen getragen werden, da sie zur Pflege des Kindes und zum Umziehen abgezogen werden muß. In den ersten Jahren wurden hohe Nekroseraten nach Spreizhosenbehandlung angegeben [109]. Damals wurden mit diesen Orthesen Repositionen durchgeführt. Auch wurde eine zu starke Abspreizung bis 90° erzielt. Wir verwenden deshalb heute für die Ausreifungsbehandlung die von A. Bernau [6] entwickelte sog. *Tübinger Schiene*

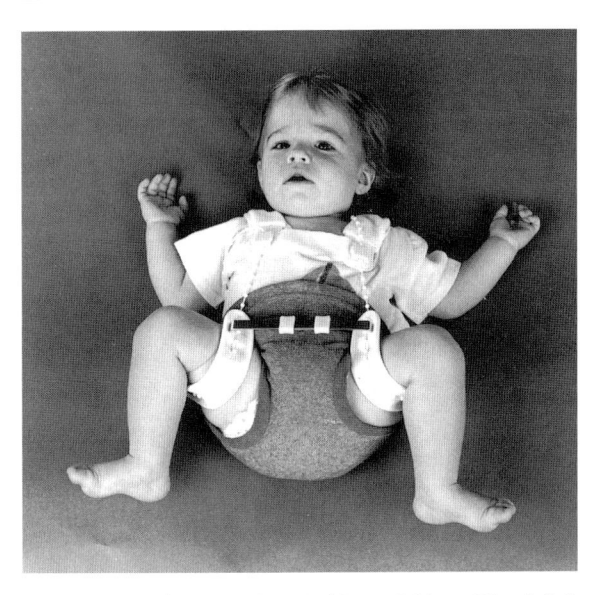

Abb. 3.153. Säugling mit einer *Tübinger Schiene*. Die einfach zu handhabende Schiene hält die Hüftgelenke in mehr als 90°-Flexion und in einer Abduktion von ca. 60°

(Abb. 3.153), die weniger stark abspreizt, aber stärker flektiert als eine übliche Spreizhose. Sie ist einfach zu handhaben und kann in der Größe angepaßt werden. Da sie aus Kunststoff hergestellt ist, ist die Hygiene unproblematischer als etwa bei der Pavlik-Bandage, die aus Stoff besteht.

Repositionsmethoden

Wir unterscheiden folgende Möglichkeiten:

- manuelle Einrenkungsmethoden,
- Bandagen zur Reposition,
- Extensionsmethoden.

Manuelle Einrenkungsmethoden

Die manuellen Einrenkungsmethoden haben nur noch historische Bedeutung, da bei ihrer Verwendung viel zu hohe Komplikationsraten registriert wurden. Manuelle Einrenkungen wurden von Lorenz 1895 [71] und Lange 1898 [67] beschrieben.

Repositionsbandagen

Die *Riemenbandage nach Pavlik* [84] besitzt als feststehenden Anteil 2 sich im Rücken kreuzende Schulterriemen, die an einem breiten Brustgurt, den man vorne festschnallt, angeheftet sind (Abb. 3.154). Die Unterschenkel sind steigbügelartig von Gurten umfaßt, von denen der oberste zirkulär dicht unter dem Kniegelenk liegen soll. Vom Brustgurt her verlaufen die Schulterzügel zu den Unterschenkeln. Die Entfernung zwischen Brustgurt und Unterschenkel ist an Schnallen vorne und hinten getrennt verstellbar. Die Beine werden zuerst in eine Beugestellung von ca. 110° gebracht und sollen dann langsam zusätzlich in Abduktion fallen. Durch einen zusätzlichen Quergurt kann die Abspreizung über 60° hinaus verhindert werden.

Die Einstellung der luxierten Hüftgelenke erfolgt bei manchen Kindern in wenigen Tagen, bei anderen im Verlaufe mehrerer Wochen. Durch das Strampeln reponieren sich die luxierten Hüftgelenke spontan, ein eigentliches Repositionsmanöver ist nicht notwendig. Voraussetzung ist allerdings eine normale Motorik des Kindes. Auch wird die Verwendung über den 9. Lebensmonat hinaus nicht empfohlen [109]. In den Händen des Geübten ist die Repositionsmethode mit der Pavlik-Bandage eine zuverlässige und mit wenig Komplikationen behaftete Methode [44, 49, 53, 81, 100]. Allerdings berichten einzelne Autoren auch über eine hohe Zahl von mißlungenen Repositionen [60, 116]. Die Ursache hierfür dürfte wohl in der mangelhaften Compliance der Mütter liegen. Die Pavlik-Bandage ist relativ kompliziert, die vielen Bänder sind für die Eltern verwirrend. Aus hygienischen Gründen muß die Bandage oft gewechselt werden, die erneute Einstellung ist dann für die Mutter schwierig. Das Hauptproblem besteht darin, daß die Bandage sehr leicht durch das Kind verschmutzt und nicht wie eine Plastikschiene einfach abgewischt werden kann. Eine Untersuchung hat denn auch ergeben, daß Plastikschienen in der Handhabung wesentlich einfacher sind [2]. Eine neue Studie hat zudem erwiesen, daß bei hoher Luxation die Nekroserate nach Reposition mit der Pavlik-Bandage mit 33% relativ hoch ist [101].

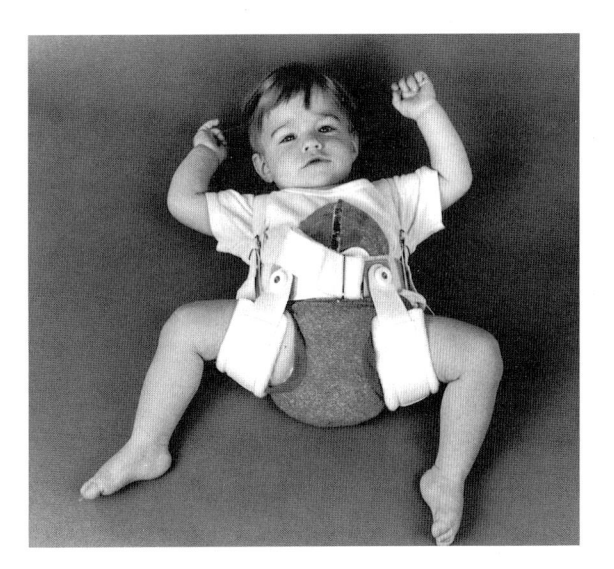

Abb. 3.154. Kind mit einer *Pavlik-Bandage*: Die Riemen der Bandage lassen sich verstellen, bis sich die Hüfte in der gewünschten Stellung befindet

Hoffmann-Daimler-Bandage

Auch die von Hoffmann-Daimler 1964 [56] angegebene Bandage führt durch kontinuierliche Verstärkung des Zugs zu einer Reposition des Hüftgelenkes, allerdings in einer sehr starken Abduktionsstellung. Eine Sammelstatistik hat bei Verwendung dieser Bandage einen besonders hohen Prozentsatz an Hüftkopfnekrosen aufgewiesen [107], sie sollte deshalb heute nicht mehr angewandt werden.

Extensionsmethoden

Wir unterscheiden im wesentlichen 2 Methoden:

- Längsextension,
- Overheadextension.

Längsextension: Die Längsextension zur Reposition ist das erste bekannte Therapieverfahren und wurde von Pravaz 1847 [87] beschrieben. Sie wird heute noch verwendet, z.T. auch als Heimbehandlung. Die Extension wird mit Pflasterbinden an die Beine geklebt. Ein Brettchen unter dem Fuß soll den Druck auf die Malleolen vermeiden. Das Extensionsgewicht beträgt primär 1/7 des Körpergewichtes, kann dann aber auf 1/4 oder mehr gesteigert werden. Die Haut ist sorgfältig zu beobachten. Als Gegenhalt kann eine Dreieckhose verwendet werden, oder man hebt das Bett am Fußende an, so daß das Körpergewicht nach kranial zieht. Die Beine werden um ca. 20° abduziert. Die Längsextension wird heute anderen Repositionsverfahren vorgezogen.

Overheadextension: Die Overheadextension wurde 1955 durch Craig eingeführt [20]. Es handelt sich um ein Verfahren, das auch heute noch breite Verwendung findet. Diese Extension kann auch bei älteren Kindern angewendet werden, bei denen sich die Pavlik-Bandage nicht mehr eignet. An unserer Klinik ist diese Behandlung nach wie vor die Standardmethode. Bei der Overheadextension werden 2 Stangen seitlich am Bett montiert, die mit einer Querstange über dem Bett miteinander verbunden werden. Mit Bandagen wird an die Beine des Kindes ein Gewicht von 1–1,5 kg gebunden, das an einer über Rollen verlaufenden Schnur hängt und so eine extendierende Wirkung ausübt. Die Extension soll so angelegt werden, daß primär eine Flexion von mehr als 90° besteht. Durch Verstellen der Rollen in seitlicher Richtung kann eine zunehmende Abduktion erzielt werden (Abb. 3.155). Wir verstellen die Rollen so, daß nach 8–10 Tagen eine Abduktion von etwa 70° erreicht wird. Nach dieser Zeit ist es in den meisten Fällen zur Spontanreposition gekommen, die mittels Arthrographie kontrolliert wird. Würde die Extension bis 90°-Abduktion geführt, so bestünde eine erhöhte Gefahr der Hüftkopfnekrose. Nach der Reposition mit der Overheadextension muß die Retentionsbehandlung durchgeführt werden. Wir verwenden hierzu den Fettweis-Gips (s. Abb. 3.156).

Eine Kombination von Längs- und Overheadextension bildet die von Krämer 1975 angegebene Extensionsreposition [65]. Wir haben mit dieser Methode keine Erfahrung.

Retention

Für die Retentionsbehandlung können verwendet werden:

- Gipsverbände,
- Schienen,
- Bandagen,
- Spreizhosen.

Gipsverbände

Beckenbeingips in Lorenz-Stellung: Diese von Lorenz 1895 [71] angegebene älteste bekannte Retentionsbehandlung fixierte die Hüftgelenke in einer Abspreizstellung von 90° (auch „Froschstellung" genannt). Aus einer großen Sammelstatistik [107] wissen wir, daß als Komplikation der Retention in dieser Stellung besonders viele Hüftkopfnekrosen aufgetreten sind. Experimentelle Studien haben auch gezeigt, daß die Gefäßversorgung in der rechtwinkligen Abspreizstellung durch Kompression der A. circumflexa femoris medialis durch den hinteren Pfannenrand beeinträchtigt ist und es so zur Femurkopfnekrose kommen kann [10, 13, 68, 79, 91]. Die Retentionsbehandlung in der Lorenz-Stellung wird deshalb nicht mehr angewendet.

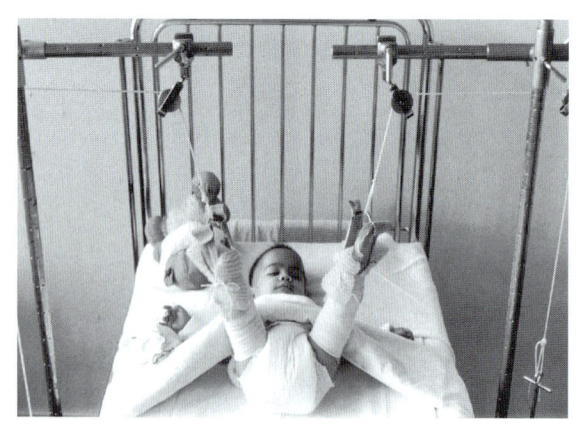

Abb. 3.155. Säugling in *Overheadextension.* Durch Verstellen der Rollen können die Hüftgelenke zunehmend abduziert werden

... Es war auch der erste fachärztliche Einwand gegen seine Methode, daß man ein Kind nicht monatelang im Gipsverband in so barbarischer Stellung festhalten könne ... (Albert Lorenz über die von seinem Vater Adolf Lorenz entwickelte unblutige Repositions- und Retentionsmethode).

Retentionsbehandlung in der Lange-Stellung: Lange hat 1898 [67] eine Retentionsbehandlung in maximaler Innenrotation und starker Abduktion vorgeschlagen. Einerseits wird diese Stellung von den Kindern schlechter toleriert, da die starke Innenrotation unangenehm ist, andererseits treten auch in dieser Stellung vermehrt Hüftkopfnekrosen auf, weshalb auf diese Retentionsbehandlung in den letzten Jahren verzichtet wurde.

Retentionsbehandlung in Sitz-Hock-Stellung nach Fettweis: Fettweis hat 1968 [33] eine Repositions- und Retentionsbehandlung in einem Becken-Bein-Gips in sog. Sitz-Hock-Stellung vorgeschlagen. Hierbei sind die Hüftgelenke bis zu 110–120° flektiert, die Abspreizung ist hingegen auf ca. 50°–60° begrenzt (Abb. 3.156). Verschiedene Statistiken zeigen, daß die Nekroserate bei der Sitz-Hock-Stellung mit ca. 5° wesentlich niedriger ist als diejenige in der Lorenz-Stellung mit ca. 15° [79, 107]. Von den Kindern wird auch die langzeitige Behandlung mit dem Fettweis-Gips sehr gut toleriert. Das Alter spielt für diese Behandlung keine Rolle. Ein großer Vorteil der Gipsbehandlung ist auch die optimale Compliance. Es besteht somit keine Gefahr, daß das Kind während längerer Zeit aus der Idealstellung herausgenommen wird. Nach einer Reposition verwenden wir deshalb immer den Fettweis-Gips während mindestens 8 Wochen als Retentionsbehandlung. Nach 4 Wochen muß der Gips gewechselt werden. In der Regel kann ein Gipswechsel ohne Narkose, nur in leichter Sedation, erfolgen. Die Füße müssen nicht mit eingegipst werden, sondern können sich frei bewegen. Um das Gesäß herum wird der Gips genügend weit ausgeschnitten. Auf dem Markt sind selbstklebende Plastikeinlagen erhältlich, die das Verschmutzen des Gipses verhindern.

Schienenbehandlung

Zur Retentionsbehandlung werden verschiedene Spreizschienen verwendet, die sich v. a. zur Anschlußbehandlung nach der Retention im Becken-Bein-Gips nach Fettweis eignen. Sehr verbreitet war früher die Schiene nach Brown 1948 [12], die sich durch die sehr einfache Handhabung und die ausgezeichnete Hygiene bewährt hat. Die Schiene läßt sich einfach abwaschen und verschmutzt nicht, da sie keine Stoffteile enthält. Die Größe läßt sich

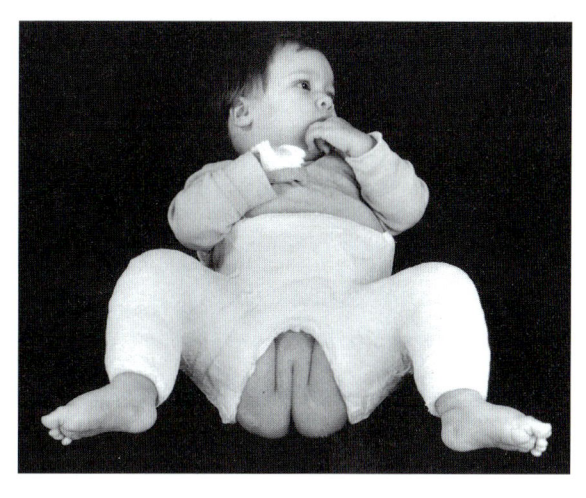

Abb. 3.156. Kind in einem *Fettweis-Gips*. In diesem Becken-Bein-Gips werden die Hüftgelenke in mehr als 90°-Flexion und in ca. 60°-Abduktion gehalten

verstellen. Der Nachteil der Schiene ist, daß sie für eine Abspreizstellung von 90° konzipiert ist. Zwar kann man durch Verbiegen der Stange und Vermeiden der maximalen Abspreizung die Hüftgelenke in einer besseren, weniger abgespreizten Stellung retinieren, die Stellung ist dennoch nicht ideal, da zu wenig Flexion vorgegeben wird. Da das Kind die Beine in der Schiene bewegen kann, ist die Abspreizstellung nicht so kritisch wie bei der Gipsbehandlung.

Um durch die Schienenbehandlung eine bessere Stellung zu erreichen, wurde eine Vielzahl von verschiedenen Modifikationen der Brown-Schiene vorgeschlagen. Bekannt ist z. B. die Tübinger Schiene (s. Abb. 3.153), die wir üblicherweise anwenden. Nach einer kongenitalen Hüftluxation schließen wir nach der 3 Monate dauernden Fixation im Sitz-Hock-Gips für weitere 3 Monate eine Schienenbehandlung an. Die Spreizhose halten wir als Ausreifungsbehandlung nach Luxation für ungenügend. Die Spreizhose wird über den Kleidern angelegt, während die Schiene unter den Kleidern getragen wird. Eine Ausreifungsbehandlung nur während der Nacht verwenden wir in der Regel nicht.

Auch die Pavlik-Bandage (s. Abb. 3.154) eignet sich als Retentionsbehandlung, allerdings ist diese für Säuglinge nach dem 9. Lebensmonat nicht mehr gut anwendbar. Da die Pavlik-Bandage für die Mütter nicht sehr praktisch ist, wenden wir sie nur sehr selten an. Nach Berichten in der Literatur kam es auch verschiedentlich bei Anwendung der Pavlik-Bandage nicht zur Reposition oder zur späteren Luxation nach kaudal [88, 116]. Die Behandlung eignet sich nur bei kooperativen und intelligenten Eltern. Im angelsächsischen Sprachraum ist die Pavlik-Bandage sehr verbreitet.

Abb. 3.157 a–d. *Nekrosen der Epiphysenfuge* nach (konservativer oder operativer) Behandlung der Hüftgelenkdysplasie oder -luxation (nach Siffert [95]) (*hellgrau* Knorpel, *dunkelgrau* Knochen.) **a** Normale Verhältnisse. **b** Lateraler Fugenverschluß (am häufigsten); Wachstum in Kopf-in-Nacken-Lage, Schenkelhalsverkürzung, Überlänge des Trochanter major, Coxa plana. **c** Zentraler Fugenverschluß (selten); Schenkelhalsverkürzung, leichte Überlänge des Trochanter major. **d** Medialer Fugenverschluß (sehr selten); Schenkelhalsverkürzung, Kippung des Femurkopfes nach medial, leichter Hochstand des Trochanter major

Komplikationen nach konservativer Behandlung

Hüftkopfnekrose

Die häufigste und schwerwiegendste Komplikation bei der Behandlung einer angeborenen Hüftluxation ist die Hüftkopfnekrose. Zwar kommt sie auch bei der unbehandelten Hüftluxation vor, ist dort jedoch sehr selten. In den meisten Fällen ist die Nekrose eine Behandlungsfolge und resultiert nicht aus der Luxation selber. Die Nekrose kann lateral, zentral oder medial in der Epiphysenfuge auftreten (Abb. 3.157) [109], am häufigsten jedoch lateral (Abb. 3.158). Hieraus resultiert eine Verkürzung des Schenkelhalses, eine „Kopf-in-Nacken-Lage" sowie eine Überlänge des Trochanter major. Auch bei der zentralen Nekrose kommt es zur Verkürzung des Schenkelhalses und zur Überlänge des Trochanter major, während bei der medialen Nekrose eine Coxa vara resultiert. Die Nekrose kann aber auch die Hüftgelenkpfanne betreffen. Man spricht in diesem Zusammenhang auch vom „Luxations-Perthes".

Nach Salter [91] sind für die *Diagnose einer Hüftkopfnekrose* folgende 5 Faktoren wesentlich:

1. Ausbleiben der Verknöcherung des Femurkopfkernes für mehr als 1 Jahr nach der Reposition.
2. Ausbleiben des Wachstums eines bereits bestehenden Femurkopfkernes für mindestens 1 Jahr nach der Reposition.
3. Verbreiterung des Schenkelhalses im Jahr nach der Reposition.
4. Vermehrte Knochenstruktur des Femurkopfkernes auf dem Röntgenbild, später evtl. Fragmentierung.
5. Vorhandensein einer Deformierung von Femurkopf und Schenkelhals nach Abschluß der Ausheilungsphase (Coxa magna, Coxa plana, Coxa vara, kurzer Schenkelhals).

Abb. 3.158. Röntgenbild eines 4jährigen Mädchens *nach kongenitaler Hüftluxation und lateraler Femurkopfnekrose* mit lateralem Fugenverschluß, Kopf-in-Nacken-Lage und Verkürzung und Valgusstellung des Schenkelhalses

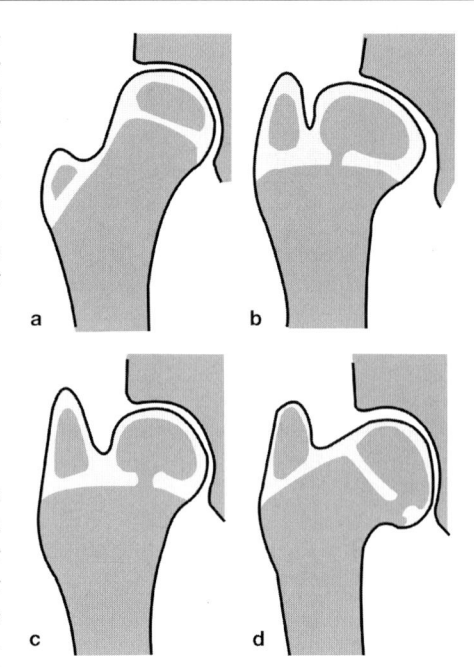

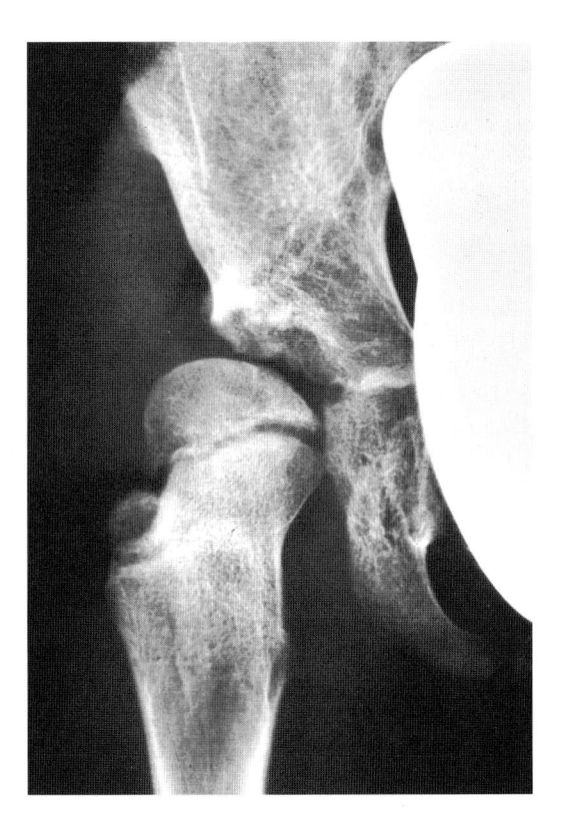

Für den Schweregrad der Nekrose wurde von *Tönnis* [107] folgende *Einteilung* vorgeschlagen:

Grad	Röntgenbefund	Prognose
Grad 1	Leichteste Grade der Veränderungen, Femurkopfkern etwas unscharf in der Berandung, leicht körnig und geringgradig unregelmäßig in der Struktur	Im allgemeinen folgendes Abklingen
Grad 2	Rand des Kopfkerns mit unregelmäßiger Struktur stärker aufgelockert, körniger als bei Grad 1. evtl. auch Zystenbildung oder ausgestanzte Teildefekte	Veränderungen bilden sich meist zurück, evtl. leichte Kopfabplattungen
Grad 3	Hüftkopfkern im ganzen schollig zerfallen, nur in einzelnen Fragmenten oder als flacher Streifen erkennbar. Sehr kleiner Kopfkern evtl. völlig aufgelöst oder erst nach vielen Monaten sichtbar	Häufig primär Verformungen des Schenkelhalses, die sich später zurückbilden können
Grad 4	Zusätzliche Beteiligung der Epiphysenfuge, man erkennt Unregelmäßigkeiten auch an den Rändern der Epiphysenfuge am Schenkelhals	Schwere Folgen für das Wachstum

Die Nekroserate ist einerseits von der Repositionsart, andererseits von der Retentionsmethode abhängig. Tabelle 3.2 zeigt aus der Sammelstatistik des Arbeitskreises Hüftdysplasie der Deutschen Gesellschaft für Orthopädie und Traumatologie diese Abhängigkeit. Für die Repositionsverfahren zeigt sich, daß die Overheadmethode die niedrigste Nekroserate hat, währenddem die Hoffmann-Daimler-Bandage die meisten Durchblutungsstörungen verursachte. Auf der anderen Seite ist für die Retention die Sitz-Hock-Stellung nach Fettweis mit 2% Nekrosen weitaus die günstigste. In der Lange-Stellung wurden 16% und in der Lorenz-Stellung 27% Nekrosen registriert. Auch die Pavlik-Bandage hat mit 7% eher eine niedrige Nekroserate. Natürlich kann die Nekroserate der operativen Behandlung nicht mit den konservativen Methoden verglichen werden, da es sich um ein anderes Kollektiv handelt.

... Die Verbesserung des Lorenz-Einrenkungsverfahrens ist nicht fertig einem einzelnen Kopf entsprungen, wie die gewappnete Pallas Athene dem Haupt des Zeus, sondern durch schrittweises Zusammenarbeiten vieler Forscher zustande gekommen ... (Albert Lorenz).

Operative Therapie

Die operative Therapie bei der kongenitalen Hüftluxation bzw. -dysplasie dient folgenden Zwecken:

- der offenen Reposition,
- gelenkverbessernden Maßnahmen.

Offene Reposition (s. auch S. 202)

Eine offene Reposition ist notwendig, wenn die Hüfte geschlossen nicht mehr eingestellt werden kann. Beim jungen Säugling ist dies fast nur bei der sog. teratologischen Luxation der Fall. Je länger jedoch ein Hüftgelenk luxiert ist, um so mehr bilden sich sekundäre Veränderungen aus, die eine Reposition des Kopfes in die Pfanne erschweren und die Stabilität des Gelenkes beeinträchtigen. Der Hüftkopf verschiebt sich nach kranial, die Kapsel wird ausgezogen. Die primäre Hüftpfanne bildet sich bei fehlender Funktion nicht richtig aus. Tritt der Femurkopf gegen den Pfannenrand, so verformt sich der knorpelige Erker, und es bildet sich evtl. auch eine nach kranial ausgezogene Gleitrinne. Fett- und Bindegewebe lagern sich im unbenutzten Hohlraum ein. Der M. iliopsoas wird beim Verschieben des Femurkopfes mit nach oben gezogen und verkürzt. Er engt dabei oft den Kapselschlauch ein. Auch das Lig. transversum kann sichelartig vorspringen und die Reposition behindern.

Die offene Reposition kann durch einen Zugang von medial [72] ventral, lateral oder dorsal erfolgen. Wir bevorzugen den ventralen Zugang. Der Schnitt bleibt dabei kranial des Leistenbandes, was später auch zu einem kosmetisch sehr befriedigenden Resultat führt. Wir gehen auf das Hüftgelenk sowohl von medial des M. psoas wie auch von lateral zu und erhalten so eine sehr gute Übersicht. Folgende Punkte müssen bei der offenen Reposition beachtet werden:

- Das Lig. teres capitis femoris muß in der Regel reseziert werden,

Tabelle 3.2. Gesamtprozentsatz der Kopfnekrosen bei verschiedenen Fixationsstellungen, aufgeteilt nach Repositionsmethoden [107] (Sammelstatistik von 3 137 behandelten Hüftluxationen)

| Repositionsmethode | Fixationsstellung nach | | | |
	Lorenz (%)	Pavlik (%)	Fettweis (%)	Lange (%)
Overheadextension	15	[a]	[a]	[a]
Manuell	25	[a]	[a]	[a]
Operativ	28	[a]	[a]	[a]
Hoffmann-Daimler	32	[a]	[a]	[a]
Gesamt	27	7	2	16
n	1843	369	855	70

[a] Ungenügende Zahl für statistische Auswertung.

- das Azetabulum muß vollständig ausgeräumt und von Weichteilen befreit werden,
- das Lig. transversum acetabuli muß eingekerbt werden,
- häufig ist eine aponeurotische Verlängerung des M. psoas notwendig,
- bei sehr hochstehendem Femurkopf ist u. U. auch eine Verkürzungsosteotomie des Femurs nötig,
- die erweiterte Gelenkkapsel muß gerafft werden.

! Zwei Punkte sind für den weiteren Verlauf von entscheidender Bedeutung:
- Es darf kein abnorm hoher Druck im Gelenk entstehen.
- Der Femurkopf muß tief zentriert sein.

Neuere Arbeiten haben eindeutig gezeigt, daß die tiefe Zentrierung der weitaus wichtigste prognostische Faktor für die weitere Entwicklung des Hüftgelenkes ist, auch bezüglich der Gefahr der Reluxation [15, 35]. Da die Inzidenz der Hüftkopfnekrose bei der geschlossenen Reposition mit zunehmendem Alter steigt, versuchen wir bei Kindern nach dem 1. Lebensjahr bei hoher Luxation die geschlossene Einrenkung nicht mehr, sondern führen primär die offene Reposition durch [74, 93, 120]. Bei Kindern nach dem 2. Lebensjahr ist meist zusätzlich eine Verkürzungsosteotomie notwendig [36].

Die *Indikation* zur offenen Reposition wird gestellt:

- im 1. Lebensjahr nur, wenn die geschlossene Reposition nicht gelingt (v. a. bei teratologischer Luxation, s. Abschn. 3.2.7);
- im 2. Lebensjahr primär bei hoher Luxation, d. h. wenn der Femurkopfkern höher steht als die Y-Fuge bzw. wenn die geschlossene Reposition nicht gelingt;
- ab dem 3. Lebensjahr versuchen wir keine geschlossene Reposition mehr, sondern reponieren primär offen;
- ab dem 5. Lebensjahr führen wir die offene Reposition nur bei einseitiger Luxation durch, bei doppelseitiger sollte der Zustand belassen werden. Der Leidensweg ist nach einem Repositionsversuch wahrscheinlich größer als bei belassener Dislokation (s. Abb. 3.159).

Nach der offenen Reposition fixieren wir die Hüfte in einem *Becken-Bein-Gips* in Sitz-Hock-Stellung [33] für mindestens 3 Monate lang. Anschließend ist während minimal weiterer 3 Monaten eine Schienenbehandlung notwendig. Je älter das Kind ist, desto länger dauert die Nachbehandlung.

Gelenkverbessernde Maßnahmen (s. Tabelle 3.3)

Gelenkverbessernde Maßnahmen werden meist sekundär durchgeführt, d. h. nicht gleichzeitig mit der Reposition, sei sie nun geschlossen oder offen. Erst im Alter von über 2 Jahren kommen gleichzeitige Operationen zur Verbesserung der Biomechanik des Hüftgelenkes in Frage. Gelenkverbessernde Maßnahmen kann man grundsätzlich an folgenden Orten durchführen:

- am Oberschenkel,
- am Becken.

Tabelle 3.3. Indikationen für gelenkverbessernde Maßnahmen

Alter	Befund	Operation
< 2 Jahre	–	Gelenkverbessernde Operationen in der Regel nicht indiziert
2–8 Jahre	AC-Winkel > 25°, flauer Erker	Beckenosteotomie nach Salter, evtl. intertrochantäre Derotations-Varisations-Osteotomie
> 8 Jahre	CE-Winkel < = 10°, Kopf und Pfanne sphärisch und kongruent	Tripleosteotomie
> 8 Jahre, auch Erwachsene	CE-Winkel < = 10°, Kopf kranial subluxiert, zu großer Pfannenradius	Intertrochantäre Verkürzungsosteotomie, Azetabuloplastik
> 8 Jahre, auch Erwachsene	CE-Winkel < = 10°, Kopf asphärisch, Pfanne zu klein	Beckenosteotomie nach Chiari
Erwachsener	CE-Winkel < = 10°, Kopf und Pfanne sphärisch und kongruent	Periazetabuläre Osteotomie

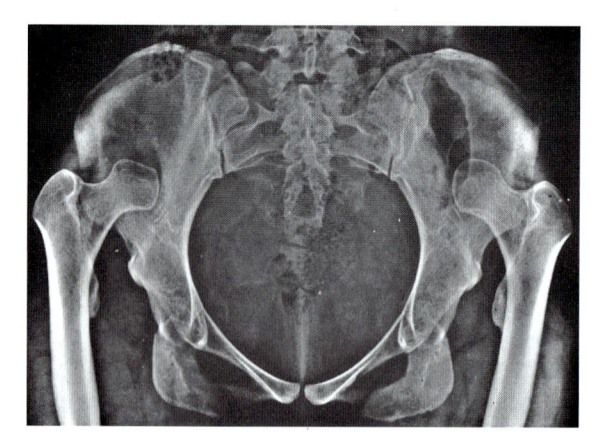

Abb. 3.159. a.-p.-Röntgenbild des Beckens einer 19jährigen Patientin mit beidseitiger hoher, unbehandelter Hüftluxation. Das Mädchen geht mit deutlichem „Watschelgang", hat aber keine Hüftbeschwerden, nur gelegentlich lumbale Rückenschmerzen; sie treibt auch Sport (Schlittschuhlaufen, Skifahren)

Femurosteotomien als gelenkverbessernde Maßnahmen Operationen am Femur können in folgenden Bereichen durchgeführt werden:

- intertrochantär,
- subtrochantär,
- am Trochanter major (Trochanterversetzung).

Intertrochantäre Verkürzungsosteotomie: Diese Operation ist häufig schon bei Säuglingen mit hoher Luxation des Femurkopfes notwendig, um eine tiefe Einstellung überhaupt zu ermöglichen. Das Femur kann inter- oder subtrochantär verkürzt werden. Die intertrochantäre Osteotomie hat den Nachteil, daß der Ansatz des M. psoas am Trochanter minor weggemeißelt und refixiert werden muß. Die subtrochantäre Verkürzung hingegen weist den Nachteil auf, daß eine große Spannung an der verkürzten Psoassehne entsteht. Dies läßt sich allerdings durch eine aponeurotische Verlängerung der Sehne u. U. ausgleichen. In der Regel verkürzen wir intertrochantär. Bei Säuglingen verwenden wir nicht die stufenförmige Osteotomie zur Verkürzung, sondern wir durchtrennen den Knochen glatt und entnehmen ein Knochenfragment in gewünschter Länge. Die Fixation erfolgt mit einer Säuglingswinkelplatte. Genaueres über die Verkürzungsosteotomie mit Stufenschnitt s. Kap. 4.2.2.

Intertrochantäre Varisations-/Derotationsosteotomie: Im Zusammenhang mit der Hüftdysplasie oder -luxation liegt häufig eine verstärkte Antetorsion des Schenkelhalses vor. Diese ist nur selten mit einer Coxa valga assoziiert. Die Valgität des Schenkelhalses wird auf den Röntgenbildern im a.-p.-Strahlengang durch die verstärkte Antetorsion vorgetäuscht. Über die genauen Verhältnisse des CCD-Winkels orientiert eine Korrekturaufnahme in Innenrotation (s. auch Abschn. 3.2.8, Abb. 3.208). Während (zumindest in Europa) bis in die 70er Jahre die Coxa antetorta bei Vorliegen der Hüftdysplasie häufig operativ korrigiert wurde, ist der Wert dieser Korrektur heute umstritten. In den USA waren schon damals eher pfannendachplastische Eingriffe üblich. In letzter Zeit hat sich auch in Europa die Meinung durchgesetzt, daß pfannendachplastische Eingriffe die Biomechanik des Gelenkes besser optimieren als die intertrochantäre Osteotomie. Letztere hat zudem den Makel, daß es im Laufe des Wachstums häufig zu einer Revalgisation kommt [70, 102]. Immerhin hat aber die intertrochantäre Derotations-/Varisationsosteotomie auch einen sekundären Effekt auf das Azetabulum und verbessert durch die Veränderung der Druckverteilung direkt die Form des Azetabulums [94]. Das Prinzip [72] der intertrochantären Osteotomie wird aus Abb. 3.160 ersichtlich. Die Fixation erfolgt immer mit einer Winkelplatte.

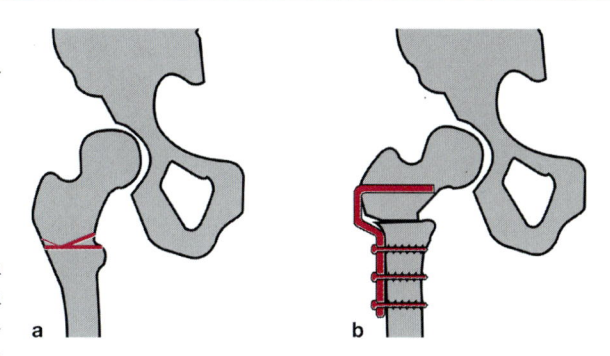

Abb. 3.160 a, b. Prinzip der *intertrochantären Varisationsosteotomie* und Fixation mit 90°-Winkelplatte; **a** präoperativ, **b** postoperativ

Die Coxa antetorta ist ohne Vorliegen einer Hüftdysplasie für sich allein keine Präarthrose [118]. Auf der anderen Seite stellt die Coxa retrotorta eine eindeutige Präarthrose dar [111].

Schenkelhalsverlängernde Osteotomie: Eine typische Folge der Hüftkopfnekrose ist die Verkürzung des Schenkelhalses mit gleichzeitiger Überlänge des Trochanter major, da die Trochanterapophysenfuge von der Nekrose nicht betroffen ist. Bei dieser Konfiguration kommt es zu einer mehr oder weniger ausgeprägten Insuffizienz der Abduktoren. Um die biomechanischen Verhältnisse wiederherzustellen, kann eine sog. schenkelhalsverlängernde Osteotomie durchgeführt werden [50]. Die Abb. 3.161 zeigt das Prinzip dieser Operation, bei der

1. die Schenkelhalslänge wiederhergestellt,
2. der Hebelarm der Abduktoren durch Versetzung des Trochanter major verbessert und

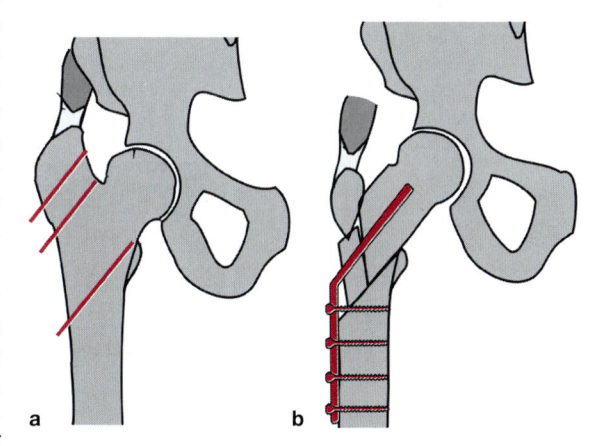

Abb. 3.161 a, b. Prinzip der *schenkelhalsverlängernden Osteotomie* nach Morscher [50]. Es werden 3 parallele Osteotomien durchgeführt. Mit einer 130°-Winkelplatte wird der Schaft lateralisiert und distalisiert, das mittlere Fragment wird zwischen Schenkelhals und Plattenknie eingebracht, das Trochanterfragment wird distalisiert; **a** präoperativ, **b** postoperativ

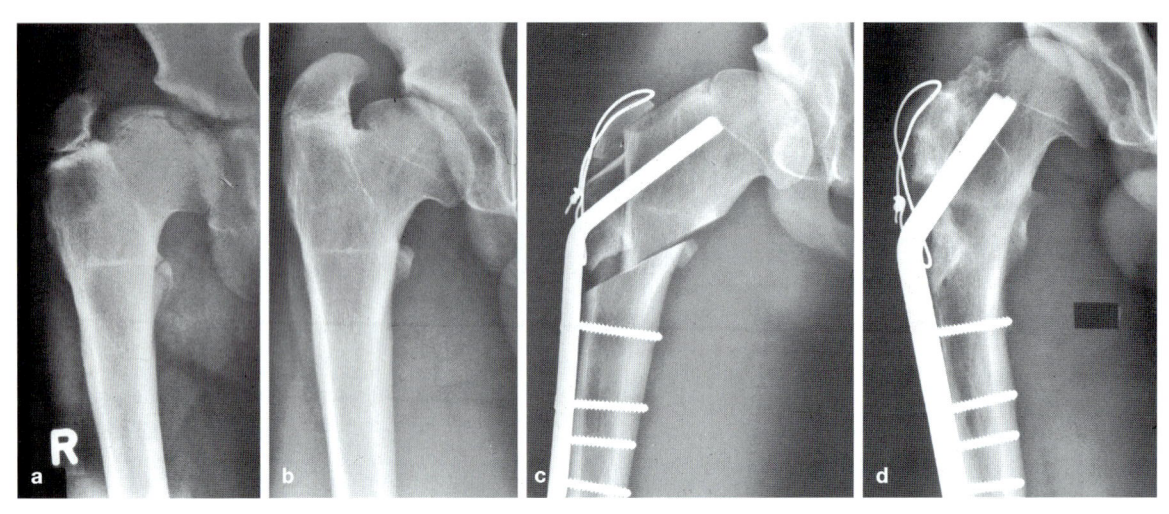

Abb. 3.162 a–d. Röntgenverlauf bei einem 12jährigen Jungen (**a**) mit Zustand nach kongenitaler Hüftluxation und lateraler Femurkopfnekrose mit lateralem Fugenverschluß, Kopf-in-Nakken-Lage und Verkürzung des Schenkelhalses. Im Alter von 14 Jahren bei Wachstumsabschluß (**b**) ausgeprägter Trochanterhochstand. Es wurde eine *schenkelhalsverlängernde Osteotomie* zur Korrektur der Schenkelhalslänge und des Hebelarmes der Abduktoren durchgeführt (**c**). Zustand 1 Jahr postoperativ (**d**)

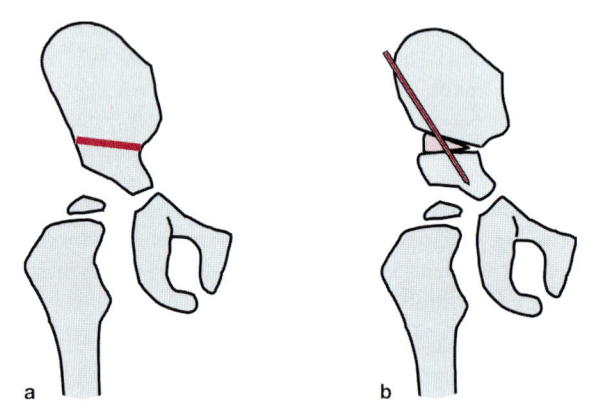

Abb. 3.163 a, b. Prinzip der *Beckenosteotomie nach Salter*. Das Os ilium wird oberhalb der Spina iliaca anterior inferior durchtrennt, das distale Fragment wird nach ventral/lateral gezogen, ein dreieckiger Knochenspan mit lateraler Basis wird zwischen die Fragmente geklemmt und mit einem Kirschner-Draht fixiert

3. auch die meist gleichzeitig vorhandene Beinverkürzung wenigstens teilweise ausgeglichen wird.

Mit dieser Operation kann eine Verlängerung um 1–1,5 cm erreicht werden (Abb. 3.162).

Eingriffe am Becken

Auf der Seite des Beckens werden vom Prinzip her folgende Operationen unterschieden:

- Osteotomie des Os iliums nach Salter,
- Azetabuloplastik,
- Osteotomie des Os iliums nach Chiari,
- Tripleosteotomien,
- periazetabuläre Osteotomien,
- Shelf-Operationen.

Alle diese Operationen haben ihre eigenen Indikationen und sind auch heute noch gebräuchlich.

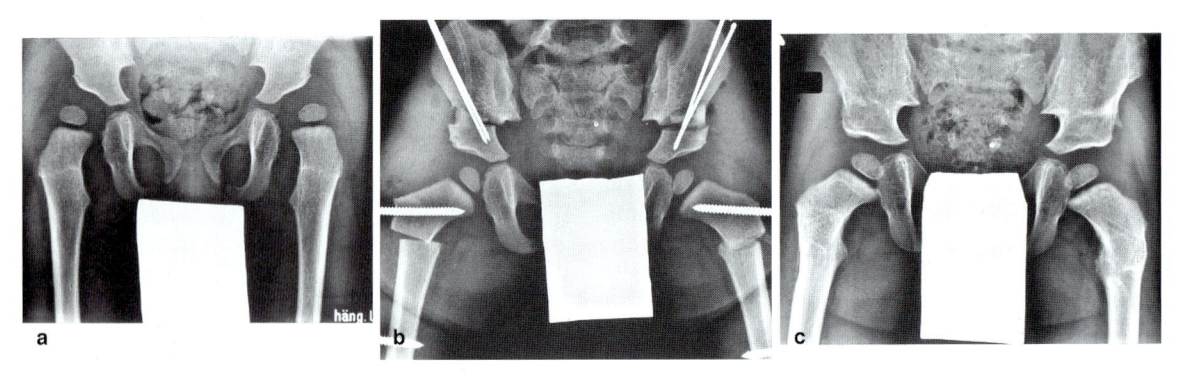

Abb. 3.164 a–c. Röntgenverlauf bei einem 3jährigen Kind mit Hüftdysplasie mit zu steilem Pfannendach und leicht dezentrierter Hüfte beidseits (**a**). Im Abstand von 4 Wochen wurde auf beiden Seiten eine *intertrochantäre Derotations-Varisations-Osteotomie* (hier mit Fixateur externe statt mit Winkelplatte fixiert) sowie eine *Beckenosteotomie nach Salter* durchgeführt (**b**). Zustand 1 Jahr postoperativ (**c**)

Osteotomie des Os ilium nach Salter: Bei der Osteotomie nach Salter [90] wird das Becken oberhalb der Spina iliaca anterior inferior bis zum Foramen ischiadicum transversal durchtrennt. Das Azetabulum wird nach ventral und lateral gezogen. Ein dreieckiger Knochenkeil sichert die erreichte Stellung. Drehpunkt für die Verschiebung ist die Symphyse. Durch die Operation wird ein zu steiles Pfannendach flacher eingestellt, die Überdachung ventral verbessert und der AC-Winkel (s. S. 184) verkleinert (Abb. 3.163 und Abb. 3.164).

Die Indikation zur Beckenosteotomie nach Salter wird bei einer zu steilen Pfanne im Alter zwischen 2 und 8 Jahren gestellt. Vor dem 2. Lebensjahr führen wir die Osteotomie nach Salter kaum durch, da wir die Spontanentwicklung abwarten. Viele milde Hüftdysplasien weisen eine günstige Entwicklung auf und benötigen keine Behandlung [31]. Nur bei sehr kleiner Pfanne, die keine stabile Reposition erlaubt, fügen wir die Salter-Osteotomie in gleicher Sitzung der offenen Reposition an. Auch bei Patienten im Alter von 2 Jahren warten wir trotz eines AC-Winkels von über 30° häufig die weitere Spontanentwicklung ab, da sich in dieser Entwicklungsstufe bei gut zentriertem Femurkopf die Pfanne noch weitgehend korrigieren kann. Besteht mit 3 Jahren immer noch ein AC-Winkel von 30°, so ist die Indikation zur Salter-Osteotomie gegeben. Da die Operation nur möglich ist, solange die Symphyse genügend beweglich ist, ist diese Operation jenseits des 8. Lebensjahres nicht mehr indiziert [46]. Mit der Salter-Osteotomie können im Kleinkindesalter normale Hüftverhältnisse wiederhergestellt und auch ausgezeichnete Langzeitresultate erwartet werden [27, 78]. Obwohl man durch die Winkelbewegung mit Rotationszentrum im Bereich der Symphyse eine Lateralisation des Femurkopfes erwarten müßte, ist dies in der Realität nicht der Fall [122].

Die Nachbehandlung bei der Salter-Osteotomie besteht in einer Fixation im Becken-Bein-Gips für 6 Wochen. Anschließend werden die Fixationsdrähte entfernt, und das Kind wird mobilisiert. Die Operation sollte nicht gleichzeitig auf beiden Seiten durchgeführt werden, da für die Drehbewegung des Azetabulums ein Gegenhalt auf der Gegenseite notwendig ist. Die kontralaterale Seite sollte deshalb frühestens nach 6 Wochen operiert werden.

Die Salter-Osteotomie ist eine relativ einfache Operation, die sich sehr bewährt hat. Allerdings können auch bei dieser Operation Komplikationen auftreten. Beim Durchführen der sog. Gigli-Säge im Foramen ischiadicum maius kann es zur Läsion des N. ischiadicus kommen. Wir selber mußten in 2 Fällen passagere und in einem Fall eine irreversible partielle Ischiadikusläsion (nach mehreren Voroperationen) beobachten.

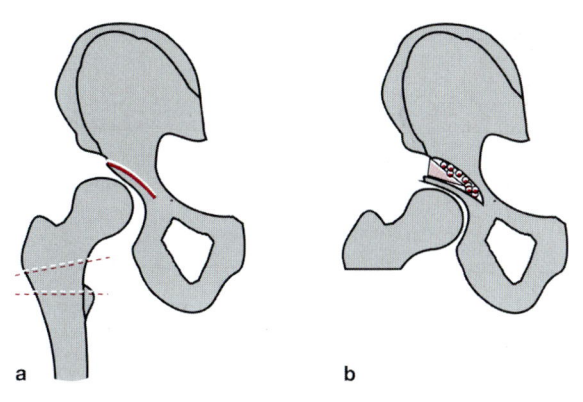

Abb. 3.165 a, b. Prinzip der *Azetabuloplastik*. Eine kurvenförmige Osteotomie wird oberhalb des Azetabulums bis zur (ehemaligen) Y-Fuge geschnitten, und es wird ein kräftiger Knochenspan eingebolzt. Diese Operation wird meist mit einer intertrochantären Verkürzungsosteotomie kombiniert

Azetabuloplastik: Bei der Azetabuloplastik wird eine domförmige Osteotomie ca. 1–1,5 cm oberhalb des Azetabulums in Richtung der Y-Fuge durchgeführt. Durch Einsetzen eines Keils wird das Azetabulum distalisiert. Hauptindikation der Azetabuloplastik ist die entrundete oder zu flache Pfanne (Abb. 3.165–3.167). Am häufigsten verwenden wir die Azetabuloplastik bei neurogenen Hüftluxationen (s. dort). Grundsätzlich wäre die Azetabuloplastik auch eine geeignete Operation für die zu steile Pfanne bei Kleinkindern. Die Korrekturmöglichkeiten mit der Azetabuloplastik sind besser als diejenigen mit der Salter-Osteotomie, da der Drehpunkt der Bewegung näher beim Azetabulum liegt als bei der Salter-Osteotomie (Y-Fuge gegenüber der Symphyse). Die Risiken der Azetabuloplastik sind jedoch größer, insbesondere kann es zu Wachstumsstörungen in der Y-Fuge kommen. Wir verwenden die Azetabuloplastik deshalb nur bei der entrundeten Pfanne.

Für die Azetabuloplastik wurden verschiedene Techniken angegeben: die erste stammt von König [63]. Spitzy hat eine Technik angegeben, bei der er Tibiaspäne eingebaut hat, die nach lateral vorstanden, ähnlich wie bei der Shelf-Operation (s. dort) [96]. Die heute gebräuchliche Technik stammt von Dega [22]. Pemberton [85] hat die Technik weiter modifiziert und das Azetabulum nicht nur lateral, sondern auch ventral distalisiert.

Da wir die Azetabuloplastik bei entrundeten Pfannen verwenden, wird die Technik jeweils der Ausgangssituation angepaßt. Ist v.a. der laterale Anteil zu steil, wird entsprechend lateral heruntergeklappt, ist die Deformation ventral lokalisiert, so erfolgt die Korrektur vorwiegend vorne.

Tripleosteotomie: Lecoeur [69] beschrieb als erster eine Dreifachosteotomie des Beckens. Später wurden Modifikationen von Hopf [57], Sutherland [99], Steel

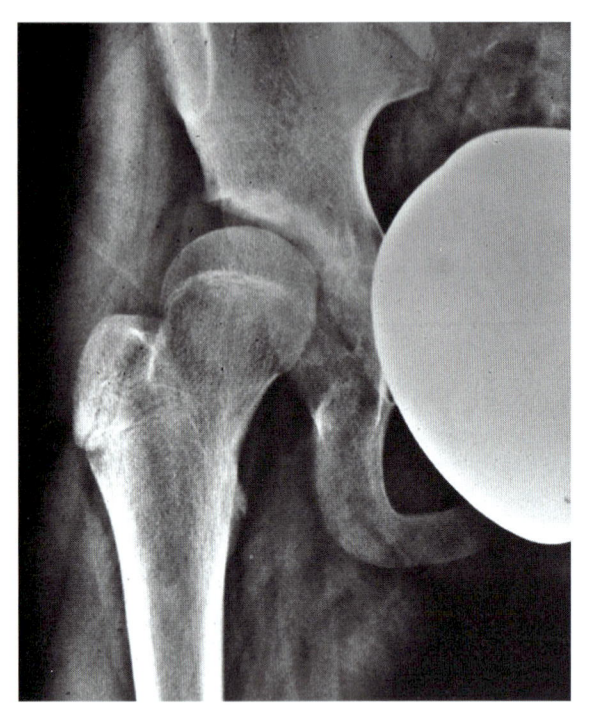

Abb. 3.166. Röntgenbild der rechten Hüfte a.-p. bei einem 13jährigen Mädchen mit stark dysplastischer Pfanne mit zu großem Radius und zu hoch stehendem subluxierendem Femurkopf

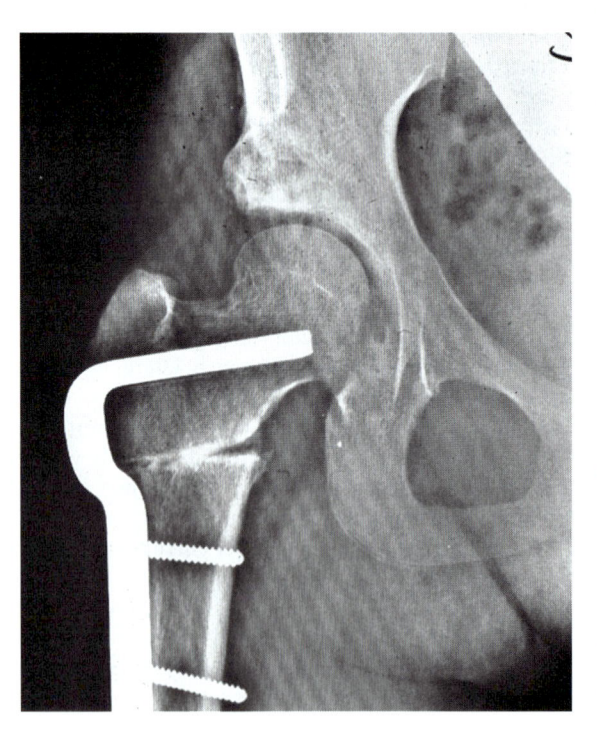

Abb. 3.167. 1 Jahr nach intertrochantärer *Verkürzungsosteotomie* um 2 cm und *Azetabuloplastik*. Mit diesem Eingriff konnte der Radius der Gelenkpfanne normalisiert werden, auch der Femurkopf ist gut zentriert

[98] und Tönnis [108] angegeben. Bei all diesen Osteotomien werden das Os ilium, ischii und pubis durchtrennt. Das Os ilium wird jeweils horizontal oberhalb der Spina iliaca anterior inferior durchmeißelt oder durchsägt, also etwa auf gleicher Höhe wie bei der Osteotomie nach Salter. Die Durchtrennung des Sitzbeines und des Schambeines erfolgt bei den verschiedenen Methoden unterschiedlich. Lecoeur [69] und Sutherland [99] osteotomierten die beiden Knochen nahe der Symphyse. Der Drehpunkt der Schwenkung war entsprechend weit vom Hüftgelenk entfernt. Hopf [57], Steel [98] und Tönnis [108] haben Osteotomien in der Nähe des Azetabulums vorgeschlagen. Kotz hat eine polygonale Tripleosteotomie beschrieben [64]. Wir verwenden bei Kindern die von Steel angegebene Technik [98] medialen Zugang ähnlich dem Ludloff-Zugang [72] zum Sitzbein und einem Schnitt über dem Leistenband für die Osteotomien des Schambeines und des Os ilium (Abb. 3.168 und Abb. 3.169).

Mit der Tripleosteotomie kann die Belastungsfläche im mechanisch wichtigen ventralen und lateralen Anteil des Hüftgelenkes verbessert werden; dies geschieht allerdings auf Kosten der biomechanisch weniger bedeutungsvollen kaudalen medialen Anteile. Die biomechanische Wirksamkeit dieses Prinzips wurde in einer neuen Studie dargelegt [58]. Das Azetabulum wird nach lateral-ventral – oder je nach Bedarf – nach lateral-dorsal gedreht. Dabei kann das Azetabulum in einem sehr großen Bereich geschwenkt werden, es besteht deshalb auch eine gewisse Gefahr der Überkorrektur.

Die Indikation zur Tripleosteotomie wird gestellt, wenn die Überdachung lateral oder ventral zu klein

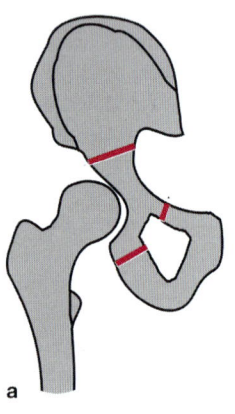

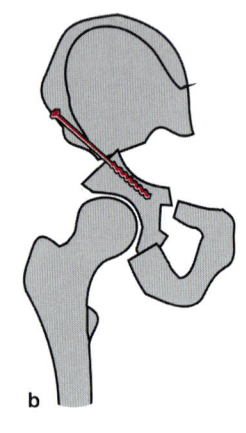

Abb. 3.168 a, b. Prinzip der *Tripleosteotomie*. Os ischii, pubis und ilium werden nahe des Azetabulums durchtrennt; das azetabuläre Fragment wird nach lateral gedreht, wobei das Zentrum der Bewegung in Kopfmitte und nicht im Bereich des Os ischii sein soll. Bildet das letztere ein Scharnier, so wird das Gelenk zu stark lateralisiert, was eine ungünstige Wirkung auf die Hebelarme der Muskulatur und damit die Kraftausübung hat

Abb. 3.169. a a.-p.-Röntgenbild der linken Hüfte bei einem 10jährigen Mädchen mit Hüftdysplasie und ungenügender Überdachung des Femurkopfes. **b** Zustand nach *Tripleosteotomie* mit Herausdrehen des azetabulären Fragments nach lateral. Man beachte, daß der kaudale Anteil medialisiert ist, der Drehpunkt der Bewegung somit im Kopfzentrum war und nicht am Os ischii

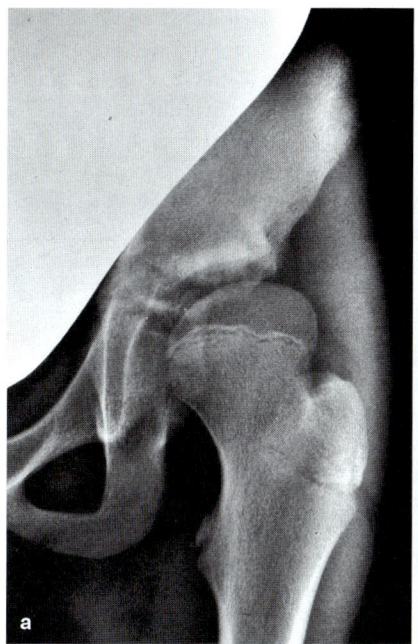

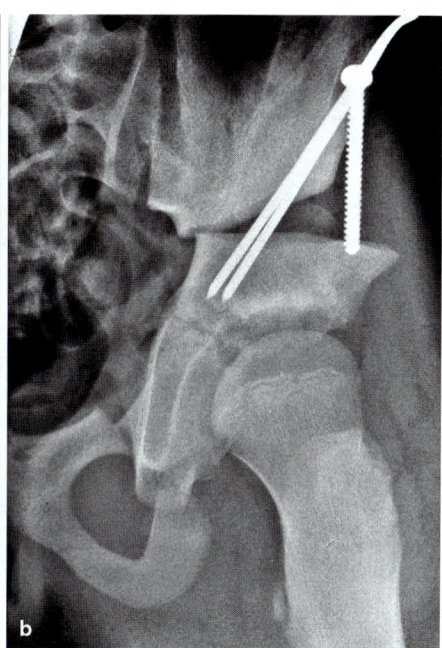

ist. Dies drückt sich in einem CE-Winkel von weniger als 10° aus. Die ventrale Überdachung kann mit der Schablone für die sphärische Hüftmessung [51] (s. Abschn. 3.2.3) oder mit einer Faux-profile-Aufnahme überprüft werden.

> ! Wichtigste Voraussetzung für eine Tripleosteotomie ist, daß sowohl Pfanne wie auch Femurkopf einigermaßen sphärisch sind.

Die Tripleosteotomie kann bei Jugendlichen ab dem 8. Lebensjahr oder bei Erwachsenen durchgeführt werden. Die Indikationen sind ähnlich wie bei der periazetabulären Osteotomie. Der Unterschied besteht hauptsächlich darin, daß die Tripleosteotomie auch bei offener Y-Fuge durchgeführt werden kann, was bei der periazetabulären Osteotomie nicht der Fall ist. Wir führen die Operation nur durch, wenn entweder eindeutige hüftbedingte belastungsabhängige Beschwerden vorhanden sind oder wenn der CE-Winkel unter 10° beträgt.

Welche Technik verwendet werden soll, ist von untergeordneter Bedeutung. Weniger geeignet sind heute wohl die Techniken, bei denen Os pubis und Os ischii nahe der Symphyse durchtrennt werden [69, 99], da der Drehpunkt der Schwenkbewegung in diesem Fall zu weit weg vom Hüftgelenk liegt. Wir selbst verwenden die Operationstechnik nach Steel [98]. Die Technik nach Tönnis [108] hat zwar den Vorteil, daß durch das dorsale Zugehen auf das Os ischii der N. ischiadicus dargestellt werden kann, aber die Narbe über dem Gesäß ist nicht sehr ästhetisch; zudem besteht der Nachteil, daß der Patient während der Operation gedreht werden muß.

Wichtigste *Komplikation* der Tripleosteotomie ist die Läsion des N. ischiadicus, die glücklicherweise selten vorkommt und meistens passager ist. Der N. ischiadicus ist sowohl bei der Osteotomie des Os ischii wie auch bei derjenigen des Os ilium gefährdet. Bei mehr als 100 Triple- und periazetabulären Osteotomien mußten wir bisher eine passagere Läsion des N. ischiadicus beobachten. Theoretisch gefährdet sind auch der N. femoralis (bei der Osteotomie des Os pubis) sowie die großen Gefäße. Es wurde zudem ein Fall mit vorzeitigem Verschluß der Y-Fuge beschrieben [86]. Die wahrscheinlich häufigste Komplikation ist die Überkorrektur bzw. die falsche Orientierung des Azetabulums. So kann durch eine zu starke Verschwenkung statt einer Anteversion des Azetabulums eine Retroversion entstehen. Gefährlich ist auch die Lateralisation des Azetabulums, wenn der kaudale Anteil nicht medialisiert wird. Bei einer Fehlposition des Azetabulums kommt es zur Veränderung der Hebelarme der Muskulatur, woraus eine dauerhafte Insuffizienz v. a. der Abduktoren resultieren kann.

> ! Die Tripleosteotomie ist eine Operation, die in die Hände von erfahrenen Operateuren gehört. An entsprechenden Zentren sind gute Langzeitresultate beobachtet worden [32, 45].

Eine weitere mögliche Komplikation ist die Nekrose des Azetabulums. Diese Gefahr besteht v. a., wenn die Osteotomie des Os pubis zu weit lateral vorgenommen wurde, da die das Azetabulum versorgenden Gefäße aus der A. obturatoria am lateralen Rand des Os pubis in die Gelenkpfanne einstrahlen [3]. Wir selber mußten keine derartige Komplikation beobachten.

Periazetabuläre Osteotomie: Bei der periazetabulären Osteotomie wird das Azetabulum ausgemeißelt, ohne daß alle Knochen (Os ilium, pubis, ischii) vollständig durchtrennt werden. Eine solche Methode wurde erstmals von Blavier [7] beschrieben. Wagner [117] modifizierte diese Methode zur „sphärischen Pfannenosteotomie". Dabei wird in einem Abstand von ca. 1,5 cm von der Gelenkpfanne diese kugelförmig rundherum ausgemeißelt. Diese Operation ist einerseits technisch schwierig, anderseits ist die Gefahr der avaskulären Nekrose des azetabulären Fragmentes recht groß.

Ganz [37] hat eine periazetabuläre Osteotomie beschrieben, bei der Os ilium und ischii nicht vollständig durchtrennt werden, sondern die beiden Schnitte durch eine dorsale Osteotomie verbunden werden. Diese Operation läßt sich durch eine einzige Inzision von ventral durchführen. Wir haben selber recht viel Erfahrung mit dieser Operation. Voraussetzung ist, daß die Y-Fuge geschlossen ist. Die Indikationen sind ansonsten ähnlich wie bei der Tripleosteotomie. Der Vorteil der Ganz-Osteotomie liegt darin, daß sie aus nur einer einzigen Inzision durchgeführt werden kann. Die Gefahr der Läsion des N. ischiadicus ist bei der Ganz-Osteotomie etwas kleiner als bei der Steel-Tripleosteotomie, da bei der periazetabulären Osteotomie das Os ischii nicht vollständig durchtrennt werden muß. Wir haben auch nie eine avaskuläre Nekrose des azetabulären Fragmentes beobachten müssen. Auch die Gefahr der Pseudarthrose der Osteotomie des Os ischii ist kleiner als bei der Tripleosteotomie. Für die Fixation reichen 2 Schrauben aus. Bei erwachsenen Patienten verwenden wir in der Regel anstelle der Tripleosteotomie die periazetabuläre Osteotomie nach Ganz, bei welcher Os ischii und Os ilium nicht vollständig durchtrennt werden. Der Schnitt durchkreuzt die Y-Fuge, weshalb der Eingriff im Wachstumsalter nicht angewendet werden kann (in Abb. 3.170 ist ein klinisches Beispiel dargestellt).

Beckenosteotomie nach Chiari: Diese Osteotomie wurde von Chiari 1955 beschrieben [16]. Das Prinzip besteht darin, daß das Os ilium auf Höhe des Pfannenerkers schräg nach medial ansteigend osteotomiert und der proximale Teil des Os ilium nach lateral über den Femurkopf verschoben wird (Abb. 3.171 und 3.172). Der Nachteil besteht darin, daß das neue Pfannendach primär nicht aus hyalinem Knorpel, sondern aus Knochen besteht. Allerdings hat die zwischen dem neuen knöchernen Dach und dem Femurkopf liegende Gelenkkapsel die Potenz, sich zu Faser- und evtl. später sogar zu hyalinem Knorpel umzubilden. Das neue Pfannendach hat außerdem eine relativ kleine ventrodorsale Ausdehnung, es sei denn, man führt die Osteotomie stark bogenförmig nach ventral und dorsal heruntergezogen durch, was technisch nicht sehr einfach ist. Vor dem Populärwerden der Triple- und der periazetabulären Osteotomien war die Chiari-Osteotomie die einzige Möglichkeit, bei Erwachsenen die Überdachung eines Hüftgelenkes zu verbessern, insbesondere wenn das Dach zu kurz und nicht zu steil war (im letzten Fall stand natürlich die Azetabuloplastik zur Verfügung). Gegenüber einer Tripleosteotomie hat die Chiari-Osteotomie 2 Vorteile:

1. Die Gesamtfläche des Azetabulums wird tatsächlich vergrößert.
2. Die Chiari-Osteotomie eignet sich auch in den Fällen, in denen der Femurkopf nicht sphärisch ist.

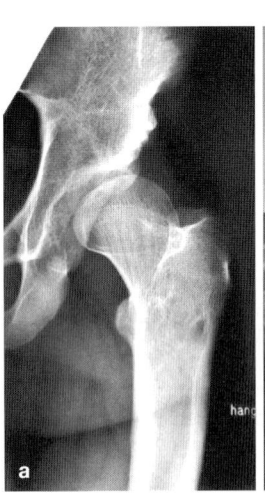

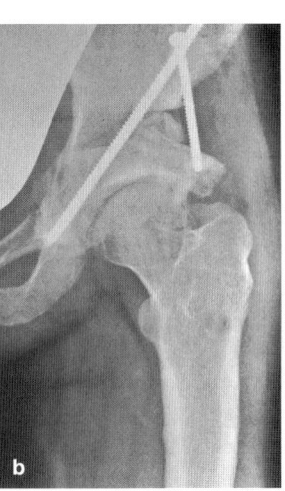

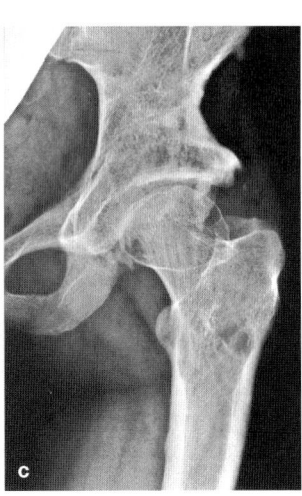

Abb. 3.170. a a.-p.-Röntgenbild der linken Hüfte bei einem 16jährigen Mädchen mit Hüftdysplasie und ungenügender Überdachung des Femurkopfes. Der Femurkopf ist auch leicht lateralisiert und geringgradig entrundet. b Zustand nach *periazetabulärer Osteotomie nach Ganz* [37]. Bei dieser Operation werden das Os ilium und Os ischii nicht vollständig durchtrennt, sondern die Osteotomie erfolgt im Knochen um das Azetabulum herum. c Zustand 2 Jahre nach der Operation

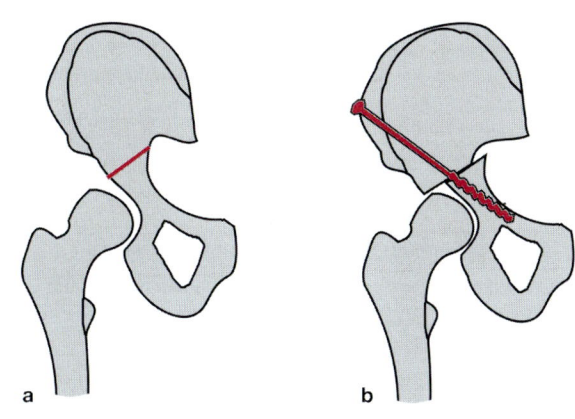

Abb. 3.171 a, b. Prinzip der *Chiari-Osteotomie*: Es handelt sich um eine von lateral/kaudal nach medial/kranial schräg verlaufende Osteotomie des Os ilium. Sie beginnt unmittelbar am Pfannenerker. Das proximale Fragment wird nach lateral verschoben und bildet ein (ossäres) Dach über dem bisher nicht bedeckten Teil des Femurkopfes. Diese Operation eignet sich besonders dann, wenn ein asphärischer Kopf vorliegt, der kongruent ist mit der (zu kleinen) Pfanne. Es ist sehr entscheidend, daß die Osteotomie genau auf der richtigen Höhe erfolgt; ist sie zu hoch, resorbiert sich der verschobene Knochenteil, ist sie zu tief, so wird der Druck auf den Femurkopf zu groß. Im Idealfall bildet sich das ossäre Dach in einen (faser-)knorpeligen Azetabulumteil um

Aus diesen Betrachtungen heraus sehen wir auch heute noch *Indikationen für die Chiari-Osteotomie*, wenn

- der Femurkopf entrundet ist,
- die Gesamtfläche des Azetabulums zu klein ist.

Die Chiari-Osteotomie ist technisch relativ schwierig durchzuführen und die exakte Höhe der Osteotomie ist von sehr entscheidender Bedeutung. Wird der Schnitt zu tief gelegt, so entsteht ein großer Druck auf den Femurkopf mit anschließender Arthrose. Wird jedoch zu hoch osteotomiert, so kommt es nicht zum Kontakt mit dem Femurkopf, und der Knochen resorbiert sich wieder. Mit der Chiari-Osteotomie lassen sich durchaus gute Langzeitresultate erzielen, wie Arbeiten aus der früher von Chiari geleiteten Wiener Klinik und auch unsere eigenen Erfahrungen zeigten [66, 121]. Eine typische *Komplikation* der Chiari-Osteotomie ist der sog. „Anti-Chiari-Effekt" [76, 92]. Hierbei handelt es sich um eine Wachstumsstörung im Bereich des Pfannenerkers. Lange Zeit wurde nicht beachtet, daß auch im Bereich des Erkers eine Wachstumszone liegt und sich die Wachstumspotenz des Azetabulums nicht auf die Y-Fuge beschränkt. Wird die Wachstumszone am Erker durch die Osteotomie beschädigt, so kommt es hier zum Minderwachstum und zur Deformation des Azetabulums. Auch neurologische Komplikationen sind mit der Chiari-Osteotomie möglich, da die Osteotomie ins Foramen ischiadicum führt, wo der N. ischiadicus unter dem M. piriformis nach dorsal zieht. Ebenso sind Verletzungen der größeren Gefäße, insbesondere der A. glutaea superior, denkbar.

An unserer Klinik wird die Chiari-Osteotomie heute selten durchgeführt, seit in den meisten Fällen eine Tripleosteotomie oder eine periazetabuläre Osteotomie das Problem der Dysplasie besser lösen kann. Dennoch gibt es jährlich 1–2 Fälle, bei denen die Chiari-Osteotomie indiziert ist, d. h. meist, weil der Femurkopf nicht sphärisch ist oder die Pfanne als Ganzes zu klein ist.

Shelf-Operation: In den angelsächsischen Ländern ist die Augmentation des Azetabulums durch eingebolzte Knochenspäne, die sog. Shelf-Operation, eine übliche Behandlung [97]. Eine ähnliche Operation wurde bereits von Spitzy [96] beschrieben; er klemmte Tibiaspäne in einen Schlitz oberhalb des lateralen Azetabulumrandes. Die Shelf-Operation ist eine Alternative zur Chiari-Osteotomie, weil sie die Gesamtfläche des Azetabulums vergrößert und

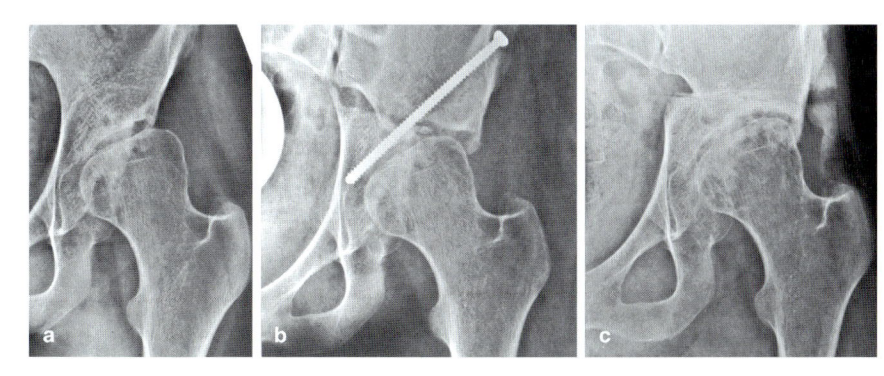

Abb. 3.172 a–c. Röntgenbild der rechten Hüfte a.-p. bei einem 19jährigen Mädchen mit schwerer Hüftdysplasie und entrundetem Femurkopf bei Zustand nach Femurkopfnekrose (**a**). In dieser Situation kann eine Tripleosteotomie die Überdachung nicht verbessern, es würde im Gegenteil die bestehende Kongruenz aufgehoben. Es wurde deshalb eine *Beckenosteotomie nach Chiari* durchgeführt (**b**). 1 Jahr postoperativ (**c**)

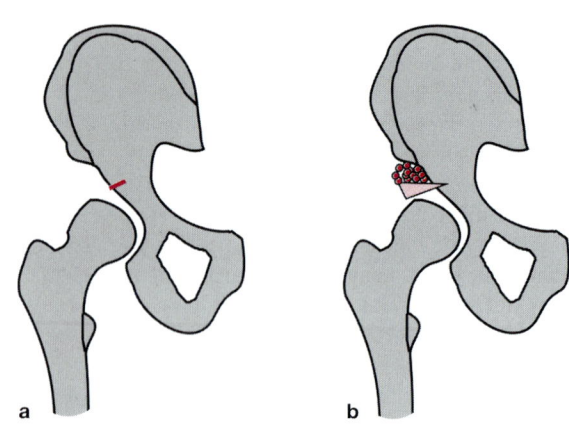

Abb. 3.173 a, b. Prinzip der *Shelf-Operation*: Oberhalb des Pfannenerkers wird ein Schlitz in den Knochen gemeißelt, in welchen ein Knochenspan eingebolzt wird. Zusätzlich wird Spongiosa angelagert. Die Festigkeit dieses neuen Daches ist nicht so groß wie bei einer Chiari-Osteotomie

auch bei asphärischem Femurkopf möglich ist. Wir haben nur wenig Erfahrung mit dieser Operation, verwenden sie aber gelegentlich im Zusammenhang mit einer Azetabuloplastik bei neurogenen Hüftluxationen (s. dort). Die Shelf-Operation hat gegenüber der Chiari-Osteotomie den Nachteil, daß das neugebildete Pfannendach dem Druck schlechter widersteht als bei der Chiari-Operation und es entsprechend leichter zu einer Resorption kommen kann. In Europa ist dieser Eingriff allgemein nicht sehr gebräuchlich (Abb. 3.173).

Unser Behandlungskonzept bei kongenitaler Hüftluxation (Ultraschalltyp III oder IV nach Graf bzw. radiologische Luxation)

1. Lebensjahr	
	Overheadextension – geschlossene Reposition (offene Reposition nur, wenn geschlossene nicht möglich) – Becken-Bein-Gips 6 Wochen – Tübinger Schiene 3 Monate; evtl. pfannendachplastischer Eingriff (meist Salter-Osteotomie sekundär
2. Lebensjahr	
Femurepiphysenfuge auf Höhe oder unterhalb Y-Fuge	Overheadextension – geschlossene Reposition (offene Reposition nur, wenn geschlossene nicht möglich) – Becken-Bein-Gips 6 Wochen – Tübinger Schiene 3–6 Monate; evtl. pfannendachplastischer Eingriff (meist Salter-Osteotomie) sekundär
Femurepiphysenfuge oberhalb Y-Fuge („hohe Luxation")	Längsextension – offene Reposition – Becken-Bein-Gips 6 Wochen – Tübinger Schiene 3–6 Monate; evtl. pfannendachplastischer Eingriff (meist Salter-Osteotomie) in der Regel sekundär, primär nur, wenn nicht stabil reponierbar
3. bis 5. Lebensjahr	
	Längsextension – offene Reposition – pfannendachplastischer Eingriff (Salter-Osteotomie oder Azetabuloplastik), evtl. intertrochantare Derotationsosteotomie – Becken-Bein-Gips 6 Wochen, evtl. Gipsliegeschale 12 Wochen
5. bis 8. Lebensjahr	
Einseitige Luxation	Längsextension – offene Reposition – pfannendachplastischer Eingriff (Salter-Osteotomie oder Azetabuloplastik), intertrochantäre Derotationsosteotomie – Becken-Bein-Gips 6 Wochen, evtl. Gipsliegeschale 12 Wochen
Beidseitige Luxation	Kein Repositionsversuch
Ab 9. Lebensjahr	
	Kein Repositionsversuch (Abb. 3.159)

Literatur

1. Albiñana J, Morcuende JA, Weinstein SL (1996) The teradrop in congenital dislocation of the hip diagnosed late. J Bone Joint Surg (Am) 78: 1048–55
2. Atar D, Lehmann WB, Tetenbaum Y, Grant AD (1993) Pavlik harness versus Frejka splint in treatment of developmental dysplasia of the hip: Bicenter study. J Pediatr Orthop 13: 311–3
3. Bachmann G, Pfeifer T, Spies H, Katthagen BD (1993) 3D-CT und Angiographie an Ausgusspräparaten von Beckengefässen: Darstellung der arteriellen Durchblutung der Hüftgelenkpfanne. Rofo Fortschr Geb Röntgenstr Neuen Bildgeb Verfahr 158: 214–20
4. Barlow TG (1962) Early diagnosis and treatment of congenital dislocation of the hip. J Bone Joint Surg (Br) 44: 292–301
5. Becker F (1952) Kleine technische Neuerungen für die Praxis. Z Orthop 82: 324
6. Bernau A (1990) Die Tübinger Hüftbeugeschiene zur Behandlung der Hüftdysplasie. Z Orthop 128: 432–5
7. Blavier L, Blavier J (1962) Traitement de la subluxation de la hanche. Rev Chir Orthop 48: 208–13
8. Boeree NR, Clarke NM (1994) Ultrasound imaging and secondary screening for congenital dislocation of the hip. J Bone Joint Surg (Br) 76: 525–33
9. Bon RA, Exner GU (1992) Frühdiagnose der Hüftdysplasie-Argumente für ein generelles sonographisches Screening in der Schweiz. Schweiz Rundschau Med Praxis 81: 519–23
10. Brougham DI, Broughton NS, Cole WG, Menelaus MB (1990) Avascular necrosis following closed reduction of congenital dislocation of the hip. Review of influencing factors and long-term follow-up. J Bone Joint Surg (Br) 72: 557–62
11. Broughton NS, Brougham DI, Cole WG, Menelaus MB (1989) Reliability of radiological measurements in the assessment of the child's hip. J Bone Joint Surg (Br) 71: 6–8
12. Brown D (1948) Treatment of congenital dislocation of the hip. Proc R Soc Med 41: 388
13. Calvert PT, Kernohan JG, Sayers DC, Catterall A (1984) Effects of vascular occlusion on the femoral head in growing rabbits. Acta Orthop Scand 55: 526–30

14. Castelein RM, Sauter AJ (1988) Ultrasound screening for congenital dysplasia of the hip in newborns: its value. J Pediatr Orthop 8: 666-70
15. Chen IH, Kuo KN, Lubicky JP (1994) Prognostic factors in acetabular development following reduction of developmental dysplasia of the hip. J Pediatr Orthop 14: 3-8
16. Chiari K (1955) Ergebnisse mit der Beckenosteotomie als Pfannendachplastik. Z Orthop 87: 14
17. Clarke NM, Harcke HT, McHugh P, Lee MS, Borns PF, MacEwen GD (1985) Real-time ultrasound in the diagnosis of congenital dislocation and dysplasia of the hip. J Bone Joint Surg (Am) 67: 406-12
18. Clarke NM, Clegg J, Al-Chalabi AN (1989) Ultrasound screening of hips at risk for CDH. Failure to reduce the incidence of late cases. J Bone Joint Surg (Br) 71: 9-12
19. Coleman SS (1968) Congenital dysplasia of the hip in Navajo infant, Clin Orthop 33: 119-28
20. Craig WA, Risser JC, Kramer WG (1955) Review of four hundred cases of congenital dysplasia and dislocation of the hip. J Bone Joint Surg (Am) 37: 403-4
21. Darmonov AV (1996) Clinical screening for congenital dislocation of the hip. J Bone Joint Surg (Am) 78: 383-8
22. Dega W (1964) Schwierigkeiten in der chirurgischen Reposition der veralteten kongenitalen Subluxation des Hüftgelenkes bei Kindern. Beitr Orthop Traumatol 11: 642-7
23. Dias JJ, Thomas ICH, Lamont AC, Mody BS, Thompson JR (1993) The reliability of ultrasonographic assessment of neonatal hips. J Bone Joint Surg (Br) 75: 479-82
24. Dorn U, Hattwich (1987) M Erste Erfahrungen mit der routinemassig durchgeführten Hüftsonographie bei Neugeborenen. Wien Klin Wochenschr 99: 92-5
25. Dorn U (1990) Hüftscreening bei Neugeborenen. Klinische und sonographische Ergebnisse. Wien Klin Wochenschr Suppl 181: 3-22
26. Dunn PM (1976) Perinatal observations on the etiology of congenital dislocation of the hip. Clin Orthop 119: 11-22
27. Dutoit M, Moulin P, Morscher E (1989) Ostéotomie innominée de Salter 20 ans après ... Chir Pediatr 30: 277-83
28. Edelstein (1964) Congenital dislocation of the hip in the Bantu. J Bone Joint Surg (Br) 48: 397
29. Eller K, Katthagen BD (1987) Sonographische Verlaufskontrollen der Hüftdysplasie unter Spreizhosentherapie. Z Orthop 125: 534-41
30. Engesaeter LB, Wilson DJ, Nag D, Benson MKD (1990) Ultrasound and congenital dislocation of the hip. J Bone Joint Surg (Br) 72: 197-201
31. Exner GU, Kern SM (1994) Spontanverlauf milder Hüftdysplasien. Orthopäde 23: 181-4
32. Faciszewski T, Coleman SS, Biddulph G (1993) Triple innominate osteotomy for acetabular dysplasia. J Pediatr Orthop 13: 426-30
33. Fettweis E (1968) Sitz-Hock-Stellungsgips bei Hüftgelenkdysplasien. Arch Orthop Trauma Surg 63: 38-51
34. Freijka B (1941) Prävention der angeborenen Hüftverrenkung durch Abduktionspolster. Wien Klin Wochenschr 91: 523
35. Forlin E, Choi H, Guille JT, Bowen JR, Gluttuing J (1992) Prognostic factors in congenital dislocation of the hip treated with closed reduction. J Bone Joint Surg (Am) 74: 1140
36. Galpin RD, Roach JW, Wenger DR, Herring JA, Birch JG (1989) One-stage treatment of congenital dislocation of the hip in older children, including femoral shortening. J Bone Joint Surg (Am) 71: 734-41
37. Ganz R, Klaue K, Vinh TS, Mast JW (1988) A new periacetabular osteotomy for the treatment of hip dysplasias. Clin Orthop 232: 26-36
38. Gardiner HM, Dunn PM (1990) Controlled trial of immediate splinting versus ultrasonographic surveillance in congenitally dislocatable hips. Lancet 336: 1553-6
39. Getz B (1918) The hip in lapps and its bearing on the problem of congenital dislocation. Acta Orthop Scand Suppl 22: 186
40. Graf R (1984) Fundamentals of sonographic diagnosis of infant hip dysplasia. J Pediatr Orthop 4: 735-40
41. Graf R, Tschauner C, Steindl M (1987) Ist die IIa-Hüfte behandlungsbedürftig? Ergebnisse einer Langsschnittuntersuchung sonographisch kontrollierter Säuglingshüften unter dem 3. Lebensmonat. Monatsschr Kinderheilkd 135: 832-7
42. Graf R (1992) Hip sonography-how reliable? Sector scanning versus linear scanning? Dynamic versus static examination. Clin Orthop 281: 18-21
43. Green NE, Lowery ER, Thomas R (1993) Orthopaedic aspects of prune belly syndrome. J Pediatr Orthop 13: 496-500
44. Grill F, Bensahel H, Canadell J, Dungl P, Matasovic T, Vizkelety T (1988) The Pavlik harness in the treatment of congenital dislocating hip: Report on a multicenter study of the European Paediatric Orthopaedic Society. J Pediatr Orthop 8: 1-8
45. Guille JT, Forlin E, Kumar J, MacEwen GD (1992) Triple osteotomy of the innominate bone in treatment of developmental dysplasia of the hip. J Pediatr Orthop 12: 718-21
46. Hansson G, Althoff B, Bylund P, Jacobsson B, Löfberg AM, Lönnerholm T (1990) The Swedish experience with Salter's innominate osteotomy in the treatment of congenital subluxation and dislocation of the hip. J Pediatr Orthop 10: 159-62
47. Harcke HT, Kumar SJ (1991) The role of ultrasound in the diagnosis and management of congenital dislocation and dysplasia of the hip. Current concepts review. J Bone Joint Surg (Am) 73: 622
48. Harcke HT (1992) Imaging in congenital dislocation and dysplasia of the hip. Clin Orthop 281: 22-8
49. Harris IE, Dickens R, Menelaus MB (1992) Use of the Pavlik harness for hip displacements. Clin Orthop 281: 29-33
50. Hefti F, Morscher E (1989) Die schenkelhalsverlängernde Osteotomie. Operat. Orthop Traumatol 1: 170-8
51. Hefti F (1989) Sphärische Berechnung der Kontaktfläche zwischen Azetabulum und Femurkopf. Z Orthop 127: 118-24
52. Hernandez RJ, Cornell RG, Hensinger RN (1994) Ultrasound diagnosis of neonatal congenital dislocation of the hip. A decision analysis assessment. J Bone Joint Surg (Br) 76: 539-43
53. Herring JA (1992) Conservative treatment of congenital dislocation of the hip in the newborn and infant. Clin Orthop 281: 41-7
54. Hilgenreiner (1925) Zur Frühdiagnose und Frühbehandlung der angeborenen Hüftgelenkverrenkung. Med Klin 21: 1385-1388, 1425-9
55. Hoaglund FT, Healey JH (1990) Osteoarthritis and congenital dysplasia of the hip in family members of children who have congenital dysplasia of the hip. J Bone Joint Surg (Am) 72: 1510-8
56. Hoffmann-Daimler S (1964) Vorläufige Mitteilung über eine funktionelle Methode zur Behandlung der sog. angeborenen Hüftluxation. Z Orthop 98: 447-451

57. Hopf A (1966) Hüftverlagerung durch doppelte Beckenosteotomie zur Behandlung der Hüftgelenkdysplasie und Subluxation bei Jugendlichen und Erwachsenen. Z Orthop 101: 559–86
58. Hsin J, Saluja R, Eilert RE, Wiedel JD (1996) Evaluaton of the biomechanics of the hip following a triple osteotomy if the innominate bone. J Bone Joint Surg (Am) 78: 855–62
59. Jones A, Powell N (1990) Ultrasound and neonatal hip screening. A prosepctive study of „high risk" babies. J Bone Joint Surg (Br) 72: 457–9
60. Jones DA (1991) Neonatal hip stability and the Barlow test. J Bone Joint Surg (Br) 73: 216–8
61. Katthagen BD, Mittelmeier H, Becker D (1988) Häufigkeit und stationärer Behandlungsbeginn kindlicher Hüftgelenkluxationen in der BR Deutschland. Z Orthop 126: 475–83
62 Klapsch W, Tschauner C, Graf R (1991) Kostendämpfung durch die generelle sonographische Hüftvorsorgeuntersuchung. Monatsschr Kinderheilkd 139: 141–3
63. König F (1891) Bildung einer knöchernen Hemmung für den Gelenkkopf bei der kongenitalen Luxation. Zentralbl Chir 17: 146–7
64. Kotz R, Da Vid T, Helwig U, Uyka D, Wanivenhaus A, Windhager R (1992) Polygonal triple osteotomy of the pelvis. Int Orthop 16: 311–6
65. Krämer J, Spilker H, Inoue C (1975) Ergebnisse der Behandlung kindlicher Luxationshüften durch Extensionsreposition und Haunausek-Retention. Z Orthop 113: 6–11
66. Lack W et al. (1991) Chiari pelvic osteotomy for osteoarthritis secondary to hip dysplasia. J Bone Joint Surg (Br) 73: 229
67. Lange F (1898) Die Behandlung der angeborenen Hüftluxation. MMW 31: 451, 491
68. Law EG, Heistad DD, Marcus ML, Mickeson MR (1982) Effect of hip position on blood flow to the femur in puppies. J Pediatr Orthop 2: 133–7
69. LeCoeur P (1965) Ostéotomie isthmique de bascule. In: Chapchal G (ed) Internationales Symposium über Beckenosteotomie/Pfannendachplastik. Thieme, Stuttgart
70. Loew M, Niethard FU, Schneider E (1990) Die prognostische Bedeutung klinischer und radiologischer Parameter für die Revalgisierung des Schenkelhalses nach intertrochanterer Derotations-Varisierungsosteotomie. Z Orthop 128: 592–7
71. Lorenz A (1895) Ueber die mechanische Behandlung der angeborenen Hüftverrenkung. Zentralbl Chir 22: 153
72. Ludloff (1908) Zur blutigen Einrenkung der angeborenen Hüftluxation. Z Orthop Chir 22: 272–6
73. MacNicol MF (1990) Results of a 25-year screening programme for neonatal hip instability. J Bone Joint Surg (Br) 72: 1057
74. Mardam-Bey TH, MacEwen GD (1982) Congenital hip dislocation after walkaing age. J Pediatr Orthop 2: 478–86
75. Marks DS, Clegg J, al-Chalabi AN (1994) Routine ultrasound screening for neonatal hip instability. Can it abolish late-presenting congenital dislocation of the hip? J Bone Joint Surg (Br) 76: 534–8
76. Matsuno T, Ichioka Y, Kaneda K (1992) Modified Chiari pelvic osteotomy: a long-term follow-up study. J Bone Joint Surg (Am) 74: 470–8
77. Morrison DL, MacEwen GD (1982) Congenital muscular torticollis: Observations regarding clinical findings, associated conditions, and results of treatment. J Pediatr Orthop 2: 500–5

78. Moulin P, Morscher E (1988) Langzeitresultate der Becken-Osteotomie nach Salter. Orthopäde 17: 479–94
79. Naumann T, Zahniel K(1990) Comparing the rate of femoral head necrosis of two different treatments of congenital dislocation of the hip. J Pediatr Orthop 10: 780–5
80. Niethard FU, Roesler H (1987) Die Genauigkeit von Längen- und Winkelmessungen im Röntgenbild und Sonogramm des kindlichen Hüftgelenkes. Z Orthop 125: 170–6
81. Nogi J, MacEwen GD (1982) Congenital dislocation of the knee. J Pediatr Orthop 2: 509–13
82. Ombrédanne L (1923) Précis clinique et opératoire de chirurgie infantile. Masson, Paris
83. Ortolani M (1937) Un segno poco noto e sua importanza per la diagnosi precoce de prelussazione congenita dell-'anca. Pediatria 45: 129
84. Pavlik A (1957) Die funktionelle Behandlungsmethode mittels Riemenbügel als Prinzip der konservativen Therapie bei angeborener Hüftverrenkung der Säuglinge. Z Orthop 89: 341–352
85. Pemberton PA (1965) Pericapsular osteotomy of the ileum for treatment of congenital subluxation and dislocation of the hip. J Bone Joint Surg (Am) 47: 65–86
86. Plaster RL, Schoenecker PL, Capelli AM (1991) Premature closure of the triradiate cartilage: A potential complication of pericapsular acetabuloplasty. J Pediatr Orthop 11: 676–8
87. Pravaz CG (1847) Traité théorique et pratique des luxations congénitales du fémur. Baillère, Paris
88. Rombouts JJ, Kaelin A (1992) Inferior (obturator) dislocation of the hip in neonates. A complication of treatment by the Pavlik harness. J Bone Joint Surg (Br) 74: 708
89. Saies AD, Foster BK, Lequesne GW (1988) The value of a new ultrasound stress test in assessment and treatment of clinically detected hip instability. J Pediatr Orthop 8: 436–41
90. Salter RB (1961) Innominate osteotomy in the treatment of congenital dislocation and subluxation of the hip in the older child. J Bone Joint Surg (Br) 43: 518–37
91. Salter RB, Kostuik J, Dallas S (1969) Avascular necrosis of the femoral head as a complication of treatment for congenital dislocation of the hip in young children. A clinical and experimental investigation. Can J Surg 12: 44–61
92. Scher MA, Jakim I (1991) Combined intertrochanteric and Chiari pelvic osteotomy for hip dysplasia. J Bone Joint Surg (Br) 73: 626–31
93. Schoenecker PL, Strecker EB (1984) Congenital dislocation of the hip in children. J Bone Joint Surg (Am) 66: 21–27
94. Schoenecker PL Anderson DJ, Capelli M (1995) The acetabular response to proximal femoral varus rotational osteotomy. J Bone Joint Surg (Am) 77: 990–7
95. Siffert RS (1981) Patterns of deformity of the developing hip. Clin Orthop 160: 14–29
96. Spitzy H (1923) Künstliche Pfannendachbildung, Benutzung von Knochenbolzen zur temporären Fixation. Z Orthop Chir 43: 284–94
97. Staheli LT, Chew DE (1992) Slotted augmentation in childhood and adolescence. J Pediatr Orthop 12: 569–80
98. Steel HH (1971) Triple osteotomy of the innominate bone. J Bone Joint Surg (Am) 53: 343–50
99. Sutherland DH, Greenfield R (1977) Double innominate osteotomy. J Bone Joint Surg (Am) 59: 1082–91
100. Suzuki S, Yamamouro T (1990) Avascular necrosis in patients treated with the Pavlik harness for cngenital dislocation of the hip. J Bone Joint Surg (Am) 72: 1048–55

101. Suzuki S, Kashiwagi N, Kasahara Y, Seto Y, Futami T (1996) Avascular necrosis and the Pavlik harness. J Bone Joint Surg (Br) 78: 631–5
102. Svenningsen S, Apalset K, Terjesen T, Anda S (1989) Osteotomy for femoral anteversion. Complications in 95 children. Acta Orthop Scand 60: 401–5
103. Teot L, Deschamps F, Rodiere M, Daures JP, Sarda P, Hedon B (1990) Les „dangers" de l'échographie de la hanche. Ann Pediatr 37: 30–8
104. Teot L, Deschamps F (1990) Correlations histologiques et echographiques de la hanche du nouveau-né. Laboratoire de Chirurgie experimentale, Institut de Biologie, Montpellier. Rev Chir Orthop 76: 8–16
105. Terjesen T, Bredland T, Berg V (1989) Ultrasound for hip assessment in the newborn. J Bone Joint Surg (Br) 71: 767–73
106. Terjesen T (1992) Closed reduction guided by dynamic ultrasound in late-diagnosed hip dislocation. J Pediatr Orthop 12: 54–60
107. Tönnis D (1978) Hüftluxation und Hüftkopfnekrose. Eine Sammelstatistik des Arbeitskreises Hüftdysplasie. Enke, Stuttgart (Bücherei des Orthopäden, Bd 21)
108. Tönnis D, Behrens K, Tscharani R (1981) A modified technique of the triple pelvic osteotomy: Early results. J Pediatr Orthop 1: 241–9
109. Tönnis D (1984) Die angeborene Hüftdysplasie und Hüftluxation. Springer, Berlin Heidelberg New York, S 60–3
110. Tönnis D, Storch K, Ulbrich H (1990) Results of newborn screening for CDH with and without sonography and correlation of risk factors. J Pediatr Orthop 10: 145–52
111. Tönnis D, Heinecke A (1991) Diminished femoral antetorsion syndrome: A cause of pain and osteoarthritis. J Pediatr Orthop 11: 419–31
112. Tredwell SJ (1990) Economic evaluation of neonatal screening for congenital dislocation of the hip. J Pediatr Orthop 10: 327–30
113. Tredwell SJ (1992) Neonatal screening for hip joint instability. Its clinical and economic relevance. Clin Orthop 281: 63–8
114. Tucci JJ, Jay Kumar S, Guille JT, Rubbo ER (1991) Late acetabular dysplasia following early successful Pavlik harness treatment of congenital dislocation of the hip. J Pediatr Orthop 11: 502–5
115. Valentin B (1961) Geschichte der Orthopädie. Thieme, Stuttgart
116. Viere RG, Birch JG, Herring JA, Roach JW, Johnston CE (1990) Use of the Pavlik harness in congenital dislocation of the hip. An analysis of failures of treatment. J Bone Joint Surg (Am) 72: 238–44
117. Wagner H (1965) Korrektur der Hüftgelenkdysplasie durch die sphärische Pfannenosteotomie. In: Chapchal G (Hrsg) Internationales Symposium über Beckenosteotomie/Pfannendachplastik. Thieme, Stuttgart
118. Wedge JH, Munkacsi I, Loback D (1989): Anteversion of the femur and idiopathic osteoarthrosis of the hip. J Bone Joint Surg (Am) 71: 1040–3
119. Weickert H, Merk H (1985) Wertung und Prognose der Veränderungen am koxalen Femurende bei der Luxationshüfte. Z Orthop 123: 141–6
120. Williamson DM, Glover SD, Benson MK (1989) Congenital dislocation of the hip presenting after the age of three years. A long-term review. J Bone Joint Surg (Br) 71: 745–51
121. Windhager R, Pongracz N, Schonecker W, Kotz R (1991) Chiari osteotomy for congenital dislocation and subluxation of the hip. Results after 20 to 34 years follow-up. J Bone Joint Surg (Br) 73: 890–5
122. Wong-Chung J et al. (1990) Movement of the femoral head after Salter osteotomy for acetabular dysplasia. J Bone Joint Surg (Br) 72: 563–7
123. Zieger M (1986) Ultrasound of the infant hip. Part 2. Validity of the method. Pediatr Radiol 16: 488–92
124. Zieger M, Wiese H, Schulz RD (1986) Stellenwert der Winkelmessung bei der Hüftsonographie. Methodischtechnische Analyse. Radiologe 26: 253–6

3.2.5
Morbus Perthes

Definition

Im Kleinkindalter auftretende Krankheit der Hüfte aufgrund einer Durchblutungsstörung des Femurkopfes. Die Ursache der Ischämie ist unbekannt.
Synonyme: Kindliche aseptische Hüftkopfnekrose, M. Legg-Calvé-Perthes, Arthrosis deformans juvenilis
Englisch: Legg-Calvé-Perthes-disease, Perthes-disease

Historisches

Die Erkrankung wurde fast gleichzeitig von G. C. Perthes [61] in Deutschland, von J. Calvé [7] in Frankreich und A.T. Legg [46] in Amerika im Jahre 1910 beschrieben. Das neu entdeckte Röntgenverfahren erlaubte die Unterscheidung von entzündlichen Formen der Hüfterkrankung.

Ätiologie

Die Ätiologie des M. Perthes ist unbekannt. Verschiedene Faktoren spielen jedoch bei der Entstehung der Krankheit eine Rolle und sind aufgrund von vielen Forschungsarbeiten bekannt.

Gefäßversorgung: Angiographien bei Patienten mit M. Perthes haben gezeigt, daß in vielen Fällen die A. circumflexa media fehlt oder obliteriert ist, in einigen Fällen betrifft dies auch die A. obturatoria [16]. Andere Untersucher lokalisierten aufgrund von Laser-Doppler-Flow-Messungen die Durchblutungsstörung mehr in der Peripherie im Bereich der A. epiphysaria lateralis [3, 20]. Der Verschluß der Gefäße wird durch die Stellung des Gelenkes beeinflußt. Tierexperimentell konnte man nachweisen, daß es bei Fixation in Abduktion und Innenrotation zur Ischämie kommen kann [8]. Andere Autoren haben aufgrund von Arthrographien eine Verdickung des Lig. teres capitis femoris festgestellt und vermuten deshalb die vaskuläre Störung im Bereich der A. centralis [37]. Die Schwellung des Lig. teres ist nach Ansicht dieser Autoren auch die

Ursache der initialen Subluxation des Femurkopfes beim M. Perthes.

Intraartikuläre Druckerhöhung: Tierexperimentell konnte nachgewiesen werden, daß durch Erhöhung des intraartikulären Druckes eine Ischämie ähnlich dem M. Perthes erzeugt werden kann [38, 78]. Der intraartikuläre Druck ist stark stellungsabhängig; die höchsten Drücke wurden in maximaler Innen- und Außenrotation gemessen, die niedrigsten in 45°-Flexion [72]. Dennoch scheint die *Coxitis fugax kein Vorstadium* des M. Perthes zu sein, die Druckerhöhung durch den Erguß beim Hüftschnupfen führt nicht zum Gefäßverschluß [36, 69].

Intraossärer Druck: Es wurde bei Perthes-Patienten mittels intraossärer Druckmessungen festgestellt, daß der venöse Abfluß im Femurkopf gestört und der intraossäre Druck erhöht ist [73]. Durch intraossäre Injektion von Flüssigkeit und die damit verbundene Druckerhöhung konnte im Tierexperiment auch eine Perthes-ähnliche Erkrankung erzeugt werden [23, 73].

Immunglobulin: Bei Kindern mit M. Perthes wurden erhöhte Werte für IgG- und IgM-Serum-Immunglobuline gemessen [34].

Spurenelemente: In einer Studie wurden bei Kindern mit M. Perthes in Liverpool signifikant erniedrigte Manganblutkonzentrationen gemessen [26]. Der Manganmangel hat einen negativen Einfluß auf das Wachstum.

Gerinnungsstörung: Eine neue Arbeit zeigte bei 75 % von 44 untersuchten Kindern mit M. Perthes eine Gerinnungsstörung. Meist handelte es sich um eine Thrombophilie mit Fehlen von Faktor C oder S, selten um erhöhte Serumspiegel von Lipoprotein, eine thrombogene Substanz [22].

Wachstumshormone: Einige Autoren fanden erniedrigte Werte des Wachstumshormons Somatomedin [6, 54], andere konnten dies nicht bestätigen [40].

Wachstum: Kinder mit einem M. Perthes sind durchschnittlich kleiner als ihre Altersgenossen und weisen ein retardiertes Skelettalter auf (kartilaginäre Dysplasie) [9, 81] Die Reifungsstörung tritt im Alter von 3–5 Jahren auf [42, 43]. Sowohl der Rumpf als auch die Extremitäten bleiben wachstumsmäßig zurück. Als Zeichen der Extremitätenverkürzung fallen die kleinen Füße auf [24]. Später wird dies durch übermäßiges Wachstum kompensiert, so daß Patienten, die als Kinder einen M. Perthes durchgemacht haben, als Erwachsene nicht kleiner sind als der Durchschnitt der Bevölkerung [9, 18].

Soziale Verhältnisse: Studien in England zeigten, daß der M. Perthes gehäuft in den unteren sozialen Schichten vorkommt [25]. Eine mögliche Erklärung dieses Phänomens sehen die Autoren in der schlechteren Ernährung während der Schwangerschaft.

Genetische Faktoren: Genetische Studien zeigten, daß Verwandte von Perthes-kranken Kindern 1. Grades eine 35mal höhere Wahrscheinlichkeit der Erkrankung aufweisen als die Normalbevölkerung, bei Verwandtschaft 2. und 3. Grades besteht immer noch ein 4mal größeres Risiko [25]. Es wird eine multifaktorielle Vererbung postuliert. Bei Hunden (Manchester Terriers) kommt der M. Perthes ebenfalls vor. Kreuzt man 2 erkrankte Hunde, so weisen alle männlichen Nachkommen die Krankheit ebenfalls auf [77].

> **!** Zusammenfassend spielen für die Ätiologie des M. Perthes genetische Faktoren eine wesentliche Rolle. Die Krankheit entsteht aufgrund einer Durchblutungsstörung der A. circumflexa media auf dem Boden einer Skelettreifungsstörung mit verzögertem Wachstum im Alter von 3–5 Jahren.

Vorkommen

Die Inzidenz der Perthes-Erkrankung pro Jahr beträgt bei der weißen Bevölkerung 10,8 pro 100 000 Kinder und Jugendliche im Alter von 0–15 Jahren, bei Mischlingen 1,7 pro 100 000, bei Schwarzen 0,45 pro 100 000 [64]. Die höchste Inzidenz wurde in der Gegend von Liverpool mit 15,6 Erkrankungen pro 100 000 Personen unter 15 Jahren festgestellt [2], und in Schweden eine Inzidenz von 8,6 pro 100 000 Personen unter 15 Jahren pro Jahr [53].

> **!** Knaben sind 4mal häufiger betroffen als Mädchen.

Klassifikation, Einteilung

Alle bekannten Klassifikationen des M. Perthes sind rein morphologisch aufgrund von Röntgenbefunden.

Morphologische Klassifikationen des Ausmaßes der Läsion

Klassifikation nach Catterall

Die von Catterall 1971 [10] vorgestellte Klassifikation teilt den Femurkopf aufgrund von a.-p.- und axialen Röntgenbildern in 4 Quadranten ein. Die

Abb. 3.174. *Klassifikation* des M. Perthes nach *Catterall*: *I* nur anterolateraler Anteil betroffen; *II* vorderes Drittel oder Hälfte des Femurkopfes involviert; *III* bis zu $^3/_4$ des Femurkopfes betroffen, nur dorsalster Teil intakt; *IV* ganzer Femurkopf betroffen

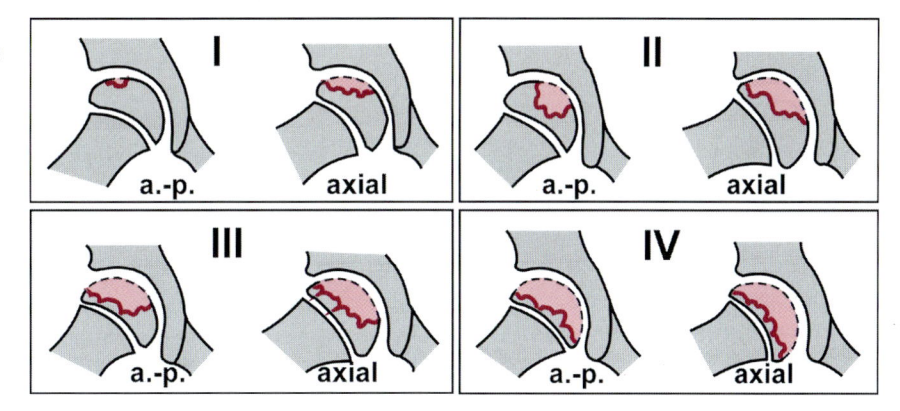

Klassifikation bezieht sich auf die Anzahl der betroffenen Quadranten (Abb. 3.174):

I	Anterolateraler Quadrant betroffen
II	Vorderes Drittel oder Hälfte des Femurkopfes
III	Bis zu 3/4 des Femurkopfes betroffen, nur dorsalster Teil intakt
IV	Ganzer Femurkopf betroffen

Catterall ergänzte diese Klassifikation mit den sog. Risikozeichen („head at risk signs"):

Laterale Kalzifikation	Auftreten eines Kalkschattens auf dem Röntgenbild lateral des Femurkopfes
Subluxation	Verschiebung des Kopfzentrums nach lateral
Metaphysäre Beteiligung	Osteolytische Herde im Bereich der an die Epiphysenfuge grenzenden Metaphyse
„Gage sign"	Dreieckförmige Osteoporose am lateralen Femurkopf
Horizontalisierung der Fuge	Ausrichtung der Epiphysenfuge Richtung Horizontalebene

Klassifikation nach Salter und Thompson

1984 schlugen Salter u. Thompson [70] eine neue Klassifikation vor, die nur noch 2 Gruppen unterschied. Sie bezog sich auf die im Anfangsstadium v. a. auf axialen Aufnahmen sichtbare subchondrale Fraktur (Abb. 3.175). Unter dieser dehnt sich die Nekrose aus, so daß die Ausdehnung der subchondralen Osteolyse einen Hinweis auf das spätere Ausmaß der Nekrose gibt (Abb. 3.176).

A	Subchondrale Fraktur betrifft < 50 % der Kopfkalotte
B	Subchondrale Fraktur betrifft > 50 % der Kopfkalotte

Grob gesagt also entspricht Gruppe A den Catterall-Gruppen I und II, während Gruppe B mit den Catterall-Gruppen III und IV identisch ist.

Salter u. Thompson [70] sind der Ansicht, daß die Einbeziehung der subchondralen Fraktur eine Einteilung zu einem wesentlich früheren Zeitpunkt erlaubt als bei der Einteilung nach Catterall. Ereignet sich keine subchondrale Fraktur, so gibt es keine Resorption und die Heilung erfolgt ohne Defekt.

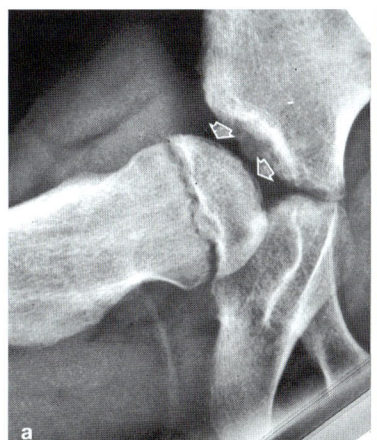

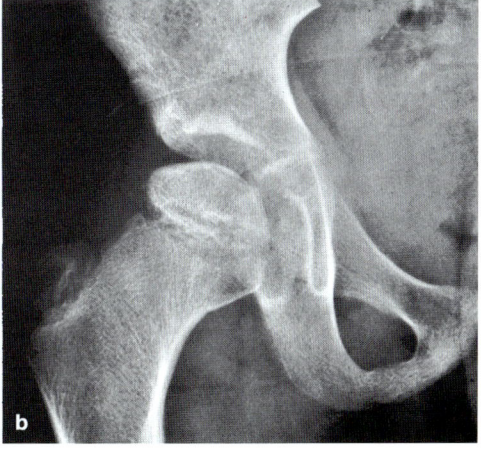

Abb. 3.175 a, b. 8jähriger Junge mit *subchondraler Fraktur* bei beginnendem M. Perthes: **a** axiales, **b** a.-p.-Röntgenbild

geschlagen, die sich im wesentlichen bis heute durchgesetzt hat:

I	Runder Kopf, normale Hüfte
II	Runder Kopf, Coxa magna
III	Ovaler oder pilzförmiger Kopf, Coxa magna
IV	Flacher Kopf, kongruent mit Azetabulum
V	Flacher Kopf, inkongruent

Die Arbeit von Stulberg et al. [75] stützt sich auf 99 Hüften im Endstadium nach durchgemachtem M. Perthes. Das Aussehen des Femurkopfes im Endstadium war stark abhängig vom Alter des Patienten bei Beginn der Krankheit. Das Arthroserisiko nimmt von Gruppe I–V zu. Interessanterweise sind es nicht die Patienten in der Catterall-Gruppe IV (ganzer Femurkopf betroffen), die das höchste Arthroserisiko tragen, sondern die Patienten in Gruppe III. Dieses Phänomen erklärt sich daraus, daß bei Befall des ganzen Kopfes die Entrundung weniger ausgeprägt ist, als wenn ein Teil noch intakt bleibt.

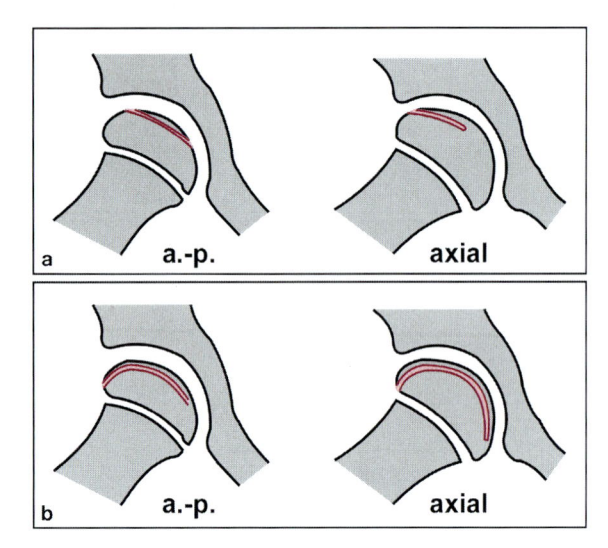

Abb. 3.176. *Klassifikation* nach *Salter-Thompson*: **a** Subchondrale Fraktur betrifft < 50 % der Kopfkalotte (entspricht Catterall-Gruppen I und II). **b** Subchondrale Fraktur betrifft > 50 % der Kopfkalotte (entspricht Catterall Gruppen III und IV)

Klassifikation nach Herring („lateral pillar classification")

1992 schlugen Herring et al. [28] eine Klassifikation aufgrund der Morphologie des lateralen Pfeilers des Femurkopfes auf dem a.-p.-Röntgenbild vor.

A	Lateraler Pfeiler nicht betroffen
B	> 50 % der Höhe des lateralen Pfeilers erhalten
C	< 50 % der Höhe des lateralen Pfeilers erhalten

Morphologische Klassifikation des Verlaufs

Folgende *Verlaufsstadien* können unterschieden werden (Abb. 3.177):

Kondensations-stadium	Der Femurkopf erscheint etwas röntgendichter als normal, und ist etwas abgeflacht, der Gelenkspalt ist erweitert
Fragmentations-stadium	Schollige Auflösung des Femurkopfes (je nach Ausmaß der Läsion) mit osteolytischen und sklerotischen Zonen
Reparations-stadium	Der Femurkopf wird wieder aufgebaut
Endstadium	Endzustand mit oder ohne Defektheilung (normale Hüfte, Coxa magna, coxa parva, abgeflachter Kopf etc.)

Morphologische Klassifikation des Endstadiums

Klassifikation nach Stulberg

1981 haben Stulberg et al. [75] eine Einteilung des Endzustandes nach durchgemachtem M. Perthes vor-

Merkmale der Patientengruppen der 99 Hüften in der Arbeit von Stulberg et al. [75]

Stulberg-Gruppe	Alter bei Beginn des M. Perthes (in Jahren)	Vorherrschende Catterall-Gruppe	Patienten mit beginnender Arthrose (in %)
I	6,0	I–II	0
II	6,4	II–IV	16
III	8,2	III–IV	58
IV	8,3	III–IV	75
V	10,4	III	80

Andere Klassifikationen

Verschiedene Autoren haben versucht, aufgrund von MRT- [44] oder szintigraphischen Befunden [13] Klassifikationen vorzunehmen. Diese Einteilungen haben bisher keine wesentliche Bedeutung gewonnen.

Prognose und Bewertung der Klassifikationen im Hinblick auf die Prognose

Eine große Zahl von Studien [28, 32, 49, 56, 68, 71, 82] hat den prognostischen Aussagewert der verschiedenen Klassifikationen überprüft. Einige der Untersuchungen weisen Beobachtungszeiträume von mehr als 30 Jahren auf [32, 49, 82]. Der prognostische Aussagewert der einzelnen klinischen und radiologischen Parameter wird wie folgt zusammengefaßt:

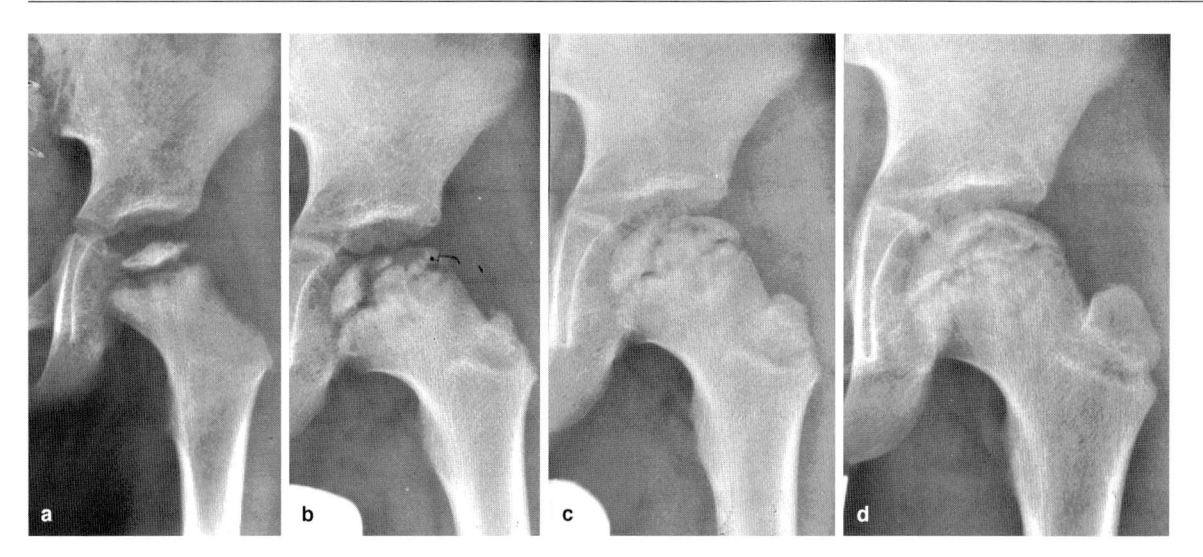

Abb. 3.177 a–d. *Verlaufsstadien* des M. Perthes auf dem Röntgenbild: **a** Junge im Alter von 3 Jahren, Femurkopf im Kondensationsstadium; **b** im Alter von 5 Jahren im Fragmentationsstadium; **c** im Alter von 7 Jahren im Reparationsstadium; **d** im Alter von 9 Jahren im Endstadium

Prognostische Faktoren

• Alter	+++
• Laterale Verkalkung[1]	++
• Subluxation[1]	++
• Beweglichkeit	++
• Geschlecht	++
• Ausmaß der Nekrose[2]	+
• Metaphysäre Beteiligung[1]	+
• Gage sign[1]	–
• Horizontalisierung der Epiphysenfuge[1]	–

[1] Risikofaktoren nach Catterall bzw. „head at risk-signs".
[2] Klassifikation nach Catterall bzw. Salter u. Thompson.

Den eindeutig größten prognostischen Aussagewert hat das *Alter*. Hierin sind sich alle Autoren einig. Je älter der Patient, desto schlechter die Prognose.

Eine gewisse „magische Grenze" liegt bei 6 Jahren. Beginnt die Krankheit vor diesem Alter, so ist die Prognose unabhängig von allen anderen Faktoren eher gut, während ein höheres Alter bei Krankheitsbeginn ein schlechteres Endresultat erwarten läßt. Da wir wissen, daß die Kinder mit M. Perthes bezüglich Skelettreifung retardiert sind, müßte eigentlich das Skelettalter für die prognostische Beurteilung berücksichtigt werden. Darüber gibt es jedoch keine zuverlässigen Angaben.

Einen ebenfalls recht hohen prognostischen Aussagewert haben das Auftreten des *lateralen Kalkschattens* und die *Subluxation* (Abb. 3.178) bzw. das *Containment*. Dies hat bereits Catterall [10] erkannt, und er hat diese beiden Parameter zu den Risikofaktoren gezählt. Alle Langzeitstudien haben dies bestätigt [32, 49, 56, 60, 82]. Beide Faktoren sind Zeichen einer Verschlechterung des Containments. Der Femurkopf beginnt sich außerhalb des Azetabulums aufzubauen, der Rand des Letzteren führt zu einer Eindellung im Femurkopf und damit zu seiner Entrundung. Ein asphärischer Femurkopf ist deutlich arthrosegefährdeter als ein runder Kopf [75].

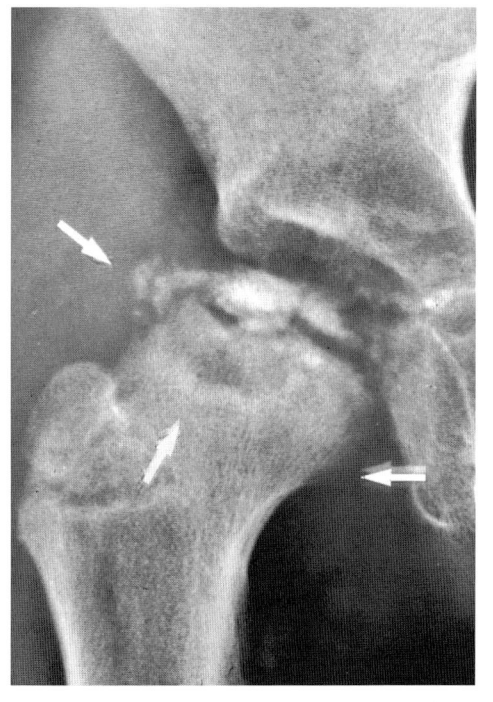

Abb. 3.178. Einige *Risikozeichen* beim M. Perthes („Head-at-risk-Zeichen"): laterale Verkalkung, metaphysäre Beteiligung, Subluxation

Eine recht große Bedeutung für die Prognose hat auch die *Beweglichkeit;* hierauf haben nur wenige Autoren hingewiesen [71]. In unserer Erfahrung haben Patienten mit einer stark eingeschränkten Beweglichkeit unabhängig vom Alter wesentlich schlechtere Verläufe und wegen der Verkürzung der Adduktoren eine deutliche Neigung zur Subluxation.

Der M. Perthes ist bei Jungen 4mal häufiger als bei Mädchen. Das *Geschlecht* hat auch einen relativ großen prognostischen Aussagewert, da die Spätresultate bei Mädchen deutlich schlechter sind als bei Jungen [56].

Einen nur mäßigen Aussagewert bezüglich der Spätprognose hat das *Ausmaß der Nekrose.* Dies ist aber der bestimmende Parameter der Klassifikationen von Catterall und von Salter u. Thompson. Für die Klassifikation nach Catterall gilt lediglich die Aussage, daß Patienten der Gruppe I (nur anteroteraler Anteil betroffen) unabhängig vom Alter stets eine gute Prognose aufweisen. Die Gruppen II–IV lassen jedoch keine prognostische Aussage zu [32, 49, 82]. Gruppe IV hat eher eine bessere Prognose als Gruppe III, da es bei Nekrose des ganzen Femurkopfes weniger zur Entrundung kommt, als wenn ein Teil noch erhalten bleibt [75]. Zudem ist die Unterscheidung der Gruppen II und III äußerst schwierig [11]. Die Einteilung nach Salter u. Thompson faßt die Catterall-Gruppen I und II (A) sowie III und IV (B) zusammen. Zwar unterscheiden sich die Gruppen A und B deutlich in bezug auf die Prognose laut Aussage der Begründer dieser Klassifikation [70]. Aus dem vorher Gesagten geht jedoch hervor, daß die Grenze eher zwischen den Catterall-Gruppen I und II, statt II und III gezogen werden müßte. Zudem ist die subchondrale Fraktur, deren Nachweis zur Einteilung nach Salter u. Thompson notwendig ist, nur während einer relativ kurzen Zeit auf dem Röntgenbild sichtbar, so daß bei vielen Patienten diese Einteilung gar nicht anwendbar ist (da kein entsprechendes Röntgenbild existiert). Immerhin ist bei Vorhandensein entsprechender Bilder die Anwendung dieser Einteilung wesentlich einfacher als bei derjenigen von Catterall [56]. Die neue Klassifikation nach Herring berücksichtigt nicht das Gesamtausmaß der Nekrose, sondern nur die Beteiligung des lateralen Pfeilers. Dieser Anteil hat einen großen Einfluß auf das spätere Containment, weshalb der prognostische Aussagewert dieser Klassifikation etwas besser ist als derjenige der anderen beiden [68].

Einen nur geringen prognostischen Aussagewert hat die *metaphysäre Beteiligung* [56,82]. Die Beurteilung des Ausmaßes der epiphysären Beteiligung auf konventionellen Röntgenbildern ist zudem äußerst schwierig, da sich die peripheren Anteile des verbreiterten Femurkopfes sowohl auf dem a.-p.-Bild als auch auf dem axialen Bild über die Metaphyse projizieren und so Veränderungen der Metaphyse vortäuschen können, die in Wirklichkeit epiphysäre Prozesse sind.[29].

Langzeitstudien [32, 56, 82] haben gezeigt, daß die von Catterall 1971 als Risikofaktoren ("head at risk-signs") angegebenen Parameter *"Gage sign"* und die *Horizontalisierung der Epiphysenfuge* keinen prognostischen Aussagewert haben.

> **!** Den prognostisch größten Aussagewert haben das Alter, die Subluxation, die laterale Verkalkung, die Beweglichkeit und das Geschlecht. Leider bleiben alle diese Faktoren in den gängigen Klassifikationen unberücksichtigt. Da die Einteilungen weder auf die Prognose noch auf die anzuwendende Therapie wesentliche Hinweise geben, ist ihre Nützlichkeit im klinischen Alltag eingeschränkt. Dennoch sind sie für das Verständnis der Krankheit durchaus hilfreich.

Diagnostik

Kinder mit einem M. Perthes hinken und klagen über leichte bis mäßige Hüftschmerzen. Dieser Zustand kann mehrere Wochen andauern. Bei der klinischen Untersuchung kann man meist ein leichtes Schon- und Versteifungshinken feststellen. Die Beweglichkeit der betroffenen Hüfte ist in der Regel deutlich eingeschränkt, wobei v. a. die Abduktion und die Innenrotation vermindert sind.

Röntgenbefunde

Erste Zeichen auf dem *Nativröntgenbild* sind eine leichte Abflachung des Femurkopfes, eine geringgradige Verdichtung der Knochenstruktur ("Kondensation") sowie eine Verbreiterung des Gelenkspaltes (Abb. 3.179). Letzteres läßt sich am besten an Hand des Abstandes des Femurkopfes von der Köhler-Tränenfigur beurteilen. Diese Veränderungen treten in der Regel frühestens 4 Wochen nach Beginn der Anamnese auf. In diesem Stadium sollte unbedingt neben der a.-p.-Aufnahme auch ein axiales Röntgenbild (sog. Lauenstein-Aufnahme, s. Abschn. 3.2.2) angefertigt werden. Auf diesem Bild kann in dieser Phase fast immer die subchondrale Fraktur zur Darstellung gebracht werden. Das Ausmaß dieser Osteolyse hat prognostische Bedeutung (s. oben).

> **!** Die Durchführung anderer bildgebender Verfahren halten wir im Initialstadium nicht für sinnvoll.

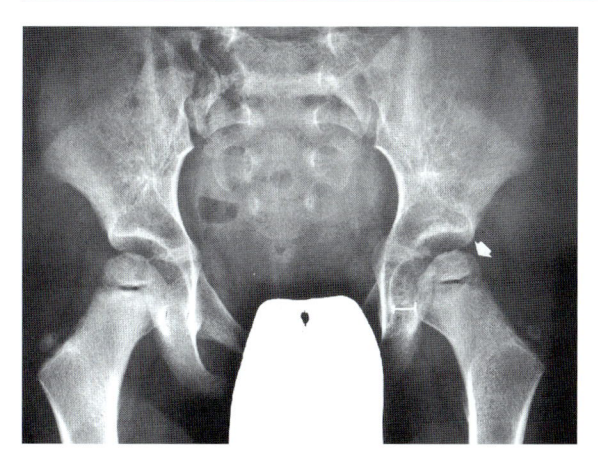

Abb. 3.179. 5jähriger Junge mit *Frühstadium* des M. Perthes. Röntgenbild: Man beachte die Verbreiterung des Gelenkspaltes (sichtbar v.a. bei der Köhler-Tränenfigur) sowie die leichte Abflachung und Verdichtung des Femurkopfes im Seitenvergleich

Zwar kann ein M. Perthes anhand von Szintigrammen oder einer MRT-Untersuchung einige Wochen früher diagnostiziert werden als mit konventionellen Röntgenbildern; da die Frühdiagnose aber keine therapeutischen Konsequenzen hat, können die Kosten dieser bildgebenden Verfahren eingespart werden.

Für Verlaufskontrollen ist die *Ultraschalluntersuchung* nützlich. Mit ihrer Hilfe kann die Protrusion des (knorpeligen/knöchernen) Femurkopfes nach lateral und/oder ventral dargestellt werden (Abb. 3.180).

Differentialdiagnose

Bei einer Reihe von Krankheiten können Durchblutungsstörungen im Femurkopf auftreten oder es können andere, radiologisch aber ähnlich aussehende Veränderungen im Femurkopf vorhanden sein. Diese Läsionen sollen vom M. Perthes unterschieden werden, da sie z.T. eine andere Prognose haben und somit auch anders behandelt werden müssen.

Epiphysäre Dysplasie

Die epiphysäre Dysplasie ist eine Störung des knöchernen Aufbaus der Epiphyse. Es handelt sich dabei um eine vererbliche Krankheit, die in 2 Formen vorkommt: als multiple epiphysäre Dysplasie und als spondyloepiphysäre Dysplasie (mit Beteiligung der Wirbelsäule; s. auch Abschn. 3.2.7). Die Befunde am Femurkopf können einem M. Perthes sehr ähnlich sein.

Für die Diagnose einer epiphysären Dysplasie spricht:

- der beidseitige Befall,
- ein weitgehend symmetrischer Befund,
- evtl. Beteiligung anderer Gelenke oder der Wirbelsäule (hier Platyspondylie),
- evtl. Beteiligung des Azetabulums,
- wenig sklerotische und zystische Veränderungen im Femurkopf,
- wenig Tendenz zu lateraler Verkalkung und Subluxation.

Eher für einen M. Perthes typisch sind:

- ein einseitiger Befall,
- wenn beidseitiger Befall, dann starke Asymmetrie, Krankheit in verschiedenen Stadien, evtl. auch in unterschiedlicher Ausprägung,
- keine Beteiligung anderer Gelenke oder der Wirbelsäule,

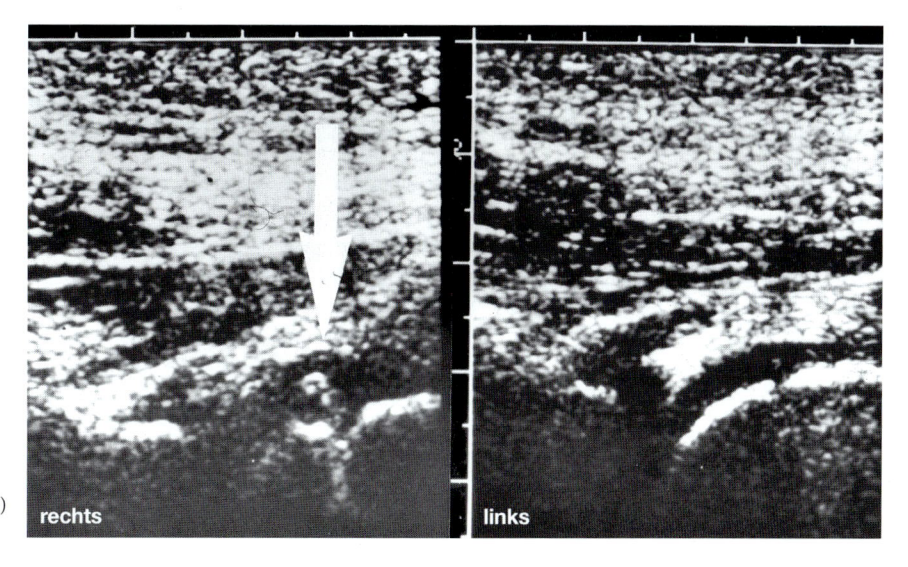

Abb. 3.180. Darstellung einer Vorwölbung des rechten Femurkopfes bei M. Perthes *rechts* (im Vergleich zu *links*) mit *Ultraschall*

- keine Beteiligung des Azetabulums,
- sklerotische und zystische Veränderungen im Femurkopf,
- zystische Veränderungen in der Metaphyse,
- Tendenz zu lateraler Verkalkung und Subluxation.

Eine eindeutige Abgrenzung der beiden Krankheiten ist manchmal nicht möglich. Auch bei der epiphysären Dysplasie sind Knaben 4mal häufiger betroffen als Mädchen [65]. Die Unterscheidung ist wichtig, da die Prognose bei der epiphysären Dysplasie wesentlich besser ist als beim M. Perthes und die Indikation zu therapeutischen Maßnahmen deshalb noch zurückhaltender gestellt werden sollte.

Eine Therapie ist bei der epiphysären Dysplasie fast *nie* notwendig.

Andere mit M. Perthes assoziierte Krankheiten

Dem M. Perthes ähnliche avaskuläre Nekrosen des Femurkopfes kommen bei folgenden Krankheiten gehäuft vor:

- Sichelzellanämie [66],
- Thalassämie: bei dieser Krankheit ist die Inzidenz der avaskulären Femurkopfnekrose mit 14,5 % außerordentlich hoch [59],
- trichorhinophalangealem Syndrom [31],
- Klinefelter-Syndrom [27],
- M. Morquio [27],
- Down-Syndrom (Trisomie 21) [27],
- Achondroplasia [27],
- M. Gaucher [27],
- Myelomeningozele [27],
- Hämophilie [27] (die Inzidenz beträgt hier 7 % [62]),
- kongenitaler Tibiapseudarthrose [27].

Die bei diesen Krankheiten auftretenden avaskulären Nekrosen unterscheiden sich in ihrer Prognose nicht vom M. Perthes. Die Behandlung erfolgt nach den gleichen Richtlinien.

Osteochondrosis dissecans

Diese Krankheit ist im Hüftgelenk (im Gegensatz zum Knie) außerordentlich selten. Der osteochondrotische Herd ist immer im Bereich der Femurkopfkalotte lokalisiert (nie am Azetabulum). Meist läßt er sich mit üblichen bildgebenden Verfahren gut darstellen.

Tumoren

Eine wichtige Differentialdiagnose zum M. Perthes ist das *Chondroblastom* (s. Abschn. 3.2.13, Abb. 3.232).

Dieser vorwiegend bei Kindern auftretende Tumor ist meist rein epiphysär lokalisiert und kann im Femurkopf Veränderungen hervorrufen, die mit einem M. Perthes verwechselt werden können. Beim Chondroblastom ist aber die Höhe des Femurkopfes primär nicht vermindert, der Knorpel ist nicht verdickt, und auch das Vorhandensein eines belastungsunabhängigen Schmerzes sollte auf die Möglichkeit eines Tumors hinweisen.

Metaphysäre Tumoren oder *Zysten* können sekundär zu einem Gefäßverschluß führen und eine Femurkopfnekrose hervorrufen, die je nach Alter des Auftretens einen dem M. Perthes sehr ähnlichen Verlauf aufweisen.

Entzündungen

> ! Die *eitrige Koxitis* führt, wenn sie nicht früh genug (d. h. innerhalb von 4 Tagen) adäquat behandelt wird, fast immer zur Femurkopfnekrose. Im Unterschied zum M. Perthes besteht aber immer auch eine Knorpelschädigung mit Verschmälerung des Gelenkspaltes.

Trauma

Posttraumatische Femurkopfnekrosen können in jedem Alter auftreten. Sie kommen v. a. nach Schenkelhalsfrakturen vor. Wir haben jedoch auch Fälle erlebt, bei denen diese Komplikation nach Abrißfraktur des Trochanter major aufgetreten ist (durch Zerreißung der A. circumflexa femoris). Die Differentialdiagnose ist wegen der eindeutigen Anamnese in diesen Fällen einfach.

Therapie

Mit therapeutischen Maßnahmen beim M. Perthes können *3 Ziele* verfolgt werden:

- *Verbesserung der Beweglichkeit,*
- *Entlastung,*
- *Verbesserung der Gelenkkongruenz (des „containment").*

Verbesserung der Beweglichkeit

Maßnahmen zur Verbesserung der Beweglichkeit des Hüftgelenkes sind beim M. Perthes unbestritten sinnvoll. Die Bewegungseinschränkung ist eine der wichtigen Risikofaktoren für den späteren Verlauf und das Endergebnis. Eingeschränkt ist v. a. die *Abduktion,* aber auch die *Innenrotation*sfähigkeit kann vermindert sein. Die Abduktionsfähigkeit ist

v. a. bei Vorhandensein einer lateralen Verkalkung und zunehmender Subluxation beeinträchtigt. Verliert der Femurkopf die Möglichkeit, reibungslos im Azetabulum zu gleiten, so kann sich bzgl. Abduktion ein Scharniergelenk entwickeln (engl. „hinge-abduction"). Dies ist v. a. der Fall, wenn das Azetabulum im Femurkopf eine Delle gegraben hat und aus der lateralen Verkalkung eine Vorwölbung des Femurkopfes außerhalb des Azetabulums entstanden ist.

Die Beweglichkeit kann mit folgenden Maßnahmen verbessert werden:
- *Physiotherapie,*
- *Mobilisation in Narkose,*
- *hydraulische Mobilisation,*
- *Verlängerung der Adduktoren,*
- *Anlegen einer Extension in zunehmender Abduktion.*

Die Erhaltung der Beweglichkeit ist ein äußerst wichtiges Behandlungsziel beim M. Perthes. Sobald eine Einschränkung eintritt, sollte regelmäßig *Physiotherapie* durchgeführt werden, da mit dieser Maßnahme in der Regel eine genügende Beweglichkeit erhalten werden kann. Manchmal ist die Physiotherapie über mehrere Jahre lang notwendig.

Die Erhaltung der Beweglichkeit ist auch Grundvoraussetzung für Maßnahmen zur Verbesserung der Gelenkkongruenz. Hat sich ein Scharniergelenk entwickelt, so darf keine intertrochantäre Varisations- oder Beckenosteotomie durchgeführt werden. Oft gelingt es allerdings, durch aggressive mobilisierende Maßnahmen die Gelenkbeweglichkeit einigermaßen wiederherzustellen. Führt eine Mobilisation in Narkose alleine nicht zum Ziel, so versuchen wir es mit einer *hydraulischen Mobilisation*. Hierzu verwenden wir ein Arthroskop, das unter Zug auf dem Extensionstisch eingeführt wird. Unter großem Druck wird das Gelenk mit Ringer-Laktat-Lösung gefüllt und so die geschrumpfte Gelenkkapsel gedehnt. Gelingt es nicht, ein Arthroskop in das enge Gelenk einzuführen, so kann die hydraulische Mobilisation auch mit einer dicken Kanüle erfolgen. Die korrekte intraartikuläre Lage sollte arthrographisch unter Bildverstärker kontrolliert werden. Auch die Gelenkbeweglichkeit kann anschließend auf diese Weise beurteilt werden.

Ist es gelungen, wieder eine echte Abduktion zu erreichen, so fertigen wir in maximaler Abduktionsstellung eine *Gipsliegeschale* an. Als Alternative kommt auch der Petrie-cast in Frage (Abb. 3.181) [67]. Eine während mehrerer Tage mittels Katheter wirksame *Periduralanästhesie* sorgt für eine genügende Analgesie, so daß mit Physiotherapie die erreichte Beweglichkeit aufrechterhalten werden kann. Erst wenn die Beweglichkeit für längere Zeit erhalten geblieben ist, dürfen gelenkkongruenzverbessernde Maßnahmen wie eine intertrochantäre Varisations- oder eine Beckenosteotomie durchgeführt werden.

Wird keine echte Abduktion erreicht, d. h. bleibt es bei der „Scharnierabduktion", so kommen die üblichen operativen Maßnahmen zur Verbesserung der Gelenkkongruenz nicht mehr in Frage. Es kann aber versucht werden, die Situation mit einer Resektion des sich lateral entwickelnden Vorsprunges („bump resection") oder mit einer Valgisationsosteotomie zu verbessern.

Entlastung

Das Konzept der Entlastung ist bei der Behandlung des M. Perthes äußerst umstritten. Grundsätzlich gibt es folgende Möglichkeiten der Entlastungsbehandlung:
- Bettruhe,
- Stockentlastung,
- entlastende Apparate (Thomas-Bügel, Mainzer Orthese etc.).

Der Grundsatz der Entlastung wird von der Idee geleitet, daß während der Wiederaufbauphase der nekrotische Femurkopf weich ist und deshalb durch Entlastung vom Zusammensinken geschützt werden muß. Es bestehen aber erhebliche Zweifel daran, ob der Femurkopf wirklich weich ist. Die Tatsache, ob der Kopf beim M. Perthes breiter wird, liegt nicht daran, daß der „weiche" Kopf in die Breite „fließt", sondern daß nekrotischer Knochen durch neuen Knochen ersetzt werden muß und der Neuaufbau gleichzeitig mit dem Abbau des nekrotischen Gewebes geschieht. Somit muß der Knochen außerhalb der Nekrose ersetzt werden [70]. Nekrotischer Knochen ist

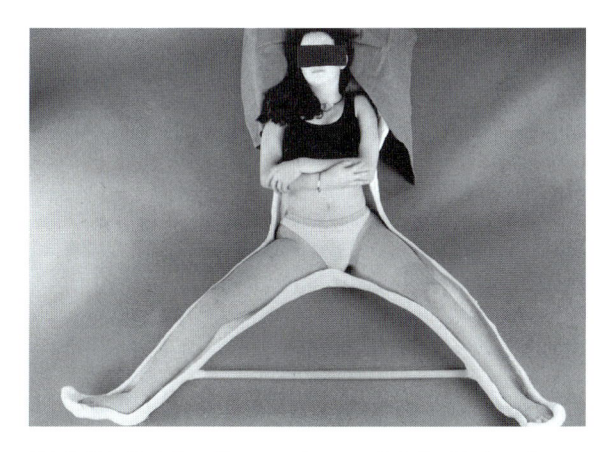

Abb. 3.181. *Vorbehandlung vor Osteotomie bei schlechter Beweglichkeit*: Hydraulische Mobilisation des Hüftgelenks in Narkose, Becken-Bein-Liegeschale in maximaler Abduktion, Physiotherapie unter Periduralanästhesie

nicht weich, sondern der Ersatzknochen muß sich außerhalb des bestehenden (nekrotischen) Femurkopfes entwickeln, was auf dem Röntgenbild den Eindruck des „Auseinanderfließens" des Femurkopfes erweckt. Der Neuaufbau des Femurkopfes dauert einige Jahre, mindestens aber 2 Jahre. Hält man am Konzept der Entlastung fest, so muß diese konsequenterweise mindestens 2 Jahre lang durchgeführt werden.

Eine sicher wirksame Entlastungsbehandlung ist die Bettruhe. Vor allem in Osteuropa wurde bis vor kurzem der M. Perthes durch konsequente Bettruhe mit mehrjähriger Hospitalisation der betroffenen Kinder in spezialisierten Krankenhäusern behandelt. Ein wissenschaftlicher Nachweis der Wirksamkeit dieser Behandlung existiert nicht, hingegen kann sich jedermann sicher ohne Schwierigkeiten die nachteiligen psychischen Auswirkungen einer solchen Therapie vorstellen.

Weiter bestehen auch Zweifel an der entlastenden Wirkung von *Entlastungsorthesen* [41]. Diese wirken allenfalls als Behinderung der Kinder, so daß Spitzenbelastungen vermieden werden. Aber auch eine Orthesenbehandlung muß konsequenterweise mindestens 2 Jahre lang durchgeführt werden. Auch wenn unter 10jährige Kinder eine Behandlung mit Schienen scheinbar besser tolerieren als während der Pubertät, so sind dennoch negative psychische Auswirkungen zu befürchten, die in einer psychologischen Studie auch nachgewiesen wurden [63]. Da auch die Wirksamkeit der Behandlung stark bezweifelt werden muß, halten wir eine solche Therapie für *nicht indiziert*. Auch als Zusatzbehandlung zur operativen Therapie konnte keine Wirksamkeit der Entlastungsorthese nachgewiesen werden [4].

Auch die *Stockentlastung* für eine derart lange Zeit ist nicht unproblematisch und hat neben den psychologischen Nebenwirkungen auch negative Auswirkungen auf die oberen Extremitäten. Wir halten deshalb diese Maßnahme nur als Notlösung für eine limitierte Zeitperiode in Phasen mit besonders starken Schmerzen und Einschränkung der Beweglichkeit für indiziert. Allerdings muß beachtet werden, daß v.a. bei ungenügender Erhöhung des Schuhwerkes auf der (gesunden) Gegenseite die Adduktionskontraktur der betroffenen Hüfte gefördert wird. Eine vergleichende Studie [14] hat auch gezeigt, daß die Stockentlastung als Behandlung des M. Perthes eine ungenügende Wirkung hat.

Da wir keine Entlastungsbehandlung durchführen, stellen viele Eltern die Frage, ob das Kind *Sport* betreiben darf. Meistens handelt es sich ja um kleine Kinder, die noch keinen Leistungssport betreiben. Gegen eine leichte sportliche Betätigung, bei der die Bewegung und nicht die Belastung im Vordergrund steht (Umherspringen, Schwimmen, Fahrradfahren), ist nichts einzuwenden. Sicherlich sollten Belastungsspitzen vermieden werden (keine Sprungübungen, kein Geräteturnen und auch kein Kontaktsport). Ein völliges Sportverbot für mehrere Jahre halten wir für unsinnig, da einerseits Bewegung für das Gelenk günstig ist, andererseits das Kind sozial nicht isoliert werden soll.

Zentrierungsbehandlung, Verbesserung der Gelenkkongruenz („containment")

Neben der Erhaltung der Beweglichkeit ist die Aufrechterhaltung bzw. Wiederherstellung der Gelenkkongruenz das wichtigste Prinzip der Behandlung beim M. Perthes. Der englische Ausdruck „containment" sagt treffend aus, um was es bei dieser Behandlung geht: Das Azetabulum soll den Femurkopf „beinhalten", d.h., der Femurkopf soll sich vollständig im und nicht teilweise außerhalb des Azetabulums befinden. Ein entsprechend guter deutscher Ausdruck fehlt leider. Das Wort Kongruenz sagt nicht aus, wie gut der Femurkopf im Gelenk zentriert ist. Am besten eignet sich noch der Ausdruck „Zentrierungsbehandlung".

Es gibt folgende *Möglichkeiten der Zentrierungsbehandlung:*

- Konservativ: *abduzierende Orthesen*
- Operativ: *intertrochantäre Osteotomien*
- Operativ: *Beckenosteotomien*

Mit einer Abduktion wird der laterale Teil des Femurkopfes unter das Azetabulum gedreht. Die gleiche Wirkung erzielt man mit einer intertrochantären Varisationsosteotomie. Den gleichen Effekt mit umgekehrtem Prinzip erreicht man mit einer Beckenosteotomie nach Salter oder einer Tripleosteotomie: In diesem Fall wird das Azetabulum über den lateralen Anteil des Femurkopfes gedreht. Zusätzlich kann das Azetabulum auch nach ventral gezogen werden, so daß die ventralen Anteile des Kopfes besser überdacht sind. Bei einer intertrochantären Osteotomie muß gleichzeitig extendiert werden, damit die gleiche Wirkung erzielt wird.

Auch die Zentrierungsbehandlung muß durchgeführt werden, bis der Femurkopf wieder aufgebaut ist, d.h. für mindestens 2 Jahre.

Konservative Behandlung: Abduzierende Orthesen

Abduzierende Orthesen können nach folgenden Prinzipien erstellt werden:

- Orthesen mit Hüftgürtel und Oberschenkelteilen, die durch Scharniere in abduzierter Stellung gehalten werden (Typ „Atlanta-brace"),

3.2.5 Morbus Perthes

- Orthesen mit Kniegelenkteilen, die durch eine Stange miteinander verbunden sind und auseinander gehalten werden (Typ „Berner Schiene"),
- fest montierte Schuhe auf einer Stange in fixiertem Abstand (Typ „Ponseti-Schiene").

Abduzierende Orthesen behindern die Kinder erheblich ...

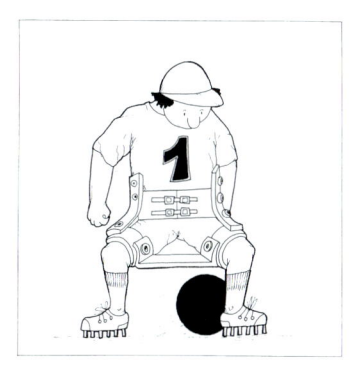

Alle diese Orthesen behindern die Kinder erheblich. Die abduzierende Wirkung ist bei den ersten beiden Typen tatsächlich vorhanden. Das Gehen mit diesen Schienen ist nur mit flektierten Kniegelenken möglich. Mit der Ponseti-Schiene dagegen ist das Gehen fast unmöglich, andererseits kann das Kind im Sitzen bei flektierten Kniegelenken der abduzierenden Wirkung ausweichen.

Operative Behandlung: Femur- oder Beckenosteotomie

Mit der operativen Behandlung kann im Prinzip das gleiche erreicht werden wie mit der Abduktionsschiene, nämlich die Verbesserung der Zentrierung.

Vorteile der konservativen Behandlung

- Keine Hospitalisation notwendig
- Keine Operationsrisiken

Nachteile der konservativen Behandlung

- Dauer der Beeinträchtigung erheblich länger (2 Jahre statt 6 Wochen)
- Negative psychologische Wirkung

> ! Auch wenn eine operative Therapie spontan meist als aggressivere Maßnahme empfunden wird als eine konservative Behandlung, so teilen wir diese Meinung in diesem speziellen Fall nicht. Die psychische Beeinträchtigung eines Kindes durch eine 2 Jahre dauernde erheblich behindernde Schienenbehandlung ist u. E. viel größer als diejenige einer operativen Therapie mit 10 Tagen Klinikaufenthalt und 6 Wochen Stockentlastung.

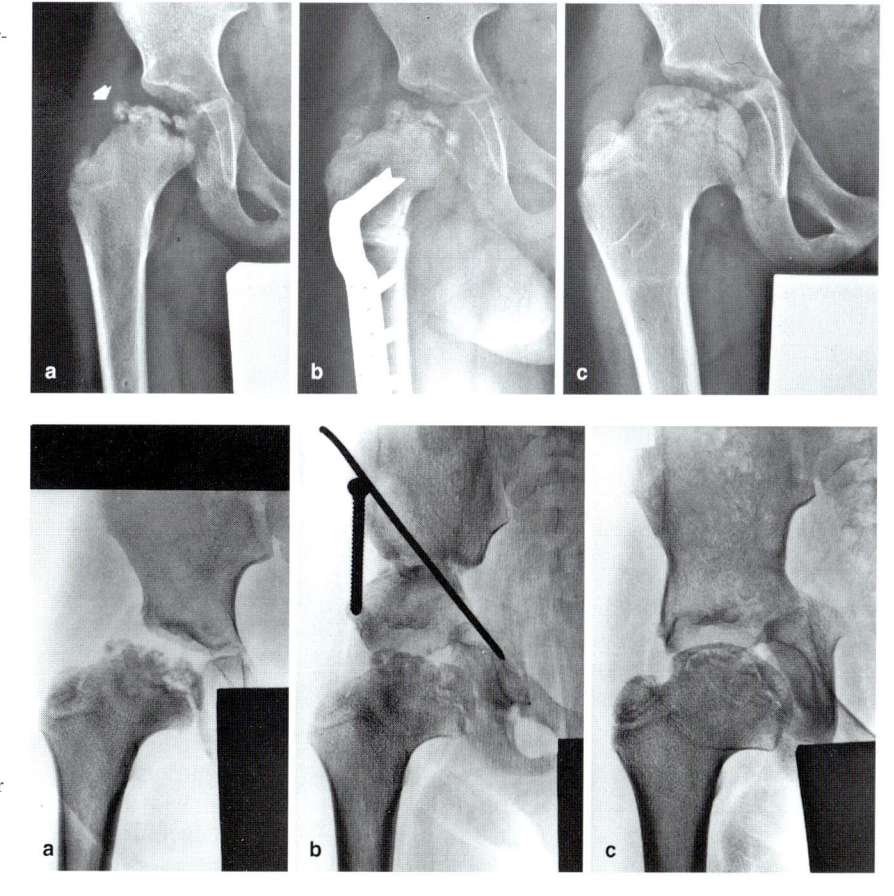

Abb. 3.182 a–c. *Verbesserung des Containments durch intertrochantäre Osteotomie* bei einem 6jährigen Jungen mit lateraler Verkalkung und Subluxation: **a** präoperativ, **b** postoperativ, **c** 2 Jahre postoperativ

Abb. 3.183 a–c. *Verbesserung des Containments durch Tripleosteotomie* bei einem 9jährigen Jungen mit lateraler Verkalkung und Subluxation: **a** präoperativ, **b** postoperativ, **c** 2 Jahre postoperativ

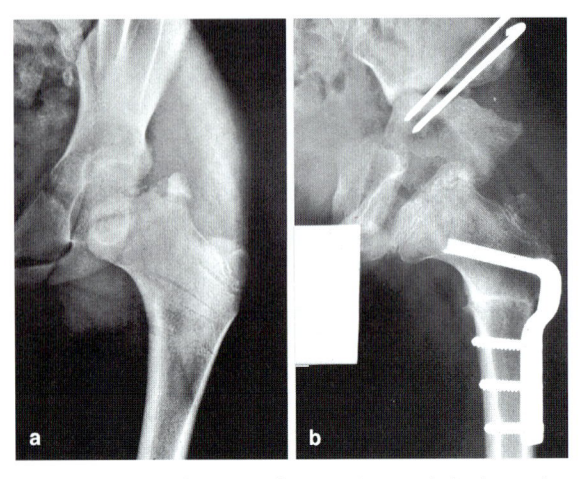

Abb. 3.184 a, b. *Verbesserung des Containments* bei sehr starker Subluxation und Deformation des Femurkopfes durch *gleichzeitige Tripleosteotomie und intertrochantäre Varisationsosteotomie* bei einem 8jährigen Jungen: **a** präoperativ, **b** postoperativ

Die operative Verbesserung der Zentrierung kann einerseits am Femur, andererseits am Becken erfolgen. In bestimmten Fällen (v. a. bei älteren Kindern) wird sogar eine Operation an Femur und Becken empfohlen [15].

Die intertrochantäre Varisationsosteotomie (Abb. 3.182) hat die gleiche Wirkung wie eine permanente Abduktionsstellung des Beines, während die Salter-Osteotomie etwa die Wirkung hat, die man mit einer Neigung des Oberkörpers und damit des Beckens auf die kranke Seite erreicht. In beiden Fällen wird der laterale Teil des Femurkopfes in das Azetabulum zentriert. Mit der Beckenosteotomie nach Salter kann man zusätzlich auch den ventralen Anteil des Femurkopfes besser überdachen. Diese Wirkung kann man auf Seite des Femurs erreichen, wenn man zur Varisation noch eine extendierende Komponente hinzufügt. Die Tripleosteotomie (Abb. 3.183 und 3.184) hat die gleiche Wirkung wie die Beckenosteotomie nach Salter. Erstere ist indiziert, wenn die Elastizität des Beckens ungenügend ist und keine adäquate Verschiebung des Azetabulums mehr erlaubt. Dies ist ca. ab dem 8. Lebensjahr der Fall.

Vorteile der intertrochantären Osteotomie gegenüber der Beckenosteotomie

- Geringere Operationsrisiken (N. ischiadicus)
- Keine intraartikuläre Druckerhöhung

Vorteile der Beckenosteotomie gegenüber der intertrochantären Osteotomie

- Keine Verkürzung des Beines
- Keine Veränderung des Hebelarmes der Abduktoren
- Keine Vertikalisierung der Epiphysenfuge

Die Beckenosteotomie nach Salter führt zu einer Druckerhöhung im Gelenk, da das Pfannendach neben der Verlagerung nach lateral und nach vorne auch distalisiert wird. Für die Druckerhöhung ist v. a. der M. psoas verantwortlich, wie auch experimentell nachgewiesen wurde [45]. Durch aponeurotische Verlängerung der Psoassehne kann dieser Effekt vermindert werden.

Verbessert die Zentrierungsbehandlung die Prognose gegenüber dem Spontanverlauf?

Diese Frage wird in der Literatur unterschiedlich beantwortet. Für die Abduktionsschiene gibt es 2 sehr ernst zu nehmende Arbeiten, die diese Frage verneinen [48, 50]. Die operative Therapie scheint jedoch bei geeigneter Indikationsstellung die Prognose gegenüber dem unbehandelten Zustand doch eindeutig zu verbessern, wie dies in einigen Untersuchungen mit altersmäßig und im Schweregrad vergleichbaren Gruppen von Patienten gezeigt werden konnte [12, 33, 35, 57, 58, 76, 79]. Zwar gibt es auch Arbeiten, die der Behandlung mit abduzierenden Orthesen eine ähnliche Wirksamkeit wie der operativen Behandlung attestieren [5, 14, 21, 39]. Die Resultate sind v. a. bei den über 5jährigen Kindern besser als der Spontanverlauf, außer es ist ausschließlich der anterolaterale Anteil des Hüftkopfes befallen (Catterall-Gruppe I) [12, 55]. Die zusätzliche Entlastung nach operativer Behandlung bringt keine weitere Verbesserung des Resultats [4].

Über die Art der operativen Behandlung herrscht keine Einigkeit. Wie schon erwähnt erreicht man mit der intertrochantären Osteotomie grundsätzlich das Gleiche wie mit der Beckenosteotomie nach Salter und der Tripleosteotomie. Im englischen Sprachraum sind Beckenosteotomien gebräuchlicher, in deutschsprachigen Ländern werden häufiger intertrochantäre Osteotomien angewendet. Die Verkürzung des Schenkelhalses ist nur temporär. Bei Wachstumsabschluß resultiert nicht mehr Verkürzung, als durch die Deformation des Femurkopfes ohnehin gegeben ist [17, 30, 52]. Es kommt regelmäßig zur Nachvalgisation [52]. Die Überlänge des Trochanter major und ein während längerer Zeit persistierendes Trendelenburg-Hinken werden allerdings nach intertrochantärer Osteotomie häufiger beobachtet als nach Beckenosteotomien [47, 74, 80]. Die *Gesamtbeweglichkeit* des Hüftgelenkes muß aber vor einer Osteotomie gut sein, da sie sich durch die Operation nicht verbessert und weil bei ungenügender Beweglichkeit die Hüfte bei der Operation nicht zentriert wird [51]. Dank der nach der Mobilisation für mehrere Tage belassenen postoperativen Periduralanästhesie gibt es heute eine sehr effiziente Möglichkeit, das Bewegungsausmaß zu verbessern.

Eine fehlende Abduktionsfähigkeit birgt v. a. vor einer Varisationsosteotomie die Gefahr einer postoperativen Adduktionskontraktur mit weiterer Dezentrierung der Hüfte in sich, so daß vor der Operation die Beweglichkeit eine kritische Grenze nicht unterschreiten darf.

Verlaufskontrollen

Unabhängig von der Behandlung:

- Klinische Kontrollen alle 3 Monate (v. a. Prüfung der Beweglichkeit), evtl. auch Ultraschalluntersuchung
- Röntgenkontrollen a.-p. und axial alle 6 Monate während 2 Jahren
- Anschließend (je nach Befund) nur noch jährlich a.-p.-Röntgenbilder bis zur Normalisierung (später auch in größeren Abständen). Bei Wachstumsabschluß nochmals a.-p.-Röntgenbild.

Unser Behandlungskonzept beim Morbus Perthes

Unter 5jährige
- Bei Einschränkung der Beweglichkeit *Physiotherapie*
- *Ultraschallkontrolle* alle 3 Monate
- *Röntgen* (a.-p. und axial) *alle 6 Monate* bis 2 Jahre nach Diagnosestellung, dann noch jährlich

5- bis 8jährige
- Bei Einschränkung der Beweglichkeit *Physiotherapie*
- *Ultraschallkontrolle* alle 3 Monate
- *Röntgen* (a.-p. und axial) *alle 6 Monate* bis 2 Jahre nach Diagnosestellung, dann noch jährlich
- Bei Dezentrierung *Operation*
- In der Regel *intertrochantäre Osteotomie* (Voraussetzung: Epiphysenfuge nicht zu steil, keine wesentliche Beinverkürzung und nur wenig Einschränkung der Abduktionsfähigkeit)
- Sind die Voraussetzungen für eine intertrochantäre Osteotomie nicht gegeben, dann *Beckenosteotomie nach Salter*

Über 8jährige
- *Tripleosteotomie* des Beckens (bei starker Einschränkung der Beweglichkeit (evtl. mit Vorbehandlung, s. unten)

Sehr starke Dezentrierung
- *Kombinierte intertrochantäre Varisationsosteotomie und Tripleosteotomie* des Beckens (bei starker Einschränkung der Beweglichkeit (evtl. mit Vorbehandlung, s. unten)

Starke Einschränkung der Abduktion
- (meist vor Vorbehandlung vor Tripleosteotomie oder intertrochantärer Osteotomie:) *Hydraulische Mobilisation* des Hüftgelenks in Narkose, Becken-Bein-Liegeschale in maximaler Abduktion, intensive Physiotherapie unter Periduralanästhesie

! Keine Entlastungsapparate, keine Abduktionsschienen, Stöcke höchstens kurzfristig bei starken Schmerzen, kein totales Sportverbot!

Literatur

1. Andersen PE Jr, Schantz K, Bollerslev J, Justesen P (1988) Bilateral femoral head dysplasia and osteochondritis. Multiple epiphyseal dysplasia tarda, spondylo-epiphyseal dysplasia tarda, and bilateral Legg-Perthes disease. Acta Radiol 29: 705-9
2. Barker DJ, Hall AJ (1986) The epidemiology of Perthes' disease. Clin Orthop 209: 89-94
3. Bassett GS, Apel DM, Wintersteen VG, Tolo VT (1991) Measurement of femoral head microcirculation by Laser Doppler Flowmetry. J Pediatr Orthop 11: 307-13
4. Bellyei A, Mike G (1991) Weight bearing in Perthes' disease. Orthopedics 14: 19-22
5. Bowen JR, Foster BK, Hartzell CR (1984) Legg-Valve-Perthes disease. Clin Orthop 185: 97-108.
6. Burwell RG, Vernon CL, Dangerfield PH, Hall DJ, Kristmundsdottir F (1986) Raised somatomedin activity in the serum of young boys with Perthes' disease revealed by bioassay. A disease of growth transition? Clin Orthop 209: 129-38
7. Calvé J (1910) Sur une forme particulière de coxalgie greffeé. Sur les déformations caracteristiques de l'extremité supérieure du fémur. Rev Chir 42: 54
8. Calvert PT, Kernohan JG, Sayers DC, Catterall A (1984) Effects of vascular occlusion on the femoral head in growing rabbits. Acta Orthop Scand 55: 526-30
9. Cannon SR, Pozo JL, Catterall A (1989) Elevated growth velocity in children with Perthes' disease. J Pediatr Orthop 9: 285-92
10. Catterall A (1971) The natural history of Perthes disease. J Bone Joint Surg (Br) 53: 37-53
11. Christensen F, Soballe K, Ejsted R, Luxhoj T (1986) The Catterall classification of Perthes' disease: an assessment of reliability. J Bone Joint Surg (Br) 68: 614-5
12. Coates CJ, Paterson JM, Woods KR, Catterall A, Fixsen JA (1990) Femoral osteotomy in Perthes' disease. Results at maturity. J Bone Joint Surg (Br) 72: 581-5
13. Conway JJ (1993) A scintigraphic classification of Legg-Calve-Perthes disease. Semin Nucl Med 23: 274-95
14. Cooperman DR, Stulberg SD (1986) Ambulatory containment treatment in Perthes' disease. Clin Orthop 203: 289-300
15. Crutcher JP, Staheli LT (1992) Combined osteotomy as a salvage procedure for severe Legg-Calve-Perthes disease. J Pediatr Orthop 12: 151-6
16. De Camargo FP, de Godoy RM (1984) Angiography in Perthes disease. Clin Orthop 191: 216-20
17. Evans IK, Deluca PA, Gage JR (1988) A comparative study of ambulation-abduction bracing and varus derotation osteotomy in the treatment of severe Legg-Calve-Perthes disease in children over 6 years of age. J Pediatr Orthop 8: 676-82
18. Exner GU, Schreiber A (1986) Wachstumsretardierung und Aufholwachstum bei Morbus Perthes. Z Orthop 124: 192-5
19. Farsetti P, Tudisco C, Caterini R, Potenza V, Ippolito E (1995) The Herring lateral pillar classification for prognosis in Perthes disease. J Bone Joint Surg (Br) 77: 739-42
20. Ferguson AB Jr (1985) Segmental vascular changes in the femoral head in children and adults. Clin Orthop 200: 291-8
21. Fulford GE, Lunn PG, Macnicol MF (1993) A prospective study of nonoperative and operative management for Perthes' disease. J Pediatr Orthop 13: 281-5

22. Glueck CJ, Crawford A, Roy D, Freiberg R, Glueck H, Stroop D (1996) Association of antithrombotic factor deficiencies and hypofibrinolysis with Legg-Perthes disease. J Bone Joint Surg (Am) 78: 3–13
23. Green NE, Griffin PP (1982) Intraosseous venous pressure in Legg-Perthes disease. J Bone Joint Surg (Am) 64: 666–71
24. Hall AJ, Barker DJ, Dangerfield PH, Osmond C, Taylor JF (1988) Small feet and Perthes' disease. A survey in Liverpool. J Bone Joint Surg (Br) 70: 611–3
25. Hall AJ, Barker DJ, Lawton D (1990) The social origins of Perthes' disease of the hip. Paediatr Perinat Epidemiol 4: 64–70
26. Hall AJ, Margetts BM, Barker DJ et al. (1989) Low blood manganese levels in Liverpool children with Perthes' disease. Paediatr Perinat Epidemiol 3: 131–5
27. Hall DJ, Harrison MH, Burwell RG (1979) Congenital abnormalities and Perthes' disease. Clinical evidence that children with Perthes' disease may have a major congenital defect. J Bone Joint Surg (Br) 61: 18–25
28. Herring JA, Neustadt JB, Williams JJ, Early JS, Browne RH (1992) The lateral pillar classification of Legg-Calve-Perthes disease. J Pediatr Orthop 12: 143–50
29. Hoffinger SA, Rab GT, Salamon PB (1991) „Metaphyseal" cysts in Legg-Calve-Perthes' disease. J Pediatr Orthop 11: 301–7
30. Hoikka V, Lindholm TS, Poussa (1986) M: Intertrochanteric varus osteotomy in Legg-Calve-Perthes disease: a report of 112 hips. J Pediatr Orthop 6: 600–4
31. Howell CJ, Wynne Davies R (1986) The tricho-rhino-phalangeal syndrome. A report of 14 cases in 7 kindreds. J Bone Joint Surg (Br) 68: 311–4
32. Ippolito E, Tudisco C, Farsetti P (1987) The long term prognosis of unilateral Perthes' disease. J Bone Joint Surg (Br) 69: 243–50
33. Jani L, Hefti F (1990) Die Femurkopfnekrose des Kindesalters. Orthopäde 19: 191–9
34. Joseph B (1991) Serum Immunoglobulin in Perthes disease. J Bone Joint Surg (Br) 73: 509–10
35. Joseph B, Srinivas G, Thomas R (1996) Management of Perthes disease of late onset in southern India. J Bone Joint Surg (Br) 78: 625–30
36. Kallio P, Ryoppy S, Kunnamo I (1986) Transient synovitis and Perthes' disease. Is there an aetiological connection? J Bone Joint Surg (Br) 68: 808–11
37. Kamegaya M, Moriya H, Tsuchiya K, Akita T, Ogata S, Someya M (1989) Arthrography of early Perthes' disease. Swelling of the ligamentum teres as a cause of subluxation. J Bone Joint Surg (Br) 71: 413–7
38. Kemp HB (1986) Perthes' disease in rabbits and puppies. Clin Orthop 209: 139–59
39. Kendig RJ, Evans GA (1986) Biologic osteotomy in Perthes disease. J Pediatr Orthop 6: 278–84
40. Kitsugi T, Kasahara Y, Seto Y, Komai S (1989) Normal somatomedin C activity measured by radioimmunoassay in Perthes' disease. Clin Orthop 244: 217–21
41. Kohn D, Wirth CJ, John H (1991) The function of the Thomas splint. An experimental study. Arch Orthop Trauma Surg 111: 26–8
42. Kristmundsdottir F, Burwell RG, Hall DJ, Marshall WA (1986) A longitudinal study of carpal bone development in Perthes' disease: its significance for both radiologic standstill and bilateral disease. Clin Orthop 209: 115–23
43. Kristmundsdottir F, Burwell RG, Harrison MH (1987) Delayed skeletal maturation in Perthes' disease. Acta Orthop Scand 58: 277–9
44. Kumasaka Y, Harada K, Watanabe H, Higashihara T, Kishimoto H, Sakurai K, Kozuka T (1991) Modified epiphyseal index for MRI in Legg-Calve-Perthes disease (LCPD). Pediatr Radiol 21: 208–10
45. Küsswetter W, Magers H (1985) Changes in the pelvis after the Chiari and Salter osteotomies. Int Orthop 9: 139–46
46. Legg AT (1910) An obscure affection of the hip joint. Boston Med Surg J 162: 202
47. Leitch JM, Paterson DC, Foster BK (1991) Growth disturbance in Legg-Calve-Perthes disease and the consequences of surgical treatment. Clin Orthop 262: 178–84
48. Martinez AG, Weinstein SL, Dietz FR (1992) The weight-bearing abduction brace for the treatment of Legg-Perthes diaseae. J Bone Joint Surg (Am) 74: 12–21
49. McAndrew MP, Weinstein SL (1984) A long-term follow-up of Legg-Calve-Perthes diaseae. J Bone Joint Surg (Am) 66: 860–9
50. Meehan PL, Angel D, Nelson JM (1992) The Scottish Rite abduction orthosis for the treatment of Legg-Perthes disease. J Bone Joint Surg (Am) 74: 2–12
51. Menelaus-MB (1986) Lessons learned in the management of Legg-Calve-Perthes disease. Clin Orthop 209: 41–8
52. Mirovskyy Y, Axer A, Hendel D (1984) Residual shortening after osteotomy for Perthes disease. J Bone Joint Surg (Br) 66: 184–8
53. Moberg A, Rehnberg L (1992) Incidence of Perthes' disease in Uppsala, Sweden. Acta Orthop Scand 63: 157–8
54. Motokawa S (1990) Effect of serum factors on skeletal growth in Perthes' disease. Nippon Seikeigeka Gakkai Zasshi 64: 790–7
55. Muirhead-Allwood W, Catterall A(1982) The treatment of Perthes' disease. J Bone Joint Surg (Br) 64: 282–5
56. Mukherjee A, Fabry G (1991) Evaluation of the prognostic indices in Legg-Calvé-Perthes disease: Statistical analysis of 116 hips. J Pediatr Orthop 11: 153–8
57. Nomura T, Terayama K, Watanabe S (1980) Perthes' disease: a comparison between two methods of treatment, Thomas' splint and femoral osteotomy. Arch Orthop Trauma Surg 97: 135–40
58. Norlin R, Hammerby S, Tkaczuk H (1991) The natural history of Perthes' disease. Int Orthop 15: 13–6
59. Orzincolo C, Castaldi G, Scutellari PN, Bariani L, Pinca A (1986) Aseptic necrosis of femoral head complicating thalassemia. Skeletal Radiol 15: 541–4
60. Parsch K, Haesen D (1994) Spontanverlauf des Morbus Perthes. Orthopäde 23: 200–5
61. Perthes GC (1910) Über die Arthrosis deformans juvenilis. Deutsch Z Chir 107: 111
62. Pettersson H, Wingstrand H, Thambert C, Nilsson IM, Jonsson K (1990) Legg-Calve-Perthes disease in hemophilia: incidence and etiologic considerations. J Pediatr Orthop 10: 28–32
63. Price CT, Day DD, Flynn JC (1988) Behavioral sequelae of bracing versus surgery for Legg-Calve-Perthes disease. J Pediatr Orthop 8: 285–7
64. Purry NA (1982) The incidence of Perthes disease in three population groups in the eastern cape region of South Africa. J Bone Joint Surg (Am) 64: 286–8

65. Raimann A, de la Fuente M, Raimann A (1994) Dysplasia Capitis Femoris und ihre Beziehung zur Hüftkopfnekrose (Morbus Perthes). Z Orthop 132: 140–56
66. Rand C, Pearson TC, Heatley FW (1987) Avascular necrosis of the femoral head in sickle cell syndrome: a report of 5 cases. Acta Haematol 78: 186–92
67. Richards BS, Coleman SS (1987) Subluxation of the femoral head in coxa plana. J Bone Joint Surg (Am) 69: 1312–8
68. Ritterbusch JF, Shantharam SS, Gelinas C (1993) Comparison of lateral pillar classification and Catterall classification of Legg-Calvé-Perthes'disease. J Pediatr Orthop 13: 200–02
69. Royle SG, Galasko CS (1992) The irritable hip. Scintigraphy in 192 children. Acta Orthop Scand 63: 25–8
70. Salter RB, Thompson GH (1984) Legg-Calvé-Perthes disease. The prognostic significance of the subchondral fracture and a two-group classification of the femoral head involvement. J Bone Joint Surg (Am) 66: 479–89
71. Salter RB (1984) The present status of surgical treatment for Legg-Perthes disease. Current Concept Review. J Bone Joint Surg (Am) 66: 961–6
72. Schwarz N, Leixnering M, Hopf R, Jantsch S (1988) Pressure volume ratio in human cadaver hip joints. Arch Orthop Trauma Surg 107: 322–5
73. Shang-li L, Ho TC (1991) The role of venous hypertension in the pathogenesis of Legg-Perthes disease. J Bone Joint Surg (Am) 73: 194–200
74. Sponseller PD, Desai SS, Millis MB (1988) Comparison of femoral and innominate osteotomies for the treatment of Legg-Calve ,-Perthes disease. J Bone Joint Surg (Am) 70: 1131–9
75. Stulberg SD, Cooperman DR, Wallenstein R (1981) The natural history of Legg-Calve-Perthes disease. J Bone Joint Surg (Am) 63: 1095–108
76. Thompson GH, Salter RB (1987) Legg-Calve-Perthes disease. Current concepts and controversies. Orthop Clin North Am 18: 617–35
77. Vasseur PB, Foley P, Stevenson S, Heitter D (1989) Mode of inheritance of Perthes' disease in Manchester terriers. Clin Orthop 244: 281–92
78. Vegter J, Lubsen CC (1987).Fractional necrosis of the femoral head epiphysis after transient increase in joint pressure. An experimental study in juvenile rabbits. J Bone Joint Surg (Br) 69: 530–5
79. Vizkelety T, Kery L (1988) The treatment of Perthes' disease. Acta Chir Hung 29: 73–85
80. Weiner SD, Weiner DS, Riley PM (1991) Pitfalls in treatment of Legg-Calvé-Perthes disease using proximal femoral varus osteotomy. J Pediatr Orthop 11: 20–4
81. Wenger DR, Ward WT, Herring JA (1991) Legg-Calvé-Perthes disease. Current concept review. J Bone Joint Surg (Am) 73: 778–88
82. Yrjonen T (1992) Prognosis in Perthes' disease after non-containment treatment. 106 hips followed for 28–47 years. Acta Orthop Scand 63: 523–6

3.2.6
Epiphyseolysis capitis femoris

Klagt ein Kind über Schmerzen im Knie vergiß die Untersuchung der Hüfte nie

Definition

Unter *Epiphyseolysis capitis femoris* versteht man die *nicht-traumatische Epiphysenlösung* in der Schenkelhalsepiphysenfuge mit Dislokation des Femurkopfes, in der Regel nach medial dorsal während des pubertären Wachstumsschubes.

Historisches

E. Müller hat 1888 in der Arbeit „Über die Verbiegungen des Schenkelhalses im Wachstumsalter" die Krankheit erstmals beschrieben [42].

Vorkommen

Eine epidemiologische Studie in Amerika zeigte eine Inzidenz der Femurkopfepiphysenlösung von ca. 2/100 000 Jugendliche unter 20 Jahren [32]. Das Geschlechtsverhältnis männlich:weiblich beträgt ca. 1,5:1, Einseitigkeit zu Doppelseitigkeit 4:1 [37]. Es wird auch von einer Häufung der Epiphysenlösung in den Frühjahrs- und Sommermonaten April bis August berichtet, wahrscheinlich aufgrund der in dieser Jahreszeit vermehrten körperlichen Aktivität [34]. Zudem ist das Vorkommen auch von der Rasse abhängig: Bei der schwarzen Bevölkerung sind Epiphysenlösungen häufiger als bei der weißen [3, 36].

Klassifikation

Die Epiphysenlösung kann nach *Anamnesedauer* eingeteilt werden [53]:

- Akut (Anamnesedauer unter 2 Wochen)
- Chronisch (Anamnesedauer mehr als 2 Wochen)
- Akut auf chronisch (Anamnesedauer mehr als 2 Wochen, aber plötzliche Verschlimmerung der Beschwerden, Gehunfähigkeit)

Eine andere Einteilung [4, 35] unterscheidet *nach Gehfähigkeit* zwischen:

- Stabil (gehfähiger Patient)
- Instabil (gehunfähiger Patient).

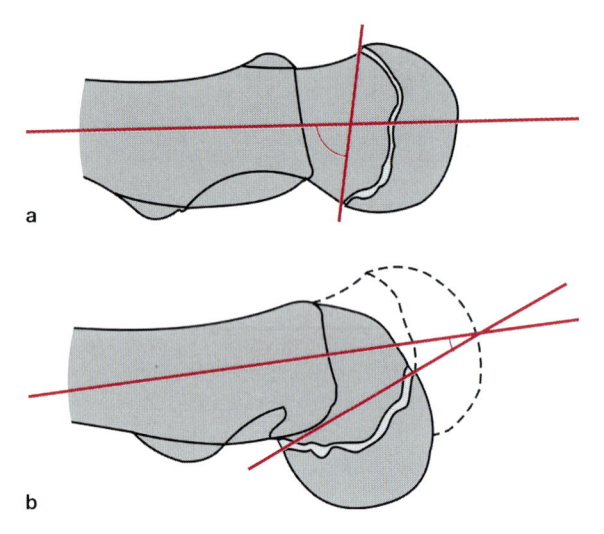

Abb. 3.185 a, b. *Messung des Gleitwinkels* bei der Epiphyseolysis capitis femoris. (Nach [14])

Einteilung nach *Schweregrad des Gleitvorganges* (Messung des Gleitwinkels s. Abb. 3.185):

- Grad I   Erweiterung und Unregelmäßigkeit der Epiphysenfuge ohne meßbaren Gleitwinkel
- Grad II   Gleitwinkel 0–30°
- Grad III Gleitwinkel 30–50°
- Grad IV   Gleitwinkel über 50°

Ätiologie

Experimentelle Untersuchungen an Tieren haben gezeigt, daß durch den Einfluß der *Hormone* während des pubertären Wachstumsschubes die mechanische Festigkeit der Epiphysenfugen vermindert ist [41]. Testosterone fördern das Wachstum, während Östrogene eher die Reifung vorantreiben. Testosterone und Östrogene kommen bei Jungen und Mädchen gleichzeitig vor, allerdings in unterschiedlicher Quantität. Die proximale Femurepiphysenfuge ist durch ihre anatomische Situation ausgesprochen starken Scherkräften ausgesetzt. Die Wachstumsfuge wird gegen diese Kräfte durch den perichondralen Ring aus fibrösen Bändern geschützt; bei kleinen Kindern ist diese Zone dicker als bei Adoleszenten während des pubertären Wachstumsschubes. Kommt es zur chronischen Überlastung, wie dies bei adipösen oder sportlich sehr aktiven Jugendlichen oft der Fall ist, so kann der perichondrale Ring reißen, und die Epiphyse löst sich ab. Die hormonale Schwächung der Epiphysenfuge ist ein physiologischer Zustand und kein krankhafter Vorgang (s. Kap. 2.2.3). Eine Untersuchung mit Bestimmung des Hormonstatus bei Jugendlichen

Besonders gefährdet für eine Epiphysenlösung sind einerseits dicke, andererseits sportliche Kinder ...

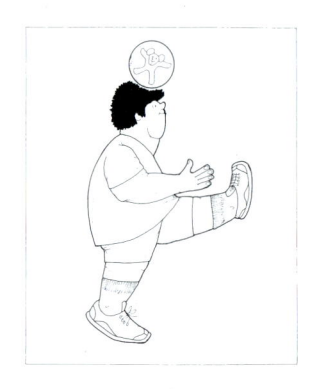

mit Femurkopfepiphysenlösungen zeigte, daß dieser bei allen Kindern normal war, hingegen war mehr als die Hälfte der erkrankten Kinder eindeutig übergewichtig mit einem *Gewicht* oberhalb der 90er Perzentile [10]. Besteht allerdings eine Störung des Hormonstatus, so kann es auch bei normalgewichtigen Kindern zur Femurkopfepiphysenlösung kommen. Dies ist insbesondere bei der Hypothyreose der Fall [45], daneben auch beim Panhypopituitarismus sowie beim Hypogonadismus [58]. Durch Hypopituitarismus wird eine allgemeine Reifungsstörung hervorgerufen, so daß der pubertäre Wachstumsschub abnorm spät stattfindet; entsprechend kann es auch im vorgeschrittenen Alter zur Epiphysenlösung kommen (Abb. 3.186). Eine besondere Gefährdung besteht bei Jugendlichen mit Dystrophia adiposogenitalis (M. Fröhlich). Diese Patienten sind aufgrund einer hormonellen Störung besonders groß und adipös, und sie haben kleine Genitalien.

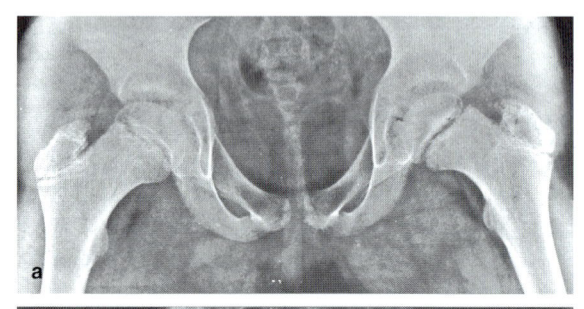

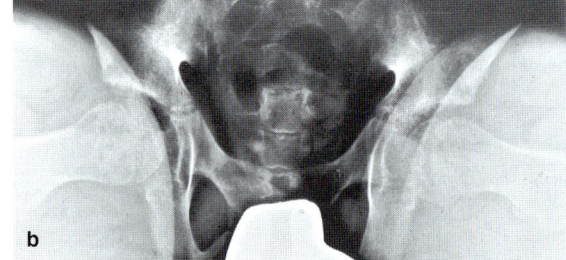

Abb. 3.186. Röntgenbild der Hüftgelenke a.-p. *(oben)* und axial *(unten)* mit *Epiphysenlösung* bei einem 18jährigen Patienten mit noch offenen Epiphysenfugen bei *Hypothyreose*

Die Epiphysenlösung wurde in bezug auf das *chronologische Alter* in einem breiten Bereich beobachtet. In der Literatur wird über eine Beobachtung bei einem 6jährigen Mädchen berichtet [31]. Wir selber haben schon bei 8- und 18jährigen eine Epiphysenlösung feststellen müssen. Alle diese Altersangaben beziehen sich jedoch auf das chronologische Alter. Berücksichtigt man hingegen das sog. *Knochenalter*, so ist es eine relativ kurze Zeitspanne von 4 Jahren, in der sich die Epiphysenlösung ereignen kann. Bei Mädchen dauert diese von 11–15 Jahren, bei Jungen von 13–17 Jahren [36], wobei zu beachten ist, daß Jugendliche mit Epiphysenlösung in bezug auf die Skelettreifung durchschnittlich um 1 Jahr weiter fortgeschritten sind, als es dem chronologischen Alter entspricht.

Pathogenese

Üblicherweise wird der Gleitvorgang folgendermaßen beschrieben: Der Femurkopf gleitet nach medial und dorsal. Diese Beschreibung ist nicht ganz korrekt, da eigentlich nicht der Femurkopf gleitet, sondern der Schenkelhals. Der Femurkopf bleibt im Azetabulum zentriert, und es ist das Femur, das nach lateral und ventral gleitet. Dabei handelt es sich nicht um eine reine Translationsbewegung, sondern um eine Rotation um eine exzentrische Achse [5, 44]. Es gibt auch einzelne Beobachtungen, in denen ein Gleitvorgang in die umgekehrte Richtung beschrieben wurde, d.h. eine Verlagerung des Schenkelhalses nach medial ventral bzw. eine Verlagerung des Femurkopfes nach lateral dorsal [51]. Bis zu einem bestimmten Ausmaß ist das Gleiten des Femurkopfes nach medial dorsal ein physiologischer Vorgang. Bei Kindern mit Coxa valga et antetorta findet dieser im Laufe des Wachstums statt und führt zur physiologischen Detorsion [40]. Eine besondere Belastung ist neben dem Gewicht auch die sportliche Aktivität. Eine vergleichende Untersuchung mit 2 Gruppen von Jugendlichen zeigte, daß bei sportlich aktiven Jugendlichen die sog. „tilt deformity" viel häufiger war als bei den sportlich weniger Aktiven [43] (Abb. 3.187).

Diagnostik

Die Diagnose einer Femurkopfepiphysenlösung wird in der Regel aufgrund von Schmerzangaben des Patienten gestellt. Die Schmerzen werden häufig nicht im Bereich des Hüftgelenkes, sondern im Oberschenkel oder sogar im Kniegelenk angegeben.

> ! Bei Schmerzen im Kniegelenk oder Oberschenkelbereich bei Adoleszenten muß immer das Hüftgelenk untersucht werden. Bei Schmerzangaben während der Untersuchung oder bei Bewegungseinschränkung der Hüfte muß immer ein Röntgenbild angefertigt werden.

Es wurde verschiedentlich versucht, die Hüftkopfepiphysenlösung *sonographisch* darzustellen [12, 28, 29, 54]. Während es keine Schwierigkeiten bereitet, ein akutes Abgleiten von 15° und mehr mit der Ultraschallmethode zu diagnostizieren, ist es uns nicht gelungen, nur milde Formen der Femurkopfepiphysenlösung mit dem Ultraschallgerät zu finden. Gerade dies wäre aber zur Entdeckung von latenten, klinisch nicht manifesten Formen wünschenswert.

Bei der *Untersuchung* findet man in der Regel eine eingeschränkte Innenrotation des betroffenen Hüftgelenkes, manchmal auch eine verminderte Abduktionsfähigkeit. Die forcierte Innenrotation ist häufig schmerzhaft.

Abb. 3.187 a, b. Messung der *„tilt deformity"*: Die Halbierende des Schenkelhalses sollte den größten Kopfdurchmesser ungefähr in der Mitte schneiden. Eine Verhältniszahl bis 1,35 ist normal.
a Rechte Hüfte: Tilt deformity;
b linke Hüfte: normal

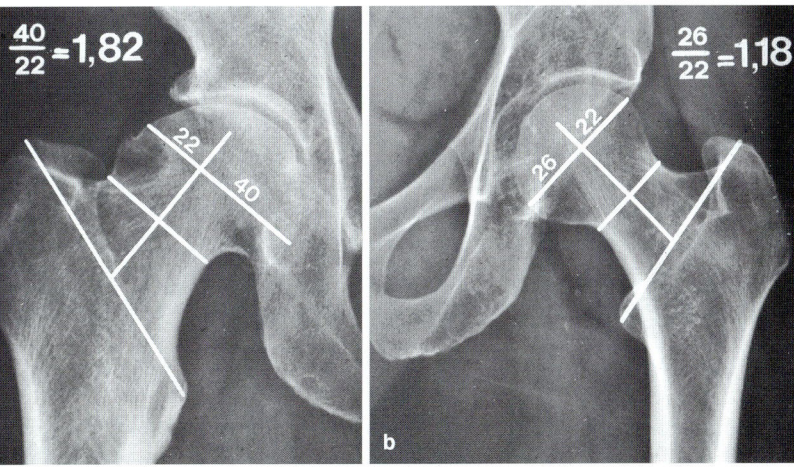

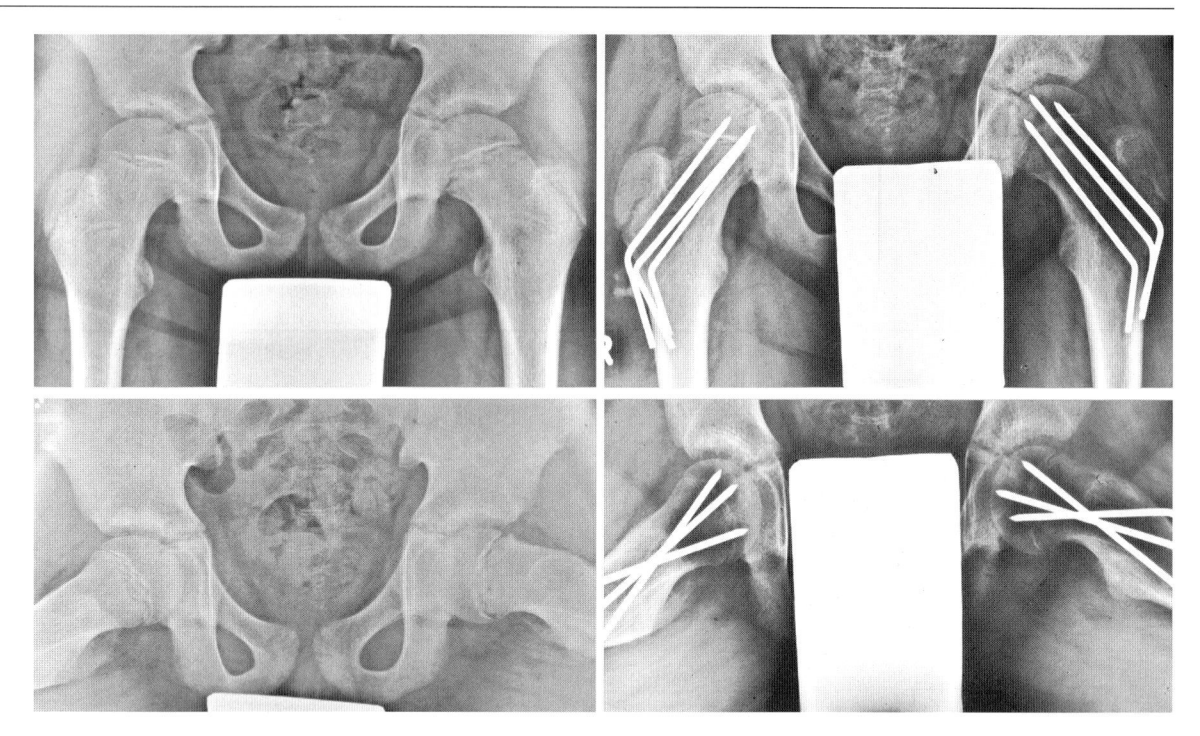

Abb. 3.188. a Röntgenbild der Hüftgelenke a.-p. *(oben)* und axial *(unten)* mit akuter Epiphysenlösung, die auf eine chronische folgt, bei einem 14,5jährigen Patienten. Man beachte, wie diskret der Befund im a.-p.-Bild ist, obwohl im axialen Bild ein beachtlicher Gleitwinkel zu beobachten ist. **b** a.-p.- und axiales Bild bei Zustand nach beidseitiger *Verschraubung mit einer kanülierten Schraube* und Teilreposition

Röntgendiagnostik

Beim klinischen Verdacht auf eine Epiphysenlösung müssen immer beide Hüften a.-p. und axial nach Lauenstein geröntgt werden (zur Technik der Lauenstein-Aufnahme s. Abschn. 3.2.2). Als diskretes röntgenologisches Zeichen sieht man auf dem a.-p.-Röntgenbild eine Verbreiterung der Epiphysenfuge; zudem ragt lateral der Femurkopf nicht mehr so deutlich über den Schenkelhals hinaus, wie dies üblicherweise der Fall ist. Oft ist es schwierig, auf dem a.-p.-Bild eine Epiphysenlösung korrekt zu diagnostizieren (Abb. 3.188 a oben). Aus diesem Grund muß die Wichtigkeit der axialen Aufnahme betont werden, da auf dieser der nach hinten gerutschte Kopf bzw. der nach vorne verlagerte Hals meist sehr deutlich zu erkennen ist. Die Abb. 3.185 zeigt die Berechnung des Kippwinkels. Die axiale Lauenstein-Aufnahme ist nicht gut standardisiert, infolgedessen ist auch die Messung des Kippwinkels nicht sehr genau. Wir suchen auf den Röntgenbildern nach Zeichen eines Remodellings, wie z. B. die Abrundung der Metaphysen oder die Auffüllung von Defekten im Epiphysenfugenbereich (Abb. 3.189).

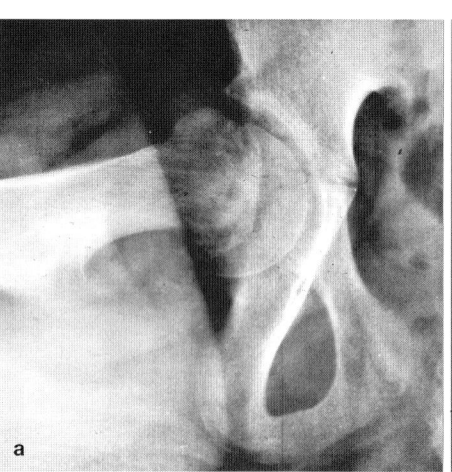

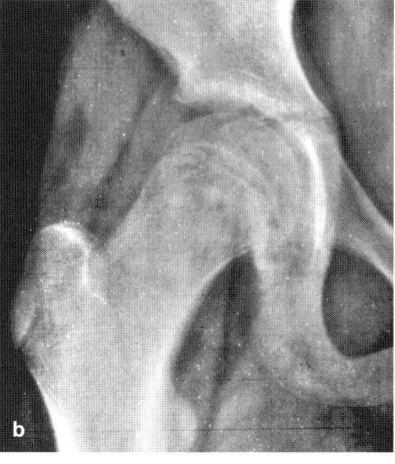

Abb. 3.189 a, b. Röntgenbild des rechten Hüftgelenks axial (**a**) und a.-p. (**b**) bei *chronischer Epiphysenlösung* bei einem 14jährigen Mädchen. Man beachte die deutlichen Zeichen des „Remodellings" v. a. auf dem axialen Bild

Auch Ossifikationen des fibrokartilaginären Bandes sind Hinweise darauf, daß es sich nicht um eine akute Epiphysenlösung handelt, sondern um eine chronische oder allenfalls – bei erst kurzer Schmerzdauer – um eine akute Lösung auf dem Boden eines bereits chronisch vorhandenen Rutschens.

Weitere bildgebende diagnostische Verfahren sind in der Regel nicht notwendig. Falls Zweifel an der Offenheit der Epiphysenfuge (insbesondere auf der Gegenseite) vorhanden sind, kann evtl. eine CT-Untersuchung Klarheit bringen. Routinemäßig sollte diese Abklärung jedoch nicht durchgeführt werden. Auch das Szintigramm sowie das MRT bringen keine wesentlichen zusätzlichen Informationen, die therapeutische Konsequenzen hätten. Es sollte deshalb auf solche Untersuchungen (von Ausnahmen abgesehen) verzichtet werden.

Spontanverlauf

Beim Spontanverlauf müssen wir wiederum zwischen akuter und chronischer Epiphysenlösung unterscheiden.

Bei der *akuten Epiphysenlösung* wird das Rutschen nicht spontan limitiert, sondern kann beliebig weitergehen. Es sind auch keine Remodellingvorgänge zu beobachten. Bei der *chronischen Epiphysenlösung* hingegen kommt es irgendwann zur Selbstlimitierung des Vorganges durch folgende Mechanismen:

- Verknöcherung der Fuge,
- Andocken der Kopfkalotte dorsal am Schenkelhals,
- Ossifikation des fibrokartilaginären Ringes am Schenkelhals [18].

Nach einer Epiphysenlösung kommt es in der Regel nach etwa 8–9 Monaten zum vorzeitigen Fugenverschluß [19].

Eine weitere Remodellierung findet *nach Abschluß des Wachstums* statt. Im einzelnen handelt es sich dabei um folgende Vorgänge [19]:

- Einebnen des metaphysären Höckers,
- die entblößte Metaphyse rundet sich ab,
- Auffüllen von Defekten im Epiphysenfugenbereich,
- Korrektur von epiphysären Fehlstellungen.

In etwa 40 % der Fälle kommt es im Laufe der Zeit auch auf der Gegenseite zu einem Gleitvorgang [18, 26].

Das *Arthroserisiko* wurde in Langzeitstudien folgendermaßen berechnet [11, 19]:

• Nach 30 Jahren	• bei einem Gleitwinkel von 40°: Risiko 15 %
	• bei einem Gleitwinkel von 60°: Risiko 25 %
• Nach 50 Jahren	• bei einem Gleitwinkel von 40°: Risiko 50 %
	• bei einem Gleitwinkel von 60°: Risiko 70 %

Das Risiko der *Femurkopfnekrose* ist vom Ausmaß des Rutschens und von der Geschwindigkeit des Gleitvorgangs abhängig [46]. Die Wahrscheinlichkeit wird bei der akuten Epiphysenlösung mit 16–18 % angegeben [46]. Die Nekrose kann aber auch iatrogen durch forciertes Reponieren eines chronisch abgerutschten Femurkopfes ausgelöst werden.

Ein besonderes Problem stellt die *klinisch inapparent verlaufende Epiphysenlösung* dar. In einer älteren Studie wurde darauf hingewiesen, daß bei sportlich sehr aktiven Kindern und Jugendlichen die sog. „tilt deformity" häufiger vorkommt als bei weniger sportlichen [43]. In dieser Untersuchung wurden a.-p.-Röntgenbilder der Hüften ausgemessen. Die Abb. 3.187 zeigt ein Röntgenbild mit Ausmessung der „tilt deformity", die ohne Zweifel eine Präarthrose darstellt. Es wurde auch in einzelnen Berichten festgehalten, daß *Spitzensportler* wegen durchgemachter Epiphysenlösung häufiger Arthrosen haben als die Durchschnittsbevölkerung [23, 49].

Therapie

Die Therapie bei der Epiphysenlösung in der floriden Phase ist immer operativ, sei sie nun akut oder chronisch. Versuche der Reposition von akuten Epiphysenlösungen mittels Längszug und Innenrotation konnten nicht überzeugen [17, 38].

Folgende operative Möglichkeiten stehen zur Verfügung:

- Nagelung,
- Verschraubung,
- Korrekturosteotomie.

Bei einer akuten Epiphysenlösung müssen notfallmäßig eine Reposition und Fixation durchgeführt werden.

! Die akute Epiphysenlösung ist eine der wenigen Notfallsituationen in der Kinderorthopädie, die nicht durch Trauma bedingt sind.

Nach der notfallmäßigen Krankenhausaufnahme bestimmen wir mittels Röntgenhandplatte das Skelettalter. Anschließend wird in Narkose zuerst die Reposition versucht; diese erfolgt in Flexion, Abduktion und maximaler Innenrotation.

In dieser Position muß unter Bildverstärkerkontrolle die Nagelung bzw. Verschraubung durchgeführt werden. Die konservative Behandlung mit Gipsfixation, die ebenfalls beschrieben wurde [9], halten wir nicht für eine adäquate Behandlung.

Die Fixation kann auf 2 Arten erfolgen:

- mit 3 mm dicken Steinmann-Nägeln,
- mit einer kanülierten Spongiosaschraube mit kurzem Gewinde.

Fixation mit Nägeln oder Schrauben

Steinmann-Nägel

Durch eine laterale Inzision wird ein erster Steinmann-Nagel in flektierter und maximal innenrotierter Position des Beines ventral durch den Schenkelhals in den Femurkopf unter Bildverstärkerkontrolle eingebracht. Der zweite Steinmann-Nagel wird anschließend kranial davon von dorsal nach ventral gerichtet, und ein dritter distal davon von ventral nach dorsal gerichtet eingebracht. Auf dem Röntgenbild liegen schließlich die Steinmann-Nägel in der a.-p.-Aufnahme parallel zueinander, während sie im axialen Bild aufgefächert sind (s. Abb. 3.190).

Kanülierte Schraube

In maximaler Innenrotation und Flexion wird durch eine Stichinzision von lateral her ein Führungsdraht mit einem feinen Gewinde am Ende zentral durch den Schenkelhals in den Femurkopf eingebracht. Mit dem Bildverstärker wird die Lage des Drahtes in 2 Ebenen geprüft. Bei richtiger Position wird nun eine kanülierte Schraube nach Längenmessung und Vorbohren von lateral her in den Femurkopf eingedreht [22, 24, 33].

Das gleiche Prozedere führen wir grundsätzlich auch auf der nicht abgerutschten Gegenseite durch. Die arthroskopische Kontrolle der Schraubenlage, die in der Literatur vorgeschlagen wurde [7, 21], halten wir für unnötig.

Die *Notwendigkeit der prophylaktischen Spickung* der Gegenseite ist zwar nicht unumstritten, aber selbst in einer Arbeit, welche die Spickung der Gegenseite für unnötig hält, wird angegeben, daß es in 40 % der Fälle zu einem Rutschen auf der kontralateralen Seite kommt. [26]. Da nach einer Epiphysenlösung die kranke Seite entlastet werden muß und deshalb die Gegenseite vermehrt belastet wird, ist das Risiko, daß sich hier ebenfalls eine Epiphysenlösung ereignet, relativ groß. Wir führen deshalb grundsätzlich die prophylaktische Nagelung der Gegenseite durch.

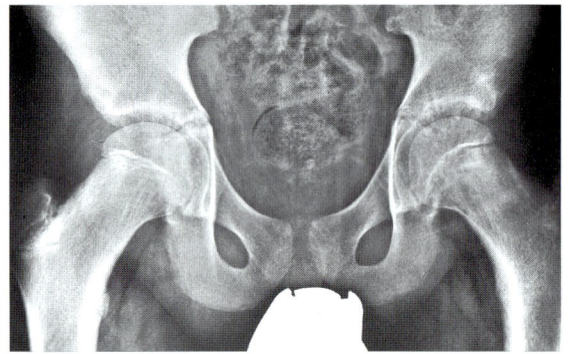

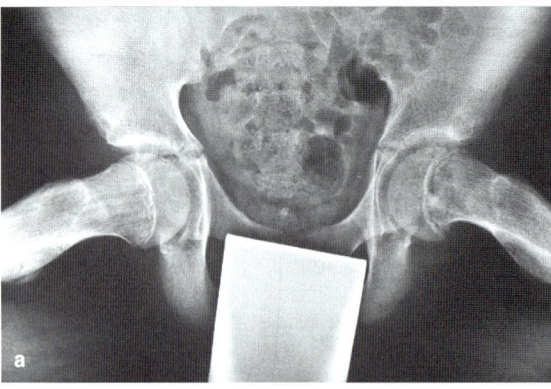

Abb. 3.190. a Röntgenbild der Hüftgelenke a.-p. und axial *(unten)* mit akuter Epiphysenlösung bei einem 12,5jährigen Patienten. **b** a.-p.- und axiales Bild bei Zustand nach beidseitiger *Nagelung mit Steinmann-Nägeln*

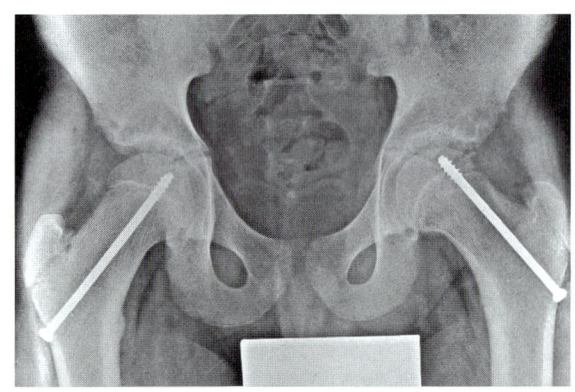

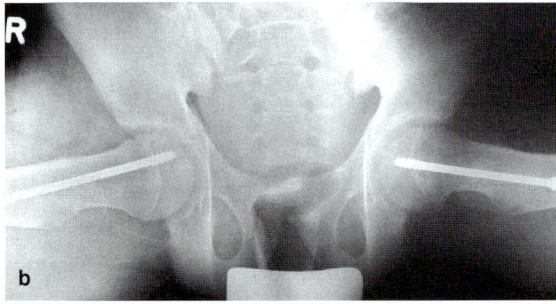

Der *Vorteil der Nagelung gegenüber der Verschraubung* besteht darin, daß die Epiphysenfuge in der Regel weiterwächst und es nicht zum vorzeitigen Verschluß mit Verkürzung des Schenkelhalses kommt. Dies ist bei Verwendung von Schrauben bei noch wesentlicher Wachstumspotenz in der Regel der Fall. Der *Vorteil der Verschraubung gegenüber der Nagelung* besteht in der viel kleineren Inzision und in der einfacheren Operationstechnik. Früher wurden häufig 2 Schrauben verwendet, mehrere Arbeiten haben jedoch gezeigt, daß eine Schraube im Prinzip genügt [3, 30, 56]. Auch ist eine Umnagelung wegen fortgesetzten Wachstums und relativer Kürze der Nägel nicht notwendig.

Komplikationen

Als Komplikationen der Nagelung oder der Verschraubung sind bekannt [2, 4, 15, 47, 48, 50, 55]:

- Chondrolyse,
- Femurkopfnekrose,
- vorzeitiger Fugenverschluß,
- Infektion,
- Schrauben-/Nagelbruch.

Die *Chondrolyse* entsteht auf 2 Arten:

- Durch *Perforation eines Nagels bzw. der Schraube*. Hier handelt es sich um ein operationstechnisches Problem. Die Lage des Nagels oder der Schraube muß mit dem Bildverstärker in allen Ebenen kontrolliert werden, da sie nur sichtbar wird, wenn der Femurkopf genau bei der Perforation tangential getroffen wird. Postoperativ müssen auch ein a.-p.- und axiales Röntgenbild angefertigt werden.
- *Idiopathisch*, d.h. als Komplikation der Krankheit selbst; wahrscheinlich ist diese Ursache seltener als die iatrogene.

Die *Femurkopfnekrose* ist eine schwere Komplikation der Epiphysenlösung. Sie tritt v.a. auf, wenn eine chronische Epiphysenlösung mit Gewalt reponiert wird. Damit stellt sich die Frage, ob bei Vorliegen von Zeichen eines chronischen Geschehens auf dem Röntgenbild überhaupt reponiert werden oder nur in situ fixiert werden soll. Verschiedene Arbeiten postulieren ein In-situ-Pinning, da es durch den Remodellierungsvorgang spontan zu einer teilweisen Reposition komme [13, 50]. Wir teilen diese Ansicht nicht. Das Remodelling wurde nur in 1/3 der Fälle beobachtet. Andererseits bringt der Repositionsversuch keine Nachteile, solange nur mit mäßiger Kraft innenrotiert wird. Auf diese Weise kann nur ein akut abgerutschter Kopf reponiert werden. Ein chronisch disloziierter Femurkopf darf natürlich nicht mit Gewalt in seine ursprüngliche Stellung zurückgeführt werden, da sonst die Gefahr der Femurkopfnekrose eindeutig größer wird. Auch bei unklarer Anamnese versuchen wir immer die (sanfte) Reposition.

Der *vorzeitige Fugenverschluß* kommt nach Verwendung von Schrauben häufiger vor als bei Nägeln, wurde aber auch bei der Nagelung schon beobachtet [50].

Die *Infektionsrate* ist bei der Epiphysenlösung nicht höher als bei anderen Interventionen mit Metallimplantaten.

Der *Metallbruch* ereignet sich nur, wenn zu dünne Nägel oder Schrauben verwendet werden.

Metallentfernung

Nach Wachstumsabschluß entfernen wir grundsätzlich die Nägel, während der Versuch, die Schrauben zu entfernen, nicht unternommen werden sollte, da sie dabei brechen können [8, 27].

Osteotomien

Intertochantäre Flexions-Valgisationsosteotomie

Ist der Femurkopf um mehr als 50° abgerutscht, so muß eine Korrekturosteotomie durchgeführt werden. Imhäuser hat 1954 [25] die intertrochantäre Flexions-Valgisationsosteotomie zur Behandlung der Deformität nach schwerem Abgleiten bei der Hüftkopfepiphysenlösung angegeben. Southwick hat 1967 [52] die gleiche Operation im englischen Schrifttum beschrieben. Das Verfahren ist deshalb im angelsächsischen Sprachraum eher unter dem Namen „Southwick" als unter „Imhäuser" bekannt (Abb. 3.191). Die gleichzeitige Nagelung mit der intertrochantären Flexions-Valgisationsosteotomie wurde von Weber angegeben [57]. Imhäuser selber hielt die gleichzeitige Nagelung im floriden Stadium für unnötig. Wir teilen diese Meinung nicht. Das simultane Einbringen von Nägeln und der Plattenklinge in den Schenkelhals ist aber technisch schwierig. Da die meisten symptomatischen Epiphysenlösungen selbst bei röntgenologischen Zeichen des Remodellings „akut auf chronisch" und nicht rein „chronisch" sind, ist häufig eine Teilreposition möglich, so daß wir Korrekturosteotomien im floriden Stadium selten durchführen, sondern meist erst bei Wachstumsabschluß anwenden, falls sie dann noch notwendig sind.

Subkapitale Keilosteotomie

Als Alternative zur Flexions-Valgisationsosteotomie kommt die subkapitale Keilosteotomie in Frage (Abb. 3.192), die näher am abgerutschten Kopf durchgeführt wird. Dadurch wird die Korrektur der

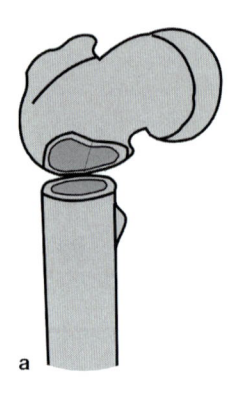

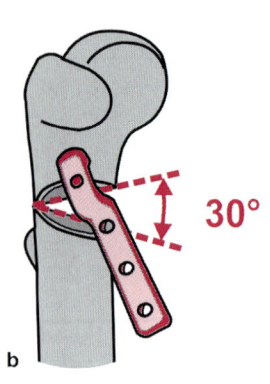

Abb. 3.191 a–c. Bei der *Imhäuser-Osteotomie* handelt es sich um eine intertrochantäre Osteotomie, bei der gleichzeitig eine Valgisation wie auch eine Flexion vorgenommen wird; **a** Osteotomie von ventral; **b** Osteotomie und Einsetzen der Winkelplatte von der Seite; **c** postoperative Situation, von ventral

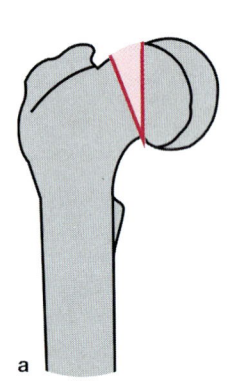

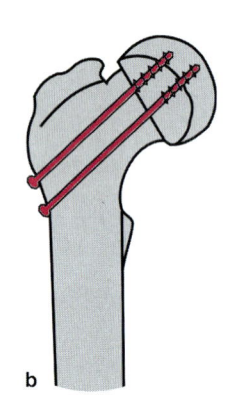

Abb. 3.192 a, b. Bei der *subkapitalen Keilosteotomie* wird am Schenkelhals ein Keil mit lateraler und ventraler Basis entnommen (**a**), die Fixation erfolgt mit 2 (kanülierten) Spongiosaschrauben mit kurzem Gewinde (**b**)

Deformität effizienter. Allerdings sind die Komplikationsrisiken dabei wesentlich größer als bei der intertrochantären Osteotomie [1, 6, 16, 20, 39], insbesondere das Risiko einer Femurkopfnekrose. Dieses ist vorwiegend in der Pubertät sehr hoch, da nur sehr wenig fugenüberkreuzende Gefäße vorhanden sind (s. auch Kap. 2.2.1). Im Erwachsenenalter erfolgt die Durchblutung des Femurkopfes dann zu einem Teil aus Gefäßen, die aus dem Schenkelhals direkt in den Femurkopf sprießen. Wir führen die subkapitale Keilosteotomie bei einem Abrutschwinkel von 70° deshalb möglichst erst nach Wachstumsabschluß durch.

Unser Behandlungskonzept für die Epihysenlösung

Akute und akute auf chronischer Epiphysenlösung	
Skelettalter unter 13 bei Mädchen, und unter 15 bei Jungen	Reposition der abgerutschten Seite und Nagelung, Nagelung der Gegenseite. Wenn Nägel wegen Weiterwachsen nach 1–2 Jahren bei noch offenen Fugen zu kurz werden, dann Verschraubung
Skelettalter über 13 bei Mädchen, und über 15 bei Jungen	Reposition und Verschraubung mit einer kanülierten Schraube, Verschraubung der Gegenseite
Chronische Epiphysenlösung	
Abrutschwinkel unter 50°	Vorgehen wie bei akuter Epiphysenlösung ohne Reposition
Abrutschwinkel 50° – 70°	Intertrochantäre Flexions-Valgisationsosteotomie, gleichseitige Nagelung mit nur 2 Nägeln. Bei offenen Fugen der Gegenseite dort Nagelung oder Verschraubung (je nach Skelettalter)
Abrutschwinkel über 70°	In der Pubertät Fixation mit Schrauben, nach Wachstumsabschluß subkapitale Keilosteotomie

Literatur

1. Abraham E, Garst J, Barmada R (1993) Treatment of moderate to severe slipped capital femoral epiphysis with extracapsular base-of-neck osteotomy. J Pediatr Orthop 13: 294–302
2. Aronson DD, Carlson WE (1992) Slipped capital femoral epiphysis. J Bone Joint Surg (Am) 74: 810–9
3. Aronson DD, Loder RT (1992) Slipped capital femoral epiphysis in black children. J Pediatr Orthop 12: 74–9
4. Aronson DD, Aronson RT (1996) Treatment of the unstable (acute) slipped capital femoral epiphysis. Clin Orthop 322: 99–110
5. Aronson J, Tursky EA (1996) The torsional basis for slipped capital femoral epiphysis. Clin Orthop 322: 37–42
6. Ballmer PM, Gilg M, Aebi B, Ganz R (1990): Ergebnisse nach subkapitaler und Imhäuser-Weber Osteotomie bei Epiphyseolysis capitis femoris. Z Orthop 128: 63–6

7. Bassett GS (1993) Bone endoscopy: direct visual confirmation of cannulated screw placement in slipped capital femoral epiphysis. J Pediatr Orthop 13: 159-63
8. Bellemans J, Fabry G, Molenaers G, Lammens J, Moens P (1994) Pin removal after in-situ pinning for slipped capital femoral epiphysis. Acta Orthop Belg 60: 170-2
9. Betz RR, Steel HH, Emper WD, Huss GK, Clancy M (1990) Treatment of slipped capital femoral epiphysis. Spica-cast immobilization. J Bone Joint Surg (Am) 72: 587-600
10. Brenkel IJ, Dias JJ, Davies TG, Jobal SJ, Gregg PJ (1989) Hormone status in patients with slipped capital femoral epiphysis. J Bone Joint Surg (Br) 71: 33-8
11. Carney BT, Weinstein SL (1996) Natural history of untreated chronic slipped capital femoral epiphysis. Clin Orthop 322: 43-7
12. Castriota-Scanderbeg A, Orsi E (1993) Slipped capital femoral epiphysis: ultrasonographic findings. Skeletal Radiol 22: 191-3
13. Chung JW, Strong ML (1991) Physeal remodeling after internal fixation of slipped capital femoral epiphysis. J Pediatr Orthop 11: 2-5
14. Debrunner HU (1982) Orthopädisches Diagnostikum. Thieme, Stuttgart New York, S 127
15. Denton JR (1993) Progression of a slipped capital femoral epiphysis after fixation wit a single cannulated screw. J Bone Joint Surg (Am) 75: 425-7
16. DeRosa GP, Mullins RC, Kling TF (1996) Cuneiform osteotomy of the femoral neck in severe slipped capital femoral epiphysis. Clin Orthop 322: 43-7
17. Dietz FR (1994) Traction reduction of acute and acute-on-chronic slipped capital femoral epiphysis. Clin Orthop 302: 101-10
18. Engelhardt P (1990) Epiphyseolysis capitis femoris: Überlegungen zur Therapie der Gegenhüfte am Wachstumsende. Z Orthop 128: 262-5
19. Engelhardt P (1994) Spontanverlauf der Epiphyseolysis capitis femoris. Orthopäde 23: 195-9
20. Fish JB (1994) Cuneiform osteotomy of the femoral neck in the treatment of slipped capital femoral epiphysis. A follow-up note. J Bone Joint Surg (Am) 76: 46-59
21. Futami T, Kasahara Y, Suzuki, S, Seto Y, Ushibuko S (1992) Arthroscopy for slipped capital femoral epiphysis. J Pediatr Orthop 12: 592-7
22. Goodman WW, Johnson JT, Robertson WW (1996) Single screw fixation for acute and acute-on-chronic slipped capital femoral epiphysis. Clin Orthop 322: 86-90
23. Harris WH (1986) Etiology of osteoarthritis of the hip. Clin Orthop 213: 20-33
24. Herman MJ, Dormans JP, Davidson RS, Drummond DS, Gregg JR (1996) Screw fixation of grade III slipped capital femoral epiphysis. Clin Orthop 322: 77-85
25. Imhäuser G (1954) Die operative Behandlung der pathologischen Antetorsion am coxalen Femurende. Z Orthop 85: 395-405
26. Jerre R, Billing L, Hansson G, Wallin J (1994) The contralateral hip in patients primarily treated for unilateral slipped upper femoral epiphysis. Long-term follow-up of 61 hips. J Bone Joint Surg 76: 563-7
27. Kahle WK (1994) The case against routine metal removal. J Pediatr Orthop 14: 229-37
28. Kallio PE, Lequesne GW, Paterson DC, Foster BK, Jones JR (1991) Ultrasonography in slipped capital femoral epiphysis. Diagnosis and assessment of severity. J Bone Joint Surg (Br) 73: 884-9
29. Kallio PE, Paterson DC, Foster BK, Lequesne GW (1993) Classification in slipped capital femoral epiphysis. Sonographic assessment of stability and remodeling. Clin Orthop 294: 196-203
30. Karol LA, Doane RM, Cornicelli SF, Zak PA, Haut RC, Manoli A (1992) Single versus double screw fiaxtion for treatment of slipped capital femoral epiphysis. A biomechanical analysis. J Pediatr Orthop 12: 741-5
31. Keenan WNW, Clegg J (1994) Idiopathic bilateral slipped upper femoral epiphyses in a child under six years of age. J Bone Joint Surg (Br) 76: 495-6
32. Kelsey JL, Keggi KL, Southwick WO (1970) The incidence and distribution of slipped capital femoral epiphysis in Connecticut and Southwestern United States. J Bone Joint Surg (Am) 52: 1203-16
33. Koval KJ, Lehman WB, Rose D, Koval RP, Grant A, Strongwater A (1989) Treatment of slipped capital femoral epiphysis with a cannulated-screw technique. J Bone Joint Surg (Am) 71: 1370-7
34. Loder RT, Aronson DD, Bollinger RO (1990) Seasonal variation of slipped capital femoral epiphysis. J Bone Joint Surg (Am) 72: 378-81
35. Loder RT, Richards BS, Shapiro PS, Reznick LR, Aronson DD (1993) Acute slipped capital femoral epiphysis: the importance of physeal stability. J Bone Joint Surg (Am) 75: 1134-40
36. Loder RT, Farley FA, Herzenberg JE, Hensinger RN, Kuhn JL (1993) Narrow window of bone age in children with slipped capital femoral epiphyses. J Pediatr Orthop 13: 290-3
37. Loder RT and 47 coinvestigators (1996) The demographics of slipped capital femoral epiphysis. Clin Orthop 322: 8-27
38. Meier MC, Meyer LC, Ferguson RL (1992) Treatment of slipped capital femoral epiphysis with a spica cast. J Bone Joint Surg (Am) 74: 1522-9
39. Morscher, E (1962) Resultate der subcapitalen Keilosteotomie bei der Epiphyseolysis capitis femoris. Verh der Deutschen Orthop. Ges., 49. Kongress. Zürich. Enke, Stuttgart, S 256-60
40. Morscher E (1967) Development and clinical significance of the anteversion of the femoral neck. Wiederherstellungschir Traumatol 9: 107-25
41. Morscher E (1968) Strength and morphology of growth cartilage under hormonal influence of puberty. Karger, Basel New York (Reconstr Surg Traumatology, vol 10)
42. Müller, E (1888-1889) Über die Verbiegungen des Schenkelhalses im Wachstumsalter. Beitr Klin Chir 4: 137
43. Murray RO, Duncan C (1971) Athletic activity in adolescence as an etiological factor in degenerative hip disease. J Bone Joint Surg (Br) 53: 406-9
44. Nguyen, D, Morrissy, RT (1990) Slipped capital femoral epiphysis 4 (1. Rationale for the technique of percutaneous in situ fixation). J Pediatr Orthop 10: 341-6
45. Puri R, Smith CS, Malhotra D, Williams AJ, Oeven R, Harrsi F (1985) Slippped upper femoral epiphysis and primary juvenile hypothyroidism. J Bone Joint Surg (Br) 77: 14-20
46. Rattey T, Piehl F, Wright JG (1996) Acute slipped capital femoral epiphysis. J Bone Joint Surg (Am) 78: 398-402
47. Riley PM, Weiner DS, Gillespie R, Weiner SD (1990) Hazards of internal fixation in the treatment of slipped capital femoral epiphysis. J Bone Joint Surg (Am) 72: 1500-9
48. Ross PM, Lyne D, Morawa (1979) Slipped capital femoral epiphysis. Long-term results after 10-38 years. Clin Orthop 141: 176-80

49. Schnyder H, Kramis A (1984) Schadet Spitzensport? Dissertation, Basel
50. Segal LS, Davidson RS, Robertson WW, Drummond DS (1991) Growth disturbances of the proximal femur after pinning of juvenile slipped capital femoral epiphysis. J Pediatr Orthop 11: 631–7
51. Segal LS, Weitzel PP, Davidson RS (1996) Valgus slipped capital femoral epiphysis. Clin Orthop 322: 91–8
52. Southwick WO (1967) Osteotomy through the lesser trochanter for slipped capital femoral epiphysis. J Bone Joint Surg (Am) 49: 807–35
53. Taillard W, Mégevand A, Scholder P, Morscher E (1964) Die epiphyseolysis capitis femoris. Documenta Geigy, Acta Rheumatologica
54. Terjesen T (1992) Ultrasonography for diagnosis of slipped capital femoral epiphysis. Comparison with radiography in 9 cases. Acta Orthop Scand 63: 653–7
55. Vrettos BC, Hoffman EB (1993) Chondrolysis in slipped upper femoral epiphysis. Long-term study of the aetiology and natural history. J Bone Joint Surg (Br) 75: 956–61
56. Ward WT, Stefko J, Wood KB, Stanitski CL (1992) Fixation with a single screw for slipped capital femoral epiphysis. J Bone Joint Surg (Am) 74: 799–809
57. Weber BG (1965) Die Imhäuser-Osteotomie bei floridem Gleitprozess. Z Orthop 100: 312–20
58. Wells D, King JD, Roe TF, Kaufman FR (1993) Review of slipped capital femoral epiphysis associated with endocrine disease. J Pediatr Orthop 13: 610–4

3.2.7
Angeborene Fehlbildungen des Beckens, des Hüftgelenks und des Oberschenkels

Klassifikation

Wir unterscheiden lokalisierte Störungen und solche im Rahmen einer Systemerkrankung.
Zu den lokalisierten Störungen gehören:

- teratologische Hüftgelenkluxation,
- proximaler Femurdefekt,
- Coxa vara und Schenkelhalspseudarthrose.

Typische Veränderungen in diesem Bereich finden wir im Rahmen der folgenden Systemerkrankungen:

- multiple epiphysäre Dysplasie,
- spondyloepiphysäre Dysplasie,
- Dysplasia epiphysealis hemimelica,
- Down-Syndrom (Trisomie 21),
- Osteogenesis imperfecta,
- fibröse Dysplasie,
- Trichorhinophalangealsyndrom,
- Osteopetrose,
- Metachondromatose,
- Pseudoachondroplasie.

Diese Erkrankungen werden in Kap. 4.6 abgehandelt. Hier sollen lediglich die spezifischen Veränderungen bei denjenigen Formen der multiplen epiphysären Dysplasie besprochen werden, die in ihrer Manifestation auf das Hüftgelenk beschränkt sind.

Lokalisierte Störungen

3.2.7.1
Teratologische Hüftgelenkluxation

Definition

Luxation eines oder meist beider Hüftgelenke schon bei der Geburt aufgrund von Fehlbildungen und nicht wegen einer Unreife der Gelenke, assoziiert mit anderen Mißbildungen.

Vorkommen

Es handelt sich bei der teratologischen Hüftgelenkluxation nicht um eine Systemerkrankung, weshalb sie bei den lokalisierten Störungen abgehandelt wird. Meist sind aber teratologische Hüftgelenkluxationen mit anderen Mißbildungen vergesellschaftet. Typische gleichzeitig vorkommende Fehlbildungen sind:

- Tortikollis (20%) [20],
- Plagiozephalie (32%) [41],
- Arthrogrypose,
- Larsen-Syndrom,
- allgemeine Bandlaxität [41],
- Plattfüße,
- Klumpfüße,
- proximaler Femurdefekt,
- kongenitale Knieluxation,
- Pylorusstenose,
- Nierenagenesie,
- Leistenhoden.

Die teratologische Hüftluxation ist im Vergleich zur dysplasiebedingten Hüftluxation äußerst selten. In einer großen Untersuchung wurde bei mehr als 35000 Neugeborenen die Diagnose nur in 2 Fällen gestellt [32].

Diagnostik

! Besteht bei der Geburt eine Anomalie irgendwelcher Art, so sollte grundsätzlich immer eine Ultraschalluntersuchung der Hüftgelenke durchgeführt werden.

Die Sonographie zeigt bei der Geburt den Befund eines Hüfttyps III oder IV nach Graf [14] (s. Abschn. 3.2.4). Bei Verdacht auf eine teratologische Luxation ist die Anfertigung eines Röntgenbildes und einer

MRT angezeigt, da Fehlbildungen des Femurkopfes (z.B. doppelte Anlage) und/oder des Azetabulums vorkommen, was für die Therapie relevant ist.

Therapie

Die Behandlung von teratologischen Luxationen unterscheidet sich nicht grundsätzlich von derjenigen der dysplasiebedingten Hüftluxation. Die Prognose ist allerdings wesentlich schlechter, häufig ist eine offene Reposition unvermeidlich, wobei Fehlbildungen der Weichteile und des knöchernen und knorpeligen Skeletts mitberücksichtigt werden müssen (zur Behandlung der Hüftgelenkluxation s. Abschn. 3.2.4).

3.2.7.2
Longitudinale Femurfehlbildungen (proximaler Femurdefekt, Femurhypoplasie)

Definition

Das Spektrum von Fehlbildungen am Femur reicht von der leichten Verkürzung bis zum vollständigen Fehlen des ganzen Femurs. Besteht eine Deformität oder ein Defekt des Femurs, so ist immer der proximale Anteil mitbetroffen. Man spricht deshalb vom proximalen Femurdefekt.
Englisch: proximal femoral focal deficiency (abgekürzt PFFD)

Klassifikation

Es wurde eine Reihe von Klassifikationen für den proximalen Femurdefekt vorgeschlagen [1, 2, 10, 11, 13, 18, 19, 23, 25]. Die am häufigsten verwendete ist diejenige nach *Aitken* [1] (Abb. 3.193). Es handelt sich dabei um eine rein radiologische Einteilung, die unvollständig ist [13]. Häufig muß im Laufe des Wachstums umklassifiziert werden [37]. Eine modernere, umfassendere Einteilung der kongenitalen Anomalien des Femurs wurde von *Pappas* [29] vorgeschlagen (Abb. 3.194). Es handelt sich um eine Einteilung in 9 Klassen:

Klasse I	Vollständiges Fehlen des Femurs
Klasse II	Proximaler Femurdefekt kombiniert mit Läsion des Beckens
Klasse III	Proximaler Femurdefekt ohne ossäre Verbindung zwischen Femurschaft und -kopf
Klasse IV	Proximaler Femurdefekt mit mangelhaft organisierter fibroossärer Verbindung zwischen Femurschaft und -kopf
Klasse V	Femurdefekt in Schaftmitte mit hypoplastischer proximaler oder distaler knöcherner Entwicklung
Klasse VI	Distaler Femurdefekt
Klasse VII	Hypoplastisches Femur mit Coxa vara und Sklerose der Diaphyse
Klasse VIII	Hypoplastisches Femur mit Coxa valga
Klasse IX	Hypoplastisches Femur mit normalen Proportionen

Eine neue Klassifikation wurde von *Exner* [8] vorgelegt. Diese auf der von Amstutz vorgeschlagenen Einteilung [2] basierende Gliederung beruht auf pathogenetischen Aspekten des proximalen Femurdefekts und ist deshalb für das Verständnis der Entstehung dieser Krankheit besonders nützlich (Abb. 3.195).

Im Frühstadium können sonographisch [16], mittels MRT oder Arthrographie (Abb. 3.196) die nicht ossifizierten Strukturen dargestellt werden, insbesondere kann festgestellt werden, ob ein Femurkopf vorhanden ist oder nicht. Für die korrekte Einteilung ist diese Kenntnis wichtig.

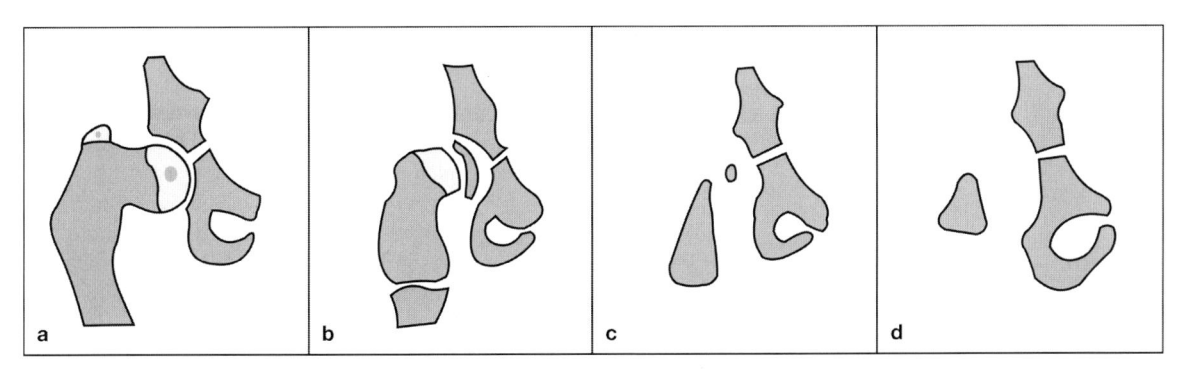

Abb. 3.193 a–d. Klassifikation des longitudinalen Femurdefekts nach Aitken [1]: **a** Knöcherne Verbindung zwischen Femurkopf und Schaft. **b** Femurkopf vorhanden, aber keine knöcherne Verbindung zum Schaft. **c** Kein Femurkopf, (nur evtl. ein Rudiment) vorhanden. **d** Nur distaler Anteil des Femurs vorhanden

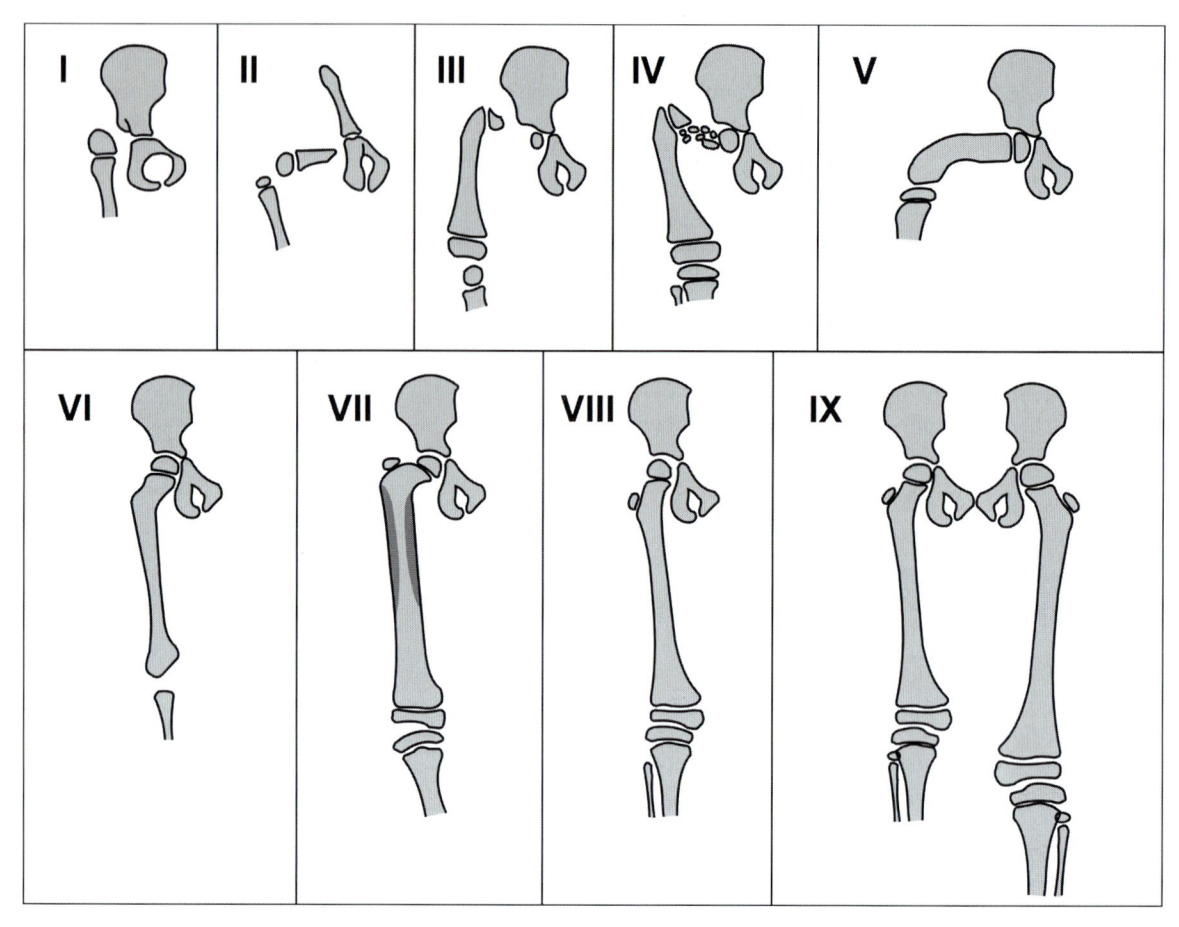

Abb. 3.194. Einteilung des longitudinalen Femurdefektes *(I–IX)* nach Pappas [29] (s. Text)

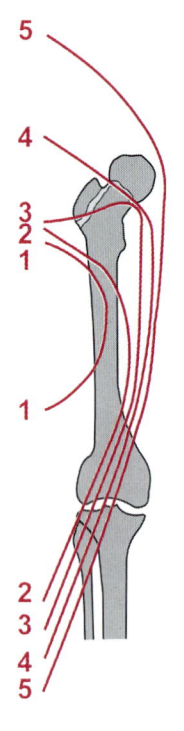

Abb. 3.195. Klassifikation des longitudinalen Femurdefektes nach Exner [8]:
1 Hypoplasie des Femurs ohne Defekt.
2 Defekt nur im Schaftbereich. *3* Defekt betrifft Schenkelhals (ohne Trochanter maior) und Schaft, auch die Fibula ist mitbetroffen. *4* Gegenüber Typ 3 ist auch der Trochanter major mitbetroffen.
5 Der Femurkopf fehlt, neben ausgedehntem Defekt des Femurs und der Fibula

Vorkommen

Die Inzidenz des proximalen Femurdefekts wurde in einer epidemiologischen Studie mit 2 pro 100000 Neugeborene berechnet [36]. Berücksichtigt man *alle* Femuranomalien, so muß die Häufigkeit größer sein, da insbesondere milde Formen der Femurhypoplasie recht zahlreich sind und bei der Geburt in der Regel noch nicht diagnostiziert werden.

Ätiologie

Der proximale Femurdefekt entsteht durch den Einfluß einer Noxe (virale Infektion, Medikament, Strahlen, mechanischer Einfluß etc.) zwischen der 4. und 9. Schwangerschaftswoche. Einwirkungsdauer und Aggressivität der Noxe bestimmen nicht die Lokalisation, sondern nur das Ausmaß der Läsion, wie die Klassifikation nach Exner zeigt (Abb. 3.195).

Assoziierte Anomalien

Die Inzidenz von assoziierten Anomalien ist sehr hoch und beträgt bis 70% [1, 26]. In mehr als der

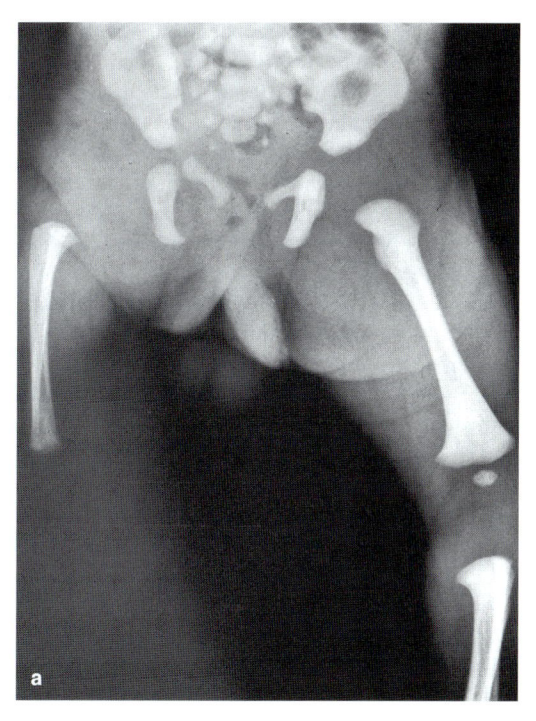

Abb. 3.196. a Röntgenbild des Beckens und der Oberschenkel kurz nach der Geburt. Das rechte *Femur fehlt vollständig*.

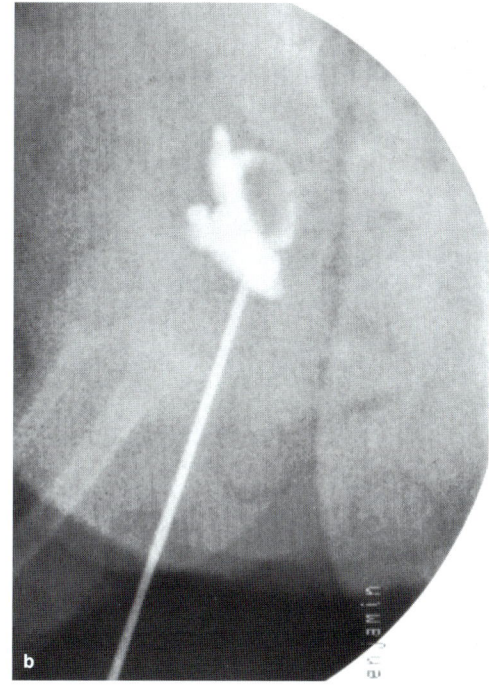

b Die *Arthrographie* der Hüfte 3 Monate später zeigt, daß trotz fehlender Darstellung auf dem Röntgenbild ein Femurkopf vorhanden ist

Hälfte der Fälle besteht gleichzeitig ein longitudinaler Defekt der Fibula, oft auch eine Verkürzung der Tibia (s. auch Abschn. 3.3.6). Die Patella ist häufig dysplastisch und manchmal lateralisiert. Das Knie ist in der Regel in einer Valgusfehlstellung. Am Fuß fehlen meist eine oder mehrere laterale Strahlen, im Bereich des Rückfußes besteht wegen der dysplastischen Fibula oft eine Instabilität des Talus, häufig kommt eine Vertikalstellung oder eine Coalitio talocalcanea hinzu. Seltener ist auch die Gegenseite oder eine der oberen Extremitäten betroffen.

Klinik, Diagnostik

Bei der Femurhypoplasie ist die Verkürzung bei der Geburt oft noch nicht sehr ausgeprägt, so daß die Diagnose manchmal erst im Kleinkindalter gestellt wird. Beim kongenitalen Femurdefekt hingegen ist die Deformität schon bei der Geburt eindeutig sichtbar. Der Oberschenkel ist dick, plump und verkürzt. Manchmal ist die Verkürzung der Extremität schon beim Säugling derart ausgeprägt, daß der Fuß auf Höhe des gegenseitigen Kniegelenks steht. MRT-Untersuchungen haben gezeigt, daß die Muskulatur zwar ebenfalls hypoplastisch sein kann, daß aber auch bei den ausgeprägten Formen alle Muskeln angelegt sind [31]. Die klinische Untersuchung sollte bei der Geburt immer sehr sorgfältig durchgeführt werden, da, wie schon erwähnt, assoziierte Anomalien außerordentlich häufig sind.

Therapie

Die Behandlung der kongenitalen Anomalien des Femurs ist sehr aufwendig und verlangt viel Erfahrung. Folgende *Behandlungsmöglichkeiten* stehen zur Verfügung:

- Schuherhöhung
- Orthetische Versorgung
- Prothetische Versorgung
- Umstellungsosteotomien
- Implantation des Femurstumpfes im Femurkopf
- Arthrodese des Stumpfes mit dem Azetabulum in Kombination mit einer Beckenosteotomie nach Chiari
- Arthrodese des Kniegelenkes unter Erhaltung der Wachstumsfugen
- Operative Beinverlängerung
- Umkehrplastik
- Amputation.

> ! Jede Behandlung dieser Patienten mit der äußerlich oft gut sichtbaren Behinderung sollte von einer guten psychologischen Führung begleitet sein.

Das Behandlungskonzept sollte schon möglichst früh mit den Eltern besprochen und im Laufe des Kleinkindalters auch festgelegt werden. Dabei geht es primär um die Frage, ob eine vollständige Erhaltung der Extremität mit operativem Beinlängenausgleich bis Wachstumsabschluß angestrebt werden soll oder eine andere Lösung gewählt wird. Bei sehr schweren Deformitäten ist oft eine Belassung der Beinlänge und die Amputation des Vorfußes mit prothetischer Versorgung oder auch eine Umkehrplastik mit Unterschenkelprothese funktionell die bessere Lösung als die operative Beinverlängerung. Sie ist aber psychologisch von Eltern und Patienten schwerer zu akzeptieren. Neben dem Zustand des Femurs muß auch der des Unterschenkels und des Fußes berücksichtigt werden (s. Abschn. 3.3.6). Einen guten Hinweis auf die Prognose und Schwere der Deformität gibt die Anzahl der vorhandenen Strahlen am Fuß. Existieren nur 2 Zehenstrahlen, so ist die Chance, daß mit der Beinverlängerung eine funktionstüchtige untere Extremität erhalten wird, sehr gering. In diesen Fällen gilt es, die Eltern und das Kind sorgfältig auf andere Möglichkeiten hinzuleiten und zu helfen, die Behinderung zu akzeptieren.

Behandlungskonzepte

Kein Femurkopf vorhanden (Aitken-Typ D, Pappas-Typ I und II, Exner-Typ 5): Manche Autoren empfehlen die *Arthrodese zwischen Femurstumpf und Becken* (in Kombination mit einer Beckenosteotomie nach Chiari). Das Kniegelenk wird als „Scharnierhüftgelenk" verwendet. Der Femurstumpf wird bei der Fusion nach ventral gerichtet, so daß die Flexion des Kniegelenks einer Extension des „Hüftgelenks" entspricht. Zwar wird die Hüfte auf diese Weise stabilisiert und das Hinken etwas reduziert, die Prothesenversorgung jedoch ist wegen der reduzierten Beweglichkeit des Gelenks schwierig.

Eine Alternative dazu ist die *Umkehrplastik*. Hierbei wird der Femurstumpf um 180° gedreht und mit dem Becken arthrodesiert. Das Kniegelenk wirkt dann als Hüftgelenk und das obere Sprunggelenk als Kniegelenk. Funktionell ist dies eine gute Lösung, die Akzeptanz ist aber wegen des nach hinten gerichteten Fußes eher problematisch.

Patienten mit fehlendem Femurkopf können ohne weiteres konservativ behandelt und prothetisch versorgt werden. Die Entscheidung über eine Operation muß nicht im Kleinkindalter gefällt werden.

Großer Defekt, aber Femurkopf vorhanden (Aitken-Typ C, Pappas-Typ III, Exner-Typ 4): In diesen Fällen sollte versucht werden, eine Verbindung zwischen Femurstumpf und -kopf herzustellen. Nicht immer gelingt dies auf Anhieb. Das Vorhandensein des Kopfes kann schon bei der Geburt mit modernen bildgebenden Verfahren festgestellt werden. Mit der Operation warten wir aber, bis der Kopfkern zu ossifizieren beginnt. Ist überhaupt kein Schenkelhals vorhanden, so ist die Fixation sehr schwierig. Sie gelingt beim etwas größeren Kind leichter als beim Säugling.

Gelingt es, die Verbindung herzustellen, so muß das Problem des zu kurzen Oberschenkels gelöst werden. Das viel zu hoch stehende Kniegelenk muß meist (unter Belassung der Wachstumsfugen) arthrodesiert werden. Der nach vorne vorstehende Fuß behindert die Prothesenversorgung. Einen funktionellen Gewinn bringen die folgenden 2 Lösungen:

- die Amputation des Fußes,
- die Umkehrplastik (Umdrehung des Fußes um 180°, so daß er als „Kniegelenk" wirkt) (s. auch Kap. 4.5.5).

Mit der Amputation des störend vorstehenden Fußes wird die Prothesenversorgung erleichtert und die Kosmetik verbessert. Mit der Umkehrplastik wird die Funktion des oberen Sprunggelenks als Knie benutzt, was einen erheblichen funktionellen Gewinn bringt [12, 38]. Beide Operationen werden aber psychisch nicht ohne weiteres akzeptiert.

Kleiner oder mäßig großer Defekt (Aitken-Typ B, Pappas-Typ IV, Exner-Typ 2 und 3): Es sollte in jedem Fall versucht werden, den Defekt zur Ausheilung zu bringen. Oft besteht eine (erhebliche) Varusfehlstellung, die korrigiert werden muß. Die Behandlung der meist erheblichen Verkürzung wird im folgenden Abschnitt besprochen.

Kein Defekt, aber Verbiegung und/oder starke Verkürzung („Femurhypoplasie"; Aitken-Typ A, Pappas-Typ V und VI, Exner-Typ 1): Das Therapiekonzept richtet sich nicht nur nach der Deformität, sondern auch nach dem Alter des Patienten.

- *Vorschulalter (bis 6 Jahre):* Je nach Ausmaß der Verkürzung wird ein Beinlängenausgleich mit Schuhsohlenerhöhung oder mit einer Unterschenkelorthese erzielt. In der Orthese wird der Fuß möglichst plantigrad eingestellt. Starke Verbiegungen sollten in diesem Alter durch eine Osteotomie korrigiert werden.
- *Schulalter (6–10 Jahre):* Beträgt in diesem Alter die Beinverkürzung mehr als 10 cm, so muß die Entscheidung gefällt werden, ob eine vollständige Erhaltung der Extremität mit Beinlängenausgleich bis Wachstumsabschluß angestrebt werden soll oder ob eine andere Lösung gewählt wird. In

der Regel wird in diesem Alter eine erste Verlängerungsoperation durchgeführt (bis maximal 8 cm) (s. Kap. 4.2.2).
- *Adoleszenz:* Eine zweite und dritte Verlängerung um je maximal 8 cm kann bis Wachstumsabschluß durchgeführt werden. Insgesamt sind Elongationen um mehr als 100 % der ursprünglichen Länge möglich [15, 34].

Kein Defekt, mäßige Verbiegung und/oder Verkürzung („Femurhypoplasie"; Pappas-Typen VII–IX, Exner-Typ 1): Hier stellt sich die Frage kaum, ob verlängert werden soll oder nicht. Die Operationen zur Achsenkorrektur und Verlängerung werden, wie oben aufgelistet, ausgeführt.

3.2.7.3
Coxa vara congenita, Schenkelhalspseudarthrose

Definition

Wahrscheinlich vererbliche Krankheit mit abnormer Varusstellung des Schenkelhalses mit oder ohne Pseudarthrose.

Vorkommen

Es handelt sich um eine sehr seltene Erkrankung. In Skandinavien wurde eine Inzidenz von 1 : 25 000 Geburten errechnet [22], dort kommt allerdings die Deformität häufiger vor als in Mitteleuropa [5].

In etwa 30 % der Fälle sind beide Seiten betroffen. Auch über eine familiäre Häufung wird berichtet [3].

Ätiologie

Im Gegensatz zum proximalen Femurdefekt handelt es sich hierbei ursächlich mit hoher Wahrscheinlichkeit um eine hereditäre Erkrankung und nicht um eine Schädigung während der Schwangerschaft. Dabei ist die enchondrale Ossifikation des Schenkelhalses gestört. Primär ist bei Geburt meist noch keine Pseudarthrose vorhanden, diese ist vielmehr Folge der abnormen Scherkräfte im Bereich des Schenkelhalses. Durch diese wird die Varusfehlstellung des Schenkelhalses immer stärker, bis es schließlich zur Pseudarthrose kommt. Die biomechanische Problematik dieser Krankheit wurde schon in den 30er Jahren von Pauwels dargelegt [30] (siehe auch Kap. 3.2.3).

Klinik, Diagnostik

Die Krankheit ist bei der Geburt in der Regel noch nicht evident. Nach Gehbeginn kommt es (bei Einseitigkeit) zur zunehmenden Beinlängendifferenz und mit der Zeit auch (wegen der Insuffizienz der Abduktoren) zum Duchenne-Trendelenburg-Hinken. Auch mit einer Flexionskontraktur der Hüfte und einer lumbalen Hyperlordose ist zu rechnen.

Im a.-p.-*Röntgenbild* der Hüfte stellt man einen verkleinerten CCD-Winkel fest (s. Abschn. 3.2.3). Im Bereich des Schenkelhalses sieht man lateral

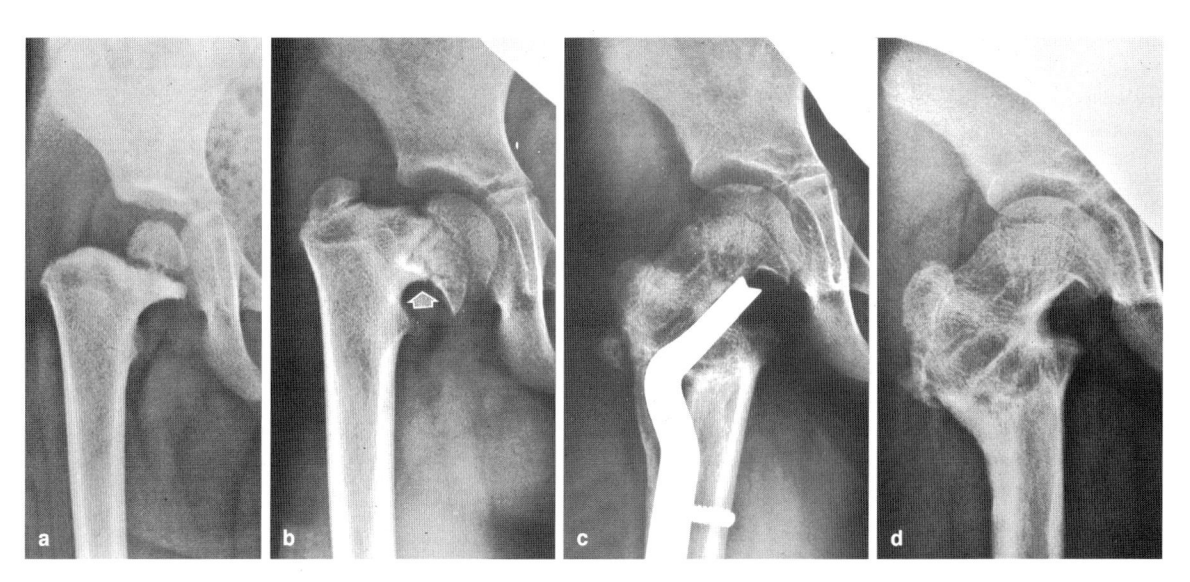

Abb. 3.197. a a.-p.-Röntgenbild der rechten Hüfte bei einem 2jährigen Kind mit Coxa vara congenita. **b** Im Alter von 6 Jahren hat sich eine *Schenkelhalspseudarthrose* ausgebildet. **c** Es wurde daraufhin eine Y-Osteotomie nach Pauwels durchgeführt. **d** 1 Jahr postoperativ ist die Pseudarthrose ausgeheilt

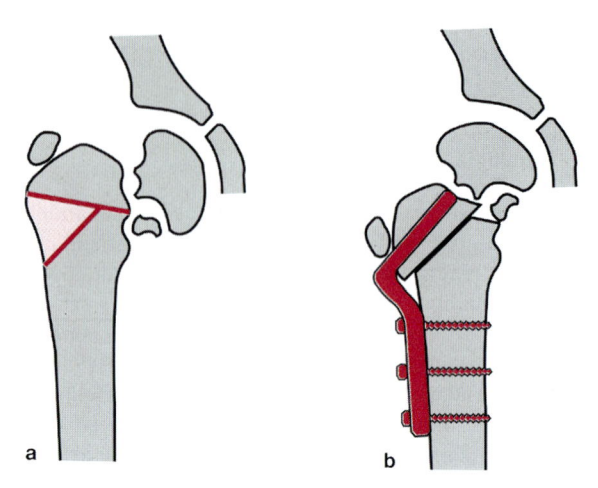

Abb. 3.198 a, b. Prinzip der *Y-Osteotomie nach Pauwels* bei der Schenkelhalspseudarthrose. Es handelt sich im Prinzip um eine sehr starke Valgisation. **a** Osteotomie, **b** postoperativer Zustand

der Epiphysenfuge eine Osteolyse, die nach kaudal vermehrt gegen lateral abweicht und so zusammen mit der Wachstumsfuge ein umgekehrtes „V" bildet. Diese Osteolyse ist bei Gehbeginn in der Regel noch nicht sichtbar und manifestiert sich erst beim älter werdenden Kleinkind (Abb. 3.197). Weitergehende bildgebende Untersuchungen sind nicht notwendig.

Als *Differentialdiagnose* müssen Krankheiten in Betracht gezogen werden, bei denen der Knochen keine normale Festigkeit aufweist und deshalb eine Verbiegung des Schenkelhalses im Varussinne folgen kann. Dies ist sehr typisch für die *fibröse Dysplasie* (sog. „Hirtenstabdeformität"; Kap. 4.6.8), aber auch bei der *Osteogenesis imperfecta* (Kap. 4.6.3) kommt es zur Verbiegung (meist des vollständigen Femurs) in Varusrichtung [27]. Auch die *epiphysäre Dysplasie* kann mit einer Coxa vara einhergehen (s. unten).

Therapie

Der Therapie der Wahl besteht in der Valgisationsosteotomie, z. B. in Form der von Pauwels vorgeschlagenen Y-Osteotomie [30] (Abb. 3.198, s. auch Abb. 3.197). Dadurch werden die biomechanischen Verhältnisse im Schenkelhalsbereich normalisiert. Die Pseudarthrose heilt dann spontan aus, da sie ja nur die Folge der abnormen Scherkräfte ist (Abb. 3.197). Wird ausreichend valgisiert, so kommt es im Laufe des weiteren Wachstums nicht zum Rezidiv [6, 7, 17]. Eine konservative Therapie hat keine Aussicht auf Erfolg.

Veränderungen des Beckens und der Hüftgelenke bei Systemerkrankungen

3.2.7.4 Multiple epiphysäre Dysplasie

Diese Krankheit wird in Kap. 4.6.4 eingehend besprochen. Da aber die Hüftgelenke meistens am stärksten und manchmal sogar ausschließlich von der multiplen epiphysären Dysplasie betroffen sind, soll sie hier ebenfalls etwas ausführlicher dargestellt werden.

Definition

Autosomal-dominant vererbliche Erkrankung mit sehr variabler Ausprägung. Die Femurkopfepiphyse ist mit Abstand am häufigsten und am ausgeprägtesten betroffen.

Klassifikation

Man unterscheidet 3 Formen:
- *Schwere Form* nach *Fairbank* mit verspätetem Erscheinen der Ossifikationskerne der meisten Epiphysen, mit plumpen Fingern und Zehen, sowie mäßigem Kleinwuchs [9] (s. Kap. 4.6.4).
- *Mildere Form* nach *Ribbing* mit nur minimaler Beteiligung der Finger und Zehen, mehrheitlich sind nur die Femurköpfe wesentlich betroffen [35].
- *Lokalisierte milde Form* nach *Meyer* mit ausschließlicher Beteiligung der Femurköpfe (Dysplasia epiphysealis capitis femoris) [24, 28].

Vorkommen

Während der Fairbank-Typ selten ist, kommen die milderen Formen recht häufig vor. In Dänemark wurde eine Prävalenz von 40 auf 1 000 000 Einwohner errechnet [4].

Pathogenese

Es besteht eine Störung der enchondralen Ossifikation der Epiphysen. Am Hüftgelenk kann dies den Femurkopf und/oder das Azetabulum betreffen.

Klinik, Diagnostik

Meist wird die Diagnose erst im Kleinkindalter gestellt. Oft treten Hüftbeschwerden auf, was Anlaß zur Anfertigung von Röntgenbildern gibt. Die Hüftbeschwerden sind meist belastungsabhängig und

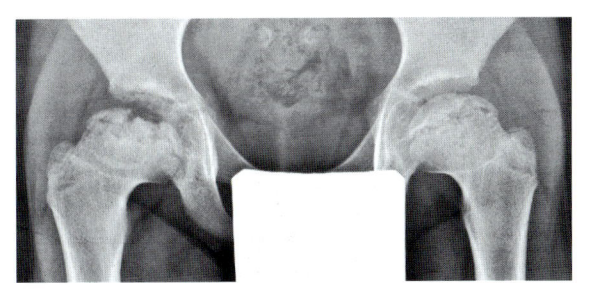

Abb. 3.199. a.-p.-Röntgenbild beider Hüften bei einem 8jährigen Jungen mit *epiphysärer Dysplasie* beider Hüften *(Typ Ribbing)*

nicht sehr schwer. Schmerzen können aber auch bei den milden Formen auftreten (Ribbing, Meyer) oder bei der bisher nicht beschriebenen rein azetabulären Form. Diese letztere Form ist unserer Erfahrung nach nicht allzu selten, wir haben sie in den letzten 5 Jahren insgesamt 15mal beobachtet.

Auf dem *a.-p.-Röntgenbild* beobachtet man eine verzögerte und unregelmäßige Ossifikation des Femurkopfkernes (Abb. 3.199 und 3.200). Dieser ist meist verbreitert, der Gelenkknorpel ist aber nicht verdickt. Gelegentlich besteht auch eine Coxa vara. Bei der rein azetabulären Form ist der Femurkopf normal, aber das Azetabulum ist unregelmäßig und weist einzelne Osteolysen auf (Abb. 3.201). Bei den hier besprochenen Typen Ribbing und Meyer ist das übrige Skelett normal.

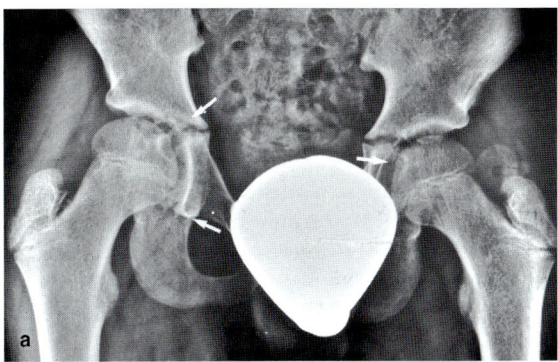

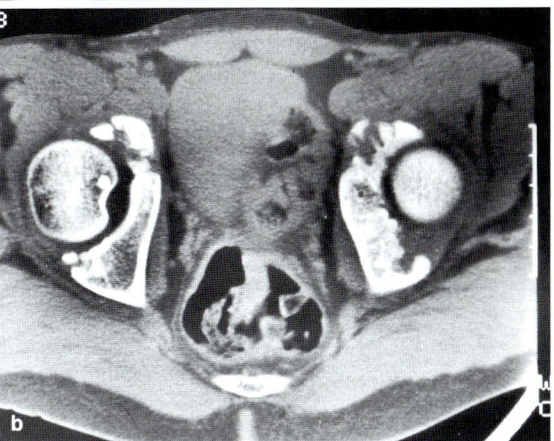

Abb. 3.201 a, b. *Epiphysäre Dysplasie des Azetabulums* bei einem 12jährigen Jungen mit beidseitigen Hüftbeschwerden. **a** a.-p.-Röntgenbild; **b** CT beider Hüften. Man beachte die Unregelmäßigkeiten in beiden Acetabula mit zystenartigen Veränderungen

Differentialdiagnose

Die wichtigsten Differentialdiagnosen sind:

- M. Perthes
- Spondyloepiphysäre Dysplasie.

Die Unterscheidung zwischen M. Perthes und multipler epiphysärer Dysplasie ist manchmal nicht einfach. Grundsätzlich besteht bei Befall beider Femurköpfe immer der Verdacht auf das Vorliegen einer epiphysären Dysplasie. Bei dieser fehlt die Verdickung des Gelenkknorpels, die laterale Verkalkung und Subluxation treten nicht auf. Ganz allgemein ist der Verlauf wesentlich benigner, auch findet sich in der Regel keine metaphysäre Beteiligung. Das Azetabulum dagegen ist meist stärker mitbetroffen als beim M. Perthes. Offensichtlich treten auch bestimmte Mischformen auf [33].

Die spondyloepiphysäre Dysplasie kann ausgeschlossen werden, wenn keine Veränderungen an den Wirbelkörpern sichtbar sind.

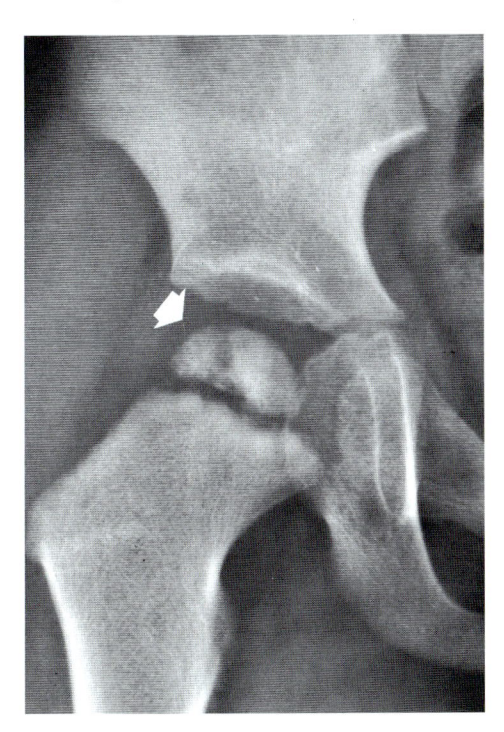

Abb. 3.200. a.-p.-Röntgenbild der rechten Hüfte bei einem 3jährigen Jungen mit der milden Form der *epiphysären Dysplasie (Typ Meyer)*

Therapie

Die multiple epiphysäre Dysplasie hat meist einen benignen Verlauf, der durch therapeutische Maßnahmen nicht wesentlich beeinflußt werden kann. Es sei hier deshalb vor einer Übertherapie gewarnt. Insbesondere soll man sich nicht dazu verleiten lassen, irrtümlich einen M. Perthes zu diagnostizieren und mit Orthesen oder intertrochantären Varisationsosteotomien eine Verbesserung des Containments anzustreben. Gerade die Varisationsosteotomie ist gefährlich, da bei der epiphysären Dysplasie oft die Tendenz zu einer Coxa vara besteht. Es ist im Gegenteil gelegentlich eine intertrochantäre Valgisationsosteotomie indiziert.

Prognose

Die Langzeitprognose der multiplen epiphysären Dysplasie vom Ribbing-Typ ist nicht allzu gut, wenn bei Wachstumsabschluß ein abgeflachter, verbreiterter Femurkopf mit azetabulären Veränderungen besteht. In diesen Fällen ist bereits im Alter von 30 Jahren mit einer beginnenden Koxarthrose zu rechnen [39]. Hingegen ist die Prognose des Meyer-Typs sehr gut, hier beobachtet man bei Wachstumsabschluß lediglich eine leichte Verbreiterung der Epiphyse. Mit einer frühzeitigen Arthrose ist nicht zu rechnen [24].

3.2.7.5 Typische Fehlformen des Beckens und des proximalen Femurs bei diversen Systemerkrankungen

Bei einer Reihe von angeborenen Systemerkrankungen findet man typische Veränderungen an Becken und Hüftgelenk. Die wenigsten dieser Deformitäten haben therapeutische Konsequenzen. Manchmal hilft die Kenntnis der Fehlform jedoch bei der Differentialdiagnose der Erkrankung (Einzelheiten zu den verschiedenen Krankheiten s. Kap. 4.6).

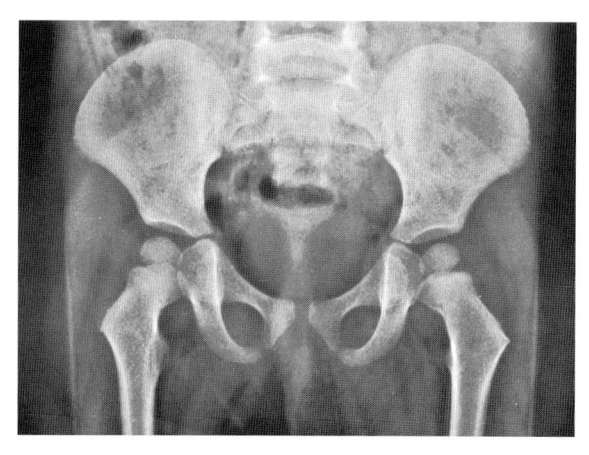

Abb. 3.202. a.-p.-Röntgenbild des Beckens bei einem 2jährigen Kind mit *Trisomie 21*. Man beobachtet sehr ausladende Beckenschaufeln

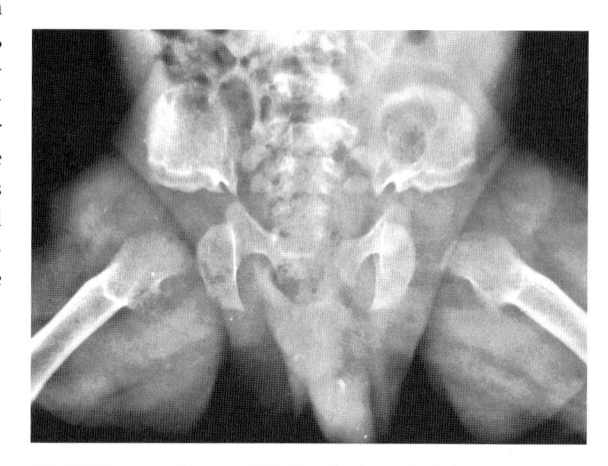

Abb. 3.203. a.-p.-Röntgenbild des Beckens bei einem 6 Monate alten Jungen mit *Achondroplasie*. Sehr typisch sind die weitgehend horizontalen unregelmäßig geformten Acetabula und die breiten Beckenschaufeln

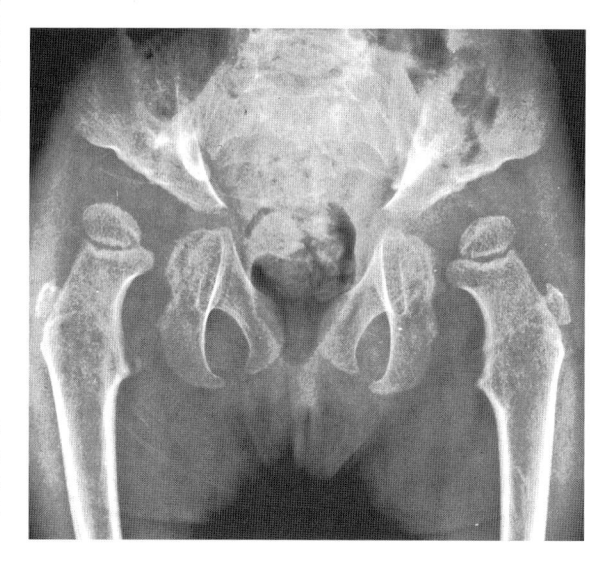

Abb. 3.204. a.-p.-Röntgenbild des Beckens bei einem 3jährigen Jungen mit *spondyloepiphysärer Dysplasie*. Das Azetabulum ist steil und unregelmäßig, der Knochenkern des Femurkopfes weist eine normale Größe auf, der knorpelige Anteil hingegen ist vergrößert

Spezifische Veränderungen auf dem a.-p.-Röntgenbild

Syndrom	Beckenveränderung	Proximales Femur
Trisomie 21 (Abb. 3.202)	Os ilium breiter und ausladender als normal, sein Abgang vom Azetabulum nach lateral ist viel flacher als normal, dadurch wirken die Beckenschaufeln wie „Elefantenohren"; man spricht auch von „Kartenherzbecken". Die vollständige Beckenschaufel steht stärker in die Frontalebene gedreht als normalerweise	
Achondroplasie (Abb. 3.203)	Azetabulum breit und flach, reduzierter sagittaler Durchmesser des Beckens, verminderte Höhe der Beckenschaufeln, Sakrum schmal, Incisura ischiadica eng. Verminderter sagittaler Durchmesser des Beckens	
Hypochondroplasie	Das Pfannendach ist häufig etwas breiter und horizontaler als normal. Das Foramen ischiadicum majus ist etwas verkleinert. Verminderter sagittaler Durchmesser des Beckens. Veränderungen weniger ausgeprägt als bei der Achondroplasie	
Pseudoachondroplasie	Dysplasie der Gelenkpfannen, die Y-Fugen sind weit und verknöchern spät. Die Foramina ischiadica majora sind im Gegensatz zur Achondroplasie normal. Normaler sagittaler Durchmesser des Beckens	Verzögerte Entwicklung der Femurkopfkerne mit kleinen fragmentierten Ossifikationskernen. Coxae varae mit kolbig aufgetriebenen Metaphysen
Spondyloepiphysäre Dysplasie (Abb. 3.204)	Bei Geburt wenig Veränderungen. Später Unregelmäßigkeiten im Bereich des Azetabulums, evtl. auch breites und eher steiles Azetabulum wegen großem Femurkopf	*Congenita-Form:* Verspätete Ossifikation der Femurköpfe, die sich in starker Varusfehlstellung auf einem zu kurzen Schenkelhals entwickeln. Der Trochanter major ist nach kranial verlagert. Die Femurköpfe sind normal zentriert, aber abgeflacht und birnenförmig deformiert *Tarda-Form:* Die Veränderungen im Bereich der proximalen Femurepiphysen ähneln denjenigen bei der multiplen epiphysären Dysplasie. Der knorpelige Anteil des Femurkopfes ist oft vergrößert
Mukopolysaccharidose (Typ Morquio-Brailsford) (Abb. 3.205)	Störung der Ossifikation des Os pubis. Os ilium breiter und niedriger als normal	Verzögerte und unregelmäßige Ossifikation der Femurkopfkerne
Mukopolysaccharidose (Typ Pfaundler-Hurler)	Os ilium normal, Acetabula evtl. etwas steil	Eventuell verzögerte Ossifikation der Femurkopfkerne, Epiphyse unregelmäßig, Schenkelhals in Valgusstellung

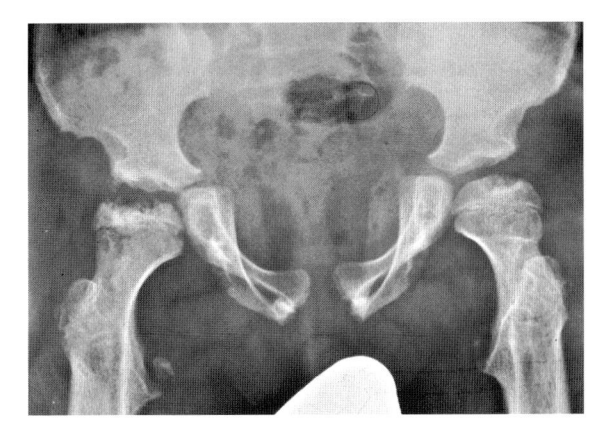

Abb. 3.205. a.-p.-Röntgenbilder der Hüfte bei einem 12jährigen Jungen mit *Mukopolysaccharidose vom Typ Morquio.* Während das Becken weitgehend normal ist, sind die Epiphysen des proximalen Femurs sehr unregelmäßig ossifiziert

Literatur

1. Aitken GT (1969) Proximal femoral focal deficiency-definition, classification and management. In: Proximal femoral focal deficiency: A congenital anomaly. Nat Acad Sci 1731: 1–22
2. Amstutz HC (1969) The morphology, natural history, and treatment of proximal femoral focal deficiency. Nat Acad Sci 1731: 50–76
3. Amstutz HC (1970) Developmental (infantile) coxa vara – a distinct entity. Report of two patients with previously normal roentgenograms. Clin Orthop 72: 242–7
4. Andersen PE Jr, Schantz K, Bollerslev J, Justesen P (1988) Bilateral femoral head dysplasia and osteochondritis. Multiple epiphyseal dysplasia tarda, spondylo-epiphyseal dysplasia tarda, and bilateral Legg-Perthes disease. Acta Radiol 29: 705–9

5. Catonne Y, Dubousset J, Seringe R, Conard JP, Dintimille H, Gottin M, Rouvillain JL (1992) Les coxa-vara infantiles. A propos de 28 cas. Rev Chir Orthop Repar Appar Mot 78: 153–63
6. Cordes S, Dickens DR, Cole WG (1991) Correction of coxa vara in childhood. The use of Pauwels' Y-shaped osteotomy. J Bone Joint Surg (Br) 73: 3–6
7. Desai SS, Johnson LO (1993) Long-term results of valgus osteotomy for congenital coxa vara. Clin Orthop 294: 204–10
8. Exner GU, van der Lem, D, Wetz HH (1995) Classification of the so called proximal femoral focal deficiency (PFFD) as a spectrum of a longitudinal deficiency. EPOS, 14th meeting, Papers and Abstracts 4–12
9. Fairbank HAT (1935) Generalized diseases of the skeleton. Proc R Soc Med 28:1 611–23
10. Fixsen JA, Lloyd-Roberts GC (1974) The natural history and early treatment of proximal femoral dysplasia. J Bone Joint Surg (Br) 56: 86–95
11. Frantz CH, O'Rahilly R (1961) Congenital skeletal limb deficiencies. J Bone Joint Surg (Am) 42: 1202–10
12. Friscia DA, Moseley CF, Oppenheim WL (1989) Rotational osteotomy for proximal femoral focal deficiency. J Bone Joint Surg (Am) 71: 1386–92
13. Gillespie R, Torode P (1983) Classification and management of congenital abnormalities of the femur. J Bone Joint Surg (Br) 65: 557–68
14. Graf R (1984) Fundamentals of sonographic diagnosis of infant hip dysplasia. J Pediatr Orthop 4: 735–40
15. Grill F, Dungl P (1991) Lengthening for congenital short femur. Results of different methods. J Bone Joint Surg (Br) 73: 439–47
16. Grissom LE, Harcke HT (1994) Sonography in congenital deficiency of the femur. J Pediatr Orthop 14: 29–33
17. Hahn MP, Ostermann PAW, Richter D, Muhr G (1996) Pseudarthrosen im Kindesalter. Orthopäde 25: 470–7
18. Hall CB, Brooks MB, Dennis JF (1962) Congenital skeletal deficiencies of the extremities: Classification and fundamentals of treatment. JAMA 181: 590
19. Hamanishi C (1980) Congenital short femur. Clinical, genetic and epidemiological comparison of the naturally occurring condition with that caused by thalidomide. J Bone Joint Surg (Br) 62: 307–20
20. Hummer CD, MacEwen GD (1972) The coexistence of torticollis and congenital dysplasia of the hip. J Bone Joint Surg (Am) 54: 1255–6
21. Ingram RR (1992) Early diagnosis of multiple epiphyseal dysplasia. J Pediatr Orthop 12: 241–4
22. Johanning K (1951) Coxa vara infantum. I. Clinical appearance and aetiological problems. Acta Orthop Scand 21: 273
23. Kalamchi A, Cowell HR, Kim KI (1985) Congenital deficiency of the femur. J Pediatr Orthop 5: 129–34
24. Khermosh O, Wientroub S (1991) Dysplasia epiphysealis capitis femoris. J Bone Joint Surg (Br) 73: 621
25. King RE (1967) Some concepts of proximal femoral focal deficiency. J Bone Joint Surg (Am) 49: 1470–9
26. Koman LA, Meyer LC, Warren FH (1982) Proximal femoral focal deficiency: natural history and treatment. Clin Orthop 162: 135–43
27. Livesley PJ, McAllister JC, Catterrall A (1994) The treatment of progressive coxa vara in children with bone softening disorders. Int Orthop 18: 310–2
28. Meyer J (1964) Dysplasia epiphysealis capitis femoris: a clinical-radiological syndrome and its relationship to Legg-Calvé-Perthes disease. Acta Orthop Scand 34: 183–97
29. Pappas AM (1983) Congenital abnormalities of the femur and related lower extremity malformations: classification and treatment. J Pediatr Orthop 3: 45–60
30. Pauwels F (1936) Zur Therapie der kindlichen Coxa vara. Z Orthop 64: 372
31. Pirani S, Beauchamp RD, Li D, Sawatzky B (1991) Soft tissue anatomy of proximal femoral focal deficiency. J Pediatr Orthop 11: 563–70
32. Poul J, Bajerova J, Sommernitz M, Straka M, Pokorny M, Wong FY (1992) Early diagnosis of congenital dislocation of the hip. J Bone Joint Surg (Br) 74: 695–700
33. Raimann A, de la Fuente M, Raimann A (1994) Dysplasia capitis femoris und ihre Beziehung zur Hüftkopfnekrose (Morbus Perthes). Z Orthop 132: 140–56
34. Renzi-Brivio L, Lavini F, De Bastiani G (1990) Lengthening in the congenital short femur. Clin Orthop 250: 112–6
35. Ribbing S (1937) Studien über hereditäre multiple Epiphysenstörungen. Acta Radiol Suppl 34
36. Rogala EJ, Wynne-Davies R, Littlejohn A, Gormley J (1974) Congenital limb anomalies: frequency and aetiological factors. Data from the Edinburgh Register of the Newborn (1964–1968). J Med Genet 11: 221–33
37. Sampera I, Sparks LT (1994) Proximal femoral focal deficiency: Does a radiologic classification exist? J Pediatr Orthop 14: 34–8
38. Torode IP, Gillespie R (1983) Rotationplasty of the lower limb for congenital defects of the femur. J Bone Joint Surg (Br) 65: 560–73
39. Treble NJ, Jensen FO, Bankier A, Rogers JG, Cole WG (1990) Development of the hip in multiple epiphyseal dysplasia. Natural history and susceptibility to premature osteoarthritis. J Bone Joint Surg (Br) 72: 1061–4
40. Williams PF, Cole WG (1991) Orthopaedic management in childhood, 2nd edn. Chapman & Hall, London New York Tokyo Melbourne Madras
41. Wynne-Davies R (1970) Acetabular dysplasia and familial joint laxity: two etiological factors in congenital dislocation of the hip. A review of 589 patients and their families. J Bone Joint Surg (Br) 52: 704–16

3.2.8
Neurogene Störungen an der Hüfte

R. Brunner

3.2.8.1
Betont spastische Bewegungsstörungen

Funktionelle Veränderungen

> **Definition**
>
> Veränderungen von Funktionen des Hüftgelenkes ohne strukturelle Deformität, bedingt durch spastische Muskelaktivität.

Tabelle 3.4. Funktionelle Deformitäten bei betont spastischen Bewegungsstörungen

Deformität	Funktioneller Gewinn	Funktionelle Nachteile	Therapie
Innenrotation/ Adduktion	Stabilität im Stehen	Kniegelenke reiben aneinander Füße bleiben hängen	Adduktorenverlängerung Abduktorenverlagerung
Abduktion/ Außenrotation	Hüftzentrierung besser	Verlust von Gehen und Stehen (Luxationsgefahr auf der Gegenseite)	Eventuell Iliopsoasverlagerung
Flexion	–	Flexionskontraktur	Physiotherapie

Rotationsdeformitäten

Innenrotation – Adduktion

Funktionelle Rotationsfehler bestehen oft bei betont spastischen Bewegungsstörungen (Tabelle 3.4). Sie treten v.a. beim Stehen und Gehen auf, wenn durch die aufrechte Körperposition und die Anforderungen an die Körperkontrolle der Tonus steigt. Die spastische Kontraktion der Hüftinnenrotatoren führt zu einer vermehrten Einwärtsrotation. Differentialdiagnostisch muß eine Coxa antetorta ausgeschlossen werden (s. Kap. 3.2.3 und 4.2.1). Gleichzeitig mit der Innenrotation werden die Beine stark adduziert. Patienten mit ungenügender Haltekraft sind im Stehen funktionell instabil und pressen die Knie gegeneinander. Solange die Innenrotation bzw. Adduktion nicht übermäßig stark ist, ziehen diese Patienten daraus einen Vorteil, indem sie sich ohne eigentliche Haltemotorik durch das Einsinken und das Gegeneinanderpressen der Knie in aufrechter Position stabilisieren können. Mit neutral rotierten Kniegelenken würden sie in sich zusammensinken. Je gehfähiger die Patienten sind, um so mehr stört diese Einwärtsstellung jedoch, da die Kniegelenke gegeneinander reiben und beim Vorschwingen Knie oder Füße aneinander hängen bleiben. Zudem werden die Gelenke der unteren Extremität oft durch die spastischen Muskelverkürzungen und Kokontraktionen steif gestellt, wovon besonders die Rotation im Hüftgelenk betroffen ist. Die Patienten müssen deshalb kompensatorische Bewegungen aus der Wirbelsäule ausführen, um das Becken zu rotieren und so die Beine vorwärts zu bewegen.

Therapeutische Möglichkeiten

Da das Hauptproblem in einem überhöhten Tonus und der Spastizität liegt, muß der therapeutische Ansatz in erster Linie darin bestehen, möglichst den *Tonus zu senken* (s. auch Kap. 4.7.2). Eine zweite Möglichkeit besteht darin, die überaktiven *Muskeln zu verlängern*. Besonders sind hierbei die Adduktoren aufzuführen, wobei diese Muskeln aber, im Gegensatz zu Berichten in der Literatur [20, 34, 40, 54, 61], nicht durchtrennt werden dürfen, da sonst die Gefahr einer Insuffizienz dieser Muskelgruppe droht [46] (Abb. 3.206). Eine *intramuskuläre Aponeurosendurchtrennung* genügt. Insbesondere muß der N. obturatorius geschont werden.

> **!** Die Gefahr von ausgedehnten Adduktorenoperationen mit Tenotomie und Obturatoriusneurektomie sind schwere, unbeherrschbare und unkorrigierbare Außenrotations- und Abduktionsdeformitäten (s. unten) mit Verlust von Geh- und Stehfähigkeit.

Neben der Verlängerung der Hüftinnenrotatoren und -adduktoren besteht eine zweite Methode darin, die Hüftabduktoren (M. glutaeus medius und minimus) am Trochanter major mit einer Knochenschuppe abzulösen und unter submaximaler Außenrotation (bei ca. 90° gebeugter Hüfte) auf das Femur unter leichter Spannung wieder aufzuschrauben (Operation nach Steel) [4, 76].

Dadurch wirken die Abduktoren gleichzeitig außenrotierend. Bei dieser Operation ist die Gefahr eines Kraftverlustes gering, und katastrophale Folgen wie nach ausgedehnten Adduktoreneingriffen sind nicht bekannt. Die Korrekturmöglichkeit ist ausreichend. Wir führten diese Operation 5mal mit befriedigenden Resultaten durch.

Als funktionell-konservative Maßnahme bewährt sich zur Aufrechterhaltung der Abduktion eine

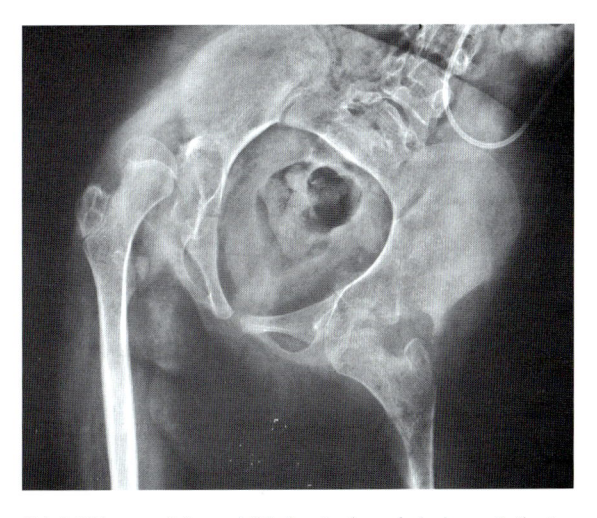

Abb. 3.206. a.-p.-Röntgenbild des Beckens bei einem Patienten mit schwerer spastischer Tetraparese und *Abduktionskontraktur* links, die zur Luxation der Hüfte auf der Gegenseite geführt hat

Nachtlagerungsschale. Um die Abduktion beim Gehen sicherzustellen, kann auch ohne vorherige Operation eine „*Hip Guiding-Orthosis*" (Hüftabduktionsorthese nach Mancini) mit gutem Erfolg eingesetzt werden.

Außenrotation – Abduktion

Außenrotationsdeformitäten kommen selten vor und sind in den meisten Fällen iatrogen. Nicht selten sind diese Fehlstellungen mit 50°–60° oder mehr Außenrotation und Abduktion grotesk. Dies liegt meist daran, daß gleichzeitig die Adduktoren, der N. obturatorius und der M. iliopsoas operativ durchtrennt wurden. Durch diese massive Zerstörung wesentlicher Hüftstabilisatoren ist zwar unmittelbar nach dem Eingriff die funktionelle Innenrotation korrigiert, langfristig entwickelt sich jedoch die bereits erwähnte schwere Deformität, die kaum korrigierbar ist. Die einzige Chance besteht darin, den M. iliopsoas zu mobilisieren und als Innenrotator und Adduktor auf das Planum trochantericum aufzusetzen. Da jedoch in den meisten Fällen dieser Muskel über Jahre atrophiert ist und zudem seine Sehne in einer Narbenplatte endet, sind auch hierfür die Erfolgsaussichten nicht besonders gut.

Veränderungen in der Frontalebene: Die Adduktionskontraktur ist das häufigste Problem. Es muß unterschieden werden, ob die Abduktion in Beugestellung der Hüftgelenke (Adduktoren) oder in Streckstellung (ischiokrurale Muskeln) bestimmt wurde. Während in Beugestellung oft eine Abspreizung bis 15° und 20° problemlos möglich ist und damit die Intimpflege nicht behindert wird, ist die Abduktion bei gestreckten Hüften deutlicher eingeschränkt und oft nur gegen 10°–15° möglich. Wenn durch diese Adduktionsfehlstellung funktionelle Störungen bestehen, so kann eine Adduktorenverlängerung oder/und eine Verlängerung der ischiokruralen Muskeln (durch dosierte intramuskuläre Durchtrennung der Aponeurose ohne Neurektomie) indiziert sein. Im Wachstumsalter sind Rezidive häufig (s. Kap. 4.7.2); trotzdem bedeutet die Einschränkung der Funktion eine gute Indikation für diesen kleinen operativen Eingriff.

Durch Zerstörung der Hüftadduktoren und -flexoren kommt es außer zur Außenrotationsfehlstellung oft auch zu einer *Abduktionskontraktur*. Die physiotherapeutische Behandlung dieses Problems ist meist ineffizient. Die *operative Therapie* ist indiziert, wenn die funktionelle Beinlängendifferenz durch die Abduktionskontraktur einer Hüfte gravierend wird, wenn die gegenseitige Hüfte zu subluxieren droht oder luxiert, oder wenn beim Sitzen schwere Asymmetrien bestehen. Der dafür geeignete Eingriff ist die *Operation nach Campbell*, bei der die Hüftabduktoren am Beckenkamm abgelöst und in adduzierter Stellung des Beines an der Ala iliaca refixiert werden.

Strukturelle Veränderungen

Definition

Strukturelle Deformität von Hüftgelenk und Femur, bedingt durch spastische Muskelaktivität (Tabelle 3.5).

Tabelle 3.5. Strukturelle Deformitäten bei betont spastischen Bewegungsstörungen

Deformität	Funktioneller Gewinn	Funktionelle Nachteile	Therapie
Verstärkung der Antetorsion	Stabilität im Stehen	Knie reiben aneinander Füße bleiben hängen	Derotationsosteotomie
Verminderung der Antetorsion	–	–	(Rotationsosteotomie)
Flexionskontraktur	–	Kauerstellung (Gehen/Stehen) Hyperlordose Windschlag	Verlängerung der Hüftbeuger
Extensionskontraktur	–	Sitzen eingeschränkt	Proximale Verlängerung der ischiokruralen Muskeln Rekonstruktion des luxierten Hüftgelenkes
Windschlag („windswept deformity")	Stabilität im Sitzen reduziert Hüftluxation		Lagerungsschalen Korrektur ossär und der Weichteile
Hüftluxation	–	Schmerzen Instabilität Bewegungseinschränkung	Gelenkrekonstruktion Femurosteotomie (nach Schanz) Kopfresektion Weichteilrelease

Coxa antetorta et valga

Bei Patienten mit spastischen Bewegungsstörungen sind *Drehfehler des Femurs* ausgesprochen häufig. Dabei nimmt die bei Geburt ohnehin schon gegenüber dem Erwachsenen vermehrte Antetorsion noch weiter zu. In der a.-p.-Röntgenaufnahme wird deshalb oft die Valgität des Femurs überschätzt, da sich der Schenkelhals-/Schaft-Winkel in einer sehr schrägen Aufsicht projiziert. Die Korrekturaufnahme (Aufnahme mit genau soviel Innenrotation wie Antetorsion) zeigt meistens einen altersentsprechenden Valgus des Schenkelhalses von 135°–140° [43].

Da das wachsende Skelett sich entsprechend den einwirkenden Kräften formt, muß angenommen werden, daß der tägliche Kraftfluß zwischen Pfanne und Femur, verändert durch die Bewegungsstörung, der Grund für diese Torsionsdeformität ist [41]. Eine Nachkontrolle bei 102 Hüften mit Derotations-Varisationsosteotomie ergab, daß auch die Rotationsdeformität rezidiviert, wenn der verbleibende Wachstumszeitraum groß genug ist [16]. Bei Operationen im Alter unter 4 Jahren kam es bei einigen Patienten zur vollständigen Rückbildung der operativen Korrektur, während nach Operationen im Alter von über 8 Jahren kaum Rezidive zu verzeichnen waren [16, 77]. Grundsätzlich aber beeinflußt die motorische Kontrolle bzw. das Gehen die Form des proximalen Femurs wesentlich [42].

Nicht immer stören die vermehrte Einwärtsrotation und Adduktionsfehlstellung funktionell gleich stark. Während bei guter Gehfähigkeit die Knie gegeneinander schlagen und dadurch behindern, ist die vermehrte Innenrotation nützlich, wenn nur Transferfunktion oder lediglich Stehen möglich sind. Wenn sich die Patienten mit schlechter Körperkontrolle und gestörten Gleichgewichtsreaktionen aufrechtzuhalten versuchen und einsinken, so stoßen beide Beine gegeneinander und stabilisieren sich gegenseitig. Auf diese Weise wird ein Stehen noch knapp möglich. Werden bei diesen Patienten die Knie geradeaus oder gar auswärts gerichtet, sinken sie ohne Halt zu Boden und verlieren ihr Stehvermögen. Aus diesen Gründen sind wir davon abgekommen, den Rotationsfehler im Femur auf Neutralstellung zu korrigieren, sondern streben eine Restinnenrotationsstellung von 5°–10° postoperativ an.

Meist bestehen bei Patienten mit spastischen Lähmungen Deformitäten an mehreren Gelenken der unteren Extremitäten, wie Hüftflexions-/Innenrotationskontraktur, Coxa antetorta, Knieflexionskontrakturen mit Kontraktur der ischiokruralen Muskeln und Fußdeformitäten. Günstigerweise werden alle Deformitäten gleichzeitig korrigiert [53], da sonst verbleibende Verformungen wieder kompensiert werden müssen. Dabei hat sich gezeigt, daß sich schon kleine Rotationskorrekturen (von 10°–15°) günstig auswirken. Präoperativ ist eine Ganganalyse sinnvoll, um kompensatorische Haltungsfehler, z. B. des Beckens, aufzudecken. Mit bloßem Auge lassen sich die Bewegungen der verschiedenen Körpersegmente nicht gleichzeitig erkennen. Es kann beispielsweise auf der einen Seite eine massive Innenrotation vorhanden sein, bei normalen Verhältnissen auf der Gegenseite. Beim Gehen kann der Patient das Becken gegen die Seite mit der Innenrotation nach hinten drehen. Damit erscheint die massive Innenrotation weniger stark, dafür steht das Bein ohne Rotationsfehler auf der anderen Seite ebenfalls innenrotiert. In einem derartigen Fall darf aber nur die eine fehlerhafte Hüfte operativ korrigiert werden. Korrekturen auf verschiedenen Ebenen können gleichzeitig durchgeführt werden, und sie ergeben gute Resultate.

Coxa retrotorta

Diese kommt bei der sog. Windschlagdeformität vor, hat aber keine funktionelle Bedeutung. Therapie: Rotationsosteotomie, falls erforderlich [3].

Flexionskontraktur

Die Spastizität der Hüftbeuger bewirkt zusammen mit der häufigen Beugehaltung der Hüftgelenke nicht selten Flexionskontrakturen [36]. Die LWS wird hyperlordosiert. Physiotherapeutisches Dehnen der Hüftbeuger kann erfolgreich sein, in vielen Fällen wird aber eine Muskelverlängerung notwendig.

Extensionskontraktur

Diese Deformität wird in der Literatur beschrieben [11, 36]. Bei unseren Patienten war die Ursache immer eine ventrale Hüftsubluxation oder -luxation.

Windschlagdeformität

Bei vorhandenen Hüftflexionskontrakturen zwingt die Schwerkraft die gebeugten Knie immer auf der Seite, die tonusbedingt vorgegeben wird, auf die Unterlage. Da die Patienten oft in dieser Stellung verharren, bilden sich entsprechend asymmetrische Kontrakturen aus: auf der einen Seite eine Flexion, Adduktion und Innenrotation, auf der anderen eine Flexion, Abduktion und Außenrotation. Im Sitzen resultiert eine Instabilität, da der Patient über die adduzierte und innenrotierte Hüfte zur Seite wegsinkt. Für dieses Gelenk besteht zudem eine große Luxationsgefahr. Therapeutisch kommen neben Physiotherapie Lagerungsschalen in Frage. Besteht eine funktionelle Behinderung, so muß die Deformität durch ossäre und Weichteileingriffe korrigiert werden.

Hüftluxation

Radiologische Abklärung

Im allgemeinen lassen sich die Hüftgelenke a.-p. mit *hängenden Unterschenkeln* gut beurteilen.

> **!** **Fehler bei der Beurteilung der a.-p.-Standardröntgenaufnahme**
>
> - Eine *Adduktion des Beines* verschlechtert scheinbar die Zentrierung des Hüftgelenkes (Abb. 3.207).
> - Eine rein *ventrale* oder *dorsale Luxation* kann mit einem normalen a.-p.-Bild einhergehen.
> - Eine *Neutralrotation bei starker Antetorsion* projiziert den Schenkelhals valgisch (Abb. 3.208).
> - Eine Neutralrotation bei vermehrter Antetorsion verschlechtert die Hüftzentrierung (Abb. 3.209).
> - Eine *Flexion im Hüftgelenk mit angehobenen Kniegelenken* kann eine Coxa vara vortäuschen.
> - Eine *Hüftflexionskontraktur ohne Anheben der Kniegelenke* führt zu einer Verzeichnung der Acetabula, was die Beurteilung der Hüftgelenke erschwert.

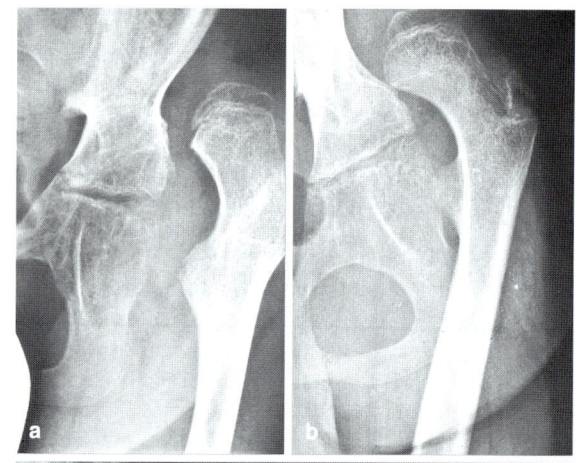

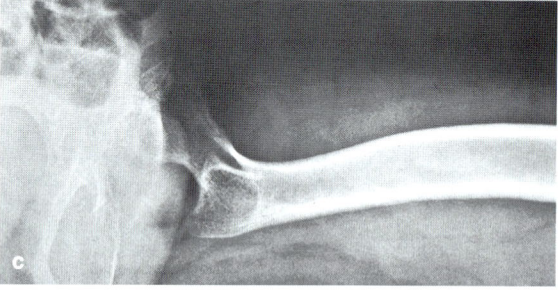

Abb. 3.208. a Valgisches Femur auf a.-p.-Aufnahme. **b** Beinahe normaler Schenkelhals-Schaft-Winkel auf der *Korrekturaufnahme* (Innenrotation der Antetorsion entsprechend). **c** Die Dunn-Aufnahme bestätigt die massive Antetorsion

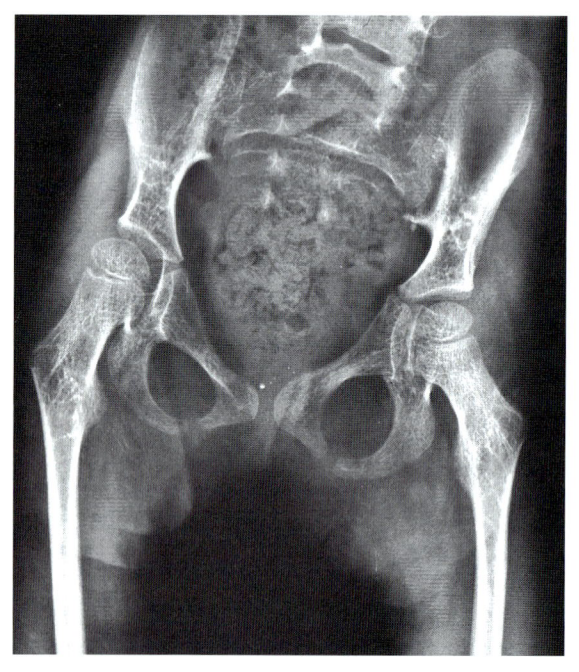

Abb. 3.207. *Scheinbare Überdachung* auf der Beckenübersichtsaufnahme. Das rechte Hüftgelenk steht adduziert und scheint schlechter überdacht zu sein als das abduzierte linke. Der Pfannenerker ist aber beidseits spitz

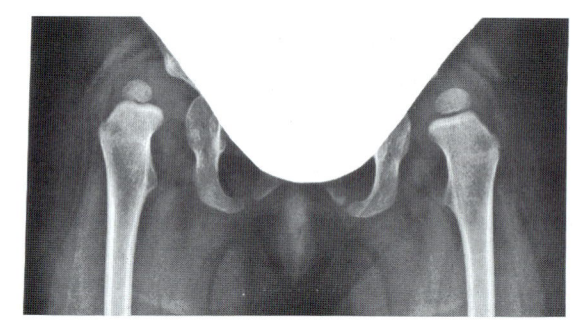

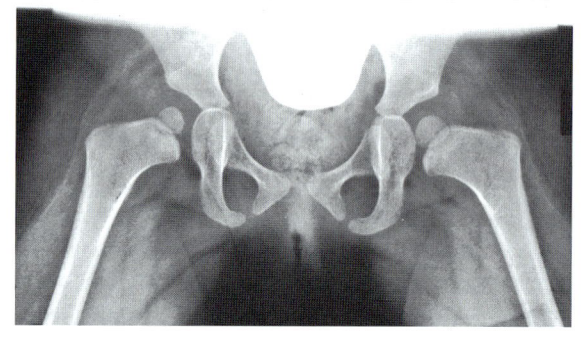

Abb. 3.209. Bei starker *Antetorsion ist* die Torsionsstellung der Hüftgelenke wesentlich für die Zentrierung: In Neutralrotation *(oben)* sind beide Gelenke luxiert, in Innenrotation *(unten)* zentriert. (Die beiden Röntgenaufnahmen wurden unmittelbar nacheinander angefertigt.)

Weitere hilfreiche Aufnahmen

- Die *Dunn-Rippstein-Aufnahme* zur Beurteilung der *Antetorsion* (dieser Methode wird zwar eine hohe Fehlerbreite zugesprochen, doch bewährt sie sich in der klinischen Praxis); durch die Flexion der Hüftgelenke sind auch bei Flexionskontrakturen die *Acetabula* gut beurteilbar;
- die *Faux-profile-Aufnahme* bei vorderen Luxationen;
- das *CT mit dreidimensionaler Rekonstruktion* bei unklaren Luxationsrichtungen oder zum Nachweis einer vorderen oder hinteren Luxation.

Hüftzentrierungsmessungen: Gebräuchlich sind der *Zentrum-Ecken-(CE-)Winkel nach Wiberg* (normal über 15°) und der *Migrationsindex nach Reimers* (normal unter 22%) [60] (Abb. 3.210). Beide Messungen beruhen auf dem a.-p.-Bild und können nur die laterale Komponente einer Luxation erfassen. Vor allem die letzte Meßmethode wird heute allgemein zur Beurteilung der Hüftröntgenbilder verwendet.

> ! *Beachte:* Bei rein vorderer oder hinterer Luxation werden manchmal normale Werte gemessen!

Als guter Anhaltspunkt hat sich auch die *Ausprägung des Pfannenerkers* bewährt: Rundet sich der Pfannenerker ab, so muß das Hüftgelenk trotz guter Zentrierung im a.-p.-Bild als gefährdet angesehen werden [37]. Umgekehrt weist ein scharf ausgeprägter Pfannenerker auch bei leicht dezentriertem Gelenk auf eine stabile Situation hin (s. Abb. 3.207; Abb. 3.211).

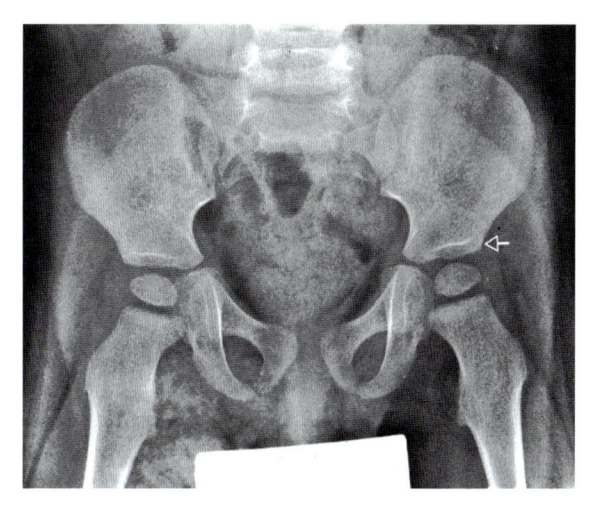

Abb. 3.211. Der *abgerundete Pfannenerker* auf der linken Seite (*Pfeil*) ist auch bei einem gut zentrierten Gelenk ein Zeichen für die Luxationsgefahr

Häufigkeit und Vorkommen

Die Hüftluxation tritt bei Patienten um so häufiger auf, je schlechter die motorische Kontrolle über ihren Bewegungsapparat ist [47, 78]. Bei schweren spastischen Tetraparesen liegt die Häufigkeit bei 60–70%, während bei spastischen Hemi- oder Diparesen Luxationen selten sind (7%) [30, 38, 45].

Pathogenese

Die Luxation entwickelt sich durch konstanten Druck des Femurkopfes gegen den Pfannenerker, oft infolge ungünstiger Lagerung des Patienten. Liegt der Patient auf der Seite, so wird das eine Hüftgelenk konstant adduziert, das andere abduziert (Abb. 3.212). Patienten mit schweren zerebralen Bewegungsstörungen bewegen sich wenig und liegen so lange Zeit in gleicher Position. Bei ungünstiger Lage mit Adduktionsstellung hält deshalb der Druck auf den Pfannenerker lange an [47]. Ein weiterer luxationsfördernder Faktor ist die mangelnde motorische Kontrolle und damit der Wegfall der dynamischen Stabilisatoren des Gelenkes.

Vorbeugende Maßnahmen

Das Prinzip der vorbeugenden Maßnahmen liegt darin, die ungünstige Lagerung des Patienten konsequent zu verhindern. Dazu dienen *Nachtlagerungshilfen*, die den Patienten in Rücken- oder Bauchlage halten. Die Beine liegen dabei locker in leichter Abspreizung, leichter Innenrotation und evtl. leichter

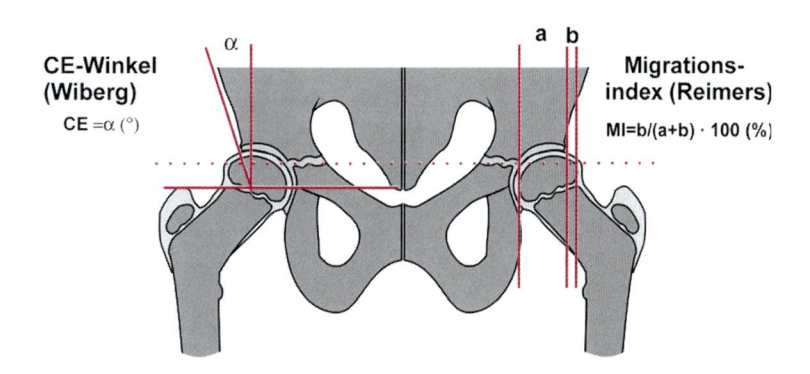

Abb. 3.210. *Messung der Hüftzentrierung am Röntgenbild:* Zentrum-Ecken-Winkel nach Wiberg (*CE*) und Migrationsindex nach Reimers (*MI*)

CE-Winkel (Wiberg)
CE = α (°)

Migrationsindex (Reimers)
MI = b/(a+b) · 100 (%)

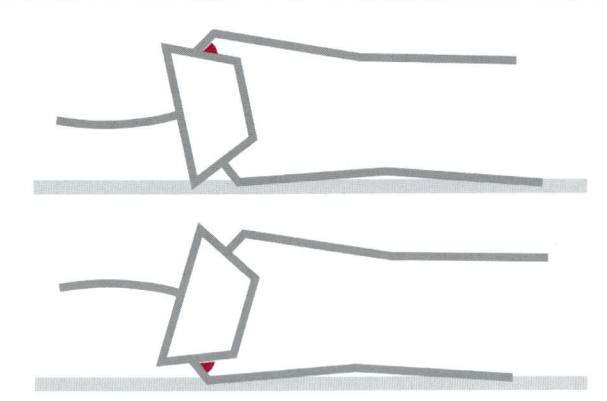

Abb. 3.212. *Stellung der Hüftgelenke in Seitlage:* Die Beine des Patienten fallen der Schwerkraft entsprechend aufeinander und kippen das Becken in Schräglage. Die Spastizität bestimmt, welche Hüfte in erster Linie adduziert gehalten wird

Flexion. Nachtlagerungshilfen sind indiziert, wenn das Hüftgelenk auf dem Röntgenbild als gefährdet angesehen werden muß. Sind die Hüftgelenke luxiert, können derartige Lagerungshilfen zu Schmerzen führen, sie können jedoch das Gelenk nicht mehr zentrieren.

Meistens werden die Hüftadduktoren als Verursacher der Luxation angesehen, weil schon bei Subluxation die Abduktion eingeschränkt ist und die Adduktoren kurz erscheinen. Stimmen die Drehzentren von Kopf und Pfanne nicht überein, wird dadurch der Abstand zwischen ihrem Ansatz und Ursprung vergrößert. Die Länge der Adduktoren ist in dieser Position relativ zu kurz, wodurch die zur Zentrierung des Gelenkes nötige Abduktion behindert wird. Direkte Hinweise für eine ursächliche Komponente für die Hüftluxation lassen sich daraus aber nicht ableiten. Zudem darf nicht übersehen werden, daß auch die Hüftadduktoren das Hüftgelenk stabilisieren und ein Wegfall dieser Muskelgruppe die Instabilität im Gelenk erhöht. Adduktorenoperationen werden jedoch oft propagiert, um Luxationen vorzubeugen [20, 29, 32, 34, 40, 54, 61, 64, 69, 74]. Die prophylaktische Wirkung der Adduktorentenotomie wurde zwar in großen Kollektiven nachgewiesen, doch sind bei genauerer Betrachtung die Indikationen in diesen Studien ausgesprochen weit gestreut. Sie beruhen oft auf Messungen der Lateralisation des Femurkopfes auf z.T. inkorrekt durchgeführten Aufnahmen. Es ist nicht sicher, ob diese Hüftgelenke ohne Behandlung ebenfalls luxieren würden. Andererseits hat unsere Erfahrung gezeigt, daß bei gefährdeten Hüftgelenken eine Luxation nur in Einzelfällen vermieden werden kann. Der Schaden nach Adduktorendurchtrennung oder -zerstörung mit Außenrotationskontraktur und Instabilität im Hüftgelenk ist jedoch weit größer als die Luxation des Hüftgelenkes selbst, da das luxierte Hüftgelenk rekonstruierbar ist, die Zerstörung der Adduktoren jedoch nicht [46]. Zudem kann die Abduktionsdeformität der operierten Hüfte die Gegenseite in Adduktionsstellung zwingen und dadurch eine Luxation herbeiführen [73]. Manche Autoren ziehen eine proximale Verlagerung der Adduktoren einer Tenotomie vor [63]. Prophylaktische Iliopsoasoperationen können ebenfalls hilfreich sein [63]. Da diese Weichteileingriffe aber nicht ohne Probleme sind, sind wir zurückhaltend, v. a. an den Adduktoren, und sehen eine Indikation nur bei den Patienten, die radiologisch Veränderungen am Pfannenerker ohne Dezentrierung des Kopfes zeigen, eine starke Adduktionsspastizität aufweisen und deren Abduktion auf weniger als 10° eingeschränkt ist. In diesen Fällen kann eine Adduktorenoperation hilfreich sein. Dabei beschränken wir uns strikt auf die aponeurotische Verlängerung des M. adductor longus und des M. gracilis. Der M. adductor brevis als Hüftstabilisator muß wie der N. obturatorius geschont werden. Allenfalls kann gleichzeitig, ebenfalls aber nur aponeurotisch, der M. psoas hoch intrapelvin verlängert werden.

Verlauf und Entstehung der Hüftluxation

Durch konsequenten Druck in der immer gleichen Art und Richtung des Femurkopfes auf den Pfannenerker wird dieser in einer Richtung ausgewalzt und weggedrückt. Dadurch bildet sich eine *rinnenförmige Deformität* im Azetabulum aus (Abb. 3.213). In dieser Rinne schwingt der Femurkopf zunächst auf- und abwärts, bis er sich am oberen Ende fixiert. Auf diese Weise bildet sich eine *Sekundärpfanne*

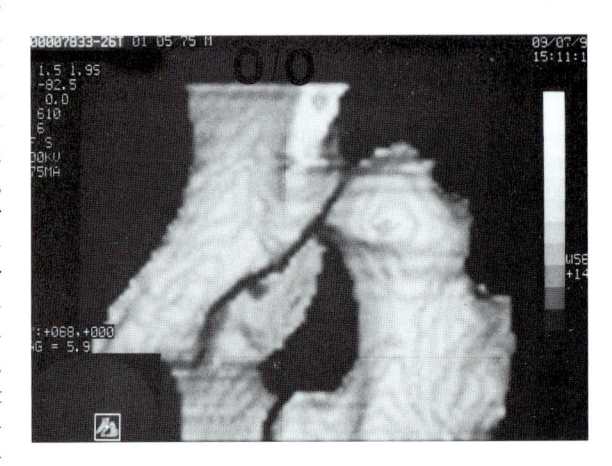

Abb. 3.213. *Dreidimensionale Rekonstruktion eines luxierten Hüftgelenkes* bei infantiler spastischer Zerebralparese: Vorderer und hinterer Rand des Azetabulums sind gut zu erkennen. Dazwischen ist der Kopf in einer rinnenförmigen Ausziehung des Azetabulums in einer einzigen Richtung aus der Pfanne gerutscht. Am Kopf ist lateral die Impression, verursacht durch die Pars reflexa der proximalen Rektussehne, zu sehen

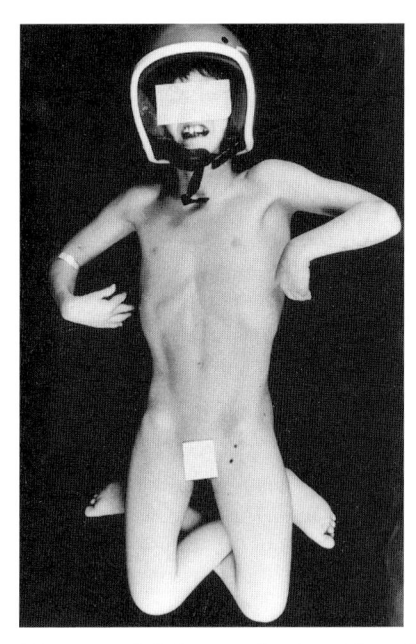

Abb. 3.214. Klinischer Aspekt einer bilateralen *vorderen Hüftluxation* bei einer Patientin mit infantiler spastischer Zerebralparese. Man beachte die durch die nach vorne luxierten Femurköpfe verursachten Vorwölbungen der Haut auf Höhe der Hüftgelenke beidseits

aus. Vorderer und hinterer Rand dieser Rinne sind, entsprechend dem vorderen und hinteren Rand des Azetabulums, in der Regel intakt. Am häufigsten weist diese Rinne nach lateral, in einem Sektor zwischen 25° ventral und 30° dorsal [17].

Echte ventrale oder *dorsale Luxationen* kommen vor, sind jedoch selten. *Ventrale Luxationen* entsprechen ca. 7% aller Luxationen bei unseren Patienten (Abb. 3.214); bei Patienten mit muskulärer Hypotonie oder schlaffen Lähmungen sind sie häufiger. *Dorsale Luxationen* sind noch seltener (ca. 1%), und sie treten in der Regel postoperativ auf.

Pathologische Anatomie

Der Kopf wird, unter Ausbildung einer Rinne im Azetabulum, aus der Pfanne gedrückt. Es resultiert eine unidirektionale Instabilität entlang dieser Rinne. Bei jüngeren Kindern wächst die Kopfepiphyse verstärkt nach lateral („head in neck"), bei älteren bildet sich unter der Pars reflexa der proximalen Sehne des M. rectus femoris eine Delle aus. Zunächst fehlt in diesem Areal der Gelenkknorpel, später kommt es zur Ausbildung einer knöchernen Furche (Abb. 3.213).

Symptome

Die Dezentrierung des Hüftgelenkes kann schon bei leichter Subluxation zu schweren Schmerzzuständen führen [5, 9, 14]. Als Korrelat finden sich intraoperativ nicht selten ein massiver Erguß und gelegentlich eine ausgeprägte Synovialitis. Die Instabilität im Hüftgelenk führt zu einer Einschränkung oder zum Verlust der Steh- und Gehfähigkeit, und sie verhindert einen weiteren motorischen Fortschritt [5, 9, 14]. Das luxierte Hüftgelenk versteift, und der lange Hebelarm führt zusammen mit der wegen der Hüftluxation verminderten Belastung zu einer deutlich erhöhten Gefahr von Frakturen [63].

Im weiteren aber scheint das luxierte Hüftgelenk auch allgemeine Symptome wie unspezifisches Unwohlsein oder einen undefinierten dumpfen Schmerz im Gelenk hervorzurufen, der die Kinder in ihrer Aufmerksamkeit ablenkt und ermüdet. Damit sinkt die ohnehin schon eingeschränkte Aktivität dieser Kinder im Alltag noch mehr, sei es in der Schule, in familiären Situationen und schließlich sogar beim Essen. Es ist immer wieder erstaunlich, wie durch die Behandlung der Hüftluxation derartige allgemeine und unspezifische Fähigkeiten der Patienten verbessert werden. Bei einseitiger Luxation kann der Beckenschiefstand auch eine Skoliose verursachen [21, 59].

Behandlungsmöglichkeiten

Die konservative Behandlung der Hüftluxation liegt im Akzeptieren der Luxation und der Behandlung von Schmerzzuständen mit Analgetika. Wichtig ist, daß Sitzhilfen entsprechend der Bewegungseinschränkung angepaßt werden. Dieses konservative Vorgehen kann bei schwerstbehinderten Patienten in ausgesprochen schlechtem Allgemeinzustand indiziert sein.

Eine Schonung des Hüftgelenks ist unserer Erfahrung nach nicht sinnvoll, da damit nur das Training und die Mobilität des Patienten eingeschränkt werden, der Zustand des Hüftgelenks jedoch nicht gebessert wird. Wir empfehlen deshalb, den Patienten unverändert in seinem Rehabilitationsprogramm zu belassen, ohne Rücksicht auf das Hüftgelenk. Sollten sich Hüftgelenkprobleme einstellen, so müssen diese ggf. gelöst werden [8].

Operatives Vorgehen

Die *Indikation* zum operativen Vorgehen ist gegeben, wenn die Hüftgelenkluxation symptomatisch wird. Eine frühzeitige Operation ist technisch einfacher, da weniger ausgeprägte Deformitäten vorhanden sind. Auch ist die Prognose bezüglich Reluxationen besser [33].

Die Art der *Operation* wird dabei oft auf der Basis der motorischen Fähigkeiten des Kindes gewählt. Dieses Vorgehen ist jedoch außerordentlich problematisch, da durch die Hüftgelenkluxation die motorischen Fähigkeiten wesentlich behindert werden. Damit werden diese Kinder oft unterschätzt, und es zeigt sich, daß auch schwerbehinderte Kinder mit geeigneten chirurgischen Verfahren wenigstens die Stehfunktion erreichen können. Bereits diese minimale Fähigkeit erleichtert jedoch die Pflege im Alltag wesentlich. Diese Fähigkeiten können bei Schwerbehinderten mit Hüftluxation nicht vorausgesehen werden. Andererseits haben wir bei unseren Patienten keine Nachteile durch die Operation gefunden [14]. Wir sehen deshalb auch bei Schwerbehinderten, entgegen anderen Ansichten [30], eine Indikation zum operativen Vorgehen.

Es gibt folgende **Operationsverfahren:**

Weichteilrelease: Grundsätzlich kann das Hüftgelenk mittels eines unterschiedlich ausgedehnten Weichteilreleases wieder zentriert werden [40, 69, 75]. Die Durchtrennung der Weichteile hinterläßt jedoch regelmäßig eine dynamische Instabilität im Gelenk und führt nicht selten zu Kontrakturen (oft Abduktions-/Außenrotationskontraktur). Zudem hat bei älteren Kindern das Azetabulum kaum mehr eine Chance, seine pathologische Form spontan wieder zu korrigieren. Motorisch behinderte Kinder können den Ausfall der Funktion der durchtrennten Muskeln nicht kompensieren. Durch diesen Eingriff wird ihnen die Möglichkeit genommen, evtl. doch kurzfristig gehen oder stehen zu können.

Resektion des Femurkopfes: Es gibt verschiedene Techniken, um den Femurkopf zu resezieren und entweder den Schenkelhals, den Femurschaft oder den kleinen Trochanter in die Pfanne einzustellen [6, 48, 71]. Am besten sind die Resultate mit der infrakondylären Resektionstechnik. Die Interposition von Muskulatur als Puffer hat einen günstigen Effekt [6]. Allen diesen Kopfresektionsarthroplastiken ist jedoch gemeinsam, daß sie eine wesentliche Instabilität im Hüftgelenk schaffen und eine Beinverkürzung mit sich bringen. Patienten mit schlechter Koordination und schlechtem Gleichgewichtssinn wird damit die Chance genommen, sich auf den Beinen zu halten. Zudem sind paraossale Verkalkungen häufig, die wiederum zu einer Einsteifung der Hüfte und zu Schmerzen führen. Nach unseren Erfahrungen ist dieses Vorgehen nur in Extremfällen oder nach Versagen anderer Therapiemethoden indiziert.

Angulationsosteotomie nach Schanz: Bei dieser Operation wird der proximale Anteil des Femurs valgisch eingestellt; damit kann bei schmerzhaften Hüften Schmerzfreiheit erzielt werden, weil der Kopf nicht mehr gegen das Becken gepreßt wird. Auch besteht beim Gehen eine bessere Stabilität als nach der Kopfresektion. Allerdings bleibt die Beweglichkeit weiterhin eingeschränkt. Eine spätere Totalprothesenarthroplastik der Hüfte wird erschwert.

Rekonstruktion des Hüftgelenkes: Operativ läßt sich das luxierte Hüftgelenk wieder aufbauen. Eine Femur-Derotations-Varisations-Osteotomie, zusammen mit weichteilbalancierenden Maßnahmen, kann genügen. In einer Studie wurde jedoch bei 4 von 20 Patienten eine weiter bestehende Subluxation beobachtet [35], was auch unseren Erfahrungen entspricht [16]. Die Gesamtresultate sind besser, wenn alle vorhandenen Deformitäten an Becken und Femur korrigiert werden [1, 2, 5, 14, 19, 39, 43, 51, 52, 54, 58, 63-65, 68, 82]. Die Operation besteht aus einer Kombination einer korrigierenden Femurosteotomie (mit Verkürzung, Derotation und Varisation), einer Azetabuloplastik vom Pemberton-Typ (oder in seltenen Fällen einer Salter- oder Tripleosteotomie), einer offenen Reposition mit Resektion des Lig. capitis femoris und einer Dissektion des Lig. transversum acetabuli, sowie einer Verlängerung oder Verlagerung des M. iliopsoas [16, 26, 70] (Abb. 3.215 und 3.216). Es hat sich nach unserer Erfahrung gezeigt, daß die Verlagerung des M. iliopsoas auf das Planum trochantericum diese Hüftgelenke zusätzlich stabilisiert. Bei Patienten mit schlechter Koordination und starker Spastik führen wir diese Schritte regelmäßig in **einer Sitzung** durch. Sind am Schluß der Operation die Adduktoren immer noch verkürzt, werden sie aponeurotisch verlängert. Möglicherweise ist auch mit einer Verlängerung der ischiokruralen Muskeln zusätzliche Stabilität des Hüftgelenkes zu erreichen [27]. Wir haben diesen Eingriff jedoch nie aus diesem Grund durchgeführt. Postoperativ wird im Becken-Bein-Gips ruhiggestellt. Die Behandlung resultiert in der Regel in gut beweglichen Hüftgelenken (Flexion um 100°, Extension bis ca. 5°-10°-Flexionskontraktur), einer leicht vermehrten Innenrotation gegenüber der Außenrotation und in einer leicht eingeschränkten Abduktion. Diese ist um so mehr eingeschränkt, je weiter die laterale Überdachung des Azetabulums rekonstruiert wurde. Bei schwer behinderten Patienten ist dies jedoch sinnvoll, um die Reluxationstendenz niedrig zu halten. Bei ventralen Luxationen ist die Iliopsoasverlagerung besonders wichtig, da dann dieser Muskel über dem nach ventral luxierenden Kopf liegt und bei Anspannen des Muskels der Kopf in die Pfanne gedrückt wird.

Neben den allgemeinen *Komplikationen* bei Operationen (Anästhesie, Infekte) sind die durch die Osteoporose bedingten [15] und heterotope Ossifikationen [10, 49] zu beachten. Die letztgenannten haben wir bei 250 Hüftrekonstruktionen jedoch nie gesehen. Die Evaluation der funktionellen Ergeb-

Abb. 3.215. Knöcherne Korrekturen zur *Rekonstruktion eines luxierten Hüftgelenkes* bei infantiler spastischer Zerebralparese: Das Femur wird verkürzt, derotiert und varisiert. Der M. iliopsoas wird mit dem kleinen Trochanter abgesetzt. Die Rinne im Azetabulum wird ummeißelt und nach der offenen Reposition heruntergebogen. Der Spalt wird mit dem entnommenen Knochenkeil abgestützt. Nach Osteosynthese des Femurs wird der kleine Trochanter auf dem Planum trochantericum fixiert

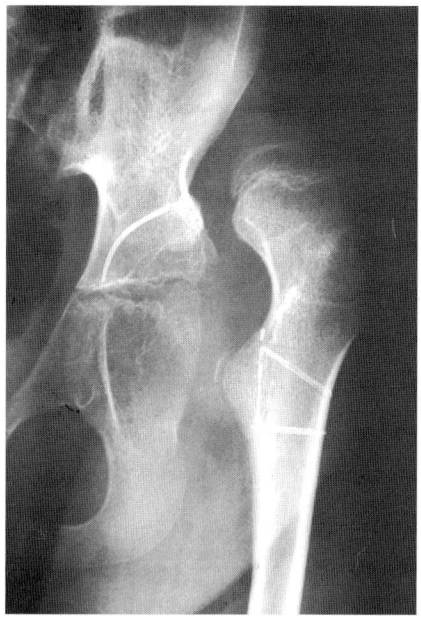

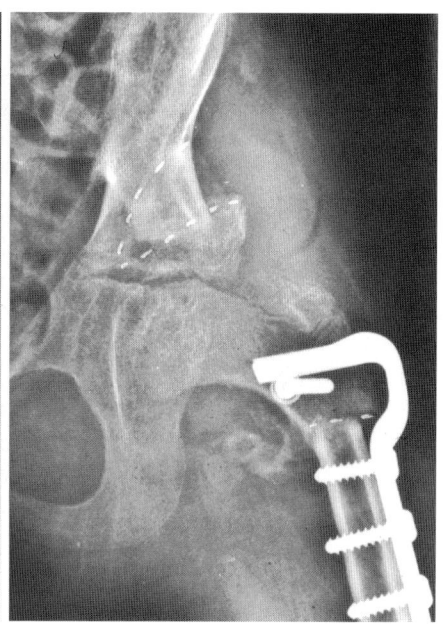

nisse ergab eine Verminderung der Schmerzen durch die Operation bei allen Patienten, wobei die meisten völlig schmerzfrei waren. Die Anzahl der gehfähigen Patienten war postoperativ größer, und Sitzprobleme waren seltener [14].

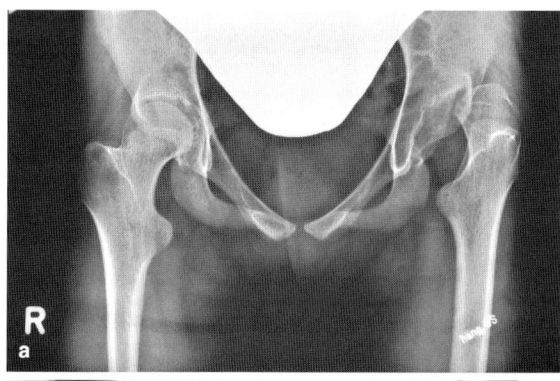

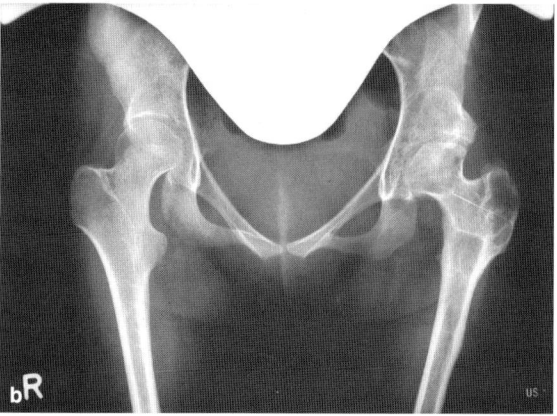

3.2.8.2
Betont schlaffe Bewegungsstörungen (Myelomeningozele, Paraplegien)

Funktionelle Deformitäten

> **Definition**
>
> Veränderungen von Funktionen des Hüftgelenkes ohne strukturelle Deformität, bedingt durch verminderte oder fehlende Muskelaktivität (Tabelle 3.6).

Abduktions- und Außenrotationskontrakturen

Trotz unterschiedlich hohen neurologischen Lähmungsniveaus ist die Außenrotations- und Abduktionskontraktur der Hüften häufig. Während die Außenrotatoren nur von den tiefen lumbalen und oberen sakralen Wurzeln innerviert werden, ist die Versorgung der Hüftinnenrotatoren über alle lumbalen und die oberen sakralen Segmente verteilt. Nach der Theorie, daß ein aktiver Agonist kontrakt wird, wenn ihm ein schlaffer Antagonist entgegensteht, müßten die Patienten eine Innenrotations- und Adduktionskontraktur aufweisen. Dies ist jedoch praktisch nie der Fall. Die Erklärung hierfür ist

Abb. 3.216. a Linksseitige Hüftluxation bei einer Patientin mit infantiler spastischer Zerebralparese. **b** Resultat 5 Jahre nach *Hüftrekonstruktion* (die Patientin kann am Rollator wieder gehen, was vor der Operation nicht möglich war)

Tabelle 3.6. Funktionelle Deformitäten bei betont schlaffen Bewegungsstörungen

Deformität	Funktioneller Gewinn	Funktionelle Nachteile	Therapie
Abduktion/Außenrotation	–	Verlust von Gehen und Stehen Luxationsgefahr der Hüfte nach ventral	Operation nach Campbell Transfer des M. obliquus externus abdominis
Extensoreninsuffizienz	–	Flexionskontraktur	Hintere Iliopsoasverlagerung (Sharrard)
Flexion	–	Flexionskontraktur	Physiotherapie

wohl darin zu suchen, daß die Patienten in der Regel auf dem Rücken liegen, die Beine leicht beugen und abspreizen und daß die Schwerkraft diese gebeugten Beine in einer Außenrotations- und Abduktionsbewegung auf die Unterlage bringt. Damit werden die zwar innervierten, jedoch nicht überaktiven Innenrotatoren dauernd überdehnt. Die inaktiven Außenrotatoren werden kontrakt. Diese funktionelle Deformität führt jedoch zu einem ungünstigen Gangbild mit Außenrotation und Abduktion in den Hüftgelenken und entsprechend auswärts rotiert stehenden Kniegelenken. Zudem besteht die Gefahr, daß durch konstante Überdehnung der ventralen Strukturen die Hüftgelenke nach ventral luxieren.

Konservative Therapie

Mit Lagerungshilfen wird das Fallen der Beine in Außenrotations- und Abduktionsstellung verhindert. Dazu eignen sich Kissen, Lagerungsschalen oder Lagerungskeile.

Operative Therapie

- *Operation nach Campbell*: Die Hüftabduktoren werden an ihrem Ursprung vom Darmbein abgelöst und distalisiert. Ohne konsequente Nachbehandlung ist die Rezidivgefahr groß, der Eingriff kann aber wiederholt durchgeführt werden.
- Zur Stabilisierung der Hüftgelenke und Verbesserung der Adduktion – und allenfalls auch der Flexion – kann der *M. externus abdominis* mobilisiert, zusammengerollt und am Femur angesetzt werden [56]. Dieser *Muskeltransfer* hat jedoch 2 wesentliche Probleme: Erstens fehlt der entnommene Muskel am Ursprung (die Bauchpresse ist für den Patienten erschwert), und zweitens ist der Muskel in seinem anatomischen Aufbau so stark von der übrigen Flexorenmuskulatur divergent, daß die Leistung des Muskels sehr eingeschränkt ist. Aus diesem Grunde wird dieser Transfer nur selten indiziert. Wir verfügen über keine eigene Erfahrungen.
- Bei einer Extensoreninsuffizienz, die häufig mit Flexionskontrakturen und einem dynamischen Defizit beim Gehen assoziiert ist, kann der M. iliopsoas nach dorsal als Extensor verlagert werden. Die Resultate des dorsalen Transfers werden als gut bezeichnet, wenn auch keine normale Hüftfunktion zu erwarten ist [18]. Wir selbst haben mit diesem Transfer keine eigenen Erfahrungen.

> **!** Grundsätzlich sollen Muskelverlagerungen nur zurückhaltend eingesetzt werden [81].

Strukturelle Deformitäten

Definition

Strukturelle Deformität von Hüftgelenk und Femur, bedingt durch verminderte oder fehlende Muskelaktivität (Tabelle 3.7).

Tabelle 3.7. Strukturelle Deformitäten bei betont schlaffen Bewegungsstörungen

Deformität	Funktioneller Gewinn	Funktionelle Nachteile	Therapie
Verstärkung der Antetorsion	Stabilität im Stehen	Knie reiben aneinander Füße bleiben hängen	Derotationsosteotomie
Verminderung der Antetorsion	–	(Instabilität in aufrechter Position)	(Rotationsosteotomie)
Flexionskontraktur	–	Kauerstellung (Gehen/Stehen) Hyperlordose	Verlängerung der Hüftbeuger
Extensionskontraktur	–	Sitzen eingeschränkt	Proximale Verlängerung der ischiokruralen Muskeln Rekonstruktion des luxierten Hüftgelenkes
Hüftluxation	–	Instabilität Bewegungseinschränkung Beckenschiefstand	< 2 Jahre: konservativ > 3 Jahre: Rekonstruktion des Gelenks (wenn beidseitig, dann umstritten)

Coxa valga et antetorta

Rotationsdeformitäten im Sinne einer Coxa valga et antetorta sind selten ein Problem bei Patienten mit Myelomeningozele. Grundsätzlich unterscheidet sich das Vorgehen jedoch nicht wesentlich von demjenigen bei spastischen Bewegungsstörungen.

Coxa retrotorta

Bei verstärkter fixierter Außenrotation kann ursächlich eine Retrotorsion vorliegen, die bei funktioneller Störung durch eine Femurosteotomie korrigiert werden kann [23].

Hüftluxation

Die Luxation des Hüftgelenkes bei Myelomeningozele resultiert aus der Kombination der verminderten Sensibilität um das Gelenk herum und dem Wegfall der dynamischen Stabilisatoren. Die Patienten wollen die gleichen Aktivitäten ausüben können wie gleichaltrige Kinder ohne neurologische Störungen. Sie belasten ihre Gelenke bis in die Extremstellungen (beispielsweise werfen sie ihre Beine bei Transfertätigkeiten regelrecht umher) und überdehnen damit die Gelenke konstant. Diese Überdehnung wird nicht empfunden, und keine Schmerzreaktion läßt die ohnehin schwachen oder fehlenden dynamischen Stabilisatoren des Gelenkes anspringen. Auf diese Art wird das Gelenk deformiert, und es luxiert schließlich.

Eine neurogene Hüftluxation kann bereits intrauterin auftreten. Bei Geburt sind dann ein oder beide Hüftgelenke luxiert, und der sonographische Befund ist mit dem bei kongenitaler Hüftdysplasie oder teratogener Luxation vergleichbar. Auch kann arthrographisch bereits eine Luxationsrinne nachweisbar sein. Die Dislokationen sind bei schlaffen Paresen häufig (bis 80%) [62], bei Myelomeningozelen sind sie abhängig vom neurologischen Niveau [13]: L1/L2: 30%, L3: 36%, L4: 22%, L5: 7%, S1: 1%. Andere Autoren fanden höhere Raten: L1/L2: 50%, L3 und L4: 75% [28, 66].

Behandlung

Konservative Therapie
Bei kleinen Kindern unter 2 Jahren ist ein konservatives Vorgehen die Methode der Wahl. Dabei empfiehlt sich die *Overheadextension* und die anschließende Applikation eines *Becken-Bein-Gipses*.

> **!** Die Behandlung mit der Pavlik-Bandage ist kontraindiziert, da diese Therapie auf dem „Sich-hinein-Zappeln" der Hüfte beruht und dies eine normale, ungestörte Motorik voraussetzt. Diese Voraussetzung ist bei Myelomeningozelen nicht gegeben.

Führt die konservative Therapie nicht zum gewünschten Erfolg, ist es besser, das Hüftgelenk luxiert zu belassen und später operativ zu rekonstruieren. Die Wahrscheinlichkeit ist zu groß, daß nach operativer Frühbehandlung innerhalb der ersten 2–3 Lebensjahre das Gelenk reluxiert. Weitere Eingriffe werden sonst nötig, die mit jeder Reluxation komplizierter werden. Auf der anderen Seite führt die Hüftluxation bei diesen kleinen Patienten kaum zu einer zusätzlichen funktionellen Behinderung.

Luxationen im Alter von 3 Jahren oder später: Es besteht Einigkeit darüber, daß *unilaterale Luxationen* operativ korrigiert werden sollten. Bei *beidseitigen Luxationen* ist die Indikation umstritten [24, 50, 57]. Immerhin läßt sich auch hier die Operation begründen, da stabile Hüftgelenke eine bessere Basis für das Stehen und Gehen bieten und zumindest bei Patienten mit tiefem neurologischem Niveau der Einschluß der Hüftgelenke in eine Gehorthese mit Beckenkorb aus Stabilitätsgründen unnötig wird und die Patienten mit Unterschenkelorthesen gehfähig sind. Die postoperativen Resultate sind gut [44]. Bestimmte Autoren fanden allerdings keinen Vorteil von Hüftrekonstruktionen bei Patienten mit Myelomeningozelen [72].

Allerdings bleibt auch bei optimaler Nachbehandlung die motorische Kontrolle über das Hüftgelenk gestört. Damit ist die Wahrscheinlichkeit für erneute Verformungen und damit für Reluxationen v.a. während des Wachstums bei sehr anpassungsfähigem Skelett hoch [7, 57].

Operatives Vorgehen
Die Rekonstruktion des Hüftgelenkes schließt wie bei spastischen Bewegungsstörungen die Korrektur der Deformitäten des Azetabulums und des Femurs sowie die offene Reposition mit ein. Auf eine Iliopsoasverlagerung wird bei lateralen und dorsalen Luxationen verzichtet [12, 22, 50, 79]. Bei ventralen Luxationen hilft der verlagerte Iliopsoas, den Kopf in der Pfanne zu halten. Allerdings ist nach einem Iliopsoastransfer die Gefahr eines Kraftverlustes der Hüftflexoren gegeben. Die *Nachbehandlung* erfolgt, wie bei den spastischen Bewegungsstörungen, mit Becken-Bein-Gips und später Nachtlagerungsorthesen. Die Rekonstruktion des Hüftgelenkes kann wiederholt durchgeführt werden. Wir haben Patienten,

bei denen wir das Hüftgelenk bis zu 3mal rezentrieren mußten. Deshalb ist es ratsam, mit dem Ersteingriff abzuwarten, bis das Skelett genügend ausgebildet ist, um die Deformitäten korrigieren zu können. Eine Rezentrierung allein, ohne Korrektur der Pfanne, hat wenig Aussicht auf dauerhaften Erfolg.

Als *Komplikation* ist, außer Infektionen und dem Anästhesierisiko, v. a. das Auftreten paraartikulärer Ossifikationen zu erwähnen. Im Gegensatz zu anderen neurologischen Grundkrankheiten sind diese bei Myelomeningozelen relativ häufig [10]. Auch wir mußten vereinzelte Fälle beobachten, die Verkalkungen waren jedoch nie funktionell relevant. Die *Alternative* zur Hüftrekonstruktion besteht darin, die Hüftluxation zu belassen und die Hilfsmittel entsprechend anzupassen. Dies bedeutet Stabilisierung des Hüftgelenkes mit einer Orthese und Ausgleich der Beinlängendifferenz bei einseitiger Luxation.

Muskeldystrophien

Funktionelle Probleme

Bei Muskeldystrophien und spinalen Muskelatrophien geht Muskelkraft progredient verloren. Die Patienten benötigen deshalb eine Hyperextension im Hüftgelenk, um passiv im Bandapparat stehen zu können. Flexionskontrakturen sind in diesem Stadium behindernd, da sie frühzeitig zum Verlust der Geh- und Stehfähigkeit führen. Sie müssen, gleichzeitig mit anderen Kontrakturen, rechtzeitig korrigiert werden (Tabelle 3.8) (s. Kap. 4.7.5).

Tabelle 3.8 Funktionelle Deformitäten bei Muskeldystrophien

Deformität	Funktioneller Gewinn	Funktionelle Nachteile	Therapie
Abduktion/ Außenrotation	–	Verlust der Geh- und Stehfähigkeit	Operation nach Campbell
Flexion	–	Flexionskontraktur	Physiotherapie

Tabelle 3.9. Strukturelle Deformitäten bei Muskeldystrophien

Deformität	Funktioneller Gewinn	Funktionelle Nachteile	Therapie
Flexionskontraktur	–	Kauerstellung (Verlust der Geh- und Stehfähigkeit) Hyperlordose	Verlängerung der Hüftbeuger
Hüftluxation	–	Instabilität Bewegungseinschränkung Beckenschiefstand	Kopfresektion Schanz-Osteotomie

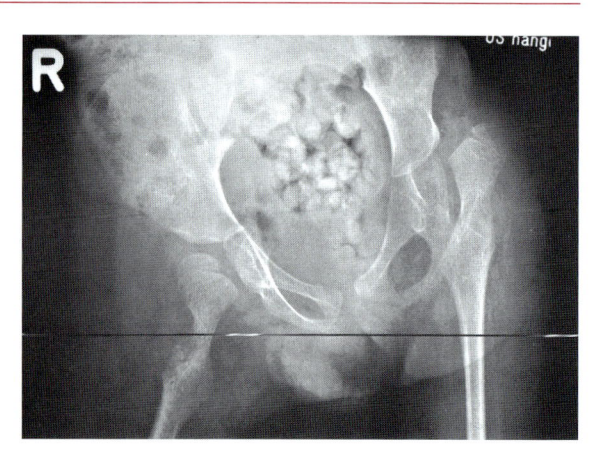

Abb. 3.217. a.-p.-Röntgenbild des Beckens bei spinaler Muskelatrophie mit linksseitiger Hüftluxation

Strukturelle Veränderungen

Hüftluxationen durch Ausfall der dynamischen Stabilisatoren kommen vor [25] (Tabelle 3.9; Abb. 3.217). Da keine Spastizität vorhanden ist, sind Schmerzen selten. Zum Zeitpunkt der Luxation haben die Patienten ihre Geh- und Stehfähigkeit meistens schon verloren.

Entstehen dennoch, bedingt durch den erhöhten Druck zwischen Kopf und Becken, Schmerzen, so ist die Schanz-Angulationsosteotomie oder die Kopfresektion die Methode der Wahl. Diese können auch bei schlechtem Allgemeinzustand als Eingriffe mit wenig Aufwand Schmerzfreiheit bringen.

Gelegentlich sind die Beschwerden auch durch das Aufliegen des luxierten Kopfes auf der Unterlage im Bett oder im Stuhl ohne entsprechende Polsterung durch Weichteile bedingt. In diesen Fällen genügt eine entsprechende Bettung.

Postpoliosyndrom

Funktionelle Deformitäten

Am häufigsten treten Kontrakturen auf, insbesondere Flexionskontrakturen. Diese schränken die Gehfähigkeit der Patienten ein und erhöhen den Energieaufwand beim Gehen, weil die Knieflexionshaltung eine kompensatorische Haltearbeit der Kniestrecker in aufrechter Haltung erfordert. Meistens müssen diese Kontrakturen in Zusammenhang mit anderen Problemen der unteren Extremität gesehen werden (Knieflexion) und entsprechend mit diesen Problemen zusammen angegangen werden.

Strukturelle Deformitäten

Durch Mindergebrauch ist das Skelett der betroffenen Extremitäten dünner und kleiner. Trotzdem ist es erstaunlich widerstandsfähig, und Frakturen treten nicht häufiger auf. Deformitäten des proximalen Femurs sind oft extreme Torsions-, Varus- oder Valgusabweichungen. Solange jedoch keine funktionelle Einschränkung resultiert, sind diese strukturellen Deformitäten ohne Belang. Bei einer Behinderung ist eine Korrektur jedoch notwendig.

Literatur

1. Atar D, Grant AD, Mirsky E, Lehman WB (1995) Femoral varus derotational osteotomy in cerebral palsy. Am J Orthop 24: 337–41
2. Atar D, Grant AD, Bash J, Lehman WB (1995) Combined hip surgery in cerebral palsy patients. Am J Orthop 24: 52–5
3. Auffray Y (1987) Osteotomie directionnelle du femur chez l'encephalopathe grabataire. Rev Chir Orthop 73: 213–7
4. Baciu CC (1984) Transposition of the gluteus minimus in spastic hip. Apropos of 11 cases. Ann Chir 38: 435–8
5. Bagg MR, Farber J, Miller F (1993) Long-term follow-up of hip subluxation in cerebral palsy patients. J Pediatr Orthop 13: 32–6
6. Baxter MP, D'Astous JL (1986) Proximal femoral resection-interposition arthroplasty: salvage hip surgery for the severely disabled child with cerebral palsy. J Pediatr Orthop 6: 681–5
7. Bazih J, Gross RH (1981) Hip surgery in the lumbar level myelomeningocele patient. J Pediatr Orthop 1: 405–11
8. Bleck EE (1980) The hip in cerebral palsy. Orthop Clin North Am 11: 79–104
9. Bos CF, Rozing PM, Verbout AJ (1987) Surgery for hip dislocation in cerebral palsy. Acta Orthop Scand 58: 638–40
10. Bouchard J, D'Astous J (1991) Postoperative heterotopic ossification in children: a comparison of children with spina bifida and with cerebral palsy. Can J Surg 34: 454–6
11. Bowen JR, MacEwen GD, Mathews PA (1981) Treatment of extension contracture of the hip in cerebral palsy. Dev Med Child Neurol 23: 23–9
12. Breed AL, Healy PM (1982) The midlumbar myelomeningocele hip: mechanism of dislocation and treatment. J Pediatr Orthop 2: 15–24
13. Broughton NS, Menelaus MB, Cole WG, Shurtleff DB (1993) The natural history of hip deformity in myelomeningocele. J Bone Joint Surg (Br) 75: 760–3
14. Brunner R, Baumann JU (1994) Clinical benefit of reconstruction of dislocated or subluxated hip joints in patients with spastic cerebral palsy. J Pediatr Orthop 14: 290–4
15. Brunner R, Döderlein (1996) Pathologische Frakturen. J Pediatr Orthop (European Edition) (in press)
16. Brunner R, Baumann JU (1996) Long term effects of intertrochanteric varus derotation osteotomy on femur and acetabulum in spastic cerebral palsy. J Pediatr Orthop (Am) (in print)
17. Brunner R, Picard C, Robb JE (in press): Morphology of the acetabulum in hip mdislocations due to cerebral palsy. J Pediatr Orthop Part B
18. Bunch WH, Hakala MW (1984) Iliopsoas transfers in children with myelomeningocele. J Bone Joint Surg (Am) 66: 224–7
19. Carstens C, Niethard FU, Schwinning M (1992) Die operative Behandlung der Huftluxation bei Patienten mit infantiler Zerebralparese. Z Orthop Ihre Grenzgeb 130: 419–25
20. Cobeljic G, Vukasinovic Z, Djoric I (1994) Surgical prevention of paralytic dislocation of the hip in cerebral palsy. Int Orthop 18: 313–6
21. Cooperman DR, Bartucci E, Dietrick E, Millar EA (1987) Hip dislocation in spastic cerebral palsy: long-term consequences. J Pediatr Orthop 7: 268–76
22. Dias LS, Hill JA (1980) Evaluation of treatment of hip subluxation in myelomeningocele by intertrochanteric varus derotation femoral osteotomy. Orthop Clin North Am 11: 31–7
23. Dias LS, Jasty MJ, Collins P (1984) Rotational deformities of the lower limb in myelomeningocele. Evaluation and treatment. J Bone Joint Surg (Am) 66: 215–23
24. Drummond DS, Moreau M, Cruess RL (1980) The results and complications of surgery for the paralytic hip and spine in myelomeningocele. J Bone Joint Surg (Br) 62: 49–53
25. Eng GD, Binder H, Koch B (1984) Spinal muscular atrophy: experience in diagnosis and rehabilitation management of 60 patients. Arch Phys Med Rehabil 65: 549–53
26. Erken EH, Bischof FM (1994) Iliopsoas transfer in cerebral palsy: the long-term outcome. J Pediatr Orthop 14: 295–8
27. Feldkamp M, Denker P (1989) Importance of the iliopsoas muscle in soft-tissue surgery of hip deformities in cerebral palsy children. Arch Orthop Trauma Surg 108: 225–30
28. Fraser RK, Hoffman EB, Sparks LT, Buccimazza SS (1992) The unstable hip and mid-lumbar myelomeningocele. J Bone Joint Surg (Br) 74: 143–6
29. Frischhut B, Krismer M, Sterzinger W (1992) Die Hüfte bei der infantilen Zerebralparese, natürlicher Entwicklungsverlauf und Behandlungskonzepte. Orthopäde 21: 316–22
30. Gamble JG, Rinsky LA, Bleck EE (1990) Established hip dislocations in children with cerebral palsy. Clin Orthop 253: 90–9
31. Guth V, Abbink F, Guth E (1985) Ganganalyse beim Cerebralparetiker – Beziehungen zwischen Störungen der Muskelkoordination und Ganganomalien. Z Orthop 123: 306–11
32. Heimkes B, Stotz S, Heid T (1992) Pathogenese und Pravention der spastischen Huftluxation. Z Orthop Ihre Grenzgeb 130: 413–8
33. Herndon WA, Bolano L, Sullivan JA (1992) Hip stabilization in severely involved cerebral palsy patients. J Pediatr Orthop 12: 68–73
34. Hoffer MM, Koffman M (1980) Cerebral palsy: the first three years. Clin Orthop 151: 222–7
35. Hoffer MM, Stein GA, Koffman M, Prietto M (1985) Femoral varus-derotation osteotomy in spastic cerebral palsy. J Bone Joint Surg (Am) 67: 1229–35
36. Hoffer MM, Knoebel RT, Roberts R (1987) Contractures in cerebral palsy. Clin Orthop 219: 70–7
37. Howard CB, Williams LA (1984) A new radiological sign in the hips of cerebral palsy patients. Clin Radiol 35: 317–9
38. Howard CB, McKibbin B, Williams LA, Mackie I (1985) Factors affecting the incidence of hip dislocation in cerebral palsy. J Bone Joint Surg (Br) 67: 530–2
39. Jerosch J, Senst S, Hoffstetter I (1995) Combined realignment procedure (femoral and acetabular) of the hip joint in ambulatory patients with cerebral palsy and secondary hip dislocation. Acta Orthop Belg 61: 92–9
40. Kalen V, Bleck EE (1985) Prevention of spastic paralytic dislocation of the hip. Dev Med Child Neurol 27: 17–24
41. Lai KA, Kuo KN, Andriacchi TP (1988) Relationship between dynamic deformities and joint moments in children with cerebral palsy. J Pediatr Orthop 8: 690–5

42. Laplaza FJ, Root L, Tassanawipas A, Glasser DB (1993) Femoral torsion and neck-shaft angles in cerebral palsy. J Pediatr Orthop 13: 192–9
43. Laplaza FJ, Root L (1994) Femoral anteversion and neck-shaft angles in hip instability in cerebral palsy. J Pediatr Orthop 14: 719–23
44. Lee EH, Carroll NC (1985) Hip stability and ambulatory status in myelomeningocele. J Pediatr Orthop 5: 522–7
45. Lonstein JE, Beck K (1986) Hip dislocation and subluxation in cerebral palsy. J Pediatr Orthop 6: 521–6
46. Matsuo T, Tada S, Hajime T (1986) Insufficiency of the hip adductor after anterior obturator neurectomy in 42 children with cerebral palsy. J Pediatr Orthop 6: 686–92
47. Matthiass HH (1990) Hüftgelenksveränderungen bei infantiler Cerebralparese. Z Orthop Ihre Grenzgeb 128: 373–6
48. McHale KA; Bagg M; Nason SS (1990) Treatment of the chronically dislocated hip in adolescents with cerebral palsy with femoral head resection and subtrochanteric valgus osteotomy. J Pediatr Orthop 10: 504–9
49. McHale KA (1991) Bilateral spontaneous arthrodesis of the hip after combined shelf acetabular augmentation and femoral varus osteotomies. J Pediatr Orthop 11: 108–11
50. Menelaus MB (1980) Progress in the management of the paralytic hip in myelomeningocele. Orthop Clin North Am 11: 17–30
51. Molloy MK (1986) The unstable paralytic hip: treatment by combined pelvic and femoral osteotomy and transiliac psoas transfer. J Pediatr Orthop 6: 533–8
52. Mubarak SJ, Valencia FG, Wenger DR (1992) One-stage correction of the spastic dislocated hip. Use of pericapsular acetabuloplasty to improve coverage. J Bone Joint Surg (Am) 74: 1347–57
53. Nene AV, Evans GA, Patrick JH (1993) Simultaneous multiple operations for spastic diplegia. Outcome and functional assessment of walking in 18 patients. J Bone Joint Surg (Br) 75: 488–94
54. Onimus M, Allamel G, Manzone P, Laurain JM (1991) Prevention of hip dislocation in cerebral palsy by early psoas and adductors tenotomies. J Pediatr Orthop 11: 432–5
55. Onimus M, Manzone P, Cahuzac JP, Laurain JM, Lebarbier P (1992) Le traitement chirurgical des luxations et subluxations de hanche chez l'IMC par ostetomie femorale et pelvienne. Rev Chir Orthop Repar Appar Mot 78: 74–81
56. Phillips DP, Lindseth RE (1992) Ambulation after transfer of adductors, external oblique, and tensor fascia lata in myelomeningocele. J Pediatr Orthop 12: 712–7
57. Pilliard D, Masse P, Taussig G (1982) Hanches de la myelomeningocele et autonomie fonctionnelle. Rev Chir Orthop Repar Appar Mot 68: 455–60
58. Pope DF, Bueff HU, De Luca PA (1994) Pelvic osteotomies for subluxation of the hip in cerebral palsy. J Pediatr Orthop 14: 724–30
59. Pritchett JW (1983) The untreated unstable hip in severe cerebral palsy. Clin Orthop 173: 169–72
60. Reimers J (1980) The stability of the hip in children: a radiological study of the results of muscle surgery in cerebral palsy. Acta Orthop Scand Suppl 184
61. imers J, Poulsen S (1984) Adductor transfer versus tenotomy for stability of the hip in spastic cerebral palsy. J Pediatr Orthop 4: 52–4
62. Rink P, Miller F (1990) Hip instability in spinal cord injury patients. J Pediatr Orthop 10: 583–7
63. Root L, Spero CR (1981) Hip adductor transfer compared with adductor tenotomy in cerebral palsy. J Bone Joint Surg (Am) 63: 767–72
64. Root L (1987) Treatment of hip problems in cerebral palsy. Instr Course Lect 36: 237–52
65. Roye DP Jr, Chorney GS, Deutsch LE, Mahon JH (1990) Femoral varus and acetabular osteotomies in cerebral palsy. Orthopedics 13: 1239–43
66. Samuelsson L, Skoog M (1988) Ambulation in patients with myelomeningocele: a multivariate statistical analysis. J Pediatr Orthop 8: 569–75
67. Samuelsson L, Eklof O (1990) Hip instability in myelomeningocele. 158 patients followed for 15 years. Acta Orthop Scand 61: 3–6
68. Sauser DD, Hewes RC, Root L (1986) Hip changes in spastic cerebral palsy. Am J Roentgenol 146: 1219–22
69. Schultz RS, Chamberlain SE, Stevens PM (1984) Radiographic comparison of adductor procedures in cerebral palsied hips. J Pediatr Orthop 4: 741–4
70. Sharrard WJ, Burke J (1982) Iliopsoas transfer in the management of established dislocation and refractory progressive subluxation of the hip in cerebral palsy. Int Orthop 6: 149–54
71. Sherk HH, Pasquariello PD, Doherty J (1983) Hip dislocation in cerebral palsy: selection for treatment. Dev Med Child Neurol 25: 738–46
72. Sherk HH, Uppal GS, Lane G, Melchionni J (1991) Treatment versus non-treatment of hip dislocations in ambulatory patients with myelomeningocele. Dev Med Child Neurol 33: 491–4
73. Silver RL, Rang M, Chan J, de la Garza J (1985) Adductor release in nonambulant children with cerebral palsy. J Pediatr Orthop 5: 672–7
74. Smetana V, Schejbalova A (1993) Vyznam tenotomie adduktoru pro leceni projevu detske mozkove obrny na dolnich koncetinach. Acta Chir Orthop Traumatol Cech 60: 301–5
75. Smith JT, Stevens PM (1989) Combined adductor transfer, iliopsoas release, and proximal hamstring release in cerebral palsy. J Pediatr Orthop 9: 1–5
76. Steel HH (1980) Gluteus medius and minimus insertion advancement for correction of internal rotation gait in spastic cerebral palsy. J Bone Joint Surg (Am) 62: 919–27
77. Tylkowski CM, Rosenthal RK, Simon SR (1980) Proximal femoral osteotomy in cerebral palsy. Clin Orthop 151: 183–92
78. Vidal J, Deguillaume P, Vidal M (1985) The anatomy of the dysplastic hip in cerebral palsy related to prognosis and treatment. Int Orthop 9: 105–10
79. Weisl H, Fairclough JA, Jones DG (1988) Stabilisation of the hip in myelomeningocele. Comparison of posterior iliopsoas transfer and varus-rotation osteotomy. J Bone Joint Surg (Br) 70: 29–33
80. Wheeler ME, Weinstein SL (1984) Adductor tenotomy-obturator neurectomy. J Pediatr Orthop 4: 48–51
81. Yngve DA, Lindseth RE (1982) Effectiveness of muscle transfers in myelomeningocele hips measured by radiographic indices. J Pediatr Orthop 2: 121–5
82. Zuckerman JD, Staheli LT, McLaughlin JF (1984) Acetabular augmentation for progressive hip subluxation in cerebral palsy. J Pediatr Orthop 4: 436–42

3.2.9
Frakturen im Bereich von Becken, Hüfte und Oberschenkel

L. VON LAER

3.2.9.1
Beckenfrakturen

Anatomische Besonderheiten

Das Becken weist ganz unterschiedliche Wachstumszonen auf: Die Beckenkammapophyse ist für die Formung des Beckenkamms verantwortlich, während die Apophysenfugen der Spina iliaca anterior et inferior sowie die des Tuber ischiadicum lediglich für die Formung der entsprechenden Muskelansätze zuständig sind. Die Y-Fuge, die wichtigste Wachstumszone des Beckens, ist Garant für das Wachstum des Azetabulums.

Wachstumsprognose

Die Prognose der Beckenfrakturen hängt grundsätzlich weitaus mehr von den begleitenden Weichteilverletzungen und von posttraumatischen Verformungen des Beckens ab als von Verletzungen der einzelnen Fugen. Nach vorzeitigem Verschluß der Y-Fuge kann es aber zur posttraumatischen Hüftdysplasie kommen, nach Verletzungen der Beckenkammapophyse zu Deformierungen und Dysplasie der Beckenschaufel.

Die einzelnen Knochenelemente weisen eine gute lokale Remodellierungspotenz auf, wie z. B. die Schambeinäste [30]. Jedoch können mit Hilfe dieses Wiederaufbaus Formveränderungen z. B. der Eingangsebene des kleinen Beckens während des weiteren Wachstums nicht mehr spontan korrigiert werden, ebensowenig wie Symphysensprengungen oder Sprengungen und Luxationen der Iliosakralgelenke [6, 8, 12, 13, 16, 30, 34].

Frakturformen

Einfachheitshalber unterscheiden wir Läsionen mit gravierenden Spätfolgen von *Läsionen ohne gravierende Spätfolgen*. Zu letzteren gehören die isolierten Frakturen der Beckenschaufel, des Os ilium, des Schambeinastes, isolierte Iliosakralgelenklockerungen und die Apophysenlösungen der Spina iliaca anterior oder inferior und des Tuber ischiadicum (Abb. 3.218) [30, 40].

Zu den *Verletzungen mit möglichen gravierenden Spätfolgen* gehören die Malgaigne-Frakturen und alle Kombinationsverletzungen von gleichzeitiger Läsion des vorderen und hinteren Ringes, die Symphysensprengungen sowie die Azetabulumfrakturen. Letztere stellen bei noch offenen Fugen stets Lösungen der Y-Fuge dar, mit und ohne einen begleitenden metaphysären Keil (Abb. 3.219) [8, 30, 40].

Häufigkeit, Unfallgeschehen

Insgesamt handelt es sich um außerordentlich seltene Verletzungen, die nahezu immer durch ein gravierendes Trauma, wie z. B. Verkehrsunfälle und Sturz aus großer Höhe, verursacht werden.

Diagnostik

Die primäre Diagnostik besteht in einer Beckenübersichtsaufnahme und widmet sich dann in erster Linie der Erfassung der Begleitverletzungen. Grundsätzlich erfolgt die weitere Abklärung wie beim Erwachsenen: Bei schwerem Trauma mit Verdacht auf Kombinationsverletzungen des vorderen und hinteren Ringes und bei dislozierten Azetabularverletzungen wird mit Hilfe des Computertomogrammes eine mögliche dorsale Verschiebung verifiziert.

Therapie

Die Therapie der *Einzelverletzungen,* d. h. der Läsionen mit guter Spätprognose, erfolgt immer konservativ-funktionell, d. h. Bettruhe bzw. Entlastung an Stöcken bis zur subjektiven Beschwerdefreiheit, u. U. unterstützt durch eine adäquate Schmerzmedikation. Mit Erreichen der Beschwerdefreiheit, wird zunehmend voll belastet.

Bei den *Apophysenlösungen* (v. a. der Spina iliaca anterior inferior und der des Tuber ischiadicum)

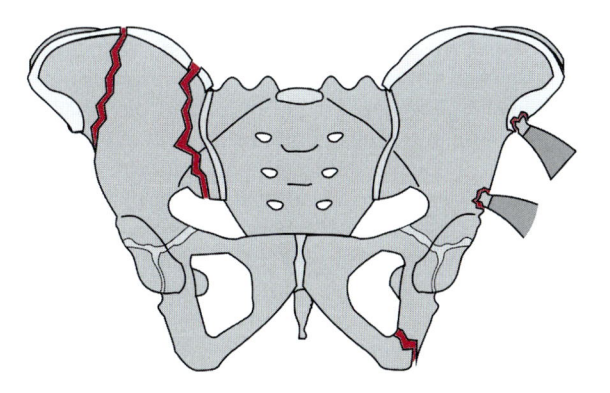

Abb. 3.218. *Beckenverletzungen ohne gravierende Spätfolgen:* Beckenschaufelfrakturen und isolierte Iliumfrakturen (rechte Beckenhälfte), isolierte Schambeinastfrakturen und Ausrisse der Spina iliaca anterior inferior und superior (linke Beckenhälfte)

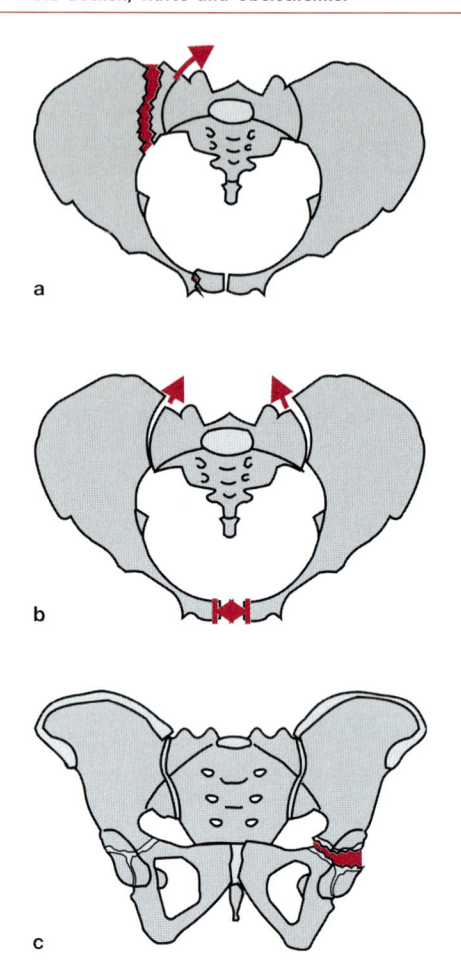

Abb. 3.219 a–c. *Beckenverletzungen mit möglichen gravierenden Spätfolgen:* **a** einseitige Kombinationsverletzungen des hinteren und vorderen Ringes, **b** beidseitige Kombinationsverletzungen des hinteren und vorderen Ringes, **c** Azetabularfrakturen

maßen nicht disloziert sind, besteht die Therapie in Bettruhe und funktioneller Nachbehandlung (unbelastet für 2–3 Wochen).

Dieses Prinzip gilt auch für die seltenen Azetabularfrakturen. Dislozierte Frakturen werden offen reponiert und – je nach Alter des Patienten – mit Kirschner-Drähten oder Platten stabilisiert. Undislozierte Frakturen (Frakturspalt nicht mehr als 2 mm im tragenden Bereich) werden möglichst funktionell mit Entlastung an Stöcken für 4–5 Wochen behandelt. Nur bei kleinen Kindern wird eine Ruhigstellung im Beckengips für 3 Wochen vorgenommen.

Nachbehandlung

Wenn immer möglich wird frühfunktionell behandelt, an Stöcken entlastet und mit beginnender Beschwerdefreiheit wieder zunehmend voll belastet. Bei schulpflichtigen Kindern ist es wichtig, daß sie während der gesamten Phase der Nachbehandlung vom Schulsport befreit sind.

Nachkontrollen

Bei allen Verletzungen ohne gravierende Spätfolgen wird die Konsolidation der Verletzung 4–6 Wochen nach Unfall auf klinischem Wege ohne weitere Röntgenkontrolle bestätigt. Anschließend erfolgt die zunehmende Vollbelastung, anfänglich ohne, später mit Sport. Ist dies anstandslos gelungen, wird die Behandlung abgeschlossen. Bei allen Verletzungen mit gravierenden Spätfolgen wird die Konsolidation ebenfalls 4–6 Wochen nach Unfall klinisch und radiologisch bestätigt. Anschließend erfolgt analog die zunehmende Vollbelastung ohne, später mit Sport. Außer bei den Azetabularfrakturen kann die Behandlung nach erfolgreicher Wiederaufnahme von Sport abgeschlossen werden. Bei den Azetabularfrakturen muß wegen der Möglichkeit einer späten Wachstumsstörung im Abstand von 1–2 Jahren bis zum Wachstumsabschluß kontrolliert werden.

Posttraumatische Deformitäten

Solche Deformitäten sollten außer im Bereich des Azetabulums grundsätzlich bei korrekter Primärtherapie nicht vorkommen. Die posttraumatische Pfannendysplasie ist durch die Primärtherapie nicht zu verhindern, sie ist aber nach solchen Frakturen keineswegs obligatorisch.

ist es wichtig, auf die zu erwartende tast- und mitunter sichtbare Kallusbildung aufmerksam zu machen. Der Patient ist darüber zu informieren, daß diese zu Anfang schmerzhaft ist, aber nach 4–5 Wochen keine Schmerzen mehr verursacht. Es handle sich nicht um einen Tumor, und die anfängliche Schwellung und u. U. dadurch bedingte Funktionseinschränkung würde sich im Laufe der kommenden Monate wieder weitgehend zurückbilden. Auf diese Weise vermeidet man eine Verunsicherung des Patienten und sekundär aufgesuchter Kollegen, die oft eine operative Intervention für nötig erachten.

Bei allen *Kombinationsverletzungen* steht die Behandlung der Begleitverletzungen im Vordergrund. Die Beckenverletzungen selbst werden wie beim Erwachsenen behandelt: Dislozierte kombinierte Beckenverletzungen werden mit einem Fixateur externe versorgt. Nur wenn sie nachgewiesener-

3.2.9.2
Proximale Oberschenkelfrakturen

Anatomische Besonderheiten

Die Durchblutung des Schenkelhalses weist altersabhängige Varianten auf: bis zum 4. Lebensjahr wird seine Ernährung aus beiden Aa. circumflexae femorales (lateralis und medialis) zu gleichen Teilen gewährleistet, jenseits des 4. Lebensjahres nur noch aus der medialen Arterie. Bei Kindern, die sich nach dem 4. Lebensjahr entsprechend verletzen, ist die Gefahr einer Kopfnekrose größer als bei kleineren Kindern. Noch vorhandene Anastomosen zwischen den beiden Gefäßen – wie sie auch nach Fugenschluß wieder regelmäßig nachweisbar sind – können die Prognose bezüglich einer Nekrose verbessern (Abb. 3.220).

Weitere Besonderheiten stellen der Verlauf und die Funktion der Wachstumsfuge des proximalen Femurendes dar. Bis etwa zum 8. Lebensjahr sind der Trochanter major und die Kopffuge eine funktionelle Einheit, d. h. das gesamte Gefüge ist am Längenwachstum des proximalen Femurendes beteiligt. Erst nach dem 10. Lebensjahr wandelt sich die Trochanterfuge durch zunehmende Zugbelastung in eine Apophysenfuge um und ist erst dann nicht mehr am Längenwachstum des Schenkelhalses beteiligt. Der dem Schenkelhals aufgelagerte Fugenanteil verliert dann ebenso seine eigentliche Wachstumsfunktion [35] (s. auch Abschn. 3.2.3, Abb. 3.134).

Wachstumsprognose

Die proximale Femurfuge ist zu 30 % am Längenwachstum des Oberschenkels beteiligt. Kommt es im Rahmen einer Fraktur zu Gefäßläsionen, so kann dies nicht nur die Ernährung des Kopfes, sondern auch die Fugenfunktion selbst erheblich verändern, d. h. es kann nicht nur zur Kopfnekrose, sondern auch zu Wachstumsstörungen kommen. Dies wird in der Literatur nur selten auseinandergehalten. Es ist aber auch möglich, daß durch eine derartige Gefäßläsion lediglich nur die Fuge geschädigt wird und es zum vorzeitigen Verschluß der gesamten Fuge mit zunehmender Verkürzung des Schenkelhalses kommen kann. Kopfnekrose und Wachstumsstörung sind nicht zwangsläufig kombiniert. Das Auftauchen einer Kopfnekrose ist abhängig von der Lokalisation der Fraktur (je proximaler, desto größer die Nekroserate), vom Alter des Patienten (über 5 Jahre nekrosegefährdeter) und vom Ausmaß der primären Dislokation (nicht dislozierte Frakturen weisen praktisch nie Nekrosen auf, dislozierte Frakturen sind mehr nekrosegefährdet) [2, 5, 6, 11, 30, 32, 36, 44, 48, 49].

Frakturformen (Abb. 3.221)

- Schenkelhalsfrakturen,
- Frakturen des Trochanter minor,
- Frakturen des Trochanter major,
- pertrochantäre Frakturen,
- subtrochantäre Frakturen.

Schenkelhalsfrakturen

Häufigkeit, Unfallgeschehen

Die Schenkelhalsfrakturen sind im Wachstumsalter außerordentlich selten, ihr Anteil beträgt etwa 0,05 % von sämtlichen Frakturen im Wachstumsalter. Auf etwa 200–300 Schenkelhalsfrakturen im Erwachsenenalter kommt eine analoge Fraktur im Wachstumsalter [20, 26, 37, 41, 48, 49, 51]. Um den sehr kräftigen und stabilen Schenkelhals im Wachstumsalter zu frakturieren, sind die auslösenden Faktoren immer schwere Traumata, wie z. B. Sturz aus großer Höhe, Verkehrsunfälle usw.

Frakturformen

Von den traumatischen Epiphysenlösungen sind die transzervikalen und die basikozervikalen Frakturen zu unterscheiden. Statistisch gesehen bergen die traumatischen Epiphysenlösungen zu 50 % die Gefahr einer Nekrose in sich, für die transzervikalen wird eine Nekroserate von etwa 30 %, für die basikozervikalen eine von 10–20 % angegeben [36, 48, 49] (Abb. 3.221 a).

Abb. 3.220. *Gefäßversorgung:* Der Femurkopf wird im Wachstumsalter von 3 Gefäßsystemen versorgt: der Arterie des Lig. capitis femoris *(1)*, der A. medialis circumflexa femoris *(2)* und der A. circumflexa lateralis *(3)*. Die beiden letzten können altersabhängig Anastomosen aufweisen, weshalb bis zum Alter von ca. 4–5 Jahren die Prognose bezüglich einer Kopfnekrose deutlich besser ist als im späteren Wachstumsalter

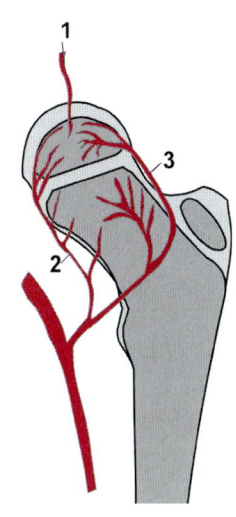

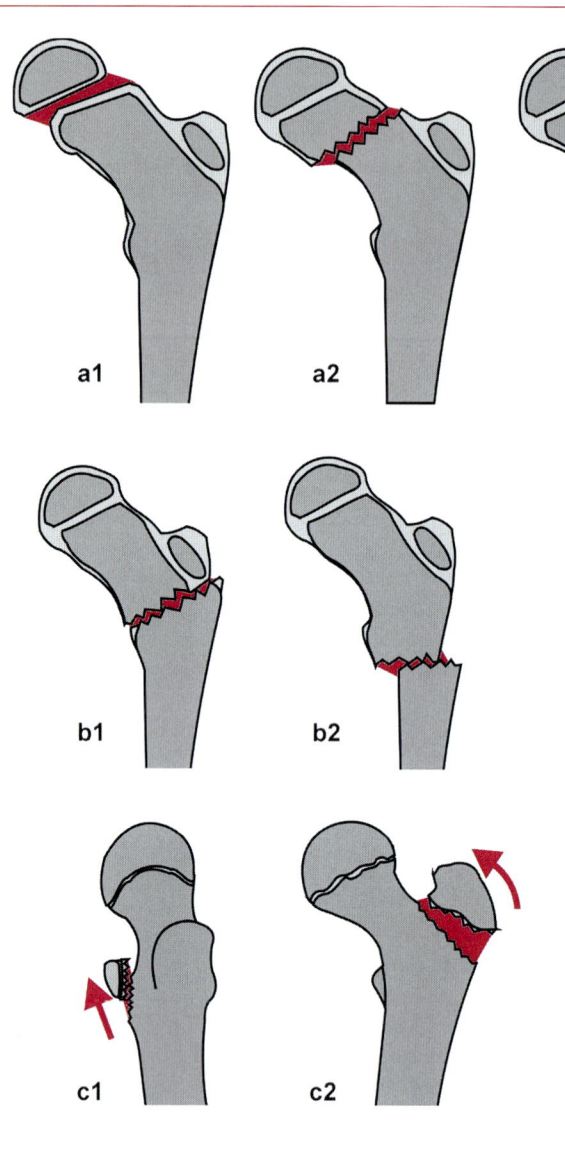

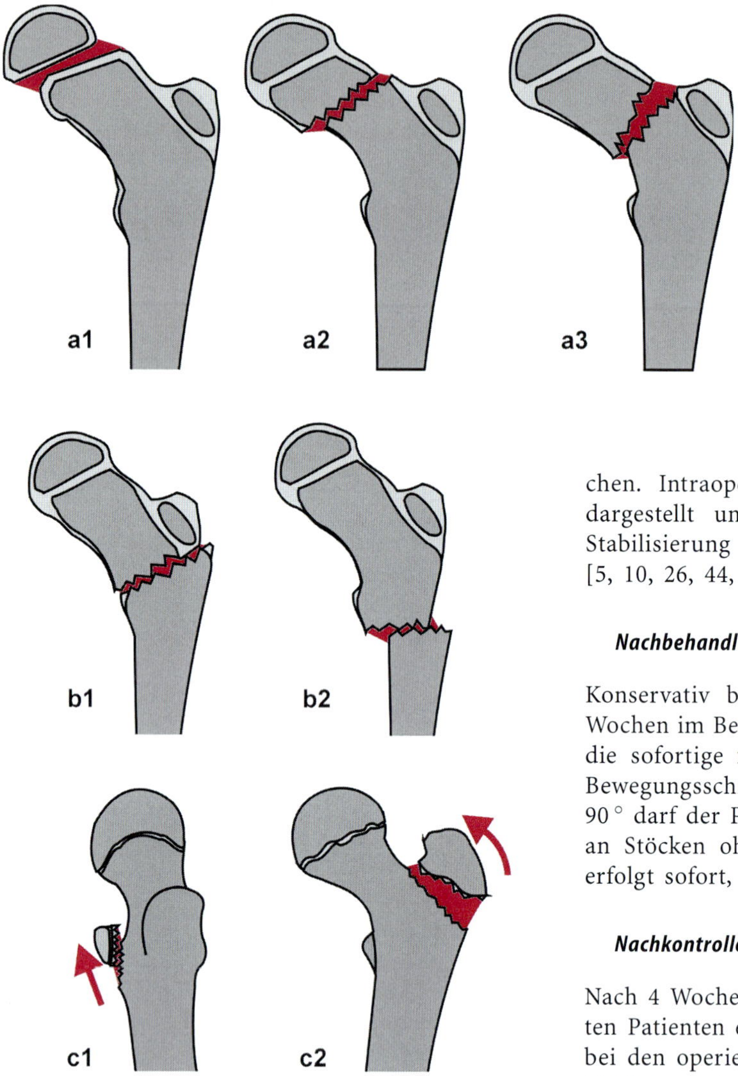

Abb. 3.221. *Frakturformen proximales Femurende:* Die klassischen Schenkelhalsfrakturen – Epiphysenlösung *(a1)*, transzervikale *(a2)* und basozervikale Schenkelhalsfraktur *(a3)* – sind von den seltenen per- *(b1)* und subtrochantären Femurfrakturen *(b2)* und dem Abriß der beiden Trochanteres *(c)* zu unterscheiden *(c1* Ansicht von vorne, *c2* Ansicht von der Seite)

Diagnostik

Es genügt primär ein a.-p.-Bild; zeigt sich auf diesem eine dislozierte Fraktur, ist das Röntgen einer weiteren Ebene zu unterlassen. Ist keine sichere Fraktur festzustellen, muß die axiale Ebene zusätzlich geröntgt werden.

Therapie

Grundsätzlich gilt hier wie bei allen anderen Frakturen auch: Undislozierte Frakturen werden konservativ behandelt, dislozierte Frakturen werden notfallmäßig operativ behandelt. Die konservative Behandlung erfolgt im Becken-Bein-Gips, der auf der frakturierten Seite bis oberhalb der Knöchel, auf der nicht frakturierten Seite bis oberhalb des Knies reicht. Die Ruhigstellung dauert etwa 4 Wochen. Intraoperativ wird die Fraktur von ventral dargestellt und anatomisch exakt reponiert. Die Stabilisierung erfolgt durch 2 Spongiosaschrauben [5, 10, 26, 44, 45, 48, 49] (Abb. 3.222).

Nachbehandlung

Konservativ behandelte Patienten bleiben für 3–4 Wochen im Bett. Bei den operierten Patienten erfolgt die sofortige funktionelle Nachbehandlung auf der Bewegungsschiene. Mit Erreichen einer Flexion von 90° darf der Patient wieder sitzen. Die Mobilisation an Stöcken ohne Belastung der frakturierten Seite erfolgt sofort, d.h. ab dem 1. postoperativen Tag.

Nachkontrollen

Nach 4 Wochen wird bei den konservativ behandelten Patienten ein gipsfreies Röntgenbild angefertigt, bei den operierten nach 6 Wochen. Dann sollte ein MRT bzw. ein Szintigramm Aufschluß geben über eine beginnende Kopfnekrose. Ist diese nicht vorhanden, kann bei entsprechender radiologischer Konsolidierung der Fraktur mit zunehmender Belastung begonnen werden. Die *Metallentfernung* wird etwa ein halbes Jahr nach dem Unfall vorgenommen.

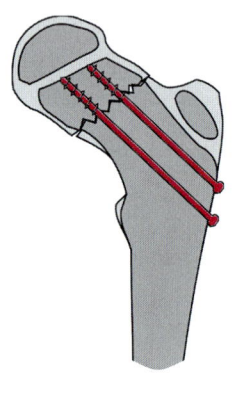

Abb. 3.222. *Therapie der Schenkelhalsfraktur:* Die klassische dislozierte transzervikale Schenkelhalsfraktur wird offen reponiert und mit 2 Spongiosaschrauben fixiert. Handelt es sich um eine Epiphysenlösung, so werden Kirschner-Drähte verwendet, die durch die Fuge geführt werden, um die Kopfkappe zu fixieren

Die Sportaufnahme erfolgt, wenn die Funktion der Hüfte wieder vollständig frei ist und der Patient etwa 2 Wochen wieder voll belastet hat, insgesamt also etwa 8–10 Wochen nach dem Unfall. Weitere klinische Kontrollen sind in Halbjahresabständen bis zu 2 Jahren nach dem Unfall durchzuführen. Besteht dann keine Längendifferenz und eine freie Funktion der Hüfte, kann die Behandlung abgeschlossen werden. Besteht ein Längenunterschied, muß in Ein- bis Zweijahresabständen bis Wachstumsabschluß weiter kontrolliert werden. Radiologische Kontrollen sind nur bei auftretenden Schmerzen und Funktionsstörungen zum Ausschluß einer Kopfnekrose notwendig.

Posttraumatische Deformitäten

Die gefürchtetste Komplikation ist die Femurkopfnekrose, die primär durch konsequente Entlastung und intensive Physiotherapie zur Erhaltung der freien Beweglichkeit behandelt wird. Je nach Verlauf sind bei Subluxationstendenz u. U. eine intertrochantäre Einstellungsosteotomie oder eine Tripleosteotomie notwendig. Reine Schenkelhalsverkürzungen ohne Kopfnekrose können vorkommen. Das Verkürzungsausmaß ist selten so erheblich, daß therapeutische Konsequenzen daraus gezogen werden müssen [2, 6, 11, 15, 32, 35, 36, 47, 51].

Fraktur des Trochanter minor

Anatomische Bemerkungen

Beim Trochanter minor handelt es sich um eine Apophyse, an der die Sehne des M. iliopsoas ansetzt. Zum Ausriß kommt es, wie bei allen muskulären Apophysenausrissen, typischerweise im präpubertären Alter [30] (Abb. 3.221 c).

Wachstumsprognose

Die Wachstumsprognose ist, da es sich um eine Apophyse handelt, gut. Es kommt nicht zu gravierenden Wachstumsstörungen.

Häufigkeit, Unfallgeschehen

Es handelt sich um eine außerordentlich seltene Verletzung, die beim plötzlichen massiven Anspannen des Iliopsoas, v. a. beim Sport, zustande kommt.

Diagnostik

Ein a.-p.-Röntgenbild genügt zur Sicherung der Diagnose.

Therapie

Die Therapie ist grundsätzlich konservativ, da das Dislokationsausmaß durch die Tatsache limitiert ist, daß der M. iliopsoas mit der Hüftgelenkkapsel verwachsen ist. Es beträgt praktisch nie mehr als 2 cm. Die Behandlung erfolgt durch Entlastung an Stöcken und anfängliche Schmerzmedikation. Nach etwa 6 Wochen ist der entstandene Kallus nicht mehr dolent, die Beweglichkeit der Hüfte ist danach fast immer frei, so daß auch wieder voll belastet werden kann. Sobald der Patient seine sportliche Tätigkeit wieder aufgenommen hat, ohne Beschwerden zu verspüren, kann die Behandlung abgeschlossen werden.

Posttraumatische Deformitäten

Posttraumatische Deformitäten sind nicht zu erwarten.

Fraktur des Trochanter major

Anatomische Bemerkungen

Die Trochanterfuge wandelt sich erst jenseits des 10. Lebensjahres in eine Apophysenfuge um und ist vorher am Längenwachstum des proximalen Femurendes beteiligt (s. oben) (Abb. 3.221 c).

Wachstumsprognose

Diese ist weniger von der Verletzung der Fuge selber abhängig. Die Läsion ereignet sich fast immer im höheren Kindes- bis beginnenden Jugendalter. Es kann jedoch im Rahmen dieser Fraktur zur Verletzung der schenkelkopfernährenden Gefäße mit all ihren Folgen, Wachstumsstörung und Kopfnekrose kommen.

Häufigkeit, Unfallgeschehen

Es handelt sich um eine außerordentlich seltene Verletzung, die durch direktes Trauma meist beim Sport verursacht wird.

Frakturformen

Keine besonderen Frakturformen. Es sind lediglich dislozierte und undislozierte Frakturen zu unterscheiden.

Diagnostik

Es genügt meist ein a.-p.-Bild, um die Diagnose zu erstellen.

Therapie

Undislozierte Frakturen werden im Beckenringgips für 4–5 Wochen ruhiggestellt. Dislozierte Frakturen werden offen reponiert, mit einer Zuggurtungsosteosynthese mit Schraube und Cerclage oder auch nur mit Schrauben refixiert. Die operative Behandlung erfolgt notfallmäßig (Abb. 3.223).

Nachbehandlung

Die operativ behandelten Frakturen werden in der Bewegungsschiene sofort passiv mobilisiert. Die Mobilisation des Patienten erfolgt ab dem 1. postoperativen Tag an Stöcken ohne Belastung. Mit Erreichen von 90°-Flexion ist das Sitzen erlaubt.

Nachkontrollen

Nach 5–6 Wochen wird ein gipsfreies Röntgenbild gemacht. Bei guter Konsolidation der Fraktur erfolgt die zunehmende Belastung. Zum Ausschluß einer Kopfnekrose sollte etwa 8–12 Wochen nach dem Unfall ein MRT bzw. ein Szintigramm durchgeführt werden. Bestätigt sich dieser Verdacht nicht, kann mit voller (auch sportlicher) Belastung begonnen werden. Klinische Nachkontrollen sollten bis 2 Jahre nach Unfall durchgeführt werden, bei Auftreten einer Beinlängendifferenz weitere Kontrollen bis Wachstumsabschluß. Ist 2 Jahre nach dem Unfall die Beweglichkeit frei, der Patient subjektiv und objektiv beschwerdefrei und besteht keine Beinlängendifferenz, so kann die Behandlung abgeschlossen werden.

Posttraumatische Deformitäten

Es kann zur Femurkopfnekrose kommen, die, wie auch bei den Schenkelhalsfrakturen, primär durch Entlastung und Physiotherapie, aber u. U. sekundär durch operative Eingriffe am proximalen Femurende oder an der Pfanne behandelt werden muß.

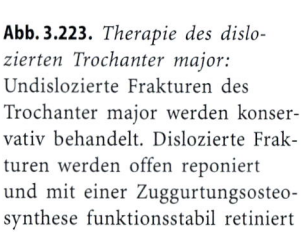

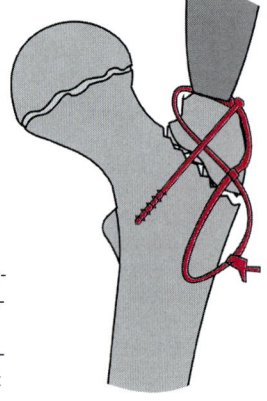

Pertrochantäre Oberschenkelfrakturen

Diese sind außerordentlich selten; sie werden entweder durch schwerste Traumata ausgelöst oder im Rahmen von pathologischen Veränderungen im intertrochantären Schenkelhalsbereich, wie juvenilen oder aneurysmatischen Knochenzysten, fibröser Dysplasie u. a. Sie werden in Abschn. 3.2.13 und Kap. 4.5.2 abgehandelt (Abb. 3.221 b).

Subtrochantäre Oberschenkelfrakturen

Wachstumsprognose

Wie bei allen diaphysären Frakturen kommt es hier zur stimulativen Wachstumsstörung mit einem möglichen Längenzuwachs, der aber meist 1 cm nicht überschreitet. „Spontankorrekturen" von Achsenknickungen im Varus-/Valgus- oder im Ante- oder Rekurvationssinne finden in diesem Bereich praktisch nicht statt. Seit-zu-Seit-Verschiebungen werden bis zur halben Schaftbreite gut korrigiert, bedeuten aber ein Remodelling, das die Folgen der stimulativen Wachstumsstörung unterstützt.

Häufigkeit, Unfallgeschehen

Subtrochantäre Oberschenkelfrakturen sind außerordentlich seltene Verletzungen, die meist durch direkte Traumata ausgelöst wurden, d. h. beim Sport oder durch Verkehrsunfälle. Es handelt sich meist um Querfrakturen, die aufgrund des Unfallmechanismus in der Regel disloziert sind.

Diagnostik

Primär a.-p.-Röntgenaufnahme. Zeigt sich die Fraktur undisloziert in korrekter Stellung, muß zum Ausschluß eines Achsenfehlers in der anderen Ebene eine zweite Ebene angefertigt werden. Bei dislozierten Frakturen genügt die a.-p.-Ebene (Abb. 3.221 b).

Therapie

Alle dislozierten Frakturen werden notfallmäßig versorgt. Zur Stabilisierung empfiehlt sich hierbei die intramedulläre Nagelung von distal, medial und lateral. Gelingt es damit nicht (v. a. bei älteren Patienten), eine perfekte Stellung zu erreichen, so muß in gleicher Sitzung auf die Winkelplattenosteosynthese umgewechselt werden [7, 14, 15, 30, 33]. Undislozierte Frakturen werden im Becken-Bein-

Abb. 3.223. *Therapie des dislozierten Trochanter major:* Undislozierte Frakturen des Trochanter major werden konservativ behandelt. Dislozierte Frakturen werden offen reponiert und mit einer Zuggurtungsosteosynthese funktionsstabil retiniert

Abb. 3.224. *Therapie der subtrochantären Femurfrakturen:* Undislozierte Frakturen werden konservativ behandelt. Dislozierte Frakturen lassen sich bei Kindern gut mit intramedullären Nägeln stabilisieren. Bei älteren Kindern und Jugendlichen reicht diese Stabilisierung evtl. nicht aus; in diesem Fall muß in gleicher Narkose auf die Winkelplattenosteosynthese gewechselt werden

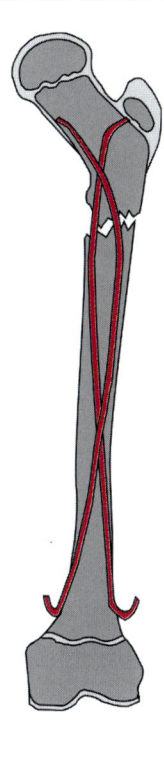

Gips ruhiggestellt, der auf der frakturierten Seite bis zu den Malleolen, auf der Gegenseite bis zum Knie reicht (Abb. 3.224).

Nachbehandlung

Die osteosynthetisch versorgten Frakturen werden sofort funktionell auf der Bewegungsschiene nachbehandelt. Mit Erreichen von 90°-Flexion ist das Sitzen erlaubt. Die Mobilisation des Patienten erfolgt möglichst (altersabhängig) am 1. postoperativen Tag an Stöcken ohne Belastung.

Nachkontrollen

Nach 4 Wochen wird eine gipsfreie Röntgenkontrolle durchgeführt. Dann erfolgt je nach Konsolidationsbefund die zunehmende volle Belastung, die meist in den darauffolgenden 14 Tagen erreicht wird. Danach kann die sportliche Tätigkeit wieder aufgenommen werden. 6 Monate nach der Operation wird das *Metall entfernt*. Klinische Kontrollen sollten in Halbjahresabständen zur Beurteilung der Funktion und einer etwaigen Beinlängenalteration durchgeführt werden. Finden sich 2 Jahre nach dem Trauma keine Beinlängendifferenzen, ist der Patient subjektiv und objektiv beschwerdefrei und besteht eine freie Funktion der Hüftgelenke, kann die Behandlung abgeschlossen werden. Andernfalls müssen Kontrollen bis zum Wachstumsabschluß durchgeführt werden.

3.2.9.3 Diaphysäre Oberschenkelfrakturen

Wachstumsprognose

Grundsätzlich ist nach allen diaphysären Oberschenkelschaftfrakturen mit einer stimulativen Wachstumsstörung zu rechnen. Die Folgen dieser Störung sind altersabhängig. Unterhalb des 10. Lebensjahres ist vermehrt mit Verlängerungen, jenseits des 10. Lebensjahres mit Verkürzungen zu rechnen. Das Ausmaß der Längendifferenz beträgt durchschnittlich 1 cm [17, 19, 27, 29]. Häufigkeits- und Unfallgeschehensangaben schwanken in der Literatur. Es zeigt sich deutlich, daß je stabiler und definitiver die Primärversorgung ist, um so seltener Längendifferenzen zu erwarten sind [3, 4, 18, 19, 31, 50]. Dies gilt auch für das Belassen von Achsenfehlern. Je stärker die Achsenfehler sowohl im Varus- oder Valgus- oder im Ante- oder Rekurvationssinne als auch die Seit-zu-Seit-Verschiebung, desto stärkere Längendifferenzen sind zu erwarten. Da der Häufigkeitsgipfel dieser Frakturen unterhalb des 10. Lebensjahres liegt, ist nach diaphysären Oberschenkelschaftfrakturen gehäuft mit Verlängerungen zu rechnen [27, 28]. „Spontankorrekturen" sind bis etwa zum 10. Lebensjahr gut möglich, v. a. die Seit-zu-Seit-Verschiebung und der Varusknick korrigieren sich gut. Antekurvationen werden nur bis zu einer Restachsabweichung von etwa 20° korrigiert. Rekurvationen sind derart selten, daß darüber keine Aussage gemacht werden kann. Verkürzungsfehlstellungen werden durch die stimulative Wachstumsstörung wieder korrigiert, da sie stets ein vermehrtes Remodelling bedeuten. Die prophylaktische Verkürzung kann jedoch die spätere Verlängerung deshalb nicht verhindern. Valgusfehlstellungen werden nur sehr zögernd korrigiert, Verlängerungsfehlstellungen (iatrogen im Rahmen von Extensionsbehandlungen) werden nicht mehr korrigiert. Schrägfrakturen heilen deutlich schneller (etwa um 1/3) als Querfrakturen.

Häufigkeit, Unfallgeschehen

Diaphysäre Oberschenkelschaftfrakturen haben einen Anteil von etwa 1 % sämtlicher Frakturen im Kindesalter. Die auslösenden Mechanismen sind meistens direkte Traumata beim Sport, Skifahren, Schlittenfahren und bei Verkehrsunfällen.

Frakturformen

Es ist zwischen undislozierten und dislozierten Frakturen sowie v. a. zwischen Schräg- und Querfrakturen zu unterscheiden. Schrägfrakturen sind eine

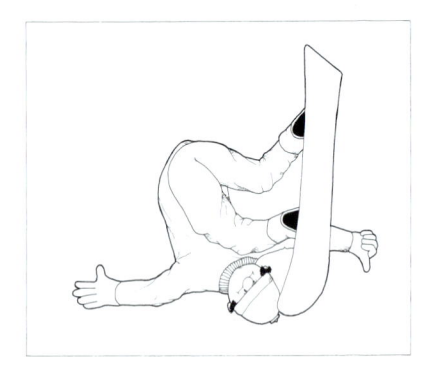

Domäne des Kleinkindalters und kommen etwa in 80 % aller Frakturen bis zum 3./4. Lebensjahr vor, Quer- und Schrägfrakturen halten sich nach dem 5. Lebensjahr in der Häufigkeit und im Unfallgeschehen etwa die Waage.

Diagnostik

Ist klinisch eine Deformierung sichtbar, ist lediglich eine Röntgenaufnahme in einer Ebene notwendig, um den weiteren Gang der Therapie festzulegen. Bei undislozierten Frakturen sollten 2 Ebenen geröntgt werden.

Therapie

Völlig undislozierte Frakturen, d. h. Infraktionen, werden mit einem Beckenringgips behandelt, der auf der frakturierten Seite bis an den Knöchel reicht. Dislozierte Schrägfrakturen und die seltenen dislozierten Querfrakturen mit tolerabler Verkürzung im Alter bis zum 3./4. Lebensjahr werden ebenfalls konservativ im Becken-Bein-Gips behandelt, da die Konsolidationszeit außerordentlich kurz ist, ca. 12–21 Tage. Der Becken-Bein-Gips wird in Sedation ohne Narkose angelegt.

Alle dislozierten Frakturen im Alter jenseits des 4. Lebensjahres sollten primär definitiv und stabil versorgt werden – unabhängig von den üblichen Indikationen wie Polytrauma, Mehretagenfrakturen, offene Frakturen II° und III°, begleitende Gefäß- und Nervenverletzungen usw. Das Ziel der Therapie besteht einerseits darin, keine Achsabweichungen zu belassen und v. a. die prompte Mobilität des Patienten wieder herzustellen. Da an den unteren Extremitäten nicht nur Bewegungs-, sondern auch Belastungsstabilität zu fordern ist, stellt u. E. der Fixateur externe die Methode der Wahl dar [1, 3, 21–24, 46] (Abb. 3.225). Wir selbst bevorzugen z. Z. wegen seiner Praktikabilität und seiner guten Dynamisierbarkeit den Monotube. Für kleinere Kinder im Vorschulalter genügt u. U. auch die intramedulläre Nagelung nach Prévot (auch Nancy-Nagelung genannt) [7, 9, 33, 38, 39, 43] (Abb. 3.225) zur Stabilisierung der Fraktur, die jedoch nicht belastungsstabil ist. Wenn man belastungsstabil nageln wollte, müßte man die Bündelnagelung nach Hackethal vornehmen [52]. Die Plattenosteosynthese [19, 25] ist wegen des großen Aufwandes [28] und der ebenfalls nicht gewährleisteten Belastungsstabilität als Osteosyntheseverfahren für Kinder nicht geeignet. Bei Jugendlichen nach dem 12. Lebensjahr mit schon geschlossenen Fugen im proximalen Bereich wird wie beim Erwachsenen vorgegangen und ein Verriegelungsnagel appliziert. Bei allen Methoden ist trotz der Spontankorrekturmöglichkeit eines Rotationsfehlers auf die korrekte Einstellung der Rotation

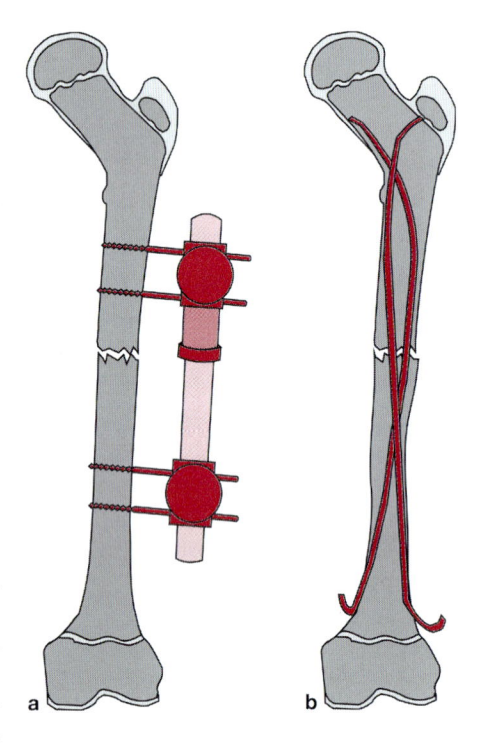

Abb. 3.225 a, b. *Die Behandlung der Oberschenkelschaftfraktur:* **a** *Im Kindes- und Jugendalter:* Wegen der besseren Belastbarkeit bevorzugen wir für Quer- und Schrägfrakturen zwischen dem 3./4. und 12./13. Lebensjahr die Osteosynthese mit dem Fixateur externe (Monotube gelb und blau). Zur Metallentfernung benötigt man nur in etwa 1/3 der Fälle eine Narkose, meist genügt eine Sedation. Durch die gute Dynamisierbarkeit ist die Konsolidationszeit vergleichbar mit der bei anderen Methoden: Bei Querfrakturen dauert sie länger als bei Schrägfrakturen. **b** *Im Kleinkindalter:* Bei kleinen Kindern mit spezieller – meist sozialer – Indikation, mit proximalen Frakturen oder Querfrakturen in Schaftmitte, die einen Fixateur externe ablehnen, sehen wir die Indikation zur intramedullären Nagelung. Zur Metallentfernung benötigt man in jedem Fall eine Narkose, so daß der Gesamtaufwand gegenüber dem Fixateur-externe-Verfahren etwas größer ist

im Seitenvergleich zu achten [27, 31, 42, 50]. Alle dislozierten Oberschenkelschaftfrakturen jenseits des 4. Lebensjahres stellen einen Notfall dar (Abb. 3.225 a, b).

Nachbehandlung

Alle konservativ im Beckengips behandelten Patienten werden – soweit es die sozialen Umstände zulassen – ambulant behandelt. Alle osteosynthetisierten Frakturen werden postoperativ in 90°/90° gelagert und aus dieser Position ab dem 1. postoperativen Tag an Stöcken mobilisiert. Alle Fixateur-externe-Patienten können sofort belasten. Dies wird schmerzabhängig nicht sofort wahrgenommen, sondern meist erst zwischen dem 8. und 14. Tag. Querfrakturen werden intraoperativ dynamisiert, Schrägfrakturen nach 10 Tagen. Intraoperativ sollten Hüften und Knie voll durchbewegt werden. Dies gilt ebenso für Verfahren mit intramedullären Nägeln wie v. a. für den Fixateur externe. Beim Fixateur externe spielt die Pflege der Pinaustrittsstellen eine wesentliche Rolle, die grundsätzlich vom Kind selbst durchgeführt werden sollte. Sobald das Kind diese nachweislich beherrscht, kann es nach Hause entlassen werden.

Nachkontrollen

Bei den konservativ im Gips behandelten Patienten wird nach 2, spätestens 3 Wochen der Gips entfernt und die Bewegungsstabilität klinisch anhand des indolenten Kallus geprüft. Ein Konsolidationsröntgenbild erübrigt sich. Bei allen osteosynthetisch versorgten Frakturen wird nach 4 Wochen ein Konsolidationsröntgenbild angefertigt und das weitere Prozedere anhand des klinischen und radiologischen Befundes festgelegt. Die *Metallentfernung* erfolgt beim Fixateur externe und bei der intramedullären Nagelung stets bei Konsolidation der Fraktur. Im Anschluß daran wird der Patient spontan mobilisiert. Klinische Kontrollen erfolgen etwa alle 3 Wochen bis zur freien Funktion des Gangs und der Gelenke der unteren Extremitäten. Klinische Halbjahreskontrollen werden bis zu 2 Jahre nach dem Unfall zur Beurteilung evtl. auftretender Beinlängendifferenzen durchgeführt. Sind solche feststellbar, wird der Patient alle 1–2 Jahre bis zum Wachstumsabschluß kontrolliert. Die Frakturbehandlung wird abgeschlossen, wenn 2 Jahre nach Unfall freie Funktion besteht, keine Beinlängendifferenz vorliegt und der Patient objektiv und subjektiv beschwerdefrei ist.

Posttraumatische Deformitäten

Außer den posttraumatischen Beinlängendifferenzen im Rahmen idiopathischer Differenzen sollten bei der adäquaten Primärbehandlung keine posttraumatischen Deformitäten auftreten.

Literatur

1. Asche G (1990) Erfahrungen mit dem Fixateur externe bei der Behandlung kindlicher Oberschenkelfrakturen. In: Rahmanzadeh R, Breyer H-G (Hrsg) Verletzungen der unteren Extremitäten bei Kindern und Jugendlichen. Springer, Berlin Heidelberg New York Tokyo, S 42
2. Azouz EM, Karamitsos C, Reed MH, Baker L, Kozlowski K, Hoeffel JC (1993) Types and complications of femoral neck fractures in children. Pediatr Radiol 23: 415–20
3. Bennek J (1993) Die Versorgung kindlicher Frakturen-Das Leipziger Konzept. In: Neumann S, Klein W, Brug E (Hrsg) Die dynamisch-axiale externe Fixation. Marseille, München, S 125
4. Bennek J, Müller W, Rothe K, Brock, U (1994) Versorgung kindlicher Femurschaftfrakturen mit dem Fixateur externe. Vortrag, gehalten in Münster: „Standortbestimmung der externen Frakturfixation unter Berücksichtigung unaufgebohrter Nageltechniken" vom 20.–22. 10. 1994
5. Bouyala JM, Bollini G, Clement JL, Tallet JM, Lieutaud D (1986) Les fractures transcervicales de l'enfant. A propos de 50 cas. Rev Chir Orthop 72: 43–9
6. Davison BL, Weinstein SL (1992) Hip fractures in children: a long-term follow-up study. J Pediatr Orthop 12: 355
7. Dietz HG, Schmittenbecher PP, Knorr P, Stehr M (1993) Biologische Osteosynthesen von Schaftfrakturen der unteren Extremität im Wachstumsalter. Langenbecks Arch Chir Suppl 946
8. Engelhardt P (1992) Die Malgaigne-Beckenringverletzung im Kindesalter. Orthopäde 21: 422
9. Feld C, Gotzen L, Hannich T (1993) Die kindliche Femurschaftfraktur in der Altersgruppe 6–14. Unfallchirurg 96: 169
10. Forlin E, Guille JT, Kumar SJ, Rhee KJ (1992) Transepiphyseal fractures of the neck of the femur in very young children. J Pediatr Orthop 12: 164
11. Forlin E, Guille JT, Kumar SJ, Rhee KJ (1992) Complications associated with fracture of the neck of the femur in children. J Pediatr Orthop 12: 503
12. Ganz R, Mast JW (1990) Rekonstruktive Chirurgie nach fehlverheilten Verletzungen der Hüftregion. Orthopäde 19: 360
13. Ganz R, Klaue K, Mast J (1990) L'osteomie periacetabulaire de reorientation du cotyle. Acta Orthop Belg 56: 357
14. Gonzalez-Herranz P, Burgos-Flores J, Rapariz JM, Lopez-Mondejar JA, Ocete JG, Amaya S (1995) Intramedullary nailing of the femur in children. Effects on its proximal end. J Bone Joint Surg (Br) 77: 262
15. Havranek P, Staudacherova I, Hajkova H (1989) Proximal femoral fractures in children. Acta Univ Carol 35: 223
16. Haynert W (1990) Langzeitergebnisse nach Acetabuloplastiken mit kortikospongiösen Bankspan bei Hüftdysplasien und -luxationen. Beitr Orthop Traumatol 37: 468

17. Hehl G, Kiefer H., Bauer G, Volck C (1993) Posttraumatische Beinlängendifferenzen nach konservativer und operativer Therapie kindklicher Oberschenkelschaftfrakturen. Unfallchirurg 96: 651
18. Herranz PG, Lopez-Mondejar JA, Flores JB, Ocete JG, Amaya al Arcon J (1993) Fractures of the femoral shaft in children: a study comparing orthopaedic treatment, intramedullary nailing and monolateral external fixation. Suppl Intern J Orthop Trauma 3: 64
19. Hofmann-von Kap-herr S (1989) Vergleich operativer und konservativer Behandlungsmethoden am Beispiel kindlicher Oberschenkel. Unfallchir Versicherungsmed 82: 236
20. Hughes LO, Beaty JH (1994) Fractures of the head and neck of the femur in children. J Bone Joint Surg (Am) 76: 283
21. Klein W, Pennig D, Brug E (1989) Die Anwendung eines unilateralen Fixateur externe bei der kindlichen Femurschaftfraktur im Rahmen des Polytraumas. Unfallchirurg 92: 282
22. Klein W, Mittman C, Brug E (1993) Dynamic axial fixation for femoral shaft fractures in children: indications and results. Suppl Intern J Orthop Trauma 3: 55
23. Kretteck C, Henzler D, Hoffmann R, Tscherne H (1994) Ein neues Verfahren zur Best immung von Beinlängen und Beinlängendifferenzen mit Hilfe der Sonographie. Unfallheilkunde 97: 98
24. Krettek C, Haas N, Walker J, Tscherne H (1991) Treatment of femoral shaft fractures in children by external fixation. Injury 22: 263
25. Kuner EH (1991) Die Plattenosteosynthese zur Behandlung von Femurschaftfrakturen bei Kindern. Operat Orthop Traumatol 3: 227
26. Kurz W, Grumbt H (1988) Die Schenkelhalsfraktur des Kindesalters. Zentralbl Chir 113: 881
27. Laer L von (1977) Beinlängendifferenzen und Rotationsfehler nach Oberschenkelschaftfrakturen im Kindesalter. Arch Orthop Unfallchir 89: 121
28. Laer L von, Jakob-Frey H, Girard T, Kälin L (1990) Die Behandlung der Schaftfrakturen der unteren Extremitäten aus der Sicht der Effektivität und der Effizienz. In: Rahmanzadeh R, Breyer H-G (Hrsg) Verletzungen der unteren Extremitäten bei Kindern und Jugendlichen. 8. Steglitzer Unfalltagung. Springer, Berlin Heidelberg New York Tokyo, S 3
29. Laer L von (1994) Spontanverläufe nach Frakturen im Wachstumsalter. Orthopäde 23: 211
30. Laer LR von (1996) Frakturen und Luxationen im Wachstumsalter, 3. Aufl. Thieme, Stuttgart New York
31. Leitner A, Ketterl R, Weinberg AM, Laer L von (1997) Die Behandlung der Oberschenkelschaftfraktur im Kindesalter mit dem Fixateur externe. (in Vorbereitung)
32. Leung PC, Lam SF (1986) Long-term follow-up of children with femoral neck fractures. J Bone Joint Surg (Br) 68: 537
33. Ligier JP, Metaizeau J, Prévot P, Lascombes (1985) Elastic stable intramedullary pinning of long bone shaft fratures in children. Kinderchirurgie 40: 209
34. Linhart W, Stampfel O, Ritter G (1984) Posttraumatische Femurkopfnekrose nach Trochanterfraktur. Z Ortop 122: 743
35. Pelzl H (1982) Die Femurkopfnekrose als Komplikation der medialen Schenkelhalsfraktur. Unfallchirurgie 8: 105
36. Pförringer W, Rosemeyer B (1982) Spätergebnisse nach Schenkelhalsfrakturen im Kindesalter. Hefte Unfallheilkd 158: 259
37. Pistor G, Hofmann von Kap-herr S, Batz W (1984) Die Schenkelhalsfraktur im Kindesalter. Unfallchirurgie 10: 293
38. Prévot JP (1989) L'embrochage élastique stable. Z Unfallchir Versicherungsmed 82: 252
39. Prevot J-P, Metaizeau J-N, Ligier P, Lascombes E, Lesur G (1993) Dautel Embochage centromédullaire éelastique stable. Encyclopédie Médico-Chirurgiale (Paris) 44-018 1
40. Rangger C, Gabl M, Dolati B, Beck E (1994) Kindliche Beckenfrakturen. Unfallchirurg 97: 649
41. Rehli V, Slongo T, Gerber C (1993) Femurkopfnahe Frakturen bei Kindern und Jugendlichen. Helv Chir Acta 59: 547
42. Ruwe JR, Gage MB, Ozonoff P, DeLuca PA (1992) Clinical determination of femoral anteversion. J Bone Joint Surg (Am) 74: 820
43. Schmittenbecher PP, Dietz H-G (in Vorbereitung) Die Osteosynthese der Femurschaftfraktur im Kindesalter mit elastisch-stabiler Markraumschienung („Nancy-Nagelung"). Operat Orthop Traumatol
44. Schwarz N (1991) Secondary displacement of an undetected transphyseal femoral neck fracture. J Bone Joint Surg (Br) 73: 521
45. Sharma JC, Biyani A, Kalla R, Gupta SP, Arora A, Bhaskar SK (1992) Management of childhood femoral neck fractures. Injury 23: 453
46. Stedtfeld H-W, Tarutis, H, Schneider M (1993) Die Oberschenkelfraktur des (Schul-)Kindes. In: Neumann S, Klein W, Brug E (Hrsg) Die dynamisch-axiale externe Fixation. Marseille, München, S 139
47. Taneda H, Azuma H (1994) Avascular necrosis of the femoral epiphysis complicating a minimally displaced fracture of solitary bone cyst of the neck of the femur in a child. A case report. Clin Orthop 304: 172
48. Weber U, Rettig H, Schauss A (1985) Die Schenkelhalsfraktur im Kindesalter. Teil I. Allgemeine Betrachtungen. Unfallchirurg 88: 505
49. Weber U, Rettig H, Brudet J (1985) Die Schenkelhalsfraktur im Kindesalter Teil II. Nachuntersuchungsergebnisse. Unfallchirurg 88: 512
50. Weinberg AM, Reilmann H, Lampert C, Laer L von (1994) Erfahrungen mit dem Fixateur externe bei der Behandlung von Schaftfrakturen im Kindesalter. Unfallchirurg 97: 107
51. Wiedmann H, Wiedmann K (1990) Schenkelhalsfraktur bei Kindern. Z Orthop 128: 418
52. Wölfel R, Beck H (1994) Wertigkeit der Bündelnagelung für die Frakturheilung des wachsenden Femur Vortrag gehalten in Münster: „Standortbestimmung der externen Frakturfixation unter Berücksichtigung unaufgebohrter Nageltechniken" vom 20.–22. 10. 1994

3.2.10
Kann aus einem Hüftschnupfen auch ein Katarrh oder gar ein schlimmes heimtückisches Siechtum werden?

L. von Laer

> ! Die Antwort auf diese Frage ist denkbar einfach: Nein! Die Coxitis fugax ist kein eigenes Krankheitsbild, sondern stets Symptom einer Erkrankung, die schon ist und nicht erst wird.

Ätiologie und Nomenklatur

Die Vorstellung vieler Autoren, daß es sich um ein eigenes (und als solches diagnostizierbares) Krankheitsbild handelt [4, 10, 23, 24, 27, 34–36], ist u. E. nach falsch. Die Ursache des Hüftschnupfens ist nicht bekannt [4, 25, 30]. Es handelt sich um eine Reaktion auf ein hüftfernes Geschehen. Am häufigsten werden virale Infekte der oberen Luftwege und des Gastrointestinaltraktes angegeben. Im Rahmen derartiger Erkrankungen kann es zu Ergüssen im Hüftgelenk oder auch nur zu synovialen Schwellungen kommen, welche die unten beschriebenen Beschwerden auslösen. Der Name „Hüftschnupfen" basiert auf der Vorstellung, daß es wie beim Schnupfen zur Flüssigkeitsansammlung kommt, die aus der Hüfte nicht so einfach abtropfen kann wie aus der Nase. Im englischen Sprachgebrauch wird das Symptom „transient synovitis", mitunter auch „toxic synovitis of the hip" genannt [36]. Dies entspricht der im deutschen Sprachgebrauch besseren Bezeichnung der Coxitis fugax, da sie das Charakteristische des Symptoms in den Vordergrund stellt [4, 23, 29]: **Die Flüchtigkeit!**

Die korrekte Diagnose muß z. B. lauten: *Coxitis fugax* im Rahmen eines banalen viralen Allgemeininfektes, Coxitis fugax im Rahmen eines M. Perthes usw.

Wachstumsprognose

Von einigen Autoren wird der Coxitis fugax eine fragwürdige bis schlechte Wachstumsprognose unterstellt: Es würde sich in etwa 10 % der Fälle ein M. Perthes aus dem Erguß entwickeln [13, 18, 28, 32, 37, 38]. Dem widersprechen andere Autoren, die feststellen konnten, daß bei der retrospektiven Beurteilung der früh durchgeführten Röntgenbilder im Rahmen einer Coxitis fugax und eines M. Perthes stets primär schon die Diagnose eines frühen M. Perthes hätte gestellt werden können [25], bzw. daß in frühen Röntgenbildern primär bis zu 50 % der M. Perthes nicht erkannt wird [1, 15, 17]. Diese Diskussion bestätigt nur, daß es sich bei der Coxitis fugax um ein Symptom handelt, das auch im Rahmen eines früh beginnenden M. Perthes auftreten kann, und daß die Röntgenaufnahme weder zur Diagnose eines Ergusses noch eines beginnenden M. Perthes taugt. Bei dieser Diskussion wird aber v. a. vergessen, daß das Symptom flüchtig ist. Nur ein hartnäckiger, zunehmender Erguß könnte zu Druckschäden führen, nicht aber ein flüchtiger, schnell abnehmender. Die Prognose des Ergusses – des Befundes der flüchtigen Koxitis – ist vom Grundleiden abhängig.

Mitunter wird nach einer Coxitis fugax die Entstehung einer Coxa magna geschildert [26]. Ob diese jedoch nur bei protrahierten Verläufen oder auch nach tatsächlichen flüchtigen Ergüssen anzutreffen ist, entzieht sich unserer Kenntnis.

Vorkommen

Das Symptom der Coxitis fugax, auch „transient synovitis" oder Hüftschnupfen genannt, stellt die häufigste Hüftaffektion im Wachstumsalter mit einem Häufigkeitsgipfel um das 5.–6. Lebensjahr und einer Streubreite zwischen dem 1.–12./13. Lebensjahr [4, 22, 24, 26, 30] dar.

Klinik, Diagnostik

Der Gelenkerguß verursacht Schmerzen, die sich in Hinken und einer Bewegungseinschränkung des Hüftgelenks äußern. Je nach Ausmaß des Ergusses können die Schmerzen so ausgeprägt sein, daß das Kind gehunfähig ist.

Die Klinik der Coxitis fugax ist in der Tat in 80 % aller Fälle im Rahmen einer banalen viralen Erkrankung – entsprechend dem abnehmenden Erguß und damit dem abnehmenden Druck [19, 21, 25, 38] in der Hüfte – flüchtig. Das heißt, daß die Symptomatik kontinuierlich abnimmt und bis spätestens zum 5. Tag nach Erkrankungsbeginn mit und ohne Therapie verschwunden ist [4, 22, 23, 29]. Der Beginn wird meist akut mit spontanem Hinken geschildert. Die Kinder mit einer Coxitis fugax sind stets gesund und haben weder aktuell noch in der Anamnese der letzten 14 Tage hohes Fieber gehabt. Verwirrend können Fälle sein, die durch eine aktuelle virale Infektion mit subfebrilen Temperaturen (z. B. im Bereich der oberen Luftwege) überlagert sind. In 20 % der Fälle hat die Symptomatik keinen flüchtigen Charakter, sondern persistiert bzw. rezidiviert ohne Therapie oder nach Absetzen antiphlogistischer Maßnahmen wieder bis über 14 Tage hinaus [23]. Aber auch diese Kinder weisen stets einen guten Allgemeinzustand auf ohne klinische Zeichen für eine schwerwiegende Erkrankung. Der Patient mit einem aktuellen Hüftschnupfen zeigt ein deutliches Hinken und eine markante Einschränkung der Hüftbeweglichkeit, anfänglich von Flexion und Extension, gefolgt von der Innen- und Außenrotation bis hin zur völligen Blockierung des Hüftgelenks. In den meisten Fällen tritt das Hinken spontan auf, es kommt aber auch vor, daß flüchtige Hinkepisoden in den letzten 10 Tagen vor der Erstkonsultation angegeben werden.

Um der Beflissenheit der diagnostischen Bemühungen den Wind aus den Segeln zu nehmen: Entweder man diagnostiziert notfallmäßig und sofort sämtliche in Frage kommenden Grunderkrankungen, oder man diagnostiziert die Flüchtigkeit des Symptoms. Letzteres gelingt nur durch Verlaufsbeobachtung, ersteres nur durch gezielte und ausgedehnte Abklärung. Halbherzige Kompromisse sollte man dabei nicht eingehen.

Die wichtigsten differentialdiagnostischen Erkrankungen, die die Symptomatik eines Ergusses aufweisen können, und deren Diagnostik [3, 4, 9, 12, 14, 16, 23, 29, 30] sind:

- Coxitis septica (keine Flüchtigkeit): Ultraschall, Labor, Punktion der Hüfte, Bakteriologie und Therapie
- Hüftnahe akute hämatogene Osteomyelitis (keine Flüchtigkeit): Röntgen, Labor, Blutkulturen, Ultraschall, Punktion, Bakteriologie und Therapie
- Lyme-Borreliose (keine Flüchtigkeit): Punktion, Serologie, Therapie
- M. Perthes (Flüchtigkeit +/−): Ultraschall/Röntgen, Verlaufsbeobachtung
- Rheumatischer Formenkreis (Flüchtigkeit +/−): Labor, Therapie ex juvantibus, Verlaufsbeobachtung, evtl. Synovialbiopsie
- Leukämie (Flüchtigkeit +): Labor, Knochenmarkbiopsie, Therapie
- M. Crohn und Colitis ulcerosa (Flüchtigkeit +): Labor, Biopsie
- Bursitis im Bereich der Hüfte (Flüchtigkeit?): Therapie ex juvantibus oder MRT?
- Banale virale Erkrankung der oberen Luftwege oder des Magen-Darm-Trakts (Flüchtigkeit ++): Ex juvantibus
- Epiphysäre Dysplasie (Flüchtigkeit?): Röntgen/MRT
- Epiphyseolysis capitis femoris (keine Flüchtigkeit): Ultraschall, Röntgen

Die wichtigsten diagnostischen Techniken zur Bestätigung von Verdachtsdiagnosen sind:

- *Ultraschall:* Erguß, Kapselschwellungen, Epiphysenlösung und M. Perthes
- *Röntgen:* M. Perthes, Epiphysenlösung, osteomyelitische Osteolysen, epiphysäre Dysplasie
- *MRT:* M. Perthes, epiphysäre Dysplasie, Osteomyelitis, Erguß, Epiphysenlösung, entzündliche Weichteilveränderungen
- *Szintigramm:* Osteomyelitis, Weichteilaffektionen im Rahmen rheumatologischer Geschehen
- *Labor:* Leukämie, Verdacht auf entzündliche Geschehen, positive Bakteriologie in der Blutkultur (ca. 60%), positive Rheumafaktoren (ca. 20%) etc.

! Es ist Ermessenssache, eine Frage der medizinischen Qualität und nicht zuletzt auch eine Frage der klinischen Eleganz, ob man mit Kanonen auf Spatzen schießen will, oder ob man sich medizinisch klug verhält und den tatsächlichen Gesundheitszustand des Patienten klinisch beurteilt, je nachdem die Flüchtigkeit aus dem Verlauf heraus diagnostiziert und sämtliche diagnostischen Möglichkeiten differenziert und gestaffelt einsetzt.

Weder sind primär der oft empfohlene Ultraschall [2, 5, 6, 8, 10, 12, 13, 18, 27–29, 32, 34, 35, 39] noch die Röntgenaufnahme [30], noch das MRT [14, 31, 33], das Szintigramm [7, 37] oder die notfallmäßige Punktion [12, 32] indiziert. Der Patient mit dem Symptom einer flüchtigen Koxitis im Rahmen einer im Augenblick nicht gravierenden oder überhaupt banalen Erkrankung ist nicht krank, sondern hat lediglich Hüftschmerzen.

Entsteht aufgrund des vorliegenden klinischen Bildes – krankes Kind mit Temperatur über 37,5° [9] – der **Verdacht auf eine septische Koxitis**, so kann und darf die Diagnose nur direkt aufgrund einer **notfallmäßigen Punktion** (nach vorhergehendem Ultraschall) erstellt werden, und nicht indirekt, weder durch Laboruntersuchungen noch durch Röntgenaufnahme, Szintigramme, MRT oder ähnliche Untersuchungen.

! Bei klinischem Verdacht auf eine septische Arthritis muß punktiert werden! Ein Blutbild oder eine Senkung bestätigt höchstens den Verdacht, nicht aber die Diagnose!

Besteht aufgrund der Klinik kein Verdacht auf ein septisches Geschehen, so kann vorläufig mit der Verdachtsdiagnose einer Coxitis fugax im Rahmen einer banalen viralen Erkrankung weitergearbeitet und die Flüchtigkeit aus dem Verlauf, d.h. ex juvantibus, nachgewiesen werden.

Damit ist das Symptom der Coxitis fugax primär kein diagnostisches, sondern ein *therapeutisches Problem*.

Bei Patienten mit spontanem Hinken bei Hüftschmerzen schlagen wir folgendes *Vorgehen* vor:

- Kommt ein gesund wirkender Patient mit „spontanem" Hinken in die Sprechstunde, so muß man sich anamnestisch versichern, daß er in den letzten 14 Tagen keine unklaren Fieberschübe gehabt hat, und man muß die *Temperatur messen*, um sicher zu sein, daß er kein Fieber hat.
- Des weiteren muß man sich durch die *Funktionsprüfung der Hüfte* (Angabe des Bewegungsumfanges in Zahlen nach der Nulldurchgangsmethode) versichern, daß das Hinken von der Hüfte her kommt.
- Handelt es sich um einen *kranken, fiebrigen Patienten* jeder Altersgruppe mit einer schmerzhaften Bewegungseinschränkung einer Hüfte, so muß notfallmäßig ein Ultraschall der Hüfte zum Ausschluß bzw. zur Bestätigung eines Ergusses durchgeführt werden. Wird dieser nachgewiesen, muß die Hüfte notfallmäßig punktiert werden, um eine septische Arthritis zu bestätigen bzw. auszuschließen.
- Handelt es sich um einen *gesunden, fieberfreien Patienten über 10 Jahren* mit einer schmerzhaften Bewegungseinschränkung der Hüfte, so muß unverzüglich ein Ultraschall der Hüfte durchgeführt (u. U. geröntgt) werden, um eine Epiphyseolysis capitis femoris auszuschließen.
- Handelt es sich um einen *gesunden, fieberfreien Patienten unter 10 Jahren,* so wird das weitere Vorgehen vom Ausmaß der schmerzhaften Bewegungseinschränkung der Hüfte abhängig gemacht:
  - Ist die Hüfte völlig blockiert, so erhält der Patient Antiphlogistika und wird nüchtern für den folgenden Tag einbestellt, um bei unverändertem Befund nach vorhergehendem Ultraschall die Hüfte punktieren zu können. Hat sich – wie zu erwarten – der Befund schon deutlich gebessert, werden weiter Antiphlogistika gegeben; der Patient wird nach 2-3 Tagen nochmals kontrolliert.
  - Besteht primär nur eine mäßig ausgeprägte schmerzhafte Bewegungseinschränkung der Hüfte, so erhält der Patient Antiphlogistika und wird 2-3 Tage später nachkontrolliert.
  - Erweist sich bei dieser Kontrolle die Beweglichkeit der Hüfte wieder als völlig frei, so werden die Medikamente abgesetzt (sofern sie überhaupt genommen wurden) und der Patient nach 5 Tagen nochmals zur Kontrolle einbestellt. Besteht noch eine geringgradige Einschränkung der Funktion, dann werden die Medikamente bis zur subjektiven Beschwerdefreiheit noch für weitere 1-2 Tage empfohlen. 3-5 Tage nach Absetzen der Medikamente wird dann der Patient nochmals nachkontrolliert.
  - Ist die Hüfte nach Absetzen der Medikamente frei beweglich geblieben, so wird die Behandlung ohne weitere Nachkontrollen abgeschlossen.
  - Verbleibt mit und ohne Medikamente eine Funktionseinschränkung über 5-8 Tage hinaus oder ist sie nach Absetzen der Medikamente wieder nachzuweisen, so sollte weiter abgeklärt werden.
- In der *Abklärungshierarchie* steht an erster Stelle das Labor (großes Blutbild, Rheumafaktoren, C-reaktives Protein, Blutsenkung), gefolgt von Ultraschall und Röntgen. MRT und Szintigramm sind Sekundärabklärungen, die nur bei speziellen Fragestellungen gezielt eingesetzt werden sollten.
- Bekommt der Patient während der Kontrolldauer *Fieber*, so wird notfallmäßig vorgegangen wie bei Verdacht auf septische Arthritis!
- Grundsätzlich werden *alle Kinder ohne Fieber ambulant* behandelt. Extensionstherapie zur Behandlung des Ergusses protrahiert den Verlauf, verschleiert die eigentliche Diagnose der Grunderkrankung und dient lediglich der Amortisation leer stehender Betten.
- Klinische *Kontrollen sollten immer bis zur Normalisierung der Hüftfunktion* durchgeführt werden.
- Da in 80 % der Fälle der Erguß tatsächlich flüchtig ist und sich innerhalb der ersten 5 Tage zurückbildet, sehen wir *keine grundsätzliche Indikation zur Punktion,* wie sie von manchen Autoren angegeben wird [32]. Dies v. a. auch deswegen, da sich nach einer frühen Punktion wieder ein Erguß bilden kann [18, 35]. Das heißt, nur bei persistierend blockierten Hüften, bei denen das medikamentöse „Schneuzen" keine Erleichterung bringt, ist eine Punktion indiziert.

> ! *Das Schneuzen kuriert den Schnupfen nicht, es erleichtert ihn nur.*

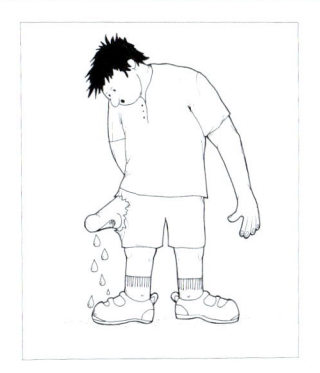

3.2 Becken, Hüfte und Oberschenkel

Vorgehen bei Kind mit Hüftschmerzen

Kranker Patient mit Fieber
↓
Ultraschall und Hüftpunktion

„Gesunder" Patient ohne Fieber
(spontanes Hinken/Bewegungsschmerz Hüfte)
↓

< 10 Jahre	> 10 Jahre
↓	↓
Antiphlogistika/Sportverbot/Kontrolle	Ultraschall/Röntgen (zum Ausschluß einer Epiphyseolysis capitis femoris)

↓

Kontrolle:
bei primär blockierter Hüfte
am kommenden Tag nüchtern
Unveränderter Befund:
Ultraschall und Punktion
Regredienz:
weiter abwarten/Kontrolle

↓

Kontrolle:
bei primär mäßiger Bewegungseinschränkung
2 Tage nach Behandlungsbeginn
Freie Funktion:
Medikamente: Stop/Kontrolle
Besserung:
Kontrolle nach weiteren 3–4 Tagen/Medikamente:
Stop/Kontrolle

↓

Kontrolle:
5. bis 8. Tag nach Behandlungsbeginn
Freie Funktion ohne Medikamente:
Abschluß
Freie Funktion mit Medikamenten:
Medikamente: Stop/Kontrolle
Unveränderte Beschwerden:
Abklärung

↓

Kontrolle:
3 bis 5 Tage nach Absetzen der Medikamente
Freie Funktion:
Abschluß
Erneute oder persistierende Bewegungseinschränkung:
Abklärung

Abklärung heißt:
1. Labor
2. Ultraschall
3. Röntgen
4. MRT/Szintigramm

- Die immer wieder empfohlene *Nachkontrolle* eines „Hüftschnupfens" nach 3-6 Monaten mit der Begründung, es könne sich ein M. Perthes aus dem Erguß entwickeln, scheint uns unsinnig zu sein. Handelt es sich tatsächlich um einen beginnenden M. Perthes, so hat er schon primär bestanden und war lediglich noch nicht sichtbar oder wurde übersehen [25], er hat sich aber nicht aus dem Erguß entwickelt. Wichtig aber ist, daß im Falle eines beginnenden M. Perthes mit rezidivierenden Hinkepisoden zu rechnen ist, die dann selbstverständlich zur Nachkontrolle führen und dieser auch bedürfen. Patient und Eltern sind darauf aufmerksam zu machen. Hat es sich aber tatsächlich um einen flüchtigen Erguß gehandelt, so löst dieser keinen M. Perthes aus, sondern ist höchstens Symptom eines solchen.

- *Rezidive* können nach unseren Erfahrungen in ca. 1/3 der Fälle wieder auftreten. Meist werden die Patienten dann von den Eltern gar nicht mehr vorgestellt, da sie zu Hause erst einmal selbst behandeln. Kommen sie trotzdem in die Praxis, so geht man wie bei der Ersterkrankung vor.

Literatur

1. Adams JA (1963) Transient synovitis of the hip joint in children. J Bone Joint Surg (Br) 45: 471
2. Alexander JE, Seibert JJ, Glasier CM et al. (1989) High-resolution hip ultrasound in the limping child. J Clin Ultrasound 17: 19
3. Barta O, Bellyei A (1980) Transient arthritis of the hip in childhood and Perthes disease. Magy Traumatol Orthop 23: 98
4. Bernd L, Niethard FU, Graf J, Kaps HP (1992) Die flüchtige Hüftgelenksentzündung (Coxitis fugax). Z Orthop 130: 529
5. Bialik V, Volpin G, Jerushalmi J, Stein H (1991) Sonography in the diagnosis of painful hips. Int Orthop 15: 155
6. Bickerstaff DR, Neal LM, Booth AJ, Brennan PO, Bell MJ (1975) Ultrasound examination of the irritable hip. J Bone Joint Surg (Br) 57: 175
7. Bower GD, Sprague P, Geijsel H, Holt K, Lovegrove FT (1985) Isotope bone scans in the assessment of children with hip pain or limp. Pediatr Radiol 15: 319
8. Castriota-Scanderbeg A, Orsi E, De Micheli V, Pedrazzi G, Letico M, Coppi M (1993) L'ecografia nella diagnosi e nel follow-up delle coxalgie dell'eta pediatrica. Radiol Med 86: 808
9. Del Beccaro MA, Champoux AN, Bockers T, Mendelman PM (1992) Septic arthritis versus transient synovitis of the hip: the value of screening laboratory tests. Ann Emerg Med 21: 1418
10. Dorr U, Zieger M, Hauke H (1988) Ultrasonography of the painful hip. Prospective studies in 204 patients. Pediatr Radiol 19: 36
11. Exner GU, Schreiber A (1992) Hüfterkrankungen beim Kind. Schweiz Rundschau Med Prax 81: 586
12. Fink AM, Berman L, Edwards D, Jacobson SK (1995) The irritable hip: immediate ultrasound guided aspiration and prevention of hospital admission. Arch Dis Child 72: 110, 113
13. Futami T, Kasahara Y, Suzuki S, Ushikubo S, Tsuchiya T (1991) Ultrasonography in transient synovitis and early Perthes' disease. J Bone Joint Surg (Br) 73: 635
14. Glas K, Obletter N, Staudt F, Scheuerer K (1991) Beitrag zur Differentialdiagnose des kindlichen Hüftschmerzes in der MRI-Tomographie. Z Orthop 129: 164
15. Goertzen M, Schulitz KP, Assheuer J (1991) Die Bedeutung der bildgebenden Verfahren für die Diagnosestellung und Therapieplanung des M. Perthes. Z Orthop 129: 448
16. Graf J, Bernd L, Niethard FU, Kaps HP (1991) Die Diagnostik bei der Coxitis fugax, der häufigsten Hüfterkrankung beim Kind. Klin Pädiatr 203: 448
17. Jacobs BW (1971) Synovitis of the hip in children and ist significance. Pediatry 47: 558
18. Kallio P, Ryöppy S, Kunnamo, I (1986) Transient synovitis and perthes disease- is there an aethiological connection? J Bone Joint Surg (Br) 68: 808
19. Kallio P, Ryoppy S, Jappinen S, Siponmaa AK, Jaaskelainen J, Kunnamo I (1985) Ultrasonography in hip disease in children. Acta Orthop Scand 56: 367
20. Kallio PE (1988) Coxa magna following transient synovitis of the hip. Clin Orthop 228: 49
21. Kallio P, Ryöppy S (1985) Hyperpressure in juvenile hip disease. Acta Orthop Scand 56: 211
22. Kiepurska A, Zasacki W (1990) Transient synovitis of the hip joint in children. Chir Narzadow Ruchu Ortop Pol 55: 347
23. Konermann W, de Pellegrin M (1993) Die Differentialdiagnose des kindlichen Hüftschmerzes im Sonogramm. Coxitis fugax, Morbus Legg-Calve-Perthes, Epiphyseolysis capitis femoris. Orthopäde 22: 280
24. Kuttnig M, Kurz R, Ritter G, Fotter R, Breisach G (1981) Die Coxitis fugax. Monatsschr Kinderheilkd 129: 688
25. Landin LA, Danielsson LG, Wattsgard C (1987) Transient synovitis of the hip-ist incidence, epidemiology and relation to Perthes disease. J Bone Joint Surg (Br) 69: 238
26. Lohmander LS, Wingstrand H, Heinegard D (1988) Transient synovitis of the hip in the child: increased levels of proteoglycan fragments in joint fluid. J Orthop Res 6: 420
27. Marchal GJ, Van Holsbeeck MT, Raes M et al. (1987) Transient synovitis of the hip in children: role of ultrasound. Radiology 162: 825
28. Meradji M, Diepstraten AF (1988) Coxitis fugax. Sonografisches und radiologisches Bild in 65 Fällen. Radiologe 28: 473
29. Miralles M, Gonzalez G, Pulpeiro JR et al. (1989) Sonography of the painful hip in children: 500 consecutive cases. Am J Roentgenol 152: ,579
30. Parsch K (1992) Das schmerzhafte Hüftgelenk des Kindes: Differentialdiagnose und-therapie von coxitis fugax, Morbus Perthes und eitriger Coxitis. Pediatr Padol 27: 55
31. Ranner G, Ebner F, Fotter R, Linhart W, Justich E (1989) Magnetic resonance imaging in children with acute hip pain. Pediatr Radiol 20: 67
32. Rauch G, Schuler P, Wirth T, Griss P, Dorner P (1993) Zur Diagnostik und Therapie der Coxitis fugax unter besonderer Berücksichtigung der Wertigkeit der sonographisch gestützten Diagnostik und Hüftgelenkspunktion. Z Orthop 131: 105

33. Schittich I., Gradinger R, Scheyerer M, Burgkart R (1990/91) Der kindliche Hüftschmerz. Pädiatr Prax 41: 465
34. Szepesi J, Szabo E (1991) Value of ultrasonic diagnosis in transient coxitis. Magy Traumatol Orthop 34: 1
35. Terjesen T, Osthus P (1991) Ultrasonography in serous coxitis. Tidsskr Nor Laegeforen 111: 2970
36. Waters E (1995) Toxic synovitis of the hip in children. Nurse Pract 20: 44
37. Wingstrand H, Bauer GC, Brismar J, Carlin NO, Pettersson H, Sunden G (1985) Transient ischaemia of the proximal femoral epiphysis in the child. Interpretation of bone scintimetry for diagnosis in hip pain. Acta Orthop Scand 56: 197
38. Wingstrand, H, Egund, N, Carlin, NO, Forsberg, L, Gustafson, T., Sunden,G (1985) Intracapsular pressure in transient synovitis of the hip. Acta Orthop Scand 56: 204
39. Zieger MM, Dorr U, Schulz RD (1987) Ultrasonography of hip joint effusions. Skeletal Radiol 16: 607

3.2.11
Infektiöse Erkrankungen an Hüftgelenk und Oberschenkel

L. von Laer

3.2.11.1
Eitrige Koxitis

Ätiologie

Bei der septischen Arthritis kommt es auf hämatogenem Wege zur Ansiedlung von Keimen in das Gelenk. Ausgangspunkt für einen bakterielle Streuung können Umbilikalinfekte bei Säuglingen, oberflächliche superinfizierte Hautläsionen, Furunkel, Abszesse, Mittelohrentzündungen, Tonsillen mit und ohne aktuellen Infekt sein. Der Weg in das Gelenk scheint bei Patienten unter 3 Jahren eher direkt über fugenkreuzende Gefäße zu erfolgen. Er kann aber ebenso über meta- oder epiphysäre Osteomyelitiden durch einen Durchbruch in das Gelenk stattfinden, da an Schulter, Ellbogen und Hüfte ein großer Teil der Metaphyse intraartikulär liegt.

Je jünger die Patienten sind, desto bunter ist das Keimspektrum, von hämolysierenden Streptokokken über Enterokokken, Pseudomonas, Gonokokken, Haemophilus influenzae, über Pneumokokken und Meningokokken bis hin zum Staphylococcus aureus und Pilzen wie Candida albicans. Diese Keimvielfalt ist bis etwa zum 5. Lebensjahr anzutreffen und macht dann dem Staphylococcus aureus Platz, der in über 90% der Fälle von akuter hämatogener Osteomyelitis und septischer Arthritis nach dem 5. Lebensjahr für den Infekt verantwortlich ist. In den letzten Jahren wurden aber auch in dieser Altersgruppe vermehrt andere Keime wie Staphylococcus epidermidis (Staphylococcus albus), hämolysierende Streptokokken der Gruppe A, Pneumokokken, Pseudomonas aeruginosa, Haemophilus influenzae und Salmonellen angetroffen. Selten täuscht eine Arthritis im Rahmen einer Lyme-Disease oder eine nahegelegene BCG-Osteomyelitis eine septische Gelenkentzündung vor [2, 13, 14, 16, 19, 24, 25, 28, 30, 32, 34, 35, 39, 42, 45, 48, 51, 54].

Häufigkeit

Von den seltenen septischen Arthritiden ist die eitrige Koxitis die häufigste septische Affektion eines Gelenkes im Wachstumsalter mit einem deutlichen Häufigkeitsgipfel im Säuglingsalter.

Wachstumsprognose und Komplikationen

Der an Druck zunehmende, über Tage oder Wochen anhaltende Erguß bewirkt - als rein mechanische Komplikation - eine Luxation der Hüfte [18]. Daneben führt selbstverständlich jeder eitrige Erguß in einem Gelenk zu mehr oder weniger ausgeprägten, irreversiblen Schäden am Gelenkknorpel - und auch an dem der Wachstumsfugen. Je kürzer die Ergußanamnese, desto weniger ausgeprägt ist der Schaden [27]. Je länger der Gelenkinfekt andauert, desto größer sind auch die direkten Schäden an Kopf und Hals, die bis zur völligen Destruktion und Auflösung des proximalen Femurendes führen können [3, 6-8, 10-12, 23, 24, 26, 31]. Während die Schäden des Gelenkknorpels erst später als Früharthrose zum Tragen kommen, machen sich die Schäden am Wachstumsknorpel schon eher bemerkbar: Ein vorzeitiger partieller oder totaler Verschluß der proximalen Wachstumsfuge führt zum verkürzenden Fehlwachstum des proximalen Femurendes mit und ohne zusätzliche zunehmende Achsabweichung des Schenkelhalses. Eine isolierte Kopfnekrose - als Folge einer druckbedingten Gefäßschädigung - spielt bei diesem Geschehen eine weniger wichtige Rolle, da die direkten Destruktionen weitaus mehr im Vordergrund des Geschehens stehen und wahrscheinlich auch eher für eine Nekrose verantwortlich zu machen sind als der zunehmende Druck. In ausgedehnten und protrahierten Fällen kann es auch zur Pfannenbeteiligung mit der Möglichkeit einer Y-Fugenschädigung kommen [15, 50]. Sekundäre Dysplasien kommen vor. Bei sofort erkannten und prompt behandelten eitrigen Koxitiden ist die Prognose durchaus als gut zu bezeichnen. Außer einer gelegentlich beobachteten Coxa magna und geringgradigen, im Rahmen idiopathischer Unterschiede liegenden, Beinlängendifferenzen sind keine gravierenden Spätfolgen zu erwarten. Vereinzelt werden auch nach septischen Koxitiden ossäre Rezidive geschildert. Dabei scheint es sich aber eher um chronisch gewordene, nicht ausgeheilte Begleitosteomyelitiden zu handeln, die noch nach Jahren aufflackern können. Es ist nicht sicher, ob es sich bei den vereinzelt berichteten späten Wachstumsstörungen ebenfalls um späte Folgen chronischer ossärer Begleitinfekte handelt oder ob diese auch noch nach schon lange ausgeheilten Arthritiden später auftreten können.

Klinik

Der Patient mit einer septischen Koxitis ist krank und hat in etwa 80 % der Fälle septische Temperaturen. Je kleiner der Säugling ist, desto weniger zuverlässig gilt das Symptom der erhöhten Temperatur. Dies wird auf ein gewisses Immundefizit im 1. Lebensjahr zurückgeführt [51]. Ein Hinweis jedoch ist immer der schlechte Allgemeinzustand und das septische Aussehen dieser kleinen Patienten. Die Symptomatik im Bereich des Hüftgelenkes, die oft zuerst beim Wickeln als beginnender Schmerz in der Hüfte entdeckt wird, nimmt zu und ist nicht flüchtig. Eine nahegelegene Beckenosteomyelitis [21, 40], ebenso wie Psoasabszesse [29, 37], kann die Symptomatik einer septischen Koxitis vortäuschen oder auch zu einem sympathischen, sterilen Erguß des Hüftgelenks führen [40]. Dies ändert nichts am weiteren Vorgehen. Nicht selten sind – v.a. im Säuglingsalter – mehrere Gelenke befallen. Dies muß durch eine sorgfältige klinische Allgemeinuntersuchung des Patienten abgeklärt werden.

Diagnostik

> **!** Sehr wichtig! Jeder Hüftschmerz bei einem Säugling (auch ohne Fieber) und bei Patienten mit Fieber, die älter sind als 1 Jahr, muß so lange als septische Koxitis angesehen werden, bis das Gegenteil bewiesen ist!

Säuglinge

- Zeigt das Kind beim Wickeln spontane Schmerzreaktionen und ist es in reduziertem Allgemeinzustand, so muß man an eine eitrige Koxitis denken und unbedingt die *Funktion der Hüfte prüfen*.
- Ist die Funktion der Hüfte schmerzhaft eingeschränkt, so muß per *Ultraschall* ein Erguß bestätigt oder ausgeschlossen werden [13, 17, 20, 25, 34, 47, 55].
- Bestätigt sich der Verdacht auf einen Erguß, muß notfallmäßig die Hüfte in Allgemeinnarkose *punktiert* werden. Das Punktat wird bakteriologisch untersucht. Trübe seröse Exsudate werden ebenso wie eitrige Punktate der sofortigen Therapie der septischen Arthritis zugeführt.
- Während der Narkosevorbereitung wird das *Labor* abgenommen (Hb, Hämatokrit, Leukozyten samt Differenzierung, Blutsenkung, C-reaktives Protein und 2–3 Blutkulturen).
- Zum Ausschluß einer Osteomyelitis als Ursache der Arthritis wird ein *Röntgenbild* (als Ausgangsbasis für den weiteren Verlauf) angefertigt.

Kinder jenseits des 1. Lebensjahres

Besteht ein spontanes Hinken und hat das Kind innerhalb der letzten 8 Tage septische Fieberschübe durchgemacht oder ist es krank und hat aktuell Fieber, so wird die Verdachtsdiagnose einer septischen Koxitis gestellt und folgendermaßen vorgegangen:

- *Ultraschall* zur Bestätigung oder zum Ausschluß eines Ergusses.
- Bestätigt sich der Erguß, so wird notfallmäßig *punktiert* – in der Regel in Allgemeinnarkose. Das Punktat wird bakteriologisch untersucht. Bei serösem und trüb-serösem Exsudat warten wir die Bakteriologie ab, bevor wir therapieren. Bei eitrigem Punktat wird unmittelbar die Therapie angeschlossen. Beim älteren, fiebrigen, aber nicht schwerkranken Patienten nehmen wir die Punktion in Lokalanästhesie vor (dessen Einverständnis vorausgesetzt).
- Während der Narkosevorbereitung wird das *Labor* abgenommen (Hb, Hämatokrit, Leukozyten samt Differenzierung, Blutsenkung, C-reaktives Protein und 2–3 Blutkulturen).
- Zum Ausschluß einer Osteomyelitis als Ursache der Arthritis wird ein *Röntgenbild* (als Ausgangsbasis für den weiteren Verlauf) angefertigt.

Die erste diagnostische Maßnahme zur Bestätigung des Ergusses ist der Ultraschall. Röntgenbild, Szintigramm und MRT sind für uns keine diagnostischen Mittel der ersten Stunde. Sie werden bei Bedarf mit gezielter Fragestellung sekundär eingesetzt [52]. Der am schnellsten ansprechende Parameter für den Verlauf der Entzündung ist das C-reaktive Protein [36]. Da dieses jedoch in Einzelfällen anfangs noch nicht erhöht sein kann, sollte aus diagnostischen Gründen zusätzlich eine Makrosenkung durchgeführt werden.

Therapie

Die Therapie setzt sich aus 2 Komponenten zusammen:

- Sepsisbehandlung durch Antibiotika,
- Lokalbehandlung.

Beide sollen adäquat nach einer entsprechenden Zielsetzung durchgeführt werden (s. auch Kap. 4.3).

Antibiotikabehandlung

Diese muß initial ungezielt erfolgen, da die Art des Keimes und das Antibiogramm noch nicht bekannt sind. Dementsprechend richtet sich die Wahl der Medikamente nach dem zu erwartenden Keim. Bei Patienten nach dem 3. Bis 5. Lebensjahr wird man daher eher mit einer gegen Staphylokokken gerichteten Monotherapie beginnen, während man bei jüngeren Kindern angesichts der Vielfalt möglicher Keime stets eine Kombinationstherapie, z. B. Aminopenicillin und Clavulansäure (Augmentin) und ein Zephalosporin (z. B. Claforan) applizieren wird.

> ! Adäquate Antibiotikatherapie heißt gezielt, hoch dosiert und lange genug.

Gezielt applizierbar ist die Antibiotikatherapie erst nach Erhalt des Antibiogrammes. Die ausreichend hohe Dosis ist den einschlägigen Dosierungsschemata zu entnehmen. Dazu gehört die parenterale Applikation, um so schnell wie möglich einen ausreichend hohen Spiegel zu erhalten und diesen so lange als notwendig zu gewährleisten. Die Dauer der i.v.-Behandlung wird unterschiedlich gehandhabt (s. Kap. 4.3) und richtet sich grundsätzlich nach der Dauer der Voranamnese, dem jeweiligen Stadium der Erkrankung (akut, protrahiert oder chronisch) und dem Verlauf während der Therapie. Handelt es sich um eine früh erfaßte septische Koxitis, die prompt auf die Therapie anspricht (Rückbildung der klinischen und labormäßigen Parameter), so kann die Behandlung mit der Normalisierung der Entzündungsparameter beendet werden (s. Kap. 4.3).

Lokalbehandlung

Diese ist noch umstritten: Das Argument der Ruhigstellung (s. Kap. 4.3) kann ad acta gelegt werden. Grundsätzlich soll jedes Gelenk bewegt und nicht ruhiggestellt werden, besonders das infizierte Gelenk. Zahlreiche experimentelle und klinische Berichte von Kindern und Erwachsenen beweisen dies [1, 43, 44, 46, 57]. Dies spricht aber selbstverständlich nicht gegen eine Ruhigstellung mit Hilfe einer Lagerungsschiene für wenige Tage als Schmerzbehandlung. Weitaus intensiver wird jedoch noch die Art der Lokalbehandlung diskutiert. Die Mehrzahl der Autoren entscheidet sich für die notfallmäßige Arthrotomie mit Einlage einer Spüldrainage [4, 10, 17, 34, 41, 42, 51, 53, 54]. Inzwischen setzt sich aber langsam die mehrfache arthroskopische Spülung durch [5, 9, 33, 49, 54], mitunter wird sogar nur einmalig punktiert [10, 20, 54]. Mit der Spüldrainage wird lediglich eine Straße gespült, jedoch nicht das gesamte Gelenk. So können in Infekttaschen trotz der vorgenommenen Behandlung sehr wohl noch ausgedehnte Knorpelschäden entstehen. Die Autoren, die arthrotomieren, betonen wieder, daß der zähflüssige Eiter – bei länger zurückliegender Anamnese – sowie Bindegewebesepten nicht durch die arthroskopische Spülung alleine beseitigt werden können, sondern nur durch eine großzügige Arthrotomie. Im Prinzip sind sich aber alle Autoren darüber einig, daß die Prognose um so besser ist und der Aufwand kleiner gehalten werden kann, je früher die Diagnose gestellt und mit der Behandlung begonnen wird [2, 8, 12, 24, 48, 49, 54], so daß die arthroskopische Spülung ausreicht und sich eine Arthrotomie in der Regel erübrigt [20, 54].

Unser Behandlungsschema

Handelt es sich um ein *chronisches Stadium* mit langer Vorgeschichte, radiologisch sichtbaren Destruktionen oder gar Luxation des Kopfes (Abb. 3.226), so sehen wir die Indikation zur *Arthrotomie*, Revision, Lavage und offenen Reposition des Gelenkes. Auf die Einlage einer Spüldrainage verzichten wir, drainieren aber das Gelenk mit 2 Schläuchen, über die das Gelenk ggf. periodisch gespült werden kann.

Bei einem *akuten Stadium* mit kurzer Vorgeschichte und ohne radiologisch sichtbare Komplikationen wird das Gelenk – auch im Säuglingsalter – mit 4–5 l Spülflüssigkeit *arthroskopisch gespült*. Steht kein Säuglingsarthroskop zur Verfügung, so muß die Spülung über 2 dicke Kanülen erfolgen (Abb. 3.227). Erst nach der Punktion und der Bereitstellung des Punktionsmaterials zur bakteriologischen Untersuchung wird mit der antibiotischen Therapie begonnen. Die arthroskopische Spülung wird bei Bedarf, d.h. bei Ergußrezidiv, in Zweitagesabständen wiederholt, bis die Spülflüssigkeit klar ist und keine Keime mehr nachzuweisen sind. Die antibiotische Behandlung wird, sobald das Antibiogramm vorliegt, gezielt auf eine Monotherapie umgestellt und so lange intravenös appliziert, bis sich die klinischen Entzündungsparameter sowie das C-reaktive Protein (CRP) normalisiert haben. CRP-Verlaufskontrollen erfolgen daher am 2. Tag

Abb. 3.226. *Chronisch gewordene septische Koxitis und Osteomyelitis* (von *oben* nach *unten*): 2 Wochen nach der Geburt hat der Junge Schmerzen, wenn er gewickelt wird. Die Mutter gibt den Allgemeinzustand als nahezu normal an. Der nach 2 Wochen zugezogene Arzt verordnet Schmerzmedikamente. Wegen zunehmender Bewegungseinschränkung der linken Hüfte, einer massiven Schwellung im Bereich des rechten Oberschenkels und einer ausgedehnten Schwellung vor dem rechten Ohr kommt das Kind in stationäre Behandlung. Das Röntgenbild zeigt eine ausgedehnte Osteomyelitis im Bereich des rechten Femurs proximal und in der Mitte und eine weitgehende Destruktion des subluxierten linken Hüftgelenkes. Bei der sofortigen operativen Revision des rechten Oberschenkels lassen sich ca. 500 cm^3 Eiter gewinnen, die ossären Nekrosen werden entfernt. Die linke Hüfte wird arthrotomiert, von Bindegewebesepten und nekrotischem Material befreit, ausgespült, und die Hüfte wird wieder reponiert. Intraoperativ zeigt sich der Hüftkopf weitgehend zerstört, die Fuge läßt sich nicht identifizieren. Die Schwellung rechts vor dem Ohr erweist sich als Abszeß, der ebenfalls drainiert wird. Ohne weiteres Spülen heilt unter adäquater parenteraler Antibiotikabehandlung während 3 Wochen der Infekt vollständig ab. Erreger war ein Staphylococcus aureus. Die linke Hüfte bleibt bis zur Nachkontrolle nach 13 Monaten zentriert, weist jedoch eine Flexionskontraktur von 40° auf. Der weitere Verlauf steht noch offen

Nachbehandlung

Nach Absetzen der parenteralen Antibiotikabehandlung werden grundsätzlich keine enteralen Antibiotika mehr gegeben, es sei denn, man müßte aus technischen oder sozialen Gründen die stationäre Behandlung vorzeitig beenden und peroral hoch dosiert ambulant weiter behandeln. Dies kann aber nur verantwortet werden, wenn sich die Beweglichkeit des Hüftgelenkes wieder normalisiert hat und die Lokalbehandlung abgeschlossen ist.

Nachkontrollen

Nach Absetzen der Antibiotika wird 8 Tage später das C-reaktive Protein (CRP) nochmals kontrolliert. Bleibt es normal, so erfolgt die nächste Funktionskontrolle mit erneuter CRP-Kontrolle 3-4 Wochen später. Bei normalisierter Funktion und normal bleibenden CRP-Werten genügt es dann, in vierteljährlichen Abständen bis zu 2 Jahre nach Erkrankungsbeginn klinisch weiter zu kontrollieren. Ist die Hüfte dann frei beweglich und besteht keine wesentliche Beinlängendifferenz, so kontrollieren wir alle 2-3 Jahre bis zum Wachstumsabschluß weiter, um später auftretende Wachstumsstörungen auszuschließen. Bestanden primär osteolytische Herde als Zeichen einer hüftnahen Osteomyelitis, so sollte ein halbes Jahr später eine nochmalige Röntgenkontrolle das Verschwinden der Lysezonen bestätigen.

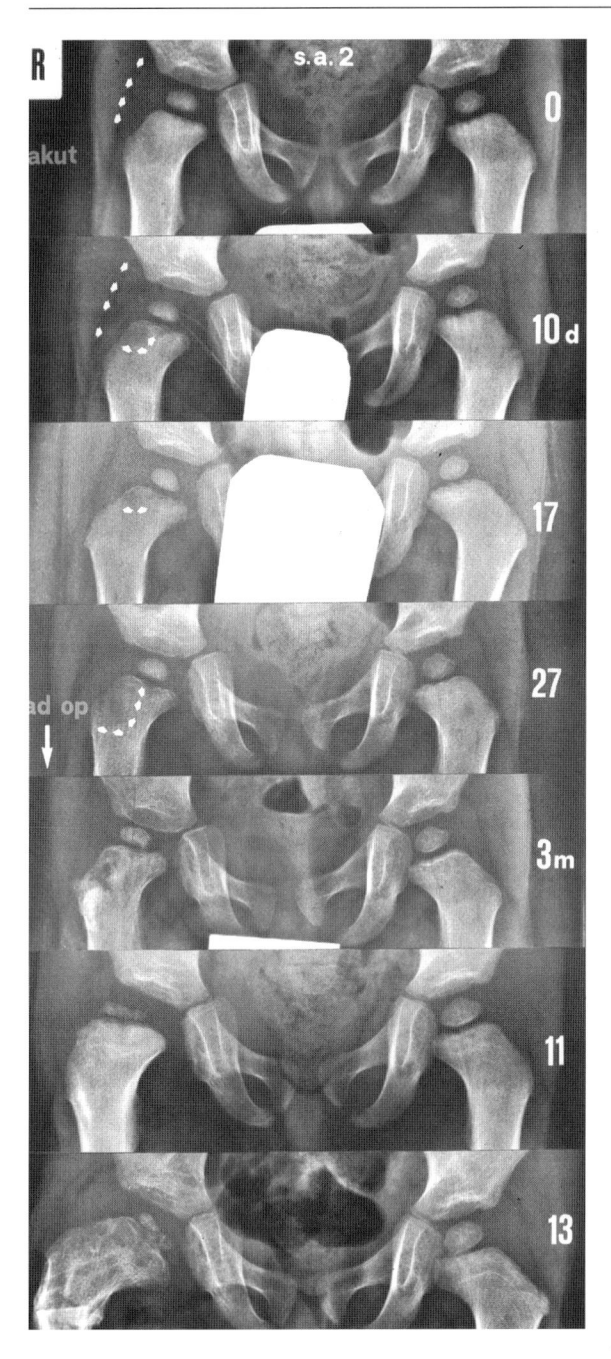

nach Beginn der Antibiotikatherapie, am 5. und am 8. Tag, und dann in 8tägigen Abständen bis zur vollständigen Normalisierung. Die i.-v.-Behandlung wird grundsätzlich mindestens 14 Tage lang durchgeführt. Prinzipiell wird nicht ruhiggestellt. Ist der Patient groß genug für eine Bewegungsschiene, so wird er unmittelbar postoperativ auf dieser gelagert und kontinuierlich bewegt. Kleine Kinder bewegen spontan ohne passive Hilfsmittel. Bei anfänglichen Schmerzen erhalten die Patienten eine entsprechende Schmerzmedikation.

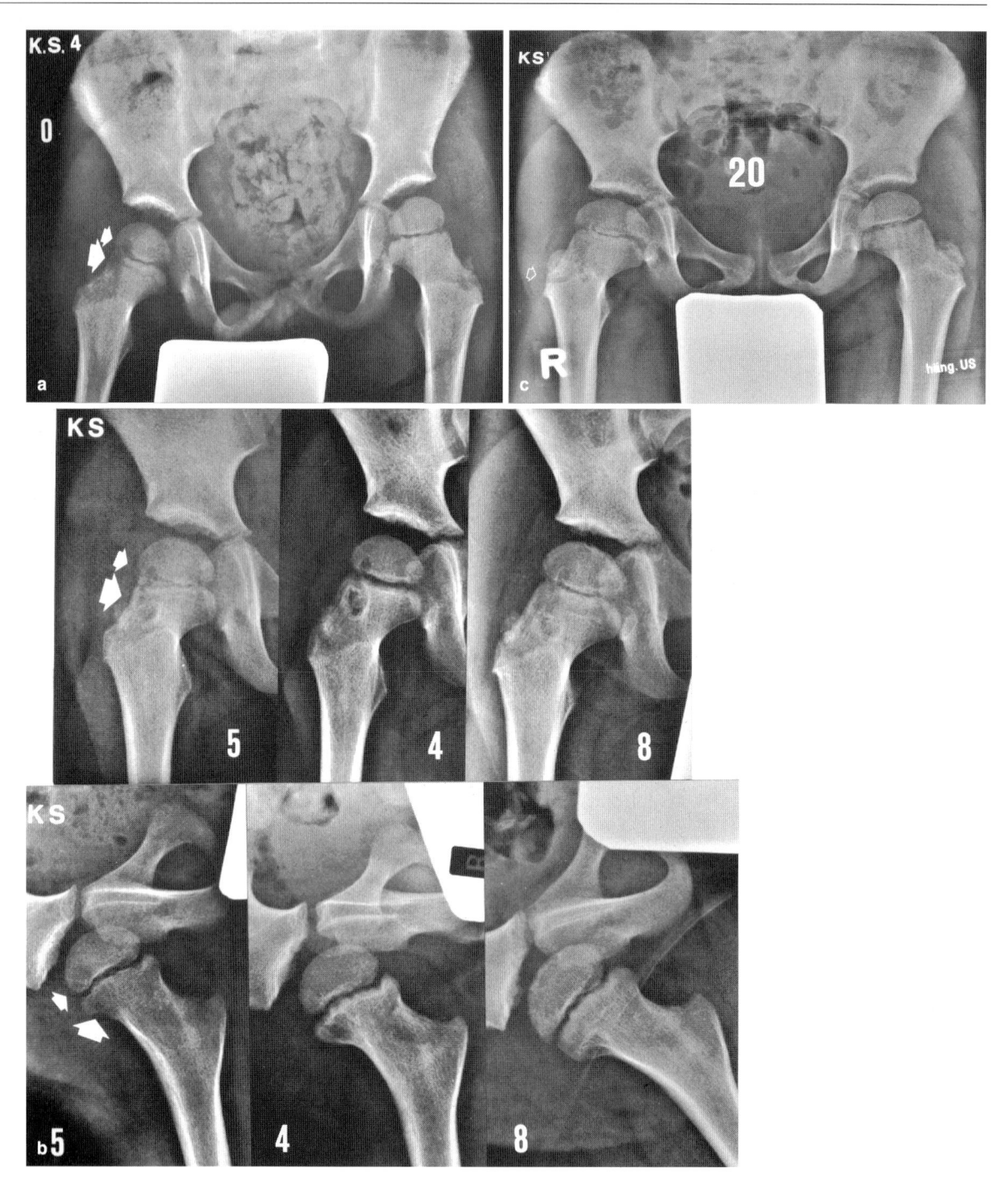

Abb. 3.227 a–c. *Akute Coxitis septica:* 4jähriger Junge, Knieschmerzen seit 14 Tagen. 2 Tage vor stationärer Aufnahme Fieber über 38° mit zunehmenden Knieschmerzen. **a** Das Röntgenbild der Hüfte zeigt einen meta-/epiphysären Osteolyseherd bei stark erweitertem Gelenkspalt. Die Hüfte wird trotz der langen Anamnese punktiert und über eine zweite Kanüle ausgiebig ausgespült. Die Kanülen werden belassen; über sie wird die Hüfte in Abständen von 2 h nachgespült. Nach 24 h hat sich der Patient die Kanülen selbst gezogen. Als Keim wächst Staphylococcus aureus. Unter adäquater parenteraler Antibiotikatherapie bilden sich die klinischen und labormäßigen Entzündungsparameter prompt zurück, der Infekt heilt aus. **b** Im weiteren Verlauf schließt sich der ossäre Defekt spontan und wächst in die Metaphyse, ohne daß es – trotz des fugenkreuzenden Prozesses – zu einer Wachstumsstörung im Sinne eines vorzeitigen partiellen Verschlusses kommt. **c** Bei der radiologischen Nachkontrolle nach 20 Monaten ist eine Coxa magna ohne Anhaltspunkt für eine sonstige Wachstumsstörung sichtbar. Die Hüftbeweglichkeit ist – wie auch bei den folgenden klinischen Kontrollen bis zu 5 Jahren danach – frei. Es besteht keine Beinlängendifferenz. Der Patient ist subjektiv beschwerdefrei

Postinfektiöse Deformitäten

Grundsätzlich sollten diese nicht mehr vorkommen. Trotzdem müssen wir uns bei spät erkannten und behandelten Fällen immer wieder mit schwersten Problemen auseinandersetzen. An erster Stelle steht – neben den primären Destruktionen an Femurkopf und Gelenk – die fatale Luxationstendenz der Hüfte aufgrund von Narbenzügen. Die Maßnahmen zur Behandlung dieser postinfektiösen Deformitäten reichen von der Arthrodese über Trochanterplastiken, Trochanterversetzungen und intertrochantären Osteotomien bis hin zu allen Arten von Pfannendachplastiken [3, 7, 8, 12, 22–24, 26, 31, 56].

3.2.11.2
Osteomyelitis am Oberschenkel

Der Oberschenkelschaft ist praktisch nur im chronischen Stadium einer der geschilderten hämatogenen Osteomyelitiden betroffen. Beginnende Osteomyelitiden betreffen stets die Metaphysen (s. Kap. 4.3). Ausgenommen sind posttraumatische und postoperative Osteomyelitiden. Da die distale Femurepiphysenfuge die aktivste Wachstumszone des Körpers ist und weil auch am proximalen Femur der Umsatz relativ groß ist, sind Osteomyelitiden am Femur verhältnismäßig häufig.

> ! *Es sei nochmals daran erinnert:* Jeder lokale Schmerz und jede Schwellung und Rötung bei einem Patienten mit Fieber müssen so lange als septische Arthritis oder akute hämatogene Osteomyelitis betrachtet werden, bis das Gegenteil bewiesen ist.

Literatur

1. Ballard A, Burkhalter W, Mayfield GW, Dehne E, Brown PW (1975) The functional treatment of pyogenic arthritis of the adult knee. J Bone Joint Surg (Am) 57: 1119
2. Bennett OM, Namnyak SS (1992) Acute septic arthritis of the hip joint in infancy and childhood. Clin Orthop 281: 123
3. Betz RR, Cooperman DR, Wopperer JM et al. (1990) Late sequelae of septic arthritis of the hip in infancy and childhood. J Pediatr Orthop 10: 365
4. Biyani A, Sharma JC (1988) Continuous suction and intermittent irrigation for septic coxitis. Acta Orthop Scand 59: 664
5. Blitzer CM (1993) Arthroscopic management of septic arthritis of the hip. Arthroscopy 9: 414
6. Campagnaro JG, Donzelli O, Urso R, Valdiserri L (1992) Treatment of the sequelae of septic osteoarthritis of the hip during pediatric age. Chir Organi Mov 77: 233
7. Cheng JC, Aguilar J, Leung PC (1995) Hip reconstruction for femoral head loss from septic arthritis in children. A preliminary report. Clin Orthop 314: 214
8. Choi IH, Pizzutillo PD, Bowen JR, Dragann R, Malhis T (1990) Sequelae and reconstruction after septic arthritis of the hip in infants. J Bone Joint Surg (Am) 72: 1150
9. Chung WK, Slater GL, Bates EH (1993) Treatment of septic arthritis of the hip by arthroscopic lavage. J Pediatr Orthop 13: 444
10. Cottalorda J, Bollini G, Jouve JL, Tallet JM, Labriet C, Bouyala JM (1992) Les sequelles des osteoqrthritis de hanche en periode de croissance. A propos de 72 cas. Rev Chir Orthop 78: 544
11. Dal Monte A, Capelli A, Donzelli O, Libri R, Soncini G (1984) Trochanteroplasty in the treatment of infantile septic arthritis of the hip. Ital J Orthop Traumatol 10: 145
12. Fabry G, Meire E (1983) Septic arthritis of the hip in children: poor results after late and inadequate treatment. J Pediatr Orthop 3: 461
13. Facchini R., Denti M, Peretti G (1986) Die septische Osteoarthritis des Neugeborenen. In: Sauer H, Ritter G (Hrsg) Osteomyelitis und Osteitis im Kindesalter. Fischer, Stuttgart New York
14. Fink CW, Nelson JD (1986) Septic arthritis and osteomyelitis in children. Clin Rheum Dis 12: 423
15. Gamble JG, Rinsky LA, Bleck EE (1984) Acetabular osteomyelitis in children. Clin Orthop 186: 71
16. Gutowicz LF, Boenning DA (1981) Septic hip in a child. J Fam Pract 12: 841
17. Härle A (1986) Diagnostik und Indikation zur operativen Behandlung bei der septischen Arthritis im Kindesalter. In: Sauer H, Ritter G (Hrsg) Osteomyelitis und Osteitis im Kindesalter. Fischer, Stuttgart New York
18. Hasegawa Y, Ito H (1991) Intracapsular pressure in hip synovitis in children. Acta Orthop Scand 62: 333
19. Hausbrandt D (1986) Die BCG-Osteomyelitis. In: Sauer H, Ritter G (Hrsg) Osteomyelitis und Osteitis im Kindesalter. Fischer, Stuttgart New York
20. Herndon WA, Knauer S, Sullivan JA, Gross RH (1986) Management of septic arthritis in children. J Pediatr Orthop 6: 576
21. Highland TR, Lamont RL (1983) Osteomyelitis of the pelvis in children. J Bone Joint Surg (Am) 65: 230
22. Ho Choi I, Pizzutillo PD, Bowen R, Dragann R, Malhis T (1990) Sequelae and reconstruction after septic arthritis of the hip in infants. J Bone Joint Surg (Am) 72: 1150
23. Hunka L, Said SE, MacKenzie DA, Rogala EJ, Cruess RL (1982) Classification and surgical management of the severe sequelae of septic hips in children. Clin Orthop 171: 30
24. Kamstra PE, Keessen W, Verbout AJ, van der Eijken JW (1988) Bacterial infantile coxitis and its sequelae. Tijdschr Kindergeneeskd 56: 258
25. Knudsen CJM, Hoffmann EB (1990) Neonatal osteomyelitis. J Bone Joint Surg (Br) 72: 846
26. Krummis M, Kalmins J, Lacis G (1993) Reconstruction of the proximal end of the femur after hematogenous osteomyelitis. J Pediatr Orthop 13: 63
27. Kustos J, Weisenbach J, Pintér AB, Schäfer J, Farkas A (1986) The role of time in the prognosis of acute osteomyelitis of the intertrochanteric region of the femur in children. In: Sauer H, Ritter G (Hrsg) Osteomyelitis und Osteitis im Kindesalter. Fischer, Stuttgart New York
28. Little DG, Barrett IR (1993) Septic arthritis of the hip in infancy. Aust N Z J Surg 63: 116

29. Malhotra R, Singh KD, Bhan S, Dave PK (1992) Primary pyogenic abscess of the psoas muscle. J Bone Joint Surg (Am) 74: 278
30. Miller A, Stanton RP, Eppes SC (1993) Acute arthritis of the hip in a child infected with the Lyme spirochete. Clin Orthop 286: 212
31. Mitchell GP (1980) Management of acquired dislocation of the hip in septic arthritis. Orthop Clin North Am 11: 51
32. Nade S (1983) acute septic arthritis in infancy and childhood. J Bone Joint Surg (Br) 65: 234
33. Ohl MD, Kean JR, Steensen RN (1991) Arthroscopic treatment of septic arthritic knees in children and adolescents. Orthop Rev 20: 894
34. Parsch K Wiedmann H (1990) Diagnose und Therapie der septischen Arthritis (Coxitis). Z Orthop 128 396
35. Pavanini G, Turra S, Fama G, Gigante C (1989) Considerazioni sull'artrite settica del bambino. Chir Organi Mov 74: 93
36. Peltola H, Vahvanen V, Aalto K (1984) Fever, C-reactive protein, and erythrocyte sedimentation rate in monitoring recovery from septic arthritis: a preliminary study. J Pediatr Orthop 4: 170
37. Perry J, Barrack RL, Burke SW, Haddad RJ Jr (1985) Psoas abscess mimicking a septic hip. Diagnosis by computed tomography. J Bone Joint Surg (Am) 67: 1281
38. Peters W, Irving J, Letts M (1992) Long-term effects of neonatal bone and joint infection on adjacent proth plates. J Pediatr Orthop 12: 806
39. Petersen S, Knudsen FU, Andersen EA, Egeblad M (1980) Acute haematogenous osteomyelitis and septic arthritis in childhood. A 10-year review and follow-up. Acta Orthop Scand 51: 451
40. Platt PN, Griffiths ID (1984) Pyogenic osteomyelitis presenting as an acute sterile arthropathy. Ann Rheum Dis 43: 607
41. Prevot J, Lascombes P, Mainard D, Ligier JN, Metaizeau JP (1985) Osteoarthritis du nourrisson. Aspects sequellaires et traitments. Chir Pediatr 26: 143
42. Prévot J, Lascombes P, Mainard D, Ligier JN (1996) Die Säuglingsosteoarthritiden, Folgen und therapeutische Aspekte. In: Sauer H, Ritter G (Hrsg) Osteomyelitis und Osteitis im Kindesalter. Fischer, Stuttgart New York
43. Salter RB, Hamilton HW, Wedge JH et al. (1984) Clinical application of basic research on continuous passive motion for disorders and injuries of synovial joints: a preliminary report of a feasibility study. J Orthop Res l: 325
44. Salter RB, Simmonds DF, Malcolm BW, Rumble EJ, Macmichael D, Clements ND (1980) The biological effect of continuous passive motion on the healing of full-thickness defects in articular cartilage J Bone Joint Surg (Am) 62: 1232
45. Schaad UB (1987) Osteomyelitis und purulente Arthritis im Kindesalter. Schweiz Rundschau Med 76: 506
46. Schwarz N (1982) Behandlung und Ergebnisse der akuten bakteriellen Entzündung großer Gelenke. Unfallchirurgie 8: 236
47. Shiv VK, Jain AK, Taneja K, Bhargava SK (1990) Sonography of hip joint in infective arthritis. Can Assoc Radiol J 41: 76
48. Travers V, Koechlin P, Apoil A, Bonnet JC (1985) Traitement des arthrites aigues a pyogenes des grosses articulations des membres. Rev Chir Orthop 71: 235
49. Travers V, Norotte G, Augereau B, Gaudillat C (1988) L'arthroscopie dans le traitement des arthrites aigues primitives du genou a pyogenes chez l'adulte. A propos de 12 observations. Rev Chir Orthop 74: 357
50. Ucla E, Beaufils P, Perreau M (1990) Osteoarthrite septique de hanche avec atteinte acetabulaire chez le grand enfent. Interet de la tomodensitometrie. Rev Chir Orthop Reparatrice Appar Mot 76: 333
51. Vestad E (1992) Coxitis in children. Tidsskr Nor Laegeforen 112: 2088
52. Wald ER, Mirro R, Gartner JC (1980) Pitfalls in the diagnosis of acute osteomyelitis by bone scan. Clin Pediatr 19: 597
53. Willems C (1919) Treatment of purulent Arthritis by wide arthrotomy followed by immediate active mobilization. Surg Gynecol Obstet 28: 546
54. Wilson NI, Di Paola M (1986) Acute septic arthritis in infancy and childhood. 10 years' experience. J Bone Joint Surg (Br) 68: 584
55. Wingstrand H, Egund N, Lidgren L, Sahlstrand T (1987) Sonography in septic arthritis of the hip in the child: report of four cases. J Pediatr Orthop 2: 206
56. Wopperer JM, White JJ, Gillespie R, Obletz BE (1988) Long-term Follow-up of infantile hips sepsis. J Pediatr Orthop 8: 322
57. Zifko B (1984) Die funktionelle Knieempyembehandlung. Unfallheilkunde 87: 479

3.2.12
Rheumatische Koxitis

Definition

Erkrankung des Hüftgelenks im Rahmen einer juvenilen rheumatischen Oligo- oder Polyarthritis.

Vorkommen

Im Rahmen der juvenilen rheumatischen Monarthritis und Polyarthritis (s. Kap. 4.4) ist das Hüftgelenk in etwa 9 % der Fälle betroffen [15]. Bei einer Inzidenz der Krankheit von 3 auf 100 000 Kinder und Jugendliche unter 15 Jahren ist die Hüfte in etwa 0,3 Fällen involviert.

Klinik

Der Befall des Hüftgelenkes durch die juvenile rheumatische Polyarthritis ist der wichtigste Grund für den Verlust der Gehfähigkeit der Patienten. Am Hüftgelenk wird die Diagnose relativ spät gestellt, da ein Erguß von außen nicht sichtbar und schwer zu erkennen ist. Leitsymptome sind der Schmerz und die Bewegungseinschränkung. Die Ultraschalluntersuchung hilft oft, den Erguß frühzeitig zu erkennen. In einer Untersuchung bei 386 Kindern und Jugendlichen mit juveniler rheumatoider Arthritis mit Hüftbeteiligung waren 50 % mono- oder oligoartikulär, 30 % polyartikulär und

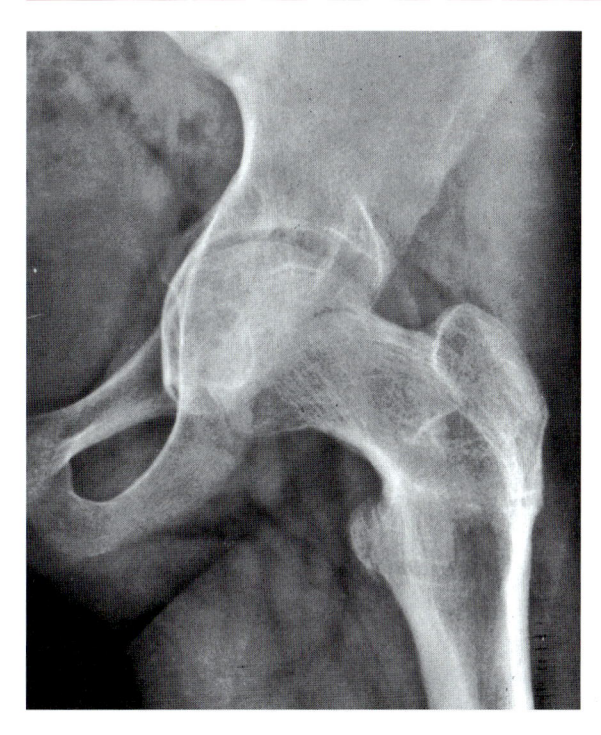

Abb. 3.228. a.-p.-Röntgenbild der linken Hüfte einer 14jährigen Patientin mit schwerer juveniler rheumatischer Koxitis mit typischer Protrusio acetabuli

- M. Waldenström (idiopathische Chondrolyse) [2],
- spondyloepiphysäre Dysplasia tarda [18],
- Femurkopfnekrose des Jugendlichen.

Im Anfangsstadium ist die juvenile rheumatische Hüftentzündung von der Coxitis fugax nur schwer zu unterscheiden. Dauert die Symptomatik länger als 1 Woche an, so sollte man immer an die Möglichkeit eines rheumatischen Geschehens denken. Ist die Rheumaserologie negativ, so kann die Diagnose oft erst mit dem Therapieversuch gestellt werden. Gutes Ansprechen der Symptomatik auf Azetylsalizylsäure spricht für das Vorliegen einer rheumatischen Erkrankung.

Therapie

Konservative Therapie

Die konservative Therapie der juvenilen rheumatischen Koxitis unterscheidet sich nicht von derjenigen anderer Gelenke; zur medikamentösen Therapie s. Kap. 4.4.

Operative Therapie

Weichteileingriffe

Hydraulische Mobilisation in Narkose
Besteht erst eine beginnende Gelenkkontraktur ohne wesentliche Arthrose im Gelenk, so lohnt sich oft eine hydraulische Mobilisation des Hüftgelenkes. Wir verwenden hierfür das Arthroskop, das auf dem Extensionstisch unter Bildverstärkerkontrolle eingeführt wird. Das Gelenk wird nun unter hohem Flüssigkeitsdruck gefüllt, so daß die Kapsel maximal gedehnt wird. Insbesondere bei Adduktionskontrakturen hat sich dieses Verfahren bewährt, das oft mit einer aponeurotischen Verlängerung der Adduktoren kombiniert wird. Postoperativ wird das Kind in einer Gipsliegeschale in der maximal erreichbaren Abduktion gelagert und einer intensiven Physiotherapie unterzogen, die durch einen über mehrere Tage belassenen Periduralkatheter ermöglicht wird (s. auch Abschn. 3.2.5, Abb. 3.181). Mit dieser Methode läßt sich oft mit relativ geringem Aufwand und wenig Morbidisierung eine Verbesserung der Beweglichkeit und insbesondere auch der Gehfähigkeit über mehrere Monate oder gar Jahre erzielen. Ein Teil der Wirkung wird durch das Ausspülen der Knorpelabbauprodukte erzielt, die für die chronische Synovialitis mitverantwortlich sind. Bei der progressiven Krankheitsform ist allerdings kein Langzeiteffekt zu erzielen.

20% systemisch [6]. Die Prognose war bei der monoartikulären Gruppe gut, insbesondere bei Beginn unter dem 6. Lebensjahr. Beim systemischen Befall schnitt diese Altersgruppe jedoch am schlechtesten ab. In einer anderen Arbeit standen 13 regressiven Formen 2 rezidivierende und 14 progressive gegenüber [4]. Einen Hinweis auf die Prognose geben die Rheumafaktoren; sind sie positiv, so ist dies ein ungünstiges Zeichen. Bei der progressiven Verlaufsform sind folgende strukturelle Deformitäten zu erwarten [11]: Coxa magna, Verkürzung des Schenkelhalses, Subluxation sowie zystische Erosionen des Femurs. Daneben kommt es zur Verschmälerung des Gelenkspaltes und – als besonders typische Veränderung – zur Protrusio acetabuli (Abb. 3.228). Eine wichtige Komplikation ist auch die Femurkopfnekrose [7]. Nur ein kleiner Teil der juvenilen rheumatischen Koxitiden ist progredient.

Differentialdiagnose

Differentialdiagnostisch müssen folgende Affektionen in Betracht gezogen werden:

- Coxitis fugax („Hüftschnupfen"),
- M. Perthes,
- epiphysäre Dysplasie,

Muskel- und Sehnenverlängerungen

Muskel- und Sehnenverlängerungen können bei Kontrakturen sinnvoll sein. Häufig sind die Adduktoren verkürzt (insbesondere der M. adductor longus), bei Flexionskontrakturen können der M. tensor fasciae latae, der M. rectus femoris und der M. psoas verkürzt sein. Wir führen grundsätzlich nie Tenotomien durch, da der Wegfall der Wirkung eines kompletten Muskels unkontrollierbar ist und negative Folgen haben kann. Wir bevorzugen deshalb die aponeurotische Verlängerung, bei der im Übergangsbereich zwischen Muskel und Sehne die Aponeurose durch mehrere Schnitte durchtrennt und der darunter liegende Muskel aufgedehnt wird. Mit dieser Methode lassen sich langfristig gute Resultate erzielen [14, 17]. In einzelnen Fällen wurde allerdings nach 3 Jahren wieder eine Verschlechterung beobachtet [10].

Synovektomie

Die früher häufig durchgeführte Synovektomie hat als Eingriff bei der juvenilen rheumatischen Koxitis enttäuscht. Zwar können die Schmerzen passager vermindert werden, die Beweglichkeit und damit die Funktion für den Alltag wird jedoch nicht verbessert. Röntgenologisch beobachtet man sogar ein schnelleres Fortschreiten der Arthrose [5]. Im Gegensatz zur Verlängerung von Muskeln und Sehnen wird die Synovektomie deshalb heute nicht mehr empfohlen [14].

Endoprothesen

Kommt es wegen der fortschreitenden Arthrose zu einem Verlust der Gehfähigkeit, so kann nur die Totalendoprothese der Hüfte die Mobilität wieder herstellen. In einzelnen Zentren werden Hüftprothesen bereits bei noch wachsenden Jugendlichen eingesetzt [12]. Wir haben keine Erfahrung mit Operationen in diesem Alter und setzen die Hüftprothese frühestens nach Wachstumsabschluß ein (Abb. 3.229). Hierüber gibt es weltweit recht große Erfahrungen [1, 3, 9, 13, 16]. Gegenüber den Totalendoprothesenoperationen bei der idiopathischen Koxarthrose ist die Komplikationsrate bei dieser Gruppe von jugendlichen Patienten relativ hoch; besonders häufig sind Infektionen wegen der Langzeitbehandlung mit Steroiden und Zytostatika. Auch wir mußten erleben, daß eine Patientin nach einer akuten Sepsis nach Einsetzen von beidseitigen Hüfttotalprothesen starb. Die Dauerhaftigkeit der Prothesenverankerung ist, verglichen mit anderen jugendlichen Kollektiven, relativ hoch. Zwar kommt es nach der üblichen Zeit zur radiologischen Lockerung, v.a. der azetabulären Komponente aufgrund von Osteoporose; ein Prothesenwechsel wird aber im Durchschnitt erst nach einem Zeitraum fällig, der auch bei idiopathischen Koxarthrosen bei älteren Patienten üblich ist. Die Ursache dafür ist die relativ geringe Mobilität und ein geringes Durchschnittsgewicht der rheumatischen Patienten. Die Kaplan-Meier-Überlebenskurven der Totalprothesenpatienten mit juveniler rheumatischer Arthritis ähneln deshalb denjenigen von alten Patienten mit idiopathischer Koxarthrose.

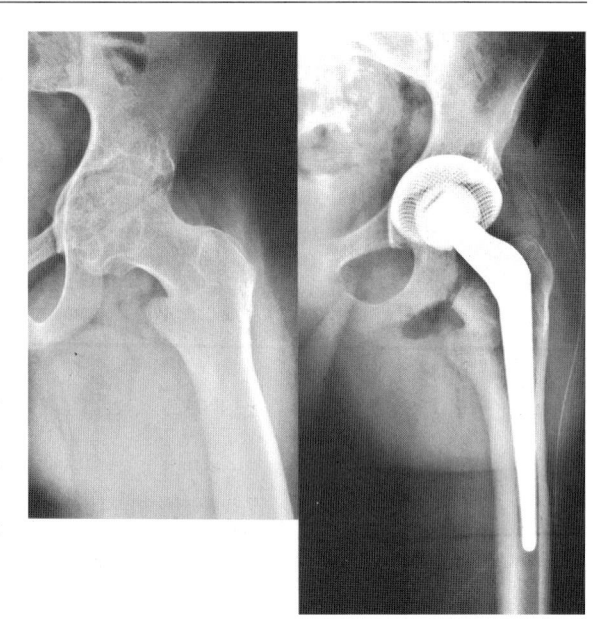

Abb. 3.229. 16jährige Patientin mit Koxarthrose bei juveniler rheumatischer Koxitis: *links* a.-p.-Röntgenbild der linken Hüfte, *rechts* Zustand nach Einsetzen einer Hüftgelenktotalendoprothese

Literatur

1. Cage DJ, Granberry WM, Tullos HS (1992) Long-term results of total arthroplasty in adolescents with debilitating polyarthropathy. Clin Orthop 283: 156–62
2. Duncan JW, Nasca R, Schrantz J (1979) Idiopathic chondrolysis of the hip. J Bone Joint Surg (Am) 61: 1024–8
3. Gudmundsson GH, Harving S, Pilgaard S (1989) The Charnley total hip arthroplasty in juvenile rheumatoid arthritis patients. Orthopedics 12: 385–8
4. Harris CM, Baum J (1988) Involvement of the hip in juvenile rheumatoid arthritis. A longitudinal study. J Bone Joint Surg (Am) 70: 821–33
5. Heimkes B, Stotz S (1992) Ergebnisse der Spätsynovektomie der Hüfte bei der juvenilen chronischen Arthritis. Z Rheumatol 51: 132–5
6. Jacobsen FS, Crawford AH, Broste S (1992) Hip involvement in juvenile rheumatoid arthritis. J Pediatr Orthop 12: 45–53
7. Kobayakawa M, Rydholm U, Wingstrand H, Pettersson H, Lidgren L (1989) Femoral head necrosis in juvenile chronic arthritis. Acta Orthop Scand 60: 164–9

8. Lachiewicz PF, McCaskill B, Inglis A, Ranawat CS, Rosenstein BD (1986) Total hip arthroplasty in juvenile rheumatoid arthritis. Two to eleven-year results. J Bone Joint Surg (Am) 68: 502–8
9. Learmonth ID, Heywood AW, Kaye J, Dall D (1989) Radiological loosening after cemented hip replacement for juvenile chronic arthritis. J Bone Joint Surg (Br) 71: 209–12
10. Moreno Alvarez MJ, Espada G, Maldonado-Cocco JA, Gagliardi SA (1992) Longterm followup of hip and knee soft tissue release in juvenile chronic arthritis. J Rheumatol 19: 1608–10
11. Patriquin HB, Camerlain M, Trias A (1984) Late sequelae of juvenile rheumatoid arthritis of the hip: a follow-up study into adulthood. Pediatr Radiol 14: 151–7
12. Ruddlesdin C, Ansell BM, Arden GP, Swann M (1986) Total hip replacement in children with juvenile chronic arthritis. J Bone Joint Surg (Br) 68: 218–22
13. Severt R, Wood R, Cracchiolo A 3d, Amstutz HC (1991) Long-term follow-up of cemented total hip arthroplasty in rheumatoid arthritis. Clin Orthop 265: 137–45
14. Swann M, Ansell BM (1986) Soft-tissue release of the hips in children with juvenile chronic arthritis. J Bone Joint Surg (Br) 68: 404–8
15. Swann M (1994) Juvenile chronic arthritis. In: Benson MKD, Fixsen JA, Macnicol MF (eds) Children's orthopaedics and fractures. Churchill Livingstone, Edinburgh, pp 93–111
16. Witt JD, Swann M, Ansell BM (1991) Total hip replacement for juvenile chronic arthritis. J Bone Joint Surg (Br) 73: 770–3
17. Witt JD, McCullough CJ (1994) Anterior soft-tissue release of the hip in juvenile chronic arthritis. J Bone Joint Surg (Br) 76: 267–70
18. Wynne-Davies R, Hall C (1982) Spondyloepiphyseal dysplasia tarda with progressive arthropathy. J Bone Joint Surg (Br) 64: 442–5

3.2.13
Tumoren des Beckens, des proximalen Femurs und des Femurschaftes

Definition

Primäre Knochentumoren, die ihren Ursprung im Becken und im proximalen Femur haben, sowie Weichteiltumoren, die aus Muskeln, Bindegewebe, Gefäßen oder Nervengewebe aus der unmittelbaren Umgebung des Beckens, des Hüftgelenks und des proximalen Femurs hervorgehen.

Vorkommen

Knochentumoren

Etwa 5 % aller Knochentumoren treten bei Kindern und Jugendlichen im Bereich des *Beckens* auf (Erwachsene: 10 %). Auch im proximalen Femur sind Knochentumoren häufig lokalisiert. Nach dem distalen Femur und der proximalen Tibia ist diese Region am dritthäufigsten betroffen (s. auch Kap. 4.5.1). Die Häufigkeit der Lokalisation in einer bestimmten Körpergegend liegt parallel zur Wachstumsaktivität der Epiphysenfuge. Während am proximalen Femur nur 15 % der Tumoren maligne sind, sind es am Becken mehr als 1/3 (Abb. 3.230). Als maligne Tumoren am Becken kommen bei Jugendlichen insbesondere die Ewing-Sarkome vor, bei den Erwachsenen dominieren hingegen die Chondrosarkome [6]. Für das Ewing-Sarkom ist das Becken eine der häufigsten Lokalisationen: Von 200 Ewing-Sarkomen hatten 42 ihren Ursprung im Becken [8]. Osteosarkome sind bei Kindern und Jugendlichen am Becken ausgesprochen selten, bei Erwachsenen sind sie etwas häufiger. Einige dieser Tumoren entstehen auf dem Boden eines M. Paget [30]. Als benigner Tumor am Becken kommt bei Kindern und Jugendlichen v. a. die aneurysmatische Knochenzyste vor [1]. Recht häufig sind auch Osteochondrome (kartilaginäre Exostosen) sowie die Langerhanszell-Histiozytose. Fibröse Tumoren und auch das Osteoblastom bzw. das Osteoidosteom sind erstaunlicherweise bei Jugendlichen am Becken seltener als bei Erwachsenen [3] (Abb. 3.230).

Am *proximalen Femur* sind Osteochondrome, fibröse Dysplasien, Osteoblastome sowie juvenile Knochenzysten unter den benignen Tumoren, bzw. den tumorähnlichen Läsionen, am häufigsten. Für juvenile Knochenzysten ist das proximale Femur nach dem proximalen Humerus die zweithäufigste Lokalisation. Die fibröse Dysplasie führt am proximalen

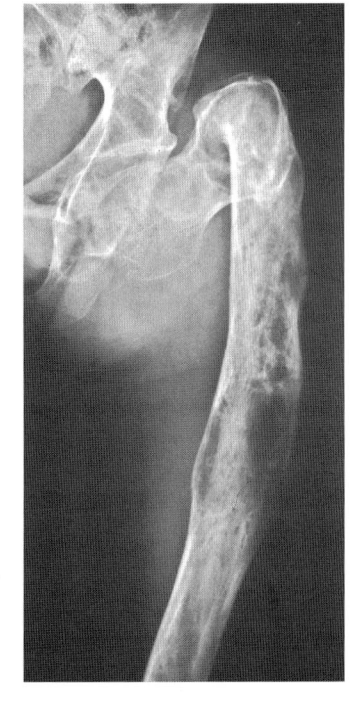

Abb. 3.231. a.-p.-Aufnahme des proximalen Femurs eines 19jährigen Patienten mit *fibröser Dysplasie* und Verbiegung des Femurs („Hirtenstabdeformität")

3.2 Becken, Hüfte und Oberschenkel

Kinder und Jugendliche | Erwachsene

Becken

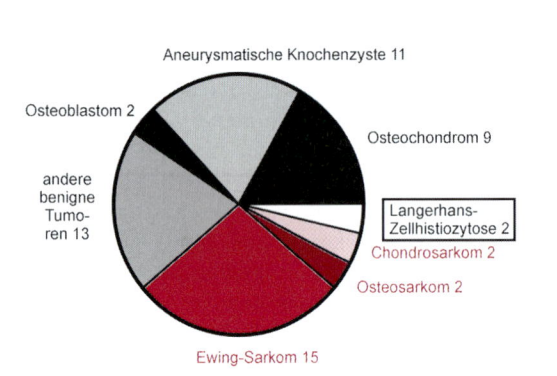

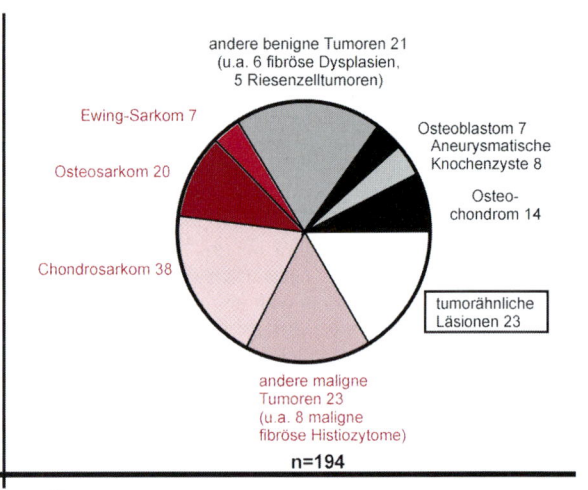

Kinder und Jugendliche (n=54):
- Aneurysmatische Knochenzyste 11
- Osteoblastom 2
- andere benigne Tumoren 13
- Osteochondrom 9
- Langerhans-Zellhistiozytose 2
- Chondrosarkom 2
- Osteosarkom 2
- Ewing-Sarkom 15

Erwachsene (n=194):
- andere benigne Tumoren 21 (u.a. 6 fibröse Dysplasien, 5 Riesenzelltumoren)
- Ewing-Sarkom 7
- Osteosarkom 20
- Chondrosarkom 38
- Osteoblastom 7
- Aneurysmatische Knochenzyste 8
- Osteochondrom 14
- tumorähnliche Läsionen 23
- andere maligne Tumoren 23 (u.a. 8 maligne fibröse Histiozytome)

proximales Femur

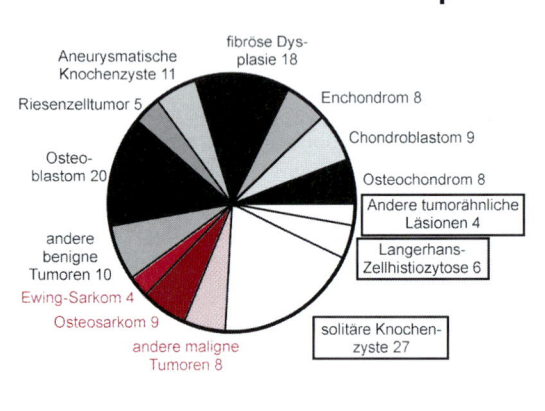

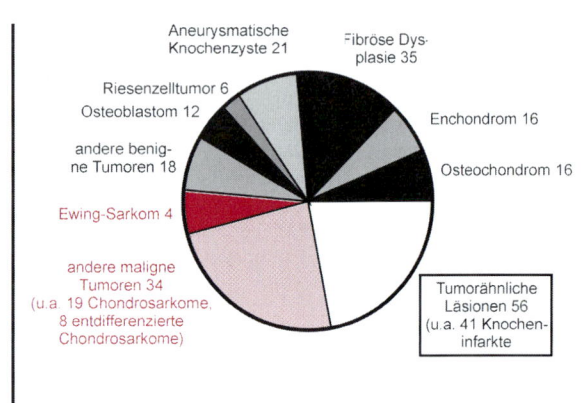

Kinder und Jugendliche (n=144):
- fibröse Dysplasie 18
- Aneurysmatische Knochenzyste 11
- Riesenzelltumor 5
- Osteoblastom 20
- andere benigne Tumoren 10
- Ewing-Sarkom 4
- Osteosarkom 9
- andere maligne Tumoren 8
- Enchondrom 8
- Chondroblastom 9
- Osteochondrom 8
- Andere tumorähnliche Läsionen 4
- Langerhans-Zellhistiozytose 6
- solitäre Knochenzyste 27

Erwachsene (n=255):
- Aneurysmatische Knochenzyste 21
- Riesenzelltumor 6
- Osteoblastom 12
- andere benigne Tumoren 18
- Ewing-Sarkom 4
- andere maligne Tumoren 34 (u.a. 19 Chondrosarkome, 8 entdifferenzierte Chondrosarkome)
- Fibröse Dysplasie 35
- Enchondrom 16
- Osteochondrom 16
- Tumorähnliche Läsionen 56 (u.a. 41 Knocheninfarkte)

Femurschaft

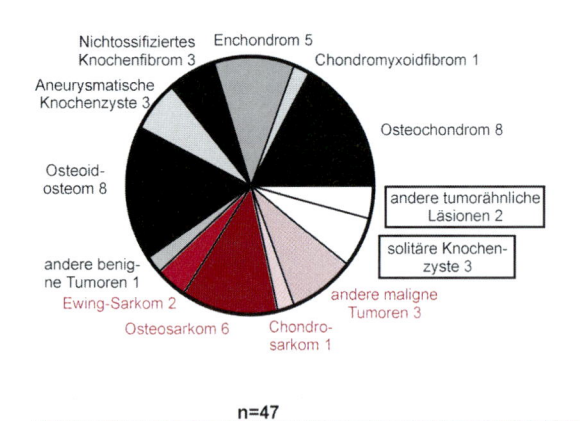

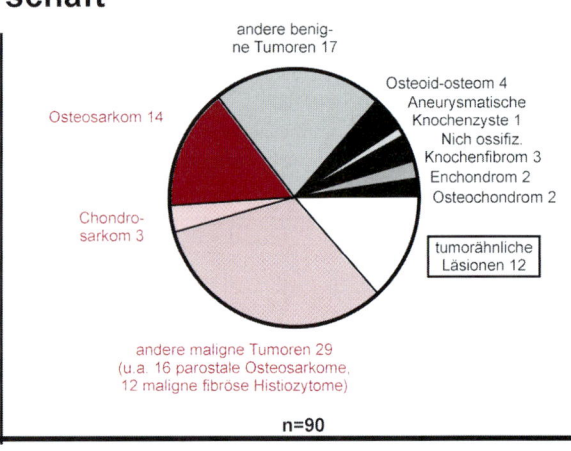

Kinder und Jugendliche (n=47):
- Nichtossifiziertes Knochenfibrom 3
- Enchondrom 5
- Chondromyxoidfibrom 1
- Aneurysmatische Knochenzyste 3
- Osteoid-osteom 8
- andere benigne Tumoren 1
- Ewing-Sarkom 2
- Osteosarkom 6
- Chondrosarkom 1
- Osteochondrom 8
- andere tumorähnliche Läsionen 2
- solitäre Knochenzyste 3
- andere maligne Tumoren 3

Erwachsene (n=90):
- andere benigne Tumoren 17
- Osteosarkom 14
- Chondrosarkom 3
- Osteoid-osteom 4
- Aneurysmatische Knochenzyste 1
- Nich ossifiz. Knochenfibrom 3
- Enchondrom 2
- Osteochondrom 2
- tumorähnliche Läsionen 12
- andere maligne Tumoren 29 (u.a. 16 parostale Osteosarkome, 12 maligne fibröse Histiozytome)

Legende:
- Benigne Tumoren
- Maligne Tumoren
- Tumorähnliche Läsionen

Abb. 3.230. *Verteilung der Tumoren am Becken, am proximalen Femur und an der Femurdiaphyse* bei Kindern und Jugendlichen (*links* n = 245) im Vergleich zu Erwachsenen (*recht* n = 539) (Basler Knochentumor-Referenzzentrum)

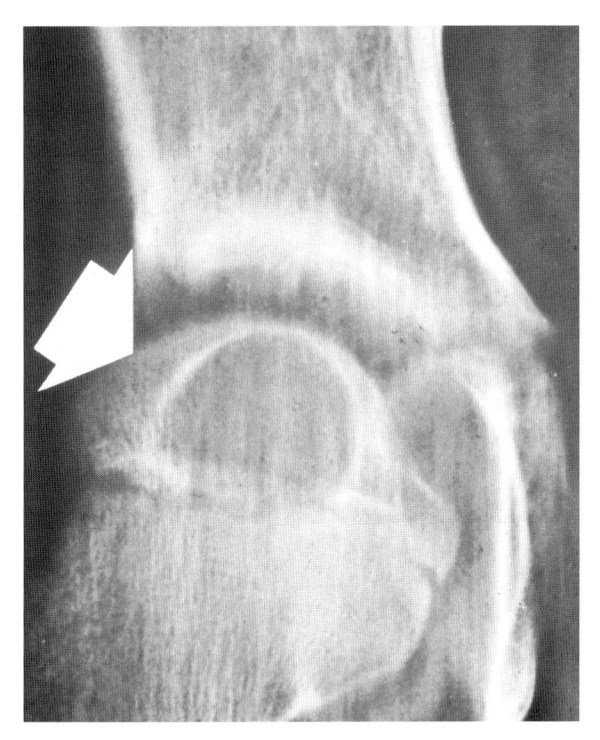

Abb. 3.232. Konventionelles a.-p.-Tomogramm der rechten Hüfte bei einem 14jährigen Patienten mit einem *Chondroblastom* im Femurkopf

Femur wegen der vorherrschenden Scherkräfte zu einer typischen Verbiegung, die auch mit der Form eines „Hirtenstabes" verglichen wurde (Abb. 3.231). Im Hüftgelenk selber kommen die synoviale Chondromatose [27, 28] und die pigmentierte villonoduläre Synovitis vor [29]. In der Epiphyse (d. h. im Femurkopf) muß man an das Chondroblastom denken (Abb. 3.232). Gelegentlich wird ein solcher Tumor im Femurkopf mit einem M. Perthes verwechselt. Die Differenzierung sollte aber keine Schwierigkeiten bereiten, da beim M. Perthes der Kopf immer abgeflacht ist, was bei einem Tumor nicht der Fall ist. Maligne Tumoren sind am proximalen Femur eher selten – zumeist handelt es sich um Osteosarkome, gelegentlich um Ewing-Sarkome, Chondrosarkome oder ein malignes Hämangioperizytom (Abb. 3.230).

Am *Femurschaft* kommen vorwiegend Osteoidosteome, Enchondrome sowie von der Metaphyse her in die Diaphyse gewachsene Osteochondrome vor (Abb. 3.230). Unter den malignen Tumoren der Jugendlichen haben wir mehrere Osteosarkome beobachtet, erstaunlicherweise aber nur wenig rein diaphysär gelegene Ewing-Sarkome, obwohl dieser Tumor im Markraum entsteht. Er hat aber doch die Tendenz, sein Wachstum in den Randzonen des Markraums zu beginnen, und er liegt dann meta- bzw. diaphysär.

Weichteiltumoren

Als benigner bzw. semimaligner Weichteiltumor ist das *Desmoid* recht oft im Bereich des Gesäßes lokalisiert. Dieser Tumor kommt bei Kindern und Jugendlichen nicht allzu selten vor und stellt meist große Behandlungsprobleme dar.

Unter den malignen Weichteiltumoren ist das *Rhabdomyosarkom* bei der hier interessierenden Altersgruppe am häufigsten (Abb. 3.233). Seltener sind Liposarkome, während das maligne fibröse Histiozytom und das Fibrosarkom Tumoren des höheren Lebensalters sind.

Diagnostik

Tumoren im Bereich des Beckens und des proximalen Femurs sind von großen Weichteilmaßen umgeben. Da sie erst mit einer schon recht respektablen Größe palpabel werden, sind sie ausgesprochen schwierig zu diagnostizieren. Die Diagnose wird deshalb oft erst sehr spät gestellt.

Abb. 3.233 a, b. MRT bei einem 8jährigen Mädchen mit einem großen, dem Os ilium aufliegenden *Rhabdomyosarkom* in der Glutäalmuskulatur. **a** Frontale Schicht, **b** horizontale Aufnahme (T 2-Gewichtung)

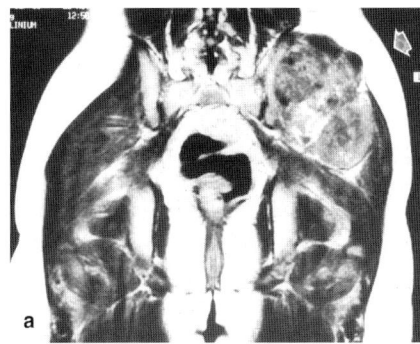

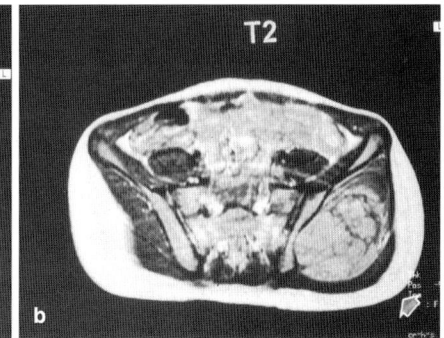

> **!** Bei unklaren, nicht eindeutig belastungsabhängigen Schmerzen im Bereich des Beckens und des Oberschenkels ist im Zweifelsfall immer ein Röntgenbild und bei unklarem Befund ein Szintigramm anzufertigen. Tumoren in diesem Bereich werden wegen der großen Weichteilmassen oft sträflich lange übersehen.

Das primäre bildgebende Verfahren ist immer zuerst das *Nativröntgenbild*. Bei unklarem Befund sollte ein *Skelettszintigramm* angefertigt werden. Dies ist eine kostengünstige Untersuchung, die mit sehr hoher Wahrscheinlichkeit das Vorliegen eines neoplastischen Prozesses im Knochen anzeigt und auch einen Hinweis auf die Lokalisation gibt. Man denke aber im Bereich des Beckens immer auch an Weichteiltumoren (Abb. 3.233). Besteht der Verdacht auf eine Geschwulst, so sollten weitergehende Untersuchungen wie *MRT* und *Computertomographie* durchgeführt werden. Bei malignen Prozessen ist die MRT-Untersuchung unverzichtbar. Allgemein sollte bei allen Tumoren, die aus dem Knochen ausbrechen und bei denen die Weichteilausdehnung von Bedeutung ist, eine MRT-Untersuchung durchgeführt werden. Tumoren hingegen, die innerhalb des Knochens bleiben, können mit dem Computertomogramm besser dargestellt werden. Dies gilt insbesondere für das Osteoblastom, aber auch für die im Becken häufige aneurysmatische Knochenzyste.

Lokalisation

Becken

Anatomisch wird das Becken in Os ilium, Os pubis und Os ischii gegliedert. Für die Einteilung der Lokalisation von Knochentumoren hat sich jedoch im Hinblick auf eine Resektion und Rekonstruktion sowie auf die Funktion folgende Gliederung bewährt [26]:

- iliosakral,
- azetabulär,
- ischiopubisch.

Die malignen Tumoren verteilen sich zu je 2/5 auf die ersten beiden Regionen und zu 1/5 sind sie ischiopubisch lokalisiert [26]. Die Lokalisation innerhalb des Beckens der in unserem Register verzeichneten Tumoren zeigt die Abb. 3.234.

Proximales Femur

Am proximalen Femur unterscheiden wir folgende Lokalisationen: epiphysär (4%), epi-/metaphysär

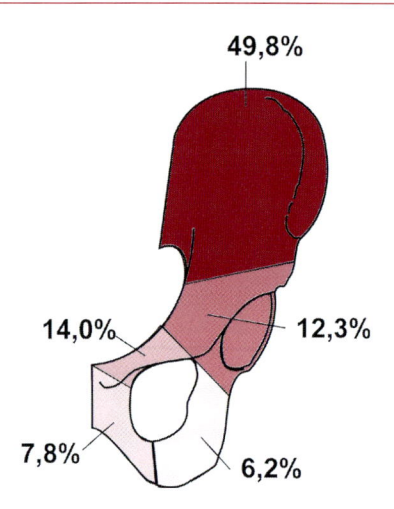

Abb. 3.234. *Verteilung der Tumoren innerhalb des Beckens (n = 248) (Basler Knochentumor-Referenzzentrum). Das Os ilium ist vor dem Os pubis und dem Azetabulum am häufigsten betroffen. Das Sitzbein ist nur selten Ursprungsort eines Knochentumors*

(15%), metaphysär (49%), meta-/diaphysär (13%), epi-/meta-/diaphysär (4%), diaphysär (15%) (die Zahlen in Klammern beziehen sich auf die Verteilung von 491 Knochentumoren am proximalen Femur im Knochentumor-Referenzzentrum in Basel).

Therapie der Beckentumoren

Benigne und semimaligne Tumoren

Die am Becken häufige aneurysmatische Knochenzyste ist hier einfacher zu therapieren als an anderen Lokalisationen. Während eine einfache Kürettage üblicherweise nur in der Hälfte der Fälle zu einer Heilung führt, reicht diese Behandlung am Becken aus [10]. Vor allem das vaskularisierte Weichteilgewebe muß entfernt werden, wobei sich platte Knochen und Röhrenknochen in ihrem Verhalten zu unterscheiden scheinen. Auch andere benigne Tumoren bereiten therapeutisch selten Schwierigkeiten. Osteoblastome müssen kürettiert werden, wobei hier oft auch eine subtotale Entfernung des Tumorgewebes zur Heilung ausreicht. Osteochondrome sollten nur entfernt werden, wenn sie 1. stören, 2. sehr groß sind oder 3. sich in ihrer Größe verändern. Im Zweifelsfall ist eine Entfernung indiziert, da in Stammnähe die maligne Entartung etwas häufiger ist als an den Extremitäten. Dies gilt insbesondere auch für Enchondrome, die etwa im Rahmen einer Ollier-Enchondromatose am Becken vorkommen können.

Maligne Tumoren

Therapiekonzepte

Auf die Therapiekonzepte bei der Behandlung von Knochentumoren wird in Kap. 4.5.6 ausführlich eingegangen. Hier sollen nur die regionalen Besonderheiten erwähnt werden. Unter den malignen Tumoren sind bei Kindern und Jugendlichen im Beckenbereich die *Ewing-Sarkome* am häufigsten. Meist sind sie bei der Diagnosestellung schon recht voluminös, so daß man mit dem Vorhandensein von (Mikro-)Metastasen rechnen muß. Wie bei anderen Lokalisationen wird zuerst über 3 Monate lang eine Chemotherapie durchgeführt. Kommt es aufgrund der Bildgebung und der Klinik nicht zu einer Reduktion der Tumormasse, so kann eine Vorbestrahlung in Erwägung gezogen werden [12, 19]. Dies muß insbesondere geprüft werden, wenn der Tumor aufgrund seiner Lokalisation nicht im Gesunden reseziert werden kann (z. B. wenn er in das Sakrum hineinwächst). Für die Vorbestrahlung werden 30–40 Gy appliziert, während für eine Tumorbestrahlung 60–70 Gy notwendig wären. Als günstig hat sich die Kombination von Vorbestrahlung mit der Hyperthermie erwiesen. Die Hyperthermie sensibilisiert den Tumor für die Bestrahlung (wie übrigens auch für die Chemotherapie [4]). Die Bestrahlung hat den Nachteil, daß die Blutungsneigung während der Resektion erhöht ist und auch das postoperative Infektionsrisiko ansteigt. Bei *Osteosarkomen* fällt die Möglichkeit der Vorbestrahlung weg. Bei *Chondrosarkomen* wird auch die Chemotherapie nicht angewendet. Alle malignen Tumoren werden – soweit sie resektabel sind – chirurgisch entfernt. Es wird immer eine weite Resektion mit Schnitträndern im Gesunden angestrebt. Dieses Ziel wird insbesondere bei Einwachsen des Tumors in das Sakrum nicht immer erreicht. Ist die Mitresektion von Sakralwurzeln unvermeidlich, so müssen erhebliche Funktionseinbußen in Kauf genommen werden. Gerade am Sakrum ist eine Unterscheidung zwischen gesundem und Tumorgewebe intraoperativ oft sehr schwierig. Bei fraglichen Resektionsrändern ist beim Ewing-Sarkom eine Nachbestrahlung möglich, solange präoperativ nicht schon ausbestrahlt wurde.

Rekonstruktionsmöglichkeiten

Die Hemipelvektomie ist außerordentlich verstümmelnd. Wegen der mangelhaften Verankerungsmöglichkeiten ist eine Prothesenversorgung anschließend kaum möglich; selbst das Sitzen bereitet den Patienten Mühe. Wenn irgend möglich sollte also ein derart entstellender Eingriff vermieden werden. Heute wird deshalb fast immer eine „innere Hemipelvektomie" unter Erhaltung der Extremität durchgeführt.

Wird durch eine Tumorresektion der Beckenring unterbrochen, so ist eine *Rekonstruktion* notwendig. Hierfür stehen uns folgende *Möglichkeiten* zur Verfügung:

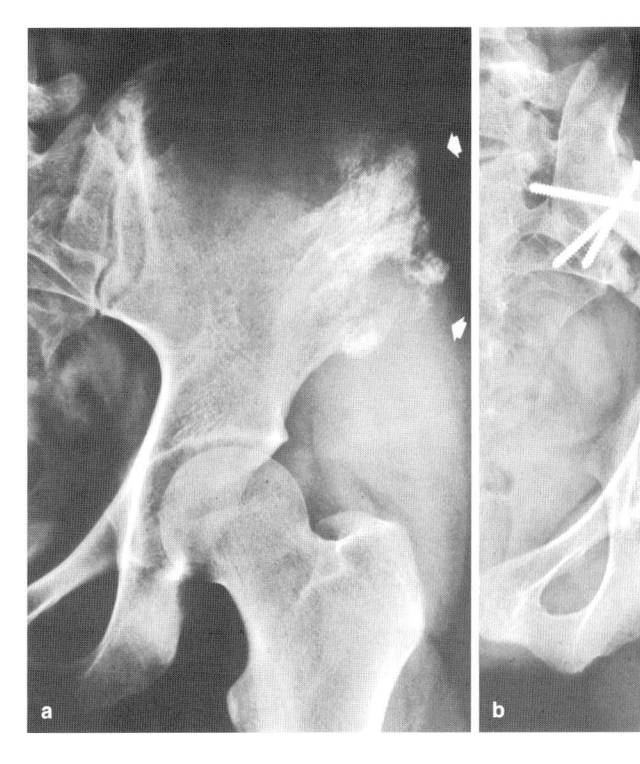

Abb. 3.235 a, b. 20jährige Patientin mit Ewing-Sarkom. **a** a.-p.-Aufnahme des Beckens links. **b** 2 Jahre nach Resektion und Rekonstruktion mit autologer Fibula

Abb. 3.236 a, b. *Prinzip der Versetzung des Hüftgelenks nach Resektion eines Tumors des Os ilium und von Teilen des Azetabulums nach Winkelmann* [35]. **a** Präoperativ; **b** postoperativ

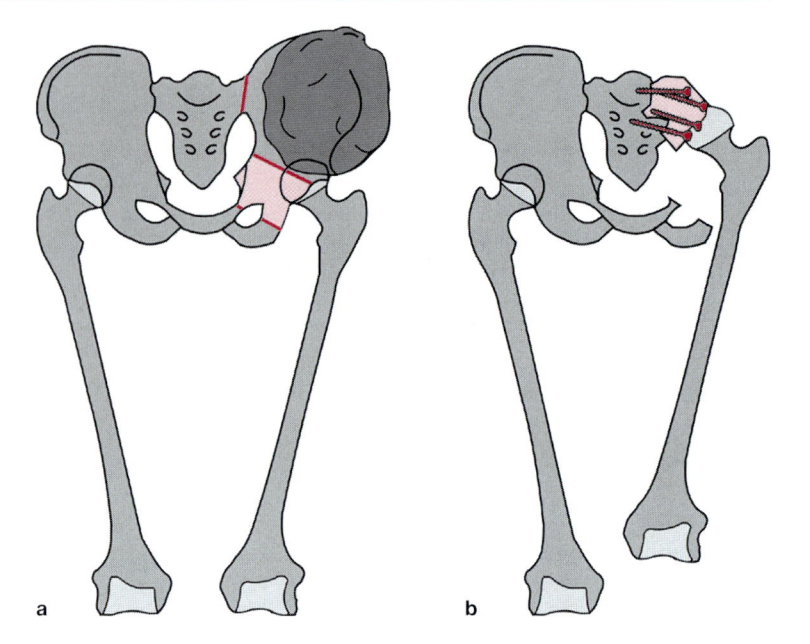

- Überbrückung mit autologem Fibulaspan
- Entnahme des Tumors mit dem Beckenknochen, Autoklavieren oder Bestrahlung des Knochens und Wiedereinsetzen am Entnahmeort
- Überbrückung mit homologem Beckenknochen (Allograft)
- Kombination von homologem Beckenknochen (Allograft) mit Hüftgelenkprothese
- Überbrückung mit Beckenprothese aus Kunststoff oder Metall
- Versetzung des Hüftgelenks an das Sakrum [35]

Die Verwendung von *Beckenprothesen* aus Kunststoff oder Metall hat sich nicht bewährt, da die Verankerungsmöglichkeiten im weichen Beckenknochen und im Sakrum ungenügend sind und keinen dauerhaften Halt bieten. In den Berichten über den Einsatz derartiger Prothesen sind die Beobachtungszeiten immer sehr kurz [11, 18, 25]. Am besten hat sich die Verwendung von *autologer Fibula* bewährt. Mit Fibulasegmenten kann der Beckenring rekonstruiert werden, allerdings ist diese Methode nur anwendbar, solange das Hüftgelenk nicht (wesentlich) mitbetrof-

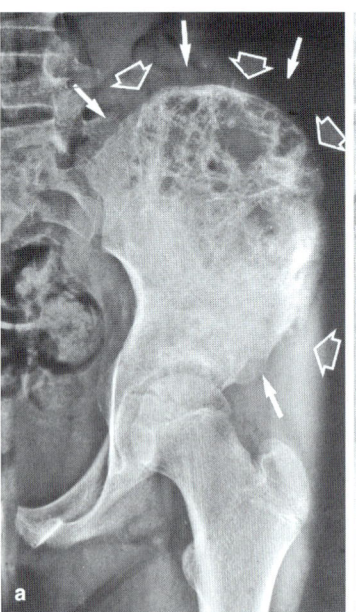

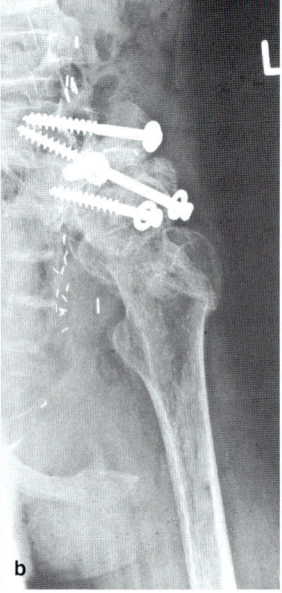

Abb. 3.237 a, b. 12jährige Patientin mit einem großen *Ewing-Sarkom* im Bereich der linken Beckenschaufel und Teilen des Azetabulums. **a** a.-p.-Röntgenbild. **b** Zustand 1 Jahr nach Tumorresektion und *Versetzung des Hüftgelenks nach Winkelmann*

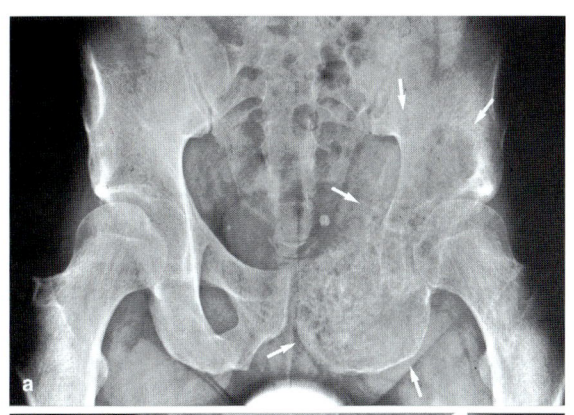

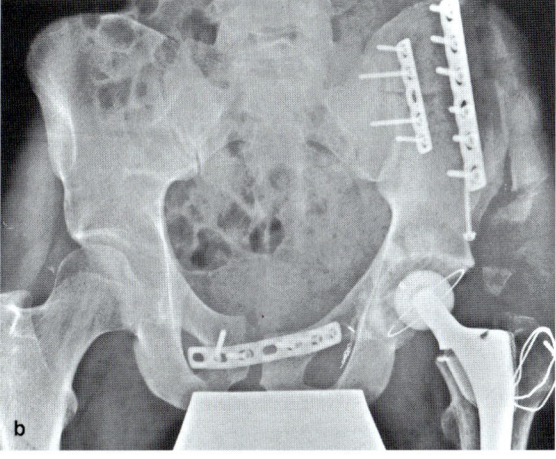

Abb. 3.238 a, b. 20jähriger Patient mit *Klarzellchondrosarkom* im Bereich der linken Beckenhälfte. **a** a.-p.-Aufnahme. **b** Zustand 1 Jahr nach Rekonstruktion mit Allograft und konventioneller Hüftendoprothese

des Allografts geringer als die einer Metall- oder Kunststoffprothese, aber die Verankerung ist grundsätzlich besser. Beim gut durchbluteten Beckenknochen kommt es im Laufe der Zeit zu einer Umwandlung des homologen Knochens in eigenen Knochen über eine Strecke von 1–2 cm, wodurch eine Chance für eine dauerhafte Verankerung besteht [20, 23]. Bei Verwendung eines Allografts sollte das Hüftgelenk durch eine (Standard-)Hüftgelenkprothese ersetzt werden. Wegen der besseren Verankerung ziehen wir diese Möglichkeit dem künstlichen Becken vor, eine wirklich dauerhafte Lösung ist dies aber ebenfalls nicht.

Therapie der Tumoren am proximalen Femur und am Femurschaft

Benigne und semimaligne Tumoren

Gründe für die operative Behandlung eines Tumors am proximalen Femur können sein:

- Schmerzen,
- Tumorwachstum,
- mechanische Behinderung,
- Gefahr der malignen Entartung,
- Stabilitätsverlust.

Für die meisten dieser Parameter unterscheidet sich die Behandlungsindikation nicht von derjenigen in anderen Körperregionen. Eine Besonderheit ist hingegen der *Stabilitätsverlust*. Dieser kann am

fen ist (Abb. 3.235). Bei Mitbeteiligung des Azetabulums empfiehlt sich die von Winkelmann angegebene Methode [35], bei der der verbleibende Rest des Azetabulums gedreht und mit dem Sakrum verschraubt wird (Abb. 3.236 und 3.237). Zwar muß man dabei eine Verkürzung des Beines um einige Zentimeter in Kauf nehmen, dafür hat man nach Einheilen eine stabile und dauerhafte Situation. Die Entnahme des Tumors mit dem Beckenknochen und das *Wiedereinsetzen* am Entnahmeort nach Autoklavieren oder Bestrahlung ist nur möglich, solange der Tumor die Stabilität des Knochens nicht wesentlich beeinträchtigt hat. Stark osteolytische Tumoren wie das Ewing-Sarkom verringern die Festigkeit des Knochens, während dies bei Chondrosarkomen weniger der Fall ist. Wir haben selber keine Erfahrung mit dieser Methode, sie soll sich aber an anderen Orten bewährt haben [20]. Eine weitere Möglichkeit der Rekonstruktion ist das Einsetzen eines homologen Beckenteils *(Allografts)* (Abb. 3.238). Zwar ist die mechanische Festigkeit

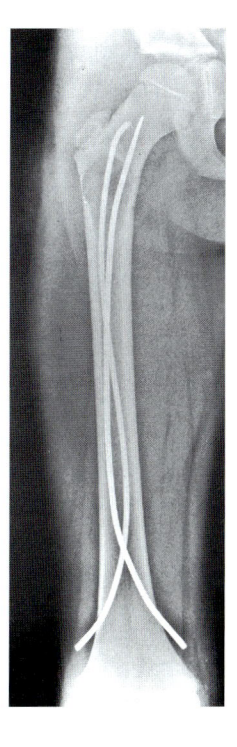

Abb. 3.239. a.-p.-Aufnahme des proximalen Femurs eines 10jährigen Jungen mit *juveniler Knochenzyste* und prophylaktischer Stabilisation mit Prévot-Nägeln

proximalen Femur Indikation zur Behandlung von Tumoren sein, die ansonsten nicht therapiert werden müssen. Dies gilt insbesondere für die *juvenile Knochenzyste*. Diese tumorähnliche Läsion kommt vorwiegend am Humerus vor und benötigt dort keine Therapie. Eventuelle pathologische Frakturen führen meist zur Ausheilung der Läsion. Fast immer kommt es bis zum Wachstumsabschluß zur Spontanheilung. Am proximalen Femur ist eine Spontanfraktur jedoch ungünstig, da sie konservativ meist nicht adäquat behandelt werden kann. Wir führen deshalb bei juvenilen Knochenzysten gelegentlich eine „prophylaktische" Stabilisierung mittels dünner Marknägel, sog. Prévot-Nägel, durch [9] (Abb. 3.239). Neben der Armierung wird die Zyste damit auch perforiert und entlastet.

Maligne Tumoren

Therapiekonzepte

Die Therapiekonzepte für die malignen Tumoren am proximalen Femur unterscheiden sich nicht von denjenigen bei anderen Lokalisationen (s. Kap. 4.5.6).

Resektions- und Rekonstruktionsmöglichkeiten
Nach einer gliedererhaltenden Resektion stehen uns folgende *Rekonstruktionsmöglichkeiten* zur Verfügung:

- Überbrückung mit autologem Fibulaspan,
- Entnahme des Tumors mit proximalen Femur, Autoklavieren oder Bestrahlung des Knochens und Wiedereinsetzen am Entnahmeort,
- Überbrückung mit homologem Femur (Allograft),
- Kombination von homologem Femur (Allograft) mit Hüftgelenkendoprothese,
- Überbrückung mit Hüftgelenktumorprothese.

Solange das Hüftgelenk selber erhalten bleiben kann, ist die Überbrückung mit *autologer Fibula* die am besten geeignete Methode. Bei Jugendlichen kommt es im Laufe der Jahre zum Umbau der implantierten Fibula, und es bildet sich ein eigentlicher Röhrenknochen aus (Abb. 3.240). Ist das Hüftgelenk mitbetroffen, so muß ein künstliches Gelenk eingesetzt werden. Mit der alleinigen Verwendung eines homologen Hüftgelenkersatzes haben wir keine Erfahrung, hingegen mit der *Kombination eines homologen Femurs* mit einer *Tumorprothese* (s. Kap. 4.5.6) [17, 21]. Der Allograft erlaubt eine bessere und dauerhaftere Verankerung der Muskulatur und auch der Prothese im proximalen Bereich des Femurs. Die Prothese für das Hüftgelenk ist dauerhafter und mechanisch belastbarer, als wenn das Gelenk alleine durch einen Allograft ersetzt wird. Bei sehr ausgedehnten Tumoren ist es manchmal notwendig, das Femur inklusive Hüft- und Kniegelenk komplett zu ersetzen. Hierfür eignet sich aus mechanischen Gründen homologer Knochen nicht, sondern es muß eine modulare Tumorprothese verwendet werden (s. Kap. 4.5.6).

Bei kleinen Kindern mit noch großem Wachstumspotential ist die Überbrückung mit einer Standardtumorprothese oder mit homologem Knochen keine gute Lösung, da es im Laufe des weiteren Wachstums zu einer erheblichen Verkürzung kommt. Zudem wächst der Femurschaft auch in die Breite, so daß sich die Verankerung der Prothese lockert, selbst wenn hierfür keine mechanischen Gründe vorliegen. Zwar sind *verlängerbare Prothesen* entwickelt worden, sie wurden jedoch bisher nur an wenigen Zentren eingesetzt, da sie eine hohe Komplikationsrate aufweisen [13]. Die beste und dauerhafteste Lösung ist deshalb die sog. *Umkehrplastik*.

Diese wurde primär durch Borggraeve [5] und später durch Van Nes [33] zur Behandlung von kongenitalen Defekten beschrieben; sie eignete sich auch für die Behandlung von Tumoren im Kniegelenkbereich. Winkelmann hat eine Modifikation veröffentlicht [34], nach der die Behandlung von Tumoren im Bereich des proximalen Femurs möglich ist. Dabei wird nach Resektion des Hüftgelenks das distale Femur um 180° gedreht und im Becken verankert; das Kniegelenk wird zum Hüftgelenk umfunktioniert, der umgedrehte Fuß dient als Kniegelenk (s. Kap. 4.5.6). Funktionell bringt diese Methode ausgezeichnete Resultate, die auch dauerhaft sind. Das Problem liegt im psychischen Bereich. Für Kind und Eltern ist es nicht leicht, den umgekehrten Fuß zu akzeptieren. Der funktionelle Gewinn ist jedoch im Vergleich zu einer Hüftexartikulation oder gar einer Hemipelvektomie so groß, daß die psychischen Probleme überwunden werden können, besonders weil die verlängerbare Prothese (heute noch) keine brauchbare Alternative darstellt.

Prognose

Tumoren am Becken haben im Vergleich zu solchen an den Extremitäten eine schlechtere Prognose [2, 15, 16, 24, 31, 32]. Dies liegt einerseits daran, daß sie wegen der großen umgebenden Weichteilmassen relativ spät diagnostiziert werden, andererseits dringen sie im außerordentlich gut durchbluteten Beckengewebe schnell in Gefäße ein. Zudem kann es insbesondere bei großen Tumoren in der Nähe von Nerven und Gefäßen äußerst schwierig sein, eine Resektion im Gesunden vorzunehmen. Auch die intraoperative Beurteilung der Resektionsränder ist im blutreichen Gewebe manchmal nicht einfach. So wird bei dieser Lokalisation beim Ewing-Sarkom von einer Überlebensrate von 15–40% berichtet

Abb. 3.240 a–c. 13jähriges Mädchen mit einem *Chondrosarkom*. **a** a.-p.-Röntgenbild des proximalen Femurs. **b** Zustand nach Resektion, Überbrückung mit autologer Fibula und Stabilisation mit Winkelplatte. **c** 3 Jahre nach der Operation haben sich die Fibulafragmente in einen Femurröhrenknochen umgewandelt mit entsprechendem Markraum

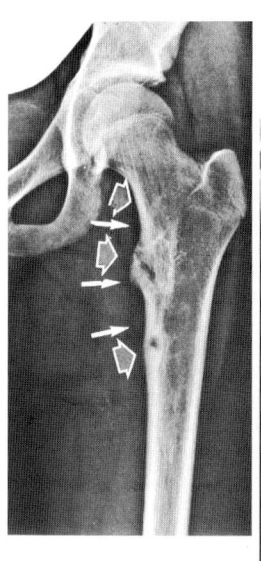

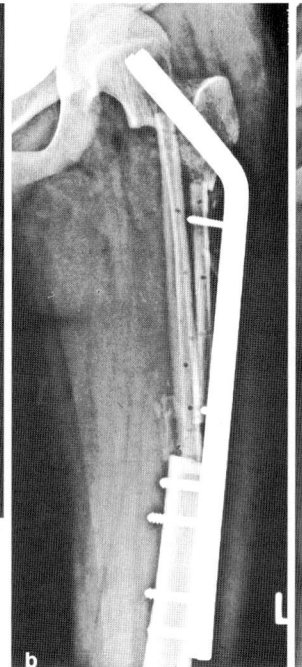

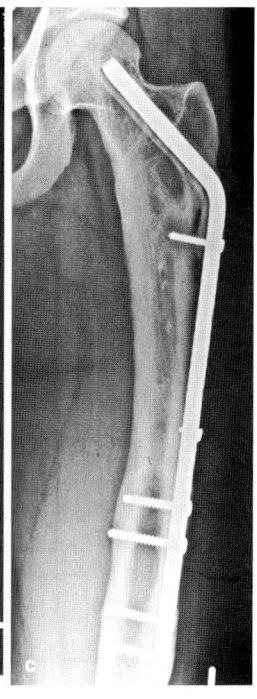

[15, 16, 32], sie liegt also deutlich niedriger als bei der Lokalisation in den Extremitäten. Die meisten Autoren sind der Ansicht, daß die Resektion die Überlebensrate verbessert [2, 15, 16, 24, 32], einzelne allerdings glauben dies nicht [31]. Am proximalen Femur sind die Überlebensraten (abhängig von Tumorart, Tumorgröße und Alter des Patienten) vergleichbar mit denjenigen am distalen Femur, wo die größte Erfahrung vorhanden ist (s. Abschn. 3.3.12 und Kap. 4.5).

Literatur

1. Abdelwahab IF, Hermann G, Norton KI, Kenan S, Lewis MM, Klein MJ (1991) Simple bone cysts of the pelvis in adolescents. J Bone Joint Surg (Am) 73: 1090–4
2. Becker W (1988) Diagnostik und Therapie von Knochentumoren im Bereich des Beckens. Z Orthop 126: 282–8
3. Bettelli G, Capanna R, van Horn JR, Ruggieri P, Biagini R, Campanacci M (1989) Osteoid osteoma and osteoblastoma of the pelvis. Clin Orthop 247: 261–71
4. Bohm P, Wirth CJ, Issels R, Riess H, Dressler W, Gokel JM (1988) Operabilität primär inoperabler Beckentumoren durch präoperative regionale Hyperthermie in Kombination mit systemischer Chemotherapie am Beispiel eines Ewing-Sarkoms. Chirurg 59: 734–9
5. Borggraeve (1930) Kniegelenksersatz durchdas in der Beinlängsachse um 180° gedrehte Fußgelenk. Arch Orthop Unfallchir 28: 175–8
6. Campanacci M, Capanna R (1991) Pelvic resections: The Rizzoli Institute experience. Orthop Clin N Am 22: 65–86
7. Capanna R, Dal Monte A, Gitelis S, Campanacci M (1982) The natural history of unicameral bone cyst after steroid injection. Clin Orthop 166: 204–11
8. Capanna R, Toni A, Sudanese A, McDonald D, Bacci G, Campanacci M (1990) Ewing's sarcoma of the pelvis. Int Orthop 14: 57–61
9. Catier P, Bracq H, Canciani JP, Allouis M, Babut JM (1981) Indication inhabituelle de l'enclouage de Ender: le kyste osseux femoral de l'enfant. Rev Chir Orthop Reparatrice Appar Mot 67: 147–9
10. Cole WG (1986) Treatment of aneurysmal bone cysts in childhood. J Pediatr Orthop 6: 326–9
11. Dahmen G, Heise U (1985) Alloplastischer Beckenteilersatz mit Hüftgelenk und proximalem Femur. Eine Möglichkeit der Tumorbehandlung. Z Orthop 123: 265–72
12. Dunst J, Sauer R, Burgers JM et al. (1991) Radiation therapy as local treatment in Ewing's sarcoma. Results of the Cooperative Ewing's Sarcoma Studies CESS 81 and CESS 86. Cancer 67: 2818–25
13. Eckardt JJ, Safran MR, Eilber FR, Rosen G, Kabo JM (1993) Expandable endoprosthetic reconstruction of the skeletally immature after malignant bone tumor resection. Clin Orthop 297: 188–202
14. Ekkernkamp A, Muhr G, Lies A (1990) Die kontinuierliche Dekompression. Ein neuer Weg in der Behandlung juveniler Knochenzysten. Unfallchirurg 93: 539–43
15. Fahey M, Spanier SS, Vander Griend RA (1992) Osteosarcoma of the pelvis. A clinical and histological study of twenty-five patients. J Bone Joint Surg (Am) 74: 321
16. Frassica FJ, Frassica DA, Pritchard DJ, Schomberg PJ, Wold LE, Sim FH (1993) Ewing sarcoma of the pelvis. Clinicopathological features and treatment. J Bone Joint Surg (Am) 75: 1457–65
17. Gitelis S, Piasecki P (1991) Allograft prosthetic composite arthroplasty for osteosarcoma and other aggressive bone tumors. Clin Orthop 270: 197–201
18. Gradinger R, Rechl H, Ascherl R, Plotz W, Hipp E (1993) Endoprothetischer Teilersatz des Beckens bei malignen Tumoren. Orthopäde 22: 167–73

19. Habermalz HJ (1989) Möglichkeiten und Grenzen der Strahlentherapie in der Behandlung von Beckentumoren im Kindesalter. Z Kinderchir 44: 17–20
20. Harrington KD (1992) The use of hemipelvic allografts or autoclaved grafts for reconstruction after wide resections of malignant tumors of the pelvis. J Bone Joint Surg (Am) 74: 331–41
21. Johnson ME, Mankin HJ (1991) Reconstruction after resections of tumors involving the proximal femur. Orthop Clin N Am 22: 87–103
22. Komiya S, Minamitani K, Sasaguri Y, Hashimoto S, Morimatsu M, Inoue A (1993) Simple bone cyst. Treatment by trepanation and studies on bone resorptive factors in cyst fluid with a theory of its pathogenesis. Clin Orthop 287: 204–11
23. Langlais, F., Vielpeau, C. (1989) Allografts of the hemipelvis after tumour resection. J Bone Joint Surg (Br) 71: 58–62
24. Li WK, Lan JM, Rosen G, Marcove, RC, Caparros B, Huvos A, Groshen S (1983) Pelvic Ewing's sarcoma. J Bone Joint Surg (Am) 65: 738–47
25. Mutschler W, Burri C (1987) Die chirurgische Therapie von Beckentumoren. Chirurg 58: 724–31
26. O'Connor MI, Sim FA (1989) Salvage of the limb in the treatment of malignant pelvic tumors. J Bone Joint Surg (Am) 71: 481–94
27. Okada Y, Awaya G, Ikeda T, Tada H, Kamisato S, Futami T (1989) Arthroscopic surgery for synovial chondromatosis of the hip. J Bone Joint Surg (Br) 71: 198–9
28. Pelker RR, Drennan JC, Ozonoff MB (1983) Juvenile synovial chondromatosis of the hip. A case report. J Bone Joint Surg (Am) 65: 552–4
29. Rao AS, Viagarita VJ (1984) Pigmented villonodular synovitis (giant cell tumor of the tendon sheath and synovial membrane). J Bone Joint Surg (Am) 66: 76–94
30. Schajowicz F, Aranjo ES, Berenstein M (1983) Sarcoma complicating Paget's disease of bone. J Bone Joint Surg (Br) 65: 299–307
31. Sudanese A, Toni A, Ciaroni D et al. (1990) The role of surgery in the treatment of localized Ewing's sarcoma. Chir Organi Mov 75: 217–30
32. Thomas IH, Cole WG, Waters KD, Menelaus MB (1987) Function after partial pelvic resection for Ewing's sarcoma. J Bone Joint Surg (Br) 69: 271–5
33. Van Nes CP (1950) Rotation-plasty for congenital defects of the femur. Making use of the ankle of the shortened limb to control the knee joint of a prosthesis. J Bone Joint Surg (Br) 32: 12–16
34. Winkelmann WW (1986) Hip rotationplasty for malignant tumors of the proximal part of the femur. J Bone Joint Surg (Am) 68: 362–9
35. Winkelmann WW (1988) Eine neue Operationsmethode bei malignen Tumoren des Darmbeins. Z Orthop 126: 671–4

3.2.14
Differentialdiagnose Hüftschmerz

Altersgruppe	Umstände	Verdachtsdiagnose	Weitere Maßnahmen
Säugling (0–2 Jahre)	evtl. Fieber	Eitrige Koxitis	Labor (Infektparameter) Röntgen Ultraschall
Kleinkind/Kind (2–10 Jahre)	Schmerzen (bewegungsabhängig) Bewegungseinschränkung, evtl. Hinken	Coxitis fugax	Ultraschall, evtl. Labor (Infektparameter)
	Schmerzen (belastungsabhängig) Bewegungseinschränkung, evtl. Hinken	M. Perthes	Ultraschall, wenn kein Erguß: Röntgen a.-p. und axial
	Schmerzen Tag und Nacht, Fieber, Allgemeinerkrankung	Eitrige Koxitis	Labor (Infektparameter) Röntgen a.-p. evtl. Leukozytenszintigramm
	Schmerzen (bewegungsabhängig) Bewegungseinschränkung, evtl. Hinken	Juvenile rheumatische Koxitis	Labor (Infektparameter, Rheumafaktoren), Ultraschall Röntgen a.-p.
	Schmerzen (Tag und Nacht) evtl. Bewegungseinschränkung, evtl. Hinken	Tumor	Röntgen a.-p. evtl. Szintigramm evtl. MRT/CT
Jugendlicher (ab 10 Jahre)	Schmerzen (belastungsabhängig) Bewegungseinschränkung, evtl. Hinken evtl. Adipositas	Epiphyseolysis capitis femoris	Röntgen a.-p. und axial

Fortsetzung auf Seite 287

Fortsetzung von Seite 286

Altersgruppe	Umstände	Verdachtsdiagnose	Weitere Maßnahmen
	Schmerzen (belastungsabhängig) Bewegungseinschränkung, evtl. Hinken	Hüftdysplasie	Röntgen a.-p. und Dunn
	Schmerzen (Tag und Nacht) evtl. Bewegungseinschränkung, evtl. Hinken	Tumor	Röntgen a.-p., evtl. Szintigramm evtl. MRT/CT
	Schmerzen (bewegungsabhängig) Bewegungseinschränkung, evtl. Hinken	Juvenile rheumatische Koxitis	Labor (Infektparameter, Rheumafaktoren), Ultraschall, Röntgen a.-p
	Schmerzen Tag und Nacht, Fieber, Allgemeinerkrankung	Eitrige Koxitis	Labor (Infektparameter). Röntgen a.-p., evtl. Leukozytenszintigramm
	Schmerzen (belastungsabhängig), Bewegungseinschränkung, evtl. Hinken	Femurkopfnekrose	Ultraschall, wenn kein Erguß Röntgen a.-p. und axial
	Schmerzen bewegungsabhängig, Druckdolenz im Bereich des Os pubis, sportlicher Patient	Bursitis pectinea	–
	Schmerzen bewegungsabhängig, (v.a. bei Innenrotation und Abduktion) Druckdolenz im Bereich des Psoas, sportlicher Patient	Psoasschmerz	–

3.2.15
Differentialdiagnose Einschränkung Hüftbeweglichkeit

Altersgruppe	Eingeschränkte Bewegungsrichtung	Verdachtsdiagnose	Weitere Maßnahmen
Säugling bei Geburt	Volle Extension (20°–30° Flexionskontraktur)	Normalbefund	Keine
Säugling (ab 2 Monate)	Abspreizung nur bis 70°	Hüftdysplasie/-luxation	Ultraschall
Säugling (0–2 Jahre)	Innenrotation, evtl. alle Bewegungsrichtungen	Eitrige Koxitis	Labor (Infektparameter) Röntgen a.-p. evtl. Leukozytenszintigramm
	Alle Bewegungsrichtungen	Arthrogrypose	Röntgen a.-p.
Kleinkind/Kind (2–10 Jahre)	Innenrotation	Coxitis fugax	Ultraschall, evtl. Labor (Infektparameter)
	Innenrotation, Abduktion	M. Perthes	Ultraschall, wenn kein Erguß: Röntgen a.-p. und axial
	Innenrotation, Abduktion, evtl. alle Bewegungsrichtungen	Eitrige Koxitis	Labor (Infektparameter) Röntgen a.-p. evtl. Leukozytenszintigramm
	Innenrotation, Abduktion, evtl. alle Bewegungsrichtungen	Juvenile rheumatische Koxitis	Labor (Infektparameter, Rheumafaktoren), Ultraschall Röntgen a.-p.
	Innenrotation, Abduktion	Tumor	Röntgen a.-p. evtl. Szintigramm evtl. MRT/CT

Fortsetzung auf Seite 288

Fortsetzung von Seite 287

Altersgruppe	Eingeschränkte Bewegungsrichtung	Verdachtsdiagnose	Weitere Maßnahmen
Jugendlicher (ab 10 Jahre)	Innenrotation, Abduktion	Epiphyseolysis capitis femoris	Röntgen a.-p. und axial
	evtl. Innenrotation	Hüftdysplasie	Röntgen a.-p. und Dunn
	Innenrotation, evtl. Extension	Tumor	Röntgen a.-p., evtl. Szintigramm evtl. MRT/CT
	Innenrotation, Extension, Abduktion	Juvenile rheumatische Koxitis	Labor (Infektparameter, Rheumafaktoren), Ultraschall, Röntgen a.-p.
	Innenrotation, Extension, Abduktion	Eitrige Koxitis	Labor (Infektparameter) Röntgen a.-p., evtl. Leukozytenszintigramm
	Innenrotation, Extension, Abduktion	Femurkopfnekrose	Ultraschall, wenn kein Erguß Röntgen a.-p. und axial

3.2.16
Indikation zu bildgebenden Verfahren am Hüftgelenk

Alter	Umstände/Indikation	Klinische Verdachtsdiagnose	Bildgebende Verfahren
Säugling	Positive Familienanamnese, positive klinische Untersuchungsbefunde, weitere Fehlbildungen	Hüftdysplasie	Ultraschall, Röntgen Hüften a.-p.
Säugling, Kleinkind, Kind	Fieber, Bewegungseinschränkung, Schmerzen, Hinken, positives Labor (CRP, Blutsenkung, Leukozyten)	Eitrige Koxitis	Ultraschall (Erguß?), Röntgen Hüften a.-p. und axial (Lauenstein), Szintigramm
Kindesalter	Falls nach 1 Woche keine Besserung od. Fieber oder positives Labor (CRP, Blutsenkung, Leukozyten)	Coxitis fugax	Ultraschall (Erguß?) Röntgen Hüften a.-p. und axial (Lauenstein) Szintigramm
Kindesalter	Hüft- oder Knieschmerzen, Hinken, Abduktion und Innenrotation eingeschränkt	M. Perthes	Röntgen Hüften a.-p. und axial (Lauenstein), Ultraschall (lateral oder anteriore Verkalkung? Subluxation?)
Adoleszenz	Verminderte Innenrotation und Abduktion, Drehmann-Zeichen, unklare Knieschmerzen und klinischer Hüftbefund	Epiphyseolysis capitis femoris	Röntgen Hüften a.-p. und axial (Lauenstein)
Jedes Alter	Nach Gehbeginn	Status nach behandelter Hüftdysplasie	Röntgen Hüften a.-p.
	Jedes Alter, wenn Schmerzen		Röntgen Hüften a.-p.
Jedes Alter	Schmerzen, evtl. auch im Kniebereich, evtl. Gehunfähigkeit	Femurfraktur	Röntgen in 2 Ebenen
Jedes Alter	Schmerzen v.a. in der Nacht, evtl. Auch im Kniebereich, evtl. auch Bewegungseinschränkung	Tumor	Röntgen in 2 Ebenen, evtl. Szintigramm, CT oder MRT
Jedes Alter, neurogene Störung	Asymptomatisch	Neurogene Hüftluxation	Röntgen Hüften a.-p. alle 2–3 Jahre
	Hinweis auf Schmerzen, klinische Instabilität		Röntgen Hüften a.-p. alle 6–12 Monate

3.2.17
Indikation zur Physiotherapie bei Hüftleiden

Krankheit	Indikation	Ziel/Art der Therapie	Dauer	Weitere Maßnahmen
Eitrige Koxitis	Bei Defektheilung und eingeschränkter Beweglichkeit, solange Fortschritt	Verbesserung der Beweglichkeit, v.a. der Abduktion, aber auch der Rotation Verbesserung Gangbild	Solange Beweglichkeit eingeschränkt und noch Fortschritte erzielt werden	evtl. Turndispens, Velofahren und Schwimmen
M. Perthes	In den ersten 2 Jahren der **Krankheit immer** bei Bewegungseinschränkung. Später bei eingeschränkter Beweglichkeit, solange Fortschritt	Verbesserung der Beweglichkeit, v.a. der Abduktion, aber auch der Rotation Verbesserung Gangbild	In der Regel 2 Jahre, evtl. länger	Turndispens, bis Endstadium erreicht Häufiges Schwimmen und Velofahren
Hüftdysplasie, -luxation	Beim älteren Kind mit persistierender Dysplasie evtl. postoperativ	Verbesserung Gangbild Verbesserung Beweglichkeit	Solange Beweglichkeit eingeschränkt und noch Fortschritte erzielt werden	–
Einwärtsgang	Keine	Motivation zu sportlicher Aktivität sinnvoller als Physiotherapie	–	Operationsindikation selten gegeben; Tibiatorsion beachten
Epiphyseolysis capitis femoris	Postoperativ	Kräftigung der Muskulatur, (Extensoren/Abduktoren) Verbesserung der Beweglichkeit	Bis Gang hinkfrei, Beweglichkeit frei oder kein Fortschritt mehr	Bis Wachstumsabschluß kein Leistungssport
Femurfrakturen	Wenn nach 3 Monaten Gangbild nicht normal	Gehübungen	Solange symptomatisch	–

3.3
Kniegelenk und Unterschenkel

3.3.1
Untersuchung der Kniegelenke

Anamnese

Hat ein Trauma stattgefunden? Wenn ja:

- Wann hat das Trauma stattgefunden?
- Bei welcher Tätigkeit (Sport, Spiel, Alltag) hat es sich ereignet?
- Handelte es sich um ein direktes oder indirektes Trauma?
- Welche Bewegung hat stattgefunden (Flexion? Hyperextension? Außen-/Innenrotation?, Varus- oder Valgusstreß?)?
- Ist beim Trauma etwas „ausgehängt", bzw. wurde eine Luxation der Patella beobachtet?
- Bestand beim Trauma eine Blockade?

Schmerzanamnese: Wo sind die Schmerzen lokalisiert? Wann treten sie auf? Sind sie belastungsabhängig, bewegungsabhängig oder treten sie auch in Ruhe (z. B. im Sitzen) oder gar nachts auf? Falls ja, kommen die Schmerzen nur bei Lagewechsel, oder wacht der Patient wegen der Schmerzen in der Nacht auf? Bei bewegungsabhängigen Schmerzen: Bei welchen Bewegungen werden die Schmerzen ausgelöst (Flexion?, Außen-/Innenrotation? Varus- oder Valgusstreß?)?

Treten echte Blockaden oder Pseudoblockaden auf? Bei echten Blockaden kann das Kniegelenk während längerer Zeit aus einer bestimmten Stellung heraus weder flektiert noch extendiert werden (kommt v. a. beim eingeschlagenen Korbhenkelriß des Meniskus vor). Bei der Pseudoblockade bleibt das Knie für kurze Zeit in einer bestimmten Stellung „hängen", kann aber durch bestimmte Manipulationen (z. B. sorgfältigen Zug) wieder gestreckt werden (z. B. bei Subluxation der Patella, bei Medial-shelf-Syndrom etc.).

Tritt ein Giving way auf? Der Patient beschreibt, daß das Kniegelenk plötzlich unerwartet bei bestimmten Bewegungen „aushängt" (charakteristisch für Insuffizienz des vorderen Kreuzbandes).

Inspektion

Untersuchung im Gehen

- Besteht ein *Hinken* (Schon- oder Versteifungshinken)?
- Werden die Kniegelenke beim Gehen normal *gestreckt* (bis zu ca. 10° Flexion in der Standphase), überstreckt (vollständige Streckung oder sogar Hyperextension in der Standphase) oder ungenügend extendiert (bleiben in der Standphase in mehr als 15° Flexion)?

Untersuchung im Stehen

- *Achsenabweichung* (Genu varum, valgum, flexum, recurvatum oder Kombination mehrerer Abweichungen) (Abb. 3.241)?
- *Gelenkkonturen* (symmetrisch oder einseitig verstrichen = Hinweis auf lokale Schwellung, Erguß)?

Untersuchung im Liegen

- Seitliche *Kontur der Tuberositas tibiae* bei 90° flektiertem Knie im Liegen (eine Rückversetzung der Tuberositas tibiae im Vergleich zur Gegenseite

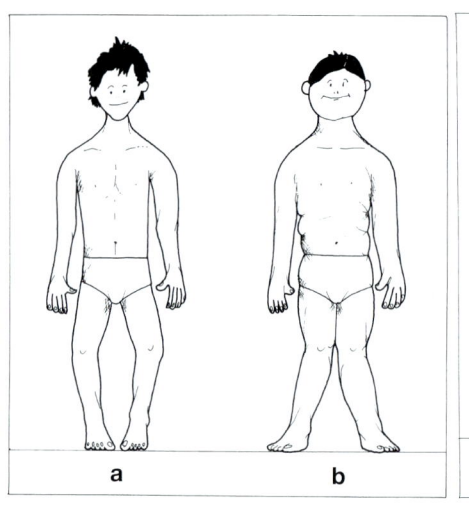

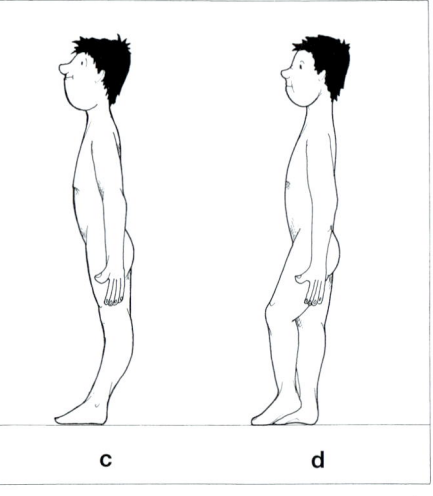

Abb. 3.241 a–d.
Achsenabweichungen:
a Genu varum,
b Genu valgum,
c Genu recurvatum,
d Genu flexum

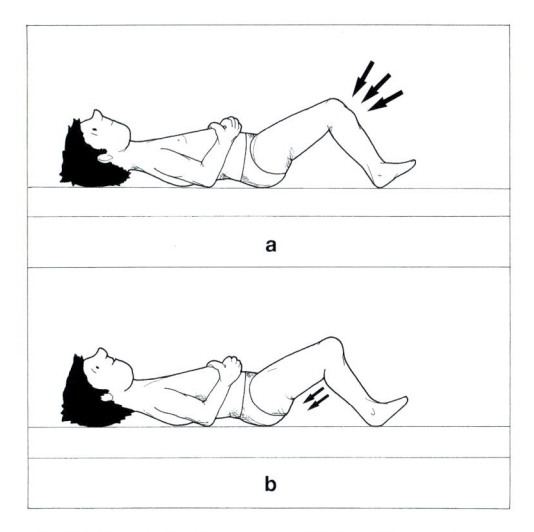

Abb. 3.242 a, b. Prüfung der *seitlichen Kontur* des proximalen Unterschenkels (*hintere Schublade*): Von der Seite gesehen muß die Tuberositas tibiae etwas vorstehen (**a**). Weicht sie eher zurück (**b**) (dies ist v. a. im Seitenvergleich gut zu beobachten), so ist dies ein Hinweis auf eine hintere Schublade

ist ein Hinweis auf eine Läsion des hinteren Kreuzbandes) (Abb. 3.242)?

- *Umfangmessung:* Markierung mit Filzstift oder Kugelschreiber auf Höhe des Kniegelenkspaltes und 15 cm oberhalb des Gelenkspaltes: Umfangmessung mit Meßband bei den Markierungen (Hinweis auf Muskelatrophie) (Abb. 3.243).

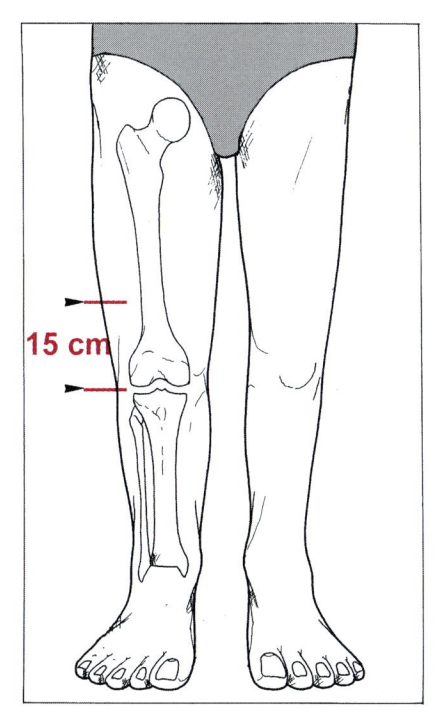

Abb. 3.243. *Umfangmessung:* Markierung mit Filzstift oder Kugelschreiber auf Höhe des Kniegelenkspaltes und 15 cm oberhalb des Gelenkspaltes: Umfangmessung mit Meßband bei den Markierungen

Palpation

Sie erfolgt in der Regel im Liegen.

- *Gelenkspalt:* Der Finger palpiert den medialen und den lateralen Gelenkspalt von ventral nach dorsal (Druckdolenz, Vorwölbung?). Findet man eine Druckdolenz, so untersucht man, ob der schmerzhafte Punkt bei zunehmender Flexion nach hinten wandert (Hinweis auf eine Meniskusläsion).
- *Gelenkkapsel:* An der Umschlagfalte medial und lateral vorne auf den Kondylen kann die Gelenkkapsel palpiert werden (weich, verdickt, höckerig?).
- Schwellung der *paraartikulären Weichteile* (Bursae), Druckdolenz?
- *Intraartikulärer Erguß:* Füllung der Gelenkkapsel, „Tanzen" der Patella bei Ausstreichen des Recessus suprapatellaris (Abb. 3.244).
- Palpation der *Patellafacetten* (Abb. 3.245): Wegdrücken der Patella nach lateral, überprüfen, ob dies medial Schmerzen verursacht (Hinweis auf Zerreißung der medialen Retinacula) (Abb. 3.246).

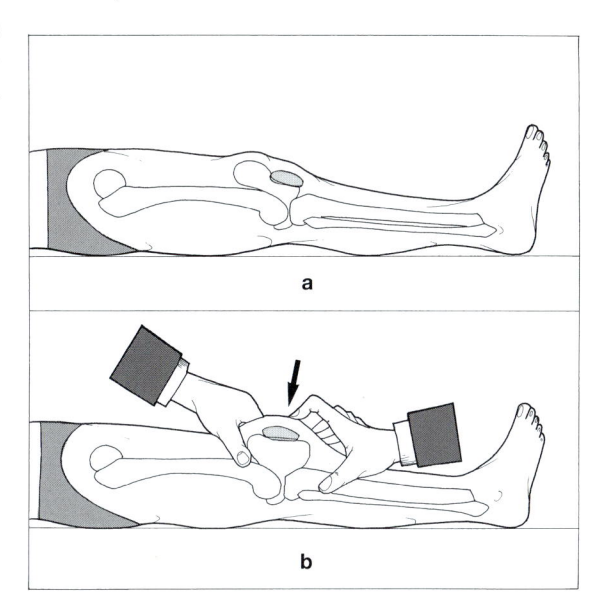

Abb. 3.244 a, b. *Intraartikulärer Erguß:* Prüfung des *Tanzens der Patella.* Besteht ein Kniegelenkerguß, so wird die Patella von der Unterlage abgehoben. Der Erguß hat die Tendenz, in den Recessus suprapatellaris auszuweichen. Die beiden Hände des Untersuchers massieren den Erguß in Richtung der Patella (und verlagern die Flüssigkeit aus den Gelenktaschen unter die Kniescheibe). Nun spürt der palpierende Zeigefinger deutlich das Tanzen der Patella auf der Flüssigkeit

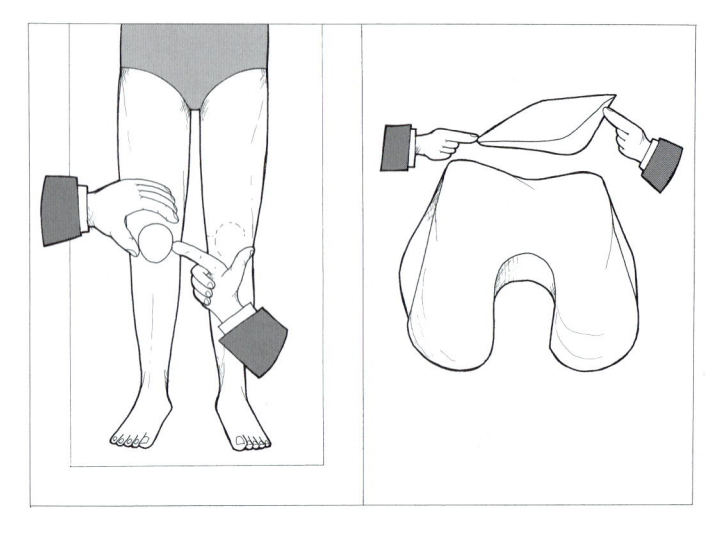

Abb. 3.245. Prüfung der Schmerzhaftigkeit der *Patellafacetten:* Der Zeigefinger der einen Hand palpiert die Unterfläche der Patella, während die andere Hand die Patella von der anderen Seite her stabilisiert

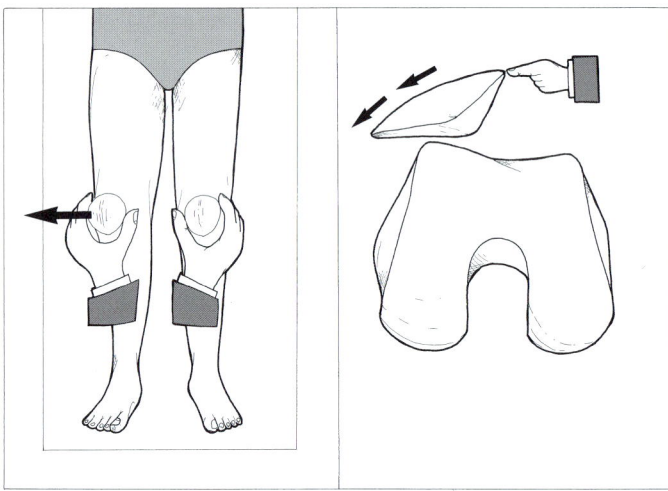

Abb. 3.246. Prüfung der *Stabilität der Patella:* Durch Wegdrücken der Patella nach lateral wird überprüft, wie stabil die Patella von den Retinacula geführt wird. Falls dies medial Schmerzen verursacht, ist dies ein Hinweis auf eine Zerreißung der medialen Retinacula

Bewegungsumfang

> Bei der Überprüfung der Kniegelenkbeweglichkeit müssen immer beide Seiten gemessen werden.

- *Neutral-0-Stellung* = gestrecktes Knie.
- *Flexion/Extension:* Die Prüfung erfolgt in Rückenlage bei flektiertem Hüftgelenk (Abb. 3.247). Die Kontraktur der Oberschenkelmuskulatur wird festgestellt, indem die Funktionsprüfung so erfolgt, daß die zweigelenkigen verkürzten Muskeln entspannt sind (Flexion bei gebeugtem und Extension bei gestrecktem Hüftgelenk) (Abb. 3.248). Die Flexion beträgt beim Kind normalerweise 150–160°. Nur bei sehr adipösen Kindern ist das Ausmaß geringer, ohne daß eine Kniegelenkpathologie vorliegt. Eine Überstreckbarkeit von 5–10° ist bei Kindern häufig, besonders bei Mädchen, wobei sie oft mit einer allgemeinen Bandlaxität assoziiert ist.

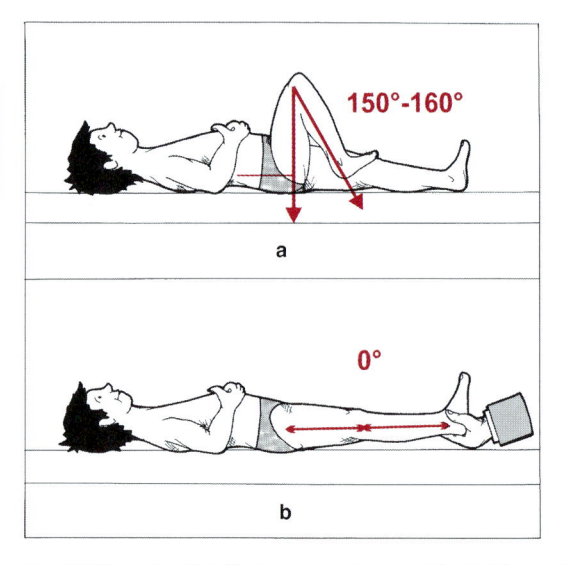

Abb. 3.247 a, b. *Knieflexion/-extension:* **a** Die Prüfung der Flexion erfolgt in Rückenlage bei 90° flektiertem Hüftgelenk. **b** Zur Untersuchung der vollen Streckung muß das Bein am Fuß etwas angehoben werden

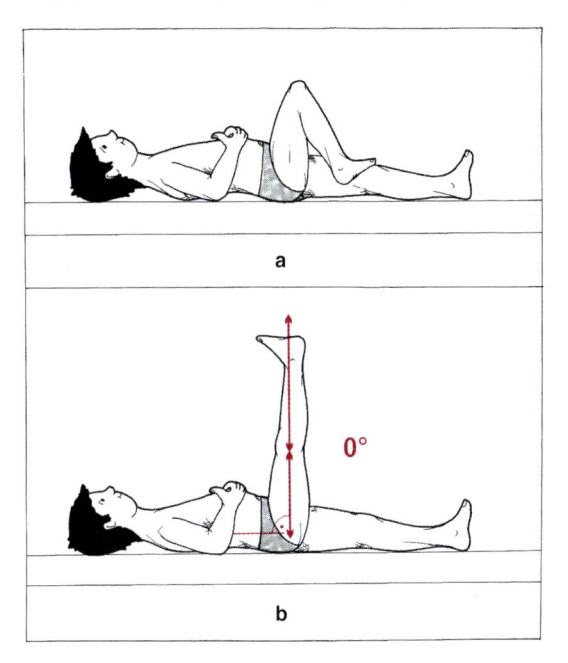

Abb. 3.248 a, b. Die *Kontraktur der ischiokruralen Muskulatur* wird überprüft, indem das Kniegelenk bei gebeugtem Hüftgelenk aus der Flexion (**a**) heraus gestreckt wird (**b**). Bei Verkürzung der ischiokruralen Muskulatur (der „hamstrings") ist dies aus voller Flexion nur bis ca. 60° möglich

- *Rotation:* Diese ist in Streckstellung blockiert. Bei 90° Flexion beträgt die Außenrotationsfähigkeit ca. 25°, die Innenrotation ca. 10°.

Stabilitätsprüfung

- *Lachman-Test,* d. h. extensionsnahe Schublade: Die eine Hand des Untersuchers erfaßt den Oberschenkel, die andere den Unterschenkel bei 10–20° Flexion des Kniegelenks und prüft die Schublade nach vorne und nach hinten (Abb. 3.249). Neben der Abschätzung des Ausmaßes der Bewegung sollte auch die Qualität des Anschlags beachtet werden (ob „hart" oder „weich"). Stets muß die Prüfung im Vergleich zur Gegenseite erfolgen. Diese Untersuchung zeigt das Vorhandensein einer Schublade zuverlässiger an als die Prüfung in stärkerer Flexion (s. unten), da bei der letzteren eine Verspannung der ischiokruralen Muskulatur die Translation des Unterschenkels nach vorne beeinträchtigen kann.
- *Schubladenprüfung in ca. 60° Flexion:* Der Patient liegt mit angewinkeltem Bein, der Untersucher sitzt auf dem Fuß, beide Hände umfassen den Unterschenkel im proximalen Bereich und ziehen den Unterschenkel nach vorne bzw. stoßen ihn nach hinten (Abb. 3.250). Die Ausgangsstellung wurde vorher inspektorisch überprüft (hintere Schublade?). Das Ausmaß der Bewegung in

a.-p.-Richtung wird in Millimeter abgeschätzt, die Qualität des Anschlags wird beurteilt (ob „hart" oder „weich"). Auch diese Prüfung muß im Vergleich zur Gegenseite erfolgen.
- *Prüfung der seitlichen Aufklappbarkeit:* Je eine Hand umfaßt den Ober- und Unterschenkel, und es wird ein Valgus- bzw. Varusstreß in etwa 20° Flexion appliziert (Abb. 3.251). Man beachte, daß

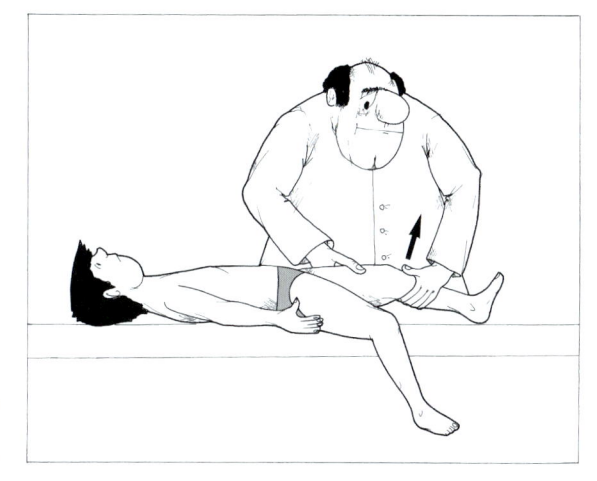

Abb. 3.249. *Lachman-Test* (extensionsnahe Schublade): Die eine Hand umfaßt den distalen Oberschenkel, die andere den proximalen Unterschenkel. Es wird eine Translationsbewegung des Unterschenkels gegenüber dem Oberschenkel nach vorne und hinten ausgeführt. In dieser extensionsnahen Stellung kann der Patient mit seiner ischiokruralen Muskulatur die Schubladenbewegung nicht verhindern, der Test eignet sich deshalb besonders gut für die Untersuchung eines frisch traumatisierten Gelenks

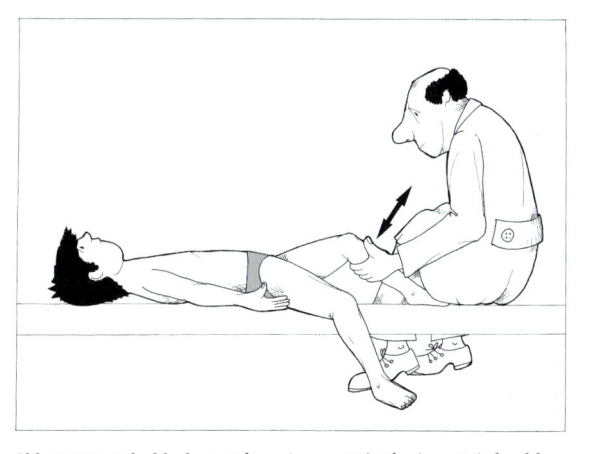

Abb. 3.250. *Schubladenprüfung in ca. 60° Flexion:* Bei der klassischen Schubladenprüfung wird der Fuß stabilisiert, indem der Untersucher darauf sitzt. Dabei kann die Rotationsstellung des Unterschenkels eingestellt werden (Innen-, Neutral- oder Außenrotation). Beide Hände umfassen den proximalen Unterschenkel und ziehen nach vorne („vordere Schublade") oder stoßen nach hinten („hintere Schublade"). Neben dem abgeschätzten Ausmaß der Translationsbewegung in mm (oder + bis zu 5 mm, ++ bis zu 10 mm, +++ bei >10 mm) wird der vordere und hintere Anschlag angegeben („hart", „weich")

Abb. 3.251 a, b. Prüfung der *seitlichen Aufklappbarkeit:* Je eine Hand umfaßt den Ober- und Unterschenkel, und es wird ein Valgus- (**a**) bzw. Varusstreß (**b**) appliziert

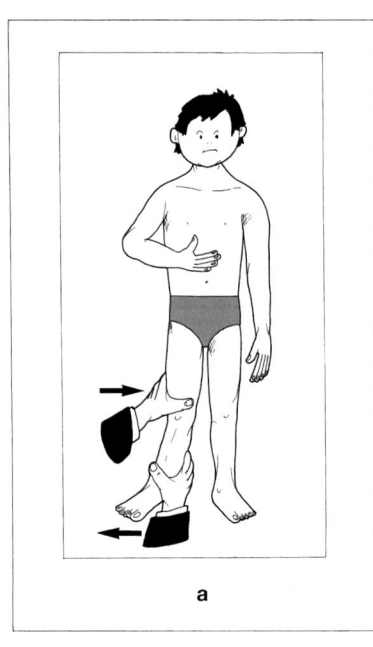

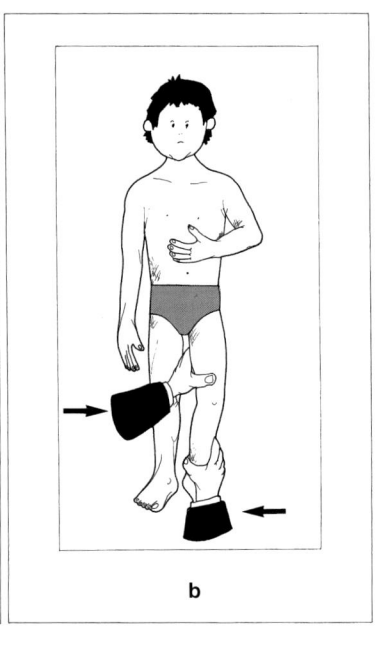

Untersuchungsschema der Kniegelenke

	Untersuchung	Fragestellung
I. Anamnese	Frage nach Trauma	Art des Traumas? Rotationskomponente?
	Schmerzanamnese	Lokalisation? Dauer? Belastungsabhängigkeit?
	Frage nach Stabilität	Instabilitätsgefühl? Giving way?
	Frage nach Blockaden	Meniskusläsion? Gelenkmaus? Patellaluxation?
II. Inspektion	Beinstellung, Beckenstand, Symmetrie	Genua valga/vara? Kontrakturen? Beinlängen? Symmetrie?
	Lage der Patella	Patella alta? Patella baja?
	Konturen, Dellen	Schwellung? Erguß? Popliteazyste?
	Gang	Hinken? Kneeing-in? Beweglichkeit?
	Seitliche Kontur bei 90° Flexion im Liegen	Läsion des hinteren Kreuzbandes?
	Umfangmessungen (Höhe des Gelenkspalts, 10 oder 15 cm oberhalb)	Trophik? Schwellung/Erguß? Quadrizepsatrophie?
III. Palpation	Palpation der Patellaränder,	Patellarsyndrom? Patella bipartita?
	Verschieben der Patella	Sinding-Larsen-Johansson?
	Palpation des Gelenkspalts	Meniskusverletzung? Osteochondrosis dissecans?
	Palpation der Tuberositas tibiae	M. Schlatter?
	Palpation der medialen Femurkondylen	Plica mediopatellaris?
	Palpation der Poplitea	Popliteazyste?
	Tanzende Patella, Ausstreichen	Erguß?
IV. Gelenkbeweglichkeit	Passiv und aktiv, Vergleich mit Gegenseite	Blockade? Kontraktur?
	Patellagleiten	Hypermobilität?
V. Bandapparat	Lachman-Test (Schublade extensionsnahe, d.h. bei ca. 15° Flexion)	Läsion des vorderen oder/und hinteren Kreuzbandes?
	Varusstreß	Laterale Aufklappbarkeit? Läsion des lateralen Seitenbandes?
	Valgusstreß	Mediale Aufklappbarkeit? Läsion des medialen Seitenbandes?
	Schubladenprüfung in 60° Flexion	Läsion des vorderen oder/und hinteren Kreuzbandes?
	Pivot-shift-Test	Insuffizienz des vorderen Kreuzbandes?
VI. Meniskuszeichen	Palpation des Gelenkspaltes	Nach-hinten-Wandern der Druckdolenz bei zunehmender Flexion?
	Außenrotation bei zunehmender Flexion	Läsion des medialen Meniskus? (→ je mehr Flexion bei Schmerz, desto weiter hinten)
	Innenrotation bei zunehmender Flexion	Läsion des lateralen Meniskus? (→ je mehr Flexion bei Schmerz, desto weiter hinten)

eine geringgradige laterale Aufklappbarkeit normal ist (medial ist dies nicht der Fall). In Streckstellung ist bei Verletzung der Seitenbänder keine Aufklappbarkeit nachweisbar, solange die Kreuzbänder intakt sind.

- Prüfung des *Pivot-shift-Phänomens*. Der Untersucher hält den Fuß der betroffenen Seite in einer Hand und drückt mit der anderen Hand lateral auf den proximalen Unterschenkel, um einen Valgusstreß zu applizieren. Die Hand am Fuß rotiert den Unterschenkel nach innen. Nun wird das Kniegelenk langsam aus der Streckstellung flektiert. Bei einer Insuffizienz des vorderen Kreuzbandes kommt es bei ca. 30–40° Flexion zu einem eindrücklichen (und schmerzhaften) Repositionsschnappen nach Subluxation. Die Insuffizienz kann mit diesem Test auch quantifiziert werden: Ist er in Innenrotation des Unterschenkels positiv, so wird er + bezeichnet, kann er auch in Neutralrotation ausgelöst werden, so beträgt das Ausmaß ++, und findet die Subluxation auch in Außenrotation statt, so besteht eine massive Instabilität (+++).

Prüfung der Meniskuszeichen

Verschiedene Anteile der Menisken kommen in unterschiedlichen Rotations- und Flexionsstellungen des Kniegelenks unter Druck bzw. Zug. Bei einer Läsion an einem bestimmten Ort lassen sich durch Rotation und Flexion Schmerzen auslösen. Außenrotation bringt den medialen Meniskus unter Zugspannung, während die Innenrotation am lateralen Meniskus Zug entstehen läßt. Je mehr das Kniegelenk in eine Flexionsstellung kommt, desto mehr kommen die dorsalen Anteile der Menisken unter Druck. Für die Prüfung der Meniskuszeichen rotieren wir den Unterschenkel in unterschiedlichen Flexionsstellungen. Auch das schon erwähnte Nach-hinten-Wandern des Schmerzpunktes im Bereich des Kniegelenkspaltes bei zunehmender Flexion ist für eine Meniskusläsion charakteristisch. Die Symptomatik ist allerdings bei Kindern und Jugendlichen weniger typisch als bei Erwachsenen [2, 3].

Literatur

1. Debrunner HU (1982) Orthopaedisches Diagnostikum. Thieme, Stuttgart New York, S 102–105
2. Henry JH, Craven PR Jr (1981) Traumatic meniscal lesions in children. South Med J 74: 1336–7
3. King AG (1983) Meniscal lesions in children and adolescents: a review of the pathology and clinical presentation. Injury 15: 105–8
4. Ruwe PA, Gage JR, Ozonoff MB, De Luca PA (1992) Clinical determination of femoral anteversion. A comparison with established techniques. J Bone Joint Surg (Am) 74: 820–30

3.3.2 Röntgentechnik

C. Fliegel

Alle Aufnahmen werden ohne Raster angefertigt. Bei der Frage nach Achsenfehlstellungen werden die Aufnahmen möglichst im Stehen, bei einseitigem Befund im Einbeinstand durchgeführt. Alle übrigen Bilder des Kniegelenkbereichs werden im Liegen aufgenommen, seitliche Aufnahmen mit 45° Beugung. Fragen nach Knorpel- und Bandläsionen sollten vor einer Arthroskopie mit MRT abgeklärt werden. Bei Tumoren ist nach der Nativröntgendiagnostik fast immer auch eine MRT indiziert. Eine Ausnahme davon bildet das Osteoidosteom. Bei diesen ist wegen der besseren Darstellung des Nidus und der Möglichkeit einer perkutanen Therapie die CT-Untersuchung vorzuziehen.

Am Kniegelenk werden die folgenden Standardaufnahmen angefertigt:

Kniegelenk a.-p. und seitlich im Liegen

Diese am häufigsten verwendete Einstellung ist in Abb. 3.252 dargestellt.

Knie mit angrenzendem Oberschenkel und Unterschenkel im Stehen

Die Aufnahme im Einbeinstand ist v. a. vor einer geplanten Korrekturosteotomie indiziert (Abb. 3.253).

Tunnelaufnahme nach Frick

Diese Aufnahme ist bei Verdacht auf Osteochondrosis dissecans indiziert (Abb. 3.264a in Kap. 3.3.4). Sie kann auch sinnvoll sein zur Beurteilung der Fossa intercondylaris bei Verdacht auf einen proximalen, ossären Ausriß des vorderen Kreuzbandes oder bei Zustand nach Kreuzbandoperation. Der Patient befindet sich in Rückenlage, das Kniegelenk in 45° Beugung. Der Zentralstrahl bildet einen Winkel von 90° mit der Längsachse des Unterschenkels und ist auf den Unterpol der Patella zentriert (Abb. 3.254). Alternativ kann die Aufnahme auch in Bauchlage mit um 45° flektiertem Kniegelenk angefertigt werden (Abb. 3.254 b).

Schrägaufnahme des Kniegelenks in Rückenlage bei gestrecktem Bein

Das Bein befindet sich jeweils in 45° Innen- oder Außenrotation. Die Aufnahmen sind bei fraglichen Frakturen des distalen Femurs und der proximalen

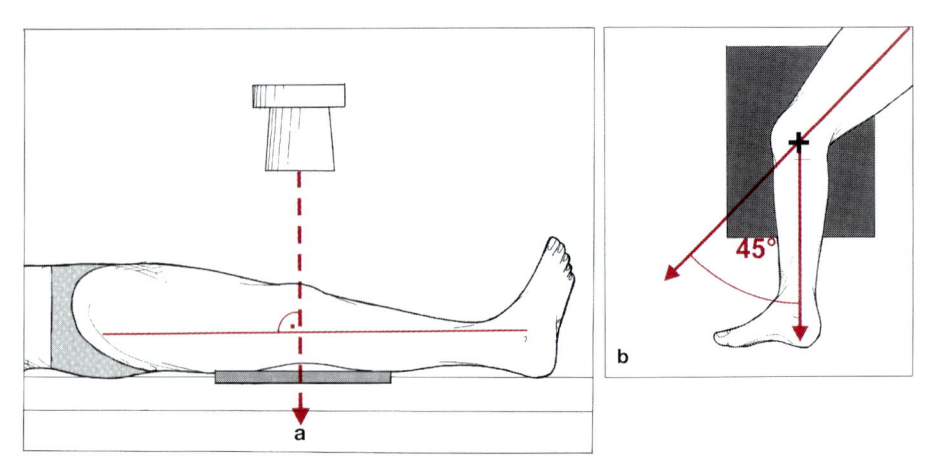

Abb. 3.252 a, b. Anfertigung der Röntgenbilder des *Kniegelenks a.-p.* (**a**) *und seitlich* (**b**) im Liegen. Für die seitliche Aufnahme sollte das Kniegelenk um 45° flektiert sein

Tibia sowie zur besseren Darstellung des medialen oder lateralen Randes der Patella hilfreich.

Patella axial (tangential)

Der Strahlengang ist hier von kaudal nach kranial gerichtet. Die Flexion des Kniegelenks beträgt mindestens 30° (Abb. 3.255). Aufnahmen sind auch in 45°, 60° und 90° Flexion möglich. Auch die umgekehrte Richtung von kranial nach kaudal ist möglich.

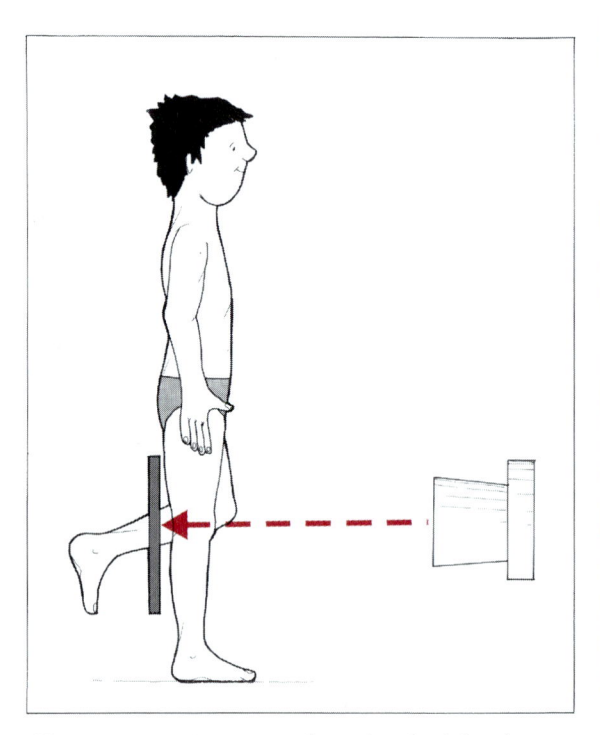

Abb. 3.253. Knie mit angrenzendem Oberschenkel und Unterschenkel *a.-p. im Einbeinstand*

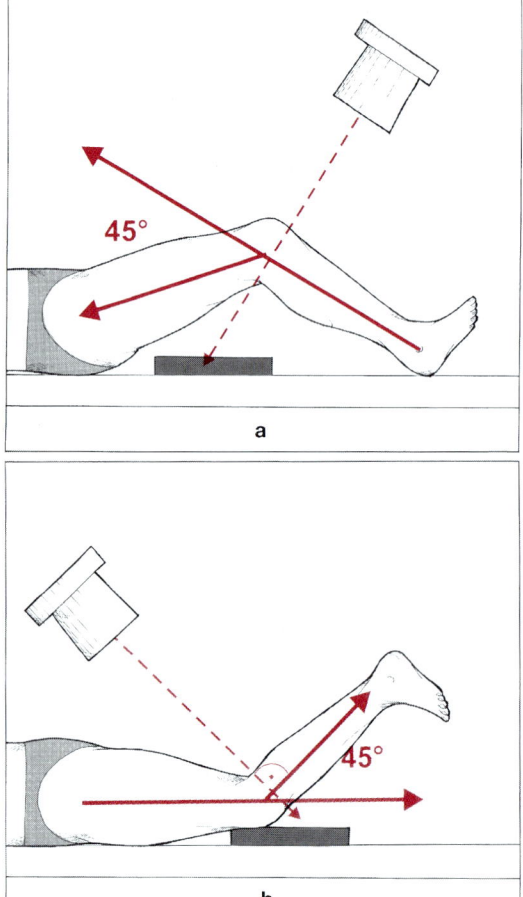

Abb. 3.254 a, b. Anfertigung der *Tunnelaufnahme nach Frick:* **a** in Rückenlage; **b** in Bauchlage

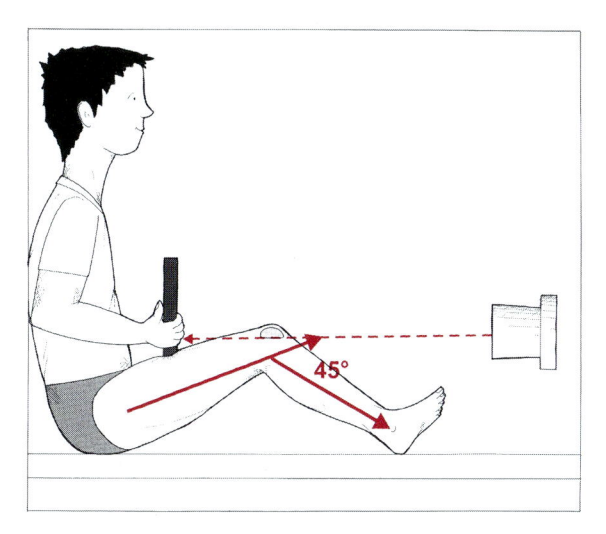

Abb. 3.255. Röntgenaufnahme der Patella axial (tangential) in 45° Flexion des Kniegelenks

3.3.3
Heute Knieschmerzen – morgen ein Sportkrüppel? – Schmerzsyndrome an Kniegelenk und Unterschenkel

Schmerzen im Bereich des Kniegelenks sind insbesondere in der Adoleszenz häufig. Die vielfältigen Berichte aus den Massenmedien über Knieprobleme bei Spitzensportlern und gelegentlich auch über ihre frühzeitige Invalidität wegen eines Knieschadens lassen bei den Eltern von sportlich aktiven Kindern mit Knieschmerzen oft die Sorge aufkommen, ihr Nachwuchs werde eines Tages ein ähnliches Schicksal erleiden wie die große Sportskanone, die laut Fernsehbericht vorzeitig ihre Karriere beenden mußte. Nicht nur bei Adoleszenten, auch bei Kindern treten nicht allzu selten Knieschmerzen auf. In diesem Kapitel sollen die verschiedenen Ursachen erläutert werden.

Das Knie ist ein markantes Gelenk, dessen Form und Funktion in unserem Sprachgebrauch als Symbol für verschiedenste Tätigkeiten und Eigenschaften dient. Ähnlich wie beim Rücken und der Haltung (s. Abschn. 3.1.2) spielt die Psychologie dabei eine gewisse Rolle. Dabei können sehr gegensätzliche Eigenschaften beschrieben werden. Wenn wir etwas aggressiv gegen alle Widerstände durchsetzen wollen, so „brechen wir es übers Knie", beugen wir uns jedoch dem Willen des Anderen, so „gehen wir in die Knie". Packen wir eine schwirige Aufgabe mutig an, so „knien wir uns hinein", kapitulieren wir hingegen, so ist dies ein „Kniefall". Wollen wir jemandem unsere besondere Hochachtung oder gar Anbetung zeigen, so „knien wir vor ihm hin". Winkelplatten haben ein „Knie", und die schöne Stadt Basel liegt am „Rheinknie". Wenn auch die Psychologie für die Entstehung und den Verlauf von Krankheiten am Kniegelenk eine wesentlich geringere Rolle spielt als beim Rücken, so sollten wir diesen Aspekt dennoch nicht völlig außer acht lassen.

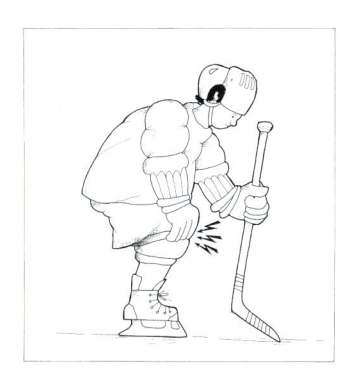

3.3.3.1
„Wachstumsschmerzen"

Definition

Als Wachstumsschmerzen bezeichnet man spontan und sporadisch im Kleinkindesalter meist nachts an den unteren Extremitäten auftretende Schmerzen, überwiegend im Bereich des Kniegelenks lokalisiert. Beide Seiten sind abwechselnd betroffen.

Klinik

„Wachstumsschmerzen" sind ein wenig untersuchtes, unklares Phänomen im Kleinkindalter. Kinder im Alter zwischen 3 und 10 Jahren wachen in der Nacht auf und klagen über Schmerzen, meist im Bereich des Kniegelenkes, gelegentlich auch weiter unten am Unterschenkel oder Fuß. Meist ist es nur eine Seite, die schmerzt, aber in einer anderen Nacht ist es die Gegenseite, die Beschwerden verursacht.

Ätiologie

Die Ätiologie der „Wachstumsschmerzen" ist ungeklärt. Die Hypothese, daß das Wachstum für die Beschwerden verantwortlich ist, überzeugt nicht, da gerade im Kleinkindalter das Wachstum langsam und konstant ist (und nicht in „Schüben" verläuft, wie dies Eltern immer wieder annehmen). Andererseits spricht die Tatsache, daß die Schmerzen in der Zone der beiden wachstumsaktivsten Epiphysenfugen (distales Femur und proximale Tibia) auftreten, für die Vermutung, daß die Längenzunahme für den Schmerz verantwortlich ist. Da das Geschehen harmlos ist und keine negativen Folgen daraus resultieren, fehlt der Impuls, die Ätiologie wissenschaftlich gründlich abzuklären.

Diagnostik

> ! Wichtigste Differentialdiagnose zu den nächtlich auftretenden „Wachstumsschmerzen" sind Tumoren und Entzündungen.

Treten die Schmerzen wechselnd rechts und links auf, ist das Alter typisch und sind die Kniegelenke klinisch unauffällig (normale Beweglichkeit, keine Druckdolenz, keine Rötung oder Schwellung), so kann auf eine weitere Diagnostik verzichtet werden, d.h., es müssen keine Röntgenbilder angefertigt werden. Bei dieser Diagnose können mit bildgebenden Verfahren auch keinerlei Befunde erhoben werden.

> ! Treten die Schmerzen konstant auf einer Seite auf, so muß immer ein Röntgenbild, im Zweifelsfall auch ein Szintigramm, angefertigt werden.

Therapie

Die wichtigste Behandlung ist die Zuwendung durch die Mutter. Kinder in diesem Alter haben nachts zusätzlich zu den Schmerzen auch Angstgefühle, und es ist wichtig, daß die Mutter oder der Vater das Kind tröstet und bei ihm bleibt. Falls man medikamentös etwas verschreiben will, so ist eine antiphlogistische Salbe günstiger als ein Schmerzmittel, da mit dem Einreiben das Kind ebenfalls Zuwendung und Körperkontakt erlebt.

3.3.3.2 Peripatelläres Schmerzsyndrom

> **Definition**
>
> Deutlich anstrengungsabhängige Schmerzen um die Patella herum (meist eher medial als lateral), die vorwiegend in der Adoleszenz auftreten und nach Wachstumsabschluß wieder verschwinden.
> Synonyme: Patellarsyndrom, Chondropathia patellae, Chondromalacia patellae, femoropatelläres Schmerzsyndrom
> Englisch: anterior knee pain

Ätiologie

Die Ursache des peripatellären Schmerzsyndroms ist unbekannt. Anfangs der 70er Jahre mit Beginn der Ära der Arthroskopie, beobachtete man bei Patienten mit peripatellären Schmerzen oft Unregelmäßigkeiten des retropatellären Knorpels. Man schloß daraus, daß dies die Ursache der Schmerzen sei, und nannte die Krankheit „Chondropathia patellae". Später erkannte man, daß solche Unregelmäßigkeiten häufig auch bei Patienten ohne jegliche retropatelläre Schmerzen (die aus ganz anderen Gründen arthroskopiert wurden) vorkommen und daß diese nicht Grund der Symptomatik sein können. Aufgrund der Epidemiologie kann man für die Ätiologie vorsichtig folgende Schlüsse ziehen: Die Schmerzen treten während des pubertären Wachstumsschubes auf, sind besonders stark bei großem retropatellärem Druck (Bergabgehen), und sie betreffen vorwiegend großgewachsene (asthenische) Mädchen mit verhältnismäßig schwacher Muskulatur. Nach Abschluß der Wachstumsphase bessert sich die Symptomatik. Es muß somit ein Ungleichgewicht bestehen zwischen den durch die sich rasch vergrößernden Hebelarme resultierenden retropatellären Druckverhältnisse einerseits und der muskulären (und ligamentären) Kontrolle andererseits. Heute kann man mit Gewißheit sagen, daß in den meisten Fällen keine „Krankheit" des retropatellären Knorpels vorliegt und deshalb der Begriff „Chondropathia" nicht verwendet werden sollte (außer in wenigen, arthroskopisch nachgewiesenen, meist posttraumatischen Fällen).

Klinik

Peripatelläre Schmerzen sind in der Adoleszenz häufig. Folgende Faktoren werden dabei vielfach beobachtet: Es handelt sich häufiger um Mädchen als um Jungen, sie sind meist sportlich aktiv, dabei aber typischerweise eher vom asthenischen als vom athletischen Körperbau, oft besteht auch eine allgemeine Bandlaxität. Die Schmerzen sind am stärksten nach körperlichen Anstrengungen. Besonders ausgeprägt treten sie beim Bergabgehen auf, etwas weniger auch beim Bergaufgehen. *Klinisch* findet man bei einem blanden Kniegelenk eine Druckdolenz im Bereiche der Patellafacetten, meist eher medial als lateral. Eine bekannte Untersuchung ist das „Zohlen-Zeichen": Die Hand des Untersuchers fixiert die Patella von kranial her und drückt sie gegen die Femurkondylen. Der Patient wird daraufhin aufgefordert, den Quadrizepsmuskel anzuspannen. Die Schmerzäußerung des Patienten wird als Hinweis auf das Vorliegen eines peripatellären Schmerzsyndroms gedeutet. Meiner Erfahrung nach ist diese Untersuchung bei Anwendung von genügend Druck für jedermann schmerzhaft, so daß ihr differentialdiagnostischer Wert zweifelhaft ist. Die Krepitation ist ein unspezifisches Zeichen und deutet bei jungen Menschen nicht auf eine retropatelläre Pathologie hin. In einer Untersuchung bei 123 jungen Erwachsenen wurde bei 60 % eine Krepitation festgestellt, aber nur bei 3 % bestanden retropatelläre Schmerzen [1]. Gelegentlich beobachtet man auch eine Verkürzung der Quadrizepsmuskulatur (eingeschränkte Knieflexion bei gestreckten Hüften) [7. 16]. Die Diagnose eines peripatellären Schmerzsyndroms kann in der Regel klinisch gestellt werden, so daß **Röntgenuntersuchungen meist nicht notwendig** sind. Häufig werden axiale Röntgenaufnahmen der Patella angefertigt, manchmal auch als sog. Défiléeaufnahmen in verschiedenen Flexionsstellungen von 30°, 60° und 90° Flexion. Für die Beurteilung der Subluxation der Patella sind alle diese Aufnahmen ungeeignet, da eine subluxierende Patella sich bereits in 30° Flexion reponiert. Axiale Aufnahmen der Patella in weniger als 30° Flexion sind aber technisch nicht durchführbar. Hier hilft nur die *Computertomographie*. CT-Aufnahmen in Streckstellung mit und ohne Anspannung des M. quadriceps sind für die Beurteilung der Zentrierung der Patella hilfreich (s. auch Abschn. 3.3.5). Viel Beachtung hat auch die Patellaform gefunden, wie sie in axialen Aufnahmen beobachtet werden kann. Die Einteilung nach Wiberg unterscheidet verschiedene Ausprägungen der medialen Patellafacette. Für den Verlauf der Schmerzsymptomatik und damit für die Therapie haben aber diese Formvarianten keine Bedeutung. Allenfalls ist die extreme Form, der sog. „Jägerhut", prognostisch etwas ungünstiger als die anderen Formen (Abb. 3.256).

Therapie

! Aufgrund des meist benignen Verlaufs des während der Adoleszenz auftretenden peripatellären Schmerzsyndroms sei hier ausdrücklich vor einer Übertherapie gewarnt!

Sinnvolle Maßnahmen sind die Kräftigung des M. quadriceps, evtl. auch das Stretching dieser Muskulatur, da ätiologisch ja ein Ungleichgewicht zwischen Muskelkraft und dem sich vergrößernden Hebelarm angenommen werden muß. Dies kann (kurzzeitig) mittels Physiotherapie geschehen, langfristig ist aber nur ein dosiertes sportliches Aufbautraining sinnvoll. Obwohl die Schmerzen vorwiegend nach sportlichen Aktivitäten auftreten, sollte kein generelles Sportverbot ausgesprochen werden, sondern die Quadrizepsmuskulatur gezielt und dosiert auftrainiert werden. Ob dabei der M. vastus medialis eine besondere Rolle spielt, ist umstritten. Wahrscheinlich ist dies nur in einzelnen Situationen der Fall, z. B. wenn der Muskel sehr hoch an der Patella ansetzt und zusätzlich eine allgemeine Bandlaxität eine ungenügende Zentrierung der Patella verursacht.

Äußerste Vorsicht ist mit operativen Maßnahmen geboten. Der Engländer Goodfellow sagte einmal, er

Abb. 3.256. *Patellaformen nach Wiberg*: *Typ 1* bikonkave, symmetrische Unterfläche; *Typ 2* bikonkave Unterfläche, mediale Facette steiler als die laterale; *Typ 3* konvexe Unterfläche der medialen Facette, die aber guten Kontakt zum Femurkondylus hat; *Typ 4* konvexe und steile Rückfläche der medialen Facette; bei der „Jägerhutform" steht die mediale Facette fast senkrecht zur Oberfläche des Femurkondylus

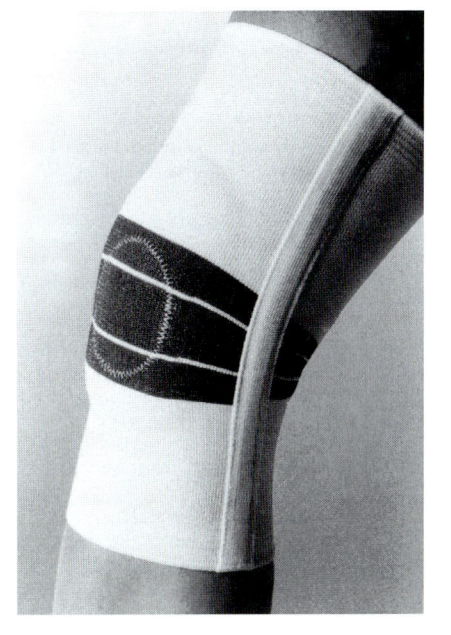

Abb. 3.257. Eine *Kniebandage* mit Pelotte um die Patella kann bei Patienten mit Bandlaxität und peripatellärem Schmerzsyndrom angewendet werden

habe noch nie einen Patienten gesehen, der wegen peripatellärem Schmerzsyndrom invalide war und **nicht** operiert worden war. Dieser Satz impliziert, daß das Gegenteil durchaus vorkommt [12]. Nicht selten werden solche Patienten wegen des unbefriedigenden Resultates immer wieder operiert, bis es zur Durchblutungsstörung der Patella und damit zur Dystrophie kommt, so daß als letzte (und sehr schlechte) Lösung nur noch die Patellektomie übrig bleibt [6]. Dieses in Abschn. 3.3.5 im Zusammenhang mit der Patellaluxation erläuterte Problem ist nach einem peripatellären Schmerzsyndrom noch schwerwiegender, da letzteres (im Gegensatz zur Patellaluxation) unbehandelt eine gute Prognose hat. Eine weitere Möglichkeit der konservativen Behandlung ist die Anwendung einer Kniebandage mit einer Pelotte um die Patella (Abb. 3.257). Diese Pelotte soll die Patella führen und ist deshalb insbesondere bei Patienten mit schlaffen Bändern indiziert. Auch wenn die Wirksamkeit eher psychologisch als mechanisch begründet ist, so haben wir doch in einzelnen hartnäckigen Fällen damit Erfolge erzielen können.

3.3.3.3
M. Osgood-Schlatter

Definition

Aseptische Knochennekrose im Bereich der Tuberositas tibiae bei Jugendlichen. Jungen sind häufiger betroffen als Mädchen.

Historisches

Die Krankheit wurde 1903 von Osgood [11] und Schlatter [13] unabhängig voneinander im gleichen Jahre beschrieben.

Vorkommen

In einer epidemiologischen Untersuchung wurde bei einer Gruppe von sportlich sehr aktiven Schülern der M. Schlatter in 21 % beobachtet, bei einem anderen Kollektiv von Schülern mit eher geringer sportlicher Aktivität fand man diese Krankheit nur in 4,5 %. In ca. 25 % der Fälle waren beide Kniegelenke betroffen [5].

Ätiologie

Beim M. Osgood-Schlatter handelt es sich um eine aseptische Knochennekrose, die durch repetitiven Streß wegen des Zugs der Patellarsehne an der unreifen, noch knorpeligen Apophyse ausgelöst wird. Sie tritt in einer Phase besonderer Wachstumsaktivität (Pubertät) auf. Durch den mechanischen Zug kommt es zu Mikrotraumen in der hormonell geschwächten Wachstumsfuge.

Klinik, Diagnostik

Es bestehen anstrengungsabhängige Schmerzen im Bereich der Tuberositas tibiae. Typischerweise treten die Schmerzen v. a. *nach* sportlichen Aktivitäten auf. Klinisch findet man eine Druckdolenz bei Palpation der Tuberositas tibiae. Die Schmerzen können evtl. auch durch Anheben des gestreckten Beines gegen Widerstand ausgelöst werden. Manchmal wird auch eine teigige Schwellung im Bereich der Tuberositas tibiae beobachtet, die in der Regel nicht von einer Rötung begleitet ist. Anamnese und Untersuchung lassen meist keinen Zweifel an der Diagnose offen. Das seitliche *Röntgenbild* ist in den meisten Fällen unspezifisch. Manchmal wird eine Fragmentation der Tuberositas tibiae beobachtet (Abb. 3.258). Möglicherweise handelt es sich dabei um Reparationsversuche nach stattgefundenen Mikrotraumen. Allerdings werden Fragmentationen dieser Apophyse gelegentlich auch bei völlig asymptomatischen Patienten gesehen. Weitergehende bildgebende Untersuchungen sind nicht notwendig.

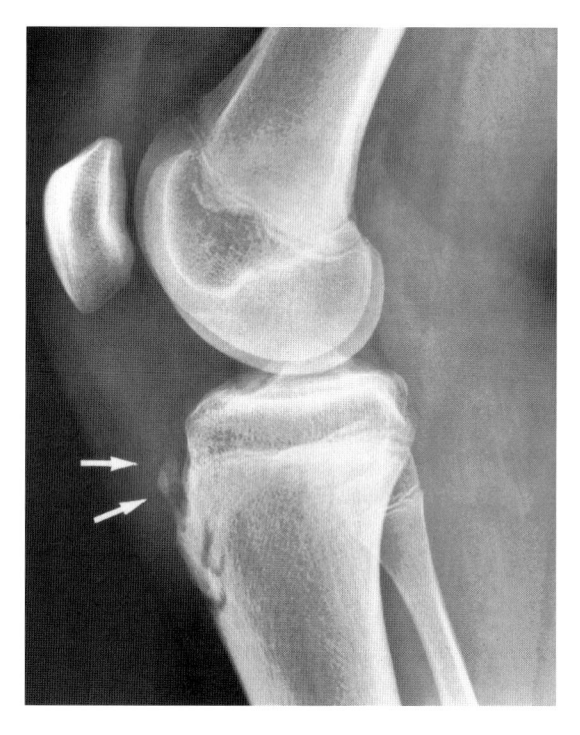

Abb. 3.258. Seitliches Röntgenbild des linken Kniegelenks eines 15jährigen Jungen mit fragmentierter Tuberositas tibiae bei *M. Schlatter*

Therapie

Die Behandlung des M. Osgood-Schlatter ist konservativ. Eltern und Kind sollten verstehen, daß die Heilungszeit im bradytrophen Gewebe der unter Zug stehenden Wachstumsfuge 1-2 Jahre dauern kann. Im akuten Zustand können Eisbehandlungen, physikalische Therapie und das Einreiben mit Salben nützlich sein. Von antiphlogistischen Medikamenten sei eher abgeraten, da sie den Krankheitsverlauf kaum beeinflussen und sehr lange Zeit eingenommen werden müßten. Hingegen kann es bei sehr hartnäckigen Beschwerden nützlich sein, eine Gipshülse in Streckstellung für 6 Wochen anzulegen. Die Wirksamkeit besteht weniger in der Ruhigstellung selber als darin, daß die meist sehr sportlichen Jugendlichen eine Zeitlang daran gehindert werden sollen, ihren Sport auszuüben und damit der Apophysenfuge ständig neue Mikrotraumen zuzufügen. Für die operative Therapie besteht beim M. Osgood-Schlatter nur eine Indikation: Falls beim bereits ausgewachsenen Patienten ein loses Fragment im Bereich des Patellarsehnenansatzes störend vorsteht, kann die Entfernung dieses Sequesters indiziert sein.

3.3.3.4 M. Sinding-Larsen-Johansson

Definition

Aseptische Knochennekrose im Bereich der Patellaspitze bei Jugendlichen.

Historisches

Die Krankheit wurde 1921 durch Sinding-Larsen [15] und 1922 durch Johansson [3] beschrieben.

Ätiologie

Ähnlich wie beim M. Osgood-Schlatter handelt es sich um eine aseptische Nekrose des knorpeligen Sehnenansatzes aufgrund von repetitiven Mikrotraumen, nur daß es sich beim M. Sinding-Larsen-Johansson um den proximalen und nicht um den distalen Ansatz der Patellarsehne handelt.

Klinik, Diagnostik

Die Patienten klagen nach sportlichen Anstrengungen über Schmerzen in der Patellaregion. Bei der klinischen Untersuchung findet man eine Druckdolenz im Bereich der Patellaspitze, gelegentlich auch eine leichte Schwellung. Es werden auch Schmerzen an dieser Stelle bei gestrecktem Anheben des Beines gegen Widerstand angegeben. Im Gegensatz zum M. Osgood-Schlatter ist das *Röntgenbild* beim M. Sinding-Larsen-Johansson aussagekräftig. Eine Osteolyse im Bereich der Patellaspitze ist kein Normalbefund und ist pathognomonisch für diese Krankheit (Abb. 3.259). Als Alternative kommt nur ein Tumor in Frage. Falls daran Zweifel bestehen, so kann ein Szintigramm Klärung bringen. Beim M. Sinding-Larsen-Johansson wird im Gegensatz zum Tumor nur eine geringe Aktivitätsanreicherung beobachtet. Falls bei bestehender klinischer Symptomatik das Röntgenbild unauffällig ist, kommt differentialdiagnostisch das sog. „Jumper's knee" in Frage. Im Prinzip handelt es sich hier um ein ähnliches pathologisches Geschehen wie beim ausgewachsenen Patienten. Statt zu einer Nekrose am knorpeligen Sehnenansatz kommt es zu einer solchen im Sehnenbereich, was im Röntgenbild dann nicht festzustellen ist. Diese Pathologie ist typisch für Sportler, die Sprungsportarten ausüben (Weitsprung, Hochsprung, Dreisprung, Volleyball, Handball etc.).

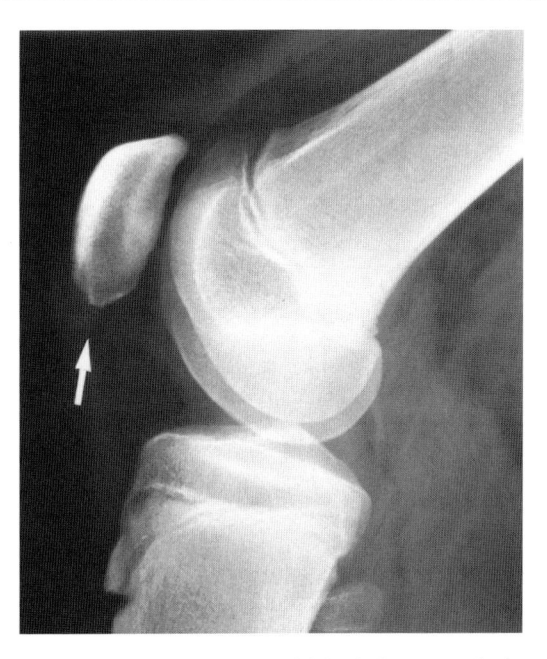

Abb. 3.259. Seitliches Röntgenbild des linken Kniegelenks eines 12jährigen Mädchens mit aseptischer Knochennekrose am distalen Patellapol *(M. Sinding-Larsen-Johansson)*

Therapie

Da es sich um ein ähnliches pathologisches Geschehen am anderen Ende der gleichen Sehne handelt wie beim M. Osgood-Schlatter, sind auch die gleichen therapeutischen Maßnahmen angezeigt. Bei

3.3.3.5
Patella bipartita

Definition

Das Vorhandensein von 2 oder mehreren Ossifikationskernen im Bereich der Patella.

Vorkommen

Die Inzidenz ist unbekannt. Jungen sind 9mal häufiger betroffen als Mädchen, der Befund ist meist einseitig. In 75% ist der obere laterale Patellapol betroffen, in 20% der laterale Patellarand und in 5% der untere Patellapol [17].

Ätiologie

Die zweigeteilte Anlage der Patella ist angeboren. Die Tatsache, daß man bei Erwachsenen kaum je Röntgenbilder mit einer Patella bipartita sieht, weist darauf hin, daß es normalerweise im Laufe der Ausreifung zu einer Vereinigung der Ossifikationskerne kommt. Die Beschwerden entstehen, wenn die knorpelige Verbindungsstelle durch Trauma oder chronischen Streß gelockert ist.

Klinik, Diagnostik

Die Existenz von mehr als einem Ossifikationskern in der Patella ist allein keine Ursache für Beschwerden. Nach einem Trauma kann es zur Lockerung der knorpeligen Verbindung und damit zu Schmerzen kommen. Bei der klinischen Untersuchung findet sich meist eine eher große Patella mit Druckdolenz an der Verbindungsstelle zwischen dem akzessorischen und dem Hauptfragment. Ohne eine ausgeprägte und stark lokalisierte Druckdolenz muß die röntgenologische Diagnose „Patella bipartita" als Zufallsbefund ohne pathologischen Wert eingestuft werden. Die Diagnose der Patella bipartita wird auf dem a.-p.-Röntgenbild gestellt (Abb. 3.260), eine weitergehende Diagnostik ist nicht notwendig. Im Unterschied zu einer Fraktur ist das Fragment glattrandig begrenzt. Mit dem Szintigramm oder dem MRT läßt sich nicht differenzieren, ob die Verbindungsstelle gelockert ist oder nicht.

Therapie

Es sollte eine primär konservative Therapie mit lokalen antiphlogistischen Maßnahmen und evtl. einer Ruhigstellung in einer Oberschenkelgipshülse erfolgen. Bei sehr hartnäckigen Beschwerden kommt eine operative Intervention in Frage. Früher haben wir das abgetrennte Fragment entfernt. Dies führte zwar meist zur Beschwerdefreiheit, wir wissen jedoch noch zuwenig über den Langzeiteffekt dieser partiellen Resektion. Auch wenn wir selber nie nachteilige Effekte gesehen haben, so erscheint mir eine kürzlich beschriebene Methode bei nicht sehr beweglichen Fragmenten günstiger. Dabei wird nur der Ansatz des M. vastus lateral subperiostal desinseriert. Auch auf diese Weise kann zuverlässig eine Beschwerdefreiheit erreicht werden [9].

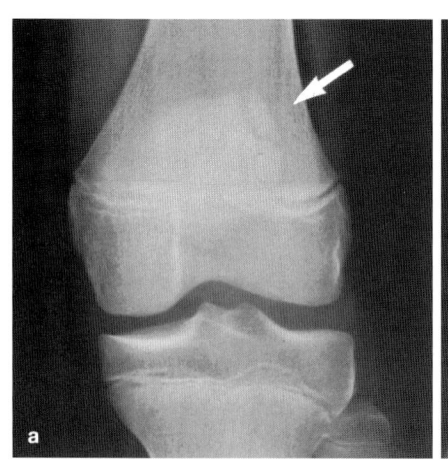

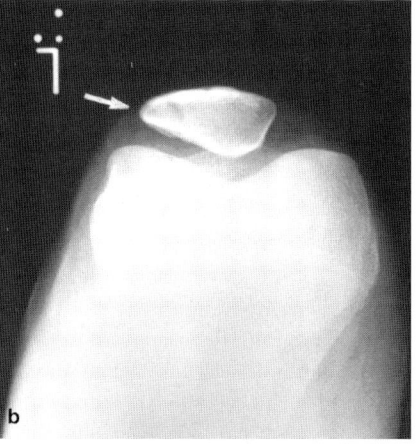

Abb. 3.260 a, b. 10jähriges Mädchen mit *Patella bipartita* (separater Knochenkern des äußeren oberen Patellapols): **a** a.-p.-Röntgenbild des linken Kniegelenks, **b** axiale Aufnahme der Patella

3.3.3.6
Plica mediopatellaris

Definition

Bindegewebsseptum, das vom medialen Recessus gegen die Patella zieht und am Rand des medialen Femurkondylus reiben kann.
Synonyme: medial shelf, shelf-syndrome

Ätiologie

Die Plica mediopatellaris ist ein Relikt aus der Embryonalzeit. Während der fetalen Entwicklung wird die Durchblutung des Kniegelenks durch ein Gefäß sichergestellt, das in dieser Plica verläuft, wobei lateral ebenfalls eine ähnliche Bindegewebefalte mit einer Arterie vorhanden ist. Das Gefäß obliteriert dann im Laufe der weiteren Entwicklung und ist beim Neugeborenen nicht mehr in nennenswertem Ausmaß vorhanden. Die Plica jedoch persistiert. Ihre pure Existenz ist also ein Normalzustand. Allerdings ist sie anatomisch unterschiedlich ausgebildet. Ihr Vorhandensein wurde mit Beginn der arthroskopischen Ära zur Kenntnis genommen. Schwierigkeiten bereitete die Wertung bezüglich ihrer pathophysiologischen Bedeutung.

! Die wenigsten Plicae sind für Beschwerden im Kniegelenk bei Jugendlichen verantwortlich.

In Einzelfällen kann bei einem eher straffen Kniegelenk eine sehr scharfrandige Plica bei zunehmender Flexion über den medialen Femurkondylus reiben und hier zu einem Knorpelschaden und zu einer Synovialitis führen. Die laterale Plica führt kaum je zu Schmerzempfindungen.

Klinik, Diagnostik

Die Patienten geben anstrengungsabhängige Kniebeschwerden medial der Patella an, gelegentlich auch Pseudoblockaden und Schnappphänomene. Bei der klinischen Untersuchung palpiert man beim ansonsten reizlosen Kniegelenk einen Strang, der über den medialen Femurkondylus zieht und sich bei Flexions- und Extensionsbewegungen verschiebt. Für die Diagnose ist sehr wichtig, ob die Patienten die Schmerzen bei der Palpation dieses Stranges eher als diffus oder als lokalisiert angeben. Bei aktiver Flexion zwischen 30° und 60° kann es zu einem Schnappphänomen kommen. Zieht der Untersucher die Patella nach lateral, so wird der Zug der Plica erhöht, was Schmerzen auslösen kann. Patienten mit einer symptomatischen Plica mediopatellaris haben eher straffe Kniegelenke und weisen keine allgemeine Bandlaxität auf. Die Verdachtsdiagnose einer symptomatischen Plica mediopatellaris wird klinisch gestellt. Im MRT kann zwar die Plica mediopatellaris dargestellt werden, sie gibt aber keinerlei Hinweise auf ihre pathologische Bedeutung. Da die Plica physiologischerweise immer vorhanden ist, halten wir die MRT-Untersuchung bei dieser Verdachtsdiagnose für nicht indiziert. Andere bildgebende Verfahren helfen in der Diagnostik ebenfalls nicht weiter. Die definitive Diagnose muß deshalb arthroskopisch gestellt werden. Hier sieht man eine scharfrandige weiße Plica, die vom medialen Recessus gegen die Patella zieht (Abb. 3.261); am Rand des medialen Femurkondylus beobachtet man einen Knorpelschaden, darunter eine gerötete Synovialis.

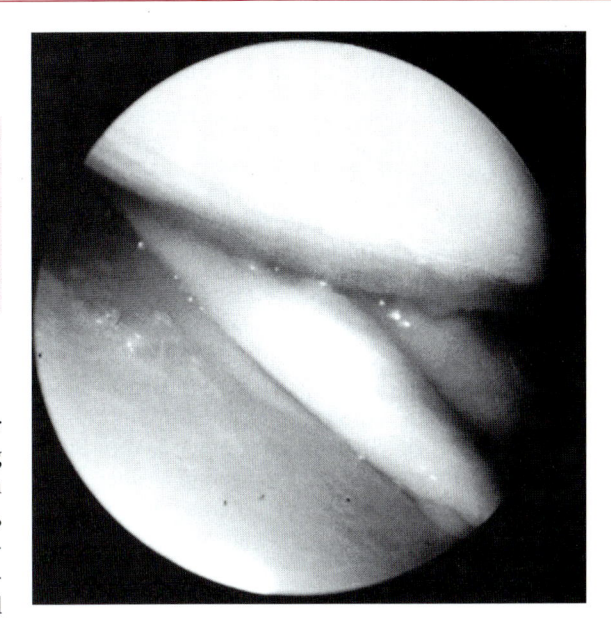

Abb. 3.261. Arthroskopische Sicht einer *Plica mediopatellaris* bei einem 12jährigen Mädchen: *oben* Patella; *unten* medialer Femurkondylus, *dazwischen* die strangförmige Plica, die über den Femurkondylus reibt

Therapie

Eine konservative Therapie für die symptomatische Plica mediopatellaris ist nicht bekannt.

! Die Indikation für eine arthroskopische Resektion muß mit äußerster Zurückhaltung gestellt werden.

Wir stellen die Indikation zur Arthroskopie nur, wenn die folgenden Bedingungen alle erfüllt sind:

- palpabler mediopatellarer Strang,
- ausgeprägte, sehr lokalisierte Druckdolenz an dieser Stelle,

- Beschwerdedauer mehr als 3 Monate,
- Schnapphänomen zwischen 30° und 60° Flexion.

Damit die Indikation zur Resektion bei der Arthroskopie gegeben ist, müssen folgende Voraussetzungen gegeben sein:

- sehr scharfrandige straffe Plica medial,
- Knorpelschaden am medialen Femurkondylus,
- daran angrenzende Synovialitis.

Beachtet man diese Bedingungen und stellt man die Indikation zur Plicaresektion mit Zurückhaltung, so erreicht man in der Behandlung der medialen Kniebeschwerden dieser Patienten eine hohe Erfolgsquote [4]. Sinnvollerweise wird die Plicaresektion arthroskopisch durchgeführt, aber auch eine offene Resektion durch eine Miniinzision kann das Problem ebenfalls mit geringer Morbidisierung lösen.

3.3.3.7
Streßfrakturen am Unterschenkel

Definition

Durch repetitive Biegebelastung entstehende Fraktur oder Fissur an der Tibia, die mit chronischen Schmerzen einhergeht und durch reaktive Knochenneubildung charakterisiert ist.
Synonyme: Ermüdungsbruch
Englisch: Stress fracture, shin-splint syndrome

Ätiologie, Lokalisation, Vorkommen

Streßfrakturen entstehen insbesondere im jugendlichen Knochen durch repetitive Biegebelastung [2, 8, 14]. In einer Studie von 369 Streßfrakturen bei Rekruten in der finnischen Armee war die Tibia mit 52 % die häufigste Lokalisation. Weitere häufige Orte der Entstehung waren die Metatarsalia (13 %), alle anderen Knochen waren nur selten betroffen. 3–5 % aller Rekruten weisen eine Streßfraktur auf [10]. Solche Frakturen findet man aber nicht nur bei jungen Erwachsenen, sondern gelegentlich auch bei sportlich sehr aktiven Jugendlichen.

Klinik, Diagnostik

Anamnestisch werden chronische, belastungsabhängige Schmerzen etwa in der Mitte des Unterschenkels ventral angegeben. Die Beschwerden treten v. a. bei sportlich sehr aktiven Jugendlichen auf, sie können monatelang andauern. Bei der klinischen Untersuchung kann man u. U. eine Vorwölbung der vorderen Tibiakante mit einer lokalen Druckdolenz palpieren. Auf dem *Röntgenbild* wird eine Verdickung der Kortikalis festgestellt (Abb. 3.262), die meist den ventralen Anteil der Kortikalis betrifft. Nicht immer ist die eigentliche Fraktur sichtbar – und wenn ja, so stellt sie sich selten als typischer Frakturspalt dar –, sondern als Folge der Reparationsvorgänge eine mehr oder weniger diffuse Osteolyse. Im *Szintigramm* stellt man eine starke Anreicherung fest. Weitere bildgebende Verfahren (CT, MRT) müssen in der Regel nicht angewendet werden.

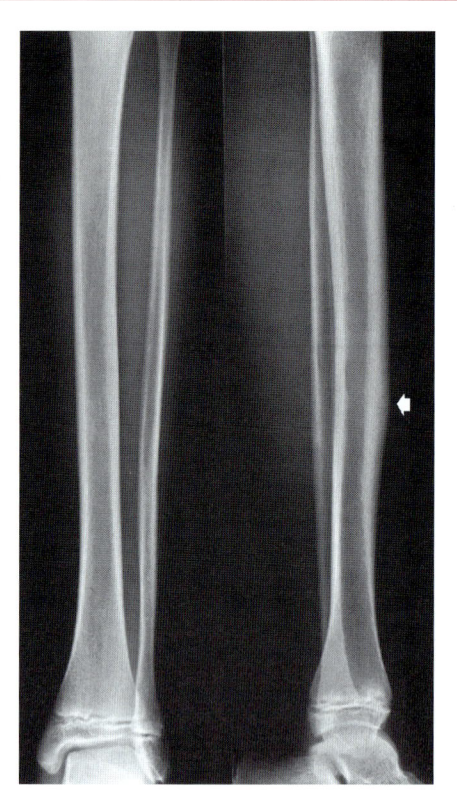

Abb. 3.262. Röntgenbilder des Unterschenkels a.-p. und seitlich bei einem 13jährigen Jungen mit *Streßfraktur* unterhalb der Mitte der Tibia ventral mit Kortikalisverdickung. Die diskrete Osteolyse entspricht der sich organisierenden Fraktur und darf nicht mit dem Nidus eines Osteoidosteoms verwechselt werden

Wichtigste *Differentialdiagnose* ist das *Osteoidosteom*. Auch hier findet sich eine Verdickung der Kortikalis, auch die Anreicherung im Szintigramm ist ähnlich, und die Osteolyse der Streßfraktur kann leicht als Nidus eines Osteoidosteoms fehlinterpretiert werden. Wichtigstes Unterscheidungsmerkmal ist die Tatsache, daß die Schmerzen bei der Streßfraktur eindeutig belastungsabhängig sind, während das Osteoidosteom sehr typische Nachtschmerzen hervorruft, die auf die Gabe von Azetylsalizylsäure sehr gut ansprechen.

Therapie

Die Therapie besteht in der Ausschaltung des verursachenden Stresses, d. h. im temporären Verbot der im Übermaß ausgeübten Sportart. Am wirksamsten ist das Anlegen eines Unterschenkelgipses; damit kann das auferlegte Sportverbot am besten durchgesetzt werden. Wir verwenden den sog. „Sarmiento-Gips", einen Unterschenkelgips, der sich an der Patella abstützt und damit die Tibia weitgehend entlastet, ohne das Kniegelenk zu immobilisieren. Nach 4 Wochen wird eine Röntgenkontrolle durchgeführt. In der Regel ist zu diesem Zeitpunkt der Ermüdungsbruch ausgeheilt.

Literatur

1. Abernethy PJ, Townsend PR, Rose RM, Radin EL (1978) Is chondromalacia patellae a separate clinical entity? J Bone Joint Surg (Br) 60: 205–10
2. Burr DB, Milgrom C, Boyd RD, Higgins WL, Robin G, Radin EL (1990) Experimental stress fractures of the tibia. Biological and mechanical aetiology in rabbits. J Bone Joint Surg (Br) 72: 370–75
3. Johansson S (1922) En förut icke besriven sjukdom i patella. Hydiea 84: 161–66
4. Johnson DP, Eastwood DM, Witherow PJ (1993) Symptomatic synovial plicae of the knee. J Bone Joint Surg (Am) 75: 1485–96
5. Kujala UM, Kvist M, Heinonen O (1985) Osgood-Schlatter's disease in adolescent athelets. Retrospective study of incidence and duration. Am J Sports Med 13: 236–41
6. Lennox IA, Cobb AG, Knowles J, Bentley G (1994) Knee function after patellectomy. A 12- to 48-year follow-up. J Bone Joint Surg (Br) 76: 485–87
7. Milgrom C, Finestone A, Eldad A, Shlamkovitch N (1991) Patellofemoral pain caused by overactivity. A prospective study of risk factors in infantry recruits. J Bone Joint Surg (Am) 73: 1041–3
8. Milgrom C, Finestone A, Shlamkovitch N, Rand N, Lev B, Simkin A, Wiener M (1994) Youth is a risk factor for stress fracture. A study of 783 infantry recruits. J Bone Joint Surg (Br) 76: 20–2
9. Ogata K (1994) Painful bipartite patella. J Bone Joint Surg (Am) 76: 573–8
10. Orava S, Hulkko A, Koskinen S, Taimela S (1995) Streßfrakturen bei Sportlern und Militärrekruten. Orthopaede 24: 457–66
11. Osgood RB (1903) Lesions of the tibialk tubercle during adolescence. Boston Med Surg L 148: 114–7
12. Sandow MJ, Goodfellow JW (1985) The natural history of anterior knee pain in adolescents. J Bone Joint Surg (Br) 67
13. Schlatter C (1903) Verletzungen des schnabelförmigen Fortsatzes der oberen Tibiaepiphyse. Beitr Klin Chir 38: 874–87
14. Segesser B, Morscher E, Goesele A (1995) Störungen der Wachstumsfugen durch sportliche Überlastung. Orthopaede 24: 446–56
15. Sinding-Larsen MF (1921) A hitherto unknown affection of the patella in children. Acta Radiol 1: 171–3
16. Smith AD, Stroud L, McQueen C (1991) Flexibility and anterior knee pain in adolescent elite figure skaters. J Pediatr Orthop 11: 77–82
17. Stanitski CL (1993) Anterior knee pain syndromes in the adolescent. Instr Course Lect J Bone Joint Surg (Am) 75: 1407–16
18. Weaver JK (1977) Bipartite patella as a cause of disability in the athlete. Am J Sports Med 5: 137–43

3.3.4 Osteochondrosis dissecans

Definition

Herdförmiger, meist an der lateralen (der Fossa intercondylaris zugewandten) Krümmung des medialen Femurkondylus lokalisierter nekrotischer Herd mit umgebender Sklerose des Knochens, der sich ablösen kann und dann als freies Dissekat („Gelenkmaus") im Gelenk verbleibt.

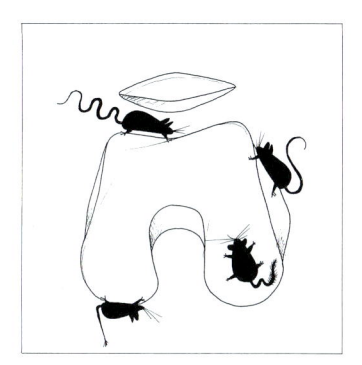

Historisches

- 1558: Ambroise Paré beobachtet freie Gelenkkörper im Kniegelenk [28].
- 1879: Paget vermutet als Ursache von freien Gelenkkörpern eine aseptische Nekrose [27].
- 1887: König erklärt die Ätiologie mit Trauma sowie hereditären Faktoren [4, 20].

Ätiologie

Die wichtigsten ätiologischen Faktoren sind:

- hereditäre Faktoren,
- Trauma.

Wahrscheinlich spielen *hereditäre Faktoren* die wesentlichste Rolle. Bei einer Untersuchung von 122 Läsionen hatte die Hälfte der Patienten multiple Läsionen, und 30 % waren kleinwüchsig [25]. Andere Faktoren wie endokrine Dysfunktion, Kollagenstörungen und epiphysäre Anomalien (z. B. multiple epiphysäre Dysplasie [34], Scheibenmenisken [2]) waren auch häufig mit Osteochondrosis dissecans assoziiert. Andere Autoren berichten über familiäres Vorkommen der Krankheit an mehreren Gelenken [3, 21].

In weiteren Untersuchungen wurde eine Häufung bei körperlich sehr aktiven Patienten gefunden, so daß das *Trauma* für die Entstehung ebenfalls eine Rolle zu spielen scheint [5, 7]. Eine biomechanische Studie an einem dreidimensionalen Modell zeigte, daß bei belasteter Flexion starke Scherkräfte, v. a. im Bereich des medialen Femurkondylus, auftreten. Bei 60° Flexion sind sie am stärksten. Die Deformation der Knorpeloberfläche am typischen Ort der Osteochondrosis dissecans am medialen Femurkondylus ist sehr ausgeprägt, so daß mechanische Faktoren ätiologisch ebenfalls ihre Bedeutung haben [26]. Die Form des Dissekats läßt bestimmte Rückschlüsse auf die Ätiologie zu: d. h. bei traumatischer Entstehung sind die Wände des Dissekats weniger steil als bei der idiopathischen Form [6]. Die Ossifikation des Femurkondylus geht sehr unterschiedlich von statten. Bei vielen Kindern werden beispielsweise isolierte Ossifikationszentren oder -inseln beobachtet, die sich später zu einer Osteochondrosis dissecans weiterentwickeln können [23].

Klassifikation, Vorkommen

Wir unterscheiden eine häufigere *juvenile Form der Erkrankung* (mit offenen Epiphysenfugen bei Beginn) von einer selteneren *adulten Form* (mit geschlossenen oder prämaturen Fugen) [29]. Der juvenile Typ beginnt selten vor dem 10. Lebensjahr und hat eine bessere Prognose als die Erwachsenenform. Allerdings wird die Prognose bereits 1 Jahr vor Fugenverschluß schlechter, so daß wir zur juvenilen Form Jungen bis zum 14. und Mädchen bis zum 13. Lebensjahr rechnen. Daneben gibt es eine *systemische Form* mit multiplen Läsionen an mehreren Gelenken [25]. Bei dieser Form sind meist beide Kniegelenke betroffen und häufig auch beide Ellbogengelenke, hier wird die Krankheit als M. Panner bezeichnet. In einer vom Autor geleiteten (noch nicht publizierten) multizentrischen Studie der Europäischen Gesellschaft für Kinderorthopädie bei 798 Fällen von Osteochondrosis dissecans betrug das Geschlechtsverhältnis männlich : weiblich ca. 2 : 1 [16]. Beide Seiten waren gleich häufig betroffen, in 11 % waren beide Kniegelenke erkrankt. Genaue Zahlen über das Vorkommen fehlen, die Krankheit ist eher selten.

Lokalisation

Die typische Lokalisation ist die laterale, der Fossa intercondylaris zugewandte Berandung des medialen Femurkondylus. Es handelt sich hier um eine konkave Fläche mit relativ kleinem Kurvenradius. **Ganz allgemein kommt die Osteochondrosis dissecans immer nur an konkaven Flächen vor.** In der schon erwähnten multizentrischen Studie mit 798 Fällen von Osteochondrosis dissecans am Kniegelenk waren 70 % an dieser Stelle lokalisiert (Abb. 3.263 und 3.264 a). 7 % wurden auf der medialen Seite der medialen Femurkondylus, 16 % am lateralen Femurkondylus, 6 % an der Patella (Abb. 3.265) und 0,3 % am lateralen Tibiaplateau (im konkaven Bereich) beobachtet.

Diagnostik

Die Symptome bei der Osteochondrosis dissecans sind unspezifisch. Es bestehen meist belastungsabhängige Schmerzen, evtl. Pseudoblockaden. Echte Blockaden und Ergußbildungen sind v. a. bei Vorhandensein von freien Gelenkkörpern zu beobachten. Bei der klinischen Untersuchung ist der von Wilson [35] beschriebene Test zur Diagnosestellung hilfreich. In leichter Flexion und forcierter Außenrotation werden Schmerzen ausgelöst, da der osteochondrotische Herd durch das vordere Kreuzband unter Kompression gerät. Die bereits erwähnte multizentrische Studie zeigte, daß weder die Schmerzen noch der Erguß zuverlässige Indikatoren für eine vorhandene Dissektion sind [16]. Die Diagnose

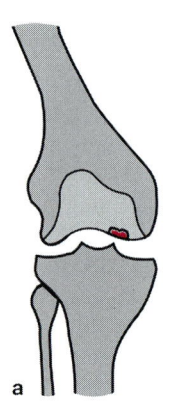

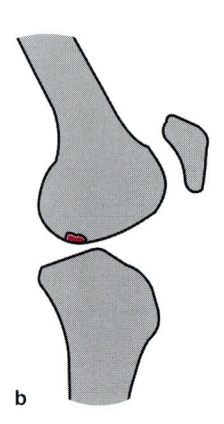

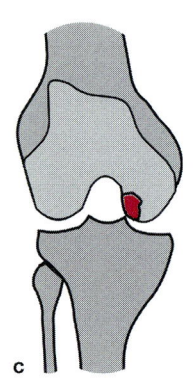

Abb. 3.263 a–c. Osteochondrosis dissecans: *Typische Lokalisation* am laterodorsalen Anteil des medialen Femurkondylus

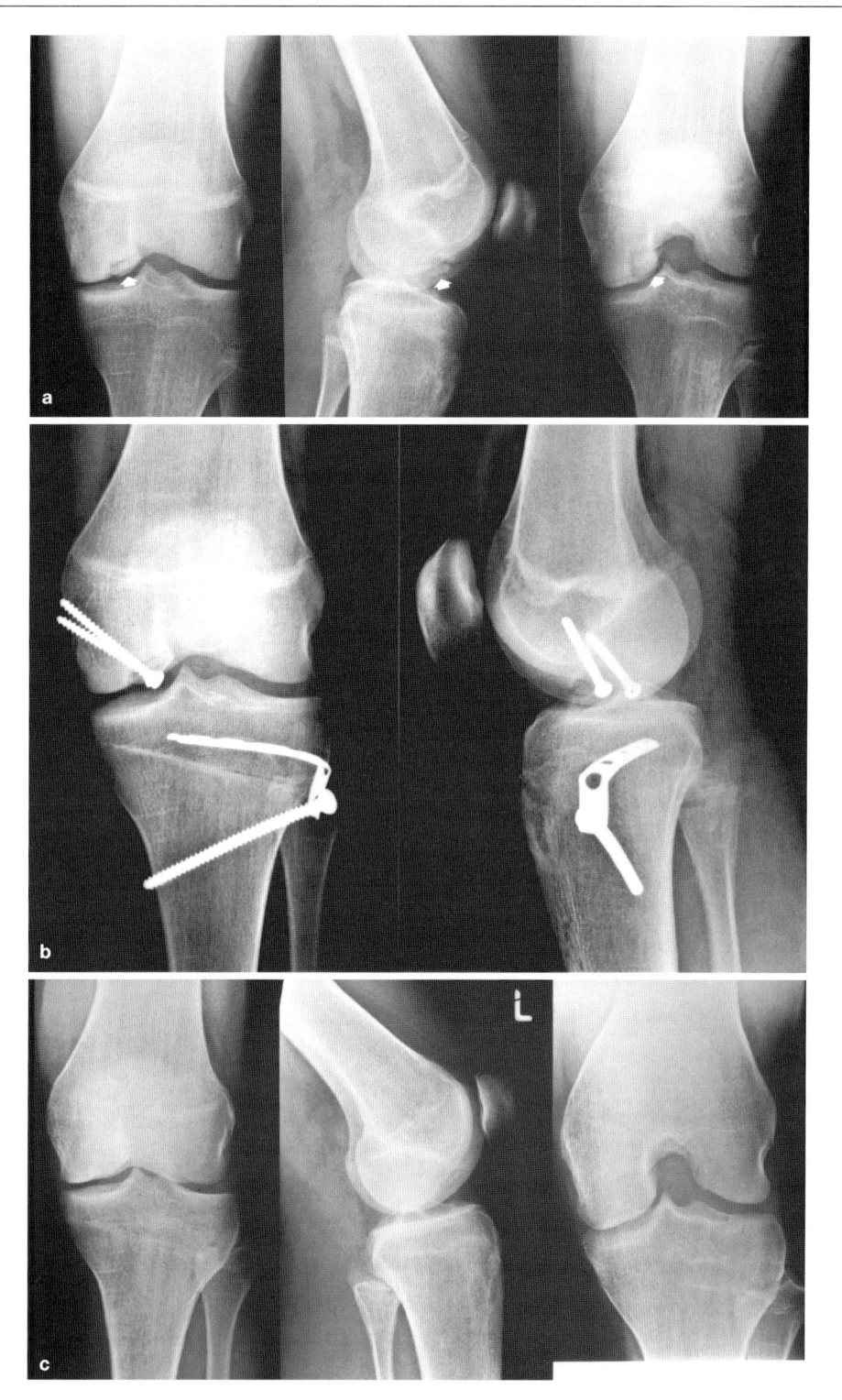

Abb. 3.264 a–c. 14jähriges Mädchen mit *Osteochondrosis dissecans* am lateralen Teil des medialen Femurkondylus. **a** (Röntgenbild a.-p., seitlich und Tunnelaufnahme nach Frick). Das große Fragment Loco classico ist völlig disseziert, es besteht eine leichte Varusachse. **b** Zustand nach *Verschraubung* des Fragments und *transkondylärer Tibiavalgisationsosteotomie*. **c** Ausheilungsergebnis 2 Jahre nach Behandlung

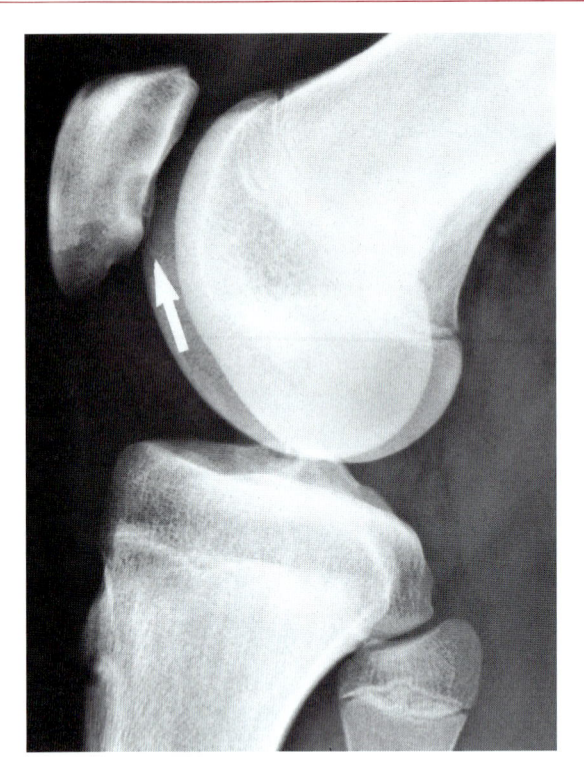

Abb. 3.265. Seitliches Röntgenbild bei einem 16jährigen Jungen mit *Osteochondrosis dissecans an der Patella*

wird mit *Nativröntgenbildern* gestellt: Neben der a.-p.-Aufnahme und dem Seitenbild benötigen wir eine sog. Tunnelaufnahme nach Frick (Abschn. 3.3.2). Dieses Bild, das zur Darstellung der Fossa intercondylaris dient, zeigt den osteochondrotischen Herd in der Regel besser als die a.-p.-Aufnahme, da dieser meist relativ dorsal an der lateralen Begrenzung des medialen Femurkondylus sitzt. Typisch für die Osteochondrosis dissecans ist die Sklerose um die nekrotische Zone herum. Die Krankheit darf nicht mit Ossifikationsunregelmäßigkeiten verwechselt werden, wie sie v. a. bei kleineren Kindern häufig vorkommen, diese haben keine klinische Bedeutung (Abb. 3.266). Das ^{99}Technetium-*Szintigramm* eignet sich für die Verlaufsbeobachtung. Es reichert sich um den Herd herum an und zeigt sowohl den Beginn der Störung wie auch die Ausheilung früher als das Röntgenbild an [11]. Die *MRT-Untersuchung* signalisiert den osteochondrotischen Herd immer sehr deutlich. Auch die Intaktheit des Knorpels läßt sich mit dieser Untersuchung feststellen, allerdings ist diese Beurteilung wegen des schlechten Auflösungsvermögens nicht immer zuverlässig. Die MRT-Untersuchung zeigt wegen des umgebenden Ödems einen vergrößerten Herd [14, 19]. Es fehlen bisher die Kriterien, die es erlauben, aufgrund von MRT-Befunden prognostische Aussagen zu machen. Mit der *diagnostischen Arthroskopie* läßt sich die Knorpeloberfläche am besten beurteilen. Initiales Zeichen einer beginnenden Dissoziierung ist die gelbliche Verfärbung des Knorpels. Auch die beginnende Ablösung des Knorpel-Knochen-Fragmentes läßt sich mit einer Tastsonde sehr gut feststellen.

Therapie

Konservative Therapie

Es stehen folgende Möglichkeiten zur Verfügung:

- Reduktion der sportlichen Aktivität,
- Entlastung,
- Physiotherapie,
- Gipsimmobilisation, Schienen.

Die wichtigste Maßnahme ist wohl die *Reduktion der sportlichen Aktivität* bzw. das *Sportverbot*. Die Gefahr, daß der Herd nicht spontan ausheilt, ist bei Fortsetzung der sportlichen Belastung wesentlich größer, als wenn diese eine Zeitlang unterbrochen wird. Auch andere konservative Behandlungsmethoden, wie beispielsweise ein spezielles *Übungsprogramm* und eine *Entlastung*, können temporär sinnvoll sein [10, 17]. Eine temporäre *Immobilisation* in einer *Gipshülse* hat weniger das Ziel, das Wiedereinwachsen des Dissekates zu ermöglichen [33], sondern eher, das Sportverbot wirksam durchzusetzen. Allerdings darf die Fixation nicht mehr als 4–6 Wochen dauern, da eine noch längere Immobilisation für das Gelenk ganz allgemein schädlich ist. Da die (radiologische) Ausheilung meist viel länger dauert, ist die Anwendung von

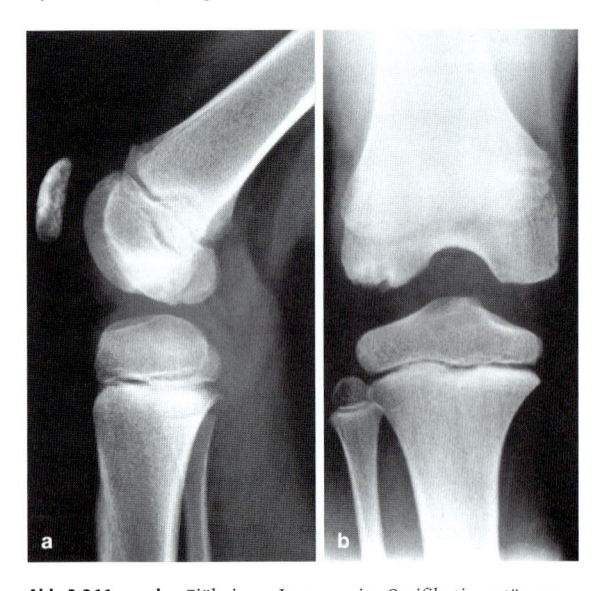

Abb. 3.266 a, b. 7jähriger Junge mit *Ossifikationsstörungen* am lateralen Femurkondylus (Röntgenbilder **a** seitlich, und **b** a.-p.). Hierbei handelt es sich um eine harmlose Normvariante der Verknöcherung der Epiphyse und nicht um eine Osteochondrosis dissecans

abnehmbaren *Schienen* sinnvoll. Eine Schiene in strecknaher Stellung, die tagsüber ständig getragen wird, vermeidet Rotationsbewegungen, entlastet den meist im dorsalen Bereich lokalisierten osteochondrotischen Herd und verhindert sportliche Aktivität.

Operative Therapie

Folgende Eingriffe können durchgeführt werden:

- Anbohren der sklerotischen Zone („Forage", sog. Pridie-Bohrung),
- Refixation des Dissekates,
- Auffüllen des Defektes durch autologes oder homologes Transplantat.

Anbohren der Sklerosezone (Pridie-Bohrung)

Um den nekrotischen, sich dissezierenden Herd herum entsteht eine Sklerosezone, die wahrscheinlich reaktiv und nicht Ursache der Durchblutungsstörung ist. Mit der Anbohrung („Forage") der Sklerosezone soll die Durchblutung des Dissekates gefördert werden. Die Bohrung kann *retrograd*, d.h. von außerhalb der Gelenkfläche in Richtung des Dissekates, oder *anterograd*, d.h. durch den Knorpelbelag und durch die avaskuläre Zone hindurch, erfolgen. Wie wir in der multizentrischen Studie festgestellt haben, konnten wir den Nutzen der (sehr gebräuchlichen) Bohrung nicht nachweisen [16], auch wenn in der Literatur über positive Resultate berichtet wird [1, 6]. Als alleinige Maßnahme ist diese Operation, solange keine Dissektion besteht, nicht sinnvoll.

Refixation

Zur Refixation stehen die folgenden Methoden zur Verfügung:

- normale Kleinfragmentschrauben,
- kanülierte Schrauben (z.B. „Herbert-Schraube") [13, 31],
- Spezialschrauben aus homologem Knochen,
- Spezialhaken [18],
- Fibrinkleber [7, 22],
- resorbierbare Nägel aus Polyglykol oder anderen Polylaktaten.

Entscheidend ist, daß die Fixation stabil ist. Dies ist nur möglich, wenn das Dissekat nicht nur aus Knorpel besteht und die knöcherne Oberfläche nicht mit einer dicken Bindegewebeschicht überzogen ist. Es können nur Dissekate refixiert werden, die noch nicht vollständig herausgebrochen sind oder erst vor kurzer Zeit ihr Bett verlassen haben. Die Art der Refixation ist von untergeordneter Bedeutung.

Wir selber haben mit allen oben erwähnten Methoden Erfahrungen. Die resorbierbaren Nägel sind aus unserer Sicht am wenigsten geeignet, da sie keine Kompression zwischen Dissekat und Femurkondylus ermöglichen. Auch mit den Haken haben wir keine guten Erfahrungen gemacht; sie sind relativ umständlich zu montieren und erlauben ebenfalls keine gute Kompression. Zudem haben sie eine gewisse Tendenz, sich zu lockern, und die Metallentfernung ist relativ aufwendig. Am besten hat sich die Fixation mit einer Schraube bewährt, sei sie nun kanüliert oder nicht. Von Nachteil ist allerdings die Notwendigkeit, das Metall zu entfernen, was aber einfach und meist arthroskopisch durchgeführt werden kann. Die Schrauben erlauben eine gute Kompression zwischen Dissekat und Mausbett (Abb. 3.264 b). Eine neue Möglichkeit besteht darin, aus homologem Knochen gefertigte Schrauben zu verwenden, die nicht entfernt werden müssen.

Auffüllen des Defektes mit autologem oder homologem Knorpel-Knochen-Transplantat

Autologe Knochentransplantate müssen von anderen Stellen im Kniegelenk, sei es von der Tibia [30] oder dissekatfernen Lokalisationen am Femurkondylus, entnommen werden [36, 37]. Dies geschieht in der Überlegung, daß es im Kniegelenk wichtige und weniger wichtige Belastungszonen gibt. Lange Zeit wurde ja behauptet, der klassische Ort der Osteochondrosis dissecans liege nicht in der Belastungszone. Diese Ansicht halten wir für falsch.

> **!** Es gibt am menschlichen Körper keine Stelle mit hyalinem Knorpel, die nicht eine der Knorpeldicke entsprechende Belastung erfährt.

Somit können wir auch nicht der Idee zustimmen, an einem gesunden Anteil des Kniegelenkes einen Defekt zu erzeugen, um eine andere Läsion zu reparieren. Auf diese Weise schädigen wir das Kniegelenk zusätzlich.

Homologe Transplantate können von Leichen gewonnen werden. Wir selber haben keine Erfahrung mit der Auffüllung von solch kleinen Defekten mit homologen Knorpel-Knochen-Transplantaten. Wir verwenden sie lediglich bei Tumoren (Abschn. 3.3.12 und Kap. 4.5.6). Die Berichte in der Literatur sind positiv [12, 15, 24]. Problematisch ist die Verfügbarkeit des Transplantats, das exakte Einpassen und die Fixationsmethode.

Korrektur der Beinachsen

Bei einer starken Valgus- oder Varusfehlstellung ist eine Korrekturosteotomie bei Vorhandensein einer

Osteochondrosis dissecans in der überlasteten Zone besonders sinnvoll (Abb. 3.264 b). Die Osteotomie muß am Ort der Fehlstellung erfolgen, die im distalen Femur oder in der proximalen Tibia lokalisiert sein kann.

Prognose

Mehrere Untersuchungen haben ergeben, daß nach einer Osteochondrosis dissecans eine erhebliche Arthrosegefahr besteht. Eine Studie mit einer Nachkontrollzeit von mehr als 33 Jahren zeigte, daß bei 32 % der Patienten eine deutliche Arthrose bestand und daß nur 50 % der Patienten keine Beschwerden hatten [32]. Auch andere Untersuchungen berichten von einem ähnlich großen Arthroserisiko [9]. Die Prognose scheint stark vom Alter des Patienten bei Erkrankungsbeginn abzuhängen [29]. Treten die ersten Symptome früher als 1 Jahr vor Verschluß der Epiphysenfuge auf (juvenile Form), so ist der Verlauf eindeutig günstiger als bei späterem Erkrankungsbeginn. In verschiedenen Studien wurde versucht, konservative und operative Therapien miteinander zu vergleichen [10, 17, 33]. Auch wenn die meisten dieser Untersuchungen keine Vorteile der operativen Therapie gegenüber der konservativen zeigten, so bleibt der Aussagewert fragwürdig, da die Kollektive schlecht vergleichbar waren.

In der bereits erwähnten, vom Autor geleiteten (und noch nicht publizierten) *multizentrischen Studie* der Europäischen Gesellschaft für Kinderorthopädie [16] bei 798 Fällen von Osteochondrosis dissecans wiesen 509 eine genügende Dokumentation mit adäquater Beobachtungszeit zu. Die Auswertung dieser Fälle ermöglichte *folgende Schlüsse*:

- Die *Prognose* ist *altersabhängig:* Bei Kindern und Jugendlichen ist sie besser als bei Patienten mit prämaturen oder geschlossenen Fugen. Dennoch weisen auch in der jüngeren Patientengruppe bei der Nachkontrolle nach durchschnittlich 3,2 Jahren 22 % der Patienten ein abnormes Kniegelenk auf (bei den älteren Patienten 42 %). Die Krankheit ist somit auch bei Jugendlichen nicht so benigne, wie bis jetzt angenommen. Eine schlechte Prognose besteht v. a., wenn es zur Dissektion kommt. Die Dissektion kann bei Schmerzen und/oder Erguß nur mit MRT oder Arthroskopie mit genügender Sicherheit nachgewiesen werden, die konventionelle Röntgenuntersuchung ist unzuverlässig.
- Osteochondrotische Herde an *klassischer Lokalisation* haben eine *bessere Prognose* als solche an atypischer Stelle.
- Bei *sportlich aktiven Patienten* ist die *Prognose schlechter* als bei weniger aktiven.
- Solange *keine Dissektion* besteht, sind die *Resultate der konservativen Behandlung besser* als diejenigen der operativen.
- Ein alleiniges *Anbohren des Herdes* hat – solange keine Dissektion besteht – *keinen positiven Effekt auf das Endresultat.*
- Kommt es zur *Dissektion*, so sind die *Resultate der operativen Behandlung besser* als diejenigen der konservativen.

Unser Behandlungskonzept bei Osteochondrosis dissecans

Symptomatik	Therapie
Asymptomatisch	Keine Maßnahmen
Geringe Symptome, kein Erguß, im Röntgenbild kein Verdacht auf Dissektion	Sportverbot, temporär evtl. „behindernde" Schiene oder Gipshülse. Keine „Forage" des Herdes
Deutliche klinische Symptome und/oder radiologische Zeichen der Dissektion	MRT oder Arthroskopie, bei Bestätigung der Dissektion Refixation mit Schraube(n) oder Fragmententfernung und Defektfüllung, bei Varusachse evtl. Achsenkorrektur

Literatur

1. Aglietti P, Buzzi R, Bassi PB, Fioriti M (1994) Arthroscopic drilling in juvenile osteochondritis dissecans of the medial femoral condyle. Arthroscopy 10: 286–91
2. Aichroth PM, Patel DV, Marx CL (1991) Congenital discoid lateral meniscus in children. J Bone Joint Surg (Br) 73: 932–6
3. Andrew TA, Spivey J, Lindebaum RH (1981) Familial osteochondritis dissecans and dwarfism. Acta Orthop Scand 52: 519–23
4. Barrie HJ (1987) Osteochondritis dissecans 1887–1987 A centennial look at Konig's memorable phrase. J Bone Joint Surg (Br) 69: 693–5
5. Blasius K, Greschniok A (1986) Zur Ätiologie und Pathogenese der Osteochondrosis dissecans des Kniegelenkes. Z Orthop 124: 650–4
6. Bradley J, Dandy DJ (1989) Results of drilling osteochondritis dissecans before skeletal maturity. J Bone Joint Surg (Br) 71: 642–4
7. Bruns J, Klima H, Rosenbach B, Lussenhop S (1993) Langzeitergebnisse nach Klebung von osteochondralen Fragmenten bei Osteochondrosis dissecans. Langenbecks Arch Chir 378: 160–6
8. Bruns J, Klima H (1993) Osteochondrosis dissecans genus und Sport. Sportverletz Sportschaden 7: 68–72
9. Bruns J, Klima H (1993) Osteochondrosis dissecans genus. Ergebnisse einer Nachuntersuchung. Z Orthop 131: 413–9
10. Cahill BR, Phillips MR, Navarro R (1989) The results of conservative management of juvenile osteochondritis dissecans using joint scintigraphy. A prospective study. Am J Sports Med 17: 601–5
11. Cahill BR, Berg BC (1983) 99m-Technetium phosphate compound joint scintigraphy in the management of juvenile osteochondritis dissecans of the femoral condyles. Am J Sports Med 11: 329–35

12. Convery FR, Meyers MH, Akeson WH (1991) Fresh osteochondral allografting of the femoral condyle. Clin Orthop 273: 139–45
13. Cugat R, Garcia M, Cusco X, Monllau JC, Vilaro J, Juan X, Ruiz-Cotorro A (1993) Osteochondritis dissecans: a historical review and its treatment with cannulated screws. Arthroscopy 9: 675–84
14. Dipaola JD, Nelson DW, Colville MR (1991) Characterizing osteochondral lesions by magnetic resonance imaging. Arthroscopy 7: 101–4
15. Garrett JC (1994) Fresh osteochondral allografts for treatment of articular defects in osteochondritis dissecans of the lateral femoral condyle in adults. Clin Orthop 303: 33–7
16. Hefti F, Beguiristein J, Krauspe R et al. (1997) The EPOS multicenter study on osteochondritis dissecans. Presentation at the 17th Congress of the European Pediatric Orthopaedic Society. Heidelberg, 22. 3. 1997
17. Hughston JC, Hergenroeder PT, Courtenay BG (1984) Osteochondritis dissecans of the femoral condyles. J Bone Joint Surg (Am) 66: 1340–8
18. Jakob RP, Miniaci A (1989) A compression pinning system for osteochondritis dissecans of the knee. Acta Orthop Scand 60: 319–21
19. Jerosch J, Lahm A, Castro WH, Assheuer J (1992) Möglichkeiten der Kernspintomographie in der Diagnostik der Osteochondrosis dissecans des Kniegelenkes. Sportverletz Sportschaden 6: 14–9
20. König F (1987) Über freie Körper in den Gelenken. Dtsch Z Chir 27: 90
21. Kozlowski K, Middleton R (1985) Familial osteochondritis dissecans: a dysplasia of articular cartilage? Skeletal Radiol 13: 207–10
22. Lutten C, Lorenz H, Thomas W (1988) Refixation bei der Osteochondrosis dissecans mit resorbierbarem Material unter Verlaufsbeobachtung mit der Kernspintomographie (MR). Sportverletz Sportschaden 2: 61–8
23. Maurer HJ, Schreiner M (1984) Ossifikation der distalen Femurepiphyse. Zur Frage der Osteochondrosis dissecans bei Kindern. Z Orthop 122: 803–9
24. Meyers MH, Akeson W, Convery FR (1989) Resurfacing of the knee with fresh osteochondral allograft. J Bone Joint Surg (Am) 71: 704–13
25. Mubarak SJ, Carroll NC (1981) Juvenile osteochondritis dissecans of the knee: etiology. Clin Orthop 157: 200–11
26. Nambu T, Gasser B, Schneider E, Bandi W, Perren SM (1991) Deformation of the distal femur: a contribution towards the pathogenesis of osteochondrosis dissecans in the knee joint. J Biomech 24: 421–33
27. Paget J (1870) On production of some of the loose bodies in the joints. St Bart Hosp Rep 6: 1
28. Paré A (1840–1841) Oeuvres complètes Tome III. Ballière, Paris, p 32
29. Schenck RC, Goodnight JM (1996) Osteochondritis dissecans. J Bone Joint Surg (Am) 78: 439–53
30. Slough JA, Noto AM, Schmidt TL (1991) Tibial cortical bone peg fixation in osteochondritis dissecans of the knee. Clin Orthop 267: 122–7
31. Thomson NL (1987) Osteochondritis dissecans and osteochondral fragments managed by Herbert compression screw fixation. Clin Orthop 224: 71–8
32. Twyman RS, Desai K, Aichroth PM (1991) Osteochondritis dissecans of the knee. A long-term study. J Bone Joint Surg (Br) 73: 461–4
33. Venbrocks R, Munzenberg KJ, Kempis VJ (1988) Vergleich und Wertung konservativer und operativer Therapiemöglichkeiten bei Osteochondrosis dissecans des Kniegelenkes. Z Orthop 126: 30–3
34. Versteylen RJ, Zwemmer A, Lorie CA, Schuur KH (1988) Multiple epiphyseal dysplasia complicated by severe osteochondritis dissecans of the knee. Incidence in two families. Skeletal Radiol 17: 407–12
35. Wilson N (1967) A diagnostic sign in osteochondritis dissecans of the knee. J Bone Joint Surg (Am) 49: 477–80
36. Wirth T, Rauch G, Schuler P, Griss P (1991) Das autologe Knorpel-Knochen-Transplantat zur Therapie der Osteochondrosis dissecans des Kniegelenkes. Z Orthop 129: 80–4
37. Yamashita F, Sakakida K, Suzu F, Takai S (1985) The transplantation of an autogeneic osteochondral fragment for osteochondritis dissecans of the knee. Clin Orthop 201: 43–250

3.3.5
Patellaluxation

Definition

Dislokation der Patella aus dem femoropatellaren Gleitlager heraus nach lateral.

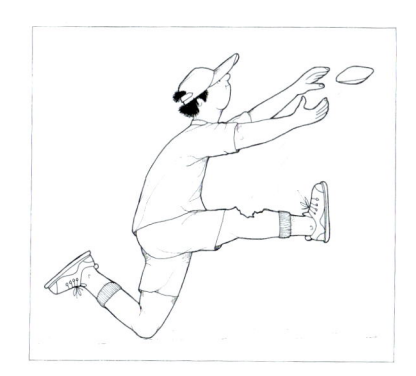

Klassifikation

Wir unterscheiden:

- *Akute traumatische Patellaluxation:* Durch ein adäquates Trauma hervorgerufene Dislokation der Patella nach lateral.
- *Akute dispositionelle Patellaluxation:* Eine erstmalige Patellaluxation bei Vorliegen von prädisponierenden Faktoren. Geht meist über in die rezidivierende Form.
- *Rezidivierende Patellaluxationen*: Immer wieder und immer häufiger auftretende Patellaluxationen nach lateral bei Vorliegen von prädisponierenden Faktoren.
- *Habituelle Patellaluxation*: Die Patella kann willkürlich nach lateral luxiert werden, sie verbleibt

nur im femoropatellaren Gleitlager in Streckstellung.
- *Kongenitale Patellaluxation*: Die Patella ist bei der Geburt luxiert, der Streckapparat ist nach lateral verlagert (meist mit einem Genu valgum verbunden).
- *Neurogene Patellaluxation*: Durch abnormen Zug des M. vastus lateralis kommt es zur (meist permanenten) Luxation der Patella nach lateral.
- *Iatrogene Patellaluxation:* Nach Operationen zur Behebung der Patellaluxation nach lateral auftretende *mediale* (Sub)luxation der Patella.

Ätiologie

Wie schon aus der Klassifikation hervorgeht, ist die Ätiologie der Patellaluxation nicht einheitlich.

Akute traumatische Patellaluxation

Für eine akute Patellaluxation ist ein adäquates Trauma erforderlich. Die Verletzung erfolgt meistens in einer Flexions-, Valgus- und Außenrotationsstellung des Kniegelenkes. Dies ist der gleiche Mechanismus, der bei Erwachsenen am häufigsten zur Ruptur des vorderen Kreuzbandes führt. Zwar sind Verletzungen dieses Bandes bei Kindern und Jugendlichen eher selten, dennoch muß dieser Zusammenhang beachtet werden. Oft sind auch andere Begleitverletzungen zu beobachten, wie Zerreißung der medialen Retinacula sowie Abscherfrakturen an der medialen Patellafacette und am lateralen Femurkondylus. Die akute traumatische Patellaluxation ohne prädisponierende Faktoren ist bei Kindern und Jugendlichen selten.

Akute dispositionelle Patellaluxation

Dieses Ereignis ist bei Kindern und Jugendlichen wesentlich häufiger zu beobachten als die akute traumatische Luxation. Im Unterschied zu dieser ist das Unfallereignis nicht adäquat, es sind wenig Begleitverletzungen zu beobachten, und es liegen prädisponierende Faktoren vor (diese sind bei der rezidivierenden Form ausführlich beschrieben). Die akute prädispositionelle Form geht fast immer in eine rezidivierende über.

Rezidivierende Patellaluxationen

Bei dieser häufigen Form kommt es immer wieder und zunehmend häufiger zu Luxationen der Patella nach lateral. Die Dislokationen werden durch die folgenden prädisponierenden Faktoren begünstigt:

- *Allgemeine Bandlaxität:* Die meisten Patienten weisen Zeichen einer allgemeinen Schwäche der Ligamente auf. Typischerweise sind rezidivierende Patellaluxationen auch bei hereditären Krankheiten häufig, die mit einer Verminderung der Kollagenqualität verbunden sind (wie Ehlers-Danlos-Syndrom, Arachnodaktylie, Osteogenesis imperfecta, Turner-Syndrom [20], Trisomie 21, Kabuki-Syndrom) [10] (s. auch Kap. 4.3).
- *Muskelungleichgewicht mit Subluxation der Patella*: Rutscht die Patella in Streckstellung ohne Anspannung des M. quadriceps im femoropatellären Gleitlager nach lateral, so begünstigt dies die Luxation der Patella bei Außenrotation des Unterschenkels und zunehmender Flexion. Einzelne Autoren haben auch primäre Veränderungen der Muskulatur gefunden [4].
- *Dysplasie der Femurkondylen*: Der laterale Femurkondylus steht normalerweise ventral etwas stärker vor als der mediale. Eine Abflachung des lateralen Femurkondylus sowie eine verminderte Eindellung des femoropatellären Gleitlagers begünstigen die Luxation.
- *Veränderungen der Retinakula*: Der Halteapparat ist für die Führung der Patella sehr wichtig. Die Zerreißung der medialen Bänder und eine Verkürzung des lateralen Bandapparates sind luxationsfördernd.
- *Patella alta*: Beim konstitutionellen Patellahochstand rutscht die Patella bei zunehmender Flexion verspätet in das femoropatelläre Gleitlager und fördert so die Luxationstendenz.
- *Achsen- und Rotationsfehlstellungen*: Ein Genu valgum sowie die vermehrte Tibiaaußentorsion begünstigen die Patellaluxation. Ähnliches gilt auch für das Genu recurvatum.

Meist ist es nicht ein einziger Faktor, der zur Etablierung einer rezidivierenden Patellaluxation führt, sondern es ist das Zusammenspiel verschiedener Elemente.

Habituelle Patellaluxation

Bei dieser Form kann der Patient die Patella willkürlich durch Zug des M. vastus lateralis nach lateral luxieren. Die Kniescheibe rutscht bei zunehmender Flexion zur Seite und reponiert sich wieder bei Extension. Die prädisponierenden Faktoren sind hier noch ausgeprägter vorhanden als bei der rezidivierenden Form. Die habituelle Luxation läßt sich auch nicht klar von der kongenitalen abgrenzen.

Kongenitale Patellaluxation

Diese Luxation ist schon bei der Geburt vorhanden. Die Patella ist sehr klein und dysplastisch, manchmal fehlt sie auch vollständig. Die angeborene Luxation der Kniescheibe ist sehr selten und kommt gelegentlich im Zusammenhang mit dem „Nagel-Patella-Syndrom" vor [8] (s. auch Kap. 4.6.4.17).

Neurogene Patellaluxation

Bei der spastischen Tetraparese kommt es nicht selten zur rezidivierenden oder sogar chronischen Patellaluxation nach lateral. Neben prädisponierenden Faktoren (s. rezidivierende Form) spielen hier die abnormen Muskelkräfte eine wesentliche Rolle (s. auch Abschn. 3.3.7).

Iatrogene Patellaluxation

Nach schlecht indizierten und/oder insuffizient durchgeführten patellazentrierenden Operationen kann es gelegentlich zur medialen (Sub-)Luxation der Patella kommen [19, 26].

Vorkommen

In einer finnischen epidemiologischen Studie wurde eine Inzidenz von 43 Patellaluxationen pro 100 000 Kinder und Jugendliche im Alter unter 16 Jahren errechnet [22]. Bei Patienten mit Hämarthros wurde arthroskopisch in 10 % eine durchgemachte Patellaluxation festgestellt [24].

Klinik, Diagnostik

Patellaluxationen ereignen sich meist bei Adoleszenten. Außer bei der akuten traumatischen Luxation (die sehr selten ist) ist in der Regel ein genauer Unfallvorgang nicht zu rekonstruieren. Das Ereignis wird oft als „Einknicken", „Blockieren" und manchmal auch als „Aushängen" beschrieben. Zur Luxation kommt es bei belasteter Flexion mit Außenrotation der Tibia. Gelegentlich beobachten Patienten die Dislokation der Patella und ihre Reposition, nachdem das Kniegelenk wieder gestreckt wurde. Nicht nur bei der akuten traumatischen, sondern auch bei der ersten dispositionellen Luxation kommt es häufig zum Hämarthros. Dementsprechend müssen Begleitverletzungen ausgeschlossen werden (s. Abschn. 3.3.8). Bei Rezidivluxationen wird dieses Ereignis mit zunehmender Häufigkeit angegeben. Ergüsse bilden sich nur noch selten. Oft werden chronische peripatelläre Beschwerden mit Schmerzen bei langem Sitzen und beim Bergabgehen beobachtet. Jungen sind etwa gleich häufig betroffen wie Mädchen [21].

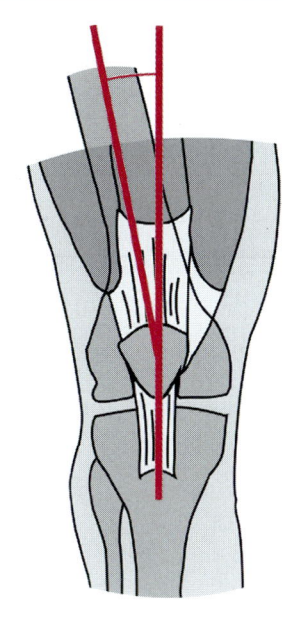

Abb. 3.267. *Bestimmung des Q-Winkels*: Der Winkel zwischen der Achse der Quadrizeps- und der Patellarsehne. Ein Winkel von mehr als 15° wird als pathologisch bezeichnet. Die Messung ist allerdings sehr ungenau

Bei der *klinischen Untersuchung* sollte man primär auf die Beinachsen im Stehen achten. Prädisponierende Faktoren sind Genua valga und Genua recurvata. Häufig beobachtet man eine Atrophie des M. vastus medialis als Ausdruck eines funktionellen Defizits. Durch Wegdrücken der Patella nach lateral läßt sich die schmerzhafte laterale Subluxation reproduzieren („apprehension sign"). Typischerweise versucht der Patient vorbeugend mit seinen Händen den Untersucher bei dieser Manipulation abzuwehren [21]. Die Hypermobilität der Patella läßt sich bei ca. 30° Flexion überprüfen, wenn sich in dieser Stellung die Kniescheibe über den lateralen Femurkondylus verschieben läßt. Typisch ist die Druckdolenz über dem medialen Femurkondylus, die aber auch für andere peripatelläre Schmerzsyndrome charakteristisch ist (s. Abschn. 3.3.3.2). Auch der Q-Winkel (Abb. 3.267) sowie die Achsen- und Rotationsverhältnisse sind zu beachten: Ein vergrößerter Q-Winkel, ein Genu valgum sowie eine wegen Rotation im Kniegelenk lateralisierte Tuberositas tibiae begünstigen die Luxation.

Röntgendiagnostik

Es müssen *Röntgenbilder* a.-p. und seitlich sowie Tangentialaufnahmen der Patella (in möglichst wenig Flexion) (Abb. 3.268, s. auch Abschn. 3.3.1) angefertigt werden. Primär achtet man bei allen Bildern auf das Vorhandensein von osteochondralen Fragmenten. Typische Lokalisationen sind die mediale Patellafacette und der Rand des lateralen Femurkondylus (Abb. 3.269 und 3.270). Auf der seitlichen Aufnahme messen wir die Kniescheibenhöhe nach Insall aus [11] (Abb. 3.271). Auf der tangentialen Aufnahme

Abb. 3.268. *Axiale Röntgenaufnahme beider Patellae* bei einem 16jährigen Mädchen in 30° Flexion der Kniegelenke. Die Femurkondylen sind leicht dysplastisch, die Patella auf der rechten Seite subluxiert etwas nach lateral

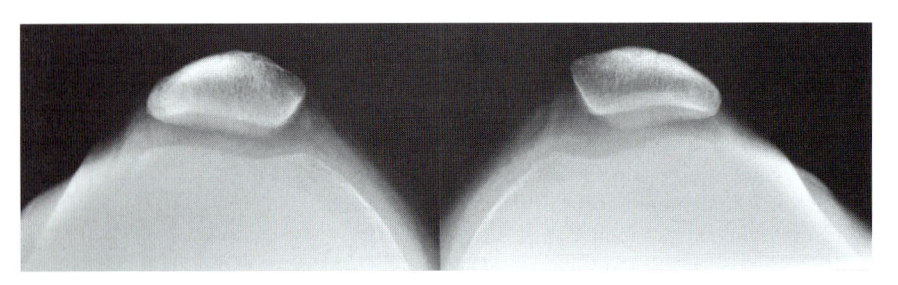

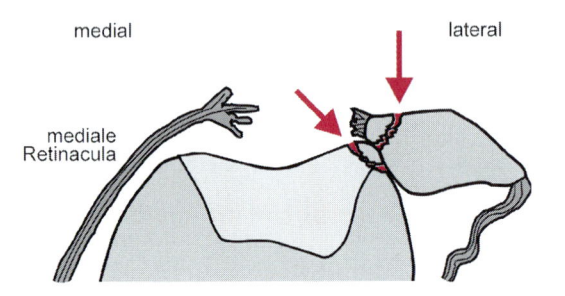

Abb. 3.269. Typische *Begleitverletzungen bei der Patellaluxation*: Zerreißung der medialen Retinacula, osteochondrale Frakturen an der medialen Patellafacette und am lateralen Femurkondylus

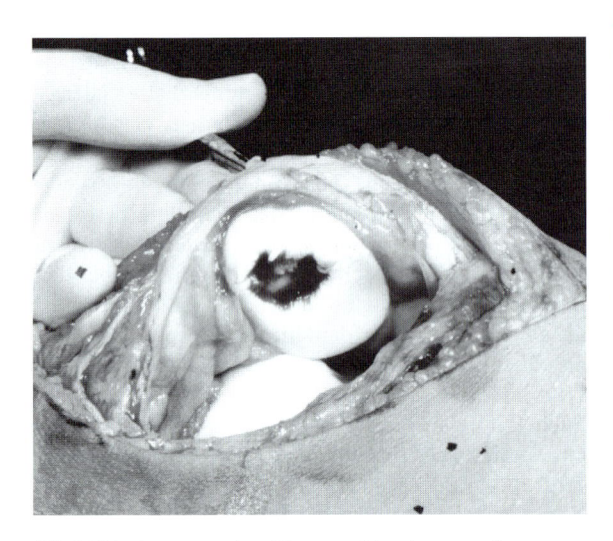

Abb. 3.270. Intraoperative Photographie eines großen *osteochondralen Fragmentes* an der Rückfläche der Patella nach traumatischer Luxation bei einem 14jährigen Mädchen

Abb. 3.271. Messung der *Höhe der Patella alta* nach Insall u. Salvati [11]: *LP* maximale Länge der Patella, *LT* maximale Länge der Patellarsehne. Das normale Längenverhältnis beträgt 1,0. Eine Abweichung um mehr als 20% besagt, daß eine Pathologie vorliegt, sei es eine Patella alta (zu hoch stehende Kniescheibe) oder eine Patella baja (zu tiefe Lokalisation der Patella)

der Patella bestimmen wir einerseits den Sulkuswinkel nach Merchant [18] (Abb. 3.272), andererseits den lateralen patellofemoralen Winkel nach Laurin [15] (auch sog. „tilt-angle") zur Feststellung einer Subluxation (Abb. 3.273). In einer größeren epidemiologischen Untersuchung war dieser „tilt-angle" bei symptomatischen Patienten im Durchschnitt 12°, bei asymptomatischen nur 4° [7]. Einen noch besseren Hinweis auf die Subluxation der Patella geben die *CT*- oder *MRT*-Aufnahmen in Streckstellung mit und ohne Anspannung des M. quadriceps, womit sich der Muskelzug bildlich darstellen läßt (Abb. 3.274). Diese Untersuchung ist v. a. dann nützlich, wenn die üblichen tangentialen Röntgenaufnahmen keinen klaren Befund ergeben. Die Luxationsbewegung findet i. allg. während der ersten 20° Flexion statt [14]. Wichtig ist auch die Beurteilung der Beinachsen und -torsionen. Falls der klinische Befund eine Pathologie vermuten läßt, so vermessen wir die Achsen- und Längenverhältnisse mit dem sog. Questor-Gerät. Die Rotationsverhältnisse lassen sich auch mit dem CT bestimmen (s. auch Kap. 4.2.2). In Abb. 3.275 ist eine Patella in permanenter Luxationsstellung abgebildet, in Abb. 3.276 das klinische Bild einer beidseitigen Luxation.

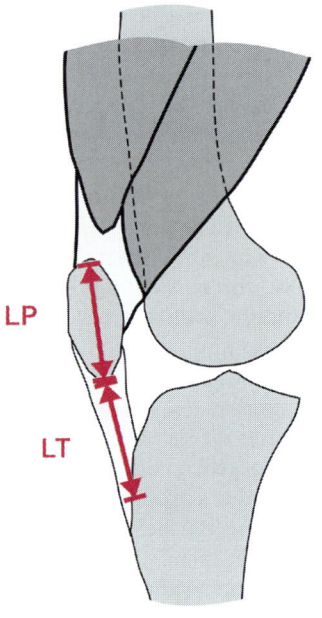

3.3.5 Patellaluxation

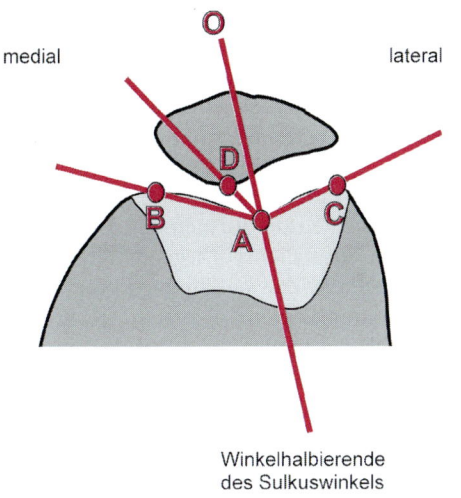

Abb. 3.272. Messung des *Kongruenzwinkels und des Sulkuswinkels nach Merchant* [18]: Auf der Röntgenaufnahme in 30° Flexion werden die höchsten Punkte des medialen (B) und lateralen (C) Kondylus mit dem tiefsten Punkte der Fossa intercondylaris (A) verbunden. Dies ergibt den Sulkuswinkel. Es wird die Winkelhalbierende (A-O) gebildet. Von A wird eine Linie bis zum tiefsten Punkt an der Patella (D) gezogen. Der Winkel DAO ist der Kongruenzwinkel. Winkel, die größer sind als 16°, sind pathologisch

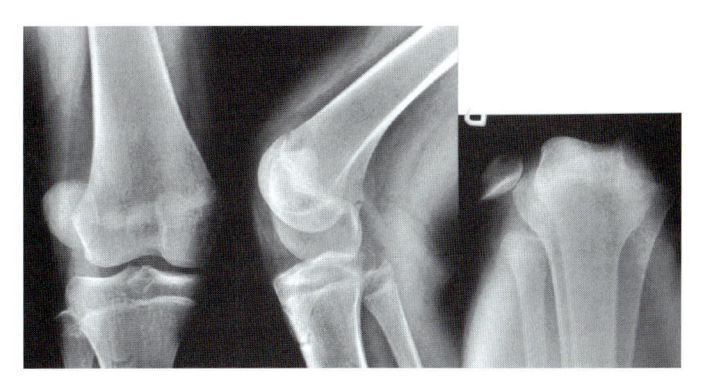

Abb. 3.275. Röntgenaufnahme des rechten Kniegelenks a.-p., seitlich und axial bei *permanenter Luxation der Patella* bei einem 15jährigen Mädchen mit Trisomie 21

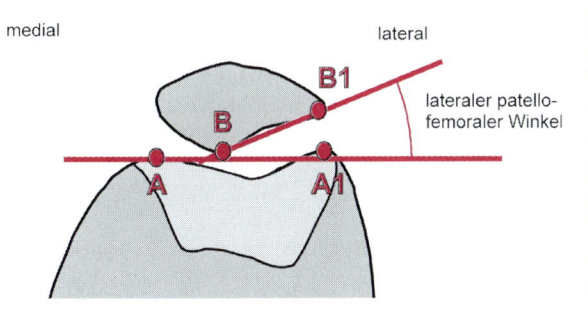

Abb. 3.273. Messung der *Subluxation nach Laurin* [15]: Die Linie A–A1 verbindet die beiden höchsten Punkte des medialen und lateralen Femurkondylus auf der axialen Röntgenaufnahme der Patella in 30° Flexion. Die Linie B–B1 verbindet die Begrenzungspunkte der lateralen Patellafacette. Der Winkel zwischen den beiden Linien entspricht dem lateralen patellofemoralen Winkel nach Laurin

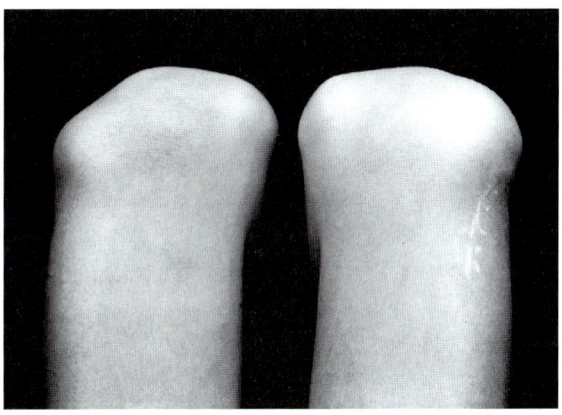

Abb. 3.276. Photographie beider Kniegelenke eines 11jährigen Mädchens mit *habitueller Patellaluxation*. Auf beiden Seiten sind die Kniescheiben in Flexionsstellung des Gelenks lateral des Femurkondylus lokalisiert. *Links* Zustand nach erfolgloser (Weichteil-)Rezentrierungsoperation

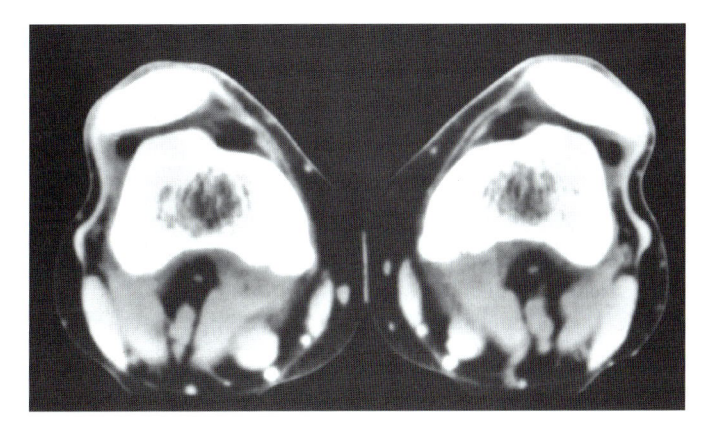

Abb. 3.274. *Computertomogramm* der Kniegelenke in Streckstellung bei 15jährigem Jungen mit *Subluxation beider Patellae*

Therapie

Eine erstmalige Patellaluxation sollte immer konservativ behandelt werden, solange keine wesentlichen Begleitverletzungen vorhanden sind. Werden sie festgestellt, so entscheidet sich das Procedere nach diesen Zusatzverletzungen. Bei Vorhandensein eines Hämarthros kann eine Arthroskopie zur Beurteilung der Begleitverletzung und zur Spülung des Gelenkes manchmal sinnvoll sein.

Konservative Therapie

Die konservative Therapie besteht in einer Fixierung des Kniegelenks in Streckstellung mit einer abnehmbaren Schiene. Für die Dauer von 6 Wochen muß isometrisches Quadrizepstraining durchgeführt werden. Später kommen isokinetische Übungen dazu, die durch Brustschwimmen unterstützt werden können. Mit konsequenter konservativer Therapie kann in der Mehrzahl der Fälle das Rezidivieren der Patellaluxation vermieden werden [21]. Nach der ersten Luxation muß (solange keine osteochondrale Fraktur vorliegt) nach dieser Therapie nur mit einer Rezidivquote von 5 % gerechnet werden [21].

Operative Therapie

Operative Interventionen sind indiziert bei:

- eindeutig *traumatischen Luxationen;*
- *rezidivierenden Luxationen,* wenn die prädisponierenden Faktoren identifiziert werden konnten und nicht als alleiniger Faktor eine allgemeine Bandlaxität vorliegt;
- *kongenitaler und habitueller Luxation,* wenn Aussicht darauf besteht, daß die normale Anatomie wieder einigermaßen hergestellt werden kann;
- *neurogener Luxation,* wenn ein entsprechender Leidensdruck vorhanden ist.

Osteochondrale Fragmente

Diese können nur refixiert werden, wenn ein ausreichend großer knöcherner Anteil vorhanden ist; ansonsten müssen sie entfernt werden, da sie sonst als freie Gelenkkörper im Knie weiteren Schaden anrichten (Zu den Methoden der Refixation bzw. Rekonstruktion s. Abschn. 3.3.4).

Eingriffe am Retinakulum

Die laterale Retinakulumspaltung (sog. „lateral release") kann arthroskopisch oder offen durchgeführt werden. Medial kann bei der primären Luxation das Retinakulum genäht werden. Bei der Operation nach Krogius wird medial ein Bindegewebestreifen entnommen und lateral eingesetzt [13]. Die Eingriffe am bindegewebigen Halteapparat der Patella haben eine schlechte Erfolgsquote. Wird die Patella muskulär und bezüglich der ossären Verhältnisse (Tiefe des Sulkus, Achsen- und Rotationsstellungen) schlecht geführt, so reichen diese Weichteileingriffe nicht aus. Die vorhandenen Kräfte formen den Halteapparat, und die meist zusätzlich vorliegende allgemeine Bandlaxität sorgt dafür, daß das Bindegewebe gegen den Luxationsvorgang keinen Widerstand mehr bietet. Operative Behandlungen von rezidivierenden Patellaluxationen mit Eingriffen an den Retinakula allein weisen deshalb eine hohe Rezidivquote auf [21]. Besonders problematisch erscheint uns, daß bei Eingriffen, die gleichzeitig am medialen wie auch am lateralen Bandapparat durchgeführt werden, die Durchblutung der Patella gestört und (v. a. nach mehreren Rezidivoperationen) die Gefahr einer Dystrophie hervorgerufen werden kann.

Korrektur am distalen Streckapparat

Am distalen Streckapparat sind folgende Eingriffe möglich:

- *Weichteileingriffe* (Medialisierung der halben Patellarsehne nach Goldthwait [6]),
- *Medialisierung* der Tuberositas tibiae nach Roux [23] und Hauser [9] oder Elmslie,
- *Distalisierung* der Tuberositas tibiae nach Roux [23],
- *Ventralisierung* der Tuberositas tibiae nach Maquet [17].

Bei der *Operation nach Goldthwait* [6] wird die Patellarsehne längs gespalten, der laterale Teil wird über den medialen geschlagen und medial fixiert (Abb. 3.277). Damit wird der Zug der Sehne medialisiert. Der Vorteil dieser Methode besteht darin, daß sie auch durchgeführt werden kann, wenn die Apophysenfuge noch nicht geschlossen ist. Der Nachteil besteht in einer gegenüber ossären Verlagerungen deutlich höheren Rezidivquote.

Bei der *Medialisierung der Tuberositas tibiae* nach Roux [23] und Hauser [9] wird ein Knochenfragment mit dem ganzen Ansatz der Patellarsehne aus der Tibia ausgemeißelt, nach medial verlagert und hier mit einer oder mehreren Schrauben fixiert (Abb. 3.278). Der Ansatz kann dabei gleichzeitig auch distalisiert werden. Dies ist v. a. bei der Patella alta indiziert (der Hochstand der Patella ist bekanntlich ein häufiger prädisponierender Faktor). Als Nachteil der Distalisierung des Sehnenansatzes muß allerdings eine Druckerhöhung im patellofemoralen Gleitlager in Kauf genommen werden. Um diese zu vermeiden, hat Maquet die *Ventralisierung*

3.3.5 Patellaluxation

Abb. 3.277. Schematische Darstellung der *Operation nach Goldthwait:* Die Patellarsehne wird längs gespalten, der laterale Teil wird nach medial gezogen und hier verankert, die lateralen Retinacula werden gespalten

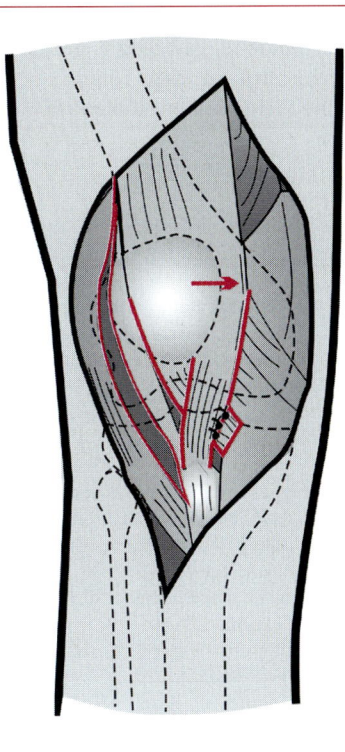

des Ansatzes vorgeschlagen [17]. **Vor dieser Maßnahme sei hier ausdrücklich gewarnt.** Die Vorverlagerung der Tuberositas tibiae führt häufig zu starken Beschwerden an dieser vorstehenden Stelle. Ob der retropatelläre Druck tatsächlich und nicht nur theoretisch abnimmt, ist zudem zweifelhaft. Weitere *Komplikationen* der Verlagerung der Tuberositas sind Rezidive der lateralen Luxationen, Überkorrekturen mit medialen Luxationen [19] sowie ein Tiefstand der Patella (Patella baja) durch Vernarbungen der Patellarsehne [21]. Diese Operationen müssen deshalb sehr sorgfältig indiziert und adäquat durchgeführt werden. Man sollte sich (außer bei ausgeprägter Patella alta) auf die (dosierte) Medialisierung beschränken. Am besten wird nach der Methode von Elmslie vorgegangen, bei der nur der proximale Teil der Tuberositas verlagert wird, während der distale Bereich an Ort und Stelle bleibt.

Korrektur am proximalen Streckapparat

Am proximalen Streckapparat können folgende Eingriffe durchgeführt werden:

- die Distalisierung des Ansatzes des M. vastus medialis an der Patella nach Insall [12],
- die Verlagerung des kompletten M. quadriceps nach medial nach Stanisavljevic [25].

Die *Distalisierung des Ansatzes des M. vastus medialis an der Patella nach Insall* [12] ist bei einem zu hohen Ansatz der Sehne indiziert. Meist ist dieser Zustand mit einer Patella alta verbunden. Bei dieser Operation wird die Sehne des M. vastus medialis an der Patella abgelöst und weiter distal wieder ossär verankert (Abb. 3.279). Postoperativ ist eine Ruhigstellung in einer abnehmbaren Schiene in Streckstellung für 4 Wochen notwendig; auch die Flexion von mehr als 30° muss während dieser Zeit vermieden werden, damit die neu inserierte Sehne anwachsen

Abb. 3.278. Schematische Darstellung der *Operation nach Roux-Hauser:* Der distale Ansatz des Lig. patellae wird mit einem Knochenblock ausgemeißelt, dieser wird weiter medial (und evtl. distal) mit einer Schraube fixiert. Die lateralen Retinacula werden gespalten

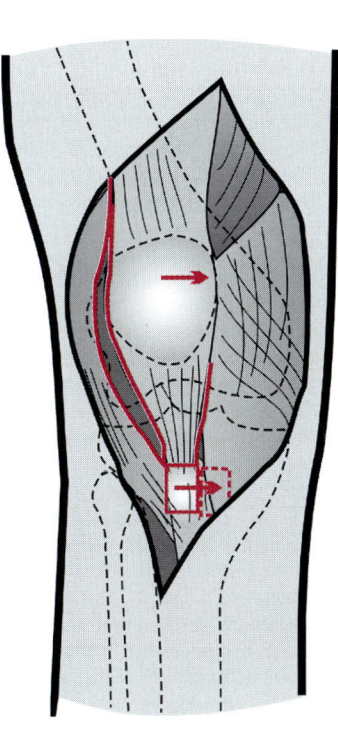

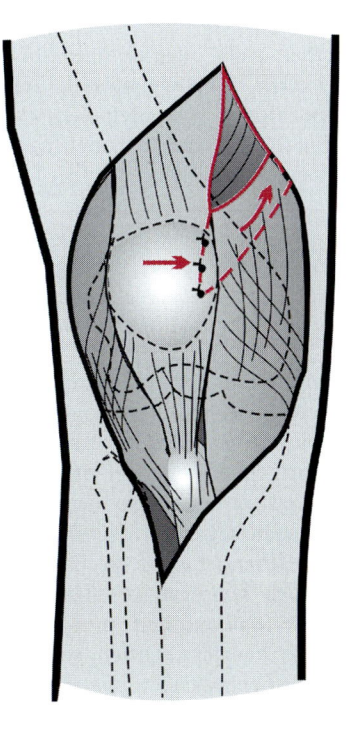

Abb. 3.279. Prinzip der *Operation nach Insall:* Der (zu proximal) inserierende M. vastus medialis wird weiter distal und lateral an der Patella neu verankert. Er übt dadurch einen stärkeren Zug nach medial aus

kann. Unserer Erfahrung nach ist diese Operation bei guter Indikationsstellung erfolgreich und mit einer nur geringen Rezidiv- und Komplikationsrate verbunden.

Bei der *Operation nach Stanisavljevic* wird der vollständige M. quadriceps am Femur abgelöst und nach medial verlagert. Diese Operation kann bei *kongenitalen und habituellen* Luxationen indiziert sein, gelegentlich auch bei neurogenen Dislokationen der Patella. Wir haben diesen Eingriff bei diesen Indikationen mehrfach erfolgreich angewendet [5].

Korrektur des ossären Gleitlagers

Kürzlich wurden 2 Möglichkeiten der Korrektur des ossären Gleitlagers vorgeschlagen:

- *Anhebung des lateralen Femurkondylus durch Osteotomie* von W. Müller (noch nicht publiziert)
- *Vertiefung des Sulcus intercondylaris* durch retrogrades Ausfräsen des femoropatellaren Gleitlagers von H. Bereiter (noch nicht publiziert)

Der klinische Wert dieser beiden Operationen läßt sich jedoch noch nicht beurteilen.

Beurteilung der Indikation zu den verschiedenen Operationen

> ! Die operative Therapie der verschiedenen Formen der Patellaluxation ist schwierig. Die Indikation muß mit großer Zurückhaltung gestellt und das operative Verfahren muß nach differenzierter Abklärung aller Faktoren ausgewählt werden.

Alle Operationen haben mehr oder weniger hohe Rezidivquoten [2, 3, 21]. Darüber müssen der Patient und seine Eltern informiert werden. Gewarnt sei vor allzu ausgiebigen Mehrfachoperationen nach Enttäuschungen wegen eines Rezidivs.

> ! Die Durchblutung der Patella ist eine kritische Größe, und die Durchtrennung der Gefäße sowie Narbenbildungen an mehreren Seiten der Patella werden nur sehr bedingt toleriert.

Solche Mehrfachoperationen können einen Leidensweg zur Folge haben, der schließlich möglicherweise zu einer Patellektomie führt, womit die Leidensgeschichte aber noch nicht beendet ist. Der Zustand ohne Patella ist äußerst problematisch [16]. Einzelne Studien haben sogar gezeigt, daß die Prognose der operativ Behandelten schlechter ist als die der Patienten nach konservativer Therapie [1]. Der Stellenwert der Operationen muß aber wohl nicht ganz so negativ beurteilt werden, solange die Indikation alle Faktoren berücksichtigt, wenn die vorhandene Pathologie gezielt korrigiert wird und wenn nur in den Fällen operiert wird, in denen eine zielgerichtete Korrektur tatsächlich möglich ist.

Literatur

1. Arnbjornsson A, Egund N, Rydling O, Stockerup R, Ryd L (1992) The natural history of recurrent dislocation of the patella. Long-term results of conservative and operative treatment. J Bone Joint Surg (Br) 74: 140-2
2. Dainer RD, Barrack RL, Buckley SL, Alexander AH (1988) Arthroscopic treatment of acute patellar dislocations. Arthroscopy 4: 267-71
3. Dandy DJ, Griffiths D (1989) Lateral release for recurrent dislocation of the patella. J Bone Joint Surg (Br) 71: 121-5
4. Floyd A, Phillips P, Khan MR, Webb JN, McInnes A, Hughes SP (1987) Recurrent dislocation of the patella. Histochemical and electromyographic evidence of primary muscle pathology. J Bone Joint Surg (Br) 69: 790-3
5. Gao GX, Lee EH, Bose K (1990) Surgical management of congenital and habitual dislocation of the patella. J Pediatr Orthop 10: 255-60
6. Goldthwait JE (1895) Dislocation of the patella. Trans Am Orthop Assoc 8: 237
7. Grelsamer RP, Bazos AN, Proctor CS (1993) Radiographic analysis of patellar tilt. J Bone Joint Surg (Br) 75: 822-4
8. Guidera KJ, Satterwhite Y, Ogden JA, Pugh L, Ganey T (1991) Nail patella syndrome: A review of 44 orthopaedic patients. J Pediatr Orthop 11: 737-42
9. Hauser EDW (1938) Total tendon transplant for slipping patella. Surg Gynecol Obstet 66: 199
10. Ikegawa S, Sakaguchi R, Kimizuka M, Yanagisako Y, Tokimura F (1993) Recurrent dislocation of the patella in Kabuki make-up syndrome. J Pediatr Orthop 13: 265-7
11. Insall JN, Salvati E (1971) Patella position in the normal knee joint. Radiology 101: 101-4
12. Insall J, Bullough PG, Burstein AH (1979) Proximal „tube" realignment of the patella for chondromalacia patellae. Clin Orthop 144: 63-9
13. Krogius A (1904) Zur operativen Therapie der habituellen Luxation der Kniescheibe. Zentralbl Chir 31: 254
14. Kujala UM, Osterman K, Kormano M, Nelimarkka O, Hurme M, Taimela S (1989) Patellofemoral relationships in recurrent patellar dislocation. J Bone Joint Surg (Br) 71: 788-92
15. Laurin CA, Lévesque HP, Dussault R, Labelle H, Peides JP (1978) The abnormal lateral patellofemoral angle. J Bone Joint Surg (Am) 60: 55-60
16. Lennox IA, Cobb AG, Knowles J, Bentley G (1994) Knee function after patellectomy. A 12- to 48-year follow-up. J Bone Joint Surg (Br) 76: 485-7
17. Maquet P (1979) Mechanics and osteoarthritis of the patellofemoral joint. Clin Orthop 144: 70
18. Merchant AC, Mercer RL, Jacobsen RH, Cool CR (1974) Roentgenographic analysis of patellofemoral congruence. J Bone Joint Surg (Am) 56: 1391-6
19. Miller PR, Klein RM, Teitge RA (1991) Medial dislocation of the patella. Skeletal Radiol 20: 429-31
20. Mizuta H, Kubota K, Shiraishi M, Nakamura E, Takagi K, Iwatani N (1994) Recurrent dislocation of the patella in Turner's syndrome. J Pediatr Orthop 14: 74-7
21. Muhr G, Knopp W, Neumann K (1989) Luxation und Subluxation der Patella. Orthopäde 18: 294-301

22. Nietosvaara Y, Aalto K, Kallio PE (1994) Acute patellar dislocation in children: incidence and associated osteochondral fractures. J Pediatr Orthop 14: 513–5
23. Roux C (1888) Luxation habituelle de la rotule. Rev Chir 8: 682
24. Sperner G, Benedetto KP, Glotzer W (1988) Die Wertigkeit der Arthroskopie nach traumatischer Patellaluxation. Sportverletz Sportschaden 2: 20–3
25. Stanisavljevic S, Zemenick G, Miller D (1976) Congenital, irreducible, permanent lateral dislocation of the patella. Clin Orthop 116: 190–9
26. Teitge RA (1990) Iatrogenic medial dislocation of the Patella. 4th Congress of the ESKA, Stockholm

3.3.6
Angeborene Fehlbildungen an Kniegelenk und Unterschenkel

Definition

Alle bei der Geburt vorhandenen Anomalien am Kniegelenk oder am Unterschenkel sowie ihre Kombinationen.

Klassifikation

Wir unterscheiden lokalisierte Störungen von Fehlbildungen bei Systemerkrankungen.

Lokalisierte Störungen

- Fibulärer Längsdefekt (meist kombiniert mit longitudinaler Störung am Femur und lateralen Strahlenaplasien am Fuß)
- Tibialer Längsdefekt (evtl. kombiniert mit medialen Strahlenaplasien am Fuß)
- Kongenitale Kniegelenkluxation
- Aplasie oder Hypoplasie der Kreuzbänder (meist kombiniert mit Längsmißbildung an Femur, Fibula und Fuß)
- Tibiofibuläre Diastase
- Kongenitale Tibiapseudarthrose (meist kombiniert mit Tibiahypoplasie, oft auch im Rahmen einer Neurofibromatose)
- Scheibenmeniskus
- Schnürringkomplex

Kniefehlbildungen bei Systemerkrankungen

- Arthrogrypose
- Larsen-Syndrom
- Multiple epiphysäre Dysplasie
- Achondroplasie
- Kniest-Syndrom
- Dysplasia epiphysealis hemimelica
- etc.

Lokalisierte Störungen

3.3.6.1
Fibulärer Längsdefekt (Fibulahypo-, -aplasie)

Definition

Die Hypoplasie oder Aplasie der Fibula kann isoliert auftreten, ist aber meistens begleitet von einer Fehlbildung des Femurs (s. Abschn. 3.2.7), von lateralen Mißbildungen am Fuß sowie einer mehr oder weniger ausgeprägten Verkürzung des ganzen Unterschenkels.

Synonyme: fibuläre Hemimelie, fibuläre longitudinale Mißbildung

Englisch: congenital longitudinal deficiency of the fibula, congenital fibular hemimelia

Klassifikation

Die bisher am meisten überzeugende (da für die Therapie wegweisend) Klassifikation ist diejenige von Achterman u. Kalamchi 1979 [1] (Abb. 3.280). Nach dieser werden folgende Typen unterschieden:

Typ I A	Hypoplasie der Fibula im proximalen Bereich, Malleolengabel intakt
Typ I B	Hypoplasie der Fibula mit dysplastischer oder fehlender Malleolengabel
Typ II	Aplasie der Fibula

Vorkommen

Die Inzidenz der fibulären Hemimelie ist nicht genau bekannt, sie ist aber seltener als die Femuranomalie, deren Vorkommen in einer epidemiologischen Studie mit 0,2 pro 10 000 Neugeborene berechnet wurde [51].

Assoziierte Anomalien

Der Fuß ist fast immer mehr oder weniger ausgeprägt von der Krankheit mitbetroffen. Bei der Geburt ist er meist in einer Knick-Spitz-Fuß-Stellung. Meist fehlen einzelne oder mehrere laterale Strahlen des Fußes, evtl. sind auch die ossären Strukturen des Rückfußes nur unvollständig angelegt, oder es besteht eine Coalitio der Knochen des Rückfußes [20]. In etwa 2/3 der Fälle findet sich auch eine Hypoplasie des Femurs oder ein proximaler Femurdefekt. Zudem ist der ganze Unterschenkel hypoplastisch.

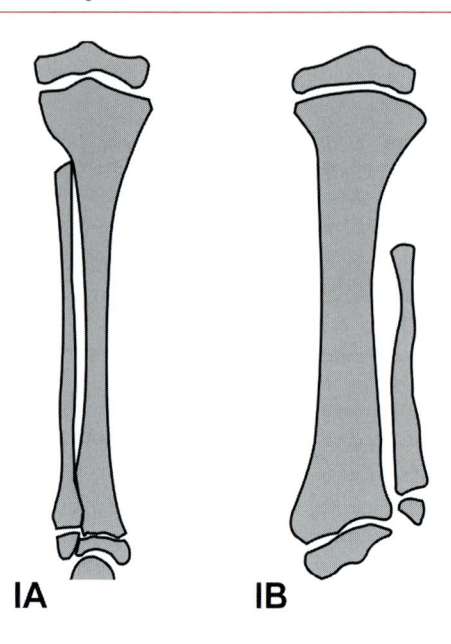

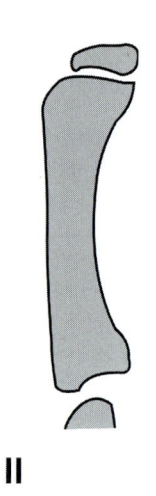

Abb. 3.280. Klassifikation des *Fibulalängsdefektes* nach Achtermann u. Kalamchi [1]: *IA* Hypoplasie der Fibula im proximalen Bereich, Malleolengabel (einigermaßen) intakt; *IB* Hypoplasie der Fibula mit dysplastischer oder fehlender Malleolengabel; *II* Aplasie der Fibula

Klinik, Diagnostik

Der betroffene Unterschenkel weist schon bei der Geburt eine sichtbare Verkürzung auf. Die Tibia ist in der Regel antekurviert und oft im Varussinne verbogen. Die Haut weist (v. a. beim Typ II) am Apex der Verbiegung ein Grübchen auf. Bei Aplasie der Fibula kann der laterale Malleolus nicht palpiert werden (Typ II), bei der Hypoplasie steht er abnorm hoch (Typ IB) (Abb. 3.281). Der Fuß steht meist in einer Equinovalgusstellung aufgrund der Kontraktur des M. triceps surae und der Mm. peronaei. Manchmal ist der Rückfuß auch nach lateral luxiert und kann dabei höher stehen als das Ende der Tibia. Der Rückfuß ist häufig wegen einer Coalitio von Talus und Kalkaneus, manchmal auch der Mittelfußknochen, sehr rigid.

Abb. 3.281. Röntgenbilder des linken Unterschenkels eines 1½jährigen Mädchens mit *fibulärem Längsdefekt* vom Typ IB

Therapie

Die Behandlung der kongenitalen Anomalien der Fibula bzw. des Unterschenkels ist sehr aufwendig und verlangt viel Erfahrung. Folgende Therapiemöglichkeiten stehen zur Verfügung:

- Schuherhöhung,
- orthetische Versorgung,
- prothetische Versorgung,
- Umstellungsosteotomien,
- operative Beinverlängerung,
- Umkehrplastik,
- Amputation.

> ! Jede Behandlung dieser Patienten mit der äußerlich oft sichtbaren Behinderung sollte von einer guten psychologischen Führung begleitet sein.

Das Behandlungskonzept sollte schon möglichst früh mit den Eltern besprochen und im Laufe des Kleinkindalters auch festgelegt werden. Dabei geht es primär um die Frage, ob bis Wachstumsabschluß eine vollständige Erhaltung der Extremität mit dem Versuch eines Beinlängenausgleichs angestrebt oder ob eine andere Lösung gewählt werden soll.

Bei sehr schweren Deformitäten ist eine Belassung der Beinlänge und die Amputation des Vorfußes mit prothetischer Versorgung oder auch eine Umkehrplastik mit Unterschenkelprothese funktionell meist die bessere Lösung als die operative Beinverlängerung. Sie ist aber psychologisch von Eltern und Patienten schwerer zu akzeptieren [36, 37]. Einen guten Hinweis auf die Prognose und die Schwere der Deformität gibt die Anzahl der vorhandenen Zehen bzw. Metatarsalia am Fuß. Bei 3 oder mehr vorhandenen Strahlen kann die Gliederhaltung mit Verlängerung empfohlen werden. Bei nur 2 Zehenstrahlen ist die Chance, daß mit der Beinverlängerung eine funktionstüchtige untere Extremität erhalten wird, sehr gering. In diesen Fällen gilt es, die Eltern und das Kind sorgfältig auf andere Möglichkeiten hinzuleiten und zu helfen, die Behinderung zu akzeptieren.

Das *Therapiekonzept* richtet sich nicht nur nach der Deformität, sondern auch nach dem Alter des Patienten.

Vorschulalter (bis 6 Jahre)

Je nach Ausmaß der Verkürzung wird ein Beinlängenausgleich mit Schuhsohlenerhöhung oder mit einer Unterschenkelorthese erzielt. In der Orthese wird der Fuß möglichst plantigrad eingestellt.

Schulalter (6–10 Jahre)

Beträgt in diesem Alter die Beinverkürzung mehr als 10 cm, so muß nun die Entscheidung gefällt werden, ob eine vollständige Erhaltung der Extremität mit dem Versuch eines Beinlängenausgleichs bis Wachstumsabschluß angestrebt wird oder ob eine andere Lösung gewählt werden muß. Bei der orthopädietechnischen Versorgung genügt eine Sohlenerhöhung nun nicht mehr, sondern es muß eine Unterschenkelorthese mit einer Fußfassung und einem separaten orthetischen Fußteil angefertigt werden (Abb. 3.282). Diese Orthesenversorgung ist kosmetisch zwar weniger schön, als wenn der Fuß in Spitzfußstellung in den Orthesenschaft eingestellt wird. Dennoch sollte die plantigrade Einstellung des Fußes in der Orthese angestrebt werden, solange man eine spätere Verlängerung des Beines in Betracht zieht.

Die *Indikation* zur Beinverlängerung richtet sich hauptsächlich nach der Art der Deformität, und weniger nach dem Ausmaß der Beinlängendifferenz (wobei beides miteinander zusammenhängt):

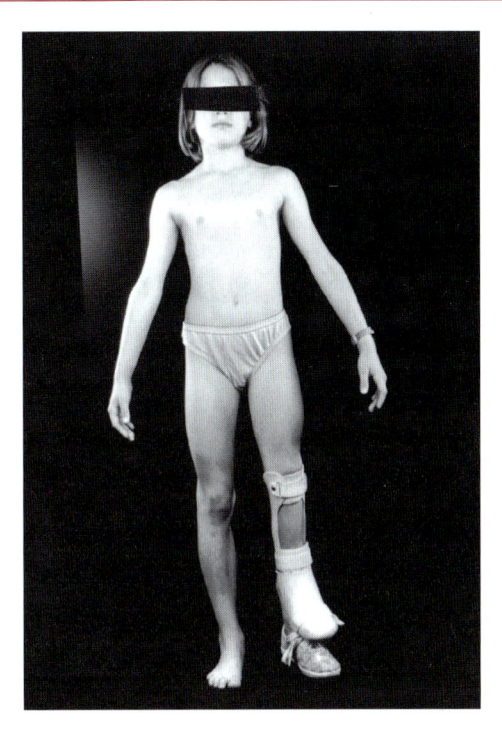

Abb. 3.282. *Unterschenkelorthese* mit separatem Fußteil bei 12jähriger Patientin mit fibulärem Längsdefekt und Beinverkürzung von 8 cm. Der Fuß ist plantigrad eingestellt

Gute Indikationen zur Unterschenkelverlängerung

- Typ I A [1] (Hypoplasie der Fibula im proximalen Bereich, Malleolengabel intakt),
- Strahlen I, II und III am Fuß erhalten,
- Beinlängendifferenz mit 8 Jahren ≤ 10 cm.

Fragliche Indikationen zur Unterschenkelverlängerung

- Typ I B [1] (Hypoplasie der Fibula mit dysplastischer oder fehlender Malleolengabel),
- Strahlen I und II am Fuß erhalten,
- Beinlängendifferenz mit 8 Jahren zwischen 8 und 15 cm.

Schlechte Indikationen zur Unterschenkelverlängerung

- Typ II [1] (Fibulaaplasie),
- nur 1 Strahl am Fuß erhalten,
- Beinlängendifferenz mit 8 Jahren > 15 cm.

Technisch sind Unterschenkelverlängerungen bis 25 cm theoretisch möglich. Der „Preis" für sehr ausgedehnte Verlängerungen ist aber sehr hoch, da die Komplikationsrate ab 8 cm Verlängerung dramatisch ansteigt.

> ! Eine Längendifferenz des Unterschenkels von mehr als 8 cm gleichen wir immer in mehreren Schritten von je maximal 8 cm aus.

Die Instabilität der Malleolengabel ist keine absolute Kontraindikation zur Beinverlängerung. Man kann mit Ringfixateuren (vom Typ des Ilisarow-Apparates) den Fuß bei der Verlängerung mitfassen und so die Dislokation des oberen Sprunggelenkes verhindern (Abbildung der Montage dieses Apparates unter Einbeziehung des Fußes s. Abschn. 3.3.13). Ausführlicher wird die Unterschenkelverlängerung in Kap. 4.2 besprochen, zur Behandlung von Fußproblemen mit dem Ringfixateur s. auch Abschn. 3.4.3 und 3.4.5.11.

Vorgehen, wenn keine Verlängerung durchgeführt wird: Grundsätzlich kann der Fuß in Spitzfußstellung in der Unterschenkelprothese gebettet werden. Eine wesentlich bessere und auch kosmetisch mehr befriedigende Prothesenversorgung ist möglich, wenn der Vorfuß amputiert wird; dies wird jedoch von den Kindern und ihren Eltern nur sehr schwer akzeptiert. Die Entscheidung, einen Körperteil, der vorhanden ist, wegschneiden zu lassen, ist ein psychologisch schmerzhafter Prozeß, auch wenn der Körperteil den Patienten funktionell behindert und Nachteile bringt. Die Kinder und ihre Eltern müssen sehr vorsichtig auf diese Möglichkeit hingewiesen werden, und sie dürfen niemals unter Druck gesetzt werden. Meist sind die Eltern bereit, alles für ihre Kinder zu tun, und sie lassen sich auch durch alle Warnungen nicht davon abhalten, eine fast aussichtslose Verlängerungsprozedur trotz schlechter Indikation auf sich zu nehmen. Den Kindern steht eine jahrelange, durch multiple Komplikationen gekennzeichnete, äußerst schmerzhafte Behandlung bevor, die damit endet, daß beide Beine einigermaßen gleich lang sind, die Funktion der verlängerten Gliedmaße aber schlechter ist als bei einer prothetischen Versorgung. Ist gleichzeitig eine Femurhypoplasie vorhanden (wie dies in der Mehrheit der Patienten der Fall ist, s. Abschn. 3.2.7.2), so besteht zusätzlich das Problem, daß sich die Kniegelenke nicht auf gleicher Höhe befinden. Dies beeinträchtigt kosmetisch noch wesentlich stärker, weil die unterschiedliche Höhe der Kniegelenke sehr deutlich sichtbar wird, sobald die Differenz mehr als 5 cm beträgt; eine Unterschenkelprothese unter den Kleidern dagegen wird von anderen kaum wahrgenommen. In diesen Fällen wird man abwägen, ob evtl. nur der Oberschenkel verlängert werden soll, nicht aber der Unterschenkel. Die Entscheidung hängt auch hier von der Deformität ab. Bei einem proximalen Femurdefekt ist die Verlängerung kaum möglich. Auch der Zustand des Hüft- und des Kniegelenks wird die Entscheidung beeinflussen. Probleme des Kniegelenks (z. B. bei Aplasie der Kreuzbänder) können technisch eher überwunden werden als die des Hüftgelenks, da das Kniegelenk mit dem Verlängerungsapparat mitgefaßt werden kann.

Amputationsmethoden: Auch wenn der Wunsch verständlich ist, daß man möglichst wenig amputieren soll, so muß hier vor einer Amputation des Vorfußes gewarnt werden. Die Amputation im Lisfranc- oder Chopart-Gelenk bringt viele Probleme bei der prothetischen Versorgung mit sich. Die Beweglichkeit des Stumpfes kann funktionell nicht eingesetzt werden, führt aber zu ständigem Reiben im Prothesenschaft und zu immer wieder auftretenden Druckstellen [34]. Günstige Amputationen sind die Rückfußamputationen nach Boyd oder nach Pirogoff, bei denen Talus und Kalkaneus sowie das Fersenpolster erhalten bleiben, aber miteinander und mit dem Unterschenkel fusioniert werden, oder die Amputation im Unterschenkel nach Syme (zitiert in [34]) (s. Abschn. 3.4.5.11).

Adoleszenz (10–16 Jahre)

In diesem Alter wird bei großen Längendifferenzen der 2. und evtl. auch der 3. Teil der Verlängerung durchgeführt. Wie oben schon erwähnt, sollten die einzelnen Schritte nicht mehr als 8 cm betragen.

Instabilität der Malleolengabel: Bei einer wesentlichen Instabilität der Malleolengabel (Typ IB und II) kann diese bei Wachstumsabschluß durch eine Arthrodese des oberen und evtl. auch des unteren Sprunggelenks behoben werden. Bei erhaltener Beinlänge sollte der Fuß dabei plantigrad und nicht in Spitzfußstellung eingestellt werden [24]. Der Verlust an Beweglichkeit ist funktionell akzeptabel, der Gewinn durch die stabile Einstellung des Fußes gleicht diesen Nachteil mehr als aus.

3.3.6.2
Tibialer Längsdefekt (einschließlich tibiofibuläre Diastase)

Definition

Hypoplasie oder Aplasie der Tibia, oft kombiniert mit Varusfehlstellung des Rückfußes und Fehlen von Strahlen an der Medialseite des Fußes, gelegentlich auch Hypoplasie des distalen Femurs.

Synonyme: tibiale Hemimelie, tibiale longitudinale Mißbildung.

Klassifikation

Die beste Klassifikation wurde von Kalamchi u. Dawe 1985 vorgestellt [31] (Abb. 3.283). Dabei werden folgende Typen unterschieden:

Abb. 3.283. Klassifikation des *Tibialängsdefektes* nach Kalamchi u. Dawe. *I* Aplasie der Tibia; *II* Hypoplasie der Tibia mit Fehlen der distalen Hälfte; *III* Dysplasie des distalen Teils der Tibia mit Diastase der tibiofibulären Syndesmose

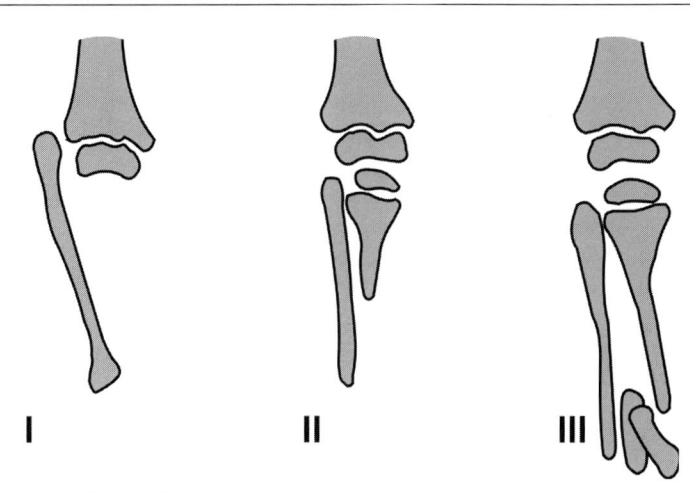

- Typ I: *Aplasie* der Tibia, Fuß in Inversion und Adduktion, evtl. fehlen die Strahlen auf der Medialseite des Fußes.
- Typ II: *Hypoplasie* der Tibia mit Fehlen der distalen Hälfte, femorotibiales Gelenk erhalten (seltenster Typ).
- Typ III: *Dysplasie* des distalen Teils der Tibia mit Diastase der tibiofibulären Syndesmose, Fuß in Varusstellung, Prominenz des Malleolus lateralis (auch *tibiofibuläre Diastase* genannt).

Vorkommen

Der tibiale Längsdefekt ist sehr viel seltener als der fibuläre, die Inzidenz wurde mit 0,1 pro 100 000 Geburten errechnet [6].

Assoziierte Anomalien

Zwei Drittel der Kinder mit tibialem Längsdefekt weisen assoziierte Anomalien auf [31, 35], wie Syndaktylien, Polydaktylien, Femurhypoplasien, Kryptorchismus, Herzfehler, Varikozelen etc.

Klinik, Diagnostik

Die Verkürzung und Deformierung des Unterschenkels ist schon bei der Geburt eindeutig sichtbar. Bei Fehlen der Tibia (Typ I) ist der Unterschenkel meist im Valgussinne verbogen. Röntgenologisch ist das distale Femur hypoplastisch, die Fibula hingegen verdickt. Der Fuß steht in einer Klumpfußstellung. Beim Typ II mit Fehlen des distalen Anteils der Tibia ist das Kniegelenk in der Regel unauffällig, das obere Sprunggelenk hingegen instabil und der Fuß invertiert und adduziert. Beim Typ III (tibiofibuläre Diastase) fällt v. a. das Vorstehen des Malleolus lateralis mit Inversion und Adduktion des Fußes auf (Abb. 3.284).

Therapie

Die Therapie richtet sich nach der Art der Deformität.

Typ I (Aplasie der Tibia)

Die primäre Therapie ist immer die *orthetische Versorgung*. Für den Erfolg der Therapie sind die Quadrizepsfunktion und der Zustand des distalen Femurs entscheidend. Am elegantesten und funktionell am besten ist die *Zentralisation der Fibula* [7, 14]. Voraussetzung hierfür ist ein weitgehend normales distales Femur und eine ausreichende

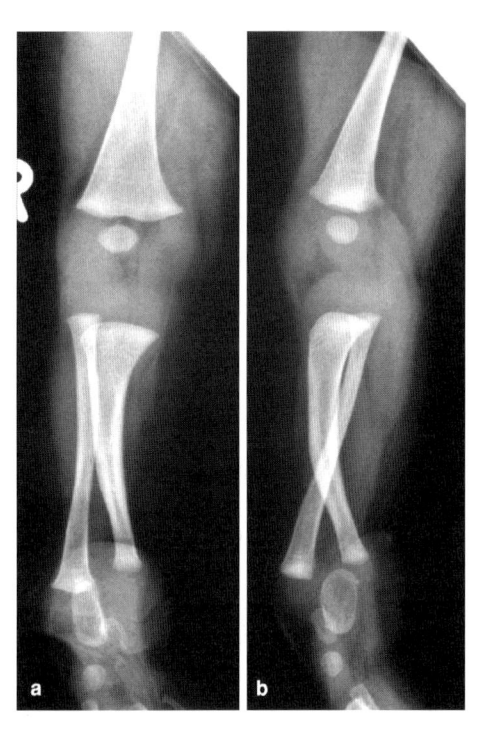

Abb. 3.284 a, b. 8 Monate alter Junge mit *tibiofibulärer Diastase* (tibialer Längsdefekt vom Typ III): Röntgenbilder des rechten Unterschenkels **a** a.-p. und **b** seitlich

Kraft des M. quadriceps. Bei einer starken Deformität des Femurs und einer wesentlichen Flexionskontraktur des Kniegelenks hingegen sollte schon vor Gehbeginn eine *Kniegelenkexartikulation* vorgenommen werden, da beim flektierten Knie eine Prothese oder Orthese kaum angepaßt werden und das Kind die Gehfähigkeit nicht erlangen kann. Gelegentlich ist eine *Arthrodese zwischen Femur und Fibula* sinnvoll sein (v. a. wenn auch die Fibula mißgebildet ist [35]), wobei aber zu beachten ist, daß mit einer frühen Arthrodese die Wachstumsfugen beeinträchtigt werden können.

Typ II (Fehlen der distalen Hälfte der Tibia)

Hier geht es primär um die Erhaltung eines stabilen Kniegelenks. Es wird hierfür die Seit-zu-Seit-Fusion zwischen Tibia und Fibula empfohlen. Im distalen Bereich soll die Arthrodese zwischen Fibula und Talus bei gleichzeitiger Amputation des Vorfußes im Sinne einer modifizierten Amputation nach Boyd durchgeführt werden. Dabei ist sorgfältig darauf zu achten, daß die distale Fibulaepiphysenfuge erhalten bleibt. An unserer Klinik haben wir mit dieser Methode keine Erfahrung.

Typ III (tibiofibuläre Diastase)

Bei diesem Typ besteht das Hauptproblem in der fehlenden Stabilität des Talus unter der Tibia. Der Talus hat eine starke Tendenz, nach kranial zu dislozieren, wobei sich die Achillessehne verkürzt, da sie nicht gedehnt wird. Der Malleolus lateralis steht stark vor und neigt dazu, die Haut zu perforieren. Mit Hilfe eines Fixateur externe kann der Rückfuß unter die Tibia reponiert werden, anschließend sollten Talus und Tibia mit einem Marknagel transfixiert werden. Später folgt dann die Fusion zwischen Tibia und Fibula im distalen Bereich. Die Amputation des Fußes ist nur selten notwendig [4, 16, 40].

3.3.6.3
Kongenitale Kniegelenkluxation

Definition

Angeborene Dislokation der Tibia gegenüber dem Femur nach ventral mit Hyperextension des Kniegelenks und Verkürzung des M. quadriceps. Häufig auch Valgusfehlstellung und Rotation. Kommt mit oder ohne Kreuzbandaplasie vor.
Englisch: congenital dislocation of the knee

Vorkommen

In einer dänischen Studie wurde eine Inzidenz von 1–2 auf 100 000 Neugeborene errechnet [28].

Ätiologie

Während der Schwangerschaft befindet sich bei einigen Kindern das Knie in einer hyperextendierten Position (ca. 20%). Insbesondere bei Fehlen der Kreuzbänder [33] oder Fibrose des M. quadriceps [11] kann es zur Dislokation des Kniegelenks kommen. Ob die Aplasie der Kreuzbänder allerdings auslösend oder sekundär ist, ist nicht geklärt [11]. Die meisten Fälle treten sporadisch auf und sind nicht hereditär.

Assoziierte Anomalien

Die kongenitale Kniegelenkluxation kann einseitig oder bilateral, isoliert oder im Rahmen einer Arthrogrypose oder eines Larsen-Syndroms auftreten. Sie kommt auch gemeinsam mit der kongenitalen Hüftdysplasie, dem Klumpfuß und anderen Fußanomalien vor [11].

Klinik, Diagnostik

Die Dislokation des Kniegelenks ist bei der Geburt meist offensichtlich. Oft ist das Gelenk in einer extremen hyperextendierten Stellung, so daß bereits die Inspektion eine zweifelsfreie Diagnose erlaubt.

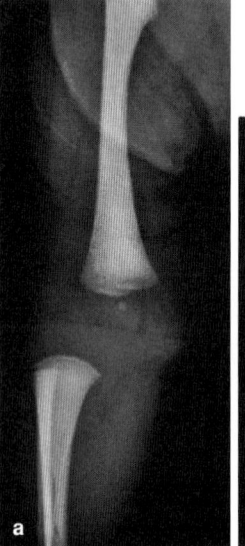

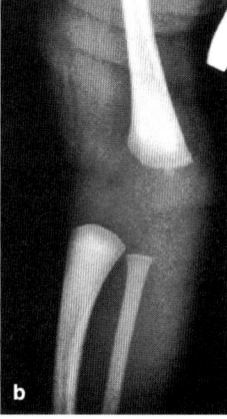

Abb. 3.285 a, b. 1 Monat alter Säugling mit kongenitaler Kniegelenkluxation. Röntgenbilder des rechten Knies: **a** seitlich (leicht schräg), **b** a.-p.

Manchmal ist eine Hyperextension bis 90° und mehr möglich. Die *Röntgenaufnahme* wird die Diagnose bestätigen, wobei auf der seitlichen Aufnahme meist eine verstärkte Inklination des Tibiaplateaus nach hinten beobachtet wird (Abb. 3.285). Differentialdiagnostisch muß das kongenitale Genu recurvatum von der Subluxation oder Luxation unterschieden werden. Auch beim Genu recurvatum ist das Kniegelenk (leicht oder mäßig stark) hyperextendiert, die Gelenkflächen von Femur und Tibia stehen aber regelrecht zueinander. Bei der Subluxation und Luxation kann die *Ultraschalluntersuchung* das Vorhandensein der Kreuzbänder schon früh bestätigen. Noch zuverlässiger lassen sich die Binnenstrukturen mit einer *Arthrographie* darstellen. Auch das *MRT* gibt Hinweise auf den Zustand der Kreuzbänder. Da die Arthrographie und das MRT invasive bzw. teure Untersuchungen sind, sollte man sie nur einsetzen, wenn mögliche therapeutische Konsequenzen abzusehen sind. Da dies in der Regel in der Frühphase nicht der Fall ist, begnügen wir uns mit der Ultraschalluntersuchung.

Therapie

Die Therapie sollte unmittelbar nach der Geburt beginnen. Sie besteht in intensiver Redression und Dehnung des M. quadriceps. Eventuell kann auch eine geeignete Lagerung helfen. Dabei wird das Hüftgelenk in 90° Flexion gelagert und der Oberschenkel bis zum Knie mit einem Schaumstoffblock gestützt; am Unterschenkel wird mit Binden eine Extension angehängt, und er wird in Richtung Flexion gezogen. Ist einmal die Nullstellung erreicht, so können Redressionsgipse in zunehmender Flexion angelegt werden. Diese Behandlung ist in den ersten 3 Monaten sehr erfolgreich [15, 41]. Beginnt man mit der Therapie erst nach diesem Zeitpunkt, so sind Operationen oft nicht zu vermeiden. Meist erlaubt dann erst eine operative Verlängerung des M. quadriceps eine Flexion des Kniegelenks. Manchmal müssen auch die Kreuzbänder durchtrennt werden. Die Resultate dieser Behandlung sind naturgemäß nur mäßig [15], während die frühzeitig konservativ behandelten Patienten meist eine weitgehend normale Kniefunktion erwarten können, solange die Luxation nicht im Rahmen einer Arthrogrypose oder des Larsen-Syndroms aufgetreten ist.

3.3.6.4
Kongenitale Kreuzbandaplasie

Definition

Angeborenes Fehlen meist beider Kreuzbänder, häufig mit kongenitaler Kniegelenkluxation assoziiert, kommt auch im Zusammenhang mit der Femurhypoplasie bzw. dem kongenitalen proximalen Femurdefekt und der Fibula- oder Tibiahypoplasie bzw. -aplasie vor.

Vorkommen, Ätiologie, assoziierte Anomalien

Isoliert kommt die kongenitale Kreuzbandaplasie sehr selten vor, in Kombination mit anderen Anomalien an angrenzenden Strukturen ist sie jedoch recht häufig und wird oftmals nicht diagnostiziert [61]. Die Ätiologie ist unbekannt. Die kongenitale Kreuzbandaplasie wird insbesondere im Zusammenhang mit der kongenitalen Femurhypoplasie, dem proximalen Femurdefekt und der kongenitalen Kniegelenkluxation beobachtet [29, 30, 61]. Über ihre Inzidenz gibt es keine Zahlen.

Klinik, Diagnostik

Die Diagnose der Kreuzbandaplasie wird selten schon im Säuglingsalter gestellt. Meist führt erst eine sorgfältige klinische Untersuchung im Kleinkindalter oder später zum Verdacht, daß diese Bänder fehlen. Klinisch beobachtet man eine oft massive Translation des Unterschenkels gegenüber dem Femur in der Sagittalebene von 15–20 mm mit weichem vorderem und hinterem Anschlag. Das Pivot-shift-Zeichen (s. Abschn. 3.3.8) ist deutlich positiv. Neben der abnormen Beweglichkeit in der Sagittalebene sind auch Valgus- und Varusrotation im Kniegelenk verstärkt (vermehrte mediale und laterale Aufklappbarkeit). Trotz der massiven Instabilität treten selten Ergüsse auf, auch Giving-way-Phänomene werden nicht häufig beobachtet. Immerhin haben die Kinder insbesondere bei Drehbewegungen oft ein unsicheres Gefühl. Das Kniegelenk adaptiert sich an die Situation mit den fehlenden Kreuzbändern, und die Femurkondylen entwickeln sich als funktionelle Anpassung anders aus als beim Normalen. Auf dem *Nativröntgenbild* fällt die verminderte Ausprägung der Eminentia intercondylans auf [29]. Zudem weisen auch die Femurkondylen nicht die normale Rundung auf. Beim Säugling gibt die *Ultraschalluntersuchung* einen Hinweis auf das Fehlen der Kreuzbänder. Beim älteren Kind kann die Diagnose mit der *Arthrographie*, dem *MRT* oder der *Arthroskopie* gesichert werden. Da alle diese

Untersuchungen teuer und/oder invasiv sind, sollten sie nur durchgeführt werden, wenn das Untersuchungsergebnis für die Therapie eine entscheidende Rolle spielt.

Therapie

Die Therapie der Kreuzbandaplasie sollte primär konservativ erfolgen, sie richtet sich natürlich auch nach der Grundkrankheit. Besteht kein subjektives Instabilitätsgefühl, so muß nicht behandelt werden. Fällt das Kind jedoch übermäßig häufig hin, kommt es zu Schnapphänomenen oder Pseudoblockaden. In diesem Fall ist eine *orthetische Versorgung* notwendig. Diese besteht am besten aus einer sog. Heussner-Feder, d. h. aus einer elastischen Bandage mit seitlichen Metallverstärkungen und einem Scharniergelenk. Auch wenn im Experiment eine solche Orthese kaum eine Auswirkung auf die sagittalen Kräfte hat (und nur die Valgus- und Varusrotation etwas vermindert), so kann sie gerade bei Kindern das subjektive Stabilitätsgefühl doch deutlich verbessern, ohne allzu stark zu behindern. Eine bessere Stabilität (aber auch mehr Behinderung) wird durch die Lenox-Hill-Schiene bewirkt. Die Behandlung muß so lange wie möglich konservativ erfolgen. Ein suffizienter operativer Ersatz für das vordere und v. a. das hintere Kreuzband ist im Wachstumsalter nicht möglich und auch im Erwachsenenalter außerordentlich schwierig. Meist kommt es im Laufe der Entwicklung zu einer gewissen funktionellen Anpassung des Kniegelenks an die fehlende Stabilität, zudem sind diese Kinder in der Regel wegen ihrer anderen Deformitäten sportlich nicht sehr aktiv, so daß die instabilitätsbedingte Behinderung bei Wachstumsabschluß nicht zu vergleichen ist mit derjenigen, die bei traumatischer vollständiger Ruptur beider Kreuzbänder entsteht. Nach Verschluß der Epiphysenfugen kann nach sorgfältiger Evaluation des Handicaps allenfalls ein operativer Kreuzbandersatz aus autologem Sehnengewebe erwogen werden.

3.3.6.5
Kongenitale Tibiapseudarthrose

Definition

Angeborene Störung der Knochenbildung im distalen Bereich der Tibia mit Antekurvation und hamartomartigem Fremdgewebe. Bei der Geburt oder auch sekundär kann es zur Fraktur kommen, die wegen einer Störung der Kallusbildung nicht verheilt, so daß eine Pseudarthrose die Folge ist. Die Störung kann mit oder ohne Neurofibromatose auftreten.

Synonym: Crus varum congenitum, infantile Tibiapseudarthrose

Englisch: congenital pseudarthrosis of the tibia, CPT

Klassifikation

Einteilungen wurden u. a. von Crawford [9, 10], Boyd [5] und Andersen [3] vorgeschlagen. Die wichtigsten Typen sind:

- *Nur Antekurvation (Crawford Typ I):* Die Tibia ist bei Geburt weitgehend normal. Später Antekurvation und Verkürzung. Fraktur in den ersten Lebensjahren nach geringfügigem Trauma. Neurofibromatose sehr selten (Abb. 3.286).
- *Antekurvation, Varusverbiegung und Sklerose (Crawford Typ II):* Die Tibia ist bei Geburt weitgehend normal. Später Antekurvation und Verkürzung. Fraktur in den ersten Lebensjahren

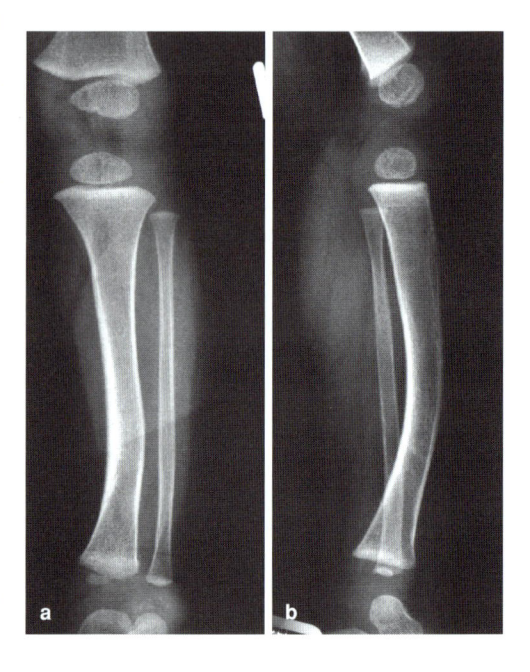

Abb. 3.286 a, b. 1jähriger Junge mit *kongenitaler Tibiapseudarthrose vom Crawford-Typ I* (nur Antekurvation): Röntgenbild **a** a.-p. und **b** seitlich des linken Unterschenkels

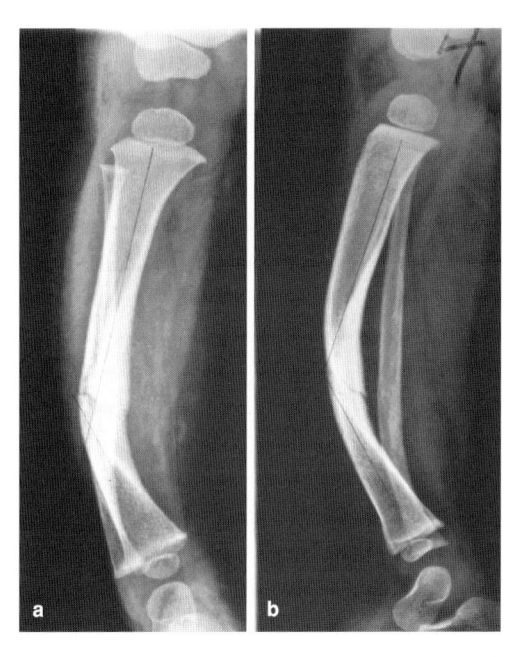

Abb. 3.287 a, b. 1jähriges Mädchen mit *kongenitaler Tibiapseudarthrose vom Crawford-Typ II* (Antekurvation mit Sklerose): Röntgenbild **a** a.-p. und **b** seitlich des rechten Unterschenkels

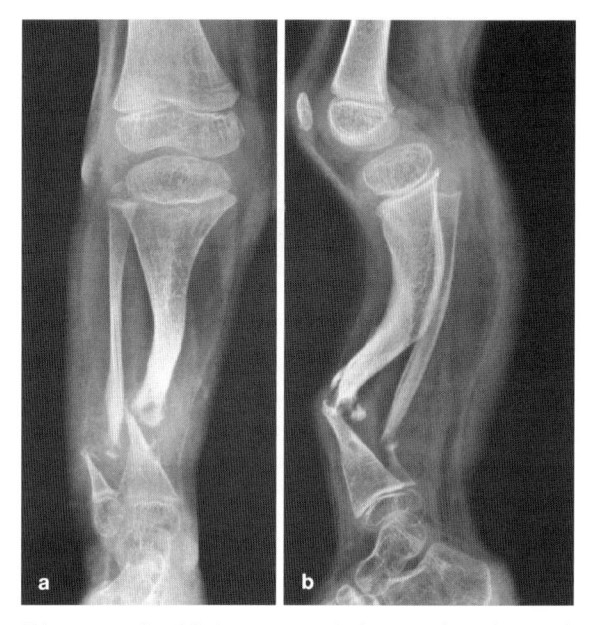

Abb. 3.289 a, b. 1jähriger Junge mit *kongenitaler Tibiapseudarthrose vom Crawford-Typ IV* (dysplastischer Typ, wobei auch zystische Veränderungen vorhanden sind): Röntgenbild **a** a.-p. und **b** seitlich des linken Unterschenkels

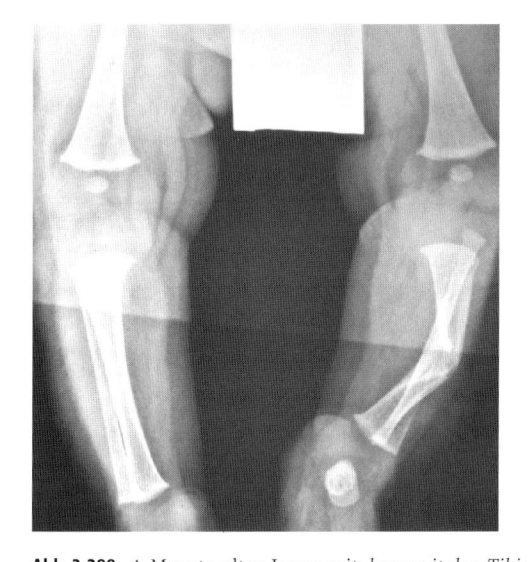

Abb. 3.288. 4 Monate alter Junge mit *kongenitaler Tibiapseudarthrose vom Crawford-Typ III* (Zystenbildungen): Röntgenbild (*links*) a.-p. und (*rechts*) seitlich des rechten Unterschenkels

nach geringfügigem Trauma. Neurofibromatose sehr selten (Abb. 3.287).
- *Zystisch (Crawford Typ III):* Die Tibia ist nicht verdünnt, aber im distalen Drittel sind zystische Einschlüsse, die histologisch der fibrösen Dysplasie gleichen. Frakturiert in der Regel in den ersten Lebensmonaten. Neurofibromatose häufig (Abb. 3.288).
- *Dysplastisch (Crawford Typ IV):* Tibia und Fibula sind im distalen Drittel sanduhrförmig verdünnt, sklerosiert, und der Markkanal ist partiell oder vollständig obliteriert. Die Tibia weist eine Antekurvation auf. Die Fraktur ereignet sich meist erst bei Gehbeginn. Sehr häufig mit Neurofibromatose assoziiert (Abb. 3.289).

In Abb. 3.290 sind die unterschiedlichen Formen in den 3 bekannten Klassifikationen und einigen Sonderformen dargestellt.

Vorkommen

Es handelt sich um eine seltene Mißbildung mit einer Inzidenz von 0,5 auf 100 000 Geburten [3]. In etwa der Hälfte der Fälle besteht gleichzeitig eine Neurofibromatose [25, 27]. Diese ist allerdings eine der häufigsten Heredopathien überhaupt (s. Kap. 4.6). In einer Untersuchung wurde bei 13 % der Patienten mit Neurofibromatose eine Tibiapseudarthrose festgestellt [10].

Ätiologie

Die Durchblutung der Tibia ist im Übergangsbereich zwischen dem mittleren und dem distalen Drittel am schlechtesten. Hier ereignen sich verzögerte Heilungen oder sogar Pseudarthrosen nach Tibiafrakturen auch bei Erwachsenen nach adäquatem Trauma, aber insuffizienter Behandlung, recht häufig, ohne daß eine angeborene Störung vorliegt. An dieser Stelle fokussiert sich auch die Pathologie bei der

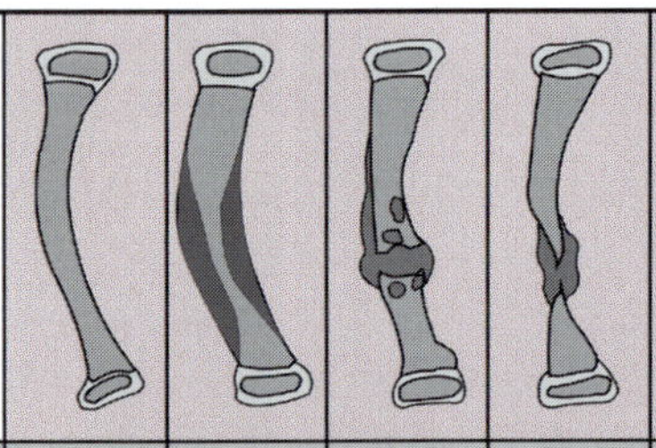

Abb. 3.290. Klassifikationen der *kongenitalen Pseudarthrose der Tibia*

					Fibulapseudarthrose ohne Tibiapseudarthrose	intraossäre Neurofibromatose	Klumpfuß und Antekurvation der Tibia
Crawford	I	II	III	IV			
Andersen		Sklerotisch	Zystisch	Dysplastisch			Mit Klumpfuß assoziiert
Boyd	I	IV	III	II	V	VI	

„kongenitalen" Tibiapseudarthrose, die meistens nicht angeboren ist, lediglich die Veranlagung dazu ist kongenital. Es wurde deshalb auch der Begriff „infantile Tibiapseudarthrose" vorgeschlagen, der sich jedoch nicht durchgesetzt hat. Dabei handelt es sich um ätiologisch unterschiedliche Krankheiten. Beim dysplastischen und beim zystischen Typ besteht häufig eine Assoziation mit einer Neurofibromatose. Hier findet man histologisch Neurofibrome im Pseudarthrosegewebe. Bei Patienten ohne Neurofibromatose wurde histologisch ein verdicktes Periost mit proliferierendem, hamartomartigem fibroblastischem Gewebe beobachtet (ähnlich der fibrösen Dysplasie), das die Durchblutung und die Kallusbildung stört [6, 60]. Experimentell konnte durch Anlegen eines zirkulären undurchlässigen Schlauches um die Tibia bei Kaninchen eine typische Pseudarthrose produziert werden [66]. Wahrscheinlich sind es verschiedene Arten von Störungen, die sich hier an einem in bezug auf die Durchblutung „locus minoris resistentiae" manifestieren können.

Klinik, Diagnostik

Beim dysplastischen und meist auch beim zystischen Typ wird die Diagnose in der Regel bei der Geburt gestellt. Auch wenn die Pseudarthrose zu diesem Zeitpunkt selten schon manifest ist, so weisen doch eine Antekurvation und eventuelle Verkürzung des Unterschenkels auf das Vorhandensein einer Störung hin. Solche Beobachtungen sollten der Anlaß für die Anfertigung einer Röntgenaufnahme sein. Die typischen röntgenologischen Veränderungen wurden bereits bei der Klassifikation beschrieben. Die Spätform wird in der Regel erst in den ersten Lebensjahren diagnostiziert. Auch hier weisen meist eine Antekurvation und Varusverbiegung, evtl. auch eine Verkürzung auf die Störung hin. Manchmal wird die Diagnose aber erst gestellt, wenn eine distale Tibiaschaftfraktur trotz adäquater Behandlung nicht heilen will.

Therapie

Die Therapie richtet sich einerseits nach dem Typ und andererseits nach dem Stadium der Krankheit. In einer multizentrischen Studie der Europäischen Gesellschaft für Kinderorthopädie wurden 370 Fälle in ganz Europa gesammelt [19]. Für die *Therapie* wurden als Resultat der Studie folgende *Feststellungen* gemacht:

> - Eine chirurgische Therapie im Alter unter 5 Jahren hat kaum Aussicht auf Erfolg.
> - Die größten Erfolgschancen bestehen bei Wachstumsabschluß.
> - Plattenosteosynthesen und Operationen mit (teleskopischen) Marknägeln sind wenig erfolgreich.
> - Wirksame Methoden sind der Segmenttransport mit dem Fixateur externe und der Transfer der vaskularisierten Fibula.
> - Entscheidend für das Gelingen der Fusion ist, daß nicht nur der pseudarthrotische Knochen, sondern auch die umgebenden fibrös veränderten Weichteile vollständig entfernt werden.

Beim Segmenttransport wird ein Ringfixateur angelegt und die Pseudarthrose mit den umgebenden Weichteilen reseziert, die Knochenenden werden mit dem Fixateur unter Kompression gebracht, und Tibia und Fibula proximal davon osteotomiert und verlängert [18, 42, 47]. Wir haben diese Methode mehrfach erfolgreich angewendet. Der Transfer der vaskularisierten Fibula ist nur in den Händen eines erfahrenen Teams mit einem Mikrochirurgen erfolgreich

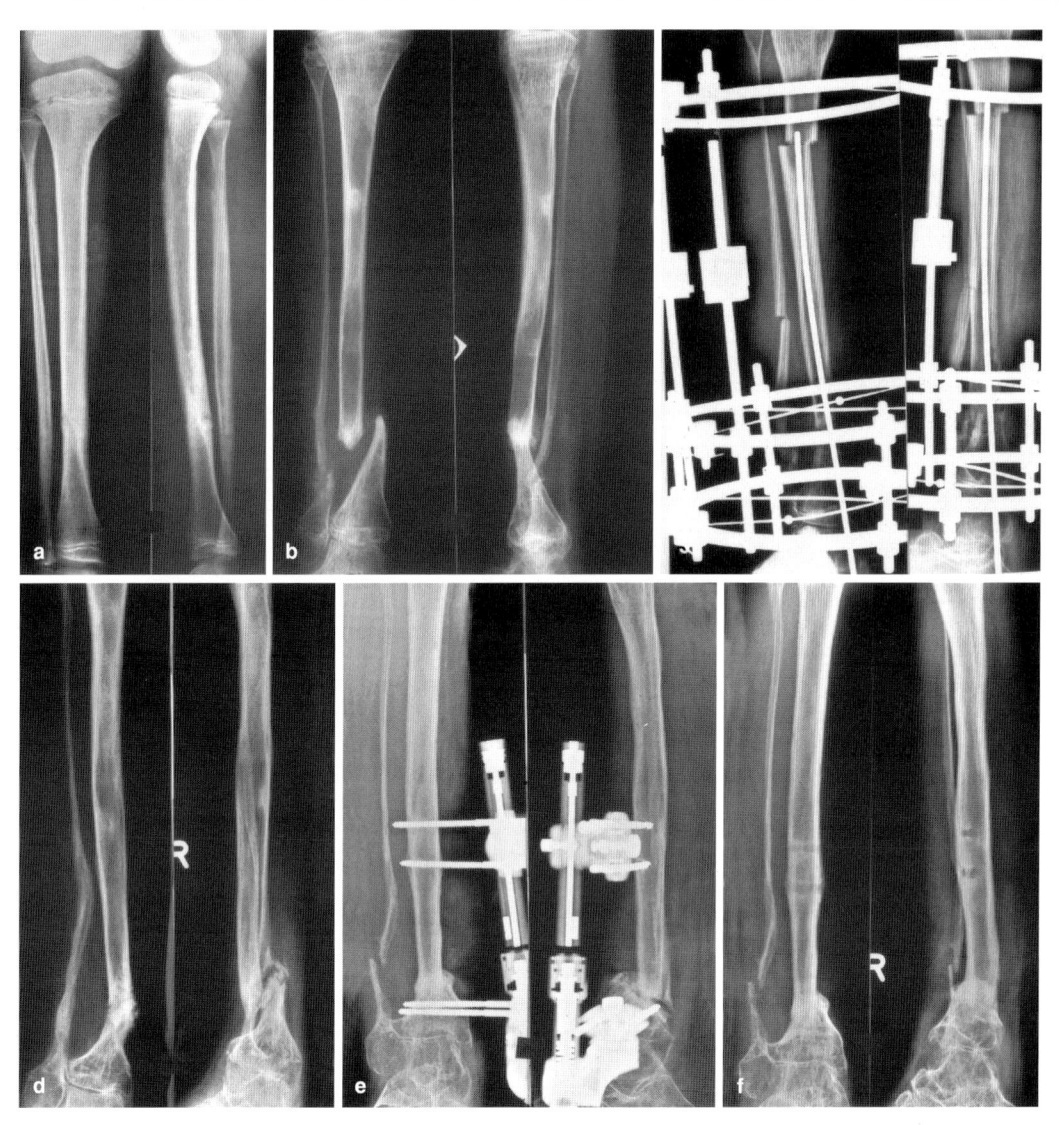

Abb. 3.291 a–f. 15jähriger Patient mit kongenitaler Tibiapseudarthrose vom Crawford-Typ III. Röntgenbilder des linken Unterschenkels jeweils a.-p. und seitlich: **a** Im Alter von 6 Jahren mit noch intakter Tibia bei Zystenbildung. **b** Im Alter von 11 Jahren nach Fraktur und Osteolyse, unter konservativer Behandlung nicht ausgeheilt. **c** Nach Montage des Ilisarow-Apparates und eines Marknagels zur Schienung mit akuter Verkürzung am Ort der Pseudarthrose und Verlängerung proximal (Alter: 12 Jahre). **d** Im Alter von 13 Jahren ist die proximale Verlängerung gut durchgebaut, nicht hingegen die Pseudarthrose. **e** Anlegen eines unilateralen Fixateur externe im Alter von 14 Jahren. **f** Ausheilungsergebnis der Pseudarthrose im Alter von 15 Jahren

[8, 19, 21, 46, 49, 62, 65]. Wichtig ist auch bei dieser Methode, daß das die Pseudarthrose umgebende fibröse Weichteilgewebe ausgiebig entfernt wird.

Kinder mit einer kongenitalen Tibiapseudarthrose haben fast immer eine lange Leidensgeschichte vor sich, da die Fusion beim ersten Versuch (insbesondere beim zystischen und dysplastischen Typ) selten gelingt. Oft endet die Geschichte mit einer Amputation.

Eindeutig *nicht bewährt* haben sich Platten- oder Schraubenosteosynthesen. Sie beeinträchtigen die ohnehin gestörte Durchblutung noch weiter und verhindern eine zunehmende Kompression bei Resorption des Knochens. Auch die Schienung mit einem Marknagel kann die Ausheilung nicht herbeiführen, da keine genügende Kompression erreicht werden kann. Ein Teil der Mißerfolge ist wohl auch der Tatsache anzulasten, daß bei Anwendung dieser Methode in der Regel die Pseudarthrose und das umgebende Weichteilgewebe nur ungenügend reseziert wurden. Auch die konservative Behandlung kann keine Fusion bewirken. Die Überbrückung mit homologem Knochen hat ebenfalls die erhofften Erfolge nicht gebracht [59]. In einzelnen Kliniken wurde versucht, mit Elektrostimulation die Heilung zu beeinflussen [43, 54], die Resultate konnten jedoch ebenfalls nicht überzeugen.

Unser Behandlungskonzept bei Etablierung einer Tibiapseudarthrose

1. bis 5. Lebensjahr	Konservative Behandlung mit stabilisierender Unterschenkelorthese. Nur wenn es auf diese Weise nicht gelingt, eine massive Abwinkelung zu vermeiden, kommt evtl. eine innere Schienung durch teleskopischen Marknagel, der durch die proximale und distale Tibiaepiphysenfuge eingebracht wird, in Frage. Eine Fusion kann mit dieser Methode jedoch nicht erreicht werden
Ab 5. Lebensjahr	Resektion der Pseudarthrose und des umgebenden Bindegewebes, proximale Kortikotomie im gesunden Bereich und „Segmentverschiebung" mit dem Ringfixateur (z. B. Ilisarow-Apparat). Dabei wird die Pseudarthrose primär unter Verkürzung unter Kompression gebracht, proximal wird daraufhin verlängert. Falls damit die Ausheilung nicht erreicht wird, wird ein vaskularisierter Fibulaspan eingebracht

Prognose

Die Behandlung insbesondere der dysplastischen und der zystischen Tibiapseudarthrose ist äußerst problematisch. Die Zahl der Mißerfolge ist bei allen Verfahren hoch, Refrakturen ereignen sich immer wieder (Abb. 3.291). Erst beim älteren Kind und v. a. nach Wachstumsabschluß wird die Gefahr von erneuten Brüchen immer kleiner. Eine gute Prognose hat nur die Spätform [39, 50]. Das Fehlen oder Vorhandensein einer Neurofibromatose hat keinen Einfluß auf die Prognose [19], sie verschlechtert sich hingegen mit der steigenden Zahl von Reoperationen [38].

3.3.6.6 Scheibenmeniskus

Definition

Angeborene fehlerhafte Ausbildung des lateralen Meniskus, der scheibenförmig statt hufeisenförmig angelegt ist.
Synonyme: diskoider Meniskus
Englisch: discoid meniscus

Klassifikation

Die gebräuchlichste *Klassifikation* hat Watanabe aufgrund seiner arthroskopischen Erfahrung vorgeschlagen:

Typ	Name	Häufigkeit [44] (%)
I	Wrisberg-Typ	10
II	Kompletter Typ	80
III	Inkompletter Typ	10

Beim Wrisberg-Typ fehlt die Verankerung des lateralen Meniskus an der Tibia, der Meniskus ist nur am lateralen meniskofemoralen (Wrisberg-)Ligament befestigt, so daß er hypermobil ist; außerdem ist er hypertrophiert. Beim Typ II (kompletter Typ) ist der Meniskus sehr dick und der innere Teil vollständig ausgefüllt, die Verankerung ist normal. Beim Typ III (inkompletter Typ) ist der innere Teil nur teilweise ausgefüllt, auch hier ist der Meniskus dicker als üblich, weist aber eine reguläre Befestigung auf.

Vorkommen, Ätiologie, assoziierte Knieprobleme

Epidemiologische Studien sind uns nicht bekannt, es handelt sich aber um eine eher häufige Anomalie. Beide Geschlechter sind gleich häufig betroffen. In Ostasien (Korea [53], Japan [23, 26]) scheint die Inzidenz größer zu sein als in Europa. Unter den Knieproblemen bei Kindern ist der Scheibenmeniskus die häufigste Ursache für eine Abklärung oder Intervention [22]. Sehr vereinzelt wurden auch mediale Scheibenmenisken beschrieben [52, 58]. Die meisten Scheibenmenisken treten sporadisch auf, es gibt aber auch einzelne Berichte über familiäres Vorkommen [12, 17]. Andere angeborene Fehlbildungen sind bei Kindern mit Scheibenmenisken nicht häufiger als bei der Normalbevölkerung, hingegen kommt zusammen mit einem Scheibenmeniskus überdurchschnittlich häufig (in ca. 15%) die Osteochondrosis dissecans vor [2].

Pathogenese

Primär wurde angenommen, daß die Scheibenform aufgrund eines unvollständigen Abbaus des zentralen Anteils des Meniskus entsteht [57]. Spätere embryologische Studien zeigten aber, daß der laterale Meniskus während der fetalen Entwicklung in keiner Phase ein diskoides Aussehen aufweist [32]. Das Kniegelenk entwickelt sich aus einer undifferenzierten mesenchymalen Masse, aus der am Ende des 2. Schwangerschaftmonats Femur und Tibia wie auch die intraartikulären Strukturen entstehen. Bei der Formung des Gelenkspaltes ist die zentrale mesenchymale Masse verschwunden und nur noch am Rande vorhanden, wo sich später der Knorpel für die Menisken ausdifferenziert. Beim Scheibenmeniskus muß deshalb aus mesenchymalem Gewebe Faserknorpel an einer Stelle entstehen, wo dies normalerweise nicht der Fall ist [52]. Ein Teil der Scheibenmenisken hat jedoch einen anderen Ursprung. Bei diesen fehlt die normale Verankerung des lateralen Meniskus am Tibiakondylus, er ist nur am lateralen meniskofemoralen (Wrisberg-) Ligament befestigt. Solche Menisken sind hypermobil und hypertrophieren durch mechanische Beanspruchung. Das an der Tibia nicht befestigte Hinterhorn subluxiert bei Extension nach medial [32]. Der Wrisberg-Typ ist meist symptomatisch [13].

Klinik, Diagnostik

Nur sehr selten sind Symptome bereits im Säuglingsalter vorhanden, meist treten diese erst im Alter von 5–6 Jahren auf. Dabei wird ein Schnappen im lateralen Bereich des Kniegelenks beobachtet. Bei der Untersuchung kann das Schnapphänomen beim aktiven Extendieren des flektierten Kniegelenks meist in etwa 20° Flexion ausgelöst werden. Dieser Befund wird v. a. beim hypermobilen Wrisberg-Typ beobachtet, der normalerweise symptomatisch ist, während der komplette und inkomplette Typ in der Regel keine Symptome verursacht [13]. *Röntgenologisch* findet man gelegentlich eine leichte Erweiterung des lateralen Kniegelenkspaltes, wenn der Meniskus sehr dick ist. Ansonsten ist das Nativröntgenbild unergiebig. Im MRT läßt sich ein Scheibenmeniskus darstellen, allerdings ist auch diese Untersuchung nicht zuverlässig [55]. Problematisch ist neben den Kosten auch die Tatsache, daß bei kleinen Kindern diese Untersuchung oft in Narkose durchgeführt werden muß. Die klarste Diagnose läßt sich arthroskopisch stellen, dabei läßt sich auch der Typ am besten ermitteln. Da in gleicher Narkose auch die Therapie durchgeführt werden kann, verzichten wir bei klinischem Verdacht auf die MRT-Untersuchung und stellen bei Therapiebedürftigkeit die Indikation zur Arthroskopie. Zur *Differentialdiagnose* gehören Meniskuszysten, die kongenitale Subluxation des Kniegelenks, die angeborene Kreuzbandaplasie, das Schnappen von Sehnen und die Patellaluxation.

Therapie

Solange Scheibenmenisken keine oder nur wenig Symptome verursachen, besteht keine Notwendigkeit zur chirurgischen Therapie. Findet aber ein häufiges und unangenehmes Schnappen statt, so wird die Indikation zur Arthroskopie und eventuellen Therapie gestellt. Viele Autoren empfehlen auch heute noch die komplette laterale Meniskektomie; vereinzelt wird auch über gute Resultate berichtet [26, 63]. Unsere eigenen Langzeituntersuchungen haben aber gezeigt, daß nach totaler Meniskektomie eine erhebliche Arthrosegefährdung besteht [48]. Es sollte also (v. a. beim kompletten und inkompletten Typ) stets nur der zentrale Anteil des Meniskus entfernt werden. Dieser Eingriff sollte nach Möglichkeit arthroskopisch erfolgen, wobei diese Operation technisch schwieriger ist als eine Resektion bei Lappen- oder Korbhenkelriß. Noch delikater ist die Behandlung des hypermobilen Wrisberg-Typs, bei dem in der Regel die komplette Meniskektomie empfohlen wird [26]. Wir selbst haben auch schon die Refixation des lateralen Hinterhorns versucht, es fehlen uns aber noch größere Erfahrungen, auch aus der Literatur ist uns darüber nichts bekannt.

3.3.6.7 Veränderungen des Kniegelenks und des Unterschenkels bei Systemerkrankungen

Multiple epiphysäre Dysplasie

Diese Krankheit wird in Kap. 4.6.4.8 und Abschn. 3.2.7.4 eingehend besprochen. Bei der (seltenen) schweren Form (Typ Fairbank) bestehen immer auch Veränderungen im Bereich der knienahen Epiphysen. Es gibt aber auch Patienten, bei denen ausschließlich die beiden Femurkondylen betroffen sind. Das Bild ähnelt dann der Osteochondrosis dissecans, nur sind die Herde größer und beidseitig vorhanden. Auch können die Herde ungewöhnlich lokalisiert sein, etwa an den lateralen Femurkondylen ventral (Abb. 3.292).

Dysplasia epiphysealis hemimelica

Diese Krankheit wird in Kap. 4.6.11. ausführlich beschrieben. Es handelt sich um eine Systemerkrankung mit abnormen osteokartilaginären Formationen in den Epiphysen und karpalen oder tarsalen Knochen der medialen oder lateralen Hälfte einer Extremität. Die Diagnose wird meist erst im Kleinkindalter gestellt. Die häufigsten Lokalisationen sind die tarsalen Knochen sowie die distale Femur- und die proximale Tibiaepiphyse (Abb. 3.293). Die Veränderungen führen zur Gelenkinkongruenz und zur Deformität mit Genu valgum oder varum.

3.3 Kniegelenk und Unterschenkel

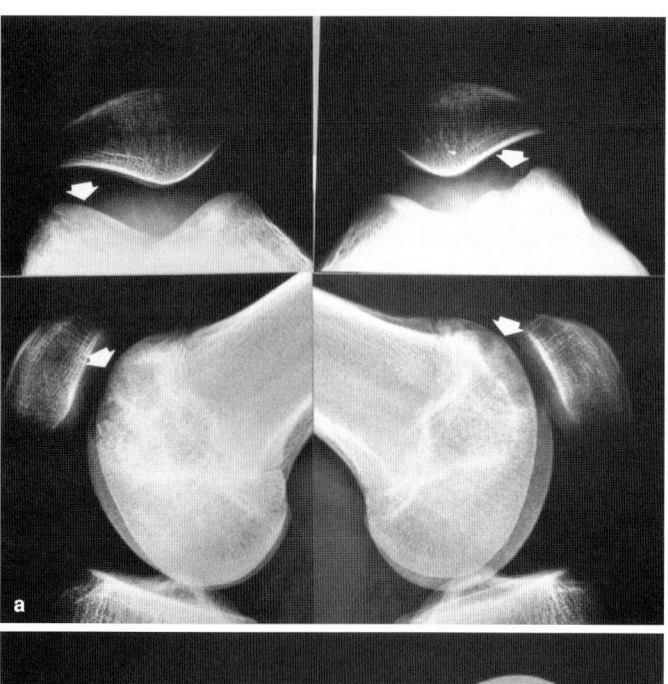

Abb. 3.292 a, b. 16jähriger Junge mit *multipler epiphysärer Dysplasie* im Bereich des lateralen Femurkondylus. **a** Röntgenbilder der Femurkondylen und Patella beider Kniegelenke axial sowie beide Knie seitlich. **b** Computertomogramme beim gleichen Patienten (horizontaler Schnitt durch die Femurkondylen)

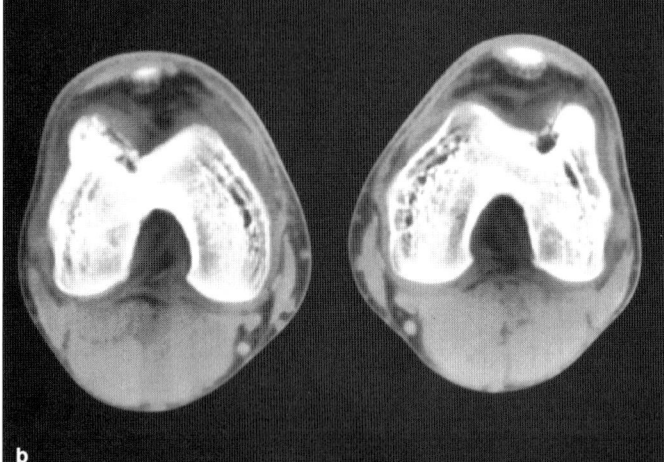

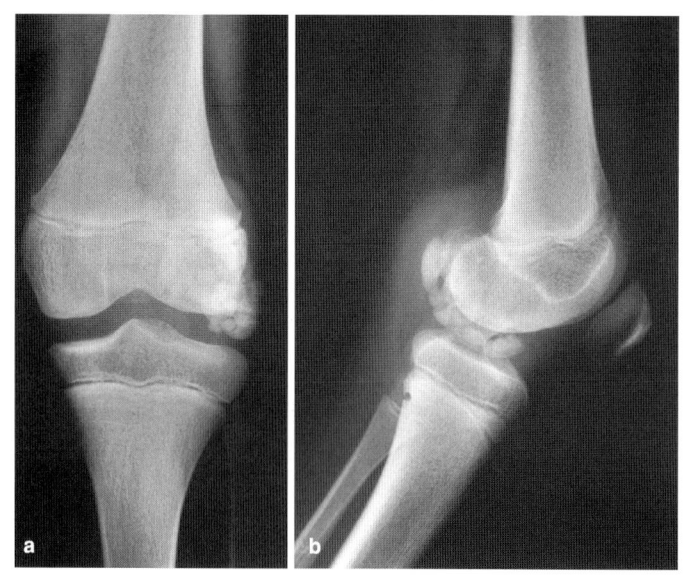

Abb. 3.293 a, b. 9jähriges Mädchen mit *Dyplasia epiphysealis hemimelica* mit osteokartilaginären Formationen im Bereich des lateralen Femurkondylus: Röntgenbilder des linken Knies: **a** a.-p. und **b** seitlich

Literatur

1. Achterman C, Kalamchi A (1979) Congenital deficiency of the fibula. J Bone Joint Surg (Br) 61 (2): 133-7
2. Aichroth PM, Patel DV, Marx CL (1991) Congenital discoid lateral meniscus in children. J Bone Joint Surg (Br) 73: 932-6
3. Andersen KS (1978) Congenital pseudarthrosis of the tibia. Thesis, Coppenhagen
4. Blauth W, Hippe P (1991) The surgical treatment of partial tibial deficiency and ankle diastasis. Prosthet Orthot Int 15: 127-30
5. Boyd HB (1982) Pathology and natural history of congenital pseudarthrosis of the tibia. Clin Orthop 166: 5-13
6. Brown FW (1971) The Brown operation for total hemimelia tibia. In: Aitken GT (ed) Selected lower limb anomalies. National Academy of Science, Washington DC, pp 20-28
7. Christini D, Levy EJ, Facanha FAM, Jay Kumar S (1993) Fibular transfer for congenital absence of the tibia. J Pediatr Orthop 13: 378-81
8. Coleman SS, Coleman DA (1994) Congenital pseudarthrosis of the tibia: Treatment by transfer of the ipsilateral fibula with vascular pedicle. J Pediatr Orthop 14: 156-60
9. Crawford AH (1986) Neurofibromatosis in children. Acta Orthop Scand Suppl 218: 1-60
10. Crawford AH Jr, Bagamery N (1986) Osseous manifestations of neurofibromatosis in childhood. J Pediatr Orthop 6: 72-88
11. Curtis BH, Fisher RL (1969) Congenital hyperextension with anterior subluxation of the knee. Surgical treatment and long-term observations. J Bone Joint Surg (Am) 51: 255-69
12. Dashefsky JH (1971) Discoid lateral meniscus in three members of a family. Case reports. J Bone Joint Surg (Am) 53: 1208-10
13. Dickhaut SC, De Lee JC (1982) The discoid lateral-meniscus syndrome. J Bone Joint Surg (Am) 64: 1068-73
14. Epps CH Jr, Tooms RE, Edholm CD, Kruger LM, Bryant DD 3d (1991) Failure of centralization of the fibula for congenital longitudinal deficiency of the tibia. J Bone Joint Surg (Am) 73: 858-67
15. Ferris B, Aichroth P (1987) The treatment of congenital knee dislocation. A review of nineteen knees. Clin Orthop 216: 135-40
16. Garbarino JL, Clancy M, Harcke HT, Steel HH, Cowell HR (1985) Congenital diastasis of the inferior tibiofibular joint: a review of the literature and report of two cases. J Pediatr Orthop 5: 225-8
17. Gebhardt MC, Rosenthal RK (1979) Bilateral lateral discoid meniscus in identical twins. J Bone Joint Surg (Am) 61: 1110-1
18. Grill F (1989) Correction of complicated extremity deformities by external fixation. Clin Orthop 241: 166-76
19. Grill F, Bollini G, Dungl P et al. (1996) EPOS multicentre study on congenital pseudarthrosis of the tibia. Presentation at the 16th Congress of the European Pediatric Orthopaedic Society. Prag, 11. 4. 1996
20. Grogan DP, Holt GR, Ogden JA (1994) Talocalcaneal coalition in patients who have fibular hemimelia or proximal femoral focal deficiency. A comparison of the radiographic and pathological findings. J Bone Joint Surg (Am) 76: 1363-70
21. Han CS, Wood MB, Bishop AT, Cooney WP 3d (1992) Vascularized bone transfer. J Bone Joint Surg (Am) 74: 1441-9
22. Harvell JC Jr, Fu FH, Stanitski CL (1989) Diagnostic arthroscopy of the knee in children and adolescents. Orthopedics 12: 1555-60
23. Hayashi LK, Yamaga H, Ida K, Miura T (1988) Arthroscopic meniscectomy for discoid lateral meniscus in children. J Bone Joint Surg (Am) 70: 1495-500
24. Hefti FL, Baumann JU, Morscher EW (1980) Ankle joint fusion – determination of optimal position by gait analysis. Arch Orthop Traumat Surg 96: 187-95
25. Hefti F (1996) EPOS multicentre study on congenital pseudarthrosis of the tibia: History and epidemiological data. 16th Congress of the European Pediatric Orthopaedic Society. Prag, 11. 4. 1996
26. Ikeuchi H (1982) Arthroscopic treatment of the discoid lateral meniscus. Technique and long-term results. Clin Orthop 167: 19-28
27. Jacobsen ST, Crawford AH, Millar EA, Steel HH (1983) The Syme amputation in patients with congenital pseudarthrosis of the tibia. J Bone Joint Surg (Am) 65: 533-7
28. Jacobsen K, Vopalecky F (1985) Congenital dislocation of the knee. Acta Orthop Scand 56: 1-7
29. Johannson E, Aparisi T (1983) Missing cruciate ligament in congenital short femur. J Bone Joint Surg (Am) 65: 1109-15
30. Kaelin A, Hulin PH, Carlioz H (1986) Congenital aplasia of the cruciate ligaments. A report of six cases. J Bone Joint Surg (Br) 68: 827-8
31. Kalamchi A, Dawe RV (1985) Congenital deficiency of the tibia. J Bone Joint Surg (Br) 67: 581-4
32. Kaplan EB (1957) Discoid lateral meniscus of the knee joint: Nature, mechanism, and operative treatment. J Bone Joint Surg (Am) 39: 77-85
33. Katz MP, Grogono BJ, Soper KC (1967) The etiology and treatment of congenital dislocation of the knee. J Bone Joint Surg (Br) 49: 112-20
34. Kostuik J (Hrsg) (1985) Amputationschirurgie und Rehabilitation. (Übersetzer: Hefti F, Simmen B, Stäubli A) Springer, Berlin Heidelberg New York, S 80-4
35. Kumar A, Kruger LM (1993) Fibular dimelia with deficiency of the tibia. J Pediatr Orthop 13
36. Letts M, Vincent N (1993) Congenital longitudinal deficiency of the fibula (fibular hemimelia). Parental refusal of amputation. Clin Orthop 287: 160-6
37. Maffull N, Fixsen JA (1991) Fibular hypoplasia with absent lateral rays of the foot. J Bone Joint Surg (Br) 73: 1002
38. Morrissy RT (1982) Congenital pseudarthrosis of the tibia. Factors that affect results. Clin Orthop 166: 21-7
39. Murray HH, Lovell WW (1982) Congenital pseudarthrosis of the tibia. A long-term follow-up study. Clin Orthop 166: 14-20
40. Onimus M, Laurain JM, Picard F (1990) Congenital diastasis of the inferior tibiofibular joint. J Pediatr Orthop 10: 172-6
41. Ooishi T, Sugioka Y, Matsumoto S, Fujii T (1993) Congenital dislocation of the knee. Its pathologic features and treatment. Clin Orthop 287: 187-92

42. Paley D, Catagni M, Argnani F, Prevot J, Bell D, Armstrong P (1992) Treatment of congenital pseudoarthrosis of the tibia using the Ilizarov technique. Clin Orthop 280: 81–93
43. Paterson DC, Simonis RB (1985) Electrical stimulation in the treatment of congenital pseudarthrosis of the tibia. J Bone Joint Surg (Br) 67: 454–62
44. Pellacci F, Montanari G, Prosperi P, Galli G, Celli V (1992) Lateral discoid meniscus: treatment and results. Arthroscopy 8: 526–30
45. Pho RW, Levack B (1986) Preliminary observations on epiphyseal growth rate in congenital pseudarthrosis of tibia after free vascularized fibular graft. Clin Orthop 206: 104–8
46. Pho RWH et al. (1985) Free vascularized fibular graft in the treatment of congenital pseudarthrosis of the tibia. J Bone Joint Surg (Br) 67: 64–70
47. Plawecki S, Carpentier E, Lascombes P, Prevot J, Robb JE (1990) Treatment of congenital pseudarthrosis of the tibia by the Ilizarow method. J Pediatr Orthop 10: 786–90
48. Räber D, Friederich NF, Hefti F (1997) 20 years follow-up after total removal of lateral discoid meniscus in children. J Bone Joint Surg (Am) 79: (in press)
49. Rijnberg WJ, van Linge B (1993) Central grafting for persistent nonunion of the tibia. J Bone Joint Surg (Br) 75: 926
50. Roach JW, Shindell R, Green NE (1993) Late-onset pseudarthrosis of the dysplastic tibia. J Bone Joint Surg (Am) 75: 1593–601
51. Rogala EJ, Wynne-Davies R, Littlejohn A, Gormley J (1974) Congenital limb anomalies: frequency and aetiological factors. Data from the Edinburgh Register of the Newborn (1964–1968). J Med Genet 11: 221–33
52. Ross JA, Tough ICK, English TA (1958) Congenital discoid cartilage. Report of a case of discoid medial cartilage, with an embryological note. J Bone Joint Surg (Br) 40: 596–605
53. Seong SC, Park MJ (1992) Analysis of the discoid meniscus in Koreans. Orthopedics 15: 61–5
54. Sharrard WJW (1990) A double-blind trial of pulsed electromagnetic fields for delayed union of tibial fractures. J Bone Joint Surg (Br) 72: 347
55. Silverman JM, Mink JH, Deutsch AL (1989) Discoid menisci of the knee: MR imaging appearance. Radiology 173: 351–4
56. Simonis RB et al. (1991) Free vascularized fibular grafts for congenital pseudarthrosis of the tibia. J Bone Joint Surg (Br) 73: 211
57. Smillie JS (1948) The congenital discoid meniscus. J Bone Joint Surg (Br) 30: 671–83
58. Stern A, Hallel T (1988) Medial discoid meniscus with cyst formation in a child. J Pediatr Orthop 8: 471–3
59. Strong ML, Wong-Chung J (1991) Prophylactic bypass grafting of prepseudarthrotic tibia in neurofibromatosis. J Pediatr Orthop 11: 757–64
60. Tachdijan MO (1990) Pediatric Orthopaedics, 2nd edn. Saunders, Philadelphia London Toronto Montreal Sydney Tokyo, pp 637–51
61. Thomas NP, Jackson AM, Aichroth PM (1985) Congenital absence of the anterior cruciate ligament. A common component of knee dysplasia. J Bone Joint Surg (Br) 67: 572–5
62. Uchida Y, Kojima T, Sugioka Y (1991) Vascularized fibular graft for congenital pseudarthrosis of the tibia. J Bone Joint Surg (Br) 73: 846–50
63. Washington ER, Root L, Liener UC (1995) Discoid lateral meniscus in children. Long-term follow-up after excision. J Bone Joint Surg (Am) 77: 1357–61
64. Watanabe M (1979) Arthroscopy: the present state. Orthop Clin North Am 10: 505–22
65. Weiland AJ, Weiss AP, Moore JR, Tolo VT (1990) Vascularized fibular grafts in the treatment of congenital pseudarthrosis of the tibia. J Bone Joint Surg (Am) 72: 654–62
66. Wright J, Dormans J, Rang M (1991) Pseudarthrosis of the rabbit tibia: A model for congenital pseudarthrosis? J Pediatr Orthop 11: 277–83
67. Wynne-Davies R, Hall CM, Apley AG (1985) Atlas of skeletal dysplasias. Churchill-Livingstone, Edinburgh, pp 566–75

3.3.7
Neurogene Störungen an Kniegelenk und Unterschenkel

R. Brunner

Die häufigsten Probleme am Kniegelenk aus neurologischen Gründen betreffen die Flexion und Extension. Um ohne wesentliche Muskelkraft stehen zu können, ist eine volle Knieextension notwendig; ist diese jedoch nicht mehr ausreichend vorhanden, steigt der Energieaufwand beim Stehen und Gehen. Die Kniestrecker müssen kompensatorische Muskelkraft aufbringen oder Orthesen die dynamische Stabilität des Kniegelenks sicherstellen.

> ! Funktionelle Störungen in der Sagittalebene – wie die Hyperextension oder die Knieflexionskontraktur – sind bei allen neurogenen Störungen häufig. Mit Kniegelenkhülsenapparaten oder Oberschenkelorthesen lassen sich Kniegelenke nur seitlich stabilisieren. Eine Flexions-/Extensionsbewegung läßt sich mit solchen Apparaten kaum beeinflussen, außer bei Arretierung des Kniegelenks.

3.3.7.1
Überwiegend spastische Lähmungen

Funktionelle Störungen

Definition

Funktionsveränderungen des Kniegelenks ohne strukturelle Deformität, bedingt durch spastische Muskelaktivität.

Tabelle 3.10 gibt eine Übersicht über die häufigen funktionellen Störungen bei betont spastischen Bewegungsstörungen (s. auch Kap. 4.7.3).

Tabelle 3.10. Funktionelle Deformitäten bei vorwiegend spastischen Bewegungsstörungen

Deformität	Funktioneller Gewinn	Funktionelle Nachteile	Therapie
Einknicken des Knies in früher Belastungsphase	–	Energieaufwand steigt	Muskeldehnung
		Kontrakturgefahr	Reduktion der Spastizität
Kauergang	–	Energieaufwand steigt	Hackenfuß: Unterschenkelorthese
		Retropatelläre Schmerzen	Kontraktur der ischiokruralen Muskeln: Verlängerung
			Hüftflexionskontraktur: Verlängerung der Flexoren
Steifes Knie in der Schwungphase	–	Kleinschrittigkeit	Rektustransfer
		Zirkumduktion	
Kniehyperextension	Indirekte Kniestabilisierung	Überdehnung der hinteren Elemente	Unterschenkelorthese in Vorlage
		Schmerzen	

Einknicken des Knies in früher Belastungsphase

Definition

Die Beugehaltung des Kniegelenks zu Beginn der Standphase ist übermäßig stark ausgeprägt, da die Spastizität eine effiziente Knieextension in der Schwungphase verhindert.

Vor allem junge Patienten mit spastischer Diplegie zeigen oft ein Gangbild mit vermehrter Kniebeugung beim Aufsetzen des Fußes und in der ersten Hälfte der Standphase. Als Folge der mangelnden Kniestreckung am Ende der Schwungphase wird der Fuß auch in plantigrader Stellung mit den Zehenspitzen aufgesetzt (Abb. 3.294). Weder mit Unterschenkelorthesen noch mit Redressionsgipsen gelingt es, die Ferse auf den Boden zu bringen. Unterschenkelorthesen sind trotzdem nötig, um die Füße zu stabilisieren und zu stützen. Therapeutisches Ziel wäre es, die Spastizität der ischiokruralen Muskeln zu reduzieren, was praktisch meist unmöglich ist. Da dieses Gangbild sonst in einen Kauergang übergeht, muß jedoch regelmäßig physiotherapeutisch einer Kontraktur der ischiokruralen Muskeln entgegengewirkt werden.

Kauergang

Definition

Unter einem Kauergang versteht man ein Gangbild mit dauernd gebeugten Hüften und Knien.

Ein Kauergang kann verschiedene Ursachen haben:
- Fuß: Hackenfüßigkeit
- Knie: Knieflexionskontraktur
  - Kontraktur der ischiokruralen Muskeln
  - Spastizität der ischiokruralen Muskeln bzw. des M. rectus femoris
- Hüfte: Hüftflexionskontraktur

Eine *Hackenfüßigkeit* entsteht durch eine funktionelle Insuffizienz des M. triceps surae. Sie kann primär vorhanden sein oder sekundär nach übermäßiger oder unnötiger Verlängerung der Achillessehne auftreten. Funktionell führt sie in der Standphase zu einer für den Patienten unkontrollierbaren Vorneigung des Unterschenkels gegenüber der des Fußes am Boden. Um den Schwerpunkt über der Standfläche zu halten, müssen deshalb Knie- und Hüftgelenk gebeugt werden (Abb. 3.295). Solange sich

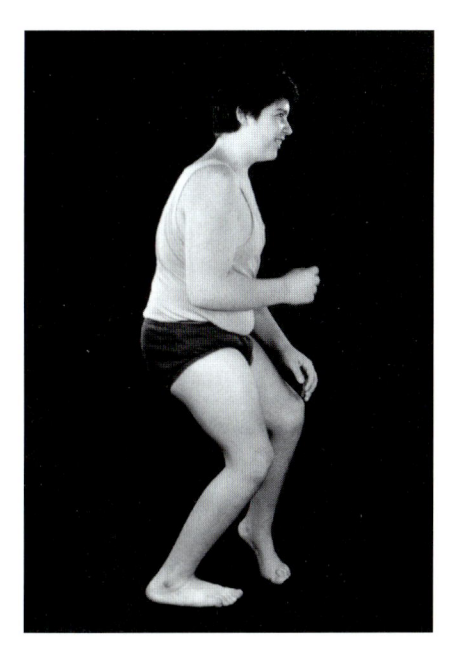

Abb. 3.294. Patient mit *spitzfüßigem Gangbild* trotz plantigrader Haltung des Fußes beim Aufsetzen. Die spastische Aktivität der Kniebeuger verhindert eine genügende Kniestreckung, um die Ferse aufzusetzen

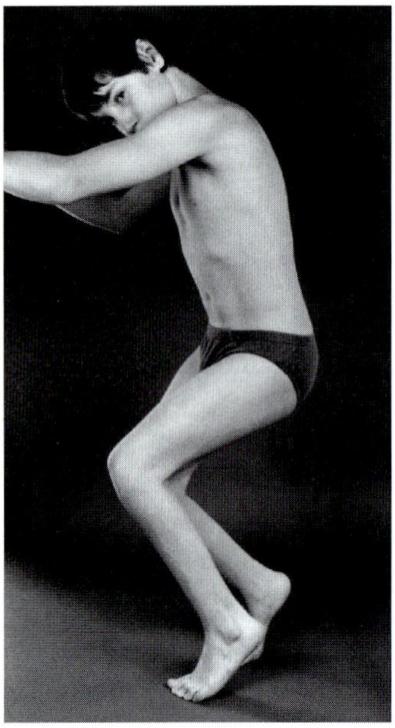

Abb. 3.295. Patient mit *Kauerstellung*, bedingt durch die Schwäche des M. triceps surae. Wegen der Insuffizienz dieses Muskels gerät der Unterschenkel in Vorlage, was eine kompensatorische Beugung in Knie und Hüfte erfordert, um aufrecht zu stehen

noch keine strukturellen Veränderungen am Kniegelenk eingestellt haben, muß die Hackenfüßigkeit behandelt werden. Um eine solche sekundäre Hackenfüßigkeit zu verhindern, ist eine Verlängerung des M. triceps surae nur so weit anzustreben, bis die Nullstellung knapp erreicht wird, wenn die proximalen Muskeln (Strecker am Knie und an Hüfte) nicht voll suffizient sind.

> ! Eine leichte Verkürzung des M. triceps surae (leichter Spitzfuß) verhindert den Kauergang, v. a. bei Insuffizienz der Kniestrecker.

Eine spastische *Hyperaktivität der ischiokruralen Muskeln* führt unabhängig von der Fußform ebenfalls zum Kauergang, sie kann auch bei Spitzfüßen vorhanden sein. Das Ziel der Behandlung muß eine Verminderung der Spastizität sein (s. Kap. 4.7.2), um eine lockere Knieextension ohne Muskelanspannung zu ermöglichen. Dabei liegt das Hauptgewicht der Behandlung in der Physiotherapie mit dem Ziel, die volle Länge der ischiokruralen Muskeln zu erhalten. Nachtschienen können in seltenen Fällen zusätzlich hilfreich sein. Werden diese Muskeln nicht regelmäßig gedehnt, so besteht eine große Gefahr für Kontrakturen (s. unten). Um mit einer *Hüftflexionskontraktur* aufrecht stehen und gehen zu können, müssen die Knie sekundär gebeugt gehalten werden. Es resultiert ein Kauergang mit normaler Funktion der ischiokruralen Muskeln [21]. Der Kauergang kann zu *Komplikationen* führen. Nicht selten treten unabhängig vom Alter retropatelläre Schmerzen auf. Um sich in Beugestellung von Knien und Hüften aufrecht zu halten, muß der Patient den M. quadriceps dauernd kompensatorisch anspannen, wodurch die Patella überlastet wird (s. auch Kap. 4.7.2, „Gehen und Stehen"). Dem Autor sind 2 Patienten mit einem Abriß des M. rectus femoris vom oberen Pol der Patella bekannt. Dieser Abriß verläuft inapparent, ein Rektustransfer wird jedoch dadurch erschwert, wenn nicht gar unmöglich. Eine weitere Komplikation ist die Querfraktur der Patella, die als äquivalente Läsion etwas weiter distal angesehen werden muß. Die Behandlung muß neben der Wiederherstellung des Streckapparates eine Verlängerung der Kniebeuger beinhalten [7].

Gang mit steifem Knie

> **Definition**
>
> Eine dauernde oder zeitlich asynchrone Aktivität des M. rectus femoris behindert die Knieflexion in der Schwungphase.

Ist der *M. rectus femoris* phasenverschoben oder dauernd aktiv, so verhindert dieser Muskel trotz Kauergang eine ausreichende Beugung in der Schwungphase. Eine Verlängerung der Kniebeuger führt dann zwar zu einem aufrechteren Gangbild, die fehlerhafte Rektusaktivität verhindert jedoch ein Vorschwingen des Beines, weil das Knie zu wenig gebeugt wird [9, 14, 15, 16, 35]. Der Gang ist weniger dynamisch und die Schrittlänge kürzer. Durch die Verlagerung des M. rectus femoris distal auf die medialen Kniebeuger läßt sich der Bewegungsumfang des Kniegelenks beim Gehen jedoch ohne wesentlichen Verlust an Kraft des Streckapparates um ca. 20° erhöhen [14]. Damit wird die Gehfähigkeit verbessert.

Gang mit Hyperextension des Kniegelenks

> **Definition**
>
> In der frühen Standphase wird das Kniegelenk überdehnt, und es bleibt bis zum Ende der Standphase in dieser Stellung.

Die spastische Kontraktion des *M. triceps surae* stellt die Sprunggelenke steif und blockiert die Dorsalextensionsbewegung des Fußes in der Standbeinphase beim Gehen. Der Oberschenkel läuft dann gegenüber dem zum Fuß fixierten Unterschenkel weiter nach vorn, und das Knie wird hyperextendiert (beim normalen Gehen wird die Vorwärtsbewegung des Unterschenkels durch eine exzentrische Aktivität des M. triceps surae kontrolliert). Bei stärkerer Spastik kann der Trizepseigenreflex den Unterschenkel sogar entgegen der Gangrichtung bewegen, was ebenfalls zur Hyperextension führt und energetisch ungünstig ist. Therapeutisch muß in beiden Fällen der funktionelle oder strukturelle Spitzfuß angegangen werden (s. Abschn. 3.4.10).

Strukturelle Veränderungen

Definition

Strukturelle Deformität am Kniegelenk, bedingt durch spastische Muskelaktivität.

Tabelle 3.11 gibt eine Übersicht über häufige strukturelle Deformitäten bei überwiegend spastischen Bewegungsstörungen.

Tabelle 3.11. Strukturelle Deformitäten bei spastischen Bewegungsstörungen

Deformität	Funktioneller Gewinn	Funktionelle Nachteile	Therapie
Kontraktur der ischiokruralen Muskeln	(Hüftextension)	Energieverbrauch erhöht im Gehen und Stehen	Verlängerung
Patellaluxation	–	Schmerzen Instabilität	Rezentrierung der Patella (Green, Stanislavjewitsch, Elmslie)
Torsionsfehler	Kompensation von Torsionsfehlern in Hüfte und Fuß	Hängenbleiben der Füße, Füße nicht in Gangrichtung	Korrekturosteotomie

Kontraktur der ischiokruralen Muskeln

Definition

Es besteht schon in Ruhe eine strukturelle Verkürzung der ischiokruralen Muskeln, wodurch die Kniestreckung behindert wird.

Für die Beurteilung der funktionellen Bedeutung einer Kontraktur der ischiokruralen Muskeln ist die Streckung des Knies bei gestreckter Hüfte ausschlaggebend. Die Kniestreckung bei gebeugter Hüfte gibt dagegen Auskunft über die Länge der Kniebeuger und zeigt deren Anteil am Extensionsdefizit des Knies. Das Ausmaß der Kontrakturen der ischiokruralen Muskeln bei gebeugter Hüfte ist aber irrelevant, solange das Kniegelenk bei gestreckter Hüfte voll gestreckt (d. h. leicht überstreckt) werden kann.

Erst bei einer Knieflexionskontraktur von ca. 15°–20° und mehr bei gestreckter Hüfte nimmt die Kniebeugekontraktur durch die Schwerkraft im Verlauf der Zeit weiter zu. Damit steigt auch die Belastung des Streckapparates, der kompensatorisch immer die notwendige Haltekraft aufbringen muß. Kann diese Leistung nicht mehr erbracht werden, ist die Geh- und Stehfähigkeit schließlich in Frage gestellt.

Das *Behandlungskonzept* zielt auf die Extension des Kniegelenks bei gestreckter Hüfte hin. Wird die volle Streckung erreicht, so werden die Kniebeuger durch das Stehen – und allenfalls auch Gehen – regelmäßig ausreichend gedehnt. Dadurch wird das Gehen verbessert [2, 3, 6, 10, 17, 31]. Die Behandlung bei Kontrakturen zwischen 10° und 15° liegt in der Intensivierung der physiotherapeutischen Dehnübungen, die in Einzelfällen durch Kniestreckschienen unterstützt werden können. Nehmen die Kniebeugekontrakturen zu, so ist unabhängig vom Alter eine Verlängerung der Kniebeuger indiziert, wenn diese Muskeln zur Beugekontraktur beitragen. Die ischiokruralen Muskeln sind neben Knieflexoren auch Hüftextensoren. Vor der Verlängerung dieser Muskelgruppe muß eine andere Ursache für den Kauergang ausgeschlossen werden, um die Hüftextension nicht zu beeinträchtigen [20]. Eine vorübergehende Hüftextensorenschwäche nach Verlängerung der ischiokruralen Muskelgruppe wurde beschrieben [21]. Ebenso muß präoperativ ganganalytisch abgeklärt werden, ob nicht weitere Deformitäten an anderen Gelenken ebenfalls korrekturbedürftig sind und inwieweit eine fehlerhafte Aktivität des M. rectus femoris zur Kontraktur beiträgt (s. dort). Nur durch die Korrektur der Kontrakturen aller betroffenen Gelenke der Beine wird die Gehfunktion verbessert [16, 31] und der Energieverbrauch vermindert [23]. Werden Kontrakturen, die sich kompensatorisch eingestellt haben, nicht gleichzeitig angegangen, so ist die Verlängerung der ischiokruralen Muskeln wenig effizient.

Zur *Nachbehandlung* nach Kniebeugerverlängerung eignen sich Kniestreckschienen am besten (anstelle der früher verwendeten Gipse) (Abb. 3.296). Die Dehnung der Muskeln und auch der übrigen Weichteile (v. a. der Nerven) läßt sich so kontinuierlich und sukzessive verstärken. Das Ausmaß der Dehnung kann den Beschwerden des Patienten angepaßt werden, und die Schiene kann aus pflegerischen Gründen entfernt werden. Da so regelmäßige Hautkontrollen möglich sind, lassen sich Druckstellen verhindern. Damit die Schiene direkt postoperativ eingesetzt werden kann, muß sie vor der Operation angefertigt werden. Mit der früher üblichen Gipsbehandlung sind dagegen außer Druckstellen auch dauerhafte Nervenschäden durch Überdehnung bekannt [1]. Wird in einem noch jugendlichen Alter

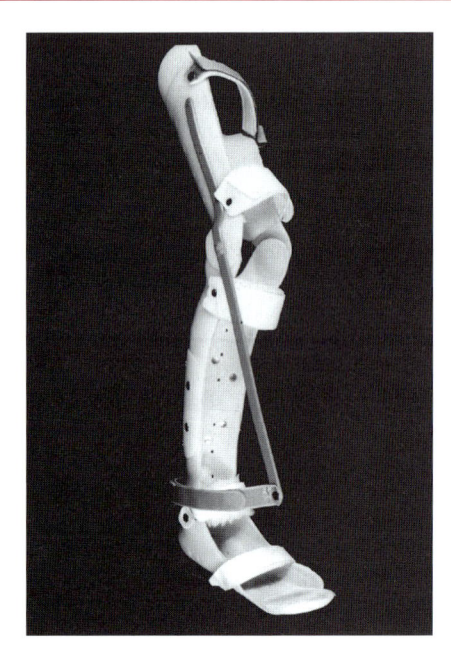

Abb. 3.296. *Kniestreckschiene* zur Nachbehandlung nach Verlängerung der Kniebeuger. Durch den Riemen am Streckstab läßt sich die Beugestellung im Knie einfach und schnell ändern

operiert, ist die Wahrscheinlichkeit eines Rezidivs und einer Zweitoperation groß. Andererseits ist bei geringen Kontrakturen die Nachbehandlungsphase relativ kurz, v. a. weil sich der Quadrizeps nicht auf eine Überlänge für seine Haltearbeit eingestellt hat. Wird gewartet, bis die Kontrakturen der Kniebeuger ausgeprägt sind (80°–90°), dauert die Nachbehandlung und Rekonvaleszenz, als Folge der Insuffizienz des M. quadriceps femoris, jahrelang. Häufig halten die Patienten eine derart lange Rehabilitationsphase nicht durch, und es kommt zum Rezidiv. Die Streckschiene wenden wir wie folgt an: Direkt nach der Operation wird die Schiene dauernd (außer für pflegerische Maßnahmen) getragen. Ist eine weitgehende Streckung erreicht, wird die Tragezeit der Schiene reduziert. Dabei hat sich gezeigt, daß es vorteilhafter ist, die Schiene einige Stunden am Tag zu tragen als nachts, weil durch die unangenehmen Empfindungen (aufgrund des Dehnens der Muskeln) der Schlaf gestört wird. Ist die Streckung voll erreicht, läßt sich durch Tragen der Schiene für ca. 30–60 min alle 2–3 Tage ein Rezidiv verzögern oder ganz verhindern. Bei schweren Kontrakturen kann es notwendig sein, die Kniestreckschiene auch als funktionelle Orthese zu verwenden, um den Kniestreckapparat nicht dauernd weiter zu überdehnen. Oft ist der Kniestreckapparat nach Kniebeugerverlängerung insuffizient [28]. Als Therapie wurde eine operative Verkürzung der Patellarsehne vorgeschlagen [24]. Wir haben an unserer Klinik mit diesem Eingriff keine eigenen Erfahrungen.

! Die Indikation und v. a. der Zeitpunkt für die operative Verlängerung der Kniebeuger muß sich nach der funktionellen Behinderung und dem Ausmaß der Deformität richten, nicht aber nach dem Alter des Patienten.

Habituelle Patellaluxationen

Definition

Wegen schlechter dynamischer Kontrolle der Patella kommt es zu wiederholten, teilweise sehr häufigen Luxationen.

Habituelle Luxationen können durch mangelnde Koordination der muskulären Führung der Patella auftreten. Sie sind jedoch bei Patienten mit vorwiegend dystonischen und leicht ataktischen Störungen häufiger als bei schwer spastischen Patienten. Durch die habituelle Patellaluxation rupturieren die medialen Strukturen, und die entstehende Narbe wird überdehnt. Der laterale Bandapparat verkürzt sich.

Zur *Behandlung* hat sich die Distalisierung des M. vastus medialis in Kombination mit einem weit nach kranial ausgedehnten „lateral release" (nach Green) [29] bewährt. Als Faustregel gilt, daß der M. vastus medialis so weit distalisiert wird, daß das Kniegelenk intraoperativ noch bis 90° gebeugt werden kann, die Patella aber noch zentriert läuft. Eine Verlagerung der Tuberositas tibiae ist nur in Ausnahmefällen notwendig. Die *Nachbehandlung* erfordert eine Oberschenkelhülse für 6 Wochen. Eine funktionelle Nachbehandlung ist bei Patienten mit Koordinationsproblemen schlecht durchführbar, da diese zu Fehltritten neigen und dadurch die aufgenähte mediale Muskulatur wieder abreißen können.

Torsionsfehler

Definition

Drehfehler im Unterschenkel führen zu Fehlstellungen des Fußes gegenüber der Beinachse. Außen- wie Innentorsionsfehler kommen vor.

Torsionsfehler im Unterschenkel, meist eine vermehrte Innentorsion, führen zu einem verstärkten Einwärtsgang, dessen Entstehungsmechanismus nicht ganz klar ist. Es kann jedoch angenommen werden, daß durch die erhöhte Fehlbelastung des Fußes, meist in Varusstellung, beim Aufsetzen des adduzierten Fußes mit den Zehen und beim Abrollen über den äußeren Rand regelmäßig ein innenrotierendes Moment auftritt. Da die Rotationsfehler sich addieren (Einwärtsrotation in der Hüfte, Innenrotation im Unterschenkel und Varusadduktionsfehlstellung im Fuß), ist dieser Fehler oft korrekturbedürftig.

Die Entstehung von Torsionsfehlern kann vermieden werden, wenn die Füße beim Gehen in Gangrichtung gehalten werden. Sogenannte „twister cables" können hier funktionell helfen. Dabei handelt es sich um Gummistränge, die zwischen Unterschenkelorthesen und einem Beckenring angebracht sind. Durch Vorspannung der „twister cables" vor dem Anlegen der Unterschenkelorthesen (Außendrehung bei „toeing-in", Innendrehung bei „toeing-out") wirkt eine torquierende Kraft korrigierend auf die Fußstellung. Allerdings korrigiert dieses Hilfsmittel die Skelettdeformität nicht wirklich. Zudem kann eine störende Torsionskraft im Kniegelenk auftreten, was die Einsatzmöglichkeiten der „cables" einschränkt. In jedem Fall muß das Fußskelett in Orthesen anatomisch korrekt eingestellt werden. Ein vorhandener Torsionsfehler muß akzeptiert oder operativ behandelt werden. Zur Behandlung reicht die supramalleoläre Osteotomie mit Spickdrahtfixation und Gips bis ca. zum 10. Lebensjahr aus. Später wird die Tibiaosteotomie proximal mit Plattenosteosynthese nötig. Ein Abduktions-Knick-Senk-Fuß darf nicht belassen werden, um eine Innenrotation im Unterschenkel zu kompensieren.

3.3.7.2
Vorwiegend schlaffe Lähmungen im Kniegelenk

Funktionelle Störungen

> **Definition**
>
> Funktionsveränderungen des Kniegelenks ohne strukturelle Deformität, bedingt durch verminderte oder fehlende Muskelaktivität. Betroffen sind v. a. der Kniestreck- und der Kniebeugeapparat.

Tabelle 3.12 gibt eine Übersicht über häufige funktionelle Deformitäten bei vorwiegend schlaffen Bewegungsstörungen (s. auch Kap. 4.7.4).

Ein Ausfall der Kniebeugemuskulatur bringt nur wenig Probleme beim Gehen mit sich. Die Schwungbewegung im Knie wird mit Hilfe des Oberkörpers ausgelöst. Auch ein Ausfall der Kniestreckung ist mit kaum eingeschränkter Gehfähigkeit vereinbar. Kompensatorisch muß das Kniegelenk in leichter Hyperextension in der ganzen Standphase verriegelt werden. Der Unterschenkel darf sich deshalb nicht gegenüber dem am Boden stehenden Fuß nach vorn bewegen, was eine kontrollierte Aktivität des

Tabelle 3.12. Funktionelle Deformitäten bei schlaffen Bewegungsstörungen

Deformität	Funktioneller Gewinn	Funktionelle Nachteile	Therapie
Kniestreckerinsuffizienz	–	Stehen mit gebeugten Knien unmöglich	Volle Knieextension
Kniebeugerinsuffizienz	–	Mangelnder Antrieb (Knieextensionsfraktur)	Passives Pendeln des Beines beim Gehen

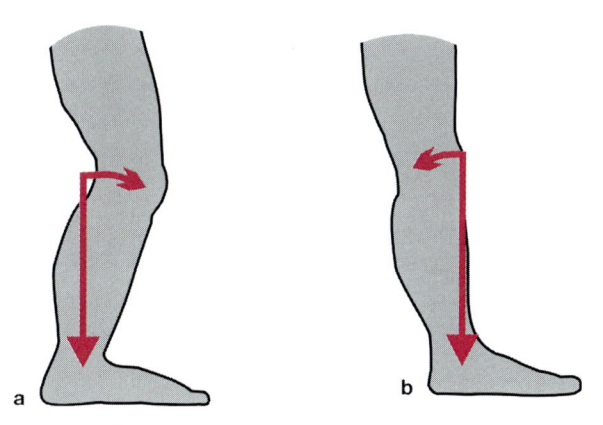

Abb. 3.297 a, b. Schematische Darstellung des *Flexions- und Extensionsmoments auf die Kniestreckung*: **a** in Vorlage, **b** in Rücklage

M. triceps surae voraussetzt. Ist dieser Muskel ebenfalls schwach, kann eine Kontraktur dieses Muskels (Spitzfuß) den gleichen Zweck erfüllen. Andernfalls müssen die Sprunggelenke mit einer steifen Unterschenkelorthese in leichter Spitzfußstellung (Rücklage) fixiert werden. Ist keine volle Knieextension möglich, müssen die Patienten den Oberkörper nach vorn neigen, um die Bodenreaktionskraft vor das Kniegelenk zu bringen und damit indirekt ein Extensionsmoment aufzubauen. Ist eine starke Vorbeugung des Oberkörpers erforderlich, stützen sich die Patienten beim Gehen auf den Kniegelenken ab (Abb. 3.297).

Strukturelle Veränderungen

> **Definition**
>
> Strukturelle Deformität am Kniegelenk, bedingt durch verminderte oder fehlende Muskelaktivität.

In Tabelle 3.13 sind häufige strukturelle Deformitäten bei vorwiegend schlaffen Bewegungsstörungen dargestellt.

Tabelle 3.13. Strukturelle Deformitäten bei vorwiegend schlaffen Bewegungsstörungen

Deformität	Funktioneller Gewinn	Funktionelle Nachteile	Therapie
Knieflexionskontrakturen, nicht ossär	–	Vermehrter Kraftaufwand zum Gehen und Stehen	Weichteilverlängerungen, Ilisarow-Apparat, gelenkübergreifend
Knieflexionskontrakturen, ossär	–	Vermehrter Kraftaufwand zum Gehen und Stehen	Korrekturosteotomie
Knieextensionskontrakturen	–	Sitzen erschwert	VY-Plastik der Quadrizepssehne
Außentorsionsfehler im Unterschenkel	Kompensation einer vermehrten femoralen Antetorsion	Füße nicht in Richtung der Beinachse	Korrekturosteotomie
Innentorsionsfehler im Unterschenkel	(Kompensation von Abduktions-Knick-Senk-Füßen)	Füße nicht in Richtung der Beinachse	Korrekturosteotomie

Knieflexionskontrakturen

Definition

Die volle Kniestreckung wird durch dorsale kapsuläre und/oder muskuläre Verkürzung unmöglich gemacht.

Bei schlaffen Lähmungen ist im Kniegelenk die volle Extension (oder gar leichte Hyperextension) notwendig, um eine Insuffizienz des Streckapparates zu kompensieren (s. auch 3.3.7.1, „Gang mit Hyperextension des Kniegelenks"). Geht die Streckung verloren, müssen sich die Patienten mit der Hand oberhalb des Kniegelenks aufstützen, um indirekt das Knie zu strecken. Da dies nur mit gebeugtem Oberkörper möglich ist, können die Patienten nicht mehr aufrecht gehen, beim Gehen nicht geradeaus sehen, sie haben ihre Hände nicht mehr frei und entwickeln schwere Flexionskontrakturen an Hüfte und Knie. Höhere neurologische Niveaus prädisponieren mehr zu Knieflexionskontrakturen [37]. Die *Behandlung* kann konservativ mit stützenden und stabilisierenden Oberschenkelhülsenapparaten mit Fuß erfolgen, wobei zum Gehen das Kniegelenk verriegelt werden muß. Für den Patienten angenehmer und erfolgversprechender ist die *operative* Streckung im Kniegelenk. Verschiedene Techniken stehen zur Verfügung: Mit Hilfe eines äußeren Fixateurs, der über das Kniegelenk montiert ist, kann sukzessive die volle Extension erreicht werden (s. auch Abschn. 3.3.13). Das Ausmaß der täglichen Korrektur kann individuell, den Beschwerden des Patienten entsprechend, angepaßt werden. Als Komplikation kann es nach derartigen Weichteilverlängerungen vorübergehend zur Lockerung des Bandapparates kommen. Gelegentlich kann deshalb eine stabilisierende Hülse für einige Zeit nach Entfernung des Fixateurs notwendig werden, um dem Bandapparat Zeit zu geben, sich wieder zu stabilisieren. Als Alternative können Muskel- bzw. Sehnenverlängerungen durchgeführt werden [8, 11]. Eine weitere Möglichkeit, um eine funktionelle Streckung des Beines zu erreichen, besteht in einer supra- oder infrakondylären Extensionsosteotomie [8]. Bei dieser Operation wird das Kniegelenk selbst nicht angetastet.

Knieextensionskontrakturen

Definition

Bei dieser seltenen Deformität ist der Kniestreckapparat zu kurz.

Diese Deformität behindert Gehen und Sitzen. Eine VY-Plastik der Quadrizepssehne führt zu guten Resultaten [11], wenn physiotherapeutisches Dehnen versagt.

Torsionsfehler im Unterschenkel

Definition

Die Belastung während des Abrollens und unbalancierte Muskelkraft führen zum Drehfehler im Unterschenkel. Außen- wie Innenrotation kommen vor.

Torsionsfehler sind bei schlaffen Lähmungen häufig [36]. Patienten mit schlaffen Lähmungen benötigen oft eine Orthesenversorgung zur Stabilisierung der Füße. Flexible Orthesen kommen nicht in Frage, da sie eine Hackenfüßigkeit nicht verhindern. Steife Orthesen erschweren dagegen das Abrollen, was eine Abrollrampe am Schuh notwendig macht. Weichen die Füße nur geringgradig aus der Gangrichtung ab, so tritt bei jedem Schritt ein Torsionsmoment auf, das, auch nach dem 5. Lebensjahr, zu einer progressiven Torsionsänderung führt. Ein Außen- oder Innendrehfehler kann Korrekturbedürftigkeit erreichen, wenn die Füße nicht mehr in Gangrichtung gestellt werden können, die Effizienz des Ganges beeinträchtigt wird oder die Patienten über ihre Füße stolpern. Gelegentlich können auch kosmetische Gründe ausschlaggebend sein. Es ist dabei anzustreben, die Korrektur vor dem 10. Lebensjahr durchzuführen, da die supramalleoläre Operation einfach ist und die Fixation mit Kirschner-Drähten und Gips erfolgen kann. Später ist die operative Stellungsänderung aufwendiger. Orthesen können die Torsionsfehler nicht korrigieren. Werden funktionelle Orthesen jedoch aus anderen Gründen verwendet, müssen starke Abweichungen der Fußstellung von der Gangrichtung möglichst vermieden werden.

3.3.7.3
Muskeldystrophie

Definition

Funktionelle wie strukturelle Probleme am Knie bei Myopathien beschränken sich auf Beugefehlstellungen und Flexionskontrakturen, die die Steh- und Gehfähigkeit einschränken.

Die Tabellen 3.14 und 3.15 geben eine Übersicht über häufige funktionelle und strukturelle Deformitäten, die bei Muskeldystrophien auftreten können (s. auch Kap. 4.7.6). Muskeldystrophiepatienten neigen zu Flexionskontrakturen, wenn das Ende ihrer Gehfähigkeit droht. Um die Dauer der Geh- und Stehfähigkeit zu verlängern, werden Operationen zur Weichteilverlängerung schon früh im Alter von 6–8 Jahren vorgeschlagen [29, 30]. Damit läßt sich zwar der Verlust der Geh- und Stehfunktion statistisch gesehen hinausschieben [12, 13, 18, 32], doch sind unserer Erfahrung nach Patienten in diesem Alter zu Eingriffen kaum zu motivieren. Als Kompromiß für den Zeitpunkt operativer Eingriffe sehen wir deshalb den Beginn von Kontrakturen, auch wenn dadurch einige Monate der Steh- und Gehfähigkeit verloren gehen können. Muskeldystrophiepatienten sitzen vermehrt, und ihre Muskulatur wird fibrös und fettig verändert. Damit wird das Dehnen erschwert. Da die zunehmend eingeschränkte Muskelkraft eine passive Stabilisation der Bänder zum Stehen und Gehen erfordert, sind diese Funktionen nur bei voll extendierbaren Gelenken möglich. Deshalb muß schon bei geringen Kontrakturen operativ vorgegangen werden. Ein physiotherapeutischer Versuch ist meist langwierig und führt kaum je zum gewünschten Resultat. Die Verlängerung der Kniebeuger muß technisch v. a. gegen Ende der Gehfähigkeit, bei zunehmend degenerierter Muskulatur, in einer Art erfolgen, bei der direkt durch die Operation genügend Länge gewonnen wird und keine langwierige Nachbehandlung erforderlich ist. Aus diesem Grunde sind Sehnenverlängerungen solchen der Aponeurose vorzuziehen. Ein Kraftverlust der Muskulatur fällt kaum mehr ins Gewicht. Eine sofortige volle Mobilisation nach der Operation gehört zur Nachbehandlung.

Besonders beim Muskeldystrophiepatienten bedeutet der *Spitzfuß* eine wesentliche stabilisierende Komponente beim Stehen und Gehen [22]. Durch den leichten Spitzfuß wird das obere Sprunggelenk blockiert und eine Dorsalflexion verhindert. Damit wird indirekt das Kniegelenk gestreckt, und der Patient kann sich passiv aufrecht halten. Weder eine Orthesenbehandlung noch eine Operation ist indiziert, um diesen Spitzfuß zu korrigieren. Es ist im Gegenteil notwendig, bei evtl. vorhandener freier Dorsalflexion die Fußgelenke mit einer Orthese zu stabilisieren. Dabei muß diese Schiene in leichter Rücklage angefertigt werden, um indirekt das Kniegelenk zu stabilisieren und somit den gleichen Effekt wie ein leichter Spitzfuß zu erzielen. In Rücklage wirkt ein Extensionsmoment auf das Kniegelenk und stabilisiert das Knie in Extension. In jedem Falle ist eine kräftige Trizepsmuskulatur oder ein marginaler bis leichter Spitzfuß hilfreich, da auf diese Weise der Unterschenkel gegenüber dem Fuß blockiert und eine Vorwärtsbewegung verhindert wird. Dies erleichtert es, das indirekte Extensionsmoment aufzubauen. Eine leichte *Hyperextension* bis zu 5° ist dabei akzeptabel. Eine stärkere Hyperextension jedoch kann die Kniegelenkkapsel überdehnen und später zu Problemen in diesem Gelenk mit Schmerzen im ventralen Bereich führen. Am besten läßt sich die Hyperextension indirekt durch

Tabelle 3.14. Funktionelle Deformitäten bei Muskeldystrophien

Deformität	Funktioneller Gewinn	Funktionelle Nachteile	Therapie
Kniestreckerinsuffizienz	–	Stehen mit gebeugten Knien unmöglich	Volle Knieextension
			Vermeidung des Hackenfußes
Kniebeugerinsuffizienz	–	Mangelnder Antrieb (Knieextensionskontraktur)	Passives Pendeln des Beines beim Gehen

Tabelle 3.15. Strukturelle Deformitäten bei Muskeldystrophien

Deformität	Funktioneller Gewinn	Funktionelle Nachteile	Therapie
Flexionskontraktur im Knie	–	Kauerstellung (Verlust von Gehen und Stehen)	Verlängerung der Kniebeuger

eine entsprechende orthetische Versorgung von Unterschenkel und Fuß verhindern, wobei mit der Absatzhöhe die Vor- bzw. Rücklage eingestellt werden kann. Hülsen zur Stabilisierung des Kniegelenks sind schwer anzufertigen und erfüllen kaum je den gewünschten Zweck.

> ! Eine Oberschenkelschiene mit frei beweglichem Kniegelenk kann die Kniegelenkbewegung in der Sagittalebene nicht kontrollieren.

Literatur

1. Aspden RM, Porter RW (1994) Nerve traction during correction of knee flexion deformity. A case report and calculation. J Bone Joint Surg (Br) 76: 471–3
2. Baumann JU, Ruetsch H, Schurmann K (1980) Distal hamstring lengthening in cerebral palsy. An evaluation by gait analysis. Int Orthop 3: 305–9
3. Baumann JU (1992) Behandlungskonzepte bei Kniefehlstellung im Rahmen neurologischer Grunderkrankungen. Orthopäde 21: 323–31
4. Bleck EE (1987) Orthopaedic management in cerebral palsy. Mac Keith, London
5. Bonnet I, Burgot D, Bonnard C, Glorion B (1991) La chirurgie des membres inférieurs dans la dystrophie musculaire de Duchenne. Rev Chir Orthop Réparatrice Appar Mot 77: 189–97
6. Browne AO, McManus F (1987) One-session surgery for bilateral correction of lower limb deformities in spastic diplegia. J Pediatr Orthop 7: 259–61
7. Brunner R, Döderlein L (1997) Pathological fractures in patients with cerebral alsy. J Pediatr Orthop (in press)
8. Carstens C, Schmidt E, Fromm B, Schiltenwolf M (1992) Ergebnisse der operativen Therapie von Kniebeugekontrakturen bei Patienten mit Myelomeningozele. Z Orthop Ihre Grenzgeb 130: 207–12
9. Damron TA, Breed AL, Cook T (1993) Diminished knee flexion after hamstring surgery in cerebral palsy patients: prevalence and severity. J Pediatr Orthop 13: 188–91
10. Dhawlikar SH, Root L, Mann RL (1992) Distal lengthening of the hamstrings in patients who have cerebral palsy. Long-term retrospective analysis. J Bone Joint Surg (Am) 74: 1385–91
11. Dias LS (1982) Surgical management of knee contractures in myelomeningocele. J Pediatr Orthop 2: 127–31
12. Forst R, Kronchen-Kaufmann A, Forst J (1991) Duchenne-Muskeldystrophie - Kontraktur-prophylaktische Operationen der unteren Extremitäten unter besonderer Berücksichtigung anasthesilogischer Aspekte. Klin Pädiatr 203: 24–27
13. Forst R, Forst J (1995) Importance of lower limb surgery in Duchenne muscular dystrophy. Arch Orthop Trauma Surg 114: 106–11
14. Gage JR, Perry J, Hicks RR, Koop S, Werntz JR (1987) Rectus femoris transfer to improve knee function of children with cerebral palsy. Dev Med Child Neurol 29: 159–66
15. Gage JR (1990) Surgical treatment of knee dysfunction in cerebral palsy. Clin Orthop 253: 45–54
16. Gage JR (1991) Gait analysis in cerebral palsy. Mac Keith, London
17. Grujic H, Aparisi T (1982) Distal hamstring tendon release in knee flexion deformity. Int Orthop 6: 103–6
18. Heckmatt JZ, Dubowitz V, Hyde SA, Florence J, Gabain AC, Thompson N (1985) Prolongation of walking in Duchenne muscular dystrophy with lightweight orthoses: review of 57 cases. Dev Med Child Neurol 27: 149–54
19. Hoffer MM, Knoebel RT, Roberts R (1987) Contractures in cerebral palsy. Clin Orthop 219: 70–7
20. Hoffinger SA, Rab GT, Abou-Ghaida H (1993) Hamstrings in cerebral palsy crouch gait. J Pediatr Orthop 13: 722–6
21. Hsu LC, Li HS (1990) Distal hamstring elongation in the management of spastic cerebral palsy. J Pediatr Orthop 10: 378–81
22. Khodadadeh S, McClelland MR, Patrick JH, Edwards RH, Evans GA (1986) Knee moments in Duchenne muscular dystrophy. Lancet 8506: 544–5
23. Nene AV, Evans GA, Patrick JH (1993) Simultaneous multiple operations for spastic diplegia. Outcome and functional assessment of walking in 18 patients. J Bone Joint Surg (Br) 75: 488–94
24. Normand X, Dubousset J (1985) Remise en tension de l'appareil extenseur du genou dans la démarche en triple flexion chez l'enfant infirme moteur. Rev Chir Orthop 71: 301–10
25. Õunpuu S, Muik M, Davis III RB, Gage JR, DeLuca PA (1993) Rectus femoris surgery in children with cerebral palsy. Part I: The effect of rectus femoris transfer location on knee motion. J Pediatr Orthop 13: 325–30
26. Õunpuu S, Muik M, Davis III RB, Gage JR, DeLuca PA (1993) Rectus femoris surgery in children with cerebral palsy. Part II: A comparision between the effect of transfer and release of the distal rectus femoris on knee motion. J Pediatr Orthop 13: 331–5
27. Perry J (1987) Distal rectus femoris transfer. Dev Med Child Neurol 29: 153–8
28. Reimers J (1990) Functional changes in the antagonists after lengthening the agonists in cerebral palsy. II. Quadriceps strength before and after distal hamstring lengthening. Clin Orthop 253: 35–7
29. Rideau Y (1986) Prophylactic surgery for scoliosis in Duchenne muscular dystrophy. Dev Med Child Neurol 28: 398–9
30. Rideau Y, Duport G, Delaubier A, Guillou C, Renardel-Irani A, Bach JR (1995) Early treatment to preserve quality of locomotion for children with Duchenne muscular dystrophy. Semin Neurol 15: 9–17
31. Roberts A, Evans GA (1993) Orthopedic aspects of neuromuscular disorders in children. Curr Opin Pediatr 5: 379–83
32. Smith SE, Green NE, Cole RJ, Robison JD, Fenichel GM (1993) Prolongation of ambulation in children with Duchenne muscular dystrophy by subcutaneous lower limb tenotomy. J Pediatr Orthop 13: 336–40
33. Sutherland DH, Davids JR (1993) Common gait abnormalities of the knee in cerebral palsy. Clin Orthop 288: 139–47
34. Tachdjian MO (1990) Pediatric Orthopaedics. Saunders, Philadelphia
35. Thometz J, Simon S, Rosenthal R (1989) The effect on gait of lengthening of the medial hamstrings in cerebral palsy. J Bone Joint Surg (Am) 71: 345–53

36. Westcott MA, Dynes MC, Remer EM, Donaldson JS, Dias LS (1992) Congenital and acquired orthopedic abnormalities in patients with myelomeningocele. Radiographics 12: 1155-73
37. Wright JG, Menelaus MB, Broughton NS, Shurtleff D (1991) Natural history of knee contractures in myelomeningocele. J Pediatr Orthop 11: 725-30

3.3.8
Kniebinnenläsionen

Definition

Läsionen an den Menisken oder am Bandapparat des Kniegelenks bei Kindern und Adoleszenten.

Vorkommen

Verglichen mit den Erwachsenen erleiden Kinder und Jugendliche nur sehr selten Läsionen an den Menisken und/oder am Bandapparat des Kniegelenks. Früher hielt man diese Strukturen beim Kind gar für gänzlich unverletzbar. Die einzige seit langem bekannte Kniebinnenverletzung beim Kind war der Ausriß der Bänder am knorpeligen Ansatz (v. a. mediales Seitenband und vorderes Kreuzband als Eminentiaausriß) sowie die Meniskusläsion bei bestehendem (lateralem) Scheibenmeniskus. Mit der Zunahme des Massensportes und der Verlagerung des Leistungstrainings auch in das Kindesalter und die frühe Adoleszenz wurden in den vergangenen Jahren immer häufiger Kniebinnenläsionen beobachtet, die man früher in dieser Altersgruppe nicht gesehen hatte. Auch die Verbesserung der diagnostischen Möglichkeiten leistete ihren Beitrag zu dieser Tatsache; die Arthroskopie und die MRT-Untersuchung erlaubt heute eine viel genauere Diagnose der Läsion, als dies bislang der Fall war. Eine epidemiologische Studie aus Schweden berechnete die jährliche Inzidenz der Meniskusläsionen bei Kindern mit 7 pro 100 000 Anfang der 60er Jahre und mit 25 pro 100 000 Kinder Anfang der 80er Jahre [1]. Dies ist immer noch eine geringe Inzidenz verglichen mit dem Vorkommen in der 3. und 4. Lebensdekade von 90 auf 100 000 Einwohner [12]. Führt man bei Vorliegen eines Hämarthros beim Kind systematisch eine Arthroskopie durch, so findet man je nach Altersgruppe in 30-40 % (Kinder) bzw. in 50-60 % (Adoleszente) eine Ruptur des vorderen Kreuzbandes und/oder eine Meniskusläsion [9, 21, 31-33]. Insbesondere bei Kindern scheint die Diagnose von Kniebinnenläsionen rein klinisch äußerst schwierig zu sein, so daß die Arthroskopie die klinische Diagnose häufig korrigieren muß [3, 9, 21, 31-33]. Immer öfter wird auch über die Behandlung von intraligamentären Rupturen des vorderen Kreuzbandes bei offenen Epiphysenfugen berichtet [2, 7, 8, 23, 25]. In unserer Klinik haben wir in den vergangenen 10 Jahren etwa ein Dutzend solcher Fälle beobachtet und behandelt.

Diagnostik

Frisch traumatisiertes Kniegelenk

Anamnese

Das Vorliegen einer Kniebinnenläsion muß man bei einem adäquaten Trauma mit nachfolgendem Kniegelenkerguß immer in Erwägung ziehen. Der genaue Unfallmechanismus kann nur selten rekonstruiert werden. Meist passiert es sehr schnell, und Kinder können sich oft nicht an die näheren Umstände erinnern. Typische Mechanismen sind Verletzungen in Flexions-/Außenrotations-/ Valgusstellung oder in Hyperextension des Kniegelenks.

Klinische Untersuchung

Die klinische Untersuchung eines kürzlich traumatisierten Kniegelenks ist schmerzhaft und soll deshalb behutsam vorgenommen werden. Die Inspektion zeigt evtl. vorhandene Schürfungen und Hautverletzungen. Meist ist ein frischer Erguß auch inspektorisch gut sichtbar. Wir verzichten beim akut verletzten schmerzhaften Knie auf die Untersuchung der Meniskuszeichen. Hingegen läßt sich der Zustand des Bandapparates auch beim schmerzhaften Knie klinisch einigermaßen beurteilen. Die Translation in a.-p.-Richtung kann mit dem *Lachman-Test*, d. h. mit der extensionsnahen Schubladenprüfung untersucht werden. Dabei erfaßt die eine Hand des Untersuchers den Oberschenkel, die andere Hand den Unterschenkel bei 10°-20° Flexion des Kniegelenks und prüft die Schublade nach vorne und nach hinten (s. Abschn. 3.3.1). Neben der Abschätzung des Ausmaßes der Bewegung sollte auch die Qualität des Anschlags beachtet werden (ob „hart" oder „weich"). Stets muß die Prüfung im Vergleich zur Gegenseite erfolgen. Man beachte, daß Kinder gegenüber den Erwachsenen generell eine erhöhte Bandlaxität aufweisen und daß eine vordere Schublade bis zu 10 mm noch normal sein kann [4, 6]. Auch die *mediale* und *laterale Aufklappbarkeit* können überprüft werden, ohne daß man dem Kind allzu große Schmerzen zufügt. Auch in diesem Fall werden mit je einer Hand Ober- und Unterschenkel umfaßt, und es wird ein Valgus-

bzw. Varusstreß appliziert (s. auch S. 293). Zu beachten ist, daß eine geringgradige laterale Aufklappbarkeit normal ist (medial ist dies nicht der Fall). Nicht untersucht werden sollte jedoch das sog. Pivotshift-Phänomen beim frischen Trauma (s. S. 295). Diese Untersuchung ist schmerzhaft und hätte im Moment keine Konsequenzen. Nachdem das Kniegelenk punktiert wurde, führen wir keine weiteren diagnostischen Schritte durch, sondern legen eine dorsale Gipsschiene in ca. 20° Flexion an. Nach 2 Wochen untersuchen wir das Kind nochmals.

Röntgenbefund

Beim Vorliegen eines Hämarthros sollte zum Ausschluß einer Fraktur immer ein *Röntgenbild* angefertigt werden. Intraartikuläre Frakturen zeigen sich am häufigsten als ossäre Ausrisse des vorderen Kreuzbandes an der Eminentia intercondylaris, selten auch des proximalen Ansatzes in der Fossa intercondylaris. Zu anderen intraartikulären Frakturen s. Abschn. 3.3.9. Auf dem Röntgenbild ist der Erguß meist als vergrößerter Weichteilschatten sichtbar, ansonsten ist das Röntgenbild bei Vorliegen einer Kniebinnenläsion unspezifisch. Meniskusläsionen und Bandrupturen können auf dem Nativröntgenbild nicht diagnostiziert werden.

Punktat

Ein wesentlicher *Gelenkerguß* sollte grundsätzlich *punktiert* werden. Mit Hilfe des Punktates können folgende Schlüsse gezogen werden:

- *Seröser Erguß:* Keine Folge einer frischen Kniebinnenläsion. Entweder liegt ein chronischer Reizzustand vor (z.B. bei Osteochondrosis dissecans, bei freiem Gelenkkörper, bei chronischer Knieinstabilität), oder es handelt sich um eine juvenile rheumatische Arthritis (s. Abschn. 3.3.11).
- *Hämarthros mit Fettaugen:* Die Fettaugen sind ein Hinweis auf eine Fraktur. Am wahrscheinlichsten ist der ossäre Ausriß des vorderen Kreuzbandes an der Eminentia intercondylaris, möglich sind aber auch andere, intraartikuläre Frakturen (s. Abschn. 3.3.9).
- *Hämarthros ohne Fettaugen:* Hier liegt mit recht hoher Wahrscheinlichkeit eine Kniebinnenläsion, d.h. eine Meniskusläsion, eine Ruptur des medialen Seitenbandes oder eine intraligamentäre Ruptur des vorderen Kreuzbandes, vor. Möglich ist auch eine frische, traumatische Patellaluxation mit Zerreißung der Retinacula.

Vor 2 Wochen und mehr traumatisiertes Kniegelenk

Anamnese

Liegt das Trauma schon etwas weiter zurück, so interessieren wir uns für folgende Fragen:

- Kommen *echte Blockaden* vor (das Kniegelenk kann aus einer bestimmten Stellung heraus weder flektiert noch extendiert werden)?
- Kommen *Pseudoblockaden* vor (das Kniegelenk muß in einer bestimmten Stellung manchmal ein schmerzhaftes Schnappen überwinden)?
- Kommen *Giving-way-Phänomene* vor (das Kniegelenk „rutscht" in einer bestimmten Stellung beim Gehen weg, „hängt aus")?

Klinische Untersuchung

Nach 2 Wochen sind die akuten Schmerzen abgeklungen, auch der Erguß hat sich in der Regel zurückgebildet. Das Kniegelenk kann nun gründlich untersucht werden. Wir gehen nach folgendem Untersuchungsschema vor (die Untersuchungstechnik wird ausführlich in Abschn. 3.3.1 besprochen):

Inspektion

- Kniegelenkachse (Morphotyp) im Stehen (Normalachse, Valgus-, Varusachse mit Intermalleolen- bzw. Interkondylenabstand),
- Kniegelenkkonturen (normal, verstrichen, Erguß?),
- vordere Kontur des Kniegelenks im Liegen bei ca. 90° Flexion (Überprüfung, ob eine hintere Schublade vorliegt, s. Abschn. 3.3.1),
- Asymmetrie der Quadrizepsmuskulatur (Atrophie auf der betroffenen Seite),
- Schwellung, Rötung?

Palpation

- Palpation des Ergusses durch Auspressen des Recessus suprapatellaris und Prüfung des „Tanzens" der Patella (s. Abschn. 3.3.1).
- Palpation des Kniegelenkspaltes medial und lateral, Überprüfung, ob ein etwaiger Schmerzpunkt bei zunehmender Flexion nach hinten wandert (Hinweis auf eine Meniskusläsion).
- Palpation der Patellafacetten, Wegdrücken der Patella nach lateral, überprüfen, ob dies medial Schmerzen verursacht (Hinweis auf Zerreißung der medialen Retinacula),
- Prüfung der Temperatur, Überwärmung?

Stabilitätsprüfung

- Lachman-Test, d.h. extensionsnahe Schublade,
- Schubladenprüfung in ca. 60° Flexion,
- Prüfung der seitlichen Aufklappbarkeit,
- Prüfung des Pivot-shift-Phänomens [11].

Prüfung der Meniskuszeichen

- Prüfung der Schmerzauslösung in Innen- und Außenrotation in verschiedenen Flexionsstellungen.

Weitere bildgebende Verfahren

Die Aussicht darauf, mit Hilfe der *Ultraschalluntersuchung* Kniebinnenläsionen diagnostizieren zu können, weckte große Hoffnungen, handelt es sich doch um eine billige, schmerzlose und nichtinvasive Untersuchungsmethode. Leider konnte bisher keine Standardtechnik entwickelt werden, mit der wir mit genügender Zuverlässigkeit Läsionen der Binnenstrukturen diagnostizieren können [24]. Die *MRT-Untersuchung* vermag bei Kindern und Jugendlichen über Läsionen der Menisken und der Kreuzbänder Auskunft zu geben. Allerdings ist die Zuverlässigkeit gegenüber der Arthroskopie eingeschränkt: Die Sensitivität beträgt bei Meniskusläsionen 83%, bei Rupturen des vorderen Kreuzbandes nur 64% [34]. Es ist auch schwierig, aufgrund von MRT-Befunden die Behandlungsbedürftigkeit zu werten.

> **!** Die MRT-Untersuchung zeigt häufig intrameniskale Strukturveränderungen, die keine klinische Bedeutung haben und gerne überbewertet werden. Da es sich bei der MRT-Untersuchung um eine teure Methode handelt, sollte man die Indikation zu dieser Bildgebung mit äußerster Zurückhaltung stellen. Den Hinweis auf eine Behandlungsbedürftigkeit muß die Klinik geben.

Zur Überprüfung der Diagnose und zur Indikationsstellung für eine operative Therapie eignet sich die *Arthroskopie* wesentlich besser als das MRT-Verfahren, zumal die Therapie in gleicher Anästhesie durchgeführt werden kann – sei es arthroskopisch oder offen. Die durch einen erfahrenen Untersucher durchgeführte Arthroskopie ist bei weitem die zuverlässigste Möglichkeit der Diagnosestellung bei Kniebinnenläsionen (Abb. 3.298). Sie sollte stets so geplant werden, daß eine mögliche therapeutische Konsequenz in der selben Anästhesie durchgeführt werden kann. Die arthroskopische Untersuchung sollte immer mit Hilfe von Tasthaken, die durch einen separaten Zugang eingeführt werden, erfolgen. Nur so läßt sich der Zustand der Meniskushinterhörner und auch des partiell rupturierten vorderen Kreuzbandes zuverlässig beurteilen.

Therapie

Die Behandlung von Kniebinnenläsionen von Kindern und Jugendlichen mit offenen Epiphysenfugen unterscheidet sich z.T. grundlegend von derjenigen bei Erwachsenen. Gewisse Behandlungsmethoden können wegen der offenen Wachstumsfugen bei Kindern nicht angewendet werden, auch müssen für die Indikationsstellung teilweise andere Überlegungen als bei Erwachsenen angestellt werden.

Mediale Meniskusläsion

Die glücklicherweise sehr seltenen Läsionen des medialen Meniskus bei Kindern und Jugendlichen sind immer sehr massiv. Es handelt sich nie um Lappenrisse des inneren Randes des Meniskushinterhorns, wie dies bei (v.a. älteren) Erwachsenen häufig ist, sondern der Meniskus reißt entweder als Korbhenkel (Abb. 3.298) oder randständig ein. Bei einer Korbhenkelläsion muß der innere Anteil des Korbhenkels meist reseziert werden, und zwar am besten arthroskopisch. Bei einer randständigen Läsion kann entweder der Spontanverlauf abgewartet werden, oder es sollte (bei weiter ausgedehnter Läsion) eine (arthroskopische) Naht des Meniskus durchgeführt werden.

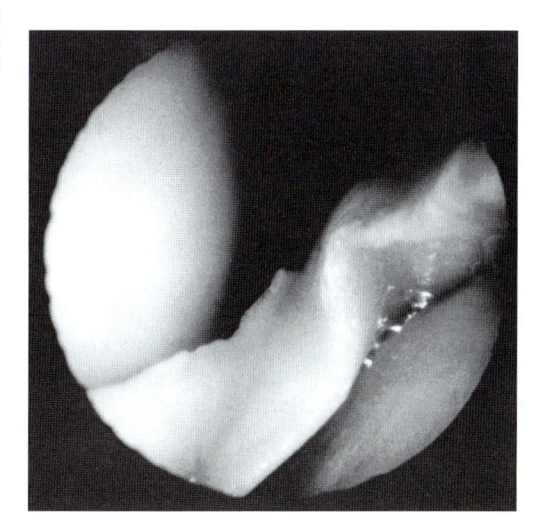

Abb. 3.298. Arthroskopische Photographie einer *Korbhenkelläsion des medialen Meniskus* bei einem 14jährigen Jungen mit noch offenen Epiphysenfugen

Laterale Meniskusläsion

Laterale Meniskusläsionen sehen wir bei Kindern und Jugendlichen fast ausschließlich im Zusammenhang mit Scheibenmenisken (Ausführlicheres s. Abschn. 3.3.6). Stets sollte nur der innere Teil des Meniskus entfernt, der äußere belassen werden [28]. Der laterale Meniskus hat eine sehr wesentliche Stabilisierungsfunktion. Besonders problematisch ist die Erweiterung des Hiatus popliteus bei einer Resektion des Hinterhornes. Dadurch fehlt ein wichtiger posterolateraler Stabilisator. Im Zusammenhang mit einer Läsion des vorderen Kreuzbandes kann es zu einer massiven Instabilität kommen, die zu den schwierigsten Behandlungsproblemen am Kniegelenk gehört.

Mediale Seitenbandläsion

Läsionen des medialen Seitenbandes sind auch bei Kindern nicht allzu selten. Häufig kommt es zum Ausriß am knorpeligen proximalen Ansatz. Später verknöchert dieser knorpelige Teil und ist dann auf dem Röntgenbild als sog. „Stieda-Pellegrini-Schatten" sichtbar. Da isolierte Läsionen des medialen Seitenbandes eine gute Prognose haben, sollte die Therapie konservativ sein. Man beachte allerdings, daß eine mediale Aufklappbarkeit von mehr als + (= 5 mm) darauf hinweist, daß der zentrale Pfeiler ebenfalls beschädigt sein muß, d. h., daß gleichzeitig eine Läsion des vorderen Kreuzbandes vorhanden sein muß. In der Kombination mit der medialen Meniskusläsion handelt es sich dann um die klassische „unhappy triad", die bei einem Außenrotations-Flexions-Valgisationstrauma zustande kommt. Der gleiche Mechanismus kann zudem zur Patellaluxation führen, so daß auch an diese Begleitverletzung zu denken ist (s. Abschn. 3.3.5). Wurde eine Kombination solcher Verletzungen diagnostiziert, so sind die Kreuzbandverletzung und, je nachdem, die Meniskusläsion und die Patellaluxation operativ behandlungsbedürftig, nicht hingegen die mediale Seitenbandruptur.

> **!** Beachte: Die Läsion des medialen Seitenbandes heilt immer konservativ, solange der zentrale Pfeiler intakt ist. Ist dies nicht der Fall, so muß der zentrale Pfeiler (d. h. das vordere Kreuzband) wiederhergestellt werden, das mediale Seitenband kann dann spontan ausheilen. Bleibt das vordere Kreuzband instabil, so wird auch der mediale Bandapparat nicht stabil. Er läßt sich später nur sehr schwer stabilisieren.

Ausriß der Eminentia intercondylaris

Der Ausriß der Eminentia intercondylaris, d.h. der knorpelig/knöcherne Ausriß des distalen Ansatzes des vorderen Kreuzbandes ist eine der häufigeren Verletzungen am Kniegelenk bei Kindern und Jugendlichen (s. auch Abschn. 3.3.9). Die Diagnose kann anhand des Nativröntgenbildes gestellt werden. In den meisten Fällen reicht eine konservative Behandlung aus. Reponiert sich das Fragment in Hyperextension, so wird in dieser Stellung eine Gipshülse für 6 Wochen angelegt. Nur wenn sich das Fragment auf diese Weise nicht in seine ursprüngliche Lage bringen läßt, ist eine (arthroskopische) Reposition und Refixation notwendig.

Läsion des vorderen Kreuzbandes

Die intraligamentäre Ruptur des vorderen Kreuzbandes kommt bei offenen Epiphysenfugen, wie schon dargelegt, selten, aber zunehmend vor. Wir unterscheiden folgende Formen:

- isolierte inkomplette Ruptur (häufigste Form in der hier besprochenen Altersgruppe, wird meist übersehen),
- isolierte komplette Ruptur,
- komplette Ruptur mit Begleitverletzungen.

Die *isolierte inkomplette Ruptur* hat ein Potential zur Regeneration, wie wir experimentell nachweisen konnten [13]. Arthroskopiert man junge Erwachsene, so sieht man recht häufig Veränderungen der Konsistenz und der Länge des vorderen Kreuzbandes, ohne daß dieses rupturiert ist. An ein Trauma können sich solche Patienten oft nicht erinnern, aber man sieht dem Kreuzband an, daß „einmal etwas passiert" sein muß. Es ist anzunehmen, daß die meisten dieser Patienten in ihrer Kindheit einmal eine Partialruptur des vorderen Kreuzbandes erlitten hatten. Viele haben später keine Probleme mit dem Kniegelenk, andere bekommen diese erst im Zusammenhang mit einem erneuten Trauma. Eine symptomatische Instabilität schon während der Adoleszenz ist bei dieser Verletzung jedoch selten zu beobachten. Die Behandlung sollte deshalb immer konservativ sein; Gipsschiene bis zur Abschwellung (in der Regel 2 Wochen), Muskeltraining

Die *isolierte komplette Ruptur* hat kein Potential zur Regeneration [13]. Das vordere Kreuzband wird entweder resorbiert, oder es verklebt mit dem hinteren Kreuzband. Im letzten Fall findet man klinisch eine vergrößerte vordere Schublade, aber mit hartem Anschlag. Eine klinisch manifeste Instabilität ist aber meist nicht vorhanden, solange die sekundären Stabilisatoren intakt sind. Allerdings ist die Gefahr, daß es später zu weiteren Verletzungen kommt, sehr groß [2]. Grundsätzlich ist die Prognose der Ruptur des vorderen Kreuzbandes bei Kindern und Jugendlichen schlechter als bei erwachsenen Patienten [2]. Die Ursache hierfür dürfte einerseits die vermehrte Aktivität der jungen Patienten sein, andererseits die allgemeine Bandlaxität und das damit verbundene größere „Gelenkspiel". Die primäre Naht des vorderen Kreuzbandes hat aber ebenfalls eine schlechte Prognose [22]. Wir empfehlen deshalb folgendes Vorgehen: Nach dem primären Trauma wird der Erguß punktiert, dann folgt für 2 Wochen eine dorsale Gipsschiene. Anschließend klinische Untersuchung. Bei Verdacht auf Ruptur des vorderen Kreuzbandes wird das Knochenalter bestimmt und eine Arthroskopie durchgeführt. Wird dann eine isolierte Ruptur des vorderen Kreuzbandes diagnostiziert, so hängt das Vorgehen vom Knochenalter ab. Beträgt dieses bei Jungen mehr als 13, bei Mädchen mehr als 11 1/2 Jahre, so wird eine Plastik des vorderen Kreuzbandes in der Technik für Erwachsene durchgeführt. Wir verwenden Semitendinosussehne, die von medial der Tuberositas tibiae durch die (ehemalige oder teilverschlossene) Epiphysenfuge hindurch zur Eminentia durchgezogen wird. Selbst wenn die Fuge noch nicht ganz verschlossen ist, kommt es in diesem Stadium bei einem zentralen Fugenverschluß nicht mehr zu einer manifesten Wachstumsstörung. Das mittlere Drittel der Patellarsehne kann nur bei vollständig verschlossenen Fugen verwendet werden. Beträgt das Knochenalter weniger als oben angegeben, so ist die Behandlung konservativ. Für 6 Wochen lang wird eine abnehmbare Schiene angelegt und ein isometrisches Muskeltraining durchgeführt. Die aktive Extension von 15° Flexion bis zur vollen Extension wird vermieden. Im (Knochen)alter von 13 Jahren wird die Situation reevaluiert. Besteht in diesem Alter eine klinisch manifeste Instabilität, so wird eine konventionelle Plastik des vorderen Kreuzbandes durchgeführt.

Bei einer *kompletten Ruptur mit Begleitverletzungen* kann die konservative Haltung gegenüber Kreuzbandrupturen nicht aufrechterhalten bleiben. Glücklicherweise sind solche Verletzungen bei Kindern äußerst selten. Wie wir schon bei der Läsion des medialen Seitenbandes erwähnt haben, können die Begleitverletzungen nur ausheilen, wenn der zentrale Pfeiler intakt ist. Die Wiederherstellung der Stabilität des vorderen Kreuzbandes hat also oberste Priorität. Bei einem Knochenalter von weniger als 13 Jahren bei Jungen und weniger als 11 1/2 Jahren bei Mädchen kann keine konventionelle Plastik des vorderen Kreuzbandes durchgeführt werden. Die Naht des vorderen Kreuzbandes ist ebenfalls eine untaugliche Methode, da die Reste dieses Ligaments nekrotisch werden und in der Regel keine vitale Brücke bilden. Wir verstärken deshalb in diesen Fällen das vordere Kreuzband mit einem plastischen Ersatz aus des Sehne des M. semitendinosus. Diese bleibt am Pes anserinus gestielt und wird oberhalb der Epiphysenfuge durch die Epiphyse zur Eminentia durchgezogen. Von hier verläuft sie zum Ansatz des vorderen Kreuzbandes dorsal an der lateralen Fläche der Fossa intercondylaris, von wo sie dorsal über den lateralen Femurkondylus nach außen gezogen wird. Die Sehne des M. semitendinosus ist weniger kräftig als die Patellarsehne, sie ist auch länger als die zwischen Knochenblöcken verankerte Patellarsehne und weist deshalb eine größere Elastizität auf. Diese Technik erlaubt uns aber einen Kreuzbandersatz auch bei offenen Epiphysenfugen. Eine neue Untersuchung an einem relativ großen Kollektiv von 60 Kindern und Adoleszenten zeigte, daß nach konventioneller Operationstechnik mit Anlegen von Bohrlöchern durch die Epiphysenfuge keine Wachstumsstörungen auftraten und daß die Resultate wesentlich besser waren als nach konservativer Behandlung [26]. Bezüglich der Begleitverletzungen müssen Meniskusläsionen stets versorgt und Rupturen der lateralen Strukturen genäht werden, während Läsionen auf der Medialseite nach der Stabilisierung des zentralen Pfeilers keiner operativen Behandlung bedürfen.

> ! In bezug auf den Zeitpunkt der operativen Behandlung von Kniebandverletzungen ist zu beachten: Es soll nicht während der Phase der akuten Traumareaktion, d. h. während der ersten 2 Wochen nach dem Trauma, operiert werden. Die Gefahr, daß sich eine Arthrofibrose ausbildet, ist in dieser Frühphase deutlich erhöht [30].

Unser Behandlungskonzept bei Läsionen des vorderen Kreuzbandes

Art der Verletzung	Knochenalter < 11½ Jahre bei Mädchen bzw. 13 Jahre bei Jungen	Knochenalter > 11½ Jahre bei Mädchen bzw. 13 Jahre bei Jungen
Partiell	Konservativ (Gipsschiene für 2 Wochen, Muskeltraining)	Konservativ (Gipsschiene für 2 Wochen, Muskeltraining)
Komplett, isoliert	Konservativ (Gipsschiene für 2 Wochen, Muskeltraining), Reevaluation bei Wachstumsabschluß	Gipsschiene für 2 Wochen, anschließend konventionelle Kreuzbandplastik mit Semitendinosus- oder Patellarsehne
Komplett, mit Begleitverletzungen	Kreuzbandplastik bzw. Verstärkung der noch vorhandenen Bandreste mit Semitendinosussehne	Gipsschiene für 2 Wochen, anschließend konventionelle Kreuzbandplastik mit Semitendinosus- oder Patellarsehne

Nachbehandlung

Unmittelbar postoperativ verwenden wir eine Bewegungsschiene. Von Anfang an ist Vollbelastung erlaubt. Im Hinblick auf passive Flexion und Extension werden keine Einschränkungen auferlegt. Während 6 Wochen erlauben wir das Gehen nur mit einer abnehmbaren Schiene in ca. 15° Flexion. Während dieser Zeit wird intensives isometrisches Muskeltraining durchgeführt. Die aktive Extension zwischen 20° und 0° ist erst nach 6 Wochen erlaubt.

Läsion des hinteren Kreuzbandes

Läsionen des hinteren Kreuzbandes haben noch gravierendere Folgen als solche des vorderen Kreuzbandes. Während die vordere Instabilität die Sportfähigkeit in Frage stellt, beeinträchtigt die hintere Instabilität das Gehvermögen, da es bei jedem Schritt zur hinteren Subluxation der Tibia kommt. Glücklicherweise sind Rupturen des hinteren Kreuzbandes bei Kindern und Jugendlichen mit offenen Epiphysenfugen sehr selten [29]. Ab einem Knochenalter von 14 Jahren bei Jungen und 12 1/2 bei Mädchen kann wie bei Erwachsenen vorgegangen werden. Die Prognose der Behandlung der Verletzung des hinteren Kreuzbandes ist auch bei Erwachsenen nicht gut [5, 17]. Die operative Behandlung ist sehr schwierig und bedarf großer Erfahrung. Wir empfehlen, die Operation von Jugendlichen mit solchen Verletzungen einem erfahrenen Kniechirurgen zu überlassen, der regelmäßig mit diesen Problemen konfrontiert ist.

Prognose

Über die Prognose von Kniebinnenverletzungen ist eine unüberschaubare Zahl von Publikationen erschienen. Nur wenige davon beschäftigen sich aber nur mit diesen Verletzungen bei Kindern und Jugendlichen [2, 7, 8, 23, 25, 27]. Nachdem in den 70er und 80er Jahren die Auffassung vorherrschte, bei Erwachsenen Kreuzband- und Meniskusverletzungen grundsätzlich operativ zu behandeln, neigt man heute eher zu einer differenzierteren Betrachtungsweise. Operativ behandlungsbedürftig sind v. a. Verletzungen bei der aktiven, jüngeren Patientengruppe unter 40 Jahren, besonders wenn es sich um komplexe Verletzungen handelt. Isolierte Rupturen des vorderen Kreuzbandes werden in der Regel nur bei sportlich sehr aktiven Patienten operiert. Die Langzeituntersuchungen haben nicht überzeugend beweisen können, daß die Operation eine eventuelle Arthroseentwicklung verhindert. Mit Beginn der Arthrose kommt es zur spontanen Stabilisierung des Gelenks. Dennoch besteht kein Zweifel, daß sportlich aktive junge Patienten von einer operativen Stabilisierung profitieren. Untersuchungen haben gezeigt, daß Patienten, die sich ihre Verletzung im Kindes- oder Jugendalter zugezogen haben, in der Regel später Instabilitätsprobleme haben [2, 10, 18, 19]. Dies beruht wahrscheinlich auf der Tatsache, daß Jugendliche ihr Kniegelenk im Durchschnitt sehr stark beanspruchen und daß es frühzeitig zur Läsion der sekundären Stabilisatoren kommt. Zudem weisen sie ein größeres „Gelenkspiel" auf. Auch wenn man im Wachstumsalter mit operativen Maßnahmen sehr zurückhaltend sein und nur bei komplexen Verletzungen operieren sollte, so muß man doch in jedem Fall die Situation bei Wachstumsabschluß reevaluieren und evtl. die Operationsindikation stellen. Für die Auswertung von Behandlungsresultaten von kniebandstabilisierenden Eingriffen sollte das vom „International Knee Documentation Committee" (IKDC) vorgeschlagene Evaluationssystem verwendet werden, das von 20 Kniechirurgen aus Europa und Amerika entwickelt wurde [14, 15]. Dieses Auswertungssystem gewährleistet, daß die Beurteilung nach einheitlichen Kriterien erfolgt.

Bei Kindern und Jugendlichen haben Kniebandläsionen wegen dem größeren „Gelenkspiel" eine ungünstigere Prognose als bei Erwachsenen

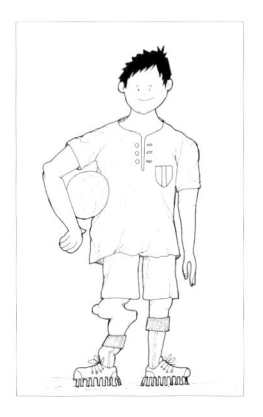

Literatur

1. Abdon P, Bauer M (1989) Incidence of meniscal lesions in children. Increase associated with diagnostic arthroscopy. Acta Orthop Scand 60: 710–1
2. Angel KR, Hall DJ (1989) Anterior cruciate ligament injury in children and adolescents. Arthroscopy 5: 197–200
3. Angel KR, Hall DJ (1989) The role of arthroscopy in children and adolescents. Arthroscopy 5: 192–6
4. Baxter MP (1988) Assessment of normal pediatric knee ligament laxity using the genucom. J Pediatr Orthop 8: 546–50
5. Bosch U, Kasperczyk WJ (1992) Healing of the patellar tendon autograft after posterior cruciate ligament reconstruction – a process of ligamentization? An experimental study in a sheep model. Am J Sports Med 20: 558–66
6. Cheng LCY, Chan PS, Hui PW (1991) Joint laxity in children. J Pediatr Orthop 11: 752–6

7. Clanton TO, DeLee JC, Sanders B, Neidre A (1979) Knee ligament injuries in children. J Bone Joint Surg (Am) 61: 1195–201
8. DeLee JC, Curtis R (1983) Anterior cruciate ligament insufficiency in children. Clin Orthop 172: 112–8
9. Eiskjaer S, Larsen ST (1987) Arthroscopy of the knee in children. Acta Orthop Scand 58: 273–6
10. Engebretsen L, Svenningsen S, Benum P (1988) Poor results of anterior cruciate ligament repair in adolescence. Acta Orthop Scand 59: 684–6
11. Galway R, Beaupré A, McIntosh DL (1972) Pivot-shift: A clinical sign of symptomatic anterior cruciate insufficiency. J Bone Joint Surg (Br) 54: 763
12. Hede A, Jensen DB, Blyme P, Sonne-Holm S (1990) Epidemiology of meniscal lesions in the knee. 1,215 open operations in Copenhagen 1982–84. Acta Orthop Scand 61: 435–7
13. Hefti F, Kress A, Fasel J, Morscher EW (1991) Healing of the transected anterior cruciate ligament in the rabbit. J Bone Joint Surg (Am) 73: 373–83
14. Hefti F, Müller W, Jakob RP, Stäubli HU (1993) Evaluation of knee ligament injuries with the IKDC-form. Knee Surg Sports Traumatol Arthrosc 1: 226–34
15. Hefti F, Müller W (1993) Heutiger Stand der Evaluation von Kniebandläsionen. Das neue IKDC-Knie-Evaluationsblatt. Orthopäde 22: 351–62
16. Henry JH, Craven PR Jr (1981) Traumatic meniscal lesions in children. South Med J 74: 1336–7
17. Jakob RP, Ruegsegger M (1993) Therapie der posterioren und posterolateralen Knieinstabilität. Orthopäde 22: 405–13
18. Kannus P, Jarvinen M (1988) Knee ligament injuries in adolescents. Eight year follow-up of conservative management. J Bone Joint Surg (Br) 70: 772–6
19. Keene GC, Bickerstaff D, Rae PJ, Paterson RS (1993) The natural history of meniscal tears in anterior cruciate ligament insufficiency. Am J Sports Med 21: 672–9
20. King AG (1983) Meniscal lesions in children and adolescents: a review of the pathology and clinical presentation. Injury 15: 105–8
21. Kloeppel-Wirth S, Koltai JL, Dittmer H (1992) Significance of arthroscopy in children with knee joint injuries. Eur J Pediatr Surg 2: 169–72
22. Lind T, Johannsen HV, Lauritzen J (1990) Resultater efter primaer sutur af ruptur af forreste korsbandslaesioner. En 4–5 ars efterundersogelse. Ugeskr Laeger 152: 670–2
23. Lipscomb AB, Anderson AF (1986) Tears of the anterior cruciate ligament in adolescents. J Bone Joint Surg (Am) 68: 19–28
24. Mattli J, Holzach P, Soklic P (1993) Meniskus-Sonographie-ein sicherer Weg zur Diagnose von Meniskuslasionen? Z Unfallchir Versicherungsmed Suppl 1:133–40
25. McCarroll JR, Rettig AC, Shelbourne KD (1988) Anterior cruciate ligament injuries in the young athlete with open physes. Am J Sports Med 16: 44–7
26. McCarroll JR, Shelbourne KD, Porter DA Rettig AC Murray S (1994) Patellar tendon graft reconstruction for midsubstance anterior cruciate ligament rupture in junior high school athletes an algorithm for management. Am J Sports Med 22: 478–84
27. Medlar RC, Mandiberg JJ, Lyne ED (1980) Meniscectomies in children. Report of long-term results (mean, 8.3 years) of 26 children. Am J Sports Med 8: 87–92
28. Räber D, Friederich NF, Hefti F (1997) 20 years follow-up after total removal of lateral discoid meniscus in children. J Pediatr Orthop 17 (in press)
29. Sanders WE, Wilkins KE, Neidre A (1980) Acute insufficiency of the posterior cruciate ligament in children. J Bone Joint Surg (Am) 62: 129–31
30. Shelbourne KD, Wilckens JH, Mollabashy A, De Carlo M (1991) Arthrofibrosis in acute anterior cruciate ligament reconstruction. The effect of timing of reconstruction and rehabilitation. Am J Sports Med 19: 332–6
31. Stanitski CL, Harvell JC, Fu F (1993) Observations on acute knee hemarthrosis in children and adolescents. J Pediatr Orthop 13
32. Suman RK, Stother IG, Illingworth G (1984) Diagnostic arthroscopy of the knee in children. J Bone Joint Surg (Br) 66: 535–7
33. Ure BM, Tiling T, Roddecker K, Klein J, Rixen D (1992) Arthroscopy of the knee in children and adolescents. Eur J Pediatr Surg 2: 102–5
34. Zobel MS, Borrello JA, Siegel MJ, Stewart NR (1994) Pediatric knee MR imaging: pattern of injuries in the immature skeleton. Radiology 190: 397–401

3.3.9
Frakturen im Knie- und Unterschenkelbereich

L. von Laer

3.3.9.1
Frakturen des distalen Femurendes

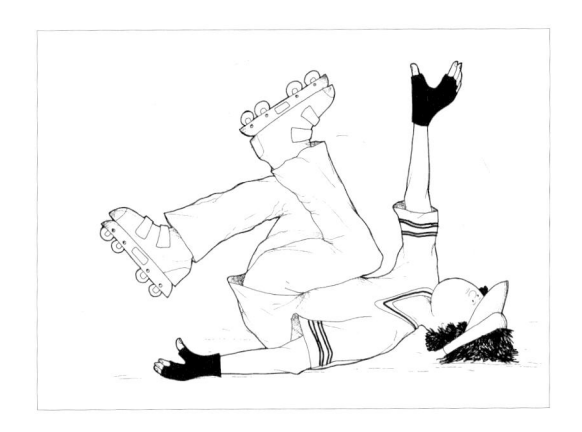

Anatomische Bemerkungen

Die distale Femurfuge ist für 70 % des Längenwachstums des Oberschenkels verantwortlich. Sie ist damit eine der langlebigsten Fugen am wachsenden Skelett: Sie schließt sich individuell und geschlechtsabhängig erst zwischen dem 15. und 17. Lebensjahr.

Wachstumsprognose

Nach Epiphysenlösungen und -frakturen kann es abhängig vom Ausmaß der Dislokation und vom Alter des Patienten in etwa 30–35 % der Fälle zum vorzeitigen partiellen Verschluß der Fuge mit konsekutivem Fehlwachstum kommen [10, 13, 25, 34, 35, 53, 55, 64]. Die in der Literatur z. T. vermutete Relation einer derartigen Wachstumsstörung zur Qualität der Reposition konnten wir bislang nicht bestätigen [53]. Die Wachstumsprognose nach metaphysären Stauchungsfrakturen ist gut, ebenso nach Übergangsfrakturen, da diese nur dann stattfinden, wenn der physiologische Fugenschluß schon begonnen hat [64]. Die Antekurvationsfehlstellung, die oft im Rahmen metaphysärer Stauchungsfrakturen zu finden ist, wird spontan korrigiert. Varus- und Valgusstellung werden nur sehr langsam im Verlauf des weiteren Wachstums von selbst verbessert. Wie schon zuvor erwähnt sollten angesichts posttraumatischer Beinlängenalterationen keine Achsabweichungen an den unteren Extremitäten den „Spontankorrekturen" des weiteren Wachstums überlassen werden.

Frakturformen (Abb. 3.299 und 3.300).

- Metaphysäre Stauchungsfrakturen
- Epiphysenlösungen
- Epiphysenfrakturen (bei noch offenen Fugen und Übergangsfrakturen)

Häufigkeit, Unfallgeschehen

Insgesamt finden knapp 0,5 % aller Frakturen im distalen Femurbereich statt [29, 61]. Zu Epiphysenlösungen kommt es v. a. im Rahmen einfacher Distorsionstraumata im präpubertären Alter und in der Adoleszenz; sonst sind es immer schwere, direkte Verletzungen, die diese Frakturen auslösen. Von metaphysären Stauchungsfrakturen sind besonders kleine Kinder betroffen, z. B. beim Sturz vom Wickeltisch.

Diagnostik

Ist klinisch eine deutliche Deformierung sichtbar, so genügt ein Röntgenbild in einer Ebene, ansonsten müssen Bilder in 2 Ebenen angefertigt werden. Nur kurz vor Wachstumsabschluß, wenn Übergangsfrakturen zu erwarten sind, ist u. U. eine zusätzliche Schrägaufnahme in der Ebene der Fraktur notwendig, um den Verlauf und das Ausmaß der Dislokation der Fraktur darzustellen. Für Epiphysen- (bei offenen Fugen) und Übergangsfrakturen wird eine Frakturspaltdehiszenz > 2 mm als disloziert interpretiert. Für metaphysäre Stauchungsfrakturen bei kleinen Kindern wird eine Antekurvation von 20° noch als undisloziert bezeichnet.

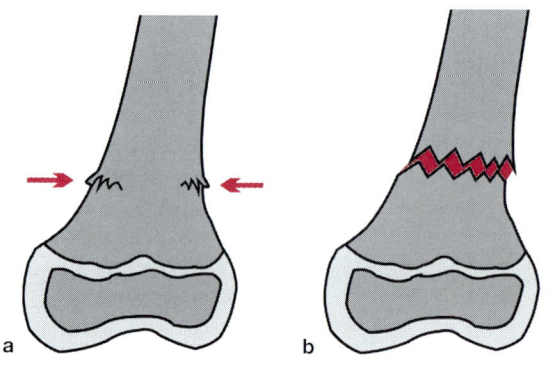

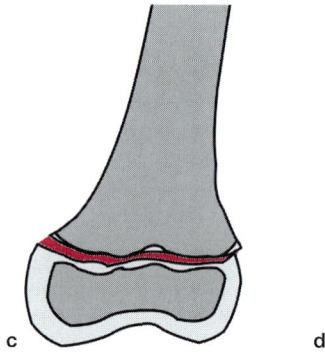

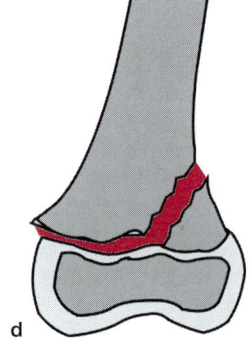

Abb. 3.299 a–d. *Metaphysäre Frakturen des distalen Femurs:* Metaphysäre Stauchungsbrüche (**a**), vollständig durchgebrochene metaphysäre Frakturen (**b**), Epiphysenlösungen ohne (Salter 1) (**c**) und mit (**d**) metaphysärem Keil (Salter 2)

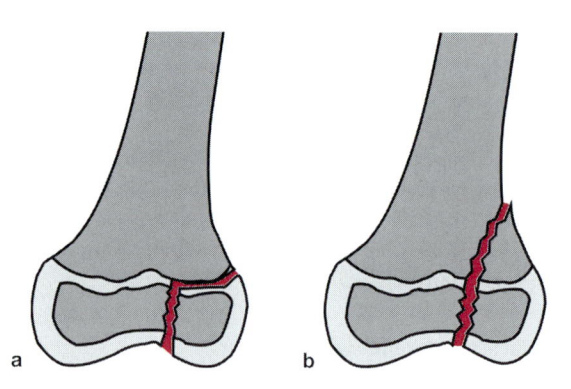

Abb. 3.300 a–d. *Epiphysäre Frakturen des distalen Femurs:* Epiphysenfraktur ohne (**a**) (Salter 3) und mit metaphysärem Keil (**b**) (Salter 4), Übergangsfraktur („triplane fracture") (**c**) und ossärer Seitenbandausriß (**d**)

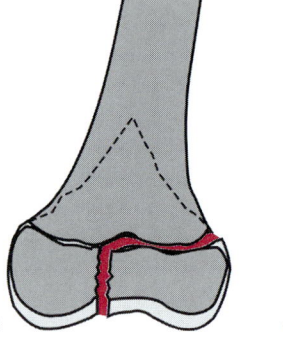

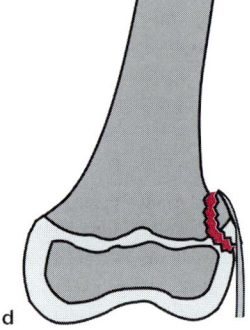

Therapie

Sämtliche *undislozierten Frakturen* aller Formen, d.h. metaphysäre Stauchungsbrüche, Epiphysenlösungen und -frakturen (bei noch offenen Fugen und Übergangsfrakuren), werden konservativ im Oberschenkelgips je nach Alter zwischen 2-5 Wochen behandelt. Alle *dislozierten Frakturen* sollten - je nach Ausmaß der Dislokation - notfallmäßig oder unmittelbar postprimär versorgt werden.

Epiphysenlösungen werden geschlossen reponiert (selten ist eine offene Reposition wegen eines Weichteilinterpositums notwendig) und mit perkutan eingebrachten, kräftigen Kirschner-Drähten (2.0) gekreuzt stabilisiert (Abb. 3.301). Alle dislozierten *Epiphysenfrakturen* (bei noch offenen Fugen und Übergangsfrakturen) werden offen anatomisch exakt reponiert und mit Schrauben parallel zur Fuge (nur bei Übergangsfrakturen fugenkreuzend) stabilisiert (Abb. 3.302).

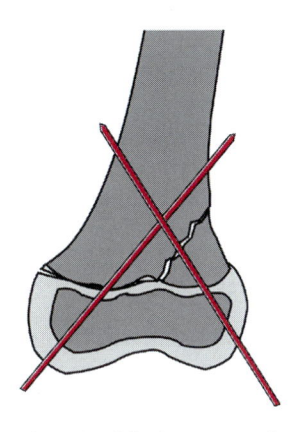

Abb. 3.301. *Die Therapie dislozierter metaphysärer Frakturen des distalen Femurs:* Mit Hilfe der perkutanen gekreuzten Kirschner-Drahtspickung können diese Frakturen nach der geschlossenen Reposition definitiv versorgt werden. Die Drähte sollten oberhalb des Hautniveaus gekürzt werden, um sie später ohne Anästhesie ziehen zu können

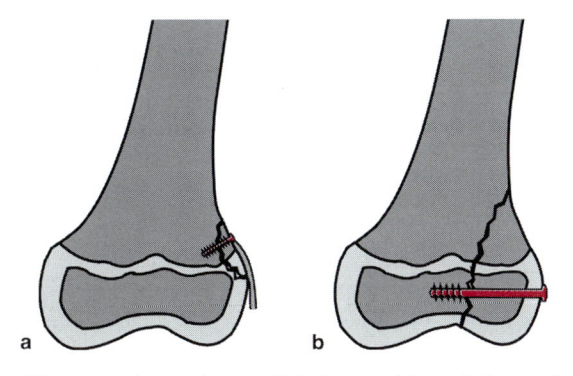

Abb. 3.302 a-d. *Die Therapie dislozierter Epiphysenfrakturen des distalen Femurs:* Da es sich um Gelenkfrakturen handelt, müssen sie offen, anatomisch exakt reponiert werden. Die Retention erfolgt durch parallel zur Fuge laufende Kleinfragmentzugschrauben

Nachbehandlung

Die undislozierten Frakturen werden im Oberschenkelgips für 4-5 Wochen ruhiggestellt, und die Patienten werden sofort an Stöcken ohne Belastung mobilisiert. Dies gilt auch für die mit perkutaner Spickung Behandelten, die ebenfalls im Oberschenkelgips ruhiggestellt werden. Alle mit einer funktionsstabilen Osteosynthese versorgten Brüche werden sofort funktionell auf der Bewegungsschiene nachbehandelt. Auch diese Patienten werden ab dem 1. postoperativen Tag an Stöcken mit Abrollen ohne Belastung mobilisiert.

Nachkontrollen

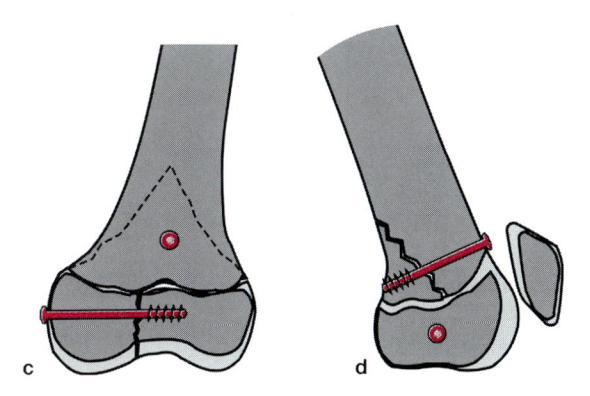

Nach maximal 2-5 Wochen wird ein evtl. angelegter Gips entfernt. Bei den metaphysären Stauchungsfrakturen erübrigt sich ein Konsolidationsröntgenbild. Von allen anderen Frakturen wird nach 4-5 Wochen ein Röntgenbild gemacht zur Kontrolle der Konsolidation. Die perkutan herausgeleiteten Kirschner-Drähte werden bei Durchbau der Fraktur gezogen. Die *Metallentfernung* aller übrigen Implantate wird etwa ein halbes Jahr nach Unfall vorgenommen. Nach Konsolidation der Fraktur darf der Patient primär spontan bewegen. Es erfolgen Funktionskontrollen in 3wöchentlichen Abständen. Ist die freie Funktion des Kniegelenks erreicht, kann der Sport wieder aufgenommen werden. Weitere Kontrollen finden - ausgenommen nach metaphysären Stauchungsfrakturen - in Halbjahresabständen zum Ausschluß von Wachstumsstörungen (Beinlängendifferenzen mit und ohne Achsabweichungen) und deren Folgen statt. Finden sich Zeichen einer beginnenden oder zunehmenden Deformität, so muß dies radiologisch dokumentiert werden, u. U. mit Hilfe des CT zur Beurteilung des Ausmaßes evtl. vorhandener epi-/metaphysärer Knochenbrücken. Ist 2 Jahre nach dem Unfall der Patient subjektiv und objektiv beschwerdefrei, weist er keine Beinlängendifferenz auf und besteht kein Anhalt für eine beginnende Wachstumsstörung, so kann die Behandlung abgeschlossen werden. Andernfalls ist in Ein- bis Zweijahresabständen bis zum Wachstumsabschluß weiter zu kontrollieren.

Posttraumatische Deformitäten

Im Falle von Wachstumsstörungen wegen partiellen oder totalen vorzeitigen Verschlusses einer Fuge kann es zur zunehmenden Verkürzung mit und ohne Achsenfehlwachstum kommen. Die Technik der Korrektur und der Zeitpunkt des Korrektureingriffes ist vom Alter des Patienten und vom Ausmaß einer epi-/metaphysären Brückenbildung abhängig: Ist die gesamte Fuge betroffen und eine zunehmende Verkürzung ohne Achsabweichung festzustellen, so ist mit dem Patienten zu vereinbaren, ob und wann eine Verlängerungs- bzw. Verkürzungsosteotomie je nach Alter bei Unfall und der dadurch zu erwartenden gesamten Verkürzung durchzuführen ist. Ist es bei einem unter 10jährigen Patienten zu einer epi-/metaphysären Knochenbrücke mit konsekutivem Fehlwachstum gekommen, so sollte (vorausgesetzt, die Brücke beträgt nicht mehr als 1/5 (des gesamten Fugenausmaßes) die Resektion der Brücke vorgenommen werden. Als Interponat sollte Rippenknorpel verwendet werden [8, 14, 35, 40]. Ist die Brücke jedoch zu breit, so müssen u. U. wiederholte Korrekturosteotomien, evtl. auch mit gleichzeitiger Verödung der Restfuge (bei Kindern jenseits des 10. Lebensjahres) durchgeführt werden. Ist es bei Jugendlichen nach dem l2. Lebensjahr zur Brückenbildung nur geringen Ausmaßes gekommen, so kann mit einer Fugendistraktion (mittels Ilisarow-Apparat mit 2 Ringen) eine Brückensprengung provoziert werden [35]. Hierbei kann jedoch ein vorgezogener Gesamtverschluß der Fuge eintreten, so daß insgesamt eine deutliche Verkürzung des betroffenen Skelettabschnittes resultieren kann. Beinlängendifferenzen nach stimulativen Wachstumsstörungen überschreiten selten ein Ausmaß von 1 cm und sind daher meist nicht therapiebedürftig. Dies ist von der individuellen Wirbelsäulenstatik des Patienten abhängig zu machen.

3.3.9.2
Frakturen im Bereich der proximalen Tibia

Anatomische Bemerkungen

Die proximale Tibiafuge trägt 55 % des Längenwachstums der Tibia bei. Damit ist sie längerlebig als die distale Wachstumsfuge an der Tibia; sie verschließt sich individuell und geschlechtsabhängig zwischen dem 14. und 17. Lebensjahr. Die sog. „Apophysenfuge" der Tuberositas tibiae ist Teil der Epiphysenfuge und bleibt bis zum Wachstumsabschluß am Längenwachstum der Tibia beteiligt. Der physiologische Fugenschluß bei Wachstumsende beginnt im dorsalen Bereich und schreitet langsam nach ventral voran. Die „Apophysenfuge" selbst verknöchert erst ganz zum Schluß [43, 46, 47].

Frakturformen

Epiphysenfrakturen

- Eminentiaausrisse
- „Typische" Epiphysenfrakturen bei noch offenen Fugen
- Übergangsfrakturen
- Tuberositasausrisse

Metaphysäre Frakturen (Abb. 3.303 und 3.304)

- Epiphysenlösungen (mit *und ohne* metaphysären Keil)
- Metaphysäre Stauchungsbrüche
- Metaphysäre Biegungsbrüche

Wachstumsprognose

Epiphysenfrakturen

Nach allen fugenkreuzenden Epiphysenfrakturen (selten auch nach fugennahen metaphysären Frakturen) kann es im Wachstumsalter in etwa 30 % der Fälle zum vorzeitigen partiellen Fugenschluß mit konsekutivem Fehlwachstum kommen [23, 25, 51, 66]. Bei den Eminentiafrakturen wird die Fuge nicht gekreuzt, weshalb hier kein Fehlwachstum zu erwarten ist. Auch im Rahmen der Übergangsfrakturen sind keine Wachstumsstörungen mit relevanten Folgen zu befürchten, da der physiologische Fugenschluß schon begonnen hat. In diesem Sinne sind auch die Tuberositasausrisse zu beurteilen, da bei diesen Patienten der dorsale Teil der Fuge so gut wie immer schon verschlossen ist.

Epiphysenlösungen

Nach Epiphysenlösungen kann es (analog zum distalen Femur) in bis zu 30 % der Fälle zu Wachstumsstörungen wegen partiellen oder totalen vorzeitigen Verschlusses der Fuge kommen.

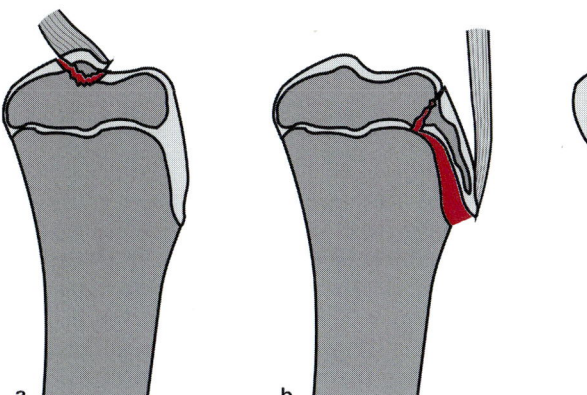

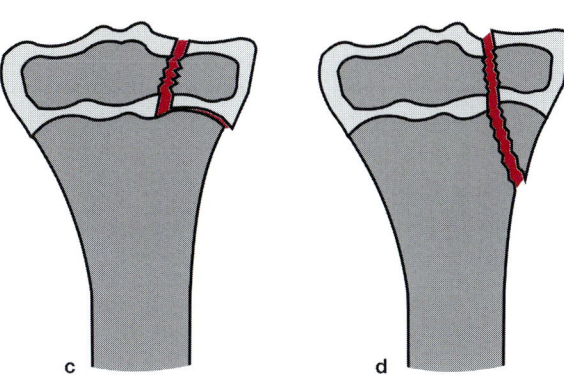

Abb. 3.303 a–d. *Epiphysenfrakturen der proximalen Tibia:* Ausriß der Eminentia intercondylaris (**a**), Ausriß der Tuberositas tibiae (**b**), Epiphysenfraktur ohne (**c**) (Salter 3) und mit (**d**) (Salter 4) metaphysärem Keil

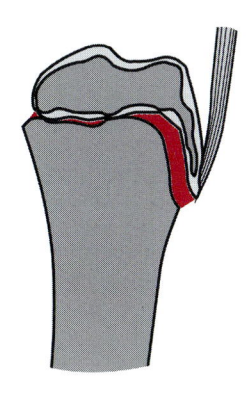

Abb. 3.304 a–d. *Metaphysäre Frakturen der proximalen Tibia:* Epiphysenlösung ohne (**a**) (Salter 1) und mit (**b**) (Salter 2) metaphysärem Keil. Metaphysärer Stauchungs- (**c**) und Biegungsbruch (**d**). Die Tuberositas tibiae ist Teil der Epiphyse und wird bei den Epiphysenlösungen mitgelöst

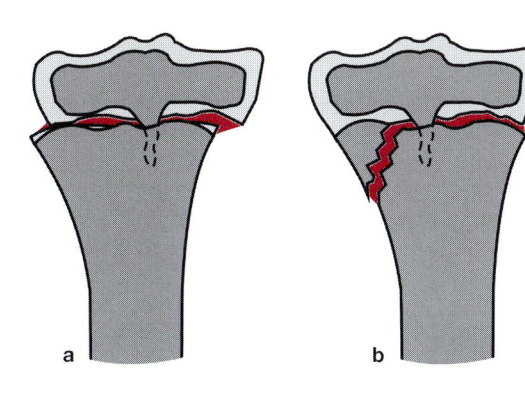

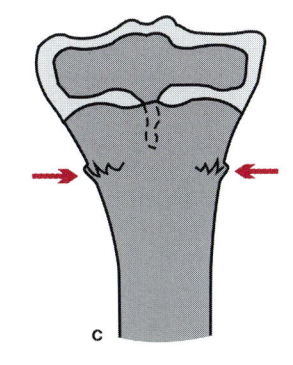

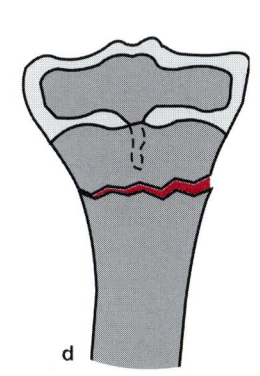

Metaphysäre Stauchungsfrakturen

Diese Brüche weisen eine gutmütige Wachstumsprognose auf. Nur selten sind posttraumatische Beinlängenalterationen – im Ausmaß idiopathischer Beinlängendifferenzen – zu beobachten. Ermüdungsbrüche in diesem Bereich sind bei Jugendlichen selten zu finden. Sie können Anlaß zu diagnostischen Mißinterpretationen geben [15, 20]. Der (im Gegensatz zum üblichen Verlauf) nicht abnehmende Schmerz legt die Verdachtsdiagnose eines Ermüdungsbruches nahe.

Metaphysäre Biegungsbrüche

Nach allen metaphysären Biegungsbrüchen kommt es zur partiellen passageren Stimulation des medialen Fugenanteils der proximalen Tibia mit konsekutivem Valgusfehlwachstum. Das Ausmaß dieser Verbiegung ist vom Ausmaß einer primär vorhandenen Valgusfehlstellung abhängig [17]. Zusätzlich führt diese stimulative Wachstumsstörung zur deutlichen Verlängerung des Unterschenkels, und zwar meist um mehr als 1 cm [1, 6, 17, 21, 24, 26–28, 35–37, 52, 54, 68]. Nur wenige Autoren nehmen

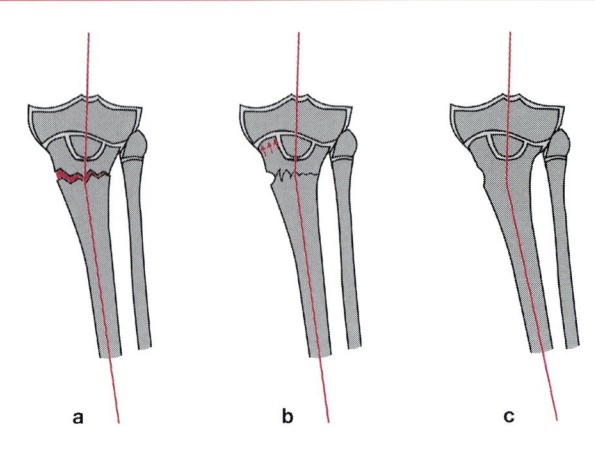

Abb. 3.305 a–c. *Wachstumsstörung nach metaphysärem Biegungsbruch der proximalen Tibia:* Biegungsbrüche der proximalen Tibia weisen naturgemäß eine mehr oder weniger ausgeprägte Achsabweichung auf, meist einen Valgus. Dieser ist am medial klaffenden Frakturspalt erkennbar. Beläßt man ihn, kommt es zu einer medialen Konsolidationsverzögerung, in deren Rahmen die mediale Fuge vermehrt stimuliert wird. Dadurch wird ein mediales Mehrwachstum hervorgerufen, das zur Verstärkung des schon bestehenden Valgus führt: Es resultiert ein einseitiges Genu valgum

an, daß das Valgusfehlwachstum auch ohne primäre Valgusfehlstellung [21] oder aufgrund eines partiellen vorzeitigen lateralen Fugenverschlusses [28] entstehen kann. Gegen die letztere Annahme spricht, daß das Fehlwachstum spätestens nach 2 Jahren sistiert und in der Regel schon nach 1 Jahr abgeschlossen ist. Gegen die erste Annahme spricht, daß definitionsgemäß ein Biegungsbruch immer eine gewisse Achsabweichung aufweist, was sich auch auf den Röntgenbildern nachweisen läßt. Bei jungen Patienten wächst die Valgusfehlstellung nach distal in den Schaftbereich, während sich proximale und distale Fugen wieder senkrecht zur Belastungsebene einstellen, so daß die Deformität „spontan" korrigiert wird [12, 34, 35, 37, 60] (Abb. 3.305).

Häufigkeit, Unfallgeschehen und Unfallmechanismus

Die Frakturen im proximalen Tibiabereich machen etwa 0,2 % sämtlicher Frakturen im Wachstumsalter aus. Der Unfallmechanismus ist meist direkt. Eminentiafrakturen (als typische ligamentäre Ausrißfrakturen) kommen vor dem 10. Lebensjahr am häufigsten vor. Es besteht kein typischer Unfallmechanismus, der zu diesen Frakturen führt [11, 18, 29, 30, 32, 61]. Mitunter wird ein M. Osgood-Schlatter als auslösender Faktor für diese Verletzung verantwortlich gemacht [5, 44]. Dieser Zusammenhang erscheint aber angesichts der Häufigkeit des M. Osgood-Schlatter einerseits und der Seltenheit von Tuberositasausrissen andererseits eher unwahrscheinlich zu sein.

Diagnostik

Bei klinisch sichtbaren Deformierungen genügt es, eine Röntgenebene darzustellen, ansonsten muß a.-p. und seitlich geröntgt werden. Bei Übergangsfrakturen ist es u. U. notwendig, noch zusätzliche Schrägaufnahmen durchzuführen. Im Rahmen der metaphysären Frakturen muß jeder medial klaffende Frakturspalt registriert und als Zeichen einer Valgusfehlstellung interpretiert werden. Bei den vollständig frakturierten Formen sollte nach einer Reposition der Epiphysenachsenwinkel auf den Röntgenbildern eingezeichnet werden, um eine belassene oder vorhandene Valgusfehlstellung erkennen und beseitigen zu können (s. Abb. 3.311).

Therapie

Eminentiafrakturen

Bei den Eminentiafrakturen ist zwischen undislozierten und dislozierten Frakturen zu unterscheiden. Sämtliche Frakturen, die ventral angehoben sind, müssen als disloziert bezeichnet werden. Undislozierte Frakturen werden grundsätzlich konservativ in einer Oberschenkelgipshülse behandelt. In dieser Hülse darf voll belastet werden. Alle dislozierten Frakturen müssen arthroskopisch auf mögliche Begleitverletzungen der Menisken sowie auf Knorpelläsionen, Bandläsionen etc. abgeklärt, und je nach Befund müssen diese behandelt werden. Dislo-

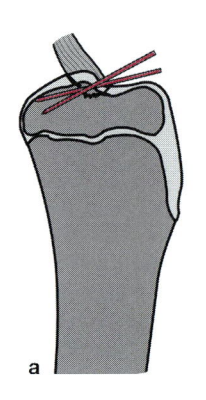

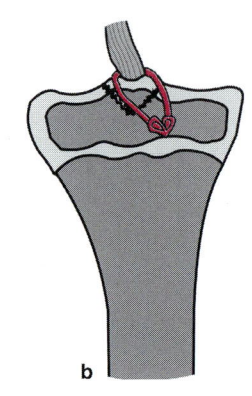

Abb. 3.306 a, b. *Therapie der dislozierten Eminentiafrakturen:* Bei allen dislozierten Eminentiafrakturen sollte arthroskopisch nach Begleitverletzungen gefahndet werden. **a** Die Eminentia selbst sollte arthroskopisch reponiert und möglichst durch 2 perkutan eingebrachte Kirschner-Drähte fixiert werden. **b** Gelingt dies auf arthroskopischen Wege nicht, wird das Fragment via Arthrotomie mit einer intraepiphysären kräftigen Dexonnaht refixiert

zierte Eminentiafrakturen werden, falls sich aus der Arthroskopie heraus keine Indikation zur Arthrotomie ergibt, arthroskopisch reponiert und wenn möglich perkutan mit einem Kirschner-Draht fixiert. Ist dies nicht möglich, so wird die Fraktur offen reponiert und transepiphysär mit einer Dexonschlinge reponiert. Im Anschluß daran erfolgt eine Gipsruhigstellung in einer Oberschenkelgipshülse für 4 Wochen [2, 3, 7, 19, 31, 35, 39, 45, 65, 67]. Die von einigen Autoren bevorzugte transepiphysäre Schraubenosteosynthese [19] kann, trotz der Überzeugung der Befürworter dieser Methode, zum vorzeitigen ventralen Verschluß der Fuge mit konsekutivem Rekurvationsfehlwachstum führen [35, 45] (Abb. 3.306).

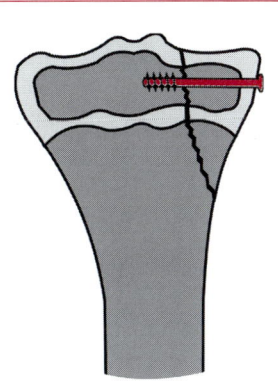

Abb. 3.308. *Therapie dislozierter „typischer" Epiphysenfrakturen der Typen Salter 3 und 4 der proximalen Tibia:* Da es sich um Gelenkfrakturen handelt, müssen sie offen, anatomisch exakt, reponiert und mit einer parallel zur Fuge verlaufenden Kleinfragmentzugschraube stabilisiert werden

Tuberositasausrisse

Bei den Tuberositasausrissen sind verschiedene Formen zu unterscheiden: extra- und intraartikuläre. Auch hier gilt es, unabhängig von der Form undislozierte Frakturen konservativ, dislozierte Frakturen operativ zu behandeln. Bei den extraartikulären Frakturen ist ein Anheben der Tuberositas bis zu 5 mm als undisloziert zu bezeichnen, darüber hinaus als disloziert. Bei den intraartikulären Formen gilt (wie bei allen Epiphysenfrakturen) eine Frakturspaltdehiszenz über 2 mm als disloziert. Undislozierte Frakturen werden in der Oberschenkelgipshülse ruhiggestellt, dislozierte Frakturen werden offen reponiert und mit einer Schraubenosteosynthese stabilisiert [35, 41, 56, 57] (Abb. 3.307).

Abb. 3.307. *Therapie des dislozierten Tuberositasausrisses:* Intra- und extraartikuläre Tuberositasausrisse werden anatomisch exakt reponiert und mit einer Großfragmentzugschraube refixiert

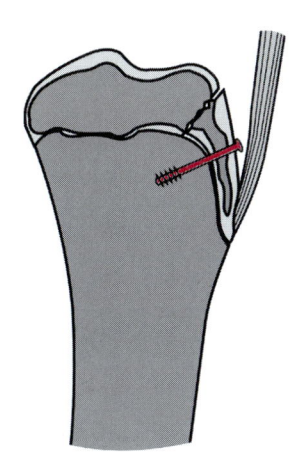

betrachtet. Undislozierte Frakturen werden konservativ im Oberschenkelgips behandelt. Dislozierte Brüche werden offen reponiert und mit einer Schraubenosteosynthese stabilisiert (Abb. 3.308).

Übergangsfrakturen

Für diese gelten die gleichen Kriterien wie für die Epiphysenfrakturen bei noch offenen Fugen.

Epiphysenlösungen

Undislozierte Frakturen werden konservativ im Oberschenkelgips behandelt. Dislozierte Frakturen werden geschlossen reponiert und mit perkutan gekreuzten Kirschner-Drähten fixiert, anschließend wird ebenfalls im Oberschenkelgips ruhiggestellt (Abb. 3.309).

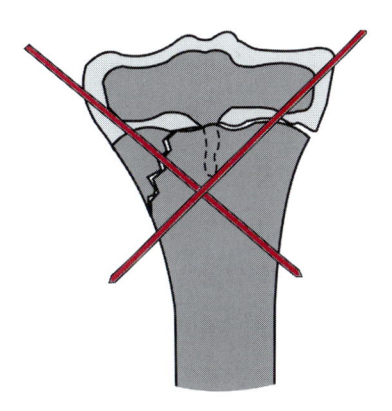

Abb. 3.309. *Therapie der dislozierten Epiphysenlösungen der proximalen Tibia:* Diese Frakturen werden geschlossen reponiert und durch perkutan eingebrachte gekreuzte Kirschner-Drähte stabilisiert

Epiphysenfrakturen bei noch offenen Fugen

Hier gelten die gleichen Kriterien wie bei allen Epiphysenfrakturen. Da es sich um Gelenkfrakturen handelt, werden Frakturspaltdehiszenzen über 2 mm als disloziert und darunter als undisloziert

Metaphysäre Stauchungsbrüche

Die Behandlung erfolgt im Oberschenkelgips für 3 Wochen.

Metaphysäre Biegungsbrüche bzw. vollständig dislozierte Frakturen

> ❗ Der Grundsatz der Therapie besteht darin, jede Valgusfehlstellung zu beseitigen, um dadurch ein exorbitantes Valgusfehlwachstum zu verhindern. Hierzu muß jeder primäre Valgus erkannt werden!

Entweder handelt es sich um typische metaphysäre Biegungsbrüche mit nur angebrochener lateraler Kortikalis und unvollständig oder gar nicht gebrochener, stehender Fibula oder um vollständig dislozierte Frakturen, die im Valgus stehen oder in den Valgus reponiert wurden. Die Therapie erfolgt grundsätzlich konservativ. Sie hat das Ziel, jede primäre Valgusfehlstellung strikt zu beseitigen und die mediale Kortikalis unter Kompression zu bringen. Dazu wird primär bei allen Fehlstellungen bis zu 10° Valgus ein Oberschenkelgips im Varusstreß und in Streckstellung des Knies angelegt. Nach ca. 8 Tagen muß eine laterale Gipskeilung durchgeführt

Abb. 3.310 a–c. *Therapie der metaphysären Biegungsbrüche der proximalen Tibia:* Naturgemäß weist jeder metaphysäre Biegungsbruch eine Achsabweichung auf, meist einen Valgus, erkenntlich am medial klaffenden Frakturspalt (**a**). Gelingt es durch die Gipskeilung (**b**) den primären Valgus zu beseitigen und den medialen Frakturspalt einzustauchen, so bleiben die Folgen des medialen Mehrwachstums klinisch irrelevant. Gelingt es nicht, durch die Gipskeilung den medialen Frakturspalt zu komprimieren, so muß geschlossen reponiert und die erreichte Stellung am besten mit einem medial angelegten Fixateur externe retiniert werden (**c**). Dabei muß darauf geachtet werden, daß die Apophysenfuge nicht verletzt wird

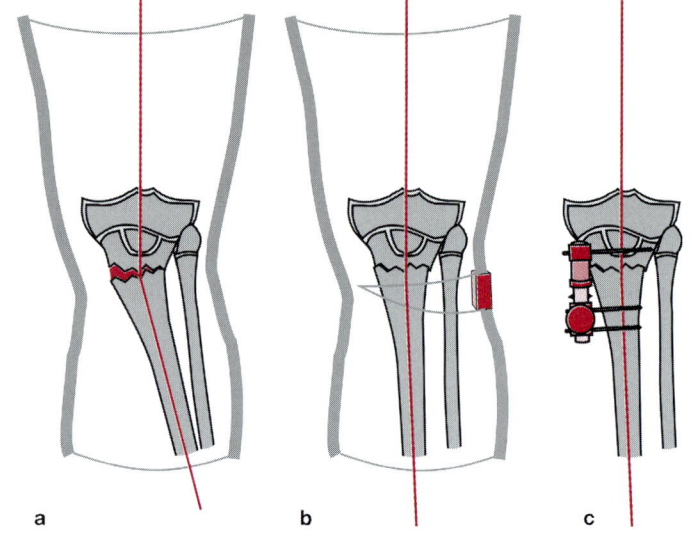

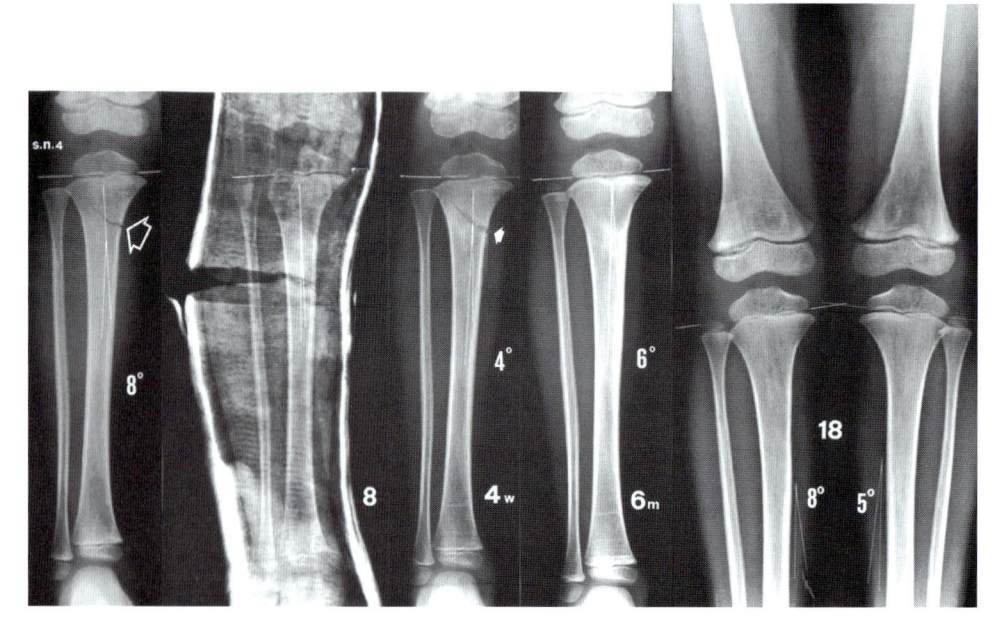

Abb. 3.311. *Die Therapie des Biegungsbruches der proximalen Tibiametaphyse:* 4 Jahre altes Mädchen mit metaphysärem Biegungsbruch, der definitionsgemäß eine mäßige Valgusfehlstellung aufweist (ersichtlich am medial klaffenden Frakturspalt). Durch Gipskeilung gelingt es, die Valgusfehlstellung zu beseitigen, der mediale Frakturspalt scheint aber nicht komprimiert zu sein. Bei Konsolidation ist der mediale Frakturspalt jedoch kallös überbrückt. Das anschließend einsetzende mediale Mehrwachstum führt nur zu einem mäßigen, klinisch irrelevanten Valguszuwachs

werden mit dem Ziel, den medialen Frakturspalt zu komprimieren. Gelingt dies nicht, muß am darauffolgenden Tag in Allgemeinnarkose die Reposition vorgenommen werden. Federt hierbei (v. a. bei den Biegungsbrüchen) die Fraktur wieder in die alte Fehlstellung zurück, da die Fibula noch steht oder nur angebrochen ist und die laterale Kortikalis der Tibia nicht durchgebrochen werden kann, so muß der mediale Frakturspalt durch andere Hilfsmittel komprimiert werden, z. B. mit einem Fixateur externe. Beim Anlegen des Fixateurs ist darauf zu achten, daß die proximalen Schrauben dorsal der „Apophyse" eingebracht werden, um die ventrale Fuge nicht zu verletzen. Bei primären Valgusfehlstellungen über 10° ist a priori die Reposition zu planen, die jedoch nicht notfallmäßig durchgeführt werden muß. Vollständig dislozierte Frakturen werden notfallmäßig reponiert. Eine Stellungskontrolle um den 8. Tag soll bestätigen, daß keine Valgusfehlstellung verblieben ist, die u. U. durch eine Gipskeilung beseitigt werden muß. Bei primär instabiler Situation sollte in der ersten Narkose eine definitive Stabilisation herbeigeführt werden, z. B. mit Hilfe eines Fixateur externe oder durch perkutane Kirschner-Drähte [12, 24, 35–37, 60] (Abb. 3.310 und 3.311). Das operative Herauslösen des Periostes aus dem Frakturspalt [60] ist grundsätzlich unnötig. Falls es trotz besseren Wissens doch vorgenommen wird, darf nicht vergessen werden, die vorhandene Valgusfehlstellung gezielt zu beseitigen und die Fraktur in der erreichten Stellung auch bis zur Konsolidation zu retinieren.

Nachbehandlung

Bei Anwendung eines Fixateur externe ist keine zusätzliche Gipsruhigstellung notwendig, der Patient wird sofort mobilisiert mit zunehmender Belastung. Im Falle der konservativen Behandlung wird der Patient ohne Belastung sofort mobilisiert. Alle Patienten mit Gips werden ambulant behandelt und dürfen unverzüglich an Stöcken gehen, bei den Gipshülsen mit Belastung, bei den Oberschenkelgipsen ohne Belastung. Alle operierten Patienten werden funktionell auf der Bewegungsschiene nachbehandelt und ab 1. postoperativen Tag an Stöcken ohne Belastung mit Abrollen mobilisiert.

Nachkontrolle, Metallentfernung

Nach insgesamt 4 Wochen wird ein gipsfreies Röntgenbild bei allen Frakturen, ausgenommen die Stauchungsbrüche, angefertigt. Anschließend wird der Patient und das Knie spontan mobilisiert. *Metallentfernung:* Ein Fixateur und perkutan eingebrachte Kirschner-Drähte werden mit erfolgter Konsolidation entfernt, alle anderen Implantate ca. 3–4 Monate nach der Operation. Sobald freie Funktion erreicht ist, kann der Patient wieder seine sportliche Tätigkeit aufnehmen. *Nachkontrollen* der *metaphysären proximalen Biegungsbrüche* sind in Halbjahresabständen bis 2 Jahre nach dem Unfall notwendig, um ein mögliches Valgusfehlwachstum erfassen zu können. Ist nach dieser Zeit keine erhebliche Beinlängendifferenz feststellbar und ist kein Valgusfehlwachstum mit über 5° Differenz zur Gegenseite aufgetreten, so kann die Behandlung abgeschlossen werden. Andernfalls muß in Jahresabständen bis Wachstumsabschluß weiter kontrolliert werden. Nachkontrollen der *Eminentiafrakturen* sind nur dann notwendig, wenn eine verbleibende Instabilität nach Wiederaufnahme der sportlichen Aktivität zu verzeichnen ist. In diesen Fällen muß bis Wachstumsabschluß in Ein- bis Zweijahresabständen weiter kontrolliert werden. Bei den *Tuberositasausrissen* kann mit Erreichen der freien Funktion und nach der Metallentfernung die Behandlung abgeschlossen werden, da hier keine Wachstumsstörungen zu erwarten sind. Dies gilt in gleicher Weise für die *Übergangsfrakturen*, wogegen bei den *Epiphysenfrakturen* mindestens bis zu 2 Jahre nach dem Unfall kontrolliert werden muß, da es hier zu Wachstumsstörungen kommen kann.

Posttraumatische Deformitäten

Je nach Lokalisation des Befundes kann es zur Valgus-, Varus- oder Rekurvationsfehlstellung kommen, letztere bei Läsionen des ventralen apophysären Fugenbereiches. Die Indikation zur Osteotomie und zum weiteren Vorgehen stellt sich je nach dem Alter des Patienten und der Form und des Ausmaßes einer eventuellen epi-/metaphysären Brücke [48]. Die Korrektur eines posttraumatischen Genu valgum ist außerordentlich problematisch, da es – statistisch gesehen – in jedem zweiten Fall zu einem Rezidiv kommt. Dabei kann das Ausmaß des Rezidivs größer sein als der primäre Valgus. Die Art der Osteotomie und der Fixation scheint darauf keinen Einfluß zu haben. Auf der anderen Seite wächst bei den jüngeren Patienten das Knie langsam von der Valgusfehlstellung weg und richtet sich wieder senkrecht zur Belastungsebene auf, wobei der Valgus selbst im diaphysären Bereich keine weitere Korrektur mehr erfährt. Es empfiehlt sich daher bei allen Patienten, bis zum 5. oder 6. Lebensjahr mit einer eventuellen operativen Korrektur angesichts der Gefahr des Rezidivs zu warten [16, 24, 50, 52]. Bei allen anderen Patienten sollte, wenn das einseitige X-Bein funktionell stört und das Ausmaß 15° Differenz zur Gegenseite überschreitet, primär innerhalb des 1. Jahres nach dem Unfall die Korrektur vorgenommen werden, da es sonst später zur senkrechten Einstellung sowohl der proximalen als auch der distalen Tibiafuge kommt. Dies würde dann eine Osteotomie „en deux étages" erfordern und damit den operativen Aufwand erheblich steigern. Liegt das Ausmaß des Valgus jedoch unter 10° Differenz zur Gegenseite, so ist eine Osteotomie nicht dringend indiziert, es kann bis Wachstumsabschluß abgewartet werden. Durch das Tragen eines Beinlängenausgleiches kann eine einseitige Valgusdeformität bis zu 10° Differenz zur Gegenseite funktionell weitgehend kompensiert werden.

Patellafrakturen

Patellafrakturen sind im Wachstumsalter außerordentlich selten. Sie können als Quer- und Längsfrakturen vorkommen. Undislozierte Frakturen werden konservativ in einem Gipstutor für 4–5 Wochen behandelt, dislozierte Frakturen werden wie bei Erwachsenen mit einer Zuggurtungsosteosynthese versorgt. Die Nachbehandlung erfolgt bei allen operierten Patienten auf der Bewegungsschiene. Bei den konservativ behandelten Patienten wird das Knie nach der Gipsabnahme primär spontan mobilisiert und nur, wenn damit in den kommenden 2–3 Wochen kein Fortschritt zu verzeichnen ist, mit Hilfe der Physiotherapie aktiv mobilisiert. Mit Erreichen der freien Beweglichkeit kann die gewohnte sportliche Tätigkeit wieder aufgenommen werden.

3.3.9.3
Diaphysäre Frakturen am Unterschenkel

Wachstumsprognose

Aufgrund der obligatorischen stimulativen Wachstumsstörung können Beinlängenalterationen auftreten, die jedoch im posttraumatischen Ausmaß durchschnittlich nur einen 0,5 cm betragen. Die Häufigkeit beträgt etwa 40 % gegenüber 25 % idiopathischer Differenzen mit dem gleichen Ausmaß [38]. Vor dem 10. Lebensjahr ist – als Folge dieser stimulativen Wachstumsstörung – vermehrt mit Verlängerungen, später eher mit Verkürzungen zu rechnen. Spontan wird der Valgus sehr schlecht, der Varus bis zu 10°/15° sehr gut korrigiert. Ante- und Rekurvation werden mäßiger korrigiert, Rotationsfehler gar nicht [38, 59].

Häufigkeit, Unfallgeschehen

Die diaphysären Frakturen im Unterschenkelbereich sind mit etwa 14 % aller Frakturen die häufigsten Schaftfrakturen im Wachstumsalter, es überwiegen die Tibiafrakturen mit 11 % gegenüber den Unterschenkelfrakturen mit nur 3 %. Die Tibiafraktur ist eine typische Skifahrerverletzung, zu Unterschenkelfrakturen kommt es meist im Rahmen massiver, direkter Traumata.

Frakturformen

In 90 % aller diaphysärer Frakturen handelt es sich um vollständige Frakturen, in knapp 10 % um Grünholzfrakturen. Die Tibiafrakturen sind in fast 80 % als Schrägfrakturen im mittleren Drittel lokalisiert, die Unterschenkelfrakturen mit knapp 60 % als Querfrakturen im distalen diaphysären Drittel [38] (Abb. 3.312 und 3.313).

Diagnostik

Bei klinisch sichtbaren Deformierungen genügt eine Röntgenebene, ansonsten muß in 2 Ebenen geröntgt werden.

Therapie

Grundsätzlich werden alle stabilen Frakturen konservativ, alle instabilen Frakturen halbkonservativ behandelt. Zu den stabilen Frakturen gehören an erster Stelle sämtliche isolierten Tibiaschaftfrakturen, dann die abgekippten Unterschenkelquerfrakturen (Abb. 3.314). Zu den instabilen Frakturen werden sämtliche vollständig dislozierte Frakturen sowie schräge Unterschenkelfrakturen mit zunehmender Verkürzungstendenz gezählt (Abb. 3.315).

Die Behandlung der *isolierten Tibiafrakturen* erfolgt konservativ im Oberschenkelgips. Ist primär schon eine Varusfehlstellung sichtbar, so wird diese ohne weitere Röntgenkontrolle am 8. Tag durch eine Gipskeilung beseitigt. Das Keilungsergebnis wird bei älteren Patienten radiologisch dokumentiert. Ist primär keine Varusfehlstellung vorhanden, so wird nach ca. 8 Tagen eine Röntgenkontrolle durchgeführt, und bei Auftreten eines Varus wird dieser durch die Gipskeilung beseitigt.

Ist bei *relativ stabilen Unterschenkelfrakturen* primär keine Fehlstellung vorhanden, so wird im Oberschenkelgips ruhiggestellt und am 8. Tag eine Röntgenkontrolle durchgeführt. Zeigt sich dabei eine Abkippung, so wird diese durch die Gipskeilung beseitigt und das Keilungsergebnis durch eine anschließende Röntgenkontrolle dokumentiert. Besteht primär eine Abkippung, so wird ebenfalls ein Oberschenkelgips angelegt, dieser am 8. Tag ohne vorherige Röntgenkontrolle gekeilt und anschließend das Keilungsergebnis ebenfalls dokumentiert.

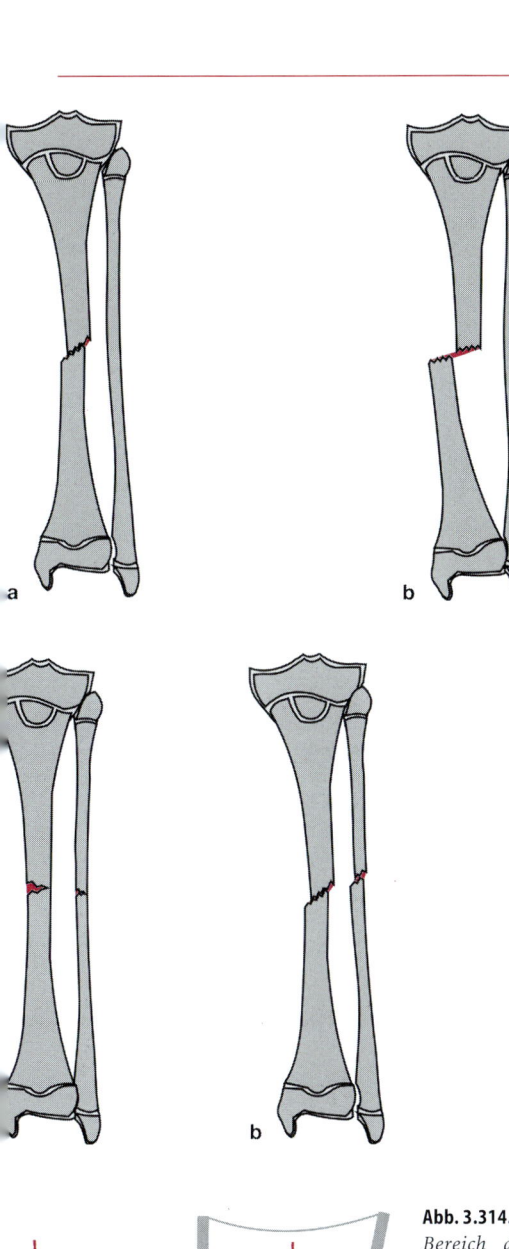

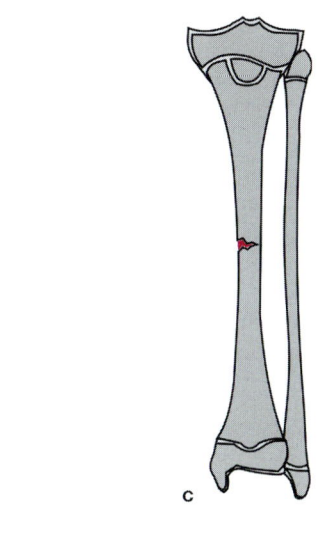

Abb. 3.312 a–c. *Isolierte Tibiaschaftfrakturen:* Die klassische Schrägfraktur stellt eine stabile Situation dar, auch wenn es hierbei zur Varusfehlstellung kommen kann (**a**). Die seltenen vollständig dislozierten Querfrakturen (**b**) stellen, im Gegensatz zu den Grünholzfrakturen (**c**), instabile Frakturen dar

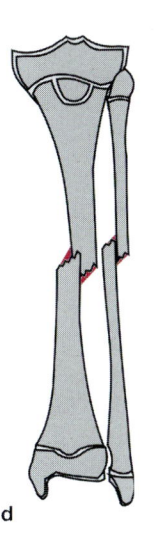

Abb. 3.313 a–d. *Unterschenkelschaftfrakturen:* Die seltene Grünholzfraktur ist als stabile Fraktur zu bezeichnen (**a**). Als relativ instabile Frakturen gelten alle Querfrakturen, die noch guten Fragmentkontakt aufweisen (**b**). Alle vollständig dislozierten Frakturen sowie Schrägfrakturen stellen instabile Frakturen dar (**c, d**)

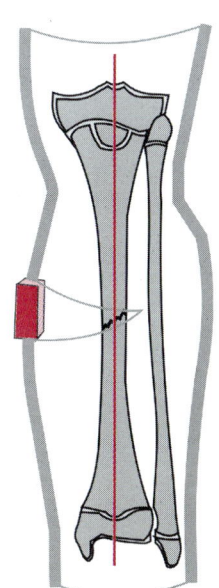

Abb. 3.314. *Therapie stabiler diaphysärer Frakturen im Bereich des Unterschenkels:* Diese Frakturen werden grundsätzlich konservativ behandelt. Eventuell auftretende oder primär vorhandene Achsabweichungen werden am zuverlässigsten mit einer Gipskeilung beseitigt

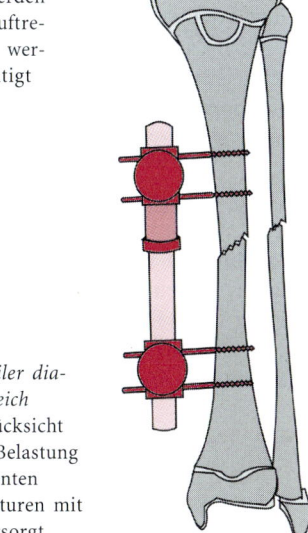

Abb. 3.315. *Therapie instabiler diaphysärer Frakturen im Bereich des Unterschenkels:* Aus Rücksicht auf die schnellstmögliche Belastung und Mobilisation des Patienten werden die instabilen Frakturen mit einem Fixateur externe versorgt

Rotationsfehler im Rahmen beider Frakturen müssen strikt beseitigt werden. Dies gelingt nicht immer in Schmerzmedikation, sondern bedarf u. U. auch einer Narkose. Vollständig dislozierte Frakturen – also alle *instabilen Brüche* – werden primär notfallmäßig geschlossen reponiert und mit einem Fixateur externe, der von medioventral angelegt wird, stabilisiert. Bei drohendem *Kompartmentsyndrom* im Rahmen von isolierten Tibiaschaftfrakturen bei Jugendlichen und selten auch kleinen Kindern erfolgt die Stabilisierung ebenfalls durch einen Fixateur externe mit zusätzlicher Faszienspaltung zur Entlastung sämtlicher Logen [22, 33, 62].

Nachbehandlung

Konservativ behandelte Patienten werden sofort ohne Belastung an Stöcken mobilisiert. Patienten mit dem Fixateur werden ebenfalls sofort an Stöcken mobilisiert und dürfen zunehmend (je nach Schmerzen) voll belasten.

Nachkontrollen

Bei den Tibiafrakturen erfolgt die Konsolidationskontrolle altersabhängig zwischen der 3. und 5. Woche grundsätzlich klinisch und nicht radiologisch. Bei den Unterschenkelfrakturen erfolgt diese Kontrolle primär radiologisch. Die *Metallentfernung* des Fixateur externe wird mit der Konsolidation vorgenommen. Anschließend wird der Patient ohne Physiotherapie spontan mobilisiert. Funktionelle Nachkontrollen werden im Abstand von 3 Wochen durchgeführt, bis der freie Gang erreicht ist. Dann kann der Sport wieder aufgenommen werden. Zum Ausschluß von evtl. vorhandenen Beinlängendifferenzen erfolgen weitere klinische Kontrollen bis zu 2 Jahre nach dem Unfall. Besteht dann subjektive und objektive Beschwerdefreiheit und liegt keine Beinlängendifferenz vor, kann die Behandlung abgeschlossen werden. Andernfalls muß in Ein- bis Zweijahresabständen bis Wachstumsabschluß weiter kontrolliert werden.

Posttraumatische Deformitäten

Diese sind im Rahmen einer korrekten Erstbehandlung nicht zu erwarten. Pseudarthrosen werden außerordentlich selten als Folge schwerster Traumata mit und ohne Infekt sowie nach offenen Repositionen mit instabilen Osteosynthesen geschildert [42].

Literatur

1. Aronson DD, Stewart MC, Crissman JD (1990) Experimental tibial fractures in rabbits simulating proximal tibial metaphyseal fractures in children. Clin Orthop 255: 61
2. Bachelin P, Bugmann P (1988) Active subluxation in extension, radiological control in intercondylar eminence fractures in childhood. Z Kinderchir 43: 180
3. Bale RS, Banks A (1995) Arthroscopically guided Kirschner wire fixation for fractures of the intercondylar eminence of the tibia. J R Coll Surg Edinb 40: 260
4. Balthazar A, Pappas AM (1983) Acquired valgus deformity of the tibia in children pediatrics. Orthop Traumatol 9: 5
5. Bang J, Broeng L (1995) Spontan avulsion af tuberositas tibiae efter morbus Osgood-Schlatter. Ugeskr Laeger 157: 3061
6. Ben-Itzhak I, Erken EH, Malkin C (1987) Progressive valgus deformity after juxta-epiphyseal fractures of the upper tibia in children. Injury 18: 169
7. Breyer HG (1995) Ausrißfrakturen der Eminentia intercondylaris bei Kindern und Jugendlichen. Hefte Z Unfallchir 249: 464
8. Bronfen C, Rigault P, Glorion C et al. (1994) Desepiphysiodesis–elimination of partial premature epiphyseal closure. Experience of 17 cases. Eur J Pediatr Surg 4: 30
9. Buckley SL, Smith G, Sponseller PD, Thompson JD, Griffin PP (1990) Open fractures of the tibia in children. J Bone Joint Surg (Am) 72: 1462
10. Buess-Watson E, Exner GU, Illi OE (1994) Fractures about the knee: Growth disturbances and problems of stability at long-term follow-up. Eur J Pediatr Surg 4: 218
11. Buhari SA, Singh S, Wong HP, Low YP (1993) Tibial tuberosity fractures in adolescents. Singapore Med J 34: 421
12. Caillon F, Rigault P, Padovani JP, Janklevicz P, Langlais J, Touzet P (1990) Les traumatismes de l'extremite superieure du tibia chez l'enfant. A l'exclusion des fractures des epines tibiales. Chir Pediatr 31: 322
13. Caterini R, Farsetti P, d'Arrigo C, Ippolito E (1991) Unusual physeal lesions of the lower limb. A report of 16 cases with very long-term follow-up observation. J Orthop Trauma 5: 38
14. Dallek M (1990) Einfluß von autologen und homologen Knochentransplantaten in experimentell gesetzten Epiphysenfugendefekten. Habilitationsschrift, Hamburg
15. Davies AM, Evans N, Grimer RJ (1988) Fatigue fractures of the proximal tibia simulating malignancy. Br J Radiol 61: 903
16. Ferriter P, Shapiro D (1987) Infantile Tibia vara: Factors affecting outcome following proximal tibial osteotomy. Pediatr Orthop 7: 1
17. Frey P (1990) Growth disturbance following metaphyseal bending fracture of the proximal tibia-An experimental study in the mini Pig. Kinderchirurgie 45: 291
18. Glaser F, Neumann K, Muhr G (1987) Verletzungen der proximalen Tibiaepiphyse. Unfallchirurg 90: 412
19. Goudarzi YM (1985) Zur operativen Behandlung von Abrißfrakturen der Eminentia intercondylica Kindesalter. Aktuel Traumatol 15: 66
20. Grabowski MT, Schmitt O (1987) Ermüdungsbruch der proximalen Tibia im Kindesalter – diagnostische und differentialdiagnostische Probleme. Aktuel Traumatol 17: 55
21. Green NE (1983) Tibia valga caused by asymmetrical overgrowth following a nondisplaced fracture of the proximal tibial metaphysis. J Pediatr Orthop 3: 235

22. Gregory RJ, Cubison TC, Pinder IM, Smith SR (1992) External fixation of lower limb fractures in children. J Trauma 33: 691
23. Hresko MT, Kasser JR (1989) Physeal arrest about the knee associated with non-physeal fractures in the lower extremity. J Bone Joint Surg (Am) 71: 698
24. Ippolito E, Pentimalli G (1984) Post-traumatic valgus deformity of the knee in proximal tibial metaphyseal fractures in children. Ital J Orthop Traumatol 10: 103
25. Isay M, Laer L von, Kälin L (1990) Fehlheilungen nach knienahen Epiphysenlösungen. In: Rahmanzadeh R, Breyer HG (Hrsg) Verletzungen der unteren Extremitäten bei Kindern und Jugendlichen. Springer, Berlin Heidelberg New York Tokyo
26. Johnson PH (1983) Beware: greenstick fracture of the proximal tibial metaphysis. J Ark Med Soc 80: 215
27. Jordan SE, Alonso JE, Cook FF (1987) The etiology of valgus angulation after metaphyseal fractures of the tibia in children. J Pediatr Orthop 7: 450
28. Keret D, Harcke HT, Bowen JR (1991) Tibia valga after fracture: documentation of mechanism. Arch Orthop Trauma Surg 110: 216
29. Krueger-Franke M, Siebert CH, Pförringer W (1992) Sports-related epiphyseal injuries of the lower extremity. An epidemiologic study. J Sports Med Phys Fitness 32: 106
30. Kruger-Franke M, Schroers U (1990) Apophysenausriß der Tuberositas tibiae beim Skifahren. Sportverletz Sportschaden 4: 193
31. Kuhl W (1987) Die operative Behandlung von Abrißfrakturen der Eminentia intercondylica mittels firstformig gekreuzten transepiphysaren Kirschner-Drähten. Unfallchirurgie 13: 315
32. Kunze H (1995) Ossäre Verletzungen der proximalen Tibia: Epiphysenverletzungen. Hefte Z Unfallchir 249: 459
33. Laer L von (1991) Neues Therapiekonzept für die instabilen Schaftfrakturen der oberen und unteren Extremitäten in Wachstumsalter – Indikation und Technik. Z Unfallchir Versicherungsmed 84: 225
34. Laer L von (1994) Spontanverläufe nach Frakturen im Wachstumsalter. Orthopäde 23: 211
35. Laer L von (1996) Frakturen und Luxationen im Wachstumsalter, 3. Aufl. Thieme, Stuttgart New York
36. Laer L von, Brunner R (1984) Einteilung und Therapie der Ausrißfrakturen der Eminentia intercondylica im Wachstumsalter. Unfallheilkunde 87: 144
37. Laer L von, Jani L, Cuny T, Jenny P (1982) Die proximale Unterschenkelfraktur im Wachstumsalter. Ursache und Prophylaxe des posttraumatischen Genu valgum. Unfallheilkunde 85: 215
38. Laer L von, Kaelin L, Girard T (1989) Spätresultate nach Schaftfrakturen im Bereich der unteren Extremitäten im Wachstumsalter. Z Unfallchir Versicherungsmed Berufskrankh 82: 209
39. Lais E, Hertel P, Goudarzi AM (1987) Die arthroskopische Versorgung der dislozierten Ausrisse der Eminentia intercondylica bei Kindern und Jugendlichen. Unfallchirurg 90: 471
40. Laura G, Berruto M, Bianchi M (1992) Genu recurvatum following distal epiphysiodesis of the femur: X-ray evaluation and therapeutical approach. Ital J Orthop Traumatol 18: 505
41. Legaye J, Lokietek W (1991) Fracture-avulsion of the anterior tibial tuberosity in adolescents. Acta Orthop Belg 57: 199
42. Lewallen RP, Peterson HA (1985) Nonunion of long bone fractures in children: a review of 30 cases. J Pediatr Orthop 5: 135
43. Meyers MH, McKeever FM (1959) Fracture of the intercondylar eminence of the tibia, J Bone Joint Surg (Am) 41: 209
44. Mikkelsen SS, Pedersen CT, Rasmussen BS (1985) Osgood-Schlatter's disease complicated by fracture of the tibial tuberosity. Ugeskr Laeger 147: 3071
45. Mylle J, Reynders P, Broos P (1993) Transepiphysial fixation of anterior cruciate avulsion in a child. Report of a complication and review of the literature. Arch Orthop Trauma Surg 112: 101
46. Ogden JA (1984) Radiology of postnatal skeletal development. IX. Proximal tibia and fibula. Skeletal Radiol 11: 169
47. Ogden JA (1984) Radiology of postnatal skeletal development. X. Patella and tibial tuberosity. Skeletal Radiol 11: 246
48. Pappas AM, Anas P, Toczylowski HM Jr (1984) Asymmetrical arrest of the proximal tibial physis and genu recurvatum deformity. J Bone Joint Surg (Am) 66: 575
49. Perez Carro L, Garcia Suarez G, Gomez Cimiano F (1994) The arthroscopic knot technique for fracture of the tibia in children. Arthroscopy 10: 698
50. Pinkowski JL, Weiner DS (1995) Complications in proximal tibial osteotomies in children with presentation of technique. J Pediatr Orthop 15: 307
51. Rappold G (1992) Traumatische Lasionen der proximalen Tibiaepiphyse. Unfallchirurgie 18: 154
52. Robert M, Khouri N, Carlioz H, Alain JL (1987) Fractures of the proximal tibial metaphysis in children: review of a series of 25 cases. J Pediatr Orthop 7: 444
53. Rumlova E, Vogel E (1983) Dislozierte suprakondylare Oberschenkel-Frakturen, Epiphysenlosungen und Epiphysen-Frakturen bei Kindern. Z Kinderchir 38 (Suppl): 48
54. Salter RB, Best TN (1992) Pathogenesis of progressive valgus deformity following fractures of the proximal metaphyseal region of the tibia in young children. Instr Course Lect 41: 409
55. Schepp HJ, Brudet J (1988) Posttraumatische Spätschäden nach Epiphysenverletzungen des distalen Oberschenkelendes. Z Unfallchir Versicherungsmed Berufskr 81: 174
56. Schwarzkopf W (1983) Ausrisse der Schienbeinrauhigkeit bei Kindern und Jugendlichen. Zentralbl Chir 108: 200
57. Schwobel MG (1987) Die Fraktur der Tibia-Apophyse – Eine typische Sportverletzung bei Jugendlichen. Z Kinderchir 42: 181
58. Sennerich T, Kurock W (1987) Apophysenverletzungen an Becken und Tibia beim jugendlichen Sportler. Z Kinderchir 42: 184
59. Shannak AO (1988) Tibial fractures in children: follow-up study. J Pediatr Orthop 8: 306
60. Skak SV, Jensen TT, Poulsen TD (1987) Fracture of the proximal metaphysis of the tibia in children. Injury 18: 149
61. Skak SV, Jensen TT, Poulsen TD, Sturup J (1987) Epidemiology of knee injuries in children. Acta Orthop Scand 58: 78
62. Stilli S, Sabetta E, Marchiodi L, Donzelli O (1992) The external fixator in the treatment of closed diaphyseal fractures of the lower limb during childhood. Indications and limits. Chir Organi Mov 77: 159
63. Tenenbein M, Reed MH, Black GB (1990) The toddler's fracture revisited. Am J Emerg Med: 8 208
64. Wajanavisit W, Orapin S (1994) Biplane fracture of distal femoral epiphysis: a case report. J Med Assoc Thai 77: 501

65. Willis RB, Blokker C, Stoll TM, Paterson DC (1993) Long Term Follow Up of Anterior Tibial Emience Fractures Publikation. J Pediatr Orthop 13: 361–4
66. Wozasek GE, Moser KD, Haller H, Capousek M (1991) Trauma involving the proximal tibial epiphysis. Arch Orthop Trauma Surg 110: 301
67. Wurfel A, Hofmann-von Kap-herr SH, Engel V, Linke F (1995) Diagnostische Möglichkeiten und Behandlungsstrategien für die Fraktur der Eminentia intercondylica im Wachstumsalter. Unfallchirurgie 21: 124
68. Zionts LE, Harcke HT, Brooks KM, MacEwen GD (1987) Posttraumatic tibia valga: a case demonstrating asymmetric activity at the proximal growth plate on technetium bone scan. J Pediatr Orthop 7: 458

3.3.10
Infektionen im Bereich des Kniegelenks und Unterschenkels

L. von Laer

3.3.10.1
Eitrige Gonitis

Anatomische Vorbemerkung

Die Kapsel des Kniegelenkes setzt proximal jenseits der Fuge an, so daß metaphysäre osteomyelitische Herde im distalen Femurbereich primär zu symptomatischen reaktiven Ergüssen im Knie führen können, die anfänglich steril sind. Erst bei längerem Persistieren eines derartigen Herdes oder bei Durchbruch kommt es zur sekundären Superinfektion des Kniegelenkergusses. Dies kann auch bei einer isolierten hämatogenen Osteomyelitis der Patella der Fall sein.

Ätiologie

Hämatogene Osteomyelitiden

Bis zum 3. Lebensjahr kommt es häufiger zu septischen Arthritiden des Knies (s. auch Kap. 4.3.2). Danach beginnt der Infekt primär in der Metaphyse des distalen Femurs oder der proximalen Tibia. Seltene Lokalisationen können die proximale Fibulametaphyse oder auch die Patella selbst sein [6]. Dabei kann es sich um alle Formen der hämatogenen Osteomyelitis handeln.

Posttraumatische Infektionen

Das Knie ist durch Stürze und direkte Traumata für Verletzungen aller Art, inklusive Eindringen von Fremdkörpern, besonders exponiert. Es kann über (insuffizient behandelte) superinfizierte Schürfwunden über der Patella sowie eitrige Bursitiden oder intraartikuläre Fremdkörper zu penetrierenden bzw. perforierenden Infekten des Knies kommen. Bei den Erregern handelt es sich meistens um Staphylokokken, alle anderen Keime kommen aber als Verursacher ebenfalls in Frage.

Häufigkeit und Lokalisation

Exakte Häufigkeitsangaben über direkte und indirekte, primäre und sekundäre, hämatogene und posttraumatische Infekte des Knies existieren nicht.

Wachstumsprognose

Im Rahmen septischer Arthritiden kann es bei Säuglingen zur Epiphysenlösung des betroffenen Knochens kommen. Meist resultiert daraus ein zentraler partieller Verschluß der Fuge mit Bildung einer Zapfenepiphyse (Abb. 3.316).

Diagnostik und Therapie (s. Kap. 4.3.2)

> ! Es sei daran erinnert: Jeder lokale Schmerz und jede Schwellung und Rötung bei einem Patienten mit Fieber muß so lange als septische Arthritis oder akute hämatogene Osteomyelitis gehandhabt werden, bis das Gegenteil bewiesen ist.

Die septische Arthritis wird durch den Nachweis von Erregern im Gelenkpunktat diagnostiziert. Die akute hämatogene Osteomyelitis wird durch den Erregernachweis im Blut, im Lokalpunktat oder – falls kein Keim gefunden werden kann – durch das Szintigramm oder MRT diagnostiziert. Jeder primär oder postprimär sichtbare Osteolyseherd bei einem Patienten ohne Fieber mit lokalem Schmerz, Schwellung und Rötung muß an eine primär chronische Osteomyelitis denken lassen. Angesichts der Differentialdiagnose muß die Diagnose durch eine Biopsie gesichert werden. Diese ist zugleich Therapie.

> ! Die primär konservative Therapie bei Verdacht auf eine primär chronische Osteomyelitis ist obsolet.

Bei jedem zunehmenden Schmerz und jeder sich verstärkenden Schwellung und Rötung nach einer Operation oder einer sonstigen Weichteilverletzung muß an einen Infekt gedacht werden. Dieser kann aus der Tiefe aufgestiegen oder auch noch oberflächlich sein. Wenn ein primärer konservativer Behandlungsversuch nicht innerhalb von längstens 5 Tagen prompte Besserung gebracht hat, muß die operative

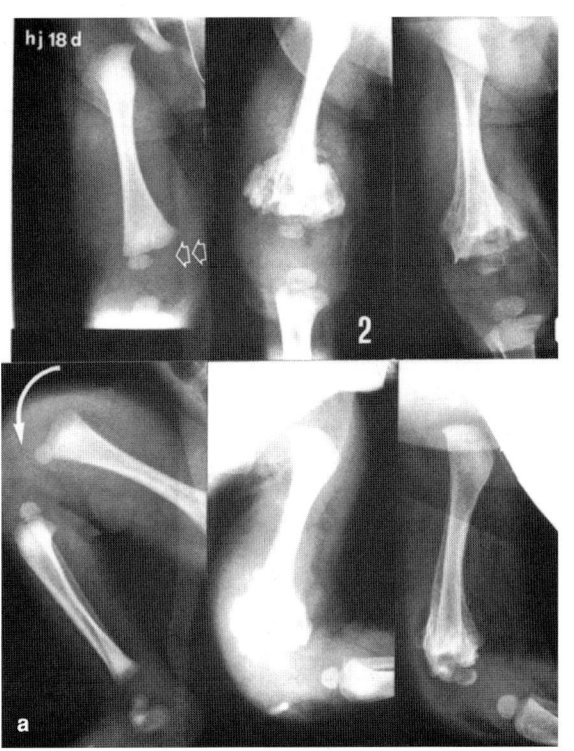

Revision bzw. mindestens die Wunderöffnung vorgenommen werden. Es wird das bei Infektverdacht übliche *Labor* abgenommen. Falls ausnahmsweise ein Erguß klinisch nicht mit Sicherheit beurteilt werden kann, muß eine *Ultraschalluntersuchung* durchgeführt werden. Angezeigt ist auch die Anfertigung von *Röntgenbildern* in 2 Ebenen. Jeder *Erguß bei einem Patienten mit Fieber* muß notfallmäßig *punktiert* werden. Bei trübem oder eitrigem Exsudat wird in gleicher Sitzung arthroskopisch gespült. Noch viel mehr als beim dem Hüftgelenk hat sich die arthroskopische Spülung des infektiösen Knies auch bei Kindern durchgesetzt [2-5, 8, 9]. Immer öfter wird danach auf die früher übliche Ruhigstellung verzichtet und mit der Bewegungsschiene unverzüglich mobilisiert. Dann wird weiter wie bei allen anderen septischen Arthritiden vorgegangen.

Nachbehandlung

Grundsätzlich erfolgt eine funktionelle Nachbehandlung auf der Bewegungsschiene. Das Kniegelenk wird nicht ruhiggestellt, sondern der Patient wird umgehend an Stöcken ohne Belastung mobilisiert.

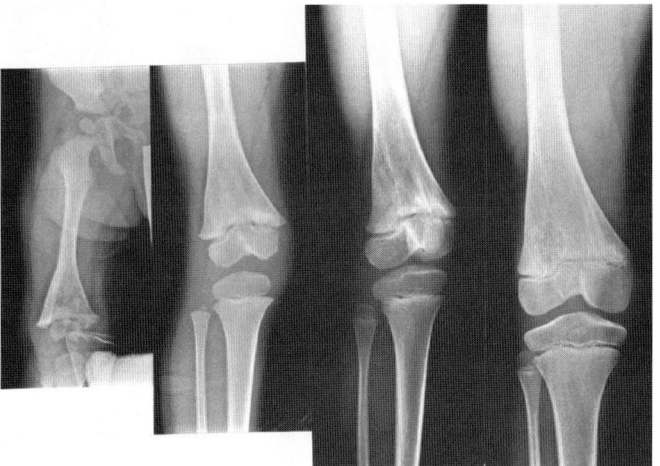

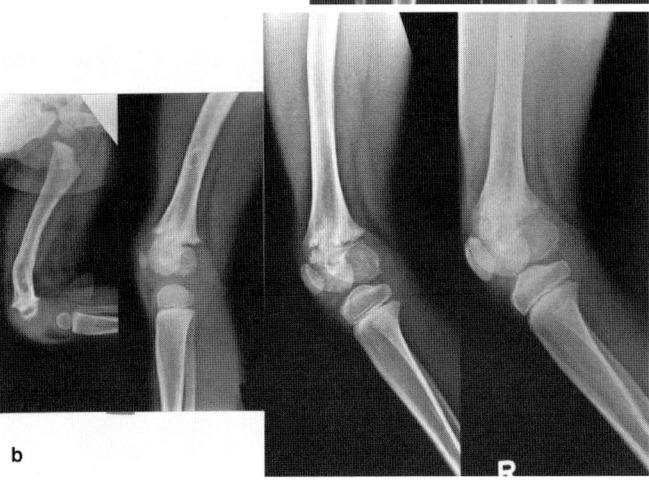

Abb. 3.316 a, b. Verlauf bei *septischer Gonitis*. **a** 18 Tage alter Säugling, Einlieferung wegen eines dicken, schmerzhaften Knies rechts. Die Röntgenkontrolle zeigt eine Epiphysenlösung des distalen Femurs (*links oben* a.-p., *links unten* seitlich). Bei der Punktion läßt sich rahmiger Eiter gewinnen. Es wurde damals noch notfallmäßig eine Spüldrainage angelegt, die zusätzlich zur antibiotischen intravenösen Sepsistherapie für 14 Tage belassen wurde (*Mitte*). Damit heilte der Infekt aus (*rechts* bei der Sechswochenkontrolle). **b** Verlaufsbilder mit 1, 5, 7 und 9 Jahren; *oben* a.-p.-Aufnahmen; *unten* seitliche Aufnahmen. Die anfängliche Periostreaktion bildete sich im weiteren Verlauf wieder spontan zurück (*links*). Das zentrale Zurückbleiben der distalen Femurepiphyse ließ an die Entstehung einer Zapfenepiphyse denken (*Mitte* Fünf- und Siebenjahreskontrolle). Der Befund normalisierte sich jedoch wieder bis zur Neunjahreskontrolle (*rechts*). Es besteht eine gleichbleibende Beinverkürzung von 2 cm, das Knie ist frei beweglich. Eine Zunahme der Verkürzung ist gegen den Wachstumsabschluß nicht auszuschließen, der Patient wird bis Wachstumsabschluß weiter kontrolliert werden

Nachkontrollen

Nach Absetzen der Antibiotikabehandlung wird 8 Tage später das C-reaktive Protein (CRP) nochmals kontrolliert. Hat es sich normalisiert, so wird 4 Wochen später eine Funktionskontrolle durchgeführt. Ist dann das Knie frei beweglich, so genügen viertel- bis halbjährliche Kontrollabstände evtl. bis zu 2 Jahren nach Erkrankungsbeginn (je nach Grunderkrankung). Danach sollten anschließend mögliche Beinlängendifferenzen und Wachstumsstörungen neben der Funktion des Gelenkes beurteilt werden.

Postinfektiöse Deformitäten

Im Rahmen protrahierter Infekte kann es zur teilweisen oder vollständigen Zerstörung der nächstgelegenen Fuge – mitunter sogar eines ganzen Kondylus [7] – mit entsprechendem Fehlwachstum kommen. Nur selten sind epi- bzw. metaphysäre Brücken dann so klein, daß eine Resektion derselben vorgenommen werden kann. Meist sind sie so ausgedehnt, daß nur symptomatische Korrekturen, Verlängerungsosteotomien, Fugenverödungen etc. zur Behandlung der Deformität möglich sind.

3.3.10.2
Infektionen am Unterschenkel

Der Unterschenkelschaft ist fast nur im chronischen Stadium von einer der geschilderten Osteomyelitiden betroffen. Beginnende Osteomyelitiden betreffen stets die Metaphysen (sie werden in Kap. 4.3.1 ausführlich besprochen). Chronische Stadien mit Sequesterbildung, Infektpseudarthrosen etc. sollte es nicht mehr geben. Ihre Behandlung ist stets individuell von der jeweiligen Situation abhängig zu machen. Dazu müssen sämtliche zur Verfügung stehenden operativen Methoden ebenso wie konservative Maßnahmen eingesetzt werden. Zur Diagnostik und Therapie s. Kap. 4.3.1. Am Unterschenkel verhalten sich Osteomyelitiden ähnlich wie an anderen langen Röhrenknochen. Defektheilungen kommen hier häufiger vor als am Femur [1], wahrscheinlich wegen der schlechteren Durchblutungsverhältnisse.

Literatur

1. Daoud A, Saighi-Bouaouina A (1989) Treatment of sequestra, pseudarthrosis and defects in the long bones of children, who have chronic hematogenous osteomyelitis. J Bone Joint Surg (Am) 71: 1448
2. Glorion C, Palomo J, Bronfen C, Touzet P, Padovani JP, Rigault P (1993) Les arthrites aigues infectieuses du genou de l'enfant. Pronostic et discussion therapeutique a propos de 51 cas ayant un recul moyen de 5 ans. Rev Chir Orthop Reparatrice Appar Mot 79: 650
3. Herndon WA, Knauer S, Sullivan JA, Gross RH (1986) Management of septic arthritis in children. J Pediatr Orthop 6: 576
4. Ohl MD, Kean JR, Steensen RN (1991) Arthroscopic treatment of septic arthritic knees in children and adolescents. Orthop Rev 20: 894
5. Papavasiliou VA, Sferopoulos NK (1989) Osteomyelite hematogene aigue de la rotule. A propos de 3 cas. Rev Chir Orthop 75: 130
6. Roy DR, Greene WB, Gamble JG (1991) Osteomyelitis of the patella in children. J Pediatr Orthop 11: 364
7. Singson RD, Berdon WE, Feldman F, Denton JR, Abramson S, Baker DH (1986) „Missing" femoral condyle: an unusual sequela to neonatal osteomyelitis and septic arthritis. Radiology 161: 359
8. Skyhar MJ, Mubarak SJ (1987) Arthroscopic treatment of septic knees in children. J Pediatr Orthop 7: 647
9. Smith MJ (1986) Arthroscopic treatment of the septic knee. Arthroscopy 2: 30

3.3.11
Juvenile rheumatische Arthritis des Kniegelenks

Vorkommen

Im Rahmen der in Kap. 4.4 ausführlich beschriebenen juvenilen rheumatischen Arthritis ist das Kniegelenk seltener betroffen als das Hüftgelenk, das in etwa 9% der Fälle mitbeteiligt ist [6]. Genaue Zahlen sind nicht erhältlich.

Klinik

Am Kniegelenk ist die Diagnose einer juvenilen rheumatischen Arthritis relativ einfach zu stellen. Tritt ein chronischer Erguß ohne vorangegangenes Trauma auf, so ist diese Diagnose relativ wahrscheinlich. Der Erguß ist klinisch einfach feststellbar (s. Kap. 3.3.1). Die klinische Palpation kann durch eine *Ultraschalluntersuchung* unterstützt werden. Neben dem Erguß stellt man auch eine (anfänglich eher diskrete) Bewegungseinschränkung des Kniegelenks fest. Wird ein Kniegelenkerguß ohne traumatische Ursache diagnostiziert, so müssen stets die anderen großen Gelenke mituntersucht werden. Etwa die Hälfte der am Kniegelenk auftretenden juvenilen Arthritiden sind mono- oder pauziartikulär, die andere Hälfte polyartikulär oder systemisch. Am gegenseitigen Kniegelenk sowie an den Hüft-, Sprung-, Schulter- und Ellbogengelenken müssen die Konturen palpiert und der Bewegungsumfang gemessen werden. Ist die Beweglichkeit des Hüftgelenks eingeschränkt, lohnt sich eine Ultraschalluntersuchung zur Feststellung eines Ergusses. Der *Ver-*

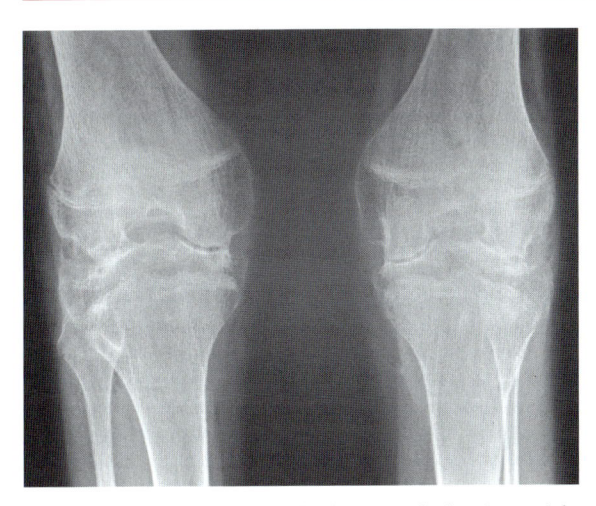

Abb. 3.317. a.-p.-Röntgenbilder beider Kniegelenke einer 14jährigen Patientin mit schwerer juveniler rheumatischer Polyarthritis und weitgehender Zerstörung der Kniegelenke

lauf der Krankheit kann regressiv, rezidivierend oder progressiv sein. Beim progressiven Verlauf bilden sich oft Kontrakturen des Gelenks. Auf dem *Röntgenbild* finden sich anfänglich keine Veränderungen. Bei chronischem Verlauf können später Arthrosezeichen auftreten. Im Gegensatz zur überlastungsbedingten Arthrose beginnt diese nicht mit einseitiger, sondern mit symmetrischer Gelenkspaltverschmälerung. Die gelenknahe Sklerose und die Osteoporose stehen weniger im Vordergrund als die Zystenbildung und Osteoporose (Abb. 3.317). Eine *Laboruntersuchung* sollte immer durchgeführt werden. Allerdings sind die Rheumafaktoren nur in seltenen Fällen positiv. Die Rheumafaktoren haben eher prognostische als diagnostische Bedeutung.

Wichtigste *Differentialdiagnose* ist der Erguß bzw. das Hämatom nach einem Trauma. Nicht immer läßt sich bei einem Kind zuverlässig eruieren, ob eine Verletzung stattgefunden hat, und manchmal wird auch ein Trauma angegeben, das für die Ergußbildung keine Bedeutung hat. *Spontane Ergüsse* (Hämatome) kommen (ohne adäquates Trauma) vor bei:

- Osteochondrosis dissecans,
- chronischer Instabilität,
- infektiöser Arthritis,
- Hämophilie,
- Gelenkchondromatose,
- Synovitis villonodularis.

Mit einer sorgfältigen Anamneseaufnahme, klinischen Untersuchung, dem Röntgenbild und evtl. dem Routinelabor können die ersten 4 Diagnosen dieser Liste gestellt werden. Die Gelenkchondromatose und die Synovitis villonodularis sind im Anfangsstadium auf dem Röntgenbild nicht sichtbar. Bei einem ernsthaften Verdacht auf eine dieser Diagnosen ist eine MRT-Untersuchung indiziert. Eine der Coxitis fugax ähnliche spontane Ergußbildung ist am Kniegelenk nicht bekannt.

Therapie

Konservative Therapie

Die konservative Therapie der juvenilen rheumatischen coxitis unterscheidet sich nicht von derjenigen anderer Gelenke. Zur medikamentösen Behandlung s. Kap. 4.4.

Operative Therapie

Folgende Möglichkeiten stehen zur Verfügung:

- Weichteileingriffe
- Korrektur von Kontrakturen mit dem Fixateur externe
- Endoprothesen

Weichteileingriffe

Wir unterscheiden folgende Operationen:

- Hydraulische Mobilisation in Narkose
- Muskel- und Sehnenverlängerungen
- Synovektomien

Hydraulische Mobilisation in Narkose
Besteht erst eine beginnende Gelenkkontraktur und noch keine wesentliche Arthrose im Gelenk, so kann sich eine hydraulische Mobilisation des Kniegelenks lohnen. Dafür verwenden wir das Arthroskop. Mit seiner Hilfe wird das betroffene Gelenk mehrfach unter hohem Druck mit Flüssigkeit gefüllt, so daß sich die Kapsel ausdehnt. Bei dieser Gelegenheit kann auch der Zustand des Knorpels und der Synovialis beurteilt werden. Postoperativ wird das Kind auf einer Bewegungsschiene gelagert. Mit einem Periduralkatheter kann die Periduralanästhesie über mehrere Tage fortgesetzt werden. Während dieser Zeit wird intensive Physiotherapie durchgeführt. Auf diese Weise läßt sich mit relativ geringem Aufwand und geringer Morbidisierung eine Verbesserung der Beweglichkeit und insbesondere auch der Gehfähigkeit über mehrere Monate oder evtl. sogar Jahre erzielen. Bei der progressiven Verlaufsform ist allerdings kein Langzeiteffekt zu erzielen.

Muskel- und Sehnenverlängerungen
Die Verlängerung der ischiokruralen Muskulatur wird bei Flexionskontrakturen empfohlen [5]. Da wir die Korrektur der Kontrakturen mit dem zirku-

lären Fixateur externe (Ilisarow-Apparat) für wirksamer halten, führen wir solche Muskelverlängerungen bei Rheumatikern nicht mehr durch.

Korrektur der Flexionskontraktur (mit dem Ringfixateur Ilisarow-Apparat)

Das Prinzip dieser Behandlung wird in Abschn. 3.3.13 besprochen. Diese Therapie kann auch bei schweren Flexionskontrakturen und schon recht fortgeschrittenen Arthrosen erfolgreich angewendet werden [1, 3]. Die permanente Flexionsstellung des Kniegelenks behindert das Gehen so stark, daß die Gehfähigkeit mit der Zeit gänzlich in Frage gestellt wird, selbst wenn Hüft- und Sprunggelenke nur wenig betroffen sind. Mit dem Ilisarow-Apparat kann eine dauerhafte Streckung erreicht werden, allerdings darf man nicht erwarten, daß das Gesamtausmaß der Beweglichkeit durch die Behandlung verbessert wird. Was an Streckung gewonnen wird, geht an Flexion verloren. Für den Alltag ist die Streckung aber viel wichtiger als die Beugung.

Synovektomie

Die früher häufig durchgeführte Synovektomie hat als Eingriff bei der juvenilen rheumatischen Arthritis enttäuscht. Zwar können die Schmerzen vorübergehend vermindert werden, die Beweglichkeit und damit die Funktion für den Alltag wird jedoch nicht gebessert. Röntgenologisch beobachtet man sogar ein schnelleres Fortschreiten der Arthrose [4]. Die Synovektomie kann deshalb als Behandlung bei der juvenilen rheumatischen Arthritis nicht empfohlen werden [6].

Endoprothesen

Kommt es wegen der fortschreitenden Arthrose zu einem Verlust der Gehfähigkeit, so kann nur der totale endoprothetische Kniegelenkersatz die Mobilität wieder herstellen. Kniegelenkprothesen werden seltener als der künstliche Hüftgelenkersatz schon im Jugendalter eingesetzt. In manchen Fällen kann dies jedoch sinnvoll sein [2]. Wie bei den Hüftgelenkprothesen ist bei dieser Krankheitsgruppe (wegen der langfristigen Behandlung mit Kortison und Zytostatika) mit einer relativ hohen perioperativen Komplikationsrate zu rechnen. Die Langzeitergebnisse sind aber wegen der geringen Mobilität der Patienten und ihrem meist leichten Körpergewicht besser als bei anderen Kollektiven vergleichbaren Alters.

Literatur

1. Brunner R, Hefti F, Tgetgel JD (1997) Arthrogrypotic joint contracture at the knee and the foot – Correction with a circular frame. J Pediatr Orthop (in press)
2. Carmichael E, Chaplin DM (1986) Total knee arthroplasty in juvenile rheumatoid arthritis. A seven-year follow-up study. Clin Orthop 210: 192–200
3. Damsin JP, Trousseau A (1996) Treatment of severe flexion deformity of the knee in children and adolescents wusing the Ilizarov technique. J Bone Joint Surg (Br) 78: 140–4.
4. Heimkes B, Stotz S (1992) Ergebnisse der Spätsynovektomie der Hüfte bei der juvenilen chronischen Arthritis. Z Rheumatol 51: 132–5
5. Moreno Alvarez MJ, Espada G, Maldonado-Cocco JA, Gagliardi SA (1992) Long-term follow-up of hip and knee soft tissue release in juvenile chronic arthritis. J Rheumatol 19: 1608–10
6. Swann M (1994) Juvenile chronic arthritis. In: Benson MKD, Fixsen JA, Macnicol MF (eds) Children's orthopaedics and fractures. Churchill Livingstone, Edinburgh London Madrid Melbourne New York Tokyo, pp 93–111

3.3.12 Tumoren im Bereich des Kniegelenks

Definition

Primäre Knochentumoren, die ihren Ursprung im distalen Femur, in der Patella, in der proximalen Tibia oder Fibula haben, und Weichteiltumoren, die aus den Muskeln, Bindegewebe, Gefäßen oder Nervengewebe aus der unmittelbaren Umgebung des Kniegelenks hervorgehen.

Vorkommen

Knochentumoren

Fast 40 % aller Knochentumoren treten bei Kindern und Jugendlichen im Bereich des Kniegelenks auf. Das distale Femur ist mit 21 % die häufigste Lokalisation für Knochentumoren, die proximale Tibia kommt bezüglich Häufigkeit an zweiter Stelle (18 %). Die Ursache hierfür ist einfach und eindeutig: Die hier lokalisierten Epiphysenfugen sind am wachstumsaktivsten. Die distale Femurepiphysenfuge allein trägt ca. 20 % zum gesamten Längenwachstum bei (d. h. ca. 25 cm bei einer Endlänge von 175 cm, d. h. einem Wachstum von der Geburt = 50 cm – bis Wachstumsabschluß von 125 cm). Der Anteil der proximalen Tibiaepiphysenfuge beträgt ca. 13 %. Die Verteilung der verschiedenen Tumorarten um das Kniegelenk ist in Abb. 3.318 dargestellt. Die einzelnen Tumorarten sind in Kap. 4.5.2–4.5.4 ausführlich beschrieben.

3.3.12 Tumoren im Bereich des Kniegelenks 367

Kinder und Jugendliche | Erwachsene

Distales Femur

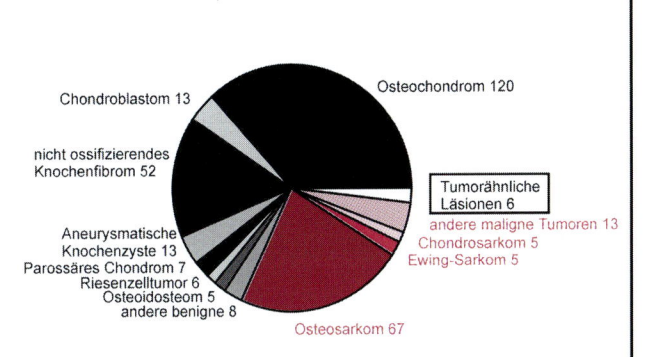

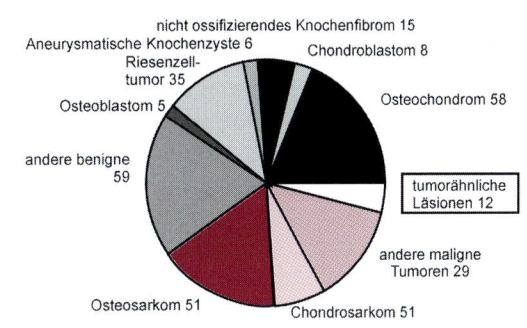

Kinder und Jugendliche (n=328):
- Osteochondrom 120
- Chondroblastom 13
- nicht ossifizierendes Knochenfibrom 52
- Aneurysmatische Knochenzyste 13
- Parossäres Chondrom 7
- Riesenzelltumor 6
- Osteoidosteom 5
- andere benigne 8
- Tumorähnliche Läsionen 6
- andere maligne Tumoren 13
- Chondrosarkom 5
- Ewing-Sarkom 5
- Osteosarkom 67

Erwachsene (n=311):
- nicht ossifizierendes Knochenfibrom 15
- Aneurysmatische Knochenzyste 6
- Chondroblastom 8
- Riesenzelltumor 35
- Osteochondrom 58
- Osteoblastom 5
- andere benigne 59
- tumorähnliche Läsionen 12
- andere maligne Tumoren 29
- Osteosarkom 51
- Chondrosarkom 51

proximaler Unterschenkel

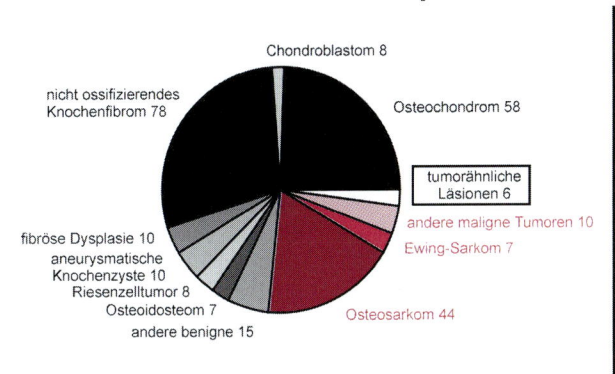

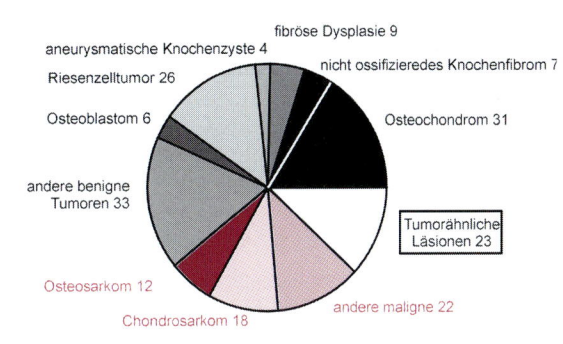

Kinder und Jugendliche (n=271):
- Chondroblastom 8
- Osteochondrom 58
- nicht ossifizierendes Knochenfibrom 78
- fibröse Dysplasie 10
- aneurysmatische Knochenzyste 10
- Riesenzelltumor 8
- Osteoidosteom 7
- andere benigne 15
- tumorähnliche Läsionen 6
- andere maligne Tumoren 10
- Ewing-Sarkom 7
- Osteosarkom 44

Erwachsene (n=191):
- fibröse Dysplasie 9
- aneurysmatische Knochenzyste 4
- nicht ossifizieredes Knochenfibrom 7
- Riesenzelltumor 26
- Osteochondrom 31
- Osteoblastom 6
- andere benigne Tumoren 33
- Tumorähnliche Läsionen 23
- Osteosarkom 12
- Chondrosarkom 18
- andere maligne 22

Tibiaschaft

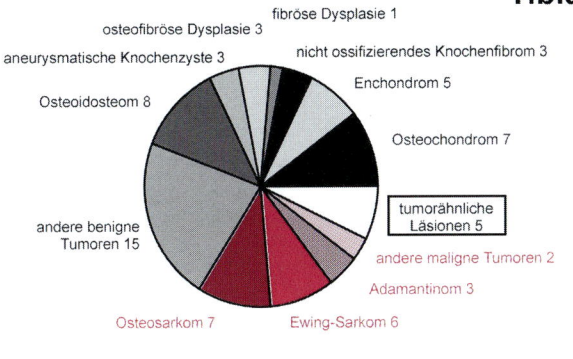

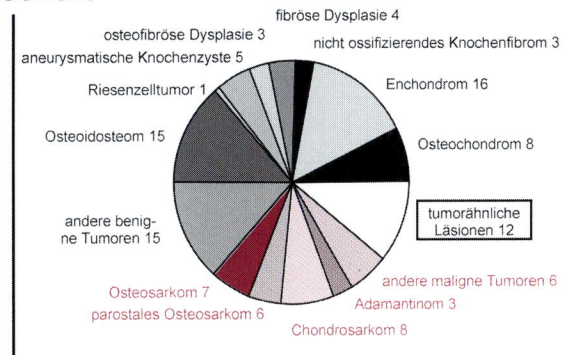

Kinder und Jugendliche (n=68):
- fibröse Dysplasie 1
- osteofibröse Dysplasie 3
- aneurysmatische Knochenzyste 3
- nicht ossifizierendes Knochenfibrom 3
- Enchondrom 5
- Osteoidosteom 8
- Osteochondrom 7
- andere benigne Tumoren 15
- tumorähnliche Läsionen 5
- andere maligne Tumoren 2
- Adamantinom 3
- Osteosarkom 7
- Ewing-Sarkom 6

Erwachsene (n=110):
- fibröse Dysplasie 4
- osteofibröse Dysplasie 3
- aneurysmatische Knochenzyste 5
- nicht ossifizierendes Knochenfibrom 3
- Riesenzelltumor 1
- Enchondrom 16
- Osteoidosteom 15
- Osteochondrom 8
- andere benigne Tumoren 15
- tumorähnliche Läsionen 12
- andere maligne Tumoren 6
- Adamantinom 3
- Osteosarkom 7
- parostales Osteosarkom 6
- Chondrosarkom 8

Abb. 3.318. *Verteilung der Tumoren am distalen Femur, am proximalen Unterschenkel und an der Tibiadiaphyse* bei Kindern und Jugendlichen (*linke Kolonne* n = 667) im Vergleich zu Erwachsenen (*rechte Kolonne* n = 612) (Basler Knochentumor-Referenzzentrum)

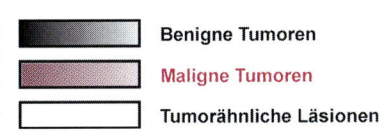

- Benigne Tumoren
- Maligne Tumoren
- Tumorähnliche Läsionen

Benigne Tumoren

Distales Femurende

Der im Bereich der distalen Femurmetaphyse am häufigsten vorkommende Tumor ist das Osteochondrom (kartilaginäre Exostose) (s. Abb. 4.31 und 4.73). Da dieser Tumor hier in bezug auf die Mechanik oft stört, muß er reseziert werden. Diese Region ist auch eine sehr typische Lokalisation für nicht ossifizierende Knochenfibrome. Absolut gerechnet ist dieser Tumor wesentlich häufiger, als dies aus der Statistik unseres Knochentumorregisters ersichtlich wird. In den letzten Jahren wurde ein solcher Tumor kaum biopsiert. Die Diagnose kann anhand des Nativröntgenbildes meist zweifelsfrei gestellt werden, und eine Therapie ist unnötig, da die nicht ossifizierenden Knochenfibrome nach Wachstumsabschluß entweder spontan verschwinden oder verknöchern (Abb. 3.319). Sie sind auch stets asymptomatisch, die Diagnose wird fast immer zufällig gestellt. Die nicht ossifizierenden Knochenfibrome entstehen an den Orten der Einstrahlungen von Sehnen und Ligamenten im Bereich der Epiphysenfugen [38] und sind in ihrer großen Mehrzahl um das Kniegelenk herum anzutreffen. Ein sehr typischer Tumor bei Jugendlichen an dieser Lokalisation ist das Chondroblastom (Abb. 3.320). Im Gegensatz zu den beiden erstgenannten Tumoren, die ausnahmslos metaphysär lokalisiert sind, befindet sich das Chondroblastom primär immer im Epiphysenbereich. Chondroblastome sind schmerzhaft, die Diagnose wird nicht als Zufallsbefund, sondern immer aufgrund der Symptomatik, gestellt. Ein anderer relativ häufiger Tumor ist die aneurysmatische Knochenzyste (Abb. 3.321), die wiederum primär metaphysär lokalisiert ist. Alle anderen Tumoren kommen nur selten vor. Im Vergleich zu Erwachsenen sind v. a. die Riesenzelltumoren und die Enchondrome bei Kindern und Jugendlichen untervertreten (Abb. 3.318). Im Vergleich zum proximalen Femur fehlen v. a. die solitären Knochenzysten fast vollständig. Auch die fibröse Dysplasie kommt in diesem Bereich selten vor. Generell ist

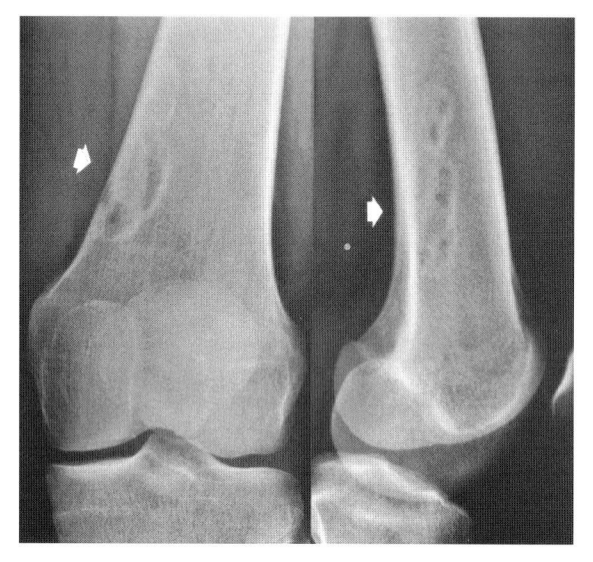

Abb. 3.319. Seitliches Röntgenbild des linken Kniegelenks eines 15jährigen Mädchens mit *nicht ossifizierendem Knochenfibrom*. Typisch ist die klare Begrenzung mit Randsklerose und der gelappte Aufbau

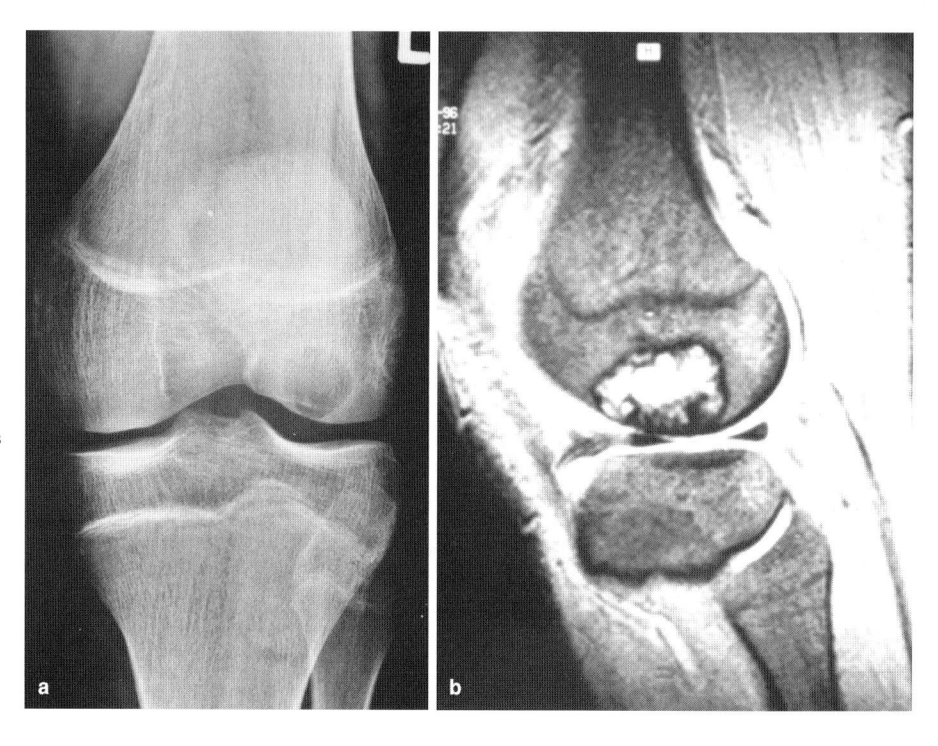

Abb. 3.320 a, b. 15jähriges Mädchen mit *Chondroblastom* im lateralen Femurkondylus. **a** a.-p.-Röntgenbild und **b** sagittales MRT des linken Kniegelenks. Ein solcher Befund darf nicht mit einer Osteochondrosis dissecans verwechselt werden (s. Abschn. 3.3.4)

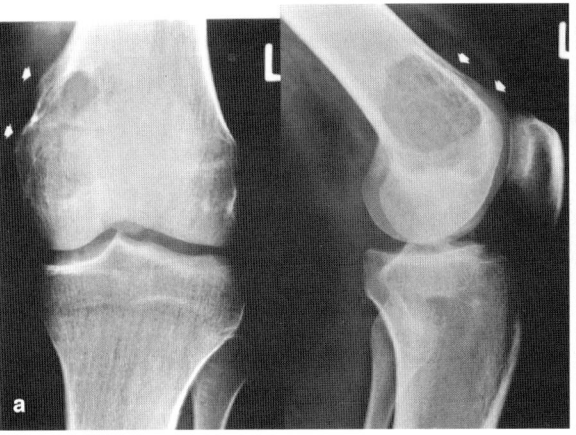

Abb. 3.321 a, b. 16jähriger Junge mit einem *Riesenzelltumor* meta-/epiphysär mit sekundärer *aneurysmatischer Knochenzyste.* **a** a.-p.- und seitliches Röntgenbild des linken Kniegelenks. **b** Zustand 6 Monate nach Kürettage und Rekonstruktion mit homologem Knochenspan (Allograft)

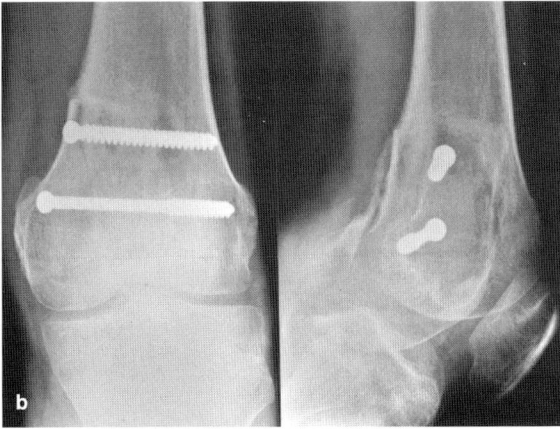

das Verhältnis von benignen zu malignen Tumoren in der Statistik unseres Registers zugunsten der malignen Tumoren verschoben, da viele benigne Tumoren weder biopsiert noch behandelt werden müssen und somit nicht in der Statistik erscheinen, während die malignen Tumoren ausnahmslos im Register auftauchen.

Proximale Tibia und Fibula

Am proximalen Unterschenkel wachsen überwiegend dieselben Tumoren wie am distalen Femur (Abb. 3.318). Sehr typisch und häufig störend sind die Osteochondrome. Diese Diagnose kann aufgrund des Nativröntgenbildes stets zweifelsfrei gestellt werden. Nicht ossifizierende Knochenfibrome sind in der proximalen Tibiametaphyse noch öfter anzutreffen als am distalen Femur; auch der Riesenzelltumor und die fibröse Dysplasie sind hier etwas häufiger. Besonders typisch ist diese Lokalisation für das seltene Chondromyxoidfibrom [13]. Im Vergleich zum Erwachsenen ist der Riesenzelltumor aber selten [26, 35]; dies gilt auch für das Enchondrom. Auch in dieser Körperregion gibt es, absolut gesehen, wesentlich mehr benigne Tumoren, als dies aus der Statistik ersichtlich ist.

Tibiaschaft

Im Bereich des Tibiaschaftes sind Tumoren (wie generell in Diaphysen) eher selten. Neben Osteoidosteomen, Enchondromen, aneurysmatischen Knochenzysten (Abb. 3.322) und der fibrösen Dysplasie kommen auch von der Metaphyse her in den Schaftbereich gewachsene Osteochondrome vor. Eine Besonderheit des Tibiaschaftes ist die *osteofibröse Dysplasie nach Campanacci* (Abb. 3.323), ein Tumor, der fast ausschließlich an der Tibia vorkommt und vorwiegend im Schaftbereich auftritt [2, 5, 45, 49] (s. Kap. 4.5.2.3). Verwechslungen mit dem malignen *Adamantinom,* das ebenfalls fast ausschließlich an dieser Stelle lokalisiert ist, sind möglich (s. Kap. 4.5.3.6).

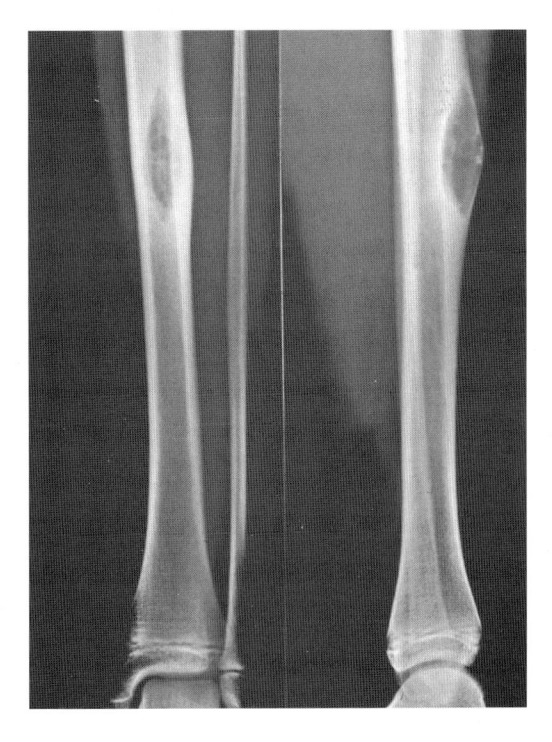

Patella

Tumoren an der Patella sind eine ausgesprochene Rarität. Wir überblicken lediglich 11 Fälle. Nur das Osteom kommt 2mal vor. Die übrigen 9 Patienten hatten 9 verschiedene (benigne) Tumoren. Ein

Abb. 3.322. a.-p.- und seitliches Röntgenbild des linken Kniegelenks bei einem 11jährigen Mädchen mit einer *aneurysmatischen Knochenzyste* im Bereich des Tibiaschaftes

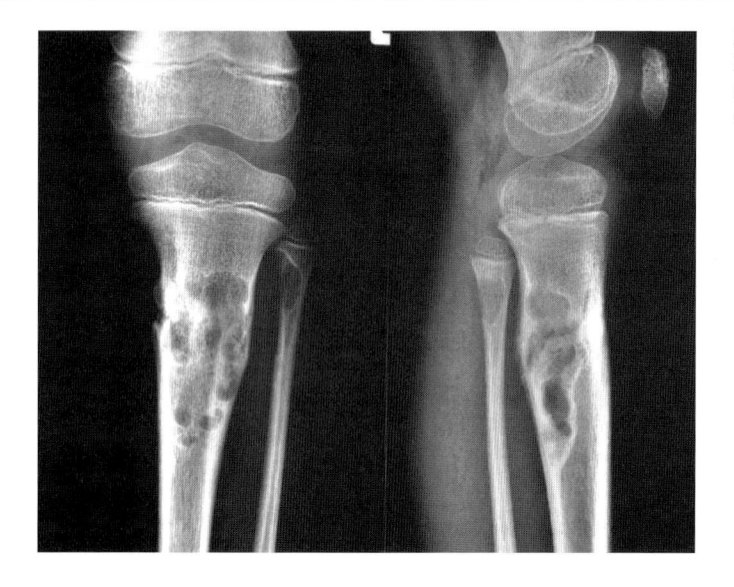

Abb. 3.323. a.-p.- und seitliches Röntgenbild des linken Kniegelenks bei einem 7jährigen Mädchen mit einer *osteofibrösen Dysplasie (Campanacci)* der proximalen Tibia

Malignom wurde nicht beobachtet. In der Literatur werden v. a. das Chondroblastom und der Riesenzelltumor beschrieben, maligne Neoplasien sind äußerst selten [25].

Maligne Tumoren

Distales Femurende
Die distale Femurmetaphyse ist die klassische Lokalisation des *Osteosarkoms* (Abb. 3.324). Etwa 1/4 bis 1/3 aller Osteosarkome wachsen an dieser Stelle.

Alle anderen malignen primären Knochentumoren kommen hier ebenfalls vor, sind aber bei Kindern und Jugendlichen eher selten. Dies gilt auch für das Ewing-Sarkom, das eher diaphysär und nur ausnahmsweise am Femurende lokalisiert ist. In der Literatur findet man ähnliche Zahlenangaben [12]. Bei Erwachsenen kommen insbesondere das parostale oder periostale Osteosarkom (im Gegensatz zum klassischen „High-grade-Osteosarkom" handelt es sich hierbei um niedrig maligne Tumoren), das Chondrosarkom und das maligne fibröse Histiozytom häufig vor.

Abb. 3.324 a, b. 18jähriges Mädchen mit *Osteosarkom* im Bereich der distalen Femurmetaphyse: **a** a.-p.-Röntgenbild und MRT. **b** Zustand 5 Jahre nach Resektion und Überbrückung mit modularer *Tumorprothese*

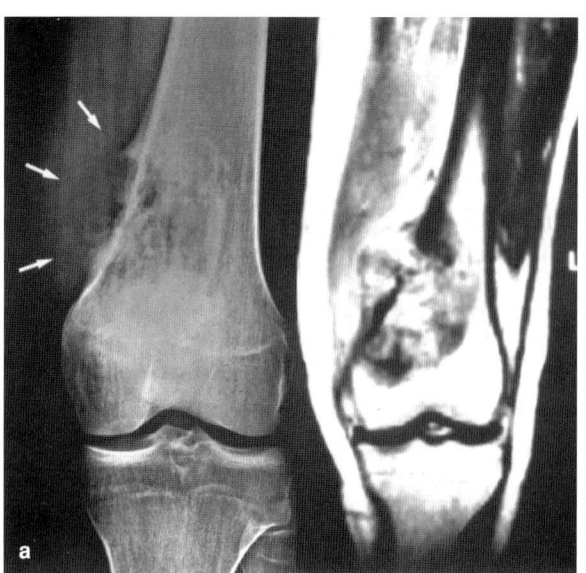

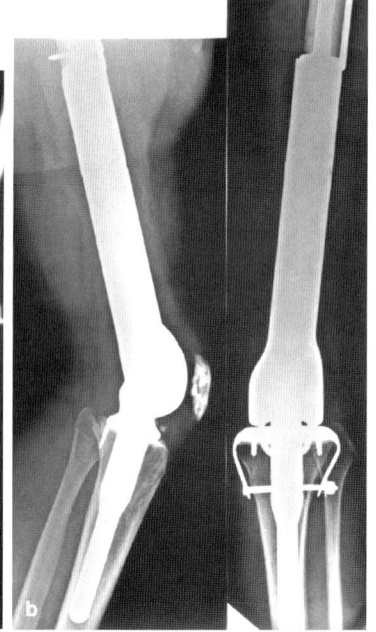

Proximale Tibia und Fibula

Auch die malignen Tumoren verteilen sich am proximalen Unterschenkel ähnlich wie am distalen Femur. Bei Kindern und Jugendlichen dominiert das klassische Osteosarkom. Alle anderen malignen Tumoren treten selten auf.

Tibiaschaft

Maligne Tumoren sind im Schaftbereich seltener als metaphysär. Das Ewing-Sarkom als Markraumtumor entsteht aber meist diaphysär oder metadiaphysär. Eine Besonderheit an der Tibia ist das *Adamantinom*, ein Low-grade-maligner Tumor, der ausschließlich an der Tibia vorkommt (s. Kap. 4.5.3.6). Verwechslungen mit der benignen osteofibrösen Dysplasie sind möglich [45].

Weichteiltumoren

Im Gegensatz zum Becken und zum proximalen Oberschenkel sind Weichteiltumoren im Bereich des Kniegelenks leichter zu diagnostizieren, da sie nicht durch einen großen Weichteilmantel überdeckt werden. Weichteiltumoren sind bei Kindern und Jugendlichen selten. Lipome werden beobachtet, ebenso das Desmoid. Im Kniegelenk selber kommen die *synoviale Chondromatose* [8] sowie die *pigmentierte villonoduläre Synoviitis* vor [37]. Für die letzte Krankheit ist das Kniegelenk nach den Fingergelenken die zweithäufigste Lokalisation [37]. Obwohl es sich um benigne Veränderungen handelt, können daraus erhebliche Behandlungsprobleme entstehen. Eine sehr typische und häufige tumorähnliche Läsion bei Kindern ist die *Poplitealzyste*. Dabei handelt es sich um mit gallertartiger Flüssigkeit gefüllte Zysten, die aus dem Sehnenansatz des M. gastrocnemius, seltener des M. popliteus, M. semimembranosus oder M. biceps gebildet werden. Poplitealzysten dürfen nicht mit Baker-Zysten verwechselt werden, die als Ausstülpung der Gelenkkapsel bei Kniebinnenläsionen entstehen, verbunden mit degenerativen Veränderungen im Kniegelenk. Baker-Zysten kommen bei Kindern und Adoleszenten kaum vor. Große Poplitealzysten können manchmal geringgradig stören, sie verschwinden jedoch spätestens mit Wachstumsabschluß spontan.

Unter den malignen Weichteiltumoren ist das *Rhabdomyosarkom* bei der hier interessierenden Altersgruppe am häufigsten.

Diagnostik

Da das Kniegelenk von wenig Weichgewebe umgeben ist, wird die Diagnose von Tumoren in diesem Bereich meist relativ früh gestellt. Man beachte dabei v. a. das folgende Prinzip:

> **!** Bei unklaren, nicht eindeutig belastungsabhängigen Schmerzen im Bereich des Kniegelenks im Zweifelsfall immer röntgen. Besondere Aufmerksamkeit ist geboten, wenn die Schmerzen nachts auftreten.

Wichtig ist die Abgrenzung der sog. „Wachstumsschmerzen". Auch diese treten nachts und typischerweise um das Kniegelenk herum auf. Auf weitere Abklärungen kann man verzichten, wenn die Klinik beim Kleinkind unauffällig ist und die Schmerzen abwechselnd oder gleichzeitig rechts und links auftreten. Ist eines dieser Kriterien nicht erfüllt, so muß unbedingt ein Röntgenbild angefertigt werden. Dies gilt auch, wenn es sich nicht um ein Kleinkind, sondern um einen Adoleszenten handelt.

Das primäre bildgebende Verfahren ist immer zuerst das *Nativröntgenbild*. Zwei um das Kniegelenk herum häufige Tumoren können mit Hilfe des Nativröntgenbildes eindeutig diagnostiziert werden: Das Osteochondrom (kartilaginäre Exostose) und das nicht ossifizierende Knochenfibrom. Bei diesen Diagnosen sind keine weiteren Abklärungen notwendig. Man denke aber daran, daß die Diagnose „nicht ossifizierendes Knochenfibrom" kaum eine Erklärung für Beschwerden ist. Sehr selten kann ein Einbruch der Kortikalis im Tumorbereich Beschwerden verursachen, und zwar v. a. an der proximalen Fibula. Das weitere diagnostische Vorgehen bei unklarem Befund wird in Kap. 4.5.1 beschrieben.

Therapie

Benigne und semimaligne Tumoren

Osteochondrome sollten im Bereich des Kniegelenks nur entfernt werden, wenn sie mechanisch stören. Das Risiko der malignen Entartung wird in der Literatur sehr unterschiedlich beurteilt, ist aber wohl eher klein [6, 36]. Falls die operative Therapie gewählt wird, so sollte die Abtragung die Basis des Tumors einbeziehen, da die maligne Entartung hier beginnt. Wachstumsstörungen sind bei multiplen Osteochondromen an der unteren Extremität (im Gegensatz zum Vorderarm) selten [1]. Korrekturbedürftige Beinverkürzungen treten nur sporadisch auf. Wie bereits erwähnt, sind *nicht ossifizierende Knochenfibrome* nicht therapiebedürftig. Wachstumsstörungen kommen v. a. bei der *Enchondromatose* vor (M. Ollier, Maffucci-Syndrom) [42]. Hier sind oft Achsenkorrekturen und Beinverlängerungen notwendig. Für eine maligne Entartung sind die Enchondrome um das Kniegelenk herum weniger gefährdet als die stammnahen an Becken und Rumpf [17, 29]. *Chondroblastome, Chondromy-*

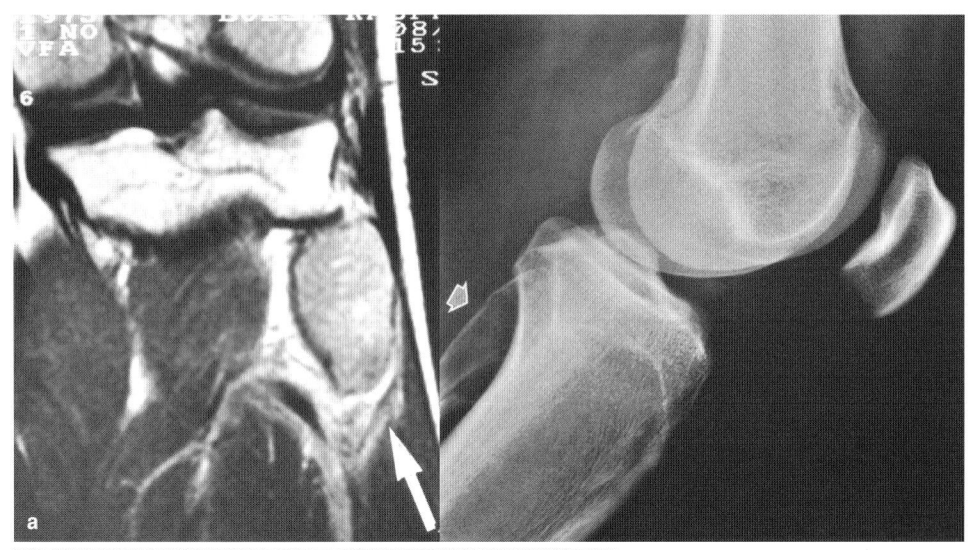

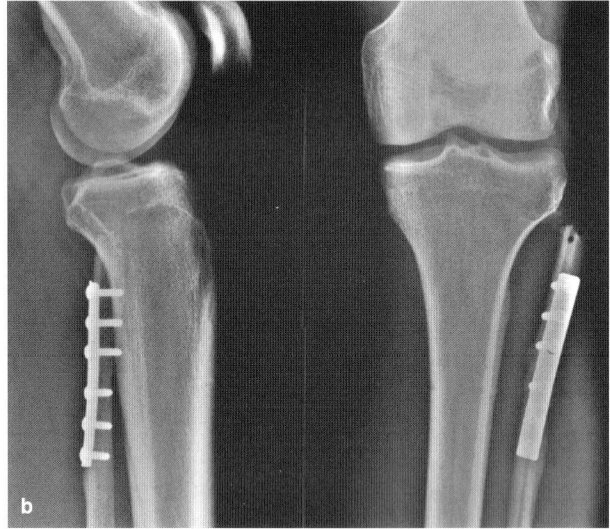

Abb. 3.325 a, b. 15jähriger Jungen mit *Riesenzelltumor* im Bereich des Fibulaköpfchens: **a** a.-p.-MRT und seitliches Röntgenbild des linken Kniegelenks. **b** Zustand 2 Jahre nach Resektion des Fibulaköpfchens, Halbieren des Fibulaschaftes, Ersatz des Fibulaköpfchens durch den halben Schaft, Osteosynthese und Verankerung des Seitenbandes und des Tractus iliotibialis an der verlängerten Fibula. Der Patient hat eine gute Stabilität des Kniegelenks

xoidfibrome, *Riesenzelltumoren, Osteoblastome* und *aneurysmatische Knochenzysten* sollten nach Möglichkeit im Gesunden entfernt werden. Da sie meist in der Nähe des Gelenkknorpels oder der Epiphysenfuge wachsen, ist eine En-bloc-Resektion selten möglich. In diesen Fällen sollte eine sorgfältige Kürettage durchgeführt werden (zum Vorgehen s. Kap. 4.5.5). Mit einer qualitativ guten Kürettage kann die Rezidivquote dieser Tumoren von über 50 % auf unter 10 % gesenkt werden [15, 30]. Wird das Fibulaköpfchen wegen eines Tumors reseziert, so muß zur Verankerung des lateralen Seitenbandes und des M. biceps femoris ein entsprechender Ersatz konstruiert werden (Abb. 3.325).

Maligne Tumoren

Therapiekonzepte

Die Konzepte für die Behandlung von malignen Tumoren werden in Kap. 4.5.5 ausführlich beschrieben. Hier sollen nur einige Besonderheiten bei Tumoren der Knieregion erwähnt werden. Unter den malignen Tumoren im Kniegelenkbereich sind bei Kindern und Jugendlichen die *Osteosarkome* am häufigsten. Wie bei anderen Lokalisationen wird zuerst eine 3 Monate dauernde Chemotherapie durchgeführt. Nach Ablauf dieser Zeit erfolgt ein Staging, das meist schon präoperativ erlaubt, das Ansprechen des Tumors auf die Chemotherapie zu beurteilen. Beim *Ewing-Sarkom* ist die 3 Monate dauernde chemotherapeutische Behandlung ähnlich. Je nach Ansprechen des Tumors kann vor oder nach der Resektion eine Bestrahlung in Erwägung gezogen werden. Bei *Chondrosarkomen* wird weder Chemotherapie noch Bestrahlung angewendet.

Alle malignen Tumoren im Kniegelenkbereich werden *chirurgisch entfernt*. Es wird immer eine weite Resektion im Gesunden angestrebt. Eine radikale (extrakompartimentale) Resektion ist meist gleichbedeutend mit einer Amputation und heute nur noch in den seltensten Fällen angezeigt. Dank der modernen bildgebenden Verfahren ist die Begrenzung des Tumors genau eruierbar, so daß auch eine intrakompartimentale („weite") Resektion genügend Sicherheit bietet. Große Studien haben gezeigt, daß die Erhaltung der Extremität die Überlebensrate heute nicht mehr negativ beeinflußt [40]. Resektion im Gesunden heißt, daß das Resektat von einer Schicht gesunder Zellen umgeben sein muß. Die Nähe von Gefäßen darf nicht dazu verleiten, Tumorgewebe im Patienten zu belassen. Allenfalls muß eine gefäßchirurgische Überbrückung von Gefäßanteilen geplant werden. Problematischer ist die Resektion in der Nähe von Nerven. Während die Läsion bei Mitresektion des N. femoralis im distalen Oberschenkelbereich (etwa im Canalis adductorius) akzeptabel ist, werden die Grenzen der gliederhaltenden Tumorbehandlung bei Mitresektion des N. ischiadicus in der Poplitea überschritten. Eine Mitresektion des N. peronaeus bei Tumoren der Fibula oder der proximalen Tibia ist dagegen meist akzeptabel. Der resultierende Fallfuß kann mit einer Heidelberger Feder kompensiert werden.

Ein besonderes Problem stellt die *Epiphysenfuge* dar. Bei Jugendlichen ab dem 10. Lebensjahr nehmen wir bei der Behandlung keine Rücksicht auf die Wachstumsfuge, da die distale Femurepiphysenfuge nicht mehr als 5 cm zur weiteren Größenzunahme beiträgt. Je nach zu erwartender Endlänge führen wir gleichzeitig mit der Resektion einen operativen Verschluß der gegenseitigen Epiphysenfuge durch, oder wir planen eine spätere Verlängerung. Bei Kindern unter 10 Jahren kann die spätere Beinlängendifferenz erhebliche Ausmaße annehmen. Natürlich muß auch hier die Resektion im Gesunden erfolgen. Als Alternative zur Amputation besteht hier die Möglichkeit der Umkehrplastik, wie sie zuerst Borggraeve [3] und später Van Nes [46] für die Behandlung von kongenitalen Defekten angegeben haben. Hierbei wird nach Resektion des Kniegelenkes der Unterschenkel mit dem Fuß – um 180° nach hinten gedreht – am Oberschenkel verankert. Dadurch wird das obere Sprunggelenk zum Kniegelenk umfunktioniert (s. Kap. 4.5.6). Psychologisch ist der umgedrehte Fuß für Eltern und Kind nicht einfach zu akzeptieren [22]. Die funktionellen Vorteile gegenüber einer Amputation sind jedoch so groß [4, 31], daß die ästhetischen Nachteile meist mit der Zeit gut toleriert werden [18, 24, 51, 50].

Rekonstruktionsmöglichkeiten

Die Behandlung maligner Tumoren am distalen Femur oder an der proximalen Tibia ist meist mit dem Verlust (eines Teils) der Gelenkfläche verbunden. Einzig an der proximalen Fibula kann der Tumor in der Regel entfernt werden, ohne daß das Gelenk wesentlich beeinträchtigt wird (Abb. 3.325). Hier beschränken sich die rekonstruktiven Maßnahmen auf die Verankerung des lateralen Bandapparates des Kniegelenks. Häufig muß allerdings der N. peronaeus mitreseziert werden, was mit einer Heidelberger Feder kompensiert werden muß. Wenn allerdings Gelenkfläche mitentfernt werden muß, so ist eine *Rekonstruktion* notwendig (s. auch Kap. 4.5.5).

Die Verwendung von *Allografts* hat sich nach unserer Erfahrung im Kniegelenkbereich v.a. in den Fällen bewährt, in denen nur ein Teil der Gelenkfläche des Femurs oder der Tibia entfernt werden muß. Der Einsatz des Allografts ermöglicht die Erhaltung der noch gesunden Gelenkanteile (Abb. 3.326, s. Abb. 3.324). Allerdings sei darauf hingewiesen, daß die Kongruenz der Gelenkfläche in der Regel nicht vollständig wiederhergestellt werden kann, was zu Problemen führen kann (chronische Gelenkergüsse, Instabilität). Da die Funktion in der Regel sehr gut ist, besteht die Gefahr der Überbeanspruchung des transplantierten Gelenkteils. Durch die ungleiche Beschaffenheit des gesunden und des transplantierten Gelenkanteils kann es zum Einbruch des homologen Knochens kommen. Auch die Verwendung von Allografts für das komplette distale Femur oder die proximale Tibia ist möglich (Abb. 3.327). Im Vergleich zu einer Gelenkprothese hat der Allograft den Vorteil, daß der dem Tumor gegenüberliegende Gelenkanteil erhalten bleiben kann. An der proximalen Tibia ist im Vergleich zur Prothese die Verankerungsmöglichkeit der Patellarsehne (und damit des vollständigen Streckapparates) besser. Auch wenn Langzeiterfahrungen über den Einsatz solcher großvolumiger Allografts bis zu 36 Jahre existieren [32], so sind doch einige Nachteile zu erwähnen: So ist die Gelenkfunktion meist nicht sehr gut, die mechanische Festigkeit ist gegenüber Metallprothesen schlechter und die Komplikationsrate sehr hoch (40% Frakturen, 15% Infektionen [10, 33, 43, 44, 47]).

Der Einsatz von *Tumorprothesen* aus Metall und Kunststoff ist für die Behandlung von malignen Tumoren im Kniegelenkbereich eine Standardmethode. Es handelt sich um modular aufgebaute Prothesen mit beliebig großen Resektions- und Verankerungsteilen. Der Femur- und der Tibiateil sind durch ein Scharniergelenk fest miteinander verbunden. Die größte Verbreitung hat in Europa das von

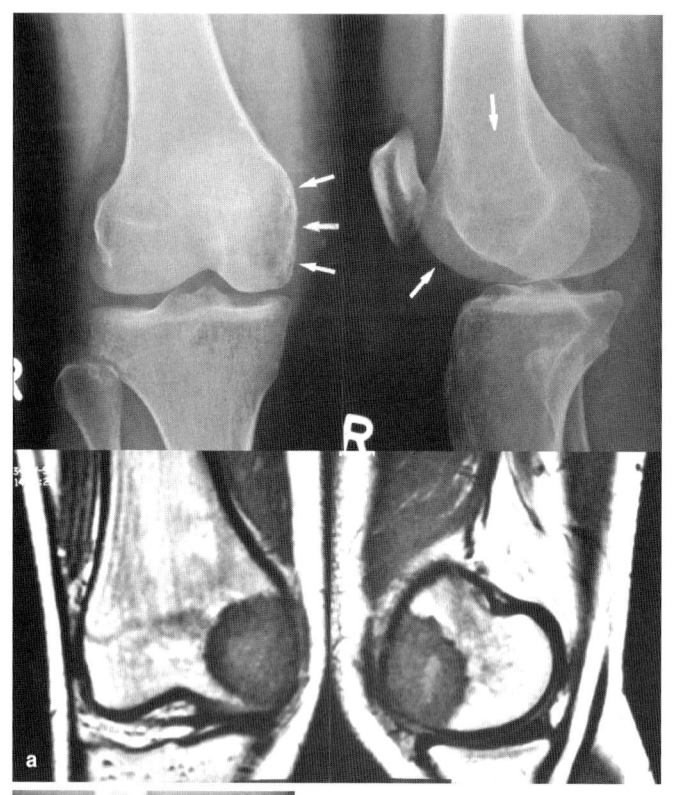

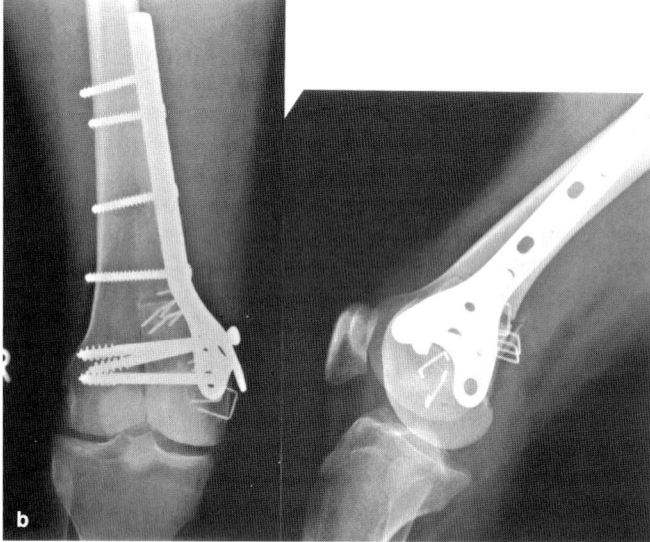

Abb. 3.326 a, b. 17jähriges Mädchen mit *Chondrosarkom* des distalen Femurs im Bereich des medialen Femurkondylus. **a** a.-p.- und seitliches Röntgenbild (*oben*) und frontales und sagittales MRT (*unten*) des rechten Kniegelenks. **b** Zustand 1 Jahr nach Resektion und Ersatz mit homologem medialem Femurkondylus (Allograft) und Osteosynthese

Kotz [23] entwickelte Implantat gefunden [7]. Wir setzen diese Prothese v. a. bei Tumoren des distalen Femurs routinemäßig ein (Abb. 3.324). Da die Verankerung des Streckapparates erhalten bleiben kann, sind die funktionellen Ergebnisse sehr befriedigend. Problematischer ist es bei Tumoren der proximalen Tibia. Die Verankerung der Patellarsehne an der Tumorprothese ist mangelhaft. In dieser Zone hat der Allograft den Vorteil, daß die daran fixierte Sehne anwachsen kann, was bei einer Metallprothese nicht möglich ist (Abb. 3.327). Die kurz- und mittelfristigen Resultate der Behandlung mit Tumorprothesen sind recht gut [19, 39, 48], Langzeitresultate fehlen jedoch noch. Bei der Implantation von Prothesen in der Adoleszenz interessiert natürlich der Verlauf über 50 und mehr Jahre. Mit der Kombination von homologem osteokartilaginärem Transplantat (Allograft) und der Kniegelenkprothese haben wir nur wenig Erfahrung. Am proximalen Femur sind solche Kombinationen üblich und sinnvoll, im Kniegelenkbereich ist dies weniger der Fall. Auch in der Literatur findet man nur wenige Berichte über solche Kombinationen [14]. Über die Entnahme des Tumors mit dem Gelenkteil, das Autoklavieren oder die Bestrahlung des Knochens und das Wiedereinsetzen am Entnahmeort gibt es nur Einzelberichte [21]. Gelegentlich muß man eine Arthrodese durchführen, wenn der Einsatz einer Prothese nicht möglich ist.

Noch ein Wort zur Behandlung von malignen Knochentumoren im Kniegelenkbereich bei *Kindern unter 10 Jahren:* Es wurden verschiedene verlängerbare Prothesen entwickelt, die mit dem Wachstum in mehreren (operativen) Schritten der Beinlänge der Gegenseite angepaßt werden können [9, 11, 20]. Abgesehen von der Tatsache, daß die vielen Folgeeingriffe ein beträchtliches Infektionsrisiko darstellen, besteht das Problem v. a. darin, daß der Knochen nicht nur in die Länge, sondern auch in die Breite wächst, womit die Verankerung der Prothese mit dem Wachstum immer schlechter wird. Ich bin deshalb dieser Methode gegenüber sehr skeptisch eingestellt. Bei den (seltenen) rein epiphysären Tumoren können evtl. Prothesen eingesetzt werden, die nur mit einem Zapfen metaphysär verankert sind und so angeblich das Wachstum nicht behindern [41]. Da auch die Arthrodese in diesem Alter wegen der resultierenden Verkürzung keine Alternative ist, muß die schon erwähnte Umkehrplastik als funktionell beste Lösung akzeptiert werden (s. Kap. 4.5.5).

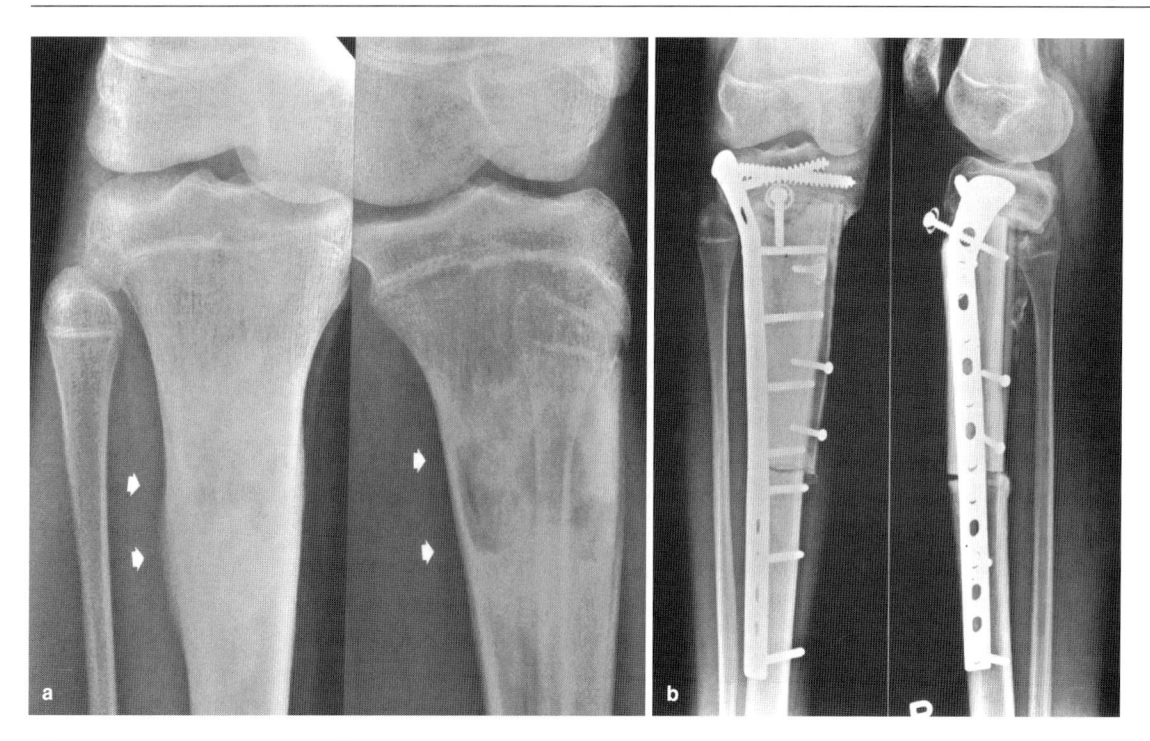

Abb. 3.327 a, b. 14jähriges Mädchen mit *Osteosarkom* im Bereich der proximalen Tibia meta-/diaphysär. **a** a.-p.- und seitliches Röntgenbild. **b** Zustand 1 Jahr nach Resektion und Überbrückung mit homologem Knochen (*Allograft*)

Weichteiltumoren

Poplitealzysten sind in der Regel nicht behandlungsbedürftig, da sie stets spontan verschwinden. Nach Resektionen kommen Rezidive häufig vor, da man einen Teil des Sehne, von der die Zyste ausgeht, mitresezieren muß. Nur wenn eine Poplitealzyste so groß ist, daß sie Beschwerden verursacht (extrem selten), kann man eine Resektion in Erwägung ziehen. Bei der *Gelenkchondromatose* müssen die Knorpelfragmente sorgfältig aus dem Gelenk entfernt werden. Bei der *Synoviitis villonodularis pigmentosa* ist eine vollständige Synovektomie (von ventral und dorsal) notwendig. Gelingt es nicht, den Tumor auf diese Weise unter Kontrolle zu bringen, so muß evtl. eine Synoviorthese mit Osmiumsäure oder Radiokolloiden vorgenommen werden. Diese Therapie ist aber erst nach Wachstumsabschluß möglich (weitere Hinweise s. Kap. 4.5.4).

Prognose

Die Überlebensrate nach der Behandlung von malignen Knochentumoren im Kniegelenkbereich bei Kindern und Jugendlichen hat sich in den vergangenen 20 Jahren enorm verbessert. Während in den 70er Jahren die Fünfjahresüberlebensrate beim Osteosarkom wie auch beim Ewing-Sarkom unter 15% betrug, so kann man heute beim Osteosarkom bei gutem Ansprechen auf die Chemotherapie und adäquater Tumorresektion mit einer Überlebensrate von 90% rechnen [16]. Die mittlere Fünfjahresüberlebensrate (schlechte Ansprecher inbegriffen) beträgt ca. 80% [27, 28, 52]. Beim Ewing-Sarkom ist die Prognose nicht ganz so gut, da bei diesem Tumor schon sehr früh Mikrometastasen entstehen. Dennoch sind Überlebensraten von mehr als 50% erreichbar [34]. Wichtig ist, daß die Behandlung in einem Zentrum erfolgt, das an einem multizentrisch ausgewerteten Tumorprotokoll beteiligt ist.

Literatur

1. Black B, Dooley J, Pyper A, Reed M (1993) Multiple hereditary exostoses. An epidemiologic study of an isolated community in Manitoba. Clin Orthop 287: 212–7
2. Blackwell JB, McCarthy SW, Xipell JM, Vernon-Roberts B, Duhig RE (1988) Osteofibrous dysplasia of the tibia and fibula. Pathology 20: 227–33
3. Borggraeve (1930) Kniegelenksersatz durch das in der Beinlängsachse um 180° gedrehte Fußgelenk. Arch Orthop Unfallchir 28: 175–8
4. Cammisa FP Jr, Glasser DB, Otis JC, Kroll MA, Lane JM, Healey JH (1990): The Van Nes tibial rotationplasty. A functionally viable reconstructive procedure in children who have a tumor of the distal end of the femur. J Bone Joint Surg (Am) 72: 1541–7
5. Campanacci M (1976) Osteofibrous dysplasia of long bones. A new clinical entity. Ital J Orthop Traumatol 2: 221–38

6. Canella P, Gardini F, Boriani S (1981) Exostosis: development, evolution and relationship to malignant degeneration. Ital J Orthop Traumatol 7: 293-8
7. Capanna R, Morris HG, Campanacci D, Del Ben M, Campanacci M (1994) Modular uncemented prosthetic reconstruction after resection of tumours of the distal femur. J Bone Joint Surg (Br) 76: 178-86
8. Carey RPL (1983) Synovial chondromatosis of the knee in childhood. J Bone Joint Surg (Br) 65: 444-7.
9. Carter SR, Grimer RJ, Sneath RS (1991) A review of 13-years experience of osteosarcoma. Clin Orthop 270: 45-51
10. Clohisy DR, Mankin HJ (1994) Osteoarticular allografts for reconstruction after resection of a musculoskeletal tumor in the proximal end of the tibia. J Bone Joint Surg (Am) 76: 549
11. Eckardt JJ, Safran MR, Eilber FR, Rosen G, Kabo JM (1993) Expandable endoprosthetic reconstruction of the skeletally immature after malignant bone tumor resection. Clin Orthop 297: 188-202
12. Gebhardt MC, Ready JE, Mankin HJ (1990) Tumors about the knee in children. Clin Orthop 255: 86-110
13. Gherlinzoni F, Rock M, Picci P (1983) Chondromyxoid fibroma. J Bone Joint Surg (Am) 65: 198-204
14. Gitelis S, Piasecki P (1991) Allograft prosthetic composite arthroplasty for osteosarcoma and other aggressive bone tumors. Clin Orthop 270: 197-201
15. Gitelis S, Mallin BA, Piasecki P, Turner F (1993) Intralesional excision compared with en bloc resection for giant-cell tumors of bone. J Bone Joint Surg (Am) 75: 1648-55
16. Glasser DB, Lane JM (1991) Stage IIB osteogenic sarcoma. Clin Orthop 270: 29-39
17. Goodman SB, Bell RS, Fornasier VL, De Demeter D, Bateman JE (1984) Ollier's disease with multiple sarcomatous transformations. Hum Pathol 15: 91-3
18. Gottsauner-Wolf F, Kotz R, Knahr K, Kristen H, Ritschl P, Salzer M. (1991) Rotationplasty for limb salvage in the treatment of malignant tuimors at the knee. J Bone Joint Surg (Am) 73: 1365
19. Horowitz SM, Glasser DB, Lane JM, Healey JH (1993) Prosthetic and extremity survivorship after limb salvage for sarcoma. How long do the reconstructions last? Clin Orthop 293: 280-6
20. Kenan S, Bloom N, Lewis MM (1991) Limb-sparing surgery in skeletally immature patients with osteosarcoma. Clin Orthop 270: 223-30
21. Kohler P, Kreicbergs A (1993) Chondrosarcoma treated by reimplantation of resected bone after autoclaving and supplementation with allogeneic bone matrix. A case report. Clin Orthop 294: 281-4
22. Kotz R, Salzer M (1982) Rotation plasty for childhood osteosarcoma of the distal part of the femur. J Bone Joint Surg (Am) 64: 959-69
23. Kotz R (1993) Tumorendoprothesen bei malignen Knochentumoren. Orthopaede 22: 160-6
24. Krajbich JI, Carroll NC (1990) Van Nes rotationplasty with segmental limb resection.Clin Orthop 256: 7-13
25. Kransdorf MJ, Moser RP Jr, Vinh TN, Aoki J, Callaghan JJ (1989) Primary tumors of the patella. A review of 42 cases. Skeletal Radiol 18: 365-71
26. Kransdorf MJ, Sweet DE, Buetow PC, Giudici MA, Moser RP Jr (1992) Giant cell tumor in skeletally immature patients. Radiology 184: 233-7
27. Kropej D, Schiller C, Ritschl P, Salzer-Kuntschik M, Kotz R (1991) The management of IIB osteosarcoma. Experience from 1976 to 1985. Clin Orthop 270: 40-4
28. Link MPO, Goorin AM, Horowitz M et al. (1991) Adjuvant chemotherapy of high-grade osteosarcoma of the extremity. Updated results of the multi-institutional osteosarcoma study. Clin Orthop 270: 8-14
29. Lucas D, Tupler R, Enneking WF (1990) Multicentric chondrosarcomas associated with Ollier's disease. Review and case report. J Fla Med Assoc 77: 24-8
30. Marcove RC (1984) The surgery of tumors of bone and cartilage. Grune & Stratton, Orlando
31. Murray MP, Jacobs PA, Gore DR, Gardner GM, Mollinger LA (1985) Functional performance after tibial rotationsplasty. J Bone Joint Surg (Am) 67: 392-9
32. Muscolo DL, Petracchi LJ, Ayerza MA, Calabrese ME (1992) Massive femoral allografts followed for 22 to 36 years. Report of six cases. J Bone Joint Surg (Br) 74: 887-92
33. Muscolo DL, Ayerza MA, Calabrese ME, Gruenberg M (1993) The use of a bone allograft for reconstruction after resection of giant-cell tumor close to the knee. J Bone Joint Surg (Am) 75: 1656-62
34. O'Connor MI, Pritchard DJ (1991) Ewing's sarcoma. Prognostic factors, disease control, and the reemerging role of surgical treatment. Clin Orthop 262: 78-87
35. Picci P, Manfrini M, Zucchi V, Gherlinzoni F, Rock M, Bertoni F, Neff JR (1983) Giant-cell tumor of bone in skeletally immature patients. J Bone Joint Surg (Am) 65: 486-90
36. Peterson HA (1989) Multiple hereditary osteochondromata. Clin Orthop 239: 222-30
37. Rao AS, Viagarita VJ (1984) Pigmented villonodular synovitis (giant cell tumor of the tendon sheath and synovial membrane). J Bone Joint Surg (Am) 66: 76-94
38. Ritschl P, Karnel F, Hajek P (1988) Fibrous metaphyseal defects-determination of their origin and natural history using a radiomorphological study. Skeletal Radiol 17: 8-15
39. Roberts P, Chan D, Grimer RJ, Sneath RS, Scales JT (1991) Prosthetic replacement of the distal femur for primary bone tumours. J Bone Joint Surg (Br) 73: 762-9
40. Rougraff BT, Simon MA, Kneisl JS, Greenberg DB, Mankin HJ (1994) Limb salvage compared with amputation for osteosarcoma of the distal end of the femur. J Bone Joint Surg (Am) 76: 649
41. Safran MR, Eckardt JJ, Kabo JM, Oppenheim WL (1992) Continued growth of the proximal part of the tibia after prosthetic reconstruction of the skeletally immature knee. Estimation of the minimum growth force in vivo in humans. J Bone Joint Surg (Am) 74: 1172-9
42. Shapiro F (1982) Ollier s disease. J Bone Joint Surg (Am) 64: 95-103
43. Stockley I, McAuley JP, Gross AE (1992) Allograft reconstruction in total knee arthroplasty. J Bone Joint Surg (Br) 74: 393-7
44. Thompson RC Jr, Pickvance EA, Garry D (1993) Fractures in large-segment allografts. J Bone Joint Surg (Am) 75: 1663-73
45. Ueda Y, Blasius S, Edel G, Wuisman P, Bocker W, Roessner A (1992) Osteofibrous dysplasia of long bones – a reactive process to adamantinomatous tissue. J Cancer Res Clin Oncol 118: 152-6
46. Van Nes CP (1950) Rotation-plasty for congenital defects of the femur. Making use of the ankle of the shortened limb to control the knee joint of a prosthesis. J Bone Joint Surg (Br) 32: 12-16

47. Vander Griend RA (1994) The effect of internal fixation of the healing of large allografts. J Bone Joint Surg (Am) 76: 657–63
48. Walawer MM, Chou LB (1995) Prosthetic survival and clinical results with use of large-segment replacements in the treatment of high-grade bone sarcomas. J Bone Joint Surg (Am) 77: 1154–65
49. Wang JW, Shih CH, Chen WJ (1992) Osteofibrous dysplasia (ossifying fibroma of long bones). A report of four cases and review of the literature. Clin Orthop 278: 235–43
50. Winkelmann W (1993) Umdrehplastiken. Orthopaede 22: 152–9
51. Winkelmann WW (1986) Hip rotationplasty for malignant tumors of the proximal part of the femur. J Bone Joint Surg (Am) 68: 362–9
52. Winkler K, Bieling P, Bielack S (1992) Die Chemotherapie des Osteosarkoms. Z Orthop 130: 285–9

3.3.13
Kniegelenkkontrakturen

Es war einmal ein Stück Holz. Dieses wurde von Meister Anton seinem Freund Geppetto geschenkt, der es mitnahm, um daraus eine wunderbare Holzpuppe zu machen, die tanzend Purzelbäume schlagen kann. „Wie soll sie denn heißen?", fragte er sich. „Ich will sie Pinocchio nennen. Dieser Name wird Glück bringen..." ... und aus dem starren Stück Holz wurde eine lebendige, bewegliche Puppe... (Carlo Collodi)

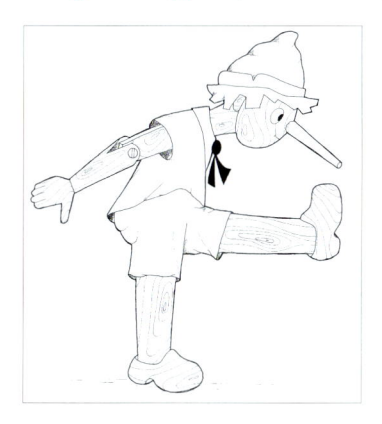

Definition

Dauerhafte Einschränkung der Beweglichkeit des Kniegelenks, meist als fehlende volle Streckbarkeit (Flexionskontraktur), seltener als Ausfall der Beugefähigkeit (Extensionskontraktur).

Ätiologie, Differentialdiagnose

Die Kniegelenkkontraktur ist ein Symptom und keine Erkrankung. Für ihre Entstehung können sehr unterschiedliche Ursachen verantwortlich sein.

Für die Diagnosestellung unterscheiden wir 2 Situationen:

- bei der Geburt schon vorhandene oder sich langsam entwickelnde *Kontrakturen bei* (bekannter) *Systemerkrankung;*
- *akut,* mit oder ohne Trauma, im Laufe des Wachstumsalters *auftretende Kontrakturen* ohne bekannte Systemerkrankung.

Typische *Systemerkrankungen,* bei welchen Kontrakturen der Kniegelenke auftreten können, sind:

- spastische Zerebralparese (s. Abschn. 3.3.7 sowie Kap. 4.7.1 und 4.7.3),
- schlaffe Lähmungen (Poliomyelitis, Myelomeningozele u.a.) (s. Abschn. 3.3.7 sowie Kap. 4.7.1 und 4.7.4),
- schwere chronische juvenile rheumatische Oligo- oder Polyarthritis (s. Abschn. 3.3.11 und Kap. 4.4),
- Arthrogrypose (s. Kap. 4.6.7.1),
- Pterygiumsyndrom (s. Kap. 4.6.7.2),
- Larsen-Syndrom (s. Kap. 4.6.4.16),
- diastrophischer Zwergwuchs (s. Kap. 4.6.4.4),
- sporadisch bei vielen anderen Heredopathien (u.a. Achondroplasie, Osteogenesis imperfecta, Nagel-Patella-Syndrom u.a.) (s. Kap. 4.6.4).

Bei diesen Erkrankungen kann es zur langsam fortschreitenden Flexionskontraktur der Kniegelenke kommen. Fast immer sind beide Kniegelenke mehr oder weniger stark betroffen. Eine schwere Flexionskontraktur auf der einen Seite zieht unweigerlich diejenige auf der Gegenseite nach sich, da diese beim Gehen zur Aufrechterhaltung der Balance des Oberkörpers ebenfalls nicht gestreckt wird. Extensionskontrakturen kommen ebenfalls vor, sind aber extrem selten.

Die eigentliche *Ursache* der Kontraktur kann sein:

- *neuromuskulär* (z.B. bei Zerebralparese, Arthrogrypose),
- *arthrogen* (z.B. bei der rheumatischen Polyarthritis),
- durch *Bindegewebeveränderungen* bedingt (z.B. beim Pterygium-, Larsen-Syndrom).

Über die Differentialdiagnose der *akut auftretenden Kontrakturen* ohne zugrundeliegende Systemerkrankung gibt Tabelle 3.16 Auskunft.

Therapie

Während die Therapie der akuten Kniegelenkkontraktur stets in der Behandlung der Ursache besteht (was in den entsprechenden Kapiteln abgehandelt wird), sei hier nur auf die Behandlung der chronischen, fixierten, schweren Kontrakturen im Rahmen von Systemerkrankungen eingegangen. Am häufig-

Tabelle 3.16. Differentialdiagnose der erworbenen Kniegelenkskontrakturen

Anamnese	Klinischer Befund	Betroffene Struktur	Zusatzuntersuchungen	Differentialdiagnose
Blockade Frisches Trauma	Erguß, Instabilität Giving way Gehunfähigkeit	Kapsel-Band-Apparat Menisken Retinakula Knochen	evtl. Punktion, Röntgen	Bandläsion (Kap. 3.3.8) Meniskusläsion (Kap. 3.3.8) Patellaluxation (Kap. 3.3.5) Fraktur (Kap. 3.3.9)
Kein frisches Trauma	Erguß (evtl.)	Menisken	Arthroskopie	Meniskusläsion (Korbhenkel) (Kap. 3.3.8) Scheibenmeniskus (Kap. 3.3.6.6)
	Instabilität, Erguß, Giving way	eingeklemmte Kreuzbandresten	Arthroskopie	Kreuzbandläsion (Kap. 3.3.8)
	Außenrotationsschmerz	Femurkondylen	Röntgen (Tunnel-aufnahme)	Osteochondrosis dissecans (Kap. 3.3.4)
Allmählich aufgetretene Kontraktur	Erguß mit/ohne Fieber	Synovialis Knochen/Knorpel	CRP, Senkung, Blutbild, Serologie, Bakteriologie Gelenkpunktion Röntgen, Ultraschall	Rheumatische Arthritis (Kap. 3.3.11) Infektiöse Arthritis Gelenknahe Osteomyelitis (s. Kap. 3.3.10)
	Erguß, Kapsel-schwellung/-verdickung	Synovialis	MRT	Tumor im Gelenk (Gelenkchondromatose, pigmentierte villo-noduläre Synoviitis) (s. S. 371)
	Verhärtung, Vorwölbung, Verdickung	M. quadriceps, ischiokrurale Muskulatur, Wadenmuskulatur	MRT	Weichteiltumor (Hämangiom, Desmoid, Sarkom u.a.) (Kap. 3.3.12, 4.5.4)
	Verkürzung	Ischiokrurale Muskulatur Mm. gastrocnemii M. quadriceps femoris	Neurologische Untersuchung	Neurogene Kontraktur (kommt bei betont spastischen wie auch bei betont schlaffen Lähmungen vor (Kap. 3.3.7)

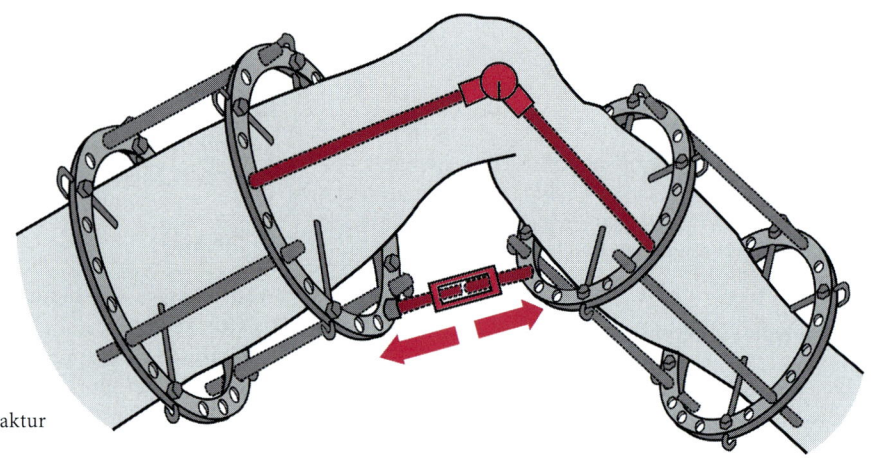

Abb. 3.328. Prinzip der Korrektur der Kniegelenkkontraktur mit dem Ilisarow-Apparat

3.3.13 Kniegelenkkontrakturen

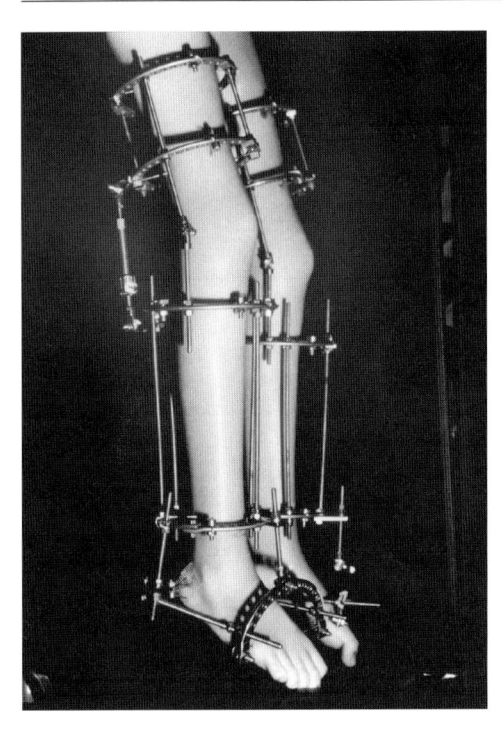

Abb. 3.329. Beine eines 16jährigen Mädchens mit Arthrogrypose und angelegten Ilisarow-Apparaten auf beiden Seiten zur Korrektur der Kniegelenkkontrakturen

sten sind solche Behandlungen bei der Arthrogrypose notwendig; dafür stehen verschiedene konservative und operative Behandlungsmöglichkeiten zur Verfügung. Als *konservative Therapie* wird v. a. der Quengelgips oder die -schiene verwendet. Dabei handelt es sich um eine Oberschenkelschiene mit einem Scharniergelenk auf Höhe des Kniegelenks mit einem Streckstab, an den der Unterschenkelteil mit zunehmendem Druck angebunden werden kann (s. Abschn. 3.3.7). Auch die Physiotherapie ist eine wichtige konservative Behandlungsmöglichkeit. Es muß aber bedacht werden, daß bei Verkürzung der dorsalen Strukturen (Muskulatur und Weichteile) die forcierte Extension stets zu einem massiven Überdruck im ventralen Bereich des Kniegelenks führt. Damit sind die Möglichkeiten der konservativen Behandlung limitiert.

Verschiedene *operative Behandlungsmethoden* wurden vorgeschlagen [2, 9, 10]: Verlängerung der ischiokruralen Muskulatur, Durchtrennung der verkürzten dorsalen Weichteilstrukturen [5], Epiphyseodese des ventralen Anteils der distalen femoralen Epiphysenfuge und die Femur- oder Tibiaextensionsosteotomie. Während Weichteiloperationen bei schweren Kontrakturen (insbesondere bei der Arthrogrypose) keine Dauerwirkung erzielen können, sind extendierende Osteotomien wirksam [3], allerdings auf Kosten einer permanenten Veränderung der Gelenkanatomie. Seit 1989 verwenden wir deshalb zur Korrektur von schweren Kniegelenkkontrakturen den *Ilisarow-Apparat* [1]. Dieser war zu jenem Zeitpunkt für die Korrektur von komplexen Fußdeformitäten schon gut eingeführt [4, 6, 7]. Das Prinzip besteht im Anlegen von je 2 zirkulären Ringen an Ober- und Unterschenkel, der Verbindung dieser Ringsysteme mit 2 seitlichen Scharniergelenken und einem dorsalen Distraktions- und ventralen Kompressionsstab (Abb. 3.328 und 3.329). Wir haben bisher 30 Kniegelenke auf diese Art und Weise behandelt, davon die Hälfte bei Arthrogrypose (Abb. 3.330). Die Flexionskontraktur konnte so von durchschnittlich 40° präoperativ auf 6° verbessert werden, allerdings kam es bis zur Nachkontrolle nach 3 Jahren wieder zu einer Verschlechterung auf 18° [1]. Während des Wachstumsalters ist insbesondere bei Arthrogryposen mit Rezidiven zu rechnen, da bei dieser Krankheit das Muskelwachstum gestört ist und die Muskulatur mit der Verlängerung des Skeletts nicht mithalten kann. Auf die spezielle Problematik der Behandlung von Kontrakturen bei spastischen Zerebralparesen und schlaffen Lähmungen wurde in Abschn. 3.3.7 eingegangen.

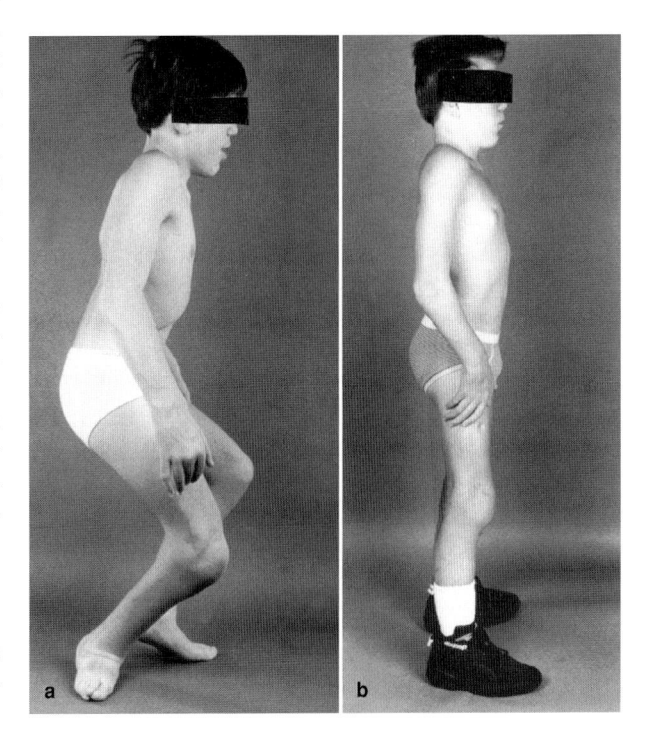

Abb. 3.330 a, b. 14jähriger Patient mit Arthrogrypose und schweren Kniegelenkkontrakturen: **a** präoperativ, **b** postoperativ nach Streckung mit dem Ilisarow-Apparat

Literatur

1. Brunner R, Hefti F, Tgetgel JD (1997) Arthrogrypotic joint contracture at the knee and the foot – Correction with a circular frame. J Pediatr Orthop (in press)
2. Damsin JP, Trousseau A (1996) Treatment of severe flexion deformity of the knee in children and adolescents wusing the Ilizarov technique. J Bone Joint Surg (Br) 78: 140–4
3. DelBello DA, Watts HG (1996) Distal femoral extension osteotomy for knee flexion contracture in patients with arthrogryposis. J Pediatr Orthop 16: 22–6
4. Franke J, Grill F, Hein G, Simon M (1990) Correction of clubfoot relapse using Ilizarov's apparatus in children 8–15 years old. Arch Orthop Trauma Surg 110: 33–7
5. Gartsman GM, Bennett JB, Cain TE (1988) Surgical correction of severe knee pterygium. Microsurgery 9: 246–8
6. Grill F, Franke J (1987) The Ilizarov distractor for the correction of relapsed or neglected clubfoot. J Bone Joint Surg (Br) 69: 593–7
7. Grill F (1989) Correction of complicated extremity deformities by external fixation. Clin Orthop 241:166–76
8. Hahn G (1985) Arthrogryposis. Pediatric review and habilitative aspects. Clin Orthop 194: 104–14
9. Sodergard J, Ryoppy S (1990) The knee in arthrogryposis multiplex congenita. J Pediatr Orthop 10: 177–82
10. Thomas B, Schopler S, Wood W, Oppenheim WL (1985) The knee in arthrogryposis. Clin Orthop 194: 87–92

3.3.14. Differentialdiagnose Knieschmerz

Anamnese	Klinischer Befund	Betroffene Struktur	Zusatzuntersuchungen	Differentialdiagnose
Gelenkerguß vorhanden				
Trauma vorhanden	Schwellung, Instabilität, Giving way, Blockaden, Gehunfähigkeit	Kapsel-Band-Apparat, Menisken, Knochen	Je nach Fragestellung: Punktion, Röntgen	Bandläsion, Meniskusläsion
Kein Trauma	Erguß mit/ohne Fieber	Synovia, Knochen/Knorpel	CRP, Senkung, Blutbild, Serologie, Bakteriologie, Gelenkpunktion, Röntgen	Rheumatische Arthritis, Infektiöse Arthritis, Gelenknahe Osteomyelitis
Kein Gelenkerguß				
Nach Belastung	Eventuell umschriebene Schwellung	Bursa praepatellaris oder anserina	–	Bursitis
Nach Belastung	Außenrotationsschmerz	Femurkondylen	Röntgen (Tunnelaufnahme)	Osteochondrosis dissecans
Nach Belastung	Druckdolenz Patellaspitze	Patellaspitze	Röntgen: Knie a.-p. und seitlich	M. Sinding-Larsen, Jumper's knee
Nach Belastung	Druckdolenz Tuberositas tibiae	Tuberositas tibiae	Eventuell Röntgen seitlich	M. Schlatter
Nach Belastung (v. a. bergab)	Druckdolenz Patella	Patella	Eventuell Röntgen	Patellarsyndrom
Nach Belastung	Druckdolenz medialer Femurkondylus	Synovialis	–	Plica mediopatellaris („medial shelf")
Nach Belastung in Kniekehle	Vorwölbung in Kniekehle	Bindegewebe	–	Popliteazyste
Bei Belastung „Aushängen", Pseudoblockade	Hypermobilität der Patella	Patella	Röntgen Knie a.-p. und seitlich, Patellae axial, evtl. CT	Habituelle oder rezidivierende Patellaluxationen
Bei Belastung Giving way (evtl. kein Trauma erinnerlich)	Instabilität (Lachman positiv, seitliche Aufklappbarkeit)	Bandapparat	Eventuell gehaltene Aufnahmen	Bandläsion
Bei Belastung Schnappen im Knie	Eventuell Schnappen auslösbar	Menisken	Eventuell Arthroskopie	Lateraler Scheibenmeniskus
Nachts, einseitig	Eventuell palpable Vorwölbung	Knochen	Röntgen, Szintigramm	Tumor
Nachts, Seite wechselnd	Kein Befund	Periost?	–	„Wachstumsschmerzen"

3.3.15
Indikation zu bildgebenden Verfahren am Kniegelenk

Klinische Verdachtsdiagnose	Umstände/Indikation	Bildgebende Verfahren
Fraktur	Trauma	Knie a.-p. und seitlich (evtl. Patellae axial)
Seitenbandläsion	Trauma (ossärer Ausriß? Stieda-Pellegrini-Schatten?)	Knie a.-p. und seitlich
Meniskusläsion	Trauma (nur bei Verdacht auf gleichzeitige Fraktur)	Knie a.-p. und seitlich, evtl. MRT
Osteochondrosis dissecans	Blockade	Knie a.-p. und seitlich, Tunnelaufnahme nach Frick
Luxation der Patella	Typisches Ereignis	Knie a.-p. und seitlich, beide Patellae axial, evtl. CT in Streckstellung mit und ohne Anspannung des Quadrizeps
Tumor	Schmerz, Schwellung	Knie a.-p. und seitlich, evtl. Szintigramm, evtl. MRT
Entzündung	Schmerz, Fieber, positives Labor	Knie a.-p. und seitlich, evtl. Szintigramm
Wachstumsschmerzen	Wenn atypisch (z. B. einseitig)	Knie a.-p. und seitlich, evtl. Unter-/Oberschenkel
Aseptische Knochennekrose (M. Schlatter, M. Sinding-Larsen)	Ausschluß anderer Läsionen	Knie a.-p. und seitlich
Achsenfehler	Asymmetrische Genua vara/valga, M. Blount?	Knie a.-p. und seitlich

3.3.16
Indikation zur Physiotherapie bei Knieleiden

Krankheit	Indikation	Ziel/Art der Therapie	Dauer	Weitere Maßnahmen
M. Osgood-Schlatter	Schmerzen	Schmerzlinderung Muskelkräftigung (Elektrostimulation, Quadrizepstraining)	12mal	Schwimmen, Schonung, Wärme Kniebandage, evtl. Gipshülse
Patellarsyndrom	Schmerzen	Muskelkräftigung (Elektrostimulation, Quadrizepstraining, v. a. M. vastus medialis)	12mal	Taping, Kniebandage (z. B. Genutrain), evtl. temporäre Gipshülse
Bandinstabilität	Instabilität, Giving way	Muskelkräftigung (Elektrostimulation, Training der ischiokruralen Muskulatur)	Solange noch Fortschritte erzielt werden	Eventuell Turndispens, Radfahren und Schwimmen
Postoperativ	Nach beliebigen Operationen	Muskelkräftigung, Verbesserung der Beweglichkeit, Verbesserung des Gangbildes	Solange Beweglichkeit eingeschränkt, Muskelatrophie besteht und noch Fortschritte erzielt werden	Turndispens, Radfahren und Schwimmen in späterer Phase

3.4
Oberes Sprunggelenk und Fuß

3.4.1
Untersuchung

3.4.1.1
Säuglinge

Anamnese

Familienanamnese: Sind Fußanomalien in der Familie bekannt (für Klumpfüße besteht eine familiäre Häufung, Polydaktylien, Syndaktylien und Spaltfüße können vererbt sein, auch wenn die meisten Fälle sporadisch auftreten)?

Geburtsanamnese: Klumpfüße sind häufig mit Steißlagen assoziiert.

Inspektion

Anomalien am Fuß, die bei Geburt diagnostizierbar sind, sind in der Regel auch bereits inspektorisch feststellbar. So sind *Polydaktylien, Syndaktylien* und *Spaltfüße* äußerlich gut sichtbar, ebenso *Anomalien der Großzehen* (s. Abschn. 3.4.5). Auch der *Klumpfuß* ist sehr charakteristisch mit Supination und Adduktion des Vorfußes, Hochstand des Kalkaneus und Spitzfußstellung (s. Abschn. 3.4.3). Nicht immer ganz so eindeutig ist die inspektorische Diagnose des *kongenitalen Plattfußes (Talus verticalis)*. Auch hier steht der Kalkaneus hoch, der Vorfuß ist aber meist abduziert und proniert (s. Abschn. 3.4.4).

Neben den Anomalien sind bei den Säuglingsfüßen oft *Haltungsstörungen* zu beobachten. Der *Hackenfuß* ist bei der Geburt häufig vorhanden. Dabei ist der Fuß maximal nach dorsal extendiert und der Rückfuß berührt den Unterschenkel (Abb. 3.331). Der *Sichelfuß* oder *Pes adductus* kommt zwar kongenital vor, meist tritt er jedoch erst im Laufe der ersten Lebensmonate auf. Er ist durch eine Adduktion des Vorfußes gegenüber Rückfuß charakterisiert. Dies ist am besten von unten sichtbar (Abb. 3.332). Stets soll dabei auch die Achse des ganzen Fußes bzw. des Rückfußes gegenüber dem Oberschenkel beurteilt werden (Abb. 3.333).

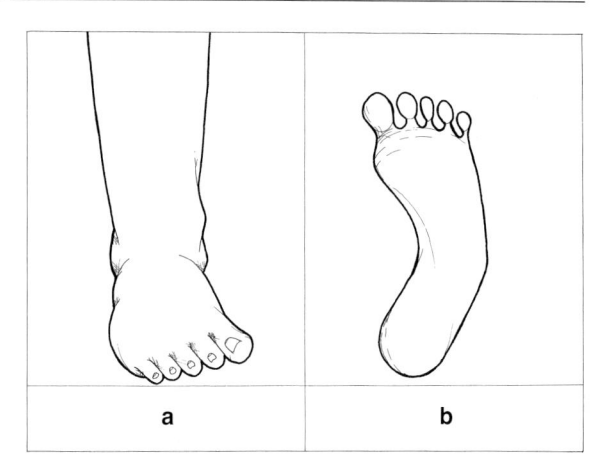

Abb. 3.332 a, b. *Sichelfuß*: Der Vorfuß ist gegenüber dem Rückfuß adduziert

Palpation, Untersuchung des Bewegungsumfanges

Wichtig ist die *Palpation* des *Kalkaneus*, um einen eventuellen Kalkaneushochstand zu diagnostizieren, sowie diejenige des *Talus*, der beim Talus verticalis sehr weit plantar an der Fußsohle spürbar ist. Die *Beweglichkeit* des oberen und unteren Sprunggelenkes wird auf die gleiche Weise untersucht wie bei Kindern und Jugendlichen (s. S. 386). Zur Untersuchung des Säuglingsfußes gehört bei Anomalien

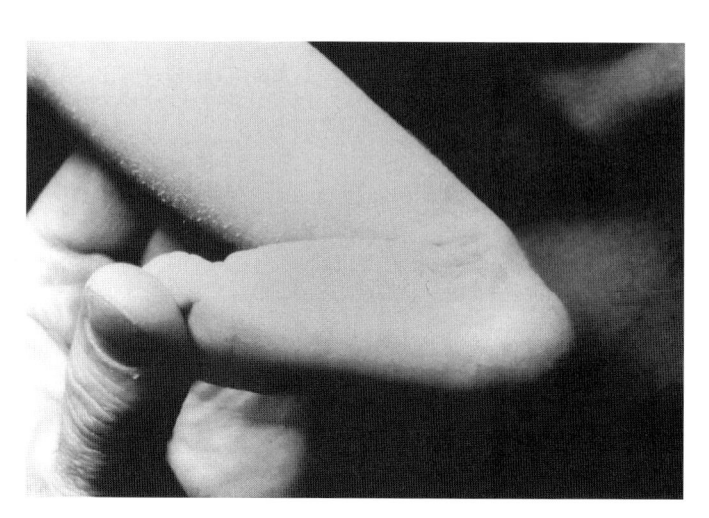

Abb. 3.331. *Hackenfuß*: Der Fußrücken kann an der Tibiavorderkante angeschlagen werden

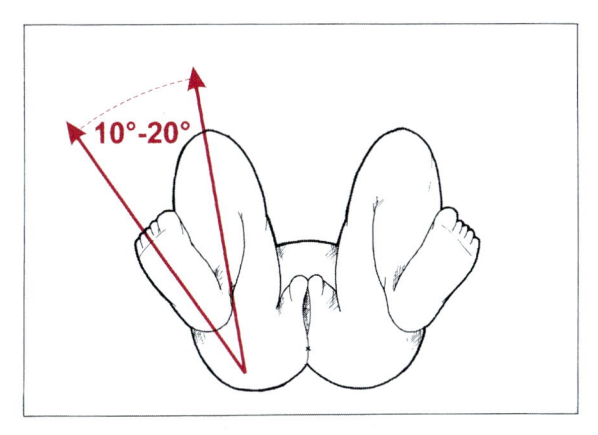

Abb. 3.333. Bestimmung der *Fußachse* gegenüber der Oberschenkelachse beim Säugling in Rückenlage

oder Haltungsstörungen die *Überprüfung* der Redressierbarkeit. Beim Klumpfuß und beim Sichelfuß mit Adduktion des Vorfußes umfaßt die eine Hand die Ferse, während die andere Hand den Vorfuß von medial her nach lateral drückt (Abb. 3.334). Wird die Normalstellung mit mäßigem Druck erreicht, so ist der Fuß redressierbar, andernfalls nicht. Beim Hackenfuß wird geprüft, ob der Fuß in eine Plantarflexion gedrückt werden kann oder ob er nur gerade die Nullstellung erreicht.

> ! *Nicht geprüft werden soll, ob die Spitzfußstellung redressierbar ist.* Ein allzu großer Druck des Vorfußes nach dorsal kann den Talus beschädigen. Die Achillessehne ist stärker als die noch knorpelig angelegten Knöchelchen des Rückfußes.

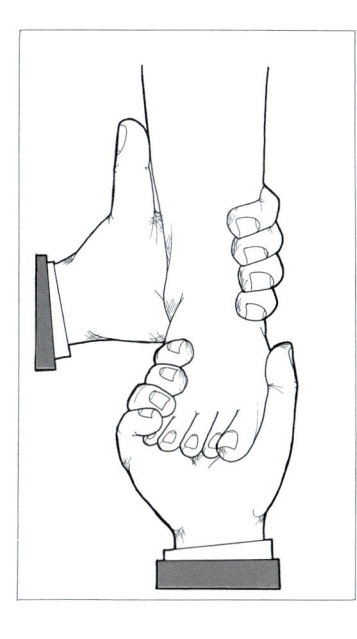

Abb. 3.334. Überprüfung der *Redressierbarkeit* der Adduktion des Vorfußes. Die eine Hand des Untersuchers umfaßt die Ferse, die andere redressiert den Vorfuß von medial her nach lateral

Eine weitere Untersuchung ist die *Stimulation*. Besonders beim Pes adductus kann durch Kitzeln des lateralen Fußrandes die Peronäalmuskulatur aktiviert werden, so daß das Kind die Sichelfußstellung spontan (teilweise) korrigiert.

Weitere Untersuchungen

Viele Anomalien des Fußes sind mit *weiteren Mißbildungen* assoziiert. Die *Hüftdysplasie* und der Klumpfuß kommen gehäuft gemeinsam vor, weshalb stets eine Ultraschalluntersuchung des Hüftgelenkes durchgeführt werden sollte. Klumpfüße sind auch im Zusammenhang mit der *Arthrogrypose* und dem *diastrophischen Zwergwuchs* festzustellen. Die Makrodaktylie kann mit dem *Klippel-Trenauny-* und dem *Proteus-Syndrom* vergesellschaftet sein. Charakteristische Fehlbildungen der Großzehen werden bei der *Fibrodysplasia ossificans progressiva* und beim *diastrophischen Zwergwuchs* beobachtet.

3.4.1.2
Kinder und Jugendliche

Untersuchungsschema
des oberen Sprunggelenkes und Fußes
bei Kindern und Jugendlichen

	Untersuchung	Fragestellung
I. Anamnese	Frage nach Trauma	Art des Traumas? Inversion oder Eversion?
	Schmerzanamnese	Lokalisation? Dauer? Belastungsabhängigkeit?
	Frage nach Stabilität	Instabilitätsgefühl? Häufiges Einknicken (Supination)?
II. Inspektion	Gangbild	Hinken (Schonung, Versteifung?) Abrollen (Fersen-Ballen-Gang, Spitzfußgang, Steppergang)? Streckung der Kniegelenke? Zehenspitzen- und Fersengang?
	Konturen	Schwellung, Rötung, Vorwölbung?
	Unterschenkel	Normal, Atrophie?
	Rückfußachse	Normal, Valgus-Varusstellung?
	Vorfuß	Form (griechisch, ägyptisch?), Hallux valgus, varus? Superduktion?
	Mediales Fußlängsgewölbe	Normal, abgesenkt, mediale Belastung, überhöht, Fußabdruck?
III. Palpation	Druckdolenz	Kalkaneus, Malleolen, Talus, Navikulare, Vorfuß
	Gelenkspalt oberes Sprunggelenk	Erguß? Kapselschwellung?
	Paraartikuläre Weichteile	Schwellung? Tumor?

(Fortsetzung Seite 384)

(Fortsetzung von Seite 383)

	Untersuchung	Fragestellung
IV. Gelenkbeweglichkeit	Oberes Sprunggelenk	Dorsalextension/Plantarflexion bei gestrecktem (evtl. auch gebeugtem) Knie, aktiv und passiv
	Unteres Sprunggelenk	Valgus- und Varusbewegung
	Vorfuß	Pronation/Supination
	Ganzer Fuß	Inversion/Eversion
V. Stabilität	Seitliche Stabilität oberes und unteres Sprunggelenk	Forcierte Inversion
	a.-p.-Stabilität oberes Sprunggelenk	Prüfung der vorderen Schublade

Anamnese

Hat ein Trauma stattgefunden? Wenn ja,
- Wann hat das Trauma stattgefunden?
- Bei welcher Tätigkeit hat sich das Trauma ereignet (Sport, Spiel, Alltag)?
- Handelt es sich um eine direkte oder indirekte Verletzung?
- Was für eine Bewegung hat stattgefunden (Supination, Eversion)?

Schmerzanamnese: *Wo* sind die Schmerzen lokalisiert? *Wann* treten sie auf? Sind sie belastungs- oder bewegungsabhängig oder treten sie auch in Ruhe oder gar nachts auf? Falls ja, kommen die Schmerzen nur bei Lagewechsel oder wacht der Patient wegen der Schmerzen in der Nacht auf? Bei bewegungsabhängigen Schmerzen: *Bei welchen Bewegungen* werden die Schmerzen ausgelöst (Dorsalextension, Plantarflexion, Inversion, Eversion)?

Inspektion

Untersuchung im Gehen

- Besteht ein *Hinken* (Schon-, Versteifungshinken)? (s. auch Kap. 4.2.3)?
- Findet ein normales *Abrollen* bzw. ein Fersen-Ballen-Gang statt, werden Ferse und Vorfuß gleichzeitig aufgesetzt oder besteht gar ein Spitzfuß- oder Steppergang? Beim *Spitzfußgang* ist weder aktive noch passive Dorsalextension möglich, während beim *Steppergang*, der lähmungsbedingt ist, nur die aktive Dorsalextension fehlt. Bei Letzterem besteht ein Fallfuß, der aber passiv nach dorsal extendierbar ist. Während beim Spitzfußgang die Ferse gar nicht belastet wird, so findet beim Steppergang nach Aufsetzen des Vorfußes sekundär auch eine Fersenbelastung statt (Ballen-Fersen-Gang). Weiter muß beobachtet werden, ob der Fuß plantigrad aufgesetzt oder ob er supiniert und vorwiegend lateral belastet wird. Auch das Umgekehrte, d.h. die Hyperpronation des Vorfußes mit Hypervalgus des Rückfußes, kommt vor.
- Zur Untersuchung im Gehen gehört auch die Beobachtung der *Kniegelenke*. Werden diese beim Gehen in der Standphase normal *gestreckt* (d.h. ca. 5°–10° Flexion), *überstreckt* (vollständige Streckung oder sogar Hyperextension) oder *ungenügend gestreckt* (bleiben in mehr als 10° Flexion)?
- Eine sehr nützliche Untersuchung ist der *Zehenspitzen-* und *Fersengang*. Man erhält auf sehr einfache und schnelle Weise Auskunft darüber, ob die grobe Motorik normal ist oder nicht.
- Weiteres zur Ganguntersuchung s. auch Kap. 2.1.3.

Untersuchung im Stehen

- Besteht eine *Schwellung, Rötung* oder *Vorwölbung*?
- Inspektion des *Unterschenkels*: Ist die Wadenmuskulatur normal ausgebildet oder atrophiert?
- Beobachtung der *Rückfußachse*: Steht diese in einer physiologischen Valgusstellung von ca. 5°, oder besteht ein Hypervalgus (>5°) oder ein Calcaneus varus (0° oder weniger) (Abb. 3.335)?
- *Form des Vorfußes*: Ist er normal, schlank oder verbreitert (Spreizfuß)? Die Varianten des Vorfußes bezüglich der *Zehenlänge* können beobachtet werden (Abb. 3.336). Auch die *Stellung des Großzehs* muß betrachtet werden: Neutralstellung, Valgusabweichung (im Grundgelenk oder im Interphalangealgelenk?) oder gar Varusstellung. Auch eine *Super-* oder *Subduktion* von einzelnen Zehen soll registriert werden.
- *Mediales Fußlängsgewölbe:* Hier wird beobachtet, ob das mediale Fußgewölbe sich normal abhebt, ob es den Boden berührt oder ob es überhöht ist (Abb. 3.337).
- Beurteilung des *Fußabdrucks*: Der Fußabdruck bei Belastung kann entweder auf dem Podoskop (eine Glasplatte mit einem Spiegel darunter, s. Abschn. 3.4.7) oder mit einem auf einer mit Stempelfarbe eingefärbten Gummiplatte aufgelegten weißen Papier dargestellt werden. Als Alternative kann durch schnelles Abheben des Fußes von der Unterlage das Abblassen der Haut in der belasteten Zone beobachtet werden. Auch die Beschwielung des Fußes gibt Auskunft über die funktionelle Belastung. Der Fußabdruck (Abb. 3.338) ist ein wichtiges Beurteilungskriterium für die Ausbildung des Fußlängs- und -quergewölbes.

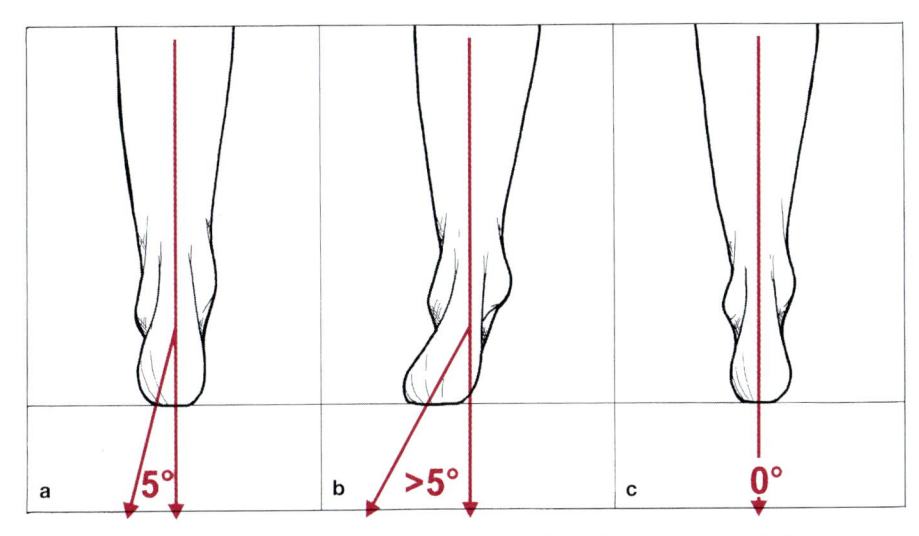

Abb. 3.335 a–c. *Rückfußachse:* **a** in physiologischer Valgusstellung von ca. 5°, **b** in Hypervalgusstellung, **c** in pathologischer Varusstellung (Nullachse oder echte Varusachse)

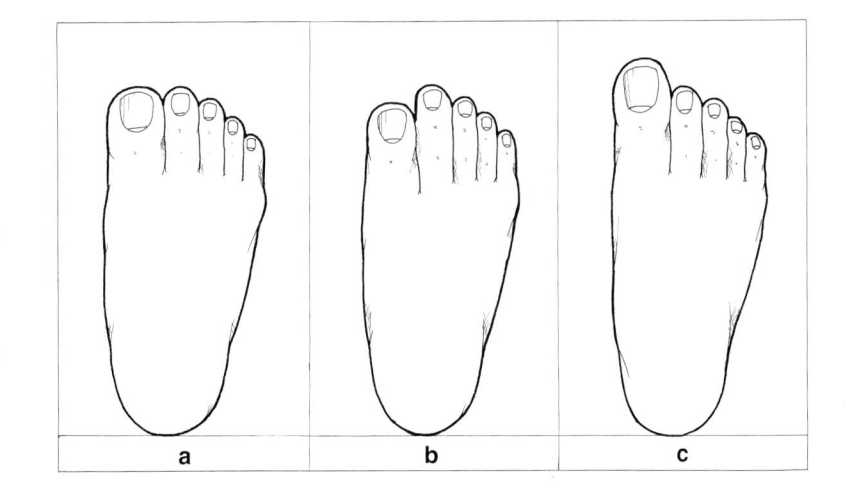

Abb. 3.336 a–c. *Varianten des Vorfußes:* **a** intermediärer Fuß (Zehen I und II etwa gleich lang), **b** griechischer Fuß (Zehe II länger als I), **c** ägyptischer Fuß (Zehe I länger als II)

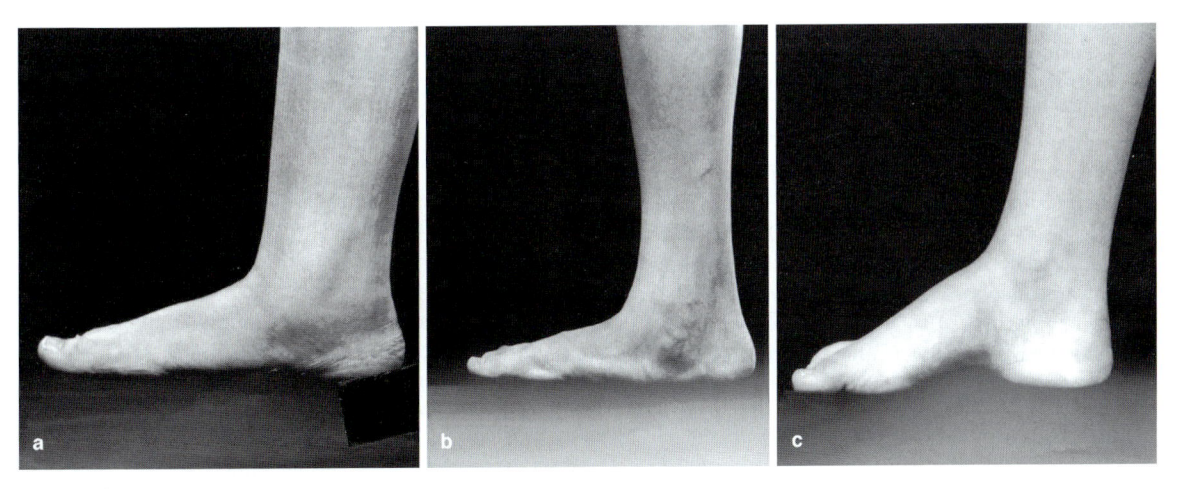

Abb. 3.337 a–c. *Mediales Fußgewölbe* von medial: **a** normaler Fuß (bzw. „Knick-Senk-Fuß"), **b** flexibler Plattfuß, **c** Hohlfuß

Abb. 3.338 a–e. *Fußabdrücke:* **a** normaler Fuß mit hauptsächlicher Beschwielung unter der Ferse, sowie den Metatarsalköpfen I und V; **b** Hohlfuß mit fehlender Belastung im Mittelfußbereich; **c** Spreizfuß mit Verbreiterung des Vorfußes und Beschwielung vorwiegend unter den Metatarsalköpfchen II und III (bei Kindern und Jugendlichen selten); **d** flexibler Plattfuß mit fehlender medialer Aussparung, aber sonst normalem Belastungsmuster; **e** schwerer, rigider Plattfuß mit hauptsächlicher Belastung medial im Mittelfußbereich (unter dem Talus)

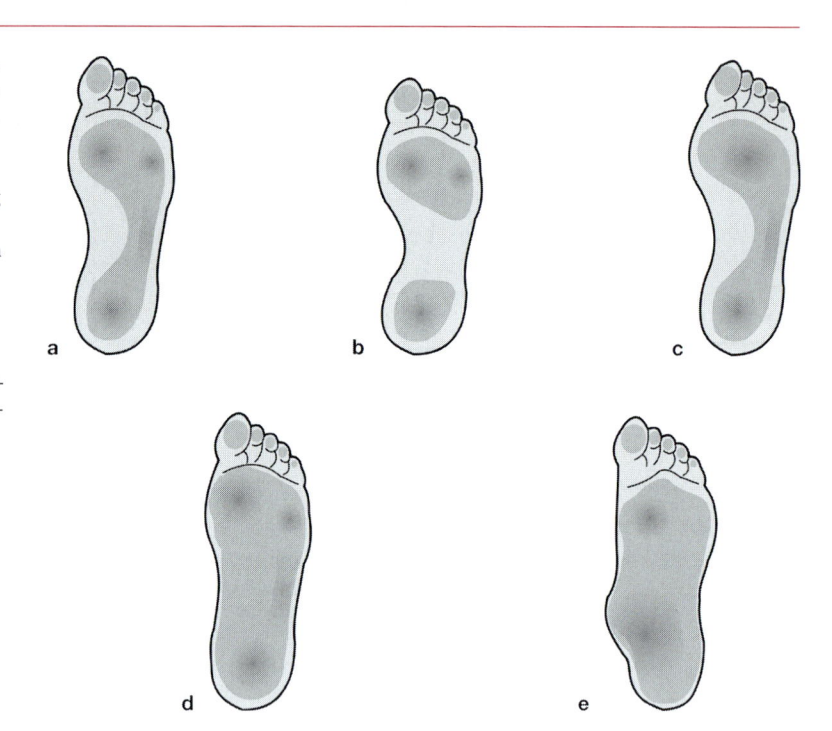

Palpation

Untersuchung im Liegen

- *Druckdolenz*: Typische Schmerzpunkte bei Kindern und Jugendlichen können die *Ferse* (bei Apophysitis calcanei), der *Malleolus lateralis* und der *Talushals* (bei Verletzungen oder Instabilität des lateralen Bandapparates), *Talus* und *Kalkaneus* lateral (bei Coalitio talocalcaneare), das *Os naviculare* (bei Os naviculare cornutum, Os tibiale externum oder beim M. Köhler I), das *Metatarsalköpfchen I* (bei juvenilem Hallux valgus) und das *Metatarsalköpfchen II, III* oder *IV* (bei M. Köhler II oder bei Streßfraktur) sein.
- *Palpation eines Ergusses*: Im Bereich des oberen Sprunggelenkes kann die Vorwölbung der Gelenkkapsel gut beobachtet und palpiert werden. Ergüsse treten nach frischem Trauma, bei der juvenilen rheumatischen Arthritis oder bei der Hämophilie auf.
- Eine Schwellung der *paraartikulären Weichteile* wird nach Traumen, bei Entzündungen und Tumoren beobachtet.
- *Umfangmessung am Unterschenkel*: Mit dem Zentimetermaß wird der Umfang an der Stelle gemessen, wo er am größten ist.

Bewegungsumfang

> ! Bei der Überprüfung der Beweglichkeit im oberen und unteren Sprunggelenk müssen immer beide Seiten gemessen werden.

- Neutral-0-Stellung = plantigrader Fuß.
- *Oberes Sprunggelenk*: *Dorsalextension/Plantarflexion:* Die Prüfung erfolgt in Rückenlage **bei gestrecktem Kniegelenk**. *Passiv:* Die Hand umfaßt den Vorfuß und drückt ihn maximal nach dorsal und plantar (Abb. 3.339). *Aktiv:* Der Patient wird aufgefordert, die gleiche Bewegung selbst auszuführen. Funktionell ist die Prüfung bei gestrecktem Kniegelenk wesentlich wichtiger als diejenige bei gebeugtem Kniegelenk, da beim Gehen das Kniegelenk ja gestreckt ist. Bei Verkürzung des zweigelenkigen M. gastrocnemius ist die Dorsalextensionsfähigkeit bei gestrecktem Kniegelenk eingeschränkt. Der normale Bewegungsumfang beträgt: Dorsalextension/Plantarflexion = 20-0-40.
- *Unteres Sprunggelenk*: Hier wird die *Varus-* und *Valgusbewegung* geprüft. Die eine Hand umfaßt den Unterschenkel, die andere den Kalkaneus und dreht diesen nach innen und außen (Abb. 3.340). Die Prüfung ist nicht sehr genau, und Angaben in Winkelmassen sind wenig sinnvoll. Wir beschreiben, ob die Beweglichkeit normal, wenig oder stark eingeschränkt oder ob das Gelenk völlig blockiert ist.

- *Vorfuß*: Hier werden *Pronation* und *Supination* gemessen. Die eine Hand faßt die Ferse und hält sie fest, die andere dreht den Vorfuß. Winkelangaben sind hier möglich, da die Ebene des Vorfußes gegenüber der Senkrechten zum Unterschenkel recht genau beurteilt werden kann. Der normale Bewegungsumfang beträgt ungefähr: Pronation/Supination = 20-0-30 (Abb. 3.341).
- Die *kombinierte Rotationsbewegung* von *Vor-* und *Rückfuß* nennen wir *Eversion* und *Inversion*. Sie wird geprüft, indem eine Hand den Unterschenkel umfaßt, die andere den Vorfuß und beide nach innen und außen rotiert. Da auch diese Prüfung nicht sehr genau ist, beschränken wir uns auf Angaben wie „normal", „vergrößert" (bei Instabilität), „leicht", „stark eingeschränkt" oder „blockiert".
- *Zehen*: Hier können *Dorsalextension* und *Plantarflexion* im Grundgelenk und evtl. auch in den Interphalangealgelenken gemessen werden.

Stabilitätsprüfung

- *Prüfung der seitlichen Aufklappbarkeit im oberen Sprunggelenk:* Je eine Hand umfaßt den Unterschenkel und den Fuß und führt eine maximale Inversion aus. Ist diese vermehrt, so besteht eine Instabilität, wobei nicht differenziert werden kann, ob diese im oberen oder im unteren Sprunggelenk besteht. Hierzu ist eine isolierte Prüfung der Valgus- und Varusbewegung im unteren Sprunggelenk notwendig.
- Prüfung des *ventralen Vorschubes im oberen Sprunggelenk*: Eine Hand umfaßt den Unterschenkel, die andere den Rückfuß und drückt diesen

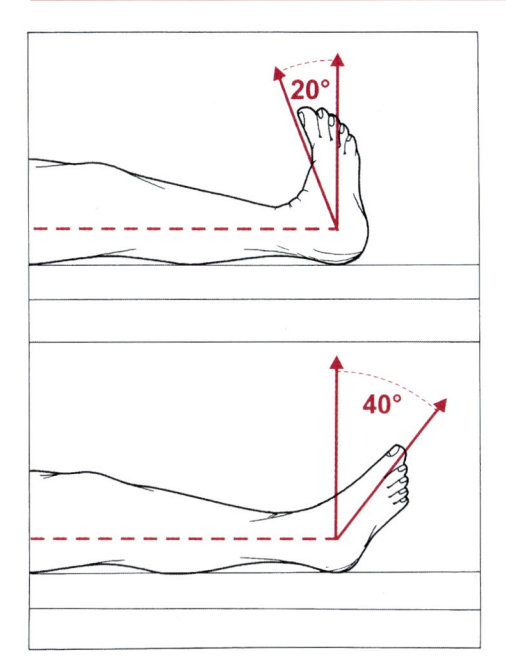

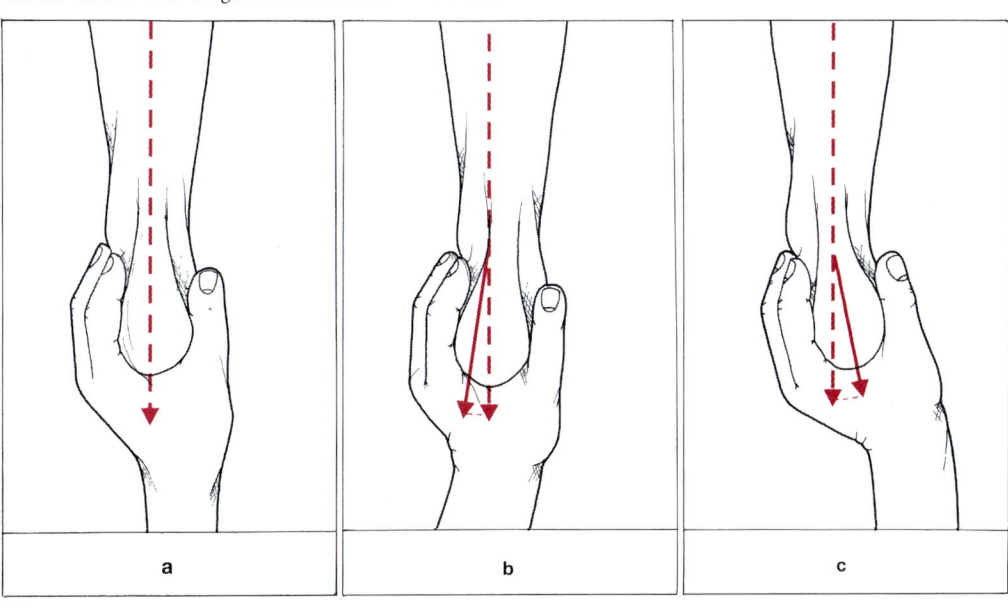

Abb. 3.339. Prüfung der *Beweglichkeit im oberen Sprunggelenk*. Dorsalextension und Plantarfexion können sowohl bei flektiertem wie extendiertem Kniegelenk untersucht werden. Das Ausmaß der Dorsalextension ist bei flektiertem Kniegelenk wegen der entspannten Mm. gastrocnemii stets etwas größer als bei gestrecktem. Funktionell wichtiger ist aber die Prüfung bei extendiertem Knie, da das Gehen ja in dieser Stellung stattfindet

Abb. 3.340 a–c. Prüfung der *Beweglichkeit im unteren Sprunggelenk*. **a** Die Ferse wird mit der Hand umfaßt und gegenüber dem Unterschenkel nach außen (**b** Inversion) und außen (**c** Eversion) gedreht. Normalerweise ist etwa doppelt soviel Inversion wie Eversion möglich. Gradangaben sind nicht sinnvoll. Die Angabe sollte sich darauf beschränken, ob die Beweglichkeit normal oder eingeschränkt ist oder ob sie fehlt

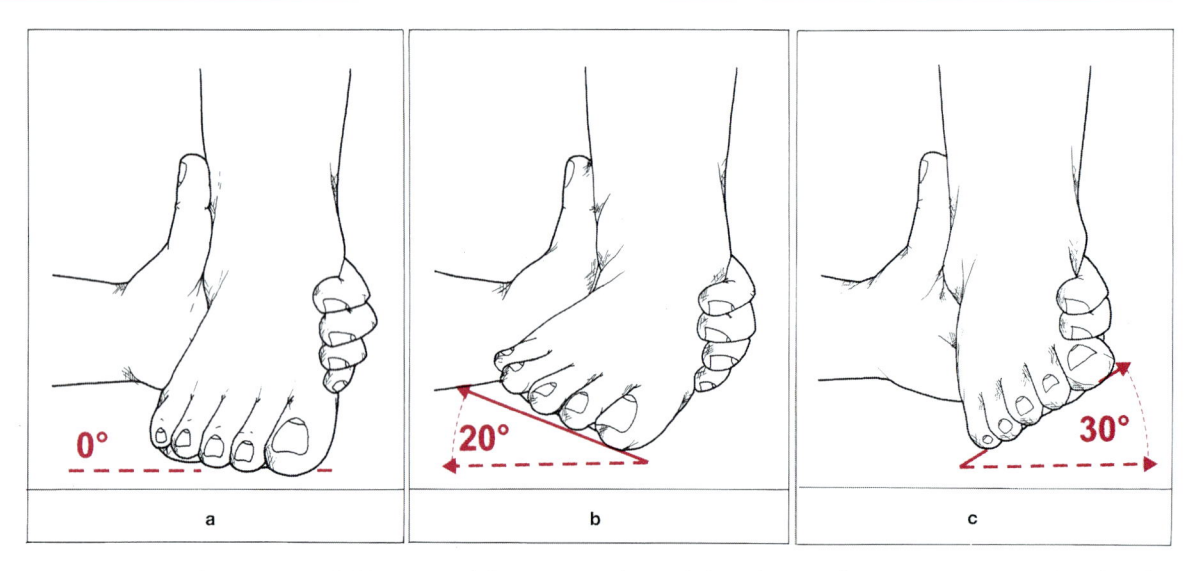

Abb. 3.341 a–c. Prüfung der *Beweglichkeit im Vorfuß:* Die eine Hand stabilisiert die Ferse (**a**). Mit der anderen Hand wird der Vorfuß nach innen (**b** Supination, 30°–40°) und außen (**c** Pronation, 10°–20°) gedreht

gegenüber dem Unterschenkel nach vorne und nach hinten. Man spürt die Bewegung in der Hand. Sie findet im oberen Sprunggelenk statt, ist stets pathologisch und weist auf eine Instabilität hin.

Literatur

1. Debrunner HU (1982) Orthopädisches Diagnostikum. Thieme, Stuttgart New York, S 102–105

3.4.2
Röntgentechnik

C. FLIEGEL

Oberes Sprunggelenk a.-p. und seitlich

Der Patient liegt auf dem Rücken, die Ferse ruht auf der Kassette. Der Fuß bildet gegen den Unterschenkel einen rechten Winkel und ist um 20° nach innen rotiert, weil so die physiologische Außenrotation der Tibia kompensiert wird und die Malleolen orthograd abgebildet werden (Abb. 3.342).

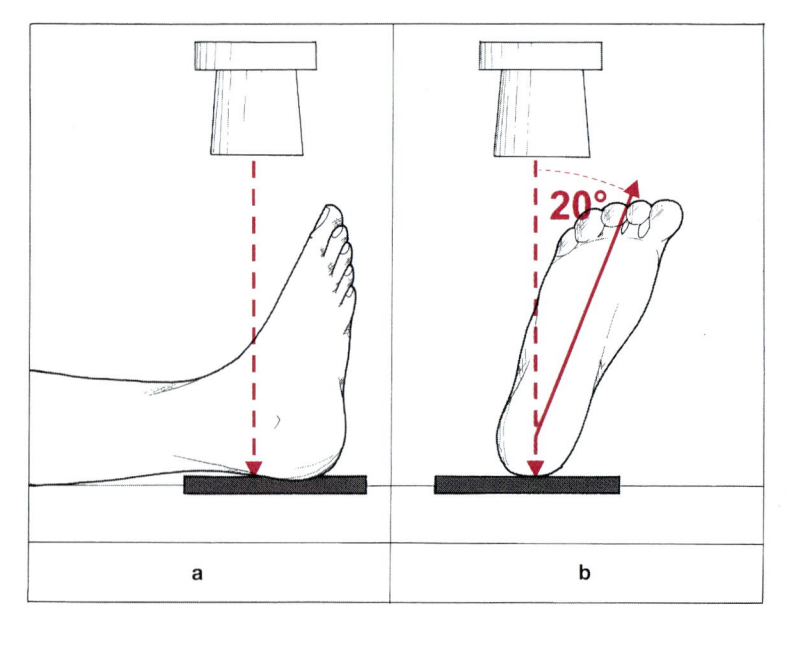

Abb. 3.442 a, b. Anfertigung der *a.-p.-Aufnahme des oberen Sprunggelenks.* Damit die Malleolengabel orthograd getroffen wird, muß der Fuß um 20° nach innen rotiert werden

Abb. 3.343 a, b. Röntgenbilder des *Fußes* *a.-p. und seitlich* im Sitzen (bzw. Stehen)

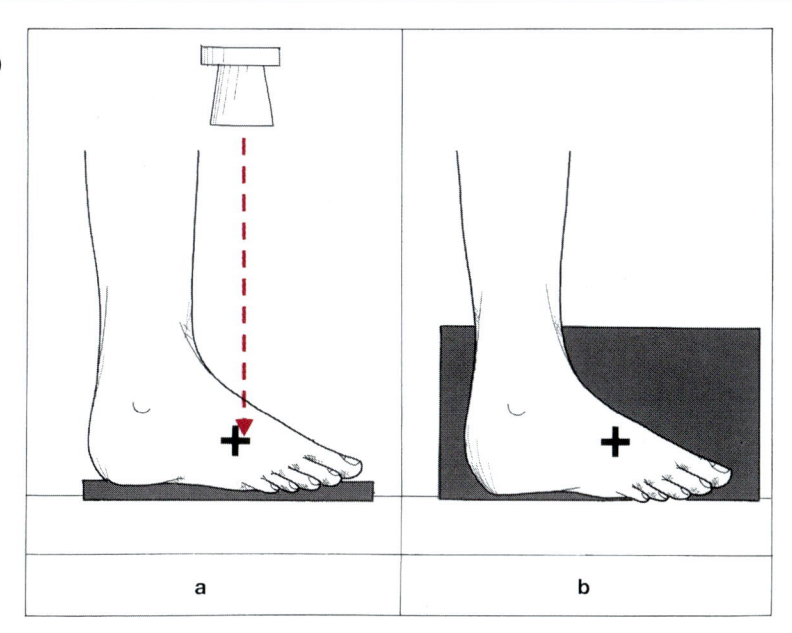

Der Zentralstrahl zeigt auf die Mitte des oberen Sprunggelenks, d. h. 1 cm oberhalb der Spitze des Innenknöchels. Für die seitliche Aufnahme liegt der Patient auf der Seite, die dargestellt werden soll, bei mediolateralem Strahlengang. Der Zentralstrahl zeigt auf den medialen Malleolus.

Oberes Sprunggelenk
schräg mit je 45° Innen- und Außenrotation

Diese Aufnahmen dienen zur besseren Beurteilung von Ausrissen an der Syndesmose und von schräg verlaufenden Frakturlinien bei Gelenkfrakturen. Lagerung und Zentrierung erfolgen analog zur a.-p.-Aufnahme mit einem Schaumstoffkeil, der auf jeder Seite einen Winkel von 45° bildet.

Fuß d.-p. (a.-p.)

Für die dorsoplantare Aufnahme sitzt der Patient auf dem Röntgentisch, gleichseitiges Hüft- und Kniegelenk sind gebeugt, die Fußsohle liegt auf der Kassette. Der Zentralstrahl zeigt auf das proximale Ende des 3. Mittelfußknochens (Abb. 3.343). Ein Aluminiumkeilfilter über dem Vorfuß verhindert das Überexponieren der Zehen.

Fuß seitlich mit Belastung im Stehen

Der Patient steht auf einem kleinen Holzpodest. Die Kassette steht zwischen beiden Füßen in einem kleinem Einschnitt des Podestes. Der Zentralstrahl zeigt auf das proximale Ende des 4. Mittelfußknochens, der Strahlengang verläuft lateromedial.

Vorfuß schräg a.-p.

Der laterale Fußrand ist um ca. 45° im Sinne einer Pronation angehoben. Der Zentralstrahl zeigt auf das proximale Ende des 3. Mittelfußknochens (Abb. 3.344). Diese Aufnahme ergänzt die a.-p.-Aufnahme als 2. Ebene und zeigt die Strukturen der einzelnen Strahlen besser als die seitliche Aufnahme, auf der Metatarsalia und Phalangen übereinander projiziert werden.

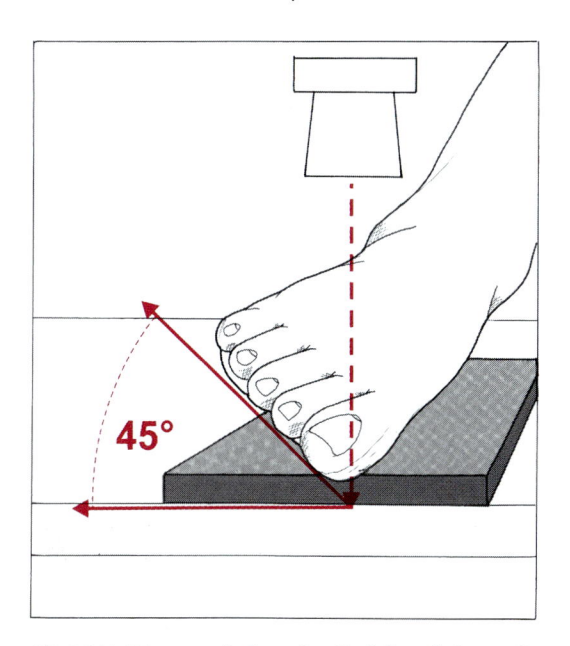

Abb. 3.344. Röntgenaufnahme des *Vorfußes schräg* zur Darstellung der einzelnen Metatarsalia und Phalangen

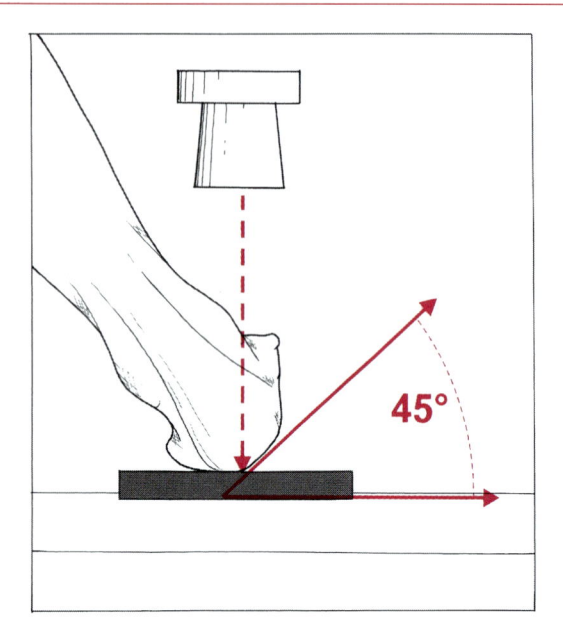

Abb. 3.345. Röntgenaufnahme des *Rückfußes schräg* zur Darstellung der Gelenke zwischen Kalkaneus und Os naviculare oder Talus und Kalkaneus

Rückfuß schräg a.-p.

Der laterale Fußrand ist um ca. 45° im Sinne einer Eversion angehoben (Abb. 3.345). Mit der Aufnahme kann beispielsweise eine Koalition zwischen Kalkaneus und Navikulare oder Talus und Kalkaneus einwandfrei dargestellt werden, so daß sich ein CT erübrigt.

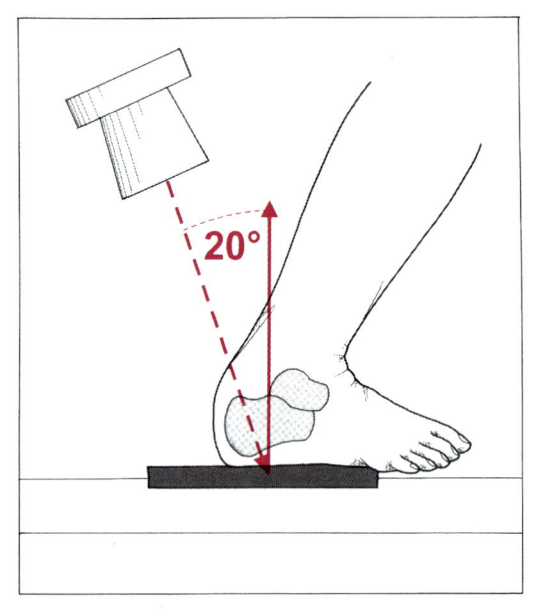

Abb. 3.346. *Axiale Aufnahme des Kalkaneus*

Ferse lateral und axial liegend

Für die seitliche Aufnahme liegt der laterale Fußrand auf der Kassette. Der Zentralstrahl zeigt auf die Mitte des Kalkaneus. Für die axiale Aufnahme liegt der Patient auf dem Rücken, die Ferse liegt auf der Kassette, der Fuß ist 90° gegenüber dem Unterschenkel gebeugt. Der Zentralstrahl zeigt von unten auf die Ferse in einem Winkel von 45°. Als Alternative kann der Fuß auf der Kassette maximal dorsal extendiert werden, der Zentralstrahl trifft dann von kranial in einem Winkel von 20° auf die Kassette (Abb. 3.346).

Fußaufnahmen a.-p. und seitlich bei Säuglingen mit Fußdeformitäten (Klumpfuß, Plattfuß etc.)

Wichtig ist hier die Belastung des Füßchens in a.-p.- und seitlicher Projektion, wenn möglich in korrigierter oder überkorrigierter Dorsalflexion und Abduktion.

a.-p.-Projektion (ohne Korrektur)

Der Fuß des liegenden Säuglings wird auf die Kassette aufgesetzt, die Druckanwendung erfolgt über die Tibia. Der Zentralstrahl ist 30° kaudokranial auf die Fußwurzel gerichtet.

3.4.3
Kongenitaler Klumpfuß

Ich verdanke mein Leben meinen Füßen.
Sie haben mich zu Höhenflügen verleitet, mir
Schmerzen zugefügt, mich gezwungen zu lesen
und zu phantasieren, mich zu überschätzen,
von der Gleichheit der Kreaturen zu schwärmen,
Respekt vor dem Unvollendeten zu üben,
und sie haben mich wehruntauglich gemacht
(Hans Dieter Hüsch, deutscher Schriftsteller und
Kabarettist, der 1925 mit beidseitigen
Klumpfüßen geboren wurde [aus: „Du kommst
auch drin vor", Gedankengänge eines fahrenden
Poeten, Kindler 1990]).

Definition

Angeborene Fehlform des Fußes mit Spitzfuß- und Varusstellung des Rückfußes sowie Adduktion und Inversion (Supination) des Vorfußes.
Synonyme: Pes equinovarus, Talipes equinovarus, Pferdefuß, Strephopodie
Englisch: Clubfoot

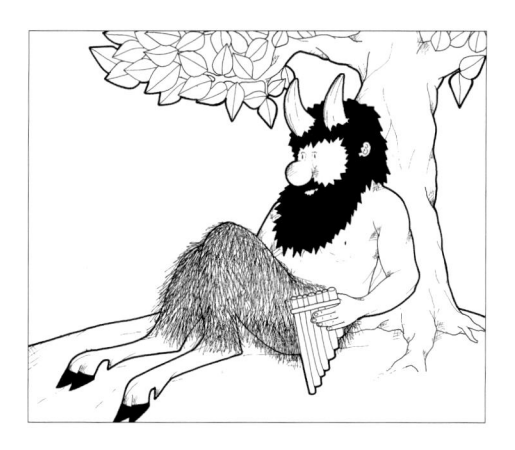

Historisches

Die Redressionsbehandlung des Klumpfußes wurde schon durch Hippokrates (370 v. Chr.) sehr genau beschrieben [40]. Er schilderte auch das Anlegen von Verbänden und redressierenden Schuhen.

Weitere Daten zur Geschichte
der Klumpfußbehandlung [40]
1574: Francisco Arceo: Beschreibung und bildliche Darstellung einer Metallschiene zur Klumpfußbehandlung.
1652: Guilhelmus Fabricius Hildanus: Verstellbare Schienen zur Redression.
1780: Jean-André Venel: Gründung des ersten orthopädischen Institutes in Orbe (Schweiz), Behandlung des Klumpfußes mit dem „sabot de Venel", der Urform aller heutigen Orthesen.
1784: Erste offene Durchtrennung der Achillessehne durch einen Wundarzt, beschrieben von Moritz Gerhard Thilenius.
1816: Delpech propagiert die subkutane Tenotomie der Achillessehne.

Klassifikation

- Kongenitaler Klumpfuß
- Klumpfußhaltung
- Kongenitaler Pes adductus
- Neurogener Klumpfuß
- Klumpfuß bei Arthrogrypose

Vorkommen

Bei der weißen Bevölkerung beträgt die Inzidenz des Klumpfußes zwischen 1,2 [44] und 2,3 [16] auf 1 000 Geburten. Das Verhältnis von männlich : weiblich wurde mit 2:1 ermittelt. Unter den Rassen variiert die Inzidenz erheblich. Besonders selten ist der Klumpfuß bei Chinesen und Japanern (ca. 0,5/1 000), häufig ist er bei der schwarzen Rasse (3,5/1 000 in Südafrika) und bei Polynesiern (6,8/1 000) [37].

Ätiologie

Bei der Entstehung des Klumpfußes spielen sowohl genetische Faktoren [44] als auch Umwelteinflüsse während der Schwangerschaft [4, 42] eine Rolle. Die *genetische Komponente* ist polygen, d. h. das Merkmal wird nicht durch ein einzelnes, sondern durch mehrere Gene übertragen. Familienstudien haben gezeigt, daß die genetische Komponente sehr stark ist. So nimmt die Inzidenz bei Vorhandensein eines Klumpfußes von 2,9 % bei Verwandten ersten Grades (Geschwister) auf 0,6 bei Onkeln und Tanten, und 0,2 % bei Cousins ab [44]. Besonders erhöht ist das Risiko, wenn beide Eltern betroffen sind. Meist sind die familiären Formen auch schwerer als die sporadischen Fälle.

Untersuchungen an Fetenleichen haben gezeigt, daß der Fuß *während der Schwangerschaft* bis zur 11. Woche in einer physiologischen Klumpfußstellung mit Medialrotation, Varusstellung des Rückfußes und Adduktion des Vorfußes steht. Erst nach dieser Zeit erreicht er seine normale Stellung [23]. Bis zur 11. Woche wächst die Fibula stärker als die Tibia, erst anschließend setzt das Tibiawachstum ein [42]. Experimentell konnte man bei Tieren einen Klumpfuß erzeugen, wenn man ihnen Toxine zu dem Zeitpunkt applizierte, der beim Menschen der 9. Schwangerschaftswoche entspricht [4]. Vielfach wird auch angenommen, daß insbesondere leichtere Formen auch durch eine intrauterine Fehlhaltung hervorgerufen werden können [3]. Dagegen spricht, daß der Klumpfuß bei intrauterinem Platzmangel (Zwillinge, großes Geburtsgewicht, Oligohydramnion) nicht häufiger ist als normalerweise [44]. Seit der routinemäßigen Ultraschalluntersuchung während der Schwangerschaft weiß man auch, wie stark die Embryonen die Beine bewegen, so daß bei einem sonst gesunden Kind gar keine konstante „Fehlhaltung" eingenommen werden kann. Auch wenn wir diese Entstehungsart als unwahrscheinlich annehmen, so gibt es dennoch eine besonders milde Form des Klumpfußes, die wir als „Klumpfußhaltung" bezeichnen. Für ihre Genese ist aber wahrscheinlich weniger die intrauterine Haltung maßgebend, sondern eher die Tatsache, daß bei dieser polygen bedingten Krankheit nicht alle in Frage kommenden Gene Veränderungen aufweisen.

Pathogenese

Der Klumpfuß ist eine komplexe Fehlbildung des ganzen Fußes und des Unterschenkels mit Beteiligung unterschiedlichster anatomischer Strukturen. Es wurde viel darüber geforscht und spekuliert, welches das *primär betroffene Gewebe* ist. Folgende Hypothesen wurden aufgestellt:

Neuromuskulärer Defekt: Die Annahme, daß intrauteriner Druck auf den N. peronaeus den Klumpfuß hervorruft, gilt heute als überholt [43].

Anomalie der Arterien: Eine arteriographische Untersuchung bei 19 Kindern mit Klumpfüßen zeigte, daß bei 16 von ihnen die A. tibialis anterior hypoplastisch war und auf Höhe der Malleolen aufhörte, die A. dorsalis pedis fehlte [12]. Allerdings ist unklar, ob es sich hierbei um ein primäres oder ein sekundäres Problem handelt. Bei einer anderen Untersuchung wurde auch das Fehlen der A. tibialis posterior beobachtet [24].

Verkürzung der lateralen Bänder zwischen Fibula und Talus bzw. Kalkaneus: Diese Bänder verhindern das Nach-vorne-Wandern der Fibula gegenüber dem Talus bei der Dorsalextension, so daß eine zunehmende Spitzfußstellung entsteht [35].

Medialdeviation des Talushalses: Die Verbiegung des Talushalses nach medial ist die primäre Deformität, alle anderen sind sekundär [21, 36]. Diese Theorie wird heute allgemein akzeptiert.

Verkürzung der medialen Bänder: Eine neue Untersuchung an 16 Feten zeigte eine Fibromatose im Bereiche des medialen Bandapparates des oberen Sprunggelenks (Lig. deltoideum) als erste Veränderung beim angehenden Klumpfuß [10]. Diese Studie bestreitet die Theorie, daß die Medialdeviation des Talushalses primär ist.

Pathologische Anatomie

Beim Klumpfuß können die folgenden anatomischen Veränderungen beobachtet werden:

Talus: Die primäre Deformität beim Klumpfuß besteht in einer Deviation des vorderen Anteils des Talus (Talushals) nach medial und plantar [21]. Der Winkel zwischen Talusrolle und Talushals ist beim Neugeborenen größer als beim Erwachsenen, beim Klumpfuß ist er noch größer (Abb. 3.347). Der Talushals ist auch verkürzt, die typische Einziehung fehlt. Die vordere Gelenkfläche ist nach innen rotiert. Der ganze Talus ist kleiner als normal, die Ossifikation ist verzögert.

Kalkaneus: Die Deformation des Kalkaneus ist weit weniger ausgeprägt als diejenige des Talus. Der Kalkaneus ist geringgradig nach medial verbogen, das Sustentaculum tali ist etwas hypoplastisch.

Mittel- und Vorfußknochen: Diese sind etwas hypoplastisch, wobei sie bei normaler Breite verkürzt sind.

Tibia: Wie wir aus Ultraschalluntersuchungen wissen [26], weist die Tibia eine geringgradige Innentorsion um durchschnittlich ca. 10° auf. Die Innentorsion der Tibia wird durch die Rückversetzung der Fibula maskiert, wodurch der Eindruck entsteht, der Unterschenkel sei außenrotiert.

Oberes Sprunggelenk: Die Verbiegung des Talus und der Hochstand des Kalkaneus kippen den Talus aus der Sprunggelenkgabel nach vorne, wo 1/3 der talaren Gelenkfläche beim Klumpfuß nicht artikuliert. Ob gleichzeitig eine Medialrotation stattfindet, ist umstritten.

Unteres Sprunggelenk: Der Kalkaneus ist gegenüber dem Talus nach medial rotiert und ventrokaudal verkippt, d.h. der normale Anstieg von dorsal nach ventral fehlt.

Talonavikulargelenk: Das Os naviculare ist gegenüber dem Talus nach medial und plantar disloziert. Bei ausgeprägtem Klumpfuß artikuliert der laterale Anteil der vorderen talaren Gelenkfläche nicht mit dem Os naviculare (Abb. 3.348).

Beziehung zwischen Kalkaneus und Kuboid: Das Kuboid ist gegenüber dem Kalkaneus nach medial disloziert.

Weichteilveränderungen: Die Weichteile sind ventromedial und dorsolateral des Talus verkürzt. Alle Gewebearten (Haut, Ligamente, Sehnen, Muskeln, Gefäße,

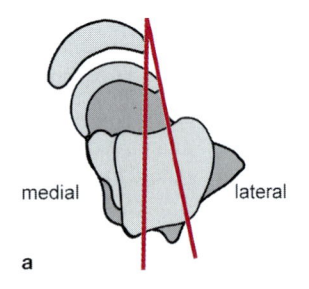

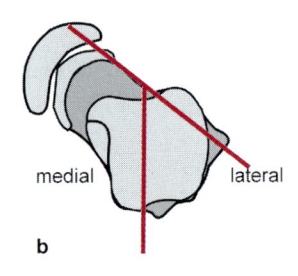

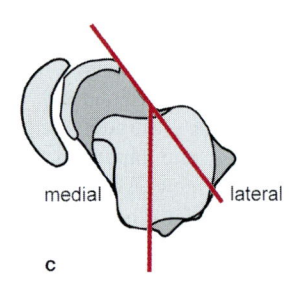

Abb. 3.347 a–c. *Konfiguration des Talus beim Klumpfuß:* **a** Verhältnisse beim normalen Fuß. **b** Medialdeviation des Talushalses beim Klumpfuß. **c** Abweichung des Talushalses nach innen und zusätzliche Subluxation des Os naviculare nach medial beim Klumpfuß

Abb. 3.348 a, b. *Stellung der Knochen am Fuß:* **a** beim Normalen, **b** beim Klumpfuß (jeweils *oben* d.-p.-Ansicht, *unten* seitliches Bild). *Hell* Fußwurzelknochen, die bei Geburt noch rein knorpelig sind: Os naviculare, Ossa cuneiformia. Beim Normalen bilden Talus und Kalkaneus sowohl auf dem d.-p.- wie auf dem Seitenbild einen Winkel von 30°-50° zueinander, beim *Klumpfuß* stehen diese beiden Knochen in beiden Ebenen mehr oder weniger parallel. Der Kalkaneus steigt nicht von dorsal nach ventral an, sondern ist horizontal oder sogar abwärts gerichtet. Der Vorfuß ist adduziert, das Os naviculare mehr oder weniger stark nach medial luxiert (s. auch Abb. 3.347)

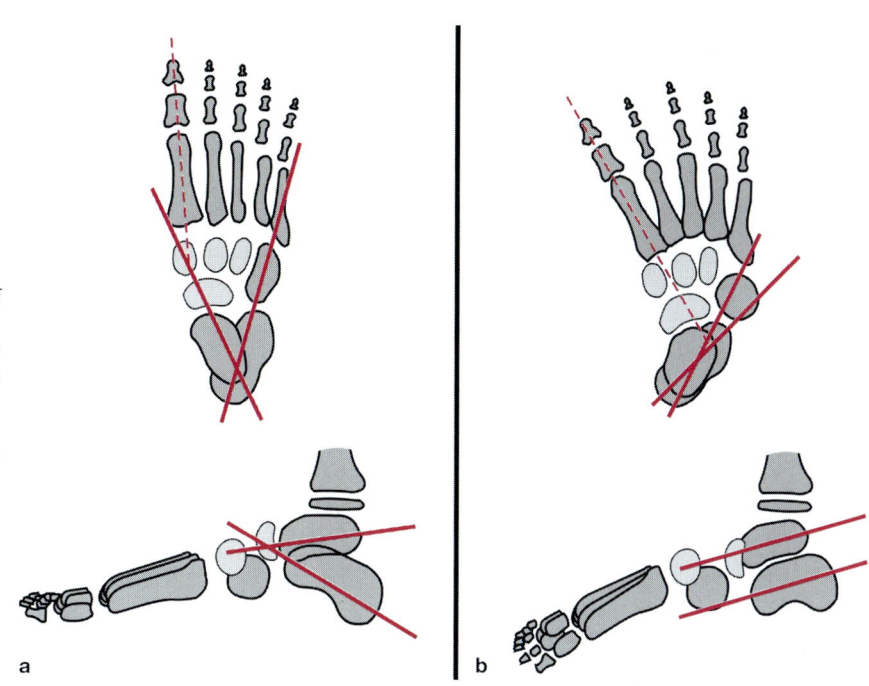

Nerven) sind gleichermaßen kontrakt. Zwar findet man bei histologischen Untersuchungen dieser Gewebe bei Klumpfußpatienten bestimmte Veränderungen [22], nicht hingegen bei Feten [18], so daß die Veränderungen der Ultrastruktur offensichtlich sekundär sind. Am ausgeprägtesten ist die Verkürzung der posterioren fibulokalkanearen und talokalkanearen Ligamente, der talo-navikulären Gelenkkapsel, des Lig. talocalcaneonaviculare, der Sehne des M. tibialis posterior und des fibrösen Bandes an der Kreuzungsstelle der Sehnen des M. flexor hallucis longus und des M. flexor digitorum longus. Auffallend ist immer auch die Atrophie der Wadenmuskulatur.

Assoziierte Anomalien

Isolierte Klumpfußdeformität, mit „unabhängigen" anderen Anomalien assoziiert

Bei ca. 15% der Patienten mit einem Klumpfuß findet man assoziierte Anomalien [], wobei er besonders häufig mit der kongenitalen Hüftdysplasie vergesellschaftet ist. Es sollte deshalb bei Patienten mit einem Klumpfuß stets eine Ultraschalluntersuchung der Hüften durchgeführt werden, wenn diese Abklärung nicht ohnehin im Rahmen eines generellen Screeningprogramms erfolgt.

Klumpfuß im Rahmen von Heredopathien

Im Rahmen einer *Arthrogryposis multiplex congenita* kommt der Klumpfuß häufig vor (s. Kap. 4.6.7.1). Dabei sind fast immer noch andere Körperteile mit Bewegungseinschränkung anderer Gelenke betroffen, so daß beim Neugeborenen die Untersuchung des ganzen Bewegungsapparates notwendig ist. Auch im Zusammenhang mit dem *Larsen-Syndrom* wird der Klumpfuß oft beobachtet [27] (s. Kap. 4.6.4.16). Bei dieser Krankheit findet man angeborene Luxationen mehrerer Gelenke (Knie, Hüften) und oft auch Fehlbildungen an der Wirbelsäule. Häufig ist der Klumpfuß auch beim amniotischen Schnürringkomplex (s. S. 420), beim diastrophischen Zwergwuchs (Kap. 4.6.1.4), beim Freeman-Sheldon-Syndrom sowie beim Möbius-Syndrom (Kap. 4.6.7.4) vorhanden.

Sekundärer Klumpfuß

Sekundär kann der Klumpfuß v. a. bei neurogenen Störungen (etwa beim M. Charcot-Marie-Tooth, bei der Poliomyelitis oder bei der infantilen Zerebralparese) auftreten, gelegentlich auch bei Muskulopathien [11, 15, 25, 32].

Diagnostik

Bei der Geburt ist die klinische Diagnose einfach zu stellen. Der Rückfuß steht in Spitzfuß- und Varusstellung, der Vorfuß in Adduktion und Inversion

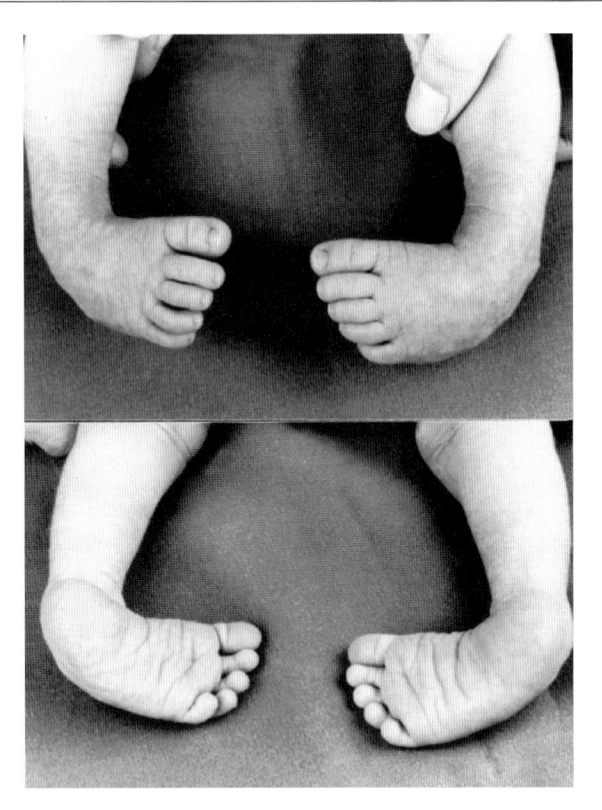

Abb. 3.349. *Klumpfüße beim Neugeborenen: Oben* von ventral, *unten* von dorsal. Man beachte v. a. die starke Adduktion und Supination der Füße

(Supination) (Abb. 3.349). Lateral palpiert man das prominente Ende der vorderen Talusanteile. Darüber ist die Haut meist sehr dünn, und die normalerweise vorhandene Hautfalte fehlt, hingegen kommt es bei Eversion des Fußes zu einer ganz feinen Fältelung dieser dünnen Haut. Die verkürzte Achillessehne kann als derber Strang palpiert werden. Die Ferse ist klein und hochstehend. Der Malleolus lateralis ist nach hinten versetzt. Bei einseitigem Klumpfuß fällt schon bei der Geburt die Wadenatrophie auf. Die Europäische Gesellschaft für Kinderorthopädie versuchte eine Klassifikation in 4 Schweregrade einzuführen [7], die Abgrenzung der einzelnen Gruppen ist jedoch schwierig. Sicher sind sehr rigide Klumpfüße prognostisch ungünstiger als solche, die sich schon bei der Geburt gut redressieren lassen. Das beste prognostische Kriterium ist wohl das Ausmaß der Wadenatrophie [5]. Je atrophischer die Wadenmuskulatur, desto größer ist die zu erwartende Tendenz zur Therapieresistenz.

Im *Röntgenbild* beobachtet man, daß die Knochenkerne von Talus und Kalkaneus – im Gegensatz zum Normalen, bei dem die Achsen der beiden Knochen sowohl im a.-p.-Bild wie auch auf der seitlichen Aufnahme einen Winkel von ca. 40° (20°–50°) zu einander bilden – weitgehend parallel angeordnet sind (Abb. 3.348 und 3.350). Bei der Geburt sind die Knochenkerne von Talus, Kalkaneus und Kuboid sowie der Metatarsalia auf dem Röntgenbild sichtbar, nicht hingegen das Os naviculare. Dies erschwert die Beurteilung des Ausmaßes der Subluxation im Talonavikulargelenk. Das Os naviculare beginnt erst etwa im 3. Lebensjahr zu ossifizieren. Es ist essentiell, daß eine standardisierte Röntgentechnik angewendet wird (s. Abschn. 3.4.2). Auf einem geeigneten Röntgenbild kann aus dem Winkel zwischen der Achse des Talus und der des Metatarsale I auf die Position des Os naviculare geschlossen werden (Abb. 3.348). Wir fertigen das Röntgenbild in der Regel nicht bei der Geburt, sondern während der Redressionsbehandlung im Alter von etwa 4 Monaten, an. Es dient uns zur Indikation und Planung der Operation.

Differentialdiagnose

Vom echten Klumpfuß muß die *Klumpfußhaltung* unterschieden werden. Bei dieser Form ist der Fuß bei der Geburt ebenfalls adduziert und supiniert. Er ist aber wesentlich flexibler und voll redressierbar, der Malleolus lateralis ist nicht nach hinten verschoben, die Hautfalten sind normal, die feine Fältelung lateral über dem Talus fehlt, die Ferse ist normal groß, es besteht keine oder nur eine minimale Spitzfußkomponente, und die Wadenatrophie ist kaum vorhanden. Ebenfalls muß vom Klumpfuß der *kongenitale Pes adductus* unterschieden werden. Bei dieser (seltenen) Fußform fehlen die Verände-

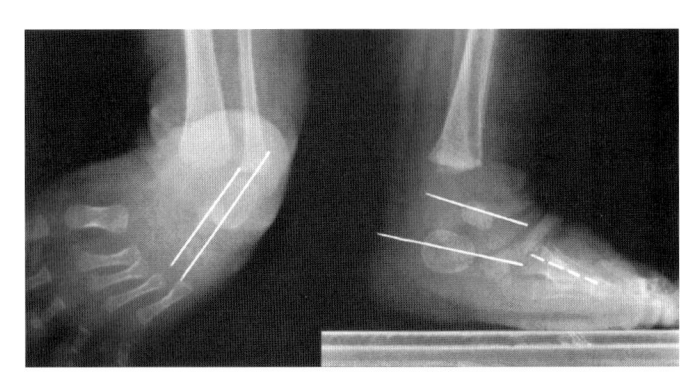

Abb. 3.350. Röntgenbilder d.-p. und seitlich bei einem *Klumpfuß* eines 5 Monate alten Jungen. Talus und Kalkaneus sind weitgehend parallel, der Kalkaneus ist von dorsal nach ventral abwärts gerichtet, der Vorfuß hat ebenfalls eine abwärts verlaufende Schrägstellung

rungen im Rückfuß, die Adduktion des Vorfußes ist jedoch im Gegensatz zum (häufigen) erworbenen Sichelfuß schon bei der Geburt vorhanden. Die Adduktion kann von einer Subluxation im Talonavikulargelenk begleitet sein.

Therapie

Die Therapie des schweren Klumpfußes besteht aus 4 Phasen, wobei bei der Klumpfußhaltung nur Phase 1, und bei einem normalen, unproblematischen und gut behandelten Klumpfuß nur die Phasen 1 und 2 zur Anwendung kommen.

1. Redressionsbehandlung,
2. operative peritalare Reposition,
3. Retentionsbehandlung,
4. Korrektur von Rezidiven und späten Fehlstellungen.

Redressionsbehandlung

Die Redressionsbehandlung besteht in einer manuellen Korrektur der Vorfußdeformität. Dabei umfaßt die eine Hand des Behandlers die Ferse, die andere massiert den Vorfuß aus der Adduktion in Richtung Neutralstellung und evertiert ihn gleichzeitig (vgl. Abb. 3.334).

> ! *Auf keinen Fall darf versucht werden, den Vorfuß in Richtung Dorsalextension zu redressieren.* Die Achillessehne ist stärker als die Gelenkbänder des Mittelfußes und der Knorpel des Talus, so daß es zur Ausbildung eines sog. „*Tintenlöscherfußes*" mit hochstehender Ferse, tiefem Mittelfuß und nach dorsal extendiertem Vorfuß kommen kann (Abb. 3.351). Außerdem wird das Risiko der *Talusnekrose* erhöht.
> *Merke: Beim Klumpfuß sind die Weichteile hart und die Knochen weich!*

Zur Behandlung der Spitzfußkomponente eignet sich hingegen das Massieren der Ferse nach kaudal. Mit der Redressionsbehandlung soll möglichst unmittelbar nach der Geburt begonnen werden. Die Therapie wird durch eine Physiotherapeutin ambulant durchgeführt, wobei die Mutter unter Anleitung der Physiotherapeutin an den redressierenden Maßnahmen ebenfalls teilnehmen sollte. Nach der Redression muß die Stellung durch eine retinierende Maßnahme gehalten werden. In den ersten Lebenstagen verwenden wir hierfür keinen Gips. Das Kind soll nicht vom intensiven Körperkontakt mit der Mutter durch einen Gips getrennt werden, auch hat das Neugeborene noch eine sehr dünne und leicht verletzliche Haut; außerdem wächst es noch sehr schnell, so daß der Gips täglich gewechselt werden müßte. Die Retention erfolgt deshalb in den ersten 2 Lebenswochen mittels einer *Bandage*, die so um den Vorfuß gewickelt wird, daß dieser abduziert und proniert wird (Abb. 3.352). Die Binde wird von dorsal über den medialen Fußrand nach plantar und von hier über den lateralen Fußrand wieder nach dorsal gewickelt. Nach 2 Wochen wird nach der Redression die Stellung mit Gipsen gehalten. Wir wenden Oberschenkelgipse (Abb. 3.353) an, die wir in den ersten 2 Lebensmonaten wöchentlich wechseln, später 2wöchentlich. Der Fuß wächst immer noch schnell. Im 1. Lebensjahr vergrößert er sich von durchschnittlich 7,5 cm auf 12 cm, also um 60 % [14]. Unterschenkelgipse haben sich nicht bewährt, da sie (insbesondere bei starker Spitzfußkomponente) leicht wegrutschen und dann zu Druckstellen führen. Der herkömmliche Gips läßt sich auch weitaus am besten modellieren. Dies ist ein eindeutiger Vorteil gegenüber modernen Kunststoffen (z. B. Scotchcast). Die Gewichtsersparnis gegenüber normalem Gips ist bei diesen kleinen Kindern von untergeordneter Bedeutung. Auch der sog. Softcast hat sich bei uns

Abb. 3.351. Seitliches Röntgenbild des Fußes bei einem 6 Monate alten Jungen mit einem unsachgemäß behandelten Klumpfuß, der zu einem *Tintenlöscherfuß* geworden ist. Durch Redression des Vorfußes nach kranial wurde die Achillessehne nicht verlängert, aber der Vorfuß nach oben gedrückt. Der Kalkaneus steht hoch und von dorsal nach ventral absteigend, der Vorfuß hingegen steigt an und die Fußmitte ist der tiefste Punkt, so daß der Fuß ähnlich einem „Tintenlöscher" eine nach unten gerichtete Sichel bildet

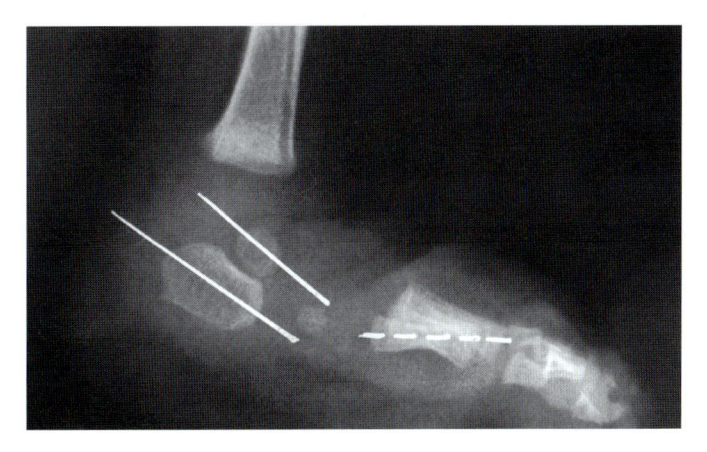

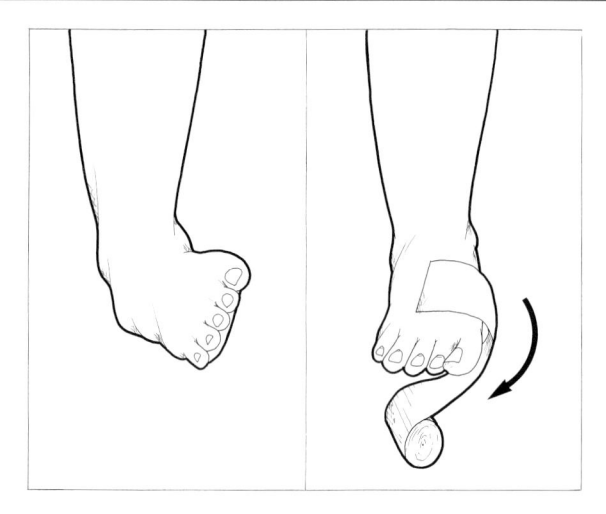

Abb. 3.352. Nach manueller Redression (s. auch Abb. 3.334) wird beim Neugeborenen die *Stellung durch Bandagen fixiert*. Die Binde muß von dorsolateral nach dorsomedial und von plantar-medial nach plantar-lateral gerollt werden, damit der Vorfuß abduziert und proniert wird

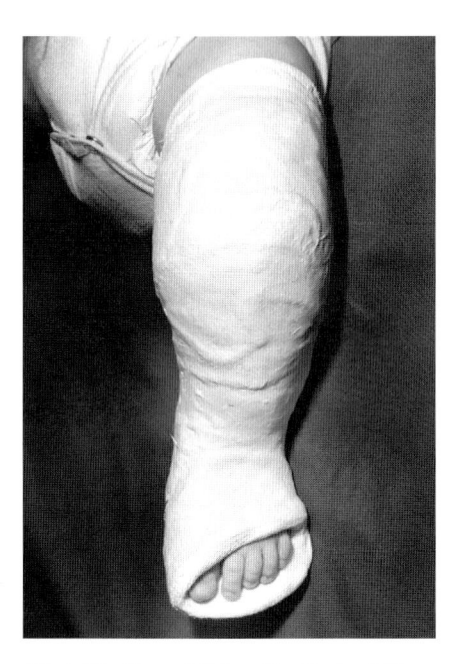

Abb. 3.353. *Klumpfußgips.* Für die Modellierung ist der klassische Gips den modernen Kunststoffen überlegen. Wir legen beim Klumpfuß grundsätzlich Ober- und nicht Unterschenkelgipse an, da einerseits eine bessere Redression des Fußes nach außen möglich ist, andererseits der Unterschenkelgips (v. a. mit dem bestehenden Spitzfuß) leicht nach unten rutscht und dann Druckstellen verursacht. Damit der Fuß als Ganzes gegenüber dem Oberschenkel nach außen redressiert werden kann, muß das Kniegelenk um mindestens 60° gebeugt sein. Zudem wird der Vorfuß gegenüber dem Rückfuß abduziert und proniert

nicht bewährt. Er ist weicher als Gips und hat den Vorzug, daß er von der Mutter entfernt werden kann und keine Gipssäge benötigt wird. Er hält aber die Retentionsstellung schlecht, und durch Faltenbildung kann es zu Druckstellen kommen.

Als Alternative zur kombinierten Therapie mit Physiotherapie und Gips wird in einzelnen Zentren auch die rein physiotherapeutische Behandlung mit angeblich gutem Erfolg durchgeführt [2]. In Frankreich wurde auch eine Schiene mit Zugwirkung am Kalkaneus entwickelt. An anderen Orten wird gar eine Bewegungsmaschine für „continuous passive motion" angewendet [28]. Unsere Erfahrungen mit diesen Methoden sind bisher nicht sehr positiv.

Im Alter von 4 Monaten evaluieren wir die Situation: Wir beurteilen klinisch die Stellung des Vorfußes, die Subluxation des Os naviculare und die Spitzfußkomponente. Zu diesem Zeitpunkt fertigen wir auch das Röntgenbild an. Ist es nicht gelungen, mit der Redressionsbehandlung wieder vollständig normale Verhältnisse herzustellen (was meist nur bei der „Klumpfußhaltung" möglich ist), so stellen wir die Indikation zur Operation.

Operative peritalare Reposition

Im Alter von 4–6 Monaten sollte die operative Korrektur aller konservativ nicht redressierbaren Strukturen erfolgen. Dieses Alter wird heute allgemein als idealer Zeitpunkt angesehen [1, 31]. Nur wenige Autoren befürworten die Operation schon nach 6 Wochen [39] oder gar in den ersten 2 Lebenswochen [33]. Sicher sollte man nicht wesentlich länger als 6 Monate warten, wie auch unsere eigenen Untersuchungen gezeigt haben [29]. Ziel der Operation ist die möglichst vollständige Reposition aller Komponenten. Zur Beurteilung muß der Fuß sorgfältig evaluiert werden. Hierzu gehört auch eine Röntgenaufnahme. Insbesondere muß festgestellt werden, ob das Os naviculare am richtigen Ort ist.

Die Operation besteht in einer Verlängerung der Achillessehne, einem ausgedehnten „posterior release" (Durchtrennung der hinteren Gelenkkapseln des oberen und des unteren Sprunggelenks sowie der lateralen und medialen talokalkanearen Bänder). Bei Subluxation des Os naviculare muß außerdem ein „medial release" mit Durchtrennung der Ligamente zwischen Talus, Navikulare sowie Os cuneiforme mediale, Reposition des Os naviculare und evtl. Verlängerung der Sehne der M. tibialis posterior erfolgen. Diese Operation kann entweder mit einem dorsolateralen Schnitt neben der Achillessehne und bei Bedarf einer zusätzlichen Inzision am medialen Fußrand oder mit dem sog. „Cincinnati-Schnitt" [6] durchgeführt werden. Hierbei handelt es sich um eine horizontale Inzision auf Höhe der Ferse, die von lateral her vom

Kuboid um die Ferse herum bis nach medial zum Os naviculare geführt wird. Diese Inzision erlaubt die gleichzeitige Korrektur aller kontrakten Komponenten des Klumpfußes. Am Ende der Operation transfixieren wir Kalkaneus, Talus und Tibia vom Fersenpolster her mit einem Kirschner-Draht und legen einen Oberschenkelgips an. Dieser wird nach 3 Wochen gewechselt, wobei gleichzeitig der Draht entfernt wird. Nach 6 Wochen ist die Behandlung abgeschlossen.

Retentionsbehandlung

Normalerweise ist bei guter Korrektur aller Komponenten 6 Wochen postoperativ keine weitere Behandlung mehr notwendig. Besteht aber immer noch eine Tendenz zur Adduktion des Vorfußes oder wird diese bei Gehbeginn manifest, so kommen folgende konservative Maßnahmen in Frage:

- Oberschenkellagerungsschiene (Abb. 3.354),
- „Antivarusschuh" (Abb. 3.355a),
- Schuhe verkehrt anziehen (Abb. 3.355b),
- Schuhe mit Plantargelenk (Abb. 3.355c),
- Einlage mit Adduktuslasche (Abb. 3.356),
- Innenschuh.

Die *Oberschenkellagerungsschiene* (Abb. 3.354) eignet sich v. a. bei kleinen Kindern zur Retention. Das Kniegelenk muß in der Schiene flektiert sein, damit der Fuß in Richtung Abduktion gehalten wer-

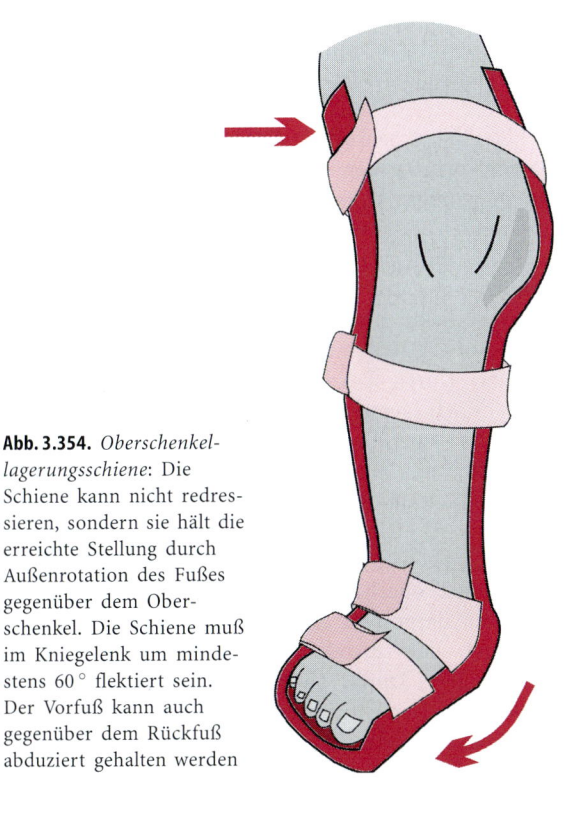

Abb. 3.355 a–d. *Korrektur der Vorfußadduktion durch das Schuhwerk:* **a** Vorfußadduktion in normalem Schuh – die Adduktion wird nicht korrigiert. **b** Der Antivarusschuh ist medial enger als ein normaler Schuh und korrigiert dadurch die Adduktion. **c** Verkehrt getragener normaler Schuh. Da der Schuh lateral enger ist als medial, korrigiert der gegenseitige Schuh die Vorfußadduktion. **d** Schuh mit Plantargelenk. Durch das Gelenk läßt sich der Schuh in Abduktion einstellen; allerdings hat er wegen des Metallgelenks eine sehr starre Sohle

Abb. 3.354. *Oberschenkellagerungsschiene*: Die Schiene kann nicht redressieren, sondern sie hält die erreichte Stellung durch Außenrotation des Fußes gegenüber dem Oberschenkel. Die Schiene muß im Kniegelenk um mindestens 60° flektiert sein. Der Vorfuß kann auch gegenüber dem Rückfuß abduziert gehalten werden

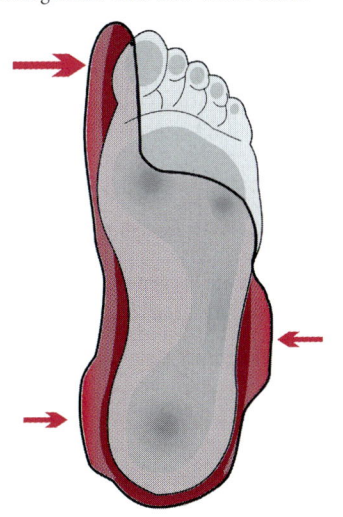

Abb. 3.356. *Einlage mit Adduktuslasche* oder „Dreilappeneinlage". Diese funktioniert nach dem Dreipunkteprinzip (*Pfeile*). Der Vorfuß (insbesondere die Großzehe) wird gegenüber dem Rückfuß abduziert

den kann. Da die Schiene nur nachts angelegt wird, hat sie aber nur einen limitierten Effekt. Die Adduktionsstellung des Vorfußes wird meist durch die Muskulatur aktiv aufrecht erhalten, da die verkürzte mediale Muskulatur (M. tibialis anterior und posterior, aber auch M. adductor hallucis) gegenüber der lateralen Muskelgruppe (v. a. Mm. peronaei) überaktiv ist. In Ruhe besteht keine aktive Adduktion, so daß die Schienenbehandlung nachts wenig Einfluß auf den Verlauf der Krankheit hat. Tagsüber sollte aber das Kind in seiner Aktivität möglichst wenig behindert werden; es will ja jetzt stehen, und bald fängt es auch an zu gehen. Unter den Korrekturmöglichkeiten beim gehenden Kind haben die Maßnahmen „Antivarusschuh" (Abb. 3.355b) und *Einlage mit Adduktuslasche* (Abb. 3.356) etwa denselben (geringen) Effekt. Da sie nirgends einen Gegenhalt haben (der Vorfuß wird nicht gegenüber einer anderen, feststehenden Struktur, wie z. B. die Ferse oder der Oberschenkel, korrigiert), kann die Muskulatur ihre Zugwirkung dennoch ausüben. Im Prinzip kann man (kostengünstiger) das Gleiche erreichen, wenn man die *Schuhe verkehrt anzieht* (d. h. den linken Schuh an den rechten Fuß und den rechten an den linken) (Abb. 3.355c). Da der laterale Schuhrand stärker gegen die Fußmitte gebogen ist als der mediale, hat dies auch einen gewissen (geringen) redressierenden Effekt. Auch der *Schuh mit Plantargelenk* hat nur eine mäßige Wirkung. Da er wegen des Metallgelenks eine starre Sohle hat, ist das Abrollen erschwert (Abb. 3.355d).

Einen ausreichend redressierenden Effekt kann man beim gehenden Kind nur mit einem sog. *Innenschuh* erzielen. Hierbei handelt es sich um eine Unterschenkelorthese, bei der die Ferse fest gefaßt werden kann, so daß der Vorfuß gegenüber der Ferse korrigiert werden kann. Eine solche Orthese kann in einem normalen Schuh getragen werden. Bei einer störenden Adduktion des Vorfußes nach Gehbeginn ist dies nach unserer Erfahrung die wirksamste Maßnahme.

Korrektur von Rezidiven und späten Fehlstellungen

Folgende Maßnahmen wurden bei Rezidiven oder späten Fehlstellungen vorgeschlagen:

- Weichteilkorrekturen,
- Sehnenverlängerungen,
- Sehnenverlagerungen,
- Osteotomien,
- Korrektur mit dem Fixateur externe (Ringfixateur vom Typ des Ilisarow-Apparates).

Weichteilkorrekturen (z. B. der wiederholte „medial release") sind nicht sehr erfolgreich, da immer wieder neue Narben gebildet werden, die sich verkürzen können und dann erneut zum Rezidiv führen. Wir wenden solche Operationen nicht mehr an. Bei dieser Indikation korrigieren wir heute mit dem Ringfixateur (s. unten). Auch die wiederholte Verlängerung der Achillessehne hat sich nicht bewährt, insbesondere weil bei einem Spitzfußrezidiv die hintere Gelenkkapsel des oberen und unteren Sprunggelenks ebenfalls verkürzt ist. Auch hier bringt der Einsatz eines Ringfixateurs wesentlich bessere Resultate. Unter den Sehnenverlagerungen wird v. a. die Versetzung der Sehne des M. tibialis anterior (oder eines Teils dieser Sehne) nach lateral empfohlen, um die Adduktion und Supination des Vorfußes zu beheben. Wir haben diese Operation früher oft ausgeführt, bei unserer Langzeitnachkontrolle nach 20 Jahren aber feststellen müssen, daß nicht allzu selten ein Plattfuß entstanden ist [29]. Die Operation ist daher nur bei einer ausgeprägten Hohlfußkomponente sinnvoll und muß auch dann sehr dosiert angewendet werden (ein Teil der Sehne muß belassen werden). Aus diesen Gründen seien hier nur die Osteotomien und die Korrekturen mit dem Ringfixateur ausführlicher behandelt.

Osteotomien

Osteotomien werden an folgenden Knochen ausgeführt:

- Tibia,
- Kalkaneus,
- Talus,
- Os cuboideum und cuneiforme mediale,
- Metatarsalia.

Tibia: Unterschenkelderotationsosteotomie
Da der Vorfuß gegenüber dem Oberschenkel oft nach innen gedreht ist, wird die Indikation zur außenrotierenden Osteotomie der Tibia häufig gestellt. Dabei wird meist nicht berücksichtigt, daß die Fehlstellung im Fuß und nicht im Unterschenkel ist. Zwar ist beim Klumpfuß die Tibia oft etwas nach innen rotiert [26], aber die Fibula ist nach hinten versetzt. Durch Derotation der Tibia wird dieser Effekt noch verstärkt, und die Fehlstellung wird nicht dort korrigiert, wo sie wirklich ist, nämlich im Mittelfuß. Wir stellen deshalb die Indikation zur Tibiaderotationsosteotomie beim Klumpfuß nur sehr selten. Die Operationstechnik ist einfach. Durch eine 1,5 cm lange Inzision neben der V. saphena oberhalb des Malleolus medialis wird die Tibia dargestellt und mit dem Meißel ca. 1 cm proximal der distalen Tibiaepiphysenfuge quer osteotomiert. Durch Drehung des Fußes wird die notwendige Korrektur erreicht. Beim Kleinkind (bis 10 Jahre) kann das distale Fragment um bis zu 30°

nach innen oder außen gedreht werden, ohne daß die Fibula osteotomiert wird. Die Osteotomie wird dann mit 2 Kirschner-Drähten transfixiert und es wird ein Oberschenkelgips angelegt. Nach 2 Wochen wird dieser durch einen Unterschenkelgips abgelöst. Nach 4 Wochen werden die Drähte entfernt, und ein gipsfreies Röntgenbild entscheidet über die Belastbarkeit. Eventuell wird für weitere 2 Wochen ein Unterschenkelgehgips angelegt.

Kalkaneusosteotomien

Dwyer hat (ursprünglich für die Behandlung des Hohlfußes) die Entnahme eines Keils aus dem Kalkaneus vorgeschlagen [8] (Abb. 3.357). Später hat er die Operation an derselben Stelle, aber mit Einsetzen eines Keils für den Klumpfuß empfohlen [9]. Diese Operation wird bei der Varusfehlstellung der Ferse angewendet. Wir selbst haben einige Erfahrung mit dieser Operation. Die Indikation kann aber nur selten gestellt werden, da die Weichteile über der Ferse medial sehr straff sind, so daß das Einsetzen eines Knochenkeils problematisch ist. Man riskiert, daß die Haut nicht mehr verschlossen werden kann. Auf der anderen Seite ist der Kalkaneus beim Klumpfuß gegenüber dem normalen meist zu kurz, so daß die Entnahme eines Keils ebenfalls ungünstig ist, da der Kalkaneus so noch kürzer wird. Bei sehr kurzem Kalkaneus in Varusstellung entnehmen wir deshalb heute keinen Keil, sondern führen bei Osteotomie an der gleichen Stelle eine Lateralverschiebung des dorsalen Anteils durch (Abb. 3.357b).

Talusosteotomie

Kürzlich wurde über eine Osteotomie im Bereich des Talushalses mit lateraler Basis berichtet [17]. Wir selber haben noch keine Erfahrung mit dieser Operation. Überzeugend an dem neuen Konzept ist, daß die Operation am Ort der Deformität durchgeführt wird. Allerdings weist der Talus eine sehr schlechte Durchblutung auf (da keine Muskeln inserieren), so daß Befürchtungen bezüglich der Komplikation einer Talusnekrose sicher nicht ganz unberechtigt sind. Die Autoren haben dies allerdings nicht beobachtet.

Mittelfuß: Die zuklappende Kuboid-
und aufklappende Kuneiformeosteotomie

Die zuklappende Os-cuboideum- und aufklappende Os-cuneiforme-mediale-Osteotomie korrigiert die Deformität an der Basis des Vorfußes, und damit sehr nahe an jener Stelle, an der die Fehlstellung tatsächlich liegt. Der Knochenkeil, der aus dem Os cuboideum entnommen wird, wird in den Osteotomiespalt im Os cuneiforme mediale eingesetzt (Abb. 3.358 und 3.359). Die Osteotomien werden mit je einem Kirschner-Draht transfixiert, und es

wird ein Unterschenkelgips für 4 Wochen angelegt. Ist der Vorfuß sehr rigide, so daß er sich gegen das Einsetzen des lateral entnommenen Keils medial sperrt, so distrahieren wir intraoperativ den medialen Osteotomiespalt temporär mit einem kleinen Fixateur externe. Diese Operation ist sehr effizient und hat eine hohe Erfolgsquote. Wir führen sie an unserer Klinik seit 12 Jahren durch. Eine Nachkontrolle bei 30 Patienten hat gezeigt, daß bei über 90 % der Fälle eine dauerhafte Korrektur erreicht werden konnte [34]. Die Operation eignet sich für Patienten mit einer ausgeprägten Adduktion des

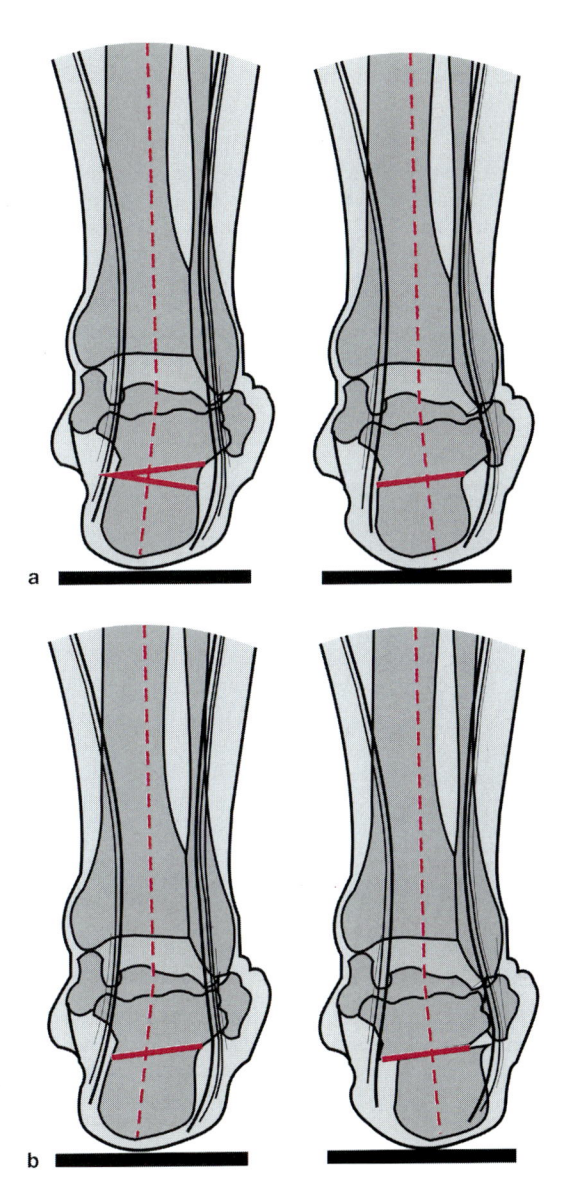

Abb. 3.357 a, b. Prinzip der *Kalkaneusosteotomie nach Dwyer*: **a** Klassische Osteotomie mit Entnahme eines lateralen Keils und Valgisation des Kalkaneus. **b** Modifizierte Technik ohne Keilentnahme, mit Lateralverschiebung des dorsokaudalen Anteils

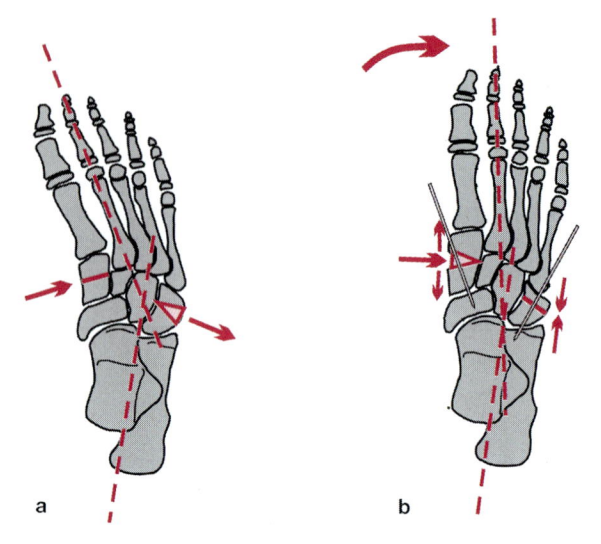

Abb. 3.358 a, b. Prinzip der *zuklappenden Kuboid- und aufklappenden Kuneiformeosteotomie* (**a**). Der aus dem Os cuboideum entnommene Keil wird (**b**) im Os cuneiforme mediale eingesetzt. Bei sehr starrem Fuß muß das Os cuneiforme evtl. mit Hilfe von 2 Kirschner-Drähten oder sogar einem Fixateur externe aufgeklappt werden. Die Adduktion des Vorfußes kann mit dieser Operation am wirksamsten korrigiert werden, da die Korrektur sehr nahe am Ort der Deformität stattfindet. Die Operation kann (je nach Knochenreifung) frühestens ab dem 6. Lebensjahr durchgeführt werden

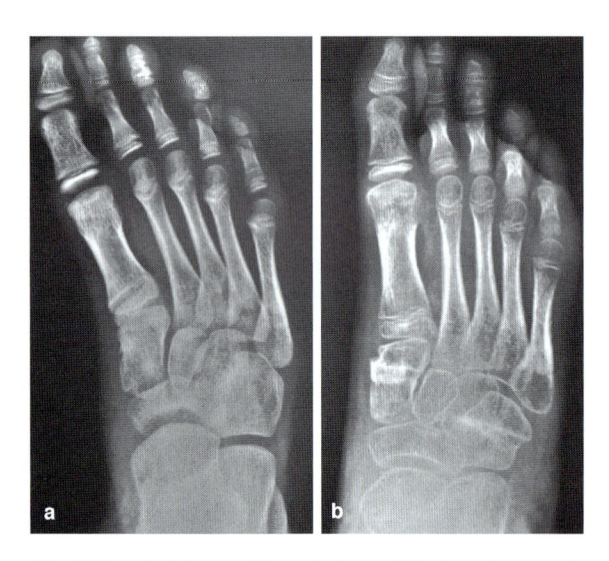

Abb. 3.359 a, b. Röntgenbilder bei einem 10jährigen Jungen mit Zustand nach Klumpfuß rechts. **a** Präoperativer Zustand mit Adduktion des Vorfußes. **b** 6 Monate nach *zuklappender Kuboid- und aufklappender Kuneiformeosteotomie*

Vorfußes im Alter von 6 Jahren und mehr. Die Supinationskomponente kann weniger gut korrigiert werden. Bei jüngeren Kindern sind die Mittelfußknochen noch zu wenig verknöchert und sie eignen sich deshalb noch nicht für diese Operation.

Metatarsalia

Die Korrektur der Vorfußadduktion an der Basis der Metatarsalia wird vielerorts durchgeführt. Diese Operation korrigiert die Deformität aber weniger effizient als die Kuboid- und Kuneiformeosteotomie, da sie distaler und damit weiter weg vom Drehpunkt erfolgt. Sie kann wegen der Epiphysenfugen erst nach Wachstumsabschluß durchgeführt werden. Sie ist u. E. nur bei einer isolierten Varusstellung des Metatarsus I indiziert. Diese Operation wird in Abschn. 3.4.8 (juveniler Hallux valgus) beschrieben.

Korrektur mit dem externen Ringfixateur

Der Ringfixateur wurde in den 50er Jahren durch Ilisarow in Rußland zur Behandlung von Frakturen und zur Verlängerung von Extremitäten entwickelt [20]. Bis Ende der 70er Jahre nahm die westliche Welt kaum Kenntnis von diesem System. Erst Anfang der 80er Jahre wurde das Prinzip über Italien zuerst in Westeuropa, dann auch in Amerika bekannt. Bald zeigte sich, daß sich der Ringfixateur nicht nur zur Stabilisation oder Verlängerung von Knochen eignete, sondern auch zur Verlängerung von Weichteilen und

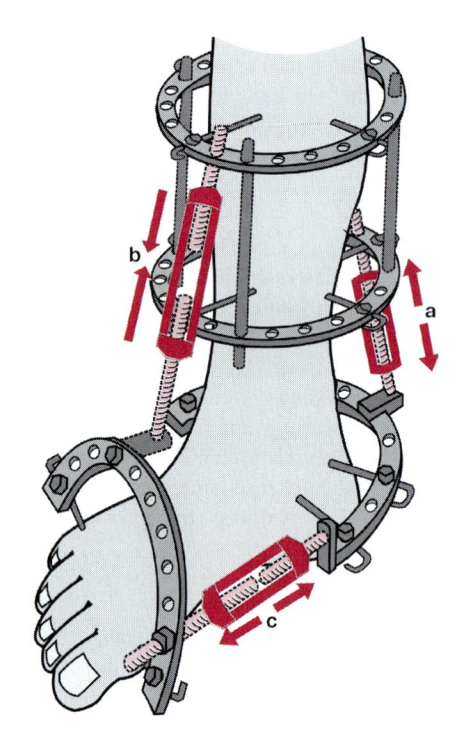

Abb. 3.360. *Korrektur der Klumpfußdeformität mit Ilisarow-Apparat:* Am Unterschenkel werden 2 Ringe angebracht. Am Kalkaneus und am Vorfuß wird je ein Halbring fixiert. Ein Distraktionselement (*a*) korrigiert den Fersenhochstand, gleichzeitig zieht ein Kompressionselement (*b*) den Vorfuß nach oben. Ein zusätzlicher Distraktionsstab kann auf der Innenseite des Fußes die Adduktion berichtigen (*c*)

damit zur Korrektur von Deformitäten. Das System aus Halbringen ist sehr vielseitig und läßt eine fast beliebig große Vielfalt von Applikationen zu. Wir selbst haben vor 10 Jahren begonnen, Fußdeformitäten mit dem Ilisarow-Apparat zu korrigieren und inzwischen haben wir ca. 30 Fälle behandelt [38]. Andere Autoren haben ebenfalls über diese Anwendung berichtet [13, 30]. Das Prinzip der Behandlung wird in Abb. 3.360 dargestellt. Technisch am einfachsten ist die Korrektur der Spitzfußkomponente. Der Rückfuß wird durch einen mit 2 Kirschner-Drähten fixierten Halbring gefaßt, am Vorfuß wird dorsal ein Halbring und am Unterschenkel werden 2 Ringe angelegt. Die Korrektur erfolgt durch Distraktion dorsal und Kompression ventral (Abb. 3.360 und 3.361). Der Gewindestab wird wie bei der Knochenverlängerung täglich um 1 mm verlängert bzw. verkürzt. Durch Verankerung des Gewindestabes lateral am vorderen Halbring wird der Fuß in die Pronation gezogen. Zur Korrektur der Adduktion des Vorfußes kann medial zwischen den Halbringen an Vor- und Rückfuß ein Distraktionsstab eingesetzt werden. Allerdings wird mit diesem Stab eine Translationsbewegung ausgeführt, während zur Korrektur der Adduktion eigentlich eine Rotationsbewegung notwendig wäre. Bei schweren Deformitäten verwenden wir deshalb eine andere Methode: Bei dieser werden am distalen Unterschenkel 2 Ringe ineinander montiert, ein innerer und ein

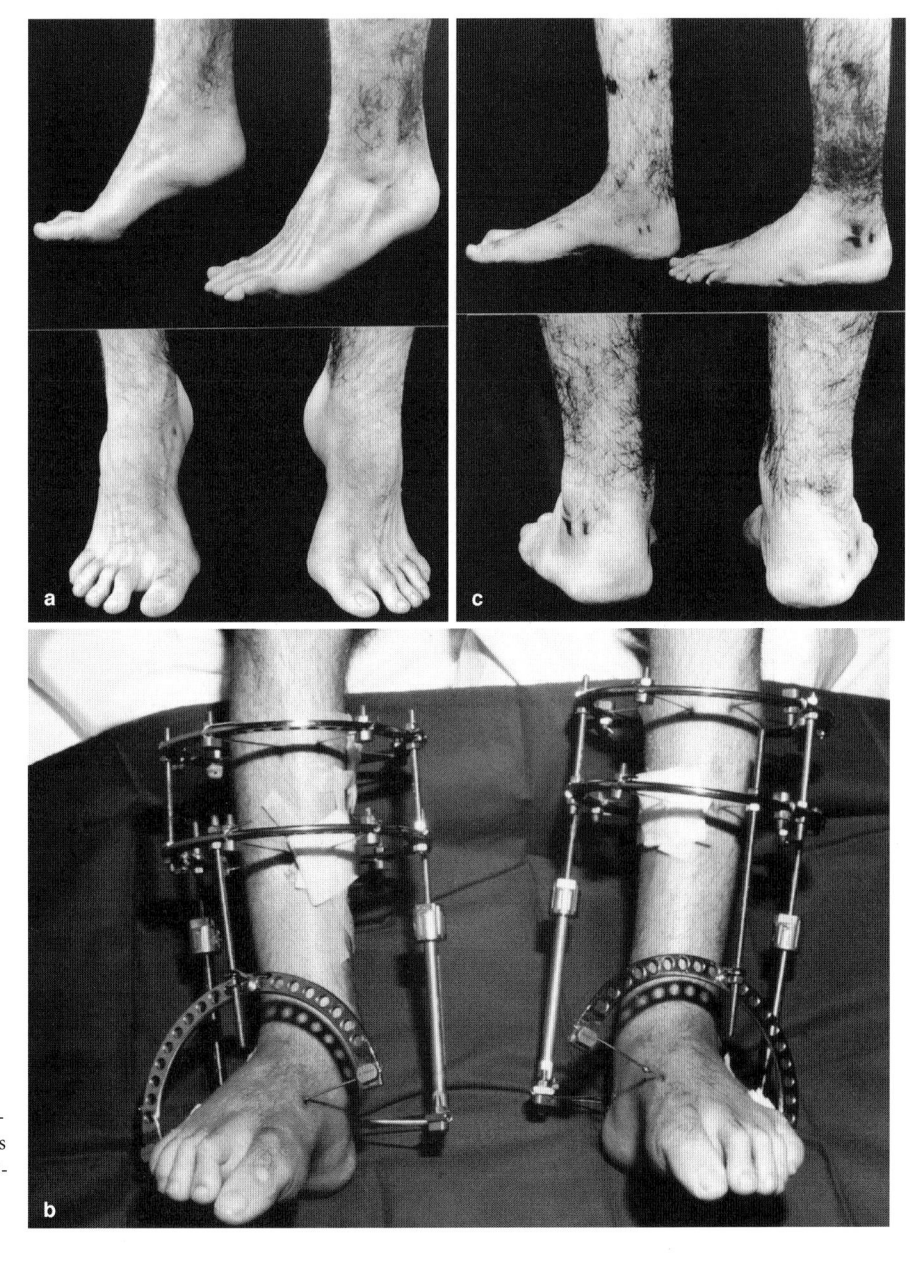

Abb. 3.361 a–c. Korrektur einer *Spitzfußfehlstellung mit dem Ilisarow-Apparat*: Bei einem 18jährigen Patienten mit rigidem Spitzfuß ohne Supination und Adduktion des Vorfußes (**a**) wurde für 2 Monate lang mit dem Ilisarow-Apparat (**b**) korrigiert. Nach Entfernung des Apparates plantigrade Fußstellung, freies Abrollen möglich (**c**)

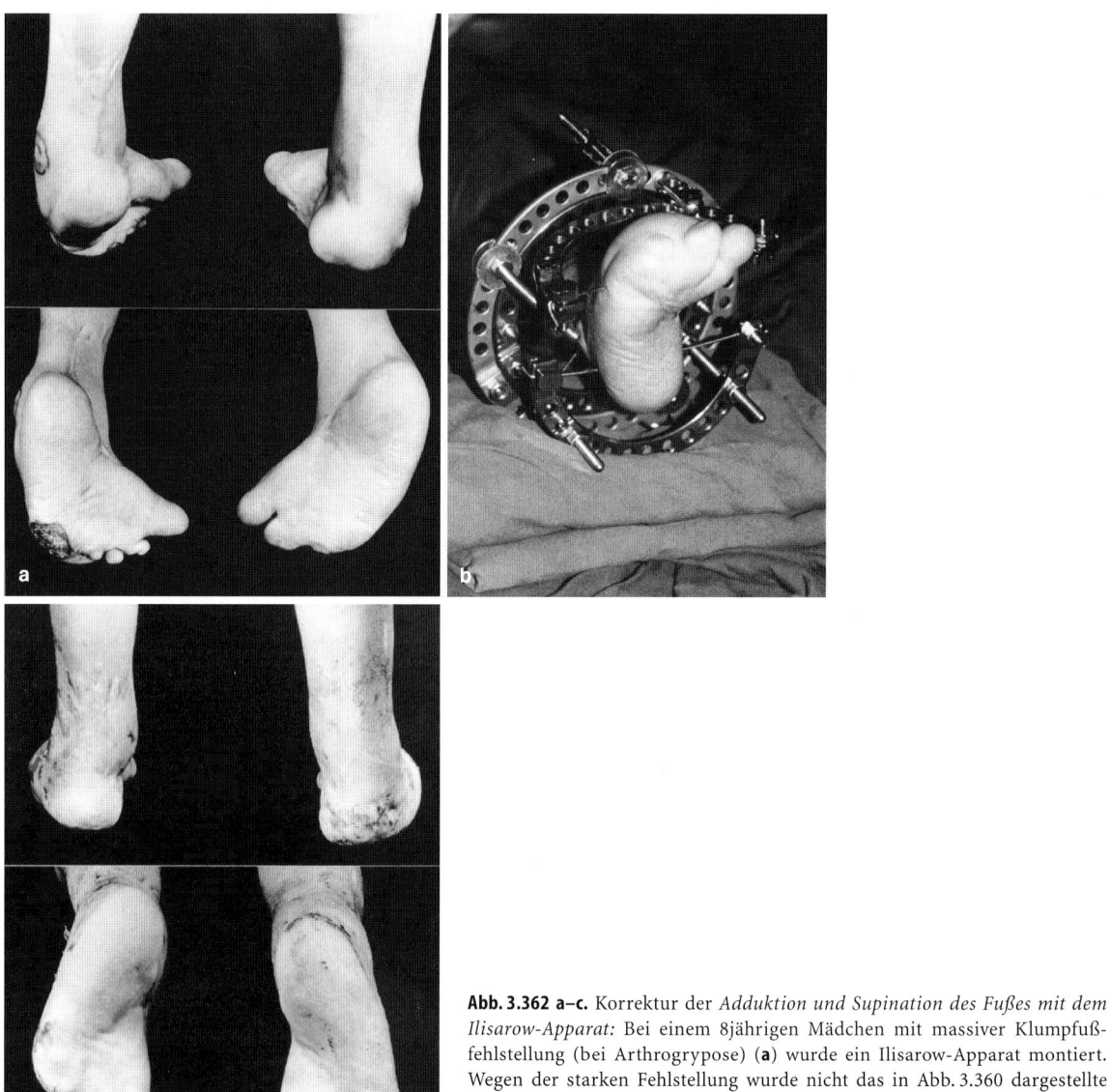

Abb. 3.362 a–c. Korrektur der *Adduktion und Supination des Fußes mit dem Ilisarow-Apparat:* Bei einem 8jährigen Mädchen mit massiver Klumpfußfehlstellung (bei Arthrogrypose) (**a**) wurde ein Ilisarow-Apparat montiert. Wegen der starken Fehlstellung wurde nicht das in Abb. 3.360 dargestellte Translationsprinzip der Vorfußkorrektur angewendet, sondern ein Doppelringsystem angebracht, das eine Derotation des Vorfußes erlaubt (**b**). Nach 3 Monaten konnte eine plantigrade Fußstellung mit weitgehender Korrektur der Fehlstellung erreicht werden (**c**)

äußerer. Ein Gewindestab ermöglicht das Drehen des äußeren Ringes gegenüber dem inneren. Der äußere Ring ist mit dem Halbring am Vorfuß verbunden, der innere Ring mit dem Halbring am Rückfuß. Durch Drehen am äußeren Ring kommt eine Korrektur der Vorfußadduktion in eine Rotationsbewegung zustande (Abb. 3.362).

Mit dem Ringfixateur können Fußdeformitäten sehr effizient korrigiert werden (Abb. 3.361 und 3.362). Auch sehr kontrakte Fehlstellungen können mit viel Geduld in eine normale Position gebracht werden. Die Prozedur ist aber oft schmerzhaft und komplikationsreich [13, 30]; v. a. Infekte an den Eintrittsstellen der Drähte treten immer wieder auf.

Manchmal reißen Drähte auch aus oder es kommt zur Kontraktur der Zehenflexoren. Die Behandlung dauert in der Regel 2–3 Monate. Man wird belohnt durch eine sehr effiziente und meist auch dauerhafte Korrektur. Rezidive haben wir v. a. bei Fußdeformitäten im Rahmen einer Arthrogrypose gesehen. Bei sehr kontrakten Deformitäten lohnt es sich deshalb, die Weichteilkorrektur mit dem Ringfixateur und einer Osteotomie an der am stärksten verkürzten Stelle zu verbinden. Meist osteotomieren wir am Metatarsale I oder am Os cuneiforme mediale. Mit der Osteotomie des zu kurzen Kalkaneus haben wir keine guten Erfahrungen gemacht. Da die Distraktion nicht senkrecht zur Osteotomie erfolgt, kommt es in diesem spongiösen Knochen sehr schnell zum ossären Durchbau, bevor das Distraktionsziel erreicht ist. Die Kontraktur der Zehenflexoren kann mit Hilfe der Physiotherapie stets behoben werden. Nach der Entfernung des Ringfixateurs muß die Stellung während längerer Zeit mit einem (Kunststoff-)Gehgips konsolidiert werden.

Unser Behandlungskonzept beim Klumpfuß

Primäre Therapie	
Erste 3 Lebenswochen	Manuelle Redression, redressierende Bandagen
4. Lebenswoche bis ca. 4. (bis 6.) Lebensmonat	Manuelle Redression, Retention mit Oberschenkelgipsen (Wechsel zuerst alle 3 Tage, dann wöchentlich, ab 2. Lebensmonat 2wöchentlich)
4. bis 6. Lebensmonat	Wenn Kalkaneus zu hoch, dann offene Achillessehnenverlängerung, hintere Kapsulotomie, Reposition des Talus, evtl. auch des Navikulare 2 Monate postoperativ Oberschenkelgips
6. bis 12. Lebensmonat	evtl. Oberschenkellagerungsschiene
Ab 12. Lebensmonat	In der Regel Therapie abgeschlossen; bei starker Vorfußadduktion evtl. Dreilappeneinlage oder Innenschuh
Sekundäre Therapie (bei „rebellischem" Klumpfuß bzw. Rezidiv)	
Adduktion (und Supination) des Vorfußes	Kombinierte zuklappende Osteotomie des Os cuboideum und aufklappende Osteotomie des Os cuneiforme mediale (ab 6./7. Lebensjahr)
Spitzfuß (und Adduktion und Supination des Vorfußes, evtl. auch Beinverkürzung)	Korrektur mit dem Ilisarow-Apparat
Innentorsion des Unterschenkels (**Achtung: extrem selten!**)	Supramalleoläre Tibiadetorsionsosteotomie

Literatur

1. Bensahel H, Catterall A, Dimeglio A (1990) Practical applications in idiopathic clubfoot: A retrospective multicentric study in EPOS. J Pediatr Orthop 10: 186–8
2. Bensahel H, Guillaume A, Czukonyi Z, Desgrippes Y (1990) Results of physical therapy for idiopathic clubfoot: A long-term follow-up-study. J Pediatr Orthop 10: 189–92
3. Browne D (1955) Congenital deformities of mechanical origin. Arch Dis Child 30: 37–45
4. Clavert JM (1990) Pathogenese, Embryologie des Klumpfußes. Mitteilungsbl Dtsch Ges Orthop Traumatol 20: 15
5. Cooper DM, Dietz FR (1995) Treatment of idiopathic clubfoot. J Bone Joint Surg (Am) 77: 1477–89
6. Crawford AH, Marxen JL, Osterfeld DL (1982) The Cincinnati incision: A comprehensive approach for surgical procedures of the foot and ankle in childhood. J Bone Joint Surg (Am) 64: 1355–8
7. Dimeglio A, Bensahel H, Souchet P, Mazeau P, Bonnet F (1995) Classification of clubfoot. J Pediatriatr Orthop 4: 129–36
8. Dwyer FC (1959) Osteotomy of the calcaneum for pes cavus. J Bone Joint Surg (Br) 41: 80–6
9. Dwyer FC (1963) The treatment of relapsed club foot by insertion of a wedge into the calcaneum. J Bone Joint Surg (Br) 45: 67–75
10. Fukuhara K, Schollmeier G, Uhthoff HK (1994) The pathogenesis of club foot. A histomorphometric and immunohistochemical study of fetuses. J Bone Joint Surg (Br) 76: 450–7
11. Green NE, Griffin PP, Shiavi R (1983) Split posterior tibialtendon transfer in spastic cerebral palsy. J Bone Joint Surg (Am) 65: 748–54
12. Greider TD, Siff SJ, Gerson P, Donovan MM (1982) Arteriography in club foot. J Bone Joint Surg (Am) 64: 837–40
13. Grill F (1989) Correction of complicated extremity deformities by external fixation. Clin Orthop 241: 166–76
14. Grill F (1990) Manuelle Redression, Gips beim Klumpfuß. Mitteilungsbl Dtsch Ges Orthop Traumatol 20: 28
15. Guidera KJ, Raney E, Ogden JA, Highhouse M, Habal M (1991) Caudal regression: A review of seven cases, including the Mermaid syndrome. J Pediatr Orthop 11: 743–7
16. Harrold AJ, Walker CJ (1983) Treatment and prognosis in congenital club foot. J Bone Joint Surg (Br) 65: 8–11
17. Hjelmstedt A, SahlstedtB (1990) Role of talocalcaneal osteotomy in clubfoot surgery: Results in 31 surgically treated feet. J Pediatr Orthop 10: 193–7
18. Howard CB, Benson MDK (1992) The ossific nuclei and the cartilage anlage of the talus and calcaneum. J Bone Joint Surg (Br) 74: 620–3
19. Hudson I, Catterall A (1994) Posterolateral release for resistant club foot. J Bone Joint Surg (Br) 76: 281–4
20. Ilizarov GA, Deviatov AA (1969) Operativnoe udlinenie goleni s odnovremennym ustraneniem deformatsii (Chirurgische Unterschenkelverlängerung mit gleichzeitiger Korrektur von Deformitäten). Ortop Travmatol Protez 30: 32–7
21. Irani RN, Sherman MS (1963) The pathological anatomy of idiopathic clubfoot. J Bone Jt Surg (Am) 45: 45–57
22. Isaacs H, Handelsman JE, Badenhorst M, Pickering A (1977) The muscles in club foot–a histological histochemical and electron microscopic study. J Bone Joint Surg (Br) 59: 465–72
23. Kawashima T, Uhthoff HK (1990) Development of the foot in prenatal life in relation to idiopathic club foot. J Pediatr Orthop 10: 232–237
24. Kitziger K, Wilkins K (1991) Absent posterior tibial artery in an infant with talipes varus. J Pediatr Orthop 11: 777–8
25. Kling TF Jr, Kaufer H, Hensinger RN (1985) Split posterior tibial-tendon transfers in children with cerebral spastic paralysis and equinovarus deformity. J Bone Joint Surg (Am) 67: 186–94
26. Krishna M, Evans R, Sprigg A, Taylor JF, Theis JC (1991) Tibial torsion measured by ultrasound in children with talipes equinovarus. J Bone Joint Surg (Br) 73: 207–10
27. Lutter LD (1990) Larsen Syndrome: Clinical features and treatment. A report of two cases. J Pediatr Orthop 10: 270–4

28. Metaizou JP, Metz (1990) Continous passive motion beim Klumpfuß. Mitteilungsbl Dtsch Ges Orthop Traumatol 20: 38
29. Moulin P, Hefti F (1986) Langzeitergebnisse der Klumpfußbehandlung. Orthopäde 15: 184–90
30. Paley D (1993) The correction of complex foot deformities using Ilisarow's distraction osteotomies. Clin Orthop 293: 97–111
31. Ponseti IV (1992) Treatment of congenital club foot. Current concepts review. J Bone Joint Surg (Am) 74 448
32. Rasool MN, Govender S, Naidoo KS, Moodley M (1992) Foot deformities and occult spinal abnormalities in children: A review of 16 cases. J Pediatr Orthop 12: 94–9
33. Ryoeppi S, Sairanen H (1983) Neonatal operative treatment of club foot. J Bone Joint Surg (Br) 65: 320–25
34. Schäfer D, Hefti F (1995) Mid-term results of combined opening wedge medial cuneiform and closing wedge cuboid osteotomy for the treatment of residual clubfoot. J Bone Joint Surg (Br) 77 [Suppl. II]: 205
35. Scott WA, Hosking SW, Catterall A (1984) Club foot. J Bone Joint Surg (Br) 66: 71–6
36. Settle GW (1963) The anatomy of congenital talipes equinovarus. Sixteen dissected specimens. J Bone Jt Surg (Am) 45: 1341–50
37. Tachdijan MO (1990) Pediatric Orthopaedics. Saunders, Philadelphia, pp 2428–557
38. Tgetgel JD, Hefti F, Brunner R (1996) Correction of joint deformities with the Ilizarov apparatus. European Pediatric Orthopaedic Society, 16th meeting, papers and abstracts 42
39. Tibrewal SB, Benson MKD, Howard C, Fuller DJ (1992) The Oxford clubfoot programme. J Bone Joint Surg (Br) 74: 528
40. Valentin B (1961) Geschichte der Orthopaedie. Thieme, Stuttgart, S 6
41. Velasco Polo de G, Lechtman CP (1970) Surgical treatment of congenital talipes equinovarus adductus. Clin Orthop 70: 87–92
42. Victoria-Diaz A, Victoria-Diaz J (1984) Pathogenesis of idiopathic clubfoot. Clin Orthop 185: 14–24
43. White JW (1929) The importance of the tibialis in the production and recurrence of clubfoot. South Med J 22: 675–82
44. Wynne-Davies R (1972) Genetic and environmental factors in the etiology of talipes equinovarus. Clin Orthop 84: 9–13

3.4.4
Kongenitaler Plattfuß (Talus verticalis)

Definition

Seltene angeborene Fehlbildung des Fußes mit vertikal stehendem Talus und Luxation im talokalkaneonavikularen Gelenk nach dorsal und lateral (die erworbenen Formen des Plattfußes werden in Kap. 3.4.7 besprochen).
Synonyme: Kongenitaler Talus verticalis, kongenitaler rigider Plattfuß, angeborener Tintenlöscherfuß, Platypodie
Englisch: Congenital flatfoot, congenital convex pes valgus, congenital vertical talus, congenital rocker-bottom flatfoot

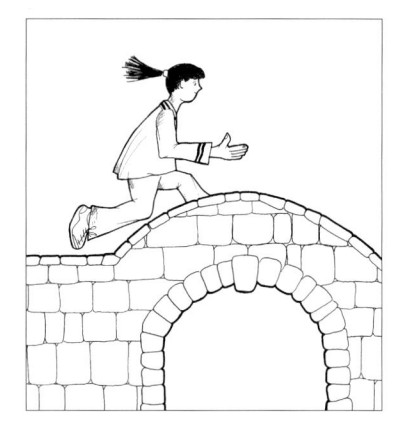

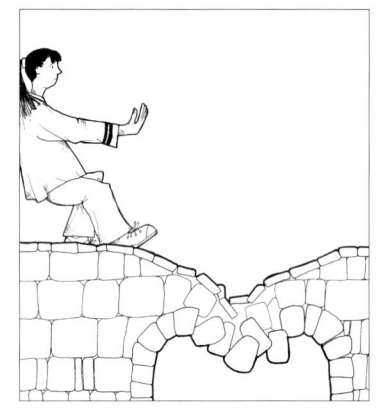

Historisches

Im Gegensatz zum Klumpfuß, der als klinische Diagnose schon im Altertum bekannt war, wurde das Wesen des kongenitalen Plattfußes erst nach der Erfindung des Röntgenbildes erkannt. Die erste Beschreibung erfolgte durch Henken 1914 [11].

Vorkommen

Epidemiologische Studien sind uns nicht bekannt. Es handelt sich um eine eher seltene Deformität. Die meisten Autoren, die über die Behandlung von Plattfüßen berichten, haben ein Kollektiv von 5–35 Patienten [3–5, 14, 18, 23]. An unserer Klinik behandeln wir jährlich etwa 1 Fall mit Talus verticalis (im Vergleich zu ca. 15 Fällen mit Klumpfüßen). In einer Literaturübersicht wurden 273 publizierte Fälle zusammengestellt [12]. Beide Geschlechter waren gleich häufig betroffen. Bei ungefähr der Hälfte der Patienten bestanden gleichzeitig andere Anomalien.

Assoziierte Anomalien

Der kongenitale Talus verticalis kommt allein oder im Zusammenhang mit neurologischen Störungen (v. a. Myelomeningozele) oder anderen Systemerkrankungen vor. Nur ca. 50 % der Fälle treten isoliert auf, bei den anderen werden zusätzliche Anomalien gefunden [12]. Der angeborene Talus verticalis bei der Myelomeningozele, der in ca. 10 % der Fälle beobachtet wird und schon bei der Geburt vorhanden ist [19], darf nicht mit dem sekundären neurogenen Knick-Platt-Fuß verwechselt werden, der bei der Myelomeningozele sehr häufig vorkommt und eine Folge der fehlenden Muskelfunktion ist [1, 6] (s. Abschn. 3.4.10 und Kap. 4.7.4). Der angeborene Plattfuß wurde auch im Zusammenhang mit der Arthrogrypose, der Neurofibromatose, der Trisomie 18 [22], dem Prader-Willi-Syndrom [9], dem Barsy-Syndrom [20] und dem Prune-Belly-Syndrom [7] beobachtet.

Klassifikation

Aufgrund von Beobachtungen bei 69 Fällen von kongenitalem Talus verticalis schlug Hamanishi [10] folgende Klassifikation vor:

- Typ 1: Talus verticalis, mit spinalen Anomalien assoziiert,
- Typ 2: Talus verticalis, mit neuromuskulären Erkrankungen assoziiert,
- Typ 3: Talus verticalis, mit Mißbildungssyndromen assoziiert,
- Typ 4: Talus verticalis, mit Chromosomenanomalien assoziiert,
- Typ 5: idiopathischer Talus verticalis
  - 5a: durch intrauterine Störung entstanden,
  - 5b: mit digitotalarer Dysmorphie,
  - 5c: mit Talus verticalis in der nahen Verwandtschaft,
  - 5d: mit keiner anderen skelettalen Anomalie oder genetischen Komponente assoziiert.

Ätiologie

Die Häufigkeit unterschiedlichster assoziierter Anomalien unterstreicht, daß es sich beim Talus verticalis ätiologisch um eine sehr heterogene Erkrankung handelt. Beim isolierten Talus verticalis scheint eine Störung während der Schwangerschaft vorzuliegen [2].

Bis zur 7. Schwangerschaftswoche ist der Fuß stark dorsalextendiert und wird dann im Laufe der nächsten Wochen allmählich plantarflektiert. In dieser Phase muß der Schaden entstehen, möglicherweise durch gleichzeitige Verkürzung sowohl des M. triceps surae als auch der Fußextensoren. Eine hereditäre Komponente wurde sowohl bei mit anderen anomalienassoziierten als auch bei isolierten Fällen beobachtet [21].

Pathologische Anatomie

Die pathologisch-anatomischen Veränderungen wurden anhand von mehreren früh verstorbenen mehrfach mißgebildeten Kindern untersucht [2, 6]. Das wesentliche Element ist die Luxation des Os naviculare nach kranial. Es artikuliert nicht mit der ventralen Gelenkfläche des Talus, sondern liegt dem Talushals dorsal auf (Abb. 3.363). Der Talus ist dabei medial des Kalkaneus nach kaudal gekippt und steht vertikal. Gleichzeitig ist der Kalkaneus nach posterolateral gedreht. Das Sustentaculum tali ist hypoplastisch, so daß der Talus daran vorbeirutschen kann. Alle Ligamente und Sehnen auf der Medialseite des Rückfußes sind massiv verlängert und bilden eine Luxationstasche, in der sich der Talus aufhält. Die Muskeln des M. tricpcs surae und der Fußextensoren sind verkürzt und kontrakt.

Diagnostik

Die Diagnose eines kongenitalen Plattfußes kann meist schon aufgrund der *klinischen Untersuchung* bei der Geburt gestellt werden. Die Fußsohle des Kindes ist konvex, statt des medialen Fußgewölbes palpiert man den prominenten Talus. Der Vorfuß ist abduziert und dorsal extendiert. Die Ferse steht hoch und die Wadenmuskulatur ist verkürzt, es besteht ein Spitzfuß, der allerdings durch eine Dorsalextension des Vorfußes maskiert sein kann. Gelegentlich kann auch das nach kranial luxierte Os naviculare palpiert werden. Beim echten Talus verticalis ist der Fuß kontrakt und kann nicht in die Nor-

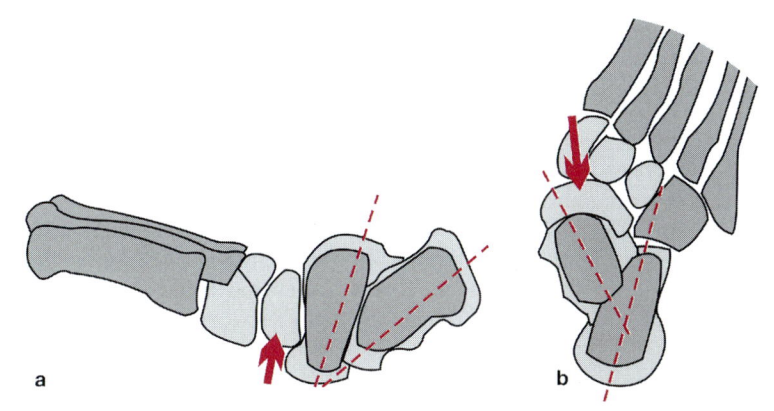

Abb. 3.363 a, b. *Knochen des Fußes bei Talus verticalis:* **a** In der seitlichen Ansicht steht der Talus beinahe vertikal, der Kalkaneus steigt nicht von dorsal nach ventral an, sondern ab. Das beim Neugeborenen noch knorpelige Os naviculare ist nach kranial (sub-)luxiert. **b** Von *oben* gesehen ist der Winkel zwischen Talus und Kalkaneus vergrößert

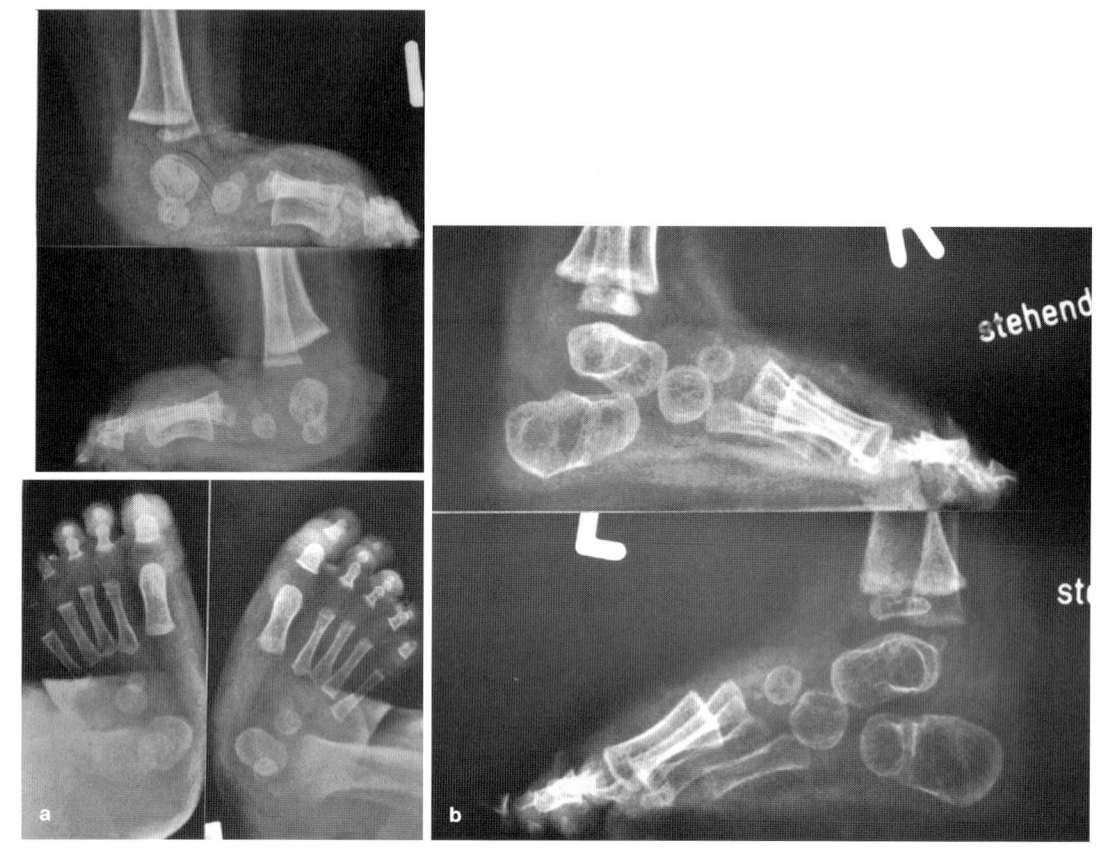

Abb. 3.364 a, b. Beidseitiger *Talus verticalis* bei einem Jungen. **a** Röntgenbilder im Alter von 4 Monaten. Auf den Seitenbildern ist der vertikale Talus zu beobachten, die Achse des dysplastischen Kalkaneus ist nicht beurteilbar. Auf den d.-p.-Bildern sieht man, daß der Talus stark nach medial abweicht.

b Seitenbilder des Fußes 1 Jahr nach offener Reposition des Os naviculare und des Talus, Achillessehnenverlängerung und Verschluß der Luxationstasche. Der Fuß weist nun weitgehend normale Verhältnisse auf

malstellung redressiert werden. Auf dem Röntgenbild beobachtet man auf dem Seitenbild einen fast vertikal stehenden Talus, dessen Kopf auch tiefer stehen kann als der Kalkaneus. Letzterer steht horizontal, es fehlt der normale Anstieg von dorsal-kaudal nach ventral-kranial. Manchmal ist der Kalkaneus sogar von dorsal-kranial nach ventral-kaudal gekippt. Der Winkel zwischen Fersenbein und Talus ist vergrößert, in der Regel gegen 90°. Ist der Kalkaneus jedoch nach unten gekippt, so kann dieser Winkel auch kleiner sein. Auch auf dem d.-p.-Bild mißt man einen übernormal großen talokalkanearen Winkel (Abb. 3.364). Andere bildgebende Verfahren sind zur Erhärtung der Diagnose nicht notwendig. Mit der Ultraschalluntersuchung kann evtl. die Luxation des Os naviculare visualisiert werden [17].

Differentialdiagnose

Die Abgrenzung zum *flexiblen Plattfuß* (s. Abschn. 3.4.7) ist nicht immer einfach, da dieser ebenfalls schon bei der Geburt vorhanden sein kann. Allerdings ist er bei weitem nicht so kontrakt wie der kongenitale Plattfuß, das Os naviculare ist nicht luxiert, und bei der Geburt ist auch der M. triceps surae noch nicht verkürzt. Der flexible Plattfuß fällt in der Regel erst nach Gehbeginn auf, wenn (meist auf dem Boden einer extremen Bandlaxität) kein mediales Fußgewölbe entsteht.

Therapie

Beim Talus verticalis handelt es sich um eine schwere Anomalie des Fußes. Alle Autoren neuerer Untersuchungen sind sich heute darüber einig, daß eine rein konservative Behandlung nicht zum Erfolg führen kann [3–5, 13–15, 18]. Uneinigkeit herrscht aber darüber, ob die operative Korrektur einzeitig [5, 18] oder in 2 Schritten [4, 23] vorgenommen werden soll. An unserer Klinik versuchen wir, die komplette Deformität möglichst in einem Schritt zu einem möglichst frühen Zeitpunkt zu korrigieren. Die Operation sollte vorzugsweise in den ersten 3 Lebensjahren vorgenommen werden. Der Eingriff besteht in einer hinteren Kapsulotomie des oberen und unteren Sprunggelenks, der Achillessehnenverlängerung (bei diesem Teil der Operation wird ähnlich wie beim Klumpfuß vorgegangen) sowie der offenen Reposition des Os naviculare, dem Verschluß der medialen Luxationstasche und der Transfixation des Talonavikulargelenks. Postoperativ wird ein Unterschenkelgips mit guter Modellierung des medialen Fußgewölbes angelegt.

> **!** Die Nachbehandlung ist bei dieser Operation besonders wichtig. Der Talus hat die starke Tendenz, wieder in sein alte Stellung zu gleiten. Er muß deshalb einige Jahre lang daran gehindert werden, bis die Situation so konsolidiert ist, daß die Gefahr des Rezidivs nicht mehr gegeben ist.

Wir behandeln deshalb nach der Operation mindestens 6 Monate lang mit Unterschenkelgipsen, anschließend folgt für 2 Jahre lang eine konsequente Stützung mit Unterschenkelorthesen, die auch nachts getragen werden müssen. Seit dieser konsequenten Nachbehandlung, haben wir nur noch einmal ein Rezidiv erleben müssen (wobei in diesem Fall die Compliance der Eltern nicht optimal war). Einige Autoren unterstützen die Reposition mit einer extraartikulären talokalkanearen Arthrodese nach Grice [14]. Wir halten diese Maßnahme für primär nicht notwendig, sie kann allenfalls später beim Rezidiv angewendet werden (diese Operation wird in Abschn. 3.4.7 beschrieben). Mit der aufklappenden Osteotomie [16] des Os calcaneum beim Talus verticalis haben wir keine Erfahrung. Andere Autoren empfehlen gleichzeitig mit der Reposition den Transfer der Tibialis-anterior-Sehne an den Talushals [3]; wieder andere schlagen die Versetzung der Peronaeus-longus-Sehne dorsal an den Talushals vor [13]. Beide Operationen haben wir bisher selber nicht ausgeführt.

Literatur

1. Burkus JK, Moore DW, Raycroft JF (1983) Valgus deformity of the ankle in myelodysplastic patients. Correction by stapling of the medial part of the distal tibial physis. J Bone Joint Surg (Am) 65: 1157–62
2. Campos da Paz AC Jr, de Souza V, de Souza DC (1978) Congenital convex pes valgus. Orthop Clin North Am 9: 207–18
3. De Rosa GP, Ahlfeld SK (1984) Congenital vertical talus: the Riley experience. Foot Ankle 5: 118–24
4. Diepstraten AFM, Lacroix H (1992) Operative treatment of the congenital vertical talus. European Pediatric Orthopaedic Society, 11th meeting, papers and abstracts 25
5. Dodge LD, Ashley RK, Gilbert RJ (1987) Treatment of the congenital vertical talus: a retrospective review of 36 feet with long-term follow-up. Foot Ankle 7: 326–32
6. Drennan JC, Sharrard WJ (1971) The pathological anatomy of convex pes valgus. J Bone Joint Surg (Br) 53: 455–61
7. Green NE, Lowery ER, Thomas R (1993) Orthopaedic aspects of prune belly syndrome. J Pediatr Orthop 13: 496–500
8. Greenberg AJ (1981) Congenital vertical talus and congenital calcaneovalgus deformity: a comparison. J Foot Surg 20: 189–93
9. Gurd AR, Thompson TR (1981) Scoliosis in Prader-Willi-Syndrome. J Pediatr Orthop 1: 317–320
10. Hamanishi C (1984) Congenital vertical talus: classification with 69 cases and new measurement system. J Pediatr Orthop 4: 318–26
11. Henken R (1914) Contribution à l'étude des formes osseuses du pied valgus congénital. Thèse, Lyon
12. Jacobsen ST, Crawford AH (1983) Congenital vertical talus. J Pediatr Orthop 3: 306–10
13. Masterson E, Borton D, Stephens MM (1993) Peroneus longus tendon sling in revision surgery for congenital vertical talus: a new surgical technique. Foot Ankle 14: 186–8
14. Napiontek M (1995) Congenital vertical talus: A retrospective and critical review of 32 feet operated on by peritalar reduction. J Pediatr Orthop 4: 179–87
15. Oppenheim W, Smith C, Christie W (1985) Congenital vertical talus. Foot Ankle 5: 198–204
16. Phillips GE (1983) A review of elongation of os calcis for flat feet. J Bone Joint Surg (Br) 65: 15–18
17. Schlesinger AE, Deeney VF, Caskey PF (1989) Sonography of the nonossified tarsal navicular cartilage in an infant with congenital vertical talus. Pediatr Radiol 20: 134–5
18. Seimon LP (1987) Surgical correction of congenital vertical talus under the age of 2 years. J Pediatr Orthop 7: 405–11
19. Sharrard WJ, Grosfield I (1968) The management of deformity and paralysis of the foot in myelomeningocele. J Bone Joint Surg (Br) 50: 456–65
20. Stanton RP, Rao N, Scott CI (1994) Orthopaedic manifestations in de Barsy syndrome. J Pediatr Orthop 14: 60–62
21. Stern HJ, Clark RD, Stroberg AJ, Shohat M (1989) Autosomal dominant transmission of isolated congenital vertical talus. Clin Genet 36: 427–30
22. Tachdijan MO (1990) Pediatric Orthopaedics. Saunders, Philadelphia, pp 2557–2578
23. Walker AP, Ghali NN, Silk FF (1985) Congenital vertical talus. The results of staged operative reduction. J Bone Joint Surg (Br) 67:117–21

3.4.5
Andere angeborene Anomalien am Fuß[1]

3.4.5.1
Akzessorische Knochenkerne, Talus partitus

> **Definition**
>
> Verknöcherungsanomalien am Fußskelett mit Auftreten von überzähligen (akzessorischen) Knochen, meist an Sehnenansätzen. Es handelt sich dabei um Normvarianten.

---

[1] Der kongenitale Klumpfuß und der Talus verticalis, die auch zu den angeborenen Anomalien der Fußes gehören, wurden bereits in Abschn. 3.4.3 und Abschn. 3.4.4 besprochen.

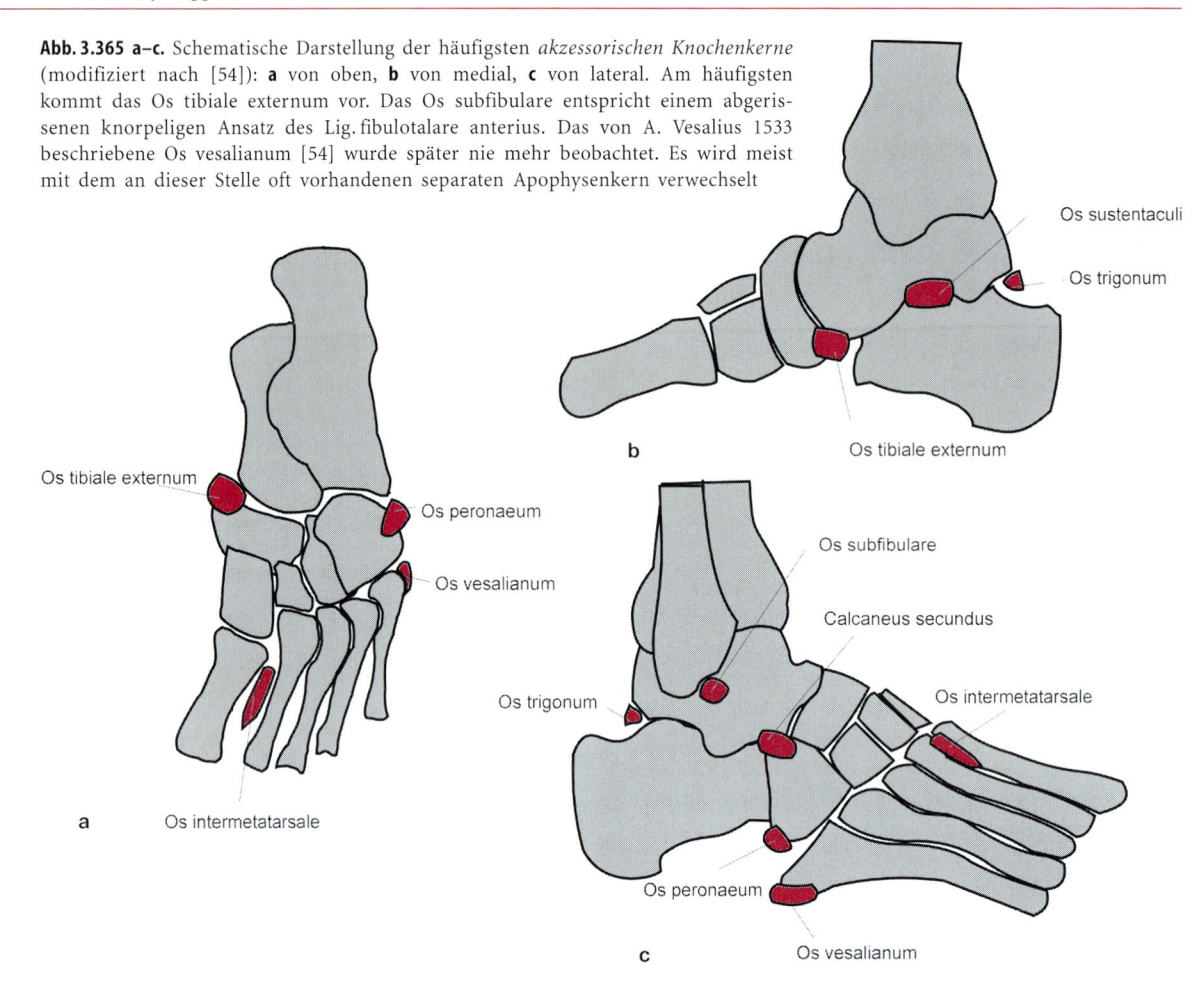

Abb. 3.365 a–c. Schematische Darstellung der häufigsten *akzessorischen Knochenkerne* (modifiziert nach [54]): **a** von oben, **b** von medial, **c** von lateral. Am häufigsten kommt das Os tibiale externum vor. Das Os subfibulare entspricht einem abgerissenen knorpeligen Ansatz des Lig. fibulotalare anterius. Das von A. Vesalius 1533 beschriebene Os vesalianum [54] wurde später nie mehr beobachtet. Es wird meist mit dem an dieser Stelle oft vorhandenen separaten Apophysenkern verwechselt

Nomenklatur, Vorkommen

In Abb. 3.365 ist die Lage, die Bezeichnung und die Häufigkeit der verschiedenen überzähligen Fußwurzelknochen dargestellt [54]. Akzessorische Knochenkerne kommen oft vor, ca. 15 % der Bevölkerung weisen derartige Varianten auf. Am häufigsten ist das Os trigonum, das Os peronaeum und das Os tibiale externum. Klinische Bedeutung weisen nur das Os tibiale externum und das Os subfibulare auf. Beim Os subfibulare handelt es sich meist nicht um einen spontan entstandenen akzessorischen Knochenkern, sondern um einen Zustand nach traumatischem knorpeligem Ausriß des Lig. fibulotalare anterius und späterer Verknöcherung des Sehnenansatzes.

Klinik, Diagnostik

Akzessorische Knochenkerne am Fuß werden meist als Zufallsbefunde auf konventionellen a.-p.- und seitlichen Röntgenbildern des Fußes gefunden. Da sie meist keine klinische Bedeutung haben, ist eine weitere Diagnostik nicht notwendig. Ihre Kenntnis

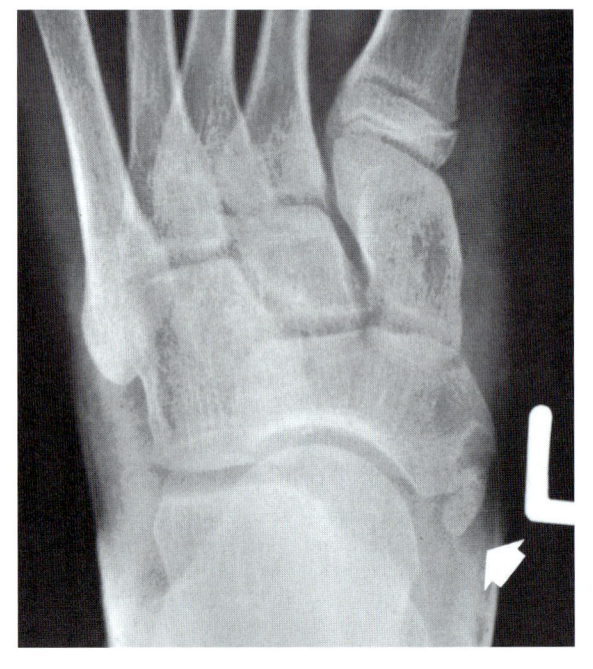

Abb. 3.366. Röntgenbild des linken Fußes bei einem 12jährigen Mädchen mit *Os tibiale externum*

Abb. 3.367. Röntgenbilder des linken oberen Sprunggelenks a.-p. und seitlich bei einem 15jährigen Jungen. Beim *Os subfibulare* handelt es sich nicht um einen akzessorischen Knochenkern, sondern um einen traumatischen Abriß des knorpeligen Ansatzes des Lig. fibulotalare anterius, der später verknöchert ist

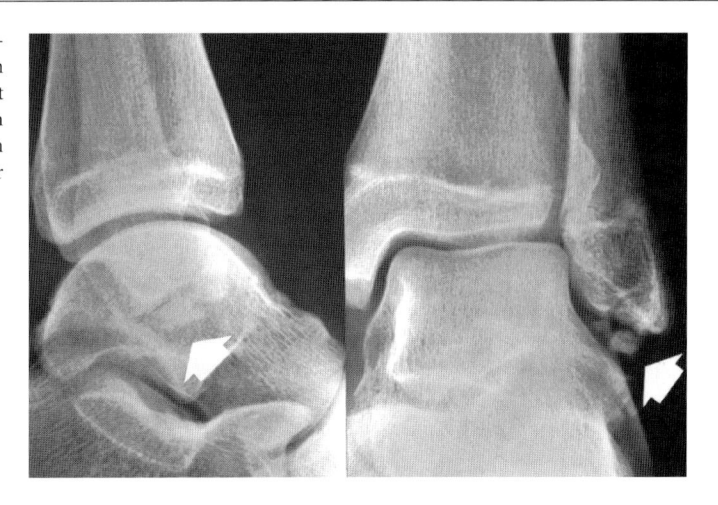

ist aber wichtig, damit die Harmlosigkeit des Befundes richtig beurteilt wird. Eine Ausnahme können das Os tibiale externum (Abb. 3.366) sowie das Os subfibulare bilden. Das Os tibiale externum kann, insbesondere im Zusammenhang mit einem flexiblen Plattfuß, Anlaß für Beschwerden sein. Der medial oft stark vorstehende Knochen kann in harten Schuhen reiben, was Rötung und Schwellung verursachen kann. Die Schmerzen sind dann jeweils stark vom getragenen Schuhwerk abhängig. Gelegentlich treten die Symptome an dieser Stelle auch auf, ohne daß ein Os tibiale externum vorhanden ist. Statt dessen ist das Os naviculare medial stark prominent, es handelt sich dann um ein „Os naviculare cornutum". Bei einem vorstehenden Knochen im Bereich des Os naviculare werden 3 Typen unterschieden [47]: Beim Typ I besteht ein Knochenkern in der Sehne des M. tibialis posterior. Beim Typ II bildet das Os tibiale externum eine Synchondrose mit dem Os naviculare, und beim Typ III ist kein separater Knochenkern vorhanden, sondern es handelt sich um das oben erwähnte Os naviculare cornutum. Möglicherweise geht Typ II mit der Zeit in Typ III über. Auch das Os subfibulare kann gelegentlich Schmerzen verursachen. Es ist am distalen Ende der Fibula, etwas ventral des Malleolus lateralis, lokalisiert. Wie bereits erwähnt, handelt es sich dabei meist um einen traumatisch entstandenen abgesprengten Knochenkern. Dieser kann insbesondere in Zusammenhang mit einem gelockerten lateralen Bandapparat und einer chronischen Instabilität Anlaß zu Beschwerden geben. Meist besteht aber auch eine

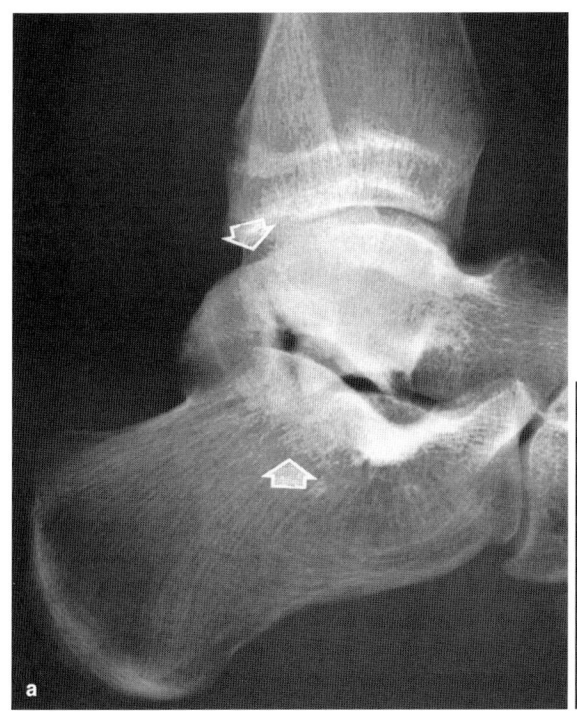

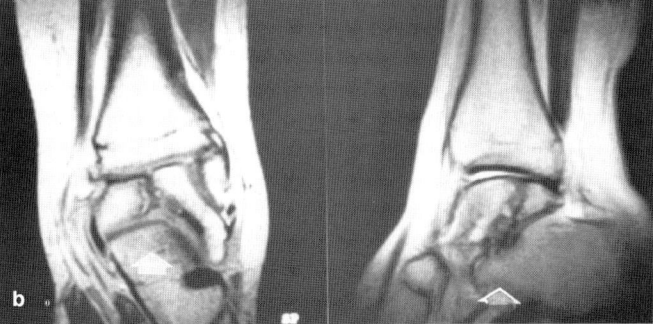

Abb. 3.368 a, b. *Talus partitus* bei einem 14jährigen Mädchen. **a** Seitliches Röntgenbild, **b** MRT in frontaler und sagittaler Schichtung

lokale Druckdolenz (Abb. 3.367). Sehr selten kann das Os trigonum Beschwerden hervorrufen [31]. Meist handelt es sich um einen Zustand nach Traumatisierung dieser an sich recht häufigen akzessorischen Knochenkerne. Gelegentlich ist auch eine Entfernung des Os trigonum notwendig [31].

Neben akzessorischen Knochenkernen gibt es auch *kongenitale Spaltbildungen*, die aber ausgesprochene Raritäten sind. Einzelfälle im Talus [5, 46] sowie am Kalkaneus [52] sind beobachtet worden. Die Abb. 3.368 zeigt einen Talus partitus, der Anlaß zu Beschwerden gab. Diese sind möglicherweise auf eine Lockerung der Verbindung der beiden Knochenteile zurückzuführen.

Therapie

Da akzessorische Knochenkerne nur selten Beschwerden verursachen, muß auch nur in wenigen Fällen eine Therapie durchgeführt werden. Am häufigsten kommt dies beim Os tibiale externum in Frage. Bei Schmerzen medial über dem Os naviculare bringt eine Einlagenbehandlung meist keine wesentliche Besserung. In diesem Fall hilft nur die operative Entfernung des Os tibiale externum bzw. die Abmeißelung des Os naviculare cornutum. Bei der Entfernung des akzessorischen Knochens bleibt der Ansatz der Sehne des M. tibialis posterior erhalten. Es wird dadurch fast immer eine vollständige Beschwerdefreiheit erreicht [3, 35]. Eine Verlagerung der Sehne des M. tibialis posterior, die ebenfalls empfohlen wird [35], ist nicht notwendig und erbringt auch keine weitere Verbesserung der Resultate.

3.4.5.2
Tarsale Koalition

Definition

Knöcherne oder bindegewebige Brücke zwischen 2 Knochen des Rück- und/oder Mittelfußes.

Historisches

Cruveilhier [14] beschrieb im Jahre 1829 als erster eine kalkaneonavikulare Koalition.

Vorkommen

In einer epidemiologischen Studie mit 2 000 Rekruten wurden in 21 Fällen tarsale Koalitionen beobachtet [53]. Hieraus errechnet sich ein Vorkommen von ca. 1 %. Es handelt sich somit um eine relativ häufige Anomalie, die auch meist klinische Konsequenzen hat.

Klassifikation

Die tarsale Koalition läßt sich wie folgt einteilen:

1. *Isolierte Koalition:*
   – Kalkaneonavikulare Koalition (53 % [49])
   – Talokalkaneare Koalition (37 % [49])
   – Talonavikulare Koalition
   – Kalkaneokuboidale Koalition
   – Navikulokuneiforme Koalition
2. *Multiple Formen, Teil eines komplexen Syndroms:*
   – Apert-Syndrom (s. Kap. 3.4.5.12, 4.6.6.1)
   – Karpale Koalition (s. Kap. 3.5.3)
   – Symphalangie (s. Kap. 3.4.5.4)
   – Längsmißbildungen (s. Kap. 3.2.7.2, 3.3.6.1, 3.4.5.11)
   – Kugeltalus (s. Kap. 3.4.5.6)
   – Fibuläre Hemimelie (s. Kap. 3.3.6.1)
   – Proximaler Femurdefekt (s. Kap. 3.2.7.2)

Die *Einteilung* der tarsalen Koalition kann auch nach der *Art der Verbindung* erfolgen [33]:

Typ	Art der Verbindung
I	Knöchern
II	Knorpelig
III	Fibrös

Ätiologie

Die Ätiologie ist nicht genau bekannt. Es scheint sich um eine Störung der Differenzierung und Segmentierung des primitiven Mesenchyms zu handeln, worauf sich kein richtiges Gelenk ausbildet. Auch bei Feten wurde die Koalition zwischen tarsalen Knochen gesehen [24]. Ebenso wurden im Zusammenhang mit Klumpfüßen [48], fibulärer Hemimelie oder proximalem Femurdefekt [21] gehäuft tarsale Koalitionen beobachtet. Bei 26 Kindern mit fibulärem Längsdefekt, bei denen der Fuß amputiert werden mußte, zeigte sich bei der Sektion des Fußes, daß bei 14 Kindern (54 %) eine talokalkaneare Koalition vorhanden war [21]. Diese war aber nur bei 4 Kindern auf dem Röntgenbild sichtbar. Einzelne Autoren berichten aber auch über familiäres Vorkommen der tarsalen Koalition [34].

Klinik, Diagnostik

Nicht alle Patienten mit tarsalen Koalitionen sind symptomatisch, insbesondere in der frühen Kindheit treten meist keine Schmerzen auf. Aber auch Erwachsene mit fehlender Beweglichkeit in einem

Abb. 3.369 a, b. *Coalitio talocalcanearis* bei einem 10jährigen Jungen: **a** a.-p.- und seitliches Röntgenbild. **b** Computertomogramme des Rückfußes beidseits. *Oben* präoperativer Zustand. Man beachte die breite knöcherne Brücke zwischen Talus und Kalkaneus. *Unten* 1 Jahr nach Resektion der Brücke und Fettinterposition. Es ist nicht zu einer erneuten Brückenbildung gekommen

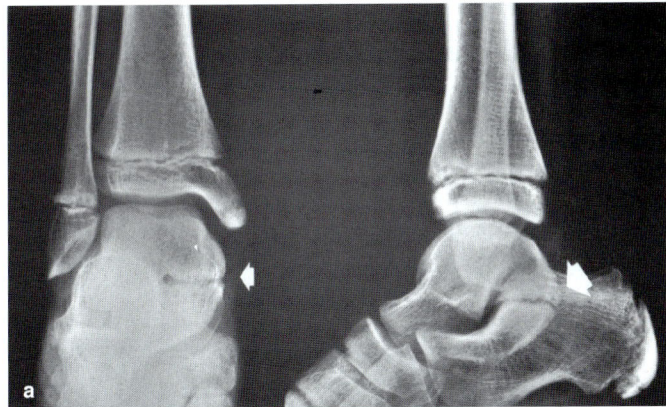

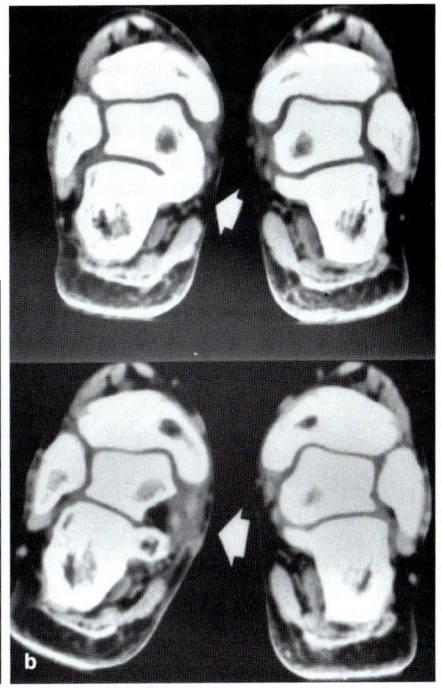

Fußgelenk können beschwerdefrei bleiben, so daß dann die Entdeckung der Koalition eine Zufallsdiagnose ist [34]. Das erstmalige Auftreten der Beschwerden ist charakteristisch für die Lokalisation der Koalition und hängt mit dem Zeitpunkt der Verknöcherung zusammen. Talonavikulare Koalitionen können schon im Alter von 2 Jahren symptomatisch werden, kalkaneonavikulare Koalitionen erscheinen in der Regel in einem Alter von 8 bis 12 Jahren, während talokalkaneare Koalitionen meist erst während der Adoleszenz Beschwerden verursachen [13]. Die Art der Symptome hängt ebenfalls von der Lokalisation der Koalition ab. Bei der talonavikularen Koalition besteht meist eine Prominenz an der medialen Seite des Fußes, ohne daß wesentliche Beschwerden vorhanden sind. Insbesondere das Fußlängsgewölbe ist in der Regel erhalten. Bei der kalkaneonavikularen und der talokalkanearen Koalition hingegen ist die Beweglichkeit des unteren Sprunggelenks gestört. Es kommt zur zunehmenden Abweichung in eine rigide Valgusfehlstellung und als Folge davon zu einer Spastizität der Peronäalmuskulatur. Das Ausmaß der Valgusfehlstellung des Kalkaneus kann stark variieren: Sie kann so massiv sein, daß als Folge davon das mediale Fußgewölbe vollständig aufgehoben ist und ein rigider Plattfuß resultiert.

> **!** Bei einem rigiden, massiven Knick-Senk-Fuß oder Knick-Platt-Fuß denke man stets an die Möglichkeit einer tarsalen Koalition.

Häufig sind solche rigiden Knick-Senk-Füße schmerzhaft, insbesondere im Mittelfußbereich. Die Schmerzen sind belastungsabhängig, sie können auch im Bereich der kontrakten Peronäalmuskulatur auftreten. In Einzelfällen wurde bei einer tarsalen Koalition auch eine gegenteilige Deformität, nämlich eine Varusstellung des Rückfußes mit Hohlfußkomponente, beobachtet [50]. Als Folge der tarsalen Koalition und der fehlenden Beweglichkeit im unteren Sprunggelenk kann sich auch ein *Kugeltalus* ausbilden (s. Abschn. 3.4.5.6).

Auf den konventionellen a.-p.- und seitlichen *Röntgenbildern* ist die Koalition nicht immer gut sichtbar. Das untere Sprunggelenk verläuft schräg zur Horizontalebene, so daß sich das Gelenk auf dem Seitenbild nicht gut darstellen kann. Insbesondere wenn die Verbindung fibrös oder rein knorpelig ist, kann man auf dem konventionellen Bild die Koalition nicht sehen. Wesentlich besser stellt sie sich in einer Schrägaufnahme des Rückfußes dar, bei welcher der Röntgenstrahl um 45° zur Horizontalebene gekippt ist. Um eine knöcherne Verbindung klar sehen zu können, sind manchmal Aufnahmen in verschiedenen Schrägstellungen notwendig, da das Überlagern von Knochenstrukturen eine Brückenbildung vortäuschen kann. Hilfreich sind deshalb auch *Computertomogramme*, die bei einem ernsthaften Verdacht auf eine Koalition indiziert sind. In Abb. 3.369 ist der Röntgenbefund bei einer talokalkanearen Koalition dargestellt.

Therapie

Die Therapie der symptomatischen tarsalen Koalition ist operativ. Die Operation besteht immer in einer Resektion der knöchernen, fibrösen oder knorpeligen Brücke. Die Eingriffe unterscheiden sich nur in der Art, wie die Lücke ausgefüllt wird. Üblicherweise wird Fettgewebe interponiert, einzelne Autoren haben aber als Interponat auch Sehnen verwendet [13, 20]. Die Resultate der Resektion der Verbindung sind in der Regel gut, wenn das Gelenk nach der Operation aktiv bewegt wird; Rezidive treten in weniger als 10% der Fälle auf [11, 40].

3.4.5.3 Polydaktylie

Definition

Das Vorhandensein von mehr als 5 Zehen an einem Fuß, wobei die überzählige(n) Zehe(n) unterschiedlich vollständig ausgebildet sein kann (können).

Vorkommen, Ätiologie

Die Polydaktylie ist an den Füßen (wie auch an den Händen) eine verhältnismäßig häufige Fehlbildung. Bei der weißen Bevölkerung beträgt die Inzidenz etwa 30:100 000 [56], bei Mädchen ist sie häufiger als bei Jungen. Es bestehen große Unterschiede zwischen den Rassen. Bei der schwarzen Bevölkerung wurde eine Inzidenz von 30:100 000 errechnet [56], bei der indischen eine solche von 45:100 000 [39]. Die meisten Polydaktylien kommen als isolierte Fehlbildung ein- oder doppelseitig an den Füßen allein oder an Füßen und Händen vor, und sie sind autosomal rezessiv vererbt. Vereinzelt treffen wir Polydaktylien im Rahmen eines Syndroms an, so z. B. beim Ellis-van-Creveld-Syndrom.

Klassifikation

Die *klassische Einteilung* lautet:

- *Präaxial:* Duplikation auf der Seite der Großzehe
- *Zentral oder axial:* Duplikation im Bereich der Zehen II – IV
- *Postaxial:* Duplikation auf der Seite der Zehe V

Die häufigsten Polydaktylien sind postaxial, etwas seltener kommen präaxiale Verdoppelungen vor, während der axiale Typ ausgesprochen selten ist [10].

Einteilung nach Blauth [6]

Syndromklassifikation in 2 Richtungen: *longitudinal und transversal:*

- Die transversale Achse gibt die betroffene Zehe an (I, II, III, IV, V).
- Die longitudinale Achse gibt den Ort der Duplikation an: distale Phalanx, Mittelphalanx, proximale Phalanx, Metatarsale, Tarsus.

Klinik, Diagnostik

Die Diagnose ist schon bei der Geburt immer eindeutig. Überzählige Zehen fallen meist sofort auf, insbesondere wenn sie nicht parallel zu den übrigen Zehen stehen (Abb. 3.370). Solche abstehende Zehen stören beim Anziehen von Schuhwerk, zudem beeinträchtigen sie auch kosmetisch stark, so daß die Indikation zur Entfernung meist schon vor Gehbeginn gestellt wird. Befindet sich die Bifurkation auf Höhe der Metatarsalia, so stehen die Zehen zwar häufig parallel, der Fuß ist aber meist deutlich breiter als normal. Auch dies kann zu Problemen bei der Schuhversorgung führen (Abb. 3.371). Auf der Großzehenseite ist die überzählige Zehe meist stark im Varussinne abgewichen (Abb. 3.372), oft steht bereits das Grundgelenk in einer Varusdeviation, weshalb häufig beide Anteile der duplizierten Großzehe eine Varusachse aufweisen. Polydaktylien sind nicht selten mit *Syndaktylien* kombiniert.

Therapie

Das optimale Alter für die Entfernung der überzähligen Zehen liegt zwischen 9 und 12 Monaten. Meist genügt (insbesondere bei den postaxialen Formen) die einfache Resektion der überzähligen Zehe. Es ist darauf zu achten, daß die Narbe nicht auf den

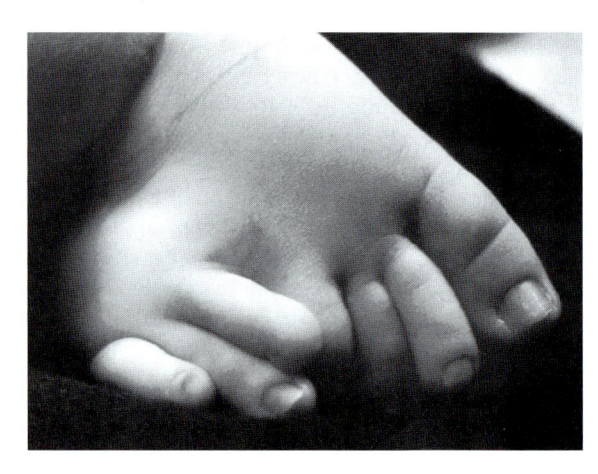

Abb. 3.370. *Polydaktylie* bei einem 1jährigen Kind. Es handelt sich um einen *postaxialen Typ* mit 7 Zehen

Abb. 3.371. *Polydaktylie* mit *Duplikation des Metatarsale I* bei einem 16jährigen Mädchen. Links Zustand präoperativ, *rechts* nach Abmeißelung des medial vorstehenden Teils im Bereich des Metatarsalköpfchens I

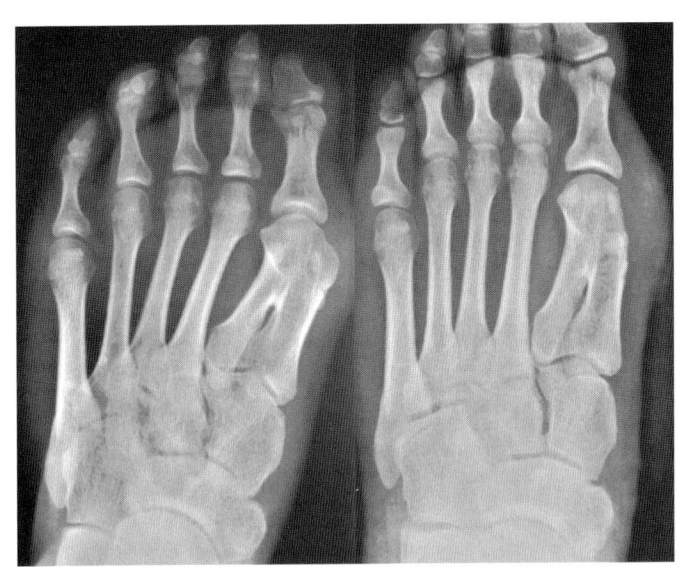

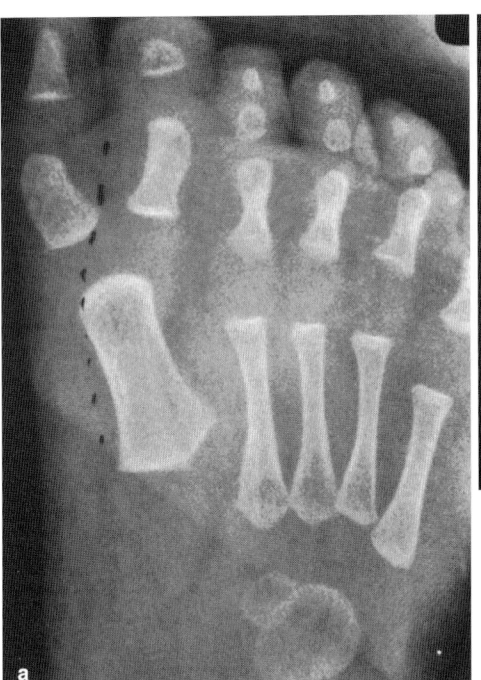

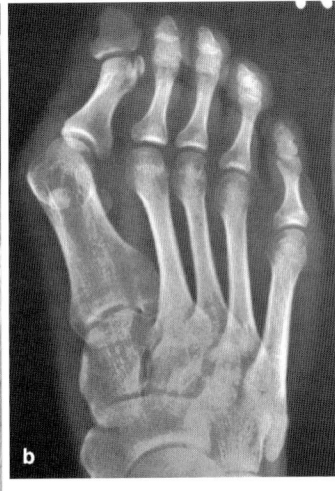

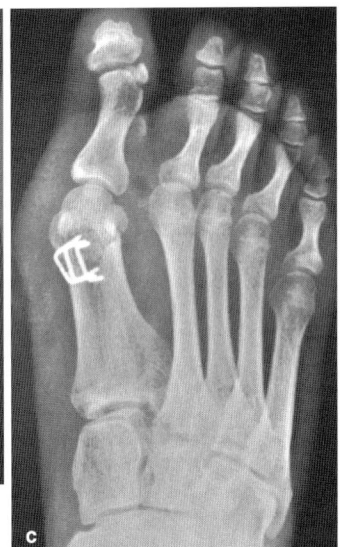

Abb. 3.372 a–c. Patientin mit *Polydaktylie vom präaxialen Typ* (Röntgenbilder d.-p.). **a** Doppelt angelegte Großzehe im Alter von 6 Monaten vor der Resektion des medialen Strahls. **b** Im Alter von 16 Jahren besteht wegen des asymmetrisch angelegten Grundgelenks ein ausgeprägter Hallux valgus. **c** Zustand nach subkapitaler varisierender Korrekturosteotomie

lateralen Fußrand zu liegen kommt, da sie so im Schuhwerk stören kann. Auf der medialen Seite genügt die einfache Resektion der überzähligen Zehe meistens nicht, da zusätzlich eine Varusfehlstellung vorliegt und häufig auch das Metatarsale I verkürzt ist. Hier muß gelegentlich mit Hilfe einer Osteotomie die Abweichung des Grundgelenks korrigiert werden (Abb. 3.372). Bei stark verkürztem Metatarsale I kann auch eine Verlängerungsosteotomie mit dem Fixateur externe notwendig werden.

3.4.5.4
Syndaktylie

Definition

Fehlende oder unvollständig angelegte Kommissur zwischen 2 Zehen.

Vorkommen

Die Syndaktylie ist an den Füßen nicht ganz so häufig wie an den Händen, sie ist aber keine seltene

Deformität, insbesondere auch im Zusammenhang mit der Polydaktylie (Abb. 3.370).

Klinik, Diagnostik, Therapie

Die Syndaktylie stört weder kosmetisch noch funktionell, trotzdem wird oft von den Eltern verlangt, die Anomalie zu beheben. Hier kommt die in Kap. 1.1 erwähnte Tatsache zur Geltung, daß ein Geburtsfehler eine Strafe Gottes sei, ein sichtbares Zeichen der Erbsünde. Bei solchen Eltern nützt es auch wenig, wenn man ihnen erklärt, daß Außenstehende die Syndaktylie kaum je wahrnehmen werden, daß man durchaus 20 Jahre mit einem Ehepartner verheiratet sein könnte, ohne daß dieser realisiert, daß der Partner am Fuß eine Syndaktylie aufweist. Von einer operativen Therapie ist schon deshalb abzuraten, weil das Komplikationsrisiko am Fuß wesentlich größer ist als an den Händen. Postoperativ kann die Kommissur nicht so trocken gehalten werden wie an den Händen, so daß schließlich Verklebungen der Wunde mit Narbenbildungen die Folge sein können, die dann (im Gegensatz zur ursprünglichen Syndaktylie) funktionell tatsächlich störend sind. *Von einer Operation ist also unbedingt abzuraten* (Abb. 3.373).

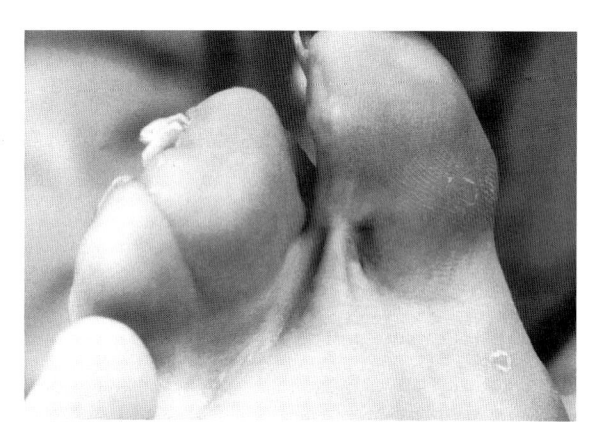

Abb. 3.373. *Zustand nach Syndaktylietrennung* mit narbiger Verklebung an der großen Zehe

3.4.5.5
Spaltfuß

Definition

Hypoplasie oder Fehlen von einem oder (meist) mehreren zentralen Strahl(en) am Fuß.
Englisch: Cleft-foot, split-foot, lobster-claw.

Vorkommen

In einer epidemiologischen Studie in Ungarn wurde eine Inzidenz von 1,3 zu 100 000 lebend Geborenen errechnet [17]. Jungen sind ‚häufiger betroffen als Mädchen, es besteht auch eine Seitendifferenz zugunsten der rechten Seite [15]. Bei einem Teil der Fälle wurde ein autosomal dominanter Erbgang nachgewiesen [15, 57]. Spaltfüße wurden auch im Zusammenhang mit der Tibiaaplasie beobachtet [37]. Die autosomal dominant vererbte Form mit unvollständiger Penetranz ist immer bilateral, während die unilaterale Form keinen nachweisbaren Vererbungsgang hat. Die vererbte Form ist häufig mit der Spalthand assoziiert, evtl. auch mit Lippen-Kiefer-Gaumen-Spalten oder mit Syndaktylie und Polydaktylie, evtl. mit Taubheit [42].

Klassifikation

Blauth hat folgende *Klassifikation* vorgeschlagen [9]:

Typ	Charakteristika
I	Zehen II–IV fehlen, normale Metatarsalia
II	Zehen II–IV fehlen, alle Metatarsalia vorhanden, aber partiell hypoplastisch
III	Nur 4 Metatarsalia vorhanden
IV	Nur 3 Metatarsalia vorhanden
V	Nur 2 Metatarsalia vorhanden
VI	Monodaktyler Spaltfuß

Die Entwicklung des Spaltfußes beginnt am II. oder III. Strahl und schreitet von distal nach proximal fort [9]. Beim monodaktylen Spaltfuß ist nur der V. Strahl vorhanden. Der Defekt ist distal immer größer als proximal. Gelegentlich findet man Synostosen an den Rändern des Spaltes.

Klinik, Diagnostik

Die Diagnose des Spaltfußes ist einfach und sie ergibt sich stets schon aus dem äußeren Aspekt. Das Röntgenbild erlaubt dann eine Typeneinteilung. Eine weitergehende Diagnostik ist nicht notwendig. Funktionell sind Spaltfüße meist recht effizient, da die Hauptgewicht tragenden Strahlen I und V (außer beim monodaktylen Typ) stets vorhanden sind.

Therapie

Indikationen für Operationen sind beim Spaltfuß relativ selten [7]. Manchmal sind Spaltfüße sehr breit, so daß die Versorgung mit Schuhen kaum mehr möglich ist. In solchen Fällen ist eine Osteotomie zur Verschmälerung des Fußes indiziert. Gelegentlich müssen auch andere komplexe Korrekturen durchgeführt oder störende Elemente entfernt werden. Im allgemeinen sind diese Indikationen jedoch selten, die meisten Spaltfüße können also in ihrem Naturzustand belassen werden, da die Patienten funktionell wenig beeinträchtigt sind. Sicherlich ist der kosmetische Aspekt stets unbefriedigend, dieser kann jedoch mit vernünftigem Aufwand nicht verbessert werden. Natürlicherweise werden die Patienten das Barfußgehen in der Öffentlichkeit vermeiden.

3.4.5.6
Kugeltalus

Definition

Angeborene Fehlbildung des oberen Sprunggelenks mit domförmiger Verformung des Talus und runder Form des distalen Endes der Tibia.
Englisch: Congenital ball-and-socket ankle joint

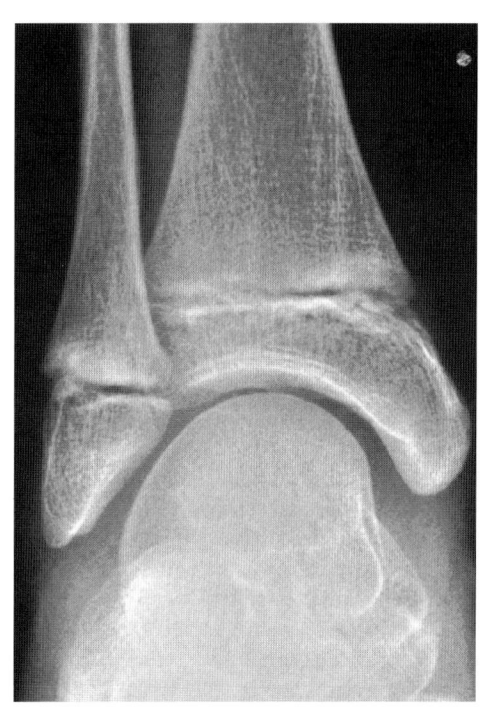

Abb. 3.374. Röntgenbild des oberen Sprunggelenks a.-p. bei *kongenitalem Kugeltalus* bei einem 11jährigen Jungen

Vorkommen

Es handelt sich um eine sehr seltene Fehlbildung. Eine epidemiologische Studie ist dem Autor nicht bekannt; auch in der Literatur wird nur über wenige Einzelfälle berichtet [28, 43, 51]. In Japan scheint die Anomalie etwas gehäuft vorzukommen. Nicht selten ist die Anomalie mit einer tarsalen Koalition assoziiert [28], auch andere Fußmißbildungen kommen gleichzeitig vor.

Ätiologie

Besteht eine tarsale Koalition, so ist die Ausbildung des oberen Sprunggelenkes als Kugelgelenk ein sekundäres Phänomen [29, 51]. Der Verlust der Beweglichkeit im unteren Sprunggelenk führt zur sekundären Veränderung des oberen, das statt nur in einer Bewegungsachse im Laufe der Zeit in 2 Bewegungsachsen bewegt werden kann, wie dies anhand von Beobachtungen in Röntgenbildern von der Geburt bis zum Kleinkindesalter gezeigt werden konnte [29, 51]. Besteht keine tarsale Koalition, so ist der Entstehungsmechanismus unklar. Es wurde auch gehäuft eine Valgusdeformität des distalen Femurs beobachtet [41].

Klinik, Diagnostik

Der kongenitale Kugeltalus verursacht in der Regel keine Symptome, allerdings kann es zu einer lateralen Instabilität und damit zu gehäuften Supinationstraumata kommen. Im Zusammenhang mit der fehlenden Beweglichkeit im unteren Sprunggelenk entwickelt sich dann evtl. eine frühzeitige Arthrose im kugelförmigen oberen Sprunggelenk. Auf dem Röntgenbild hat das obere Sprunggelenk ein charakteristisches Aussehen (Abb. 3.374): Auf dem a.-p.-Röntgenbild fehlt die abgeflachte, leicht konkave Fläche des Talus, und dieser hat eine konvexe Form. Die distalen Enden der Tibia und Fibula haben sich an diese Form adaptiert.

Therapie

Eine kausale Therapie ist nicht bekannt. Bei erheblichen Beschwerden und bei Entwicklung einer Arthrose kann im Erwachsenenalter eine Arthrodese notwendig werden.

3.4.5.7
Kongenitaler Hallux varus

Definition

Angeborene Medialdeviation des I. Metatarsophalangealgelenkes sowie der Großzehe.

Vorkommen

Epidemiologische Zahlen sind uns nicht bekannt. Es handelt sich um eine eher seltene Fehlbildung, die gelegentlich mit einem verkürzten Metatarsale I kombiniert ist. Der Hallux varus congenitus ist bei der Polydaktylie mit Verdoppelung der Großzehe sehr typisch [18]. Häufiger als der kongenitale Hallux varus ist der nach Überkorrektur bei Weichteiloperationen wegen Hallux valgus entstandene sekundäre Hallux varus; auch bei barfußgehenden Völkern kommt er im mittleren Lebensalter oft vor [32].

Klinik, Diagnostik

Die Diagnose wird klinisch gestellt: Die Großzehe weicht mehr oder weniger stark nach medial ab (Abb. 3.375) und kann dabei eine Supination aufweisen. Der Hallux varus verursacht beim Schuhetragen Beschwerden. Schon das Anziehen der Schuhe kann Schwierigkeiten verursachen, auch kann es zu Druckstellen an der Zehenkuppe oder über dem Interphalangealgelenk kommen.

Therapie

Die Therapie des Hallux varus congenitus ist stets operativ. Es gilt, die normale Achse der Großzehe wiederherzustellen; dies gelingt meist mit einer subkapitalen Osteotomie des Metatarsale I (Abb. 3.375). Am günstigsten ist eine aufklappende Osteotomie mit Einsetzen eines medialen Keils, da das Metatarsale I oft zu kurz ist. Bei normaler Länge kann auch eine zuklappende Osteotomie mit Entnahme eines lateralen Keils durchgeführt werden. Bei stark ausgeprägter Deformität sollte die Osteotomie im Bereich des Os cuneiforme mediale vorgenommen werden; auch hier wird ein Keil eingesetzt. Postoperativ transfixieren wir die Großzehe mit einem Kirschner-Draht. Manchmal müssen medial auch die Weichteile verlängert werden. Die Korrektur des Hallux varus congenitus ist nicht einfach, und es besteht auch eine gewisse Rezidivgefahr.

3.4.5.8 Makrodaktylie

Definition

Überproportionales Wachstum einer einzelnen Zehe oder mehrerer Zehen.

Vorkommen

Es handelt sich um eine sehr seltene Deformität. Sind mehrere Zehen oder der ganze Fuß betroffen, so besteht wahrscheinlich eine Grundkrankheit wie Neurofibromatose oder kongenitale Hemihyperplasie.

Klinik, Diagnostik

Die Makrodaktylie (Abb. 3.376) ist eine sehr störende Deformität, da wegen der vorstehenden Zehe die Schuhversorgung schwierig ist. Die Diagnose wird klinisch gestellt. Die ossären Strukturen sind nicht verändert, wenn nicht zusätzliche Mißbildungen vorliegen.

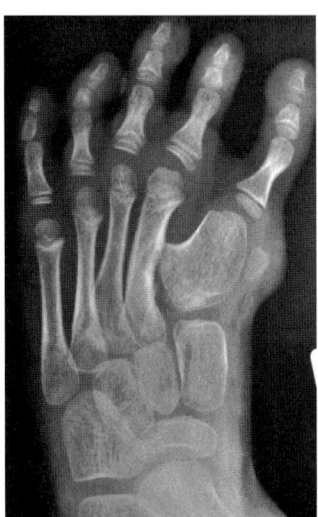

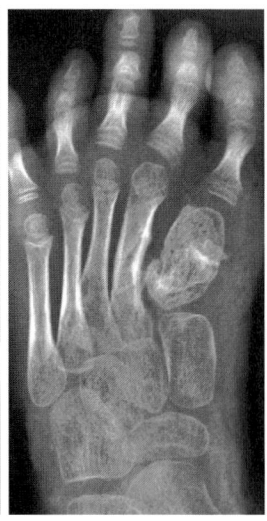

Abb. 3.375. *Hallux varus congenitus* bei einem 8jährigen Jungen mit Dysplasie des Metatarsale I und Synostose zwischen Metatarsale I und II. *Links* Zustand präoperativ; *rechts* nach Durchtrennung der Synostose und Korrekturosteotomie

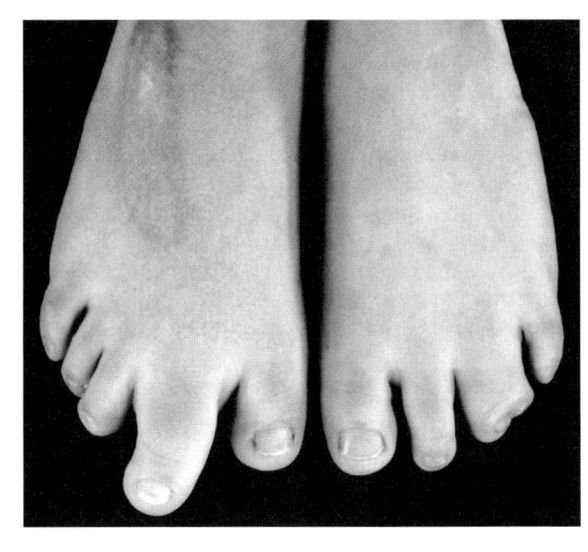

Abb. 3.376. *Makrodaktylie* der II. Zehe rechts bei einem 8jährigen Mädchen. Gleichzeitig besteht eine Syndaktylie III/IV links

Therapie

Das Hauptproblem besteht in der Schuhversorgung. Oft müssen rechts und links verschiedene Schuhgrößen getragen werden. Der Orthopädietechniker muß die Lücke vor den normal gewachsenen Zehen durch ein Polster auffüllen, da der Schuh sonst nicht richtig sitzt. Eine stark vergrößerte Zehe kann operativ verkleinert werden. Dies geschieht in mehreren Schritten: Primär wird die proximale Phalanx entfernt und die Wachstumsfuge der Mittelphalanx verschlossen. Das Fettgewebe wird auf der einen Seite entfernt, und es wird eine Syndaktylie mit der Nachbarzehe hergestellt. In einem zweiten Schritt wird das Fettgewebe auf der Gegenseite entfernt. Falls das Metatarsale ebenfalls vergrößert ist, kann hier auch die Epiphysenfuge verschlossen werden. Das Timing der Operationen ist schwierig. Eine Amputation sollte in der Regel vermieden werden, da es sonst zur Achsendeviation der benachbarten Zehen kommt, was dann ebenfalls zu Beschwerden führen kann.

3.4.5.9
Brachymetatarsie

Definition

Angeborene Verkürzung eines einzelnen Metatarsalknochens.

Vorkommen

Die isolierte Verkürzung eines Metatarsale ist nicht allzu selten. Meistens ist das Metatarsale I betroffen. Epidemiologische Daten fehlen jedoch. Zu beachten ist, daß das Metatarsale I nicht immer länger ist als das Metatarsale II, sondern auch beim normalen Fuß etwas kürzer sein kann. Bei 40 % der Füße ist das Metatarsale I länger als das Metatarsale II, bei weiteren 40 % ist es umgekehrt, und bei 20 % sind beide Metatarsalia gleich lang [4].

Klinik, Diagnostik

Geringgradige Längendifferenzen einzelner Metatarsalia fallen klinisch meist nicht ins Gewicht. Eine deutlichere Verkürzung kann jedoch die Statik des Fußes beeinträchtigen. Eine wesentliche Verkürzung des Metatarsale I stört den normalen Abrollmechanismus, da der Großzehenballen beim Abrollen das Hauptgewicht trägt. Ist das Metatarsale zu kurz, so kann das Gewicht nicht richtig über dem Großzehenballen abgerollt werden. Auch die Verkürzung der mittleren Strahlen kann zu einer Störung des Quergewölbes führen und gelegentlich Beschwerden verursachen.

Therapie

Ist der Abrollmechanismus gestört und sind Beschwerden vorhanden, so kann gelegentlich eine Verlängerung des verkürzten Metatarsale indiziert sein, die am besten mit einem kleinen Fixateur externe und Kallotasis erreicht wird.

3.4.5.10
Akzessorische Muskeln

Definition

Zusätzliche Muskeln in der Retromalleolarregion als akzessorische Muskelbäuche des M. flexor digitorum longus, des M. flexor hallucis accessorius longus oder des M. soleus accessorius. Es handelt sich um angeborene Normvarianten.

Vorkommen

Zwei Untersuchungen an Leichen zeigten eine Inzidenz der akzessorischen Muskeln in der Retromalleolargegend von 5 % [16, 55]. Es handelt sich somit um eine häufige Anomalie, die jedoch selten diagnostiziert wird.

Klinik, Diagnostik

Klinisch besteht eine Verdickung in der Paraachillärgrube, die keine Beschwerden verursacht. Allerdings ist die Kenntnis der akzessorischen Muskeln von

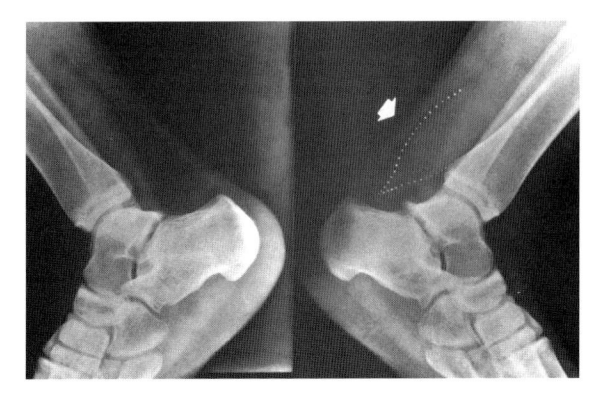

Abb. 3.377. Seitliche Röntgenbilder des distalen Unterschenkels und Rückfußes beidseits bei einem 16jährigen Mädchen. Auf der linken Seite ist oberhalb der Ferse ein Weichteilschatten zu erkennen, der einem *akzessorischen Muskel* entspricht (M. flexor hallucis accessorius longus)

Bedeutung, da Achillodynien insbesondere bei sportlich aktiven Jugendlichen recht häufig sind und als Differentialdiagnose bei Schwellungen in der Retromalleolargegend an die Möglichkeit von akzessorischen Muskeln gedacht werden muß [26]. Die Diagnose kann mittels CT oder MRI gesichert werden (Abb. 3.377).

Therapie

Da es sich um eine Normvariante ohne pathologische Bedeutung handelt, ist eine Therapie nicht notwendig.

3.4.5.11
Fußanomalien bei Längsmißbildungen

Definition

Bei einer Kombination einer Femurhypoplasie oder eines proximalen Femurdefektes (s. Kap. 3.2.7.2) mit Fibulahypoplasie bzw. -aplasie (s. Kap. 3.3.6.1) und Fehlen von lateralen Fußstrahlen spricht man von einem *fibulären Längsdefekt*, bei Hypoplasie oder Aplasie der Tibia (s. Kap. 3.3.6.2) und Fehlen von medialen Fußstrahlen von einem *tibialen Längsdefekt*. Beim wesentlich häufigeren fibulären Längsdefekt kann der V. Strahl allein fehlen oder es können mehrere Strahlen von lateral nach medial defizient sein. Wegen der Fehlbildung der Fibula besteht zudem meist eine Instabilität und Valgusabweichung im oberen Sprunggelenk. Beim (wesentlich selteneren) tibialen Längsdefekt können der I. oder mehrere Strahlen von medial nach lateral fehlen.

Vorkommen

Die Inzidenz des fibulären Längsdefektes wurde in einer epidemiologischen Studie mit 2:100 000 Neugeborenen berechnet [44], aber bei weitem nicht alle Patienten weisen nebst der Defizienz am Femur auch Fußanomalien auf.

Klinik, Diagnostik

Die Fußanomalie ist immer mit einer Hypoplasie oder Aplasie der Fibula und einer Verkürzung des Unterschenkels kombiniert. Bei der Geburt steht der Fuß meist in einer Knick-Spitzfuß-Stellung. Es fehlen einzelne oder mehrere laterale Strahlen am Fuß, evtl. sind auch die ossären Strukturen des Rückfußes nur unvollständig angelegt und es besteht eine tarsale Koalition. Bei der (wesentlich selteneren) tibialen Hemimelie können der I. Strahl oder der I. und II. Strahl defizient sein. Bei dieser Anomalie steht der Fuß in einer Varus-Spitzfuß-Stellung. Das Röntgenbild zeigt die fehlerhaft angelegten ossären Strukturen sowie die knöchernen Verbindungen im Falle einer tarsalen Koalition (Abb. 3.378).

Therapie

Das Hauptproblem beim fibulären Längsdefekt ist die Stabilisierung des Sprunggelenkes. Besteht eine fibuläre Hemimelie vom Typ I B oder Typ II (s. Abschn. 3.3.6.1), so ist das Sprunggelenk instabil, und der Rückfuß weicht in eine massive Valgusstellung ab. Fehlt die Fibula ganz und existieren auch mehr als 3 laterale Strahlen am Fuß nicht, so ist die Erhaltung des Fußes meist nicht sinnvoll. Die Eltern sollten in solchen Fällen besser schonend darauf vorbereitet werden, sich mit einer Syme-Amputation einverstanden zu erklären (Abb. 3.379). Nicht immer wird dies allerdings von Eltern und Kind akzeptiert. Die orthetische Versorgung eines solchen Fußes ist meist außerordentlich schwierig, da durch den Muskelzug der Talus immer weiter nach lateral subluxiert. Mit einer guten Fersenführung ist es meistens möglich, den Fuß einigermaßen zu führen und in einer Spitzfußstellung in der Orthese einzustellen. Versucht man jedoch, den Fuß plantigrad einzustellen, so ist die Valgusabweichung noch schwieriger zu verhindern. Wenn es gelingt, den Fuß bis Wachstumsabschluß zu erhalten, so kann nun mit einer Arthrodese des oberen Sprunggelenks (oder evtl. einer Triplearthrodese) eine stabile plantigrade Fuß-

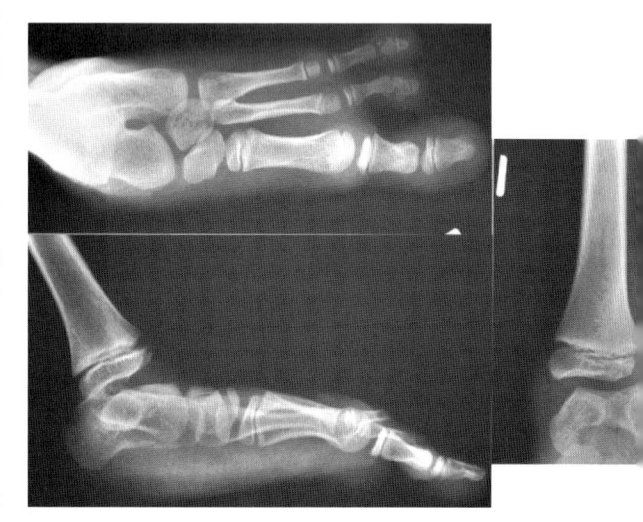

Abb. 3.378. Röntgenbilder des linken Fußes bei einem 9jährigen Jungen mit *fibulärer Längsmißbildung*. Es besteht eine Fibulaaplasie, und am Fuß fehlen 2 Strahlen auf der fibulären Seite. Das Hauptproblem besteht in der fehlenden Stabilität im oberen Sprunggelenk

Abb. 3.379 a–c. *Amputationen* im Bereich des Mittel- und Rückfußes: **a** Nach *Boyd*: Der Kalkaneus wird mit der Tibia in horizontaler Stellung arthrodesiert, Mittel- und Vorfuß werden amputiert. **b** Nach *Pirogoff*: Der Kalkaneus wird vertikalisiert und in dieser Stellung mit der Tibia fusioniert, Mittel- und Vorfuß werden amputiert. **c** Nach *Syme*: Die Amputation erfolgt im oberen Sprunggelenk unter Resektion des Malleolus medialis

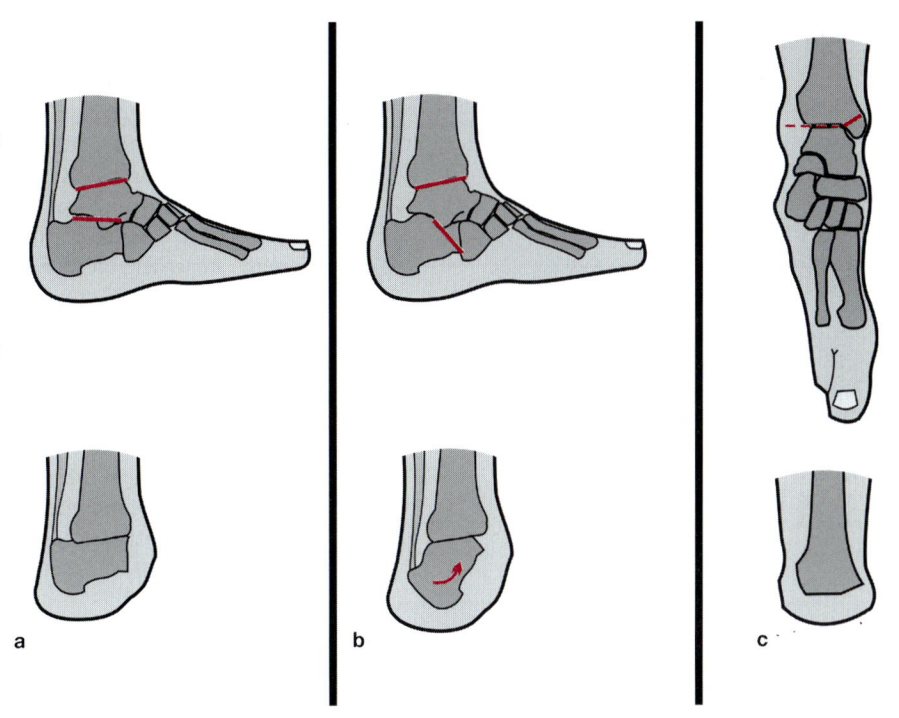

einstellung erreicht werden. Bei einem normalen Großzehenballen kann ein weitgehend physiologisches Abrollen ermöglicht werden, so daß das Gehen nicht wesentlich beeinträchtigt ist. Laufschritt oder Springen ist natürlich kaum möglich. Die Korrektur der Spitzfußstellung gelingt manchmal auch mit dem Ilisarow-Apparat; dieser Eingriff ist jedoch nur bei einem stabilen oberen Sprunggelenk sinnvoll. Die Verlängerung einzelner Strahlen ist kaum je indiziert. Wichtig ist eine gute Fußbettung in der Orthese mit Ausfüllen der Lücke bei den fehlenden Strahlen.

3.4.5.12
Fußanomalien bei Systemerkrankungen

Apert-Syndrom (Akrozephalosyndaktylie)

Definition

Gleichzeitiges Auftreten von Synostosen an beiden Händen und Füßen, sowie am Schädel und an der Wirbelsäule. Die Krankheit ist dominant vererblich (ausführliche Beschreibung s. Kap. 4.6.6.1).

Klassifikation der Fußdeformitäten

Es wurde folgende Klassifikation vorgeschlagen [8]:

Typ	Charakteristika
I	Zehen II–IV synostosiert, aber Groß- und Kleinzehe noch getrennt
II	Syndaktylie der Zehen II–V
III	Syndaktylie aller Zehen

Klinik, Diagnostik

Die Fußdeformität beim Apert-Syndrom ist sehr charakteristisch, und ihre Entwicklung läßt sich voraussehen. Die Synostose ist progressiv. Die Großzehe verkürzt sich zunehmend und weicht nach medial ab. Die Phalanx bildet sich deltaförmig aus [8, 36]. Die Beweglichkeit im Metatarsophalangealgelenk nimmt im Laufe des Wachstums immer stärker ab. Mittelfuß und Rückfuß weisen ebenfalls zunehmend knöcherne Verbindungen zwischen den einzelnen Knochen auf. Das Metatarsale V ist prominent, und es entstehen Schwielen unter dem Köpfchen des Metatarsale V. Auch andere Metatarsalia können nach plantar vorstehen. Wegen der mangelnden Beweglichkeit kommt es sehr schnell zu schmerzhaften Druckstellen (Abb. 3.380 und 3.381).

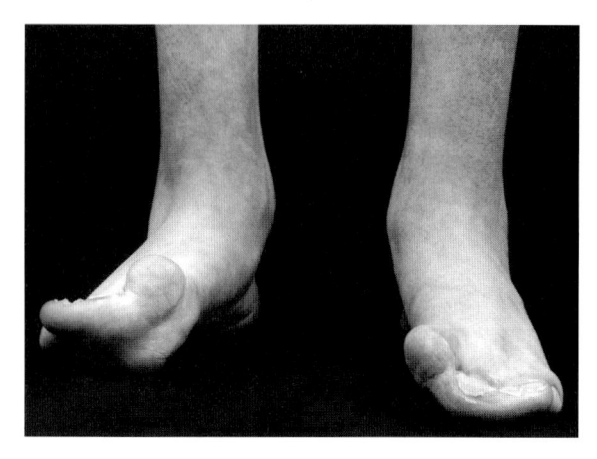

Abb. 3.380. Füße eines 16jährigen Mädchens mit *Apert-Syndrom* vom Typ III. Man beachte die fehlende Segmentation zwischen den Zehen, die Medialabweichung der Großzehen und das plantare Vorstehen des Metatarsale II rechts

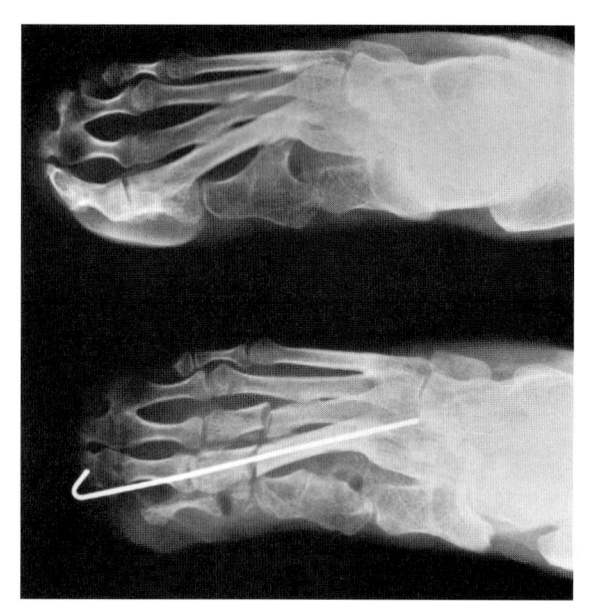

Abb. 3.381. Schrägaufnahmen des rechten Fußes bei *Apert-Syndrom* (gleiche Patientin wie in Abb. 3.380). *Oben* Exostose am Metatarsale I und Plantarabweichung der Metatarsalia II und III. *Unten* Zustand nach Abmeißelung der Exostose am Metatarsale I und Osteotomie der Metatarsalia II und III

Abb. 3.382. Röntgenbilder a.-p. und seitlich des rechten Fußes bei einem 10 Monate alten Mädchen mit *Schnürringkomplex*. Man beachte die Einschnürung auf Höhe des Mittelfußes und die nur rudimentär angelegten und unvollständig segmentierten Zehen

Therapie

Die Behandlung des Apert-Syndroms ist ein multidisziplinäres Problem und verlangt die Zusammenarbeit von Orthopäden, Mikrochirurgen, Neurochirurgen, plastischen Chirurgen sowie von Pädiatern und Psychologen. Die Behandlung des Fußes wird vom Beschwerdebild des Patienten bestimmt. Es muß beachtet werden, daß die äußerst rigiden Füße beim Patienten mit Apert-Syndrom kaum Kompensationsmöglichkeiten haben. Es geht also darum, das Abrollen der Füße möglichst zu erleichtern. Insbesondere bei starker Medialabweichung der Großzehe oder bei plantarem Vorstehen eines Metatarsalköpfchens muß evtl. durch eine Osteotomie eine zusätzliche Behinderung vermieden werden (Abb. 3.381). Manchmal muß auch ein Strahl gekürzt werden. Wichtig ist auch eine gute Bettung der Füße im Schuh, evtl. mit orthetischer Hilfe.

Fußanomalien bei verschiedenen Syndromen

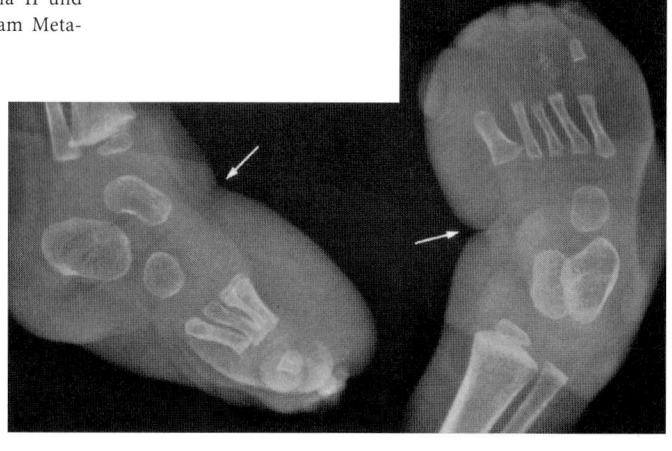

Fußanomalien werden bei verschiedenen Syndromen beobachtet. So kommen sowohl die Makrodaktylie wie auch die Syndaktylie und Polydaktylie beim Klippel-Trenaunay-Syndrom (Kap. 4.6.8.7) und beim Proteus-Syndrom vor [2, 22, 38]. Zudem werden auch häufig ein Metatarsus varus und eine Klinodaktylie beobachtet. Beim Schnürringkomplex sind Klumpfußdeformitäten festzustellen [19], aber auch Gefäßmißbildungen und trophische Störungen am Fuß (Abb. 3.382). Das Prader-Willi-Syndrom (Kap. 4.6.7.8) ist gelegentlich mit kongenitalem Pes planus assoziiert [23]. Bei der Fibrodysplasia ossificans progressiva (Kap. 4.6.3.4) findet man stets Anomalien der großen Zehen, allerdings in sehr variablen Formen [12]. Beim poplitealen Pterygiumsyndrom (Kap. 4.6.7.2) werden meist Veränderungen der Zehennägel beobachtet [27]. Auch beim diastrophischen Zwergwuchs (Kap. 4.6.4.4) sind Fußanomalien häufig: In 43 % besteht ein Metatarsus adductus, in 37 % ein Equinovarus adductus und in 8 % ein Spitzfuß [45].

Literatur

1. Apert E (1906) L'acrocéphalosyndactylie. Bull Mem Soc Méd Hôp Paris 23: 1210-8
2. Barmakian JT, Posner MA, Silver L, Lehman W, Vine DT (1992) Proteus syndrome. J Hand Surg (Am) 17: 32-4
3. Bennett GL, Weiner DS, Leighley B (1990) Surgical treatment of symptomatic accessory tarsal navicular. J Pediatr Orthop 10: 445-9
4. Berndorfer A (1970) Gesichtsspalten gemeinsam mit Hand- und Fußspalten. Z Orthop 107: 344-54
5. Blauth W, Harten K, Kirgis A (1987) Frontale Talusspalte-Talus bipartitus. Z Orthop 125: 302-7
6. Blauth W, Olason AT (1988) Classification of polydactyly of the hands and feet. Arch Orthop Trauma Surg 107: 334-44
7. Blauth W (1989) Über die Behandlung angeborener Fußfehlbildungen. Z Orthop 127(1): 3-14
8. Blauth W, Torne O von (1978) Der „Apert-Fuß". Z Orthop 116: 1-6
9. Blauth W, Borisch NC (1990) Cleft feet. Proposals for a new classification based on roentgenographic morphology. Clin Orthop 258: 41-8
10. Buck-Gramcko D, Behrens P (1989) Klassifikation der Polydaktylie fur Hand und Fuß. Handchir Mikrochir Plast Chir 21: 195-204
11. Chambers RB, Cook TM, Cowell HR (1982) Surgical reconstruction for calcaneonavicular coalition. Evaluation of function and gait. J Bone Joint Surg (Am) 64: 829-36
12. Connor JM, Evans DA (1982) Fibrodysplasia ossificans progressiva. J Bone Joint Surg (Br) 69: 76-83
13. Cowell HR, Elener V (1983) Rigid painful flatfoot secondary to tarsal coalition. Clin Orthop 177: 54-60
14. Cruveilhier J (1829) Anatomie Pathologique du Corps Humain. Tome I
15. Czeizel AE, Vitez M, Kodaj I, Lenz (1993) An epidemiological study of isolated split hand/foot in Hungary, 1977-1984. J Med Genet 30 (7): 593-6
16. Driver JR, Denison AB (1914) The morphology of the long accessorius muscle. Anat Rec 8: 341-7
17. Elek C, Vitez M, Czeizel E (1991) Split hand / foot abnormalities: classification, pathogenesis, epidemiology. [Hasadt kez/lab rendellenesseg: osztalyozas, koreredet, epidemiologia.] Orv Hetil 132: 1639-42
18. Falliner A, Blauth W, Olason AT (1988) Hallux varus congenitus bei Polydaktylien. Z Orthop 126: 239-49
19. Foulkes GD, Reinker K (1994) Congenital constriction band syndrome: A seventy-year experience. J Pediatr Orthop 14: 242-8
20. Gonzales P, Kumar, SJ (1990) Calcaneonavicular coalition treated by resection and interposition of the extensor digitorum brevis muscle. J Bone Joint Surg (Am) 72: 71-85
21. Grogan DP, Holt GR, Ogden JA (1994) Talocalcaneal coalition in patients who have fibular hemimelia or proximal femoral focal deficiency. A comparison of the radiographic and pathological findings. J Bone Joint Surg (Am) 76: 1363-70
22. Guidera KJ, Brinker MR, Kousseff BG, Helal AA, Pugh LI, Ganey TM, Ogden JA (1993) Overgrowth management of Klippel-Trenauny-Weber and Proteus syndromes. J Pediatr Orthop 13: 459-66
23. Gurd AR, Thompson TR (1981) Scoliosis in Prader-Willi-Syndrome. J Pediatr Orthop 1: 317-20
24. Hadley N, Rahm M, Cain TE (1994) Dennyson-Fulford subtalar arthrodesis. J Pediatr Orthop 14: 363-8
25. Harris RI (1965) Retrospect: Peroneal spastic flat foot (rigid valgus foot). J Bone Joint Surg (Am) 47: 1657-65
26. Hefti F, Dick W, Fasel J (1985) Akzessorische Muskeln in der Retromalleolarregion als Ursache von Weichteilschwellungen. Orthop Praxis 21: 729-33
27. Herold HZ, Shmueli G, Baruchin AM (1986) Popliteal pterygium syndrome. Clin Orthop 209: 194-197
28. Hiroshima K, Kurata Y, Nakamura M, Ono K (1984) Ball-and-socket ankle joint: anatomical and kinematic analysis of the hindfoot. J Pediatr Orthop 4: 564-8
29. Imhäuser G (1970) Kugelförmige Knöchelgelenke bei angeborenen Fußwurzelsynostosen. Beitrag zur Form-Funktions-Beziehung. Z Orthop 108: 247-58
30. Johnon JD, Buratti RA, Balfour GW (1993) Accessory peroneus brevis muscle [see comments] J Foot Ankle Surg 32: 132-3
31. Johnson RP, Collier BD, Carrera GF (1984) The os trigonum syndrome: use of bone scan in the diagnosis. J Trauma 24: 761-4
32. Joseph B, Jacob T, Chacko V (1984) Hallux varus-a study of thirty cases. J Foot Surg 23: 392-7
33. Kumar SJ, Guille JT, Lee MS, Couto JC (1992) Osseous and non-osseous coalition of the middle facet of the talocalcaneal joint. J Bone Joint Surg (Am) 74: 529-35
34. Leonard MA (1974) The inheritance of tarsal coalition and its relationship to spastic flat foot. J Bone Joint Surg (Br) 56: 520-6
35. Macnicol MF, Voutsinas S (1984) Surgical treatment of the symptomatic accessory navicular. J Bone Joint Surg (Br) 66: 218-26
36. Mah J, Kasser J, Upton J (1991) The foot in Apert syndrome. Clin Plast Surg 18: 391-7
37. Majewski F, Kuster W, ter Haar B, Goecke T (1985) Aplasia of tibia with split-hand/split-foot deformity. Report of six families with 35 cases and considerations about variability and penetrance. Hum Genet 70: 136-47
38. McGrory BJ, Amadio PC, Dobyns JH, Stickler GB, Unni KK (1991) Anomalies of the fingers and toes associated with Klippel-Trenaunay syndrome. J Bone Joint Surg (Am) 73: 1537-46
39. Mittal RL, Sekhon AS, Singh G, Thakral H (1993) The prevalence of congenital orthopaedic anomalies in a rural community. Int Orthop 17: 11-2
40. O'Neill DB, Micheli LJ (1989) Tarsal coalition. A followup of adolescent athletes. Am J Sports Med 17: 544-9
41. Pappas AM, Miller JT (1982) Congenital ball-and-socket ankle joints and related lower-extremity malformation. J Bone Joint Surg (Am) 64: 672-9
42. Phillips RS (1971) Congenital split foot (lobster claw) and triphalangeal thumb. J Bone Joint Surg (Br) 53: 247-57
43. Pistoia F, Ozonoff MB, Wintz P (1987) Ball-and-socket ankle joint. Skeletal Radiol 16: 447-51
44. Rogala EJ, Wynne-Davies R, Littlejohn A, Gormley J (1974) Congenital limb anomalies: frequency and aetiological factors. Data from the Edinburgh Register of the Newborn (1964-1968). J Med Genet 11: 221-33

45. Ryoppy S, Poussa M, Merikanto J, Marttinen E, Kaitila I (1992): Foot deformities in diastrophic dysplasia. An analysis of 102 patients. J Bone Joint Surg (Br) 74: 441–4
46. Schreiber A, Differding P, Zollinger H (1985) Talus bipartitus. A case report. J Bone Joint Surg (Br) 67: 430–1
47. Sella EJ, Lawson JP, Ogden JA (1986) The accessory navicular synchondrosis. Clin Orthop 209: 280–5
48. Spero CR, Simon GS, Tornetta P (1994) Clubfeet and tarsal coalition. J Pediatr Orthop 14: 372–6
49. Stormont DM, Peterson HA (1983) The relative incidence of tarsal coalition. Clin Orthop 181: 28–36
50. Stücker RD, Bennett JT (1993) Tarsal coalition presenting as a pes cavo-varus deformity: report of three cases and review of the literature. Foot Ankle 14: 540–4
51. Takakura Y, Tamai S, Masuhara K (1986) Genesis of the ball-and-socket ankle. J Bone Joint Surg (Br) 68: 834–7
52. Uhrbrand B, Jensen TT (1986) A case of accessory calcaneus. Acta Orthop Scand 57: 455
53. Vaughan WH, Segal G (1953) Tarsal coalition with special reference to roentgenographic interpretation. Radiology 60: 855–64
54. Von Lanz T, Wachsmuth W (1972) Praktische Anatomie, Bd 1, Teil 4: Bein und Statik, 2. Aufl. Springer, Berlin Heidelberg New York, S 377–9
55. Wood J (1868) Variations of human myology. Proc Roy Soc. London XVI. 483–525
56. Woolf CM, Woolf RM (1970) A genetic study of polydactyly in Utah. Am J Hum Genet 22: 75–88
57. Zlotogora J, Nubani N (1989) Is there an autosomal recessive form of the split hand and split foot malformation? J Med Genet 26: 138–40

3.4.6
Verhindern Bananenfüße, daß aus dem Aschenbrödel später eine Prinzessin wird? oder: Soll man den Sichelfuß behandeln?

Es begab sich aber, daß der König ein Fest anstellte, das drei Tage dauern sollte und wozu alle schönen Jungfrauen im Lande eingeladen wurden, damit sich sein Sohn eine Braut aussuchen möchte ... Nach dem Feste suchte der Königssohn das schöne Mädchen, mit dem er den ganzen Abend getanzt hatte. Er nahm den kleinen, zierlichen goldenen Pantoffel mit, den das Mädchen getragen und anschließend verloren hatte. Der Pantoffel paßte an keinen Frauenfuß im ganzen Lande. Nur am Fuß der Aschenbrödel saß der Schuh wie angegossen. Da wußte der Prinz, wen er zur Frau nehmen wollte ... (Brüder Grimm).

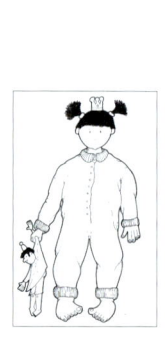

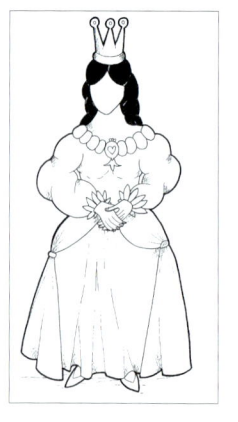

Der Sichelfuß ist die häufigste Fußdeformität beim Säugling. Er entwickelt sich fast immer erst **nach** der Geburt in Folge des ungleichen Muskelzugs medial und lateral am Fuß. Eltern sind verständlicherweise beunruhigt und glauben oft, das Problem bleibe bis ins Erwachsenenalter bestehen, wenn nichts getan würde.

Definition

Sichelfuß = Adduktion des Vorfußes gegenüber dem Rückfuß beim Säugling.
Synonyme: Pes adductus, Metatarsus adductus
Englisch: Metatarsus adductus, postural metatarsus adductus, Skewfoot = Serpentinenfuß

Vorkommen

Der Sichelfuß ist eine häufige Deformität des Fußes, die bei der Geburt meist noch nicht vorhanden ist, sondern sich erst in den ersten Lebenswochen entwickelt. Interessanterweise wird er nur bei jenen Kindern festgestellt, die am errechneten Termin geboren werden, bei Frühgeborenen kommt der Sichelfuß nicht vor [4]. Genaue epidemiologische Zahlen fehlen.

Ätiologie

Für die Entstehung des Sichelfußes sind verschiedene Faktoren verantwortlich. Die Tatsache, daß er bei Frühgeborenen nicht beobachtet wird [4], spricht dafür, daß Platzmangel in der Gebärmutter eine Rolle spielen kann [9]. Der Sichelfuß wird häufiger beobachtet, seit die Kinder regelmäßig in Bauchlage gelagert werden. Das Aufliegen der Füße auf der Decke scheint für die Entwicklung des Pes adductus eine Rolle zu spielen. Daneben ist auch die konstitutionelle Adduktion des Metatarsale ein ätiologischer Faktor. Nicht zu unterschätzen ist die Muskulatur als auslösende Komponente. Da bei kleinen Kindern das Muskelgleichgewicht fehlt, können der M. adductor hallucis, der M. tibialis anterior sowie der M. tibialis posterior ein Übergewicht gegenüber der Peronäalmuskulatur aufweisen und so die Adduktionstendenz des Vorfußes fördern.

Abb. 3.383 a, b. Radiologische Beurteilung des Säuglingsfußes nach Berg [1]. **a** Normale Verhältnisse; Kalkaneus und Talus bilden einen Winkel zueinander von weniger als 35°, und die Achse des Os metatarsale I ist parallel zur Talusachse oder nach innen gerichtet. **b** Beim *Pes adductus* ist die Achse des Os metatarsale I im Vergleich zur Talusachse nach außen gerichtet. Beim *Serpentinenfuß* besteht zudem ein talokalkanearer Winkel von mehr als 35°

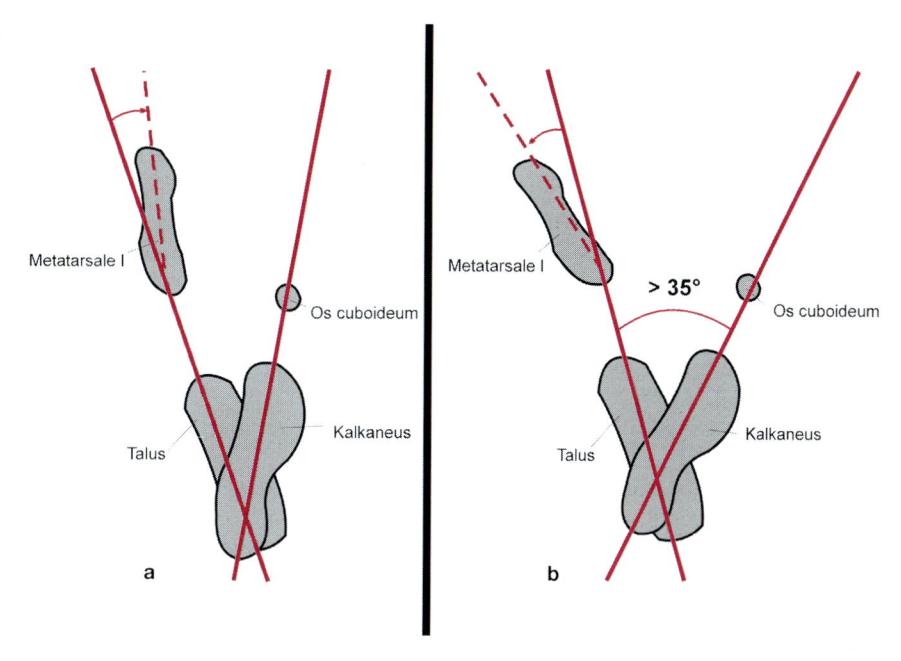

Klassifikation

Berg hat eine *radiologische Klassifikation* des Sichelfußes vorgeschlagen [1] (Abb. 3.383):

Typ	Charakteristika
Einfacher Metatarsus adductus	Adduktion des Vorfußes, Rückfuß normal
Komplexer Metatarsus adductus	Vorfuß adduziert, Mittelfuß lateralisiert, Rückfuß normal
Einfacher Serpentinenfuß (engl. „skewfoot")	Vorfuß adduziert, Mittelfuß normal, Rückfluß in Valgusstellung
Komplexer Serpentinenfuß (engl. „skewfoot")	Vorfuß adduziert, Mittelfuß lateralisiert, Rückfuß in Valgusstellung

So nützlich diese Einteilung für die klinische Beurteilung der Füße ist, so schwierig ist die Abgrenzung anhand der Messung der vorgeschlagenen Winkel. Eine Untersuchung zeigte große Abweichungen zwischen verschiedenen Beobachtern [2, 10].

Klinik, Diagnostik

Klinisch fällt die Adduktion des Vorfußes gegenüber dem Rückfuß auf. Dabei ist zu beachten, ob sich der Rückfuß in einer abnormen Valgusstellung befindet oder nicht – je nachdem handelt es sich um einen Serpentinenfuß oder um einen üblichen Sichelfuß. Die Einwärtsstellung des Fußes kann aber auch andere Gründe haben: Die Innentorsion der Tibia kann ebenfalls zu einer Fußachse führen, die gegenüber der Oberschenkelachse (s. S. 383) nach innen gedreht ist. Es gilt also, sorgfältig abzuklären, ob die Einwärtsdrehung im Fuß selber oder im Unterschenkel begründet ist, oder ob es sich um eine Kombination beider Faktoren handelt. Die Unterscheidung ist wichtig, weil sie für die Therapie Konsequenzen hat. Die Tibiainnentorsion wird durch die Überaktivität der medialen Muskulatur (M. adductor hallucis, M. tibialis anterior und M. tibialis posterior) gefördert. Ein Röntgenbild ist bei einem einfachen Sichelfuß nicht notwendig. Lediglich wenn klinisch der Eindruck besteht, daß es sich um einen Serpentinenfuß handeln könnte, ist eine Röntgenabklärung empfehlenswert. Die Beurteilung des Fußes wird in Abb. 3.383 erläutert. Eine einfache Methode der Dokumentation des Pes adductus besteht darin, das Kind auf die Glasplatte eines Photokopierers zu stellen (sofern das Kind nicht zu schwer ist) [8].

Prognose, Therapie

Ob eine Therapie beim einfachen Sichelfuß notwendig ist, ist umstritten. Natürlich hängt die Therapiebedürftigkeit eng mit der Prognose zusammen. Allerdings gibt es sehr wenige Studien über den natürlichen Verlauf beim Pes adductus. Eine der wenigen seriösen Untersuchungen zeigte, daß von 130 unbehandelten Füßen mit Pes adductus 14% nach 7 Jahren weiterhin deformiert waren [7]. Ein Großteil der Sichelfüße wird sich also spontan normalisieren. Von den persistierenden Sichelfüßen werden einige einen juvenilen Hallux valgus entwickeln, v. a. wenn ein Metatarsus I in Varusstellung besteht [3, 5]. Eine weitere Langzeituntersuchung über 32,5 Jahre zeigte bei 31 Patienten, daß eine Schrägstellung des Gelenks zwischen Metatarsale I und Os cuneiforme in 68% persistierte, daß aber der juvenile Hallux valgus relativ selten vorkam [3]. Ohne Zweifel handelt es sich beim Pes adductus um eine gutartige Deformität, die jedoch in Einzelfällen später in der Adoleszenz und im Erwachsenenalter zu Problemen führen kann. Da die Behandlung einfach und wenig belastend ist, stellen wir bei ausgeprägten Sichelfüßen die Indikation zur Gipsbehandlung eher etwas großzügig, um einem später persistierenden und recht lästigen Problem vorzubeugen. Eine Therapie ist insgesamt aber nur bei den wenigsten Kindern mit Sichelfüßen notwendig. Eine einfache und kostengünstige präventive Maßnahme ist die Anwendung von Schaumstoffringen (Abb. 3.384). Solche Ringe verhindern das Aufliegen der Füße in Bauchlage und damit die Verstärkung der Adduktion des Vorfußes. Dabei handelt es sich aber um eine präventive Maßnahme, eine eigentliche Behandlung ist dann indiziert, wenn die Fehlstellung nicht durch Stimulation am lateralen Fußrand oder geringen medialen Druck verschwindet. Die Therapie besteht in Gipsredressionen, die bei noch nicht gehfähigen Säuglingen unproblematisch sind. Erst nach Gehbeginn behindern die Gipse die motorische Entwicklung in stärkerem Ausmaß. Wir versuchen deshalb, die Behandlung vor Gehbeginn abzuschließen. Grundsätzlich würde bei einem einfachen Pes adductus eine Unterschenkelgipsbehandlung ausreichen, bei sehr kleinen Kindern ist allerdings die Gefahr groß, daß der Unterschenkelgips abrutscht und es dann zu Druckstellen kommt. Wir fertigen deshalb für kleine Kinder meist Oberschenkelgipse mit flektiertem Kniegelenk an (vgl. Abb. 3.353). Mit den Oberschenkelgipsen kann zudem auch eine evtl. vorhandene Tibiainnentorsion mitbeeinflußt werden, was beim Unterschenkelgips nicht möglich ist. Bei größeren Kindern reichen Unterschenkelgipse aus. Man muß die Ferse gut anmodellieren und den Vorfuß gegenüber dem Rückfuß redressieren. Obwohl eine Reihe von neuen Fixationsmaterialien auf dem Markt ist, verwenden wir für die Redressionsbehandlung auch heute noch den klassischen Gips, da er sich am besten anmodellieren läßt, was bei diesen kleinen Kindern mit der sehr zarten Haut wichtig ist. Der Nachteil besteht darin, daß der Gips mit der Gipssäge entfernt werden muß. Dies verursacht einen ziemlichen Lärm, ist aber letztlich kein großes Problem. Andere Materialien, wie der Softcast, lassen sich ohne Säge wieder entfernen. Allerdings ist das Material relativ weich, und die redressierende Wirkung ist nicht so gut wie beim Gips. Wenn sich das Kind im Gips stark bewegt, kommt es zur Faltenbildung, wodurch sich ebenfalls Druckstellen bilden können. Schwieriger ist die Behandlung des *Serpentinenfußes* [6]. Glücklicherweise ist diese Deformität relativ selten. Bei starker Supination im Mittelfuß ist manchmal eine operative Behandlung notwendig [1, 6]. Eine Weichteiloperation (medial release) halten wir beim Metatarsus adductus nicht für sinnvoll. Falls tatsächlich eine wesentliche Adduktion bis ins spätere Kindesalter persistiert, so eignet sich die kombinierte zuklappende Kuboid- und aufklappende Kuneiformeosteotomie zur Korrektur der Deformität besser (s. Abschn. 3.4.3).

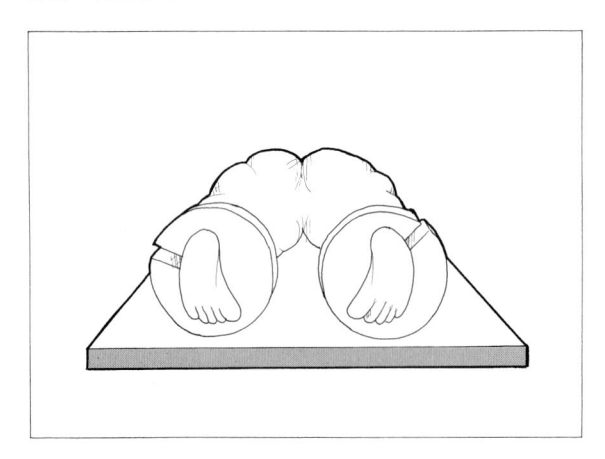

Abb. 3.384. Anwendung von *Schaumstoffringen* bei Säuglingen mit Sichelfüßen in der Bauchlage. Die Ringe verhindern, daß die Füße auf der Matratze aufliegen und daß sich der Pes adductus verstärkt

Literatur

1. Berg EE (1986) A reappraisal of metatarsus adductus and skewfoot. J Bone Joint Surg (Am) 68: 1185–96
2. Cook DA, Breed AL, Cook T, DeSmet AD, Muehle CM (1992) Observer variability in the radiographic measurement and classification of metatarsus adductus. J Pediatr Orthop 12: 86–9
3. Farsetti P, Weinstein SL, Ponseti IV (1994) The long-term functional and radiographic outcomes of untreated and non-operatively treated metatarsus adductus. J Bone Joint Surg (Am) 76: 257–65
4. Katz K, Naor N, Merlob P, Wielunsky E (1990) Rotational deformities of the tibia and foot in preterm infants. J Pediatr Orthop 10: 483–5
5. La Reaux RL, Lee BB (1987) Metatarsus adductus and hallux abducto valgus: their correlation. J Foot Surg 26: 304–8
6. Peterson HA (1986) Skewfoot (forefoot adduction with heel valgus). J Pediatr Orthop 6: 24–30
7. Rushforth GF (1974) The natural history of hooked forefoot. J Bone Joint Surg (Br) 60: 530–2
8. Smith JT, Bleck EE, Gamble JG, Rinsky LA, Pena T (1991) Simple method of documenting metatarsus adductus. J Pediatr Orthop 11: 679–80
9. Tönnis D (1986) Der Sichelfuß. Orthopäde 15: 174–83
10. Vanderwilde R, Staheli LT, Chew DE, Malagon V (1988) Measurements on radiographs of the foot in normal infants and children. J Bone Joint Surg (Am) 70: 407–15

3.4.7
Plattfußindianer – welche muß man behandeln, damit sie später Häuptlinge werden können? oder: Wie unterscheiden wir Knick-Senk-Füße von flexiblen Plattfüßen?

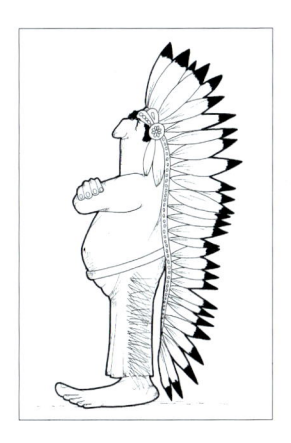

Die Sorge um den „Plattfuß" des Kindes gehört zu den häufigsten Gründen, weshalb Mütter oder Väter mit ihren Kindern in die Sprechstunde eines Pädiaters/einer Kinderärztin oder eines Orthopäden/einer Orthopädin kommen.

Wie der Rücken und das Knie wird auch der Fuß in unserem Sprachgebrauch oft in symbolischem Sinne verwendet, wobei zwar manche Wendung emotional gefärbt ist, die Fußform selber aber nicht als Charakteristikum der angesprochenen Person dient. Wer nicht in Gefangenschaft lebt, ist auf freiem Fuß; wer sich mit Luxus umgibt, lebt auf großem Fuß; hat man mit jemandem eine geheime Abmachung, so tritt man ihm (oder ihr) auf den Fuß; behandelt man ihn aber gemein, so tritt man ihn mit Füßen; will man etwas unbedingt erreichen, so läuft man sich die Füße wund; wird die Situation knifflig, so brennt es einem unter den Füßen; bekommt man Angst vor dem Ende einer Entwicklung, so bekommt man kalte Füße; weiß man sich immer zu helfen, so ist man auf die Füße gefallen, und ist man schlechter Laune, so ist man mit dem linken Fuß aufgestanden.

Auch die Ästhetik des Fußes gilt es zu beachten. Die Fußbekleidung ist starken modischen Strömungen unterworfen. Die Bedeutung, die wir der Schönheit des nackten Fußes beimessen, ist kulturellen Unterschieden unterworfen. In südlichen Ländern ist (aus offensichtlichen Gründen) die Sorge der Eltern um die normale Fußform wesentlich größer als in Nordeuropa, wo der Fuß seine Behausung

Tabelle 3.17. Differentialdiagnose: abgeflachtes Fuß-Längsgewölbe

	Ätiologie	Klinischer Befund	Abklärung	Therapie
Kongenitaler Plattfuß (Talus verticalis, angeborener Tintenlöscherfuß; engl. congenital flatfoot, congenital convex pes valgus, congenital vertical talus, congenital rocker-bottom flatfoot) (s. Abschn. 3.4.4)	Kongenital	Bei Geburt vorhanden Valgusstellung der Ferse Abduktion und Pronation des Vorfußes Fehlende Fußlängswölbung evtl. plantarkonvex gewölbte Sohle („Tintenlöscherfuß") Verkürzte Achillessehne evtl. palpable talonavikulare Subluxation	Klinik Röntgenbild: Talus verticalis	Operation während des 1. Lebensjahres Gips- und Orthesenbehandlung für 2–3 Jahre
Flexibler Plattfuß (schwerer Knick-Senk-Fuß, lockerer Plattfuß, mobiler Plattfuß, flexibler Knick-Platt-Fuß; engl. flexible flatfoot, flexible pes planovalgus)	Bandlaxität Konstitutionelle Veranlagung Übergewicht Muskelschwäche	Keine mediale Aussparung der Belastungsfläche Eingeschränkte Dorsalextension Verkürzte Avchillessehne Verstärkter Valgus des Rückfußes Hyperpronation des Vorfußes Bei Geburt Fuß oft unauffällig Röntgenbild: Erhöhter talokalkanearer Winkel	Klinik	Primär konservativ (Gipse) evtl. Einlagen: medial hoch abstützende Einlagen mit Fersenführung und Supinationskeil evtl. Operation (frühestens nach Gehbeginn) Postoperative Gips- und Orthesenbehandlung für 2–3 Jahre

(Fortsetzung Seite 426)

Tabelle 3.17. Differentialdiagnose: abgeflachtes Fuß-Längsgewölbe (Fortsetzung von Seite 425)

	Ätiologie	Klinischer Befund	Abklärung	Therapie
Kontrakter Plattfuß (rigider Plattfuß, Coalitio talocalcaneare; engl. rigid flatfoot) (s. Abschn. 3.4.5.2)	Tarsale Koalition (meist Coalitio talocalcaneare)	Manifestation mit 8-10 Jahren, Ferse in Hypervalgus, keine Beweglichkeit im unteren Sprunggelenk	Klinik Röntgen (evtl. Schrägaufnahmen) CT	Operativ: Resektion der Knochenbrüche und Fett-Interposition
Physiologischer Knick-Senk-Fuß	Erhöhte Antetorsion des Schenkelhalses	Verstärkter Valgus des Rückfußes Hyperpronation des Vorfußes	Klinik	Beruhigung der Eltern Keine Behandlung notwendig
Neurogener Knick-Platt-Fuß (paralytischerr Knick-Platt-Fuß; engl. neuromuscular flatfoot) (s. Abschn. 3.4.10)	Neuromuskuläre Funktionsstörung	Verkürzung der Achillessehne Ferse in massivem Valgus Hyperpronation des Vorfußes Hallux valgus	Klinik Neurologische Abklärung Röntgenbild: Sekundärschäden?	Orthesen mit Fersenfassung evtl. operative Verlängerung des Triceps surae evtl. Double-arthrodese

im Schuh meist nur nachts verläßt. So werden Einlagen oder sogar Maßschuhe in Italien und Spanien in großer Zahl gefertigt, auch operative Maßnahmen kommen in diesen Ländern wesentlich häufiger zur Anwendung als nördlich der Alpen.

Natürlich ist es vorwiegend die Sorge um spätere Gehbeschwerden, die Anlaß zum Arztbesuch ist. Dabei müssen wir verschiedene Zustände voneinander unterscheiden. Gemeinsames Merkmal ist die Verkleinerung oder das Fehlen der Aussparung der Belastungsfläche in der Mitte des medialen Fußrandes. Die unterschiedlichen Formen des Platt- und Knick-Senk-Fußes sind in Tabelle 3.17 aufgelistet.

In diesem Kapitel sollen der physiologische „Knick-Senk-Fuß", seine Abgrenzung zum flexiblen Plattfuß und deren Differentialdiagnose besprochen werden. Die anderen Zustände mit abgeflachtem medialem Fußgewölbe werden in anderen Kapiteln behandelt (s. Hinweise in Tabelle 3.17).

3.4.7.1
Physiologischer Knick-Senk-Fuß

Definition

Vermehrte Valgusstellung der Ferse und Abflachung des Längsgewölbes bei Kindern im Vergleich zu Erwachsenen aufgrund der vermehrten Antetorsion des Schenkelhalses.

Ätiologie

Kinder weisen im Vergleich zu Erwachsenen eine stärkere Antetorsion des Schenkelhalses auf. Diese zwingt sie zum Einwärtsgang. Um nicht über ihre eigenen Füße zu stolpern, versuchen die Kinder unbewußt ihren Einwärtsgang durch Außendrehung der Füße zu korrigieren. Diese Außendrehung des belasteten Fußes hat eine Valgisierung der Ferse und eine Abflachung des Fußgewölbes zur Folge. Jeder kann dies bei sich selber ausprobieren: Wenn man auf dem belasteten Fuß den Oberkörper und damit auch den Unterschenkel nach innen dreht, kommt es zu einer Valgusrotation der Ferse und automatisch auch zur Hyperpronation des Vorfußes mit Abflachung des Längsgewölbes.

Diagnostik, Maßnahmen

Aufgrund des Mechanismus zur Korrektur des Einwärtsganges sehen Kinderfüße anders aus als Erwachsenenfüße. Dies beunruhigt oft die Eltern der Kinder. Nicht selten haben die Mütter und Väter in ihrer eigenen Kindheit Einlagen tragen müssen und suchen deshalb den Arzt auf, um eine evtl. notwendige Behandlung bei ihrem Kind nicht zu verpassen. Bei der Untersuchung achten wir darauf, ob eine mediale Aussparung vorhanden ist oder nicht. Man beachte, daß bei Kindern unter 3 Jahren diese Aussparung wegen des Fettpolsters fehlt und daß es bis zum 6. Lebensjahr dauern kann, bis sich das Fußgewölbe richtig abzeichnet. Im Zehenspitzenstand läßt sich beobachten, wie sich mit der Varisierung der Ferse auch das Fußgewölbe aufrichtet. Natürlich ist die Höhe des Längsgewölbes sehr unterschiedlich. Einzelne Kinder werden auch im Erwachsenenalter ein relativ tiefes Gewölbe aufweisen. Dies hat jedoch keinen Morbiditätswert, d.h. das Risiko für spätere Fußbeschwerden ist keineswegs erhöht. Eine frühe Versorgung mit medial abstützenden Einlagen vermag die Höhe des Fußgewölbes nicht zu beeinflussen. Bei der Untersuchung in unserer Klinik waren die Resultate bei der Gruppe mit der Einlagenversorgung schlechter als bei der Gruppe, die nie Einlagen getragen hat [6]. Dies erklärt sich daraus, daß die Einlagen die Muskulatur „faul" machen und die aktive Aufrichtung des Gewölbes weniger stattfindet als ohne Einlagen. Bereits das Tragen von Schuhen hat einen negativen Einfluß auf die Entwicklung des Fußgewölbes [12]. Das Problem des Knick-Senk-Fußes wird durch Übergewicht, durch eine abnorme Valgusachse des Unterschenkels und durch eine allgemeine Bandlaxität akzentuiert. Übergänge zum flexiblen Plattfuß sind fließend. Die Genua valga (s. Kap. 4.2.1) können durch Anbringen eines Keils auf der Medialseite der Schuhsohle geringfügig beeinflußt werden. Allerdings persistieren Genua valga meist im Zusammenhang mit einer Adipositas. Kinder und Jugendliche mit Gewichtsproblemen sollten unbedingt einer Diätberatung zugeführt werden, wobei der Erfolg einer Behandlung sehr stark davon abhängt, inwieweit die Eltern mitmachen. Für die allgemeine Bandlaxität gibt es keine Therapie. Sie muß als gegeben akzeptiert werden, wobei mit dem Älterwerden sich das Problem tendenzmäßig ständig vermindert.

> **!** Beim kindlichen Knick-Senk-Fuß sollte die Empfehlung lauten, *viel barfuß zu gehen*, darauf zu vertrauen, daß das Fußgewölbe sich mit der physiologischen Detorsion im Schenkelhals spontan aufrichten wird, und daß ein evtl. auch im Erwachsenenalter etwas erniedrigtes Fußgewölbe keinen negativen Einfluß auf die Leistungsfähigkeit des Fußes hat.
> *Der kindliche Knick-Senk-Fuß ist ein physiologischer Zustand und sollte nicht Anlaß für teure und nutzlose diagnostische und therapeutische Maßnahmen sein.*

3.4.7.2 Flexibler Plattfuß

Definition

Zustand des Fußes mit *fehlender medialer Aussparung* der Belastungsfläche, eingeschränkter Dorsalextension, verkürzter Achillessehne, verstärktem Valgus des Rückfußes und Hyperpronation des Vorfußes. Der Fuß ist aber flexibel, und das mediale Fußgewölbe läßt sich durch Varisierung der Ferse wiederherstellen. Im seitlichen Röntgenbild mißt man einen erhöhten talokalkanearen Winkel.

Vorkommen

Da zwischen einem eindeutigen Plattfuß mit fehlendem Fußlängsgewölbe und vorwiegender Belastung auf der Medialseite der Fußsohle und einem physiologischen kindlichen Knick-Senk-Fuß eine große Grauzone ist und die Zuteilung der Einzelfälle meist arbiträr ist, bereitet es große Schwierigkeiten, die Häufigkeit des flexiblen Plattfußes zu errechnen. Hinzu kommt, daß in den ersten Lebensjahren das Fettpolster an der Fußsohle das mediale Fußgewölbe ausfüllt, so daß eine Unterscheidung ohnehin schwierig ist. Erst mit ca. 6 Jahren entspricht die Belastungsfläche derjenigen eines Erwachsenen [14]. Man kann aber eindeutig sagen, daß der flexible Plattfuß selten ist (er dürfte in unseren Breitengraden weniger als 1:1 000 Kinder betreffen), nimmt man als Kriterium, daß beim Schulkind das mediale Fußgewölbe im Fußabdruck ausgefüllt ist. Eine interessante Untersuchung in Indien zeigte, daß die Verbreiterung der Belastungsfläche bei Kindern, die regelmäßig Schuhe trugen 3mal häufiger war als bei denen, die immer barfuß gingen [12].

Ätiologie

Der wesentlichste ätiologische Faktor ist die allgemeine Bandlaxität. Dadurch kommt es unter Belastung zur Kippung des Talus über dem Kalkaneus nach medial und kaudal. Der Kalkaneus proniert dabei in eine extreme Valgusstellung. Das Problem wird verstärkt, wenn das Kind übergewichtig ist. Auch eine allgemeine Muskelhypotonie trägt zur Akzentuierung der Deformität bei. Als seltene Ursache des flexiblen Plattfußes wurde die Verletzung der Sehne des M. tibialis posterior beschrieben [9].

Assoziierte Anomalien

Alle Zustände, die mit einer allgemeinen Bandlaxität einhergehen, können auch von flexiblen Plattfüßen begleitet sein. Dies gilt in erster Linie für das Ehlers-Danlos-Syndrom (Kap. 4.6.3.3), aber auch Kinder mit anderen Syndromen wie z.B. Trisomie 21 (Kap. 4.6.5.1), Rubinstein-Taybe-Syndrom (Kap. 4.6.6.2) oder Marfan-Syndrom (Kap. 4.6.3.1), weisen gehäuft einen flexiblen Plattfuß auf. Gleichzeitig mit dem flexiblen Plattfuß kommt die Verkürzung oder gar die Luxation der Peronäalsehne gehäuft vor [11].

Diagnostik

Kinder mit einem flexiblen Plattfuß haben keine Schmerzen. Es ist der äußerlich sichtbare Aspekt des Fußes, der die Eltern zum Arzt führt. Beschwer-

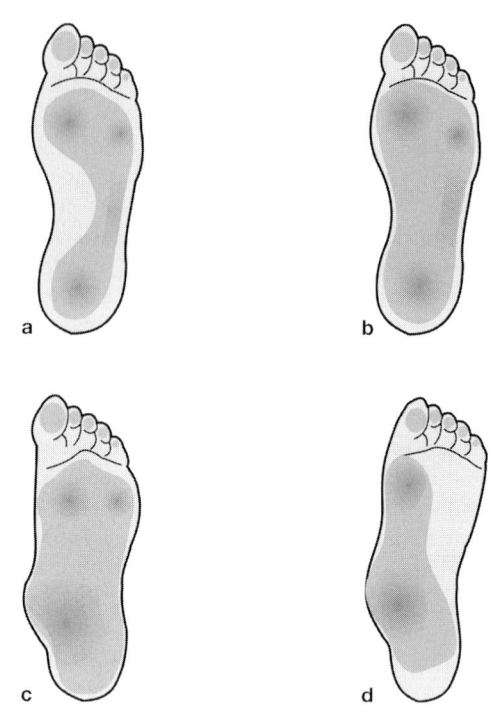

Abb. 3.385 a–d. *Fußabdrücke* bei normalem Fuß und verschiedenen Ausprägungen des *Plattfußes.* **a** Normaler Fuß mit medialer Aussparung der Belastungsfläche. **b** Flexibler Plattfuß mit fehlender medialer Aussparung, aber normalem Belastungsmuster mit hauptsächlicher Beschwielung unter der Ferse sowie dem Metatarsalköpfchen I und V. **c** Schwerer Plattfuß mit hauptsächlicher Belastung medial unter dem Talus. **d** Sehr schwerer Plattfuß mit Eversion und Pronation des ganzen Fußes sowie Abduktion des Vorfußes und völlig fehlender Belastung lateral

den können evtl. in der Adoleszenz (insbesondere bei übergewichtigen Jugendlichen) auftreten. Bei der Untersuchung fehlt die mediale Aussparung der Belastungsfläche. Man beobachtet an dieser Stelle oft eine Beschwielung der Fußsohle. Es lohnt sich, den Fuß auf einem Podoskop durch eine Glasplatte zu betrachten oder einen *Fußabdruck* mittels eines Papiers auf unterlegtem Karbonpapier anzufertigen (Abb. 3.385). Dabei kann man 2 Formen unterscheiden: Bei der milderen Form fehlt die mediale Aussparung, aber die Fußform ist normal und die Belastung regelgerecht (Abb. 3.385b), bei der schwereren Form steht medial der Talus vor und der Fuß wird medial stärker belastet als lateral (Abb. 3.385c), und bei der schwersten Form fehlt die laterale Belastung gänzlich (Abb. 3.385d). Man beachte aber, daß nach Gehbeginn das Fehlen der medialen Aussparung physiologisch ist, da das Längsgewölbe mit Fettgewebe ausgefüllt ist. Dieses Gewebe baut sich im Laufe der ersten Lebensjahre ab. Im Alter von etwa 3 Jahren beginnt dann die mediale Aussparung im Fußabdruck sichtbar zu werden, ihre volle Ausprägung erreicht sie jedoch im 5. bis 6. Lebensjahr [14]. Bei Kindern nach Gehbeginn kann die Diagnose eines flexiblen Plattfußes nur gestellt werden, wenn die Belastung medial stärker ist als lateral oder wenn im seitlichen Röntgenbild im Stehen der talokalkaneare Winkel größer ist als 60° (Abb. 3.386).

Bei der *klinischen Untersuchung* richtet sich das Fußgewölbe im Zehenspitzenstand auf, auch im normalen belasteten Stehen kann das Längsgewölbe durch Anheben der Großzehe sichtbar gemacht werden (Abb. 3.387). Als weitere Untersuchungsbefunde

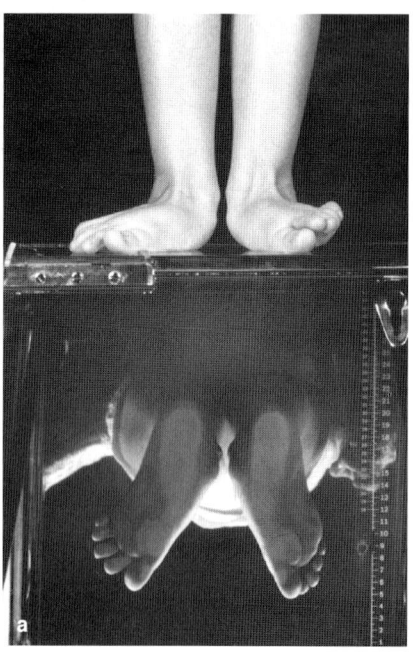

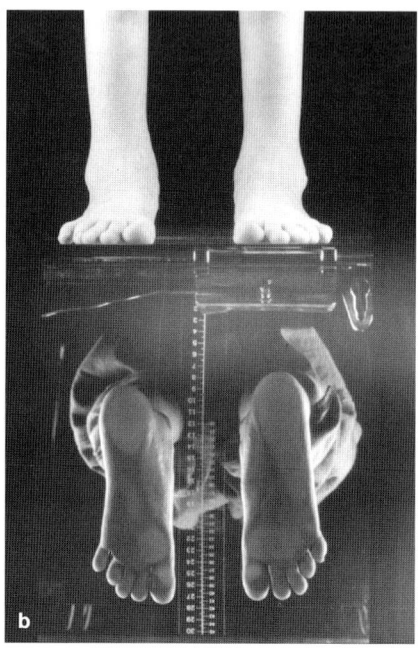

Abb. 3.386 a, b. Füße auf dem *Podoskop bei schweren flexiblen Plattfüßen* (gleiche Patientin wie in Abb. 3.388). **a** Im Alter von 2 Jahren präoperativ. Die Füße werden fast ausschließlich medial belastet, der Vorfuß ist abduziert. **b** Im Alter von 4 Jahren, 2 Jahre nach offener Reposition des Talus, Verlängerung des Triceps surae und orthetischer Versorgung. Die Füße weisen nun ein normales Belastungsmuster auf

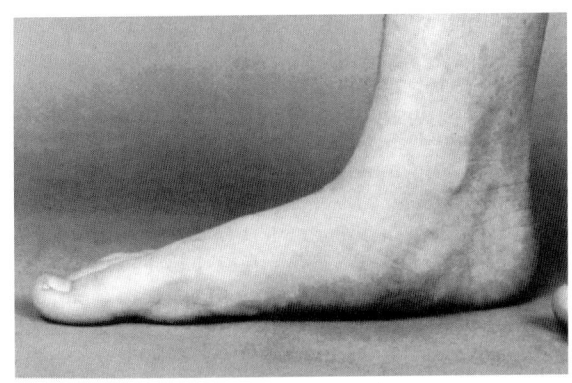

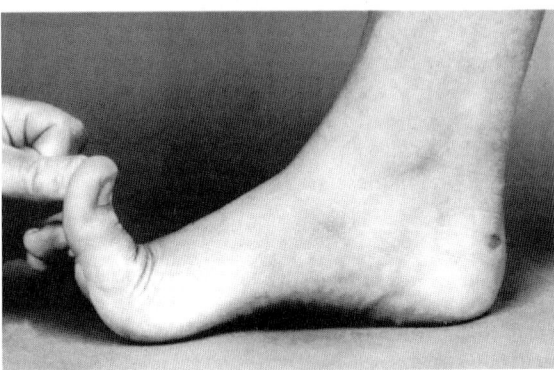

Abb. 3.387. Flexibler und rigider Plattfuß können unterschieden werden durch das *Anheben der Großzehe*. Beim flexiblen Plattfuß richtet sich mit der Dorsalextension der Großzehe das mediale Längsgewölbe auf, was beim rigiden Plattfuß nicht der Fall ist

als 60° betragen. Meist steht der Talus auf dem Seitenbild relativ steil. Der Kalkaneus ist oft weitgehend horizontal und weist nicht den physiologischen Anstieg von dorsal-kaudal nach ventral-kranial auf; dies weist auf die Verkürzung der Achillessehne hin. Es ist zu beachten, daß die Röntgenbilder des Fußes im Stehen im belasteten Zustand aufgenommen werden sollten, damit sie aussagekräftig sind. Weitere bildgebende Abklärungen sind bei einem flexiblen Plattfuß nicht sinnvoll. Nur bei einem rigiden Rückfuß muß nach einer knöchernen Koalition, die oft auf dem Nativröntgenbild nicht sichtbar ist, findet man eine *allgemeine Bandlaxität*. Diese stellt man anhand des Daumen-Vorderarm-Abstandes, der Überstreckbarkeit der Langfinger im Grundgelenk über 90° hinaus, sowie der Hyperextendierbarkeit der Ellbogen- und Kniegelenke fest. Außerdem findet man bei den schwereren Formen des Plattfußes regelmäßig auch eine *Verkürzung des M. triceps surae*. Diese wird kaschiert durch die Tatsache, daß das Kind den Fuß im oberen Sprunggelenk dorsal extendieren kann. Dies ist jedoch nur unter starker Valgisierung der Ferse möglich, wodurch der Weg der Achillessehne verkürzt wird. Hält man jedoch die Ferse in Neutralstellung, so ist keine Dorsalextension über die plantigrade Stellung hinaus mehr möglich. Die Verkürzung der Wadenmuskulatur ist immer sekundär. Durch die Valgusstellung der Ferse ist der Weg der Achillessehne schon in plantigrader Stellung kürzer als normal, bei Dorsalextension proniert die Ferse noch mehr in die Valgusstellung, so daß die physiologische Dehnung der Wadenmuskulatur wegfällt.

Auf dem *Röntgenbild* ist sowohl auf dem d.-p.-Bild wie auch auf dem Seitenbild der talokalkaneare Winkel erhöht (Abb. 3.388); im Seitenbild sollte er für die Diagnose eines flexiblen Plattfußes mehr

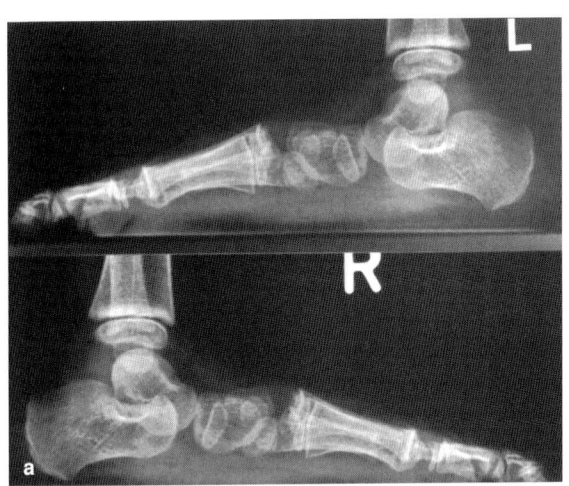

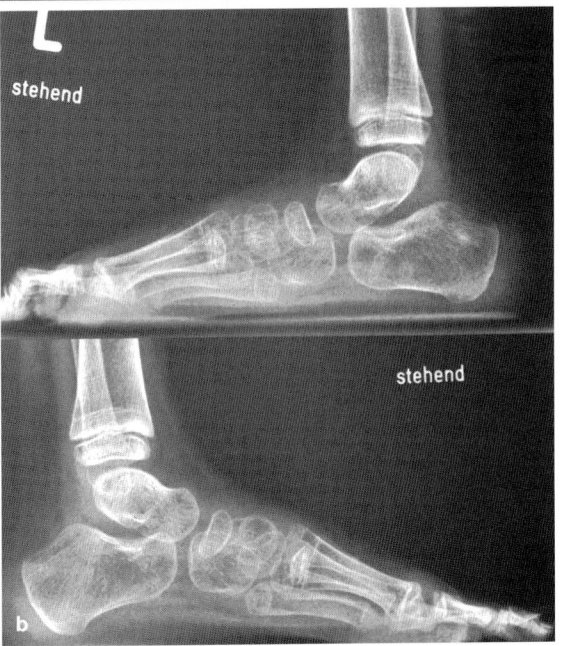

Abb. 3.388 a, b. Röntgenbilder beider Füße seitlich bei schwerem *flexiblem Plattfuß*. **a** Im Alter von 2 Jahren. Man beachte den vergrößerten talokalkanearen Winkel beidseits. **b** 2 Jahre nach offener Reposition des Talus, Verlängerung des Triceps surae und orthetischer Versorgung. Es bestehen nun normale Verhältnisse

gesucht werden. Hierzu sind meist Computertomogramme notwendig; evtl. sind auch Schrägaufnahmen geeignet (s. Abschn. 3.4.7).

Therapie

> ❗ *Bevor man sich für eine Therapie entscheidet, muß man beim flexiblen Plattfuß besonders sorgfältig abwägen, ob eine Behandlung überhaupt notwendig ist.*

Milde Formen des flexiblen Plattfußes stören auch im Erwachsenenalter in der Regel funktionell nicht wesentlich und führen nicht zu Schmerzen. Diese Patienten sind oft auch uneingeschränkt sporttauglich [16]. Bei den Kindern ist der Plattfuß eher ein kosmetisches als ein funktionelles Problem, das die Eltern meist mehr stört als die Kinder. Nur schwere Plattfüße, bei denen die Belastung medial stärker ist als lateral, beeinträchtigen im Laufe der Zeit auch die Funktion. Insbesondere wenn gleichzeitig eine Adipositas vorhanden ist, können lästige Fußbeschwerden zum langfristigen Problem werden.

Folgende therapeutische Möglichkeiten stehen zur Verfügung:

- *Konservativ:*
  - Gipsbehandlung,
  - Fußgymnastik, barfuß gehen, „Stretching" (Dehnung) der Wadenmuskulatur,
  - lose Einlagen,
  - Schuhzurichtungen,
  - Unterschenkelorthesen.
- *Operativ:*
  - Navikulareumschlingung mit oder ohne navikulokuneiforme Arthrodese,
  - Verlängerung des M. triceps surae bzw. der Achillessehne,
  - extraartikuläre subtalare Arthrodese nach Grice,
  - Einsetzen eines Dübels in den Sinus tarsi,
  - Kalkaneusosteotomie,
  - Doublearthrodese.

Eine Zusammenfassung der Maßnahmen bei den verschiedenen Zuständen zeigt Tabelle 3.17.

Konservative Therapie

Säuglingsalter

Ist der flexible Plattfuß mit einer Abduktion des Vorfußes assoziiert, so ist er gelegentlich schon bei der Geburt manifest. Dann lohnt es sich, eine Gipsredression in den ersten Lebensmonaten durchzuführen. Wir verwenden Oberschenkelgipse, da Unterschenkelgipse leicht hinunterrutschen und dann zu Druckstellen führen, außerdem kann man den Fuß im Oberschenkelgips besser redressieren. Wir benützen bei Säuglingen normalen Gips und keine Kunststoffgipse (Scotchcast, Softcast etc.), da sich der konventionelle Gips am besten modellieren läßt. Bei der Gipsredression wird der Rückfuß varisiert und der Vorfuß supiniert und adduziert (also die gegenteilige Redression wie beim Klumpfuß). Dabei wird auch das mediale Längsgewölbe mit dem Gips geformt. Wir beginnen die Gipsbehandlung in der Regel erst nach dem 2. Lebensmonat und führen sie bis zur Normalisierung der Fußform fort, was i. allg. nach 2–3 Monaten der Fall ist. Der Fuß hat nun im unbelasteten Zustand eine normale Form. Ob nach Gehbeginn weiterhin ein flexibler Plattfuß besteht, läßt sich jeweils nicht mit Sicherheit voraussagen, da dies sehr stark von der Bandqualität abhängt – und diese ist beim Säugling sehr schwer zu beurteilen.

Gehfähiges Alter

Besteht nach Gehbeginn ein flexibler Plattfuß, so stellt sich die Frage nach einer Einlagenversorgung. Der Fuß ist in diesem Alter besonders schwierig zu beurteilen, da das mediale Fußgewölbe mit Fettgewebe ausgefüllt ist, so daß im Fußabdruck auch beim normalen Fuß keine Aussparung sichtbar ist. Die Diagnose eines flexiblen Plattfußes stellen wir in diesem Alter nur, wenn die Belastung medial stärker ist als lateral oder wenn uns das Röntgenbild darauf hinweist. Eine stets sinnvolle Maßnahme ist die Empfehlung, *viel barfuß zu gehen*, da dadurch die Fußmuskulatur gekräftigt wird. Auch eine Anleitung für *fußgymnastische Übungen*, welche die Mutter mit dem Kind in spielerischer Weise durchführen kann, ist angebracht. Allerdings sollte dies kein Anlaß für die Verordnung von Physiotherapie sein. Die Physiotherapeutin kann nur selten das noch sehr kleine Kind dazu bringen, ihren Anweisungen zu folgen, auch sind die Übungen nur nützlich, wenn sie mehrmals täglich durchgeführt werden, außerdem ist auch unsinnig, das öffentliche Gesundheitswesen (bzw. die Krankenkassen) damit zu belasten. Sinnvolle fußgymnastische Übungen sind v. a. das Gehen auf den Zehenspitzen und der Fersengang. Mit dem Zehenspitzengang wird die Fußmuskulatur ideal trainiert, mit dem Fersengang wird die Wadenmuskulatur gedehnt (Abb. 3.389). Alle anderen Übungen (z. B. das Aufheben von Gegenständen mit den Zehen) mögen das tägliche Training etwas auflockern, sind aber für die Fußfunktion nicht von großer Bedeutung. Besteht bereits eine Verkürzung des M. triceps surae, so sollten spezielle *Dehnungsübungen für die Wadenmuskulatur*

Abb. 3.389 a, b. *Fußgymnastik:* **a** Die sinnvollste und einfachste Übung ist der Zehenspitzengang. **b** Die Gymnastik mit dem Kind kann aufgelockert werden, indem man mit dem Kind (im Wettbewerb) längliche Gegenstände mit den Zehen greift

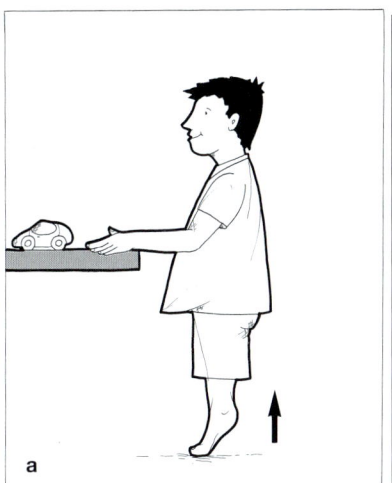

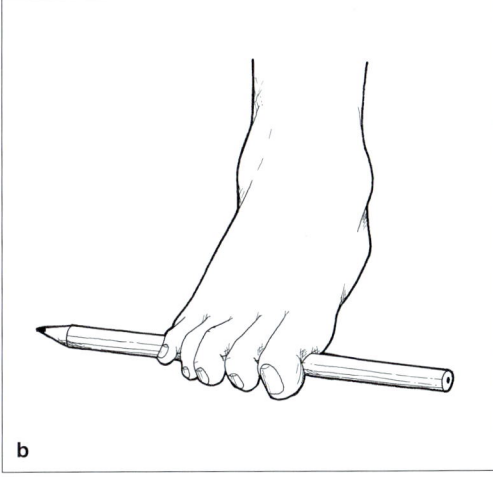

("Stretching") durchgeführt werden. In diesem Fall ist die Physiotherapie nun sinnvoll, da die Dehnung beim flexiblen Plattfuß nur wirksam ist, wenn gleichzeitig die Ferse varisiert wird, was das Kind nicht alleine tun kann. Auch die Mutter ist für diese Übung überfordert, oder sie braucht zumindest eine sorgfältige Anleitung.

Bei ausgeprägten Formen des flexiblen Plattfußes halten wir eine *Einlagenversorgung* für sinnvoll. Zwar ist die Wirksamkeit der Einlagenbehandlung wissenschaftlich nicht einwandfrei bewiesen, dennoch behandeln wir die Füße mit fehlender medialer Aussparung mit Einlagen oder Schuhzurichtungen. Verschiedene Untersuchungen zeigten, daß sich das Resultat bei behandelten und unbehandelten Füßen nicht unterschied [15, 16]. Auch an unserer Klinik wurde eine Studie bei je ca. 20 Kindern mit Senkfüßen mit und ohne Einlagenbehandlung durchgeführt, und das Endresultat zeigte keinen Einfluß der Orthese [6]. Es handelt sich aber bei all diesen Studien um milde Formen des flexiblen Plattfußes oder gar um physiologische Knick-Senk-Füße. Andere Studien hingegen zeigten, daß bei ausgeprägteren Formen des flexiblen Plattfußes die Unterstützung des medialen Fußgewölbes und die Varisierung der Ferse mittels einer Einlage oder Schuhzurichtung durchaus eine Wirkung zeigt [1, 10]. Unsere Verordnung für die Einlage lautet: *Detorsionseinlage mit mittlerer medialer Abstützung und Supinationskeil.* Mit dem Supinationskeil wird die Ferse varisiert (Abb. 3.390). Noch wirksamer ist eine Einlage mit eigentlicher Fersenfassung. Der Effekt kann noch weiter gesteigert werden, wenn man die redressierenden Maßnahmen direkt in den Schuh einbaut. Eine solche Schuhzurichtung kann den Fuß noch präziser führen als eine lose Einlage. Allerdings ist die Schuhzurichtung wesentlich kostspieliger als die Einlage, da sie für jeden Schuh getrennt angefertigt werden muß. Kinder mit Plattfüßen haben einen großen Schuhverbrauch, d. h. sie nützen ihre Schuhe schnell ab. Vor allem der Absatz wird lateral stark abgetreten. Die Hoffnung, daß die Einlage oder die Schuhzurichtung den Schuhverbrauch vermindert, wird enttäuscht. Hierauf hat auch der eingebrachte Varisationskeil keinen Einfluß [10]. Bei sehr extremer Valgusstellung der Ferse kann ein sog. Innenschuh, d. h. eine Unterschenkelorthese mit Fersenführung, sinnvoll sein.

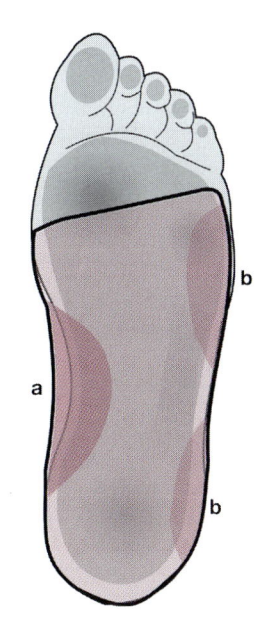

Abb. 3.390. Lose *Detorsionseinlage* mit medialer Abstützung (*a*). Damit der Fuß nicht nach lateral rutscht, werden laterale Gegenstützen angebracht (*b*). Der „Schrägschnitt", d. h. die Tatsache, daß die Einlage lateral stärker nach vorne gezogen wird als medial, korrigiert geringgradig den Einwärtsgang des Kindes

Operative Therapie

Operationen bei flexiblen Plattfüßen können bei sehr schweren Formen (mit medial stärkerer Belastung als lateral) sowie bei Auftreten von Beschwerden indiziert sein. Bis zu einem gewissen Grad darf auch der Wunsch nach einer kosmetischen Verbesserung berücksichtigt werden, wobei hier große Zurückhaltung geübt werden sollte, da die Korrektur des Aussehens nicht mit Schmerzen bezahlt werden darf. Falls die Operationsindikation gestellt wird, sollte dies nicht vor dem 8., besser dem 10. Lebensjahr geschehen.

Talusreposition

Bei den schwersten Formen, bei denen die Belastung des Fußes vorwiegend oder ausschließlich medial erfolgt, ist eine Behandlung oft schon im Kleinkindesalter erforderlich. Ähnlich wie beim Talus verticalis (s. Abschn. 3.4.4) werden Talus und Navikulare reponiert, das Talonavikulargelenk transfixiert, der Triceps surae verlängert und die Luxationstasche medial verschlossen. Als Nachbehandlung ist eine langfristige konsequente mediale Abstützung (anfänglich mit Gipsen, später mit Orthesen) notwendig.

Navikulareumschlingung

Bei dieser von Lowman 1923 [8] erstmals vorgeschlagenen Operation wird die Tibialis-anterior-Sehne um das Os naviculare geschlungen. Dadurch wird die Sehne relativ zu kurz, und ihre Zugwirkung wird größer, auch wirkt sie durch den nach dorsal versetzten Ansatz direkter auf das mediale Fußgewölbe. Das Problem dieser Operation besteht darin, daß das Grundleiden dieser Patienten ja meist eine ausgeprägte Bandlaxität ist und deshalb die größere Zugwirkung der Sehne bald nachläßt. Rezidive sind nach dieser Operation häufig. Lowman selber realisierte dies ebenfalls, und schlug eine zusätzliche Arthrodese des talonavikularen Gelenks vor. Dies hat aber eine völlige Aufhebung der Beweglichkeit im unteren Sprunggelenk zur Folge, was bei einem flexiblen Plattfuß in den meisten Fällen wohl eine inadäquate Maßnahme ist. Weniger einschneidend und offenbar ebenso wirksam ist die Arthrodese des Gelenks zwischen dem Os naviculare und dem Os cuneiforme mediale. Bei Patienten mit einem einigermaßen ausgewachsenen Fuß (d.h. ab dem 12. Lebensjahr) kann die Kombination der operativen Navikulareumschlingung und die navikulokuneiforme Arthrodese bedingt empfohlen werden. Bei Verkürzung der Wadenmuskulatur sollte diese Operation mit einer aponeurotischen Verlängerung des M. triceps surae kombiniert werden.

Extraartikuläre subtalare Arthrodese nach Grice und Dübeloperation nach Giannini (Arthrorhise)

Wie wir im Abschnitt „Ätiologie", S. 427, dargelegt haben, besteht der Pathomechanismus des Plattfußes in einer Kippung des Talus über dem Kalkaneus nach medial und kaudal. Der Kalkaneus proniert dabei in eine extreme Valgusstellung. Kalkaneus und Talus stehen dadurch in einem abnormen Valguswinkel zueinander. Verhindert man die Rotation dieser beiden Knochen in diese Valgusstellung, so bleibt auch das mediale Fußlängsgewölbe erhalten. Auf diesem Prinzip beruht die extraartikuläre subtalare Arthrodese nach Grice [5]. Hierbei wird im Sinus tarsi, d.h. außerhalb des unteren Sprunggelenks, eine knöcherne Verbindung zwischen Talus und Kalkaneus geschaffen. Diese Verbindung verhindert die Valgusabkippung des Fersenbeins. Der Nachteil der Methode besteht darin, daß das untere Sprunggelenk dauerhaft versteift ist. Aus diesem Grund hat Giannini die Implantation eines Kunststoffdübels in den Sinus tarsi vorgeschlagen [4]. Andere Autoren haben ein ähnliches Implantat [13] verwendet oder einen Knochenspan aus dem Kalkaneus in den Sinus tarsi eingesetzt [2]. Der Knochenspan hat allerdings den Nachteil, daß er entweder zu einer Arthrodese führt oder sich resorbiert. Der Dübel läßt eine gewisse Restbeweglichkeit zwischen Talus und Kalkaneus zu, auch kann er wieder entfernt werden, wenn die Umstände dies erfordern. Langzeiterfahrungen fehlen allerdings noch. Wir

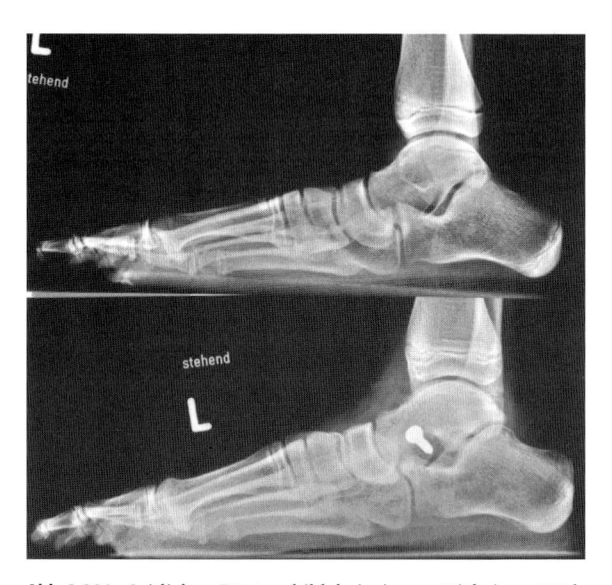

Abb. 3.391. Seitliches Röntgenbild bei einem 12jährigen Mädchen mit *flexiblem Plattfuß*. *Oben* Präoperativer Zustand mit abgeflachtem Fußlängsgewölbe. *Unten* Zustand nach Einsetzen eines *Kunststoffdübels* im Sinus tarsi. Der Talus kann nun nicht mehr nach medial kippen, das Fußgewölbe ist wiederhergestellt. Auch eine gewisse Beweglichkeit im unteren Sprunggelenk bleibt erhalten

Abb. 3.392 a, b. *Mittelgradige flexible Plattfüße* auf dem *Podoskop* (gleiche Patientin wie in Abb. 3.391). **a** Präoperativer Zustand mit fehlender medialer Aussparung der Belastungsfläche. **b** Zustand 1 Jahr postoperativ. Die Füße weisen nun ein normales Belastungsmuster auf

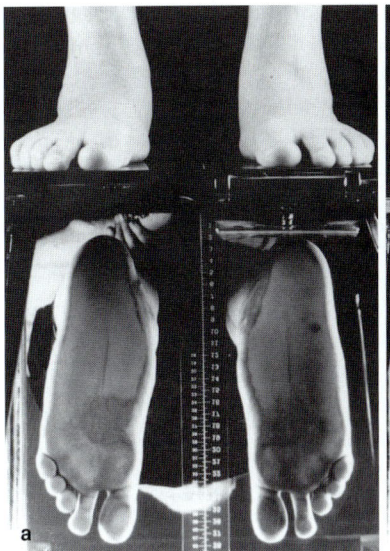

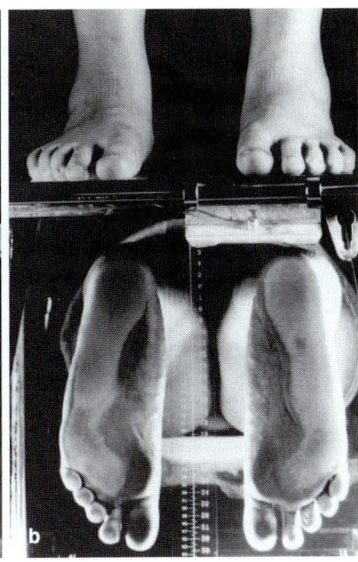

selber haben diesen Dübel bisher in limitierter Zahl eingesetzt. Bei noch recht kurzer Beobachtungsdauer sind die Erfahrungen bis jetzt positiv (Abb. 3.391 und 3.392). Auch diese Operation muß mit einer aponeurotischen Verlängerung des M. triceps surae verbunden werden, falls die Wadenmuskulatur verkürzt ist.

Kalkaneusosteotomien

Da die Valgusfehlstellung des Kalkaneus ein wesentliches Element des flexiblen Plattfußes ist, kann durch eine varisierende Osteotomie des Kalkaneus, wie sie Dwyer [3] vorgeschlagen hat, diese Komponente der Fehlstellung behoben werden. Die Osteotomie kann von lateral her aufklappend (Cave: Wundverschluß!) oder von medial her zuklappend erfolgen. Da der Kalkaneus beim Plattfuß – im Gegensatz zum Klumpfuß – eine normale Länge aufweist, ist das zuklappende Verfahren unproblematisch. Die Fixation kann mit Titan-Staples erfolgen, was eine frühe Mobilisation im Gehgips erlaubt. Operativ noch einfacher ist die von Koutsogiannis [7] angegebene Methode, bei welcher der dorsale Teil des Kalkaneus nach medial verschoben wird (Abb. 3.393). Allerdings ist die postoperative Stabilität weniger gut, die Fixation muß mit einem Steinmann-Nagel erfolgen, und es ist eine längere Immobilisationdauer vonnöten. Der Nachteil der Kalkaneusosteotomien besteht darin, daß die abnorme Kippung zwischen Talus und Kalkaneus nicht aufgehoben wird, wodurch ein wesentlicher Teil der Deformität bestehen bleibt. Hier hat die Dübeloperation im Sinus tarsi eindeutige Vorteile.

Doublearthrodese

Die Doublearthrodese besteht in einer Versteifung des unteren Sprunggelenks sowie des Talonavikular- und des Kalkaneokuboidalgelenkes. Eigentlich ist es eine Triplearthrodese, und im englischen Sprachraum wird diese Operation auch so bezeichnet. In unserem Sprachgebrauch hat sich jedoch der Terminus Doublearthrodese eingebürgert, um Verwechslungen mit der Triplearthrodese unter Einbezug des oberen Sprunggelenks zu vermeiden. Bei der Doublearthrodese werden die Gelenkflächen des unteren Sprunggelenks im ventralen Bereich sowie des Talonavikular- und des Kalkaneokuboidalgelenkes reseziert, und es wird ein großer autologer

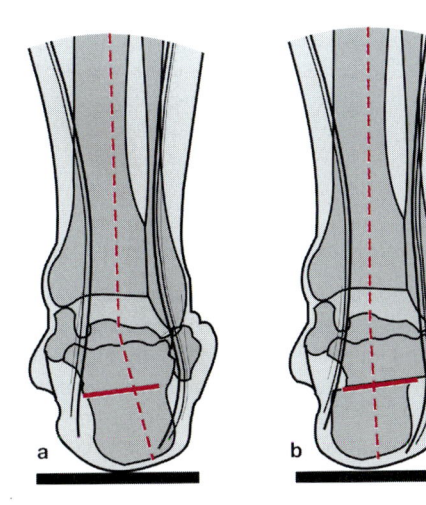

Abb. 3.393 a, b. Prinzip der *medial verschiebenden Kalkaneusosteotomie* bei ausgeprägtem Calcaneus valgus

Knochenspan eingebracht. Die Indikation für diese Operation ist meist erst im Erwachsenenalter gegeben, d. h. bei schmerzhaften und rigid gewordenen Plattfüßen. Im Kindes- oder Adoleszentenalter haben wir sie bei dieser Indikation noch nie durchgeführt.

Literatur

1. Bleck EE, Berzins UJ (1977) Conservative management of pes valgus with plantar flexed talus, flexible. Clin Orthop 122: 85–94
2. Chambers EFS (1946) An operation for correction of flexible flat feet of adolescents. West J Surg 54: 77–82
3. Dwyer FC (1961) Osteotomy of the calcaneum in the treatment of grossly everted feet with special reference to cerebral palsy. In : 8ème congrès de la societé internationale de chirurgie orthopédique et de traumatologie. NY 4.-9. 9. 1960. Imprimerie des Sciences, Bruxeilles, pp 892–7
4. Giannini S, Girolami M, Ceccarelli F (1985) The surgical treatment of infantile flat foot. A new expanding endo-orthotic implant. Ital J Orthop Traumatol 11: 315–22
5. Grice DS (1952) An extraarticular arthrodesis of the subastragal joint for correction if paralytic flat-feet in children. J Bone Joint Surg (Am) 34: 929–35
6. Jani L (1986) Der kindliche Knick-Senkfuß. Orthopäde 15: 199–204
7. Koutsogiannis E (1971) Treatment of mobile flat foot by displacement osteotomy of the calcaneus. J Bone Joint Surg (Br) 53: 96–100
8. Lowman CL (1923) An operative method for correctionof certain forms of flatfoot. JAMA 81: 1500–5
9. Masterson E, Jagannathan S, Borton D, Stephens MM (1994) Pes planus in childhood due to tibialis posterior tendon injuries. Treatment by flexor hallucis longus tendon transfer. J Bone Joint Surg (Br) 76: 444–6
10. Mereday C, Dolan CM, Lusskin R (1972) Evaluation of the University of California Biomechanics Laboratory shoe insert in „flexible" pes planus. Clin Orthop 82: 45–58
11. Purnell ML, Drummond DS, Engber WD, Breed AL (1983) Congenital dislocation of the peroneal tendons in the calcaneovalgus foot. J Bone Joint Surg (Br) 65: 316–9
12. Rao UB, Joseph B (1992) The influence of footwear on the prevalence of flat foot. A survey of 2300 children. J Bone Joint Surg (Br) 74: 525–7
13. Viladot A (1992) Surgical treatment of the child's flatfoot. Clin Orthop 283: 34–8
14. Volpon JB (1994) Footprint analysis during the growth period. J Pediatr Orthop 14: 83–5
15. Wenger DR, Mauldin D, Speck G, Morgan D, Lieber RL (1989) Corrective shoes and inserts as treatment for flexible flatfoot in infants and children. J Bone Joint Surg (Am) 71: 800–10
16. Zollinger H, Fellmann J (1994) Spontanverlauf kindlicher Fußdeformitaten. Orthopäde 23: 206–10

3.4.8
Juveniler Hallux valgus

Wenn beim Kind die Zehe krumm steht,
die Einlage sie nicht gerade dreht

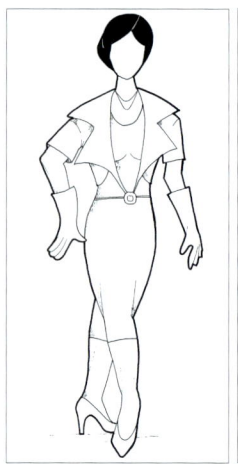

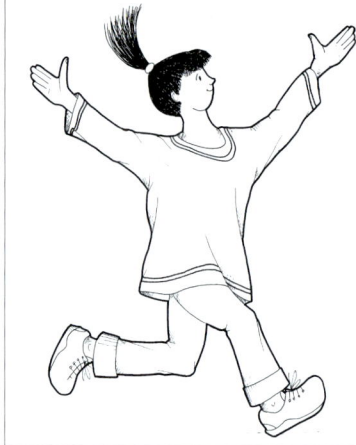

Der Hallux valgus ist nicht zuletzt eine Frage der Mode. Manche Mütter stehen der heutigen Turnschuhgeneration skeptisch gegenüber, dabei waren die Schuhe, in die sie sich selber als Jugendliche hineinpferchten, wesentlich ungesünder ...

Definition

Valgusdeviation der Großzehe bei Jugendlichen aufgrund einer Adduktionsfehlstellung des Metatarsale I.

Vorkommen

In einer epidemiologischen Studie wurde bei 6000 Schulkindern in 36 Fällen ein unilateraler und in 60 Fällen ein bilateraler Hallux valgus gefunden. Hieraus errechnet sich eine Inzidenz von 1,6 % [6]. Mädchen sind 5mal häufiger betroffen als Jungen [6].

Ätiologie

Folgende *ätiologische Faktoren* werden diskutiert:

- *Konstitutioneller Metatarsus varus:* Die Varusfehlstellung, d. h. ein Winkel zwischen dem Metatarsale I und dem Metatarsale II von mehr als 14° [6], führt zu einer zunehmenden Valgusdeviation der Großzehe. Begünstigend wirkt eine Schrägstellung des Gelenkes zwischen Os cuneiforme mediale und Metatarsale I.
- *Pes adductus im Säuglingsalter:* Der kleinkindliche Sichelfuß gilt als begünstigend für einen

juvenilen Hallux valgus. Allerdings fehlt hierfür der wissenschaftliche Beweis.

Folgende Faktoren wurden diskutiert, ihre *ursächliche Bedeutung* für den juvenilen Hallux valgus wird heute jedoch *abgelehnt*:

- Der *flexible Plattfuß*: Eine Untersuchung zeigte, daß die Höhe des Fußgewölbes für die Entstehung eines juvenilen Hallux valgus kein relevanter Faktor ist [8].
- *Form des Metatarsale-I-Köpfchens*: Eine Analyse bei 50 Patienten zeigte, daß die Form des Köpfchens des Metatarsale I keine pathogenetische Bedeutung für die Entstehung des juvenilen Hallux valgus hat [7].
- *Spreizfuß*: Die Abflachung des Fußquergewölbes aufgrund der chronischen Überlastung bei Bindegewebeschwäche spielt beim jugendlichen Hallux valgus, im Gegensatz zum degenerativen Hallux valgus, keine wesentliche Rolle.

Diagnostik

Klinisch besteht eine meist deutlich sichtbare Valgusfehlstellung der Großzehe. Auf der Medialseite des Metatarsalköpfchens I finden sich eine Rötung und eine Vorwölbung, die oft schmerzhaft sind, insbesondere beim Tragen von engen Schuhen. Die Beweglichkeit des Großzehengrundgelenks ist bei Jugendlichen nicht eingeschränkt. Die Großzehe ist meist etwas proniert. Bei sehr ausgeprägter Deformität kann die Großzehe unter die II. Zehe rutschen, die II. Zehe kann superduziert sein. Dies führt oft zu zusätzlichen Rötungen und Druckstellen an den Zehen. Der Metatarsus varus I kommt auch ohne Valgusstellung der Großzehe vor, führt fast nie zu Beschwerden und ist deshalb aus funktionellen Gründen nicht behandlungsbedürftig [4]. Nicht zum klinischen Bild des juvenilen Hallux valgus gehören die Hammerzehen, die typische Folgen eines Spreizfußes bei Erwachsenen sind.

Abb. 3.394. Röntgenbilder beider Füße d.-p. bei 14jährigem Mädchen mit *juvenilem Hallux valgus*. Das Gelenk zwischen Metatarsale I und Os cuneiforme mediale steht schräg, das Metatarsale I ist in vermehrter Varus- und die Großzehe in Valgusstellung. Der Winkel zwischen Metatarsale I und II ist vergrößert (*links* 17°, *rechts* 14°)

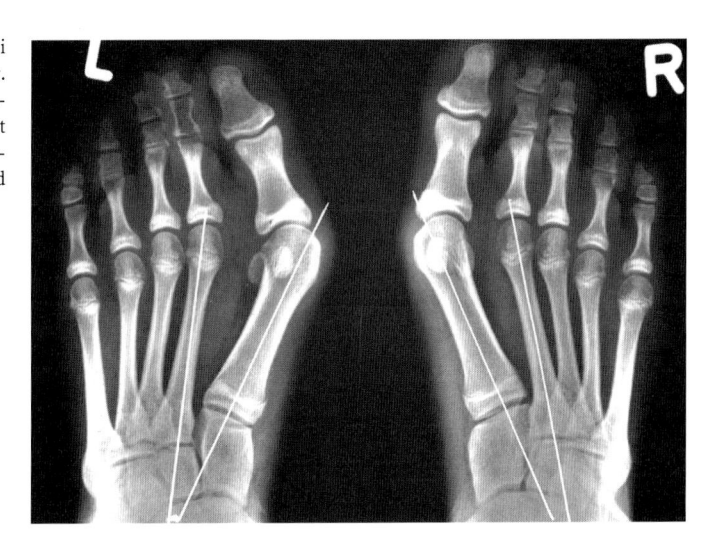

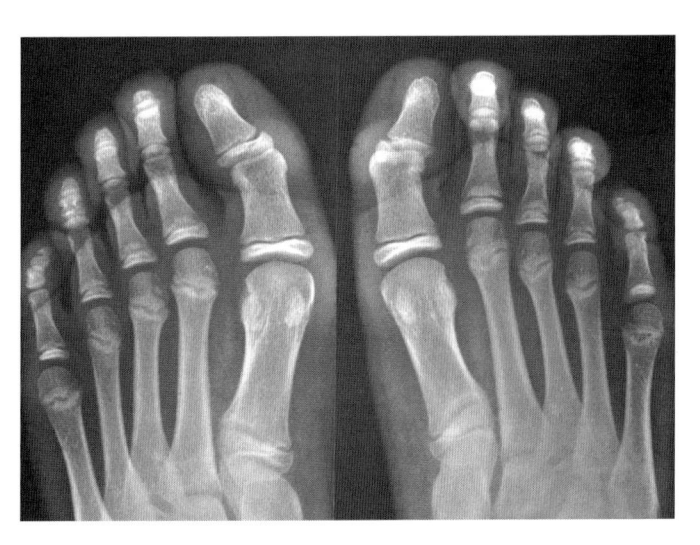

Abb. 3.395. Röntgenbilder beider Füße d.-p. bei einem 12jährigen Jungen mit *Valgusfehlstellung der Endphalanx I*

Das *Röntgenbild* des Fußes d.-p. im Stehen zeigt eine Medialdeviation des Metatarsale I, eine Valgusabweichung der Großzehengrund- und -endphalanx und oft eine Schrägstellung des Gelenkes zwischen Os cuneiforme mediale und Metatarsale I. Zur Objektivierung des Befundes kann der Winkel zwischen Metatarsale I und II sowie derjenige zwischen dem Metatarsale I und der Grundphalanx I, bzw. zwischen der Grundphalanx I und der Fußachse, die meist der Achse des Metatarsale II entspricht, gemessen werden (Abb. 3.394). Der Meßfehler dieser Berechnungen auf dem Röntgenbild des Fußes ist naturgemäß recht groß [3].

Differentialdiagnose

Eine besondere Form des Hallux valgus ist die *Valgusdeviation der Endphalanx I* beim Kind. Hierbei handelt es sich um eine konstitutionelle Fehlstellung, die keine Beschwerden verursacht und auch nicht therapiebedürftig ist (Abb. 3.395).

Therapie

Der juvenile Hallux valgus bereitet im Gegensatz zu demjenigen wegen Spreizfuß beim Erwachsenen relativ selten Beschwerden. Die Indikation zu therapeutischen Maßnahmen sollte deshalb zurückhaltend gestellt werden.

Folgende *Therapien* stehen zur Verfügung:

- Schienen,
- Einlagen,
- Weichteiloperationen,
- Osteotomien.

Konservative Therapie

Der Wert einer *Einlagenbehandlung* ist beim juvenilen Hallux valgus äußerst fragwürdig, da die Ursache des Hallux valgus nicht ein Spreizfuß, d. h. nicht die Abflachung des Quergewölbes, sondern eine Fehlstellung des Metatarsale I ist. Das Anheben des Quergewölbes durch eine retrokapitale Abstützung wird deshalb das Problem nicht beheben. Die Ineffizienz der Einlage wurde auch in einer randomisierten Studie nachgewiesen [9]. Aussichtsreicher ist die Behandlung mit einer *Schiene*, die nachts getragen wird (Abb. 3.396). Im Gegensatz zum Wert von Einlagen wurde die Wirksamkeit solcher Schienen bewiesen [5]. Allerdings können sie tagsüber nicht getragen werden, da sie für die Schuhe zu sperrig sind. Bei ausgeprägten Formen von Hallux valgus reicht die Therapie mit Schienen allerdings nicht aus.

Operative Therapie

Folgende *Operationen* sind beim Metatarsus I varus mit juvenilem Hallux valgus gebräuchlich:

- Basisosteotomien des Metatarsale I,
- subkapitale Osteotomie des Metatarsale I,
- aufklappende Osteotomie des Os cuneiforme mediale,
- Verlagerung des M. abductor hallucis von der Grundphalanx auf das Metatarsale I (Operation nach McBride [11]).

Da das Grundproblem des juvenilen Hallux valgus in der Fehlstellung des *Metatarsale I* besteht, ist eine *Osteotomie* in diesem Bereich eine „logische" Opera-

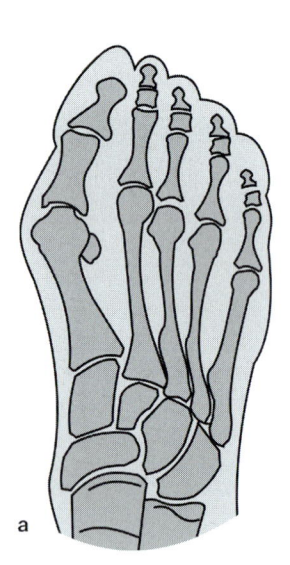

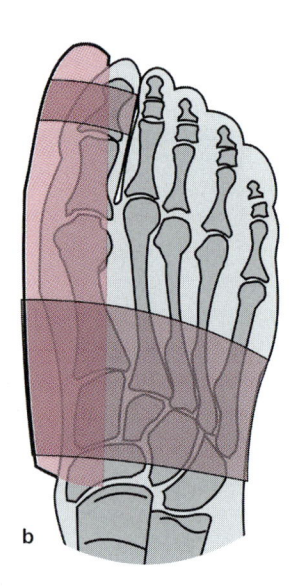

Abb. 3.396 a, b. *Hallux-valgus-Nachtschiene:* Im Gegensatz zum spreizfußbedingten Hallux valgus beim Erwachsenen kann beim Jugendlichen die Anwendung einer Nachtschiene sinnvoll sein. Diese muß weit genug nach proximal reichen, um neben der Fehlstellung der Großzehe auch die des Metatarsale I zu korrigieren. **a** Zustand ohne, **b** mit Schiene

3.4.8 Juveniler Hallux valgus

Abb. 3.397 a, b. Schematische Darstellung der *operativen Korrektur des juvenilen Hallux valgus.* Der M. abductor hallucis wird an der Basis der Grundphalanx desinseriert und am Köpfchen des Metatarsale I fixiert *(Operation nach McBride).* Zusätzlich wird die Pseudoexostose am Köpfchen des Metatarsale I medial reseziert, und es wird eine valgisierende Osteotomie an der Basis des Metatarsale I durchgeführt. Bei noch nicht ausgewachsenen Patienten mit offener Epiphysenfuge an der Basis des Metatarsale I kann das Os cuneiforme mediale aufklappend osteotomiert werden. **a** Präoperativ, **b** postoperativ

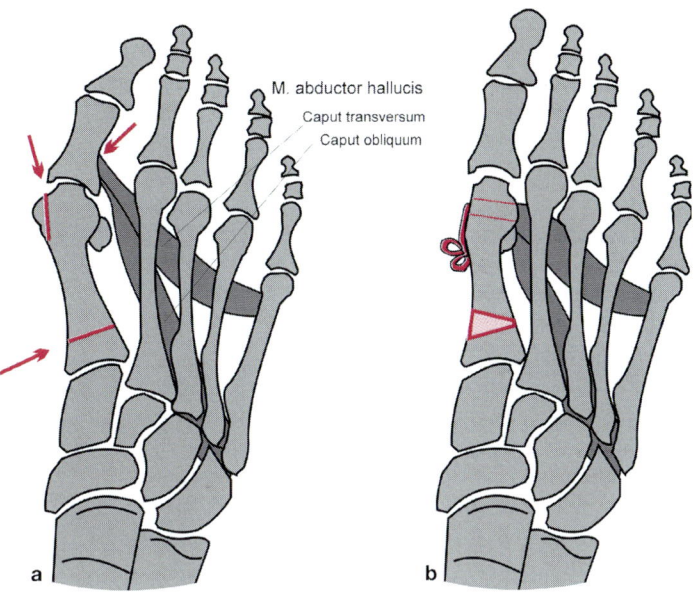

tion. Dabei ist zu beachten, daß meist auch das Gelenk zwischen Os cuneiforme mediale und Metatarsale I sehr schräg steht. Zudem besteht im proximalen Bereich des Metatarsale I eine Wachstumsfuge. Eine Osteotomie auf dieser Höhe ist also bei Jugendlichen vor Wachstumsabschluß nicht möglich. Meist empfiehlt sich deshalb eine aufklappende *Osteotomie des Os cuneiforme mediale,* bei der sowohl die Schrägstellung des Gelenkes als auch diejenige des Metatarsale I korrigiert wird. Zudem ist hier auch keine Epiphysenfuge zu beachten. Meist kombinieren wir diese Operation bei Jugendlichen mit einer *Weichteiloperation nach McBride* [11] (Abb. 3.397 und 3.398). Hierbei wird die Sehne des M. abductor hallucis an der Basis der Grundphalanx I desinseriert, durch einen Tunnel transossär durch das Metatarsalköpfchen gezogen und medial fixiert. Dadurch wird dieser Muskel vom Adduktor der Großzehe zum Adduktor des Metatarsale I und hat damit eine gegenteilige Wirkung. Postoperativ transfixieren wir das Grundgelenk mit einem Kirschner-Draht und legen eine Gipsschiene an. Gleichzeitig muß auch die Resektion der Pseudoexostose an der Medialseite des Metatarsale-I-Köpfchens erfolgen. Mit dieser Operation läßt sich eine schöne Fußform erreichen, und die Resultate sind in der Regel sehr befriedigend.

! Die wichtigste und schwerste *Komplikation* ist der Hallux varus, d. h. die Überkorrektur.

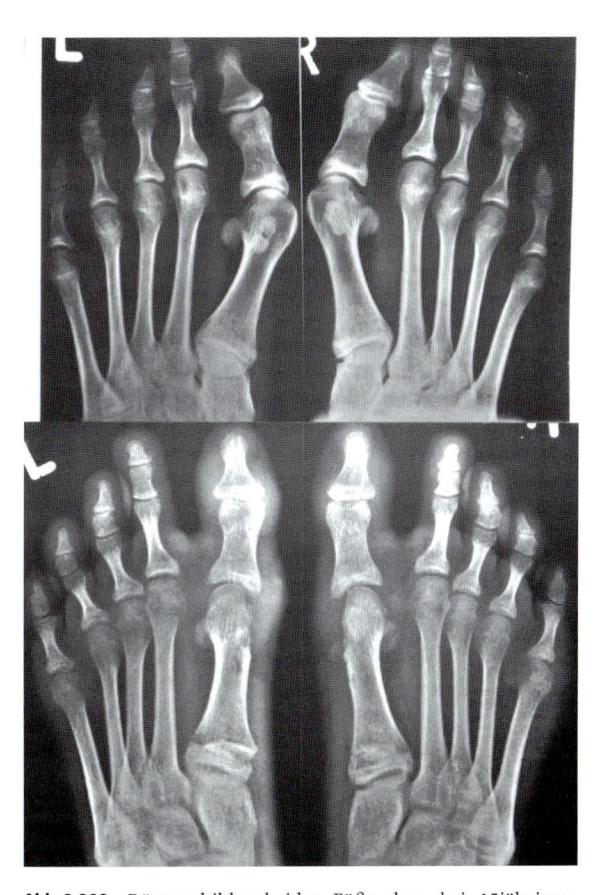

Abb. 3.398. Röntgenbilder beider Füße d.-p. bei 15jährigem Mädchen mit *juvenilem Hallux valgus. Oben* Zustand präoperativ. *Unten* 1 Jahr nach operativer Korrektur nach der in Abb. 3.397 angegebenen Methode

Vor einer Überkorrektur muß ausdrücklich gewarnt werden. Ein Hallux varus ist eine viel stärker behindernde Deformität als ein Hallux valgus, da die Patienten mit der Großzehe überall anstoßen und Mühe haben, in die Schuhe zu schlüpfen. Zudem ist es schwierig, einen Hallux varus operativ wieder zu korrigieren. Gelegentlich endet diese Komplikation in einer Arthrodese des Grundgelenkes. Es ist deshalb darauf zu achten, daß am Ende der Operation die Großzehe in einer (physiologischen) leichten Valgusstellung steht und nicht in Richtung Varus überkorrigiert ist.

Neben der Osteotomie des Kuneiforme [1] sowie des Metatarsale I [14] wurde auch eine *subkapitale Osteotomie des Metatarsale I* vorgeschlagen [2, 12] oder eine Doppelosteotomie des Metatarsale I an der Basis wie auch subkapital [13]. Insgesamt lassen sich mit geeigneten Methoden in über 90 % der Fälle gute Resultate erzielen [10].

> ! Operationen, wie sie auch bei Erwachsenen üblich sind, mit Resektion der Basis der Grundphalanx oder des Metatarsalköpfchens, sind bei Jugendlichen niemals indiziert. Sie sind Zuständen vorbehalten, bei denen bereits eine wesentliche Arthrose im Grundgelenk besteht.

Unser Behandlungskonzept bei juvenilem Hallux valgus

- Im *Wachstumsalter*: Beobachten, evtl. Nachtschiene
- Bei *Wachstumsabschluß:* Bei Beschwerden Osteotomie des Os cuneiforme mediale oder Basisosteotomie des Metatarsale I kombiniert mit Operation nach McBride
- Der *Metatarsus I varus ohne Hallux valgus* ist nicht behandlungsbedürftig

Literatur

1. Bacardi BE, Frankel JP (1986) Biplane cuneiform osteotomy for juvenile metatarsus primus varus. J Foot Surg 25: 472–8
2. Canale PB, Aronsson DD, Lamont RL, Manoli A 2d (1993) The Mitchell procedure for the treatment of adolescent hallux valgus. A long-term study. J Bone Joint Surg (Am) 75: 1610–8
3. Cook DA, Breed AL, Cook T, DeSmet AD, Muehle CM (1992) Observer variability in the radiographic measurement and classification of metatarsus adductus. J Pediatr Orthop 12: 86–9
4. Farsetti P, Weinstein SL, Ponseti IV (1994) The long-term functional and radiographic outcomes of untreated and non-operatively treated metatarsus adductus. J Bone Joint Surg (Am) 76: 257–65
5. Groiso JA (1992) Juvenile hallux valgus. J Bone Joint Surg (Am) 74: 1367
6. Kilmartin TE, Barrington RL, Wallace WA (1991) Metatarsus primus varus. A statistical study. J Bone Joint Surg (Br) 73: 937–40
7. Kilmartin TE, Wallace WA (1991) First metatarsal head shape in juvenile hallux abducto-valgus. J Foot Surg 30: 506–8
8. Kilmartin TE, Wallace WA (1992) The significance of pes planus in juvenile hallux valgus. Foot Ankle 13: 53–6
9. Kilmartin TE, Barrington RL, Wallace WA (1994) A controlled prospective trial of a foot orthosis for juvenile hallux valgus. J Bone Joint Surg (Br) 76: 210–4
10. Mann RA, Rudicel S, Graves SC (1992) Repair of hallux valgus with a distal soft-tissue procedure and proximal metatarsal osteotomy. A long-term follow-up. J Bone Joint Surg (Am) 74: 124–9
11. McBride ED (1967) The McBride bunion hallux valgus operation. J Bone Joint Surg (Am) 49 1675–83
12. Mitchell LA, Baxter DE (1991) A Chevron-Akin double osteotomy for correction of hallux valgus. Foot Ankle 12: 7–14
13. Peterson MA, Newman SR (1993) Adolescent bunion deformity with double osteotomy and longitudinal pin fixation of the first ray. J Pediatr Orthop 13: 80–4
14. Wanivenhaus AH, Feldner-Busztin H (1988) Basal osteotomy of the first metatarsal for the correction of metatarsus primus varus associated with hallux valgus. Foot Ankle 8: 337–43

3.4.9
Muß man sich die Füße wund laufen, um dem Fußschmerz auf die Spur zu kommen? oder: Osteonekrosen und andere schmerzhafte Probleme am Fuß

Fußschmerzen sind bei Kindern und Jugendlichen nicht allzu selten. Am häufigsten sind sie im Bereich der Ferse lokalisiert, etwas seltener im Vorfußbereich, während der Mittelfuß nur ausnahmsweise betroffen ist. Starke *Deformitäten* können durch die Belastungskonzentration an einem unphysiologischen Ort Schmerzen verursachen (s. v. a. Abschn. 3.4.3–3.4.5). Diffuse Schmerzen können durch *neurogene Störungen* hervorgerufen werden (s. Abschn. 3.4.10). Hohlfüße sind oft schmerzhaft. Bei dieser Fußform denke man stets an die Möglichkeit einer neurologischen Ursache. In diesem Kapitel sollen nun die Schmerzursachen bei jenen Füßen besprochen werden, die äußerlich unauffällig sind. Als *Differentialdiagnose* zu den hier beschriebenen Krankheiten denke man bei starken, einseitigen Schmerzen stets auch an die Möglichkeit eines Tumors (Abschn. 3.4.13) oder einer Infektion (Abschn. 3.4.12).

3.4.9.1
Osteonekrose am Os naviculare (M. Köhler I)

Definition

Passagere Durchblutungsstörung mit aseptischer Knochennekrose des Os naviculare am Fuß, meist in der Adoleszenz auftretend.
Synonyme: Aseptische Knochennekrose, juvenile Osteonekrose

Historisches

Die primäre aseptische Nekrose des Os naviculare wurde von Köhler 1908 erstmals beschrieben und 1913 anhand von 26 Fällen dargestellt [4].

Vorkommen

Es handelt sich um eine sehr seltene Erkrankung, die bei Jungen 4mal häufiger vorkommt als bei Mädchen. Das typische Manifestationsalter liegt zwischen 3 und 8 Jahren. Ein doppelseitiger Befall wird in 30 % der Fälle beobachtet.

Ätiologie

Es bestehen Hinweise darauf, daß die Krankheit aufgrund von wiederholten mechanischen Kompressionskräften entsteht. Das Os naviculare ist derjenige Fußwurzelknochen, der am spätesten ossifiziert. Der Knochenkern erscheint bei Mädchen zwischen 18 und 24 Monaten, bei Jungen zwischen 24 und 30 Monaten. Unregelmäßigkeiten der Ossifikation sind häufig. Durch die Kompressionskräfte kann es zu einer Durchblutungsstörung kommen.

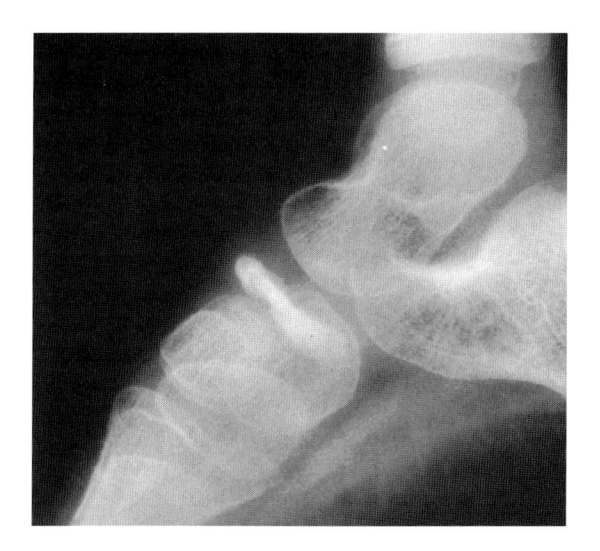

Abb. 3.399. Seitliches Röntgenbild des Fußes bei einem 8jährigen Jungen mit *Osteonekrose des Os naviculare (M. Köhler I)*

Klinik, Diagnostik

Die Kinder klagen über belastungsabhängige Schmerzen im Mittelfuß und über dem Fußrücken, sie gehen mit einem Schonhinken mit Abrollen über den lateralen Fußrand. Über dem Os naviculare können Schwellung und Druckdolenz vorhanden sein. Auf dem Röntgenbild beobachtet man eine Verdichtung, evtl. Fragmentierung und Abplattung des Os naviculare (Abb. 3.399). Die Normalisierung des Röntgenbildes dauert mehrere Jahre, gelegentlich kann eine Deformation des Knochens zurückbleiben. Differentialdiagnostisch sollte man v. a. an Tumoren und Entzündungen denken.

Therapie

Bei sehr starken Beschwerden kann das Anlegen eines Unterschenkelgipses notwendig werden. Dieser sollte etwa 6 Wochen belassen werden. Auch gut anmodellierte, entlastende Einlagen können nützlich sein. Operative Maßnahmen sind nicht sinnvoll.

3.4.9.2
Osteonekrose an den Metatarsalköpfchen (M. Köhler II, Freiberg's disease)

Definition

Passagere Durchblutungsstörung mit aseptischer Knochennekrose eines Knochens am Vorfuß, meist in der Adoleszenz auftretend, typischerweise am Köpfchen des Metatarsale II oder III. Die Osteonekrose kann aber auch an fast allen anderen Knochen des Fußes vorkommen.
Synonyme: Aseptische Knochennekrose, juvenile Osteonekrose
Englisch: Freiberg's disease

Historisches

Die Osteonekrose der Metatarsalköpfchen wurde erstmals 1914 von Freiberg erwähnt [2]. Später hat Köhler eine genauere Krankheitsbeschreibung veröffentlicht [5]. Im deutschen Sprachraum ist die Bezeichnung M. Köhler II gebräuchlich, während dieselbe Krankheit im angelsächsischen Sprachgebiet Freiberg's disease genannt wird.

Vorkommen

Diese Krankheit tritt an den Metatarsalköpfchen II – IV vorwiegend bei Mädchen zwischen dem 10. und 18. Lebensjahr auf. Typisch ist die Verbindung mit einem Spreizfuß. Die Krankheit wird nicht selten bilateral beobachtet. Das Verhältnis von Mädchen zu Jungen beträgt 3:1.

Ätiologie

Auch bei dieser Krankheit spielen mechanische Ursachen eine Rolle. Bei Ausbildung einer Spreizfußdeformität treten unphysiologische Belastungen im Bereich der Metatarsalköpfchen der zentralen Strahlen auf.

Klinik, Diagnostik

Es können z.T. starke, belastungsabhängige Schmerzen vorhanden sein, die das Abrollen des Fußes erschweren, so daß ein unharmonisches Gangbild oder ein Schonhinken resultiert. Klinisch besteht eine Druckdolenz im Bereich des nekrotischen Metatarsalköpfchens. Auf dem *Röntgenbild* beobachtet man eine Abflachung und becherförmige Deformation des Metatarsalköpfchens sowie eine Verbreiterung der distalen Diaphyse. Allerdings treten diese Befunde mit einer zeitlichen Verzögerung auf, wie dies bei allen Knochennekrosen typisch ist (Abb. 3.400).

Therapie

Im floriden Stadium ist manchmal ein Unterschenkelgips zur Entlastung notwendig. Sinnvoll sind Einlagen mit retrokapitaler Abstützung (Abb. 3.401). Treten später Metatarsalgien wegen beginnender Arthrose auf, so helfen die Einlagen jedoch nur

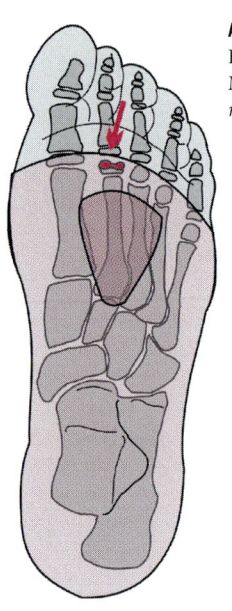

Abb. 3.401. Prinzip der Entlastung des Köpfchens des Metatarsale II bei M. Köhler II durch eine *Einlage mit retrokapitaler Abstützung*

noch wenig. In diesem Fall ist manchmal eine Köpfchenresektion notwendig, die jedoch meist erst im Erwachsenenalter indiziert ist. Gelegentlich kann eine Verkürzungsosteotomie des Metatarsale sinnvoll sein [9].

3.4.9.3
Andere seltene Osteonekrosen

Bisweilen beobachtet man Osteonekrosen auch am Köpfchen des *Metatarsale I* (Abb. 3.402) [3]. Dieses seltene Phänomen bereitet besondere Probleme bei der Behandlung, da der I. Strahl stärker belastet ist als die zentralen Strahlen. Ebenfalls schwierig zu therapieren ist die Osteonekrose des Sesambeines [10].

Eine besondere Art der aseptischen Nekrose ist die *Osteochondrosis dissecans* der *Talus*rolle. Diese entsteht bei Erwachsenen nicht selten traumatisch. Bei Kindern kommt sie sehr selten idiopathisch vor; während die traumatische Form meist lateral lokalisiert ist, ist die idiopathische Form medial und randnah beheimatet (Abb. 3.403).

3.4.9.4
Apophysitis calcanei

Der Fersenschmerz ist bei Kindern zwischen dem 5. und 12. Lebensjahr sehr häufig. Ursache ist fast immer eine *Apophysitis calcanei*. Oft tritt sie doppelseitig auf, Jungen sind häufiger betroffen als Mädchen. Die Schmerzen sind dorsal an der Ferse über der Apophyse lokalisiert. Es handelt sich um ein

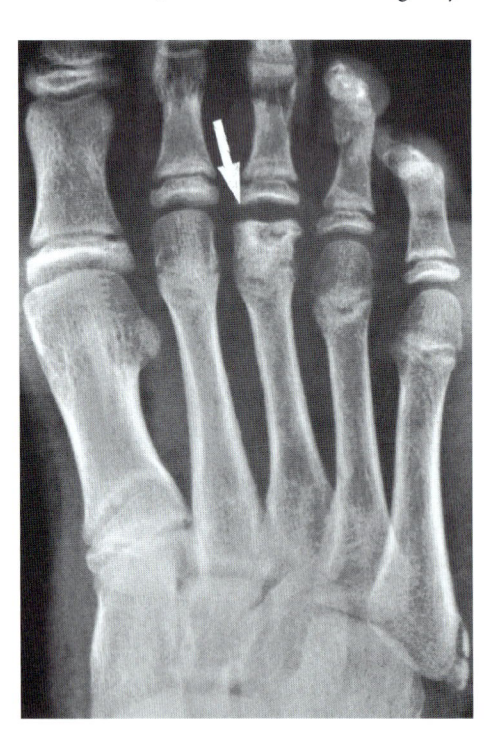

Abb. 3.400. d.-p.-Röntgenbild des Vorfußes bei einem 13jährigen Jungen mit *Osteonekrose des Os metatarsale III (M. Köhler II)*

Abb. 3.402. Schrägaufnahme des Vorfußes bei einem 7jährigen Jungen mit *Osteonekrose des Os metatarsale I*

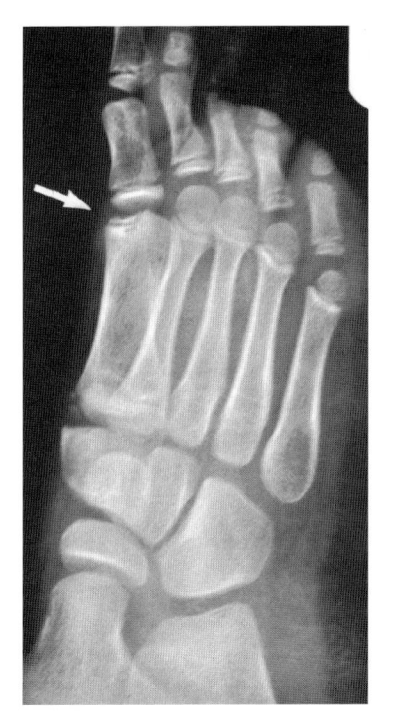

langwieriges Problem, das über Jahre hinweg lästige Beschwerden verursachen kann. Auslöser sind vorwiegend mechanische Faktoren (sportliche Betätigung, Adipositas). In der Mehrheit der Fälle liegt keine radiologisch nachweisliche Osteonekrose vor. Die radiologische Abgrenzung zwischen normalem und pathologischem Befund ist schwierig. Auf dem Röntgenbild ist der kalkaneare Apophysenkern vom 5. Lebensjahr an sichtbar und synostosiert im 12. Lebensjahr. Zu Anfang ist der Knochenkern röntgendichter als der Korpus des Kalkaneus. Später ist der Apophysenkern oft fragmentiert, ohne daß Beschwerden bestehen. Zwischen dem Auftreten von Schmerzen und der Fragmentation der Apophyse findet sich keine Übereinstimmung. Deshalb ist der Versuch einer Abgrenzung pathologischer radiologischer Befunde im Vergleich zur Gegenseite meist unergiebig. Wichtig ist lediglich die Differenzierung von Tumoren oder einer Osteomyelitis [10] (Abb. 3.404).

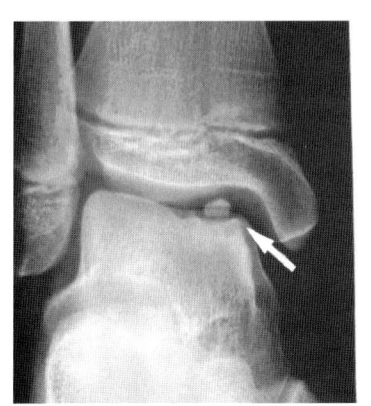

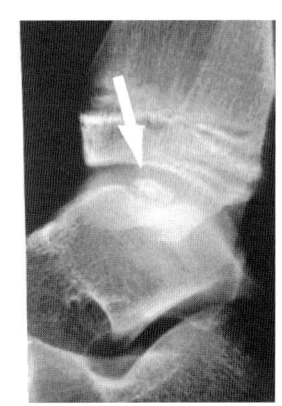

Abb. 3.403. a.-p. und seitliches Röntgenbild des oberen Sprunggelenks bei einem 12jährigen Jungen mit *Osteochondrosis dissecans am Talus* medial

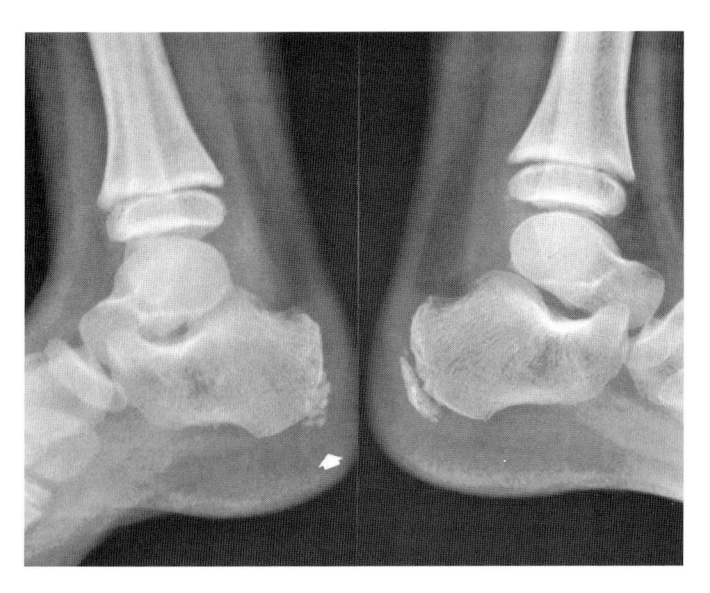

Abb. 3.404. *Kalkaneusapophyse* beidseits auf dem seitlichen Röntgenbild des Rückfußes bei einem 8jährigen Mädchen. Die Verdichtung und leichte Fragmentation der Apophyse auf der rechten Seite entspricht einem Normbefund und ist nicht pathologisch, obwohl beidseits Fersenschmerzen bestehen. Die Fragmentation der Apophyse auf der linken Seite geht über das Normale hinaus und entspricht einer Osteonekrose

Therapie

Die Behandlung besteht in entlastenden Maßnahmen. Der Einbau eines weichen Absatzes im Schuh kann nützlich sein. Auch die Reduktion der sportlichen Aktivität soll empfohlen werden. Manchmal ist auch das Anlegen eines Unterschenkelgipses mit Entlastung der Ferse für 4–6 Wochen notwendig.

> ❗ Spätestens mit Wachstumsabschluß verschwinden die Beschwerden, so daß auch bei hartnäckigen Schmerzen keine operative Therapie durchgeführt werden darf.

3.4.9.5 Andere Arten von Fersenschmerzen

Neben der Apophysitis calcanei gibt es noch andere Ursachen von Fersenschmerzen, die aber alle bei Kindern und Jugendlichen selten sind. Wir unterscheiden:

- Achillodynie (engl. Sever's disease),
- Haglund-Exostose,
- posterolaterale Exostose,
- Insertionstendinose an der Plantaraponeurose.

Bei der *Achillodynie* handelt es sich um chronische Schmerzen in der Paraachillärgrube, die v. a. bei Sportlern mit intensivem Training vorkommen. Ursache ist eine Insertionstendinose der Achillessehne. Häufig werden die Schmerzen auch durch einen nicht ganz optimalen Bewegungsablauf bei der Ausübung des Sportes ausgelöst. Manchmal kann eine kleine Änderung am Schuh (z. B. der Einbau eines leicht valgisierenden Keils) das Problem beheben. Oft muß der Schuh durch mehrere Versuche optimiert werden. Gewarnt sei hier vor Kortisoninjektionen, die zu einer Nekrose der Achillessehne führen können.

Bei der *Haglund-Exostose* handelt es sich um eine spornartige Vorwölbung des Knochens am Ansatz der Achillessehne, die bei Jugendlichen extrem selten ist. Häufiger kommt die *posterolaterale Exostose* vor (Abb. 3.405). Der Knochen ist hierbei lateral am Kalkaneus etwas vor dem Ansatz der Achillessehne vorgewölbt. Es handelt sich dabei nicht um eine echte Exostose, sondern eher um eine anatomische Variante, die aber im Konfektionsschuh zu Beschwerden führen kann. Die Ausweitung des Schuhwerks ist wesentlich sinnvoller als die operative Abmeißelung, da die Narbe später mehr stört als vorher die „Exostose". Sind die Schmerzen im ventralen Bereich der Ferse lokalisiert, so handelt es sich meistens um eine *Insertionstendinose der*

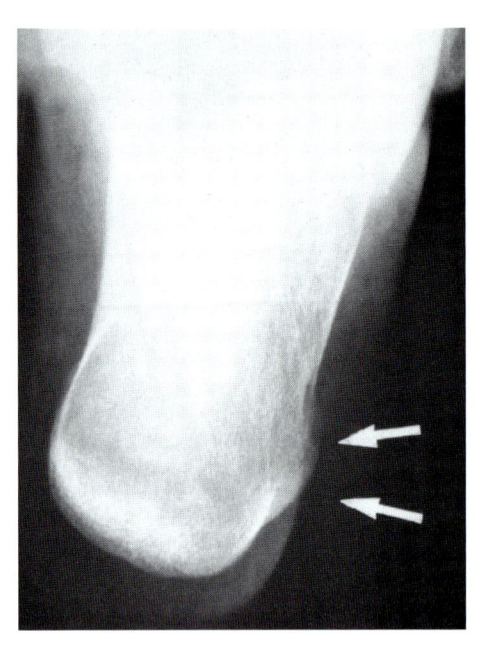

Abb. 3.405. Axiales Röntgenbild des *Kalkaneus* bei einem 15jährigen Jungen mit Fersenschmerzen. Die *Vorwölbung lateral* ist in diesem Fall Ursache dieser Beschwerden. Sie sollte aber nicht Anlaß zu operativen Maßnahmen sein, sondern es muß das Schuhwerk angepaßt werden

Plantaraponeurose. Diese kommt v. a. im Zusammenhang mit einem Hohlfuß vor. Therapeutisch ist die Weichbettung der Ferse im Schuh wirksam.

Bei Fersenschmerzen sollten grundsätzlich nur konservative Maßnahmen ergriffen werden ...

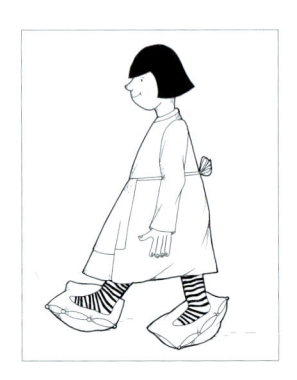

3.4.9.6 Ermüdungsfrakturen

Streß- oder Ermüdungsfrakturen entstehen insbesondere im jugendlichen Knochen durch repetitive Biegebelastung [1, 6, 8]. In einer Studie mit 369 Streßfrakturen in der finnischen Armee waren die Metatarsalia mit 13 % nach der Tibia (s. Abschn. 3.3.3.7) die zweithäufigste Lokalisation [7]. Anamnestisch werden chronische, belastungsabhängige Schmerzen im Vorfuß angegeben. Die Beschwerden treten v. a. bei sportlich sehr aktiven Jugendlichen auf und können monatelang andauern. Bei der klinischen Untersuchung findet man eine ausgeprägte Druckdolenz hinter dem Metatarsalköpfchen II oder III. Andere Metatarsalia sind nur sehr selten betroffen. Auf dem *Röntgenbild* findet man eine Verdickung der Kortikalis, evtl. auch eine zentrale Osteolyse. Nicht immer ist die eigentliche Fraktur sichtbar, und wenn ja, so stellt sie sich selten als typischer Frakturspalt dar, sondern als Folge der Reparationsvorgänge als mehr oder weniger diffuse Osteolyse. Im *Szintigramm* stellt man eine starke Anreicherung fest. Wichtigste *Differentialdiagnose* ist das Osteoidosteom (s. Kap. 3.4.13, 4.5.2.1). Auch hier findet sich eine Verdickung der Kortikalis, auch die Anreicherung im Szintigramm ist ähnlich, und die Osteolyse der Streßfraktur kann leicht als Nidus eines Osteoidosteoms fehlinterpretiert werden. Wichtigstes Unterscheidungsmerkmal ist die Tatsache, daß die Schmerzen bei der Streßfraktur belastungsabhängig sind, während das Osteoidosteom typische Nachtschmerzen hervorruft, die auf die Gabe von Azetylsalizylsäure gut ansprechen. Die Therapie besteht in der Ausschaltung des verursachenden Stresses, d. h. im temporären Verbot der im Übermaß ausgeübten Sportart. Am wirksamsten ist das Anlegen eines Unterschenkelgipses. Damit wird die Fraktur ruhiggestellt und das auferlegte Sportverbot am besten durchgesetzt. Nach 4 Wochen wird eine Röntgenkontrolle durchgeführt. In der Regel ist zu diesem Zeitpunkt der Ermüdungsbruch ausgeheilt.

Literatur

1. Burr DB, Milgrom C, Boyd RD, Higgins WL, Robin G, Radin EL (1990) Experimental stress fractures of the tibia. Biological and mechanical aetiology in rabbits. J Bone Joint Surg (Br) 72: 370-5
2. Freiberg AH (1914) Infraction of the second metatarsal bone. A typical injury. Surg Gynecol Obstet 19: 191-3
3. Fu FH, Gomez W (1989) Bilateral avascular necrosis of the first metatarsal head in adolescence. A case report. Clin Orthop 246: 282-4
4. Köhler A (1913) Das Köhlersche Knochenbild des Os naviculare pedis bei Kindern-keine Fraktur. Langenbecks Arch Klein Chir 101: 560
5. Köhler A (1920) Eine typische Erkrankung des 2. Metatarsophalangealgelenkes. MMW 45: 1289-90
6. Milgrom C, Finestone A, Shlamkovitch N, Rand N, Lev B, Simkin A, Wiener M (1994) Youth is a risk factor for stress fracture. A study of 783 infantry recruits. J Bone Joint Surg (Br) 76: 20-2
7. Orava S, Hulkko A, Koskinen S, Taimela S (1995) Streßfrakturen bei Sportlern und Militärrekruten. Orthopäde 24: 457-66
8. Segesser B, Morscher E, Goesele A (1995) Störungen der Wachstumsfugen durch sportliche Überlastung. Orthopäde 24: 446-56
9. Smith TW, Stanley D, Rowley DI (1991) Treatment of Freiberg's disease. A new operative technique. J Bone Joint Surg (Br) 73: 129-30
10. Zollinger H (1986) Osteonekrosen am kindlichen Fuß. Orthopäde 15: 220-6

3.4.10
Neurogene Störungen an Sprunggelenk und Fuß

R. BRUNNER

Bei neurogenen Störungen sind funktionelle oder strukturelle Fußdeformitäten ausgesprochen häufig, wobei die Auswirkungen sehr unterschiedlich sein können. Störende Komponenten einer Deformität müssen von funktionell nützlichen unterschieden werden, damit die Behandlung patientengerecht erfolgen kann. In diese Überlegungen muß miteinbezogen werden, ob das Stehen oder das Gehen funktionell verbessert werden soll, und ob der Patient bereit ist, Hilfsmittel wie Einlagen oder Orthesen zu tragen.

Eine häufige Komponente bei neurogenen Fußdeformitäten ist ein funktioneller oder struktureller Spitzfuß. Barfuß ist in Spitzfußstellung die Belastungsfläche klein, was das Stehen erschwert. Beim Gehen kann jedoch die Falltendenz und die federnde oder gar spastische Aktivität des M. triceps surae zum Vortrieb genutzt werden. In den meisten Fällen sind zudem stabilisierende Hilfen wie Einlagen oder Orthesen ohnehin nötig, um andere Komponenten der Fußdeformitäten aufzufangen. Diese Hilfsmittel können durch entsprechende Bettung des Fußes gleichzeitig die dynamische Stabilität im Stehen und Gehen verbessern. Unter diesen Gesichtspunkten kommt der Spitzfußstellung meistens keine wesentliche Bedeutung zu. Dagegen gilt:

> **!** Spitzfüßigkeit allein führt kaum zu Gehunfähigkeit. Hackenfüßigkeit ist weit störender und benötigt kompensatorisch Haltearbeit der Knie- und Hüftstrecker (Abb. 3.406). *Deshalb ist Vorsicht vor allzu großzügiger Indikationsstellung zu Achillessehnenverlängerungen geboten.*

Fußdeformitäten sind ohne funktionelle Konsequenzen, wenn die Füße nicht belastet werden (allerdings ist dies nur selten der Fall, da ja auch Schwerstbehinderte in Stehhilfen gestellt werden.) Bei kleinen Patienten kann eine Schienenversorgung aus kosmetischen Gründen angezeigt sein, damit die Fußform langfristig erhalten bleibt und Konfektions-

Abb. 3.406 a, b. Patientin mit *spastischer Tetraparese*. **a** Fixierte *Spitzfüße*. **b** Mit entsprechenden *Orthesen in Spitzfußstellung* ist die Patientin seit vielen Jahren frei gehfähig

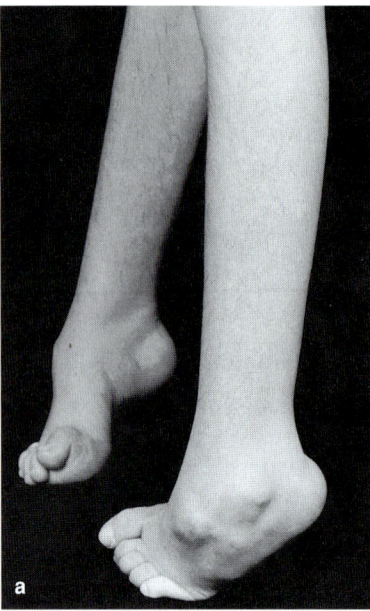

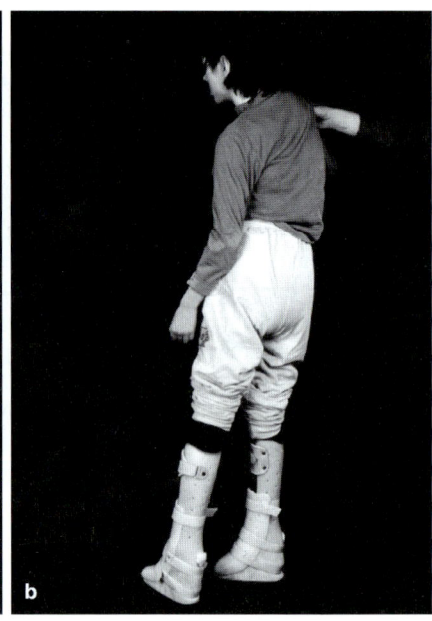

schuhe getragen werden können. Bei schweren Fußdeformitäten muß entschieden werden, ob eine Korrektur notwendig ist (was eine ausgedehnte Arthrodese am Rückfuß einschließt) oder ob vom Tragen von Konfektionsschuhen abgesehen werden soll.

> ! Die operative Behandlung eines Fußes mit dem Ziel einer besseren Orthesenversorgung ist fragwürdig. Orthopädietechnisch läßt sich fast jeder Fuß in einer Orthese fassen und belastungsstabil versorgen. *Wenn schon Operation, dann als Ersatz für die Orthese.*

In jedem Fall darf eine Fußdeformität nicht isoliert, sondern sie muß immer zusammen mit der ganzen Extremität und den allgemeinen Fähigkeiten des Patienten betrachtet werden. Bei gehfähigen Patienten ist deshalb präoperativ eine Ganganalyse, bei Gehunfähigen eine Abklärung der funktionellen Einschränkung durch die Deformität erforderlich.

Vorwiegend spastische Lähmungen

Definition

Veränderungen von Funktionen des Fußes ohne strukturelle Deformität, bedingt durch spastische Muskelaktivität.

Bei spastischen Lähmungen ist für die Entstehung von Fußdeformitäten die Aktivität des M. triceps surae entscheidend. Die Hyperaktivität dieses Muskels führt beim Gehen zu klonischen Kontraktionen, die den Fuß in Spitzfußstellung ziehen, während ohne echte Kontraktur die Ferse beim längeren Stehen auf den Boden absinkt. Die dauernde klonische Aktivität dieses Muskels beim Gehen führt jedoch zur Überdehnung der Antagonisten, der Fußheber. So werden diese, selbst wenn sie korrekt innerviert werden, überlang, funktionell insuffizient oder sie scheinen inaktiv. Daraus resultiert die Kombination einer Fußheberparese (Fallfuß) mit einem funktionellen Spitzfuß [7]. Aus dieser zunächst funktionellen Situation entwickelt sich der strukturelle Spitzfuß mit Kontraktur des M. triceps surae.

Funktionelle Störungen (Tabelle 3.18)

Fallfuß

Definition

Der Fuß bleibt mangels Fußheberaktivität in Plantarflexion und wird deshalb spitzfüßig aufgesetzt.

Bei Patienten mit spastischen Lähmungsformen weisen manche Muskelgruppen eine reduzierte Kraft auf. Oft sind die Dorsalflexoren am Fuß betroffen; sie können zwar willkürlich aktiviert werden, doch bleibt bei mehrheitlich automatisierten Bewegungen wie dem Gehen der zentrale Befehl aus. Funktionell resultiert ein Fallfuß. Kompensatorisch ist in der Schwungphase eine verstärkte Knieflexion nötig, damit der plantar flektierte Fuß am Boden nicht hängenbleibt. Beim Aufsetzen des Fußes berühren

Tabelle 3.18. Funktionelle Störungen bei vorwiegend spastischen Bewegungsstörungen

Deformität	Funktioneller Gewinn	Funktionelle Nachteile	Therapie
Fallfuß	–	Spitzfüßiger Gang durch Achillessehnenreflex Behinderung in Schwungphase	Funktionelle Orthese (Muskelverlagerung)
Funktioneller Spitzfuß	Indirekte Kniestabilisierung/-extension (leichter Spitzfuß)	Instabilität wegen zu kleiner Standfläche Kauergang	Funktionelle Orthese Gipsredression Verlängerung des M. triceps surae
Funktioneller Klumpfuß	–	Instabiler Stand Behinderung in Schwungphase	Funktionelle Orthese Verlängerung/Verlagerung der Mm. tibiales
Funktioneller Abduktions-Knick-Senk-Fuß	Kompensiert vermehrte Innentorsion im Bein	Gehen/Stehen erschwert Gefahr der Luxation in Fußwurzel (Schmerzen)	Funktionelle Orthese Gipsredression Verlängerung des M. triceps surae bzw. der Mm. peronaei Kalkaneusverlängerung Arthrorhize Arthrodese

die Zehen den Boden zuerst. Es folgt ein retrogrades Abrollen des Fußes bis auf die Ferse, gefolgt vom physiologischen Abrollen nach vorne. Damit wären die funktionellen Auswirkungen eines reinen Fallfußes gering. Da aber ein spastisches Leiden zugrunde liegt und der M. triceps surae in den meisten Fällen von der Spastizität mitbetroffen ist, werden mit dem retrograden Abrollen des Fußes die Achillessehnen und der M. triceps surae gespannt, der sich daraufhin spastisch kontrahiert und den Fuß in einen funktionellen Spitzfuß zieht (s. unten).

Funktionelle Spitzfußstellung

Definition

Es besteht eine Spitzfußstellung bei Funktionen wie Gehen und/oder Stehen, ohne daß bei der klinischen Untersuchung in Ruhe ein struktureller Spitzfuß oder eine Kontraktur des M. triceps surae vorhanden ist.

Ein funktioneller Spitzfuß muß von einem strukturellen unterschieden werden. Beim Gehen fällt in beiden Fällen Spitzfüßigkeit auf, doch läßt sich bei der funktionellen Form während der Untersuchung in Ruhe der Fuß zumindest bei gebeugtem Kniegelenk in Rechtwinkelstellung oder gar in Dorsalflexion bringen. Bei schneller Bewegung wird jedoch ein Klonus des M. triceps surae ausgelöst, der die Dorsalflexion verhindert. Der funktionelle Spitzfuß resultiert aus einer spastischen Aktivität des M. triceps surae, der strukturell jedoch nicht kontrakt ist. Eine Spitzfußstellung – wie auch ein struktureller Spitzfuß – weist nur eine kleine Belastungsfläche auf, und schon bei uneingeschränkter normaler Körperkontrolle und Gleichgewichtsreaktion ist ein Stehen und Gehen in dieser Position schwierig. Ist die Kontrolle über die Muskelfunktion (wie bei Patienten mit neurologischen Störungen) eingeschränkt, so wird ein Balancieren auf den Zehenspitzen erschwert oder gar unmöglich. Aus diesem Grunde entsteht ein Abduktions-Knick-Senk-Fuß oder ein Klumpfuß (s. dort).

Am einfachsten wird die funktionelle Spitzfußstellung *konservativ* durch eine funktionelle Orthese behandelt [21, 25]. Die Unterschenkelorthese führt und stabilisiert den Fuß, sie verhindert die Spitzfüßigkeit und verringert den Energieverbrauch beim Gehen [17]. Das Tragen einer Orthese verbessert auch das Gehen ohne Orthese [3]. Zeigt der Patient keine steife Form der Spastizität sondern lediglich eine klonische Aktivität des M. triceps auf, kann die Unterschenkelorthese dynamisch aufgebaut werden, andernfalls ist eine *steife Orthese* notwendig. Mit einer beweglichen Orthese ist die Gangfunktion besser [16].

Als *operative* Alternative zur Schienenversorgung wird oft die *Verlängerung des M. triceps surae* durchgeführt [6]. Die Sehnenverlängerung führt zu einer Reduktion des Dehnreflexes beim Aufsetzen des Fußes und zu einer Verminderung der Muskelkraft. Damit wird die Spastizität durch Muskelschwächung behandelt. Mit diesem Vorgehen wird zwar der Fersenkontakt beim Gehen erreicht, der Fallfuß jedoch, der gleichzeitig vorhanden ist, wird nicht korrigiert. Der Zehengang wird in einen Zehen-Fersen-Ballen-Gang überführt, der physiologische Fersen-Ballen-Gang wird hingegen nicht erreicht. Operative Verlängerungen (v. a. der Achillessehne) sind bei reiner funktioneller Spitzfüßigkeit im Hinblick auf eine funktionelle Insuffizienz beim Gehen wesentlich gefährlicher als bei kontraktem Muskel. Der Kraftverlust des M. triceps surae erschwert im besten Fall nur das Abstoßen mit dem Fuß beim Gehen. Spitzfußüberkorrekturen sind nach (Achilles-)Sehnenverlängerungen aber nicht selten. Sie resultieren in Hackenfüßigkeit, was einer funktionellen Verschlechterung entspricht. Die Folge sind sekundäre Knie- und Hüftbeugekontrakturen. Während der Spitzfuß mit einer federnden, funktionellen Orthese versorgt werden kann, die ein beinahe normales Gehen möglich macht, ist zur Versorgung eines Hackenfußes eine steife Orthese notwendig, die das Gehen erschwert. Die Gangfunktion mit Hackenfuß ist gegenüber dem Zustand mit Spitzfuß damit deutlich schlechter. Als Alternative zur Schienenversorgung, die im wesentlichen die Fußheberfunktion ersetzt, kann eine *Muskelverlagerung* (Gastroknemiusverlagerung, Zehenflexoren als Dorsalflexoren) durchgeführt werden [6, 8, 19]. Wir haben mit diesem Vorgehen keine eigene Erfahrung.

Funktionelle Klumpfußstellung

> **Definition**
>
> In unterschiedlichem Ausmaß bestehen während der Funktion Supination, Vorfußadduktion, Varusstellung des Kalkaneus und Spitzfüßigkeit. Unbelastet und in Ruhe ist die Fußform normal.

Vor allem bei Hemiparesen, etwas seltener bei Diplegien oder Tetraparesen, zieht die Spastizität der tibialen Muskeln den Fuß in eine Klumpfußstellung (Abb. 3.406). Die Fixierung der Deformität muß verhindert werden, indem der Fuß in eine anatomisch korrekte Position gebracht wird. Eine progrediente Klumpfußdeformität verschlechtert die Gehfähigkeit. Der supinierte Fuß ist in der Standphase beim Gehen instabil und bleibt in der Schwungphase hängen [24].

Als *konservative* Behandlungsmöglichkeit bietet sich wiederum die Orthese an [21]. Da außer der Klumpfußstellung meist gleichzeitig ein Spitzfuß vorhanden ist, können mit einer Orthese beide Fehlstellungen korrigiert werden.

Eine *operative* Behandlung ist bei gehfähigen Patienten oft sinnvoll. Auch bei Gehunfähigen ist eine operative Korrektur bei Schmerzen, Hautproblemen oder allenfalls zur Vereinfachung von Schuhversorgungen indiziert. Als einfache Operation können alle verkürzten Muskeln verlängert werden [6, 9]. Wie bei allen Muskelverlängerungen ist die Gefahr von Rezidiven, abhängig vom Wachstum, groß (s. auch Kap. 4.7.1). Eine konsequente orthetische Nachbehandlung ist deshalb zwingend [9]. Die Fußstellung kann auch mit einem Muskeltransfer korrigiert werden mit dem Ziel, die Muskelkraft auszubalancieren. Ist die Spastizität im M. tibialis anterior am stärksten, wird am besten der gesamte Muskel distal auf die Mitte des Fußrückens oder knapp lateral davon verlagert. Die Sehne ist so lang, daß sie durch einen Knochenkanal gezogen und gegen sich selbst vernäht werden kann. Der M. tibialis posterior darf jedoch nicht vollständig verlagert werden, da sonst die Gefahr einer Überkorrektur besteht. Besser eignet sich der Splittransfer [14]: Die Sehne wird distal dargestellt, halbiert und die laterale Hälfte nach lateral hinter der Tibia durchgezogen; dann wird sie in die Peronaeus-brevis-Sehne eingenäht. Mit beiden Operationsmethoden werden in der Literatur gute Resultate beschrieben. Unsere eigene Erfahrung hat die Erwartung in diese Operationen jedoch gedämpft. Allerdings haben wir die Sehnentransfers auch bei Patienten mit strukturellen Fußdeformitäten eingesetzt. Bessere Resultate sind zu erwarten, solange das Fußskelett noch anatomisch unverändert ist; diese Bedingung ist bei vielen Patienten aber nur in der frühen Kindheit gegeben.

Funktionelle Abduktions-Knick-Senk-Fuß-Stellung

> **Definition**
>
> Durch fehlende oder insuffiziente Aktivität der Muskeln, die den Fuß stabilisieren, knickt der Fuß unter Belastung ein. Die Fußwölbungen werden aufgehoben, die Ferse steht valgisch und der Vorfuß steht in Abduktion. In Entlastung ist das Skelett normal.

Diese Fußstellung führt progredient zur Subluxation und schließlich zur Luxation zwischen Talus und Navikulare oder zwischen Navikulare und der distalen Fußwurzelreihe sowie zur Subluxation im unteren Sprunggelenk. Durch progrediente Valgusstellung des Kalkaneus wird der V. Strahl nach lateral gezogen und dieser zieht den I. Strahl mit. Der M. triceps surae wird kontrakt, da durch das Abknicken des Kalkaneus in Valgusstellung Ursprung und Ansatz des M. triceps surae einander angenähert werden. Die Verkürzung des M. triceps surae führt nun seinerseits zu einer progredienten Valgusstellung, da offensichtlich der Muskel weniger dehnbar ist als die Gelenkkapseln in der Fußwurzel, und weil die Zugrichtung des Muskels in Valgusposition des Kalkaneus lateral vom Zentrum des oberen und unteren Sprunggelenkes verläuft (Abb. 3.407). Zudem wird beim Abrollen über die Innenseite des Abduktions-Knick-Senk-Fußes der Fuß bei jedem

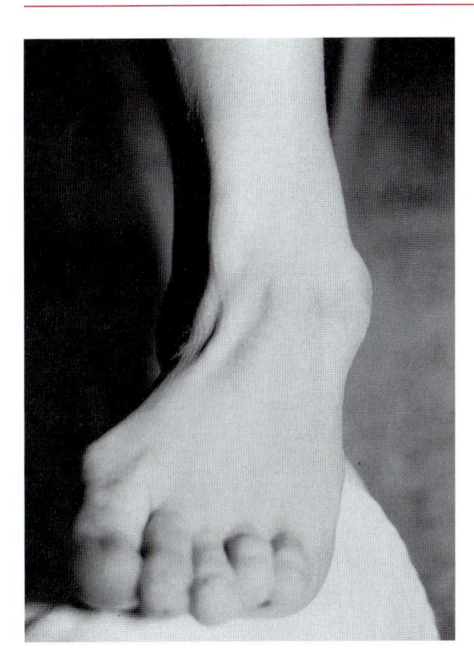

Abb. 3.407. Fuß eines Patienten mit *spastischer Hemiparese*. Deutlich erkennbar ist die *Sehne des spastischen M. tibialis anterior* durch die Haut, die den Fuß in Klumpfußstellung zieht

Schritt weiter nach lateral gedrückt, was die Überdehnung der medialen Kapsel-Band-Strukturen weiter verstärkt. Deshalb kann beim massiven Abduktions-Knick-Senk-Fuß zwar der ganze Fuß (inklusive Ferse) auf dem Boden aufliegen, trotzdem wird aber der M. triceps surae massiv verkürzt sein. Bringt man in Plantarflexion den Fuß in maximale Supination und Adduktion (und reponiert damit die Fußwurzel) und flektiert anschließend dorsal, so wird das Ausmaß der Verkürzung des M. triceps surae deutlich (Abb. 3.408). Besteht das Abweichen des Fußes dauernd oder mehrheitlich, so wächst das Fußskelett in diese Fehlform (mit Verkürzung des V. und Überlänge des I. Strahles) hinein. Die Subluxation oder die Luxation im Rückfuß wird fixiert. Im Extremfall steht der Patient dann auf dem Talus und der Fuß ist nach seitwärts weggeklappt.

Die *konservative Behandlung* zielt darauf ab, die Muskellängenverhältnisse zu erhalten und ein Fehlwachstum des Skeletts zu verhindern. Dazu muß der Fuß in anatomisch korrekter Stellung in einer Orthese gehalten werden [21]. Bei guter Körperkontrolle oder bei Fehlen einer steifen Spastizität kann die Orthese federnd und damit wenig störend gestaltet werden. Andernfalls ist eine steife Orthese indiziert. Bei geringer oder fehlender Spastizität und ausreichender Dorsalflexion im oberen Sprunggelenk kann eine gute Einlage mit einem medial und lateral stabilisierenden Schuh genügen. Diese Einlage muß

über ein hohe mediale plateauförmige Abstützung, die lediglich unter dem ventralen Anteil des Kalkaneus liegt, sowie über eine weniger hohe leitende Gegenstütze den Kalkaneus so ausbalancieren, daß er auch belastet unter dem Talus steht. Über die Reposition des Kalkaneus wird auch die Fehlhaltung des Vorfußes, die Abflachung der Längswölbung und die Abduktion, korrigiert. Besteht gleichzeitig eine Kontraktur des M. triceps surae, so kann mit einer federnden Orthese allein eine Verlängerung erreicht werden. Dazu wird die Orthese der vorhandenen Muskelkontraktur entsprechend angepaßt, und über mehrere Monate wird sukzessive die Spitzfußstellung reduziert. Auch alle anderen Muskeln können sich dabei langsam auf ihre neuen Längenverhältnisse als optimale Voraussetzung für ein funktionell gutes Resultat einstellen. Schneller läßt sich der M. triceps surae durch Redressionsgipse aufdehnen (Abb. 3.409). Dabei kommt es jedoch regelmäßig zu einer mehr oder weniger ausgeprägten Atrophie der Muskulatur. Belastungsbedingte Schmerzen nach Gipsabnahme können auftreten. Die Längenadaptation der Antagonisten benötigt jedoch mehr Zeit als die Aufdehnung des M. triceps surae. Eine Orthesenversorgung muß sich deshalb an die Gipsbehandlung anschließen, da sich sehr schnell Rezidive entwickeln können [28, 29]. Alternativ kann die Gipsredression in kurzen Abständen (4- bis 6monatlich) wiederholt werden.

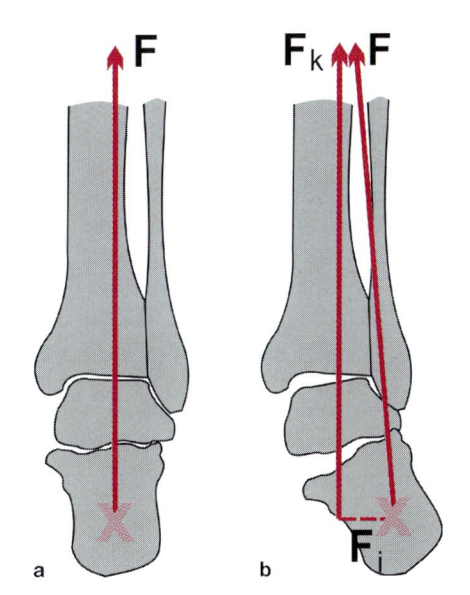

Abb. 3.408 a, b. Schematische Darstellung der *Zugrichtung der Achillessehne* bei Subluxation im unteren Sprunggelenk bei anatomischer Position (**a**) und bei Subluxation im unteren Sprunggelenk (**b**). F Richtung der Achillessehne, die sich bei Subluxation im unteren Sprunggelenk in eine Kraft entlang des Unterschenkels F_k und eine luxierende Kraftkomponente F_l aufteilen läßt

Abb. 3.409. a Extremer *Abduktions-Knick-Senk-Fuß* mit Subluxation im unteren Sprunggelenk. Der Patient kann plantigrad auf dem Boden stehen, dann allerdings nur auf dem Talus. **b** Gleicher Fuß in maximaler Dorsalflexion nach Reposition im unteren Sprunggelenk. Die Kontraktur des M. triceps surae von ca. 50° wird offensichtlich

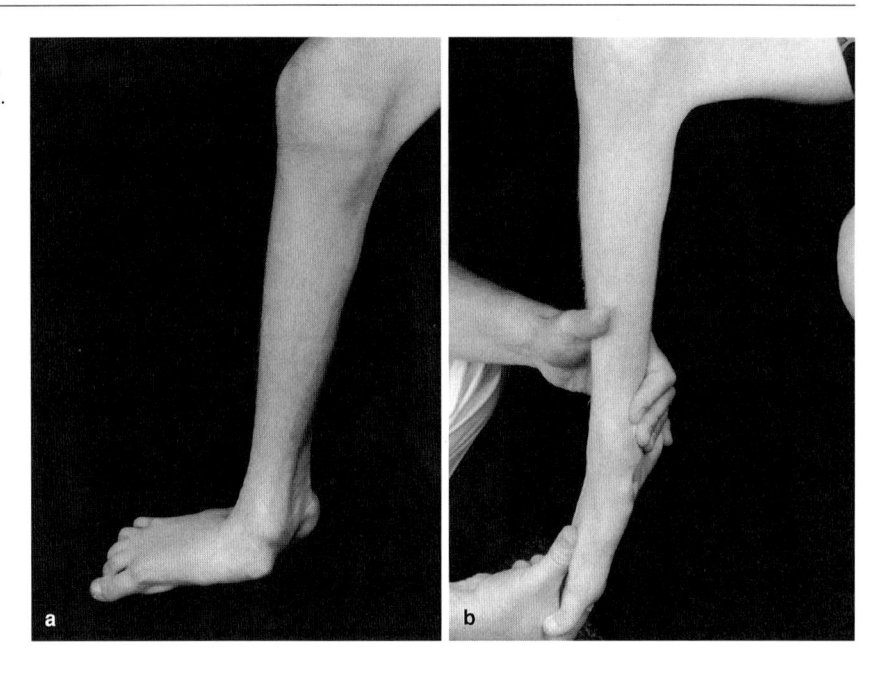

Die *operative Behandlung* muß einerseits den Längenverhältnissen des M. triceps surae Rechnung tragen und somit eine Verlängerung miteinbeziehen, andererseits muß sie, falls notwendig, anatomisch korrekte Skelettverhältnisse wiederherstellen. Dazu eignet sich eine Arthrorhise (Stabilisation im Sinus tarsi mit Dübeln oder Knochenspan) [5], die die Beweglichkeit in allen Gelenken erhält. Das untere Sprunggelenk kann alternativ mit einer extraartikulären Arthrodese (nach Grice) gegen die Subluxation nach lateral geschützt werden [1, 6, 8, 11, 15, 22]. Auch die extraartikuläre Arthrodese des unteren Sprunggelenks kann später eine Triplearthrodese zur Korrektur von Deformität und Instabilität erfordern [22]. Beide Vorgehen vernachlässigen die Tatsache, daß sich der V. Strahl unter der Belastung im Abduktions-Knick-Senk-Fuß verkürzt. Die dritte Möglichkeit ist die Verlängerung des Kalkaneus (Operation nach Evans [4]), bei welcher die anatomischen Verhältnisse am besten wiederhergestellt und keine Gelenke geopfert werden. Für schwere Subluxationen oder Luxationen in der Fußwurzel ist jedoch nur die korrigierende pantalare Arthrodese geeignet. Sie ist auch dann indiziert, wenn der Fuß eines Patienten mit einer steifen Spastizität den ganzen Tag in Schienen gehalten werden muß, um Fußdeformitäten zu verhindern. In diesem Fall ersetzt die Arthrodese die Schienenbehandlung. Je besser die Fußdeformität bei gehfähigen Patienten korrigiert ist, um so besser sind die funktionellen Resultate [26]. Auch eine Überfunktion der Peronäalmuskelgruppe kann zu einem Abduktions-Knick-Senk-Fuß führen. Konservativ erfolgt die Behandlung mit physiotherapeutischen Dehnübungen und Orthesen, operativ ist die Verlängerung des Peronäalmuskels (v. a. des M. peronaeus tertius) die Methode der Wahl [18].

Strukturelle Deformitäten (Tabelle 3.19)

Definition

Strukturelle Deformität am Fuß, bedingt durch spastische Muskelaktivität.

Strukturell fixierter Spitzfuß

Definition

Ursächlich liegt eine strukturelle Verkürzung des M. triceps surae (Kontraktur) vor. Beim strukturellen Spitzfuß ist die Dorsalflexion auch bei inaktivem M. triceps surae nicht bis in die Neutralstellung möglich. Ossäre Hindernisse sind aber nicht vorhanden.

Wie beim funktionellen ist auch beim strukturellen Spitzfuß die Belastungsfläche reduziert, was zu einer dynamischen Instabilität führt. Im Gegensatz zu rein funktionellen Spitzfuß sinkt der Fuß unter Belastung im Stehen jedoch nicht auf die Ferse ab, ohne sich zusätzlich im Sinne eines Abduktions-Knick-Senk-Fußes oder eines Klumpfußes zu deformieren.

Konservativ kann der M. triceps surae durch Gipsredression aufgedehnt werden. Dabei ist jedoch eine Muskelatrophie die Regel und belastungsabhängige Schmerzen kommen nach der Gipsbehandlung vor.

Tabelle 3.19. Strukturelle Deformitäten bei vorwiegend spastischen Bewegungsstörungen

Deformität	Funktioneller Gewinn	Funktionelle Nachteile	Therapie
Spitzfuß	(Knieextension)	Dynamische Instabilität bei kleiner Standfläche Deformierung der Füße	Funktionelle Orthese (im Spitzfuß) Gipsredression Verlängerung
Klumpfuß	–	Dynamische Instabilität in Standphase Hautprobleme	Funktionelle Orthese Kalkaneusosteotomie (Dwyer) Kuneiforme-/Kuboidosteotomie Arthrodese
Abduktions-Knick-Senk-Fuß	Kompensiert verstärkte Innenrotation des Beines	Luxation in der Fußwurzel Überaktivität der peronäalen Muskeln	Funktionelle Orthese Gipsredression Arthrorhize, Arthrodesen Orthesen, Gipsredression Operative Verlängerung
Hohlfuß	–	Überlastung wegen Steifigkeit	Weichbettende Einlage Release der Plantaraponeurose Korrekturosteotomie

Eine Orthesenversorgung muß sich anschließen. Auch eine reine Orthesenbehandlung über Monate (s. „Funktionelle Spitzfußstellung", S. 445) kann erfolgreich sein und die Balance zwischen Agonisten und Antagonisten besser erhalten.

Operativ wird bei der *Achillessehnenverlängerung* der sehnige Anteil verlängert, während der ohnehin verkürzte Muskelbauch weiter kurz bleibt. Damit kann der Muskel weniger Kraft entfalten. Der Eingriff kann entweder offen mit Z-förmiger Verlängerung oder perkutan durch inkomplette quere Inzision der Achillessehne auf verschiedenen Höhen erfolgen. Spitzfußüberkorrekturen sind nach Sehnenverlängerungen nicht selten. Es kann eine muskuläre Insuffizienz mit Hackenfüßigkeit folgen, die mit einer schlechteren Funktion als bei der Spitzfüßigkeit endet. Bei der *Operation nach Strayer* wird durch Proximalisation der distalen Insertion der Gastroknemiusköpfe an der Achillessehne die Effizienz der Mm. gastrocnemii geschwächt. Da diese stärker an der Entstehung eines Spitzfußes beteiligt sind als der M. soleus, wird durch diese Operation eine funktionell günstiges Ergebnis erreicht. Überkorrekturen sind selten. Ein funktionell relevanter Kraftverlust durch den partiellen Ausfall der Mm. gastrocnemii ist jedoch möglich. Durch die intramuskuläre Aponeurosendurchtrennung kann der Muskelbauch aufgedehnt werden, und es wird nicht seine ohnehin nicht verkürzte Sehne verlängert. Die Operation kann an den Mm. gastrocnemii, am M. soleus oder an beiden Orten stattfinden. Für eine erfolgreiche Behandlung ist postoperativ ein intensives physiotherapeutisches Dehnen Voraussetzung. Der Effekt der Behandlung ist im Gegensatz zur Sehnenverlängerung meist geringer, dafür sind Überkorrekturen ausgesprochen selten. Die Muskelkraft bleibt weitgehend erhalten. Die Rezidivgefahr ist hoch, die Operation kann jedoch wiederholt werden. Auch mit einem Fixateur externe (vom Typ des Ilisarow-Apparates), der den Unterschenkel sowie den Kalkaneus mit Vorfuß faßt, also gelenkübergreifend montiert ist, kann der M. triceps surae verlängert werden. Das Vorgehen ist jedoch v. a. für Patienten mit schlechter Koordination oder Kooperation zu aufwendig und ungünstig, bietet aber andererseits eine gute Korrektur der Längenverhältnisse ohne Narbenbildung. Auch hier ist die Rezidivgefahr erheblich.

> ! Alle Verlängerungsmaßnahmen, konservativ wie operativ, weisen v. a. während des Wachstums ein erhebliches Rezidivrisiko auf.

Struktureller Klumpfuß

Definition

Der Klumpfuß beruht auf der muskulären Fehlfunktion aufgrund des neurologischen Grundleidens. Die typischen Komponenten, wie z. B. Varusstellung der Ferse, Kontraktur des M. triceps surae, Hohlfuß sowie Supination und Adduktion im Vorfuß, sind in unterschiedlichem Ausmaß auch in Ruhe unter Entlastung vorhanden.

Die spastische Aktivität, d. h. meist der tibialen Muskulatur und des M. triceps surae, zieht den Fuß zunächst in die Fehlstellung beim Stehen und Gehen. Die Belastung wirkt zusätzlich deformierend auf das Fußskelett ein. Schließlich fixiert sich die zunächst lediglich funktionelle Deformität ossär.

Konservativ läßt sich ein Klumpfuß mit einer funktionellen Orthese, die die Supination verhindert, der Kontraktur des M. triceps surae Rechnung trägt

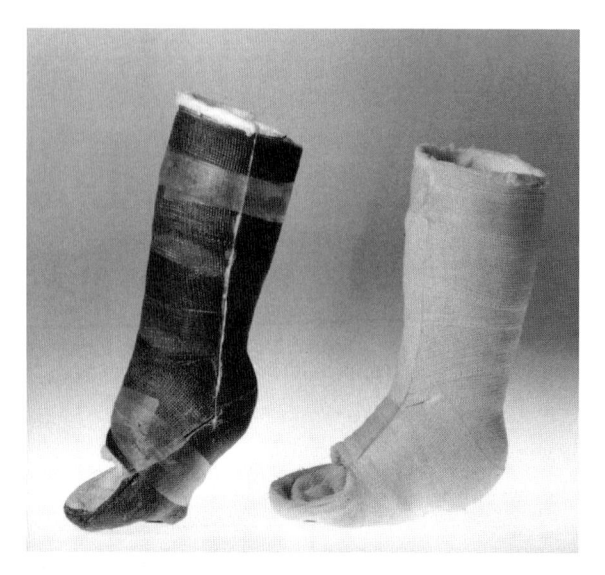

Abb. 3.410. *Redressionsgipse* sind effiziente Mittel zur Behebung von Kontrakturen: *links* der erste angelegte Gips, der für 2 Wochen belassen wurde; *rechts* der folgende Gips, der nur angelegt wurde, um die Zeit bis zur Fertigstellung der Orthese zu überbrücken

und den Fuß stabilisiert, behandeln. Funktionell ist diese Maßnahme effizient. Grundsätzlich läßt sich beinahe jeder Fuß orthetisch versorgen. Bei starken Muskelkontrakturen, die eine Einstellung des Fußes in ausreichend korrigierter Stellung unmöglich machen, kann die Gipsredression erfolgreich eingesetzt werden und die Orthesenversorgung erleichtern (Abb. 3.410). Schwere Klumpfüße sind aber problematisch, da es zur Überlastung am äußeren Fußrand mit der Gefahr von Druckulzera kommt.

Operative Korrekturen können notwendig werden. Mit der *Dwyer-Osteotomie* des Kalkaneus kann die Varusstellung der Fersen auf einfache Weise behoben werden (s. Abschn. 3.4.3). Die Ruhigstellung erfolgt für 2 Wochen im Entlastungs- und 4 Wochen im Unterschenkelgehgips. Zur Korrektur der Adduktionsstellung eignet sich eine aufklappende *Kuneiforme-* und schließende *Kuboidosteotomie* (s. Abschn. 3.4.3). Schwere Klumpfüße hingegen benötigen eine korrigierende *Arthrodese* verschiedener Gelenke, um den Fuß plantigrad zu stellen. Da diese Patienten vorher meist dauernd auf eine steife funktionelle Orthese zum Gehen und Stehen angewiesen waren und sie deshalb an steife Fußgelenke gewöhnt sind, erleiden sie keine funktionelle Einbuße. Sie freuen sich im Gegenteil darüber, daß sie postoperativ orthesenfrei sind.

Struktureller Abduktions-Knick-Senk-Fuß

> **Definition**
>
> Aufgrund des neurologischen Grundleidens entwickelt sich eine Fußdeformität mit Valgusstellung des Kalkaneus, Abflachung der medialen Längswölbung und Vorfußabduktion. Bleibt der Fuß dauernd oder mehrheitlich in dieser Stellung, so fixiert sich dieser Abduktions-Knick-Senk-Fuß, in schweren Fällen auch als Abduktions-Knick-Platt-Fuß bezeichnet, ossär.

Der Abduktions-Knick-Senk-Fuß kann auch bei ossärer Fixation in gleicher Art wie der funktionelle Abduktions-Knick-Senk-Fuß („Funktionelle Störungen", s. S. 446) *konservativ* mit Orthesen behandelt werden.

Schwere Abduktions-Knick-Senk-Füße (Abb. 3.411) benötigen aber eine *operative* Stabilisation und Korrektur, wozu sich am besten eine Arthrodese eignet. Orthesen werden dadurch gleichzeitig überflüssig. Bei derartigen Operationen stellt jedoch die Osteoporose ein Problem dar. Eine Fixation nach Korrektur des Skeletts ist zwar momentan in optimaler Stellung möglich, doch lockert sich das Osteosynthesematerial während der Ausheilungszeit, und auch ein Gipsverband sichert die Stellung nicht genügend. So kommt es oft noch während der Ausheilungsphase zu einer Verschlechterung der Fußstellung, die in der Regel jedoch funktionell nicht

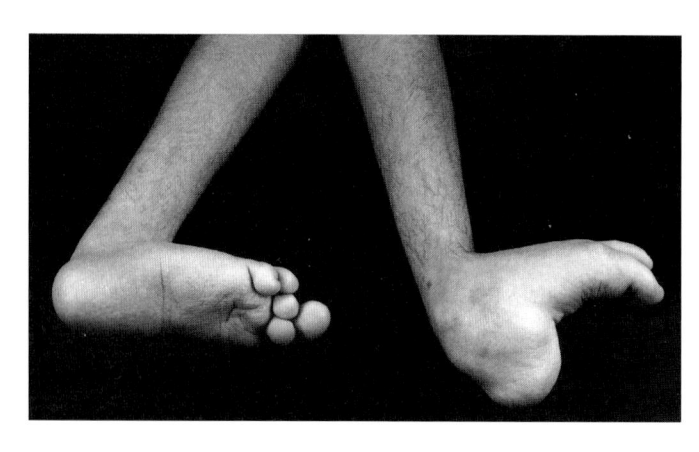

Abb. 3.411. Strukturell fixierter extremer *Abduktionsknickfuß mit Hohlfußkomponente*

von Bedeutung ist. Mit Weichteilverlängerungen läßt sich der Fuß zwar vorübergehend besser stellen, doch ist nach der Operation wieder eine Orthesenversorgung notwendig, und Rezidive sind häufig. Immerhin lassen sich mit dieser einfachen Maßnahme Füße zumindest für einige Zeit wieder besser stellen, wenn eine Arthrodese nicht möglich ist oder wenn eine derartige Operation abgelehnt wird.

Struktureller Hohlfuß

Definition

Die abnorme Muskelaktivität, bedingt durch die neurologische Grundkrankheit, zieht den Fuß in die Deformität mit übermäßig starker Ausprägung v. a. der Längswölbung, die sich ossär fixiert. Die Ausprägung der Querwölbung ist unterschiedlich. Funktionell resultiert aus der übermäßigen Steifigkeit des Fußes eine dynamische und statische Überlastung.

Der Hohlfuß kommt durch eine Überaktivität des M. peronaeus longus und des M. tibialis anterior gegenüber ihrem Antagonisten zustande [27]. Die Zunahme der Fußwölbung reduziert die Federfunktion des Fußes. Damit wird aus der Fußlängswölbung ein sich selbst abstützendes Gewölbe (ähnlich einem romanischen Torbogen), das kein Abfedern mehr erlaubt. Beim Stehen und v. a. auch beim Gehen werden deshalb die Ferse und der Bereich der Zehenballen überlastet, was zu vermehrter Beschwielung und später zu lokalen Schmerzzuständen führt.

Konservativ therapeutisch kann eine weichbettende *Einlage* die Symptome lindern. Schuhe mit weichen Sohlen und Absätzen sind von Vorteil.

Operativ kann durch eine *Spaltung der Plantaraponeurosen nach Steindler* dem Fuß mehr Flexibilität zurückgegeben werden, solange die Fußknochen noch keine Keilform aufweisen. Später bleibt nur die *Korrekturosteotomie* im Bereich der maximalen Wölbung, unter Exzision eines Keiles (mit dem Resultat eines kürzeren steifen Fußes, mit schlechter Abrollfunktion) oder die anguläre Korrektur durch Verlängerung mit dem *Ilisarow-Fixateur* (mit dem Resultat eines längeren, steifen Fußes, mit schlechter Abrollfunktion, aber besserer Kosmetik). Funktionell ist der kürzere Fuß günstiger. Abrollrampen an den Schuhen sind in diesen Fällen notwendig.

Vorwiegend schlaffe Lähmungen

Das wesentliche Problem bei schlaffen Lähmungen und Myopathien liegt im Kraftverlust von Muskeln, die zum Gehen und Stehen notwendig sind. Es müssen deshalb funktionelle Orthesen eingesetzt werden, die die fehlende Muskelkraft ersetzen. Diese Orthesen müssen immer getragen werden, wenn Muskelaktivität erforderlich ist, d. h. in der Regel zeitlebens beim Gehen und Stehen.

Funktionelle Störungen (Tabelle 3.20)

Definition

Veränderungen von Funktionen des Fußes ohne strukturelle Deformität, bedingt durch verminderte oder fehlende Muskelaktivität.

Hackenfußstellung

Definition

Der M. triceps surae kontrolliert im Stehen und bremst in der Standphase beim Gehen die Vorwärtsbewegung des Unterschenkels gegenüber dem am Boden fixierten Fuß. Der Hackenfuß resultiert aus einer Schwäche des Muskels. Die Hauptbelastung liegt an der Ferse, und der Unterschenkel steht in Vorlage. Kompensatorisch müssen Knie und Hüften gebeugt gehalten werden.

Tabelle 3.20. Funktionelle Störungen bei vorwiegend schlaffen Bewegungsstörungen bzw. Muskeldystrophien

Deformität	Funktioneller Gewinn	Funktionelle Nachteile	Therapie
Hackenfußstellung	–	Kauergang	Funktionelle Orthese (Muskelverlagerung) Arthrodese
Funktioneller Abduktions-Knick-Senk-Fuß	Kompensiert vermehrte Innentorsion im Bein	Gehen/Stehen erschwert Gefahr der Luxation in Fußwurzel (Schmerzen)	Funktionelle Orthese Gipsredression Verlängerung des M. triceps surae bzw. der Mm. peronaei Kalkaneusverlängerung Arthrorhize Arthrodese

Der M. triceps surae entfaltet normalerweise Kraft, um die Sprunggelenke zu stabilisieren und damit beim Stehen und Gehen ein Einsinken des Unterschenkels nach vorne zu verhindern. Aufgrund einer Parese oder Myopathie kann die Kraft dieses Muskels fehlen. Die Patienten müssen in diesem Fall lediglich auf ihren Fersen stehen. Die Auflagefläche ist aber zu klein und die Stabilität zu gering, weshalb sie mit dem Fuß und dem Unterschenkel nach vorne sinken. Sie stehen und gehen dann in Kauerstellung, d.h. mit gebeugten Knien und Hüften. Diese Stellung erfordert mehr Kraft und Energie zum Gehen und Stehen, und die Beugestellungen der Gelenke fixieren sich durch Kontrakturen, da die volle Streckung nie mehr eingenommen wird. Mit zunehmendem Alter und Gewicht sowie mit zunehmender Größe werden Geh- und Stehfähigkeit bedroht.

Eine Hackenfußstellung muß deshalb *konservativ* mit einer *funktionellen Orthese* versorgt werden. Die Orthese muß die fehlende Muskelaktivität ersetzen, und sie muß deshalb rigide aufgebaut sein. Damit wird die vorzeitige Ventralisierungsbewegung der Tibia gegenüber dem am Boden fixierten Fuß beim Gehen verhindert und eine genügende Kniestreckung gewährleistet [10, 13]. Während der Wachstumsphase gibt es keine Alternative zur Orthese, da eine Arthrodese das Fußwachstum hemmt und die Füße klein bleiben. Erst nach Abschluß des Wachstums kann die Orthese *operativ* mit einer *Arthrodese* ersetzt werden, wobei das obere und untere Sprunggelenk einbezogen werden muß. Versucht wurde auch eine Verlagerung von Muskeln als Ersatz der fehlenden Plantarflexion durch *Verlagerung von tibialen Muskeln* auf den Kalkaneus [2, 12]. Obwohl gute Resultate beschrieben werden, zeigt sich doch im Alltag bei unseren Patienten, daß der verlagerte Muskel nicht die notwendige Kraft aufbringt, um den M. triceps surae effizient zu ersetzen [12]. Wir sind deshalb mit Verlagerungen von Muskulatur sehr zurückhaltend.

Funktioneller Abduktions-Knick-Senk-Fuß

Definition

Durch fehlende oder insuffiziente Aktivität der Muskeln, die den Fuß stabilisieren, knickt der Fuß unter Belastung ein. Die Fußwölbungen werden aufgehoben, die Ferse steht valgisch und der Vorfuß in Abduktion. In Entlastung ist das Skelett normal.

Für den funktionellen Abduktions-Knick-Senk-Fuß bei muskulärer Insuffizienz aufgrund einer Parese oder Myopathie gelten dieselben therapeutischen Überlegungen und Prinzipien wie bei der überwiegend spastischen Lähmung (s. oben). Häufig wird gegen das Abknicken des Fußes eine *Arthrodese des unteren Sprunggelenks* (in der Regel extraartikulär nach Grice) durchgeführt. Dieser Eingriff kann allerdings nur die Valgusknickkomponente des Fußes auffangen. Eine übermäßige Dorsalflexion, wie sie bei Insuffizienz des M. triceps surae vorhanden ist, bleibt bestehen, was funktionell wesentlich stärker stört. Eine Orthese bleibt weiterhin notwendig, und der Gewinn für den Patienten aus einem Eingriff wie der Grice-Arthrodese ist damit nur gering.

Strukturelle Deformitäten (Tabelle 3.21)

Definition

Strukturelle Deformität am Fuß, bedingt durch verminderte oder fehlende Muskelaktivität.

Struktureller Spitzfuß

Definition

Es besteht eine Kontraktur des M. triceps surae, unabhängig von der Aktivität und Kraft des Muskels, die eine Dorsalflexion auch bei gebeugtem Knie unmöglich macht.

Tabelle 3.21. Strukturelle Deformitäten bei vorwiegend schlaffen Bewegungsstörungen bzw. Muskeldystrophien

Deformität	Funktioneller Gewinn	Funktionelle Nachteile	Therapie
Spitzfuß	Knieextension	Dynamische Instabilität bei kleiner Standfläche Deformierung der Füße	Funktionelle Orthese (im Spitzfuß) Gipsredression Verlängerung (cave: Überkorrektur!)
Klumpfuß	Kompensiert vermehrte Außentorsion im Bein	Gehen/Stehen erschwert	Funktionelle Orthese Arthrodese

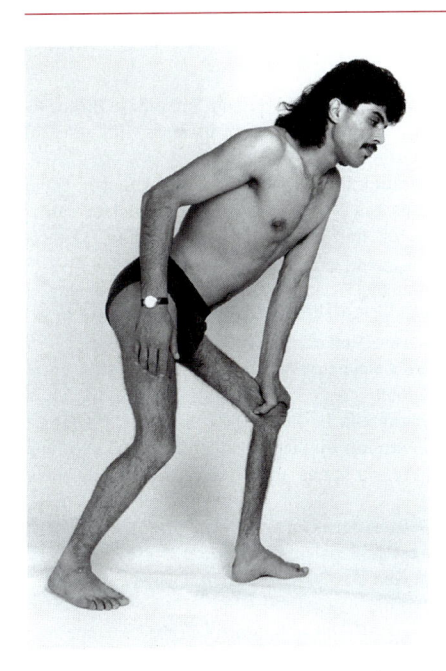

Abb. 3.412. Patient mit linksbetonter *Poliomyelitis* und Zustand nach dorsal extendierender Talusosteotomie (*Operation nach Lambrinudi*) zur Verminderung der Fallfußtendenz. Da mit diesem Vorgehen die Dorsalflexion im Sprunggelenk nicht blockiert wird und die Streckmuskeln an Knie und Hüfte nicht voll suffizient sind, um die fehlende Kraft des M. triceps surae zu kompensieren, kommt es zum *Kauergang*

Bei schlaffen Lähmungen erschwert ein ausgeprägter Spitzfuß, den Körper über dem schlaff gelähmten Bein im Gleichgewicht zu halten. Meist knickt der Fuß unter Belastung in Abduktions-Knick-Senkoder Klumpfußstellung ein, weil auch die dynamischen Stabilisatoren insuffizient sind, die den Fuß auf den Zehenspitzen halten müßten. Das Fußskelett verformt sich und fixiert die zunächst nur funktionelle Deformität. Geh- und Stehfähigkeit können dadurch zusätzlich beeinträchtigt werden.

Konservativ stabilisiert eine *funktionelle Orthese*, in Spitzfußstellung angepaßt, den Fuß und erlaubt eine Belastung ohne Deformierung des Fußskeletts. Bei funktionell störender Kontraktur, d. h. bei extremer Ausprägung, darf der *M. triceps surae operativ* nur so weit *verlängert* werden, daß die Nullstellung knapp erreicht wird. Eine Überkorrektur führt zu Hackenfußstellung mit entsprechender Beugung in Knie und Hüfte [16], womit Gehen und Stehen kompromittiert werden. Auf die Muskelkraft muß die Verlängerung jedoch keine Rücksicht nehmen und kann also durch Sehnenverlängerung erfolgen. Eine Operationstechnik zur Korrektur des Spitzfußes bei schlaffen Lähmungen stellt die *Rückfußarthrodese nach Lambrinudi* (Abb. 3.412) dar. Dieses Vorgehen ist insofern gefährlich, als die Dorsalflexion im Sprunggelenk nicht blockiert wird. Sind die Streckmuskeln an Knie und Hüfte nicht voll suffizient, um die fehlende Kraft des M. triceps surae zu kompensieren, kommt es zum Kauergang.

> ! Besonders bei Muskeldystrophiepatienten und bei Patienten mit Postpoliosyndrom ist der Spitzfuß eine wesentliche Stabilisationshilfe zum Stehen und Gehen [16].

Durch einen leichten Spitzfuß wird das obere Sprunggelenk blockiert und eine Dorsalflexion verhindert. Damit wird indirekt das Kniegelenk gestreckt, und der Patient kann sich passiv aufrecht halten. Weder Orthesenbehandlung noch Operation sind indiziert, um einen solchen Spitzfuß zu korrigieren. Es ist im Gegenteil notwendig, einen Fuß mit freier Dorsalflexion *konservativ* in einer funktionellen Orthese zu fixieren. Diese muß in leichter Rücklage (= spitzfüßig) angefertigt werden, um indirekt das Kniegelenk zu stabilisieren und somit den gleichen Effekt zu erzielen wie ein leichter Spitzfuß. Andernfalls kann das Kniegelenk nur durch Abstützen mit der Hand vor einem Wegknicken in Flexion geschützt werden (s. Kap. 4.7.4).

Eine leichte Hyperextension des Knies bis zu 5° ist akzeptabel. Eine stärkere Hyperextension überdehnt jedoch die Kniegelenkkapsel und kann später zu Kniegelenkproblemen mit Schmerzen im ventralen Bereich führen. Am besten läßt sich die Hyperextension indirekt durch eine entsprechende Versorgung von Unterschenkel und Fuß mit Orthese und Absatz verhindern. Hülsen zur Stabilisierung des Kniegelenkes in der Sagittalebene sind sehr schwer anzufertigen und erfüllen kaum je den gewünschten Zweck, wenn das Knie nicht blockiert wird. Zur Verhinderung von ausgeprägten Spitzfüßen, die Stehen und Gehen beeinträchtigen, ist regelmäßiges physiotherapeutisches Dehnen des M. triceps surae sowie Schienenbehandlung (allenfalls mit Lagerungsschienen) indiziert [23]. Nur bei gehfähigen Patienten mit ausgeprägter Kontraktur dieses Muskels stellt sich die Alternative zwischen Versorgung mit funktionellen Orthesen in Spitzfußstellung oder *operativer* Verlängerung des kontrakten Muskels [30]. In jedem Fall ist ein residueller leichter Spitzfuß funktionell notwendig [13].

> ! Eine kräftige Trizepsmuskulatur oder ein marginaler bis leichter Spitzfuß sind funktionell von Vorteil, da damit der Unterschenkel gegenüber dem Fuß blockiert und eine Vorwärtsbewegung verhindert wird. Dies erleichtert es, das indirekte Extensionsmoment am Knie aufzubauen, was ein Stehen ohne Aktivität des Kniestreckapparates ermöglicht.

Struktureller Klumpfuß

> **Definition**
>
> Es besteht eine Überaktivität der medialen Fußheber bei fehlender Kraft der lateralen Fußheber und oft des M. triceps surae.

Bei Patienten mit Myelomeningozele mit Lähmungsniveau L4/L5 kommt es durch den konstanten Zug der tibialen Muskeln bei fehlenden Antagonisten und fehlender Aktivität des M. triceps surae zu einer Klumpfußstellung, die sich mit der Zeit ossär fixiert (Abb. 3.413). Die Fehlbelastung und die Überlastung des lateralen Fußrandes zusammen mit der gestörten Sensibilität erhöhen die Gefahr von schlecht heilenden Druckulzera.

Auf *konservativem* Weg muß schon früh die Fußposition gehalten und stabilisiert werden, um Deformitäten möglichst vorzubeugen. Geeignet sind hierzu funktionelle Orthesen, die als Ersatz für die fehlende Aktivität des M. triceps surae ohnehin nötig sind. Nach Abschluß des Wachstums kann *operativ* die Fußposition korrigiert und über eine Arthrodese die fehlendes stabilisierende Funktion des M. triceps surae ersetzt werden.

Andere Deformitäten

Die Entwicklung eines Kugelgelenkes im oberen Sprunggelenk würde für Patienten mit Myelomeningozele beschrieben [20].

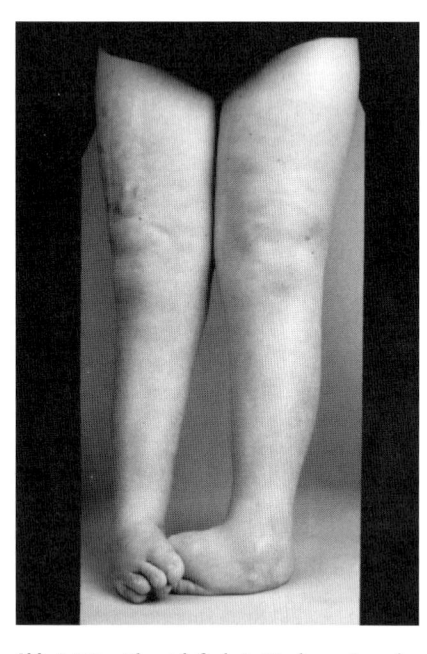

Abb. 3.413. *Klumpfuß bei Myelomeningozle* mit Lähmungsniveau L4

Literatur

1. Alman BA, Craig CL, Zimbler S (1993) Subtalar arthrodesis for stabilization of valgus hindfoot in patients with cerebral palsy. J Pediatr Orthop 13: 634–41
2. Banta JV, Sutherland DH, Wyatt M (1981) Anterior tibial transfer to the os calcis with Achilles tenodesis for calcaneal deformity in myelomeningocele. J Pediatr Orthop 1: 125–30
3. Butler PB, Thompson N, Major RE (1992) Improvement in walking performance of children with cerebral palsy: preliminary results. Dev Med Child 34: 567–76
4. Evans D (1975) Calcaneo-valgus deformity. J Bone Joint Surg (Br) 57: 270–8
5. Franchin F, Quagliarella L, Galante VN, Boccia G (1985) La correction de l'eversion du pied chez l'enfant IMC avec une nouvelle prothese du sinus du tarse. Acta Orthop Belg 51: 771–81
6. Fulford GE (1990) Surgical management of ankle and foot deformities in cerebral palsy. Clin Orthop 253: 55–61
7. Gage JR (1991) Gait Analysis in Cerebral Palsy. Mac Keith, London
8. Hamel J, Kissling C, Heimkes B, Stotz S (1994) A combined bony and soft-tissue tarsal stabilization procedure (Grice-Schede) for hindfoot valgus in children with cerebral palsy. Arch Orthop Trauma Surg 113: 237–43
9. Hsu JD; Jackson R (1985) Treatment of symptomatic foot and ankle deformities in the nonambulatory neuromuscular patient. Foot Ankle 5: 238–44
10. Hullin MG, Robb JE, Loudon IR (1992) Ankle-foot orthosis function in low-level myelomeningocele. J Pediatr Orthop 12: 518–21
11. Huppertz R, Kaps HP (1991) Subtalare Arthrodese nach Grice-Langzeitergebnisse von 63 Operationen. Z Orthop Ihre Grenzgeb 129: 57–61
12. Janda JP, Skinner SR, Barto PS (1984) Posterior transfer of tibialis anterior in low-level myelodysplasia. Dev Med Child Neurol 26: 100–3
13. Khodadadeh S, McClelland MR, Patrick JH, Edwards RH, Evans GA (1986) Knee moments in Duchenne muscular dystrophy. Lancet 8506: 544–5
14. Kling TF Jr, Kaufer H, Hensinger RN (1985) Split posterior tibial-tendon transfers in children with cerebral spastic paralysis and equinovarus deformity. J Bone Joint Surg (Am) 67: 186–94
15. McCall RE, Lillich JS, Harris JR, Johnston FA (1985) The Grice extraarticular subtalar arthrodesis: a clinical review. J Pediatr Orthop 5: 442–5
16. Middleton EA, Hurley GR, McIlwain JS (1988) The role of rigid and hinged polypropylene ankle-foot-orthoses in the management of cerebral palsy: a case study. Prosthet Orthot Int 12: 129–35
17. Mossberg KA, Linton KA, Friske K (1990) Ankle-foot orthoses: effect on energy expenditure of gait in spastic diplegic children. Arch Physiol Med Rehabil 71: 490–4
18. Nather A, Fulford GE, Stewart K (1984) Treatment of valgus hindfoot in cerebral palsy by peroneus brevis lengthening. Dev Med Child Neurol 26: 335–40
19. Ono K, Hiroshima K, Tada K, Inoue A (1980) Anterior transfer of the toe flexors for equinovarus deformity of the foot. Int Orthop 1: 225–9
20. Pistoia F, Ozonoff MB, Wintz P (1987) Ball-and-socket ankle joint. Skeletal Radiol 16: 447–51

21. Rosenthal RK (1984) The use of orthotics in foot and ankle problems in cerebral palsy. Foot Ankle 4: 195–200
22. Ross PM, Lyne ED (1980) The Grice procedure: indications and evaluation of long-term results. Clin Orthop 153: 194–200
23. Seeger BR, Caudrey DJ, Little JD (1985) Progression of equinus deformity in Duchenne muscular dystrophy. Arch Physiol Med Rehabil 66: 286–8
24. Sutherland DH (1993) Varus foot in cerebral palsy: an overview. Instr Course Lect 42: 539–43
25. Taylor CL, Harris SR (1986) Effects of ankle-foot orthoses on functional motor performance in a child with spastic diplegia. Am J Occup Ther 40: 492–4
26. Tenuta J, Shelton YA, Miller F (1993) Long-term follow-up of triple arthrodesis in patients with cerebral palsy. J Pediatr Orthop 13: 713–6
27. Tynan MC, Klenerman L, Helliwell TR, Edwards RH, Hayward M (1992) Investigation of muscle imbalance in the leg in symptomatic forefoot pes cavus: a multidisciplinary. Foot Ankle 13: 489–501
28. Watt J, Sims D, Harckham F, Schmidt L, McMillan A, Hamilton JA (1986) prospective study of inhibitive casting as an adjunct to physiotherapy for cerebral-palsied children. Dev Med Child Neurol 28: 480–8
29. Westin GW, Dye S (1983) Conservative management of cerebral palsy in the growing child. Foot Ankle 4: 160–3
30. Williams EA, Read L, Ellis A, Morris P, Galasko CS (1984) The management of equinus deformity in Duchenne muscular dystrophy. J Bone Joint Surg (Am) 66: 546–50

3.4.11
Verletzungen im Bereich der Sprunggelenke und des Fußes

L. von Laer

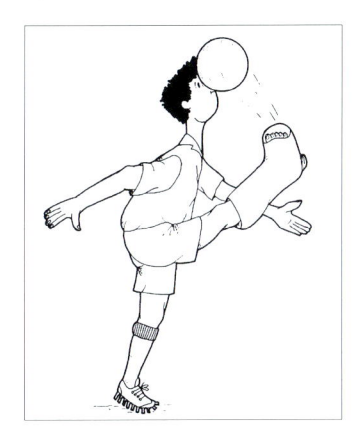

3.4.11.1
Frakturen im Bereich der distalen Tibia

Anatomische Bemerkungen

Die distale Tibiaepiphysenfuge ist zu 45% am Längenwachstum der Tibia beteiligt. Sie verschließt sich geschlechtsabhängig zwischen dem 12. und dem 15. Lebensjahr. Der physiologische Fugenschluß beginnt im medioventralen Bereich der Tibia und setzt sich nach dorsolateral fort. Der lateroventrale Quadrant – an dem die vordere Syndesmose inseriert – wird erst ganz zum Schluß verschlossen. Die distale Fibulafuge schließt sich deutlich später, d.h. erst dann, wenn auch der laterale Anteil der Tibiafuge sich zu schließen beginnt. Um das 10. Lebensjahr – bei Mädchen eher früher, bei Jungen später – ist ein Ossifikationszentrum an der Spitze des medialen Malleolus zu erkennen, das etwa 1 Jahr sichtbar bleibt und dann mit dem medialen Malleolus verschmilzt [6, 24, 27, 39, 46, 47].

Frakturformen

- Extraartikuläre (metaphysäre) Frakturen: Stauchungs-, Biegungsbrüche und Epiphysenlösungen (Abb. 3.414).
- Intraartikuläre (epiphysäre) Frakturen: mediale Malleolarfrakturen und Übergangsfrakturen (Abb. 3.415–3.417).

Bei noch weit offenen Wachstumsfugen findet sich als stereotype epiphysäre Fraktur die mediale Malleolarfraktur mit oder ohne zusätzlichen metaphysären Keil.

Bei den Übergangsfrakturen sind 3 Formen voneinander zu unterscheiden: die „twoplane fractures", die „triplane I fractures" ohne hinteres Volkmann-Dreieck und die „triplane II fractures" mit hinterem Volkmann-Keil. Bei allen Übergangsfrakturen kann der Frakturspalt im a.-p.-Bild ganz medial intramalleolär bis ganz lateral lokalisiert sein (Abb. 3.416 und 3.417).

Wachstumsprognose

Achsenabweichungen im Varus-/Valgus- oder Re- und Antekurvationssinne können im Verlaufe des Wachstums bei einem Unfallalter bis zu 10 oder 11 Jahren noch spontan korrigiert werden. Im Rahmen der *metaphysären Biegungsbrüche* kann es analog zu den proximalen metaphysären Biegungsbrüchen auch hier zur partiellen Stimulation der Fuge mit kurzfristigem passagerem Fehlwachstum kommen. Bei primären Valgusfehlstellungen verstärkt sich auch hier der Valgus durch diese Wachstumsstörung. Klinisch ist dies meist nicht sehr evident, da er lediglich als verstärkter physiologischer Knick-Senk-Fuß imponiert und dies meist übersehen wird.

Nach *Epiphysenlösungen* im Unfallalter bis zum 12./13. Lebensjahr kann es zum vorzeitigen partiellen Verschluß (wahrscheinlich aufgrund von Gefäßläsionen) kommen mit konsekutivem Varusfehlwachstum. Der Verschluß findet dann immer in

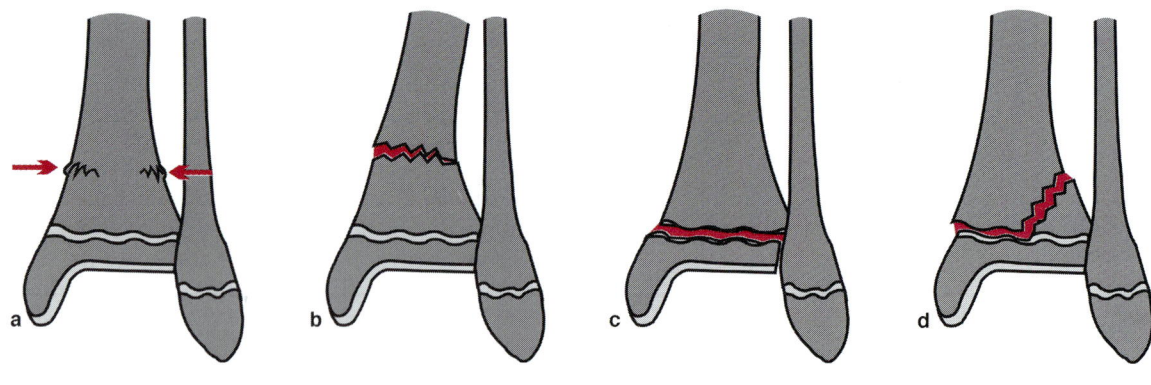

Abb. 3.414 a–d. *Metaphysäre Frakturen an der distalen Tibia.* Zu extraartikulären Frakturen gehören die metaphysären Stauchungsfrakturen (**a**), die metaphysären Biegungsbrüche (**b**) sowie die Epiphysenlösungen ohne (Salter I) (**c**) und mit metaphysärem Keil (Salter II) (**d**)

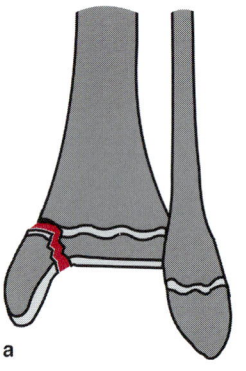

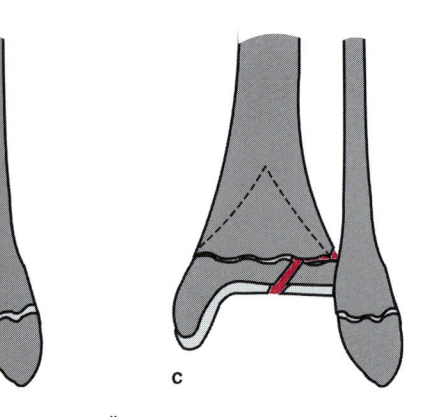

Abb. 3.415 a–c. *Epiphysenfrakturen der distalen Tibia.* Zu den intraartikulären Frakturen gehören die medialen Malleolarfrakturen ohne (Salter III) (**a**) und mit metaphysären Keil (Salter IV) (**b**) sowie die Übergangsfrakturen (**c**) (s. auch Abb. 3.416)

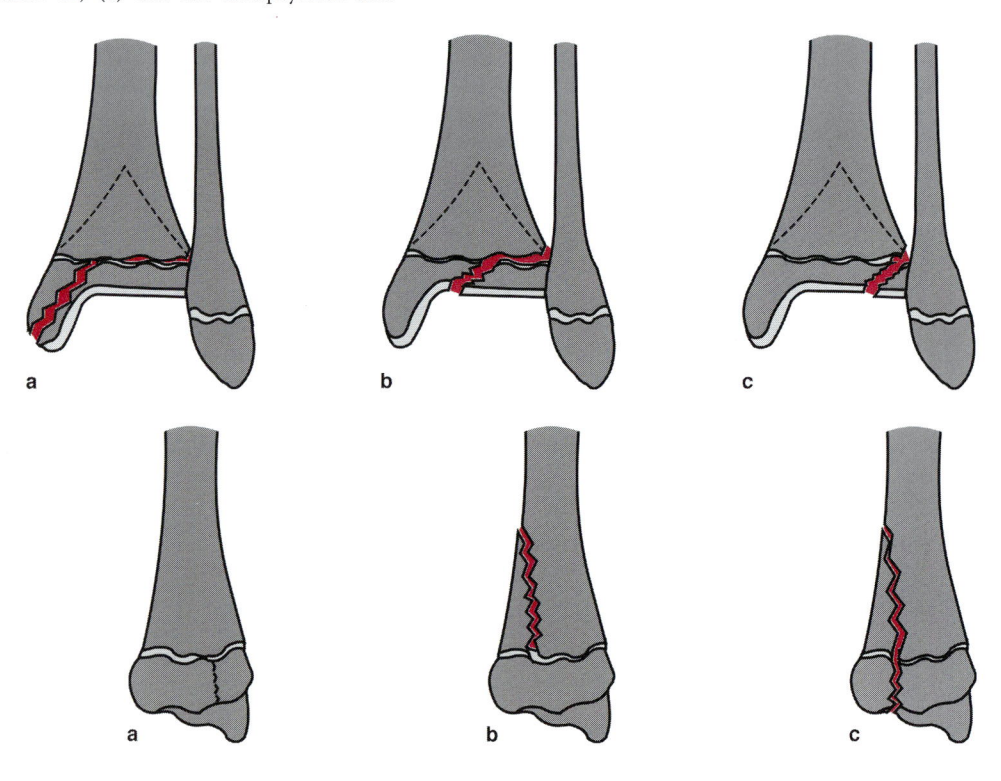

dem Bereich statt, in dem auch später der physiologische Fugenschluß beginnen würde [20, 25–27, 31, 42, 43]. Da auch Epiphysenlösungen der distalen Tibia ihren Häufigkeitsgipfel um das 13. Lebensjahr haben, sind Wachstumsstörungen selten.

Im Rahmen *medialer Malleolarfrakturen* bei noch weit offenen Fugen kann in ca. 20% der Fälle ein partieller vorzeitiger Verschluß der Fuge mit konsekutivem Varusfehlwachstum auftreten. Diese Wachstumsstörung ist fast nur nach dislozierten Frakturen zu erwarten. In den meisten Fällen, bei denen es zum partiellen vorzeitigen Verschluß der Fuge kommt, ist das Fehlwachstum nicht sehr ausgeprägt, da das Frakturalter bei medialen Malleolarfrakturen meist über dem 10. Lebensjahr liegt [1, 4, 5, 9, 10, 18, 25, 26, 40, 61]. Eine (für die Wachstumsprognose wichtige) Alterseinteilung in Patienten unter und über dem 12. Lebensjahr wird leider nur selten in der Literatur gemacht [25, 26, 31]. Da meist auch die Übergangsfrakturen mit in das Krankengut einbezogen werden, schwanken die Häufigkeitsangaben über die Wachstumsstörungen mit klinisch relevanten Folgen in der Literatur erheblich. Späte, präpubertäre Wachstumsstörungsrezidive mit Fehlwachstum, z.B. nach spontanen Brückensprengungen, sind möglich [30].

Nach *Übergangsfrakturen* kommt es nicht zu einer klinisch relevanten Wachstumsstörung, dezente Beinlängendifferenzen können nach allen Frakturarten entstehen [7, 13, 15, 27, 49, 54].

Abb. 3.416 a–c. *Übergangsfrakturen der distalen Tibia.* Bei den Übergangsfrakturen ist generell zwischen Two- und Triplanefrakturen zu unterscheiden: Bei den Twoplanefrakturen liegt die eine Frakturebene in der Epiphyse, die andere in der Epiphysenfuge. Bei den Triplanefrakturen gesellt sich eine zusätzliche metaphysäre Fraktur als dritte Frakturebene dazu. Bei beiden Typen kann im a.-p.-Bild der Frakturspalt (**a**) ganz medial, (**b**) in der Mitte, als auch (**c**) lateral liegen. Je weiter der physiologische Fugenschluß schon fortgeschritten ist, desto lateraler liegt die Fraktur

Abb. 3.417 a–c. Im *Seitenbild* bzw. einer Schrägaufnahme können 2 *unterschiedliche Typen der Triplanefrakturen* voneinander unterschieden werden: Bei den Triplane-I-Frakturen endet die metaphysäre Fraktur – wie bei einer Epiphysenlösung – in der Fuge. Bei den Triplane-II-Frakturen endet die metaphysäre Fraktur (unabhängig von der zusätzlich vorhandenen epiphysären Fraktur) fugenkreuzend im Gelenk

Häufigkeit, Unfallgeschehen

Alle Läsionen des distalen Unterschenkels zusammen betragen etwa 6,6% sämtlicher Frakturen. Die Unfallmechanismen sind meistens unspezifische Distorsionstraumata in Inversion oder Eversion. Die Frakturform ist weniger vom Unfallmechanismus als vom Reifezustand der Fuge abhängig. Als Unfallursache steht der Sport (Fußball, Skifahren) mit > 40% an erster Stelle [17, 23, 34, 36]. Die sog. „Toddler fractures" der motorisch agilen Kinder zwischen dem 1. und 4. Lebensjahr seien an dieser Stelle kurz erwähnt: Neben der häufigsten Fraktur, der Fraktur des Tibiaschaftes, finden sich an zweiter Stelle Kalkaneusfrakturen, Beckeninfraktionen und sogar Kuboidfrakturen [3, 8, 33, 44, 48, 59].

Die Epiphysenfrakturen der distalen Tibia stellen neben den transkondylären Frakturen des distalen Humerus die häufigsten ossären Gelenkverletzungen im Wachstumsalter dar. Auch diese Frakturen werden durch ein Distorsionstrauma des oberen Sprunggelenkes ausgelöst. Nur selten sind es schwere, direkte Traumata. Der Häufigkeitsgipfel der Übergangsfrakturen liegt definitionsgemäß im Übergangsalter zwischen Jugendlichen und Erwachsenen, d.h. zwischen dem 11. und dem 15. Lebensjahr, derjenige der Malleolarfrakturen um das 9. Lebensjahr. Die Häufigkeitsangaben über das Vorkommen von Übergangsfrakturen im Rahmen der Epiphysenfugenverletzungen der distalen Tibia schwanken in der Literatur zwischen ca. 10% und etwa 40% [4, 5, 25, 26, 43]. Eine letzte, nicht seltene Unfallursache im Kleinkindesalter sei noch erwähnt, die Fahrradspeichenverletzung. Hier steht weniger die ossäre Verletzung im Bereich der Fibula oder der Tibia im Vordergrund, sondern hier sind eher die traumatisierten Weichteile betroffen [51, 57].

Diagnostik

Es müssen in der Regel a.-p., seitliche und schräge Röntgenbilder angefertigt werden. Bei klinisch sichtbaren Deformierungen genügt eine Ebene. Die typische mediale Malleolarfraktur ist nicht immer in der üblichen a.-p.- und seitlichen Aufnahme zu erkennen. Mitunter ist es notwendig, eine zusätzliche Schrägaufnahme (erste und zweite a.-p.-Aufnahme) durchzuführen (s. auch Abschn. 3.4.2). Der beginnende Fugenschluß ist radiologisch zu Anfang nicht sichtbar. So muß man bei Patienten, die älter sind als 10 Jahre, immer an die Möglichkeit einer Übergangsfraktur denken und diese u.U. durch Schrägaufnahmen suchen. Die Übergangsfrakturen sind im a.-p.-Bild nicht immer deutlich zu erkennen. Der Frakturspalt stellt sich oft nur schwach dar, da in der a.-p.-Aufnahme der dorsale Anteil der distalen

Tibia schärfer dargestellt ist als der ventrale, und die epiphysäre Fraktur liegt ventral. Die zusätzlichen Schrägaufnahmen müssen v. a. dann durchgeführt werden, wenn im a.-p.-Bild keine epiphysäre Fraktur sichtbar, der mediale Anteil der Fuge aber schon verknöchert ist. Dann muß mit Hilfe der Schrägaufnahme der epiphysäre Frakturspalt gesucht und dargestellt werden. Zum anderen dienen die Schrägaufnahmen dazu, bei den Triplanefrakturen die Form I von der Form II zu unterscheiden, d. h. durch die Seiten- oder Schrägaufnahme, sowie die Fraktur des hinteren Volkmann-Dreiecks und deren Dislokationsausmaß zu dokumentieren (Abb. 3.417). Wie bei allen Epiphysenfrakturen wird eine Frakturspaltdehiszenz >2 mm als disloziert interpretiert. Epiphysenlösungen ohne metaphysären Keil können mitunter lediglich eine Rotationsfehlstellung aufweisen und sind auch im Röntgenbild manchmal nicht zu diagnostizieren, sondern nur klinisch anhand des Rotationsfehlers zu erkennen [14, 22, 53]. Der oft empfohlene szintigraphische Nachweis der Toddler-Frakturen [8, 33, 44] erübrigt sich u. E., da der – unter Behandlung – abnehmende Schmerz stets die Verdachtsdiagnose einer derartigen Fraktur bestätigt.

Therapie

Grundsätzlich werden alle *metaphysären Frakturformen* (inklusive der Epiphysenlösungen) konservativ im Unterschenkelgips behandelt. Selbstverständlich ist primär auf die korrekte Rotationsstellung gegenüber der nicht lädierten Gegenseite zu achten. Achsabweichungen bis zu 10° in der Frontal- und Sagittalebene können durch Gipskeilungen um den 8. Tag herum beseitigt werden (Abb. 3.418). Vollständig dislozierte *Epiphysenlösungen* werden geschlossen reponiert. Erweisen sie sich als instabil, so werden sie durch perkutan eingebrachte gekreuzte Kirschner-Drähte stabilisiert (Abb. 3.418c). Dies gilt grundsätzlich auch für alle Patienten, die älter sind als 12 Jahre. Zusätzlich ist eine Unterschenkelgipsruhigstellung notwendig. Nur in den seltensten Fällen ist wegen eines Interpositums des Gefäß-Nerven-Bündels oder der Sehne des M. tibialis posterior eine offene Reposition notwendig [16, 45].

Grundsätzlich werden alle undislozierten *Epiphysenfrakturen* konservativ im Unterschenkelgips, die dislozierten hingegen operativ behandelt. Da es sich bei allen Epiphysenfrakturen um Gelenkfrakturen handelt, lehnen wir bei dislozierten Frakturen auch nur den Versuch der geschlossenen Reposition, der mitunter in der Literatur propagiert wird [41, 49], rigoros ab. Sie werden alle offen reponiert. Die dislozierten medialen Malleolarfrakturen werden mit einer epiphysären, parallel zur Fuge liegenden Schraube nach anatomischer Reposition stabilisiert (Abb. 3.419 und 3.420).

Von den *Übergangsfrakturen* werden die ganz medial liegenden Twoplanefracturen ebenfalls mit einer parallel zur Fuge liegenden epiphysären Schraube stabilisiert. Bei den lateral liegenden Twoplanefracturen kann die Schraube die Fuge kreuzen. Bei den Triplanefracturen, bei denen sich die Indikation zur Osteosynthese aufgrund der Dislokation der epiphysären Fraktur im a.-p.-Bild stellt, wird grund-

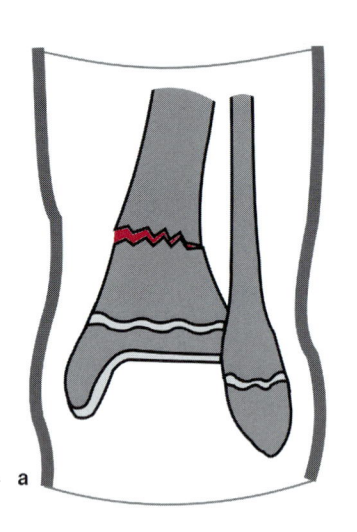

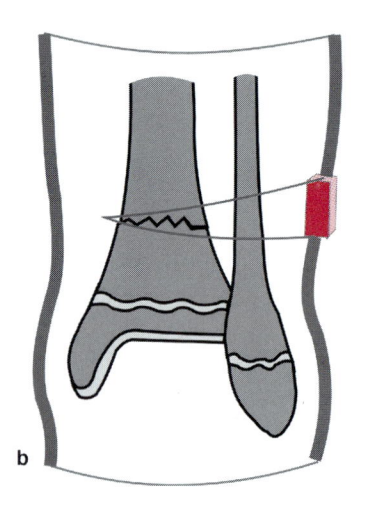

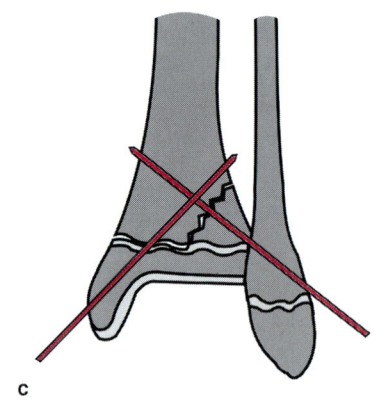

Abb. 3.418 a–c. *Therapie der metaphysären Frakturen der distalen Tibia.* **a** Die metaphysären Frakturen werden konservativ im Unterschenkelgips behandelt. **b** Sind primär oder sekundär Achsabweichungen vorhanden, so werden diese um den 8. Tag herum durch eine Gipskeilung beseitigt. **c** Handelt es sich um instabile Frakturen, die primär oder sekundär wegen einer inakzeptablen Achsabweichung reponiert werden müssen, so sollte die Stellung durch eine gekreuzte perkutane Kirschner-Draht-Spickung definitiv gehalten werden

Abb. 3.419 a–c. *Operative Therapie der dislozierten Epiphysenfrakturen der distalen Tibia.* Dislozierte Epiphysenfrakturen – unabhängig vom Typ – werden stets offen reponiert und durch Kleinfragmentzugschrauben bewegungsstabil retiniert. **a** Bei den medialen Malleolenfrakturen ist bei offenen Fugen streng darauf zu achten, daß die Schraube in der Epiphyse, parallel zur Fuge liegt und daß sie diese nicht verletzt. **b** Bei den lateralen Übergangsfrakturen kann die Schraube die Fuge kreuzen, da der physiologische Fugenschluß schon weit voran geschritten ist und Wachstumsstörungen mit relevanten Folgen nicht mehr zu erwartensind. **c** Bei einer Triplanefraktur sollte zuerst der dorsale metaphysäre Keil reponiert und gesichert, und dann die epiphysäre Fraktur versorgt werden

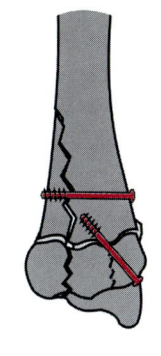

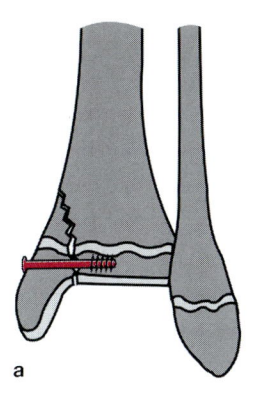

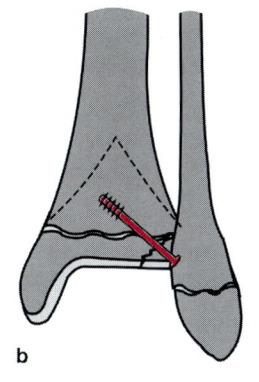

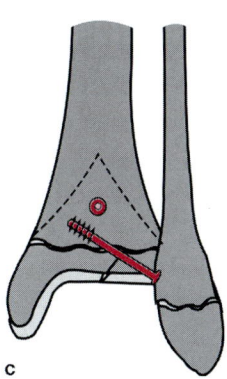

Abb. 3.420. *Operative Therapie der dislozierten Fraktur des medialen Malleolus bei noch weit offenen Fugen.* 7jähriges Mädchen mit dislozierter medialer Malleolenfraktur. Aufgrund der Dislokation stellt sich die Indikation zur Osteosynthese. Die offene Reposition und Schraubenfixation dient der Rekonstruktion des Gelenkes und nicht der Vermeidung einer Wachstumsstörung. Durch Beseitigung der sagittalen Dislokation im Bereich des Gelenkes und der Fuge werden lediglich bessere Voraussetzungen bezüglich einer möglichen Wachstumsstörung geschaffen. Diese Frakturen müssen bis mindestens 2 Jahre nach dem Unfall nachkontrolliert werden. Bei der Dreijahreskontrolle der Patientin lag kein Anhaltspunkt für eine stattgefundene Wachstumsstörung vor. Damit wurde die Behandlung – angesichts einer freien Funktion des oberen Sprunggelenkes, eines freien Ganges und keiner funktionell nachzuweisenden Beinlängendifferenz abgeschlossen

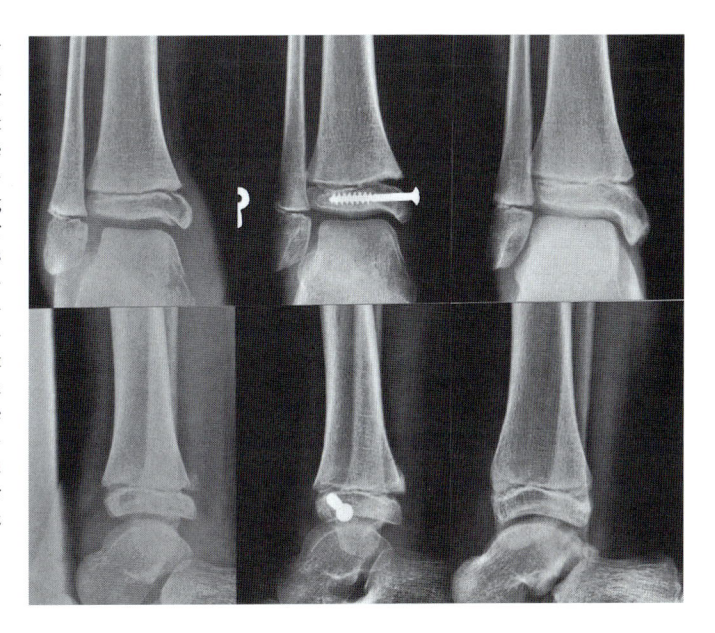

sätzlich ein hinteres Volkmann-Dreieck vermutet. Die metaphysäre Fraktur wird durch eine ventrodorsale, metaphysäre Schraube und zusätzlich, je nach Lokalisation des Frakturspaltes, durch eine von medial und lateral eingebrachte fugenkreuzende epiphysäre Schraube stabilisiert. Dieses Vorgehen gilt selbstverständlich auch für alle Frakturen mit einem dislozierten hinteren Volkmann-Dreieck.

Nachbehandlung

Konservativ versorgte Patienten werden grundsätzlich ambulant behandelt und sofort an Stöcken ohne Belastung mobilisiert. Schraubenosteosynthesen sollten funktionsstabil sein und sie bedürfen keiner zusätzlichen Gipsruhigstellung. Die Patienten werden unmittelbar postoperativ an Stöcken mobilisiert und sie dürfen den Fuß abrollen.

Nachkontrollen

Nach 14 Tagen kann nach *metaphysären Frakturen* (inklusive der Epiphysenlösungen) im Gips belastet werden. Der Patient erhält dazu eine Abrollhilfe. Nach insgesamt 4 Wochen wird nach allen Frakturen ein gipsfreies Konsolidationsröntgenbild angefertigt. Anschließend erfolgt die zunehmende Belastung und spontane Mobilisation. Funktionskontrollen werden in 3-Wochen-Abständen bis zum Erreichen der freien Funktion durchgeführt. Dann kann die sportliche Tätigkeit wieder aufgenommen werden. Die *Metallentfernung* bei den *Epiphysenfrakturen* wird üblicherweise zwischen der 8. bis 12. Woche nach Operation vorgenommen. In vielen Fällen reicht dazu eine Lokalanästhesie aus. Die *medialen Malleolarfrakturen* werden in Halbjahresabständen bis mindestens 2 Jahre nach dem Unfall kontrolliert. Besteht dann freie Funktion, keine Beinlängendifferenz und (auch radiologisch) kein Anhaltspunkt für eine abgelaufene Wachstumsstörung, kann die Behandlung abgeschlossen werden. Patienten, die radiologisch eine spontane Brückensprengung erkennen lassen, müssen in großen Abständen bis zum Wachstumsabschluß kontrolliert werden, da sie peripubertär ein Brückenrezidiv entwickeln können; d.h. bei allen Patienten mit medialen Malleolarfrakturen muß bei noch weit offenen Fugen 2 Jahre nach dem Unfall eine Röntgenkontrolle durchgeführt werden. Patienten mit *Übergangsfrakturen* werden bis Wachstumsabschluß nachkontrolliert.

Posttraumatische Deformitäten

Sollte es nach einer Epiphysenlösung oder -fraktur zur Varusfehlstellung kommen, so handelt es sich meist um ältere Patienten, bei denen kurz vor oder mit Wachstumsabschluß eine definitive Korrekturosteotomie medial aufklappend durchgeführt werden sollte. Bei unter 10jährigen Patienten ist die Brückenresektion mit Rippenknorpel als Interponat zu erwägen.

Bandverletzungen im Bereich des oberen Sprunggelenkes

3.4.11.2 Syndesmosenausriß und Fibulaepiphysenlösung

Die vordere Syndesmose hat ihren Ursprung an der Tibiaepiphyse, sie setzt sowohl an der Fibulametaphyse als auch an der Fibulaepiphyse an. Isolierte Syndesmosenrupturen sind im Wachstumsalter selbstverständlich ebenso wie beim Erwachsenen möglich. Sie wären eigentlich nur mit Hilfe des MRT nachweisbar. Derartige Untersuchungen liegen aber bisher noch nicht vor. Nach den eigenen bisherigen Erfahrungen kommen Syndesmosenläsionen nur im Jugendlichenalter vor und dann zumeist als ossäre Ausrisse. Mit großen Fragmenten entsprechen diese dann den periphersten Twoplanefracturen der Übergangsfrakturen (Kleiger- oder Tilleaux-Frakturen). Es kann aber auch zu schalenförmigen Ausrissen aus der distalen Tibiaepiphyse kommen, die nur dann zu sehen sind, wenn man daran denkt und wenn die „erste" a.-p.-Aufnahme ordnungsgemäß den Gelenkspalt zwischen Fibula und Talus bzw. Tibia offen darstellt. Die häufigste Begleitverletzung bei Syndesmosenausrissen ist die – sonst außerordentlich seltene – Fibulaepiphysenlösung. Diese ist in vielen Fällen nur an einem mehr oder weniger großen metaphysären Keil im Seitenbild erkennbar (Abb. 3.421a, b). Bei der Fibulaepiphysenlösung handelt es sich im Gegensatz zu der sehr häufig gestellten Diagnose um eine tatsächlich äußerst seltene Verletzung, die u.E. eine Domäne des Übergangsalters zwischen Jugendlichen und Erwachsenen darstellt. Die oft unregelmäßige Form der distalen Fibulaepiphyse und der Fibulaepiphysenfuge darf nicht mit einer Fraktur verwechselt werden.

Diagnostik

Röntgenaufnahme des oberen Sprunggelenkes a.-p. und seitlich zum Ausschluß von Frakturen und ossären Ausrissen. Ist kein Ausriß zu sehen, aber besteht radiologisch oder klinisch aufgrund der Lokalisation der Schwellung der Verdacht auf eine Gabelsprengung bzw. Syndesmosenruptur, dann kann nur mit Hilfe der MRT der Zustand der Syndesmose dargestellt werden.

Therapie

Tatsächliche Fibulaepiphysenlösungen werden – da praktisch immer undisloziert – konservativ im Unterschenkelgehgips ruhiggestellt. Patienten mit undisloziertem Syndesmosenausriß erhalten einen Sarmiento-Gips nach Abschwellen der Weichteile. Dislozierte Ausrisse und Frakturen sowie Gabelsprengungen werden offen revidiert und mit Schrauben oder Kirschner-Drähten refixiert. Im Falle eines Syndesmosenausrisses genügt die Refixation des Fragmentes. Im Falle einer Syndesmosenruptur muß eine fibulotibiale Stellschraube installiert werden.

Nachbehandlung

Die Patienten mit und ohne Gips werden sofort an Stöcken ohne Belastung mobilisiert. Patienten mit

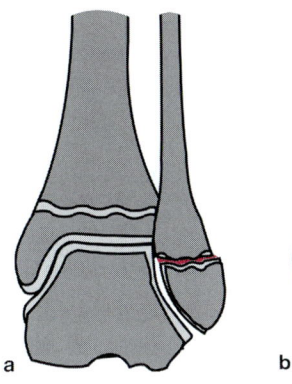

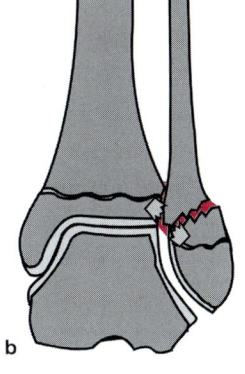

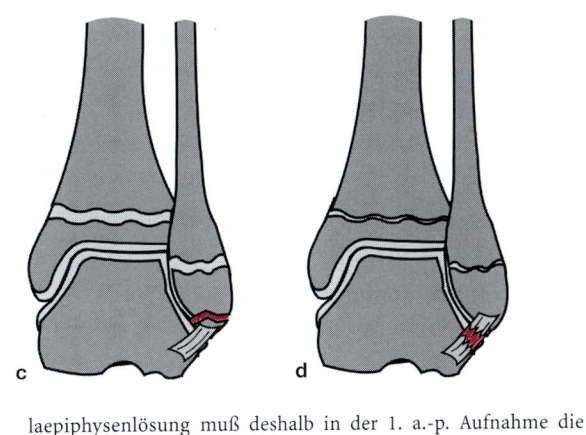

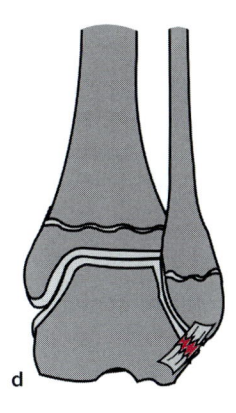

Abb. 3.421 a–d. *Fibulaepiphysenlösung und Syndesmosenausriß.* Fibulaepiphysenlösungen sind – obwohl sie häufig (fehl)diagnostiziert werden, außerordentlich seltene Verletzungen (**a**). Isoliert können sie meist im seitlichen, mitunter im a.-p.-Bild an einem mehr oder weniger großen metaphysären Keil erkannt werden (**b**). Oft sind sie mit schalenförmigen Syndesmosenausrissen kombiniert. Bei jedem Verdacht auf eine Fibulaepiphysenlösung muß deshalb in der 1. a.-p. Aufnahme die fibulotalare Inzisur sorgsam nach derartigen Ausrißschalen abgesucht werden. *Fibulotalare Bandläsionen:* Das Läsionsmuster der fibulotalaren Bandläsion ist altersabhängig: Vor dem 12. Lebensjahr finden wir in etwa 80 % periostale, chondrale oder ossäre Ausrisse bei intaktem Band (**c**); nach dem 12. Lebensjahr in etwa 80 % intraligamentäre Rupturen (**d**)

Fibulaepiphysenlösungen können nach Abschwellen der Weichteile, d. h. nach 5–8 Tagen, im Gips belasten. Patienten mit Syndesmosenläsion werden ebenfalls sofort an Stöcken mobilisiert und entlasten strikte für 4 Wochen.

Nachkontrollen

Nach Gipsabnahme werden die Patienten mit zunehmender Belastung spontan mobilisiert. Sobald die freie Beweglichkeit des oberen Sprunggelenkes erreicht ist, können die Patienten wieder voll belasten und mit sportlicher Aktivität beginnen. Sowie dies ohne subjektive und objektive Beschwerden gelungen ist, kann die Behandlung abgeschlossen werden.

3.4.11.3
Die fibulotalare Bandläsion

Häufigkeit, Unfallgeschehen

Es handelt sich um die häufigste Bandläsion im Wachstumsalter. Das oft sichtbare Os subfibulare entwickelt sich stets aus einem ossären, chondralen oder periostalen Bandausriß, mitunter treten Beschwerden auf.

Läsionsformen

Vor dem 12. Lebensjahr ist in etwa 80 % mit chondralen, periostalen oder ossären Ausrissen (zu je 1/3) zu rechnen, wobei das Band selbst intakt bleibt. Nach dem 12. Lebensjahr finden sich in etwa 80 % Rupturen und nur noch in etwa 20 % Ausrisse (Abb. 3.421c, d) [2, 21, 28, 38, 50, 55, 60].

Diagnostik

Zum Ausschluß von ossären Ausrißlamellen, von medialen Malleolarfrakturen, von Übergangsfrakturen und von Epiphysenlösungen muß ein a.-p.- und ein seitliches Röntgenbild aufgenommen werden. Ossäre Ausrißlamellen sind oftmals nur im seitlichen Bild zu erkennen. Die Diagnostik der fibulotalaren Bandläsion mit Instabilität erfolgt klinisch. Gehaltene Aufnahmen werden angesichts der funktionell durchzuführenden Therapie (s. unten) nicht mehr angefertigt. Da keinerlei Anlaß besteht, frische Bandrupturen im Wachstumsalter operativ zu versorgen, ist auch die entsprechende notfallmäßige Diagnostik mit gehaltenen Aufnahmen obsolet [2, 21, 28, 38, 55, 60, 63]. Entwickelt sich die primäre Symptomatik der Schwellung und des Schmerzes innerhalb von 4–5 Tagen weitgehend zurück, so handelt es sich um eine *Distorsion ohne Instabilität*, d. h. auch ohne gravierende Verletzung des Bandapparates. Besteht jedoch nach dem 5. Tag nach Trauma noch eine erhebliche Schwellung sowie ein deutliches Ödem neben dem ausgedehnten, sich gegen den Fußrand ausbreitenden Hämatom, so handelt es sich um eine *Distorsion mit Instabilität*, d. h. mit Verletzung des Bandapparates.

Therapie

Sämtliche frischen Distorsionstraumata werden je nach Dafürhalten des Patienten zur Schmerzbehandlung und zum Abschwellen passager in einer Gipsschiene für etwa 4–5 Tage ruhiggestellt. Anschließend wird grundsätzlich funktionell nachbehandelt: bei Nichtsportlern im Elastoplastverband mit einer Sportdispens von etwa 6–8 Wochen, bei aktiven Sportlern im Spezialschuh, in dem sie, sobald sie sich eingelaufen haben, auch wieder Sport treiben können. Bei rezidivierenden Traumata in der Anamnese, Instabilitäten, Schmerzen und Schwellungszuständen empfehlen wir grundsätzlich als erste Maßnahme ein konsequent durchgeführtes propriozeptives Turnen zur Stabilisierung der fibularen Muskulatur. Ist damit die bestehende klinisch manifeste Instabilität nicht zu kompensieren, schlagen wir dem Patienten die operative Revision mit einer Bandplastik vor. Ist er damit einverstanden, wird dann präoperativ selbstverständlich die Instabilität durch gehaltene Funktionsaufnahmen objektiviert. Bestehen hartnäckige Schmerzen im Bereich eines Os subfibulare, so empfehlen wir mit und ohne begleitende Instabilität die operative Revision und die Entfernung des Os subfibulare. Unter Umständen muß in gleicher Sitzung eine Bandraffung oder -plastik durchgeführt werden. Grundsätzliches Ziel der funktionellen Behandlung der frischen fibulotalaren Bandläsion ist es einerseits, die Funktion des oberen Sprunggelenkes zu erhalten und zu fördern, und andererseits das Gelenk innerhalb der ersten 8 Wochen nach dem Trauma vor Rezidivtraumata und neuen Distorsionen zu schützen.

Nachbehandlung, Nachkontrollen

Etwa 8 Wochen nach dem Primärtrauma können die Patienten wieder mit ihrer normalen Sporttätigkeit beginnen, falls sie dies nicht schon vorher im Spezialschuh taten. Wir führen eine erste Kontrolle ein Vierteljahr nach Wiederaufnahme des Sportes durch, um zu sehen, ob klinische Zeichen für eine nicht kompensierte Instabilität vorhanden sind. Falls ja, verordnen wir ein propriozeptives Turnen. Eine Abschlußkontrolle führen wir ein Jahr nach Trauma mit der gleichen Zielsetzung durch.

Frakturen im Bereich des Fußes

Fußskelettfrakturen sind insgesamt mit ca. 7 % aller Frakturen recht häufig. Dabei ist die Fußwurzel außerordentlich selten betroffen, im Gegensatz zu dem bei Sport und Spiel stark exponierten Vorfuß [12, 37, 56, 58]. Es darf nicht vergessen werden, daß es auch bei Kindern nach schweren Weichteilquetschungen mit und ohne Frakturen zum Kompartmentsyndrom des Fußes kommen kann [52]!

3.4.11.4
Kalkaneus- und Talusfrakturen

Diese Frakturen sind außerordentlich selten und meist Folge schwerer Traumata. Sie werden nach den Grundsätzen der Erwachsenentraumatologie diagnostiziert und auch behandelt.

3.4.11.5
Metatarsale- und Zehenfrakturen

Anatomische Bemerkungen

Sämtliche Zehenphalangen weisen eine basale Wachstumsfuge auf, ebenso wie der erste Metatarsalstrahl. Alle übrigen Metatarsalia haben eine distale, subkapitale Fuge.

Wachstumsprognose

Wachstumsstörungen mit klinischer Relevanz sind eine Rarität und weitgehend zu vernachlässigen. Alle Achsabweichungen in der Sagittal-, der Bewegungsebene haben eine starke Neigung zur spontanen Korrektur. Hingegen erfahren Achsabweichungen in der Frontalebene, auch bei jungen Kindern, keine Spontankorrektur im weiteren Wachstum.

Häufigkeit, Unfallgeschehen

Mit 6,5 % sämtlicher kindlicher Frakturen sind Verletzungen im Metatarsale- und Zehenbereich außerordentlich häufig. Die Ursachen dafür sind u. a. Gegenstände, die den Kindern auf die Füße fallen, Distorsionstraumata beim Sport etc. Ermüdungsfrakturen sind selten, aber ebenso wie beim Erwachsenen möglich. Betroffen ist am häufigsten dann auch das Metatarsale III oder V [11].

Frakturformen

Am häufigsten sind sowohl im Bereich der Metatarsalia als auch der Zehenphalangen Epiphysenlösungen mit kleinem metaphysärem Keil, gefolgt von subkapitalen Stauchungsfrakturen im Bereich der Metatarsalia, sowie selteneren diaphysären Frakturen im Bereich der Phalangen oder der Metatarsalia. Die Fraktur der Basis des Metatarsale V, die meist extraartikulär verläuft (Abb. 3.422), kommt mit am häufigsten vor.

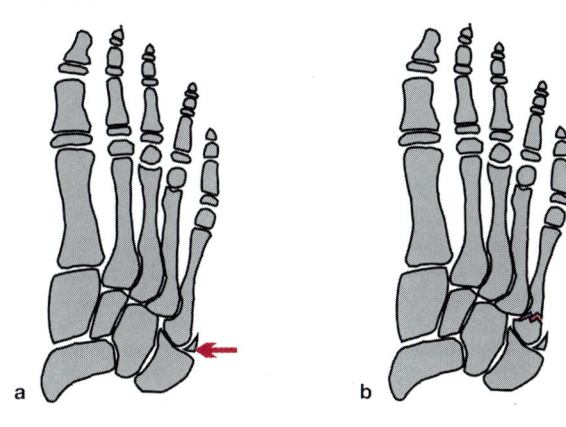

Abb. 3.422 a, b. *Apophyse und Fraktur der Basis des Metatarsale V. Die längsgestellte Apophyse (**a**) sollte nicht mit einer Fraktur verwechselt werden. Frakturen verlaufen an dieser Stelle stets quer (**b**)*

Diagnostik

Es werden Röntgenbilder in 2 Ebenen angefertigt.

Therapie

Alle undislozierten Frakturen sowie alle Frakturen mit einer isolierten Abkippung in der Bewegungsebene können konservativ ohne Reposition behandelt werden. Alle dislozierten Frakturen mit Rotationsfehlern und Achsabweichungen in der Frontalebene müssen geschlossen reponiert werden. Selten sind bei subkapitalen dislozierten oder Serienfrakturen der Metatarsalia dann Stabilisierungen mit gekreuzten bzw. intramedullären Kirschner-Drähten notwendig. Die Fraktur der *Basis des Metatarsale V* wird grundsätzlich konservativ im Unterschenkelgehgips behandelt.

Nachbehandlung

Sämtliche Patienten werden – je nach Weichteilverhältnissen – sofort an Stöcken mobilisiert und sie dürfen nach Abschwellen der Weichteile im Gips belasten.

Nachkontrollen

Die Konsolidationskontrolle wird grundsätzlich klinisch ohne Röntgenaufnahme vorgenommen. Nach weiteren 10–14 Tagen spontaner Bewegung und zunehmender Belastung ist meist die normale Funktion bzw. der hinkfreie Gang wieder erreicht. Gelingt anschließend die Wiederaufnahme des Sportes ohne Probleme, so kann die Behandlung angesichts der subjektiven und objektiven Beschwerdefreiheit des Patienten abgeschlossen werden.

Posttraumatische Deformitäten

Im Bereich der Basis des Metatarsale V kann es mitunter zu Pseudarthrosen kommen. Da die Konsolidation radiologisch erst spät nachweisbar ist, sollten daher auch hier keine Konsolidationsröntgenaufnehmen durchgeführt werden; nur bei persistierenden Beschwerden über 3 Monate hinaus muß nochmals geröntgt werden. Eine eventuelle Pseudarthrose sollte nur dann operativ angegangen werden, wenn Beschwerden vorhanden sind und über Monate hinaus hartnäckig persistieren.

Literatur

1. Bensahel H, Huguenin P (1981) Les fractures de la cheville et du pied de l'enfant. Ann Chir 35: 114
2. Blauth W, Ulrich HW (1986) Zur Klinik und Therapie von fibulären Bandrupturen im Kindesalter. Orthopäde 15: 427
3. Blumberg K, Patterson RJ (1991) The toddler's cuboid fracture. Radiology 179: 93
4. Cass JR, Peterson HA (1983) Salter-Harris Type-IV injuries of the distal tibial epiphyseal growth plate, with emphasis on those involving the medial malleolus. J Bone Joint Surg (Am) 65: 1059
5. Chadwick CJ, Bentley G (1987) The classification and prognosis of epiphyseal injuries. Injury 18: 157
6. Chung T, Jaramillo D (1995) Normal maturing distal tibia and fibula: changes with age at MR imaging. Radiology 194: 227
7. Clement DA, Worlock PH (1987) Triplane fracture of the distal tibia. A variant in cases with an open growth plate. J Bone Joint Surg 69-B: 412
8. De Boeck K, Van Eldere S, De Vos P, Mortelmans L, Casteels-Van Daele M (1991) Radionuclide bone imaging in toddler's fracture. Eur J Pediatr 150: 166
9. Devalentine SJ (1987) Epiphyseal injuries of the foot and ankle. Clin Podiatr Med Surg 4: 279
10. Dias LS, Giegerich CR (1983) Fractures of the distal tibial epiphysis in adolescence. J Bone Joint Surg (Am) 65: 438
11. Doury P, Delahaye RP, Pattin S, Metges PJ (1981) Les fractures de fatigue du pied. Sem Hop 57: 121
12. Ehrensperger J (1983) Frakturen des kindlichen und jugendlichen Fußes. Ther Umsch 40: 996
13. Ertl JP, Barrack RL, Alexander AH, Van Buecken K (1988) Triplane fracture of the distal tibial epiphysis. Long-term follow-up. J Bone Joint Surg (Am) 70: 967
14. Fairbank AC, Lynch P, Jinnah RH (1993) Pure rotational displacement of the distal tibial epiphysis: a case report and a review of the literature. Injury 24: 495
15. Feldman F, Singson RD, Rosenberg ZS, Berdon WE, Amodio J, Abramson SJ (1987) Distal tibial triplane fractures: diagnosis with CT. Radiology 164: 429
16. Grace DL (1983) Irreducible fracture-separations of the distal tibial epiphysis. J Bone Joint Surg (Br) 65: 160
17. Griffin LY (1994) Common sports injuries of the foot and ankle seen in children and adolescents. Orthop Clin North Am 25: 83
18. Karrholm J, Hansson LI, Laurin S, Selvik G (1983) Posttraumatic growth disturbance of the ankle treated by the Langenskiold procedure. Evaluation by radiography, roent-

gen stereophotogrammetry, scintimetry and histology: case report. Acta Orthop Scand 54: 721
19. Karrholm J, Hansson LI, Selvik G (1984) Changes in tibiofibular relationships due to growth disturbances after ankle fractures in children. J Bone Joint Surg (Am) 66: 1198
20. Kling TF Jr, Bright RW, Hensinger RN (1984) Distal tibial physeal fractures in children that may require open reduction. J Bone Joint Surg (Am) 66: 647
21. Klotter HJ, Muller HA, Pistor G, Schild H, Dahnert W (1983) Zur Diagnostik und Therapie der fibularen Bandverletzung im oberen Sprunggelenk bei Kindern. Aktuel Traumatol 13: 217
22. Koval KJ, Lehman WB, Koval RP (1989) Rotational injury of the distal tibial physis. Orthop Rev 18: 987
23. Krueger-Franke M, Siebert CH, Pfoerringer W (1992) Sports-related epiphyseal injuries of the lower extremity. An epidemiologic study. J Sports Med Phys Fitness 32: 106
24. Laer L von (1981) Die „Unvollendete" des Wachstumsalters: Die Übergangsfraktur der distalen Tibia. Unfallheilkunde 84: 373
25. Laer L von (1982) Der posttraumatische partielle Verschluß der distalen Tibiaepiphysenfuge. Ursache, Prognose und Prophylaxe? Teil I: Krankengut, Methodik und Ergebnisse. Unfallheilkunde 85: 445
26. Laer L von (1982) Der posttraumatische partielle Verschluß der distalen Tibiaepiphysenfuge. Ursache, Prognose und Prophylaxe? Teil II: Diskussion. Unfallheilkunde 85: 509
27. Laer L von, Gerber B, Jehle B (1982) Epiphysenfrakturen und Epiphysenlosungen der distalen Tibia. Z Kinderchir 36: 125
28. Laer L von (1985) Classification, diagnosis, and treatment of transitional fractures of the distal part of the tibia. J Bone Joint Surg (Am) 67: 687
29. Laer L von (1986) Distorsio pedis beim Kind. Orthopäde 15: 251
30. Laer L von (1986) Epiphysenfrakturen. Zentralbl Chir 111: 1217
31. Laer L von, Lampert Ch (1992) Epiphysenfrakturen der distalen Tibia. Operat Orthop Traumatol 4: 100
32. Laer L von (1994) Spontanverläufe nach Frakturen im Wachstumsalter. Orthopäde 23: 211
33. Laliotis N, Pennie BH, Carty H, Klenerman L (1993) Toddler's fracture of the calcaneum. Injury 24: 169
34. Landin LA, Danielsson LG (1983) Children's ankle fractures. Classification and epidemiology. Acta Orthop Scand 54: 634
35. Langenskiold A (1981) Surgical treatment of partial closure of the growth plate. J Pediatr Orthop 1: 3
36. Linhart W, Hollwarth M, Schimpl G (1983) Frakturen der distalen Tibiaepiphyse. Unfallheilkunde 86: 510
37. Linhart WE, Hollwarth ME (1986) Frakturen des kindlichen Fußes. Orthopäde 15: 242
38. Linhart WE, Hollwarth ME, Haberlik A, Steinwender G (1990) Ergebnisse der konservativen Behandlung von Bandläsionen des kindlichen Sprunggelenkes–Eine prospektive Studie. Z Kinderchir 45: 298
39. Love SM, Ganey T, Ogden JA (1990) Postnatal epiphyseal development: the distal tibia and fibula. J Pediatr Orthop 10: 298
40. MacNealy GA, Rogers LF, Hernandez R, Poznanski AK (1982) Injuries of the distal tibial epiphysis: systematic radiographic evaluation. Am J Roentgenol 138: 683
41. Manderson EL, Ollivierre CO (1992) Closed anatomic reduction of a juvenile tillaux fracture by dorsiflexion of the ankle. A case report. Clin Orthop 276: 262
42. Marti R, Besselaar PP, Raaymakers E (1991) Fehlstellungen nach Verletzungen der distalen Tibia und Fibulaepiphysen. Orthopäde 20: 367
43. Melchior B, Badelon O, Peraldi P, Bensahel H (1990) Les fractures-decollements epiphysaires de l'extremite inferieure du tibia. Chir Pediatr 31: 113
44. Miller JH, Sanderson RA (1988) Scintigraphy of toddler's fracture. J Nucl Med 29: 2001
45. Murakami S, Yamamoto H, Furuya K, Tomimatsu T (1994) Irreducible Salter-Harris type II fracture of the distal tibial epiphysis. J Orthop Trauma 8: 524–6
46. Ogden JA, McCarthy SM (1983), Radiology of postnatal skeletal development. VIII. Distal tibia and fibula. Skeletal Radiol 10: 209
47. Ogden JA, Lee J (1990) Accessory ossification patterns and injuries of the malleoli. J Pediatr Orthop 10: 306
48. Oudjhane K, Newman B, Oh KS, Young LW, Girdany BR (1988) Occult fractures in preschool children. J Trauma 28: 858
49. Peiro A, Aracil J, Martos F, Mut T (1981) Triplane distal tibial epiphyseal fracture. Clin Orthop 160: 196
50. Schneider A, Laer L von (1981) Die Diagnostik der fibularen Bandäsion am oberen Sprunggelenk im Wachstumsalter Unfallheilkunde 84: 133
51. Schuppert W (1992) Fahrradspeichenverletzungen. In: Schütze U (Hrsg) Freizeitunfälle im Kindes- und Jugendalter. Thieme, Stuttgart New York, S 194
52. Silas SI, Herzenberg JE, Myerson MS, Sponseller PD (1995) Compartment syndrome of the foot in children. J Bone Joint Surg (Am) 77: 356
53. Smith MG (1988) Rotational displacement of the distal epiphysis of the tibia without fracture. Injury 19: 209
54. Spiegel PG, Mast JW, Cooperman DR, Laros GS (1984) Triplane fractures of the distal tibial epiphysis. Clin Orthop 188: 74
55. Starke W (1989) Zur fibulären Bandruptur im Wachstumsalter. Unfallchirurg 92: 6
56. Stoll TM, Laer LR von (1993) Traumatologie des kindlichen Fußes. In: Venbrocks R, Salis Soglio G (Hrsg) Jahrbuch der Orthopädie. Biermann, Zülpich, S 115
57. Subrahmanyam M, Date VN, Samant NA, Patil AJ, Arwade DJ (1980) Bicycle injuries in children. J Indian Med Assoc 75: 220
58. Taddei L (1983) Über eine seltene Luxationsfraktur des Fußes. Z Unfallchir Versicherungsmed Berufskr 76: 51
59. Tenenbein M, Reed MH, Black GB (1990) The toddler's fracture revisited Am J Emerg Med 8: 208
60. Vahvanen V, Westerlund M, Nikku R (1984) Lateral ligament injury of the ankle in children. Follow-up results of primary surgical treatment. Acta Orthop Scand 55: 21
61. Wicky B, Stauffer UG (1982) Epiphysenfrakturen der distalen Tibia. Behandlung und Ergebnisse. Chirurg 53: 697
62. Winker H, Rohner H, Weller S (1985) Die Prognose der distalen Tibia-Epiphysenverletzung in Abhangigkeit vom Verletzungstyp. Aktuel Traumatol 15: 165
63. Zwipp H, Tscherne H, Hoffmann R (1989) Zur operativen Behandlung der chronischen OSG-Instabilität im Kindesalter. Z Kinderchir 44: 97

3.4.12
Infektionen am Fuß und an den Sprunggelenken

L. VON LAER

Ätiologie, Häufigkeit und Lokalisation

Hämatogene und exogene Osteomyelitiden sind mit gleicher Ursache und ähnlicher Häufigkeit auch im Bereich der Sprunggelenke und des Fußes zu finden. Bei der hämatogenen Osteomyelitis ist die distale Tibiametaphyse und das obere Sprunggelenk bevorzugt, aber auch jeder Fußwurzelknochen kann beteiligt sein (Abb. 3.423). Bei der exogenen Osteomyelitis steht der Vorfuß im Vordergrund, und zwar einerseits wegen seiner exponierten Gefährdung für Quetschungen, andererseits wegen seiner heiklen Weichteildeckung. Besonders gefährdet sind Patienten mit angeborenen oder erworbenen Sensibilitätsstörungen im Bereich der unteren Extremitäten. Bei diesen Patienten kann es mitunter zu ausgedehntesten Schwielenbildungen kommen, über die ossäre Infekte schleichend einwandern und chronifizieren können [1–6] (s. auch Kap. 4.3).

Klinik, Diagnostik, Therapie

Da der Schmerz oft erst durch Distorsionstraumata, wie sie häufig am Fuß und im Bereich der Sprunggelenke vorkommen, zutage tritt, wird die Diagnose oft erst spät gestellt. Besteht der Verdacht, daß es sich nicht um ein adäquates Trauma handelt, muß – auch ohne Fieber – besonders bei zunehmender Symptomatik an einen Infekt gedacht werden. Genaueres zur Diagnostik s. Kap. 4.3.

> ❗ *Es sei nochmals daran erinnert:* Jeder lokale Schmerz, jede Schwellung und Rötung bei einem Patienten mit Fieber muß so lange als septische Arthritis oder akute hämatogene Osteomyelitis gehandhabt werden, bis das Gegenteil bewiesen ist.

Literatur

1. Donovan RM, Shah KJ (1982) Unusual sites of acute osteomyelitis in childhood. Clin Radiol 33: 222
2. Härle A (1986) Diagnostik und Indikation zur operativen Behandlung bei der septischen Arthritis im Kindesalter. In: Sauer H, Ritter G (Hrsg) Osteomyelitis und Osteoitis im Kindesalter. Fischer, Stuttgart New York, S 123

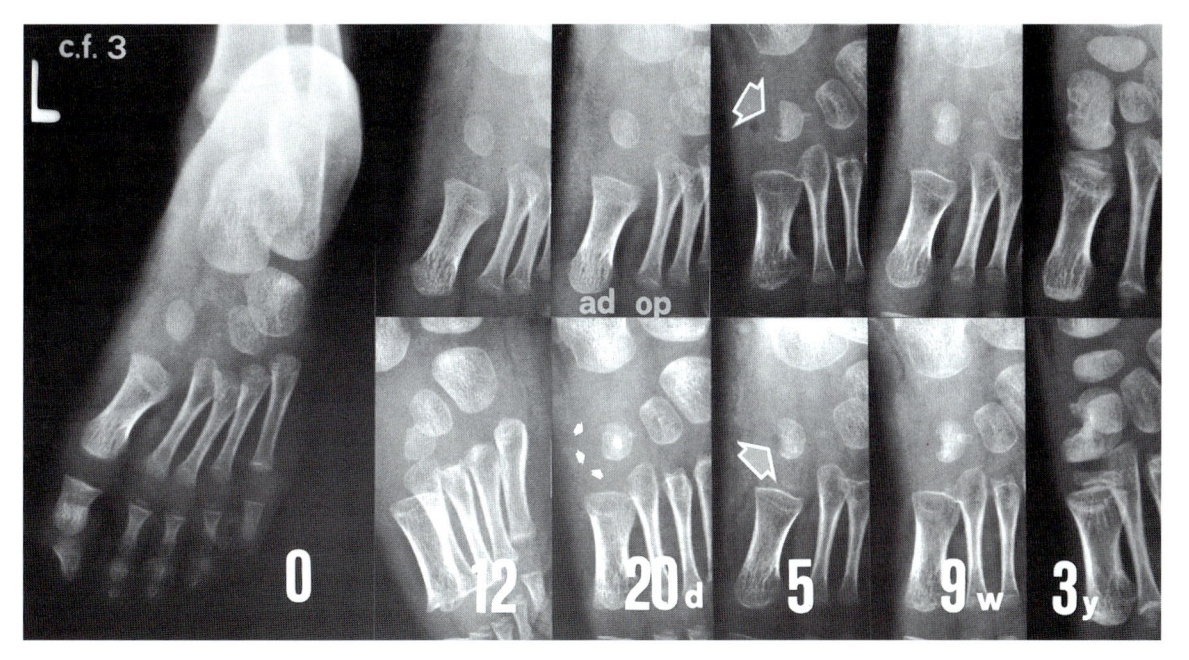

Abb. 3.423. *Primär chronische Osteomyelitis des Os cuneiforme I:* 3jähriger Junge, Beginn mit spontanem Hinken und Schmerzangabe im Bereich des Mittelfußes medial. Probatorische Gipsruhigstellung für 2 Wochen. Nach Gipsabnahme vorübergehende Beschwerdefreiheit. Unter zunehmender Belastung zunehmende Schmerzen und beginnende Schwellung im medialen Mittelfußbereich. Radiologisch besteht nun der Verdacht auf eine Lysezone im Bereich des Os cuneiforme I. Daraufhin wird die Indikation (bei positivem präoperativem Szintigramm) zur operativen Ausräumung gestellt. Die Verdachtsdiagnose einer primär chronischen Osteomyelitis wird anschließend histologisch bestätigt. Da kein Keim nachgewiesen wurde, erfolgte keine Antibiotikabehandlung. Ausheilung mit einem dezenten medialen Defekt bei normalem Wachstum ohne Rezidiv. 3 Jahre nach Behandlungsbeginn wird die Behandlung bei subjektiver und objektiver Beschwerdefreiheit abgeschlossen

3. Hayden CK Jr, Swischuk LE (1980) Paraarticular soft-tissue changes in infections and trauma of the lower extremity in children. Am J Roentgenol 134: 307
4. Lynch MC, Dorgan JC (1983) A case of Pseudomonas aeruginosa osteomyelitis of the tarsal cuboid following a penetrating wound of the foot in childhood. Injury 14: 354
5. Renyi-Vamos A, Lenart G, Csorba E (1986) Osteomyelitis of the bones of the foot in childhood. Magy Traumatol Orthop Helyreallito Seb 29: 17
6. Schneider G, Engelke K, Linhart W (1986) Die hämatogene Osteomyelitis der Fußwurzelknochen. In: Sauer H, Ritter G (Hrsg) Osteomyelitis und Osteoitis im Kindesalter. Fischer, Stuttgart New York, S 145

3.4.13
Tumoren am oberen Sprunggelenk und am Fuß

Definition

Primäre Knochentumoren, die ihren Ursprung im distalen Unterschenkel oder in den Knochen des Fußes haben, sowie Weichteiltumoren, die aus den Muskeln, Bindegewebe, Gefäßen oder Nervengewebe aus der unmittelbaren Umgebung des Fußes hervorgehen. (Ausführliches über Tumoren s. Kap. 4.5).

Kinder und Jugendliche | Erwachsene

Distaler Unterschenkel

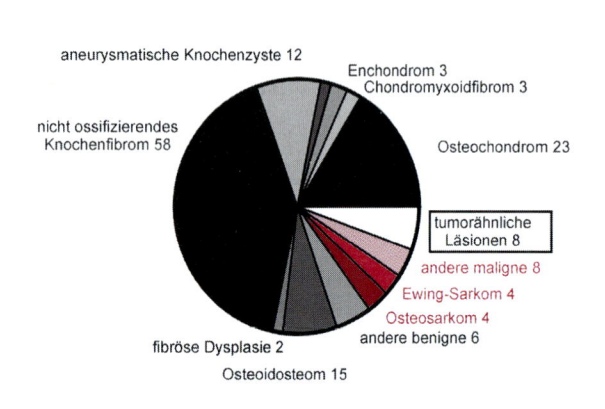

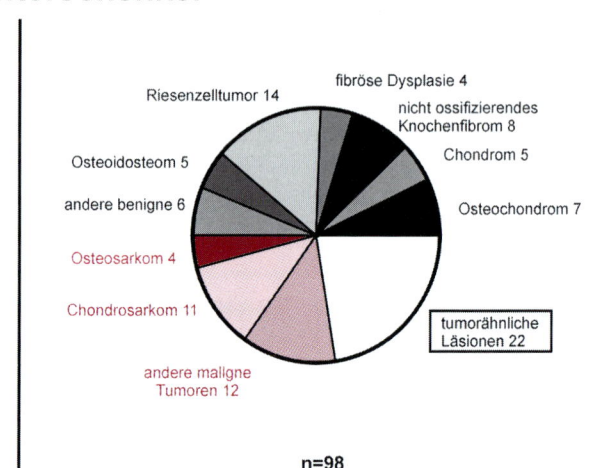

Kinder und Jugendliche (n=141):
- aneurysmatische Knochenzyste 12
- Enchondrom 3
- Chondromyxoidfibrom 3
- nicht ossifizierendes Knochenfibrom 58
- Osteochondrom 23
- tumorähnliche Läsionen 8
- andere maligne 8
- Ewing-Sarkom 4
- Osteosarkom 4
- andere benigne 6
- fibröse Dysplasie 2
- Osteoidosteom 15

Erwachsene (n=98):
- Riesenzelltumor 14
- fibröse Dysplasie 4
- nicht ossifizierendes Knochenfibrom 8
- Osteoidosteom 5
- Chondrom 5
- andere benigne 6
- Osteochondrom 7
- Osteosarkom 4
- Chondrosarkom 11
- tumorähnliche Läsionen 22
- andere maligne Tumoren 12

Fuß

Kinder und Jugendliche (n=67):
- Chondroblastom 3
- Aneurysmatische Knochenzyste 13
- Osteochondrom 16
- Riesenzelltumor 1
- Osteoidosteom 13
- andere benigne 1
- Osteosarkom 2
- Ewing-Sarkom 5
- tumorähnliche Läsionen 13

Erwachsene (n=154):
- Enchondrom 35
- Chondromyxoidfibrom 4
- aneurysmatische Knochenzyste 9
- Chondroblastom 8
- Riesenzelltumor 3
- Osteochondrom 16
- Osteoblastom 11
- andere benigne Tumoren 9
- Osteosarkom 8
- Chondrosarkom 13
- andere maligne 3
- tumorähnliche Läsionen 39

Abb. 3.424. *Verteilung der Tumoren am Fuß und am distalen Unterschenkel bei Kindern und Jugendlichen (linke Kolonne, n = 208) im Vergleich zu Erwachsenen (rechte Kolonne, n = 252). (Basler Knochentumor-Referenzzentrum)*

- Benigne Tumoren
- Maligne Tumoren
- Tumorähnliche Läsionen

Vorkommen

Knochentumoren

Primäre Knochentumoren am distalen Unterschenkel und am Fuß sind relativ selten. Wir zählten in unserem Register am distalen Unterschenkel 237 und am Fuß 221 Fälle. Bei Kindern und Jugendlichen entspricht dies einem Anteil von 6,9 % bzw. 5,3 % aller nicht am Schädel lokalisierten Knochentumoren. In unserem Krankengut waren 45 % der Patienten mit Tumoren am Fuß oder am distalen Unterschenkel unter 20 Jahren alt. In einer multizentrischen Zusammenstellung [3] mit ca. 500 Fällen war 1/3 unter 16jährig. In Abb. 3.424 ist die Verteilung der Tumoren am Fuß bei Jugendlichen im Vergleich zu Erwachsenen dargestellt. Unter den benignen Tumoren dominieren bei Jugendlichen die Osteochondrome, die aneurysmatische Knochenzyste sowie das Osteoblastom und das Osteoidosteom (Abb. 3.425). Bei den Erwachsenen ist das Enchondrom am häufigsten. Unter den malignen Tumoren kommt bei Jugendlichen fast nur das Ewing-Sarkom vor (Abb. 3.426), dies wird auch in auswärtigen Studien belegt [1, 3]. Bei den Erwachsenen hingegen dominiert das Chondrosarkom. In einer weiteren Untersuchung [5] wurde festgestellt, daß nur 1,4 % aller bösartigen Knochentumoren ihren Ursprung im Fußskelett haben, hingegen sind es 13 % aller gutartigen Geschwülste.

Am distalen Unterschenkel sind Tumoren v. a. bei Kindern und Jugendlichen recht häufig. Die Abb. 3.424a, b zeigt die Verteilung der Tumoren bei Jugendlichen an der distalen Tibia und Fibula im Vergleich zum Erwachsenen. Maligne Tumoren kommen eher bei Erwachsenen vor. Die relativ große Zahl von benignen Tumoren bei Jugendlichen ist durch die nicht ossifizierenden Knochenfibrome bedingt, die an dieser Lokalisation fast so häufig sind wie am proximalen Unterschenkel oder am distalen Femur. Daneben findet man auch recht oft Osteochondrome (kartilaginäre Exostosen) (Abb. 3.427), sowie Osteoidosteome und aneurysmatische Knochenzysten (Abb. 3.428). Unter den malignen Tumoren dominieren bei Jugendlichen das Ewing-Sarkom und das Osteosarkom, während bei Erwachsenen das Chondrosarkom am häufigsten ist.

In bezug auf die Lokalisation innerhalb des Fußskeletts ist v. a. der Talus zur Entwicklung von Knochentumoren prädisponiert. Insbesondere im Talushals finden sich Osteoblastome, Osteoidosteome,

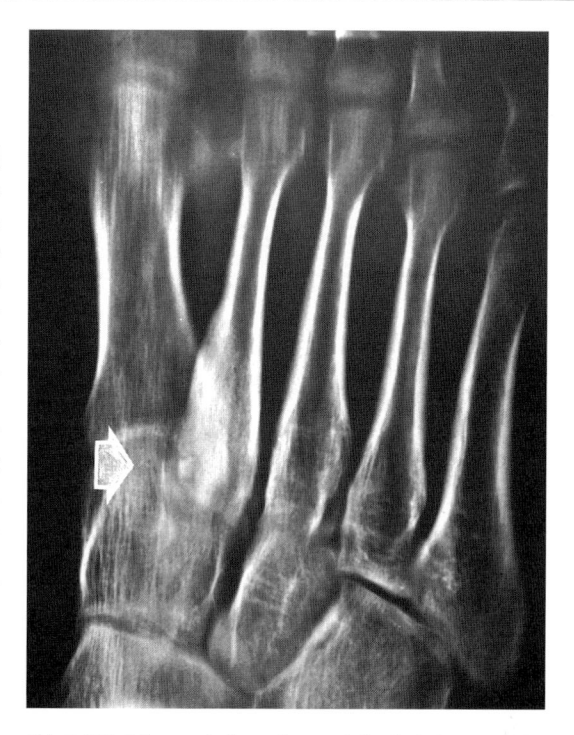

Abb. 3.425. Schrägaufnahme des Vorfußes bei einem 17jährigen Jugendlichen mit *Osteoidosteom* an der Basis des Metatarsale II mit typischem Nidus und umgebender Sklerose

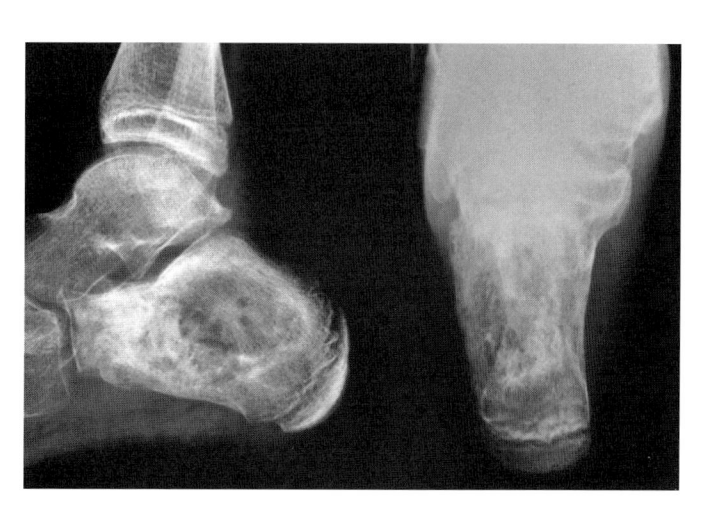

Abb. 3.426. Röntgenbilder des Kalkaneus a.-p. und seitlich bei einem 13jährigen Jungen mit *Ewing-Sarkom*

Chondroblastome und andere Geschwülste. Im Kalkaneus werden häufig tumorvortäuschende Knochenzysten diagnostiziert (Abb. 3.429).

> **!** Die Diagnose „Knochenzyste" im Kalkaneus ist fast immer falsch. Die Trabekelstruktur des Kalkaneus ist so angeordnet, daß sich zentral eine Stelle befindet, in der die Knochentrabekel rarefiziert sind. Manchmal sind die Ränder dieser Aussparung auch etwas sklerosiert und täuschen dann eine Knochenzyste vor. Untersucht man diese Höhle histologisch, so findet man an den Wänden keine Epithelauskleidung. Es handelt sich um eine Normvariante (Abb. 3.429).

In den kleinen Tarsalknochen sind Tumoren äußerst selten, etwas häufiger kommen sie in den Metatarsalia und den Phalangen vor, allerdings erst bei Kindern über 10 Jahren. Hier können insbesondere Osteoidosteome langdauernde unangenehme Beschwerden verursachen.

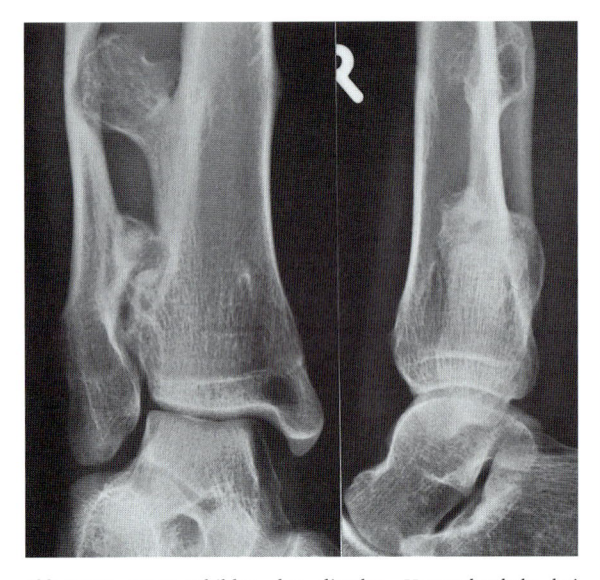

Abb. 3.427. Röntgenbilder des distalen Unterschenkels bei einem 13jährigen Mädchen mit *multiplen Osteochondromen* an der distalen Tibia. Die Knöchelgabel ist erweitert, die Fibula ist stellenweise arrodiert

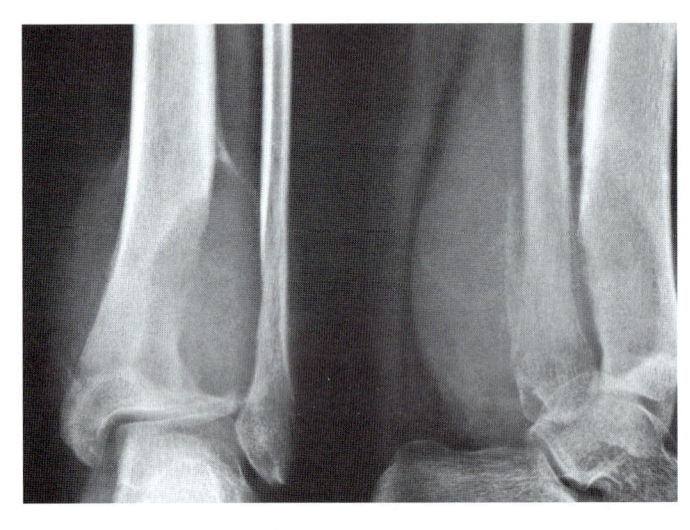

Abb. 3.428. Röntgenbilder des distalen Unterschenkels bei einem 13jährigen Mädchen mit *aneurysmatischer Knochenzyste* an der distalen Tibia

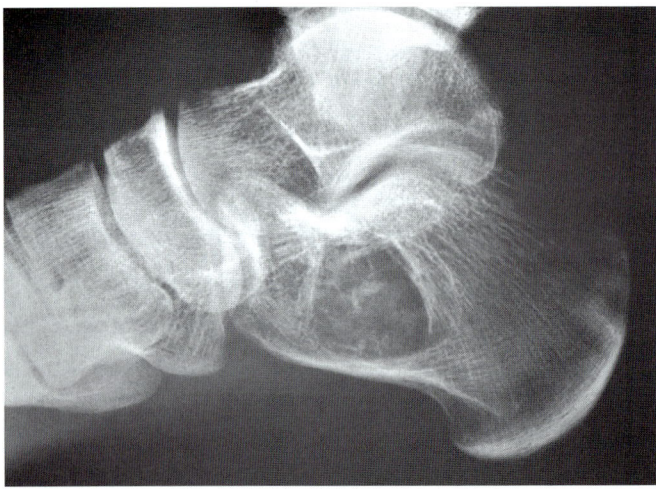

Abb. 3.429. Seitliches Röntgenbild bei einem 18jährigen Jugendlichen mit einer *Pseudozyste am Kalkaneus*. Ein solche Zyste ist nicht behandlungsbedürftig

Weichteiltumoren

Weichteiltumoren (s. Kap. 4.5.4) sind am Fuß und am distalen Unterschenkel noch seltener als Knochentumoren [2, 4, 6]. Unter 83 Weichteiltumoren am Fuß war nur das Ganglion häufig (24mal), mäßig häufig waren die epidermale Zyste, das Lipom, das synoviale Sarkom und das Hämangiom (Abb. 3.430) (je ca. 5mal), alles andere kam nur in Einzelfällen vor [2]. Weichteiltumoren können in jedem Alter auftreten und überall am Fuß lokalisiert sein, wobei der Fußrücken geringgradig bevorzugt betroffen ist. Für das maligne Synoviom sind feine Verkalkungen und ein gelegentliches Übergreifen auf den Knochen typisch, aber auch die Verdrängung angrenzender Knochen kann beobachtet werden. Ein ähnliches Bild kann auch durch Fibrosarkome hervorgerufen werden, die aber bei Kindern extrem selten sind.

Diagnostik

Tumoren am distalen Unterschenkel und am Fuß werden in der Regel früh diagnostiziert, da die Knochen von wenig Weichteilen umgeben sind und eine Vorwölbung bald palpabel wird. Oft sind es auch Schmerzen, die zum Arztbesuch führen. Meist verursachen Tumoren in diesem Bereich primär belastungsabhängige Schmerzen, bevor Nachtschmerzen auftreten, da der Schuh bei schon kleinen Vorwölbungen eine Drucksymptomatik hervorrufen kann. Die primäre Diagnostik besteht immer im Anfertigen eines *Röntgenbildes* (s. Kap. 4.5.1). Die Tumoren haben auch am Fußskelett ihr typisches Aussehen. Einzig am Talus kann es manchmal schwierig sein, in den überlagerten Knochenstrukturen einen kleinen Tumor eindeutig zu diagnostizieren. Das Nativröntgenbild erlaubt meist eine klare Aussage, ob es sich um einen Knochentumor handelt. In einzelnen Fällen ist selbst die Art des Tumors schon diagnostizierbar, wie z. B. Osteochondrome oder nicht ossifizierende Knochenfibrome. Aber auch Osteoidosteome und aneurysmatische Knochenzysten sind mit hoher Wahrscheinlichkeit festzustellen. Bestehen Zweifel am Vorhandensein eines Tumors, so kann das *Szintigramm* weiterhelfen. Eine *MRT-Untersuchung* sollte nur durchgeführt werden, wenn eine Biopsie oder eine Behandlung geplant ist, bzw. wenn es sich um einen Weichteiltumor handelt. Die MRT-Untersuchung ist kein primäres diagnostisches Hilfsmittel und sollte nicht in den Fällen eingesetzt werden, in denen anschließend keine Behandlung notwendig ist, wie z. B. beim nicht ossifizierenden Knochenfibrom.

Differentialdiagnose

Eine häufige Quelle des Irrtums ist, wie bereits erwähnt, die Diagnose einer solitären Knochenzyste im Kalkaneus. Diese Diagnose ist fast immer falsch. Trotzdem werden solche „Zysten" immer wieder operativ ausgeräumt. Ein anderer Tumor, der manchmal nur schwer von einer nicht neoplastischen Läsion abzugrenzen ist, ist das Osteoidosteom in den Metatarsalia. Hier kommen auch *Ermüdungsfrakturen* vor, welche eine Kallusbildung hervorrufen können, die auf dem Röntgenbild ähnlich aussehen kann wie die Kortikalisverdickung bei einem Osteoidosteom (Abb. 3.425) (s. auch Abschn. 3.4.9.5). Unregelmäßige Sklerosierungen kommen bei der *Melorheostose* vor. Bei der Hämophilie werden *Pseudotumoren* beobachtet. Gelegentlich können

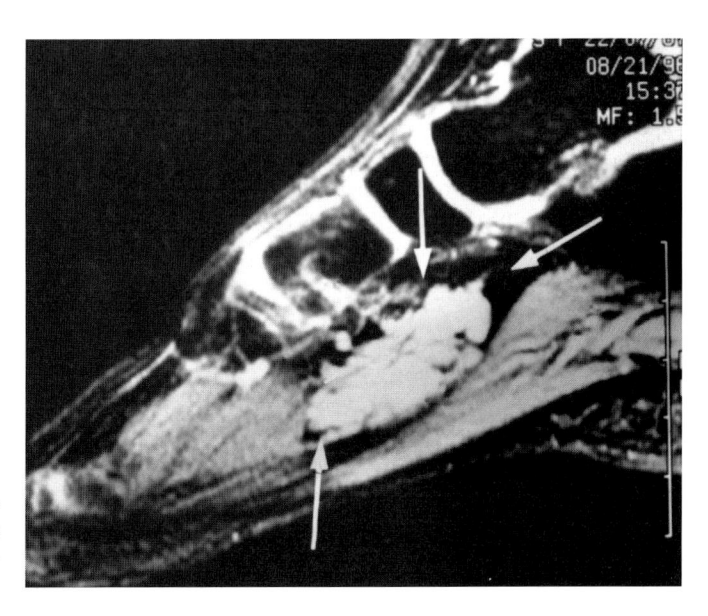

Abb. 3.430. MRT des Mittelfußes (sagittale Schichtung) bei 9jährigem Mädchen mit *kavernösem Hämangiom* im Bereich der Mm. interossei plantares

Fremdkörper tumorartige Knochenveränderungen hervorrufen. Auch *aseptische Knochennekrosen* können mit Geschwulsten verwechselt werden. Wie stets bei unklaren Tumoren muß auch eine *Osteomyelitis* als differentialdiagnostische Möglichkeit in die Erwägungen einbezogen werden.

Therapie und Prognose

Die Prognose der Tumoren am Fuß ist besser als diejenige gleichartiger Tumoren an anderen Körperstellen. Der Hauptgrund hierfür liegt darin, daß der Fuß nur eine geringe Weichteildeckung aufweist und deshalb Tumoren früher diagnostiziert werden als in anderen Körperregionen. Die Tumoren selbst behalten ihren Charakter bei und unterscheiden sich in ihrer Wesensart nicht von denjenigen an anderen Körperstellen.

Als Therapie kommen in Frage:

- Kürettage (intraläsionale Resektion),
- marginale Exzision,
- weite Resektion.

Bei *benignen Läsionen* ist stets eine *marginale Exzision* anzustreben. Bei gelenknahen Tumoren kann eine *Kürettage* eine adäquate Therapie sein, allerdings entscheidet wie immer die Qualität der Kürettage über die Rezidivquote (s. Kap. 4.5.5).

Bei Verdacht auf einen *malignen Tumor* muß stets zuerst biopsiert werden (s. Kap. 4.5.1). Je nach Ausmaß des malignen Tumors muß bei einer malignen Geschwulst eine Strahlresektion durchgeführt werden, oder es müssen Teile des Fußes oder auch der ganze Fuß amputiert werden. Am distalen Unterschenkel versucht man die Amputation jedoch möglichst zu vermeiden und auch größere Defekte zu überbrücken (Abb. 3.430). Hierzu eignen sich v. a. massive homologe Knochentransplantate (Allografts), der Einsatz von Tumorprothesen ist weniger üblich. Prothesen des oberen Sprunggelenkes haben sich für Arthrosen noch wenig durchgesetzt (man bevorzugt hier nach wie vor die Arthrodese), daher ist auch der Einsatz von Tumorprothesen in diesem Gebiet sehr unüblich.

Literatur

1. Casadei R, Ferraro A, Ferruzzi A, Biagini R, Ruggieri P (1991) Bone tumors of the foot: epidemiology and diagnosis. Chir Organi Mov 76: 47–62
2. Kirby EJ, Shereff MJ, Lewis MM (1989) Soft-tissue tumors and tumor-like lesions of the foot. An analysis of eighty-three cases. J Bone Joint Surg (Am) 71: 621–6
3. Ochsner PE (1986) Tumoren des kindlichen Fußes. Orthopäde 15: 227–32
4. Owens JC, Shiu MH, Smith R, Hajdu SI (1985) Soft tissue sarcomas of the hand and foot. Cancer 55: 2010–8
5. Richter GM, Ernst HU, Dinkel E, Adler CP (1986) Morphologie und Diagnostik von Knochentumoren des Fußes. Radiologe 26: 341–52
6. Seale KS, Lange TA, Monson D, Hackbarth DA (1988) Soft tissue tumors of the foot and ankle. Foot Ankle 9: 19–27

3.5 Obere Extremitäten

3.5.1 Untersuchung der oberen Extremitäten

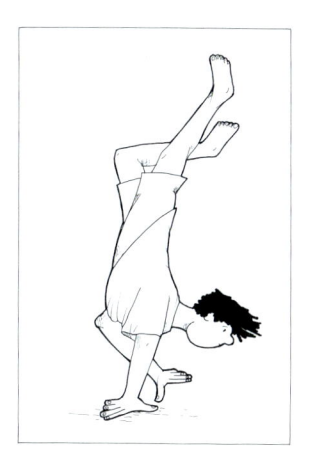

3.5.1.1 Schultergürtel und Oberarm

Anamnese

Hat ein Trauma stattgefunden? Wenn ja:
- Wann hat das Trauma stattgefunden?
- Bei welcher Tätigkeit (Sport, Spiel, Alltag)?
- Direktes oder indirektes Trauma?
- Welche Bewegung hat stattgefunden (Außenrotation, Abduktion)?

Schmerzanamnese: *Wo* sind die Schmerzen lokalisiert? *Wann* treten sie auf? Sind sie belastungsabhängig, bewegungsabhängig, oder treten sie auch in Ruhe oder gar nachts auf? Falls ja, kommen die Schmerzen nur bei Lagewechsel vor, oder wacht der Patient wegen der Schmerzen in der Nacht auf? Bei bewegungsabhängigen Schmerzen: *Bei welchen Bewegungen* werden die Schmerzen ausgelöst (Außenrotation, Abduktion)?

Luxationen: Traumatische Luxationen sind bei Kindern und Jugendlichen sehr selten, habituelle und willkürliche Dislokationen des Schultergelenks dagegen kommen häufig vor. Bei welcher Bewegung finden die Luxationen statt, wie häufig sind sie, und können sie willkürlich ausgelöst werden?

Inspektion

- Besteht eine *Schwellung, Rötung* oder *Vorwölbung* oder eine *Atrophie der Muskulatur?*

- *Anomalien:* Im Schulterbereich manifestieren sich Anomalien relativ selten. Man beachte jedoch eine Hypo- oder Aplasie des M. pectoralis (Poland-Syndrom).

Palpation

Die Untersuchung erfolgt im Sitzen. Am besten sitzt der Patient auf einem Hocker ohne Lehne, und der Untersucher palpiert die Schulterregion von hinten. Schmerzen sind bei Kindern und Jugendlichen im Schulterbereich sehr selten. Typische *Schmerzpunkte* sind das Akromion und das Korakoid, evtl. auch das Tuberculum majus und die lange Bizepssehne. Der proximale Humerus ist eine beliebte Lokalisation für *Osteochondrome*. An der *Klavikula* kann eine *Fraktur*, ein *Frakturkallus* oder eine *Pseudarthrose* palpiert werden.

Untersuchung des Bewegungsumfanges

Die Untersuchung kann *aktiv* oder *passiv* erfolgen.

> ! Die Untersuchung der *aktiven Beweglichkeit* am Schultergelenk läßt sich sehr einfach durchführen: Man steht vor dem Patienten, macht alle Bewegungen vor und fordert den Patienten auf, alles nachzumachen.

Die passive Beweglichkeit prüfen wir nur, wenn die aktive eingeschränkt ist.

Neutral-0-Stellung: Im Stehen hängt der Arm seitlich, der Daumen ist nach vorne gedreht (s. auch Kap. 2.1.1.3).

Abduktion/Adduktion: Der Arm wird aus der Neutralstellung heraus in der Frontalebene zur Seite bzw. nach innen bewegt (Abb. 3.431). Zur Abduktion über 90° hinaus muß im Schultergelenk eine leichte Außenrotation und eine Drehung des Schulterblattes erfolgen. Das Schulterblatt bewegt sich in der Regel von Anfang an synchron mit dem Arm. Will man dies verhindern, so muß das Schulterblatt manuell fixiert werden. Für die Adduktion wird der Arm vor dem Körper nach innen bewegt. Das typische Bewegungsausmaß für die Abduktion/Adduktion: 170–0–40.

Elevation nach vorne und hinten (Flexion/Extension bzw. Vorwärtsbeugung und Rückwärtsstreckung): Aus der 0-Stellung heraus wird der Arm in der Sagittalebene nach vorne bzw. rückwärts gehoben (Abb. 3.432). Das typische Bewegungsausmaß für die Elevation nach vorne/hinten: 170–0–40.

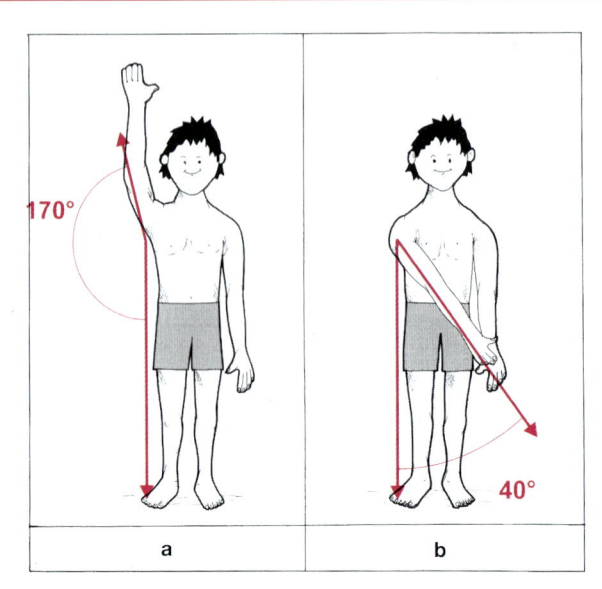

Abb. 3.431 a, b. *Abduktion/Adduktion im Schultergelenk:* Der Arm wird in der Frontalebene seitlich bis zur Maximalstellung angehoben (Abduktion) (**a**) und vor dem Thorax maximal nach medial geführt (Adduktion) (**b**)

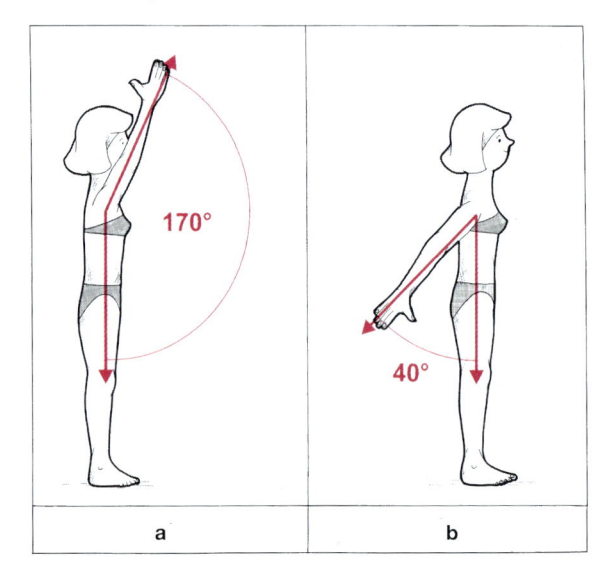

Abb. 3.432 a, b. *Elevation nach vorne (Flexion) und hinten (Extension) im Schultergelenk.* Aus der Neutral-0-Stellung heraus wird der Arm mit gestrecktem Ellbogen in der Sagittalebene maximal nach vorne (**a**) und nach hinten gehoben (**b**)

Horizontalbewegung des Armes: Diese Bewegung erfolgt aus 90° Abduktion in der Transversalebene nach vorne und nach hinten (Abb. 3.433). Das typische Bewegungsausmaß für die Horizontalflexion/-extension: 130-0-40.

Rotation: Bei hängendem Arm und 90° Flexion im Ellbogen wird der Unterarm nach außen und innen gedreht (Abb. 3.434). Das typische Bewegungsausmaß für die Außen-/Innenrotation: 60-0-90.

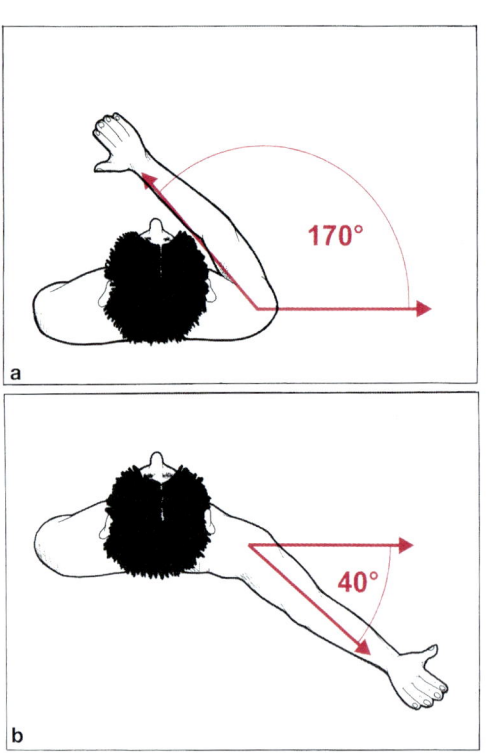

Abb. 3.433 a, b. *Transversalbewegung im Schultergelenk:* Die Prüfung erfolgt in 90° Abduktion: Der Arm wird maximal nach vorne (Horizontalflexion) (**a**) und nach hinten (Horizontalextension) (**b**) geführt

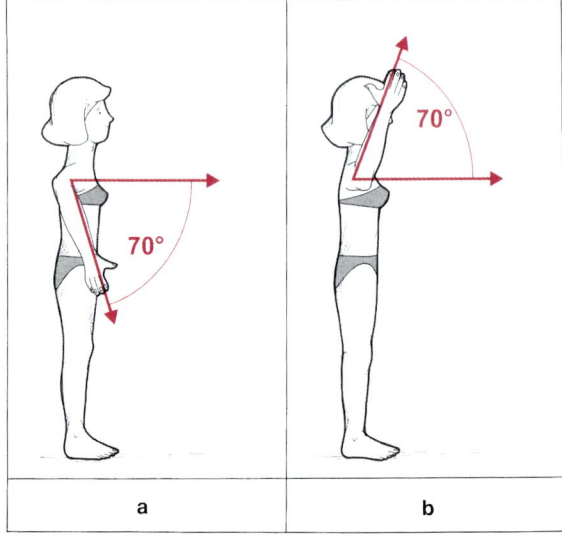

Abb. 3.434 a, b. *Rotationen im Schultergelenk* bei um 90° abduziertem Arm: Aus der Ausgangsstellung des Schultergelenks mit nach vorne gerichtetem Vorderarm bei um 90° gebeugtem Ellbogen wird der Vorderarm (**a**) nach oben (Außenrotation) und (**b**) nach unten (Innenrotation) gedreht. Gemessen wird die maximale Abweichung von der Ausgangsstellung

Humeruskopfes wird die Dislokation nach vorne und hinten geprüft und in Zentimetern geschätzt. Anschließend wird ein Zug am Ellbogen nach kaudal ausgeübt und beobachtet, ob unter dem Akromion eine Eindellung entsteht *("sulcus sign")* (Abb. 3.437). Auch nach kaudal kann die Dislokation in Zentimetern geschätzt werden [2].

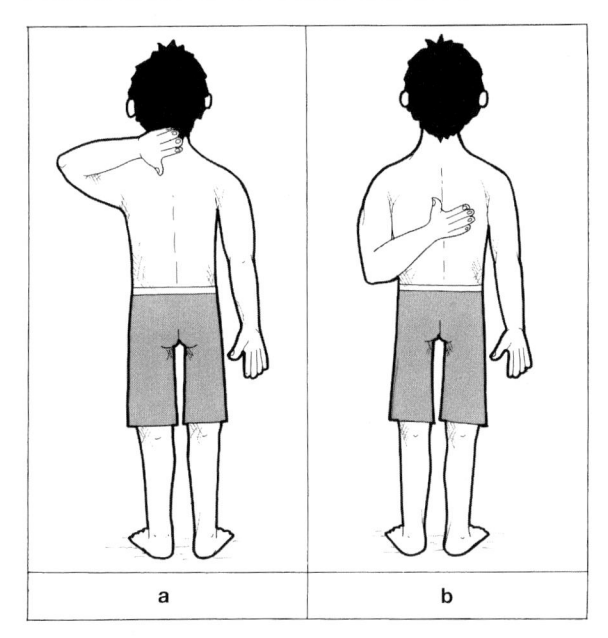

Abb. 3.435 a, b. Der *Nackengriff* ist eine Kombinationsbewegung, die im Alltag notwendig ist (die Hand wird zum Nacken geführt) (**a**). Beim *Schürzengriff* wird die Hand zur LWS geführt (**b**)

Kombinierte Bewegungen werden beim *Nacken-* (Abb. 3.435 a) und beim *Schürzengriff* (Abb. 3.435 b) geprüft.

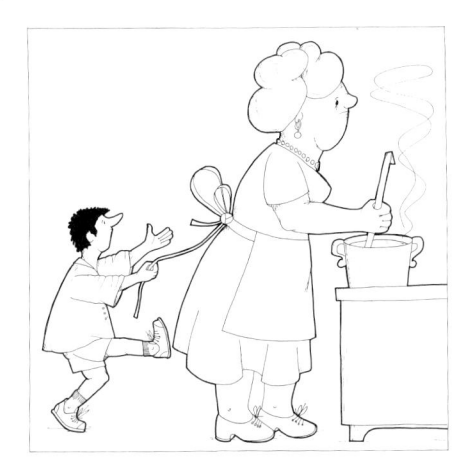

Manche Kinder haben eine andere Vorstellung von „Schürzengriff" ...

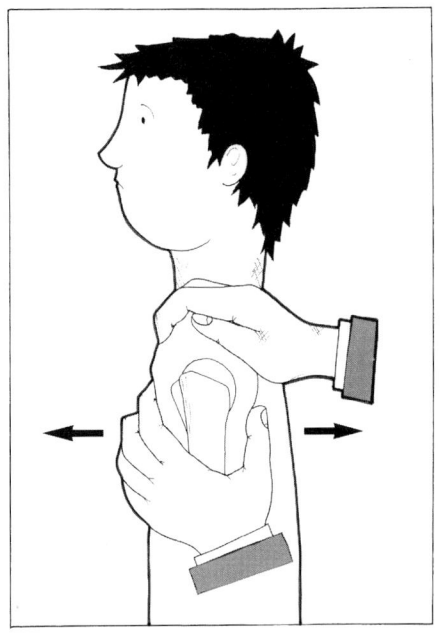

Abb. 3.436. *Prüfung der glenohumeralen Translation:* Die eine Hand stabilisiert die Skapula, die andere umfaßt den Humeruskopf und drückt ihn nach vorne und hinten. Man prüft damit die Subluxierbarkeit des Humeruskopfes

Stabilität

Prüfung der *glenohumeralen Translation („load and shift test")*: In sitzender Stellung stabilisiert die eine Hand des Untersuchers von hinten die Schulter von oben, während die andere den Humeruskopf von der Seite umfaßt (Abb. 3.436). Zuerst muß geprüft werden, ob der Humeruskopf überhaupt zentriert ist (er kann nach ventral, dorsal oder kaudal disloziert sein). Nach anfänglicher Zentrierung des

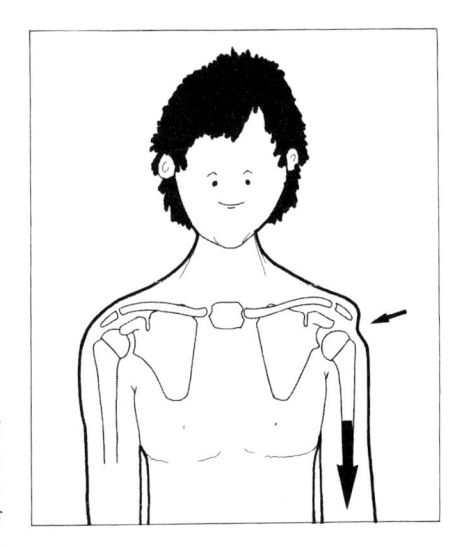

Abb. 3.437. Zur Prüfung des *„sulcus sign"* wird ein Zug am Ellbogen nach kaudal ausgeübt, und man beobachtet, ob unter dem Akromion eine Eindellung entsteht. Die Dislokation kann in Zentimetern geschätzt werden

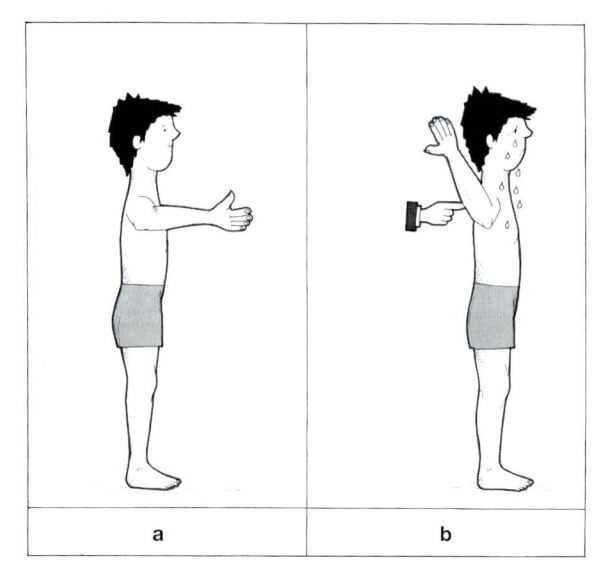

Abb. 3.438 a,b. *Apprehensiontest:* Für die Prüfung einer vorderen Luxation abduziert man den Arm um 90° (**a**) und beginnt ihn nach außen zu rotieren (**b**). Bei zunehmender Außenrotation spürt der Patient die drohende Luxation („apprehension sign")

„Apprehensiontest": Unter Apprehensiontest versteht man die Reproduktion des Luxationsgeschehens und die Provokation der Empfindung des Patienten vor der Luxation (engl. „apprehension" = Ahnung, Besorgnis, Befürchtung). Die meisten Luxationen ereignen sich nach vorne in Abduktion und Außenrotation. Für die Prüfung einer vorderen Luxation abduziert man den Arm um 90° und beginnt ihn nach außen zu rotieren. Bei zunehmender Außenrotation spürt der Patient die drohende Luxation („apprehension sign") (Abb. 3.438). Dieser Test ist mit Vorsicht anzuwenden. Die eigentliche Luxation sollte vermieden werden.

3.5.1.2
Ellbogen und Vorderarm

Anamnese

Wir fragen nach Trauma, Schmerzen und Blockadeerscheinungen. Beim *Trauma* ist stets auch nach Verletzungen des Vorderarmes zu suchen (Monteggia-Fraktur!). Bei *Schmerzen* muß spezifiziert werden, ob sie bewegungs- oder belastungsabhängig sind oder ob sie in der Nacht auftreten. Auch bei *Blockaden* muß nach den genauen Umständen geforscht werden.

Inspektion

- Wir beachten *Schwellung, Rötung* oder *Vorwölbung*.
- *Anomalien* sind im Ellbogenbereich selten. Fehlbildungen wie Längs- oder Quermißbildungen oder Schnürringe fallen sofort auf.
- *Achsenabweichungen* müssen beachtet werden. Ein Valgusstellung von 5°–10° bei gestrecktem Ellbogen ist physiologisch (bei Mädchen ist sie üblicherweise stärker ausgeprägt als bei Jungen). Eine Valgusstellung von mehr als 15° entspricht einem Cubitus valgus, von einem Cubitus varus hingegen spricht man bei einer Varusstellung ab 5°.

Palpation

Wir palpieren die Gelenkkapsel und suchen nach einem Erguß, der insbesondere dorsal auf Höhe des Gelenkspaltes gut palpierbar ist. Außerdem suchen wir nach einer Druckdolenz des Radiusköpfchens. Dieses ist lateral etwas distal des Gelenkspaltes meist gut palpabel, man spürt auch Pro- und Supinationsbewegungen gut. Druckschmerzen können evtl. auch an den Epikondylen ausgelöst werden.

Untersuchung des Bewegungsumfanges

Neutral-0-Stellung: Gestreckter Ellbogen (s. auch Kap. 2.1.1.3).

Flexion/Extension: Wir messen aktiv und passiv die maximale Beugung und Streckung (Abb. 3.439). Das typische Bewegungsausmaß für Flexion/Extension; 140-0-5 bei Jungen und 140-0-10 bei Mädchen. Die Überstreckung ist bis 15° noch normal.

Pro-/Supination: Es wird aus folgender Grundstellung gemessen: Der Ellbogen liegt am Körper an und ist um 90° gebeugt, der Unterarm ist horizontal nach vorne gerichtet, das Handgelenk gestreckt und der Daumen nach oben gerichtet (Abb. 3.440). Die Prüfung erfolgt durch Drehung des Unterarmes um die Längsachse nach innen und außen. Das typische Bewegungsausmaß für Pronation/Supination: 80-0-90.

Abb. 3.439 a, b. *Flexion/Extension im Ellbogen:* Bei nach vorne gestrecktem Arm wird im Ellbogengelenk maximal gebeugt (**a**) bzw. gestreckt (**b**). Bei Kindern ist der Ellbogen in der Regel um 5°–10° überstreckbar

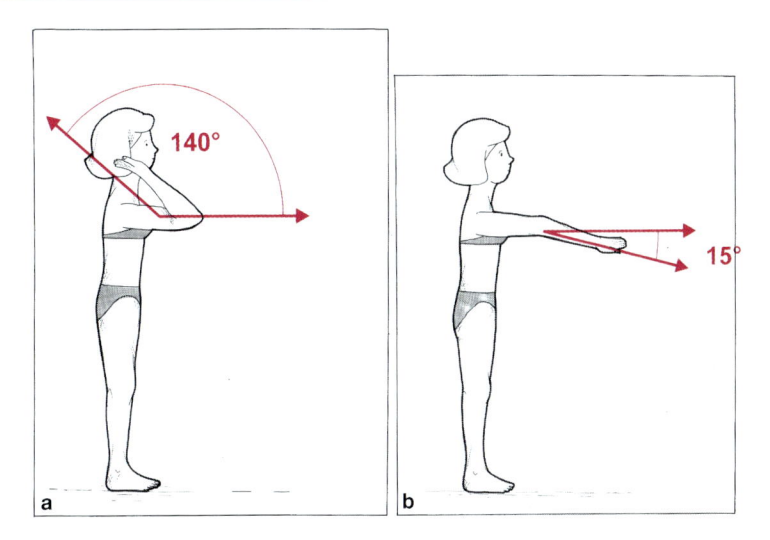

Abb. 3.440. *Pro- und Supination im Ellbogen:* Diese Prüfung erfolgt in 90° Flexion im Ellbogen. In der Neutralstellung ist der Daumen nach oben (kranial) gerichtet. Die Oberarmachse dient als proximale Bezugslinie, die quere Handgelenkachse als distaler Zeiger. Die Supinationsfähigkeit (Daumen nach lateral) ist in der Regel etwas größer als das Ausmaß der Pronation (Drehung zum Körper hin)

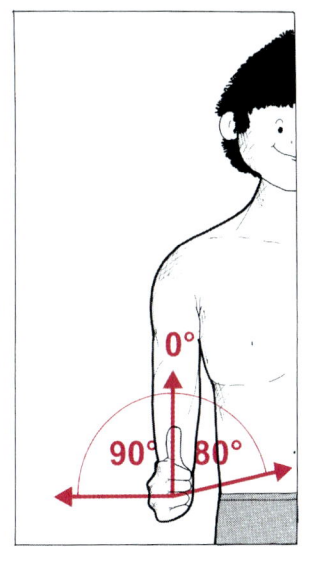

Stabilität

Nach *Bandläsionen* kann eine seitliche Instabilität wie folgt festgestellt werden: Die eine Hand umfaßt den Oberarm, die andere den Unterarm. Die Prüfung erfolgt als forcierte Valgus- bzw. Varusrotation. Bei dieser Untersuchung ist der Seitenvergleich besonders wichtig.

3.5.1.3
Hand

Anamnese

Trauma: Neben dem akuten Trauma muß bei bestimmten Symptomen auch das chronische Trauma eruiert werden. Recht häufig sind chronische Handgelenkschmerzen, die auf ein repetitives Trauma zurückzuführen sind (z. B. wenn man mit den Rollerblades immer wieder gegen eine Wand fährt und sich dort mit den Händen aufstützt).

Familienanamnese: Einzelne Fehlbildungen können hereditär auftreten (Apert-Syndrom, gelegentlich auch Polydaktylien, Syndaktylien, Symbrachydaktylien, Spalthände, Kamptodaktylien s. Kap. 3.5.3), die meisten sind allerdings Folgen von Schädigungen während der Schwangerschaft oder spontane Neumutanden.

Inspektion

- Wir beachten *Schwellung, Rötung* oder *Vorwölbungen*. Diese kommen bei Trauma, Infektion oder Tumoren vor. Die distale Ulna ist nicht selten Sitz von Osteochondromen. Ergüsse und Schwellungen aufgrund einer rheumatischen Polyarthritis sind bei Kindern und Jugendlichen an der Hand im Gegensatz zu Erwachsenen selten. Bei Kindern sind eher die großen Gelenke betroffen.
- *Anomalien* sind meist schon inspektorisch eindeutig zu beurteilen (s. Abschn. 3.5.3). Einzelne Fehlbildungen sind charakteristisch für bestimmte *Heredopathien*, etwa der abduzierte Daumen bei kurzem Metakarpale beim diastrophischen Zwergwuchs, die Dystrophie der Nägel auf der Daumenseite bei Nagel-Patella-Syndrom (Kap. 4.6.4.17) sowie die typische Handfalte bei der Trisomie 21 (Kap. 4.6.5.1).

Palpation

Wir palpieren *druckdolente Stellen* (z. B. das Os lunatum bei der Lunatummalazie) sowie *Vorwölbungen* bei Verdacht auf Tumor oder Entzündung.

Abb. 3.441 a–c.
Palmarflexion/ Dorsalextension im Handgelenk: Aus der Neutralstellung heraus (**a**) wird im Handgelenk die maximale Abweichung nach dorsal (**b**) und palmar (**c**) gemessen

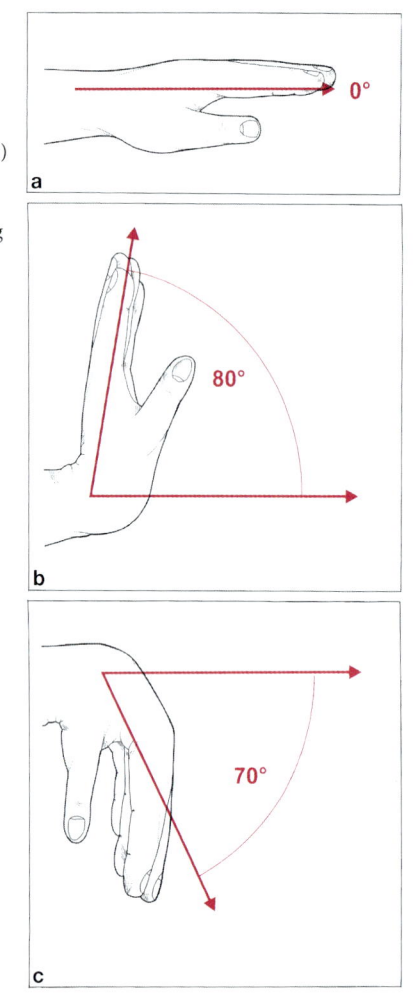

Untersuchung des Bewegungsumfanges

Neutral-0-Stellung: Im Handgelenk und in den Fingern gestreckte Hand mit anliegendem Daumen.

Flexion/Extension (Palmarflexion/Dorsalextension) des Handgelenks: Wir messen aktiv und passiv die maximale Beugung und Streckung (Abb. 3.441). Das typische Bewegungsausmaß für die Flexion/Extension: 70-0-80. Eine Überstreckung bis 90° ist noch normal.

Radialabduktion/Ulnarabduktion: Wir messen aktiv und passiv in Neutralstellung bezüglich Flexion und Extension die Abduktionsfähigkeit nach radial und ulnar. Das typische Bewegungsausmaß für die Radialabduktion/Ulnarabduktion: 30-0-40 (Abb. 3.442).

Flexion/Extension (Palmarflexion/Dorsalextension) der Fingergelenke: Wir messen aktiv und passiv die maximale Beugung und Streckung jedes einzelnen Fingergelenks (Abb. 3.443). Das typische Bewegungsausmaß in den Metakarpophalangeal-(MP-)gelenken für die Flexion/Extension: 60-0-70. Eine Überstreckung über 90° hinaus ist ein Zeichen einer allgemeinen Bandlaxität.

Daumenbewegungen: Wir messen aktiv und passiv die Ab- und Adduktionsfähigkeit (Abb. 3.444, Normalwerte: 70-0-30), die Antepulsion/Retropulsion (Abb. 3.445, Normalwerte: 70-0-30) sowie die Flexion/Extension im MP- und IP-Gelenk (Abb. 3.446). Funktionell von großer Bedeutung ist die Prüfung des *Spitzgriffs* (Abb. 3.447). Die Untersuchung des *Daumen-Vorderarm-Abstandes* gibt Hinweise auf den allgemeinen Zustand des Bandapparates. Läßt sich der Daumen am Vorderarm anschlagen oder beträgt der Abstand 1 cm, so besteht eine allgemeine Bandlaxität (Abb. 3.448).

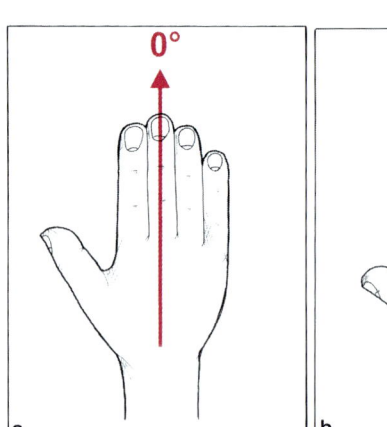

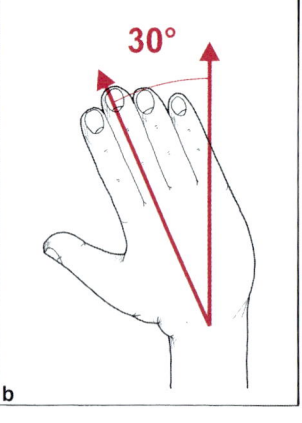

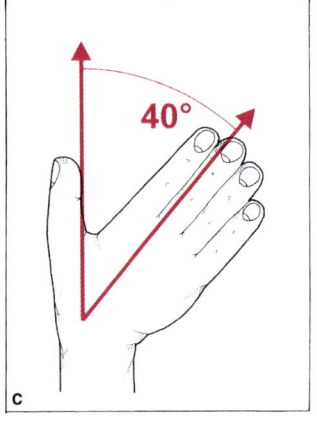

Abb. 3.442 a–c. *Radialabduktion/Ulnarabduktion im Handgelenk:* Diese Prüfung erfolgt i. allg. bei pronierter Hand. Aus der Neutralstellung (**a**) heraus wird die maximale Abweichung der Hand nach radial (**b**) und ulnar (**c**) gemessen

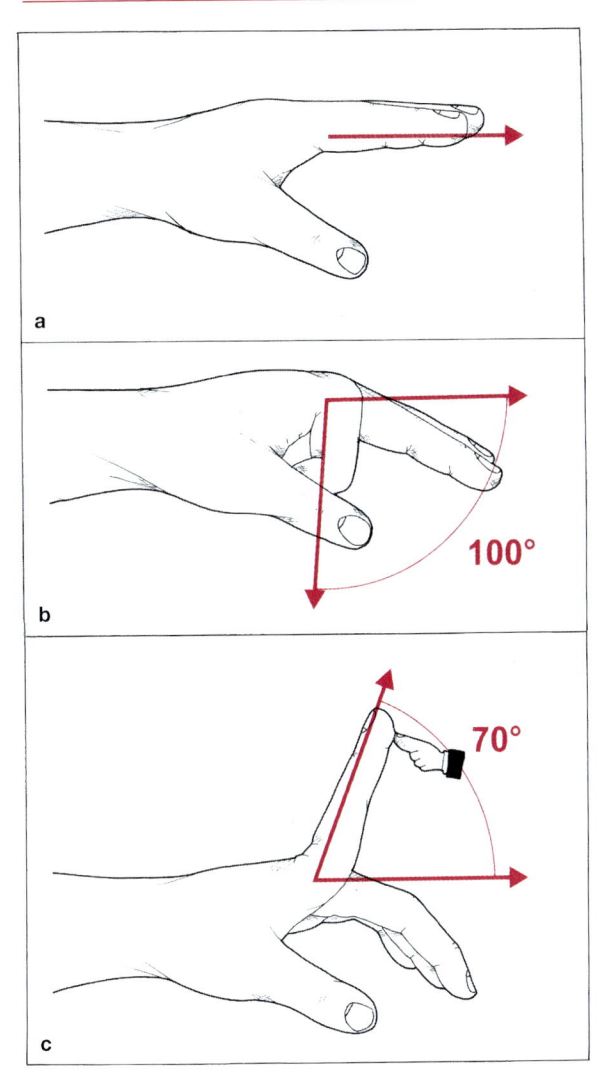

Abb. 3.443 a–c. *Flexion/Extension der Fingergelenke:* Die Flexion und Extension jedes einzelnen Gelenks kann aktiv und passiv gemessen werden. Aus der Neutralstellung heraus (**a**) wird das Gelenk aktiv maximal flektiert (**b**). Während aktiv keine Hyperextension möglich ist, kann das Grundgelenk bei bandlaxen Kindern bis über 90° hinaus passiv hyperextendiert werden (**c**). Hier ist die Prüfung des Metakarpophalangeal-(MP-)gelenkes dargestellt. Die Untersuchungen des proximalen Interphalangeal-(PIP-) und des distalen Interphalangeal(DIP-)gelenkes erfolgen analog

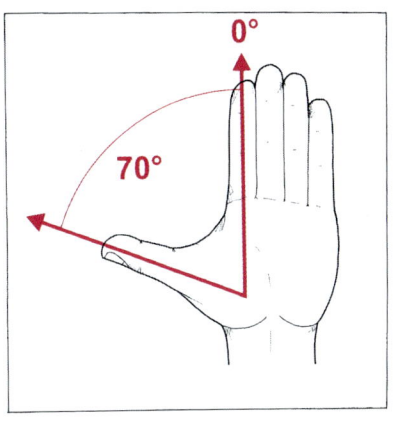

Abb. 3.444. *Abduktion des Daumens:* Diese Prüfung erfolgt in der Palmarebene aus der Neutral-0-Stellung heraus (die Nullinie entspricht der Achse des Zeigefingers)

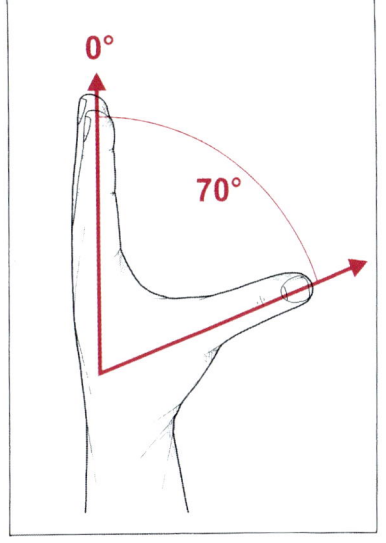

Abb. 3.445. *Antepulsion/Retropulsion des Daumens:* Diese Prüfung erfolgt senkrecht zur Palmarebene aus der Neutral-0-Stellung heraus

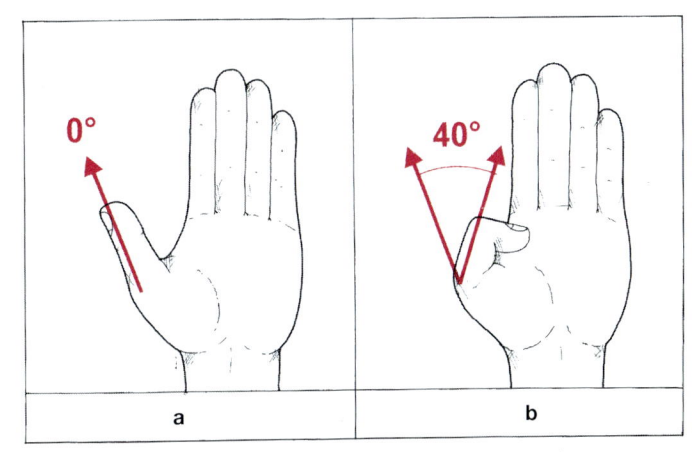

Abb. 3.446 a, b. *Flexion/Extension des Daumens:* So werden die reinen Flexions-/Extensionsbewegungen im Daumen gemessen: **a** maximale Extension; **b** maximale Flexion

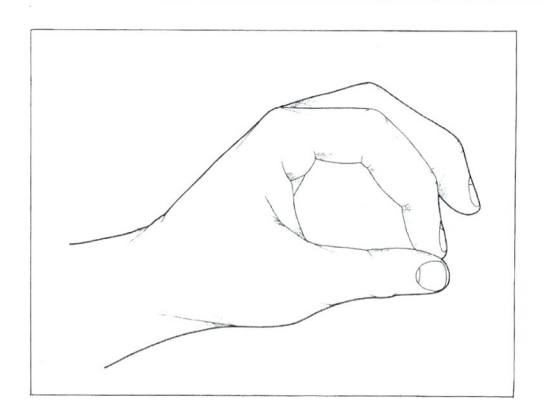

Abb. 3.447. Der *Spitzgriff* ist die funktionell wichtigste Kombinationsbewegung der Hand. Hierbei wird geprüft, ob die Daumenkuppe und die Kuppe des II. (evtl. auch III./IV.) Fingers einander gegenüber gestellt werden können

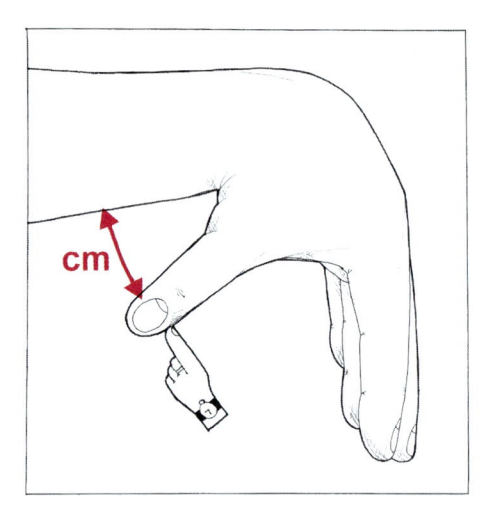

Abb. 3.448. *Daumen-Vorderarm-Abstand:* Der Daumen wird passiv dem Vorderarm maximal angenähert. Normalerweise bleibt eine Distanz von 2–3 Querfingern. Bei sehr bandlaxen Kindern kann das Endglied des Daumens den Vorderarm berühren

Literatur

1. Debrunner HU (1982) Orthopädisches Diagnostikum. Thieme, Stuttgart New York, S 102–105
2. Silliman JF, Hawkins RJ (1993) Classification and physical diagnosis of instability of the shoulder. Clin Orthop 291: 7–19

3.5.2
Röntgentechnik an den oberen Extremitäten

C. Fliegel

Klavikula a.-p. und schräg

Abweichend von der Einstelltechnik bei Erwachsenen und Jugendlichen wählen wir bei Kindern, Kleinkindern und Säuglingen den a.-p.-Strahlengang im Stehen oder in Rückenlage. Bei unklarem Befund auf dieser Aufnahme wird die Schrägaufnahme mit 30° Röhrenkippung nach kranial angeschlossen. Der Zentralstrahl ist bei beiden Aufnahmen auf die Mitte der Klavikula gerichtet.

Schultergelenk a.-p. mit Oberarm in 45° Innenrotation

Der Patient sitzt, das Schulterblatt liegt flach an der Kassette. Der Zentralstrahl zeigt auf das Korakoid und ist 15–20° nach kaudal gekippt (Abb. 3.449a).

Schultergelenk a.-p. mit Oberarm in 45° Außenrotation

Der Zentralstrahl zeigt auf das Korakoid und ist um 15–20° nach kaudal gekippt (Abb. 3.449b).

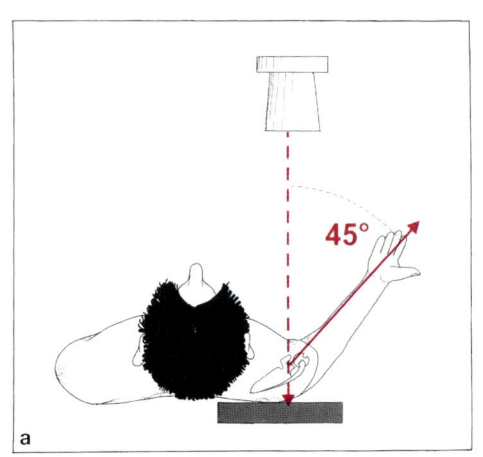

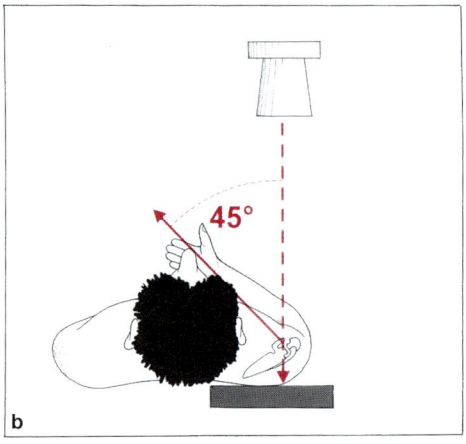

Abb. 3.449 a, b. Röntgentechnik für die Aufnahmen der Schulter a.-p. in 45° Innen- (**a**) und 45° Außenrotation (**b**)

Schultergelenk in 90° Abduktion, Außenrotation und 90° Flexion im Ellbogengelenk

Der Patient sitzt, der Oberarm liegt auf der Kassette in 90° Abduktion, Außenrotation mit flektiertem Ellbogengelenk. Der Zentralstrahl ist auf den Humeruskopf gerichtet (Abb. 3.450).

Werden die 3 vorangehend beschriebenen Aufnahmen gemeinsam angefertigt, so wird dies als „Schwedenstatus" bezeichnet.

Schultergelenk bei Verdacht auf eine Luxation (sog. Y-Aufnahme)

Der Patient steht, die betroffene Schulter ist mit der Vorderseite zur Kassette gerichtet, die Frontalebene bildet einen Winkel von 40° zur Kassettenebene. Der Ellbogen ist um 90° flektiert, die Handfläche wird auf die Mitte des Abdomens gelegt. Der Zentralstrahl ist auf die Mitte der Skapula gerichtet (Abb. 3.451). Jede Abweichung des Humeruskopfes aus dem zentralen Punkt des Ypsilons weist auf eine Luxation hin (Beispiel eines Röntgenbildes s. Abschn. 3.5.4, Abb. 3.468).

Oberarm a.-p. mit Schulter- und Ellbogengelenk

Der Patient steht oder liegt auf dem Rücken, der Ellbogen ist gestreckt, die Hand supiniert. Der Zentralstrahl zeigt auf die Mitte des Humerus.

Oberarm seitlich

Der Patient sitzt seitlich am Tischrand, der Oberarm ist um 90° abduziert, der Ellbogen um 90° flektiert, die Hand supiniert. Der Zentralstrahl zeigt vertikal auf die Mitte des Oberarmes.

Ellbogengelenk seitlich mit 90° Flexion des Gelenkes

Der Patient sitzt am Tisch, der Arm ist abduziert, die Ulnarseite des Ellbogens liegt auf der Kassette, die Hand ist supiniert. Der Zentralstrahl zeigt auf das Radiusköpfchen (Abb. 3.452 a).

Ellbogengelenk volodorsal

Der Patient sitzt am Tisch, der Ellbogen ist gestreckt, die Hand supiniert. Der Zentralstrahl zeigt auf die Mitte des Gelenkes (Abb. 3.452 b).

Ganzer Unterarm a.-p. mit Hand- und Ellbogengelenk

Kleinkinder und Säuglinge liegen in Rückenlage auf dem Untersuchungstisch. Der Ellbogen ist gestreckt, die Hand in Supination; der Zentralstrahl ist auf die Mitte des Unterarmes gerichtet.

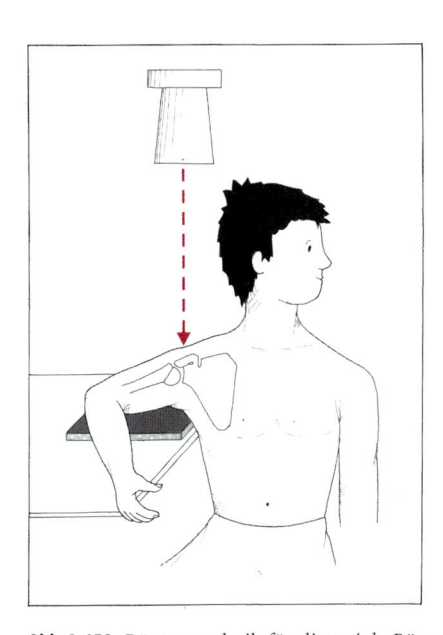

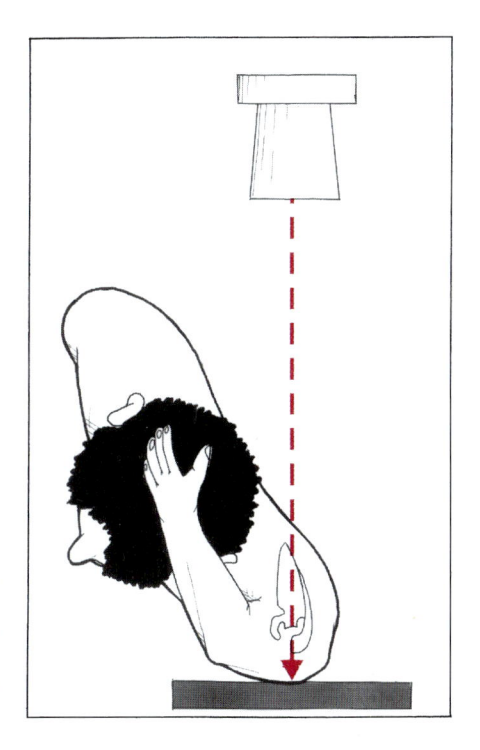

Abb. 3.450. Röntgentechnik für die *axiale Röntgenaufnahme der Schulter*

Abb. 3.451. *Y-Aufnahme* des Schultergelenks. Der Patient steht mit der betroffenen Schulter in einem Winkel von 40° zur Kassettenebene. Der Zentralstrahl ist auf die Mitte der Skapula gerichtet. Auf dieser Aufnahme ist eine Dislokation des Humeruskopfes aus dem Glenoid nach vorne oder nach hinten besonders gut zu sehen

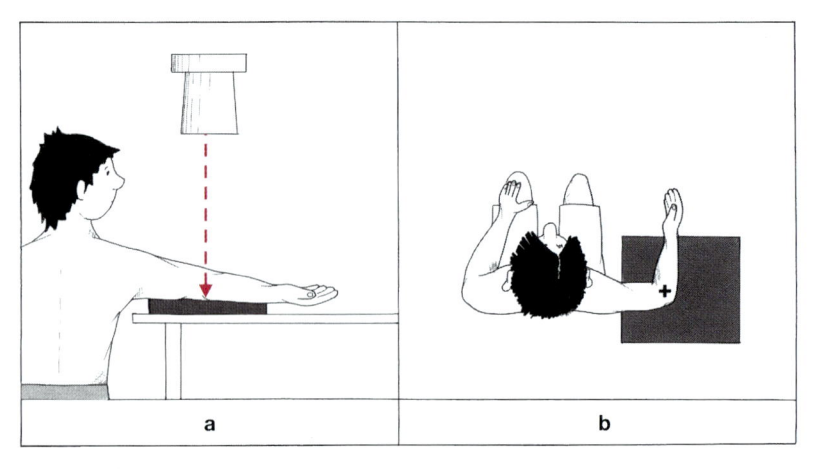

Abb. 3.452 a, b. Aufnahmetechnik für Röntgenbilder des *Ellbogens* (**a**) *a.-p.*, (**b**) *seitlich* (s. Text)

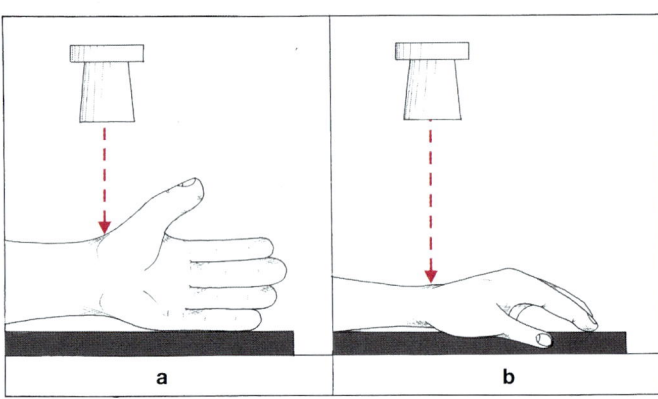

Abb. 3.453 a, b. Aufnahmetechnik für Röntgenbilder des *Handgelenks* (**a**) *seitlich* und (**b**) *a.-p.* (s. Text)

Ganzer Unterarm seitlich

Der Patient sitzt seitlich am Untersuchungstisch, das Ellbogengelenk ist um 90° flektiert, das Handgelenk gestreckt und supiniert. Der Strahlengang verläuft radioulnar.

Handgelenk seitlich

Handgelenk und Finger sind gestreckt, die Ulnarseite liegt auf der Kassette. Der Zentralstrahl ist auf das Handgelenk gerichtet, radioulnarer Strahlengang (Abb. 3.453 a).

Handgelenk dorsovolar

Die Hand liegt in Pronation auf der Kassette. Der Zentralstrahl ist auf die Mitte des Karpalgelenkes gerichtet (Abb. 3.453 b).

Skaphoid (Navikulare) dorsovolar

Lagerung: Die Hand ist proniert und nach ulnar abduziert, die Handwurzel liegt auf der Kassette, die Finger sind flektiert und der Daumen gestreckt (Abb. 3.454 a).

Skaphoid (Navikulare) a.-p. und seitlich

Bei der seitlichen Aufnahme liegt die Ulnarseite auf der Kassette, die Hand ist leicht dorsal flektiert. Die Faust wird locker geschlossen, der Strahlengang ist radioulnar auf das Skaphoid gerichtet (Abb. 3.454 b).

Daumen volodorsal

Lagerung: Die Streckseite des Daumens liegt auf der Kassette, die Hand befindet sich in maximaler Pronation. Der Zentralstrahl ist senkrecht zur Kassette auf das Daumengrundgelenk gerichtet.

Daumen seitlich

Lagerung: Die Radialseite des Daumens liegt auf der Kassette. Die Hand wird ulnarseitig um ca. 20° angehoben. Der Zentralstrahl ist auf das Daumengrundgelenk gerichtet (Abb. 3.455).

Ganze Hand dorsovolar

Lagerung: Die Hand liegt mit gestreckten und leicht gespreizten Fingern auf der Kassette. Der Zentralstrahl wird auf das Köpfchen des Metakarpale III

Abb. 3.454 a, b. Spezialaufnahme des *Os scaphoideum* a.-p. (**a**) und *seitlich* (**b**) (s. Text)

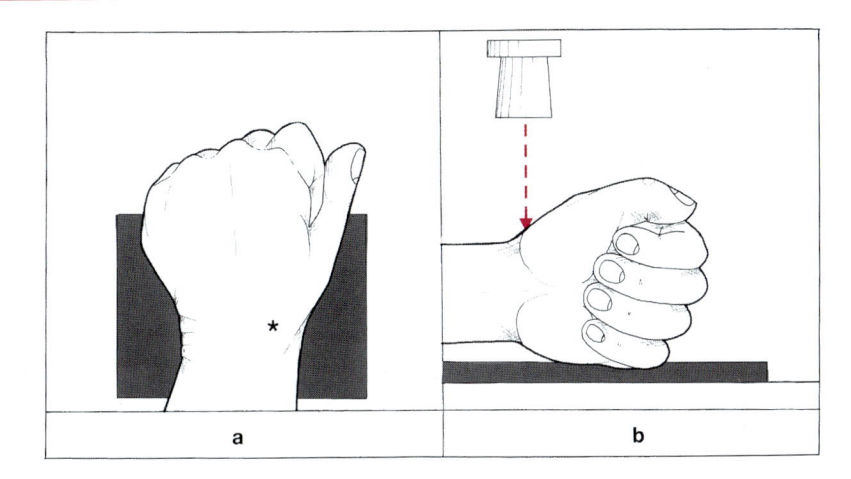

Abb. 3.455. *Seitliche Aufnahme des Daumens* (s. Text)

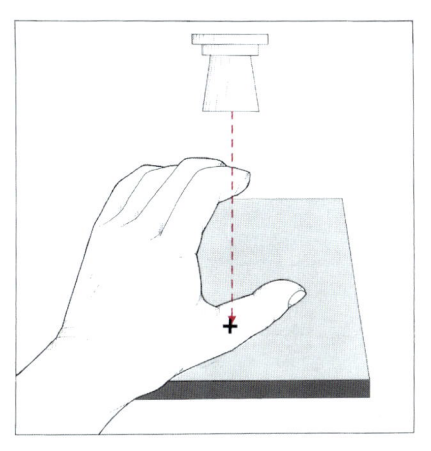

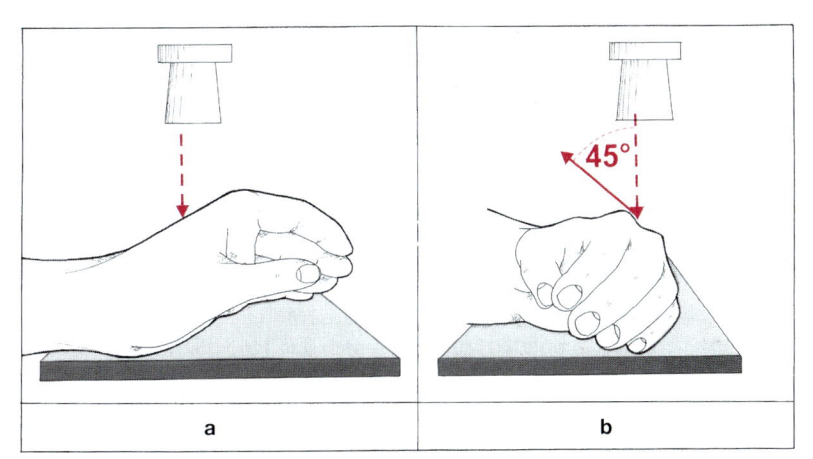

Abb. 3.456 a, b. *Schrägaufnahme der Hand.* Ansicht von der Seite (**a**) und von vorne (**b**). Die Hand liegt in Pronation, die Radialseite ist um ca. 45° angehoben. Der Zentralstrahl ist auf das Köpfchen des Metakarpale III gerichtet

gerichtet. Zur Bestimmung des Knochenalters müssen die Epiphysen von Radius und Ulna unbedingt mit abgebildet sein. Bei unkooperativen Kleinkindern wird die Hand manchmal besser in Supination geröntgt, und zwar mit Hilfe eines 10 cm breiten Plexiglasstreifens, der durch 2 Sandsäcke beidseits fixiert wird.

Ganze Hand schräg

Lagerung: Die Hand liegt in Pronation, die Radialseite ist um ca. 45° angehoben. Die Ulnarseite liegt auf der Kassette. Der Zentralstrahl ist auf das Köpfchen des Metakarpale III gerichtet (Abb. 3.456).

3.5.3
Angeborene Fehlbildungen an den oberen Extremitäten

3.5.3.1
Allgemeine Aspekte – Klassifikation

Definition

Kongenitale Anomalien an Armen und/oder Händen, die vor der Geburt entstanden sind. Mehrheitlich handelt es sich um während der Frühschwangerschaft aufgetretene Schädigungen, einzelne Mißbildungen sind auch vererblich.

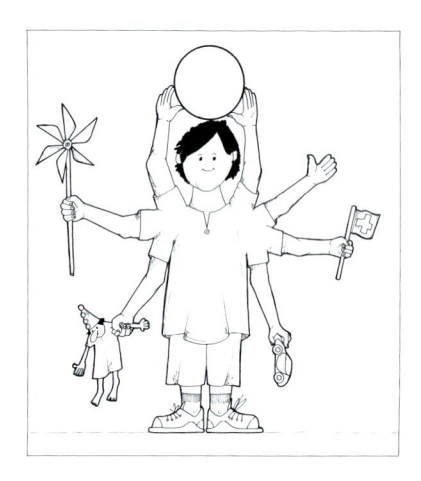

Vorkommen

Zahlen über die Häufigkeit von angeborenen Mißbildungen sind schwer zu erhalten. In einer Studie bei 50 000 Geburten in Edinburgh wurde errechnet, daß nur 3,3 % aller Fehlbildungen an der oberen Extremität lokalisiert waren [36]. Die Inzidenz aller Mißbildungen und Heredopathien wird auf 2–3 % geschätzt, so daß bei 1 000 Geburten etwa 1 Anomalie der oberen Extremitäten zu beobachten ist [16, 25]. Ende der 50er Jahre kam es zu einer plötzlichen Zunahme der Häufigkeit an schweren Mißbildungen der Extremitäten. Diese Häufung war auf das Medikament Thalidomid zurückzuführen, das bei Einnahme während der Schwangerschaft (zwischen dem 26. und dem 50. Tag) zu massiven Schädigungen führte. Nachdem dieser Zusammenhang 1961 erkannt worden war, pendelte sich die Inzidenz wieder auf das vorherige Niveau ein.

Klassifikation

Saint-Hilaire [37] führte Mitte des letzten Jahrhunderts deskriptive griechische Begriffe für die Bezeichnung verschiedener Mißbildungen ein. So bezeichnete eine „Amelie" das Fehlen einer Extremität (griech. Melos: Glied). Andere Begriffe waren „Hemimelie" (griech.: halbes Glied), „Phokomelie" (griech.: Robbengliedrigkeit) und „Ektromelie" (griech. Ektros: Fehlen). Dieser Begriff Ektromelie wurde für die unterschiedlichsten Fehlbildungen verwendet und war deshalb für eine genaue Bezeichnung ungeeignet. Die erste brauchbare systematische Klassifikation wurde von Frantz u. O'Rahilly 1961 vorgeschlagen [15]. Diese Klassifikation war Grundlage für die noch heute gültige Einteilung, die von verschiedenen internationalen Gesellschaften modifiziert und „adoptiert" wurde. Hierzu gehörte die „National Academy of Science", die „American Society for Surgery of the Hand", die „International Federation of Hand Societies" und die „International Society for Prosthetics and Orthotics". Diese Klassifikation hat sich heute generell durchgesetzt (Tabelle 3.22), wenn auch in der Literatur immer noch die alten griechischen Bezeichnungen auftauchen.

Tabelle 3.22. Internationale Klassifikation der angeborenen Fehlbildungen der oberen Extremität

Typ	Bezeichnung			Beispiele
I	Formationsfehler	Transversal	Endständig	Phalangeal Karpal Metakarpal Vorderarm Oberarm
			Interkalar	Symbrachydaktylie Phokomelie
		Longitudinal		Radiale (präaxiale) oder ulnare (postaxiale) Klumphand Spalthand
II	Differenzierungs- (Separierungs-)fehler			Syndaktylie Radioulnare Synostose Kamptodaktylie Klinodaktylie
III	Duplikation			Polydaktylie Triphalangealer Daumen
IV	Überwachstum			Makrodaktylie
V	Hypoplasie			Daumenhypoplasie Madelung-Deformität
VI	Schnürringkomplex			–
VII	Generalisierte Skelettanomalien			Apert-Syndrom Poland-Syndrom Arthrogrypose

Formationsfehler bezeichnen alle Mißbildungen, bei denen ein Körperteil nicht angelegt ist. *Transversale Fehlbildungen* gehen quer durch die Extremitätenachse. Sind sie endständig, so handelt es sich um eine kongenitale Amputation, die je nach Höhe der Amputation bezeichnet wird. Sind distale Anteile der Extremität aber noch vorhanden, so ist die Fehlbildung interkalar (d. h. dazwischengeschaltet). Typisch sind rudimentäre Fingerkuppen am Ende eines Stumpfes. Diese Form wird als Symbrachydaktylie bezeichnet, ein Begriff, der in der angelsächsischen Literatur nicht sehr gebräuchlich ist, sich aber im deutschsprachigen Raum durchgesetzt hat. Amputationen mit erhaltenen Fingerkuppen sind wesentlich häufiger als endständige Fehlbildungen. Die Extremform ist der fehlende Ober- und Unterarm bei (teilweise) erhaltener Hand, sie wird als Phokomelie bezeichnet.

Longitudinale Mißbildungen können präaxial (radial), zentral oder postaxial (ulnar) lokalisiert sein. Zusammen mit dem Radius fehlen oft Daumen und Zeigefinger, mit dem Fehlen der Ulna ist meist das Fehlen des IV. und V. Fingers assoziiert. Da es bei Fehlen eines der beiden Vorderarmknochen zu einer charakteristischen Verbiegung des noch bestehenden Knochens und zu einem Abweichen der Handwurzel wegen fehlender Gegenstütze kommt, wird die Deformität auch als radiale oder ulnare Klumphand bezeichnet. Beim zentralen Defekt fehlt der II., III. und evtl. der IV. Strahl mit den entsprechenden Metakarpalia. Dies wird als Spalthand oder, im angelsächsischen Raum, auch als „Lobster-claw-Hand" bezeichnet.

Beim *Differenzierungsfehler* ist es zu einer Störung der Separation von Geweben gekommen. Die häufigste und typischste Deformität ist die Syndaktylie. Nicht allzu selten ist auch die radioulnare Synostose.

Die *Duplikation* entsteht durch die Spaltung des embryonalen Gewebes, die zur Bildung von überzähligen Phalangen führt. Die Polydaktylie ist neben der Syndaktylie die häufigste Fehlbildung an der Hand. Beim *Überwachstum* ist ein einzelner Körperteil (meist ein Finger) zu groß angelegt. Makrodaktylien sind an der unteren Extremität häufiger als an der oberen. Bei der *Hypoplasie* sind Skelett und Weichteile eines Körperteils kleiner als normal angelegt, während beim *Schnürringkomplex* ein komplexes Bild von interkalaren und endständigen Weichteil-, z. T. auch knöchernen Fehlbildungen besteht.

Mit dem Begriff der *teratologischen Reihe* wird der Schweregrad der Schädigung charakterisiert. So führt etwa eine leichte Beeinträchtigung zu einer Hypoplasie des Daumens, eine schwere hingegen zur Aplasie.

In diese Einteilung sind die *angeborenen Fehlbildungen im Bereich des Schultergürtels* nicht aufgenommen (Sprengel-Deformität, Klavikulapseudarthrose). Da sie aber zur oberen Extremität gehören, werden sie am Ende dieses Kapitels ebenfalls besprochen.

Betreuung von Kindern mit kongenitalen Handmißbildungen

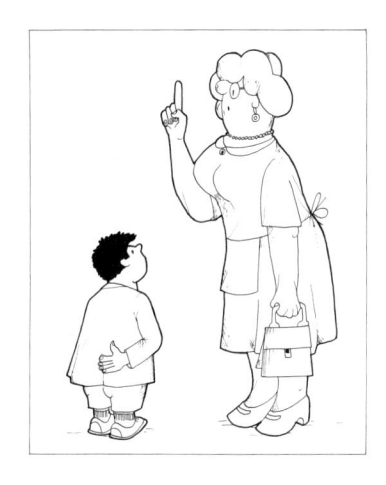

Die Hand ist weit mehr als nur ein Teil unseres Bewegungsapparates. Sie ist auch ein enorm wichtiges Sinnesorgan und ein Ausdrucksmittel. Wir „sprechen" mit den Händen, wehren ab, umarmen, drohen, liebkosen und warnen mit ihnen. Wir „handeln" und „händeln", geben die Hand und leben von der Hand in den Mund. Nur realistische Pläne haben „Hand und Fuß"; wenn wir aber nicht wagen, unseren Zorn zu äußern, machen wir die „Faust im Sack". Mit der Hand ertasten wir unsere Umgebung, und ohne diesen differenzierten Tastsinn wären wir nicht in der Lage, unter den vielen Gegenständen in der Hosentasche den Fahrradschlüssel hervorzukramen. Erwachsene begrüßen einander, indem sie sich die Hand reichen. Eltern zwingen auch ihre Kinder, dies zu tun, obwohl diese oft Angst vor den großen Erwachsenenhänden haben.

Für die Eltern ist die Feststellung, daß bei ihrem Kind ein Körperteil fehlt oder mißgebildet ist, nach der Geburt meist ein Schock. Es ist deshalb sehr wichtig, daß sie schon frühzeitig kompetent beraten werden und realistisch sehen, was auf sie zukommt. Einzelne Mütter und Väter haben ganz irreale Vorstellungen von den Möglichkeiten der modernen Medizin. Andere wiederum verdrängen das Problem und versäumen evtl. tatsächlich vorhandene Verbesserungsmöglichkeiten und Hilfen für das Kind.

Die meisten Eltern von Kindern mit Fehlbildungen haben große Schuldgefühle, die latent immer vorhanden sind und oft einen religiösen Ursprung haben. Die Mißbildung des Kindes wird als „Strafe Gottes" oder als „Erbsünde" empfunden. Solche Gefühle können durch eine allzu genaue Erhebung der Anamnese stark gefördert werden. Kaum eine Mutter ist hundertprozentig sicher, ob sie nicht in der Frühschwangerschaft (v. a. in der Zeit, in der sie noch nicht wußte, daß sie schwanger war) mit einer Noxe in Kontakt kam. Es ist grausam, die Mißbildung des Kindes mit dem Glas Wein oder dem Hustenmittel, das sie damals eingenommen hat, in Verbindung zu setzen. Auch die Ermittlung der Familienanamnese erweckt Schuldgefühle. Nicht selten weisen Väter und Mütter die Schuld einander gegenseitig zu. Eine genaue Ermittlung der Schwangerschafts- und Familienanamnese ist deshalb nur dann sinnvoll, wenn sie für die Diagnose und/oder Therapie Konsequenzen hat oder wenn der Wunsch auf seiten (beider!) Eltern besteht. Bei den meisten Fehlbildungen ist die genaue Ermittlung der Noxe irrelevant und sollte deshalb unterlassen werden.

Die Beratung sollte durch ein Team erfolgen, damit alle Aspekte der zugrundeliegenden Problematik (auch der zusätzlichen Fehlbildungen) und der Behandlung mitberücksichtigt werden können.

Zu einem solchen Team sollten gehören:

- ein Orthopäde,
- ein mikrochirurgisch ausgebildeter Handchirurg,
- Ergotherapeut/in,
- Orthopädietechniker.

Nach Möglichkeit sollten diese Fachleute gemeinsam den Patienten beurteilen und die Eltern beraten. In gewissen Fällen ist auch eine *genetische Beratung* notwendig. Auch hierfür sollten die entsprechenden Fachleute zur Verfügung stehen.

Bei verschiedenen Fehlbildungen sind *operative Maßnahmen* notwendig. Die Wahl des richtigen Zeitpunktes für die Operation erfordert viel Erfahrung. Je früher die Operation erfolgt, desto größer ist die Adaptationspotenz. Andererseits ist die Operation technisch um so schwieriger, je kleiner die Extremität ist. Bei bestimmten Eingriffen ist auch die Rezidivgefahr größer. Zudem kann man von sehr kleinen Kindern für die postoperative Phase kein Mitmachen verlangen. Tabelle 3.23 gibt bestimmte Anhaltspunkte für einen günstigen Operationszeitpunkt [16]. Der genaue Zeitpunkt muß jedoch der individuellen Situation des Patienten und seiner Familie wie auch der Erfahrung des Operateurs entsprechen.

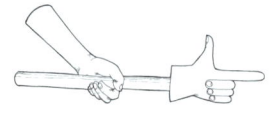

Bei kongenitalen Amputationen muß auch die Möglichkeit der *prothetischen Versorgung* in Erwägung gezogen werden. Hierbei ist die enge Zusammenarbeit mit einem Orthopädietechniker notwendig. Die Erfahrung hat allerdings gezeigt, daß bei einseitigen Amputationen unterhalb der Ellenbeuge Kinder fast nie das Bedürfnis nach einer Prothese haben bzw. eine vorhandene Prothese nicht oder schlecht nutzen. Der künstliche Ersatz bringt für sie keinen funktionellen Gewinn. Ist eine geschickte Hand vorhanden, so kann, solange ein Oberarm- und evtl. ein Vorderarmstumpf vorhanden ist, das Fehlen der anderen weitgehend kompensiert werden. Beim Schreiben hat die Gegenhand vorwiegend die Aufgabe, die Schreibunterlage zu halten, dies kann das Kind auch mit dem Ellbogen tun. Der einzige Nachteil ist, daß es sich stärker vorneigen muß und daß der Rücken asymmetrisch gehalten wird. Die Gefahr, daß sich auf diese Weise eine Skoliose ausbildet, ist allerdings gering. Mit einem rudimentären Vorderarmstumpf kann das Kind in der Ellenbeuge auch Gegenstände halten, so daß eine Prothese noch weniger wichtig erscheint. Dennoch sollte man den Kindern die Möglichkeit eines künstlichen Ersatzes anbieten. Das Kind soll selbst entscheiden, ob es die Prothese tragen will oder nicht. Ist die Amputation im Oberarm lokalisiert, so ist das Tragen einer Prothese sinnvoll, da die Reichweite einer derart fehlgebildeten Extremität zu klein ist. Auch mit einer leichten Schmuckprothese kann das Kind mit der Hand einen Gegenhalt bilden, wenn es Gegenstände aufnehmen oder das Schreibpapier stabilisieren will. Eine weitere Möglichkeit ist eine mechanische Prothese mit Kabelzug für die Betätigung des Ellbogens oder eines Hakens („hook"), in welchen Gegenstände eingeklemmt werden können. Auch für das Halten eines Löffels oder einer Gabel gibt es Vorrichtungen, damit zweihändiges Essen ermög-

Tabelle 3.23. Günstigster Zeitpunkt der Operation

Fehlbildung	Zustand/Operation	Alter
Syndaktylie	Einfache Knöcherne Akrosyndaktylie	12 Monate 8 Monate 4 Monate
Klumphand	Zentralisation Pollizisation Verlängerung	12 Monate 2 Jahre 12 Jahre
Polydaktylie	V. Finger Daumen	4 Monate 1 Jahr
Fingeraplasie	Pollizisation Fingertransfer Verlängerung	1–2 Jahre 1–2 Jahre 12 Jahre
Schnürringkomplex	Bei vaskulärer Störung	Notfallmäßig
Symbrachydaktylie	Fingerstabilisierung	1–2 Jahre
Deltaphalanx	Osteotomie	3–4 Jahre
Radioulnare Synostose	Osteotomie	7–8 Jahre

licht wird. Das Verschreiben einer myoelektrischen Prothese sollte Kindern mit einer doppelseitigen Amputation vorbehalten bleiben.

> **!** Man sollte nicht vergessen, daß auch der besten und raffiniertesten Armprothese das wesentlichste Element fehlt, nämlich die Sensibilität. Solange wir normale Hände haben, glauben wir, die Hand sei in erster Linie ein Werkzeug. Erst wenn die Hand fehlt, realisiert man, daß v. a. die adominante Hand hauptsächlich ein Sinnesorgan ist (Abb. 3.457).

Die Steuerung von myoelektrischen Prothesen ist durch den Einsatz von elektronischen Bestandteilen heute sehr schnell geworden. Es gibt nun Prothesen, die beinahe die Bewegungsgeschwindigkeit einer normalen Hand erreichen und eine taktile Greiffunktion haben, d. h., sie können den Druck dosieren, wenn sie etwas ergreifen, und sie zerdrücken den Gegenstand nicht. Grundsätzlich können folgende Bewegungsrichtungen eingebaut werden: Ellbogenflexion und -extension, Handgelenkpro- und -supination und Greiffunktion. Der Einbau aller 3 Funktionen macht die Prothese aber äußerst schwer und die Handhabung für das Kind sehr schwierig. Es muß lernen, ganz andere Muskelgruppen am Oberarm zu aktivieren, um eine bestimmte Funktion der Hand zu bewirken (Abb. 3.458).

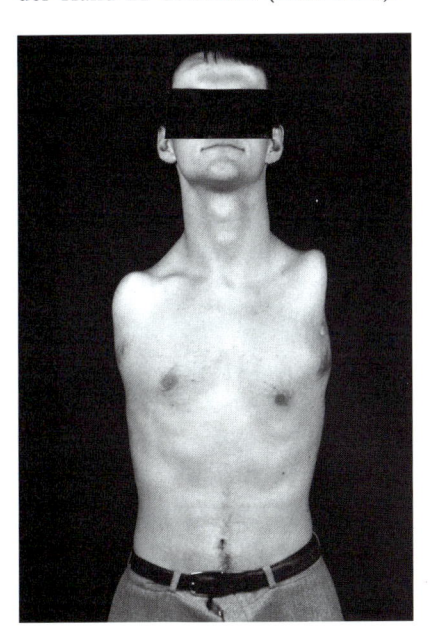

Abb. 3.457. *Beidseitige Amelie* bei 16jährigem Jungen. Trotz mehrfacher Versuche der beidseitigen Prothesenversorgung verwendet der Patient seine Prothesen nicht, sondern verrichtet alle Tätigkeiten mit seinen Füßen bzw. Beinen, mit denen er eine außerordentliche Geschicklichkeit entwickelt hat. Die fehlende Sensibilität der Prothesenhände verhindert, daß sie für alltägliche Verrichtungen tauglich sind

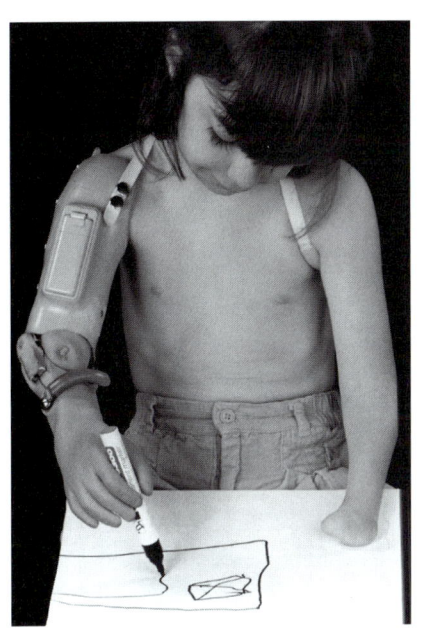

Abb. 3.458. *Myoelektrische Prothese* bei einem 6jährigen Mädchen mit beidseitiger Dysmelie

3.5.3.2
Endständige und interkalare transversale Fehlbildungen (I) (einschließlich. Phokomelie, Symbrachydaktylie)

Klinik, Diagnostik

Transversale Fehlbildungen können endständig oder interkalar sein. Sehr häufig sind am Ende eines Amputationsstumpfes Knospen von mehreren Fingerkuppen vorhanden. Diese interkalare Fehlbildung nennt man eine Symbrachydaktylie. Es ist die häufigste Form der kongenitalen Amputation. Besonders häufig ist die Amputation auf Höhe des proximalen Drittels des Vorderarmes lokalisiert. Bei der Geburt beträgt die Länge des Vorderarmstumpfes in der Regel nur 5–7 cm. Das Ellbogengelenk ist meist normal. Am Stumpfende ragen aus der Haut Knospen der Fingerkuppen hervor, die eine hohe Sensibilität aufweisen. Proximalere oder distalere transversale Mißbildungen sind seltener. Im Bereich der Phalangen können Fingerglieder ganz fehlen. Häufiger ist aber die Verkürzung von Fingergliedern (Brachyphalangie) oder von Metakarpalia (Brachymetakarpie). Auch hier sind interkalare Fehlbildungen wesentlich öfter zu sehen als endständige. Selten beobachtet man das Fehlen des Karpus. Auf dieser Höhe fehlt meist die ganze Hand bis auf die Fingerkuppen. Fehlen zentrale Finger vollständig, spricht man von einer Spalthand. Sind die zentralen Finger bis auf

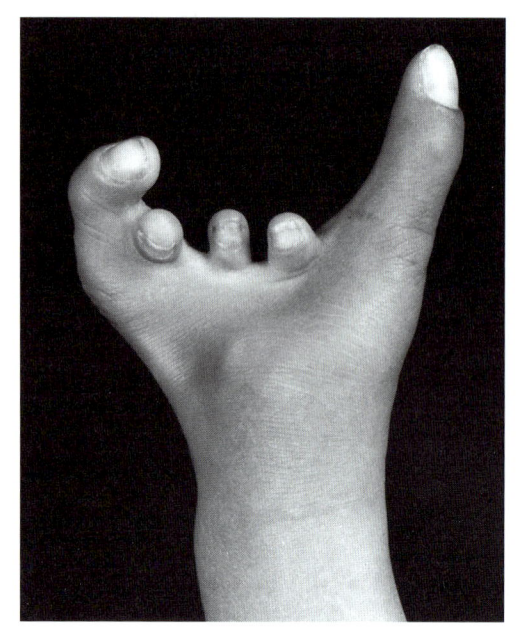

Abb. 3.459. 4jähriger Junge mit *Symbrachydaktylie vom Spalthandtyp*

wenige distale Anteile (Fingerkuppen) reduziert, so spricht man von einer Symbrachydaktylie vom Spalthandtyp (Abb. 3.459). Sind auf den Metakarpalia nur rudimentäre Phalangen mit normalen Fingerkuppen vorhanden, so besteht eine Symbrachydaktylie vom Kurzfingertyp. Es gibt auch mono-, di- und triphalangeale Symbrachydaktylien [33]. Die teratologische Reihe bei der Symbrachydaktylie lautet (mit zunehmendem Schweregrad der Schädigung): Kurzfingertyp, monodaktyler Typ, Spalthandtyp und peromeler Typ. Die Symbrachydaktylie ist nicht vererblich, sondern beruht auf einer Schädigung während der Schwangerschaft. Zur klinischen Untersuchung gehören die Palpation, die Beweglichkeitsprüfung und v. a. auch die funktionelle Examinierung. Von entscheidender Bedeutung ist, ob eine Opposition des Daumens bzw. ein Spitzgriff möglich ist. Für die radiologische Beurteilung ist die Kenntnis des Alters bei Erscheinen der Ossifikationszentren nützlich (Tabelle 3.24).

Tabelle 3.24. Alter bei Erscheinen der Ossifikationszentren an der Hand auf dem Röntgenbild

Os capitatum und Os hamatum	2 Monate
Os triquetrum	1,7 Jahre
Os lunatum	2,5 Jahre
Os scaphoideum, trapezium, trapezoideum	4 Jahre
Metakarpalia und proximale Phalangen	1,5 Jahre
Mittelphalangen	2 Jahre
Distale Phalangen	2,5 Jahre

Therapie

Grundsätzlich stehen folgende Operationsmöglichkeiten zur Verfügung:

- Stabilisierung der Fingerknospen mit freien Knochentransplantaten,
- Verlängerungsosteotomien,
- Pollizisation,
- mikrovaskulärer Transfer einer Zehe auf die Hand.

Verlängerungsosteotomien sind eine gute Möglichkeit zum Erreichen einer Funktionsverbesserung, evtl. auch eines ästhetischen Gewinnes. Allerdings muß man sich stets vor Augen halten, daß die Muskelfunktion mit der Verlängerung immer nur verschlechtert und nicht verbessert wird. Der funktionelle Gewinn muß auf einer anderen Ebene liegen. So kann z. B. die Verlängerung eines extrem kurzen Vorderarmstumpfes das Einklemmen von Gegenständen in der Ellenbeuge oder auch ein besseres Anpassen einer Vorderarmprothese ermöglichen (Abb. 3.460). Auch die operative Verlängerung der Phalangen kann eine funktionelle Verbesserung herbeiführen, wenn dadurch etwa die Opposition und der Spitzgriff möglich werden. Im allgemeinen ist der funktionelle Gewinn jedoch klein, es handelt sich eher um eine kosmetische Verbesserung. Durch die Verlängerung der Muskulatur wird Kraft eingebüßt. Besonders groß ist der funktionelle Gewinn, wenn ein zur Opposition unfähiger radialer Strahl durch Rotation in eine Oppositionsstellung gebracht und auf diese Weise der Spitzgriff ermöglicht wird (sog. Pollizisation) (Abb. 3.461). Natürlich muß auch die Muskulatur entsprechend angelegt sein und umgesetzt werden, damit ein echter Spitzgriff möglich wird. Es handelt sich um einen technisch schwierigen Eingriff, der große Erfahrung voraussetzt, der aber im Falle eines Erfolges dem Patienten sehr viel bringt. Viel problematischer ist der Transfer von Zehen auf die Hand [6]. Die Nervenversorgung ist problematisch, und die Zehe bleibt aspektmäßig immer als solche erkennbar, somit ist auch der ästhetische Gewinn sehr limitiert. Beim peromelen Typ der Symbrachydaktylie ermöglicht allerdings eine transferierte Zehe erst die Greiffunktion. In Einzelfällen können auch Rotations- oder Keilosteotomien zur Korrektur von Fehlstellungen von rudimentären Fingern sinnvoll sein.

Konservative Behandlung

Die konservative Behandlung besteht einerseits in Ergotherapie, andererseits in einer etwaigen prothetischen Versorgung. Mit Hilfe der *Ergotherapie* soll

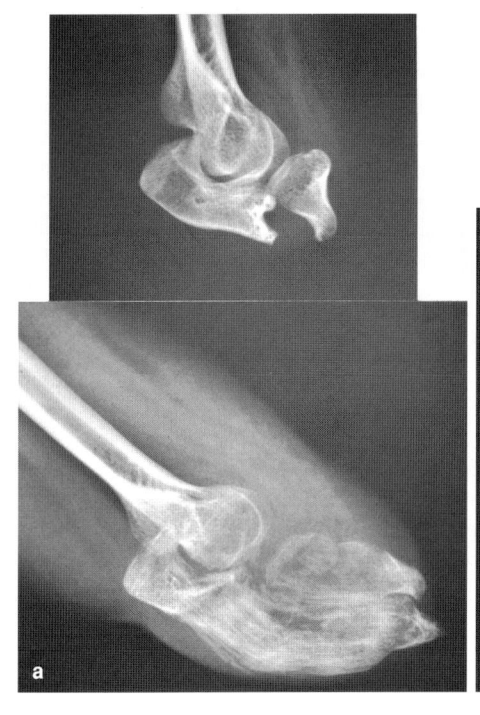

3.5.3 Angeborene Fehlbildungen an den oberen Extremitäten

Abb. 3.460 a, b. *Kongenitale Vorderarmamputation* mit kurzem Vorderarmstumpf. Da bei dieser Patientin das Einklemmen von Gegenständen in der Ellenbeuge nicht möglich war, wurde im Alter von 15 Jahren eine *Stumpfverlängerung mit dem Ilisarow-Apparat* durchgeführt. **a** Röntgenbilder prä- *(oben)* und postoperativ nach Verlängerung *(unten).* **b** Montierter Ringfixateur. Die Beweglichkeit im Ellbogengelenk wurde erhalten, so daß ein deutlicher funktioneller Gewinn resultierte

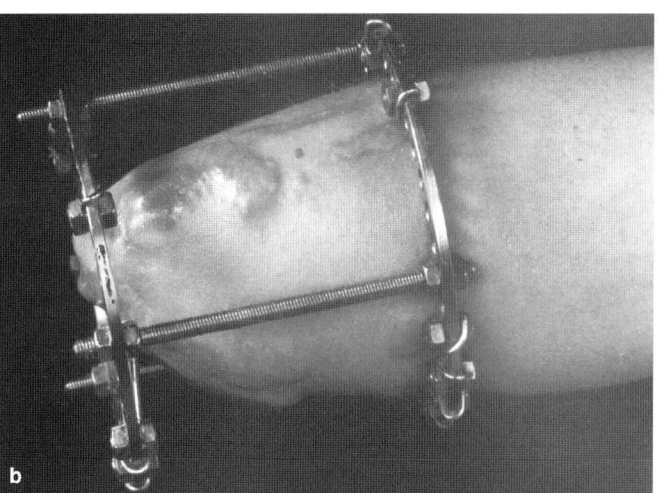

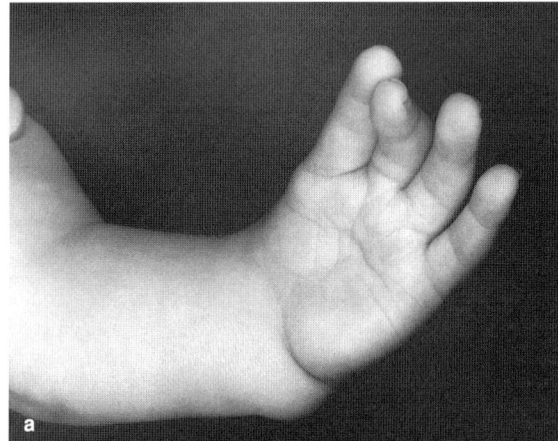

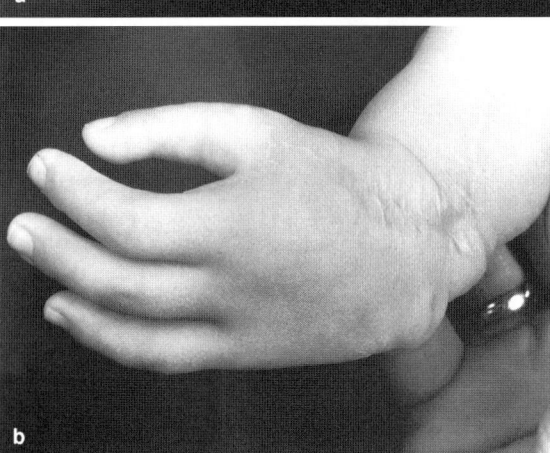

versucht werden, das Kind dazu zu bringen, die fehlgebildete Hand möglichst viel und effektiv einzusetzen. Das Kind soll den Armstumpf als Gegenhalt verwenden, soll Gegenstände im Ellbogen einklemmen oder evtl. vorhandene rudimentäre Finger möglichst gut einsetzen. Insbesondere postoperativ ist eine Ergotherapie sehr wichtig, wenn beispielsweise der Spitzgriff nach einer Pollizisation erlernt werden soll.

Eine *Prothesenversorgung* kann erwogen werden, wenn keine wesentlichen Anteile der Hand vorhanden sind. Einigermaßen bewährt haben sich nur sehr einfache Hilfsmittel, mit denen beispielsweise etwas eingeklemmt werden kann oder die als Gegenhalt gebraucht werden können. Bei einseitigen Fehlbildungen werden komplizierte Prothesen mit vielen Möglichkeiten in der Praxis fast nie verwendet, da die nicht behinderte Hand außer dem Gegenhalt alle Aufgaben übernimmt. Für das Gegenhalten reicht aber ein einfaches Hilfsmittel aus. Wie schon in Abschn. 3.5.3.1 dargelegt, kommen myoelektrische Prothesen nur bei doppelseitigen Mißbildungen in Frage. Auch mechanische Prothesen mit Schulterzug, Ellbogenbewegung oder Greiffunktion durch einen

Abb. 3.461 a, b. 1jähriger Junge mit Daumenaplasie. **a** Zustand präoperativ mit 4 Langfingern und fehlendem Daumen. **b** 1 Jahr nach *Pollizisation* des Zeigefingers. Es ist nun ein kräftiger Spitzgriff möglich

"hook" werden von Patienten mit einseitiger Mißbildung selten tatsächlich verwendet. Bei bestimmten Berufen allerdings kann ein „hook" zur Berufsausübung notwendig sein. Dies spielt aber erst nach Wachstumsabschluß eine Rolle.

3.5.3.3 Längsmißbildungen (I)

Radiale Klumphand

Klinik, Diagnostik

Die radiale Klumphand ist die häufigste Längsmißbildung. Dabei fehlt der Radius komplett oder partiell. Die Klumphand kommt ein- oder beidseitig vor. Die Inzidenz der radialen Klumphand beträgt ca. 1 : 100 000. In etwa der Hälfte der Fälle ist sie bilateral, Jungen sind etwas häufiger betroffen als Mädchen (1,5 : 1) [3]. Die Ätiologie ist unbekannt. Meist tritt die Klumphand sporadisch auf.

Die Klumphand kann mit folgenden anderen kongenitalen Anomalien assoziiert sein:

- Thrombozytopenie (TAR-Syndrom): Bei diesem Syndrom kann, trotz Fehlen des Radius, ein normaler Daumen vorhanden sein
- Fanconi-Syndrom
- Holt-Oram-Syndrom (hereditäre Form, mit Vorhofseptumdefekt assoziiert, s. Kap. 4.6.6.4)
- VATER-Syndrom (Anomalien der Wirbelsäule, Analatresie, tracheoösophageale Fistel, Nierenmißbildung und Aplasie des Radius)

Bei der Geburt ist der Vorderarm verkürzt, und die Hand weicht nach radial ab. Der Vorderarm ist etwa um 25–50 % kürzer als normal. Bei der Geburt kann die Flexionsfähigkeit des Ellbogens eingeschränkt sein; dies bessert sich jedoch meist spontan, so daß Behandlungen nicht zu früh einsetzen sollten. Außer der Kontraktur des Ellbogens findet sich auch eine Versteifung der Metakarpophalangeal- und der proximalen Interphalangealgelenke. Meist fehlt der Daumen, oder er ist nur rudimentär vorhanden. Auch das Metakarpale I ist stets hypoplastisch. Die Deformität betrifft aber nicht nur die knöchernen Strukturen, sondern auch die Weichteile. Der M. flexor pollicis longus fehlt in der Regel, der M. flexor carpi radialis ist meist vorhanden, aber die radialen karpalen Extensoren sind schwach oder fehlen ganz. Die Extensoren des Zeigefingers und des mittleren Fingers sind hypoplastisch und haben häufig eine abnorme Insertion. Bei einer Rekonstruktion ist von wesentlicher Bedeutung, daß auch die Gefäße und Nerven nicht normal angelegt sind.

Therapie

Bei der Geburt ist die Hand in der Regel aus der ulnaren Fehlstellung redressierbar. Es sollte früh mit redressierenden Übungen durch die Ergotherapeutin und die Mutter begonnen werden. Das Anlegen einer Schiene ist manchmal recht schwierig, dennoch ist die Schienenbehandlung während der Nacht wichtig und sollte unbedingt durchgeführt werden.

Im Alter von 6–12 Monaten muß die Entscheidung bezüglich der Operation gefällt werden, insbesondere wenn beabsichtigt wird, zu einem späteren Zeitpunkt eine Pollizisation des Zeigefingers zum Daumen durchzuführen. Zur Stabilisierung des Handgelenkes sind schon die verschiedensten Operationen vorgeschlagen worden. Da das Handgelenk mit einem Knochen (Ulna) sehr instabil ist, ist das Risiko eines Rezidivs bei allen Operationen relativ hoch [26]. Am besten hat sich die Zentralisation der Ulna durchgesetzt [29]. Eine Alternative dazu ist die Radialisation des Karpus, die Buck-Gramcko vorgeschlagen hat (Abb. 3.462) [7]. Bei der Zentralisation wird die Ulna in die Mitte des Karpus unter das Os lunatum gesetzt und mit einem osteoperiostalen Lappen stabilisiert. Die Muskulatur bleibt an Ort und Stelle. Bei der Radialisation dagegen wird die Ulna ganz auf die radiale Seite unter das Os naviculare gebracht, während die radiale Muskulatur auf die dorsoulnare Seite des Handgelenkes verlagert wird. Beide Operationen können stabile Verhältnisse herstellen. In 2/3 der Fälle ist zusätzlich

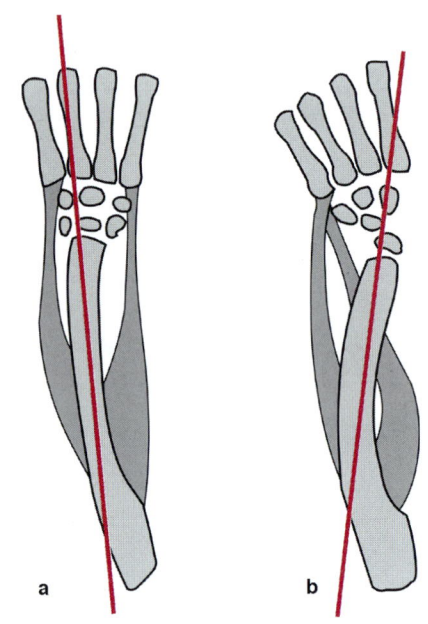

Abb. 3.462 a, b. *Operationen bei radialer Klumphand:* **a** Zentralisation und **b** Radialisation des Karpus. Die radiale Muskulatur wird auf die ulnare Seite verlagert

eine Pollizisation des Zeigefingers notwendig, der allerdings meist auch nicht ganz normal angelegt ist. Dennoch kann mit der Pollizisation in der Regel eine Oppositionsfähigkeit erreicht werden, die im Falle einer beidseitigen Deformität natürlich besonders wichtig ist.

Ulnare Klumphand

Klinik, Diagnostik

Die ulnare Klumphand ist etwa 10mal seltener als die radiale Form. Auch hier fehlt der Vorderarmknochen komplett oder partiell. In der Regel betrifft der Defekt die distalen 2/3 der Ulna. Meist ist eine fibröse Anlage vorhanden, die zu einer deformierenden Kraft werden kann, indem sie das Handgelenk nach ulnar zieht. Mit dem Weiterwachsen des Vorderarmes nimmt die Verbiegung des Radius zu, und dieser subluxiert im Ellbogen. Fehlt die Ulna vollständig, ist meist eine schwere Flexionskontraktur im Ellbogen die Folge. Die ulnare Muskulatur (M. flexor carpi ulnaris und M. extensor carpi ulnaris) sowie die ulnarseitigen Karpalknochen fehlen in der Regel, ebenso Ring- und Kleinfinger.

Therapie

Die hypoplastische Form der Ulna ist i. allg. nicht behandlungsbedürftig. Gelegentlich muß das fibröse Band exzidiert werden, um die Progression der ulnaren Abweichung des Handgelenkes zu verhindern. Wichtig ist, daß bei dieser Operation die fehlgebildeten ulnaren Gefäße und Nerven geschont werden. Andere chirurgische Behandlungen sind selten indiziert. Meist kann die Ulnardeviation durch Schienen vermieden werden [31], auch die Resektion der fibrokartilaginären Anlage ist nur selten notwendig [21, 31]. Maßnahmen an den Fingern sind nicht erforderlich, da die Greiffunktionen in der Regel erhalten sind.

Spalthand

Die Spalthand kommt in 2 Formen vor. Die typische Form ist hereditär, meist bilateral. Die zentralen Metakarpalia fehlen sowie normalerweise der Mittelfinger, manchmal der Zeigefinger, selten der Ringfinger. Der Defekt ist V-förmig. Oft sind auch die Füße betroffen. Die zweite atypische Form ist eine Symbrachydaktylie (vom Spalthandtyp). Sie ist einseitig und nicht genetisch, der Metakarpus ist vorhanden, es fehlen jedoch mehrere zentrale Finger. Der Defekt ist U-förmig, und die Füße sind nicht betroffen. Die typische Form ist häufig mit anderen Mißbildungen assoziiert, aber nicht an den Extremitäten (43 % [10]). Bei der typischen Form ist in schweren Fällen eher die radiale Seite stärker betroffen, während bei der Symbrachydaktylie vom Spalthandtyp eher die ulnare Seite stärker involviert ist. Häufig besteht gleichzeitig eine Syndaktylie. Die Therapie richtet sich nach der Funktionsstörung. Bei Syndaktylien müssen Kommissurenvertiefungen durchgeführt werden. Da Daumen und Kleinfinger vorhanden sind, ist in der Regel eine Opposition möglich. Gelegentlich sind auch Rotationsosteotomien notwendig. Rudimentäre Fingeranlagen im zentralen Teil der Hand können evtl. verlängert werden, meist sind aber nicht sehr viele therapeutische Maßnahmen notwendig, da die Funktion relativ wenig eingeschränkt ist. Allerdings ist die kosmetische Beeinträchtigung verhältnismäßig stark. Die „Lobster-Klauen-Hand" ist sehr häßlich, so daß der Wunsch nach rekonstruktiven Maßnahmen verständlich ist. Eine Verkleinerung und Verschönerung der Spaltbildung kann hier helfen.

3.5.3.4
Differenzierungsfehler (II)

Syndaktylie

Klinik, Diagnostik

Die Syndaktylie ist die häufigste kongenitale Fehlbildung der Hand. Sie ist in der Regel vererbt. Die Familienanamnese ist in bis zu 40 % positiv [30]. In der Hälfte der Fälle ist sie beidseitig vorhanden. 50 % der Syndaktylien sind zwischen Mittel- und Ringfinger lokalisiert, 30 % zwischen Ringfinger und Kleinfinger, andere Lokalisationen sind selten [30].

Die Syndaktylie kommt in folgenden Formen vor [11]:

- Komplett: Die Syndaktylie betrifft die komplette Kommissur bis ans distale Ende der Phalanx.
- Inkomplett: Zwischen den 2 Fingern besteht im Bereich der Endphalangen eine Kommissur.
- Komplex: Neben der häutigen Syndaktylie besteht auch eine knöcherne Verbindung.
- Einfach: Keine knöcherne Verbindung.
- Akrosyndaktylie: Syndaktylie im Bereich der distalen und evtl. mittleren Phalanx, aber Fenster auf Höhe der proximalen Phalanx.

Je komplexer die Syndaktylie ist, desto eher sind auch Sehnen, Nerven und Gefäße beteiligt. Selbst bei einfachen Syndaktylien ist die Auftrennung der

Nerven distaler als normal; dies gilt es bei Operationen zu beachten. Die Akrosyndaktylie tritt häufig im Zusammenhang mit dem Schnürringkomplex auf. Syndaktylien können auch Teil des Poland-Syndroms (Kap. 4.6.6.5) sein, außerdem sind sie sehr typisch für das Apert-Syndrom (Kap. 4.6.6.1). Bei der klinischen Untersuchung beobachten wir außer der häutigen Verbindung die Beweglichkeit der Gelenke und die Länge der Knochen. Nicht allzu selten sind bei Brachysyndaktylien auch Verkürzungen von Knochen festzustellen. Das Röntgenbild zeigt dann auch allenfalls vorhandene knöcherne Verbindungen.

Therapie

Eine sehr frühe Syndaktylietrennung muß bei der Akrosyndaktylie durchgeführt werden, wenn es durch die Weichteilverbindung zu einer Kompression oder zur zusätzlichen Deformation der beteiligten Finger kommt. Auch bei ungleich langen Partnern der verbundenen Finger ist eine frühe Trennung notwendig. Dies gilt auch, wenn eine knöcherne Verbindung vorhanden ist. Die einfache Syndaktylie kann etwas später, d. h. im Alter von 1–1,5 Jahren, getrennt werden. Beidseitige Syndaktylien können in gleicher Sitzung operiert werden. Man beachte, daß bei kompletten Syndaktylien immer Hauttransplantate notwendig sind. Die Kommissur sollte stets aus lokaler Haut gebildet werden. Bei einem gemeinsamen Nagel muß auch die Fingerkuppe beidseits entsprechend rekonstruiert werden. Auf keinen Fall sollten 2 benachbarte Syndaktylien gleichzeitig getrennt werden, da die Durchblutung dadurch sehr gefährdet würde (Abb. 3.463).

Radioulnare Synostose

Hierbei besteht eine knöcherne Verbindung zwischen Radius und Ulna im proximalen Bereich (Abb. 3.464). Meist fehlt das Radiusköpfchen. 60 % der Fälle sind bilateral [9]. In der Regel ist der Vorderarm in einer gewissen Pronation fixiert. In etwa der Hälfte der Fälle übersteigt die Pronation 50°. In bezug auf die Therapie ist es wichtig zu wissen, daß nach einer Trennung von Radius und Ulna keinerlei Aussicht auf Wiederherstellung der Beweglichkeit besteht. Von einem solchen Versuch ist deshalb dringend abzuraten [9, 17]. Eine fixierte Pronation des Vorderarms kann im Schultergelenk viel schlechter kompensiert werden als eine konstante Supination. Für das Schreiben ist allerdings die Pronation

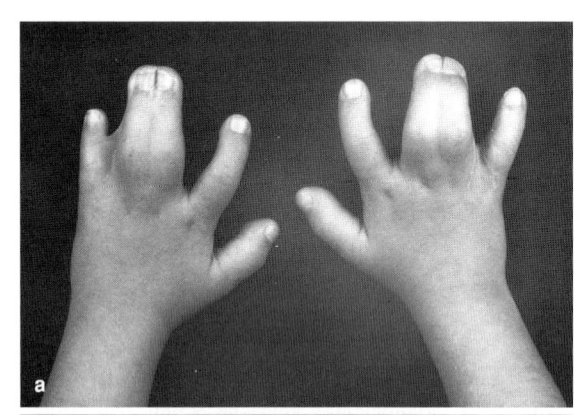

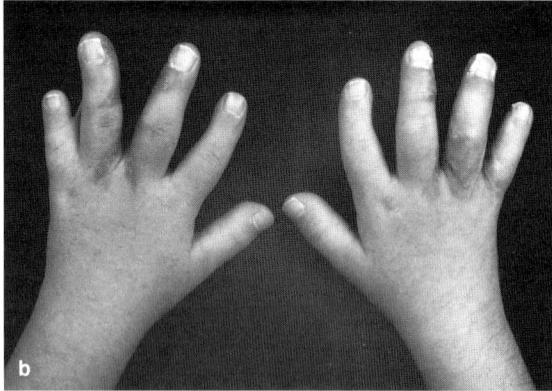

Abb. 3.463 a, b. 5jähriger Junge mit beidseitigen *Syndaktylien* - III/IV und IV/V. **a** Zustand präoperativ vor Syndaktylietrennung III/IV. Rechts wurde bereits die Trennung IV/V durchgeführt. **b** Zustand postoperativ nach Trennung von III/IV beidseits. Wegen der Durchblutung dürfen Syndaktylien an benachbarten Fingern nie in einer Operation getrennt werden

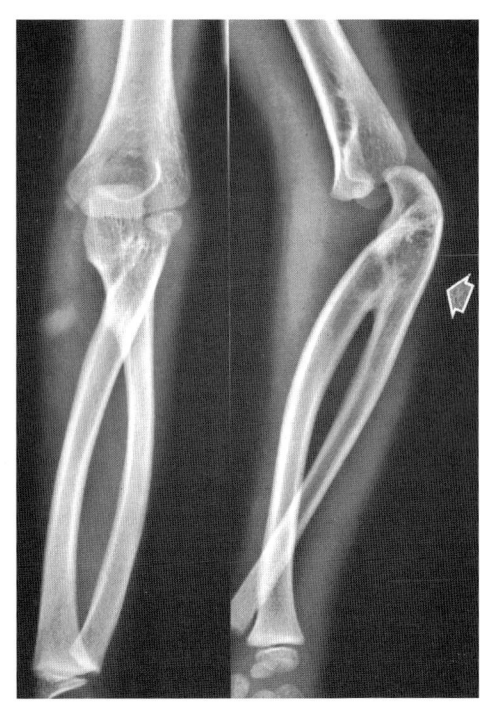

Abb. 3.464. *Radioulnare Synostose* in starker Pronationsstellung bei einem 6jährigen Jungen

wichtig, und die Kompensation einer fehlenden Pronation im Schultergelenk ist sehr anstrengend, da der Ellbogen ständig angehoben werden muß. Die Schreibhand sollte deshalb besser in leichter Pronation sein, während die Gegenhand idealerweise in Neutralstellung oder leichter Supination steht [17]. Bei einer erheblichen Abweichung von dieser Stellung lohnt sich eine Derotationsosteotomie, die auf Höhe der Synostose durchgeführt wird. Die Osteosynthese erfolgt am besten mit einem Fixateur externe, da das proximale Fragment für die stabile Verankerung einer Platte meist zu kurz ist. Die Operation wird am günstigsten im Alter zwischen 8 und 10 Jahren durchgeführt.

Kamptodaktylie

Bei der Kamptodaktylie besteht eine kongenitale Flexionsfehlstellung eines Fingers, üblicherweise im proximalen Interphalangealgelenk. Sie kommt am häufigsten im Kleinfinger vor (Abb. 3.461). Normalerweise tritt die Deformität beidseitig auf, sie wird autosomal-dominant vererbt. Bei der klinischen Untersuchung findet man eine fixierte Flexionskontraktur im betroffenen Gelenk: Es besteht ein passives und aktives Extensionsdefizit. Dieses kann sowohl in Extensions- wie Flexionsstellung des Metakarpophalangealgelenkes beobachtet werden. Auf dem Röntgenbild ist eine Rekurvation des distalen Endes der proximalen Phalanx zu sehen, das Gelenkköpfchen steht nach palmar gekippt und ist deformiert. Als Therapie sollte bei kleinen Kindern eine Schienenbehandlung durchgeführt werden. Operativ kann die Flexionskontraktur zwar durch eine extendierende Osteotomie oder eine Arthrolyse behoben werden, es sei jedoch klar festgehalten, daß das Ausmaß der Bewegung dadurch nicht besser wird. Was an Extension gewonnen wird, verliert man an Flexion. Bei der Korrektur sollte das Gelenk nicht vollständig extendiert werden, da der gestreckte Kleinfinger ebenfalls störend wirken kann.

Klinodaktylie

Bei der Klinodaktylie besteht eine Deviation des Fingers in der frontalen, d.h. radioulnaren Ebene. Die Deformität kommt häufig im Rahmen von Syndromen (z.B. bei der Arthrogrypose, Kap. 4.6.7.1) vor. Meist ist der Kleinfinger betroffen, oft aber auch ein triphalangealer Daumen. Bei einer markanten Angulation spricht man von einer Deltaphalanx. Sie ist das Resultat von abnormen Epiphysen, die C-förmig um die Metaphyse gedreht sind. Dies läßt sich radiologisch gut nachweisen. Wenig ausgeprägte Formen der Klinodaktylie müssen nicht behandelt werden. Bei einer starken Abweichung kann eine Osteotomie die normale Anatomie wieder herstellen.

Tendovaginitis stenosans („schnellender Finger")

Die Tendovaginitis stenosans betrifft fast immer den Daumen. Es handelt sich um eine Verengung der Sehnenscheide (bzw. des „Pulley") des M. flexor pollicis. Dadurch kommt es zu einer Verdickung der Sehne, die erst nach Überwindung eines Widerstandes durch den „Pulley" gezogen werden kann. Häufig besteht allerdings auch eine Schwäche bzw. Hypoplasie des M. extensor pollicis. Manchmal ist auch eine Flexionskontraktur des Metakarpophalangealgelenkes zu beobachten. Während des 1. Lebensjahres kann abgewartet werden, da sich 30% der Kontrakturen spontan lösen. Bei den anderen genügt die einfache operative Eröffnung des „Pulley". Bei einer Flexionskontraktur im Metakarpophalangealgelenk muß allerdings evtl. mit Physio- bzw. Ergotherapie der Finger gestreckt werden.

3.5.3.5 Polydaktylie (III)

Vorkommen

Die Polydaktylie ist nach der Syndaktylie die häufigste Fehlbildung an der Hand. Bei der weißen Bevölkerung wurde in einer kürzlich erschienenen Studie eine Inzidenz von ca. 70:100 000 errechnet [41]. Mädchen sind etwas häufiger betroffen als Jungen, bei der schwarzen Bevölkerung ist die Häufigkeit (insbesondere der postaxialen Form) etwa 10mal höher als bei der weißen [41]. Die Duplikation des Kleinfingers wird in der Regel autosomal-rezessiv vererbt und sie ist häufig Teil eines Syndroms. Die Duplikation des Daumens hingegen ist meist nicht hereditär [30].

Klassifikation

Die *klassische Einteilung* lautet:

- *Präaxial:* Duplikation auf der Seite des Daumens
- *Zentral oder axial:* Duplikation im Bereich der Finger II–IV
- *Postaxial:* Duplikation auf der Seite des Kleinfingers

Die häufigsten Polydaktylien sind postaxial, etwas seltener kommen präaxiale Verdoppelungen vor, während der axiale Typ ausgesprochen selten ist.

Einteilung nach Blauth [5]

Klassifikation in *2 Richtungen:* longitudinal und transversal:

- Die transversale Achse gibt den betroffenen Finger an (I, II, III, IV, V).
- Die longitudinale Achse gibt den Ort der Duplikation an: distale Phalanx, Mittelphalanx, proximale Phalanx, Metakarpale, Karpus.

Klassifikation der radialen Duplikation nach Wassel [40]

Typ	Charakteristika	Häufigkeit (%)
I	Gespaltene distale Phalanx	2
II	Zweigeteilte distale Phalanx	15
III	Gespaltene proximale Phalanx	6
IV	Zweigeteilte proximale Phalanx	43
V	Gespaltenes Metakarpale	4
VI	Zweigeteiltes Metakarpale	20

Klinik, Diagnostik

Bei der klinischen Untersuchung beachten wir die Größe des überzähligen Fingers. Meist ist dieser kleiner als die übrigen Finger (Abb. 3.465). Er kann eine mehr oder weniger starke Deviation von der normalen Achse aufweisen. Die Funktion muß sorgfältig untersucht werden, insbesondere wenn am Daumen 2 Phalangen eine ähnliche Größe aufweisen. Die Beweglichkeit kann in einem der beiden Partner schlechter sein als im anderen. Die Röntgenuntersuchung zeigt dann meist, welche Phalanx die kräftigere und „normalere" ist.

Therapie

Beim Typ I und II nach Wassel [40] kann normalerweise von jeder Daumenhälfte etwas mehr als die Hälfte zu einem einzigen Daumen nach Bilhaut-Cloquet vereinigt werden [2]. Die Gefahr dieses Verfahrens liegt einerseits in der Nageldeformität, andererseits im Herbeiführen einer unbeabsichtigten Epiphyseodese. Bei den übrigen Typen wird meist ein vollständiger Strahl reseziert. Beim häufigen Typ IV sollte normalerweise der ulnare Daumen belassen und der radiale entfernt werden. Ein duplizierter V. Strahl wird meist auf der ulnaren Seite reseziert. Zentrale Duplikationen sind selten, sie sind häufig mit einer Syndaktylie assoziiert, so daß die eigentliche Polydaktylie versteckt ist und manchmal erst mit dem Röntgenbild genau diagnostiziert wird. Die überzählige Phalanx wird meist unter sorgfältiger Erhaltung der Sehnen und Nerven reseziert. Manchmal muß eine Deviation der „normalen" Phalangen korrigiert werden.

3.5.3.6 Makrodaktylie (IV)

Die Makrodaktylie ist eine nicht vererbte angeborene Vergrößerung eines Fingers. In 90 % der Fälle ist die Veranlagung einseitig. Falls mehr als ein Finger betroffen ist, werden die 2 betroffenen Finger stets vom selben Nerven versorgt (normalerweise vom N. medianus). Die Ursache der Makrodaktylie ist meist neurogen. Manchmal liegt eine Neurofibromatose (s. Kap. 4.6.8.6) vor. Sehnen und Blutgefäße sind normal angelegt. Offenbar haben Hyperplasien der Finger und der Zehen nicht denselben Ursprung [22]. Die Makrodaktylie kommt in einer bei der Geburt vorhandenen statischen Form vor sowie in einer progressiven Ausprägung, die meist erst in den ersten 2 Lebensjahren erkennbar wird. Bei dieser Form nimmt der Größenunterschied ständig zu. Die Diagnose wird klinisch gestellt. Der Längenunterschied sollte gemessen und die Funktion sorgfältig untersucht werden. Auch eine radiologische Dokumentation ist wichtig. Die Behandlung besteht entweder in einer Teilamputation des Fingers oder in einer Reduktion der Größe. Das letztere Prozedere ist aber außerordentlich schwierig und komplikationsträchtig, insbesondere bei Vorliegen von Weichteilanomalien (Neurofibromatose). Eine elegante Lösung ist die Epiphyseodese zum richtigen Zeitpunkt, der allerdings schwierig zu berechnen ist; es gibt kaum Erfahrungswerte.

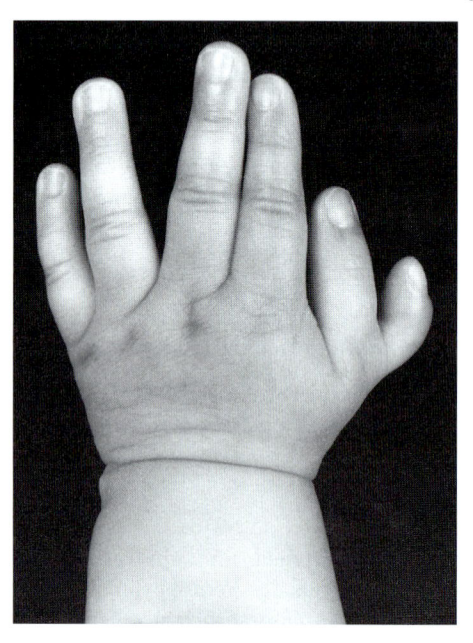

Abb. 3.465. 1jähriges Mädchen mit *präaxialer Polydaktylie*

3.5.3.7
Hypoplasie (V)

Daumenhypoplasie

Die Hypoplasie betrifft fast immer den I. Strahl. Diese Deformität wurde von *Blauth* wie folgt *eingeteilt* [4]:

- Grad I: Geringgradige Hypoplasie, alle Elemente vorhanden
- Grad II: Adduktionskontraktur in der 1. Kommissur, Instabilität des ulnaren kollateralen Ligaments, Hypoplasie der Thenarmuskulatur, normales Skelett auf dem Röntgenbild
- Grad III: Signifikante Hypoplasie mit Aplasie der intrinsischen Muskulatur, nur rudimentäre extrinsische Sehnen, Hypoplasie der Knochen
- Grad IV: „floating thumb" oder „pouce flottant": Unkontrollierbarer Fingerstummel, am Metakarpophalangealgelenk des Zeigefingers ansetzend
- Grad V: Vollständiges Fehlen des Daumens

Die klinische Untersuchung ermöglicht die Einteilung. Es muß v. a. die aktive Beweglichkeit geprüft werden. Das Röntgenbild zeigt auch das Fehlen oder das Vorhandensein einer Hypoplasie der knöchernen Strukturen.

Die Behandlung erfolgt nach dem Grad der Deformität:

- Grad I: Keine Behandlung notwendig
- Grad II: Release und Vertiefung der 1. Kommissur, Opponensplastik, Stabilisation des Metakarpophalangealgelenkes, Exploration der Flexor- und Extensorsehnen und eventuelle Korrektur von Anomalien. Die Opponensplastik wird unter Verwendung des M. flexor digitorum superficialis IV oder des M. abductor digiti minimi durchgeführt.
- Grad III–V: Pollizisation des Zeigefingers

Madelung-Deformität

Bei der Madelung-Deformität handelt es sich um eine autosomal-dominant vererbte Anomalie mit inadäquater Entwicklung der distalen Radiusepiphysenfuge. Bei der Geburt ist die Anomalie noch nicht sichtbar. Üblicherweise wird die Diagnose erst im Alter von 8–12 Jahren gestellt, da erst in diesem Zeitpunkt das gestörte Wachstum zur Fehlstellung führt.

Die Fehlstellung weist folgende Elemente auf:

- Radius: Verkürzung, verstärkte Inklination der Gelenkfläche von mehr als 20°
- Ulna: Dorsale Subluxation, Vergrößerung des Ulnaköpfchens
- Karpus: Keilförmige Deformität

Klinisch fällt v. a. die Prominenz des Ulnaköpfchens auf. Die Beweglichkeit im Handgelenk ist vermindert, insbesondere sind Dorsalextension und Radialabduktion sowie Supination gestört. Gelegentlich bestehen auch Schmerzen. Eine Indikation zur operativen Behandlung ist selten gegeben. Die Operation kann die Beweglichkeit nicht verbessern, und meist verschwinden eventuelle Beschwerden spontan. Lediglich die äußerlich sichtbare Deformation kann ein Grund für eine operative Therapie sein. Diese kann in einer ulnaren Epiphyseodese oder in einer keilförmigen Osteotomie des Radius mit gleichzeitiger Korrektur auf der Ulnaseite bestehen.

3.5.3.8
Schnürringkomplex (VI)

Dieser Symptomenkomplex tritt sporadisch auf, eine Heredität konnte bisher nicht nachgewiesen werden. Die Ursache ist sehr umstritten und konnte bis heute nicht befriedigend geklärt werden. Oft besteht eine von Komplikationen geprägte Schwangerschaftsanamnese [14].

Patterson hat folgende, für den klinischen Alltag sinnvolle *Einteilung* vorgeschlagen [35]:

1. Einfache Schnürringe
2. Schnürringe mit distalen Deformitäten (mit oder ohne Lymphödem) vergesellschaftet
3. Schnürringe mit distaler Fusion assoziiert – Akrosyndaktylie
4. Amputationen

Schnürringkomplexe können zu notfallmäßigen Maßnahmen Anlaß geben, besonders wenn ein starkes Lymphödem besteht. In diesem Fall können die Zirkulation und auch die Nervenversorgung bedroht sein, so daß eine sofortige operative Entlastung notwendig ist. Kommt diese Maßnahme zu spät, so wird evtl. der distale Körperteil nekrotisch, und es muß später amputiert werden. Besteht kein wesentliches Lymphödem, so können die Maßnahmen sorgfältig geplant werden. Für einfache Schnürringe sind in der Regel Z-Plastiken in Serie notwendig, um die durch die Hauteinschnürung komprimierten Weichteile zu entlasten. Dies gilt besonders für distale Deformitäten. Akrosyndaktylien werden in der Regel im Laufe der ersten 6 Lebensmonate getrennt. Gelegentlich sind auch Maßnahmen zur Verbesserung der Durchblutung notwendig. Häufig kommt es wegen Sensibilitäts- oder Durchblutungsstörungen später zu Hautproblemen, diese sind allerdings am Fuß häufiger als an der Hand. An der Hand besteht manchmal eine partielle Aplasie des Daumens, die eine Phalangisation oder evtl. sogar eine Pollizisation notwendig macht.

3.5.3.9
Generalisierte Skelettanomalien (VII) (Apert- und Poland-Syndrom, Arthrogrypose etc.)

Handfehlbildungen kommen bei bestimmten Syndromen vor. Besonders typisch sind sie beim Apert-, Poland- oder Klippel-Trenauny-Weber-Syndrom sowie bei der Arthrogrypose. Das *Apert-Syndrom* wird in Kap. 4.6.6.1 sowie in Abschn. 3.4.7.11 ausführlich besprochen. Es handelt sich um eine seltene vererbte Krankheit. An den Händen bestehen dabei v. a. Syndaktylien, die häufig auch knöchern vorhanden sind (Abb. 3.466). Die Therapie besteht in der Trennung der Syndaktylien und der knöchernen Verbindungen. Allerdings darf man sich nicht der Illusion hingeben, daß die Beweglichkeit dadurch wesentlich gebessert wird. Die Hand bildet beim Apert-Syndrom meist eine steife Platte, die nur als Ganzes schaufelartig eingesetzt werden kann, eine differenzierte Betätigung der Finger ist also nicht möglich. Außer durch die Handmißbildungen werden die Kinder mit Apert-Syndrom an den oberen Extremitäten zusätzlich durch Bewegungseinschränkungen der Ellbogen- und Schultergelenke behindert [23].

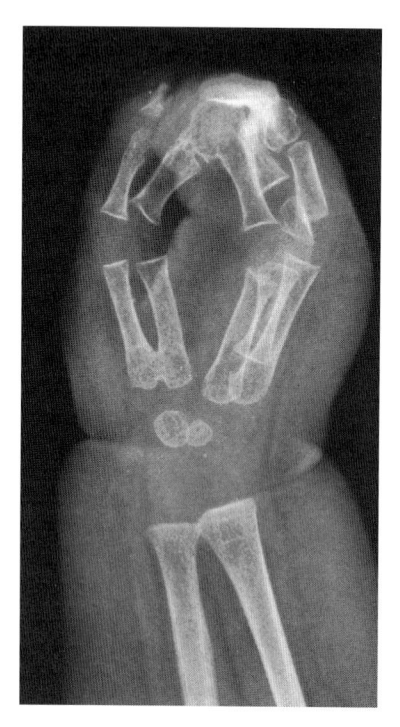

Abb. 3.466. Röntgenbild a.-p. der rechten Hand bei einem 1jährigen Mädchen mit *Apert-Syndrom.* Es bestehen ossäre Verbindungen zwischen allen Strahlen

Wesentlich weniger schwer beeinträchtigt sind Patienten mit *Poland-Syndrom.* Diese nicht vererbbare Krankheit wird in Kap. 4.6.6.5 beschrieben. Neben der Aplasie des M. pectoralis kommen Syndaktylien vor, gelegentlich mit fehlenden Mittelphalangen (Symbrachydaktylie) [1]. Diese Deformitäten werden wie oben beschrieben behandelt. Meist ist die Funktion nicht wesentlich beeinträchtigt [20].

In ähnlicher Weise kommen auch bei der *Arthrogrypose* (s. Kap. 4.6.7.1) Syndaktylien z. T. knöcherner Art vor. Diese sind zusätzlich mit Flexionskontrakturen assoziiert, so daß die Prognose hier wiederum weniger günstig ist als beim Poland-Syndrom. Auch beim *Klippel-Trenauny-Weber-Syndrom* werden die unterschiedlichsten Handmißbildungen gehäuft beobachtet [32].

3.5.3.10
Sprengel-Deformität

Definition

Angeborene Deformität der Skapula mit ungenügendem Deszensus dieses Knochens von der Hals- in die Thoraxregion während des 3. Schwangerschaftsmonats.

Historisches

Die Veränderung wurde erstmals im Jahre 1963 von Eulenberg erwähnt [13]. 1891 beschrieb Sprengel 4 Fälle [38].

Ätiologie, Pathogenese, Vorkommen

Die Krankheit tritt meist sporadisch auf, familiäres Vorkommen wurde jedoch beobachtet [34, 39]. Mädchen sind häufiger betroffen als Jungen. Es wird heute angenommen, daß die Sprengel-Deformität mit einer Anomalie der Hirnventrikelbildung in der Frühschwangerschaft im Zusammenhang steht, wobei es zum Austreten von Liquor in die Subkutis kommt [12]. Die Deformität ist in 3/4 der Fälle mit anderen Mißbildungen assoziiert, wie z. B. Anomalien der HWS (Klippel-Feil-Syndrom) [18, 19, 24]. Die Skapula entsteht primär auf Höhe des 5. Halswirbels und wandert normalerweise im 3. Schwangerschaftsmonat nach kaudal. Bei der Sprengel-Deformität bleibt dies aus. Die Skapula bleibt zu hoch und zu klein. Manchmal entsteht zudem eine knöcherne Verbindung zwischen Skapula und Wirbelsäule (Os omovertebrale).

Klinik, Diagnostik

Die Skapula steht einseitig zu hoch (sie kann bis zu 10 cm höher stehen als das gegenseitige Schulterblatt), ist kleiner als normal und in der Regel nach außen rotiert. Bei der klinischen Untersuchung ist v. a. die Abduktion eingeschränkt (häufig unter 90°). Die Halsmuskulatur ist auf der betroffenen Seite verkürzt. Manchmal kann ein Os omovertebrale palpiert werden. Das *Röntgenbild* zeigt die hochstehende, rotierte Skapula (Abb. 3.467). Das Os omovertebrale läßt sich auf axialen Aufnahmen der Skapula darstellen. Präoperativ ist ein CT zur Darstellung der knöchernen Verhältnisse nützlich.

Therapie

Bei einer wesentlichen Einschränkung der Abduktionsfähigkeit ist eine operative Korrektur indiziert, und zwar möglichst im Alter von 4-6 Jahren. Wir verwenden das von Woodward beschriebene Verfahren [43]. Hierbei werden der M. trapezius, der M. levator scapulae und die Mm. rhomboidei an den Dornfortsätzen abgelöst und weiter kaudal refixiert. Ein evtl. vorhandenes Os omovertebrale muß reseziert und bei sehr hochstehender Skapula muß die Klavikula osteotomiert werden. Der N. accessorius muß dargestellt werden, da durch die Distalisierung des M. trapezius ein Zug entstehen kann. Mit dieser Operation kann die Abduktionsfähigkeit des Armes durchschnittlich um 50° gebessert werden; auch die kosmetischen Resultate sind sehr befriedigend. Mit anderen Operationen (Osteotomie der Skapula u. ä. [24, 27, 28, 42]) haben wir keine Erfahrung.

3.5.3.11
Kongenitale Klavikulapseudarthrose

Die Kenntnis dieser seltenen Anomalie ist wichtig zur Abgrenzung von der geburtstraumatischen Klavikulafraktur. Im Gegensatz zur frischen Fraktur sind die Ränder der Pseudarthrose abgerundet. Die Ätiologie der kongenitalen Pseudarthrose ist unbekannt. Im Gegensatz zur kongenitalen Tibiapseudarthrose besteht keine Assoziation mit der Neurofibromatose. Klinisch fällt im Alter von 2-3 Jahren eine schmerzlose Schwellung im Bereich der Klavikula auf, verbunden mit einer Asymmetrie der Schultern. Um eine Zunahme der Deformität zu vermeiden, sollte im Alter von 3-5 Jahren die operative Korrektur mit breiter Resektion des pseudarthrotischen Gewebes einschließlich Periost, Spongiosaplastik und stabiler Fixation erfolgen.

Die kritische Durchsicht dieses Kapitels sowie viele Anregungen verdanke ich Dr. Beat Simmen und Dr. Renato Fricker, handchirurgische Consiliarii an unserer Klinik.

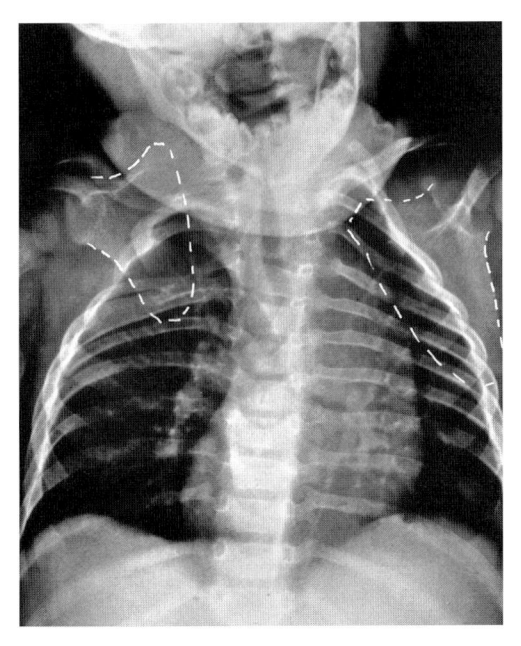

Abb. 3.467. Röntgenbild der Schulterblätter bei *Sprengel-Deformität* bei einem 2jährigen Jungen. Die rechte Skapula steht 4 cm höher als die linke, ist kleiner und nach außen rotiert. Zudem bestehen Anomalien der HWS

Literatur

1. Beals RK, Crawford S (1976) Congenital absence of the pectoral muscles. A review of twenty-five patients. Clin Orthop 119: 166-71
2. Bilhaut M (1890) Guérison d'un pouce bifide par un nouveau procède opératoire. Congr Fr Chir 4: 576
3. Birch-Jensen A (1949) Congenital deformities of the upper extremities. Odense, Munksgaard
4. Blauth W (1967) Der hypoplastische Daumen. Arch Orthop Unfallchir 62: 225-46
5. Blauth W, Olason AT (1988) Classification of polydactyly of the hands and feet. Arch Orthop Trauma Surg 107: 334-44
6. Bradbury ET, Kay SP, Hewison J (1994) The psychological impact of microvascular free toe transfer for children and their parents. J Hand Surg (Br) 19 (6): 689-95
7. Buck-Gramcko D (1985) Radialization as a new treatment for radial club hand. J Hand Surg (Am) 10: 964-8
8. Buck-Gramcko D, Behrens P (1989) Klassifikation der Polydaktylie fur Hand und Fuß. Handchir Mikrochir Plast Chir 21: 195-204
9. Cleary JE, Omer GE Jr (1985) Congenital proximal radioulnar synostosis. Natural history and functional assessment. J Bone Joint Surg (Am) 67: 539-45
10. Czeizel AE, Vitez M, Kodaj I, Lenz W (1993) An epidemiological study of isolated split hand/foot in Hungary, 1975-1984. J Med Genet 30: 593-6
11. Eaton CJ, Lister GD (1990) Syndactyly. Hand Clin 6: 555-75
12. Engel D (1943) The etiology of the undescended scapula and related syndromes. J Bone Joint Surg 25: 613-8
13. Eulenberg M (1863) Casuistische Mitteilungen aus dem Gebiete der Orthopädie. Arch Klin Chir 4: 301-3

14. Foulkes GD, Reinker K (1994) Congenital constriction band syndrome: A seventy-year experience. J Pediatr Orthop 14: 242–248
15. Frantz CH, O'Rahilly R (1961) Congenital skeletal limb deficiencies. J Bone Joint Surg (Am) 43: 1202
16. Gilbert A (1992) Malformations congénitles de la main. Cahiers d'enseignement de la SOFCOT, pp 33–49
17. Green WT, Mital MA (1979) Congenital radio-ulnar synostosis: surgical treatment. J Bone Joint Surg (Am) 61: 738–43
18. Greitemann B, Rondhuis JJ, Karbowski A (1993) Treatment of congenital elevation of the scapula. 10 (2–18) year follow-up of 37 cases of Sprengel's deformity. Acta Orthop Scand 64 (3): 365–8
19. Grogan DP, Stanley EA, Bobetchko WP (1983) The congenital undescended scapula. J Bone Joint Surg (Br) 65: 598–605
20. Ireland DC, Takayama N, Flatt AE (1976) Poland's syndrome. J Bone Joint Surg (Am) 58: 52–8
21. Johnson J, Omer GE Jr (1985) Congenital ulnar deficiency. Natural history and therapeutic implications. Hand Clin 1: 499–510
22. Kalen V, Burwell DS, Omer GE (1988) Macrodactyly of the hands and feet. J Pediatr Orthop 8: 311–5
23. Kasser J, Upton J (1991) The shoulder, elbow, and forearm in Apert syndrome. Clin Plast Surg 18: 381–9
24. Klisic P, Filipovic M, Uzelac O, Miliukovic Z (1981) Relocation of congenitally elevated scapula. J Pediatr Orthop 1: 43–45
25. Lamb DW, Wynne-Davies R, Soto L (1982) An estimate of the population frequency of congenital malformations of the upper limb. J Hand Surg (Am) 7: 557–62
26. Lamb D (1994) Developmental anomalies of the upper limb. In: Benson MKD, Fixsen JA, Macnicol MF (eds) Children's orthopädics & fractures. Churchill Livingstone, Edinburgh, pp 355–360
27. Laumann U, Cire B (1985) Der angeborene Schulterblatthochstand. Z Orthop 123: 380–7
28. Leibovic SJ, Ehrlich MG, Zaleske DJ (1990) Sprengel deformity. J Bone Joint Surg (Am) 72: 192–7
29. Lidge RT (1969) Congenital radial deficient ckub hand. J Bone Joint Surg (Am) 51: 1041–3
30. Lister G (1993) The hand: Diagnosis and indications. Churchill Livingstone, Edinburgh, pp 459–512
31. Marcus NA, Omer GE (1984) Carpal deviation in congenital ulnar deficiency. J Bone Joint Surg (Am) 66: 1003–1007
32. McGroy BJ, Amadio PC, Dobyus JH, Stickler GB, Unni KK (1991) Anomalies of the fingers and toes associated with Klippel-Trenaunay syndrome. J Bone Joint Surg (Am) 73: 1537
33. Miura T, Nakamura R, Horii E (1994) The position of symbrachydactyly in the classification of congenital hand anomalies. J Hand Surg (Br) 19: 350–4
34. Neuhof H (1913) Angeborener Schulterhochstand (Sprengel's Deformität). Familiärer Typ. Z Orthop Chir 31: 519–25
35. Patterson TJ (1969) Syndactyly and ring constrictions. Proc R Soc Med 62: 51–3
36. Rogala EJ, Wynne-Davies R, Littlejohn A, Gormley J (1974) Congenital limb anomalies. Frequency and etiological factors. J Med Gen 11: 221
37. Saint-Hilaire IG (1832–1837) Histoire générale et particulière des anomalies de l'organisation chez l'homme et les animaux. Baillière, Paris
38. Sprengel O (1891) Die angeborene Verschiebung des Schulterblattes nach oben. Arch Klein Chir 42: 545–9
39. Walker N (1972) Familiäres Vorkommen des Schulterblatthochstandes. Z Orthop 110: 367–72
40. Wassel HD (1969) The results of surgery for polydactyly of the thumb. Clin Orthop 64: 175–93
41. Watson BT, Hennrikus WL (1997) Postaxial Type-B polydactyly. J Bone Joint Surg (Am) 79: 65–8
42. Wilkinson JA, Campbell D (1980) Scapular osteotomy for Sprengel's shoulder. J Bone Joint Surg (Br) 62: 486–90
43. Woodward JW (1961) Congenital elevation of the scapula. J Bone Joint Surg (Am) 43: 219–8

3.5.4 Schulterluxationen

Definition

Dislokation des Humeruskopfes aus dem Glenoid nach ventral, dorsal oder kaudal.
Synonyme: Dislocatio glenohumeralis
Englisch: Dislocation of the shoulder

Klassifikation

Wir unterscheiden:

Akute traumatische Schulterluxation: Durch ein adäquates Trauma hervorgerufene Dislokation des Humeruskopfes, meist nach ventral bzw. ventral/kaudal.

Akute dispositionelle Schulterluxation: Erstmalige Schulterluxation bei Vorliegen von prädisponierenden Faktoren.

Rezidivierende Schulterluxation: Immer wieder und immer häufiger auftretende Schulterluxationen. Diese können nach ventral, kaudal oder dorsal erfolgen, häufig auch hintereinander in verschiedene Richtungen (multidirektionale Instabilität).

Habituelle oder willkürliche Schulterluxation: Der Humeruskopf kann willkürlich durch Muskelaktivität nach ventral oder dorsal luxiert werden.

Kongenitale Schulterluxation: Der Humeruskopf ist bei der Geburt durch eine Anlagestörung luxiert und läßt sich nicht reponieren.

Geburtstraumatische Schulterluxation: Diese entsteht durch Verletzung bei Geburt aus Steißlage, oft verbunden mit Plexusparese [14].

Neurogene Schulterluxation: Durch abnormen Muskelzug, v. a. des M. latissimus dorsi, entstehende Schulterluxation.

Iatrogene Schulterluxation: Nach Operationen – zur Behebung der Schulterluxation in einer Richtung – entstehende Luxation in die Gegenrichtung.

Ätiologie

Die Klassifikation weist darauf hin, daß die Ätiologie nicht einheitlich ist. Allerdings spielen bei den meisten häufigeren Formen (traumatische, rezidivierende, habituelle bzw. willkürliche Luxation) prädisponierende Faktoren eine wesentliche Rolle. Dies gilt auch für die iatrogene Luxation. Die Ätiologie für diese Formen soll gemeinsam besprochen werden. Primär werden die nicht in diese Kategorie gehörenden Sonderformen kurz besprochen.

Kongenitale Schulterluxation

Diese Form ist außerordentlich selten. Der Humeruskopf ist bei der Geburt permanent nach vorne luxiert. Die Ursache ist eine Agenesie der vorderen Gelenkkapsel [9].

Geburtstraumatische Schulterluxation

Diese Form wird nur noch äußerst selten beobachtet, da Geburten aus der Steißlage auf natürlichem Wege nur noch vereinzelt durchgeführt werden. Die Dislokation erfolgt meist nach hinten, häufig ist gleichzeitig eine Plexusparese vorhanden [14].

Neurogene Schulterluxation

Auch diese Form ist sehr selten. Aufgrund einer abnormen Muskelaktivität kann es bei einer Hemi- oder spastischen Tetraparese zu einer (meist dorsalen) Luxation kommen. Bei schlaffen Lähmungen kommt es in der Regel zu einer kaudalen Luxation, etwa bei einer Läsion des N. axillaris (z.B. nach Tumorresektion).

Traumatische und dispositionelle Schulterluxation

Dies ist die wichtigste Gruppe der Schulterluxationen. Die Ätiologie der traumatischen und der dispositionellen Schulterluxationen soll hier gemeinsam besprochen werden, da selbst bei Vorliegen eines adäquaten Traumas dispositionelle Faktoren bei Jugendlichen meist eine Rolle spielen. Dies geht daraus hervor, daß bei Jugendlichen Rezidive wesentlich häufiger sind als bei Erwachsenen [15, 16]. Oft luxiert die Gegenseite nach einer traumatischen Luxation später ebenfalls [12]. Die Unterscheidung zwischen traumatischer Luxation mit und ohne prädisponierende Faktoren ist sehr schwierig. Auch nach einer echten traumatischen Luxation kann es später zu Rezidiven kommen.

Die Ursache liegt an 2 Läsionen, die bei der ersten Luxation gesetzt werden:

- Läsionen des vorderen Glenoidrandes: Kleine schalenförmige Abrisse (sog. *Bankart-Läsion* [2]) oder auch große Abscherfragmente der Pfanne.
- Impressionen am Rand des Humeruskopfes: Sie sind die Folge einer Druckwirkung des Glenoidrandes bei luxiertem Zustand. Bei der vorderen Instabilität ist die Impression meist dorsokranial am Humeruskopf gelegen (sog. *Hill-Sachs-Läsion*). Daneben kommt es bei der vorderen Luxation häufig zu einem Abriß der Bänder mit dem Labrum glenoidale auch ohne knöcherne Fragmente.

Daneben gibt es folgende *anlagebedingte prädisponierende Faktoren* [6]:

- Abnorme Kopf-Pfannen-Relation: Relativ kleine Pfanne bei großem Humeruskopf.
- Gestörtes Verhältnis der knöchernen Krümmungsradien von Kopf und Pfanne (v.a. zu großer Krümmungsradius der Pfanne).
- Abnorme Neigung der Pfanne gegenüber Schulterblatt (fehlende physiologische Retrotorsion um ca. 5°).
- Torsionsfehler des Humeruskopfes: Abweichung von der physiologischen Retrotorsion um 30°–40°.
- Abnorme Laxität der Gelenkkapsel: Allgemeine Bandlaxität oder systemische Bindegewebeerkrankung wie beim Ehlers-Danlos- oder Marfan-Syndrom (s. Kap. 4.6.3).

Vorkommen

Eine epidemiologische Studie aus Minnesota/USA errechnete die Inzidenz einer initialen traumatischen Schulterluxation mit 8,2:100 000 Personen/Jahr, diejenige aller Schulterluxationen (inklusive der Rezidive) mit 11,2:100 000/Jahr. Diese Rate war bei Jugendlichen deutlich höher als bei älteren Personen [4, 13].

Klinik, Diagnose

Akute Schulterluxation

Bei einer erstmaligen Schulterluxation ist es meist schwierig festzustellen, ob prädisponierende Faktoren vorliegen oder nicht. Wichtig ist die Eruierung der Anamnese, ob wirklich ein abnormes Trauma mit einem massiven Bewegungsausschlag stattgefunden hat oder ob die Luxation bei einer einfachen Abduktions-Außenrotations-Bewegung zustande gekommen ist. Die vordere Schulterluxation wird vorwiegend durch diese Bewegungsrichtung verursacht, während die hintere Luxation durch Abduktion, Elevation nach vorne und Innenrotation provoziert wird. Kann die Luxation spontan reponiert werden, so muß man davon ausgehen, daß prädispositionelle Faktoren eine wesentliche Rolle spielen. Ist jedoch die Reposition ohne ärztliche Hilfe nicht möglich, so dürfte das Trauma im Vordergrund stehen. Die klinische Diagnose der akuten Luxation ist nicht schwierig. Schmerzen und eine abnorme Kontur des Schultergelenks weisen auf die Diagnose hin. Das a.-p. Röntgenbild der Schulter sowie die Y-Aufnahme (s. Abschn. 3.5.2) zeigen die Dislokation und deren Richtung (Abb. 3.468). Der Humeruskopf steht bei der Luxation immer kaudal, egal ob er nach ventral oder dorsal verrenkt ist. Aus diesem Grund ist die Tatsache der Dislokation auf dem a.-p.-Bild stets bereits eindeutig zu sehen. Noch klarer ist der Befund auf der Y-Aufnahme, die das Glenoid in der Aufsicht zeigt. Weitergehende bildgebende Verfahren sind bei der akuten Form nicht indiziert.

Rezidivierende und habituelle Schulterluxation

Bei der Anamnese sollte die Häufigkeit der Luxationen mit den zeitlichen Abständen eruiert werden. Es sollte die Bewegungsrichtung, bei der die Dislokation zustande kommt, erfragt werden. Auch die Schmerzanamnese muß erhoben werden. Anschließend sollte die Schulter sehr sorgfältig untersucht werden (s. Abschn. 3.5.1).

Bei der rezidivierenden oder willkürlichen Schulterluxation müssen folgende Untersuchungen durchgeführt werden:

- Palpation,
- Untersuchung des Bewegungsumfanges,
- glenohumerale Translation,
- „Apprehensiontest".

Bei der *Palpation* suchen wir Schmerzpunkte im Bereich der vorderen oder hinteren Gelenkkapsel. Der *Bewegungsumfang* muß vorsichtig untersucht werden, damit nicht eine Luxation provoziert wird. Insbesondere muß bei der vorderen Luxation die gleichzeitige Abduktion, Außenrotation und Extension vermieden werden. Mit der *glenohumeralen Translation* wird die Subluxierbarkeit des Humeruskopfes geprüft, während beim *Apprehensiontest* durch Reproduktion des Luxationsgeschehens die Empfindung des Patienten *vor* der Luxation provoziert wird (beide Tests sind in Abschn. 3.5.1 beschrieben). Die klinische Untersuchung kann durch ein *Computertomogramm* ergänzt werden. Bei dieser Untersuchung können die Kopf-Pfannen-Relation, das Verhältnis der knöchernen Krümmungsradien von Kopf und Pfanne, die Ausformung der knorpeligen Pfanne, deren Neigung gegenüber dem Schulterblatt sowie etwaige Torsionsfehler des Humeruskopfes am besten beurteilt werden. Auch die Bankart-Läsion sowie die Hill-Sachs-Furche lassen sich im CT sehr gut beurteilen, da die MRT-Untersuchung keine wesentlichen zusätzlichen Informationen erbringt, sollte auf sie in der Regel verzichtet werden. Die *diagnostische Arthroskopie* zeigt die kapsuloligamentären Läsionen weitaus am besten, da sie aber eine invasive Untersuchungsmethode ist, darf sie nur durchgeführt werden, wenn die Indikation zur operativen Behandlung bereits gestellt ist. Dies ist bei Kindern und Jugendlichen äußerst selten der Fall.

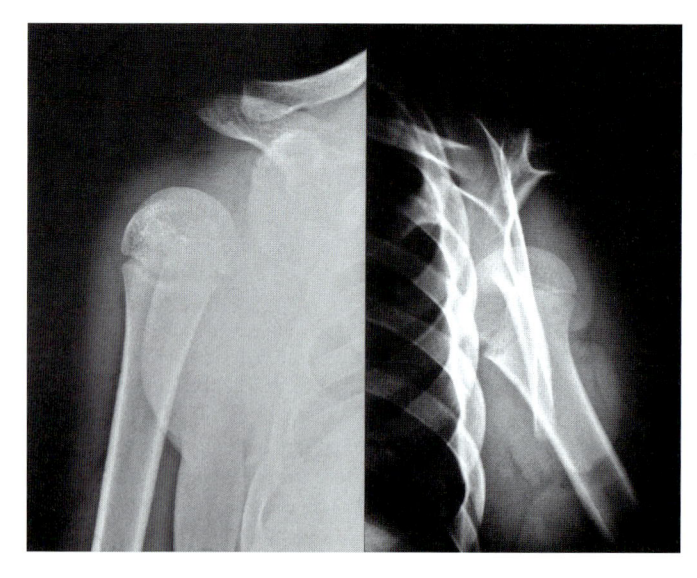

Abb. 3.468. Röntgenbild a.-p. *(links)* und Y-Aufnahme *(rechts)* bei einem 13jährigen Jungen mit Schulterluxation. Die Dislokation ist insbesondere auf der Y-Aufnahme gut sichtbar (Technik der Y-Aufnahme s. Abschn. 3.4.2, Abb. 3.451)

Verlauf, Prognose

Wir müssen davon ausgehen, daß die Mehrzahl der „traumatischen" und auch der nicht traumatischen Schulterluxationen im Jugendalter mit prädisponierenden Faktoren einhergeht. Diese beruhen einerseits auf ossären Gegebenheiten, andererseits auf einer konstitutionellen Bandlaxität. Da auch bei bandlaxen Personen das kollagene Gewebe kontinuierlich schrumpft, ist dieses auch als „Einrosten" bezeichnete Phänomen für den Verlauf der Krankheit günstig. Wichtig ist nur, daß die Bänder nicht immer wieder überdehnt werden. So muß insbesondere die willkürliche Luxation vermieden werden. Eine Langzeituntersuchung mit einer Beobachtungszeit von 12 Jahren zeigte bei 18 unbehandelten Kindern mit willkürlichen Schulterluxationen bei 16 einen guten, unproblematischen Zustand, nur 2 mußten operiert werden. Von 7 primär operierten Patienten mit ähnlicher Ausgangssituation war hingegen der Zustand bei nur 3 gut, bei 2 war er immer noch instabil, bei 2 schmerzhaft, und bei einem Patienten war die Schulter steif [8].

Therapie

Konservative Therapie

Wie aus den Erläuterungen im vorherigen Abschnitt hervorgeht, sollte die Operationsindikation äußerst zurückhaltend gestellt werden. In Frage kommt sie eigentlich nur bei einer rezidivierenden Luxation, die primär eindeutig traumatisch war und bei welcher auch die entsprechenden Läsionen (Bankart-Läsion, Hill-Sachs-Furche) im CT nachgewiesen werden können. Finden sich keine derartigen Läsionen und ist das initiale Trauma zweifelhaft, so sollte eine Operation vermieden werden. Viel wichtiger ist die konservative Therapie mit dem konsequenten Muskeltraining. Hierfür eignet sich besonders das sog. „San Antonio-Trainingsprogramm" (Abb. 3.469) [3]. Verschiedene Berichte weisen die positive Wirkung eines solchen Übungsprogrammes auch bei anatomischer Hypoplasie des Glenoids nach [3, 18], was bei einer Immobilisation nicht der Fall ist [11].

Abb. 3.469 a–c. *Einige Übungen aus dem San Antonio Muskeltrainings-Programm bei Schulterinstabilität* [3]. **a** Das Kind steht seitlich zur Wand. Ein an der Wand befestigtes Gummiband wird mit hängendem Oberarm und um 90° flektiertem Ellbogen gehalten *(links)*. Nun wird am Band durch Außenrotation im Schultergelenk gezogen *(rechts)*. **b** In analoger Stellung zu a *(links)* wird am Band durch Innenrotation im Schultergelenk gezogen *(rechts)*. **c** Das Kind steht vor der Wand mit dem befestigten Gummiband und hält dieses mit hängendem Oberarm und um 90° flektiertem Ellbogen *(links)*. Nun wird am Band durch Elevation im Schultergelenk nach hinten gezogen *(rechts)*.

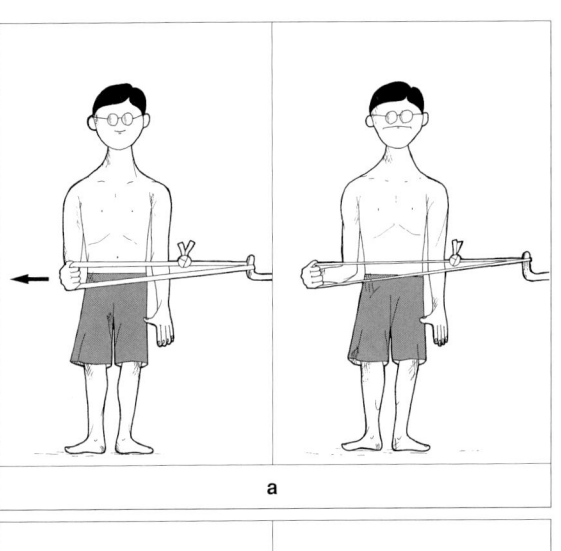

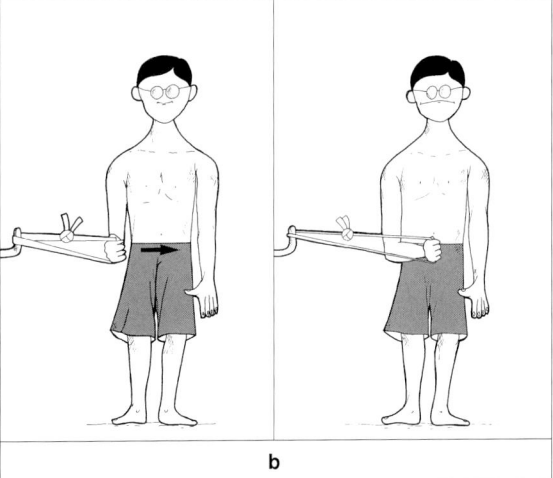

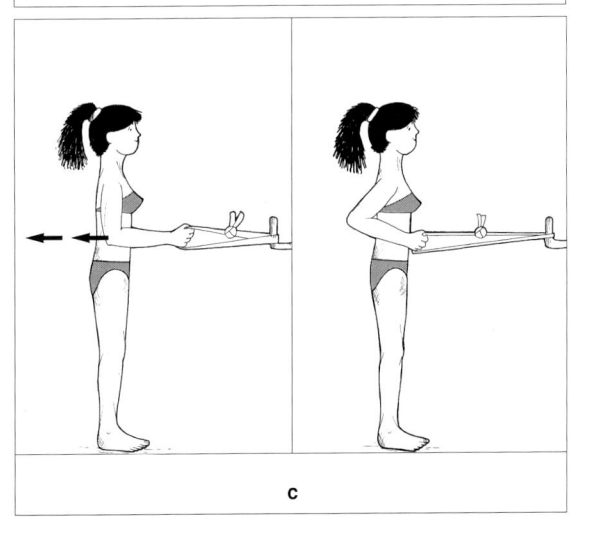

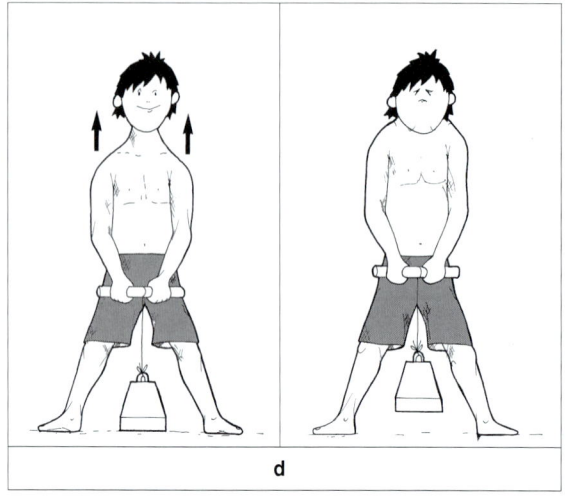

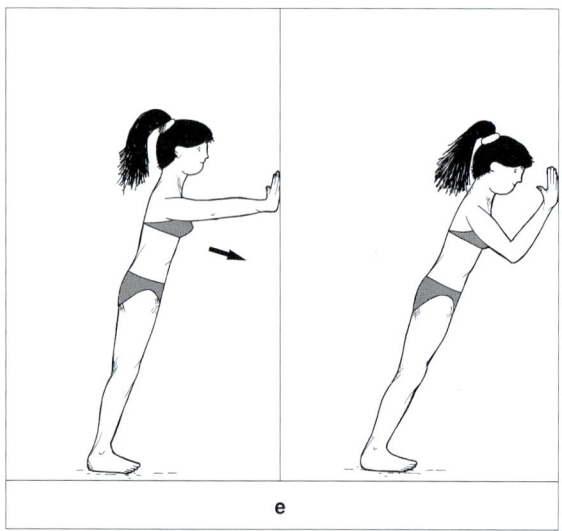

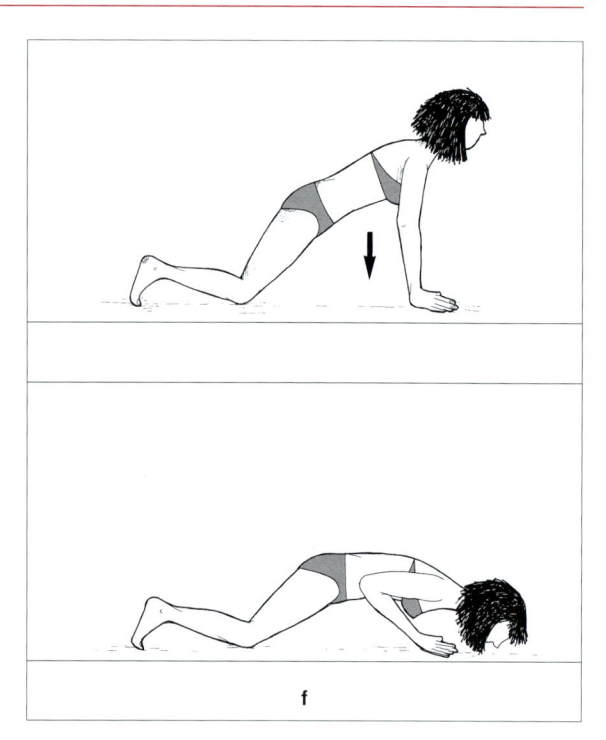

Abb. 3.469 d–f. (Forts.) **d** Das Kind steht mit leicht gespreizten Beinen und hält eine Schnur, an welcher ein Gewicht von ca. 2 kg befestigt ist *(links)*. Durch Hochziehen der Schultern (und nicht durch Flexion in den Armen) wird das Gewicht vom Boden angehoben *(rechts)*. **e** Das Kind lehnt sich mit gestreckten Armen an die Wand in leichter Schrägstellung von 20°–30° *(links)*. Durch Flexion im Ellbogengelenk nähert es den Oberkörper der Wand *(rechts)* und stößt ihn durch Extension wieder nach hinten. **f** Das Kind kniet am Boden, stützt sich mit beiden Armen auf und hebt und senkt den Oberkörper durch Flexion *(links)* und Extension *(rechts)* im Ellbogen

Operative Therapie

Als operative Verfahren stehen folgende Möglichkeiten zur Verfügung (u. a.):

- Refixation der Bankart-Läsion (offen oder arthroskopisch)
- Doppelung des M. subscapularis (sog. Operation nach Putti-Platt)
- Verstärkung des Glenoids ventral oder dorsal mit einem Span
- Drehosteotomie des Korakoids (Operation nach Trillat)
- Drehosteotomie des Humerus
- Kapselraffung (konventionell oder mit dem Lasergerät)

Die meisten Operationen sind mit z. T. gravierenden Nachteilen verbunden. Die Raffung des M. subscapularis und die vordere Kapselraffung führen zu einer Einschränkung der Außenrotation [10]. Nach Spanplastiken oder nach der Drehosteotomie nach Trillat kann es zur hinteren Luxation kommen [5]. Am besten bewährt hat sich wohl die Refixation der Bankart-Läsion. Dies ist auch die in bezug auf die Anatomie günstigste Operation. In der Regel wird heute die Refixation arthroskopisch mit sog. Ankern (z. B. dem Mitek-Anker) durchgeführt. Ob die arthroskopische Methode wesentlich bessere Resultate bringt als die offene, ist noch unsicher. Bisherige Berichte zeigen einen relativ hohen Prozentsatz von unbefriedigenden Resultaten [7, 17]. Die Kombination der Refixation der Bankart-Läsion mit einer Kapselplastik kann selbst bei multidirektionaler Instabilität befriedigende Ergebnisse erbringen [1].

In verzweifelten Fällen kann eine Kapselraffung mit einem Lasergerät (z. B. einem Holmium-Laser) eine allgemeine Kapselschrumpfung bewirken und so das Instabilitätsproblem mildern. Diese Methode befindet sich allerdings noch im Experimentalstadium.

Literatur

1. Altchek DW, Warren RF, Skyhar MJ, Ortiz G (1991) T-plasty modification of the Bankart procedure for multidirectional instability of the anterior and inferior types. J Bone Joint Surg (Am) 73: 105-12
2. Bankart ASB (1923) Recurrent or habitual dislocation of the shoulder. Br Med J II: 1131
3. Burkhead WZ, Rockwood CA (1992) Treatment of instability of the shoulder with an exercise programm. J Bone Joint Surg (Am) 74: 890-896
4. Dowdy PA, O'Driscoll SW (1993) Shoulder instability. An analysis of family history. J Bone Joint Surg (Br) 75: 782-4
5. Gerber C, Terrier F, Ganz R (1988) The Trillat procedure for recurrent anterior instability of the shoulder. J Bone Joint Surg (Br) 70: 130-4
6. Gohlke F, Eulert J (1991) Operative Behandlung der vorderen Schulterinstabilität. Orthopäde 20: 266-72
7. Hoffmann F, Reif G (1995) Arthroscopic shoulder stabilization using Mitek anchors. Knee Surg Sports Traumatol Arthrosc 3 (1): 50-4
8. Huber H, Gerber C (1994) Voluntary subluxation of the shoulder in children. A long-term follow-up study of 36 shoulders. J Bone Joint Surg (Br) 76: 118-22
9. Kartschinov K, Kartschinov D (1989) Aetiopathogenetischer Faktor für die angeborene habituelle Schultergelenksluxation. Zentralbl Chir 114: 253-6
10. Lusardi DA, Wirth MA, Wurtz D, Rockwood CA Jr (1993) Loss of external rotation following anterior capsulorrhaphy of the shoulder. J Bone Joint Surg (Am) 75: 1185-92
11. Marans HJ, Angel KR, Schemitsch EH, Wedge JH (1992) The fate of traumatic anterior dislocation of the shoulder in children. J Bone Joint Surg (Am) 74: 1242-4
12. O'Driscoll SW, Evans DC (1991) Contralateral shoulder instability following anterior repair. An epdemiological investigation. J Bone Joint Surg (Br) 73: 941-6
13. Simonet WT, Melton LJ 3d, Cofield RH, Ilstrup DM (1984) Incidence of anterior shoulder dislocation in Olmsted County, Minnesota. Clin Orthop 186: 186-91
14. Troum S, Floyd WE 3d, Waters PM (1993) Posterior dislocation of the humeral head in infancy associated with obstetrical paralysis. A case report. J Bone Joint Surg (Am) 75: 1370-5
15. Vermeiren J, Handelberg F, Casteleyn PP, Opdecam P (1993) The rate of recurrence of traumatic anterior dislocation of the shoulder. A study of 154 cases and a review of the literature. Int Orthop 17: 337-41
16. Wagner KT Jr, Lyne ED (1983) Adolescent traumatic dislocations of the shoulder with open epiphyses. J Pediatr Orthop 3: 61-2
17. Walch G, Boileau P, Levigne C, Mandrino A, Neyret P, Donell S (1995) Arthroscopic stabilization for recurrent anterior shoulder dislocation: results of 59 cases. Arthroscopy 11: 173-9
18. Wirth MA, Lyons FR, Rockwood CA (1993) Hypoplasia of the glenoid. J Bone Joint Surg (Am) 75: 1175-84

3.5.5
Neurogene Störungen an den oberen Extremitäten

R. BRUNNER

Während an der unteren Extremität die Funktionen mit Stehen, Gehen und Sitzen einfach und klar umschrieben sind, ist der Einsatz der oberen Extremität – und v. a. der Hand – wesentlich komplexer. Neben den vielfältigen differenzierten motorischen Aufgaben erfüllt sie auch die Funktion eines sensorischen Organs. Kinder mit neurologischen Affektionen weisen, je nach Krankheitsbild, nicht selten eine Beeinträchtigung beider Funktionen auf. Oft ist das Krankheitsbild schon bei der Geburt vorhanden, so daß die Patienten nie eine normale Situation kennenlernen konnten. Sie versuchen, mit den ihnen gegebenen 2 Händen trotz vorhandener Funktionsstörungen, die gleichen Aktivitäten wie gleichaltrige unbeeinträchtigte Kinder zu vollbringen, und gewöhnen sich bald Kompensationsmechanismen an, die sehr effizient sein können. Aus diesem Grund muß vor jeder Behandlung genau abgeklärt werden, inwieweit die Kinder durch ihre neurologische Störung und die damit vorhandenen Funktionsstörungen und Deformitäten beeinträchtigt sind, welche Kompensationsmöglichkeiten sie bereits ausgenutzt haben und inwieweit ihre Situation durch eine Behandlung verbessert werden kann. Deformitäten an der oberen Extremität sind aber immer auch von kosmetischer und sozialer Bedeutung mit entsprechender psychischer Auswirkung. Die Behandlung der oberen Extremität muß all diese Punkte mit in Betracht ziehen. Eine genaue Evaluation der Störung muß deshalb die kosmetischen Erwartungen des Patienten und seine psychische Einstellung miteinbeziehen.

Die *funktionelle Abklärung* umfaßt auf motorischer Seite die Beweglichkeit in Schulter, Ellbogen und Handgelenk, Kontrakturen der Finger sowie die Greiffunktion, den Pinzettengriff und die Daumenopposition gegenüber den übrigen Fingern. Zusätzlich muß auch die sensorische Seite ausgetestet werden. Neben den verschiedenen Qualitäten der Sensibilität (Oberflächen- und Tiefensensibilität, Schmerz- und Temperaturempfindung) müssen auch die Zweipunktediskriminierung und der Tastsinn untersucht werden. Vor therapeutischen Maßnahmen müssen die Erwartungen des Patienten an die Therapie abgeklärt und besprochen werden, um Enttäuschungen und Unzufriedenheit zu verhindern. Ein Sehnentransfer mit bestem funktionellem Resultat ist für den Patienten enttäuschend, wenn für ihn kosmetische Aspekte im Vordergrund standen, die nicht genügend berücksichtigt wurden.

3.5.5.1
Überwiegend spastische Lähmungen

Definition

Funktionsstörungen und Deformitäten der oberen Extremität aufgrund spastischer Muskelaktivität.

Ätiologie und Pathogenese

Am häufigsten führen spastische Zerebralparesen zu Störungen an den oberen Extremitäten mit Spastizität. Bei Tetraparesen sind beide Arme, bei Hemiparesen ist der Arm auf der paretischen Seite betroffen. Bei schweren Diparesen und Hemiparesen weisen auch die sog. nicht-betroffenen Extremitäten meistens ebenfalls diskrete Funktionsstörungen auf. Selten kommen auch spastische Funktionsstörungen spinaler Ursache vor. Dabei handelt es sich um Tetraplegien nach Unfällen, bei Mißbildungen von Rückenmark und Wirbelsäule oder bei Tumoren.

Klinik und Diagnostik

Die Patienten können Störungen der Motorik, der Sensibilität, der vegetativen Funktionen und der globalen Wahrnehmung zeigen. Motorisch besteht eine Adduktionsspastizität an der Schulter mit gleichzeitiger leichter Flexion. Am Ellbogen betrifft die Spastizität die Flexoren, die das Handgelenk in Palmarflexions-Pronations-Ulnardeviationsstellung zieht (Abb. 3.470). Die spastischen Muskeln haben eine große Tendenz zu Kontrakturen, die die Gebrauchsfähigkeit der Extremität und in schweren Fällen auch die Pflege einschränken. Die Funktion ist auch durch Kokontraktionen gestört, die sich am häufigsten als gleichzeitige Palmarflexion äußern, wenn die Finger geschlossen werden. Durch die ungünstige Stellung im Handgelenk wird die Kraft der Fingerbeuger reduziert und ein koordinierter Einsatz der Finger dadurch schwierig. Eine andere typische Deformität kann sich an den Fingern als Flexion in den Interphalangealgelenken bei Hyperextension im Grundgelenk (Schwanenhalsdeformität) entwickeln.

Fast immer ist gleichzeitig eine mehr oder weniger stark ausgeprägte Störung der Sensibilität vorhanden, die sich als Hypästhesie, Parästhesie oder Hyperästhesie äußert. Besonders die veränderte und übersteigerte Sensibilität ist für den Patienten subjektiv unangenehm, und er setzt den befallenen Arm schon aus diesem Grund nicht ein. Die Sensibilitätsstörung behindert aber in jedem Fall die Tastfunktion der Hand, die für einen normalen Gebrauch im Alltag selbstverständliche Voraussetzung ist. Der Mangel könnte zumindest teilweise durch eine optische Kontrolle kompensiert werden. Hier wirkt sich aber die spastische Muskelaktivität ungünstig aus, die durch Pronation und Flexion im Handgelenk die Hand aus dem Gesichtsfeld herausdreht. Nicht selten gibt es neben den motorischen und sensiblen Störungen auch vegetative Symptome. Die Hände sind feucht, kühl und neigen zu vermehrter Schweißabsonderung. Für den Patienten sind diese Störungen unangenehm, v.a. wenn die rechte Hand betroffen ist, die zur Begrüßung gereicht wird.

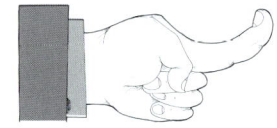

Aufgrund des dauernden Mindergebrauchs der Hand entwickeln die Patienten Kompensationsmechanismen und setzen in viel größerem Umfang die gesunde Hand ein. Viele Arbeiten lassen sich auf diese Weise schneller, sicherer und besser verrichten. Erklärungen und Ermahnungen, daß auch die betroffene Extremität gebraucht werden soll, ändern an dieser Tatsache wenig. Im Alltag gelten Qualität und Geschwindigkeit.

> ! Wenn Sensibilität und zentralnervöse Repräsentanz des Arms nicht gegeben sind, hilft auch ein funktioneller motorischer Gewinn dem Patienten im Alltag nicht.

Da die Funktionen der oberen Extremität komplex sind und Motorik und Sensibilität in viel größerem Umfang miteinander verknüpft sind als an der unteren Extremität, müssen alle Funktionen abgeklärt werden. Nur eine umfassende Analyse aber kann therapeutische Fehlschläge vermeiden helfen. Andererseits können aber auch geringe Funktionsgewinne die Lebensqualität der Patienten verbessern [32]. Die Muskelaktivität kann elektromyographisch untersucht werden. Da in der Regel das Aktivierungsmuster auch nach Verlagerung eines Muskels

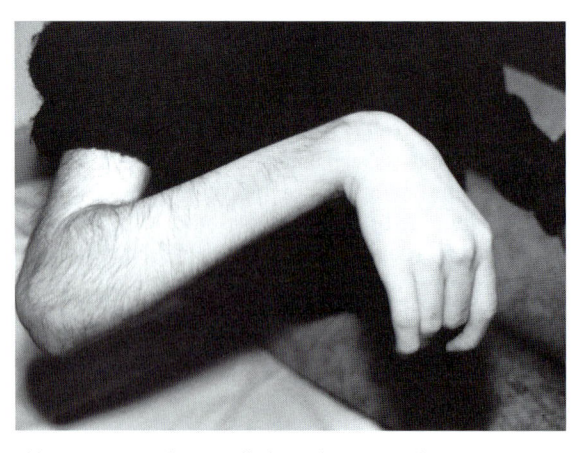

Abb. 3.470. Typische *Handhaltung bei spastischer Hemiparese*

bestehen bleibt, können aus dieser Untersuchung auch Hinweise für das spätere Funktionieren des Muskels und die funktionellen Auswirkungen gezogen werden [22, 28].

Therapie und Prognose

Konservative Therapie

Die *Ergotherapie* hat das Ziel, die Gesamtfunktion der Extremität zu verbessern. Die Behandlung umfaßt motorisches Training, Kontrakturprophylaxe und die Förderung der Koordination der Muskelaktivität. Neben den motorischen Funktionen ist besonders an der oberen Extremität auch die Sensorik entscheidend. Deshalb müssen auch Hyperästhesien oder Hypästhesien durch ein entsprechendes sensorisches Training soweit wie möglich korrigiert werden. Weiter fällt den Ergotherapeuten die Aufgabe zu, verschiedene Hilfsmittel, und zwar funktionelle wie Lagerungsorthesen, anzupassen und auszutesten.

An der oberen Extremität mit ihren komplexen Funktionen ist es schwierig, mit einer *funktionellen Orthese* eine Verbesserung zu erreichen. Während beim Fuß durch eine Orthese eine Instabilität aufgefangen werden kann und durch die vermehrte Sicherheit das Gehen verbessert wird, ist bei der Hand eine Instabilität oder Deformität für die Funktion nicht allein ausschlaggebend. Während ohne Schienung z. B. die Kraft der Fingerflexoren und damit die Greiffunktion schlecht ist, schränken Handschienen die Sensorik ein, womit die Aufgabe als Tastorgan behindert wird. Orthesen müssen deshalb regelmäßig ausgetestet und ihr Einsatz muß dem Alltag angepaßt werden; die Funktion bleibt trotzdem eingeschränkt. Bei der Anwendung der Hilfsmittel sind Kompromisse nötig, und oft können nur Lagerungsorthesen eingesetzt werden, um eine Zunahme der Kontrakturen zu verhindern (Abb. 3.471). *Gipsbehandlungen* sind auch bei Kontrakturen an der oberen Extremität erfolgreich. Da diese Gipse nach unserer Erfahrung allerdings an den oberen Extremitäten weniger gut toleriert werden als an den unteren, werden sie oft nur für wenige Tage getragen [47, 54].

Operative Therapie

Operative Maßnahmen sind an den oberen Extremitäten schwieriger zu planen als an den unteren. Das Ziel einer Operation an den oberen Extremitäten ist es, das Muskelgleichgewicht wieder herzustellen und damit den Einsatz der Hand zu verbessern, die Koordination zu fördern und auch die Funktion als Tastorgan zu verbessern [55]. Optimale Voraussetzungen für eine Operation sind: Kooperationsbereitschaft des Patienten, eine vorherrschend pyramidale Symptomatik, ein geringer emotionaler Einfluß auf die Spastik, eine gute willkürliche Kontrolle über die spastischen Muskeln sowie ausreichende Willenskraft für Konzentration und Kooperation [55]. In jedem Fall muß der Patient wenigstens die Ziele der chirurgischen Behandlung verstehen und postoperativ kooperieren. Diese weitgehenden Bedingungen sind bei Patienten mit spastischer Tetraparese selten erfüllt, da sie fast immer eine mehr oder weniger ausgeprägte Retardierung aufweisen, schlecht motivierbar sind und ungenügend kooperieren. Zusätzliche sensorische Veränderungen verschlechtern die Aussichten auf ein gutes Ergebnis. Ein Eingriff wird idealerweise nach der vollständigen Ausreifung des Nervensystems (nach dem 5. bis 6. Lebensjahr) vorgenommen [55]. Aus all diesen Gründen sind operative Korrekturen an der oberen Extremität relativ selten indiziert [28].

An der *Schulter* besteht meist eine störende Adduktion, die v. a. bei schwerstbehinderten Patienten ein pflegerisches Problem darstellt. Muskuläre Verlängerungen können das Problem lösen, bei unseren Patienten war dies nie notwendig. Bei fixierten Deformitäten sind auch Osteotomien und Arthrodesen beschrieben worden [28].

Am *Ellbogen* sind Flexionskontrakturen relativ häufig, die aber meist leicht bis mäßig stark ausgeprägt sind und den Patienten nicht behindern. Eine operative Therapie ist nicht erforderlich. In Fällen mit deutlicher Progredienz der Kontrakturen können Nachtlagerungsschienen verwendet werden. Massiv störende Flexionskontrakturen haben wir fast nur bei schwerst tetraspastischen Patienten gesehen. Auch diese Kontrakturen führten jedoch nie zu einem wirklichen funktionellen oder pflegerischen Problem. Verlängerungen der Muskulatur, v. a. des M. biceps brachii, könnten therapeutisch hilfreich sein [28, 42].

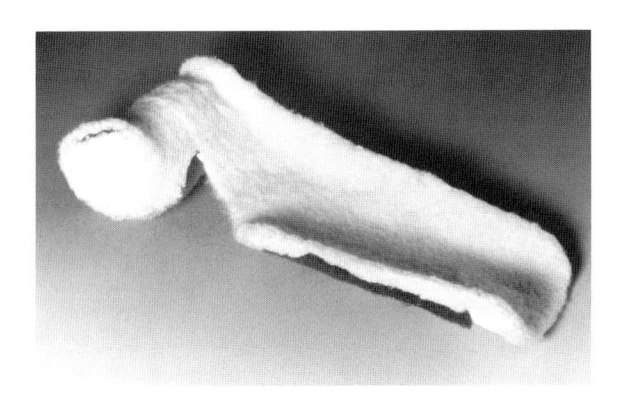

Abb. 3.471. *Lagerungsorthese* für die Hand

An der *Hand* besteht häufig eine Palmarflexions-Ulnardeviations-Stellung mit Pronation im Handgelenk, eine Flexionsstellung der Finger und eine Adduktions-Pronations-Deformität des Daumens. Die Palmarflexion im Handgelenk ist ungünstig, da die Fingerbeuger in dieser Stellung weniger Kraft aufweisen. Zudem besteht die Gefahr von Kontrakturen der Fingerbeuger, wenn diese nie in der vollen Länge eingesetzt werden. Durch die Ulnardeviation und Pronation wird die Hand aus dem Gesichtsfeld herausgedreht, so daß die Handfunktion optisch nur schlecht kontrolliert werden kann. Dadurch wird eine optische Kompensation der Störung der Sensorik unmöglich und der Einsatz der behinderten Hand wesentlich schwieriger. Die Stellung des Handgelenks läßt sich funktionell durch eine Schiene verbessern. Diese palmare Orthese umfaßt den Vorderarm bis zur Mittelhand, darf aber die distale Beugefalte nicht überschreiten, um eine freie Fingerfunktion zu gewährleisten. Mit diesem Hilfsmittel läßt sich auch austesten, wie ein Patient auf einen korrigierenden Eingriff reagieren würde. Dabei wird der M. flexor carpi ulnaris in verschiedenen Varianten auf den M. extensor carpi radialis brevis oder longus verlagert (*Operation nach Green* [16]). Die Stellung im Handgelenk wird damit korrigiert und die Greiffunktion der Hand verbessert. Die Ergebnisse nach dieser Operation sind auch langfristig gut [5, 50]. Der Bewegungsumfang im Handgelenk kann aber schlechter werden [10]. Zusatzeingriffe am M. pronator quadratus können gleichzeitig indiziert sein, v. a. wenn eher die Verbesserung der Rotation von Vorderarm und Hand im Vordergrund steht. Ist eine aktive Supination nur bis zur Neutralstellung möglich, sollte der M. pronator quadratus oder der M. pronator teres verlängert werden. Wenn aktiv die Supination bei passiv freier Beweglichkeit fehlt, ist ein Transfer der pronierenden Muskeln indiziert. Ist eine Bewegungseinschränkung ohne pronatorische Aktivität vorhanden, wird der M. pronator quadratus verlängert und kann später verlagert werden (s. Tabelle 3.25) [17]. Die Resultate nach Verlagerung sind besser als nach Verlängerung [43].

Bei fixierten Flexionsdeformitäten im Handgelenk oder gleichzeitig bestehender störender Instabilität führt die *Arthrodese des Handgelenks* zu guten Ergebnissen. Bei korrekter Durchführung kann dieser Eingriff auch bei jungen Patienten ohne Wachstumsstörungen durchgeführt werden [15, 21]. Neben der Pronations-Flexions-Stellung im Handgelenk ist oft ist die gesamte Hand spastisch kontrakt und deformiert, die Finger sind gebeugt. Mit Lagerungsorthesen können Flexionskontrakturen verhindert und gebessert werden. Wenn jedoch schon operativ vorgegangen wird und schwere Fingerdeformitäten bestehen, müssen Operationen zur Korrektur der Fingerfunktion und -stellung als Ergänzung zum Transfer des M. flexor carpi ulnaris in Betracht gezogen werden (s. Tabelle 3.26).

Die Korrekturmöglichkeiten der Adduktions-Pronations-Deformität des Daumens sind in Tabelle 3.27 aufgelistet. Sie bestehen im wesentlichen aus Muskelverlängerungen und Verlagerungen des M. extensor pollicis longus [56].

Tabelle 3.25. Schema zur Behandlung der Pronationskontraktur. (Nach Gschwind u Tomkin [17])

Funktionsfehler	Operative Behandlung
Aktive Supination über Neutralstellung	Keine Operation
Aktive Supination bis Neutralstellung	Release des M. pronator quadratus, evtl. mit aponeurotischer Verlängerung der Flexoren
Keine aktive Supination, aber passiv freie, lockere Supination	Transfer des M. pronator teres
Keine aktive Supination, passiv Supination eingeschränkt oder steif	Release des M. pronator quadratus mit aponeurotischer Verlängerung der Flexoren, evtl. sekundär Transfer des M. pronator teres

Tabelle 3.26. Schema der operativen Behandlung der Hand bei spastischer Zerebralparese. (Nach Zancolli [56])

Gruppe	Funktionsfehler	Operative Behandlung
1	Leichte Flexionskontraktur im Handgelenk (Flexorenspastizität)	Distale Tenotomie des M. flexor carpi ulnaris
2	Ausgeprägte Flexionskontraktur im Handgelenk	
a	Handgelenkextensoren aktiv	Distale Tenotomie des M. flexor carpi ulnaris Aponeurotisches Release der Muskeln am Epicondylus medialis
	Fingerbeuger aktiv bei Handgelenkflexion <70°	
	Fingerbeuger aktiv bei Handgelenkflexion >70°	Flexorenablösung am Epicondylus medialis (cave Überkorrektur!)
b	Handgelenkextensoren inaktiv	Transfer des M. flexor carpi ulnaris auf M. extensor carpi radialis brevis oder longus
3	Schwere spastische Flexionskontraktur im Handgelenk mit Paralyse der Extensoren	Flexorenablösung am Epicondylus medialis oder Sehnenverlängerung der Finger- und Handgelenkbeuger Tenotomie des M. pronator teres

Tabelle 3.27. Korrektur der Daumendeformität. [56]

Fehlstellung	Funktionsfehler	Operation
Daumen adduziert	M. adductor pollicis spastisch, Metakarpophalangeal- und Interphalangealgelenke extendiert Bei Hyperextension >20°	Ablösen des M. adductor pollicis longus am Ursprung und Tenodese in Abduktion Volare Kapsulodese
Daumen adduziert und flektiert („thumb-in-palm")	M. adductor pollicis spastisch, Metakarpophalangeal- und Interphalangealgelenke flektiert durch Spastizität des M. flexor pollicis longus	Ablösen des M. adductor pollicis longus am Ursprung und Tenodese in Abduktion und Release des M. flexor pollicis longus und Verlagerung des M. extensor pollicis longus nach radial

Wir haben gelegentlich aus kosmetischen Gründen die einfache Operation nach Green, kombiniert mit Verlängerungen der Fingerbeuger, durchgeführt. Negative Ergebnisse waren nicht zu verzeichnen. Bei der Schwanenhalsdeformität der Finger (s. oben) genügt es meist, die Handgelenkkontraktur zu korrigieren. In schweren Fällen kann auch ein Release des M. pronator teres notwendig sein [9]. Bei athetotisch ataktisch-dystonen Krankheitsbildern wird von Muskeloperationen generell abgeraten, da die Gefahr von überschießenden Deformitäten in entgegengesetzter Richtung besteht. Diese Verformungen sind dann meist störender als die ursprünglich behandelten primären Deformitäten (so entsteht z. B. nach einer Flexionskontraktur im Ellbogen eine Hyperextension). Deshalb werden eher konservative Maßnahmen als operative Eingriffe durchgeführt. Trotzdem können stabilisierende Operationen (meist Arthrodesen) notwendig werden. Es ist technisch schwierig, ausreichend osteosynthetische Stabilität bis zum Durchbau der Arthrodese sicherzustellen. Bei einem Patienten haben wir eine Handgelenkarthrodese deshalb mit 2 Platten statt mit nur einer stabilisiert. Trotz Gipsverband zur Nachbehandlung mußte wegen einer Pseudarthrose reoperiert werden. Inzwischen ist die Arthrodese mit gutem Endresultat durchgebaut (Abb. 3.472).

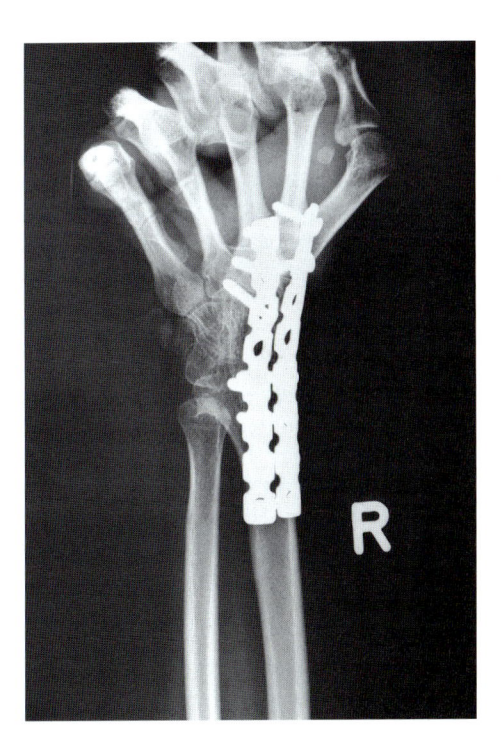

3.5.5.2
Überwiegend schlaffe Lähmungen

Plexusparese

Definition

Unter einer Plexusparese versteht man eine Nervenläsion zwischen dem Austritt der Spinalwurzeln aus dem Rückenmark bis zur Aufteilung in die peripheren Nerven. Verschiedene Mechanismen von einer einfachen Dehnung bis zum Zerreißen von Nervenfasern oder dem Ausriß von Wurzeln aus dem Rückenmark können zur Läsion führen.

Ätiologie und Pathogenese

Plexusparesen an der oberen Extremität können durch Manipulationen während der Geburt entstehen. Geburtsbedingte Läsionen treten bei 0,4°/00–2,5°/00 aller Lebendgeburten auf [27, 41, 49] (mit deutlich abnehmender Tendenz). Besonders gefährdet sind Kinder in Steißlage, die heute allerdings fast immer mittels Kaiserschnitt geboren werden. Bei älteren Kindern und Erwachsenen kann es bei Verkehrsunfällen (v. a. bei Motorradunfällen) zu Plexusläsionen der oberen oder selten auch der unteren Extremität kommen [13, 35]. Grundsätzlich unterscheiden sich die Plexusläsionen des Neugeborenen und des Erwachsenen nicht [37]. Ist der Nerv nicht ganz durchtrennt oder zerrissen, so wächst das Axon von zentral nach. Je proximaler die Läsion allerdings ist, um so häufiger kommt es zu Fehleinsprossungen.

Abb. 3.472. *Handgelenkarthrodese* bei schwerer Athetose

Klinik und Diagnostik

Initialsymptome

Bei älteren Kindern und Erwachsenen lassen sich Sensibilität und motorische Aktivität austesten. Bei Neugeborenen fällt auf, daß sie ihren Arm nicht bewegen. Er hängt schlaff mit extendiertem Ellbogen und wird auch bei den typischen Säuglingsreflexen (wie z. B. dem Moro-Reflex) nicht mitbewegt. Bei Mitbeteiligung der tieferen zervikalen Wurzeln fehlt die Greifbewegung der Hand. Man unterscheidet eine obere und eine untere Plexusparese. Dabei weist der größte Teil der Kinder eine obere (Erb) oder eine komplette Plexusparese auf. Die untere Plexusparese (Klumpke) ist selten (0,6 % aller Plexusparesen) [2]. Bei der häufigen *oberen Plexusläsion (Erb-Duchenne)* sind die Wurzeln C 5 und C 6 betroffen. Motorisch ist ein Ausfall der Abduktion und Außenrotation im Schultergelenk, der Ellbogenflexion und partiell auch der -extension, der Supination und der Handgelenkextension festzustellen. Die Schulter hängt tief bei gestrecktem Ellbogen. Sensibilitätsstörungen sind nicht obligat. Falls vorhanden, liegen sie an der Außenseite des Oberarms und radialseits am Vorderarm. Die *untere Plexusparese (Klumpke-Déjérine)* betrifft v. a. das Segment Th 1 und inkonstant C 8. Es fehlt die Aktivität der kleinen Handmuskeln, und v. a. die ulnaren Finger krallen sich ein. Aber auch die langen Fingerflexoren und die Handgelenkbeuger können schwach oder inaktiv sein. Die Sensibilität ist ulnar an Hand und Vorderarm gestört. Ein Horner-Syndrom (Ptosis, Myosis, Enophthalmus) kann als Zeichen der Mitbeteiligung des gleichseitigen Sympathikus gleichzeitig auftreten. Neben diesen beiden typischen Bildern können auch eine totale Armplexusparese oder andere Formen von Plexuspharesen (Befall von C 7 oder faszikuläre Lähmungen) vorliegen. Mit Hilfe eines Elektromyogramms kann zwischen einer vollständigen und einer unvollständigen Lähmung unterschieden und das Fortschreiten der Reinnervation überwacht werden. Die Wurzeln und Wurzeltaschen können mit einem MRI oder Myelogramm dargestellt werden. Weiter peripher liegende Läsionen lassen sich durch Blutungen im MRI erkennen.

Differentialdiagnostisch müssen bei mangelndem Bewegen der oberen Extremität andere Verletzungen (Humerus- und Klavikulafrakturen oder Infekte im Schulterbereich) ausgeschlossen werden. In diesen Fällen handelt es sich um eine schmerzbedingte Pseudoparalyse, und die Reflexaktivität der Muskulatur ist normal.

Spätfolgen

An der *Schulter* entwickelt sich typischerweise nach geburtstraumatischen Paresen eine muskuläre Dyskinesie, indem die Abduktion mehr zwischen Skapula und Thorax als im Glenohumeralgelenk stattfindet. Gleichzeitig wird Flexoraktivität im Arm ausgelöst, die zur Beugung in Schulter und Ellbogen führt. Der M. deltoideus ist als Abduktor insuffizient. Die Dyskinesie kann durch veränderte Motoneuronenaktivität, durch Fehleinsprossung oder durch Fehlentwicklung des ausreifenden Nervensystems erklärt werden [45]. Die Schultermuskeln können schlaff bleiben oder aber kontrakt werden, am häufigsten in Innenrotation/Adduktion. Bei dieser Kontrakturform entwickeln sich zusätzlich ossäre Deformitäten, weil die Schulter im Alltag verändert eingesetzt wird. Das Glenoid flacht sich ab und wird breiter, und die physiologische Retrotorsion im Humerus nimmt zu. Es kommt zur hinteren Subluxation. Am *Ellbogen* kommt es oft zur Flexionskontraktur als Folge einer Überaktivität der Mm. biceps und brachialis und durch Einsatz des Ellbogens in Flexionsstellung. Das Olekranon und der Processus coronoideus vergrößern sich und blockieren die Extension zusätzlich. Auch Radiusköpfchenluxationen kommen vor. An *Vorderarm* und *Hand* besteht eine Pronationskontraktur bei oberen Plexuspharesen. Untere Paresen betreffen im wesentlichen nur die Handmuskeln.

Therapie und Prognose

Die Prognose der oberen Plexusparese ist besser als diejenige der unteren [46]. Insgesamt erholen sich über 90 % der Fälle mit postpartaler Parese vollständig [23, 33], posttraumatische Paresen dagegen nur in 50 %. Ungünstige Parameter sind die Einwirkung großer Gewalt, komplette Paresen, Zusatzverletzungen und Schmerzen. Letztere weisen auf einen Wurzelausriß hin. Die sensorischen Funktionen erholen sich wesentlich besser als die motorischen [46].

Konservative Therapie

Die Therapie muß, in Anbetracht der an und für sich guten Prognose, in erster Linie verhindern, daß sich sekundäre Deformitäten einstellen, welche die Funktion der Extremität nach deren Reinnervation einschränken. Hilfreich ist auch, die vorhandenen und neu innervierten Muskeln aufzutrainieren. Um die Heilung bestmöglichst zu fördern, wird der Arm nach der Geburt auf den Brustkorb gelegt. Damit wird der Plexus entspannt – eine optimale Voraussetzung für eine Erholung. Aus dieser Stellung heraus wird physiotherapeutisch die Muskulatur gedehnt und vorhandene Muskulatur aktiviert. Oft wird bei diesen Paresen die Methode nach Vojta angewandt. Sie dürfte aber eher vorhandene Muskulatur kräftigen als die Reinnervation fördern. Inwieweit derartige Stimulationsbehandlungen wirklich einen positiven Effekt auf die axonale Einsprossung und Abheilung der Plexusparese haben, ist nicht objektiviert und bei einem Leiden mit solch großer Spontanheilungstendenz wie bei der Plexusparese auch schwer zu prüfen. Orthesen und Hilfsmittel können allenfalls als Lagerungsorthesen angewandt werden, wenn langfristig die Erholung ausbleibt und Kontrakturneigung besteht. In den meisten Fällen sind sie nicht notwendig. Vor allem bei Ausfällen der Muskulatur zur Stabilisierung der Schulter besteht auch die Gefahr von Schultersubluxationen.

Operative Therapie

Mit einer *Revision des Plexus brachialis* muß bei ca. 15% der Patienten, posttraumatisch wie postpartal, gerechnet werden. Die Indikation wird gestellt, wenn sich nach einer Wartezeit von 3 Monaten keine Anzeichen für eine Erholung von Motorik und Sensorik zeigen [13]. Die chirurgischen Möglichkeiten umfassen die Neurolyse, die direkte Naht oder mit Nerveninterponat, und die Neurotisation. Eine Neurolyse ist bei Schmerzen und in kleinerem Ausmaß zur Verbesserung von Funktion indiziert. Bei vollständiger Durchtrennung des Plexus kann eine Nervennaht, allenfalls mit Interposition eines Transplantates, Erfolg bringen. Die Prognose ist auch bei Sekundäreingriffen für die oberen Wurzeln besser als für die unteren. Bei Wurzelausrissen kann eine Neurotisation angewendet werden. Dabei werden weniger wichtige Nerven (z. B. Interkostalnerven) mit den Stümpfen des Plexus verbunden. Mit dieser Methode ist die Prognose für eine Verbesserung der Ellbogenfunktion gut (>50% der Patienten); die Prognose für die Schulterfunktion ist beschränkt und für die Fingerfunktion schlecht [36].

Jeder späteren *Korrekturoperation* muß eine sorgfältige Abklärung der Funktionsstörungen und Deformitäten und der daraus resultierenden Beeinträchtigung des Patienten vorausgehen. Die motorischen, aber auch kosmetischen und psychologischen Komponenten müssen aufgedeckt werden. Störende Funktionsausfälle können durch Muskelverlagerungen gebessert werden, und bestehende Kontrakturen müssen vor oder zugleich mit einer Muskelverlagerung beseitigt werden. Dies sollte durch Muskelverlängerungen und nicht durch Tenotomien geschehen [45]. *Außenrotation und Abduktion* des Armes können durch eine Verlagerung des M. levator scapulae auf den M. supraspinatus, und eine Verlagerung des M. teres major, mit oder ohne den M. latissimus dorsi, auf den M. infraspinatus verbessert werden [11, 37, 39, 45]. Auch der M. trapezius kann zur Verbesserung der Schulterfunktion herangezogen werden [6]. Zusätzlich kann eine *Subluxation* oder *Luxation* des Humeruskopfes nach dorsal oder ventral bestehen. Zur Korrektur eignet sich eine rotierende Osteotomie des proximalen Humerus in entsprechender Richtung zur Zentrierung [56]. Der M. latissimus dorsi kann auch als Ersatz für den M. deltoideus eingesetzt werden [37]. Bei schweren und störenden Instabilitäten kann auch eine Arthrodese der Schulter indiziert sein [12, 40]. Eine brauchbare *Ellbogen*funktion ist für einen funktionellen Einsatz der Extremität wesentlich [1]. Der M. latissimus dorsi kann auch zur Verbesserung der Ellbogenflexion [7, 24] dienen. Alternativ kann der M. triceps brachii oder der M. pectoralis auf den M. biceps brachii verlagert werden [3, 7, 20]. Durch Verlagerung des M. biceps brachii und den Einsatz als Pronator kann die Supinationsdeformität behoben werden. Voraussetzung ist eine freie Pronations-/Supinationsbewegung. Gleichzeitig kann eine Korrekturosteotomie am Vorderarm bei Deformierung von Radius oder seltener Ulna erforderlich sein [31, 45]. Auch eine hintere Radiusköpfchenluxation kann auftreten, die durch eine Radiusverkürzung (bei jüngeren Kindern) oder durch eine Köpfchenresektion (bei älteren) behoben werden kann. Die *Daumenopposition* kann mit einer Verlagerung des M. flexor digitorum superficialis des IV. Fingers oder des M. abductor digiti minimi an den M. adductor pollicis brevis wiederhergestellt werden [45].

Parese peripherer Nerven

Definition

Als Parese eines peripheren Nervs wird ein partieller oder kompletter Ausfall seiner motorischen und/oder sensiblen Funktionen bezeichnet.

Ätiologie und Pathogenese

Verletzungen peripherer Nerven kommen vor bei Unfällen, als vorsätzliche Schädigungen oder iatrogen als akzidentelle Durchtrennung bei Operationen, oder durch Zug beispielsweise im Verlauf von Achsen- und Längenkorrekturen an den Extremitäten.

Klinik und Diagnostik

Bei einer Läsionen eines peripheren Nervs kommt es zu Störungen von Sensibilität und Motorik in seinem Versorgungsgebiet. Die Symptome in typischen Arealen erlauben eine anatomische Zuordnung zu den einzelnen Nerven (s. Kap. 2.1.2). Die Sensibilitätsstörung kann in Form von Anästhesie, Hypasthesie, Parästhesie oder Hyperästhesie vorliegen. Motorisch besteht eine Schwäche bis zum kompletten Ausfall der Muskelaktivität. Die Paresen sind immer schlaff. Unterschieden werden muß zwischen prognostisch günstigen inkompletten Lähmungen und kompletten Ausfällen mit Anästhesie und vollständiger Parese. Bei inkompletten Läsionen kann in der Regel mit einer Spontanremission gerechnet werden. Bei kompletten Lähmungen dagegen zeigt erst der Verlauf, ob sich die Funktion erholt oder ob der Ausfall unverändert bestehen bleibt. Mit dem Elektromyogramm können klinisch nicht erkennbare Muskelinnervationen aufgezeigt und Durchtrennungen ausgeschlossen werden. Auch die Regeneration kann mit diesem Instrument überwacht werden.

Therapie und Prognose

Konservative Therapie

Die orthopädische Behandlung liegt in erster Linie in der Erhaltung der Beweglichkeit und in der Vermeidung von Kontrakturen, damit die Muskulatur ihre Funktion wieder unter optimalen Verhältnissen aufnehmen kann. Das Hauptgewicht der konservativen Maßnahmen liegt auf den Übungsbehandlungen im Rahmen der Ergotherapie und/oder Physiotherapie. Neben Dehn- und Kräftigungsübungen wird auch der Einsatz der Extremität bei Alltagsverrichtungen trainiert. Lagerungsorthesen können hilfreich sein, um Kontrakturen zu vermeiden. Zudem können funktionelle Orthesen ausgefallene Muskelfunktionen ersetzen.

Operative Therapie

Kurativ ist die *Naht des geschädigten Nervs* allenfalls mit Interponat eines Transplantates. Die Prognose ist um so besser, je distaler die Läsion liegt, je kleiner die geschädigte Strecke, je jünger der Patient ist und je weniger Zeit bis zur Versorgung verstreicht [25, 26, 30, 48, 53]. Primäre Rekonstruktionen an peripheren Nerven sind in 80–90 % erfolgreich, wenn auch nicht mit einer Restitutio ad integrum gerechnet werden kann [6, 14, 30]. Sekundäreingriffe haben mit Erfolgen in 60–70 % etwas schlechtere Ergebnisse [25–27]. Manche Nerven, wie z. B. der N. peronäus, erholen sich jedoch von vornherein schlechter. Eine funktionell einsetzbare Muskelaktivität kann bei ca. 50 % der Patienten erwartet werden [51, 53].

Palliativ-operativ kommen *Muskeltransfers* und *stabilisierende Maßnahmen* wie Arthrodesen oder Tenodesen in Frage. Vor jeder Operation müssen Funktionseinbuße und Behinderung abgeklärt und die Erwartungen mit dem Patienten besprochen werden (s. S. 501). Bei Vorliegen einer *Radialisparese* kann die Handgelenkextension durch Verlagerung des M. pronator teres auf die Mm. extensores radialis longus et brevis, die Fingerextension durch Verlagerung des M. flexor carpi ulnaris oder eines Teils des M. flexor digitorum superficialis auf den M. extensor digitorum communis verbessert werden [10]. Bei einer *Medianusparese* stört der Ausfall der Fingerflexion und der Daumenopposition. Abduktion und Pronation des Daumens können mit einer Verlagerung des M. extensor indicis proprius, die Adduktion mit dem M. extensor carpi radialis brevis in Kombination mit einer Daumengrundgelenkarthrodese wiederhergestellt werden [38]. Die Krallenfinger bei *Ulnarisparese* lassen sich mit einem „Lasso-Transfer" des M. flexor digitorum superficialis bessern, womit allerdings ein Kraftverlust im Faustschluß einhergeht [18, 19]. Der Spitzgriff muß mit zusätzlichen Maßnahmen wie Grundgelenksarthrodese des Zeigefingers und Verlagerung des M. extensor carpi radialis brevis als Daumenadduktor wiederhergestellt werden [18].

Arthrogrypose (s. auch Kap. 4.6.7.1)

Ziel der Behandlung ist es, den Patienten möglichst große Selbständigkeit zu geben. Oft läßt sich der Bewegungsumfang in den Gelenken nicht vergrößern, kann aber so verschoben werden, daß die Extremität besser eingesetzt werden kann. Dabei ist es evtl. erforderlich, die beiden oberen Extremitäten asymmetrisch zu behandeln, um die eine mehr in Streckung, die andere mehr in Beugung zu bringen. Auf diese Weise werden die notwendigen Funktionen zum Essen und zur Körperpflege ermöglicht [52]. An der *Schulter* sind oft Kontrakturen und Muskelschwäche gleichzeitig vorhanden. Funktionelle Einschränkungen sind aber beinahe nur bei fixierter Innenrotation gegeben, weil der Arm nicht mehr seitwärts an den Körper geführt werden kann (zur Körperpflege oder zu Gehübungen mit Gehhilfen). In diesen Fällen sind Rotationsosteotomien indiziert [52]. Kontrakturen am *Ellbogen* können sehr unterschiedlich verlaufen. Während einige Patienten auf konservative Maßnahmen gut ansprechen, ist bei anderen die Deformität progredient. Schließlich kann der Ellbogen eine Flexionskontraktur mit Bewegung um den rechten Winkel und genügender Kraft des M. biceps brachii aufweisen. Eine Behandlung ist bei diesen Patienten meist nicht nötig [52]. Andererseits kann der Ellbogen auch in Extensionsstellung einsteifen, was die Alltagsfunktionen wesentlich beeinträchtigt. In diesen Fällen ist eine Verlängerung oder Verlagerung des M. triceps brachii, evtl. gleichzeitig mit einer Flexorenplastik, indiziert [52]. Oft besteht schon bei der Geburt eine schwere Flexionskontraktur im *Hand*gelenk, und manchmal sind Finger und Daumen mitbetroffen. Gegen diese Deformität muß möglichst früh mit Dehnübungen und Schienen vorgegangen werden. Später ist die Handgelenkinstabilität mit v. a. mangelnder Dorsalflexion ein wesentliches Problem. Stabilisierende Orthesen für das Handgelenk können die Funktion der Hände wesentlich verbessern. Alternativ kann ein Sehnentransfer (Verlagerung des M. flexor carpi ulnaris nach dorsal auf die Basis des Metakarpale III) angeboten werden. Eine Handgelenkarthrodese kann sich günstig auswirken und bringt Stabilität in Korrekturstellung [52]. Eine Pronationskontraktur ist durch eine Tenotomie des M. pronator teres zu beheben. Oft ist der Daumen adduziert, und der Interdigitalraum zwischen dem I. und II. Strahl ist zu eng. Sind konservative Dehnübungen nicht erfolgreich, kann eine plastische Erweiterung des Interdigitalraumes zur besseren Abduktion des Daumens notwendig sein. An den Fingern muß zwischen Gelenkkontrakturen und Verkürzungen der Fingerbeuger unterschieden werden. Verbessert sich der Bewegungsumfang der Finger bei Palmarflexion im Handgelenk, so liegt eine Kontraktur der Beugemuskeln vor, und eine Sehnenverlängerung ist angezeigt. Bei Gelenkkontrakturen kann ein Weichteilrelease sinnvoll sein [4]. Bei der Windschlagdeformität weichen die Finger nach ulnar ab, sind im Grundgelenk flektiert und in Flexion oder Extension in den anderen Gelenken steif. Durch Rezentralisierung der nach ulnar verschobenen Extensorensehnen und durch Verlagerung der ulnaren Mm. interossei kann die Deformität korrigiert werden [4]. Bei älteren Kindern oder ausgeprägteren Deformitäten können zusätzlich plastische Eingriffe an der Haut und Korrekturosteotomien der Metakarpalia nötig sein [4]. Bei ausgeprägten Kontrakturen kann auch durch eine Verkürzung der Knochen, entweder durch Verkürzungsosteotomie des Vorderarms oder durch Resektion der proximalen Reihe der Handwurzelknochen, die notwendige Verlängerung der Muskulatur erreicht werden [4].

Postpoliosyndrom

An der oberen Extremität ist der M. deltoideus bei dieser Krankheit am häufigsten betroffen. Allerdings können auch die Muskeln der Rotatorenmanschette paretisch sein, was zu einer unteren Schulterluxation führen kann. Störende Luxationen erfordern zur Stabilisierung eine Arthrodese. Am Ellbogen können Flexoren wie Extensoren Schwächen aufweisen, und an der Hand ist v. a. die Daumenopposition beeinträchtigt [29].

Literatur

1. Allieu Y, Triki F, de Godebout J (1987) Les paralysies totales du plexus brachial. Valeur de la conservation du membre et de la restauration de la flexion active du coude. Rév Chir Orthop 73: 665-73
2. al-Qattan MM, Clarke HM, Curtis CG (1995) Klumpke's birth palsy. Does it really exist? J Hand Surg (Br) 20: 19-23
3. Andrisano A, Porcellini G, Stilli S, Libri R (1990) The Steindler method in the treatment of paralytic elbow flexion. Ital J Orthop Traumatol 16: 235-9
4. Bayne LG (1985) Hand assessment and management of arthrogryposis multiplex congenita. Clin Orthop 194: 68-73
5. Beach WR, Strecker WB, Coe J, Manske PR, Schoenecker PL, Dailey L (1991) Use of the Green transfer in treatment of patients with spastic cerebral palsy: 17-year experience. J Pediatr Orthop 11: 731-6
6. Berger A, Millesi H (1978) Nerve grafting. Clin Orthop 133: 49-55
7. Berger A, Brenner P (1995) Secondary surgery following brachial plexus injuries. Microsurgery 16: 43-7
8. Brunner R (1995) Veränderung der Muskelkraft nach Sehnenverlängerung und Sehnenverlagerung. Orthopäde 24: 246-51
9. Büchler U (1993) Arthrogryposis multiplex congenita im Bereiche der oberen Extremitat. Handchir Mkrochir Plast Chir 25: 3-11
10. Chotigavanich C (1990) Tendon transfer for radial nerve palsy. Bull Hosp Joint Dis Orthop Inst 50: 1-10
11. Covey DC, Riordan DC, Milstead ME, Albright JA (1992) Modification of the L'Episcopo procedure for brachial plexus birth palsies. J Bone Joint Surg (Br) 74: 897-901
12. Duclover P, Nizard R, Sedel L, Witvoet J (1991) Arthrodèses d'épaule dans les paralysies du plexus brachal. A propos de 23 cas. Rév Chir Orthop Réparatrice Appar Mot 77: 396-405
13. Dumontier C, Gilbert A (1990) Traumatic brachial plexus palsy in children. Ann Chir Main Memb Supér 9: 351-7
14. Goldie BS, Coates CJ, Birch R (1992) The long term result of digital nerve repair in no-man's land. J Hand Surg (Br) 17: 75-7
15. Goldner JL, Koman LA, Gelberman R, Levin S, Goldner RD (1990) Arthrodesis of the metacarpophalangeal joint of the thumb in children and adults. Adjunctive treatment of thumb-in-palm deformity in cerebral palsy. Clin Orthop 253: 75-89
16. Green WT (1942) Tendon transplantation of the flexor carpi ulnaris for pronation-flexion deformity of the wrist. Surg Gynecol Obstet 75: 337
17. Gschwind C, Tonkin M (1993) Klassifikation und operative Behandlung der Pronationsdeformitat bei Zerebralparese. Handchir Mikrochir Plast Chir 25: 155-9
18. Hastings H 2d, Davidson S (1988) Tendon transfers for ulnar nerve palsy. Evaluation of results and practical treatment considerations. Hand Clin 4: 167-78
19. Hastings H 2nd, McCollam SM (1994) Flexor digitorum superficialis lasso tendon transfer in isolated ulnar nerve palsy: a functional evaluation. J Hand Surg (Am) 19: 275-80
20. Hoang PH, Mills C, Burke FD (1989) Triceps to biceps transfer for established brachial plexus palsy. J Bone Joint Surg (Br) 71: 268-71
21. Hoffer MM, Zeitzew S (1988) Wrist fusion in cerebral palsy. J Hand Surg (Am) 13: 667-70

22. Hoffer MM, Perry J, Melkonian G (1990) Postoperative electromyographic function of tendon transfers in patients with cerebral palsy. Dev Med Child Neurol 32: 789-91
23. Jackson ST, Hoffer MM, Parrish N (1988) Brachial-plexus palsy in the newborn. J Bone Joint Surg (Am) 70: 1217-20
24. Jones BN, Manske PR, Schoenecker PL, Dailey L (1985) Latissimus dorsi transfer to restore elbow extension in obstetrical palsy. J Pediatr Orthop 5: 287-9
25. Kallio PK, Vastamaki M (1993) An analysis of the results of late reconstruction of 132 median nerves. J Hand Surg (Br) 18: 97-105
26. Kallio PK, Vastamaki M, Solonen KA (1993) The results of secondary microsurgical repair of radial nerve in 33 patients. J Hand Surg (Br) 18: 320-2
27. Kallio PK (1993) The results of secondary repair of 254 digital nerves. J Hand Surg (Br) 18: 327-30
28. Koman LA, Gelberman RH, Toby EB, Poehling GG (1990) Cerebral palsy. Management of the upper extremty. Clin Orthop 253: 62-74
29. Kumar K, Kapahtia NK (1986) The pattern of muscle involvement in poliomyelitis of the upper limb. Int Orthop 10: 11-5
30. Lijftogt HJ, Dijkstra R, Storm van Leeuwen JB (1987) Results of microsurgical treatment of nerve injuries of the wrist. Neth J Surg 39: 170-4
31. Manske PR, McCarroll HR Jr, Hale R (1980) Biceps tendon rerouting and percutaneous osteoclasis in the treatment of supination deformity in obstetrical palsy. J Hand Surg (Am) 5: 153-9
32. Manske PR (1990) Cerebral palsy of the upper extremity. Hand Clin 6: 697-709
33. Michelow BJ, Clarke HM, Curtis CG, Zuker RM, Seifu Y, Andrews DF (1994) The natural history of obstetrical brachial plexus palsy. Plast Reconstr Surg 93: 675-80
34. Minami A, Ogino T, Ohnishi N, Itoga H (1990) The latissimus dorsi musculocutaneous flap for extremity reconstruction in orthopedic surgery. Clin Orthop 260: 201-6
35. Narakas AO (1987) Plexus brachialis und naheliegende periphere Nervenverletzungen bei Wirbelfrakturen und anderen Traumen der Halswirbelsäule. Orthopäde 16: 81-6
36. Narakas AO, Hentz VR (1988) Neurotization in brachial plexus injuries. Indication and results. Clin Orthop 237: 43-56
37. Narakas AO (1993) Muscle transpositions in the shoulder and upper arm for sequelae of brachial plexus palsy. Clin Neurol Neurosurg 95 (Suppl): S 89-91
38. Omer GE Jr (1985) Reconstruction of a balanced thumb through tendon transfers. Clin Orthop 195: 104-16
39. Phipps GJ, Hoffer MM (1995) Latissimus dorsi and teres major transfer to rotator cuff for Erb's palsy. J Shoulder Elbow Surg 4: 124-9
40. Rouholamin E, Wootton JR, Jamieson AM (1991) Arthrodesis of the shoulder following brachial plexus injury. Injury 22: 271-4
41. Salonen IS, Uusitalo R (1990) Birth injuries: incidence and predisposing factors. Z Kinderchir 45: 133-5
42. Stotz S, Heimkes B (1992) Chirurgische Behandlungskonzepte von Fehlstellungen der oberen Extremtaten bei infantiler Zerebralparese. Orthopade 21: 301-8
43. Strecker WB, Emanuel JP, Dailey L, Manske PR (1988) Comparison of pronator tenotomy and pronator rerouting in children with spastic cerebral palsy. J Hand Surg (Am) 13: 540-3
44. Strecker WB, McAllister JW, Manske PR, Schoenecker PL, Dailey LA (1990) Sever-L'Episcopo transfers in obstetrical palsy: a retrospective review of twenty cases. J Pediatr Orthop 10: 442-4
45. Tachdjian MO (1990) Pediatric Orthopädics. Saunders, Philadelphia
46. Tada K, Tsuyuguchi Y, Kawai H (1984) Birth palsy: natural recovery course and combined root avulsion. J Pediatr Orthop 4: 279-84
47. Tona JL, Schneck CM (1993): The efficacy of upper extremity inhibitive casting: a single-subject pilot study. Am J Occup Ther 47: 901-10
48. Vastamaki M, Kallio PK, Solonen KA (1993) The results of secondary microsurgical repair of ulnar nerve injury. J Hand Surg (Br) 18: 323-6
49. Walle T, Hartikainen-Sorri AL (1993) Obstetric shoulder injury. Associated risk factors, prediction and prognosis. Acta Obstet Gynecol Scand 72: 450-4
50. Wenner SM, Johnson KA (1988) Transfer of the flexor carpi ulnaris to the radial wrist extensors in cerebral palsy. J Hand Surg (Am) 13: 231-3
51. Wilkinson MC, Birch R (1995) Repair of the common peroneal nerve. J Bone Joint Surg (Br) 77: 501-3
52. Williams PF (1985) Management of upper limb problems in arthrogryposis. Clin Orthop 194: 60-7
53. Wood MB (1991) Peroneal nerve repair. Surgical results. Clin Orthop 267: 206-10
54. Yasukawa A (1990) Upper extremity casting: adjunct treatment for a child with cerebral palsy hemiplegia. Am J Occup Ther 44: 840-6
55. Zancolli EA (1981) Classification and management of the shoulder in birth palsy. Orthop Clin North Am 12: 433-57
56. Zancolli F.A, Goldner LJ, Swanson AB (1983) Surgery of the spastic hand in cerebral palsy: report of the Committee on Spastic Hand Evaluation (International Federation of Societies for Surgery of the Hand). J Hand Surg (Am) 8 Pt: 766-72

3.5.6
Frakturen an den oberen Extremitäten

L. von Laer

3.5.6.1
Proximaler Humerus

Anatomische Bemerkungen

Die proximale Humerusepiphysenfuge ist zu 80% am Längenwachstum des Humerus beteiligt. Die Epiphyse selbst besteht aus 3 Kernsystemen: einem Kern für das Tuberculum majus, einem für das Tuberculum minus und dem eigentlichen Epiphysenkern. Alle 3 Kerne werden im Laufe des 1. Lebensjahres radiologisch sichtbar. Während des 2.-3. Lebensjahres verschmelzen die Kerne des Tuberculum majus und des Tuberculum minus. Die Verschmelzung mit dem eigentlichen Epiphysenkern erfolgt um das 5. Lebensjahr. Der physiologische Fugenschluß findet geschlechtsabhängig zwischen dem 14. und 18. Lebensjahr statt (Jungen später als bei Mädchen).

Wachstumsprognose

Im Bereich des proximalen Humerusendes besteht angesichts der hochprozentig wachsenden Fuge und der dreidimensionalen Funktion des Schultergelenkes eine ausgezeichnete Spontankorrekturpotenz belassener Achsabweichungen in allen 3 Ebenen des Raumes. Wie am Oberschenkel werden posttraumatische Rotationsfehler im Rahmen der physiologischen Detorsionsvorgänge am proximalen Humerusende im Verlauf des weiteren Wachstums wieder „spontan" korrigiert. Seit-zu-Seit-Verschiebungen und Varusfehlstellungen werden bis zum Grenzalter von etwa 12 Jahren anstandslos und vollständig korrigiert. Die Valgusfehlstellung wird nur zögernd korrigiert und wächst langsam in den Schaft hinein, so daß u. U. bei einer extremen Valgusfehlstellung im mittleren und distalen Schaft dies klinisch als Ellbogenhypervalgität imponieren kann [31, 35, 47]. Wachstumsstörungen durch vorzeitigen partiellen Verschluß sind außerordentlich selten. Obligatorisch sind stimulative Wachstumsstörungen nach allen Frakturen, die zu dezenten Längenalterationen führen. Dies hat klinisch jedoch im Bereich der oberen Extremitäten keine relevanten Folgen.

Häufigkeit

Die Frakturen im proximalen Humerusbereich machen etwa 1,5 % der kindlichen Frakturen aus.

Frakturformen

1/3 dieser Frakturen liegt als Epiphysenlösung mit und ohne metaphysären Keil vor, 2/3 sind subkapitale Schaftfrakturen [31, 35]. Die Frakturformen sind ähnlich wie an anderen Metaphysen (s. dazu beispielsweise die Abbildungen in Abschn. 3.3.9). Epipysenfrakturen sind an dieser Stelle so selten, daß sie hier unberücksichtigt bleiben sollen [37].

Diagnostik

Eine a.-p.- und eine seitliche Röntgenaufnahme (Abb. 3.473). Wenn der Ellbogen nicht mitgeröntgt wurde, ist es oftmals schwierig, eine seitliche Aufnahme von einem a.-p.-Röntgenbild zu unterscheiden. Der Fugenverlauf kann dabei hilfreich sein: Im seitlichen Bild stellt sich die Fuge horizontal dar, im a.-p.-Bild ist sie zeltartig aufgeworfen [31].

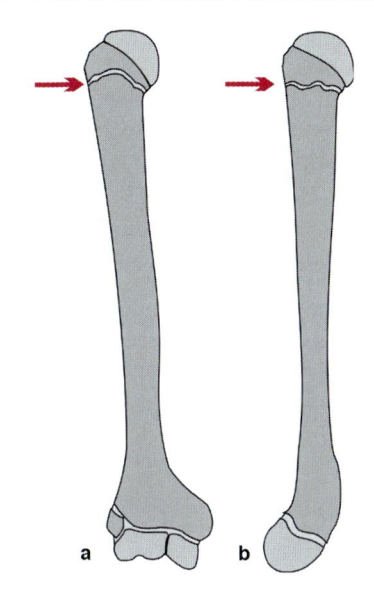

Abb. 3.473 a, b. *Röntgendiagnostik des proximalen Humerus: a.-p. und seitlich:* Ohne den Ellbogen mit zu röntgen, ist es mitunter schwierig, a.-p. und seitliche Ebene im Röntgenbild des proximalen Humerus voneinander zu unterscheiden. Der Verlauf der Epiphysenfuge ist hinweisend: Im a.-p.-Bild ist sie zeltartig aufgeworfen (**a**) im seitlichen Bild verläuft sie gerade, senkrecht zum Schaft (**b**)

Therapie

Grundsätzlich sollten die Spontankorrekturkräfte des proximalen Humerusendes in die Therapie integriert werden. Bis zum Alter von 12 Jahren werden daher Abkippungen bis zu 50° in der Frontal- und Sagittalebene belassen und ebenso wie subkapitale Stauchungsfrakturen im Gilchrist- bzw. gegipsten Desault-Verband ruhiggestellt. Vollständig dislozierte Frakturen mit Seit-zu-Seit-Verschiebungen um eine

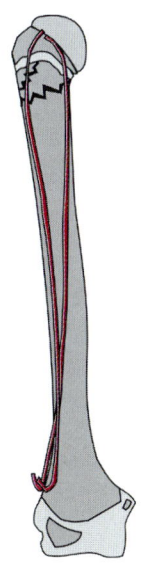

Abb. 3.474. *Therapie dislozierter Frakturen des proximalen Humerus im Alter > 12 Jahren:* Wenn bei über 12jährigen Patienten aufgrund des Dislokationsausmaßes (>20°) die Indikation zur Reposition gegeben ist, so empfiehlt es sich, die erreichte Stellung durch (vom radialen Epikondylus eingebrachte) intramedulläre Nägel zu stabilisieren

volle Schaftbreite werden bis zum Alter von 10 Jahren ebenfalls belassen, da sich die Fehlstellung spontan korrigieren wird. Später auftretende vollständig dislozierte Frakturen ebenso wie Abkippungen von über 20° werden geschlossen reponiert und fixiert (z. B. durch intramedulläre Nägel) (Abb. 3.474).

Nachbehandlung, Nachkontrollen

Bei der intramedullären Nagelung erfolgt unmittelbar postoperativ die funktionelle Nachbehandlung mit spontanen Bewegungsübungen ohne Physiotherapie. Nach insgesamt 3 Wochen werden die Verbände entfernt. Nur bei den operierten Frakturen wird ein Konsolidationsröntgenbild angefertigt. Bei den übrigen Frakturen wird die Konsolidation klinisch beurteilt. Ist der Kallus indolent, darf der Patient den Arm und die Schulter spontan mobilisieren. Die *Metallentfernung* erfolgt mit Erreichen der freien Beweglichkeit, meist 3–4 Wochen nach Konsolidation. Dann kann auch wieder Sport getrieben werden. Ist die Sportfähigkeit erreicht, die Funktion frei und der Patient beschwerdefrei, so kann die Behandlung abgeschlossen werden.

Posttraumatische Deformitäten

Nach vorzeitigem partiellem Fugenverschluß kann es zum Varusfehlwachstum kommen, nach vollständigem Verschluß zur zunehmenden Verkürzung. Bei erheblicher Funktionsbehinderung wegen Varusdeformität empfiehlt sich die Korrekturosteotomie, evtl. (je nach Alter) mit gleichzeitiger Verödung der Restfuge. Bei erheblichen Verkürzungen muß der Patient selbst entscheiden, ob eine Verlängerungsosteotomie notwendig ist.

3.5.6.2 Oberarmschaft

Wachstumsprognose

Achsabweichungen in der Frontal- und Sagittalebene werden im diaphysären Bereich fast nicht, lediglich die Seit-zu-Seit-Verschiebung wird bis zum Alter von 12–13 Jahren noch gut korrigiert.

Häufigkeit, Unfallgeschehen, Frakturformen

Frakturen des Oberarmschaftes machen nur ca. 0,5 % sämtlicher Frakturen im Wachstumsalter aus. Die Ursache ist meist ein direktes Trauma [23, 31, 40, 47], Schräg- und Querfrakturen sind etwa gleich häufig.

Diagnostik

Eine a.-p.- und seitliche Röntgenaufnahme. Bei klinisch sichtbaren Deformierungen genügt eine Ebene.

Therapie

Humerusschaftfrakturen werden grundsätzlich konservativ behandelt. Eine primäre motorische und sensible Radialisirritation stellt keine Indikation zur Osteosynthese dar. Die Indikation zur Revision des Nervs ist dann gegeben, wenn bis zur Konsolidation der Fraktur keine spontane Remission eingesetzt hat. Primär wird im gegipsten Desault-Verband für etwa 4–5 Tage ruhiggestellt. Dann wird ein Sarmiento-Brace angelegt und darin weiter funktionell behandelt. Kommt es im Rahmen dieser Behandlung zu intolerablen Achsabweichungen in der Frontal- und Sagittalebene, so ist die Indikation zur aktiven Stabilisierung der Fraktur gegeben. Diese erfolgt am besten mit einem Fixateur externe oder durch intramedulläre Nägel (Abb. 3.475).

Nachbehandlung, Nachkontrollen

Bei allen operierten Patienten wird funktionell ohne Physiotherapie nachbehandelt. Nach 3–4 Wochen wird eine gipsfreie Konsolidationsröntgenaufnahme durchgeführt. Anschließend mobilisiert bei klinisch indolent gewordenem Kallus der Patient selbst. Der

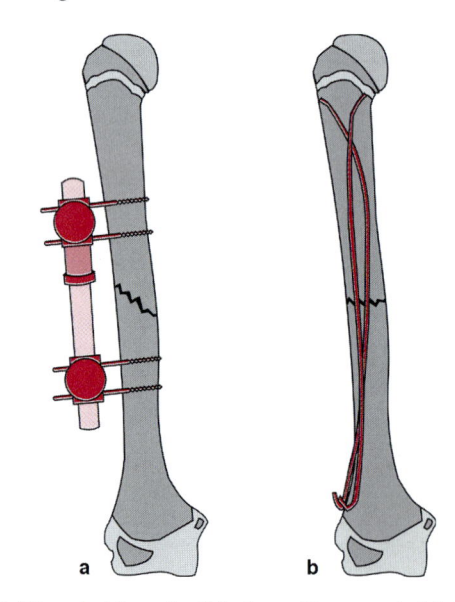

Abb. 3.475 a, b. *Therapie dislozierter Humerusschaftfrakturen:* Wenn (bei polytraumatisierten Patienten, offenen Frakturen etc.) die Indikation zur Osteosynthese gestellt werden muß (selten), so eignet sich für die Schrägfrakturen der Fixateur externe (**a**) am besten, nur für die Querfrakturen stellt die intramedulläre Nagelung (**b**) eine ebenbürtig stabile Situation dar

Fixateur wird mit Konsolidation der Fraktur entfernt, intramedulläre Nägel mit Erreichen der freien Schulter- und Ellbogenmobilität. Sobald die freie Funktion erreicht ist, kann wieder Sport getrieben werden; bei subjektiver Beschwerdefreiheit wird die Behandlung dann abgeschlossen. Posttraumatische Deformitäten sollten im Rahmen einer korrekten Erstbehandlung nicht vorkommen.

3.5.6.3
Ellbogen: Allgemeines

Anatomische Bemerkungen

Die distale Humerusfuge ist lediglich zu 20 % am Längenwachstum beteiligt. Sie schließt sich physiologischerweise zwischen dem 11. und dem 13. Lebensjahr. Der Verschluß fällt zeitlich mit dem Höhepunkt des pubertären Wachstumsschubes zusammen. Der kindliche Ellbogen weist insgesamt 6 verschiedene Kernsysteme auf, die zu unterschiedlichen Zeiten radiologisch sichtbar werden und mit der jeweiligen Metaphyse verschmelzen. Der erste am Ellbogen sichtbare Kern ist der des Capitulum humeri, der etwa um den 4. Lebensmonat auftaucht, ungefähr im 10. Lebensjahr mit den Trochleakernen verschmilzt und ungefähr im 12. Lebensjahr mit der gesamten Metaphyse. Ungefähr im 5. Lebensjahr tauchen der Kern des proximalen Radiusendes und der des Epicondylus ulnaris gemeinsam auf. Beide verschmelzen erst um das 14. Lebensjahr mit der Metaphyse. Die Trochleakerne erscheinen meist gemeinsam mit dem Kern des Olekranons und des Epicondylus radialis um das 9. bis 10. Lebensjahr und verschmelzen ebenfalls erst spät (zwischen dem 13. und 14. Lebensjahr) (Abb. 3.476).

Diagnostik

Wegen der unterschiedlichen Kernsysteme wird immer wieder das seitenvergleichende Röntgenbild zur Diagnose von Ellbogenfrakturen im Wachstumsalter empfohlen. Dies ist unsinnig, unnötig und kostentreibend. Das Ziel der Diagnostik am kindlichen Ellbogen besteht in erster Linie darin, sog. „Kadiverletzungen" (bei Mißachtung der jeweiligen Verletzungsproblematik kann man vor den „Kadi" geschleppt werden, s. Kap. 4.1) auszuschließen, und erst in zweiter Linie, Frakturen und deren Dislokationsausmaß zu erkennen. Bei der undislozierten Fraktur des Condylus radialis humeri, der Radiusköpfchenluxation (im Rahmen der Monteggia-Frakturen oder isoliert) und beim Rotationsfehler im Rahmen der suprakondylären Fraktur handelt es sich um solche sog. „Kadiverletzungen". Um diese auszuschließen und um andere Frakturen und deren Dislokationsausmaß zu erkennen, genügt ein a.-p.- und seitliches Röntgenbild der betroffenen Seite. Die Ultraschalluntersuchung [12] ist noch nicht genügend ausgereift, um sie routinemäßig zur diagnostischen Untersuchung zu empfehlen.

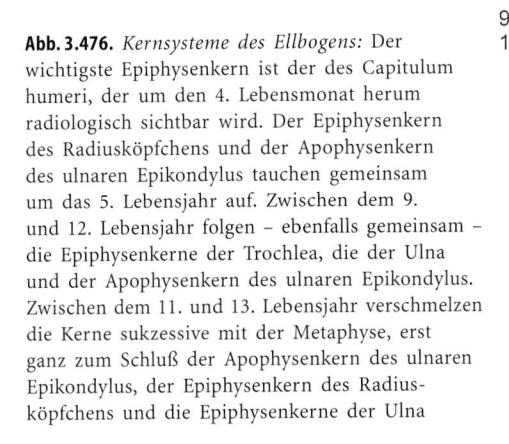

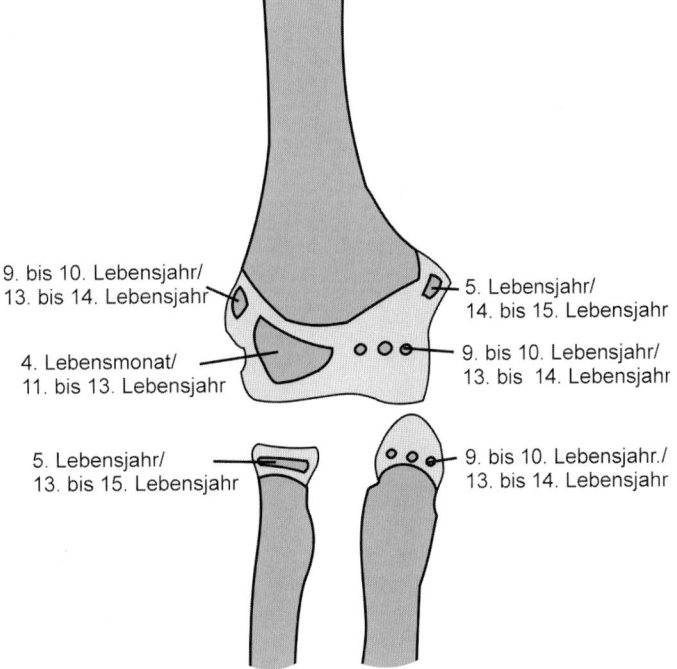

Abb. 3.476. *Kernsysteme des Ellbogens:* Der wichtigste Epiphysenkern ist der des Capitulum humeri, der um den 4. Lebensmonat herum radiologisch sichtbar wird. Der Epiphysenkern des Radiusköpfchens und der Apophysenkern des ulnaren Epikondylus tauchen gemeinsam um das 5. Lebensjahr auf. Zwischen dem 9. und 12. Lebensjahr folgen – ebenfalls gemeinsam – die Epiphysenkerne der Trochlea, die der Ulna und der Apophysenkern des ulnaren Epikondylus. Zwischen dem 11. und 13. Lebensjahr verschmelzen die Kerne sukzessive mit der Metaphyse, erst ganz zum Schluß der Apophysenkern des ulnaren Epikondylus, der Epiphysenkern des Radiusköpfchens und die Epiphysenkerne der Ulna

Frakturformen

Wir unterscheiden (Abb. 3.477):

- suprakondyläre Humerusfrakturen (extraartikulär),
- epikondyläre Frakturen (extraartikulär),
- transkondyläre Frakturen (intraartikulär),
- Frakturen im Bereich des proximalen Radiusendes (extraartikulär),
- Frakturen im Bereich der proximalen Ulna (intra- und extraartikulär).

3.5.6.4 Suprakondyläre Humerusfrakturen

Wachstumsprognose

Die häufigste Komplikation nach den suprakondylären Humerusfrakturen ist der Cubitus varus. Dieser kommt durch eine rotationsfehlerbedingte Instabilität zustande, die das ulnare Abkippen des distalen Fragmentes begünstigt [21, 27, 31, 41, 43, 61]. Diese Deformität wird im Verlauf des weiteren Wachstums nicht spontan korrigiert. Die oft anzutreffende Antekurvationsfehlstellung wird bei Kindern bis zu 7 Jahren von selbst begradigt, später

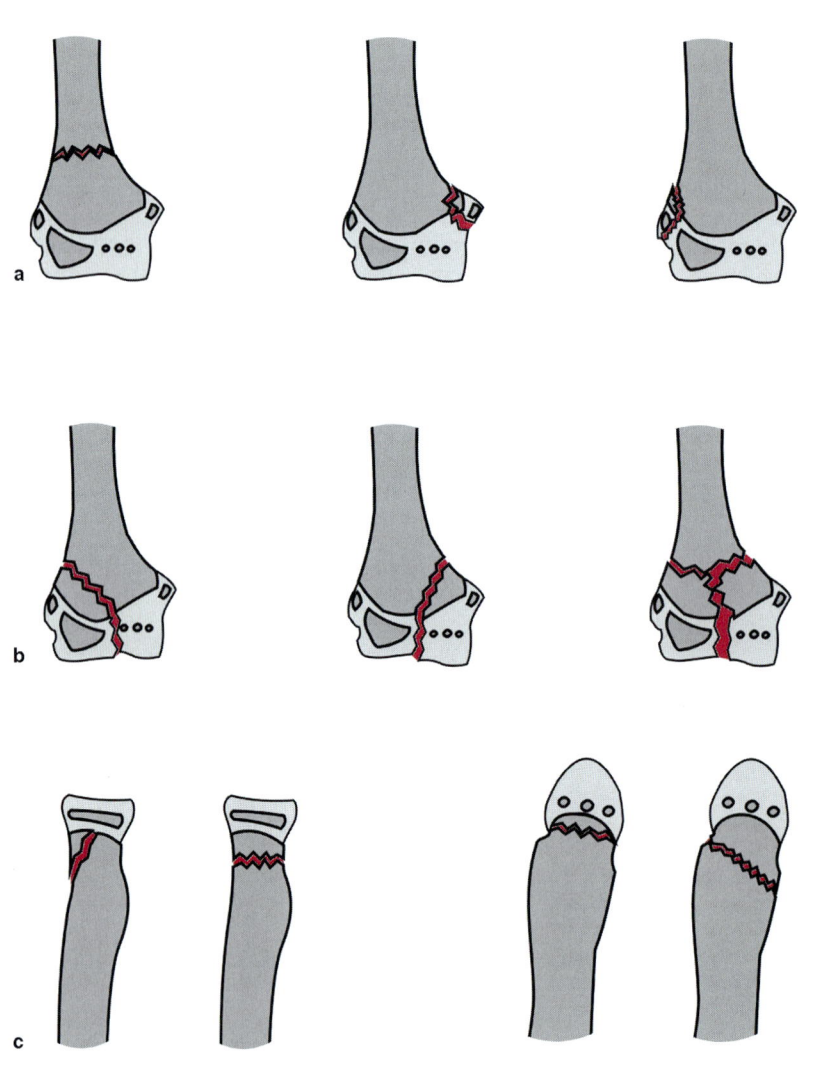

Abb. 3.477 a–c. *Frakturen des Ellbogens.* **a** *extraartikulär distaler Humerus:* Die häufigste aller Ellbogenfrakturen ist die suprakondyläre Humerusfraktur *(links)*. Die Fraktur des ulnaren Epikondylus *(Mitte)* ist die häufigere, die des radialen Epikondylus *(rechts)* eine seltenere Begleitverletzung der Ellbogenluxation. **b** *Intraartikulär distaler Humerus:* Von den Gelenkfrakturen des distalen Humerus ist die Fraktur des Condylus radialis humeri die häufigste *(links)*, gefolgt von den seltenen ulnaren Kondylenfrakturen *(Mitte)* und den transkondylären Y-Frakturen. **c** *Proximaler Vorderarm:* Nahezu ebenso häufig wie die Frakturen des Condylus radialis humeri sind die des proximalen Radiusendes *(links)*, während die Olekranonfrakturen *(rechts)* eher eine Seltenheit darstellen

nur in einem geringen Prozentsatz kommt es zur Flexionsfraktur mit umgekehrter Dislokationsrichtung. Wir unterscheiden Frakturen mit und ohne Rotationsfehler (Abb. 3.479).

Diagnostik

Bei klinisch sichtbaren Deformierungen genügt eine Ebene, sonst sind 2 Röntgenebenen darzustellen. Ein Rotationsfehler kann nicht direkt radiologisch oder klinisch beurteilt werden. Er ist nur indirekt im seitlichen Bild an der ventralen oder dorsalen Spornbildung sichtbar; eine deutliche Breitendiskrepanz zwischen proximalem und distalem Fragment spricht für einen Rotationsfehler.

Therapie

Undislozierte Frakturen werden konservativ behandelt. Leicht dislozierte Frakturen ohne Rotationsfehler mit einer Antekurvationsfehlstellung werden im Spitzwinkelgips ruhiggestellt. Zum Ausschluß eines sekundären Rotationsfehlers muß am 4. Tag eine seitliche Stellungskontrolle im Gips durchgeführt werden [31]. In der Literatur werden die unterschiedlichsten Behandlungsmethoden angegeben, von der Extension [29, 58] über die Behandlung nach Blount [21] bis hin zur gekreuzten Kirschner-Drahtspickung [19, 42, 58], der intramedullären Nagelung [45] und dem Fixateur externe [31], jeweils nach offener oder geschlossener Reposition. Die einfache Gipsruhigstellung nach geschlossener Reposition ist angesichts der schlechten Ergebnisse obsolet [29]. Als *Begleitverletzungen* können Gefäß- und Nervenschädigungen auftreten, hier ist an erster Stelle der N. medianus zu nennen, gefolgt vom N. radialis. Die Läsion des N. ulnaris ist meist iatrogene Folge der perkutanen Kirschner-Drahtspickung [6, 50]. Die Prognose der Nervenläsionen ist meist gut, da sich die Nerven meist spontan – ohne Revision – innerhalb von wenigen Monaten wieder erholen. Persistieren nach der Reposition noch anfängliche periphere Durchblutungsstörungen, so muß in

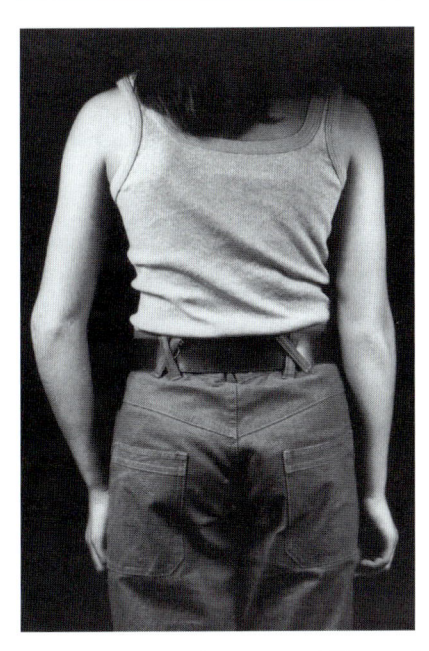

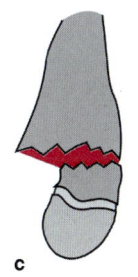

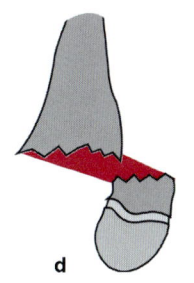

Abb. 3.478. *Folgen des Rotationsfehlers nach suprakondylärer Humerusfraktur:* Patientin mit deutlichem Cubitus varus nach suprakondylärer Humerusfraktur links. Diese Deformität kommt durch das seitliche Abkippen des distalen Fragments nach ulnar im Rahmen einer durch einen Rotationsfehler bedingten Instabilität zustande

nicht mehr (Abb. 3.478). Wachstumsstörungen mit klinischer Relevanz sind nach diesen Frakturen nicht zu erwarten.

Häufigkeit, Unfallgeschehen

Es handelt sich mit knapp 7 % aller Frakturen um die häufigste Ellbogenfraktur im Wachstumsalter [34]. Der Häufigkeitsgipfel liegt zwischen 5 und 8 Jahren, Ursachen sind ein Sturz auf die ausgestreckte Hand oder ein direktes Trauma.

Frakturformen

In über 90 % finden wir Extensionsfrakturen mit Verschiebung des distalen Fragmentes nach dorsal,

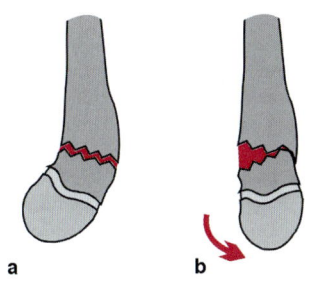

Abb. 3.479 a–d. *Klassifikation der suprakondylären Humerusfrakturen:* Da der Rotationsfehler und die daraus resultierende Instabilität das zentrale Problem dieser Frakturen darstellen, sollten hierbei nur Frakturen ohne (**a, b**) von Frakturen mit (**c, d**) Rotationsfehler unterschieden werden

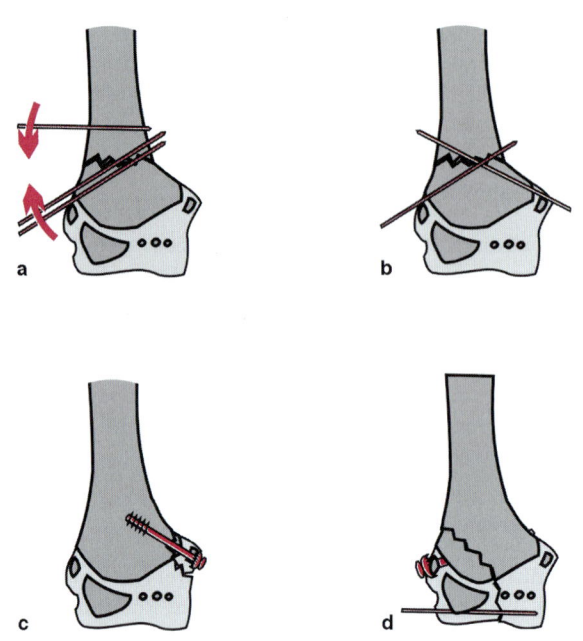

Abb. 3.480 a–d. Therapie der distalen Humerusfrakturen: **a, b** Dislozierte suprakondylärer Frakturen mit Rotationsfehler: Alle Frakturen mit einem Rotationsfehler sollten reponiert werden. Durch den radialen Fixateur externe kann ein ulnares Abkippen des distalen Fragments, selbst im Falle eines verbliebenen geringgradigen Rotationsfehlers, verhindert werden. Die Technik des radialen Fixateur externe (**a**) stellt die Kombination einer etablierten Methode mit einer radialen Kompression der Fraktur dar. Man spickt die Fraktur von radial wie bei der gekreuzten perkutanen Spickung mit 2 parallelen radialen frakturkreuzenden Drähten, setzt 2 Querfinger darüber blind einen Draht durch den Schaft und komprimiert die Fraktur durch einen äußeren Spanner auf der radialen Seite. Selbst bei einem geringgradigen Rotationsfehler kann man damit ein seitliches Abkippen nach ulnar verhindern. Liegt eine radiale Einstauchungszone vor, so daß der radiale Fixateur einmal nicht appliziert werden kann, so empfiehlt es sich, die Fraktur mit der gekreuzten Kirschner-Drahtspickung (**b**) zu retinieren. **c, d** Epikondyläre Frakturen: Liegt im Rahmen einer Luxation (oder auch isoliert) eine dislozierte Epykondylenfraktur vor – häufiger ulnar (**c**), seltener radial (**d**) –, so sollte sie möglichst immer mit einer Schraubenosteosynthese mit Unterlagsscheibe versorgt werden, um die spontan-funktionelle Nachbehandlung durchführen zu können

gleicher Narkose offen revidiert werden. Ischämien können im Rahmen schwer dislozierter Frakturen – trotz prompter und schonender Reposition – auftreten [8]. Man muß daran denken, sie erkennen und frühzeitig durch eine ausgedehnte Fasziotomie behandeln, um eine spätere Volkmann-Kontraktur zu vermeiden. Alle Frakturen mit einem Rotationsfehler werden bei primären Rotationsfehlern notfallmäßig, bei sekundären wahlweise geschlossen reponiert und wenn möglich mit einem radialen Fixateur externe versorgt (Abb. 3.480 a und 3.481). Gelingt dies wegen einer radialen Einstauchungszone nicht, so wird perkutan gekreuzt gespickt (Abb. 3.480 b). Ist die Reposition geschlossen nicht möglich, so wird sie offen durchgeführt. Wir bevorzugen (aus kosmetischen Gründen) den dorsalen Zugang [1]. Postoperativ erfolgt eine Ruhigstellung in der Gipsschiene, wobei die Drähte perkutan herausgeleitet werden.

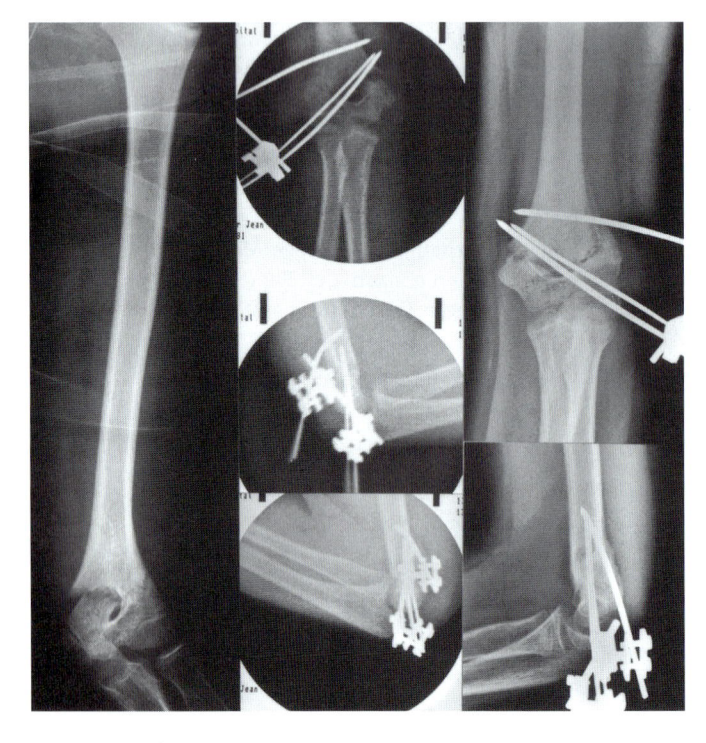

Abb. 3.481. 13jähriger Patient mit dislozierter suprakondylärer Fraktur. Da die Fugen schon weitgehend geschlossen waren, wurde einer der beiden frakturkreuzenden Drähte durch die Fuge geführt und mit in die Kompression einbezogen. Der Ellbogen wurde postoperativ für 10 Tage mit einer Gipsschiene ruhiggestellt, danach Beginn mit spontaner Bewegung. Nach 3 Wochen Konsolidation der Fraktur in guter Stellung in beiden Ebenen, Entfernung des Fixateur externe ambulant ohne Narkose und ohne Sedation. 4 Wochen nach Metallentfernung freie Beweglichkeit, symmetrische Ellbogenachsen, Beginn mit Sport. 12 Wochen nach Unfall Abschluß bei Beschwerdefreiheit

Nachbehandlung, Nachkontrollen

Die Gipsschiene wird 10 Tage belassen, anschließend darf der Patient spontan bewegen. Die *Nachkontrolle* findet nach 1 Woche zur Gipsentfernung und zur Beurteilung der Drahtaustrittsstellen statt. Nach insgesamt 3 Wochen wird der Gips entfernt und ein gipsfreies Konsolidationsröntgenbild gemacht. Bei stabiler Situation und indolentem Kallus werden dann sämtliche Drähte (ohne Schmerzmedikation oder Anästhesie) entfernt, und der Patient beginnt spontan mit Bewegungsübungen (ohne Physiotherapie). Weitere Kontrollen zur Beurteilung der Funktion finden in 3wöchigen Abständen statt. Sobald die freie Funktion etwa 5 Wochen nach Konsolidation der Fraktur weitgehend erreicht ist, kann der Patient wieder Sport treiben. Der Abschluß der Behandlung ist mit freier Funktion nach Wiederaufnahme des Sportes bei subjektiver Beschwerdefreiheit des Patienten erreicht.

Posttraumatische Deformitäten

Am häufigsten kommt es zu einer Antekurvationsfehlstellung mit verminderter Flexion. Diese kann bei kleinen Kindern bis zum 7. Lebensjahr belassen werden. Bei älteren Kindern, bei denen diese Fehlstellung und die entsprechende Funktionseinschränkung über 6 Monate hinaus persistiert, sollte eine Korrekturosteotomie durchgeführt werden. Kommt es trotz aller Bemühungen zum Persistieren eines Rotationsfehlers, ohne daß beim Fixateur das Fragment nach ulnar abkippt, so stellt dieser Sporn ebenfalls eine Flexionssperre dar, die sich im Verlauf der folgenden Jahre jedoch wieder spontan abbauen wird. Hat sich ein echter Cubitus varus ausgebildet, so sollte dieser im Falle eines begleitenden Rotationsfehlers umgehend als postprimäre Reposition korrigiert werden. Rotationsfehler und Varusstellung können gelegentlich zu Spätirritationen des N. ulnaris führen [43]. Besteht kein Rotationsfehler, so kann mit der Korrektur abgewartet werden, bis beim Patienten das entsprechende Bedürfnis besteht. Die Ergebnisse der verschiedenen Korrekturmethoden sind nur mäßig gut [26, 61].

3.5.6.5
Epikondyläre Humerusfrakturen

Anatomische Besonderheiten

Die Apophysenfugen des Epicondylus radialis und ulnaris sind nicht am Längenwachstum des Humerus beteiligt. Der Apophysenkern des ulnaren Epikondylus wird radiologisch um das 5. Lebensjahr (gemeinsam mit dem Kern des Radiusköpfchens), der des radialen Epikondylus (gemeinsam mit den Trochleakernen) um das 10. Lebensjahr sichtbar.

Wachstumsprognose

Die Wachstumsprognose ist gut. Bei Verletzungen dieser Apophysenfugen kommt es nicht zu Wachstumsstörungen mit relevanten Folgen. Bei Verschiebungen des Epicondylus ulnaris nach dorsal kann eine Einengung des Sulkus und eine Irritation des N. ulnaris auftreten. In etwa 40 % aller konservativ behandelten Epicondylus-ulnaris-Frakturen kommt es zu Pseudarthrosen. Nur in knapp 10 % dieser Pseudarthrosen sind Beschwerden zu erwarten, und zwar einerseits von seiten des N. ulnaris, andererseits als Instabilitätsbeschwerden beim Sport, z. B. beim Werfen etc. [15, 54].

Häufigkeit, Unfallgeschehen

Die Fraktur des Epicondylus ulnaris ist die häufigste Begleitverletzung der Ellbogenluxation [18]. Im Rahmen der Ellbogenluxation kann es auch zu Verletzungen des Epicondylus radialis im Sinne eines Seitenbandausrisses kommen. Isolierte Frakturen des Epicondylus radialis sind selten, nicht hingegen Frakturen des Epicondylus ulnaris (ca. 1/3). Der Unfallmechanismus ist der gleiche wie bei der Ellbogenluxation, selten das direkte Trauma.

Frakturformen

Bei der Fraktur des Epicondylus ulnaris handelt es sich meist um Apophysenausrisse mit kleinem metaphysärem Keil. Dies trifft auch auf die Fraktur des Epicondylus radialis zu, die aber auch als (radiologisch kaum sichtbarer) periostaler Seitenbandausriß imponieren kann.

Diagnostik

Röntgenbild a.-p. und seitlich, bei Luxationen genügt eine Ebene. Die ulnare Läsion darf nicht mit den seltenen ulnaren Kondylenfrakturen verwechselt werden [3]. Ist der Kern radiologisch noch nicht sichtbar, können sich diagnostische Schwierigkeiten ergeben. Die Klinik ist immer hinweisend.

Therapie

Bei einer begleitenden Ellbogenluxation handelt es sich um einen Notfall, bei isolierten Epikondylusabrissen sollte die Therapie postprimär als Wahleingriff durchgeführt werden. Grundsätzlich werden alle undislozierten Frakturen konservativ, alle dislozierten Frakturen operativ behandelt. Als undisloziert werden Dehiszenzen von weniger als 5 mm nach ventral und distal bezeichnet. Die konservative Behandlung erfolgt im Oberarmgips. Als Operation sollte eine Schraubenosteosynthese durchgeführt werden, um eine frühfunktionelle Nachbehandlung zu ermöglichen (Abb. 3.480 c, d).

Nachbehandlung, Nachkontrollen

Die mit einer Schraubenosteosynthese versorgten Patienten erhalten keine Ruhigstellung und werden sofort funktionell nachbehandelt. Nach 14 Tagen wird der Gips entfernt. Nach 3 Wochen wird ein gipsfreies Konsolidationsröntgenbild angefertigt. Die Metallentfernung erfolgt nach 8–12 Wochen meist in Lokalanästhesie. 3–4 Wochen nach Gipsabnahme wird eine funktionelle Kontrolle durchgeführt. Es erfolgt i. allg. keine Physiotherapie, sondern spontane Bewegung durch den Patienten selber. Mit Erreichen der freien Beweglichkeit kann der Sport wieder aufgenommen werden. Verursacht dies keine Probleme, so kann die Behandlung abgeschlossen werden.

Posttraumatische Deformitäten

Die häufigste posttraumatische Deformität ist die Pseudarthrose des Epicondylus ulnaris. Wenn diese Beschwerden verursacht, so kann der Epicondylus sekundär entfernt werden. Ein Anfrischen der Pseudarthrose und die Fixation des Epikondylus selbst lohnt sich meist nicht, da die Weichteile wieder an Ort und Stelle angewachsen sind und der Epikondylus selbst nur unter großem Aufwand wieder an seine ursprüngliche Stelle zurückzuführen ist.

3.5.6.6
Transkondyläre Humerusfrakturen

Anatomische Besonderheiten

Bei den transkondylären Humerusfrakturen handelt es sich stets um fugenkreuzende Frakturen vom Typ Salter IV.

Wachstumsprognose

Die typische Wachstumsstörung nach fugenkreuzenden Frakturen am distalen Humerus besteht in einer partiellen passageren Stimulation der Fuge mit entsprechendem Mehrwachstum: Nach radialen Kondylenfrakturen kommt es zur Varisierung der Ellbogenachse [11, 33, 62], nach Frakturen des Condylus ulnaris entsprechend zur Valgisierung [33]. Auf der radialen Seite ist das Ausmaß der Varisierung von der Dauer der Konsolidationszeit abhängig [24]. Diese kann im Rahmen der konservativen Behandlung dislozierter Frakturen bis zu 2 Jahre dauern, oder die Konsolidation kann ausbleiben und zur Pseudarthrose führen. Der partielle vorzeitige Verschluß der Fuge ist im distalen Humerusbereich außerordentlich selten und wird fast immer durch iatrogene Traumata (wie zu wenig schonende Operationstechnik oder Reoperationen) ausgelöst. Da vorgängig immer eine stimulative Wachstumsstörung stattgefunden hat, ist der Effekt des vorzeitigen partiellen Verschlusses nie gravierend.

Häufigkeit, Unfallgeschehen

Die transkondylären Humerusfrakturen sind neben den Frakturen im Bereich der distalen Tibia die häufigsten Gelenkfrakturen im Wachstumsalter überhaupt. Der Unfallmechanismus ist fast immer ein Sturz auf den ausgestreckten Arm.

Frakturformen

In 80 % aller Fälle handelt es sich um eine Fraktur des Condylus radialis humeri, in je 10 % um Condylus-ulnaris-Frakturen oder um transkondyläre Y-Frakturen (Abb. 3.482). Bei den undislozierten Frakturen des Condylus radialis humeri ist zwischen den inkompletten, sog. hängenden (Abb. 3.482 a), und den kompletten artikulären Frakturen zu unterscheiden (Abb. 3.482 b). Die hängenden Frakturen, die nur bis in den Trochleaknorpel hineinreichen, diesen aber nicht bis ins Gelenk durchkreuzen, heilen problemlos unter konservativer Behandlung aus. Komplette, intraartikuläre, primär undislozierte Frakturen können im Gips unter dem Druck des Radiusköpfchens sekundär dislozieren und – wenn sie weiterhin konservativ behandelt werden – zu Pseudarthrosen führen. Die Fraktur kann sehr unterschiedlich verlaufen – von ganz lateral (den Kern des Capitulums kreuzend) bis medial; sogar Epiphysenlösungen des gesamten Trochleasystems kommen vor [10, 13].

Diagnostik

Röntgenbild a.-p. und seitlich. Zur Unterscheidung der beiden Formen der undislozierten Frakturen empfiehlt es sich, nach 4 Tagen ein gipsfreies Röntgenbild anzufertigen [31]. Zeigt sich im zentralen Bereich der Fraktur eine deutliche Aufweitung des Frakturspaltes von mehr als 2 mm, so spricht dies für eine komplette, artikuläre Fraktur mit sekundärer Dislokation (Abb. 3.482). Bleibt der Frakturspalt

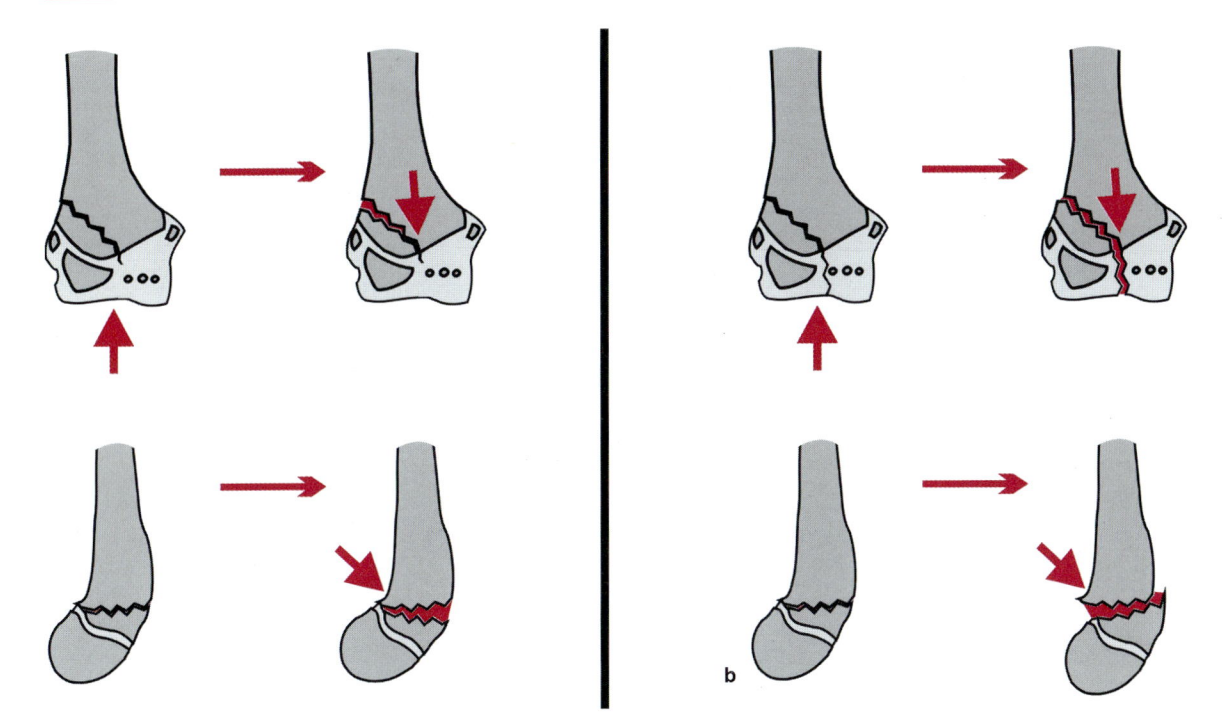

Abb. 3.482. a *Inkomplette artikuläre Fraktur des Condylus radialis humeri:* Diese sog. „hängende" Fraktur kann konservativ behandelt werden, sekundäre Dislokationen sind nicht zu erwarten. **b** *Komplette artikuläre Fraktur des Condylus radialis humeri:* Die undislozierte, komplette artikuläre Fraktur kann auch in der Gipsruhigstellung sekundär dislozieren und zu Pseudarthrosen führen. Die sekundäre Dislokation – als Zeichen der vollständig artikulären Fraktur – muß als solche erkannt und die Fraktur dann operativ versorgt werden

im zentralen Bereich nur eben sichtbar und stabil, so gilt die Fraktur als undisloziert und ist dann konservativ zu behandeln. Arthrogramme wie auch gehaltene Aufnahmen zur Unterscheidung von hängenden und nicht hängenden Frakturen lehnen wir als aggressive Maßnahmen ab.

Therapie

Die Therapie besteht bei allen undislozierten, hängenden Frakturen des Condylus radialis humeri und den undislozierten Y- und Condylus-ulnaris-Frakturen in der konservativen Behandlung im Oberarmgips für 4 Wochen (Abb. 3.483). Alle dislozierten Frakturen werden – als Gelenkfrakturen – offen reponiert. Die perkutane Spickung der hängenden Frakturen ist ein unnötiger Aufwand. Um die Konsolidationszeit v. a. bei den radialen Kondylenfrakturen so niedrig wie möglich zu halten, empfiehlt sich die stabile Kompressionsosteosynthese mit einer metaphysären Zugschraube [24, 32]. Das Schraubengewinde sollte dabei in der Gegenkortikalis verankert werden. Zur Reposition und zur zusätzlichen Stabilisierung sollte ein parallel verlaufender Draht in der Trochlea verwendet werden.

Nachbehandlung, Nachkontrollen

Die Nachbehandlung erfolgt im Oberarmgips für 2–4 Wochen. Bei konservativer Behandlung wird der Oberarmgips nach 4 Wochen, bei operativ behandelten Frakturen nach 2 Wochen entfernt. Nach insgesamt 4 Wochen wird ein Konsolidationsröntgenbild angefertigt. Anschließend erfolgt die spontane Mobilisation des Ellbogens durch den Patienten selbst. Die *Metallentfernung* wird etwa 8–12 Wochen nach Unfall durchgeführt. Danach sollten in Halbjahresabständen klinische Kontrollen bis zu 2 Jahre nach dem Unfall durchgeführt werden, um die Folgen der stimulativen Wachstumsstörung erfassen zu können. Die Behandlung wird bei freier Beweglichkeit und symmetrischen Ellbogenachsen frühestens 2 Jahre nach dem Unfall abgeschlossen.

Posttraumatische Deformitäten

Schwere Valgusdeformitäten kommen nur im Rahmen von Pseudarthrosen vor. Bei Valgusdifferenzen zur Gegenseite über 10° ist die Gefahr einer späten Ulnarisschädigung gegeben. Nimmt die Valgusstel-

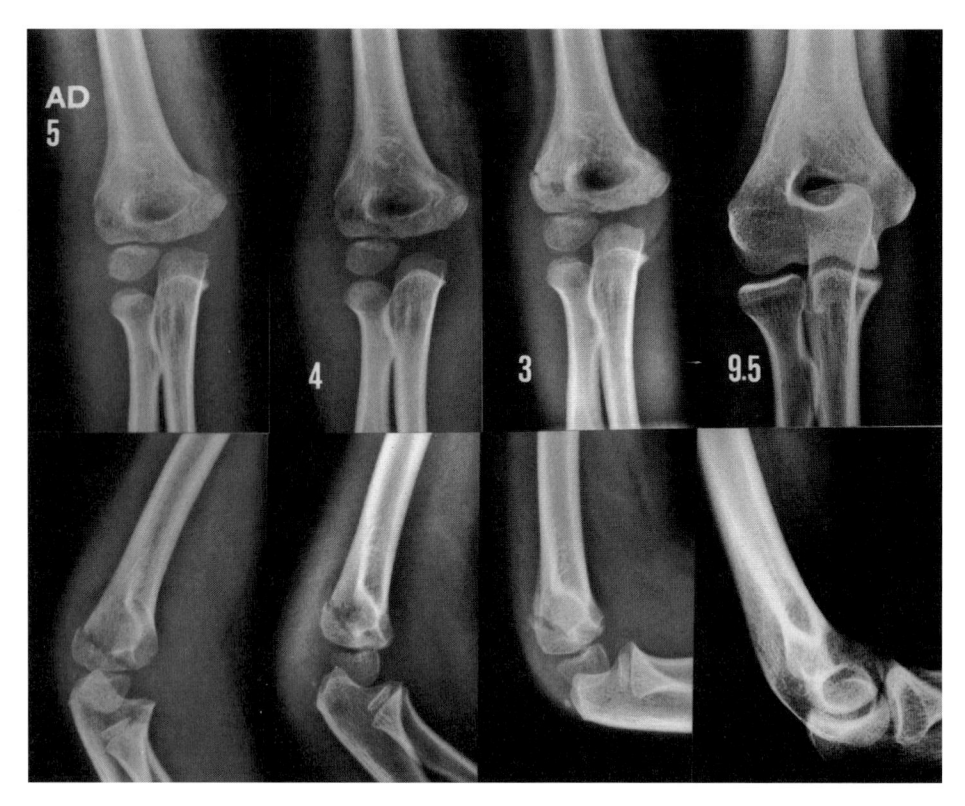

Abb. 3.483. *Konservative Behandlung der Fraktur des Condylus radialis humeri:* 5jähriges Mädchen mit undislozierter Fraktur des Condylus radialis humeri. Nach 4 Tagen gipsfreies Röntgenbild. Die Fraktur klafft radial und dorsal deutlich, jedoch bleibt sie zentral stabil, der Frakturspalt ist im a.-p. und im seitlichen Bild nur gerade sichtbar. Diese Situation wird als „hängende" Fraktur interpretiert und konservativ weiter behandelt. Nach 3 Wochen zeigt das Konsolidationsröntgenbild dorsal und radial eine beginnende gute periostale Abstützung, weiterhin gute Stellung der Fraktur. Beginn mit spontanen Bewegungsübungen. Bei der Nachuntersuchung nach 9 Jahren zeigen sich klinisch seitengleiche Ellbogenachsen bei freier Beweglichkeit und unauffälligen Röntgenverhältnissen

lung nicht zu und stört sie den Patienten kosmetisch nicht, bedeutet sie aber – vom Ausmaß her – eine Gefahr für den N. ulnaris, so ist die Indikation zu seiner Verlagerung gegeben. Stört sich der Patient kosmetisch an der Valgusdeformität, so sollte mit einer suprakondylären Korrekturosteotomie die Deformität beseitigt werden. Präoperativ ist ein EMG empfehlenswert, um je nach Befund in gleicher Sitzung auch die Ulnarisverlagerung vorzunehmen. Findet ein Teil der Ellbogenbewegung in der Pseudarthrose statt, so sollte kein Anfrischungsversuch vorgenommen werden. Straffe Pseudarthrosen, die Beschwerden verursachen, sollten angefrischt und durch eine Kompressionsosteosynthese stabilisiert werden [17, 51]. Falsch eingeheilte Fragmente nach operativer und konservativer Behandlung sollten so früh wie möglich wieder postprimär reponiert und refixiert werden. Andernfalls adaptiert sich der Ellbogen an die Situation, meist unter weitgehendem Verlust der Funktion. Diese Fehlstellung ist dann kaum mehr zu korrigieren.

3.5.6.7
Frakturen im Bereich des proximalen Radiusendes

Anatomische Bemerkungen

Die proximale Radiusfuge ist zu 20% am Längenwachstum des Radius beteiligt. Das Radiusköpfchen wird ähnlich wie der Schenkelhals durch subperiostale Gefäße ernährt.

Wachstumsprognose

Wachstumsstörungen wegen partiellem vorzeitigem Verschluß sind außerordentlich selten und werden meist iatrogen ausgelöst. Im Bereich des proximalen Radiusendes besteht eine ausgeprägte *Spontankorrekturpotenz* bis etwa zum Alter von 9–10 Jahren. Innerhalb kurzer Zeit (wahrscheinlich durch statisch-mechanische Einflüsse des radialen Ellbogenanteiles) werden Fehlstellungen bis zu 50° wieder aufgerichtet. Die Seit-zu-Seit-Verschiebung wird an dieser Stelle fast nie korrigiert [9, 25, 65]. Jedes

Trauma führt zu einer Alterierung der Durchblutung von Radiuskopf und -hals, was eine mehr oder weniger ausgeprägte Kopfnekrose mit Verplumpung von Kopf und Hals zur Folge hat. Diese Deformierungen scheinen keinen Einfluß auf die Funktion von Pronation und Supination zu haben [47, 65], die funktionellen Ergebnisse nach offenen Repositionen und v. a. nach transartikulären Drahtfixationen [9] (wahrscheinlich wegen Verwachsungen) sind jedoch deutlich schlechter als nach geschlossenen Repositionen oder belassenen Abkippungen [9, 47, 49, 55, 65]. Durch allzu intensive postprimäre Physiotherapie können chronische Epiphysenlösungen mit sekundärer Dislokation des Kopfes und entsprechend schwerer Bewegungseinschränkung auftreten [49]. Auch die transartikuläre Drahtfixation nach Witt kann zu derartigen Veränderungen führen. Resektionen des proximalen Radiusendes sollten, solange die distale Radiusfuge noch offen ist, nicht vorgenommen werden, da es im Anschluß daran zum Spornwachstum mit sekundären Läsionen des distalen Humerusgelenkes kommen kann.

Häufigkeit, Frakturformen, Diagnostik

Diese Frakturen betreffen etwa 1,5 % aller kindlichen Frakturen, d. h. 10–15 % aller Ellbogenverletzungen. Ein spezieller Unfallmechanismus ist nicht bekannt. Es finden sich in etwa 2/3 der Fälle subkapitale Frakturen und in 1/3 der Fälle Epiphysenlösungen, meist mit kleinem, metaphysärem Keil. Epiphysenfrakturen vom Typ Salter III und IV kommen bei Jugendlichen fast nur im Übergangsalter zum Erwachsenen mit schon geschlossenen Fugen vor. Zur Diagnosestellung genügen Röntgenbilder a.-p. und seitlich.

Therapie

Um unnötige Traumatisierungen und damit ausgeprägte Deformierungen des Köpfchens zu vermeiden, sollten die Spontankorrekturpotenzen bei der Primärtherapie berücksichtigt werden [31, 65]. Das heißt, daß bis zum Alter von etwa 9 (Mädchen) bzw. 10 Jahren (Jungen) Abkippungen bis zu 60° belassen und kurzfristig im Oberarmgips ruhiggestellt werden sollten. Bei älteren Kindern werden Abkippungen über 20° sowie in allen Altersgruppen Abkippungen über 60° mit einem intramedullären Nagel reponiert (Abb. 3.484). Diese Methode eignet sich u. E. besser als die perkutane Pinaufrichtung [4, 48]. Der intramedulläre Nagel sollte in gleicher Narkose wieder gezogen und die aufgerichtete Fraktur dann weiter konservativ behandelt werden. Die Indikation zur offenen Reposition sehen wir nur noch bei völlig dislozierten Frakturen. Wir setzen dann lediglich das Fragment auf den Radius und verzichten auf jede Fixation [47, 65], v. a. auf die transartikuläre.

Nachbehandlung, Nachkontrollen

Oberarmgips für 10 bis maximal 14 Tage. *Keine Physiotherapie!* Nach 14 Tagen Ruhigstellung wird der Gips entfernt. Anschließend erfolgt die spontane Mobilisation des Ellbogengelenkes durch den Patienten selbst. Nach insgesamt 4 Wochen wird ein Konsolidationsröntgenbild angefertigt. Mit Erreichen der freien Funktion (meist nach 6–8 Wochen) kann wieder Sport getrieben werden. Ist danach die Beweglichkeit seitengleich frei, sind die Ellbogenachsen symmetrisch und ist der Patient beschwerdefrei, so kann die Behandlung (nach ca. 4–5 Monaten) abgeschlossen werden.

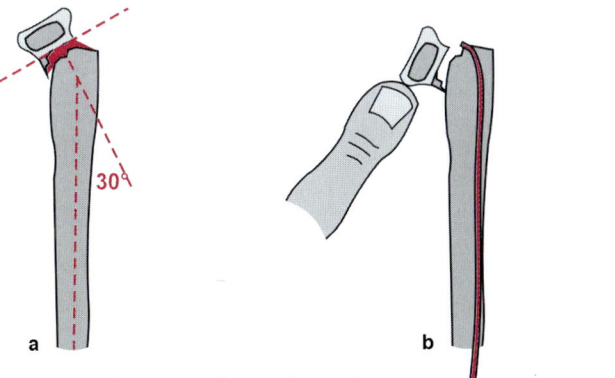

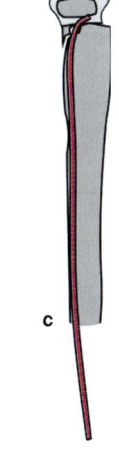

Abb. 3.484 a–c. *Therapie der dislozierten Frakturen des proximalen Radiusendes:* Im Alter bis zum 9. bzw. 10. Lebensjahr können und sollten wegen der Minimierung der Traumatisierung des proximalen Radiusendes Abkippungen bis zu maximal 60° belassen und frühfunktionell nachbehandelt werden (**a**). Abkippungen >30° nach dem 10. Lebensjahr und vollständig abgekippte und dislozierte Frakturen sollten reponiert werden (**b**). Hilfreich kann dabei zur Reposition ein intramedullärer Nagel sein. Ist das Köpfchen erst einmal – geschlossen oder offen – aufeinandergestellt, so erübrigt sich eine Fixation. Der Nagel sollte intraoperativ wieder entfernt werden (**c**)

Posttraumatische Deformitäten

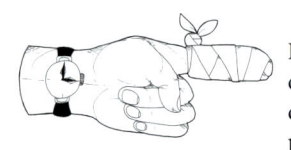

Pseudarthrosen im Bereich des proximalen Radiusendes bzw. chronische Epiphysenlösungen mit sekundärer Dislokation des Radiusköpfchens können nur durch Entfernung des Radiusköpfchens behandelt werden. Das Radiusköpfchen ist in solchen Fällen immer fest in Narbenzüge eingewachsen und kann nicht mehr so fixiert werden, daß es wieder zur freien Funktion kommen könnte. Spornbildungen nach Resektion müssen nachreserziert werden, um Schäden am distalen Humerus zu verhindern.

> **!** Bei der Primärversorgung ist zu beachten:
> - *Keine* transartikuläre Kirschner-Drahtfixation nach Witt!
> - *Keine* Minischrauben- oder Plattenosteosynthese im Bereich des proximalen Radiusendes bei noch offenen Fugen!
> - *Keine* Physiotherapie!

3.5.6.8 Frakturen im Bereich der proximalen Ulna: Olekranonfrakturen

Anatomische Bemerkungen

Die proximale Fuge der Ulna ist zu 20 % am Längenwachstum beteiligt.

Wachstumsprognose

Wachstumsstörungen in diesem Bereich sind nicht bekannt. Achsenfehler in der Frontalebene (Varus und Valgus) werden im Verlauf des weiteren Wachstums nicht korrigiert. Achsabweichungen im Sinne einer Rekurvation können sich bei kleinen Kindern im weiteren Verlauf des Wachstums spontan korrigieren. Über das Schicksal von Antekurvationsfehlstellungen ist uns nichts bekannt.

Häufigkeit, Frakturformen, Diagnostik

Die Olekranonfrakturen sind im Wachstumsalter selten (knapp 0,4 % sämtlicher kindlicher Frakturen) [22, 57, 59]. Ausgelöst werden sie durch direktes Trauma oder Sturz auf den ausgestreckten Arm. Wir unterscheiden intra- und extraartikuläre Frakturformen. Sie können gemeinsam mit Radiusköpfchenluxationen als periphere Formen der Monteggia-Läsionen auftreten [59]. Die Diagnose wird mittels Röntgenbild a.-p. und seitlich gestellt.

Therapie

Undislozierte Frakturen werden konservativ im Oberarmgips in 90° Flexionsstellung behandelt. Alle dislozierten Frakturen werden operativ versorgt: intraartikuläre Querfrakturen durch eine klassische Zuggurtungsosteosynthese, Schrägfrakturen (intra- und extraartikulär) durch Einzelschrauben oder durch Plattenosteosynthesen (Abb. 3.485).

Nachbehandlung, Nachkontrollen

Sämtliche osteosynthetisierten Frakturen werden unmittelbar postoperativ funktionell durch spontane Bewegung des Patienten nachbehandelt. Nach 3 Wochen wird bei konservativ behandelten Frakturen der Gips entfernt und zwischen der 3. und 4. Woche ein gipsfreies Konsolidationsröntgenbild angefertigt. Anschließend beginnt die spontane Mobilisation des Ellbogengelenkes ohne Physiotherapie. Das Metall wird etwa ein Vierteljahr nach der Operation entfernt. Mit Erreichen der freien Beweglichkeit kann der Sport wieder aufgenommen und dann die Behandlung abgeschlossen werden. Mitunter kann liegendes Metall die Funktion stören. Sollte nach der Metallentfernung die Funktion noch nicht spontan frei sein, ist Physiotherapie indiziert. *Posttraumatische Deformitäten* sind bei korrekter Primärtherapie nicht zu erwarten.

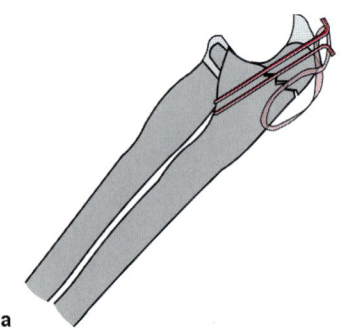

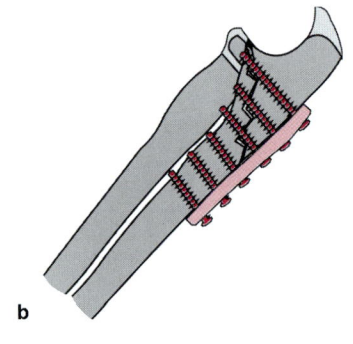

Abb. 3.485 a, b. *Therapie der dislozierten Olekranonfrakturen:* Dislozierte quere Olekranonfrakturen werden (wie beim Erwachsenen) mit einer Zuggurtungsosteosynthese versorgt (**a**). Schrägfrakturen werden entweder mit Einzelschrauben oder mit einer Drittelrohr- oder Rekonstruktionsplatte stabilisiert (**b**)

3.5.6.9
Ellbogenluxation

Wachstumsprognose

Wachstumsstörungen mit klinisch relevanten Folgen sind im Rahmen von Ellbogenluxationen nicht bekannt. Neben der Begleitverletzung des Epicondylus ulnaris und der dort entstehenden Pseudarthrose im Rahmen der konservativen Behandlung kann auf der radialen Seite eine Osteochondrose aufgrund der radialen Begleitverletzungen auftreten.

Häufigkeit, Verletzungsformen, Diagnostik

Es handelt sich um eine sehr seltene Verletzung, die fast immer nach dem 7. Lebensjahr auftaucht und sozusagen die suprakondyläre Humerusfraktur ablöst. Der Unfallmechanismus ist meist ein Sturz auf die ausgestreckte Hand, und es handelt sich in den meisten Fällen um eine dorsale Ellbogenluxation. Als Begleitverletzungen kommen neben dem Epicondylus-ulnaris-Ausriß v. a. periostale, chondrale und ossäre Seitenbandausrisse auf der radialen Seite vor (Abb. 3.486). Bei der frischen Luxation genügt meist das Röntgenbild in einer Ebene. Besonderes Augenmerk ist dem Epicondylus ulnaris zu widmen und dessen eventueller Dislokation in das Gelenk. Nach der Reposition ist v. a. der radiale Seitenbandapparat auf seine Stabilität zu prüfen.

Therapie

Jede Luxation muß notfallmäßig reponiert werden. Die Indikation zur offenen Reposition stellt sich beim dislozierten Epicondylus ulnaris zu seiner Refixation. Erweist sich nach der Reposition der radiale Seitenbandapparat als instabil und kommt es bei der Prüfung erneut zur Luxation, so muß die radiale Seite revidiert und der Seitenbandapparat refixiert werden. Dazu sollten Schrauben verwendet werden, um eine funktionelle Nachbehandlung zu ermöglichen.

Nachbehandlung, Nachkontrollen

Alle Luxationen ohne Begleitverletzung weden im Oberarmgips ruhiggestellt. Bei allen operierten Patienten sollte unmittelbar postoperativ die funktionelle Nachbehandlung folgen, i. allg. ohne Physiotherapie. Je älter der Patient, desto eher sollte jedoch schon primär eine schonende physiotherapeutische Nachbehandlung durchgeführt werden. 2 Wochen nach dem Unfall wird der Gips entfernt. Nach insgesamt 4 Wochen werden in allen Fällen Konsolidationsröntgenbilder angefertigt. Das *Metall* wird zwischen der 8. und 12. Woche postoperativ entfernt. Mit Erreichen der freien Funktion kann wieder Sport ausgeübt werden. Ist dies ohne Probleme möglich und der Patient subjektiv beschwerdefrei, wird die Behandlung abgeschlossen. *Posttraumatische Deformitäten* sind bei korrekter Primärtherapie nicht zu erwarten. Werden die Prüfung des Seitenbandapparates und die radiale Refixation versäumt, so kann es zu habituellen Luxationen kommen, die sekundär mit Refixation des nach hinten verrutschten radialen Seitenbandes behandelt werden müssen. Außerdem können radiale Osteochondrosen auftreten, die gelegentlich Beschwerden verursachen, so daß die Fragmente operativ entfernt werden müssen.

Abb. 3.486 a, b. *Begleitverletzungen der Ellbogenluxation:* **a** *seitlich,* **b** *a.-p.:* Die häufigste Begleitverletzung der meist dorsalen Ellbogenluxation ist die Fraktur des Epicondylus ulnaris. Gleichzeitig kommt es sehr häufig zu periostalen, chondralen oder ossären Ausrissen des radialen Seitenbandappararates, der dann nach dorsal rutscht. Wird diese Verletzung nicht erkannt und nicht refixiert, so können habituelle Luxationen die Folge sein

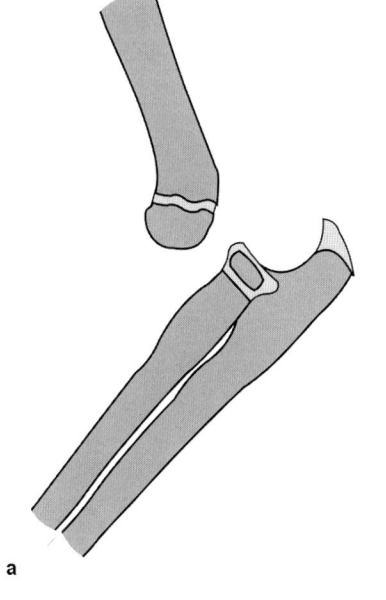

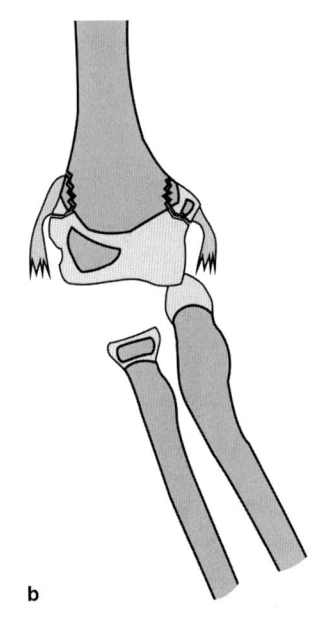

3.5.6.10 Radiusköpfchenluxationen: isoliert und im Rahmen der Monteggia-Läsionen

Wachstumsprognose

Wachstumsstörungen mit klinisch relevanten Folgen sind im Rahmen der Monteggia-Läsionen nicht bekannt. Wird die Radiusköpfchenluxation übersehen (was häufig der Fall ist), so kommt es im Laufe der Jahre zum erheblichen Längenzuwachs des Radius gegenüber der Ulna.

Häufigkeit, Unfallgeschehen

Etwa 1,4 % aller kindlichen Frakturen entfallen auf die Monteggia-Läsionen [64]. Die Läsionen werden fast immer durch indirekte Unfallmechanismen ausgelöst.

Frakturformen

Zu den Monteggia-Läsionen ist die isolierte Radiusköpfchenluxation ebenso zu rechnen wie die klassische Monteggia-Fraktur mit Bruch der Ulna in Schaftmitte und gleichzeitiger Dislokation des Radiusköpfchens. Neben den klassischen diaphysären Ulnafrakturen kommen auch proximale intra- oder extraartikuläre Schräg- und Querfrakturen mit begleitender Radiusköpfchenluxation vor. Verschiedene Autoren vertreten die Ansicht, daß auch die isolierte Luxation stets mit einer Ulnaveränderung einhergehen muß [38, 64, 69] (Abb. 3.487).

Diagnostik

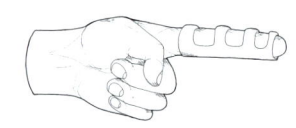

Röntgenaufnahme: a.-p. und seitlich.

> *Merke:* Zu jeder isolierten Ulnafraktur muß je ein a.-p.- und ein seitliches Röntgenbild des zugehörigen Ellbogens vorliegen. Auf jeder Röntgendarstellung des Ellbogens in 2 Ebenen muß die Achse des proximalen Radiusendes stets auf den Kern des Kapitulums zentriert sein. Ist dies in einer der beiden Ebenen nicht der Fall, so liegt eine Radiusköpfchenluxation vor (Abb. 3.488).

Therapie

Die Behandlung der Monteggia-Läsionen erfolgt stets notfallmäßig, um die Radiusköpfchenluxation geschlossen reponieren zu können (was im Wachstumsalter immer gelingt). Die stets vorhandene Achsabweichung der Ulna muß beseitigt werden. In den meisten Fällen kann dann konservativ weiterbehandelt werden. Erweist sich während der Reposition die Ulnafraktur als instabil und kommt es wieder zum Abkippen der Fraktur mit Reluxation des Radiusköpfchens, so ist die Ulnafraktur zu stabilisieren, und zwar entweder mit einer Platte oder einem intramedullären Nagel (Abb. 3.487).

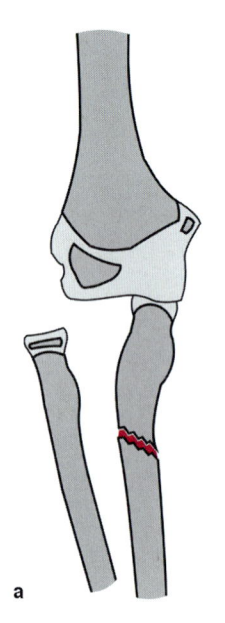

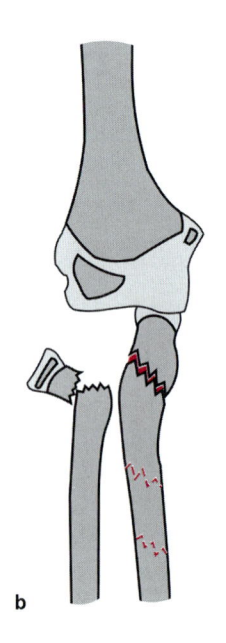

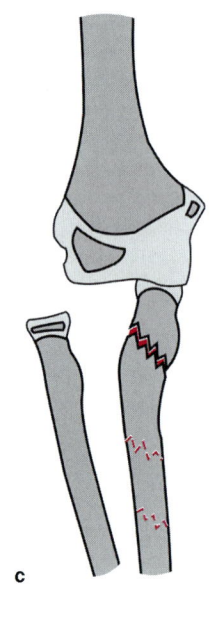

Abb. 3.487 a–c. *Formen der Monteggia-Läsionen:* Nicht nur die klassische Monteggia-Fraktur (**a**), sondern auch Olekranonfrakturen mit Radiusköpfchenluxationsfraktur (**b**) und mit Radiusköpfchenluxation (**c**) sind neben der isolierten Radiusköpfchenluxation (s. Abb. 3.488) zu den Monteggia-Läsionen zu rechnen

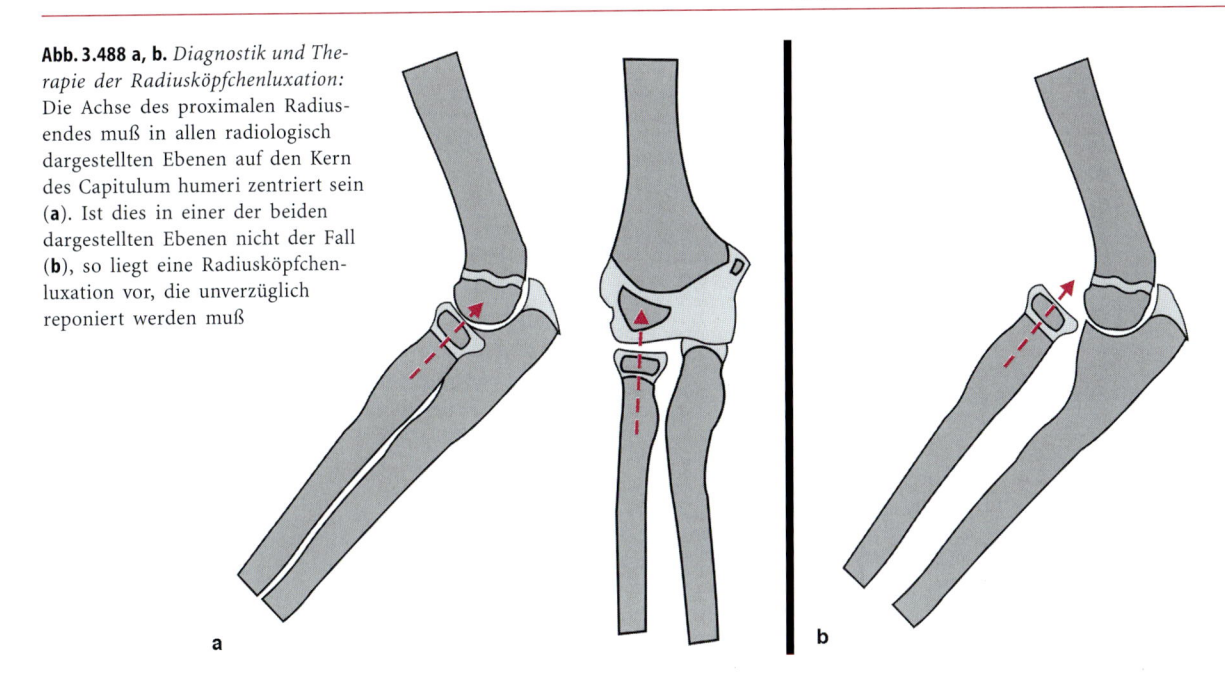

Abb. 3.488 a, b. *Diagnostik und Therapie der Radiusköpfchenluxation:* Die Achse des proximalen Radiusendes muß in allen radiologisch dargestellten Ebenen auf den Kern des Capitulum humeri zentriert sein (**a**). Ist dies in einer der beiden dargestellten Ebenen nicht der Fall (**b**), so liegt eine Radiusköpfchenluxation vor, die unverzüglich reponiert werden muß

Nachbehandlung, Nachkontrollen

Die Nachbehandlung erfolgt (ausgenommen bei stabil osteosynthetisierten Ulnafrakturen) im Oberarmgips. 3 Wochen postoperativ wird der Gips abgenommen und ein Konsolidationsröntgenbild angefertigt. Anschließend wird spontan mobilisiert. Die *Metallentfernung* wird nach 8–12 Wochen postoperativ vorgenommen. Mit Erreichen der freien Funktion kann wieder Sport getrieben werden, dann kann bei Beschwerdefreiheit die Behandlung abgeschlossen werden.

Posttraumatische Deformitäten

Bei korrekter Diagnostik und Therapie werden Luxationen nicht übersehen und belassen. Die Problematik liegt darin, daß die primäre, meist konservative Behandlung außerordentlich gute Ergebnisse bringt und deutlich weniger aufwendig ist als die postprimäre Behandlung, die einen großen operativen Aufwand verursacht und deutlich schlechtere Ergebnisse erkennen läßt [16, 39, 44, 56, 63, 68]. Trotzdem kommt es immer wieder vor, daß Radiusköpfchenluxationen übersehen werden, was einerseits an der Seltenheit der Verletzung liegt, andererseits daran, daß man oft zu wenig daran denkt:

> ! Jeder, der Kinderfrakturen behandelt, sollte morgens beim Aufstehen das Wort Monteggia buchstabieren. Dann denkt er bestimmt daran!

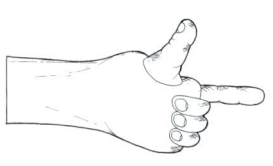

Innerhalb des ersten halben Jahres nach übersehener Luxation kann durch eine Korrekturosteotomie der Ulna die Reposition der Radiusköpfchenluxation meist leicht wiederhergestellt werden. Es empfiehlt sich dabei, die Osteotomie über einen intramedullären Nagel zu stabilisieren, über den die Richtung der Osteotomie am besten und leichtesten gefunden und intraoperativ „gebogen" werden kann. Bei veralteten Luxationen (mehr als 1 Jahr nach dem Unfall) besteht meist schon eine derart deutliche Längendiskrepanz zwischen Radius und Ulna, daß gleichzeitig eine Verlängerung der Ulna vorgenommen werden muß. Hierzu sollte die Osteotomie in der Ulna so proximal wie möglich erfolgen. Es wird mit einem Fixateur externe die korrekte Länge hergestellt und mit diesem auch die notwendige Angulation vorgenommen, um das Radiusköpfchen wieder an seinen Platz zu führen [16].

3.5.6.11
Diaphysäre Vorderarmfrakturen

Anatomische Bemerkungen, Wachstumsprognose

Bei den klassischen Grünholzfrakturen handelt es sich um Biegungsbrüche. Die eine Kortikalis auf der Konkavseite der Achsabweichung ist in ihrer Kontinuität noch erhalten, die Gegenseite auf der

3.5 Obere Extremitäten

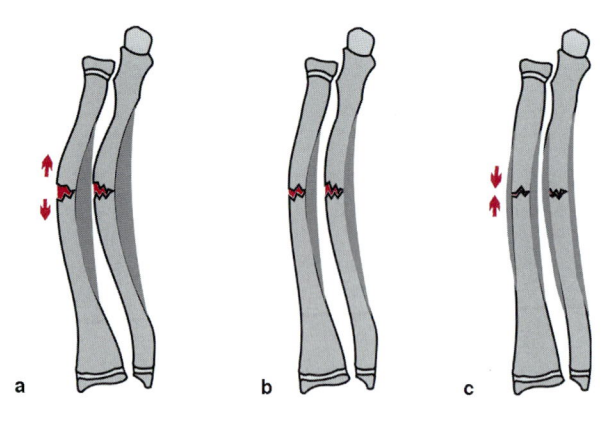

Abb. 3.489 a–c. *Abheilungsmodus der Grünholzfrakturen:* Bleibt bei den diaphysären Grünholzfrakturen die Kortikalis auf der Konkavseite der stets vorhandenen Achsabweichung intakt, so kommt es auf der konkaven Seite zur periostalen Überbrückung des Frakturspaltes, die auf der konvexen Seite ausbleibt. Diese unausgewogene Konsolidation birgt die Gefahr einer Refraktur in sich. Ist die Achsabweichung größer, so ist der Abheilungskallus größer, die Gefahr der Refraktur geringer, aber die mögliche Funktionsstörung aufgrund der Achsabweichung größer (**a**). Stellt man die Fraktur nur „gerade", d. h., verbleibt nur eine dezente Achsabweichung bei erhaltener Kortikalis auf der Konkavseite, so ist die Kallusabstützung kleiner, die Gefahr der Refraktur größer, dafür die Gefahr der Funktionseinschränkung wieder kleiner (**b**). Erst wenn die Kortikalis auch auf der Konvexseite in Kontakt gerät, kann die Fraktur adäquat allseitig konsolidieren. Erst dann besteht keine Gefahr einer Refraktur mehr (**c**)

Frakturformen

Grundsätzlich ist zwischen Grünholzfrakturen und vollständig frakturierten Frakturen zu unterscheiden (Abb. 3.490). Definitionsgemäß handelt es sich bei den Grünholzfrakturen um Biegungsbrüche, weshalb sie immer eine mehr oder weniger ausgeprägte Achsabweichung aufweisen, also nie undisloziert sind. Bei den Grünholzfrakturen ist zwischen sog. „gestauchten" (v. a. bis zum 5. Lebensjahr), „gebogenen" und „klassischen" Grünholzfrakturen zu unterscheiden (Abb. 3.490 a). Bei den vollständig frakturierten Formen können Kombinationen einer Grünholzfraktur des einen mit einer vollständigen Fraktur des anderen Knochens vorkommen (Abb. 3.490 b).

Konvexseite der Achsabweichung ist durchgebrochen. Ohne aktive Maßnahme bleibt – durch das Federn der angebrochenen Kortikalis – stets eine Achsabweichung bestehen. Beläßt man diese Situation, so kommt es stets zur Konsolidationsstörung auf der konvexen Seite der Fehlstellung mit der Gefahr einer Refraktur (Abb. 3.489). Diese ist in 25–35 % aller Grünholzfrakturen zu erwarten, deren angebrochene Kortikalis belassen und auf der gebrochenen Seite nicht in Kontakt gebracht wurde. Bis zum 5. Lebensjahr kann noch mit bestimmten „Spontankorrekturen" von Achsabweichungen im diaphysären Schaftbereich des Vorderarmes gerechnet werden. Gegenläufige Biegungen erfahren auch in diesem Alter keine Korrektur. Bei älteren Kindern sollten keinerlei Achsabweichungen im Schaftbereich des Vorderarmes belassen werden, da ihre Korrektur unsicher ist. Je proximaler eine Achsabweichung liegt und je mehr sie der physiologischen Krümmung des Partnerknochens entgegen verläuft, desto größer ist die zu erwartende Funktionseinschränkung. Posttraumatische Längenveränderungen [14] und deren klinische Bedeutung sowie diejenige der Membrana interossea [52] sind ebenso unklar wie die funktionelle Prognose nach den unterschiedlichen Therapien [70, 71].

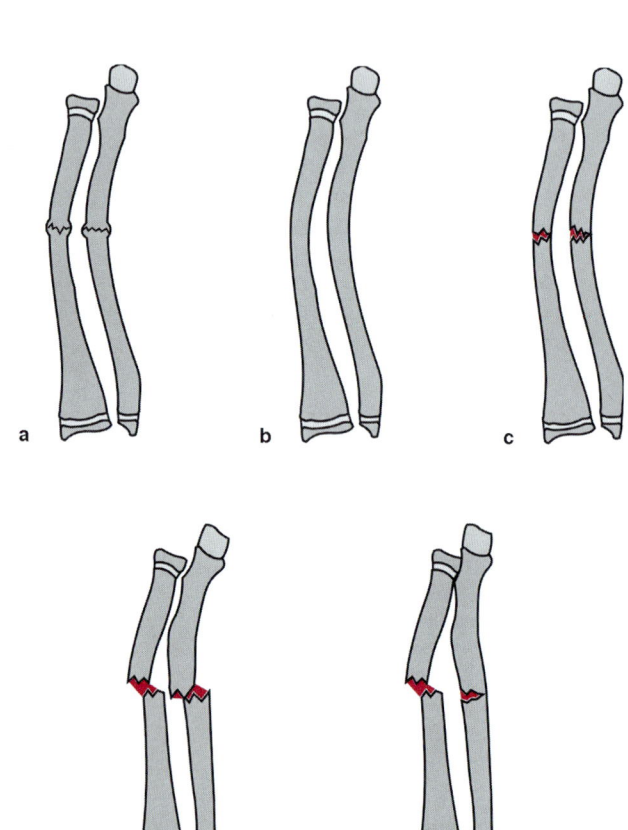

Abb. 3.490 a–e. *Frakturformen diaphysärer Vorderarm:* **a–c** *Grünholzfrakturen.* Bei den diaphysären Grünholzfrakturen am Vorderarm sind die „gestauchten" (**a**) von den „gebogenen" (**b**) und den „klassischen" (**c**) zu unterscheiden. **d, e** *Vollständig durchgebrochene Frakturen:* Bei diesen Frakturen sind sämtliche Kortikales beider Knochen durchgebrochen (**d**). Es können aber auch Mischformen von Grünholzfrakturen des einen und vollständigen Frakturen des anderen Knochens vorkommen (**e**)

Häufigkeit, Unfallgeschehen

Etwa 13 % aller kindlichen Frakturen sind diaphysäre Vorderarmfrakturen; in 2/3 der Fälle handelt es sich dabei um Grünholzfrakturen, in 1/3 um vollständige Frakturen. Als Unfallmechanismus kommen direkte und indirekte Traumata vor.

Diagnostik

Röntgenaufnahme: a.-p. und seitlich. Bei klinisch sichtbaren Deformierungen genügt eine Ebene, ansonsten muß in 2 Ebenen geröntgt werden.

Therapie

Gebogene Grünholzfrakturen, die keine Funktionsstörung aufweisen und kosmetisch keine auffallende Deformität darstellen, können konservativ im Oberarmgips behandelt werden. Dies gilt auch für die *gestauchten Grünholzfrakturen*. Alle anderen *klassischen Grünholzfrakturen* weisen eine mehr oder weniger ausgeprägte Achsabweichung auf. Nur bei einer Achsabweichung über 30° ist eine notfallmäßige Reposition in Narkose notwendig. Dabei sollte die Gegenkortikalis durchbrochen werden. Kommt es zur völligen Dislokation der Fraktur eines der beiden Knochen und damit zur instabilen Situation, so ist der Knochen in gleicher Sitzung mit einem intramedullären Nagel zu stabilisieren. Bei allen anderen Grünholzfrakturen mit mäßiger Achsabweichung sollte versucht werden, durch eine

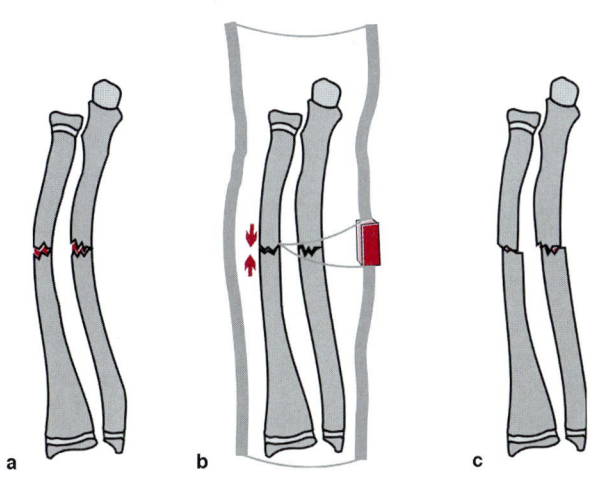

Abb. 3.491 a–c. *Therapie der diaphysären Grünholzfrakturen:* Grünholzfrakturen weisen immer eine Achsabweichung auf (**a**). Man kann durch die Gipskeilung am 8. Tag nach Unfall versuchen, die vollständig gebrochene Gegenkortikalis unter Kompression zu bringen (**b**). Gelingt dies nicht, so sollte am nächsten Tag die Reposition durchgeführt werden mit Durchbrechen der angebrochenen Kortikalis (**c**)

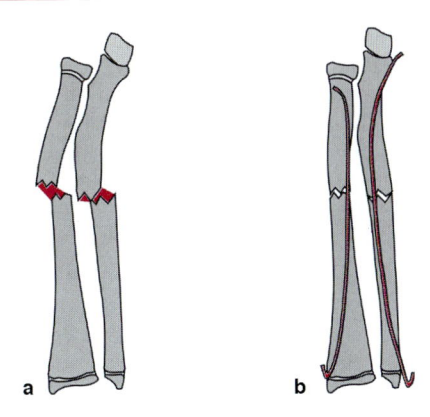

Abb. 3.492 a, b. *Therapie der dislozierten, vollständig frakturierten, diaphysären Vorderarmfrakturen:* Solange die Fugen noch offen sind (**a**), besteht die Therapie der Wahl z. Z. noch in der intramedullären Nagelung dislozierter vollständig frakturierter Vorderarmfrakturen (**b**). Die Nägel müssen so kräftig gewählt werden, daß eine funktionelle Nachbehandlung ohne Gipsruhigstellung möglich ist

Gipskeilung um den 8. Tag herum sowohl die Achsabweichung zu beseitigen, als auch die durchbrochene Gegenkortikalis unter Kompression zu setzen. Gelingt dies nicht, ist nach dem 8. Tag als Wahleingriff die Reposition, d. h. das Durchbrechen der Gegenkortikalis in Anästhesie, indiziert (Abb. 3.491). Dieses Vorgehen gilt auch für deutlich gebogene Grünholzfrakturen mit Funktionseinschränkung. Federt nach dem Zurückbiegen der Knochen wieder in seine alte Fehlstellung zurück, so ist die Stabilisierung des Knochens mit einem intramedullären Nagel indiziert, u. U. wegen der starken Rückfederung auch die Plattenosteosynthese des evtl. mitgebrochenen Partnerknochens. *Vollständig frakturierte Knochen* bedürfen einer primären notfallmäßigen Versorgung. Um Nachreposition und Therapiewechsel (die im Rahmen der konservativen Behandlung in bis zu 50% der Fälle angegeben werden [7, 53, 66, 67]) zu vermeiden, sollte in gleicher Narkose mittels intramedullärer Nagelung stabilisiert werden. Dies ist z. Z. die Methode der Wahl für instabile Vorderarmschaftfrakturen [5, 36, 46, 60] (Abb. 3.492). Falls nur eine Abkippung besteht, wird die Fraktur wie eine Grünholzfraktur mit einem Keilungsversuch um den 8. Tag herum behandelt. Gelingt es damit nicht, die optimale Stellung zu erreichen, so sollten auch nur abgekippte Frakturen intramedullär stabilisiert werden. Bei Jugendlichen mit schon geschlossenen Fugen genügt die intramedulläre Stabilisierung nicht als funktionsstabile Osteosynthese. In diesen Fällen ist die Plattenosteosynthese der intramedullären Nagelung vorzuziehen [2].

Nachbehandlung, Nachkontrollen

Alle konservativ behandelten Frakturen werden im Oberarmgips ruhiggestellt, alle operativ stabilisierten sollten funktionell nachbehandelt werden. Nach insgesamt 4 Wochen wird ein gipsfreies Röntgenbild angefertigt. Die *Metallentfernung* erfolgt mit Konsolidation der Fraktur zwischen der 6.–8. postoperativen Woche. Mit Erreichen der freien Funktion kann die sportliche Aktivität wieder aufgenommen werden. Geschieht dies ohne subjektive Beschwerden, so kann die Behandlung abgeschlossen werden. *Posttraumatische Deformitäten* sollten bei adäquater Primärbehandlung nicht auftreten. Kommt es trotzdem zur Konsolidation einer diaphysären Vorderarmfraktur in Fehlstellung eines der beiden Knochen mit Funktionsstörung der Pro- bzw. Supination, so ist die schnellstmögliche Refrakturierung bzw. Osteotomie mit intramedullärer Stabilisierung bzw. Plattenosteosynthese indiziert. Je früher die Refrakturierung durchgeführt wird, desto eher bildet sich die Funktionsstörung zurück. Je größer der Zeitraum zwischen Fraktur und Korrektureingriff, desto schlechter die funktionellen Ergebnisse.

3.5.6.12
Frakturen im Bereich des distalen Vorderarmes

Anatomische Bemerkungen, Wachstumsprognose

Die distalen Fugen des Vorderarmes sind zu 80 % am Längenwachstum von Radius und Ulna beteiligt. Wachstumsstörungen wegen partiellen vorzeitigen Fugenverschlusses sind im Rahmen dieser Verletzung eine Rarität. Es besteht angesichts der hochprozentig wachsenden Fuge und der Funktion des Handgelenkes bis zum 10.–12. Lebensjahr eine außerordentlich gute Spontankorrekturfähigkeit verbliebener Achsabweichungen. Es werden Achsabweichungen bis 40°, Dorsalabkippungen bis zu 50° und Radialabkippungen des Radius bis 30° hervorragend korrigiert. Volare Angulationen werden zögernder korrigiert als Dorsalabkippungen.

Häufigkeit, Frakturformen, Diagnostik

Knapp 20 % und damit nahezu die häufigsten aller Frakturen im Wachstumsalter sind im Bereich des distalen Vorderarms lokalisiert. Der Unfallmechanismus ist ein Sturz auf die ausgestreckte Hand. Am häufigsten sind metaphysäre Stauchungsfrakturen, die gegenüber metaphysären Grünholzfrakturen und vollständig frakturierten Formen abzugrenzen sind. In etwa der Fälle handelt es sich um Epiphysenlösungen mit und ohne metaphysären Keil. Bei klinisch sichtbaren Deformierungen genügt eine, sonst sind zwei Röntgenebenen darzustellen. Der Ultraschall wird sicher in Zukunft gerade an dieser Stelle das primäre Röntgenbild ersetzen.

Therapie

Die Spontankorrekturen sind in die Primärtherapie bei Patienten im Alter bis zum 10. Lebensjahr mit einzubeziehen. Sämtliche abgekippten Frakturen werden in allen Altersklassen primär eingegipst. Bei Achsabweichungen über 30° wird beim Eingipsen unter Schmerzmedikation eine Redression der Achsabweichung vorgenommen. Im Gegensatz zu anderen Autoren [29] sehen wir bei abgekippten Frakturen keine primäre Indikation zur geschlossenen Reposition. Um den 8. Tag nach dem Unfall erfolgt die Gipskeilung. Bei unter 10jährigen Kindern ist eine radiologische Dokumentation des Keilungsergebnisses nicht notwendig, bei den älteren wird das Ergebnis radiologisch dokumentiert. Verbleibt in dieser Altersgruppe eine intolerable Achsabweichung, so wird die Reposition postprimär mit gleichzeitiger perkutaner Kirschner-Drahtspickung vorgenommen (Abb. 3.493). Alle vollständig dislozierten Frakturen werden notfallmäßig reponiert, bei Patienten nach dem 10. Lebensjahr gleichzeitig auch perkutan gespickt [20].

Nachbehandlung, Nachkontrollen

Frakturen bei kleinen Kindern werden im Oberarmgips, bei größeren Patienten mit Spickung im Vorderarmgips ruhiggestellt. Die Drähte werden perkutan herausgeleitet, und es wird ein gipsfreier Hof darum angebracht. Nach 3–4 Wochen wird bei allen osteosynthetisch versorgten Frakturen ein gipsfreies Konsolidationsröntgenbild angefertigt. Die *Metallentfernung* erfolgt mit Konsolidation der Fraktur. Bei allen anderen Frakturen wird die Konsolidation klinisch nach 3–4 Wochen beurteilt. Anschließend wird spontan bewegt. Mit Erreichen der freien Funktion können die sportlichen Aktivitäten wieder aufgenommen werden. Anschließend wird bei Beschwerdefreiheit die Behandlung abgeschlossen.

Posttraumatische Deformitäten

Nach dem seltenen vorzeitigen vollständigen oder partiellen Verschluß einer der beiden Fugen ist eine zunehmende Verkürzung des Radius oder auch der Ulna mit und ohne gleichzeitige Achsabweichung möglich. Bei entsprechenden Beschwerden sollte diese schon vor Wachstumsabschluß korrigiert werden, d. h. je nach Befund durch eine Verlänge-

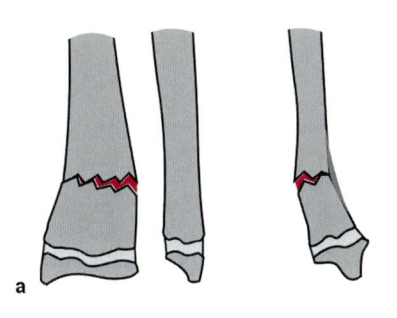

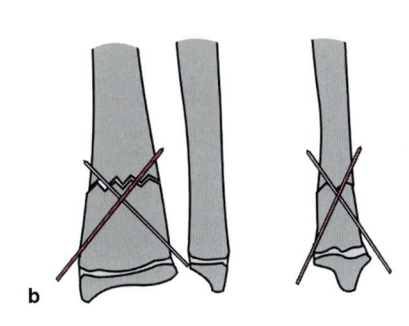

Abb. 3.493 a, b. *Therapie der dislozierten Frakturen des distalen Vorderarmes bei unter und bei über 10jährigen Patienten:* Bis zum Alter von etwa 10 Jahren könnten Achsabweichungen bis zu 40° der Spontankorrektur des weiteren Wachstums überlassen werden (**a**). Dies sollte jedoch mit Patient und Eltern besprochen werden. Mit einer Gipskeilung läßt sich die Stellung meist auf unter 20° korrigieren. Bei Patienten nach dem 10. bis 12. Lebensjahr ist jedoch eine korrekte Stellung anzustreben. Gelingt es nicht, diese durch eine Gipskeilung herzustellen, so muß reponiert und in diesem Alter dann auch die Fraktur durch perkutan eingebrachte Kirschner-Drähte stabilisiert werden (**b**)

rung des Radius oder eine Verkürzungsosteotomie der Ulna. Je nach dem Alter des Patienten sollte dann evtl. durch gleichzeitige Verödung der Restfugen ein weiteres Fehlwachstum verhindert werden. Bei persistierenden Achsabweichungen bis zum 12. Lebensjahr sollte man die Spontankorrekturkräfte des weiteren Wachstums voll ausnützen. Bei verbliebenen Achsabweichungen bei älteren Kindern sollte eine frühzeitige Korrektur der Fehlstellung vorgenommen werden.

3.5.6.13
Handwurzelknochen

Frakturen der Handwurzelknochen stellen im Wachstumsalter eine Rarität dar. Am ehesten kann es im beginnenden Jugendlichenalter zu Skaphoidfrakturen kommen. Grundsätzlich sollten hier die enormen Regenerationskräfte des wachsenden Skeletts ausgenützt werden. Primär sollte stets konservativ behandelt werden. Bei klinischem Verdacht wird, auch wenn in den primären a.-p. und seitlichen Aufnahmen keine Fraktur erkennbar ist, im Vorderarmskaphoidgips ruhiggestellt. Bestehen 14 Tage nach Abnahme des Gipses klinisch noch Beschwerden, so werden Zielaufnahmen gemacht, die meistens den klinischen Verdacht einer Fissur bestätigen. In diesem Fall wird ein zirkulärer, gut anmodellierter Scotchcastgips mit einer Manschette um den Ellbogen angelegt, die eine gewisse Flexion und Extension im Ellbogen erlaubt, jedoch die Pro- bzw. Supination verhindert. Nach insgesamt 6wöchiger Ruhigstellung wird ein gipsfreies Röntgenbild angefertigt. Ist dann noch kein Durchbau erkennbar, so muß nochmals für weitere 4-6 Wochen im Vorderarmskaphoidgips ruhiggestellt werden. Bei danach radiologisch gesichertem Durchbau wird mit spontanen Bewegungsübungen begonnen. Mit Erreichen der freien Funktion ist die Wiederaufnahme von sportlichen Aktivitäten möglich. Gibt es dabei keine Probleme und ist der Patient beschwerdefrei, so kann die Behandlung abgeschlossen werden.

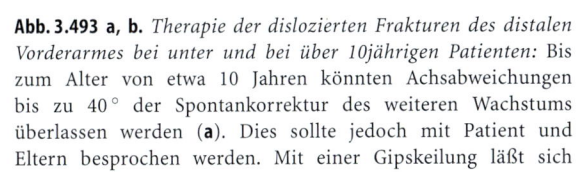

3.5.6.14
Metakarpalia und Phalangen

Anatomische Bemerkungen, Wachstumsprognose

Sämtliche Fingerphalangen wie auch das Metakarpale I weisen eine basale Wachstumsfuge auf, alle übrigen Metakarpalia haben eine distale, subkapitale Fuge. *Wachstumsstörungen* mit klinischer Relevanz sind eine Rarität und weitgehend zu vernachlässigen. Es besteht eine ausgezeichnete Spontankorrekturpotenz von allen Achsabweichungen in der Sagittal- bzw. der Bewegungsebene. Achsabweichungen in der Frontalebene, auch bei jungen Kindern korrigieren sich jedoch mit dem weiteren Wachstum nicht spontan.

Häufigkeit, Unfallgeschehen

Verletzungen im Metakarpale- und Fingerbereich sind mit einem Anteil von 17% sämtlicher kindlicher Frakturen außerordentlich häufig. Sie werden durch das Fallen von Gegenständen auf die Hände, Distorsionstraumata beim Sport etc. verursacht.

Frakturformen

Am häufigsten sind sowohl im Bereich der Metakarpalia als auch in dem der Fingerphalangen Epiphysenlösungen mit kleinem metaphysärem Keil, gefolgt von subkapitalen Stauchungsfrakturen im Bereich der Metakarpalia, seltenen diaphysären Frakturen im Bereich der Phalangen und der Metakarpalia, basalen Querfrakturen der Metakarpalia und „Volar-lip-Verletzungen".

Diagnostik

Röntgenbilder in 2 Ebenen. Besondere Aufmerksamkeit ist klinisch dem Rotationsfehler zu widmen. Man beachte, daß bei der Flexion sämtliche Fingerkuppen auf das Os scaphoideum ausgerichtet sind und die Nagelfalze in gleicher Ebene zueinander stehen müssen.

Therapie

Alle undislozierten Frakturen sowie alle Brüche mit einer isolierten Abkippung in der Bewegungsebene können konservativ ohne Reposition behandelt werden. Alle dislozierten Frakturen mit Rotationsfehlern und Achsabweichungen in der Frontalebene müssen geschlossen reponiert werden. In seltenen Fällen sind bei subkapitalen dislozierten Frakturen dann Stabilisierungen mit gekreuzten Kirschner-Drähten notwendig.

Nachbehandlung, Nachkontrollen

Die Nachbehandlung erfolgt in der Langfingerrinne ulnar oder radial oder im Langfingergips bei allen metaphysären Frakturen für 8–10 Tage. Diaphysäre Frakturen bedürfen einer Ruhigstellungszeit von 3–4 Wochen. Die Konsolidationskontrolle wird grundsätzlich klinisch ohne Röntgenaufnahme vorgenommen. Nach weiteren 8 Tagen spontaner Bewegung ist meist die freie Funktion erreicht. Liegt dann kein Rotationsfehler und keine Achsabweichung vor, kann die Behandlung abgeschlossen werden. *Posttraumatische Deformitäten* sind bei korrekter Primärbehandlung und Beachtung etwaiger Rotationsfehler nicht zu erwarten. Ein persistierender Rotationsfehler muß durch eine Metakarpalederotationsosteotomie behoben werden.

Literatur

1. Aronson DC, Meeuwis JD (1994) Anterior exposure for open reduction of supracondylar humeral fractures in children: a forgotten approach? Eur J Surg 160: 263
2. Bauer G, Gonschorek O (1993) Zum Management instabiler Vorderarmschaftfrakturen bei Kindern. Unfallchirurg 96: 224
3. Bensahel H, Csukonyi Z, Badelon O, Badaoui S (1986) Fractures of the medial condyle of the humerus in children. J Pediatr Orthop 6: 430
4. Bernstein SM, McKeever P, Bernstein L (1993) Percutaneous reduction of displaced radial neck fractures in children. J Pediatr Orthop 13: 85
5. Buch J, Leixnering M, Hintringer W, Poigenfurst J (1991) Markdrahtung instabiler Unterarmschaftbrüche bei Kindern. Unfallchirurgie 17: 253
6. Campbell CC, Waters PM, Emans JB, Kasser JR, Millis MB (1995) Neurovascular injury and displacement in type III supracondylar humerus fractures. J Pediatr Orthop 15: 47
7. Carey PJ, Alburger PD, Betz RR, Clancy M, Steel HH (1992) Both-bone forearm fractures in children. Orthopedics 15: 1015
8. Clement DA (1990) Assessment of a treatment plan for managing acute vascular complications associated with supracondylar fractures of the humerus in children. J Pediatr Orthop 10: 97
9. D'souza S, Vaishya R, Klenerman L (1993) Management of radial neck fractures in children: a retrospective analysis of one hundred patients. J Pediatr Orthop 13: 232
10. Dallek M, Jungbluth KH (1990) Histomorphologische Untersuchungen zur Entstehung der Condylus-radialis-humeri-Fraktur im Wachstumsalter. Unfallchirurgie 16: 57–62
11. Davids JR, Maguire MF, Mubarak SJ, Wenger DR (1994) Lateral condylar fracture of the humerus following posttraumatic cubitus varus. J Pediatr Orthop 14: 466
12. Davidson RS, Markowitz RI, Dormans J, Drummond DS (1994) Ultrasonographic evaluation of the elbow in infants and young children after suspected trauma. J Bone Joint Surg (Am) 76: 1804
13. de Jager LT, Hoffman EB (1991) Fracture-separation of the distal humeral epiphysis. J Bone Joint Surg (Br) 73: 143
14. de Pablos J, Franzreb M, Barrios C (1994) Longitudinal growth pattern of the radius after forearm fractures conservatively treated in children. J Pediatr Orthop 14: 492
15. Duun PS, Ravn P, Hansen LB, Buron B (1994) Osteosynthesis of medial humeral epicondyle fractures in children. 8-year follow-up of 33 cases. Acta Orthop Scand 65: 439
16. Exner GU (1994) Lengthening and Angulation of the Ulna by Callotasis for Reduction developmental or postttraumatic Dislocation of the Radial Head in Children. Vortrag EPOS in Porto, Abstr, p 53
17. Flynn JC (1989) Nonunion of slightly displaced fractures of the lateral humeral condyle in children: an update. J Pediatr Orthop 9: 691–6
18. Fowles JV, Slimane N, Kassab MT (1990) Elbow dislocation with avulsion of the medial humeral epcondyle. J Bone Joint Surg (Br) 72: 102
19. Gehling H, Gotzen L, Giannadakis K, Hessmann M (1995) Behandlung und Ergebnisse bei suprakondylären Humerusfrakturen im Kindesalter. Unfallchirurg 98: 93
20. Gibbons CL, Woods DA, Pailthorpe C, Carr AJ, Worlock P (1994) The management of isolated distal radius fractures in children. J Pediatr Orthop 14: 207
21. Grant HW, Wilson LE, Bisset WH (1993) A long-term follow-up study of children with supracondylar fractures of the humerus. Eur J Pediatr Surg 3: 284
22. Graves SC, Canale S (1993) Fractures of the olecranon in children: long-term follow-up. J Pediatr Orthop 13: 239
23. Haasbeek JF, Cole WG (1995) Open fractures of the arm in children. J Bone Joint Surg (Br) 77: 576
24. Hasler C, Laer L von (1997) Spätergebnisse einer prospektiven Studie über die Diagnostik und Behandlung der Frak-

turen des Condylus radialis humeri im Wachstumsalter. Unfallchirurg 100 (in Vorbereitung)
25. Hässle M, Mellerowicz H (1991) Frakturen des proximalen Radius im Wachstumsalter. Unfallchirurgie 17: 24
26. Ippolito E, Moneta MR, D'Arrigo C (1990) Post-traumatic cubitus varus. Long-term follow-up of correcve supracondylar humeral osteotomy in children. J Bone Joint Surg (Am) 72: 757
27. Khare GN, Gautam VK, Kochhar VL, Anand C (1991) Prevention of cubitus varus deformity in supracondylar fractures of the humerus. Injury 22: 202
28. Kuner EH, Munst P (1990) Kindliche distale Radiusfrakturen. Langenbecks Arch Chir Suppl II Verh Dtsch Ges Chir 675
29. Kurer MH, Regan MW (1990) Completely displaced supracondylar fracture of the humerus in children. A review of 1 708 comparable cases. Clin Orthop 256: 205
30. Laer L von (1981) Die Fraktur des Condylus radialis humeri im Wachstumsalter. Arch Orthop Trauma Surg 98: 275–83
31. Laer L von (1996) Frakturen und Luxationen im Wachstumsalter, 3. Aufl. Thieme, Stuttgart New York
32. Laer L von, Lampert C (1996) Fractures of the humerus in children. In: Flatow EL, Ulrich C (eds) Humerus. Butterword-Heinemann, Oxford
33. Laer L von, Brunner R, Lampert C (1991) Fehlverheilte suprakondyläre und kondyläre Humerusfrakturen. Orthopäde 20: 331–40
34. Landin LA, Danielsson LG (1986) Elbow fractures in children. An epidemiological analysis of 589 cases. Acta Orthop Scand 57: 309
35. Larsen CF, Kiaer T, Lindequist S (1990) Fractures of the proximal humerus in children. Nine-year follow-up of 64 unoperated on cases. Acta Orthop Scand 61: 255
36. Lascombes P, Prevot J, Ligier JN, Metaizeau JP, Poncelet T (1990) Elastic stable intramedullary nailing in forearm shaft fractures in children: 85 cases. J Pediatr Orthop 10: 167
37. Le Huec JC, Schaeverbeke T, Moinard M, Kind M, Chauveaux D, Le Rebeller A (1994) Isolated avulsion fracture of the lesser tubercle of the humerus in children. Acta Orthop Belg 60: 427
38. Lincoln TL, Mubarak SJ (1994) „Isolated" traumatic radial-head dislocation. J Pediatr Orthop 14: 454
39. Linhart WE (1989) Die Therapie der persistierenden Radiusköpfchenluxation bei Kindern. Beitr Orthop Traumatol 36: 176
40. Machan FG, Vinz H (1993) Humerusschaftfrakturen im Kindesalter. Unfallchirurgie 19: 166
41. Mahaisavariya B, Laupattarakasem W (1993) Supracondylar fracture of the humerus: malrotation versus cubitus varus deformity. Injury 24: 416
42. Minkowitz B, Busch MT (1994) Supracondylar humerus fractures. Current trends and controversies. Orthop Clin North Am 25: 581
43. Mitsunari A, Muneshige H, Ikuta Y, Murakami T (1995) Internal rotation deformity and tardy ulnar nerve palsy after supracondylar humeral fracture. J Shoulder Elbow Surg 4: 23
44. Oner FC, Diepstraten AF (1993) Treatment of chronic post-traumatic dislocation of the radial head in children. J Bone Joint Surg (Br) 75: 577
45. Prevot J, Lascombes P, Metaizeau JP, Blanquart D (1990) Fractures supra-condyliennes de l'humerus de l'enfant: traitement par embrochage déscendant. Rev Chir Orthop Reparatrice Appar Mot 76: 191
46. Reinberg O, Frey P, Meyrat BJ (1994) Traitement des fractures de l'enfant par enclouage centro-medullaire elastique stable (ECMES). Z Unfallchir Versicherungsmed 87: 110
47. Rockwood ChA, Wilkins KE, King RE (1996) Fractures in Children, 4th edn. Lippincott, Philadelphia
48. Rodriguez Merchan EC (1994) Percutaneous reduction of displaced radial neck fractures in children. J Trauma 37: 812
49. Rokito SE, Anticevic D, Strongwater AM, Lehman WB, Grant AD (1995) Chronic fracture-separation of the radial head in a child. J Orthop Trauma 9: 259
50. Royce RO, Dutkowsky JP, Kasser JR, Rand FR (1991) Neurologic complications after K-wire fixation of supracondylar humerus fractures in children. J Pediatr Orthop 11: 191
51. Roye DP Jr, Bini SA, Infosino A (1991) Late surgical treatment of lateral condylar fractures in children. J Pediatr Orthop 11: 195
52. Royle SG (1992) The role of tissue pressure recording in forearm fractures in children. Injury 23: 549
53. Schmittenbecher PP, Dietz HG, Uhl S (1991) Spätergebnisse nach Vorderarmfrakturen im Kindesalter. Unfallchirurg 94: 186
54. Skak SV, Grossmann E, Wagn P (1994) Deformity after internal fixation of fracture separation of the medal epcondyle of the humerus. J Bone Joint Surg (Br) 76: 297
55. Steinberg EL, Golomb D, Salama R, Wientroub S (1988) Radial head and neck fractures in children. J Pediatr Orthop 8: 35
56. Stoll TM, Willis RB, Paterson DC (1992) Treatment of the missed Monteggia fracture in the child. J Bone Joint Surg (Br) 74: 436
57. Stott NS, Zionts LE (1993) Displaced fractures of the apophysis of the olecranon in children who have osteogenesis imperfecta. J Bone Joint Surg (Am) 75: 1026
58. Sutton WR, Greene WB, Georgopoulos G, Dameron TB Jr (1992) Displaced supracondylar humeral fractures in children. A comparison of results and costs in patients treated by skeletal traction versus percutaneous pinning. Clin Orthop 278: 81
59. Theodorou SD, Ierodiaconou MN, Roussis N (1988) Fracture of the upper end of the ulna associated with dislocation of the head of the radius in children. Clin Orthop 228: 240
60. Toussaint D, Vanderlinden C, Bremen J (1991) L'enclouage élastique stable appliqué aux fractures diaphysaires de l'avant-bras chez l'enfant, Acta Orthop Belg 57: 147
61. Usui M, Ishii S, Miyano S, Narita H, Kura H (1995) Three-dimensional corrective osteotomy for treatment of cubitus varus after supracondylar fracture of the humerus in children. J Shoulder Elbow Surg 4: 17
62. van Vugt AB, Severijnen RV, Festen C (1988) Fractures of the lateral humeral condyle in children: late results. Arch Orthop Trauma Surg 107: 206–9
63. Verneret C, Langlais J, Pouliquen JC, Rigault P (1989) Luxations anciennes post-traumatiques de la tête radiale chez l'enfant. Rev Chir Orthop 75: 77–89
64. Vinz H (1989) Monteggiafrakturen im Kindesalter. Beitr Orthop Traumatol 36: 153

65. Vocke A, Laer LR von (1997) Die Fraktur des proximalen Radiusendes-Spätergebnisse einer prospektiven Studie. Unfallchirurg 100 (in Vorbereitung)
66. Voto SJ, Weiner DS, Leighley B (1990) Use of pins and plaster in the treatment of unstable pediatric forearm fractures. J Pediatr Orthop 10: 85
67. Walker JL, Rang M (1991) Forearm fractures in children. Cast treatment with the elbow extended. J Bone Joint Surg (Br) 73: 299
68. Wieser R, Scheier HJ, Grammont P, Christian P, Ramaherison P, Bouyala JM, Jani L (1981) Veraltete Radiusköpfchenluxationen bei Kindern nach Monteggia-Frakturen. Behandlungsprinzipien und Resultate nach Reposition durch Ulnaosteotomie. Orthopäde 10: 307
69. Wouters E, Fortems Y, Mulier E, Stuyck J, Fabry G (1993) Isolated posterior dislocation of the radial head without fracture of the ulna in a child. Acta Orthop Belg 59: 109
70. Wurfel AM, Voigt A, Linke F, Hofmann von Kap-herr S (1995) Neue Gesichtspunkte zur Behandlung der kompletten und isolierten diaphysaren Unterarmfrakturen im Kindesalter. Unfallchirurgie 21: 70
71. Younger AS, Tredwell SJ, Mackenzie WG, Orr JD, King PM, Tennant W (1994) Accurate prediction of outcome after pediatric forearm fracture. J Pediatr Orthop 14: 200

3.5.7
Tumoren an den oberen Extremitäten

Definition

Knochen- und Weichteiltumoren, die ihren Ursprung in den ossären Strukturen der oberen Extremität oder ihren umgebenden Weichteilen haben.

Vorkommen

Rund 20% der Knochentumoren sind bei Kindern und Jugendlichen an der oberen Extremität lokalisiert, rund 2/3 davon am proximalen Humerus (s. Kap. 4.5.1). Über die Weichteiltumoren fehlen statistische Angaben.

An Skapula, Klavikula, Humerus, Radius und Ulna kommt unter den *benignen Tumoren* das Osteochondrom am häufigsten vor, meist solitär, manchmal auch im Rahmen von multiplen „kartilaginären Exostosen" (Osteochondromen) (Abb. 3.494). Die häufigste Läsion am proximalen Humerus ist die juvenile Knochenzyste (Abb. 3.495). Dies ist die Prädilektionsstelle für diese tumorähnliche Veränderung. Sie ist noch wesentlich häufiger, als aus unserer Statistik zu ersehen, da sie an dieser Lokalisation meist weder biopsiert noch therapiert wird (Abb. 3.496). Recht häufig ist auch das Chondroblastom im Bereich des Humeruskopfes. Auch aneurysmatische Knochenzysten kommen, sowohl im Humerus wie auch in der Klavikula und Skapula, realtiv häufig vor. Am Humerus ist zudem das Osteoidosteom nicht allzu selten. Im Vergleich zur Knieregion sind jedoch nicht ossifizierende Knochenfibrome an der oberen Extremität eine Rarität. An der Hand dominiert eindeutig das Enchondrom. Fast die Hälfte aller Tumoren der Hand sind Enchondrome, die insbesondere in den Phalangen sehr typisch sind (Abb. 3.494 und 3.496). Auch am Handskelett kommen Osteochondrome, aneurysmatische Knochenzysten und Osteoidosteome vor, alle anderen Tumoren sind selten. Osteochondrome am Vorderarm sind am Radius und an der Ulna sowohl distal wie auch proximal lokalisiert und verursachen hier häufig Wachstumsstörungen.

Bei den *malignen Knochentumoren* dominiert das Osteosarkom, das insbesondere in der proximalen Humerusmetaphyse relativ häufig zu finden ist. Im Humerusschaftbereich ist das Ewing-Sarkom gelegentlich anzutreffen. Andere maligne Tumoren und Lokalisationen treten glücklicherweise nur als Einzelfälle auf.

Unter den *Weichteiltumoren* sind Lipome und Fibrome am häufigsten, auch Desmoide beobachtet man nicht allzu selten. Eine Spezialität der Hand ist die digitale Fibromatose, die in den ersten Lebensmonaten beobachtet werden kann. Eine andere typische Entität bei Kleinkindern ist die ebenfalls sehr seltene subdermale Fibromatose, die an Schulter, Axilla und Arm vorkommt (s. auch Kap. 4.5.4). Die bei Erwachsenen häufigen Ganglien sind in dieser Altersgruppe sehr selten. Riesenzelltumoren der Sehnenscheiden kommen in sehr seltenen Fällen schon bei Jugendlichen vor, ebenso Hämangiome, die zu den häufigsten Weichteiltumoren gehören. Lipome sind an der Hand sehr selten, ebenso Fibrome und Schleimzysten. Bei den bösartigen Tumoren sind alle Typen gleichermaßen selten, es sind eher Erwachsene betroffen. Am häufigsten ist das Synovialsarkom [2].

Diagnostik

Bei Kindern sind Schmerzen an der oberen Extremität äußerst selten, deshalb verdienen sie unsere unbedingte Aufmerksamkeit. Einzig Handgelenkschmerzen treten gehäuft auch ohne ersichtliche Pathologie auf.

! Die bei Erwachsenen häufigen Tendinopathien (wie der „Tennisellbogen") sind bei Kindern und Jugendlichen Raritäten. Auch die an den Beinen häufigen „Wachstumsschmerzen" sind an der oberen Extremität nicht existent. Deshalb sollte bei Schmerzen stets ein Röntgenbild angefertigt werden.

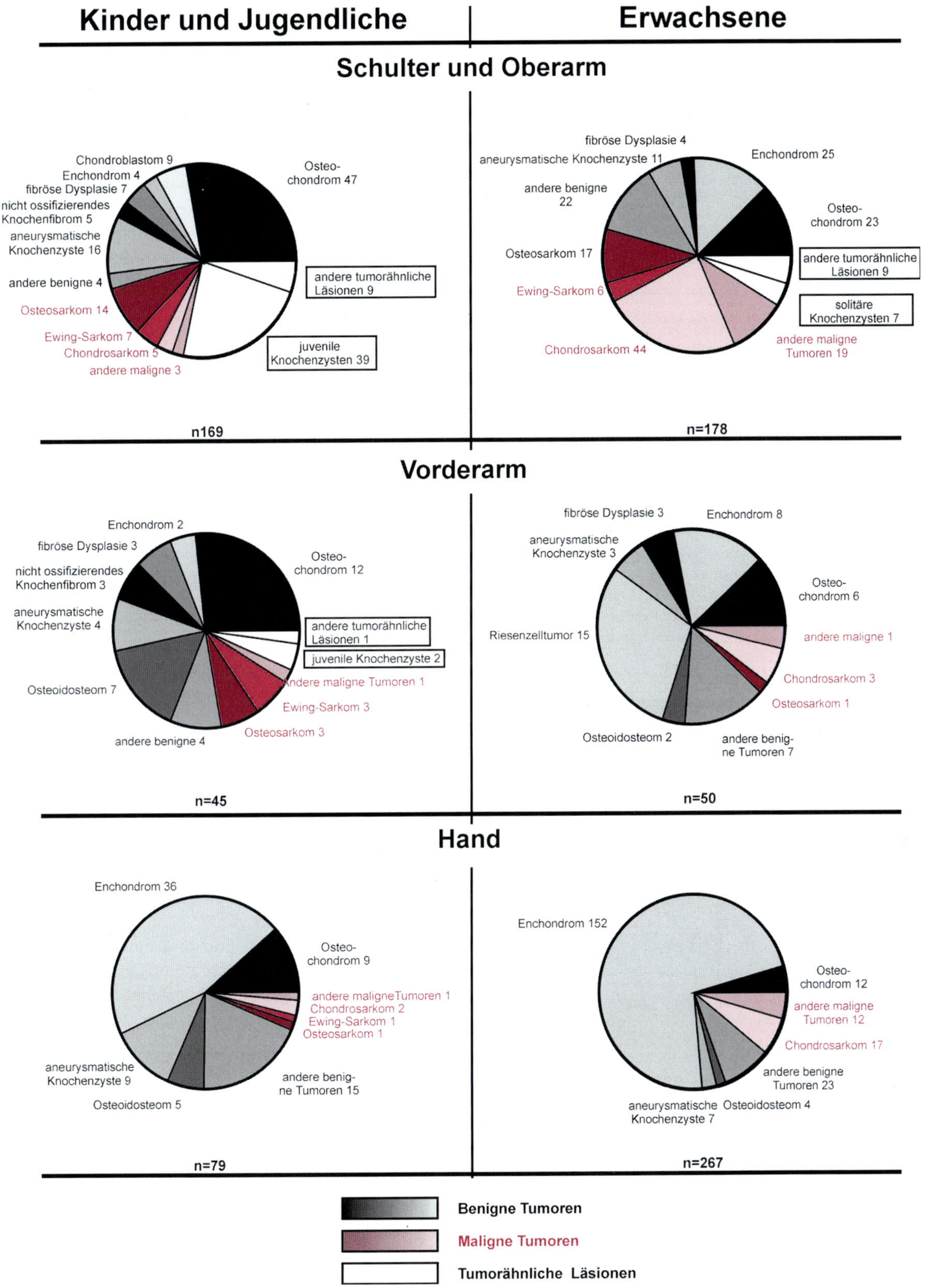

3.5.7 Tumoren an den oberen Extremitäten 533

Kinder und Jugendliche | Erwachsene

Schulter und Oberarm

Kinder und Jugendliche (n=169):
- Osteochondrom 47
- Chondroblastom 9
- Enchondrom 4
- fibröse Dysplasie 7
- nicht ossifizierendes Knochenfibrom 5
- aneurysmatische Knochenzyste 16
- andere benigne 4
- Osteosarkom 14
- Ewing-Sarkom 7
- Chondrosarkom 5
- andere maligne 3
- andere tumorähnliche Läsionen 9
- juvenile Knochenzysten 39

Erwachsene (n=178):
- fibröse Dysplasie 4
- Enchondrom 25
- aneurysmatische Knochenzyste 11
- andere benigne 22
- Osteochondrom 23
- Osteosarkom 17
- Ewing-Sarkom 6
- Chondrosarkom 44
- andere maligne Tumoren 19
- andere tumorähnliche Läsionen 9
- solitäre Knochenzysten 7

Vorderarm

Kinder und Jugendliche (n=45):
- Enchondrom 2
- fibröse Dysplasie 3
- nicht ossifizierendes Knochenfibrom 3
- aneurysmatische Knochenzyste 4
- Osteoidosteom 7
- andere benigne 4
- Osteosarkom 3
- Ewing-Sarkom 3
- andere maligne Tumoren 1
- Osteochondrom 12
- andere tumorähnliche Läsionen 1
- juvenile Knochenzyste 2

Erwachsene (n=50):
- fibröse Dysplasie 3
- Enchondrom 8
- aneurysmatische Knochenzyste 3
- Riesenzelltumor 15
- Osteoidosteom 2
- Osteochondrom 6
- andere maligne 1
- Chondrosarkom 3
- Osteosarkom 1
- andere benigne Tumoren 7

Hand

Kinder und Jugendliche (n=79):
- Enchondrom 36
- Osteochondrom 9
- andere maligne Tumoren 1
- Chondrosarkom 2
- Ewing-Sarkom 1
- Osteosarkom 1
- andere benigne Tumoren 15
- Osteoidosteom 5
- aneurysmatische Knochenzyste 9

Erwachsene (n=267):
- Enchondrom 152
- Osteochondrom 12
- andere maligne Tumoren 12
- Chondrosarkom 17
- andere benigne Tumoren 23
- Osteoidosteom 4
- aneurysmatische Knochenzyste 7

Legende:
- Benigne Tumoren
- Maligne Tumoren
- Tumorähnliche Läsionen

Abb. 3.494. *Tumoren an der oberen Extremität* bei Kindern und Jugendlichen (*linke Kolonne*, n = 293) im Vergleich zu Erwachsenen (*rechte Kolonne*, n = 495) (Basler Knochentumor-Referenzzentrum)

Die meisten Tumoren oder tumorähnlichen Läsionen äußern sich aber nicht in Form von Schmerzen, sondern werden als Zufallsbefunde oder beim Auftreten einer pathologischen Fraktur beobachtet. Dies gilt insbesondere für die juvenilen Knochenzysten, die besonders gern am proximalen Humerus lokalisiert sind. Besondere Beachtung verdienen die Osteochondrome. An der Skapula sind Osteochondrome gerne ventral lokalisiert. Sie können ein Abheben der Skapula bewirken. Differentialdiagnostisch muß man diesen Zustand von dem einer Nervenläsion unterscheiden [1]. Die Diagnose kann mit einer axialen Röntgenaufnahme der Skapula gestellt werden (Abb. 3.497), im Zweifelsfall ist ein Computertomogramm hilfreich. Am proximalen Humerus sind Osteochondrome meist dorsomedial lokalisiert. Sie können hier sehr groß und störend werden. Allenfalls können sie auch Nervenirritationen hervorrufen.

Am *Vorderarm* verursachen *Osteochondrome* meist *Wachstumsstörungen;* diese werden nach Masada [7] wie folgt eingeteilt (Abb. 3.498 und 3.499):

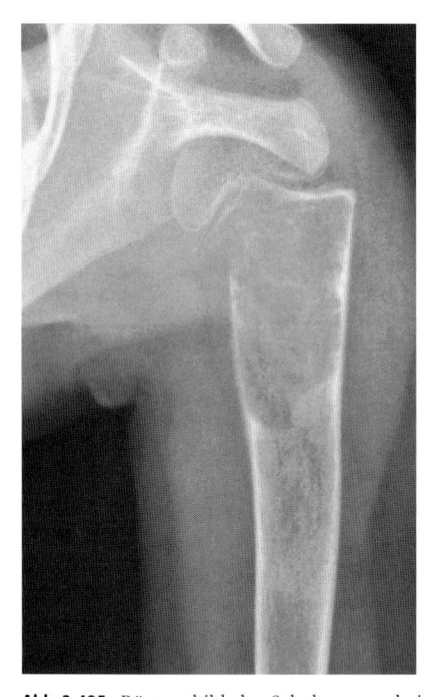

Abb. 3.495. Röntgenbild der Schulter a.-p. bei einem 3jährigen Kind *mit juveniler Knochenzyste* in der proximalen Humerusmetaphyse. Dies ist die typischste Lokalisation für diese häufige tumorähnliche Veränderung bei Kindern. Sie ist an dieser Stelle in der Regel nicht therapiebedürftig, da sie im Laufe des Wachstums spontan verschwindet

Typ	Charakteristika
I	Distale Ulna betroffen, Verkürzung der Ulna
IIa	Distale Ulna und proximaler Radius betroffen, Verkürzung der Ulna und Luxation des Radiusköpfchens
IIb	Wie IIa, aber ohne sichtbare Exotose am Radius
III	Distaler Radius betroffen und Verkürzung des Radius

Diese Klassifikation hilft bei der Indikation zur Therapie (s. unten). Weiter kommen am Vorderarm Enchondrome, Osteoidosteome, die fibröse Dysplasie und Riesenzelltumoren vor.

An der *Hand* können Enchondrome eine Auftreibung der Phalangen bewirken und auf diese Weise stören. Vorwölbungen an der Hand können aber auch durch Weichteiltumoren oder tumorähnliche

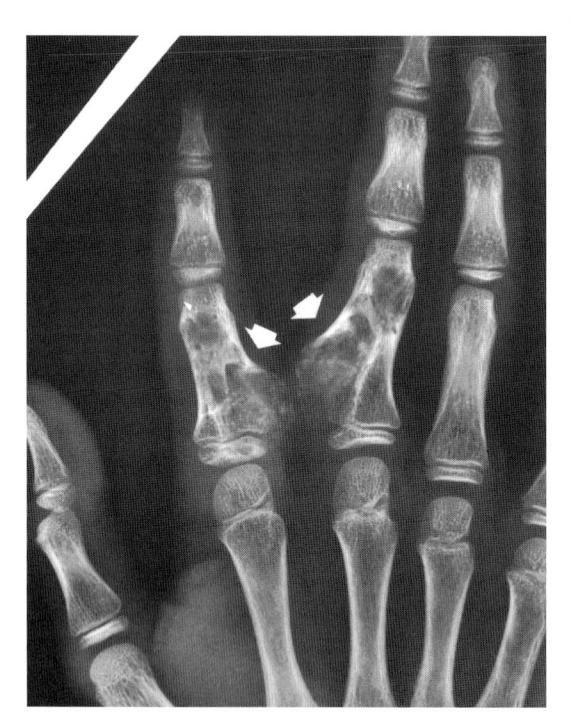

Abb. 3.496. Röntgenbild der Hand a.-p. bei einem 11jährigen Jungen mit *Enchondromen* an den Grundphalangen II und III. Da beide Tumoren den Knochen ausbuchten und störend wirkten, wurde die Indikation zur Kürettage gestellt. Normalerweise sind Enchondrome an der Hand jedoch nicht behandlungsbedürftig

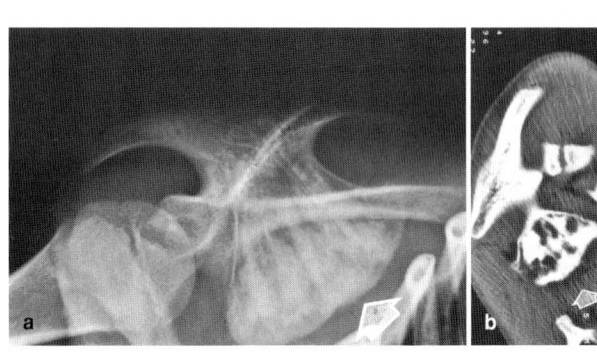

Abb. 3.497 a, b. *Osteochondrom* an der *Skapula* bei einem 9jährigen Jungen. **a** Axiale Röntgenaufnahme, **b** Computertomogramm

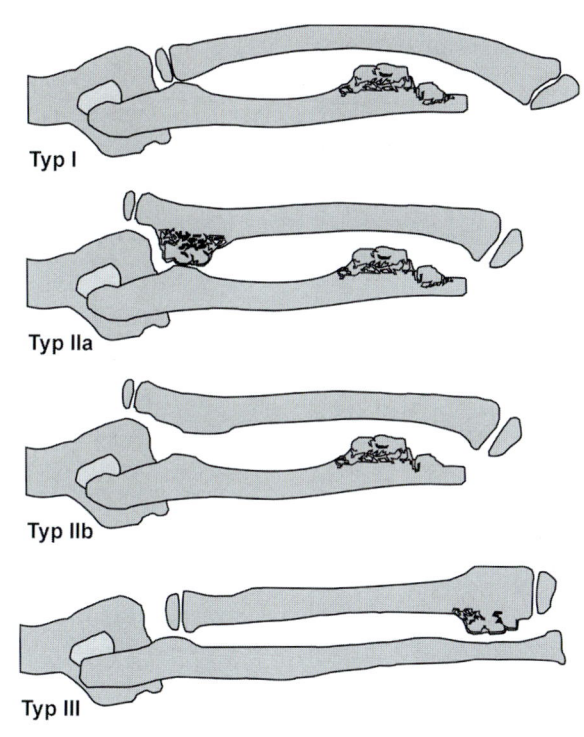

Abb. 3.498. *Klassifikation der Wachstumsstörungen bei Osteochondromen am Vorderarm* nach Masada [7] (s. Text)

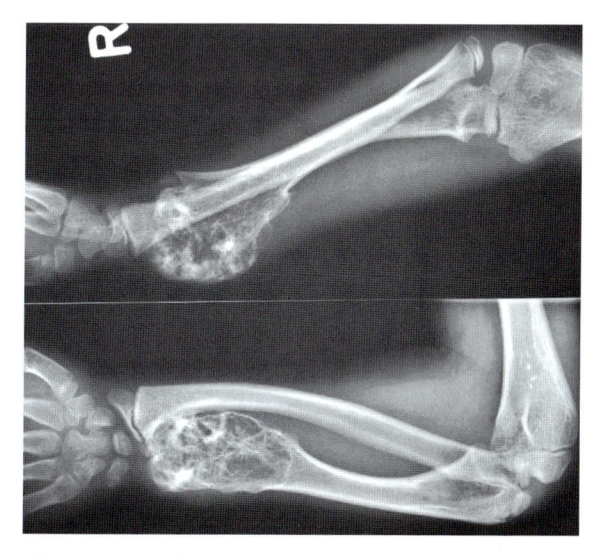

Abb. 3.499. *Osteochondrom an der Ulna* (Typ Masada I [7]) mit Wachstumsstörung

Läsionen hervorgerufen werden. Tumoren an der Hand werden meist früh diagnostiziert, da sie schon bei geringer Größe störend wirken.

Therapie

Die Behandlungskonzepte bei Knochentumoren werden ausführlich in Kap. 4.5.5 besprochen. Es sollen hier nur einige Besonderheiten hervorgehoben werden.

Benigne Knochentumoren

Benigne Knochentumoren und tumorähnliche Läsionen an der oberen Extremität, die nicht lokal aggressiv wachsen und keine Schmerzen verursachen, sollten in der Regel nicht operiert werden. Hier ist noch mehr Zurückhaltung geboten als an der unteren Extremität. Da keine Belastung erfolgt, ist die Gefahr der Deformierung wesentlich kleiner als am Bein. Dies gilt insbesondere für die juvenile Knochenzyste und die fibröse Dysplasie. Beide Läsionen sind an der oberen Extremität in der Regel nicht behandlungsbedürftig. Kommt es zur pathologischen Fraktur, so heilt diese bei der juvenilen Knochenzyste mit konservativer Behandlung in der Regel völlig problemlos ab. Anders verhält es sich mit lokal aggressiven Tumoren wie der aneurysmatischen Knochenzyste. Diese sollte zumindest marginal reseziert werden. Ebenso sind Tumoren, die Schmerzen verursachen, wie das Chondroblastom oder das Osteoblastom bzw. Osteoidosteom, behandlungsbedürftig. Die Therapie erfolgt nach den üblichen Richtlinien.

Eine besondere Situation ist bei den *Osteochondromen* gegeben. Diese sollten an der Skapula, wo sie meistens ventral lokalisiert sind, entfernt werden, da die Skapula sonst absteht und mit der Zeit auch die Schulterbeweglichkeit behindert wird. Das gleiche gilt für große Osteochondrome am proximalen Humerus, die Nervenirritationen hervorrufen können. Am Vorderarm führen Osteochondrome meist zu Wachstumsstörungen, wie aus der oben beschriebenen Klassifikation ersichtlich ist [7]. In Abhängigkeit von dieser Einteilung sei die folgende Therapie empfohlen [7]:

- Typ I: Exzision, Ulnaverlängerung und Korrekturosteotomie des Radius
- Typ II: Exzision des Osteochondroms an der Ulna, Ulnaverlängerung, evtl. Radiusköpfchenresektion
- Typ III: Nur Exzision des Tumors am Radius

Häufig kommt es auch zur Dezentrierung des Handgelenkes [3]. Andere Autoren empfehlen die Radiusepiphyseodese, da auch nach Ulnaverlängerung ein Rezidiv folgen kann [4, 10]. Die Osteochondrome am distalen Radius und an der Ulna sollten relativ früh exzidiert werden, um das Wachstum möglichst wenig zu beeinträchtigen. Die Verlängerung der Ulna kann über einen intramedullären Prévot-Nagel geschehen, damit die Verbiegung der Ulna verhindert wird. Meist bleiben Pro- und Supination bei diesen Patienten eingeschränkt.

Enchondrome an der Hand sind manchmal wegen der Ausweitung des Knochens störend. In solchen Fällen können sie kürettiert werden, und eine Spongiosaplastik kann den Defekt auffüllen. Nicht störende Enchondrome sollten aber belassen werden.

3.5 Obere Extremitäten

Maligne Knochentumoren

Die Therapiekonzepte bei den relativ häufigen Osteosarkomen und den seltenen Ewing-Sarkomen folgen den üblichen Richtlinien (s. Kap. 4.5.6). Zur Resektion sind einige Besonderheiten zu erwähnen: Die Osteosarkome sind meistens im Bereich der proximalen Humerusmetaphyse lokalisiert. Da der N. axillaris hier sehr nahe um den Knochen herum von dorsal nach ventral verläuft, ist oft eine weite Resektion des Tumors ohne Mitresektion dieses Nervs nicht möglich. Dies bedeutet anschließend den Ausfall des M. deltoideus und damit fast der ganzen aktiven Schultergelenkbeweglichkeit. Bei sehr großen malignen High-grade-Tumoren im Schulterbereich muß manchmal zusammen mit dem proximalen Humerus auch die Skapula komplett entfernt werden. In verzweifelten Fällen bleibt noch die interskapulothorakale Resektion [6].

Die Rekonstruktion ist durch das Fehlen des N. axillaris ebenfalls erschwert, da ohne aktiven Muskelzug Humeruskopfprothesen im Gelenk nicht zentriert werden können und nach kaudal dislozieren. Bei jugendlichen Patienten verwenden wir die Klavikula als proximalen Humerusersatz. Die Klavikula wird medial ausgelöst und im Akromioklavikulargelenk nach distal geklappt und mit dem verbleibenden distalen Humerusfragment osteosynthetisiert [12] (Abb. 3.500 und 3.501). Eine Alternative zu dieser Technik ist der Einsatz eines homologen Knochens („Allografts"). An diesem kann die Muskulatur refixiert werden, und sie findet hier einen gewissen Halt. Dies ist bei Metall- oder Kunststoffprothesen nicht der Fall. Diese sollten nur bei erhaltenem N. axillaris eingesetzt werden. Die Erfahrungen mit verlängerbaren Tumorprothesen sind schlecht [5]. Bei der Verlängerung kann es zur proximalen Luxation der Prothese kommen.

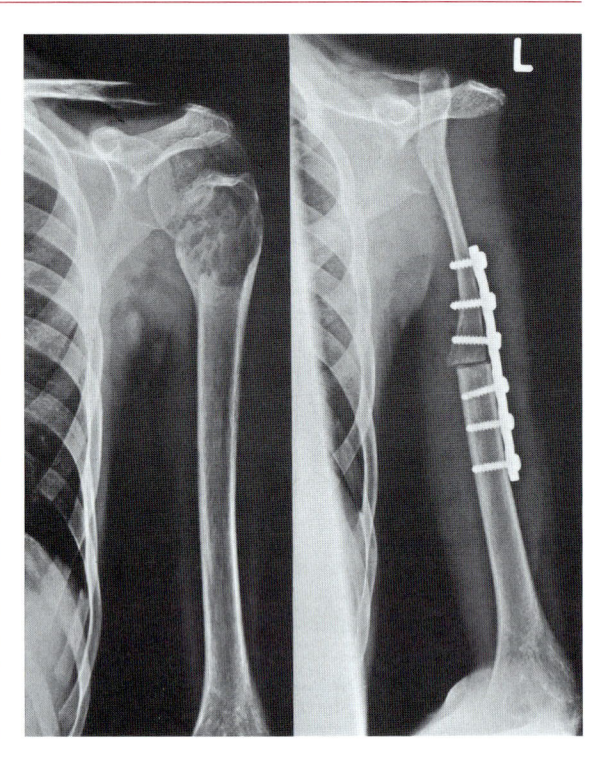

Abb. 3.501. 16jährige Patientin mit *Osteosarkom* im Bereich des proximalen Humerus. *Links* Präoperatives Bild, Status nach 3 Monaten Chemotherapie. *Rechts* Zustand nach proximalem Humerusersatz durch *Clavicula pro humero*

Auch am Vorderarm können „Allografts" eingesetzt werden. Am distalen Radius ist allerdings die Arthrodese meist die bessere und konstantere

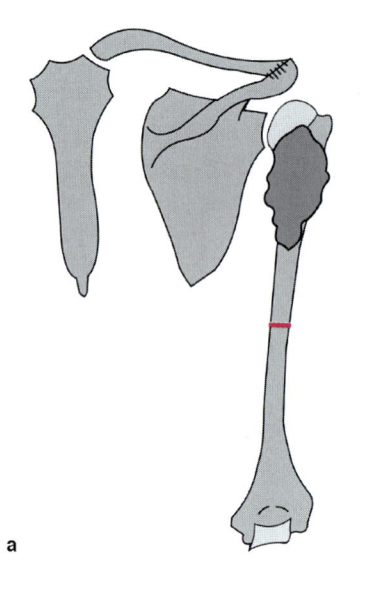

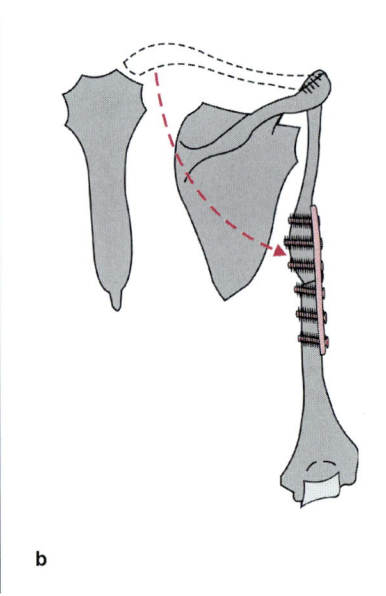

Abb. 3.500 a, b. Prinzip des proximalen Humerusersatzes „*Clavicula pro humero*" nach Winkelmann [12]. Die Klavikula wird am Sternum desinseriert und im Akromioklavikulargelenk nach unten gedreht und mit dem restlichen Humerus osteosynthetisch verbunden. **a** Präoperativ, **b** postoperativ

Abb. 3.502. *Links* Röntgenbilder des linken Handgelenkes a.-p. und seitlich bei einer 18jährigen Patientin mit einem *zentralen niedrigmalignen Osteosarkom*. Da die Patientin Linkshänderin ist, kam eine primäre Arthrodese nach Resektion nicht in Frage, da sie beim Schreiben dringend auf die Flexion im Handgelenk angewiesen ist (dies ist bei einem Rechtshänder weniger der Fall). Ein prothetischer Ersatz mit einem großen Überbrückungsteil ist aus biomechanischen Gründen keine gute Lösung. Wir wählten deshalb den Ersatz durch einen Allograft *(rechts)*

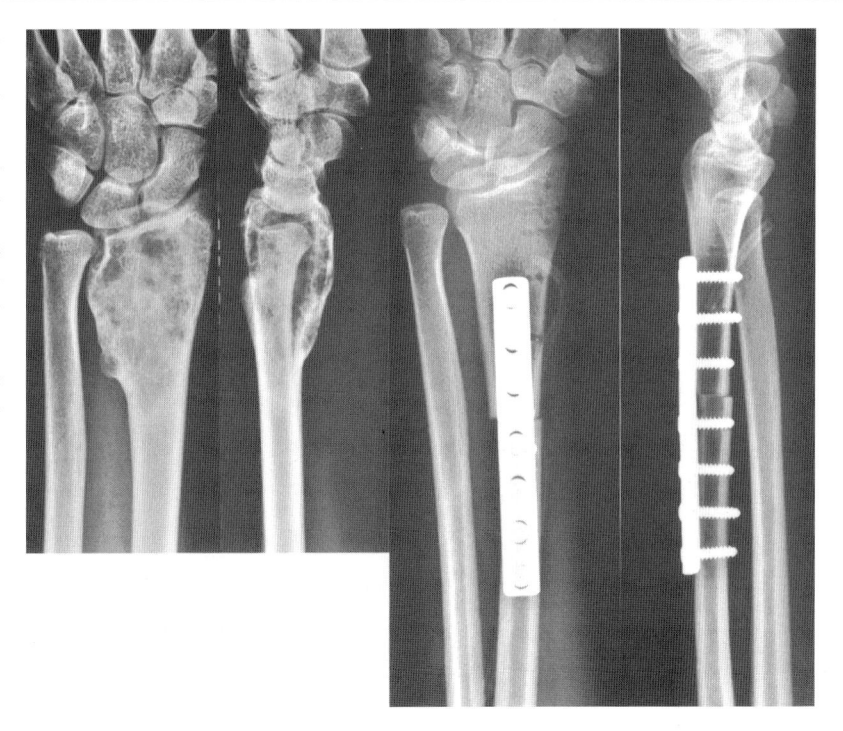

Lösung. Bei einem Rechtshänder kann die Arthrodese sowohl am rechten wie auch am linken Handgelenk funktionell verkraftet werden. Bei einem Linkshänder ist die Arthrodese links problematisch. Der Linkshänder muß zum Schreiben die Hand extrem flektieren, damit er mit der Handfläche die Tinte nicht verwischt. Die Abb. 3.502 zeigt den Einsatz eines Allografts bei einem zentralen Low-grade-Osteosarkom des distalen Radius bei einer Linkshänderin. Ähnlich kann auch bei großen Riesenzelltumoren vorgegangen werden, die an dieser Stelle nicht allzu selten anzutreffen sind [11].

Treten maligne Tumoren an der Hand auf, so sind gliedererhaltende Therapien oft nicht möglich. Gelegentlich kann eine Bestrahlung mithelfen, die Hand zu erhalten. An den Fingern sind aber Strahlresektionen meist sinnvoller als die Bestrahlung.

Literatur

1. Bode H, Bubl R, Amacher A, Hefti F (1992) Differentialdiagnose der einseitigen Skapula alata. Der Kinderarzt 23: 597–600
2. Brien EW, Terek RM, Geer RJ, Caldwell G, Brennan MF, Healey JH (1995) Treatment of soft-tissue sarcomas of the hand. J Bone Joint Surg (Am) 77: 564–71
3. Burgess RC (1993) Deformities of the forearm in patients who have multiple cartilaginous exostosis. J Bone Joint Surg (Am) 75: 13–8
4. Fogel GR, McElfresh EC, Peterson HA, Wicklund PT (1984) Management of deformities of the forearm in multiple hereditary osteochondromas. J Bone Joint Surg (Am) 66: 670–80
5. Lavy CBD, Briggs TWR (1992) Failure of growing endoprosthetic replacement of the humerus. J Bone Joint Surg (Br) 74: 626
6. Malawer MM (1991) Tumors of the shoulder girdle. Technique of resection and description of a surgical classification. Orthop Clin N Am 22: 7–35
7. Masada K, Tsuyugushi Y, Kawal H, Kawabata H, Noguchi K, Ono K (1989) Operations fo forearm deformity caused by multiple osteochondromas. J Bone Joint Surg (Br) 71: 24–29
8. Nigst H (1988) Weichteiltumoren der Hand. Orthopäde 17: 209–22
9. Owens JC, Shiu MH, Smith R, Hajdu SI (1985) Soft tissue sarcomas of the hand and foot. Cancer 55: 2010–8
10. Peterson HA (1994) Deformities and problems of the forearm in children with multiple hereditary osteochondromata. J Pediatr Orthop 14: 92–100
11. Vander Griend RA, Funderburk CH (1993) The treatment of giant-cell tumors of the distal part of the radius. J Bone Joint Surg (Am) 75: 899–908
12. Winkelmann W (1990) Klavikula pro humero. Eine neue Operationsmethode bei malignen proximalen Humerustumoren. Mitteilungsblatt der DGOT 3: 70

4 Systematik der Störungen am Bewegungsapparat

4.1 Traumatologie – allgemeine Prinzipien

L. von Laer

Prävention

Frakturen sind im Wachstumsalter häufiger als Kontusionen und harmlose Distorsionen ohne Instabilität. 10–20 % aller Verletzungen im Wachstumsalter sind durch Verkehrsunfälle bedingt und diese haben in 80 % Polyblessuren zur Folge. Zwischen 20 % und 40 % werden durch den Sport verursacht und 40–50 % durch Spiel und im Hause [2–5, 10, 12, 14, 20, 22, 23, 25–27]. Das Hauptaugenmerk gilt an erster Stelle den Verkehrsunfällen mit der Gefahr des Poly- und v. a. des Schädel-Hirn-Traumas. Erwachsene müssen ihre Schutzfunktionen gegenüber den Kindern wahren und diesen die Gefahren frühzeitig bewußt machen. Dies hilft, die Quote derartiger schwerwiegender und gefahrenträchtiger Verletzungen zu senken. Sportverletzungen haben in den letzten Jahren erheblich zugenommen. Außer bei gefährlichen Leistungssportarten (wie z. B. Skiabfahrtsrennen etc.) kommt es hierbei meist zu mehr oder weniger harmlosen Singulärverletzungen [2, 4, 22, 25, 26]. Deren Quote kann auf unterschiedliche Weise gesenkt werden: Zum einen ist der Bewegungsapparat in der Präpubertät und frühen Pubertät (v. a. im Bereich der Wachstumsfugen) deutlich vulnerabler als davor und danach. In dieser Zeit sollten die motorischen Leistungsansprüche gesenkt statt – wie es heute oft der Fall ist – gesteigert werden. Erst nach der Pubertät sind erhöhte Leistungsforderungen gerechtfertigt. Zum anderen ist Sport heute – angesichts seiner wirtschaftlichen Bedeutung – zur gesellschaftlichen Repressalie geworden, der sich ein Kind oder gar ein Jugendlicher nicht so ohne weiteres entziehen kann. Oft wird der Weg über die Verletzung gewählt, um sich ohne Gesichtsverlust vom Sport verabschieden zu können. Wer Sport aus Lust und Freude betreibt, wird sich weniger und wenn, dann harmloser, verletzen, als derjenige, der sich dazu gezwungen fühlt. Schließlich gehören banale Verletzungen und Frakturen durchaus zum Erfahrungsschatz eines jeden, und sie dienen dazu, sich mit sich selbst, aber auch mit seinem sozialen Umfeld auseinanderzusetzen. Als kleines Kind wegen einer Fraktur 1–2 Wochen von seinen Eltern getragen zu werden, dient in gleicher Weise der Entwicklung des Kindes wie auch derjenigen der Eltern. Bei allen präventiven Überlegungen für Verletzungen im Wachstumsalter gilt es daher, banale Verletzungen – sozusagen als „didaktische" Verletzungen – zuzulassen und deren Schädigungsmöglichkeiten gering zu halten. Auf der anderen Seite gilt es, alle Gefahrenquellen, welche die Gefahr schwerwiegender Verletzungen mit der Möglichkeit von irreversiblen Dauerschäden in sich bergen, drastisch zu senken und zu eliminieren.

Wachstumsprognose

Spontankorrekturen

Das Remodelling belassener Achsensabweichungen hat Einfluß auf die posttraumatische Längenalteration des betroffenen Skelettabschnittes. Um die Häufigkeit und das Ausmaß zu mindern, sollten im Rahmen von *Ober-, Unterschenkel-* und *Tibiafrakturen* keine wesentlichen Achsabweichungen den Spontankorrekturen des weiteren Wachstums überlassen werden, selbst wenn deren Korrektur zuverlässig erfolgen würde. Im Bereich der *oberen Extremitäten* spielen Längendifferenzen im üblichen posttraumatischen Rahmen keine wesentliche Rolle, so daß hier die zuverlässigen „Spontankorrekturen" im Bereich des proximalen Humerus, des Radiusköpfchens und des distalen Vorderarmes bis zum Grenzalter von 10 Jahren in die Primärtherapie integriert werden dürfen und (nach Rücksprache mit Eltern und Patienten) auch sollen.

Gute „Spontankorrektur" von Achsabweichungen

- Varusstellung bis 40° am proximalen Humerus (bis zu 12 Jahren)
- Abkippungen des Radiusköpfchens bis 60° (bis zu 10 Jahren)

- Dorsale und radiale Abkippungen distaler Vorderarm bis zu 50° bzw. 30° (bis zu 10 Jahren)
- 20–30° Achsabweichungen in der Bewegungsebene = Sagittalebene des Handskelettes bis zum Alter von 12–13 Jahren)
- Rotationsfehler am Humerus (bis zu 30°) und Außenrotationsfehler des distalen Fragmentes am Femur (bis zu 25°)

Schlechte bis keine „Spontankorrektur" von Achsabweichungen

- Valgusstellung am proximalen Humerus
- Valgus- und Varusstellung am Humerusschaft
- Valgus- und Varusstellung am distalen Humerus
- Achsabweichungen in der Frontalebene des Handskelettes
- Rotationsfehler am Oberarm distal, Vorderarm, Hand-/Fußskelett, Innenrotationsfehler des distalen Fragmentes am Femur und Unterschenkel

> **Korrekturregeln**
> - Fehlstellungen in der Nähe von hochprozentig wachsenden Fugen (proximaler Humerus, distaler Vorderarm) korrigieren sich besser als solche in der Nähe von niedrigprozentig wachsenden Fugen.
> - Fehlstellungen in der Nähe von Gelenken mit mehreren Bewegungsebenen korrigieren sich besser als Fehlstellungen in der Nähe von Gelenken mit einer einzigen Bewegungsebene.
> - Fehlstellungen in der Hauptbewegungsebene des Körpers, der Sagittalebene, korrigieren sich besser als Fehlstellungen in der Frontalebene.
> - Fehlstellungen, die in der Nähe von Gelenken mit einer determinierten Bewegungsebene und die entgegen dieser Bewegungsebene liegen, werden im Verlauf des weiteren Wachstums üblicherweise nicht korrigiert.

Wachstumsstörungen

Wir müssen hemmende von stimulativen Wachstumsstörungen unterscheiden. Im einen Fall wird die jeweilige altersentsprechende Funktion der Fuge gehemmt, im anderen Falle wird sie gesteigert. Beide Arten von Wachstumsstörungen haben v. a. an den unteren Extremitäten klinische Bedeutung. Einmal stattgefundene Längen- und Achsalterationen werden im weiteren Wachstum kaum noch „spontan" korrigiert. *Stimulative Wachstumsstörungen* sind nach allen Frakturen im Wachstumsalter zu erwarten. Meist sind beide die Fraktur umgebenden Fugen gesamthaft daran beteiligt. Die Folgen sind unterschiedlich und vom Alter des Patienten abhängig: bei unter 10jährigen ist vermehrt mit Verlängerungen, bei über 10jährigen eher mit Verkürzungen zu rechnen. Nur selten sind Teile einer Fuge beteiligt, was zum zunehmenden Achsenfehlwachstum führt. Bekannt sind derartige Wachstumsstörungen v. a. am distalen Humerus radial (Varusfehlwachstum) und an der proximalen Tibia medial (Valgusdeviation). Die Dauer stimulativer Wachstumsstörungen ist begrenzt, mit Abschluß der Frakturreparation ist sie beendet. *Hemmende Wachstumsstörungen* kommen v. a. nach Epiphysenlösungen und -frakturen im Bereich der unteren Extremitäten vor. An den oberen Extremitäten zählen sie zu den Raritäten. Diese Wachstumsstörungen sind fakultativ und treten auch nach den genannten Verletzungen an den unteren Extremitäten in nur etwa 20%–30% aller Fälle auf. Meist sind nur Teile der Fuge daran beteiligt, so daß es zum zunehmenden achsabweichenden Fehlwachstum kommt. Nur selten ist eine Fuge gesamthaft beteiligt, was dann zur progressiven Verkürzung ohne Achsabweichung führt. Das Fehlwachstum nach hemmenden Wachstumsstörungen dauert grundsätzlich bis Wachstumsabschluß. Am distalen Femur findet dieser angesichts der langlebigen, sehr aktiven Fuge später statt als z. B. an der distalen Tibia.

Posttraumatische Deformitäten

Bei den posttraumatischen Deformitäten unterscheiden wir verbliebene Achsabweichungen, die sich im Rahmen der Korrekturmechanismen nicht oder zu langsam zurückbilden und daher operativ angegangen werden müssen, von den Folgen der Wachstumsstörungen mit zunehmenden Achsabweichungen. Beiden gemeinsam ist, daß sich bei längerem Abwarten der betroffene Skelettabschnitt an die jeweilige Situation adaptiert und dadurch mitunter fast nicht wiederherstellbare Situationen geschaffen werden. Bestimmte verbliebene Fehlstellungen müssen daher rechtzeitig erkannt und frühzeitig operativ korrigiert werden, um ein gravierendes adaptierendes Fehlwachstum zu vermeiden. Grundsätzlich dürfen deshalb nur Achsabweichungen belassen werden, deren rasche und zumutbare Spontankorrektur gewährleistet ist und von denen bekannt ist, daß sie zu keinerlei persistierenden und klinisch relevanten Adaptationen führen.

> Eine belassene Achsabweichung muß funktionell und kosmetisch zumutbar sein, und sie darf nicht zu irreversiblem adaptierendem Wachstum führen.

Dementsprechend stellen folgende Deformitäten *Indikationen zu „eiligen" Korrekturen* belassener Fehlstellungen dar:

- die mit einem Rotationsfehler kombinierte Varusstellung am distalen Humerus,
- sämtliche fehleingeheilten kondylären Frakturen des distalen Humerus, des distalen Femurs, der proximalen Tibia und fehleingeheilte Malleolarfrakturen,
- die beginnende Pseudarthrose des Condylus radialis humeri,
- die übersehene Radiusköpfchenluxation,
- alle diaphysären Vorderarmfehlstellungen, die zu einer Pro- bzw. Supination geführt haben,
- Pseudarthrosen des Schenkelhalses,
- Innenrotationsfehler des distalen Fragmentes nach Oberschenkelschaftfrakturen (bedingt),
- die proximale Valgusstellung bei Kindern, die älter sind als 6 Jahre, mit einer funktionell störenden Differenz zur Gegenseite,
- Rotationsfehler am Unterschenkel (bedingt),
- Rotationsfehler im Bereich des Hand- (und Fuß-) Skeletts.

Die Indikation zu allen anderen Korrekturen belassener Achsabweichungen wird im Prinzip vom Patienten selbst gestellt, v. a. der Zeitpunkt wird von diesem festgelegt.

Deformitäten, bei denen man gelassener das weitere Wachstum abwarten darf (vorausgesetzt, es ist dem Patienten zumutbar), sind:

- der Rotationsfehler am Oberarm,
- die Varus- bzw. Valgusstellung am proximalen Oberarm,
- die Varusstellung ohne Rotationsfehler am distalen Humerus,
- Dorsal- und Radial- sowie, bedingt, Volarabkippungen am distalen Vorderarm,
- der Innenrotationsfehler des distalen Fragmentes am Oberschenkel,
- die Varus-, bedingt auch die Valgusstellung am Oberschenkel,
- die proximale Valgusstellung der Tibia bei Kindern bis zu 5 Jahren,
- die Varusstellung im Tibiaschaft und distal metaphysär.

Die Folgen von Wachstumsstörungen sind nicht in gleicher Weise zu beherrschen. Die *stimulative Wachstumsstörung*, die nur Teile einer Fuge betrifft und zur zunehmenden Achsabweichung führt, ist insofern als harmlos zu bezeichnen, als deren Fehlwachstumsdauer begrenzt ist und mit Konsolidation der Fraktur sistiert. Am distalen Humerus führt dies lediglich zu einer geringgradigen Varisierung bzw. Valgisierung der Ellbogenachse. An der proximalen Tibia kommt es im Rahmen des Biegungsbruches aufgrund einer partiellen Stimulation zum Valguszuwachs. Der entstandene Valgus wächst langsam nach distal, während sich die proximale und die distale Fuge wieder senkrecht zur Bewegungsebene einstellen. Korrigiert man früh, so muß man lediglich proximal osteotomieren, nimmt aber das Risiko des Rezidivs in Kauf (s. Kap. 3.3.9). Korrigiert man spät, d. h. über 1 Jahr nach dem Unfall, so muß man proximal und distal osteotomieren, um beide Epiphysen wieder korrekt einzustellen. Dies gilt auch für die *Wachstumsstörungen durch partiellen vorzeitigen Verschluß*. Da hier eine Fuge betroffen ist, wird auch die Epiphyse und damit das Gelenk in Mitleidenschaft gezogen und nicht nur die entgegengesetzte Epiphyse. Daher kommt es hier besonders darauf an, eine beginnende epi- und metaphysäre Brückenbildung mit konsekutivem Fehlwachstum rechtzeitig zu erkennen, um v. a. bei kleinen Kindern die notwendige Korrektur in die Wege zu leiten. Glücklicherweise sind die meisten Patienten mit einer derartigen Wachstumsstörung schon kurz vor der Pubertät, so daß mit einer einzigen aufklappenden *Korrekturosteotomie* bei Wachstumsabschluß das Problem gelöst werden kann. Für Patienten, die jünger sind als 10 Jahre, kommt bei kleinen Brücken die *Brückenresektion* in Frage [6, 7, 13]. Der Defekt sollte dann mit Rippenknorpel aufgefüllt werden. Ist die Brücke zu groß, so muß mehrfach osteotomiert werden, u. U. als *Kallusdistraktion* mit Verlängerung und gleichzeitiger Achsenkorrektur. Bei Patienten um und nach dem 10. Lebensjahr kann dann noch zusätzlich die *Restfugenverödung* durchgeführt werden, um ein erneutes Achsenfehlwachstum zu verhindern. Bei Wachstumsabschluß muß dann nur noch ein eventueller definitiver Längenausgleich vorgenommen werden. Liegt eine kleine Brücke vor und ist der Patient über 10 Jahre alt, kann eine *Brückensprengung* mit 2 Ilisarow-Ringen versucht werden. Da es hierbei zum vorzeitigen Verschluß der Gesamtfuge kommen kann, würden wir dieses Vorgehen nicht bei Patienten vor dem 10. Lebensjahr empfehlen. Nicht zu vergessen ist die *Fugenklammerung*, die für Patienten kurz vor Wachstumsabschluß ihren Stellenwert nicht verloren hat. Die Achsen- und Längenkorrektur ist hierbei jedoch nicht immer exakt zu prognostizieren.

Klassifikation

Die Klassifikation kindlicher Frakturen in der Literatur konzentriert sich v. a. auf die Verletzungen der Epiphysenfugen und vernachlässigt den Rest. Dafür aber sind die Klassifikationen der Epiphysenfugenverletzungen zahlreich, z. T. verwirrend und

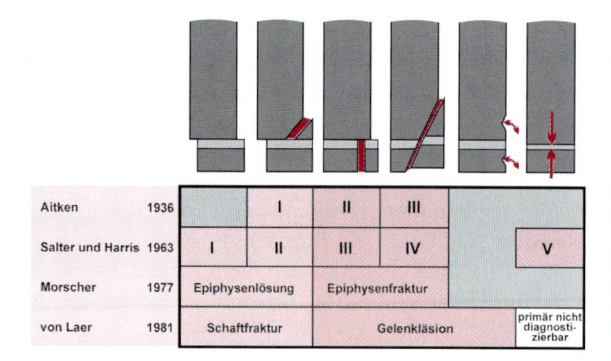

Abb. 4.1. Die gebräuchlichsten *Klassifikationen der Kinderfrakturen* nach Aitken u. Magill [1], Salter u. Harris [24], Morscher [17] und eigene Einteilung [12]

untere Extremität. Die in den entsprechenden Frakturkapiteln für die einzelnen Verletzungen angegebene Häufigkeit bzw. die Unfallzahlen beziehen sich jeweils auf sämtliche Extremitätenfrakturen und -luxationen im Wachstumsalter.

> ! Grundsätzlich verboten ist die manuelle palpatorische Diagnostik: Man verursacht damit lediglich Schmerzen, ohne die Diagnose einer Fraktur oder deren Verlauf aufzeigen zu können.

meist ohne Bezug auf die vorzunehmende Therapie oder die tatsächliche Wachstumsprognose [1, 17, 18, 20, 21, 24] (Abb. 4.1). Im Hinblick auf die Therapie schlagen wir daher vor, lediglich Schaft- von Gelenkfrakturen zu unterscheiden: Undislozierte Gelenk- und Schaftfrakturen werden konservativ, dislozierte Gelenkfrakturen werden fast immer operativ behandelt.

Schaftfrakturen

Diaphysär: Unvollständig (Grünholz) oder vollständig frakturiert.

Metaphysär (inklusive der Epiphysenlösungen mit und ohne metaphysären Keil: z. B. Salter I und II): Stauchungsbruch (Wulstbruch), unvollständig frakturiert (Grünholz), vollständig frakturiert, muskuläre Ausrißfrakturen.

Gelenkfrakturen

Ligamentäre Ausrißfrakturen, osteochondrale Flakefractures, klassische Epiphysenfrakturen mit und ohne metaphysären Keil (z. B. Salter III und IV), Übergangsfrakturen.

Grundsätzliches zur Diagnostik und zur radiologischen Kontrolle

Solange die Fugen noch weit offen sind, handelt es sich – unabhängig vom Unfallmechanismus – stets um stereotype Verletzungen. „Erwachsenenverletzungen" treten erst mit zunehmendem Fugenschluß auf. Man kann also schon allein aufgrund des Alters des Patienten und der Lokalisation einer posttraumatischen Schwellung und des Schmerzes die Verletzungsart vermuten. Etwa 2/3 der Extremitätenfrakturen betreffen die obere, etwa 1/3 die

Es genügt, das Kind und die schmerzende Stelle zu betrachten, ohne es zu berühren. Einzelne Verletzungen wie die „pronation douleureuse" des Ellbogens, die Klavikulafraktur, Fingerluxation etc. können schon alleine aus der visuellen Untersuchung heraus diagnostiziert und die klinischen Konsequenzen zur Therapie gezogen werden.

In allen anderen Fällen ist bei adäquatem Trauma die *Röntgenaufnahme* indiziert. Erst in Zukunft werden an bestimmten Lokalisationen, wie z. B. im distalen Vorderarm, auch Ultraschalluntersuchungen genügen, um die Diagnose zu erstellen. Ist klinisch keine Deformierung sichtbar, wird in 2 Ebenen geröntgt. Ist klinisch schon eine Fehlstellung sichtbar, genügt eine Ebene. Nur selten empfehlen sich zusätzliche Schrägaufnahmen, wie z. B. am oberen Sprunggelenk oder am Knie. Grundsätzlich aber sind fortführende Primäruntersuchungen zur Beurteilung einer Extremitätenfraktur im Wachstumsalter wie das CT, Arthrogramme, MRI etc. *nicht* indiziert. Absolut obsolet ist die Röntgenaufnahme *der Gegenseite*. Die Unkenntnis des Verlaufs der Wachstumsfugen rechtfertigt diese unnötige Strahlenbelastung nicht. *Radiologische Stellungskontrollen* im Gips sollen nur dann durchgeführt werden, wenn daraus eine therapeutische Konsequenz gezogen wird oder werden kann. So gibt es – außer für die undislozierte Fraktur des Condylus radialis humeri und die nur leicht dislozierte suprakondyläre Humerusfraktur vom Typ II nach unserer Einteilung – keine Indikation zu einer Stellungskontrolle am 4. Tag nach Unfall. Osteosynthetisierte Frakturen bedürfen außer der intraoperativen Röntgenaufnahme keiner weiteren Stellungskontrollen (schließlich sollte man ja seiner eigenen, funktionsstabilen Osteosynthese über den Weg trauen). Bei allen dislokationsgefährdeten, konservativ im Gips behandelten Frakturen genügt eine Stellungskontrolle um den 8. Tag nach dem Trauma, da nur dann eine therapeutische Konsequenz daraus gezogen wird.

Therapie, Konsolidation, klinische und radiologische Kontrollen

> ! Der gewählte Therapieplan muß für Patient und Eltern finanziell, psychisch und sozial zumutbar, die Primärtherapie im Falle einer Narkose definitiv sein.

> ! Jede Primärtherapie in Anästhesie sollte definitiv sein, Nachrepositionen und Therapiewechsel sind obsolet, dem Patienten nicht zumutbar und Zeichen einer Fehleinschätzung der Primärtherapie. Sie sind keinesfalls im Therapieplan einzukalkulieren.

Das *Primärziel der Therapie* besteht darin, den Schmerz zu behandeln. Gleichzeitig sollte die rasche Mobilität des Patienten wieder hergestellt werden. An den oberen Extremitäten genügt eine funktionelle Belastungsstabilität, an den unteren sollte im Interesse der Mobilität des Patienten eine statische und funktionelle Belastungsstabilität gewährleistet sein. Die jeweilig zu wählenden Therapiemethoden sind diesem Ziel unterzuordnen. Undislozierte Frakturen werden grundsätzlich konservativ, dislozierte Frakturen halbkonservativ oder operativ behandelt. Dabei ist die Definition von „undisloziert" von Fraktur zu Fraktur unterschiedlich zu beurteilen. Als zuverlässig bekannte „Spontankorrekturen" sollen, können und dürfen – soweit dies Patient und Eltern zugemutet werden kann und soweit Eltern und Patienten mit dem Procedere einverstanden sind – mit in die Primärtherapie einbezogen werden.

Behandlungsmethoden

Konservativ passiv

Einfache Gipsruhigstellung mit und ohne spätere Gipskeilung um den 8. Tag nach Unfall. Wir empfehlen primär die Gipslonguettentechnik nach Abpolsterung der Extremität. Nach Abschwellen der Weichteile wird diese Primärlonguette um den 4. Tag herum zirkulär verschlossen. Der optimale Zeitpunkt für eine *Gipskeilung* ist der 8. Tag nach dem Unfall, da dann sämtliche Weichteilschwellungen abgeklungen sind und damit ein eventuelles Nachkeilen entfällt. Gekeilt wird stets in die Konkavität der vorhandenen Fehlstellung(en). Je weiter peripher die Fraktur liegt, desto exzentrischer muß der Keil gesetzt werden. Die *Komplikationsmöglichkeit* beim Keilen besteht einmal im zu tief eingesetzten Holzkeil, so daß er auf die Haut drücken kann. Zum anderen kann es auf der Gegenseite der Keilung zum Druck des Gipses auf die Haut kommen. Patient und Eltern sind vor der Keilung eindringlich auf diese Komplikationsmöglichkeiten aufmerksam zu machen, ebenso sind sie dazu anzuhalten, bei auftretenden Schmerzen keine Schmerzmedikamente zu verabreichen, sondern sofort den Arzt aufzusuchen, um am Ort des Schmerzes eine Gipsfensterung samt Nachpolsterung vornehmen zu lassen. Das Gipsfenster muß zur Vermeidung eines Fensterödems wieder verschlossen werden.

Kommt es nach einer Gipskeilung zu einem Druckulkus, so ist dies einer mangelhaften Information und nicht der Methode der Gipskeilung anzulasten.

Konservativ aktiv

Geschlossene Reposition und Retention im Gips. Je nach Stellung muß um den 8. Tag herum ebenfalls eine Gipskeilung durchgeführt werden.

Halbkonservativ

Geschlossene Reposition und Retention durch perkutan eingebrachte Kirschner-Drähte, intramedulläre Nägel oder den Fixateur externe. Die perkutan eingebrachten Kirschner-Drähte sollten oberhalb des Hautniveaus belassen werden, um sie später – ohne Anästhesie – einfacher wieder ziehen zu können. Um Infekte zu vermeiden, muß um die Drähte ein gipsfreier Hof geformt werden, der verhindert, daß bei den Bewegungen der Gliedmaße im Gips die Drähte am Gips anschlagen und sich lockern können.

Operative Behandlung

Offene Reposition und Retention mit Schrauben, Drähten, intramedullären Nägeln oder Platten.

Konsolidation einer Fraktur

Die Feststellung der Konsolidation einer Fraktur dient dazu, die Bewegungsstabilität zu eruieren. Dies geschieht grundsätzlich klinisch durch sanfte Palpation des Fixationskallus. Ist dieser indolent, so ist die Fraktur bewegungsstabil verheilt, d. h., der Patient benötigt grundsätzlich keine weitere Ruhigstellung und darf spontan bis an die Schmerzgrenze bewegen. Über die Belastungsstabilität entscheidet im weiteren Verlauf allein der Patient. Röntgenbilder zum Nachweis der Konsolidation sind nur dann indiziert, wenn man sie überhaupt radiologisch beurteilen kann, und um die Stellung der Fraktur bei Konsolidation zu dokumentieren. Da an Finger- und Zehenphalangen sowie an der distalen Fibulametaphyse bei Konsolidation radiologisch noch kein Kallus sichtbar ist, erübrigt sich ein Konsolidationsröntgenbild an den genannten Stellen. Am proximalen Oberarm, am distalen Vorderarm, im Alter bis zu 12 Jahren und bei isolierten Tibiaschaftfrakturen lassen sich sowohl Stellung als auch der Kallus und die Konsolidation klinisch ausreichend beurteilen, so daß an diesen Stellen ebenfalls auf eine radiologische Kontrolle zur Beurteilung der Konsolidation verzichtet werden kann. *Obligatorische Konsolidationsröntgenbilder* sind nach allen Gelenkfrakturen, nach allen Epiphysenlösungen der unteren Extremitäten, nach den proximalen, metaphysären Tibiabiegungsfrakturen und nach allen diaphysären Schaftfrakturen notwendig.

> **Definition der klinischen Konsolidation**
> Klinisch ist die Heilung dann bewegungsstabil, wenn der Kallus bei der Palpation indolent ist.

> **Definition der radiologischen Konsolidation**
> Radiologisch ist eine Fraktur dann konsolidiert, wenn eine periostale kallöse Überbrückung des Frakturspaltes im Bereich von 3 von 4 dargestellten Kortikales nachweisbar ist.

Nachbehandlung

Undislozierte Frakturen werden konservativ behandelt, die passagere Gipsruhigstellung spielt bezüglich der Rehabilitation der ruhiggestellten Gelenke keine wesentliche Rolle. Osteosynthetisierte Frakturen sollten möglichst immer funktionell nachbehandelt werden. Grundsätzlich ist zur unmittelbaren Bewegungstherapie nach Konsolidation bzw. nach Osteosynthese einer Fraktur *keine Physiotherapie* notwendig. Dies gilt v. a. für den Ellbogen. Die Indikation zur Physiotherapie ist dann gegeben, wenn in 2 aufeinander folgenden Funktionskontrollen keine funktionelle Verbesserung mehr festzustellen ist und der Befund einer Funktionseinschränkung stagniert. Die Physiotherapie soll v. a. aktive und möglichst wenige passive Bewegungsübungen beinhalten.

Nachkontrollen

> **!** Die direkte Funktionskontrolle nach Gipsabnahme ist unsinnig und schmerzhaft, da jedes über längere Zeit ruhiggestellte Gelenk unmittelbar nach Beendigung der Ruhigstellung schmerzhaft ist und eine Funktionsstörung aufweist. Sie ist zu unterlassen!

Die erste *Funktionskontrolle* sollte nach Finger- und Zehenfrakturen 8 Tage, bei allen übrigen Frakturen zwischen 2 und 4 Wochen nach der Konsolidation erfolgen. Bis dahin sollte der Patient spontan bewegen und vom Schulsport befreit werden. Je nach Befund sind dann weitere Funktionskontrollen in 3- bis 4wöchigen Abständen bis zur freien Funktion durchzuführen. *Wachstumskontrollen* sollten primär klinisch in Halbjahresabständen erfolgen, um die Folgen stimulativer und hemmender Wachstumsstörungen erfassen zu können. Zeigt sich eine zunehmende Fehlstellung im Bereich der unteren Extremitäten als Zeichen eines vorzeitigen partiellen Verschlusses einer Fuge, so sollte dies radiologisch objektiviert werden. Besteht radiologisch der Verdacht auf eine meta- bzw. epiphysäre Brückenbildung, so sollte das Ausmaß der Brücke bei Patienten unter dem 10. Lebensjahr mit Hilfe eines CT eruiert werden, um eine Brückenresektion mit Rippenknorpelersatz durchführen zu können. Bei Kindern nach dem 10. bis 12. Lebensjahr erübrigt sich eine derartige Maßnahme, da der Fugenschluß – zumindest an der distalen Tibia – bald zu erwarten ist und man mit einer einmaligen Korrekturosteotomie bei Wachstumsabschluß das Problem beheben kann. Dementsprechend sollten sämtliche Frakturen im Bereich der unteren Extremitäten bis zu 2 Jahre nach dem Trauma klinisch nachuntersucht werden. Ist eine posttraumatische Beinlängendifferenz funktionell zu eruieren, so muß in großen Abständen bis Wachstumsabschluß weiter kontrolliert werden, um eine etwaige Spontankorrektur einer Beinlängenalteration oder deren Zunahme definitiv erfassen zu können. Nur selten sind im Rahmen posttraumatischer Längendifferenzen therapeutische Beinlängenausgleiche indiziert. Die Dokumentation und die klinische Konsequenz derartiger Beinlängendifferenzen werden oft überbewertet [8, 9, 12, 16, 19, 28]. Die direkte Messung mit dem Ultraschall [11, 15] sollte klinisch wissenschaftlichen Verlaufskontrollen vorbehalten bleiben.

„Notfälle"

Wegen des Anästhesierisikos beim nicht nüchternen Patienten muß die Entscheidung, ob es sich tatsächlich um einen Notfall handelt, differenziert und sorgfältig in Zusammenarbeit mit dem Anästhesisten gestellt werden. Als *absolute Notfälle* sind alle schwer dislozierten Gelenk- und Schaftfrakturen sowie alle Luxationen mit und ohne vorhandene oder drohende Gefäß- und Nervenläsionen sowie alle offenen Frakturen 2. und 3. Grades zu betrachten. *„Psychosoziale", relative Notfälle* stellen schwer abgekippte Frakturen dar, die man wohl in Fehlstellung eingipsen könnte, um sie am darauffolgenden Tag als Wahleingriff zu reponieren. Dies kann aus psychischen, sozialen, geographischen und ähnlichen

Gründen dem Patienten nicht immer zugemutet werden. Alle nur mäßig abgekippten Frakturen, deren Fehlstellung mit einer Gipskeilung postprimär beseitigt werden kann oder bei denen das Ausmaß der Fehlstellung altersentsprechend tolerabel ist, stellen keine Notfälle dar.

Aufwand – Effizienz

> ! Mit einem Minimum an Gesamtaufwand ist ein Optimum an Endergebnis zu erreichen.

Die Vorstellung, mit einem Minimum an diagnostischem und therapeutischem Aufwand auskommen zu müssen, entsteht weniger aus wirtschaftlichen Zwängen als aus dem eigentlichen Bedürfnis des Patienten, denn jede medizinische Maßnahme alteriert das Soma, die Seele und die Würde des Patienten. Also zwängt sich das gezielte Minimum an Aufwand als Qualitätsparameter für medizinisches Handeln auf. Dem steht unser Abrechnungsschlüssel entgegen, der uns für jede durchgeführte Maßnahme finanziell honoriert, nicht aber für die Nichtdurchführung von Behandlungen. Dieser Abrechnungsschlüssel verleitet dazu, unnötige Maßnahmen zu ergreifen, was dem medizinischen Qualitätsprinzip entgegensteht.

Literatur

1. Aitken AP, Magill HK (1952) Fractures involving the distal femoral epiphyseal cartilage. J Bone Joint Surg (Am) 34: 96
2. Backx FJ, Beijer HJ, Bol E, Erich WB (1991) Injuries in high-risk persons and high-risk sports. A longitudinal study of 1818 school children. Am J Sports Med 19: 124–30
3. Bengner U, Ekbom T, Johnell O, Nilsson BE (1990) Incidence of femoral and tibial shaft fractures. Epdemiology 1950-1983 in Malmo, Sweden. Acta Orthop Scand 61: 251–4
4. Bladin C, Giddings P, Robinson M (1993) Australian snowboard injury data base study. A four-year prospective study. Am J Sports Med 21: 701–4
5. Brainard BJ, Slauterbeck J, Benjamin JB (1992) Fracture patterns and mechanisms in pedestrian motor-vehicle trauma: the ipsilateral dyad. J Orthop Trauma 6: 279–82
6. Dallek M, Meenen NM, Herresthal-Mohr D, Jungbluth KH (1993) Interne Kallusdistraktion im Epiphysenfugendefekt – ein physiologischer Weg der Spontankorrektur. Unfallchirurg 4: 202
7. Dallek M, Meenen NM, Jungbluth KH (1995) Zum Verhalten künstlich erzeugter Epiphysenfugendefekte. Unfallchirurgie 5: 219
8. Froh R, Yong-Hing K, Cassidy JD, Houston CS (1988) The relationship between leg length discrepancy and lumbar facet orientaton. Spine 13: 325
9. Grill F, Chochole M, Schultz A (1990) Beckenschiefstand und Beinlängendifferenz. Orthopäde 19: 244
10. Hadley MN, Zabramski JM, Browner CM, Rekate H, Sonntag VK (1988) Pediatric spinal trauma. Review of 122 cases of spinal cord and vertebral column injuries. J Neurosurg 68: 18–24
11. Krettek C, Henzler D, Hoffmann R, Tscherne H (1994) Ein neues Verfahren zur Bestimmung von Beinlängen und Beinlängendifferenzen mit Hilfe der Sonographie. Unfallheilkunde 97: 98
12. Laer L von (1996) Frakturen und Luxationen im Wachstumsalter, 3. Aufl. Thieme, Stuttgart New York
13. Lennox DM, Goldner RD, Sussmann MD (1983) Cartilage as an Interposition Material to prevent transepphyseal Bone Bridge Fornation: An experimental Mode. J Pediatr Orthop 3: 207
14. Linhart WE, Purtscher AK, Sauer H (1991) Fahrradunfälle bei Kindern. Padiatr Padol 26: 61
15. Maffuli N, Hughes T, Fixsen JA (1992) Ultrasonographic monitoring of limb lengthening J Bone Joint Surg (Br) 74: 130
16. McCaw, St. Betes, BT (1991) Biomechanical implications of mild leg length inequality. Br J Sports Med 25: 10
17. Morscher E (1981) Classification of epiphyseal injuries. In: Chapchal G (ed) Fractures in children. Thieme, Stuttgart New York, pp 20
18. Müller ME (1977) Zur Einteilung und Reposition der Kinderfrakturen. Unfallheilkunde 80: 187
19. Murrell P, Cornwall MW, Doucet SK (1991) Leg length discrepancy: effect on the ampiltude of postural sway. Arch Phys Med Rehabil 72: 646
20. Rang M (1983) Children's fractures. Lippincott, Philadelphia
21. Renne J (1977) Zur Systematik von Verletzungen der Wachstumsfuge. Z Orthop 115: 563
22. Rüedi TJ, Barandum A, Frutiger A, Leutenegger A (1986) Der Wandel des Traumacharakters am Beispiel des Skisports. Helv Chir Acta 53: 765
23. Rumball K, Jarvis J (1992) Seat-belt injuries of the spine in young children. J Bone Joint Surg (Br) 74: 571–4
24. Salter RB, Harris, WR (1963) Injuries involving the epiphyseal plate. J Bone Joint Surg (Am) 45: 58
25. Schmid A, Rotzscher V (1993) Verletzungsmuster bei Skateboard-Unfällen. Unfallchirurg 96: 641–4
26. Schmidt B, Hollwarth ME (1989) Sportunfälle bei Kindern und Jugendlichen. Z Kinderchir 44: 357–62
27. Schütze U (1992) Freizeitunfälle im Kindes- und Jugendalter. Thieme, Stuttgart New York
28. Specht DL, De Boer KF (1991) Anatomical leg length inequality, scoliosis and lordotic curve in unselected clinic patients. J Manipul Physiol Ther 14: 368

4.2
Achsen und Längen

4.2.1
Sind Kinder verdreht, wenn sie einwärts gehen, oder verwinkelt, wenn sie X- oder O-Beine haben?

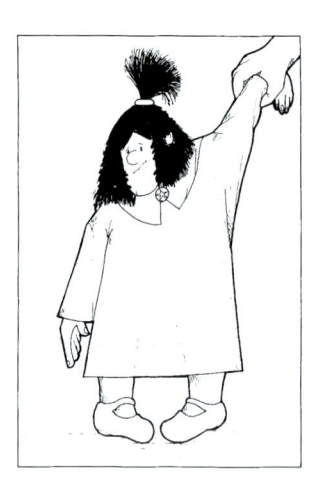

Mit dem Einwärtsgang demonstriert das Kind, daß wir nicht göttlichen, sondern tierischen Ursprungs sind. Wie bei allen Säugetieren ist der menschliche Fötus mit einer in der Hüfte flektierten Stellung im Mutterleib. Die Zentrierung des Femurkopfes ist bei erhöhter Antetorsion in Flexion besser als bei nur geringer Drehung des Schenkelhalses nach vorne. Beim Tier bleibt die Hüfte lebenslang in der flektierten Stellung. Das Menschenkind beginnt jedoch mit einer „unnatürlichen" gestreckten Hüftstellung zu gehen und muß die erhöhte Antetorsion durch den Einwärtsgang kompensieren.

Der Einwärtsgang von Kleinkindern bereitet den Eltern oft große Sorgen. Manchmal sind es auch nicht die Mütter und Väter, die spontan in die Sprechstunde kommen, sondern erst der Hinweis der Großmutter oder der Nachbarn oder evtl. sogar der Schuhverkäuferin bringt sie mit dem Kind in die Sprechstunde mit der ängstlichen Frage, ob ihr Kind mit den verdrehten Füßen überhaupt normal sei. Manchmal bestehen zusätzlich noch O-Beine oder bei schon etwas älteren Kindern auch ausgeprägte X-Beine, welche die Sorgenfalten im elterlichen Gesicht noch tiefer einfurchen lassen. Es lohnt sich daher, sich mit den Torsions- und Achsenverhältnissen bei Kindern etwas eingehender zu befassen.

Terminologie

Immer wieder werden Begriffe vermischt und unrichtig verwendet. Tabelle 4.1 listet deshalb einige Begriffe mit ihrer Erklärung und der englischen Übersetzung auf.

Tabelle 4.1. Begriffe im Zusammenhang mit Achsen- und Torsionsfehlern

Begriff	Englisch	Bedeutung
Torsion	torsion	Verdrehung der anatomischen Achsen der beiden Endpunkte eines Knochens in der Frontalebene gegeneinander
Rotation	rotation	Bewegung eines Gelenkes um eine feststehende Rotationsachse
Valgus	valgus	Achsenabweichung in Richtung der Mittelachse des Körpers in der Frontalebene
Varus	varus	Achsenabweichung weg von der Mittelachse des Körpers in der Frontalebene
Antetorsion	femoral anteversion	Winkel zwischen Schenkelhalsachse und Frontalebene nach vorne
Retrotorsion	retroversion	Pathologische Torsion des Schenkelhalses gegenüber der Frontalebene nach dorsal
Genu valgum	genu valgum	Valgusabweichung der Unterschenkel gegenüber der Oberschenkelachse (X-Bein)
Genu recurvatum	recurvated knee	Überstreckbarkeit des Kniegelenks um >10°
Genu varum	genu varum	Varusabweichung der Unterschenkel gegenüber der Oberschenkelachse (O-Bein)
Crus varum	bowed leg	Verbiegung des Unterschenkels im distalen Teil nach medial
Tibiainnentorsion	medial torsion of the tibia	Torsion des Unterschenkels mit einer Malleolenachse von weniger als 0° im Alter von mehr als 5 Jahren
Tibiaaußentorsion	lateral torsion of the tibia	Außentorsion des Unterschenkels mit einer Malleolenachse von mehr als 40° gegenüber der Kniekondylenachse
Derotationsosteotomie	derotation osteotomy	Gebräuchliche Bezeichnung für eine Korrektur der Torsion an Ober- oder Unterschenkel; korrekter wäre „Detorsionsosteotomie"

Normale Entwicklung der Achsen- und Rotationsverhältnisse an den unteren Extremitäten

Um erkennen zu können, ob ein Zustand bei einem Kind pathologisch ist oder noch dem Normbereich zugerechnet werden kann, ist die Kenntnis der normalen Entwicklung der Achsen- und Torsionsverhältnisse von wesentlicher Bedeutung. Achsen und Torsionen durchlaufen vom Säugling über das Kleinkind zum Erwachsenen charakteristische Veränderungen, wobei sich diese an Ober- und Unterschenkel und am Fuß gegenseitig beeinflussen. So hängt etwa die charakteristische Knick-Senk-Fuß-Stellung des Kleinkindes stark mit dem Ausmaß der Antetorsion des Schenkelhalses zusammen. Etwas vereinfacht gesagt ist der Knick-Senk-Fuß der Versuch des Kindes, die Einwärtsstellung des Fußes wegen der erhöhten Antetorsion des Schenkelhalses zu korrigieren. Während der *fetalen Entwicklung* macht die vollständige untere Extremität aus einer markanten Außenrotationsstellung heraus eine Innenrotation durch.

Antetorsion

Bei Geburt beträgt die durchschnittliche Antetorsion ca. 30°. Sie korrigiert sich im Laufe des Wachstums bis ins Erwachsenenalter auf 15° [3, 6] (s. Kap. 3.2.3, Abb. 3.136). Bei Mädchen wurden etwas höhere Werte gefunden als bei Jungen. Die Rotationsfähigkeit der Hüfte ist indirekter Ausdruck des Ausmaßes der Antetorsion. Bei erhöhter Antetorsion ist die Innenrotationsfähigkeit erhöht. Allerdings geht die Rotationsfähigkeit nicht ganz parallel mit der Entwicklung der Antetorsion. Bei der Geburt ist die Außenrotationsfähigkeit meist größer als die der Innenrotation, nach Gehbeginn ist dies meist umgekehrt.

Schenkelhalswinkel in der Frontalebene (CCD-Winkel)

Der sog. Centrum-Collum-Diaphysen-Winkel (CCD-Winkel) beträgt bei der Geburt ca. 150°. Er nimmt bis zum Erwachsenenalter auf 120° ab (s. auch Kap. 3.2.3, Abb. 3.134).

Unterschenkeltorsion

Unter Unterschenkeltorsion verstehen wir die Verdrehung der Malleolenachse gegenüber der Ebene des Tibiakondylus in Knienähe. Bei Geburt besteht meist keine Torsion. Im Laufe der ersten Lebensjahre entwickelt sich eine Außentorsion von durchschnittlich 15°. Ausdruck der Tibiatorsion ist die Fußachse gemessen gegenüber der Oberschenkelachse (s. auch Kap. 3.4.1, Abb. 3.333). Der Fuß sollte eine Außentorsion von 10–20° aufweisen, außer beim Neugeborenen, bei dem der Fuß in der Regel parallel zum Oberschenkel steht (Abb. 4.2).

Knieachse

Bei der Geburt besteht eine physiologische Varusachse des Kniegelenks, wobei es sich mehr um ein Crus varum als um ein Genu varum handelt. Die Varusstellung beträgt im Durchschnitt 15°. Bei Gehbeginn sollte sich das Kniegelenk in Neutralstellung befinden, anschließend entwickelt sich eine Valgusstellung von ca. 10°. Entsprechend entsteht ein Intermalleolenabstand von 2–4 cm. Die vermehrte Valgusstellung korrigiert sich bis zum 10. Lebensjahr auf die physiologische Valgusstellung von 5–7°, die wir als „gerade" Beinachse empfinden, wobei sich Femurkondylen und Malleolen jeweils berühren (Abb. 4.3).

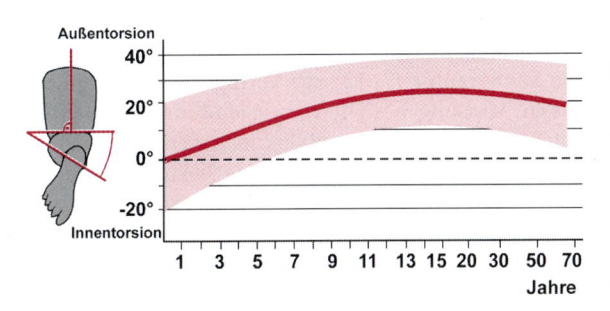

Abb. 4.2. *Malleolenachse* im Vergleich zur Oberschenkelachse (aus dem Ausdruck der Tibiatorsion) im Laufe des Wachstums. (Nach [14])

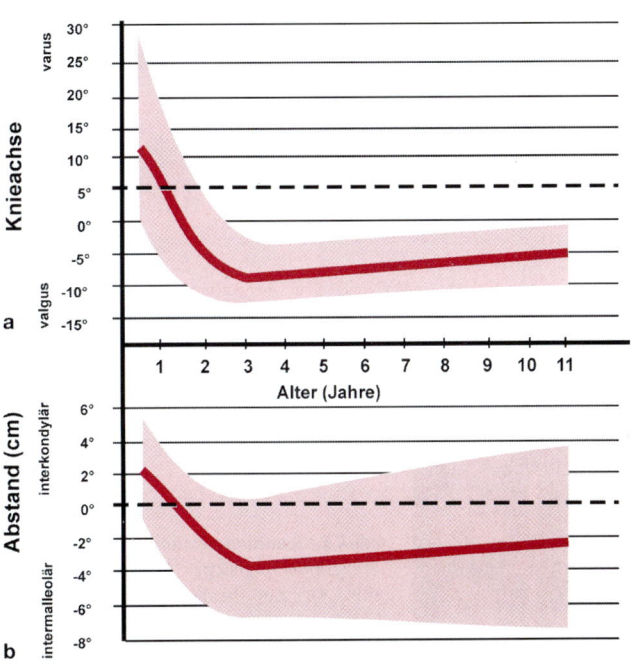

Abb. 4.3. a *Knieachse* und **b** *intermalleolärer* bzw. *interkondylärer Abstand* im Laufe des Wachstums. (Nach [14])

Klinik, Diagnostik

Als erstes betrachten wir das *Gangbild*. Kleine Kinder weisen häufig einen Einwärtsgang auf. Hierbei unterscheiden wir zwischen dem „Kniebohrgang" („kneeing-in") und dem Einwärtsgang der Füße („toeing-in"). Anschließend beobachten wir die *Achsen im Stehen*. Wir messen bei einem Genu varum den Interkondylenabstand, bei einem Genu valgum den Malleolenabstand in Zentimetern. Auch die Stellung der Patella ist bei neutraler Fußstellung zu beurteilen (ca. 10° Außenrotation gegenüber der Mediane) (Abb. 4.4). Anschließend messen wir die *Beweglichkeit* der Hüfte. Außen- und Innenrotation werden bei gestreckter Hüfte in Bauchlage bestimmt (s. Kap. 3.2.1). In dieser Stellung läßt sich auch die Antetorsion klinisch abschätzen. Ebenfalls in Bauchlage messen wir die *Torsion* der Malleolen- und der Fußachse im Vergleich zur Oberschenkelachse. Dabei ist zu beachten, daß am Fuß nicht gedreht werden darf, da er sich im oberen Sprunggelenk leicht in eine Innen- oder Außenrotation drehen läßt. Er sollte sich in Rechtwinkelstellung zum Unterschenkel befinden und seine Spontanhaltung gegenüber Rotation einnehmen.

Bildgebende Verfahren

Die *Antetorsion* (AT) kann mit verschiedenen Methoden bestimmt werden. Es können Röntgenbilder in 2 Ebenen (a.p. und nach Dunn, s. S. 171) aufgenommen und die projizierten Winkel gemessen werden. Die reellen Werte für den CCD- und AT-Winkel (s. S. 172–173) müssen dann aus nebenstehender Umrechnungstabelle ermittelt werden. Fast ebenso genau kann die Antetorsion mittels Sonographie bestimmt werden [2, 11]. Besteht allerdings kein Verdacht auf eine therapiebedürftige Pathologie, so reicht auch die klinische Messung aus (s. Kap. 3.2.1) [13]. Eine recht genaue Bestimmung ist auch mit dem CT möglich. Hierzu muß je ein Schnitt durch beide Schenkelhälse sowie beide Femurkondylen in Kniegelenknähe gelegt werden (Abb. 4.5). Auch für die Messung der *Unterschenkeltorsion* stehen uns neben der klinischen Untersuchung das CT sowie die Sonographie [7, 12] zur Verfügung. Das Problem dieser Messung besteht vorwiegend darin, daß die Rückfläche des Tibiakondylus in Knienähe gerundet ist und somit keine klare Achse bestimmt werden kann. Die Streubreite der Normwerte ist relativ groß. Da aber ohnehin nur bei stark pathologischen Werten therapeutische Maßnahmen in Erwägung gezogen werden, halten wir die Ungenauigkeit der Messung für nicht sehr problematisch. Die *Kniegelenkachsen* können radiologisch auf a.-p.-Bildern, bei kleineren Kindern im Zweibeinstand, bei größe-

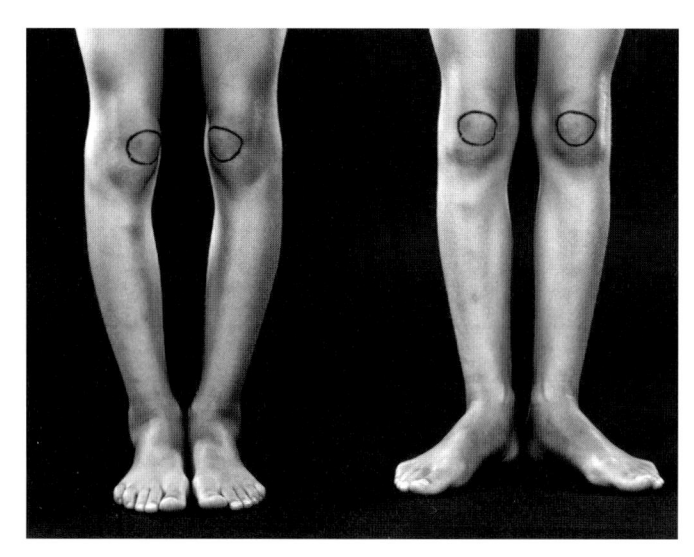

Abb. 4.4. Beine bei einem 8jährigen Mädchen mit *verstärkter Tibiaaußentorsion*. *Links* Bei gerade stehenden Füßen sind die Kniescheiben nach innen gerichtet. *Rechts* Bei stark außenrotierter Fußstellung schauen die Patellae gerade nach vorne

Umrechnungstabelle zur Ermittlung des reellen AT- und CCD-Winkels
(aus: Müller ME (1957) Die hüftnahen Femurosteotomien, Thieme Stuttgart)

Projizierter CCD-Winkel	Projizierter AT-Winkel							
	10°	20°	30°	40°	50°	60°	70°	80°
100°	9	20	30	40	50	60	70	80
	100	100	99	98	96	94	93	91
110°	10	21	32	42	52	61	71	80
	110	108	106	105	103	99	97	93
120°	11	22	33	44	53	63	72	81
	119	117	115	112	108	104	101	95
130°	12	24	35	46	55	64	73	82
	129	126	124	120	116	109	104	96
140°	13	27	38	49	58	67	75	83
	138	135	132	127	120	114	107	97
150°	15	29	42	52	61	69	76	84
	147	144	141	136	129	120	112	100
160°	18	34	46	57	65	73	79	85
	158	155	151	144	134	128	116	103
170°	27	46	58	67	73	78	83	87
	167	164	159	154	145	134	122	113

Obere Zahl = reeller AT-Winkel, untere Zahl = reeller CCD-Winkel

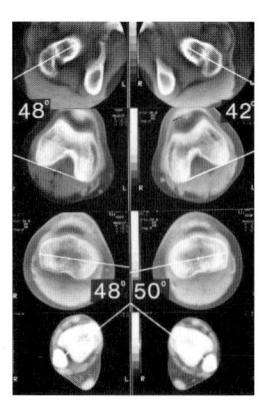

Abb. 4.5. *Rotationsmessung mit Computertomogramm* (gleiche Patientin wie in Abb. 4.4): Auf beiden Seiten wurde je 1 Schnitt durch die Schenkelhälse, die Femurkondylen, die Tibiakondylen und die Malleolen gelegt und die Achse bestimmt. Es besteht gleichzeitig eine vermehrte Antetorsion im Femur und eine verstärkte Außentorsion der Unterschenkel

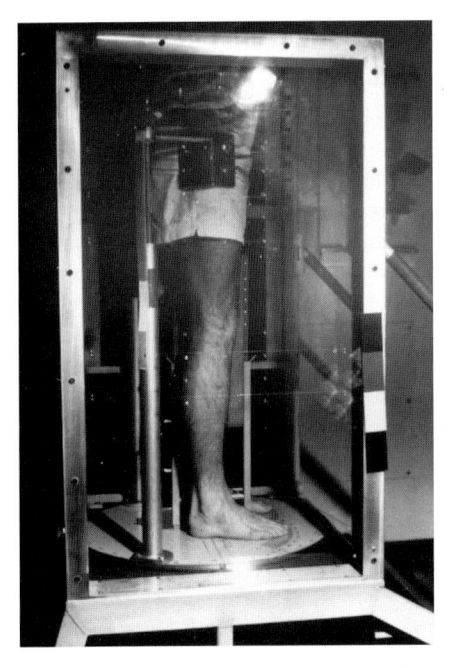

Abb. 4.6. Das *Questor-Gerät* erlaubt die Anfertigung von Röntgenbildern in 2 Ebenen und in einem Rahmen mit Kalibrationspunkten. Mit Hilfe des Computers können Längen, Achsen und Rotationen dreidimensional berechnet werden

ren im Einbeinstand, gemessen werden. Eine Möglichkeit der *dreidimensionalen Bestimmung aller Achsen*, Torsionen und Längen bietet das *Questor-Gerät* [1]. Dabei werden standardisierte Röntgenbilder in 2 Ebenen in einem Rahmen mit Kalibrationspunkten aufgenommen (Abb. 4.6). Die Bilder werden digitalisiert und dreidimensional ausgemessen. Dadurch ist eine räumliche Vermessung der unteren Extremitäten möglich.

Pathologie

Einzelne Kinder weisen bei der Geburt eine gegenüber normalen Säuglingen noch stärker erhöhte Antetorsion auf. Als pathologisch betrachten wir eine Antetorsion von 50° und mehr. Mehrere Autoren konnten nachweisen, daß sich die erhöhte Antetorsion im Laufe des Wachstums in der Regel spontan korrigiert [3, 6, 15]. Bei einzelnen Kindern findet jedoch keine Derotation statt, d. h., der Antetorsionswinkel beträgt bei Wachstumsabschluß immer noch 50° und mehr. Für diesen als *Coxa antetorta* bezeichneten Zustand kommen im wesentlichen *2 Ursachen* in Frage:

- das Vorhandensein einer (minimalen) Zerebralparese,
- die Kompensation der vermehrten Antetorsion im Schenkelhals durch verstärkte Außentorsion des Unterschenkels.

Die *physiologische Korrektur* der vermehrten Antetorsion ist auf das (unbewußte) Bedürfnis, die Füße parallel (resp. leicht außenrotiert) aufzusetzen, zurückzuführen. Nur so ist eine effiziente Fortbewegung möglich. Bei einer Störung der motorischen Koordination fehlt dieser Impuls [10]. Man kann die Detorsion des Schenkelhalses als „physiologische Epiphysenlösung" bezeichnen, da die Bewegungsrichtung des Kopfes gegenüber dem Femurschaft derjenigen bei der Epiphysenlösung entspricht, was zeigt, daß die dynamischen Kräfte beim aufrechten Gehen diese Ausrichtung des Schenkelhalses bewirken. Auch bei der Zerebralparese nimmt die Antetorsion etwas ab, allerdings nicht im gleichen Ausmaß wie beim Gesunden, wobei die Detorsion bei gehfähigen Kindern wesentlich besser ist als bei den Schwerstbehinderten [8]. Ganguntersuchungen haben auch gezeigt, daß die Kraftübertragung sich beim Einwärtsgang vom normalen Gang stark unterscheidet [9]. Würde die vermehrte Antetorsion durch eine verstärkte Unterschenkeltorsion kompensiert, so fehlt ebenfalls der Impuls zur weiteren Korrektur der Antetorsion, da ja die Füße parallel aufgesetzt werden. In verschiedenen Untersuchungen wurde eine positive Korrelation zwischen femoraler und tibialer Torsion gefunden [3]. Das Problem besteht allerdings darin, daß das Kniegelenk beim Gehen einwärts rotiert ist und nicht in der Gangrichtung steht. Dies ist nicht nur ein ästhetisches Problem. Es gibt zwar keine wissenschaftlichen Untersuchungen über die Folgen einer derartigen Fehlstellung, in der Erwachsenenorthopädie fällt jedoch auf, daß solche Patienten relativ häufig mit Knieproblemen in die Sprechstunde kommen. Am Hüftgelenk hat hingegen die vermehrte Antetorsion keine Langzeitfolgen [17]. Es konnten keine gehäuften Koxarthrosen nachgewiesen werden. Dies ist auch logisch, da beim Gehen mit der Innenrotation des Oberschenkels ja eine physiologische Stellung des Schenkelhalses besteht; pathologisch ist nur die Stellung des Kniegelenkes. Anders als die vermehrte Antetorsion des Schenkelhalses ist die Retrotorsion eine Präarthrose [16]. Dieser Zustand ist behandlungsbedürftig, da die Schmerzen vielfach schon im jungen Erwachsenenalter auftreten [16].

Wie bereits erwähnt, besteht bei *vermehrter Unterschenkelaußentorsion* kein Impuls zur Korrektur der Antetorsion. Eine Tibiaaußentorsion von 40° oder mehr halten wir für korrekturbedürftig [14]. Das beste Alter hierfür ist das 8. bis 10. Lebensjahr. Bis zum 8. Lebensjahr warten wir die spontane Entwicklung ab. Allerdings verstärkt sich die Außentorsion meist eher, als daß sie sich vermindert. In diesem Alter kann die supramalleoläre Tibiadetorsionsosteotomie durchgeführt werden, die einen kleinen, wenig morbidisierenden und ungefährlichen

Eingriff darstellt. Damit gibt man dem Kind die Chance, während des pubertären Wachstumsschubes die Femurantetorsion zu detorquieren. Nach dem 10. Lebensjahr sollte diese Operation nicht mehr durchgeführt werden. Eine effiziente Detorsion ist nur noch dann möglich, wenn auch die Fibula mitosteotomiert wird. Die Fixation ist aufwendiger, und mit einer spontanen Detorsion des Femurs kann nicht mehr gerechnet werden. Es würde dann ein Einwärtsgang persistieren, es sei denn, man korrigiert auch die Torsion des Schenkelhalses, was – beidseitig durchgeführt – sehr aufwendig ist.

Eine *pathologische Innentorsion des Unterschenkels* ist seltener als die Außentorsion. Sie kommt regelmäßig im Zusammenhang mit dem Genu varum vor, beim Klumpfuß hingegen ist sie sehr atypisch. Die Innenrotation des Fußes ist nicht durch die Innentorsion des Unterschenkels bedingt, sondern durch die Fußstellung selber. Damit ist die außenrotierende Tibiadetorsionsosteotomie beim Klumpfuß selten indiziert. Im Gegenteil: der Malleolus steht meist weit hinten. Es besteht dann in Wirklichkeit in der Regel eine vermehrte Außentorsion, trotz der Einwärtsstellung des Fußes. Nur in ganz seltenen Fällen ist hier eine Korrektur indiziert, meist muß die Korrektur im Fuß selber vorgenommen werden (s. Kap. 3.4.3).

> ! Wir stellen somit die Indikation zur supramalleolären Tibiadetorsionsosteotomie bei einer Außentorsion von mehr als 40° bzw. bei einer verminderten Tibiatorsion von 5° und weniger.

Genua vara sind stets pathologisch. Sie kommen gelegentlich nach Gehbeginn vor, insbesondere bei Kindern, die sehr früh anfangen zu laufen, also in einem Stadium, in dem die Kniegelenke noch in einer Varusachse stehen. Diese Varusachse kann dann im Alter von 1–2 Jahren recht dramatische Ausmaße annehmen. Sie ist meist mit einer starken Innentorsion des Unterschenkels assoziiert. Dadurch wirken die Genua vara noch grotesker. Vor einer therapeutischen Überaktivität sei hier jedoch gewarnt. Die Prognose dieser idiopathischen Genua vara im Kleinkindesalter ist sehr gut, solange keine Pathologie dahintersteckt. Pathologische Formen kommen beim M. Blount, bei der Rachitis und posttraumatisch vor.

Der *M. Blount* ist bei der weißen Bevölkerung eine außerordentliche Seltenheit (Abb. 4.7). Es handelt sich bei dieser Krankheit um eine Nekrose im Bereich der proximalen medialen Tibiaepiphyse, evtl. auch der medialen distalen Femurepiphyse. Bei der schwarzen Bevölkerung ist diese Krankheit wesentlich häufiger [5]. Neben der infantilen gibt es auch eine juvenile Form. Bei dieser kann es spontan zur medialen Brückenbildung der Epiphysenfuge und zur Nekrose im Bereich der proximalen medialen Tibiaepiphyse kommen, dies wird auch als Spätform des M. Blount bezeichnet. Auf die *Rachitis* (Abb. 4.8) weist die Verbreiterung der Epiphysenfuge hin (Abb. 4.13). Die Rachitis kann ernährungsbedingt oder Vitamin-D-resistent sein (s. Abschn. 4.6.2.1). *Posttraumatisch* kommt das Genu varum bei medialem Fugenverschluß vor. Eine vermehrte Varusachse ist eine eindeutige Präarthrose. Eine Varusstellung mit einem Interkondylenabstand von mehr als 2 cm sollte korrigiert werden, besonders wenn zusätzlich ein Rotationsfehler im Unterschenkel besteht.

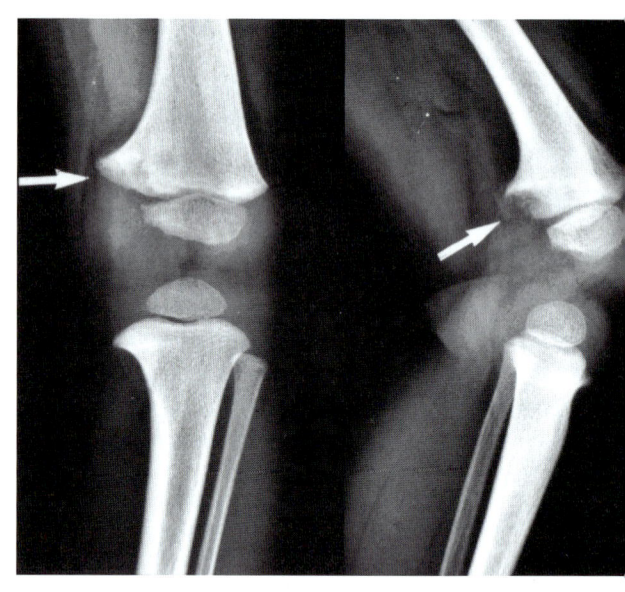

Abb. 4.7. Röntgenbilder des linken Knies a.-p. und seitlich bei 3jährigem Jungen mit Osteonekrose des medialen Femurkondylus *(M. Blount)*

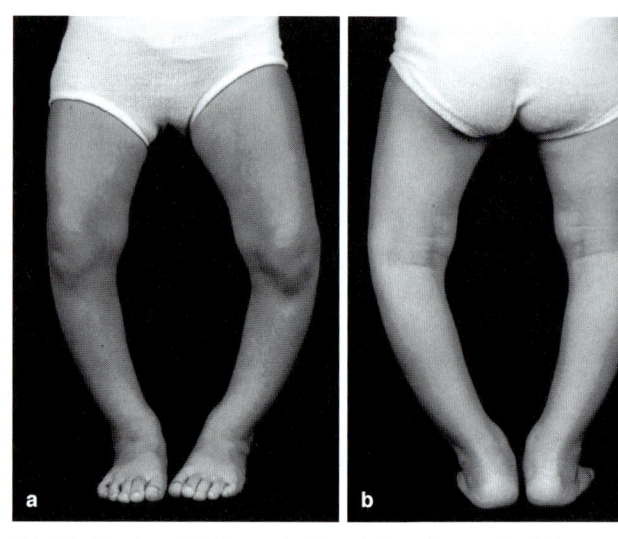

Abb. 4.8. 5jähriges Mädchen mit *Vitamin-D-resistenter Rachitis* und massiven *Genua vara* beidseits. **a** von vorne, **b** von hinten

Das *Genu valgum* ist beim Kleinkind physiologisch (Abb. 4.9). Bis zum Alter von 8–10 Jahren weisen die meisten Kinder einen Abstand zwischen den Malleolen auf, wenn die Kniegelenke nebeneinander stehen. Das Persistieren der Genua valga über das 10. Lebensjahr hinaus ist selten und fast immer durch ein relativ starkes *Übergewicht* bedingt. Die Therapie sollte vorwiegend in der Gewichtsreduktion bestehen. Das Genu valgum ist weit weniger eine Präarthrose als das Genu varum. Die Therapiebedürftigkeit ist wesentlich kleiner, sie ist nur bei grotesken Formen gegeben.

Eine *Rekurvation* bis 10° ist Ausdruck der allgemeinen Bandlaxität, wie sie bei Kindern häufig vorkommt. Sind Kniegelenke mehr als 15° überstreckbar (Abb. 4.10), so ist dies pathologisch. Meist ist die Ursache nicht nur im Kapsel-Band-Apparat zu suchen, sondern es fehlt die physiologische Neigung des Tibiaplateaus, sei es idiopathisch, posttraumatisch oder iatrogen (nach operativer Beschädigung der Apophyse an der Tuberositas tibiae).

Therapie

Konservative Therapie

Zwar gibt es eine Vielzahl von Maßnahmen, die zur Korrektur von Achsen und Torsionsfehlern angegeben wurden, keine davon hat jedoch ihre Wirksamkeit bewiesen. Der Maßnahmenkatalog beginnt mit der Weisung, daß das Kind nicht im „umgekehrten Schneidersitz" sitzen darf. Wir halten dieses Verbot für unsinnig. Bei erhöhter Antetorsion ist das Hüftgelenk mit innenrotierten Beinen gut zentriert, zwingt man die Beine in eine Außenrotationsstellung, so subluxiert der Femurkopf nach vorne. Für die Detorsion sind die dynamischen Kräfte beim Gehen weit wirksamer als die statischen Kräfte beim Sitzen. Im angelsächsischen Sprachraum wurden lange Zeit sog. „twister cables" verwendet, die lateral am Bein von einem Hüftgurt zu einer Unterschenkelorthese zogen und den Fuß in die Außenrotationsstellung zwangen. Verschiedene Studien zeigten aber die Ineffizienz dieser für die Kinder unangenehmen Maßnahme [3]. Auch die Behandlung mit sog. Schrägschnitteinlagen hat ihre Wirksamkeit zur Beeinflussung der Antetorsion nicht beweisen können. Auch Versuche, Genua vara oder Genua valga mit Schienen zu behandeln, sind zum Scheitern verurteilt. Solche Schienen werden in der Regel nur nachts angezogen, wenn keine dynamischen Kräfte wirken. Da die Ligamente der Kniegelenke elastisch sind, findet die Korrektur im Gelenk und nicht an den Knochen statt. Das einzige, was wir den Eltern von Kindern mit Achsenfehlstellungen empfehlen, ist das Aufsetzen eines Keils am Schuh. Bei Genua valga empfehlen wir einen medialen Keil von 3 mm, bei Genua vara einen lateralen von 3 mm. Dies geschieht in der Vorstellung, daß die Belastungsachse geändert wird. Ob die Maßnahme wirksam ist oder nicht, wissen wir nicht. Sie ist jedoch derart harmlos und unbelastend, daß wir sie dennoch empfehlen können.

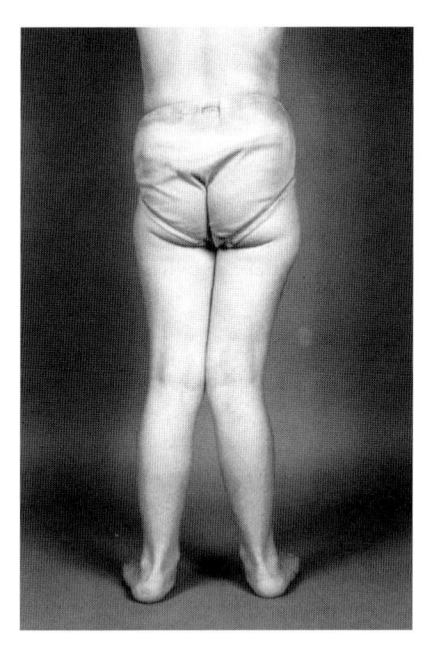

Abb. 4.9. 6jähriger Junge mit physiologischen *Genua valga*

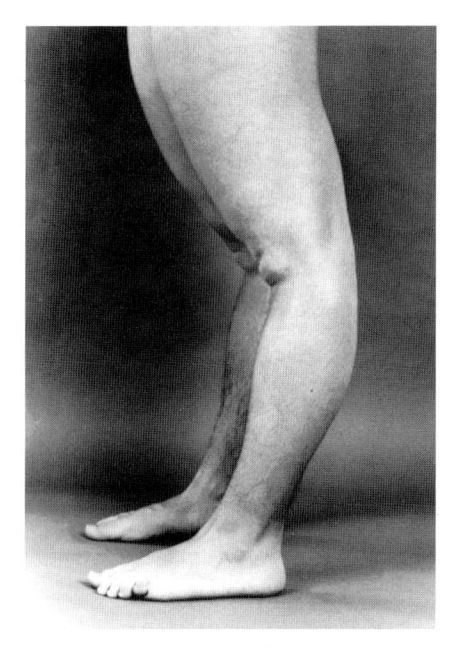

Abb. 4.10. 16jähriges Mädchen mit massiven *Genua recurvata* (um 25°) bei allgemeiner Bandlaxität und (idiopathischer) fehlender Neigung des Tibiaplateaus

Operative Therapie

Korrektur der Schenkelhalsantetorsion

Besteht eine Antetorsion von mehr als 50° im Alter von 10 Jahren, so kann die operative Korrektur erwogen werden, besonders wenn die Außenrotationsfähigkeit der Hüfte in Streckstellung auf 20° oder weniger eingeschränkt ist. Wir führen die Korrektur stets durch eine intertrochantäre Osteotomie durch und fixieren mit einer Winkelplatte (s. S. 195). Erfolgt die Korrektur einseitig, so ist eine sofortige Mobilisation mit Stöcken möglich. Wird sie gleichzeitig auf beiden Seiten durchgeführt, so ist mit einer 6wöchigen Liegezeit zu rechnen.

Korrektur der Unterschenkeltorsion

Bis zum *Alter von 10 Jahren* kann die Korrektur der Torsion supramalleolär an der Tibia allein vorgenommen werden. Die Osteotomie erfolgt oberhalb der Epiphysenfuge durch eine ca. 2 cm lange Längsinzision. Es läßt sich eine Derotation nach außen oder nach innen um jeweils ca. 30° durchführen, ohne daß die Fibula osteotomiert wird. Die Fixation erfolgt mit 2 gekreuzten Kirschner-Drähten, die durch die Haut nach außen geführt werden (Abb. 4.11). Anschließend wird ein Unterschenkelliegegips für 4 Wochen angelegt. Da die Korrektur meist gleichzeitig auf beiden Seiten durchgeführt wird, muß das Kind 4 Wochen lang liegen. Nach dieser Zeit wird eine Röntgenkontrolle durchgeführt, die Kirschner-Drähte werden ohne Anästhesie entfernt, und es werden Unterschenkelgehgipse für weitere 2 Wochen angelegt. Diese Operation hinterläßt eine kaum sichtbare Narbe und ist mit einer geringen Morbidisierung und Komplikationsrate verbunden.

Korrektur der Genua vara und Genua valga

Bei *Kleinkindern* wird diese Operation infrakondylär, d. h. auch unterhalb der Tuberositas tibiae durchgeführt. Meist osteotomieren wir quer, stellen die gewünschte Korrekturstellung (inklusive eventueller Detorsion) ein und fixieren mit gekreuzten Kirschner-Drähten und einem Oberschenkelgips. Möglich ist auch die Entnahme eines Keils, evtl. auch in einer schrägen Ebene, so daß durch Rotation auch eine gleichzeitige Achsenkorrektur erfolgt. Die Neigung dieser Ebene muß jedoch sehr sorgfältig berechnet werden. Eine weitere Möglichkeit ist die sog. domförmige Osteotomie mit einer gerundeten Schnittfläche. Dies erlaubt eine nachträgliche Korrektur mit dem Gips. Da wir nie mit dem Gips allein fixieren, verwenden wir diese Methode nicht.

Bei *älteren Kindern* fixieren wir mit dem Fixateur externe (Abb. 4.12). Bei noch offenen Fugen erfolgt auch hier die Osteotomie infrakondylär, bei geschlossenen Fugen transkondylär. Die Stabilisierung mit dem Fixateur erlaubt eine sofortige Belastung. Dies bedeutet einen sehr großen Vorteil, wenn man die Osteotomie gleichzeitig auf beiden Seiten durchführt. Die Jugendlichen können schon

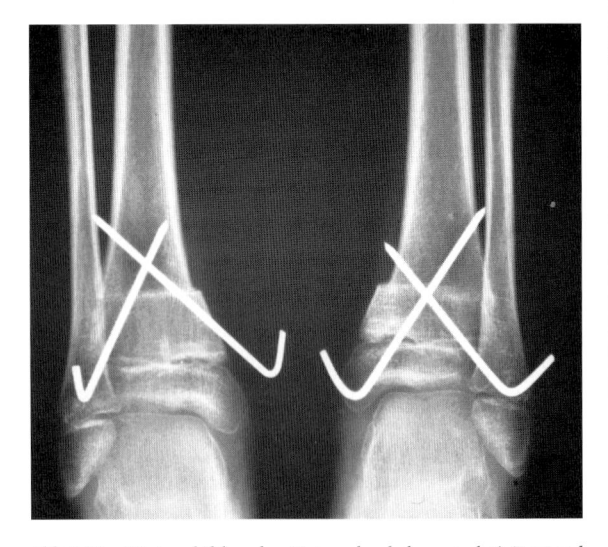

Abb. 4.11. Röntgenbilder des Unterschenkels a.-p. bei Zustand 4 Wochen nach *supramalleolärer Tibiaderotationsosteotomie* wegen pathologischer Tibiaaußentorsion bei 10jährigem Jungen

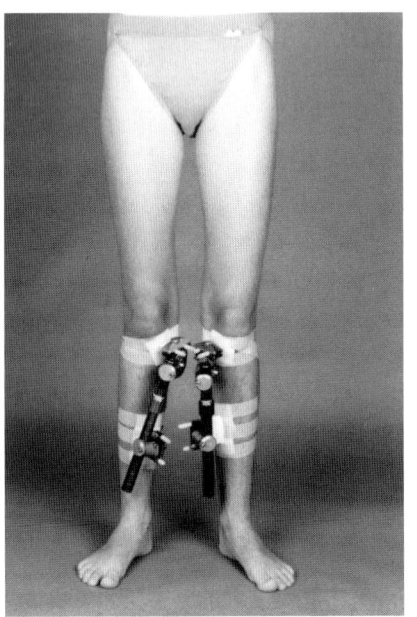

Abb. 4.12. 15jähriges Mädchen, Zustand 1 Woche nach *beidseitiger transkondylärer Tibia-Valgisations-Derotations-Osteotomie* mit Fixateur externe (Monotube)

nach wenigen Tagen nach Abklingen der ersten Schmerzen mobilisiert werden, und sie können, ohne lange Liegezeit, mit Stöcken gehen. Die Korrektur kann entweder durch Entnahme oder Einsetzen eines Keils erfolgen, möglich ist auch eine kontinuierliche Korrektur durch einseitige Verlängerung. Bei dieser Methode ist allerdings die Stabilität geringer, so daß keine Frühmobilisation mit Belastung möglich ist.

Im angelsächsischen Schrifttum wird häufig der partielle *Fugenverschluß* zur Korrektur von Achsenfehlstellungen empfohlen. Wir wenden diese Methode nicht an, da sie unsicher ist. Die Ausdehnung der Brücke ist schlecht voraussehbar, und häufig tritt (da die Brücke exzentrisch ist) ein Rotationsfehler auf. Es kann auch zur Überkorrektur kommen, was den Fugenverschluß auf der anderen Seite der Tibia notwendig macht; dies wiederum kann eine Verkürzung verursachen. Häufiger ist aber die Unterkorrektur wegen ungenügender Wachstumspotenz vor Wachstumsabschluß. Aus diesen Gründen halten wir eine Korrekturosteotomie für sinnvoller.

Komplexe Korrekturen

Bei Vorliegen von Systemerkrankungen (z. B. bei der Vitamin-D-resistenten Rachitis, bei der Achondroplasie etc. (s. Kap. 4.6)) entstehen z. T. sehr komplexe Fehlstellungen mit Achsenfehlern, sowohl im Ober- wie auch im Unterschenkel, mit gleichzeitigen Torsionsfehlern. Hier muß stets beachtet werden, daß nach einer Korrektur das Kniegelenk horizontal stehen sollte. Oft muß deshalb die Korrektur sowohl im Ober- wie auch im Unterschenkel erfolgen. Im Oberschenkel wird sie meist supra-, im Unterschenkel infrakondylär durchgeführt (Abb. 4.13). Für die Planung solcher Operationen ist die genaue Bestimmung der Achsen, Längen und Torsionen mit dem Questor-Gerät äußerst nützlich (Abb. 4.6).

> ! Achsen und Torsionen an den unteren Extremitäten durchlaufen während des Wachstums starke Veränderungen. Diese zu kennen ist wichtig, um pathologische Formen abgrenzen zu können. Fehlstellungen sind nur in Extremfällen korrekturbedürftig, wobei dies stets operativ erfolgen muß, da konservative Maßnahmen unwirksam sind.

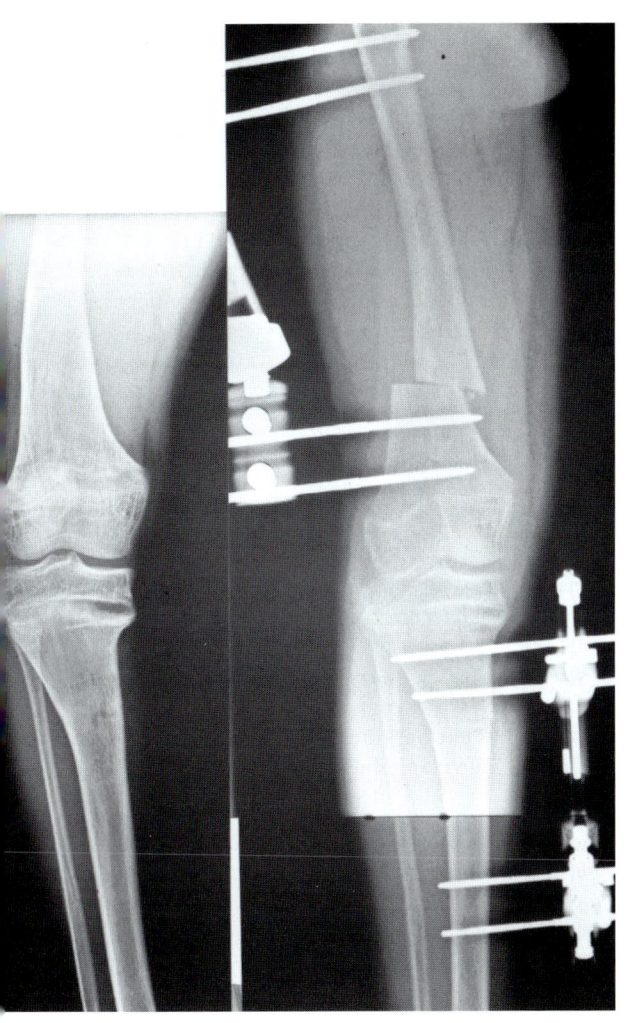

Abb. 4.13. Gleiches Mädchen wie in Abb. 4.7 im Alter von 11 Jahren. Für die Korrektur der massiven Genua vara waren *Osteotomien an Ober- und Unterschenkel* notwendig, damit das Kniegelenk horizontal steht

Literatur

1. Brunner R, Baumann JU (1997) Three-dimensional analysis of the skeleton of the lower extremities with a precision radiograph. J Pediatr Orthop (Br) 6
2. Elke R, Ebneter A, Dick W, Fliegel C, Morscher E (1991) Die sonographische Messung der Schenkelhalsantetorsion. Z Orthop 129: 156–63
3. Fabry G, MacEwen GD, Shands AR (1973) Torsion of the femur. J Bone Joint Surg (Am) 55: 1726–37
4. Forriol F, Pascual JA, Gomez L (1991) Entwicklung der Torsionswinkel der Tibia-Fibula-Einheit in verschiedenen Altersgruppen. Z Orthop 129: 62–4
5. Greene WB (1993) Infantile tibia vara. Instructional course. J Bone Joint Surg (Am) 75: 130–43
6. Jani L, Schwarzenbach U, Afifi K, Scholder P, Gisler P (1979) Verlauf der idiopathischen Coxa antetorta. Orthopäde 8: 5–11
7. Joseph B, Carver RA, Bell MJ et al. (1987) Measurement of tibial torsion by ultrasound. J Pediatr Orthop 7: 317–23
8. Laplaza FJ, Root L, Tassanawipas A, Glasser DB (1993) Femoral torsion and neck-shaft angle in cerebral palsy. J Pediatr Orthop 13: 192–9
9. Liu XC, Fabry G, Van Audekercke R, Molenaers G, Govaerts S (1995) The ground reaction force in the gait of intoeing children. J Pediatr Orthop (Br) 4: 80–5

10. Morscher E (1961) Die mechanischen Verhältnisse des Hüftgelenkes und ihre Beziehungen zum Halsschaftwinkel und insbesondere zur Antetorsion des Schenkelhalses während der Entwicklungsjahre. Z Orthop 94: 374–394
11. Moulton A, Upadhyay SS (1982) A direct method of measuring femoral anteversion using ultrasound. J Bone Joint Surg (Br) 64: 469–72
12. Pasciak M, Stoll TM, Hefti F (1996) Relation of femoral to tibial torsion in children measured by ultrasound. J Pediatr Orthop (Br) 5: 268–72
13. Ruwe PA, Gage JR, Ozonoff MB, De Luca PA (1992) Clinical determination of femoral anteversion. A comparison with established techniques. J Bone Joint Surg (Am) 74: 820–30
14. Staheli LT (1993) Rotational problems in children. J Bone Joint Surg (Am) 75: 939
15. Svenningsen S, Apalset K, Terjesen T, Anda S (1989) Regression of femoral anteversion. Acta Orthop Scand 60: 170–3
16. Tönnis D, Heinecke A (1991) Diminished femoral antetorsion syndrome: A cause of pain and osteoarthritis. J Pediatr Orthop 11: 419–31
17. Wedge JH, Munkacsi I, Loback D (1989) Anteversion of the femur and idiopathic osteoarthrosis of the hip. J Bone Joint Surg (Am) 71: 1040–3

4.2.2
Geraten Kinder auf die schiefe Ebene, wenn das Becken schief steht? – oder: Ursachen und Behandlungsbedürftigkeit des Beckenschiefstandes?

Beinlängendifferenzen gehören zu den häufigsten Beobachtungen in der pädiatrischen oder orthopädischen Sprechstunde. Über den Krankheitswert und die Behandlungsbedürftigkeit solcher Beinlängenunterschiede herrscht oft Unklarheit. Angeblich weisen 2/3 der Menschen einen Beckenschiefstand von bis zu 1 cm auf [18]. Man muß daher diesen Zustand als „physiologisch" betrachten.

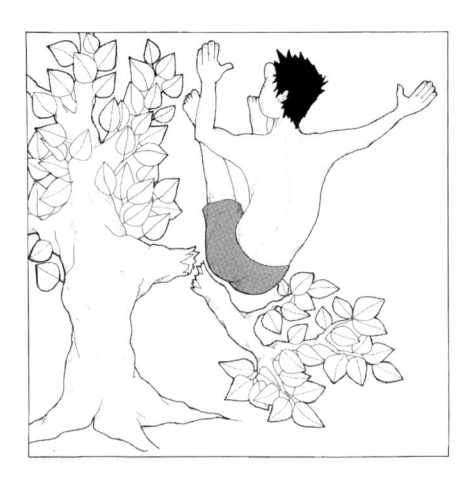

Definition

Direkt oder indirekt gemessener Unterschied in der Beinlänge von 1 cm oder mehr.
Englisch: Leg-length discrepancy

Vorkommen

Kleinere Beinlängenunterschiede sind außerordentlich häufig. Exakte epidemiologische Zahlen sind nicht erhältlich, und zwar schon deshalb, weil die Meßmethoden sehr ungenau sind. Alle Beinlängendifferenzen unter 1 cm sind klinisch irrelevant. Ob ein Längenunterschied von 1 cm eine klinische Bedeutung hat, ist umstritten. Eindeutig ist hingegen, daß eine Längenabweichung von 2 cm und mehr wegen der Auswirkungen auf die Wirbelsäule relevant ist. Zahlen über Differenzen zwischen 1 und 2 cm sind aus der Literatur schon deshalb nicht erhältlich, weil die Indikation zum Beinlängenausgleich sehr unterschiedlich gestellt wird. In unserer Sprechstunde sehen wir unter 100 Patienten ungefähr 5 Patienten, die in diese Gruppe fallen. Über Längendifferenzen von mehr als 2 cm gibt es bessere Häufigkeitsangaben. Eine epidemiologische Studie aus Frankreich errechnete die Prävalenz von mit einem Ausgleich behandlungsbedürftigen Beinlängenunterschieden mit 1/1 000 bei einem Verhältnis von männlich:weiblich = 2:1 [20]. Die Autoren vermuteten aufgrund ihrer Studienanlage, daß ihre Berechnungen eher zu niedrig als zu hoch sind.

Ätiologie, Klassifikation

Grundsätzlich müssen wir unterscheiden zwischen:

1. *reeller Beinlängendifferenz*, die durch Verkürzung oder Verlängerung einzelner Abschnitte bedingt ist,
2. *funktioneller Beinlängendifferenz*, die verursacht ist durch Kniebeuge-, Hüftbeuge-, Adduktions- oder Abduktionskontrakturen der Hüfte oder durch fixierte Spitzfußstellung im oberen Sprunggelenk.

Über die *Ursachen von reellen Beinlängenunterschieden im Wachstumsalter* orientiert Tabelle 4.2 [46]. Die wohl häufigste Ursache von Differenzen von mehr als 1 cm ist die Wachstumsstimulation nach meta- und evtl. diaphysären Frakturen. Die posttraumatische Verkürzung hingegen ist selten. Verletzungen der Epiphysenfuge führen primär meist zur Achsenfehlstellung und erst sekundär zur Verkürzung. Eine primäre Reduktion des Wachstums wäre nur bei einer Verletzung der vollständigen Fuge zu

Tabelle 4.2. Ursachen von Beinlängenunterschieden im Wachstumsalter [19, 46]

	Durch Wachstumsbremsung	Durch Wachstumsstimulation
Kongenital	Kongenitale Hemiatrophie (essentielle Hypoplasie) Kongenitale Atrophie mit Skelettanomalie (Fibulaaplasie, Femuraplasie, Coxa vara usw.) Dyschondroplasia Ollier Dysplasia epiphysealis hemimelica Exostosenkrankheit sog. angeborene Hüftgelenkluxation Klumpfuß	Partieller Riesenwuchs mit Gefäßanomalien (Klippel-Trenaunay-Weber-Syndrom; Hämarthrose bei Hämophilie, Proteus-Syndrom)
Infektionen	Zerstörung der Epiphysenfugen durch Osteomyelitis (Femur, Tibia) Tuberkulose (Hüftgelenk, Kniegelenk, Fuß) Arthritis purulenta	Osteomyelitis der Diaphyse von Femur und Tibia, Brodie-Abszeß Tuberkulose der Metaphyse von Femur und Tibia (Tumor albus genus) Arthritis purulenta Syphilis von Femur und Tibia Elephantiasis nach Weichteilinfektionen Thrombose der Femoral- und Iliakalvene
Lähmungen	Poliomyelitis Andere (spastische) Lähmungen	–
Tumoren	Osteochondrome (solitäre Exostosen) Riesenzelltumoren Ostitis fibrosa cystica generalisata Neurofibromatosis Recklinghausen	Hämangiome Lymphangiome Riesenzelltumoren Ostitis fibrosa localisata cystica Neurofibromatosis Recklinghausen Fibröse Dysplasie (Albright-Syndrom)
Traumata	Verletzungen der Epiphysenfuge (Lösungen, Operationen usw.) Schwere Verbrennungen	Dia- und Metaphysenfrakturen von Femur und Tibia (Osteosynthese!) Operationen an der Metaphyse (Periostlösung, Spanentnahme, Osteotomie usw.)
Mechanik	Langdauernde Ruhigstellung Entlastungsapparat (?)	Traumatische arteriovenöse Aneurysmen
Andere Ursachen	Legg-Calvé-Perthes-Krankheit Epiphyseolysis capitis femoris Röntgenbestrahlung von Femur- und Tibiaepiphysenfugen Durch Achsenfehlstellung X-Bein O-Bein Genu antecurvatum Genu recurvatum Kombinationsform: „Korkenzieherbein"	–

erwarten, was äußerst selten ist. Die Ausheilung von Schaftfrakturen in verkürzter Stellung führt nicht zu einer Verkürzung, sondern zu einer Beinverlängerung, da die Wachstumsstimulation durch das Remodelling die Verkürzung überkompensiert [23]. Unter den kongenitalen Formen ist die Hemi*hyper*trophie häufiger als die -*hypo*trophie [3]. Hemi*hyper*trophien kommen beim Klippel-Trenauny-Weber-Syndrom, beim Proteus-Syndrom [21], beim Albright-Syndrom [45] sowie bei der Neurofibromatose [51] vor (s. Abschn. 4.6.8). Sie können aber auch mit primitiven Tumoren der Leber oder der Niere assoziiert sein [3]. Skoliosen und Intelligenzstörungen sind eher selten im Gegensatz zur Hemi*hypo*trophie, wo diese Symptome häufig zu beobachten sind. Die *Hypo*trophie ist manchmal mit chromosomalen Mosaikformen sowie dem Silver-Syndrom vergesellschaftet [3]. Auch Achsenfehlstellungen können aus rein geometrischen Gründen zu Beinlängendifferenzen führen, wenn sie einseitig sind. Relativ häufig ist dies beim M. Perthes. X- und O-Beine sind meistens doppelseitig, so daß kein Beckenschiefstand entsteht.

Klinik, Diagnostik

Die *indirekte Beinlängenmessung* (Beurteilung des Beckenkammes) wird in Kap. 3.1.1 beschrieben. Für die *direkte Messung* gehen wir wie folgt vor: Wir markieren mit einem Kugelschreiber den Kniegelenkspalt auf der Haut. Mit einem flexiblen Meterband mit Zentimetereinteilung messen wir von den Spina iliaca anterior inferior bis zum Malleolus externus (bzw. zur Ferse) für die ganze Beinlänge, bis zum Kniegelenkspalt für die Oberschenkellänge und von der Markierung auf Kniehöhe bis zum Knöchel für die Unterschenkellänge. Trotz Verwendung des Zentimeterbandes ist die direkte Messung wegen der Hautverschieblichkeit ungenauer als die indirekte Messung. Bei Vorhandensein von Kontrakturen erlaubt die direkte Messung jedoch eine realistischere Einschätzung der Längenverhältnisse als die indirekte. Für die *röntgenologische Messung* wird ein halbdurchlässiger Maßstab auf der ganzen Länge des Beines auf Höhe des Knochens auf die Haut befestigt. Beidseitige Röntgenaufnahmen des Hüft-, Knie- und oberen Sprunggelenks mit Abbildung des Maßstabes erlauben die Berechnung der Längen. Noch genauer ist die Verwendung des *Questor-Geräts* (s. S. 549).

Prognose

Die Kenntnis der fundamentalen Prinzipien und Faktoren, die das *Wachstum* beeinflussen, ist Voraussetzung für die Behandlung von Beinlängendifferenzen. Die grundsätzlichen Vorgänge sind in Kap. 2.2.1–2.2.3 beschrieben, dort werden die Wachstumsraten und der Unterschied zwischen chronologischem Alter und Skelettalter dargestellt. Bei der Behandlung von Beinlängendifferenzen müssen darüber hinaus die folgenden *Parameter* bekannt sein:

- das *relative* Wachstum der betroffenen Extremitätenanteile im Vergleich zur Gegenseite,
- das *voraussichtliche* Wachstum der betroffenen Extremitätenanteile,
- die Wirkung der *verkürzenden* oder *verlängernden Maßnahmen* auf das Wachstum.

Primär gilt es, das Wachstumspotential von Femur und Tibia zu kennen. Die Abb. 4.14 zeigt die *durchschnittliche Länge* dieser beiden Knochen bei Jungen und Mädchen mit den dazugehörigen einfachen und doppelten Standardabweichungen [2]. In Abb. 4.15 hingegen ist das *verbleibende Wachstum* in Femur und Tibia bei Mädchen und Jungen je nach Skelettalter dargestellt. Für die Erstellung einer Wachstumsprognose ist die Verlaufsbeobachtung von großer Bedeutung. Für eine einigermaßen zuverlässige Prognose sind 3 Längenmessungen im Abstand von mindestens 1,5 Jahren erforderlich. Die Wachstumsstörung kann nach folgender *Formel* (in Prozent) berechnet werden [17]:

$$\text{„Wachstums-Störung"} = \frac{(\text{Wachstum normale Seite}) - (\text{Wachstum verkürzte Seite})}{\text{Wachstum normale Seite}}$$

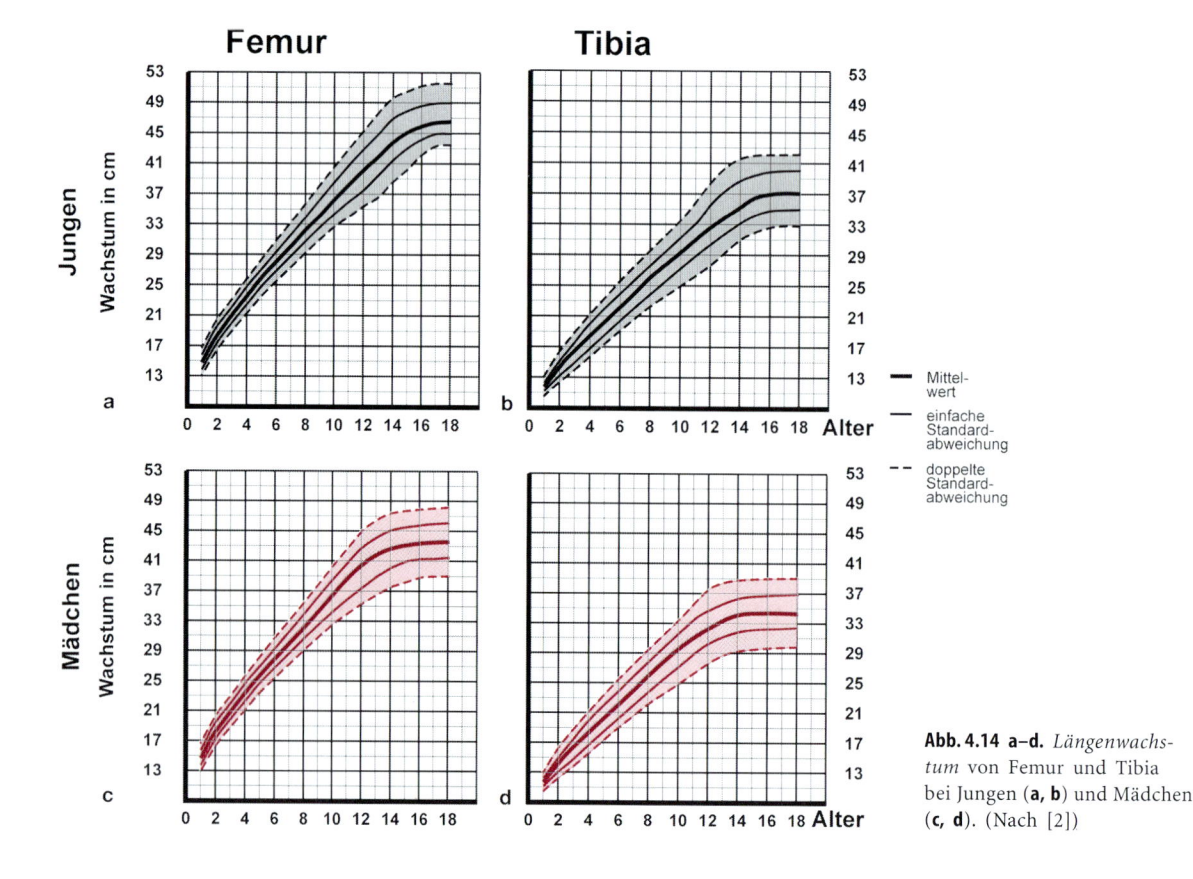

Abb. 4.14 a–d. *Längenwachstum von Femur und Tibia bei Jungen (**a**, **b**) und Mädchen (**c**, **d**). (Nach [2])*

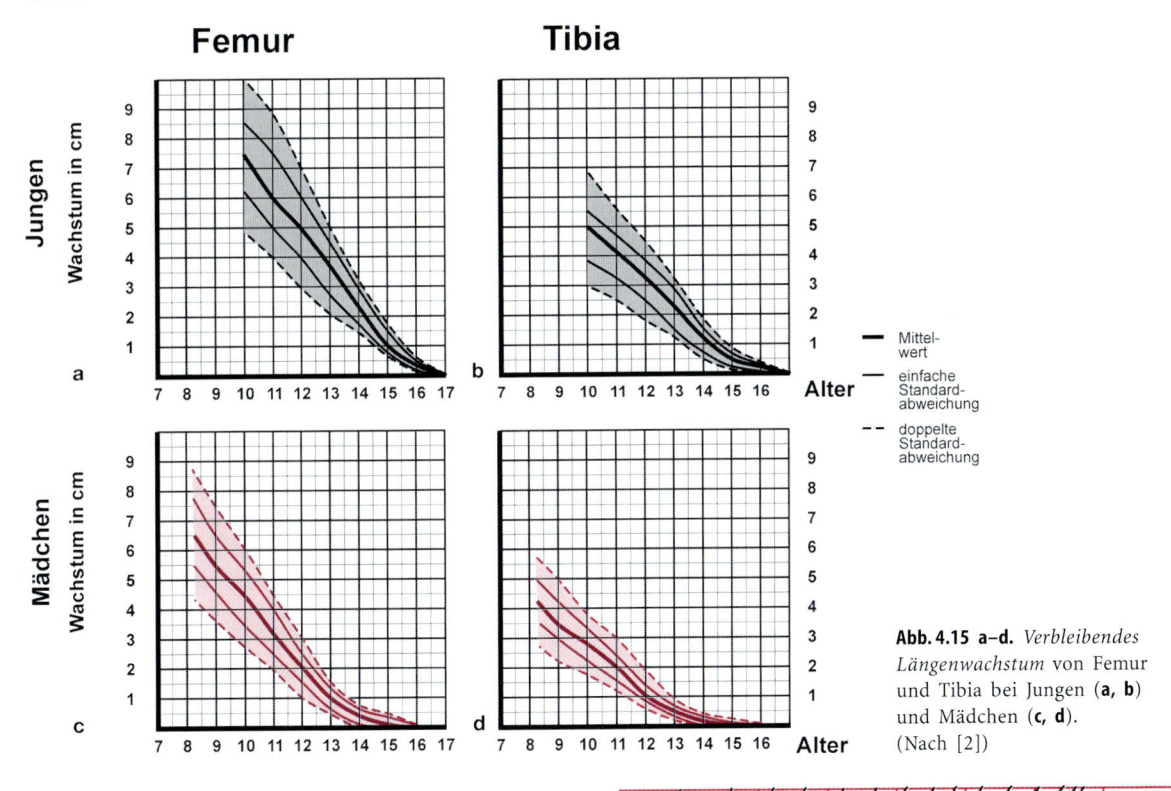

Abb. 4.15 a–d. Verbleibendes Längenwachstum von Femur und Tibia bei Jungen (**a, b**) und Mädchen (**c, d**). (Nach [2])

Danach können die *Wachstumsstörungen* in folgende *Schweregrade* eingeteilt werden:

- 0–10 %: leicht
- 11–20 %: mäßig
- 21–30 %: schwer
- > 30 %: sehr schwer

Prognosen gehen stets davon aus, daß die Wachstumsstörung sich während der ganzen Wachstumsperiode proportional verhält. Dies ist jedoch nur in beschränktem Maße der Fall und auch stark von der klinischen Situation abhängig. So wird eine traumatisch gestörte Wachstumsfuge nicht zu einer proportional zunehmenden Diskrepanz führen, da die Fuge gar nicht mehr wächst. Andererseits hat auch die Perzentile, auf welcher der Patient in seinem Wachstum steht, einen großen Einfluß. Ein 14jähriger Junge hat beispielsweise, wenn er größenmäßig auf der 10er Perzentile ist, am distalen Femur nur noch 5 mm Wachstum vor sich, ist er jedoch auf der 90er Perzentile, sind es 2,5 cm. Auch muß berücksichtigt werden, daß durch unsere operativen Maßnahmen das lineare Verhalten des Wachstums beeinflußt wird. Besteht eine proportional zunehmende Längendifferenz, so kann mit 3 Messungen im Abstand von 1,5–2 Jahren eine relativ gute Prognose der Differenz bei Wachstumsabschluß (bei natürlichem Verlauf ohne äußere Einflußfaktoren) gestellt werden. Hierzu eignet sich die sog. „straight-line-graph" nach Moseley [36] (Abb. 4.16).

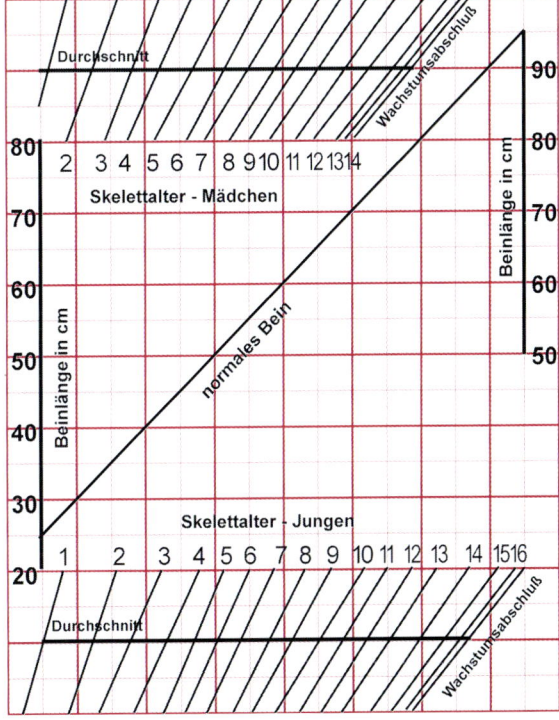

Abb. 4.16. Sogenannter „*Moseley-Chart*" (nach [36]): Durch Eintragen der Länge an 3 Zeitpunkten über eine Dauer von mindestens 1,5 Jahren unter Berücksichtigung des jeweiligen Skelettalters kann durch Verlängerung der Linie mit der entsprechenden Steigung auf die Endlänge geschlossen werden. Es wird jeweils die Länge des normalen und des verkürzten Beines untereinander eingetragen

Auch wenn diese Methode ebenfalls ihre Unzulänglichkeiten hat, so ist es doch heute noch die genaueste Möglichkeit, eine Beinlängendifferenz voraus zu berechnen. Voraussetzung sind radiologische Beinlängenmessungen und Skelettalterbestimmungen zu 3 verschiedenen Zeitpunkten. Der *Einfluß von beinverlängernden* Maßnahmen während des Wachstums ist schwierig abzuschätzen. Die Verlängerung am Unterschenkel führt in der Regel zu einer Verminderung des restlichen Wachstums, d.h. zu einer Zunahme der Differenz. Am Oberschenkel ist dies nicht der Fall, hier beobachtet man manchmal sogar eine Wachstumsstimulation. Problematisch ist besonders, daß man diesen Effekt nicht genau voraussehen kann. Er kann von Person zu Person sehr unterschiedlich ausfallen [13, 25, 30].

Therapie

Zur Behandlung von Beinlängendifferenzen stehen folgende *Möglichkeiten* zur Verfügung:

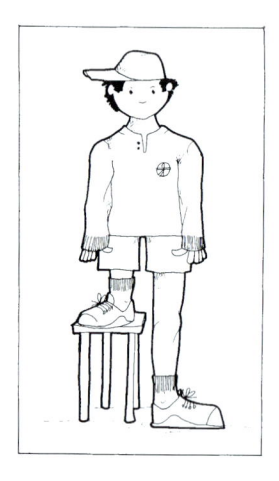

- Konservative Therapie mit Schuherhöhung oder Orthesen
- Epiphyseodese
- Operative Beinverkürzung
- Operative Beinverlängerung

Indikation

> ! Beinlängendifferenzen von *1 cm und weniger* sind nicht behandlungsbedürftig.

Beinlängendifferenzen *zwischen 1 und 2 cm* gleichen wir (zumindestens zur Hälfte) durch eine Absatz- bzw. Sohlenerhöhung am Schuh *während der Pubertät* aus. Nach Abschluß des Wachstums sind Differenzen unter 2 cm nicht behandlungsbedürftig. Während der Pubertät gleichen wir den Unterschied wegen des Risikos der Skolioseentstehung aus. Obwohl nicht bewiesen ist, daß eine Differenz in diesem Ausmaß tatsächlich für die Entwicklung einer Skoliose verantwortlich sein kann, halten wir den Ausgleich dennoch für sinnvoll, denn es handelt sich ja um eine sehr banale und kostengünstige Maßnahme. Mittels einer Talonette (= konfektionierte Ferseneinlage) im Schuh, die vorgefertigt im Schuhgeschäft gekauft werden kann, läßt sich dieser Ausgleich bewerkstelligen.

Ab 2 cm ist ein Beinlängenausgleich auch nach dem Wachstumsabschluß notwendig. Der Schiefstand des Beckens fördert nun eindeutig die Skolioseentstehung, und zwar auch im Erwachsenenalter. Bis 3 cm ist ein Ausgleich am Schuh selbst ohne weiteres möglich. Allerdings reicht hier die Talonette nicht aus. Diese kann nicht mehr als 1 cm hoch sein, da ein Konfektionsschuh sonst nicht mehr paßt. Es müssen also Absatz und Sohle erhöht werden. Man sollte auch nicht 2 cm allein am Absatz ansetzen, da sonst der Schuh eine Spitzfußstellung des Fußes erzeugt. Ungünstig ist es, daß der Ausgleich der Höhe nur auf dem einen und nicht auf beiden Seiten (wie bei hohen Absätzen sonst üblich) erforderlich ist. Der Absatz sollte nicht mehr als um 1 cm stärker erhöht werden als die Sohle im Vorfußbereich. Die Frage ist, ob die Patienten lebenslang diesen Ausgleich tragen möchten. Falls der Wunsch nach einer operativen Korrektur besteht, so kann die Indikation ab 2 cm Differenz gestellt werden. Mehr als 3 cm Korrektur am Konfektionsschuh ist ästhetisch häufig inakzeptabel und auch funktionell problematisch. Die Gefahr des Supinationstraumas wird mit der Erhöhung immer größer. Differenzen von über 4–5 cm müssen mit einer Orthese ausgeglichen werden, die auch Rückfuß und Unterschenkel stabilisiert. Die orthopädietechnischen Maßnahmen stellen den Patienten vor kosmetische und funktionelle Probleme, die durch operative Maßnahmen gelöst werden können. Der Ausgleich kann durch Verlängerung der kürzeren oder Verkürzung der längeren Seite erfolgen.

Für die Indikationsstellung sind dabei folgende Überlegungen zu beachten:

- Der Patient sollte möglichst *alle Möglichkeiten* kennen und in die Entscheidung über das Verfahren einbezogen werden. Wichtig ist v.a., daß er die Komplikationsmöglichkeiten und den zeitlichen, technischen und v.a. psychischen Aufwand kennt.
- Die *Verkürzung* kann nur relativ geringe Differenzen ausgleichen, im Gegensatz zur Verlängerung, bei der (theoretisch) Verlängerungen von über 30 cm möglich sind. Eine Verkürzung am Oberschenkel ist um maximal 4 cm, am Unterschenkel um 3 cm möglich.

- Die *Epiphyseodese* darf nur relativ kurz vor Wachstumsabschluß durchgeführt werden, da sonst die Berechnung des Effekts zu unsicher ist.
- Es ist immer problematisch, wenn man bei einer Affektion des einen Beines Operationen am *anderen* durchführt. Dies relativiert die Möglichkeiten der Verkürzung, da meist das kranke Bein das kürzere ist. Die Verkürzungsosteotomie muß deshalb fast immer am gesunden Bein durchgeführt werden. Auch wenn das Komplikationsrisiko der Verkürzungsosteotomie kleiner ist als das der Verlängerung, so muß dieser Punkt doch beachtet werden. Eine Komplikation am gesunden Bein ist viel problematischer als am kranken. Zum Ausgleich von relativ kleinen Differenzen ist die Epiphyseodese am gesunden Bein relativ unproblematisch, da mit der transkutanen Methode praktisch keine Komplikationen zu erwarten sind, die Morbidisierung äußerst gering ist und mit einer funktionellen Einschränkung nicht zu rechnen ist; zudem ist sie auch ästhetisch äußerst befriedigend.
- Ein wichtiger Faktor ist auch die zu erwartende *Endlänge*. Großgewachsene Patienten werden eine Verkürzung eher akzeptieren als Kleinwüchsige. Hier gilt es in besonderem Maße, die Wünsche des Patienten zu berücksichtigen.
- Bei Beinlängen*differenzen über 5 cm* kommt als Ausgleich nur die Verlängerung in Frage. Beträgt der zu erwartende Unterschied mehr als 8 cm, so muß die Verlängerung in Etappen durchgeführt werden. Wir führen heute keine Verlängerungen in einer Etappe durch, die mehr als 8–9 cm betragen, da die Komplikationsrate von da an steil ansteigt.
- Der Beinlängenausgleich sollte stets am *Ort der Differenz* durchgeführt werden (Ober- oder Unterschenkel). Diese banale Wahrheit muß differenziert betrachtet werden. Das Ziel ist stets, daß die Kniegelenke auf gleicher Höhe sind. Nehmen wir an, ein Patient habe eine Beinlängendifferenz von 3,5 cm mit einer Verkürzung am Femur von 2 cm und an der Tibia von 1,5 cm. In diesem Fall wäre es unsinnig, die Verlängerung sowohl am Ober-, als auch am Unterschenkel durchzuführen. Eine Höhendifferenz der Kniegelenke von maximal 2 cm ist tolerabel. In diesem Falle würden wir nur am Femur verlängern.
- Erwarten wir sehr *große Differenzen* von *über 20 cm*, muß sehr sorgfältig abgewogen werden, ob die Verlängerung überhaupt sinnvoll ist. Meist handelt es sich um Patienten mit einem *fibulären Längsdefekt* (d. h. ein proximaler Femurdefekt ist mit einer Fibulaaplasie und dem Fehlen der lateralen Strahlen am Fuß kombiniert, s. Kap. 3.2.7, 3.3.6 und 3.4.5). Solche Patienten haben häufig auch eine Kreuzbandaplasie, und es bestehen erhebliche Probleme zur Stabilisierung des Sprunggelenks bei fehlendem oder dysplastischem Malleolus lateralis. Wir halten uns an eine relativ einfache Regel: Bestehen am Fuß 3 oder mehr Strahlen, so kann die Verlängerung diskutiert werden. Bestehen aber nur 2 Strahlen, so versuchen wir das Kind und seine Eltern zu überzeugen, daß die lebenslange Orthesenversorgung sinnvoller ist als die Verlängerung. Die Orthesenversorgung kann funktionell am besten durchgeführt werden, wenn der Fuß amputiert wird. Dies ist aber für viele Patienten nicht akzeptabel. Ebenso problematisch ist die Verlängerung beim proximalen Femurdefekt, wenn kein stabiles Hüftgelenk vorhanden ist. Auch in diesen Fällen raten wir von der Verlängerung ab. Es kommt evtl. eine Umkehrplastik in Frage [1, 11, 14] (s. Kap. 3.2.7 und 4.5.5).
- Bei großen Differenzen kommt evtl. das *kombinierte Vorgehen* mit Verlängerung auf der kürzeren Seite und perkutaner Epiphyseodese aus der längeren Seite kurz vor Wachstumsabschluß in Frage.
- Äußerst problematisch ist die Verlängerung bei der *Poliomyelitis*. Hier gilt es zu berücksichtigen, daß die Verlängerung der Muskulatur stets mit einem Kraftverlust verbunden ist. Patienten mit Poliomyelitis sind bezüglich Kraft oft marginal gehfähig. Führt man dann eine Verlängerung durch, so besteht das Risiko, daß ihre Gehfähigkeit schlechter wird oder ganz verloren geht [32] (s. auch Abschn. 4.7.4.5). Zwar kann auch bei der Poliomyelitis die Verlängerung erfolgreich durchgeführt werden, sie darf jedoch 5 cm nicht überschreiten, und die vorhandene Kraft muß sorgfältig eruiert werden.
- Für fragwürdig halten wir die Verlängerung bei *Zwergwüchsigen*. Hier geht es meist um doppelseitige Verlängerungen von 25 cm und mehr. Der Wunsch dieser Patienten nach Verlängerung ist verständlich. Sie hat v. a. einen Sinn, wenn eine Normalgröße erreicht werden kann, d. h. eine Länge von mindestens 150 cm. Da fast immer Arme und Beine verkürzt sind, wirken Patienten mit verlängerten Beinen und kurzen Armen unproportioniert, so daß auch an eine Verlängerung der Arme gedacht werden muß. Zwar werden weltweit bei Zwergwüchsigen (v. a. mit Achondroplasie) viele solche Verlängerungen durchgeführt [7, 29, 44, 48]. Dennoch ist nicht zu übersehen, daß dieses enorm aufwendige Prozedere mit erheblicher psychologischer Belastung verbunden ist [29]. Auch ist die Komplikationsrate bei solch ausgedehnten Verlängerungen

hoch. Wir haben ebenfalls Erfahrungen mit der doppelseitigen Verlängerung. Auch hier gilt aber die Devise, daß niemals um mehr als 8–9 cm in einer Etappe verlängert werden sollten. Dabei verlängern wir primär beide Unterschenkel und erst sekundär beide Oberschenkel. Falls nach der ersten Etappe der Versuch abgebrochen werden muß, so sind überproportional lange Unterschenkel ästhetisch wesentlich besser zu akzeptieren als entsprechend überlange Oberschenkel. Wir raten Zwergwüchsigen eher von einer Verlängerung ab. Nur wenn sie an dem Wunsch trotz Abratens festhalten, sind wir bereit, diese aufwendige Prozedur durchzuführen.

Techniken

Epiphyseodese

Die Epiphyseodese kann entweder, wie von Phemister [86] vorgeschlagen, definitiv oder, nach Blount [5], temporär durch Klammerung durchgeführt werden. Da sich die temporäre Epiphyseodese aber als unzuverlässig erwiesen hat, wenden wir sie nicht mehr an. Die definitive Epiphyseodese kann erst kurz vor Wachstumsabschluß durchgeführt werden. Seit einigen Jahren verwenden wir eine sehr einfache perkutane Methode der Epiphyseodese. Durch eine Stichinzision wird mit einem breiten oszillierenden Bohrer das Stratum germinativum der Epiphysenfuge zerstört [15, 39, 47]. Die Methode ist zuverlässig; die Morbidisierung ist gering, und sie hinterläßt nur winzige, ästhetisch kaum störende Narben. In der Regel lassen wir während 3 Wochen entlasten. Ist dies jedoch nicht möglich, so kann durchaus auch von Anfang an voll belastet werden. Wir haben diese Epiphyseodese auch schon gleichzeitig auf beiden Seiten (bei Großwuchs) mit sofortiger Vollbelastung durchgeführt. Die Methode ist auch zum Epiphysenverschluß bei Tumorresektion auf der Gegenseite geeignet. Auch hier ist von Anfang an Vollbelastung notwendig.

Verkürzungsosteotomie

Eine Beinverkürzung ist am Oberschenkel bis zu 5 cm und am Unterschenkel bis zu 3 cm möglich. Am Oberschenkel wird die Verkürzungsosteotomie am zuverlässigsten intertrochantär durchgeführt (Abb. 4.17). Aus anatomischen Gründen kann hier jedoch nur um ca. 3 cm verkürzt werden, mehr ist nur im Schaftbereich möglich. Der Heilungsverlauf ist dort jedoch schlechter. Eine stärkere Verkürzung kommt wegen der Muskulatur nicht in Frage, da sie postoperativ für sehr lange Zeit geschwächt wird. Es kann 1–2 Jahre dauern, bis die normale Muskelkraft

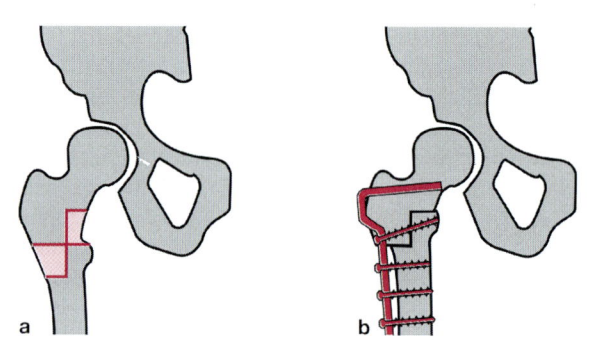

Abb. 4.17. Prinzip der *intertrochantären Verkürzungsosteotomie* mit Z-förmiger Osteotomie und Fixation mit 90°-Winkelplatte: **a** vor der Operation, geplante Osteotomien, **b** postoperativ

wieder hergestellt ist. Wegen der relativen Überlänge der Muskulatur ist auch die Thrombosegefahr verhältnismäßig groß. Dies gilt auch am Unterschenkel, wo die Osteotomie in der Regel diaphysär durchgeführt wird. Die Stabilisation erfolgt durch Plattenosteosynthese. Generell ist die Komplikationsrate der Verkürzungsosteotomie niedriger als bei der Verlängerung, wie wir in einer eigenen Studie festgestellt haben [24].

Operative Beinverlängerung

Für die operative Beinverlängerung stehen 4 grundsätzlich verschiedene Methoden zur Verfügung:

- Diaphysäre Osteotomie, Verlängerung mit Fixateur externe, anschließend Auffüllen der Distraktionsstrecke mit Spongiosa und Verplattung (*„Wagner-Methode"*) [50].
- Verlängerung durch Osteotomie (Kompaktotomie) im dia- bzw. metaphysären Bereich, Kallusdistraktion mit Fixateur externe (*„Kallotasis"*, *„Ilisarow-Methode"*) [27].
- Distraktion der Epiphysenfuge mit Fixateur externe (*„Chondrotasis"*) [9, 28, 35].
- Gestufte Verlängerung durch diaphysäre Osteotomie und Anwendung eines internen Verlängerungsapparates [10].

Die *Kallotasis* nach der Methode von Ilisarow hat sich in den letzten Jahren am besten durchgesetzt [4, 6, 18, 24, 27, 34, 43, 52]. Die Wagner-Methode wies viele Komplikationen auf, wie eine Untersuchung in unserem eigenen Hause [24], aber auch viele Angaben aus der Literatur zeigen [8, 19, 31, 37, 38]. Der Unterschied zwischen der Wagner-Methode und dem Ilisarow-Verfahren liegt nicht am Verlängerungsapparat, sondern in der Tatsache, daß bei der Wagner-Methode nach Erreichen der Länge in der Verlängerungsstrecke eine Spongiosaplastik eingelegt wird, die mit einer Plattenosteosynthese stabilisiert wird. Dies ist ein unbiologisches

Verfahren. Die nekrotische Spongiosa baut sich nur sehr langsam zu einem tragfähigen Knochen um. Es kommt häufig zu Frakturen. Unter der Wechsellast kann auch die Platte brechen. Am Oberschenkel müssen 2 Platten verwendet werden, die nicht miteinander, sondern nur nacheinander entfernt werden dürfen.

Die *Distraktionsepiphyseolyse* hat sich ebenfalls wenig durchgesetzt. Wie eine Untersuchung in unserem Haus zeigte [28], kommt es durch die Distraktion der Epiphysenfuge häufig zu vorzeitigem Fugenverschluß. Der Vorteil der Methode liegt darin, daß keine Osteotomie notwendig ist. Mit dem vorzeitigen Fugenverschluß ist aber die definitive Verlängerungsstrecke äußerst schwierig voraus zu berechnen, da nach der Verlängerung eine Verkürzung entsteht. Experimentelle Untersuchungen haben zwar gezeigt, daß mit Reduktion der täglichen Verlängerung auf 0,5 mm die Gefahr des vorzeitigen Fugenverschlusses kleiner ist, da es nicht zu Mikrofrakturen kommt [9]. Dennoch ist diese Methode unzuverlässig und hat sich nicht durchgesetzt.

Mit der gestuften Verlängerung durch einen *internen Verlängerungsapparat* haben wir keine Erfahrung. Diese Methode wird weltweit kaum angewendet. Noch im experimentellen Stadium befinden sich *motorisierte interne Marknägel*, die durch telemetrische Steuerung von außen verlängert werden können. Erweisen sich diese Geräte als zuverlässig, so wäre dies eine komfortable Methode, die sicher eine gute Akzeptanz finden würde.

Weltweit durchgesetzt hat sich die *Kallotasis*, bzw. die „Ilisarow-Methode". Dabei geht man folgendermaßen vor:

- *Ansetzen des Fixateur externe*.
- *Kompaktotomie*, möglichst im metaphysären, evtl. im diaphysären Bereich. Hierbei handelt es sich um eine Osteotomie mit dem Meißel, bei der die medullären Gefäße geschont werden. Alternativ kann eine transkutane Osteotomie mit dem Bohrer durchgeführt werden. Wichtig ist die Schonung des Periostes.
- *Kompression der Osteotomie* während mehreren Tagen. Dabei gilt die Regel: „Alter in Jahren" = „Anzahl der Tage".
- Anschließend *Verlängerung* mit dem Fixateur externe, *täglich um 1 mm*.
- Nach Erreichen der gewünschten Verlängerung *Belassen des Fixateur externe bis zur Konsolidierung*, möglichst mit Vollbelastung.
- Als Faustregel für die *Tragdauer* des Fixateurs gilt: Pro 1 cm Verlängerung 30–40 Tage.
- Überwachung der Kallusbildung mit *Ultraschall* [33].
- Der Fixateur externe kann dann *entfernt* werden, wenn sich, radiologisch sichtbar, aus der Knochenmaße in der Verlängerungsstrecke eine Kortikalis auszubilden beginnt.
- Es wird zuerst der Fixateur externe unter Belassung der Schrauben entfernt. Wenn sich der Knochen nicht verbiegt, können die Schrauben nach einigen Tagen entfernt werden.

Fixateursysteme
Wir unterscheiden folgende grundsätzliche Möglichkeiten:

- Ringfixateure (Typ Ilisarow),
- starre monolaterale Fixateure (z. B. Wagner-Apparat, Orthofix, Monotube),
- monolaterale Fixateure mit Angulationsmöglichkeit (z. B. Heidelberger-Fixateur, ExFiRe).

Jedes System hat seine *Vor- und Nachteile*. *Ringfixateure* haben unbeschränkte Korrekturmöglichkeiten. Es können Angulationen in allen Richtungen korrigiert werden, auch eine Rotationskorrektur ist möglich. Gelenke können ebenfalls überbrückt werden. Nachteile sind der geringe Tragekomfort (v. a. am Oberschenkel) sowie die Bildung von Ödemen. Auch die ästhetischen Aspekte sind nicht sehr gut. Wir verwenden Ringfixateure v. a. am Unterschenkel (Abb. 4.18, 4.20), insbesondere wenn es um lange Strecken geht (mit der hohen Wahrscheinlichkeit der sekundären Achsenverbiegung), oder wenn eine Dysplasie des Kniegelenkes oder Sprunggelenkes besteht, so daß eines dieser Gelenke primär oder sekundär einbezogen werden muß. *Monolaterale starre Fixateure* weisen einen besseren Tragekomfort auf. Auch sind sie ästhetisch befriedigender. Wir verwenden den Monotube v. a. am Unterschenkel, wenn es nicht um allzu lange Verlängerungsstrecken geht. Dieser Fixateur kann auch gut dynamisiert werden, was die Kallusbildung fördert. Am Oberschenkel sind starre monolaterale Fixateure nicht geeignet, da es hier gerne zur Achsenabweichung im Varussinne kommt. *Monolaterale Fixateure mit Angulationsmöglichkeit*: Diese sind v. a. am Oberschenkel indiziert, wo Ringfixateure einen schlechten Tragekomfort haben und andererseits häufig sekundäre Angulationen, v. a. im Varussinne, auftreten. Wir verwenden hier den sog. Heidelberger-Fixateur, der die Varusverbiegung ausgleichen kann (Abb. 4.19). Auch primäre Achsenfehlstellungen können mit diesem Fixateur gut korrigiert werden. Falls das Kniegelenk in die Montage einbezogen werden muß, so kann an den Heidelberger-Fixateur auch ein Ringfixateur angeschlossen werden.

Eine *mechanische Testung* von verschiedenen Fixateursystemen zeigte, daß monolaterale Fixateursysteme wie der „Orthofix" oder der „Wagner-Appa-

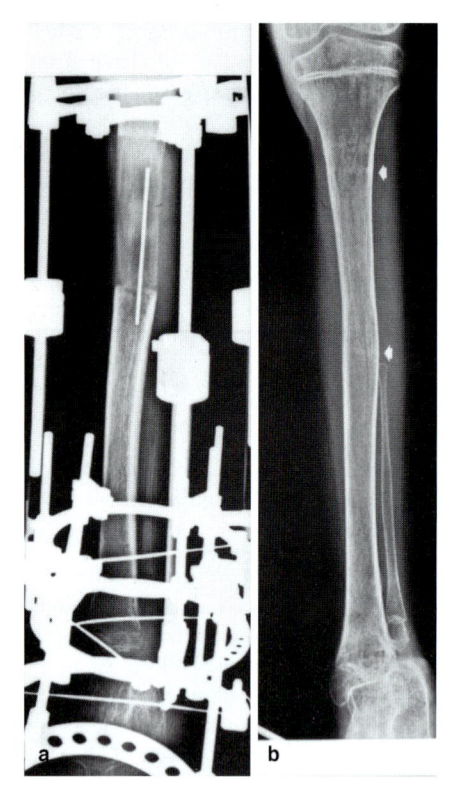

Abb. 4.18 a, b. 8jähriges Mädchen mit fibulärem Längsdefekt und *Tibiaverlängerung* mit zirkulärem Fixateur (Ilisarow-Apparat). **a** Zustand während der Verlängerung. **b** 1 Jahr nach Abschluß der Verlängerung um 10 cm (*Pfeile* ehemalige Verlängerungsstrecke)

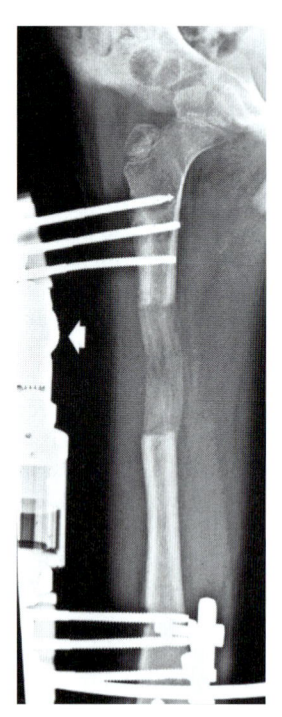

Abb. 4.19. 11jähriger Junge mit Femurhypoplasie. Für die *Femurverlängerung* verwenden wir einen monolateralen Fixateur mit einem Scharnier (*Pfeil*), das eine kontinuierliche Achsenkorrektur erlaubt

rat" eine wesentlich höhere mechanische Steifigkeit aufweisen als der Ilisarow-Apparat [40]. Gerade die geringe Steifigkeit des Ilisarow-Apparates fördert jedoch die Knochenbildung. Falls man monolaterale Fixateure verwenden will, so eignen sich jene besser, die sich gut dynamisieren lassen, wie etwa der „Monotube". Ein allzu starres System behindert die Knochenneubildung.

Komplikationen

Die operative Beinverlängerung ist eine langwierige, unangenehme, für alle Beteiligten anspruchsvolle und komplikationsreiche Behandlung. Hierüber müssen Eltern und Kind vor Behandlungsbeginn ausreichend informiert sein. Seriöse Studien zeigen, daß pro Patient im Durchschnitt eine größere Komplikation auftritt [12, 16, 22, 24–26, 41, 49, 52]. Natürlich sind nicht alle Komplikationen gleich schlimm. Es hat sich deshalb eingebürgert, zwischen „Komplikationen", „Problemen" und „Hindernissen" zu unterscheiden [41]. Wir halten diese beschönigenden Bezeichnungen nicht für sinnvoll und sprechen deshalb von großen und kleinen Komplikationen. Große Komplikationen sind diejenigen, die außerplanmäßig eine Operation notwendig machen. Kleinere Komplikationen können ohne Operation gelöst werden. Die wichtigsten *Komplikationen* sind:

- *Oberflächliche Infektionen* an den Eintrittsstellen der Kirschner-Drähte bzw. Schrauben. Solche Infektionen treten fast bei allen Patienten auf, sie sind durch entsprechende Pflege, Baden, manchmal durch Antibiotikagabe oder eine kleine Inzision zu beheben. Die Nageleintrittsstellen müssen nicht nur täglich desinfiziert werden, sondern es ist auch wichtig, daß die Kinder regelmäßig *baden*. Durch die Aufweichung mit dem Wasser werden Krustenbildungen vermieden, und es kommt nicht zur Retention von Keimen, die dann die Infektion hervorrufen. Das Badewasser bedeutet keine Infektionsgefährdung, sondern hilft im Gegenteil, diese zu vermeiden. Die Nageleintrittsstellen müssen auch *mechanisch* ausreichend *gereinigt* werden, das Desinfektionsmittel allein hat keine Wirkung.
- *Tiefe Infektionen*, d.h. Infektionen, die bis in den Knochen reichen, sind bei adäquater Pflege stets vermeidbar. Wir mußten bisher keine solche Infektion beobachten.
- *Bewegungseinschränkung* der benachbarten Gelenke: Diese sind, besonders bei der Oberschenkelverlängerung am Kniegelenk, fast immer zu erwarten. Bei der Unterschenkelverlängerung besteht die Gefahr der zunehmenden Spitzfußstellung. Mit Physiotherapie, Schienen und Bandagen

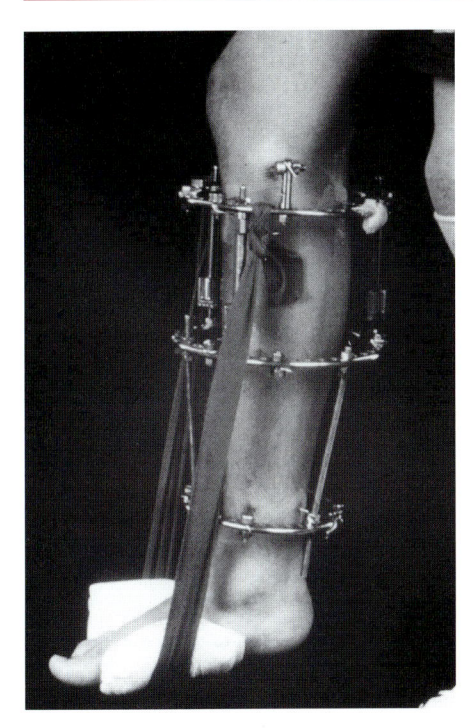

Abb. 4.20. Um eine zunehmende Spitzfußstellung wegen relativer Verkürzung der Wadenmuskulatur zu vermeiden, muß während der Verlängerung eine *Spitzfußprophylaxe* betrieben werden. Dies kann mit improvisierten Mitteln geschehen kann dieser Tendenz entgegengewirkt werden (Abb. 4.20). Bei stark gefährdeten Nachbargelenken müssen diese in die Montage einbezogen werden (so muß z. B. bei der Oberschenkelverlängerung wegen Femurhypoplasie mit Aplasie der Kreuzbänder das Kniegelenk überbrückt werden).

- *Angulationen* sind bei längerstreckigen Verlängerungen ebenfalls häufig. Dabei können diese aufgrund des Muskelzugs vorausgesehen werden. Am proximalen Femur erfolgt die Angulation immer in Varus-, am distalen Femur und an der Tibia in Valgusrichtung. Abwinkelungen können durch Anwendung eines monolateralen Fixateurs mit Angulationsmöglichkeit oder eines Ringfixateurs, der ebenfalls eine Korrektur der Winkelabweichung erlaubt, vermieden werden. Andernfalls werden Korrekturen in Narkose notwendig, die stets mit einem Längenverlust verbunden sind.
- *Schmerzen* sind bei allen Verlängerungen in mehr oder weniger starkem Ausmaß zu erwarten. Vor allem nach ca. 10 Tagen Verlängerung können die Schmerzen stark sein, nehmen dann aber langsam ab und sind während der Konsolidierungsphase tolerabel [52].
- *Frühzeitige Konsolidation* kommt v. a. vor, wenn wegen Schmerzen eine Zeitlang zu wenig verlängert wurde. Auch bei Angulationskorrekturen ist die Gefahr groß, daß auf der Seite des Drehpunkts der Angulation eine frühzeitige Konsolidation auftritt, da hier die Verlängerungsstrecke aus geometrischen Gründen kürzer ist als auf der Gegenseite.
- *Nervenläsionen* sind (zumindest in einem relevanten Ausmaß) glücklicherweise sehr selten, solange man nicht mehr als 1 mm pro Tag verlängert. Immerhin kommen sie auch bei dieser Verlängerungsrate vor [22].
- *Frakturen* treten v. a. nach Abnahme des Fixateur externe auf. Sie können in der Verlängerungsstrecke vorkommen, wenn der Apparat zu früh abgenommen wurde. Sie können aber auch aufgrund der Osteoporose an einer anderen Stelle der verlängerten Extremität auftreten, d. h. besonders dann, wenn während der Tragzeit des Fixateur externe die Extremität zu wenig belastet wurde. Aus diesem Grund ist die Belastung äußerst wichtig.

Die meisten dieser Komplikationen sind beherrschbar. Mit genügend Erfahrung sind sie teilweise auch zu vermeiden. Es ist aber wichtig, daß Eltern und Kind wissen, was auf sie zukommt und daß sie auf diese Weise von den Komplikationen nicht überrascht werden.

Literatur

1. Alman BA, Krajbich JI, Hubbard S (1995) Proximal femoral focal deficiency: Results of rotationplasty and Syme amputation. J Bone Joint Surg (Am) 77: 1876–82
2. Anderson M, Messner MB, Green WT (1964) Distribution of lengths of the normal femur and tibia in children from one to eighteen years of age. J Bone Joint Surg (Am) 46: 1197
3. Beals RK (1982) Hemihypertrophy and hemihypotrophy. Clin Orthop 166: 199–203
4. Bianchi-Maiocchi A, Aronson J (1991) Operative principles of Ilizarov. Medi surgical Video, Milano
5. Blount WB, Clarke GR (1949) Control of bonegrowth by epiphyseal stapling. J Bone Joint Surg (Am) 31: 464–78
6. Bowen RJ, Levy EJ, Donohue M (1993) Comparison of knee motion and callus formation in femoral lengthening with the Wagner or monolateral-ring device. J Pediatr Orthop 13: 467–72
7. Correll J (1991) Surgical correction of short stature in skeletal dysplasias. Acta Paediatr Scand Suppl 377: 143–8
8. Dahl MT, Fischer DA (1991) Lower extremity lengthening by Wagner's method and by callus distraction. Orthop Clin North Am 22: 643–9
9. De Bastiani G, Aldegheri R, Renzi-Brivio L, Trivella G (1987) Limb lengthening by callus distraction (callotasis). J Pediatr Orthop 7: 129–34
10. Ensley NJ, Green NE, Barnes WP (1993) Femoral lengthening with the Barnes device. J Pediatr Orthop 13: 57–62
11. Epps CH (1983) Proximal femoral focal deficiency. Current concepts review. J Bone Joint Surg (Am) 65: 867–70
12. Faber FW, Keessen W, van Roermund PM (1991) Complications of leg lengthening. 46 procedures in 28 patients. Acta Orthop Scand 62: 327–32

13. Fjeld TO, Steen H (1990) Growth retardation after experimental limb lengthening by epiphyseal distracton. J Pediatr Orthop 10: 463–6
14. Friscia DA, Moseley CF, Oppenheim WL (1989) Rotational osteotomy for proximal femoral focal defciency. J Bone Joint Surg (Am) 71: 1386–92
15. Gabriel KR, Crawford AH, Roy DR, True MS, Sauntry S (1994) Percutaneous epiphyseodesis. J Pediatr Orthop 14: 358–62
16. Glorion C, Pouliquen JC, Langlais J, Ceolin JL, Kassis B (1996) Femoral lengthening using the callotais method. J Pediatr Orthop (Am) 16: 161–7
17. Green W, Anderson M (1960) Skeleta age and the control of bone growth. Am Acad Orthop Surg Inst Course Lect 1551: 199–218
18. Grill F, Chochole M, Schultz A (1990) Beckenschiefstand und Beinlängendifferenz. Orthopäde 19: 244–62
19. Grill F, Dungl P (1991) Lengthening for congenital short femur. Results of different methods. J Bone Joint Surg (Br) 73: 439
20. Guichet JM, Spivak JM, Trouilloud P, Grammont PM (1991) Lower limb-length discrepancy. An epidemiologic study. Clin Orthop 272: 235–41
21. Guidera KJ, Brinker MR, Kousseff BG, Helal AA, Pugh LI, Ganey TM, Ogden JA (1993) Overgrowth management of Klippel-Trenauny-Weber and Proteus syndromes. J Pediatr Orthop 13: 459–66
22. Guidera KJ, Hess F, Highhouse KP, Ogden JA (1991) Extremity lengthening: Results and complications with the Orthofix system. J Pediatr Orthop 11: 90–4
23. Hefti F, Laer L von, Morscher E (1991) Prinzipien der Pathogenese posttraumatischer Achsenfehler im Wachstumsalter. Orthopäde 20: 324–30
24. Herzog R, Hefti F (1992) Problematik und Komplikationen der Beinverlängerung mit dem Wagner-Apparat. Orthopäde 21: 221–9
25. Hope PG, Crawfurd EJ, Catterall A (1994) Bone growth following lengthening for congenital shortening of the lower limb. J Pediatr Orthop 14: 339–42
26. Hrutkay JM, Eilter RE (1990) Operative lengthening of the lower extremity and associated psychological aspects: The children's hospital experience. J Pediatr Orthop 10: 373–7
27. Ilizarov GA (1988) The possibilities offered by our method for lengthening various segments in upper and lower limb defects. Basic Life Sci 48: 323–4
28. Jani L (1975) Die Distraktionsepiphyseolyse. Tierexperimentelle Studie zum Problem der Beinverlängerung. Z Orthop 113: 189–98
29. Lavini F, Renzi-Brivio L, de Bastiani G (1990) Psychologic, vascular, and physiologic aspects of lower limb lengthening in achondroplastics. Clin Orthop 250: 138–42
30. Lee DY, Chung CY, Choi IH (1993) Longitudinal growth of the rabbit tibia after callotasis. J Bone Joint Surg (Br) 75: 898–903
31. Luke DL, Schoenecker PL, Blair VP, Capelli AM (1992) Fractures after Wagner limb lengthening. J Pediatr Orthop 12: 20–4
32. MacNicol MF, Catto AM (1982) Twenty-year review of tibial lengthening for poliomyelitis. J Bone Joint Surg (Br) 64: 607–11
33. Maffulli N, Hughes T, Fixsen JA (1992) Ultrasonographic monitoring of limb lengthening. J Bone Joint Surg (Br) 74: 130–2
34. Miller LS, Bell DF (1992) Management of congenital fibular deficiency by Ilizarov technique. J Pediatr Orthop 12: 651–7
35. Monticelli G, Spinelli R (1981) Distraction epiphysiolysis as a method of limb lengthening. I. Experimental study. Clin Orthop 154: 254–61
36. Moseley CF (1977) A straight line graph for leg-length discrepancies. J Bone Joint Surg (Am) 59: 174–9
37. Nakamura K, Bell MJ, Saleh M, Smith TW (1991) Results of leg lengthening using Wagner's technique. Nippon Sekeigeka Gakkai Zasshi 65: 498–504
38. Oesterman K, Merikanto J (1991) Diaphyseal bone lengthening in children using Wagner device: Long-term results. J Pediatr Orthop 11: 449–51
39. Ogilvie JW, King K (1990) Epiphyseodesis: Two-year clinical results using a new technique. J Pediatr Orthop 10: 809–11
40. Paley D, Fleming B, Catagni M, Kristiansen T, Pope M (1990) Mechanical evaluation of external fixation used in limb lengthening. Clin Orthop 250: 50–7
41. Paley D (1990) Problems, obstacles, and complications of limb lengthening by the Ilizarov technique. Clin Orthop 250: 81–104
42. Phemister DB (1933) Operative arrestment of longitudinal growth in bones in the treatment of deformities. J Bone Joint Surg 15: 1
43. Pfeil J, Niethard FU (1990) Unterschenkelverlängerung mit dem Ilisarov-System. Darstellung der unterschiedlichen operativen Techniken und Analyse der 1989 durchgeführten Unterschenkelverlängerungen. Orthopäde 19: 263–72
44. Saleh M, Burton M (1991) Leg lengthening: patient selection and management in achondroplasia. Orthop Clin North Am 22: 589–99
45. Stoll C, Alembik Y, Steib JP, De Saint-Martin A (1993) Twelve cases with hemihypertrophy: etiology and follow up. Genet Couns 4: 119–26
46. Taillard W, Morscher E (1965) Beinlängenunterschiede. Karger, Basel
47. Timperlake RW, Bowen JR, Guille JT, Ho Choi I (1991) Prospective evaluation of fifty-three consecutive percutaneous epiphyseodeses of the distal femur and the proximal tibia and fibula. J Pediatr Orthop 11: 350–357
48. Urist MR (1989) A 37-year follow-up evaluation of multiple-stage femur and tibia lengthening in dyschondroplasia (enchondromatosis) with a net gain of 23.3 centimeters. Clin Orthop 242: 137–57
49. Velazquez RJ, Bell DF, Armstrong PF, Babyn P, Tibshirani R (1993) Complications of use of the Ilizarov technique in the correction of limb deformities in children. J Bone Joint Surg (Am) 75: 1148–56
50. Wagner H (1972) Technik und Indikation der operativen Verkürzung und Verlängerung von Ober- und Unterschenkel. Orthopäde 1: 59–74
51. Winter RB, Moe JH, Bradford DS, Lonstein JE, Pedras CV, Weber AH (1979) Spine deformity in neurofbromatosis. A review of one hundred and two patients. J Bone Joint Surg (Am) 61: 677–94
52. Young N, Bell DF, Anthony A (1994) Pediatric pain patterns during Ilizarov treatment of limb length discrepancy and angular deformity. J Pediatr Orthop 14: 352–7

4.2.3
Das hinkende Kind

Der symmetrische Gang ist die ökonomischste Art der Fortbewegung. Jede Asymmetrie im Bewegungsablauf weist auf eine Störung hin. Da das Gehen ein äußerst komplexer Vorgang ist, gibt es eine Vielzahl von Möglichkeiten, die den harmonischen Ablauf der Bewegung beeinträchtigen können. Die Ganguntersuchung wird in Kap. 2.1.3 ausführlich besprochen.

Auch die verschiedenen Arten des Hinkens werden dort erwähnt. In diesem Kapitel werden die verschiedenen Störungsmöglichkeiten als Differentialdiagnose des Hinkens tabellarisch aufgelistet. Das akute Trauma wurde dabei nicht berücksichtigt. Ebenso werden Tumoren nicht aufgelistet, die grundsätzlich an allen Körperstellen vorkommen können.

Differentialdiagnose des Hinkens

Altersgruppe	Art des Hinkens	Schmerzangabe	Bewegungseinschränkung	Verdachtsdiagnose	Weitere Abklärungen	Nähere Angaben (in Kapitel)
Kleinkind (1–6 Jahre)	Schonhinken	evtl. Hüfte, Knie, OSG	evtl. Hüfte, Knie, OSG	Osteomyelitis, eitrige Arthritis	Labor, Röntgen, Szintigramm	3.2.11, 3.3.10
	Duchenne/Trendelenburg („Watschelgang")	–	–	Hüftluxation	Röntgen	3.2.4
	Versteifungshinken, evtl. Schonhinken	evtl. Hüfte	evtl. Hüfte	Coxitis fugax	evtl. Ultraschall	3.2.10
	Versteifungshinken, evtl. Schonhinken	evtl. Hüfte	evtl. Hüfte	M. Perthes	Röntgen (Hüften a.-p. und axial)	3.2.5
	Versteifungshinken, evtl. Schonhinken	evtl. Hüfte, evtl. Knie	evtl. Hüfte, evtl. Knie	Rheumatische Arthritis	Röntgen, evtl. Ultraschall, Labor	3.2.12 3.3.11 4.4.1
	evtl. Schonhinken, Schnappen	evtl. Knie	evtl. Knie	Scheibenmeniskus	evtl. MRT, Arthroskopie	3.3.6.6
	Lähmungshinken	–	evtl. Knie, evtl. Hüfte	Zerebralparese, Hemiparese, Myopathie, Myelomeningozele	Neurologische Untersuchung	3.2.8 3.3.7 3.4.10 4.7.1
	Schonhinken	Ferse	–	Apophysitis calcanei	–	3.4.9
Kind (6–10 Jahre)	Versteifungshinken, evtl. Schonhinken	evtl. Hüfte	evtl. Hüfte	M. Perthes	Röntgen (Hüften a.-p. und axial)	3.2.5
	Verkürzungshinken	–	–	Beinverkürzung	Anamnese (Status nach Fraktur?); evtl. Abklärung auf Hemihypertrophiesyndrom	4.2.2 4.6.1
	Versteifungs-/Verkürzungshinken	evtl. Knie, evtl. Hüfte	evtl. Knie, evtl. Hüfte	Kontraktur Knie- oder Hüftgelenk	Anamnese (Status nach Trauma?); Klinik, Röntgen	3.2.15 3.3.13
	Versteifungs-/Verkürzungshinken	evtl. Knie, evtl. Hüfte	evtl. Knie, evtl. Hüfte	Kniebinnenläsion	Anamnese (Status nach Trauma?); Klinik, Röntgen	3.3.8
	Versteifungshinken, evtl. Schonhinken	evtl. Hüfte, evtl. Knie	evtl. Hüfte, evtl. Knie	Rheumatische Arthritis	Röntgen, evtl. Ultraschall, Labor	3.2.12 3.3.11 4.4.1
	evtl. Schonhinken, Pseudoblockaden	Knie	evtl. Knie	Patellaluxation	Röntgen a.-p. und seitlich, Patellae axial	3.3.5
	Lähmungshinken	–	evtl. Knie, evtl. Hüfte	CP, Hemiparese, Myopathie	Neurologische Untersuchung	3.2.8 3.3.7 3.4.10 4.7.1
	Schonhinken	Fuß	–	Apophysitis calcanei, M. Köhler	Röntgen	3.4.9

(Fortsetzung Seite 566)

4.2 Achsen und Längen

(Fortsetzung von Seite 565)

Alters-gruppe	Art des Hinkens	Schmerz-angabe	Bewegungs-einschrän-kung	Verdachtsdiagnose	Weitere Abklärungen	Nähere Angaben (in Kapitel)
Adoleszenz (10–16 Jahre)	Schonhinken	evtl. Hüfte, evtl. Knie	Hüfte	Epiphyseolysis capitis femoris	Röntgen (Hüften a.-p. und axial)	3.2.6
	Versteifungshinken, evtl. Schonhinken	evtl. Hüfte, evtl. Knie	evtl. Hüfte, evtl. Knie	Rheumatische Arthritis	Röntgen, evtl. Ultraschall, Labor	3.2.12 3.3.11 4.4.1
	Versteifungs-/Ver-kürzungshinken	evtl. Knie, evtl. Hüfte	evtl. Knie, evtl. Hüfte	Kniebinnenläsion	Anamnese (Status nach Trauma?); Klinik, Röntgen	3.3.8
	evtl. Schonhinken, Pseudoblockaden	Knie	evtl. Knie	Patellaluxation	Röntgen a.-p. und seitlich, Patellae axial	3.3.5
	Versteifungs-/Ver-kürzungshinken	evtl. Knie, evtl. Hüfte	evtl. Knie, evtl. Hüfte	Kontraktur Knie- oder Hüftgelenk	Anamnese (Status nach Trauma?); Klinik, Röntgen	3.2.15 3.3.13
	Schonhinken	Fuß	–	Achillodynie, M. Köhler, Streßfraktur	Röntgen	3.4.9

4.3
Infektionen

L. von Laer, F. Hefti und G. Jundt

> *Zielsetzung*
>
> Infektionen des wachsenden Skeletts müssen *schnell und definitiv ausheilen*. Es darf *keine Defektheilungen* und keine chronischen Verläufe geben.
>
> *Um dies Ziel zu erreichen*, muß die Erkrankung:
>
> - früh erkannt und
> - adäquat behandelt werden.
>
> *Früh erkennen heißt*:
>
> - Sensibilisierung von Krankenhaus- und niedergelassenen Ärzten durch gegenseitige Information.
>
> *Adäquat behandeln heißt*:
>
> - interdisziplinär behandeln.
>
> *Adäquat konservativ behandeln heißt*:
>
> - hoch dosiert,
> - gezielt,
> - ausreichend lange.
>
> *Adäquat operativ behandeln heißt*:
>
> - Nekrosen rigoros entfernen,
> - sämtliche aktiven Herde erfassen.

4.3.1
Osteomyelitis

Vorbemerkung

Je nach klinischem Bild, intraossärer Lokalisation oder dem histologischen Befund kann die Osteomyelitis in verschiedene Formen eingeteilt werden [10, 24, 32]. Im klinischen Alltag hat sich folgende Einteilung als praktikabel erwiesen [7]: Wir unterscheiden die *hämatogenen* von den *exogenen*, frakturassoziierten oder postoperativen Formen, die (selteneren) *spezifischen* von den (wesentlich häufigeren) *unspezifischen,* und die *akuten* (einschließlich der wegen inadäquater Behandlung sekundär chronischen) von den *primär chronischen* Formen. Diese lassen sich wiederum in die (häufigeren) *unifokalen* oder die (selteneren) *multifokalen* Osteomyelitisformen einteilen. Während bei den unifokalen Formen oft ebenfalls Staphylococcus aureus isoliert werden kann, sind die multifokalen in der Regel bakteriologisch negativ und damit keiner Antibiotikabehandlung zugänglich.

Einteilung der Osteomyelitiden

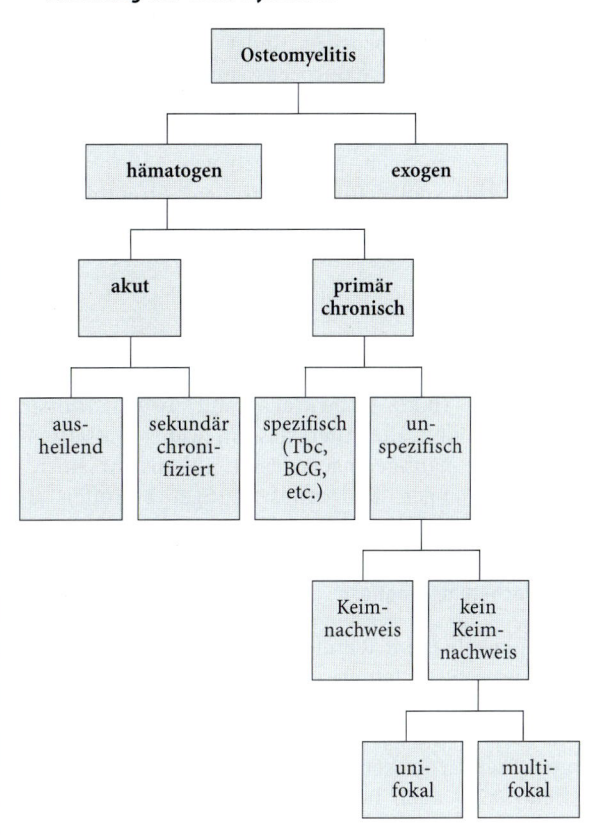

```
                    Osteomyelitis
                    /          \
              hämatogen       exogen
              /      \
           akut    primär
                  chronisch
          /    \        /         \
     aus-    sekundär  spezifisch  un-
    heilend  chroni-   (Tbc,       spezifisch
             fiziert   BCG,
                       etc.)
                                /        \
                           Keim-      kein
                           nachweis   Keim-
                                      nachweis
                                       /      \
                                   uni-     multi-
                                   fokal    fokal
```

4.3.1.1
Akute hämatogene Osteomyelitis

Ätiologie und Pathologie

Über einen in der Regel unbekannten Streuherd (Haut, Atemwege, Gefäße, Gastrointestinaltrakt, Urogenitaltrakt etc.) geraten Keime via Bakteriämie meist in die Metaphyse der großen Röhrenknochen. Wegen der besonderen Strömungsverhältnisse (verlangsamter Blutfluß am Übergang der – engen – afferenten Kapillarschlingen in die – stark erweiterten – efferenten Sinusoide vor der Epiphysenfuge) kann es hier besonders leicht zu einer Ansiedlung von Bakterien kommen. Außerdem fehlen gefäßassoziierte Phagozyten in diesen Abschnitten. Dies begünstigt bakteriell verursachte Endothelschäden mit sekundären Thrombosierungen im Bereich der sonst außerordentlich gut durchbluteten Metaphysen [38]. Von dort aus können septische Metastasen in anderen Knochen ihren Ausgang nehmen. Der Herd kann aber auch singulär bleiben und zum subperiostalen Abszeß und zur Osteolyse führen. Er kann (v. a. bis zum 3. Lebensjahr aufgrund noch vorhandener fugenkreuzender Gefäße) auch in das benachbarte Gelenk durchbrechen und so zur sekundären septischen Arthritis führen. Der auslösende *Keim* ist weitgehend vom Alter des Kindes abhängig: Nach dem 3. bis 4. Lebensjahr findet sich in über 90% der Fälle der Staphylococcus aureus neben Streptokokken und Staphylococcus epidermidis. Bei jüngeren Kindern ist – ohne Schwerpunkt – mit allen Keimen zu rechnen, angefangen von Enterokokken, Escherichia coli, β-hämolytischen Streptokokken über Anaerobier bis hin zu Pilzen wie Candida albicans etc. [2, 5, 8, 13, 19, 20, 23, 26–28, 35].

Vorkommen

Die Inzidenz beträgt in Industrieländern etwa 4 Skelettinfekte (inkl. Arthritiden) auf 10 000 Kinder. Betroffen sind alle Altersklassen, wobei die Osteomyelitiden häufiger nach dem 1. Lebensjahr auftreten. Die Jungen sind etwas häufiger betroffen als die Mädchen [8].

Wachstumsprognose

Die Mortalität im Rahmen dieser Erkrankung ist in den letzten 20 Jahren von 20% auf praktisch 0% gesunken [8]. Defektheilungen waren vor 20 Jahren in Form von Fugenschäden mit Wachstumsstörungen, Pseudarthrosen und Sequesterbildungen häufig. Heute sind auch bei chronisch gewordenen Osteomyelitiden Defektheilungen selten (2% und 10% [8, 28]). Im eigenen Krankengut mußten wir in den letzten 20 Jahren kein einziges Rezidiv nach akuten hämatogenen Osteomyelitiden beobachten. Das chronische Stadium einer akuten hämatogenen Osteomyelitis mit Sequesterbildung, das Übergreifen auf den gesamten Schaft und die umgebenden Gelenke, stellt eine schwerwiegende Komplikation dar, und zwar nicht nur wegen der lokalen Probleme (Instabilität und Frakturgefährdung), sondern v. a. wegen der Unmöglichkeit einer definitiven Ausheilung.

Klinik, Diagnostik

Das klinische Bild der akuten hämatogenen Osteomyelitis ist bunt und zeigt sämtliche denkbaren Varianten zwischen hochakutem septischem Geschehen bis hin zu unspezifischen, chronisch erscheinenden Beschwerden. In den meisten Fällen jedoch ist der Patient krank, er macht einen septischen Eindruck und hat hohes Fieber. Zugleich besteht entweder eine schmerzhafte Einschränkung eines der großen Gelenke oder eine lokale schmerzhafte Schwellung und Rötung, meist ebenfalls gelenknah.

Vor dem 1. Lebensjahr fehlt oft das Fieber. Ebenso kann das Eruieren der Lokalisation des Schmerzes Schwierigkeiten bereiten. Mitunter imponieren sie als Bauch- oder Rückenschmerzen. Es fehlt jedoch nie der Eindruck des kranken Kindes.

> **!** Jede von Fieber begleitete lokale Schwellung, Rötung und Schmerzhaftigkeit im Skelettbereich zwingt zur Verdachtsdiagnose einer akuten hämatogenen Osteomyelitis. Diese Verdachtsdiagnose muß so lange aufrechterhalten werden, bis das Gegenteil bewiesen ist.

Um eine Sepsis adäquat behandeln zu können, sollte nichts unterlassen werden, was dem *Nachweis des auslösenden Keimes* dient. Die Keimsuche beginnt (unabhängig von Fieberzacken) mit 3 Blutkulturen in Abständen von 30 min. Hiermit besteht eine Chance von bis zu 65%, einen Keim zu isolieren. Die Aussicht auf einen positiven Nachweis wird noch gesteigert, wenn die schmerzende Stelle mit Ultraschall nach einem subperiostalen Abszeß abgesucht [16] und dieser dann punktiert wird. Gleichzeitig wird mit dem Ultraschall ein Erguß des nahegelegenen Gelenkes (v. a. wenn z. B. die Hüfte betroffen ist) ausgeschlossen. **Blutkulturen** und Punktate sind auf Aerobier und Anaerobier zu untersuchen. Das **Labor** umfaßt das Differentialblutbild, das C-reaktive Protein (CRP) und die Blutkörperchensenkung (BKS). Das **Differentialblutbild** und die Leukozytenzahl sind unspezifisch und zeigen keine typischen Veränderungen. Die *Blutsenkungsreaktion* ist meist stark erhöht, ist aber ein sehr langsamer Verlaufsparameter. Der weitaus sensiblere und schnellere Entzündungsverlaufsparameter ist das *C-reaktive Protein* [36]. Dieses kann jedoch in seltenen Fällen anfänglich noch normal sein, während die Senkung schon stark erhöht ist. Die **Röntgenaufnahme** stellt ebenfalls einen Verlaufsparameter dar. Der osteolytische Herd selbst ist kein Wegweiser für die einzuschlagende Therapie. Das **Szintigramm** hat nur *postprimäre diagnostische* Bedeutung, wenn die Ergebnisse der lokalen Punktate und der Blutkulturen negativ sind und nur mit dem Szintigramm die Diagnose der akuten hämatogenen Osteomyelitis erstellt werden kann. Wird eine operative Behandlung notwendig, soll das Szintigramm zeigen, ob weitere therapiebedürftige Herde vorhanden sind. Die Bedeutung des **MRT** zur Diagnostik und Verlaufskontrolle der akuten hämatogenen Osteomyelitis ist noch unklar [25]. Da das Szintigramm in den ersten 48 h negativ sein kann, würde das MRT in dieser Phase das empfindlichere Diagnostikum darstellen. Da wir jedoch bei der primären Diagnostik größeren Wert auf den Nachweis der

Sepsis legen als auf den der Veränderung im Knochen, halten wir das MRT als primäres Diagnostikum für unnötig.

Therapie

Die **Antibiotikatherapie** ist am Anfang nur ungezielt und parenteral möglich. Bei Kindern bis zum 3. bis 4. Lebensjahr wird man eine normale Sepsisbehandlung als Kombination von Aminopenicillin mit Clavulansäure (Augmentin), 220 mg/kg KG/24 h i.v., und einem Cephalosporin (Ceftazidimum = Fortam), 200 mg/kg KG/24 h i.v., jeweils verteilt auf 4 Einzeldosen, durchführen [29]. Bei älteren Kindern kann man angesichts des am häufigsten zu erwartenden Keimes mit einer gegen Staphylokokken gerichteten Monotherapie (z. B. Aminopenicillin mit Clavulansäure = Augmentin), 220 mg/kg KG/24 h i.v. verteilt auf 4 Einzeldosen) beginnen. Die Dosierung muß so hoch wie möglich sein (Maximaldosis 8,8 g/Tag). Die bakteriologischen Kulturen müssen notfallmäßig angesetzt werden, um so bald als möglich einen Keim isolieren und ein Antibiogramm erstellen zu können. Wurde ein Keim gefunden, so wird mit einer höchstdosierten Monotherapie die intravenöse Behandlung fortgesetzt. Ausgenommen sind Säuglinge bis zum 1. Lebensjahr, die von Anfang an eine Sepsistherapie erhalten. Am 2. Tag nach Therapiebeginn wird das CRP kontrolliert. Haben sich die Entzündungsparameter (Fieber, Schmerz, CRP) schon deutlich zurückentwickelt, so wird weiter konservativ behandelt. Ist dies bis zum 5. Tag nach Therapiebeginn nicht der Fall, so muß operiert werden [21]. Präoperativ wird ein Szintigramm angefertigt, um eventuelle Zusatzherde zu eruieren.

Die **operative Behandlung** muß adäquat erfolgen, d.h., der ossäre Abszeß muß ausgeräumt und sämtliche nekrotischen Anteile rigoros entfernt werden! Dieses Material sollte nicht nur histologisch, sondern (wie alle Biopsien, bei denen differentialdiagnostisch an eine Osteomyelitis gedacht werden muß) v. a. bakteriologisch untersucht werden. Eine Spüldrainage erübrigt sich. Wir haben in den letzten 20 Jahren in keinem Fall Gentamycinketten eingelegt, da wir den Patienten den Zweiteingriff zur Entfernung ersparen wollten und weil die Kette gegenüber der ausgedehnten Nekrosektomie keine Vorteile bietet. Hat man im Frühstadium einer Osteomyelitis mit der adäquaten Antibiotikabehandlung begonnen, so gelingt es in über 80% der Fälle, die Osteomyelitis alleine mit der Antibiotikabehandlung definitiv auszuheilen. Befindet sich die Knocheninfektion aber schon in einem protrahierten Stadium, muß operativ vorgegangen werden. Das Problem besteht nur darin, daß es keine prospektiven Parameter für die Charakterisierung eines protrahierten Stadiums gibt. Dies ist nur aus dem Verlauf heraus zu eruieren. Keinesfalls sollte man versuchen, die Operation durch eine länger dauernde Medikamentengabe zu ersetzen.

Damit stellt sich die Frage nach der **Dauer der Antibiotikabehandlung**. In der Literatur schwanken die Angaben dazu erheblich [13, 19, 26, 29]. In den meisten Fällen wird einer langen intravenösen Behandlung samt enteraler Niederdosierungsnachbehandlung das Wort geredet. Dies ist zweifelsohne historisch zu erklären: Zum einen stand als Entzündungsparameter lediglich die Senkung – ein schwerfälliger und langsamer Parameter – zur Verfügung, bis zu deren Normalisierung man üblicherweise behandelt hatte. Zum anderen hatte man es früher häufig mit protrahierten oder chronischen Situationen zu tun, die in jedem Fall nur mit einer langen Antibiotikabehandlung ausheil- oder zumindest inaktivierbar waren. Kommt der Patient *frühzeitig* zur Behandlung, wird der Verdacht auf die Erkrankung rechtzeitig geäußert und beginnt somit die Therapie zeitgerecht, so ist die Osteomyelitis mit Normalisierung der Entzündungsparameter (Fieber, Schmerz, CRP) ausgeheilt. Die parenterale Antibiotikabehandlung erfolgt dann bis zur Normalisierung des CRP, unabhängig davon, ob operiert werden mußte oder nicht. Dies ist meist nach 8–14 Tagen nach Behandlungsbeginn der Fall. Damit ist die eigentliche Behandlung der akuten hämatogenen Osteomyelitis beendet. Eine weitere enterale Antibiotikagabe entfällt. Nach Normalisierung des CRP werden die Antibiotika abgesetzt, der Patient wird nach Hause entlassen, und nach weiteren 8 Tagen wird eine erneute CRP-Kontrolle durchgeführt. Ist im protrahierten Stadium eine operative Sanierung notwendig, so gelten die gleichen Kriterien.

Ist das *chronische Stadium* schon eingetreten, können die Entzündungsparameter sowohl klinisch als auch labortechnisch (CRP und Senkung) normalisiert sein. Dann kann eine Kombination von rigoroser Operation und 6wöchiger parenteraler Antibiotikagabe, kombiniert mit hyperbarer Sauerstoffbehandlung, den Zustand derart inaktivieren, daß zumindest in den folgenden Jahren kein Rezidiv erwartet werden muß.

Grundsätzlich ist *keine Ruhigstellung* der betroffenen Extremität notwendig [22]. Lediglich zur Schmerzbehandlung kann anfänglich eine Gipsschiene notwendig sein. Prinzipiell wird funktionell, u. U. mit passiver Bewegungsschiene behandelt. Wenn immer möglich wird das Kind (auch bei liegender Infusion) mobilisiert. Sind die unteren Extremitäten betroffen, so erfolgt die Mobilisation an Stöcken ohne Belastung. Mit abnehmenden Schmerzen kann dann zunehmend belastet werden.

Nachkontrollen

8 Tage nach Absetzen der Antibiotika (und Entlassung des Patienten nach Hause) wird das CRP nochmals ambulant nachkontrolliert. Bleibt es normal, ist der Patient weiterhin beschwerdefrei und stellen sich keine unklaren Fieberschübe ein, so genügen klinische Nachkontrollen anfänglich in Viertel-, später in Halbjahresabständen bis zu 2 Jahren nach Erkrankungsbeginn. Diese sind einerseits notwendig, um (v. a. an den unteren Extremitäten) die Folgen stimulativer Wachstumsstörungen zu erfassen, andererseits um den Verdacht auf ein Rezidiv auszuräumen. War primär ein ossärer Osteolyseherd sichtbar, so sollte nach einem halben Jahr mit der Röntgenkontrolle das spontane Auffüllen des Herdes bestätigt werden. Ist dies noch nicht geschehen, muß u. U. nach einem weiteren halben Jahr nochmals geröntgt werden.

Postinfektiöse Deformitäten

Nach jedem Infekt im Bereich des wachsenden Skeletts ist mit einer stimulativen Wachstumsstörung zu rechnen. Die Folgen sind (wie auch posttraumatisch) vom Alter des Patienten abhängig (s. auch Abschn. 4.1). In jedem Fall resultieren dabei Längenalterationen, die klinisch nicht immer (und wenn, dann nur an den unteren Extremitäten) bedeutungsvoll sein müssen. Kommt es nach chronischen Verläufen zum vorzeitigen partiellen oder totalen Verschluß einer Fuge, so richtet sich die Therapie der Deformität nach dem Alter und den Beschwerden des Patienten. Ein allgemein anwendbares Schema läßt sich nicht erstellen.

> ! Wir wollen nicht vergessen, daß es das wichtigste Ziel sein muß, die Osteomyelitis so früh wie möglich zu erkennen und zu behandeln, um chronische Verläufe mit der Gefahr von Rezidiven und Defektheilungen unbedingt zu vermeiden!

4.3.1.2 Primär chronische Osteomyelitis

Ätiologie

Die eigentliche Ursache ist unklar. Es ist anzunehmen, daß analog zur akuten hämatogenen Osteomyelitis eine Aussaat von Keimen durch die Blutbahn in die Metaphysen stattfindet. Bei der primär chronischen Osteomyelitis scheint jedoch, im Gegensatz zu den akuten Formen, ein anderes Verhältnis zwischen Immunabwehr und Pathogenität der Keime zu herrschen, so daß es primär zur lokalen Eingrenzung der Entzündung, evtl. mit Abkapselung des Herdes ohne Abszedierung und generalisierte Erkrankungssymptome, kommt. Der weitere Verlauf scheint von noch unbekannten immunologischen Reaktionen geprägt zu sein. Einerseits kann die Osteomyelitis spontan ohne jegliche Spätfolgen ausheilen. Andererseits kann es zu multifokalen Entzündungsmetastasen mit Chronifizierung des Verlaufes kommen, ohne daß ein Keim nachweisbar wäre. Insgesamt sind bei den chronischen unifokalen Osteomyelitiden nur in etwa 20 % Keime nachweisbar, deren Spektrum in etwa demjenigen der akuten hämatogenen Osteomyelitis entspricht. Bei einem Teil der Fälle dominieren im mikroskopischen Präparat die Plasmazellen. Diese Form wird auch als *plasmazelluläre Osteomyelitis* bezeichnet. Ein besonderer Verlauf ist mit diesem histologischen Bild jedoch nicht verbunden.

Lokalisation, Wachstumsprognose

Analog zu den akuten hämatogenen Osteomyelitiden sind auch hier die Metaphysen bevorzugt, und zwar insbesondere der Bereich des oberen Sprunggelenkes, gefolgt von den knienahen Metaphysen. Die *Wachstumsprognose* ist von der jeweiligen Form der Osteomyelitis abhängig. An Wachstumsstörungen tritt v. a. die Stimulation auf, während die Hemmung sehr selten ist.

Klinik, Diagnostik

Das Bild der primär chronischen Osteomyelitiden ist bunt und völlig unspezifisch. Oft macht ein „Pseudo"- oder Minitrauma erst auf die unterschwellig schon vorher vorhandenen Schmerzen aufmerksam. Außer in den Fällen mit spontaner Abheilung nehmen die Beschwerden meist kontinuierlich, aber nicht dramatisch zu, so daß die diagnostische Abklärung oft erst spät erfolgt. Die **Diagnostik** darf sich nicht auf labortechnische und radiologische Untersuchungen beschränken. Beweisend ist die *Biopsie*! Da üblicherweise eine generalisierte Reaktion des Körpers auf die Erkrankung fehlt, zentriert sich die primäre Diagnostik auf den lokalen Bereich. Ist bei zunehmenden, unspezifischen Schmerzen und/oder Schwellungen im Bereich des Bewegungsapparates im **Röntgenbild** in beiden Ebenen kein osteolytischer Herd sichtbar, so sollte primär eine symptomatische Schmerztherapie durchgeführt werden. Diese besteht in einer Ruhigstellung, u. U. begleitet von der Gabe von Antiphlogistika. Nimmt die Symptomatik während dieser Therapie (für maximal 14 Tage) weiterhin zu, so ist eine erneute

Röntgenkontrolle indiziert. Wird dabei ein osteolytischer Herd entdeckt, so ist – wie wenn primär schon eine pathologische Veränderung sichtbar wäre – die Indikation zur Biopsie zu stellen. Präoperativ muß ein **Szintigramm** zum Ausschluß weiterer biopsiebedürftiger Herde durchgeführt werden. Besteht aufgrund des radiologischen Befundes auch nur der geringste Verdacht auf einen malignen Tumor, so muß die übliche Tumorabklärung mit *CT, MRT* und anschließender *Biopsie* erfolgen. Das präoperativ durchgeführte **Labor** (Differentialblutbild, BKS, CRP, Immunserologie) ergänzt die Diagnostik, ist aber nicht spezifisch. Es ist die **Differentialdiagnose** jedes osteolytischen Herdes mit und ohne zusätzliche periostale Reaktion in Betracht zu ziehen, angefangen bei der Langerhans-Zellhistiozytose über nicht-ossifizierende Fibrome, Enchondrome, juvenile Knochenzysten bis hin zu malignen Tumoren (wie dem Ewing-Sarkom), die v. a. bei Arrosion der Kortikalis und Periostreaktionen mit in Erwägung gezogen werden müssen.

Therapie

> ! Zielsetzung: Die Erkrankung muß ohne kosmetische oder funktionelle Spätschäden so schnell wie möglich und definitiv ausheilen. Dazu muß sie adäquat operativ behandelt werden.

Die Therapie der primär chronischen Osteomyelitis besteht in der *Biopsie*, in deren Rahmen der Herd radikal ausgeräumt werden muß. Das Material wird einerseits zur histologischen, andererseits zur bakteriologischen Untersuchung gegeben. Keines der beiden Präparate darf in Formalin fixiert werden, da einerseits immunhistochemische Abklärungen (z. B. wenn es sich wider Erwarten doch um einen Tumor handelt), andererseits die bakteriologischen Untersuchungen nicht unmöglich gemacht werden dürfen. Eine Spüldrainage erübrigt sich ebenso wie lokal oder systemisch verabreichte Antibiotika. Läßt sich ein Keim isolieren, so wird postprimär eine gezielte, intravenöse, hochdosierte Antibiotikatherapie in die Wege geleitet. Wir applizieren diese für 5 Tage lang. Die optimale Zeitdauer läßt sich nicht festlegen, da die Entzündungsparameter primär meist normal sind und nicht als Verlaufsparameter genutzt werden können.

> ! Bei der *akuten hämatogenen Osteomyelitis* wird die Antibiotikabehandlung durch eine Operation ergänzt. Bei der *primär chronischen Osteomyelitis* ist es umgekehrt.

Nachbehandlung

Das Kind wird in jedem Fall funktionell, u. U. auf einer Bewegungsschiene, nachbehandelt. Lag die Läsion im Bereich der unteren Extremitäten, so wird der Patient an Stöcken ohne Belastung der betroffenen Seite mobilisiert. Je nach Ausmaß des postoperativen Defektes wird dann innerhalb der ersten 5 oder 8 Tage langsam mit zunehmender Belastung begonnen. Wurden im primären Eingriff nicht alle Nekrosen entfernt, ist der ossäre Defekt von Keimen superinfiziert und kommt es im weiteren Verlauf zu lokalen Reizerscheinungen oder Abszeßbildungen, so muß unverzüglich nachrevidiert und eine radikale Nekroseresektion vorgenommen werden (Abb. 4.21). War diese ausgedehnt genug, erübrigt sich sowohl die Anlage einer Saugspül-Drainage als auch die Einlage von Gentamycinketten.

Nachkontrollen, postinfektiöse Deformitäten

Weitere klinische und radiologische Kontrollen in Abständen von 6–8 Wochen sollen garantieren, daß der ossäre Defekt nicht superinfiziert ist und sich langsam spontan wieder auffüllt. Hat sich der Herd verkleinert, so kann je nach Ausmaß der Läsion mit voller Belastung begonnen werden. Unter Umständen muß dann nach weiteren 6–8 Wochen nochmals geröntgt werden, um den weiteren spontanen Verschluß des Defektes zu dokumentieren. Je nach Ausmaß des Restbefundes muß dann nach 6–12 Monaten nochmals eine Röntgenkontrolle durchgeführt werden. Szintigraphische Kontrollen halten wir für nicht notwendig, da der Regenerationsprozeß lange anhalten kann und dementsprechend noch nach 6–12 Monaten ein erhöhter Uptake festzustellen ist. Dieses darf jedoch nicht mit einem Rezidiv verwechselt werden. Es muß mit einem Leukozytenszintigramm differenziert werden, das aber nur dann indiziert ist, wenn auch die Klinik für ein Rezidiv spricht. Handelt es sich um einen großen ossären Defekt, der sich innerhalb eines Vierteljahres nicht spontan verkleinert, so muß evtl. eine Spongiosaplastik durchgeführt werden. Die *Spätkontrolle* 2 Jahre nach Erkrankungsbeginn soll mögliche *Beinlängendifferenzen* erfassen und andere klinische Deformitäten ausschließen. Als *postinfektiöse Deformitäten* kommen vor: diaphysäre Deformierungen mit inaktiven Herden etc., stimulative Wachstumsstörungen mit Längenalterationen und direkte partielle oder vollständige Fugenschädigung (selten).

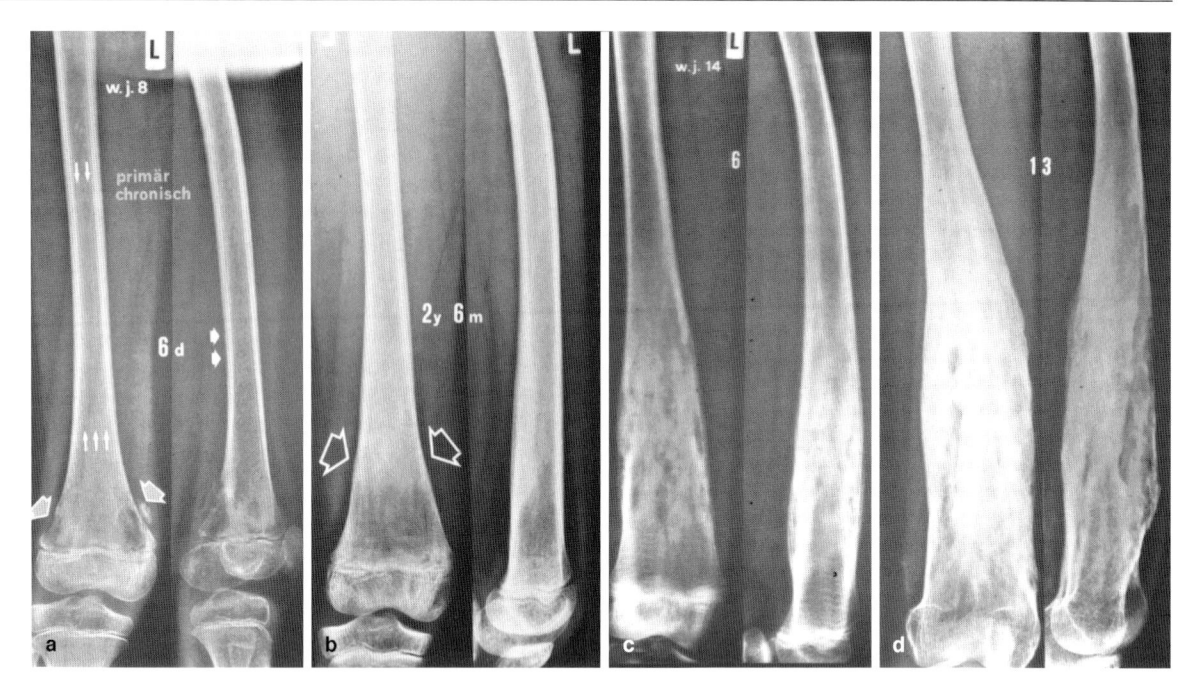

Abb. 4.21 a–d. *Verlauf einer unspezifischen primär chronischen Osteomyelitis:* **a** 8jähriges Mädchen mit spontan auftretenden Schmerzen im Bereich des knienahen Oberschenkels links ohne Fieber. Erst nach 6 Tagen zunehmender Schmerzen wird ein Röntgenbild angefertigt, das eine metaphysäre Lysezone im distalen Femurbereich zeigt. Es wird primär antibiotisch behandelt. Da sich die Symptomatik nicht zurückbildet, wird nach 2 Wochen eine (subtotale) operative Ausräumung durchgeführt. Es kann kein Keim gefunden werden. Nach 4 Wochen Entlassung bei Beschwerdefreiheit. **b** Nach 2 Jahren zeigt das Röntgenbild eine Verdickung des distalen Femurs. **c** 6 Jahre nach der Erstbehandlung zeigt der gesamt distale Bereich des Femurs deutliche Veränderungen im Sinne einer Chronifizierung der Osteomyelitis. Nach mehrmaliger operativer (subtotaler) Nekroseentfernung kann eine Inaktivierung des Befundes erreicht werden. **d** Nach 13 Jahren ist die Patientin subjektiv beschwerdefrei. Ein späteres Wiederaufflackern des Befundes ist jedoch nicht auszuschließen

4.3.1.3
Chronische multifokale Osteomyelitis

Eine Sonderform der chronischen Osteomyelitis ist das u. U. sekundäre multifokale Auftreten von entzündlichen Herden. Diese können an jedem Knochen vorkommen (Abb. 4.22). Die Metaphysen der langen Röhrenknochen sind bevorzugt betroffen, aber auch Wirbelkörper (Vertebra plana!), die sternalen Klavikulaenden, das Iliosakralgelenk oder die Mandibula können beteiligt sein [4, 18, 34]. Klinisch bestehen lokale Schmerzen ohne wesentliche Allgemeinsymptome und Laborveränderungen. Oft ist als einziger Laborbefund eine (mäßige) Senkungserhöhung nachweisbar. Die Beschwerden können intermittierend abklingen, um dann erneut an gleicher oder anderer Stelle wieder aufzutreten (*chronische multifokale rekurrierende Osteomyelitis*). Zwischen diesen Episoden können Tage bis Monate, selten sogar Jahre liegen. Gelegentlich können auch Hautveränderungen wie Pustulosis palmarum et plantarum, Psoriasis oder Akne *vor, zusammen, mit* oder auch *nach* Manifestation der Knochenschmerzen auftreten. Dieses Krankheitsbild wird v. a. als SAPHO-Syndrom (*S*ynovitis, *A*kne, *P*ustulosis, *H*yperostosis, *O*steomyelitis) bezeichnet [17]. Das *Szintigramm* hilft, die einzelnen Herde zu finden. Die Diagnose muß durch *Biopsie* gestellt werden. Dabei sollte immer eine bakteriologische Untersuchung des Biopsiematerials erfolgen, auch wenn ein Keimnachweis fast nie gelingt [4]. Das histologische Bild ist völlig unspezifisch und kann von einer akuten, granulozytenreichen Entzündung über chronische, lymphoplasmazelluläre Infiltrate bis zur Markraumfibrose und Osteosklerose mit nur sehr wenig Entzündungszellen reichen [31]. Die wichtigste **Differentialdiagnose** ist die Langerhans-Zellhistiozytose (s. Abschn. 4.5.2). Die **Prognose** ist gut. Die **Therapie** besteht in der Gabe von nicht-steroidalen Analgetika. Antibiotikagaben sind nicht sinnvoll. Eine operative Therapie ist nur bei zunehmenden klinischen Symptomen, bei Frakturgefährdung oder Gelenkbeteiligung indiziert [4]. Die Läsionen können nach einigen Jahren spontan ausheilen [33, 39].

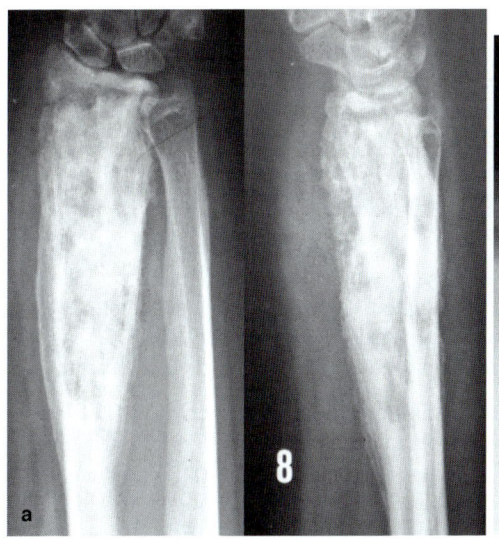

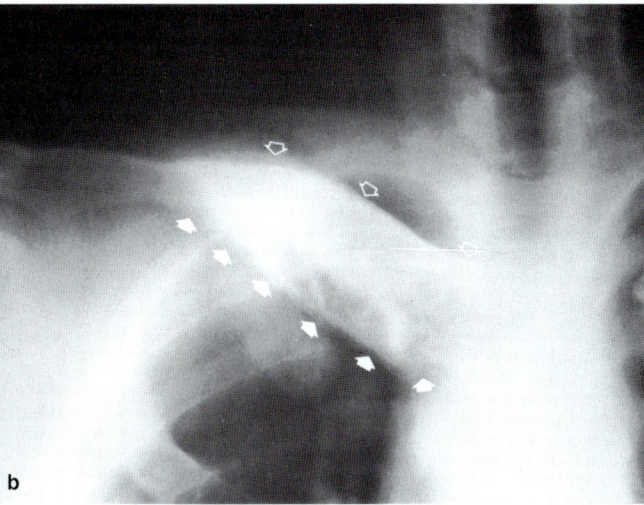

Abb. 4.22 a, b. *Pseudotumoröse multifokale Osteomyelitis* bei 14jähriger Patientin. **a** Chronische diffus sklerosierende Osteomyelitis am rechten Vorderarm, 8 Monate nach Krankheitsbeginn. **b** Osteomyelitischer Herd an der Klavikula bei der gleichen Patientin. Weitere Herde waren bei diesem Mädchen am Gesichtsschädel und an der proximalen Tibia lokalisiert

4.3.1.4
Tuberkulose

Die Infektion mit Mycobacterium tuberculosis ist in Mitteleuropa selten geworden, nachdem sie Anfang des Jahrhunderts noch die häufigste Todesursache war. Neben der Lunge sind Knochen und Gelenke typische **Lokalisationen** für tuberkulöse Herde. Sehr typisch ist der Befall der *Finger* bzw. der Metakarpalia bei Kindern unter 5 Jahren (sog. *Spina ventosa*). Eine weitere Prädilektionsstelle ist die Wirbelsäule [14, 30, 37]. Hier kann die Tuberkulose zu einem Zusammensintern der Wirbelkörper mit schweren Gibbusbildungen führen. Es kann sich auch ein Abszeß bilden, der sich entlang des M. psoas ausbreitet. Die *Gelenktuberkulose* tritt typischerweise monoartikulär in den großen Gelenken auf. Sie führt zu Schmerzen, Schwellung, Ergüssen, Kontrakturen und schließlich zur Destruktion des Gelenkes. Für die **Diagnose** ist stets eine Biopsie erforderlich. Das *Labor* ist uncharakteristisch. Die direkte bakteriologische Untersuchung bringt keinen Keimnachweis. Die *Histologie* kann die tuberkulösen Granulome zeigen und oft auch säurefeste Stäbchen nachweisen. Bei negativem Direktpräparat muß das Kulturresultat abgewartet werden. Durch neuere Verfahren kann die Zeit bis zur definitiven Diagnosestellung und Resistenzprüfung auf 2 bzw. 3 Wochen verkürzt werden. In neuester Zeit wird auch die PCR („*polymerase chain reaction*"), ein gentechnisches Verfahren, erfolgreich zum Keimnachweis eingesetzt [11].

> ! Das größte diagnostische Problem bei der Tuberkulose besteht heute darin, daß man nicht daran denkt!

Die **Therapie** besteht in einer spezifischen Antibiotikabehandlung mit einer Kombination von Rifampicin und Isoniacid über 9–12 Monate. Die Spondylitis tuberculosa muß stets auch operativ behandelt werden mit Débridement des befallenen Wirbelkörpers und ggf. Abstützung mit einem autologen Knochenspan.

4.3.1.5
BCG-Osteomyelitis

Seit der Einführung der BCG-Schutzimpfung gegen die Tuberkulose werden gelegentlich chronische Osteomyelitiden beobachtet, die durch die abgeschwächten Erreger des Impfstoffes hervorgerufen werden. Die BCG-Osteomyelitis entsteht meist in der Metaphyse des Röhrenknochens, der dem Ort der Impfung am nächsten gelegen ist [12]. Sie beginnt innerhalb von 4 Jahren nach der Impfung und kann lokale Schmerzen verursachen, jedoch keine allgemeinen Infektzeichen. Das Röntgenbild kann an einen Tumor erinnern (Abb. 4.23). Histologisch findet man tuberkulöse Granulome. Nach Kürettage heilt der Herd in der Regel folgenlos aus.

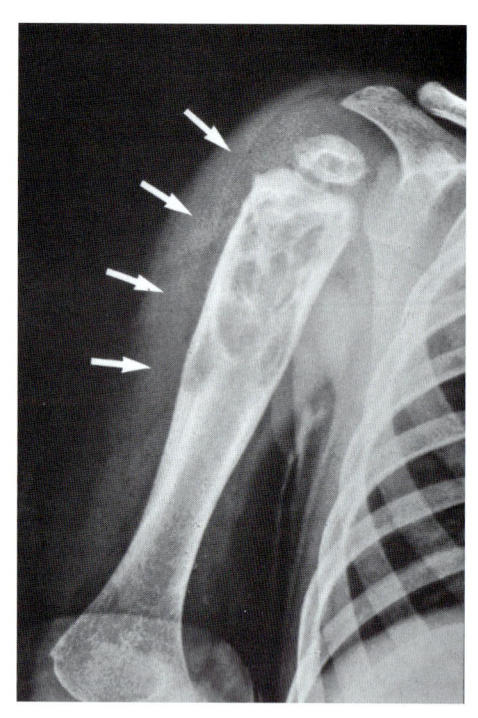

Abb. 4.23. 2jähriger Junge mit *BCG-Osteomyelitis* am rechten Humerus

4.3.1.6
Exogene Osteomyelitis

Definition und Ätiologie, Vorkommen

Im Gegensatz zu den hämatogen entstandenen Osteomyelitiden wird bei den exogenen Formen der Infekt direkt, d. h. durch äußere Wunden an den Knochen herangetragen. Ursache dafür sind schwere offene Verletzungen, penetrierende, insuffizient behandelte, verschmutzte Hautwunden, eitrige Bursitiden und Operationen. Die Keime sind meistens *Staphylokokken*. Es kann jedoch auch zu Infektionen mit allen anderen Keimen kommen. Exakte *Häufigkeitsangaben* existieren in der Literatur nicht. Die exogene Osteomyelitis ist aufgrund der guten Infektabwehr des Kindes selten. Auch wenn generell mit einer postoperativen Infektrate von 1–2 % zu rechnen ist, so entwickelt sich nur bei einem Bruchteil eine Osteomyelitis. Bei offenen Frakturen muß in 3 % der Fälle mit tiefen Infekten gerechnet werden [15].

Klinik, Diagnostik und Therapie

Die Klinik weist schon früh auf einen Infekt hin. Erhöhte Temperaturen während 2 Tagen unmittelbar postoperativ oder posttraumatisch sind noch unverdächtig. Steigt das Fieber jedoch am 3. Tag oder später, kombiniert mit zunehmendem Wundschmerz oder -rötung, an, so muß so lange von einer lokalen Infektion ausgegangen werden, bis das Gegenteil bewiesen ist.

Auf keinen Fall darf durch postoperative Antibiotikagabe die Diagnose verschleiert werden. Eine *präventive Antibiotikagabe* vor der Operation ist indiziert bei:

- drittgradig offenen Frakturen,
- orthopädischen Operationen, bei denen Metall implantiert wird,
- allen Operationen, die länger als 2 h dauern.

Das Antibiotikum (ein Cephalosporin der 1. Generation, z. B. Cefazolinum = Keflex 1 g i.v.) wird unmittelbar vor der Operation appliziert. Gegebenenfalls kann die Gabe nach 4 h wiederholt werden, wenn die Operation länger dauert.

> ! Postoperativ gibt es keine „präventive Antibiotikabehandlung".

Die beste *Prävention* ist die adäquate chirurgische Behandlung. Diese besteht zum einen in dem konsequenten Débridement bei schweren Quetschverletzungen und offenen Frakturen, zum anderen in einem konsequenten atraumatischen Operieren. Steigt das *Fieber* am 3. postoperativen Tag oder später an, so untersuchen wir die Laborparameter. CRP und Blutsenkung sind zu diesem Zeitpunkt wegen der Operation stets erhöht, ein weiteres Ansteigen im Verlauf ist jedoch für die Infektion beweisend. Die Klinik (Schmerzen, Rötung) weist oft schon auf die lokale Infektion hin. Aus dem Wundabstrich werden bakteriologische Proben abgenommen. Eine *Ultraschalluntersuchung* kann eine Flüssigkeitsansammlung nachweisen. Ist eine solche vorhanden, so sollte stets eine *operative Revision* durchgeführt werden. Wird ein Keim gefunden, so wird aufgrund der Resistenzprobe eine adäquate *Antibiotikatherapie* bis zur Normalisierung der Infektparameter appliziert. Kann kein Keim nachgewiesen werden (was bei nosokomialen Infekten mit Staphylococcus epidermidis oder anderen langsam wachsenden Bakterien häufig ist), so wird ungezielt antibiotisch mit einem breiten Spektrum in maximaler Dosierung behandelt (z. B. mit einem Breitbandpenicillin und einem Aminoglykosid). *Chronische Infekte bei liegenden Implantaten*, die nicht entfernt werden dürfen (z. B. Tumorprothesen), können mit einer Kombination von Chinolonen (z. B. Ciprofloxacin = Ciproxin) und Rifampicin (= Rimactan) häufig erfolgreich behandelt werden, sei es, daß die Infektion ausheilt, sei es, daß sie wenigstens unter Kontrolle bleibt und sich nicht ausbreitet. Eine solche Therapie muß oft jahrelang durchgeführt werden.

4.3.2 Septische Arthritis

Anatomische Besonderheiten

Die Durchblutung der Epiphysen weist bis zum 3. Lebensjahr ein anderes Muster auf als danach. Bis etwa zum 3. Lebensjahr werden die Epiphysen durch fugenkreuzende Gefäße ernährt, wogegen Epiphyse und Metaphyse später durch je ein eigenständiges, voneinander weitgehend unabhängiges Gefäßsystem versorgt werden. Bis zum 3. Lebensjahr muß man damit rechnen, daß metaphysäre Infekte den Weg via transepiphyseale Gefäße leichter in das Gelenk nehmen, als dies bei älteren Kindern der Fall ist.

Ätiologie, Vorkommen

Die Ätiologie ist nahezu die gleiche wie bei der akuten hämatogenen Osteomyelitis. Durch Bakteriämie werden Keime entweder direkt in die Synovialis verschleppt oder via Metaphyse in das Gelenk. Auch nahegelegene Osteomyelitisherde können zuerst zu einem Erguß (anfänglich ohne Keime), später durch Penetration oder Perforation zur sekundären Infektion des Gelenkes führen. Die Keimverteilung entspricht derjenigen der Osteomyelitis mit der gleichen Altersabhängigkeit. Die *Häufigkeitsangaben* entsprechen denen der akuten Osteomyelitiden (s. Abschn. 4.3.1.1). Auch wenn jedes Gelenk betroffen sein kann, stehen an erster Stelle die großen Gelenke der unteren Extremitäten (Hüfte, Knie), gefolgt von Ellbogen und oberem Sprunggelenk.

Wachstumsprognose

Der durch die Fugen wandernde Infekt kann einmal zu infektbedingten Epiphysenlösungen mit der Möglichkeit der Fugenschädigung führen. Zum anderen ruft jeder im Gelenk angesiedelte Infekt auf die Dauer direkte und indirekte Schädigungen des Knorpels hervor, die irreversibel sind. Unter Umständen findet v. a. bei Säuglingen noch ein gewisses Remodelling des Gelenkes und ein Wiederaufbau des Knorpels im Sinne eines hyalinen Ersatzknorpels statt, was jedoch für den Einzelfall nie exakt vorausgesagt werden kann. Bei jedem länger andauernden Gelenkinfekt (mehr als 4 Tage [3]) muß daher sowohl mit der Möglichkeit direkter Gelenkschäden als auch von Wachstumsstörungen mit entsprechenden Folgen im Bereich der Fuge gerechnet werden. Dazu gesellen sich Narbenprobleme und Inkongruenzen des Gelenkes, die v. a. an der Hüfte zu sekundären Luxationen führen können.

Klinik

Bei Säuglingen kann die septische Arthritis ohne Fieber beginnen. Das Kind ist vom gesamten Allgemeinzustand her jedoch meist krank und weist ein septisches Aussehen auf. Bei älteren Kindern ist das Fieber als Leitsymptom neben dem Gelenkerguß häufiger, doch nicht obligatorisch. Ungefähr 10–15 % aller septischen Arthritiden beginnen primär ohne Fieber. Im Vordergrund der klinischen Beschwerden steht eine spontan einsetzende schmerzhafte Bewegungseinschränkung des betroffenen Gelenkes. Handelt es sich um die unteren Extremitäten, weist spontanes Hinken auf eine Gelenkalteration hin. Mitunter wird die Anamnese verfälscht, wenn die Spontaneität des Krankheitsbeginnes durch echte oder scheinbare Traumata überlagert wird. Die Symptomatik ist immer zunehmend.

Diagnostik und Therapie

> ! Zielsetzung: Die Erkrankung muß ohne kosmetische oder funktionelle Spätschäden so schnell als möglich und definitiv ausheilen. Dazu muß sie früh erkannt und adäquat konservativ *sowie* adäquat operativ behandelt werden.

Bei allen fiebrigen Patienten mit Schwellung und Schmerzen im Bereich eines Gelenkes muß der Gelenkerguß gesucht und *notfallmäßig punktiert* werden. Die Punktion dient einerseits der Diagnostik, andererseits der Therapie. In den meisten Fällen kann ein Erguß im Knie, im oberen Sprunggelenk und im Ellbogen klinisch diagnostiziert werden. Im Zweifelsfall ist – wie stets an der Hüfte – die Diagnose des Ergusses mit Hilfe des *Ultraschalls* zu erstellen. Erst wenn der Erguß diagnostiziert ist und die Vorbereitungen für die Punktion in Allgemeinnarkose laufen, werden alle übrigen Untersuchungen wie bei einem Verdacht auf eine akute hämatogene Osteomyelitis durchgeführt: *Labor:* 3 Blutkulturen in Abständen von 30 min, BKS, CRP, Differentialblutbild. Ein *Röntgenbild* wird zum Ausschluß eines gelenknahen osteolytischen Herdes angefertigt. Nur wenn das Punktat klar ist, wird die Bakteriologie ohne weiterführende Therapie abgewartet. Ist das Punktat hingegen trüb oder gar eitrig, wird in gleicher Narkose die eigentliche lokale **Therapie** eingeleitet: Die *arthroskopische Spülung* [6]. Der aspirierte Eiter wird bakteriologisch auf Anaerobier und Aerobier untersucht. Wir sind davon abgekommen, das Gelenk zu arthrotomieren und eine Spüldrainage einzulegen, da diese lediglich im Gelenk eine Straße spült und nicht das gesamte Gelenk. Mit der arthroskopischen Spülung wird das Gelenk überall ausgiebig – je nach Größe des Gelenkes – mit 500–1 000 ml Flüssigkeit gespült. Nur wenn bei der arthroskopischen Beurteilung des Gelenkes schon schwere Destruktionen des Knorpels (mit im Gelenk frei flottierenden Knorpelresten und -anteilen) feststellbar und diese auf arthroskopischem Wege nicht zu entfernen sind, sehen wir die Indikation zur Arthrotomie, um eine ausgedehnte Gelenktoilette vorzunehmen. Hand in Hand mit dieser Lokaltherapie geht die *antibiotische intravenöse Behandlung*, und zwar entweder gezielt nach Resistenzprüfung, oder ungezielt mit einer Zweierkombination, die ein breites Spektrum abdeckt. Am 2. Tag nach Behandlungsbeginn bleibt der Patient anfänglich nüchtern, das CRP wird wiederholt, die Situation wird klinisch neu beurteilt, und evtl. wird nochmals ein Ultraschall durchgeführt. Ist die Gelenkbeweglichkeit weiterhin deutlich eingeschränkt, so wird – wenn sich der Rest- oder Rezidivguß klinisch oder im Ultraschall bestätigt – in Narkose die *arthroskopische Spülung* wiederholt. In hartnäckigen Fällen ist dieses Vorgehen nach weiteren 2 Tagen zu wiederholen, bis die Gelenkbeweglichkeit sich normalisiert hat, keine Schmerzen mehr bestehen und das CRP die Normwerte erreicht hat. Dies ist üblicherweise nach 14–20 Tagen der Fall. Die Normalisierung der Entzündungsparameter bedeutet dann – analog zur Therapie der akuten hämatogenen Osteomyelitis – die Beendigung der Antibiotikabehandlung.

Nachbehandlung, Nachkontrollen

Die Nachbehandlung erfolgt grundsätzlich funktionell und möglichst auf einer Bewegungsschiene. Ansonsten soll die spontane Beweglichkeit des Patienten durch physiotherapeutische Maßnahmen und adäquate Schmerzmedikation passiv unterstützt werden. Die Mobilisation des Patienten erfolgt unmittelbar postoperativ mit liegender Infusion. Ist eine untere Extremität betroffen, bleiben Kinder über 5 Jahren entlastet. Jüngere Kinder dürfen belasten und spontan bewegen. 8 Tage nach Absetzen der Antibiotikatherapie wird ambulant eine erneute CRP-Kontrolle durchgeführt. Werden normale Werte festgestellt, ist das Kind subjektiv beschwerdefrei und die Beweglichkeit des betroffenen Gelenkes frei, so wird eine weitere klinische Funktionskontrolle nach weiteren 4–6 Wochen verabredet. Ist auch dann die Beweglichkeit des Gelenkes normal und der Zustand reizlos, so kann der Patient seine sportliche Tätigkeit wieder aufnehmen. Weitere klinische Kontrollen in viertel- bis halbjährlichen Abständen über 2 Jahre lang sollen zum einen die bleibende freie Funktion des Gelenkes dokumentieren und zum andern beginnende Wachstumsstörungen ausschließen. Danach kann bei Symptomfreiheit die Behandlung abgeschlossen werden.

Postinfektiöse Deformitäten

Postinfektiöse Deformitäten bedeuten meistens komplexe und schwierige Behandlungsprobleme. Die weitgehende Destruktion eines Gelenks ist für ein Kind häufig eine Tragödie. Auch bei sehr schweren Kontrakturen sollte jedoch eine Versteifung eines Gelenks bei einem Kind nicht zu früh akzeptiert werden. Mit einer aggressiven, konsequenten und lange dauernden Mobilisations- und Bewegungstherapie gelingt es bei Kindern mit ihrer großen Potenz für das Remodellieren in vielen Fällen, weitgehend zerstörten Gelenken wieder eine Funktion zu geben. Hierzu sind mehrfache hydraulische Mobilisationen in Narkose, postoperative intensive Bewegungstherapie unter Analgesie mit Periduralkatheter und später eine langdauernde Physiotherapie notwendig (Abb. 4.24).

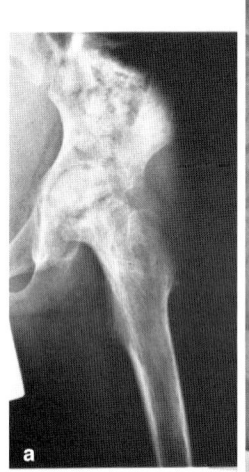

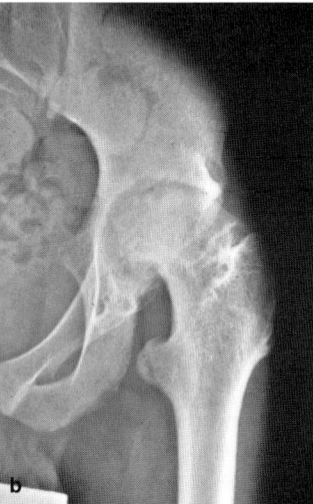

Abb. 4.24. a Zustand nach *eitriger Koxitis* bei 10jährigem Jungen mit völliger Destruktion des Gelenkknorpels und beginnender Femurkopfnekrose. **b** Im Alter von 16 Jahren nach *intensiver jahrelanger* Bewegungstherapie besteht eine mäßig starke Deformation des Femurkopfes, aber ein Gelenkspalt von weitgehend normaler Breite. Klinisch besteht eine ordentliche Beweglichkeit (nur die Rotationen und die Abduktion sind eingeschränkt), der Patient ist beschwerdefrei

Literatur

1. Armstrong DG, D'Amato CR, Strong ML (1993) Three cases of staphylococcal pyomyositis in adolescence, including one patient with neurologic compromise. J Pediatr Orthop 13: 452–5
2. Benjamin B, Khan MR (1994) Hip involvement in childhood brucellosis. J Bone Joint Surg (Br) 76: 544–7

3. Bennett OM, Namnyak SS (1992) Acute septic arthritis of the hip joint in infancy and childhood. Clin Orthop 281: 123-32
4. Carr AJ, Cole WG, Roberton DM, Chow CW (1993) Chronic multifocal osteomyelitis. J Bone Joint Surg (Br) 75: 582-91
5. Choi HI, Pizzutillo PD, Bowen R, Dragann R, Malhis T (1990) Sequelae und reconstruction after septic arthritis of the hip in infants. J Bone Joint Surg (Am) 72: 1150-65
6. Chung WK, Slater GL, Bates EH (1993) Treatment of septic arthritis of the hip by arthroscopic lavage. J Pediatr Orthop 13: 444-6
7. Cole WG (1991) The management of chronic osteomyelitis. Clin Orthop 264: 84-9
8. Craigen MAC, Watters J, Hackett JS (1992) The changing epidemiology of osteomyelitis in children. J Bone Joint Surg (Br) 74: 541-5
9. Daoud A, Saighi-Bouaouina A (1989) Treatment of sequestra, pseudarthrosis and defects in the long bones of children, who have chronic hematogenous osteomyelitis. J Bone Joint Surg (Am) 71: 1448-68
10. Exner GU (1980) Plasmacellular osteomyelitis in children. Clinical and radiological features, Follow-up. Z Kinderchir 31: 262-75
11. Frei R (1993) Neue Methoden zur Tuberkulose-Schnelldiagnostik. Schweiz Med Wochenschr 123: 147-52
12. Hefti F, Dick W (1985) BCG-Osteitis beim Kind - Fallbeschreibung. In: Weber U, Rettig H, Jungbluth H (Hrsg) Knochen- und Gelenktuberkulose. permed, Erlangen, S 104-5
13. Hoffman EB, de Beer J, Keys G, Anderson P (1990) Diaphyseal primary subacute osteomyelitis in children. J Pediatr Orthop 10: 250-4
14. Hoffman EB, Crosier JH, Cremin BJ (1993) Imaging in children with spinal tuberculosis. A comparison of radiography, computed tomography and magnetic resonance imaging. J Bone Joint Surg (Br) 75: 233-9
15. Hope PG, Cole WG (1992) Open fractures of the tibia in children. J Bone Joint Surg (Br) 74: 546-53
16. Howard CB, Einhorn M, Dagan R, Nyska M (1993) Ultrasound in diagnosis and management of acute haematogenous osteomyelitis in children. J Bone Joint Surg (Br) 75: 79-82
17. Kahn MF, Chamot AM (1992) Sapho syndrome. Rheum Dis Clin North Am 18 (1): 225-46
18. Kahn MF, Hayem F, Hayem G, Grossin M (1994) Is diffuse sclerosing osteomyelitis of the mandible part of the synovitis, acne, pustulosis, hyperostosis, osteitis (SAPHO) syndrome? Analysis of seven cases. Oral Surg Oral Med Oral Pathol 78: 594-8
19. Knudsen CJM, Hoffman EB (1990) Neonatal osteomyelitis. J Bone Joint Surg (Br) 72: 846-51
20. Krumins M, Kalnins J, Lacis G (1993) Reconstruction of the proximal end of the femur after hematogenous osteomyelitis. J Pediatr Orthop 13: 63-7
21. Laer L von, Wimmersberger A, Rudin C, Spöttl R, Illi OE, Spescha H, Laer M von (1984) Die Indikation zur operativen Behandlung der akuten hämtogenen, der primär chronischen und der posttraumatischen Osteomyelitis im Kindesalter. Z Kinderchir 39: (Suppl I) 64
22. Laer L von (1986) Die Bedeutung der Ruhigstellung für die Behandlung der akuten hämtogenen Osteomyelitis. In: Sauer H, Ritter G (Hrsg) Osteomyelitis und Osteitis im Kindesalter. Fischer, Stuttgart New York
23. Lauschke FHM, Frey CT (1994) Hematogenous osteomyelitis in infants and children on the Northwestern region of Namibia. J Bone Joint Surg (Am) 76: 502-10
24. Lennert K (1964) Pathologische Anatomie der Osteomyelitis. Verh Dtsch Orthop Ges 51: 27-64
25. Mazur JM, Ross G, Cummings J, Hahn GA Jr, McCluskey WP (1995) Usefulness of magnetic resonance imaging for the diagnosis of acute musculoskeletal infections in children. J Pediatr Orthop 15: 144
26. Paterson MP, Hoffman EB, Roux P (1990) Severe disseminated staphylococcal disease associated with osteitis and septic arthritis. J Bone Joint Surg (Br) 72: 94-7
27. Patzakis MJ, Wilkins J, Kumar J, Holtom P, Greenbaum B, Ressler R (1994) Comparison of the results of bacterial cultures from multiple sites in chronic osteomyelitis of long bones. A prospective study. J Bone Joint Surg (Am) 76: 664-6
28. Peters W, Irving J, Letts M (1992) Long-term effects of neonatal bone and joint infection on adjacent growth plates. J Pediatr Orthop 12: 806-10
29. Putz PA (1993) A pilot study of oral fleroxacin given once daily in patients with bone and joint infections. Am J Med 94: 177
30. Rajasekaran S, Soundarapandian S (1989) Progression of kyphosis in tuberculosis of the spine treated by anterior arthrodesis. J Bone Joint Surg (Am) 71: 1314-23
31. Reith JD, Bauer TW Schils JP (1996) Osseous manifestations of SAPHO (synovitis, acne, pustulosis, hyperostosis, osteitis) syndrome. Am J Surg Pathol 20: 1368-77
32. Ross ERS, Cole WG (1985) Treatment of Subacute Osteomyelitis in Childhood. J Bone Joint Surg (Br) 67: 443-8
33. Schuster T, Bielek J, Dietz HG, Behlohradsky BH (1996) Chronic recurrent multifocal osteomyelitis (CRMO). Eur J Pediatr Surg 6: 45
34. Suei Y, Tanimoto K, Taguchi A, Yamada T, Yoshiga K, Ishikawa T, Wada T (1995) Possible identity of diffuse sclerosing osteomyelitis and chronic recurrent multifocal osteomyelitis. One entity or two. Oral Surg Oral Med Oral Pathol Oral Radiol Endod 80: 401-8
35. Tudisco C, Farsetti P, Gatti S, Ippolito E (1991) Influence of chronic osteomyelitis on skeletal growth: Analysis at maturity of 26 cases affected during childhood. J Pediatr Orthop 11: 358-63
36. Unkila-Kallio L, Kallio MJ, Peltola L (1994) The usefulness of C-reactive protein levels in the identificaton of concurrent septic arthritis in children who have acute hematogenous osteomyelitis. A comparison with the usefulness of the erythrocyte sedimentation rate and the white blood-cell count. J Bone Joint Surg (Am) 76: 848
37. Upadhyay ss, Saji MJ, Sell P, Sell B, Hsu LC (1994) Spinal deformity after childhood surgery for tuberculosis of the spine. A comparison of radical surgery and debridement. J Bone Joint Surg (Br) 76: 91-8
38. Waldvogel FA, Medoff G (1970) Osteomyelitis: A review of clinical features, therapeutic considerations and unusual aspects (first of three parts). New Engl J Med 282: 198-206
39. Yu L, Kasser JR, O'Rourke E, Kozakewich H (1989) Chronic recurrent multifocal osteomyelitis. Associaton with vertebra plana. J Bone Joint Surg (Am) 71: 105-12

4.4
Juvenile rheumatische Arthritiden

Willst Du als Doktor
für das Rheuma-Kind was taugen
So denke stets an Hals und Augen ...

Definition

Bei der juvenilen rheumatischen Arthritis handelt es sich um eine entzündliche Erkrankung, die im Kindes- oder Jugendalter auftritt, eines oder mehrere Gelenke befällt, aber auch andere Organsysteme betreffen kann (insbesondere die Augen). Es erkranken eher die großen Gelenke und weniger die kleinen an Händen und Füßen wie bei der primär chronischen Form der Erwachsenen. Der Verlauf der Krankheit ist sehr unterschiedlich, bei 80 % der Patienten ist die Prognose gut (insbesondere bei mono- oder pauziartikulärem Befall).
Synonyme: Still-Krankheit
Englisch: Juvenile rheumatoid arthritis, juvenile chronic arthritis, Still's disease

Historisches, Vorkommen

Die systemische Form der Krankheit wurde 1897 durch G. F. Still beschrieben [150]. Die Inzidenz der juvenilen rheumatoiden Arthritis beträgt ca. 3–5 Neuerkrankungen auf 100 000 Jugendliche unter 15 Jahren [1, 19]. Es bestehen große geographische Unterschiede. In den nördlichen Ländern kommt die Krankheit gehäuft vor. Das Verhältnis von männlich zu weiblich beträgt 1:2,5.

Ätiologie

Als *ätiologische Faktoren* werden immunologische, genetische, klimatische, infektiöse und psychologische Faktoren diskutiert. Bei einem Teil der Kinder mit juveniler rheumatischer Polyarthritis, besonders bei schweren Formen, findet man *Anomalien im Immunsystem*, z. B. antinukleäre Antikörper oder auch eine Hypogammaglobulinämie. Auch Autoantikörper, abnorme Antigen-Antikörper-Komplexe und andere labormäßig eruierbare Anomalien kommen vor [17]. *Genetische Komponenten* spielen ebenfalls eine wesentliche Rolle. So beobachtet man zwar ein Nord-Süd-Gefälle in der Erkrankungshäufigkeit (die man mit dem Klima in Zusammenhang bringt), hingegen ist die Krankheit in jenen heißen Ländern ebenfalls verbreitet, in denen angelsächsische Bevölkerung dominiert (Neuseeland, Australien). In England mit dem feuchten kalten Klima ist die Krankheit besonders häufig. *Mikroorganismen* wie die Chlamydia trachomatis, die Yersinia enterocolitica und das Mycoplasma fermentans wurden als Ursache der juvenilen rheumatischen Polyarthritis ebenfalls diskutiert. Man fand eine bakterienspezifische, synoviale zelluläre Immunreaktion [149]. Diese Erkenntnisse sind allerdings noch nicht gesichert. *Psychologische Faktoren* scheinen bei der Manifestation der Krankheit ebenfalls eine Rolle zu spielen. Es wurde beobachtet, daß Kinder vor Ausbruch der Krankheit häufig in einer besonderen Streßsituation waren. Kinder mit juveniler rheumatischer Arthritis sind auch oft eher verschlossen und scheinen ihre Probleme und Konflikte wenig zu äußern.

Pathogenese

Die Krankheit beginnt mit einer Synovialitis. Die Gelenkschleimhaut wird ödematös und hypervaskularisiert. Es bildet sich ein Erguß, der mäßig reich an Leukozyten ist (v. a. Lymphozyten). Mit der Zeit proliferieren die synovialen Zellen, und die Synovialis wird dick. Sie bildet Knoten und Vorwölbungen, auch Zysten kommen vor. Später kommt es zur fibrinoiden Degeneration mit granulomatösen Veränderungen der hypertrophen Synovialis. Im weiteren Verlauf wird der subchondrale Knochen vom Rand her arrodiert. Der Knorpel wird beschädigt. Pannus breitet sich vom Knorpelrand über die Knorpelfläche aus und zerstört den hyalinen Knorpel. Im subchondralen Knochen bilden sich Zysten. Das ganze Gelenk ist hypervaskularisiert. Ein ähnliches Geschehen kann Auch im Bereich der Sehnenscheiden auftreten. Gelegentlich treten auch subkutane rheumatische Knoten auf.

Klassifikation

Juvenile rheumatische Arthritiden können in folgenden Formen auftreten:

A. Juvenile chronische Arthritiden:

1. *Systemische Form* (M. Still)
2. *Polyartikuläre Form:* mehr als 4 Gelenke befallen, antinukleäre Faktoren in 40 %, asymptomatische Iridozykliden
3. *Oligo- (pauzi-)artikuläre Formen:*
   - *Typ I:* Häufigste Form, oft antinukleäre Faktoren, oft Iridozyklitis
   - *Typ II:* HLA B 27-assoziierte Form, vorwiegend bei Jungen, später evtl. Spondylitis ankylosans (s. Kap. 3.1.12.3)

B. Rheumafaktor-positive juvenile rheumatische Arthritis: Erstmanifestation nach dem 10. Lebensjahr, kleine Gelenke befallen wie bei der chronischen Polyarthritis des Erwachsenen

C. Juvenile Psoriasis-assoziierte Arthritis.

Klinik

Die *systemische Form* der Erkrankung (ca. 30 % der Fälle) beginnt mit Fieber, Exanthem und polyartikulärer Arthritis. Herz, Leber, Milz und Lymphknoten können befallen sein. Schließlich entwickelt sich auch eine Iridozyklitis. Im Labor finden sich Anämie, Leukozytose sowie erhöhte Senkung. Antinukleärer Faktor und Rheumafaktoren sind meistens negativ. Die *Prognose* dieser Form ist schlecht, in 40 % der Fälle treten schwere Gelenkzerstörungen auf, in 1–2 % kommt es wegen dieser Erkrankung auch zum Tod. Bei der *polyartikulären Form* sind 5 oder mehr Gelenke betroffen. Die Krankheit beginnt akut oder schleichend mit einer symmetrischen Arthritis, obere und untere Gliedmaßen können befallen sein. Diese Patienten sind bei Krankheitsbeginn in der Regel bereits in der Adoleszenz, d. h. älter als 10 Jahre. In einer Untergruppe ist der Serumrheumafaktor negativ, in einer anderen positiv. Die *Prognose* ist bei negativem Serumrheumafaktor günstiger. Die Erkrankung dauert bei der polyartikulären Form länger als bei der oligoartikulären; die Körperbehinderung ist größer, die Prognose schlechter. *Nur ca. 25 % der Fälle heilen aus.* Die *oligoartikuläre Form* kommt am häufigsten vor (ca. 45 % der Fälle). Definitionsgemäß sollten weniger als 5 Gelenke betroffen sein. *Typ I:* In der mildesten Form besteht nur eine Arthritis ohne Augenbeteiligung, im Labor ist das HLA B 27 negativ. In dieser Gruppe tritt gehäuft eine Iridozyklitis auf, die in 10 % der Fälle zur Blindheit führen kann. Diese Form hat die beste *Prognose* für die Genesung. *Typ II:* Bei dieser Gruppe ist das HLA B 27 positiv. Diese Form kann sich in eine *ankylosierende Spondylitis* weiterentwickeln, die *Prognose* ist etwas weniger gut. Radiologische Befunde an den Iliosakralgelenken treten erst nach dem 20. Lebensjahr auf. Patienten mit der oligoartikulären Form sind in der Regel bei Beginn der Symptomatik jünger als 10 Jahre. Gesamthaft ist bei der oligoartikulären Form in 60 % der Fälle eine Remission zu erwarten. Bei der *Rheumafaktor-positiven juvenilen rheumatoiden Arthritis* sind Mädchen häufiger betroffen als Jungen, die Erstsymptomatik tritt an den Gelenken von Hände und Füßen auf, der IgM-Rheumafaktor ist positiv, und die Krankheit geht oft in die Erwachsenenform der *primär chronischen Polyarthritis* über. Die *juvenile Psoriasis-assoziierte Arthritis* manifestiert sich manchmal zuerst an den Gelenken, bevor Hautveränderungen auftreten, was die Diagnose erschwert. Die Krankheit verläuft bei Kindern ähnlich wie bei Erwachsenen.

Das *Leitsymptom* der juvenilen rheumatoiden Arthritis ist die entzündliche Synovialitis. Die Patienten klagen über mäßige, selten über heftige Schmerzen. Morgensteife oder Steifheit nach Inaktivität wird häufig angegeben. Die befallenen Gelenke schwellen an und zeigen Entzündungserscheinungen. Später treten chronische Gelenkergüsse auf. Bei der juvenilen rheumatoiden Arthritis steht die Gelenksteifigkeit im Vordergrund, im Gegensatz zur chronischen Polyarthritis der Erwachsenen, bei welcher Instabilität das dominierende Problem ist. Bei der systemischen Form treten auch Fieber und Exanthem auf. Das makuläre Exanthem ist lachsfarbig und befällt die zentralen Anteile des Rumpfes. Es verschwindet rasch wieder.

> ❗ Okuläre Veränderungen kommen bei 20 % der Fälle der oligoartikulären Form vor; eher selten sind sie dagegen bei der systemischen oder polyartikulären Form.

Bei schwerer systemischer Beteiligung kann eine *Amyloidose* auftreten, die selten ist, aber die wesentlichste Todesursache darstellt. Der Verlauf der Krankheit ist durch Phasen der Verschlimmerung und Remissionen gekennzeichnet.

Röntgenbefunde

In der frühen Phase beobachtet man v. a. die Weichteilschwellung. Bald tritt auch eine periartikuläre Osteoporose auf. Dabei handelt es sich um unspezifische Veränderungen. Im weiteren Verlauf der Krankheit ist eine Verschmälerung des Gelenkspaltes aufgrund der Destruktion des hyalinen Knorpels festzustellen. Im Gegensatz zur mechanisch bedingten *Arthrose* kommt es nicht zur subchondralen Sklerose, im Gegenteil, der Knochen ist in dieser Zone aufgrund der Osteoporose weniger röntgendicht (s. Abb. 3.317). Es findet sich auch nur eine relativ geringe osteophytäre Reaktion. Die Arthrose am *Hüftgelenk* (s. Abb. 3.228) ist konzentrisch und mit einer Protrusio acetabuli vergesellschaftet [9, 12]. Hingegen sind Arthrosezysten in den Epiphysen zu beobachten. Mit weiterem Fortschreiten der Krankheit bildet sich eine fibröse oder knöcherne Ankylose aus. Im Bereich der *Wirbelsäule* sind v. a. die Veränderungen an der HWS zu beachten, besonders die Erosion der Dens mit nachfolgender atlantoaxialer Subluxation. *Weitere bildgebende Untersuchungen* sind selten sinnvoll. Szintigraphien, Computertomogramme und die MRT-Untersuchungen bringen keine Informationen, aus denen therapeutische Konsequenzen abgeleitet werden können. Mit der Ultraschalluntersuchung kann evtl. ein Gelenkerguß nachgewiesen werden, was besonders am Hüftgelenk nützlich sein kann.

Differentialdiagnose

Gelenkergüsse kommen bei einer Reihe von Krankheiten vor, wie bei der *Hämophilie* oder der *eitrigen Arthritis*, aber auch bei anderen seltenen Krankheiten wie der *enthesiopathischen Arthritis*, der *Leukämie*, beim *Lupus erythematodes disseminatus* und beim *rheumatischen Fieber*. Auch muß eine traumatische Ursache ausgeschlossen werden. Als tumorähnliche Läsionen können die *pigmentierte villonodulöse Synovitis* und die *Gelenkchondromatose* ebenfalls chronische Ergüsse hervorrufen.

Prognose, Komplikationen

Bereits erwähnt wurden die *okulären Komplikationen*, die v. a. bei der oligoartikulären Form auftreten [21]. Stets müssen deshalb Kinder mit juveniler rheumatischer Arthritis einer *augenärztlichen Untersuchung* zugeführt werden. Nicht selten kommen aufgrund der Krankheit Wachstumsstörungen vor [8], und zwar lokal als Wachstumsstimulation oder häufiger als vorzeitiger Fugenverschluß. Es kann aber auch eine systematische Wachstumsverzögerung, v. a. aufgrund der Kortikosteroidbehandlung und der Inappetenz, festgestellt werden [26]. Eine wichtige Komplikation ist auch die *Beteiligung der HWS*, 30 % der Fälle sind davon betroffen [6]. Zwar entwickeln nur die wenigsten Patienten eine atlantoaxiale Subluxation mit neurologischen Störungen (Hyperreflexie und Klonus), dennoch ist auf dieses Problem sehr zu achten. *Vor jeder Intubation muß eine radiologische Abklärung der Halswirbelsäule vorgenommen werden*. Eine schwere Komplikation ist auch die Ausbildung einer *Hüftkopfnekrose* [14], die zwar selten vorkommt, aber zu einer dramatischen Verschlechterung der Hüftgelenkfunktion führt.

Therapie

Bei der adäquaten Behandlung dieser oft schwer behinderten Kinder müssen verschiedener Fachkräfte – Kinderärzte, (evtl. auch spezialisierte Kinderrheumatologen) Kinderorthopäden, Physiotherapeuten, Sozialarbeiterinnen und Augenärzte – zusammenarbeiten.

Konservative Therapie

Die *nicht-steroidalen Antirheumatika* sind das wichtigste Therapeutikum. Sehr wirksam ist die Azetylsalizylsäure in einer Dosierung von 60–100 mg/kg KG/Tag. Da sehr hohe Dosen gegeben werden müssen, ist das Naproxen in der Applikation angenehmer. Hier reichen 10–15 mg/kg KG/Tag. Als Nebenerscheinungen können Abdominalbeschwerden oder Ohrensausen auftreten. Magen- oder Darmgeschwüre sind bei Kindern äußerst selten. Die Behandlung muß über mehrere Monate erfolgen, auch wenn es schon nach kurzer Zeit zur Remission kommt. Wir behandeln in der Regel primär 3 Monate lang. Tritt während dieser Zeit eine Remission ein, versuchen wir, das Medikament abzusetzen; bei erneutem Auftreten der Krankheit muß die Behandlung wieder aufgenommen werden. Schwerere Formen müssen mit *Kortikosteroiden* behandelt werden. Diese werden v. a. bei einer Perikarditis, Myokarditis oder Iritis eingesetzt oder wenn schwere Gelenkveränderungen auf andere Mittel nicht ansprechen. In allerschwersten Fällen werden *Zytostatika* (Methotrexat) gegeben. Die konservative Behandlung wird stets durch *Physiotherapie* begleitet. Diese soll v. a. Gelenkkontrakturen verhindern. Manchmal können auch *Schienen* zur Streckung von kontrakten Gelenken eingesetzt werden.

Operative Therapie

Es stehen die folgenden operativen Möglichkeiten zur Verfügung:

- (Arthroskopische) Gelenkspülung mit (hydraulischer) Mobilisation in Narkose bzw. Periduralanästhesie
- Synovektomie
- Verlängerung der kontrakten Muskeln und Sehnen („Weichteilrelease")
- Streckung von Gelenken mit einem äußeren Ringfixateur (Ilisarow-Apparat)
- Arthrodesen
- Gelenkprothesen

Die *arthroskopische Spülung* und *hydraulische Mobilisation* eines Gelenks kann bei der juvenilen rheumatischen Polyarthritis sehr nützlich sein. Sie kann die Gelenkbeweglichkeit zeitweise verbessern und durch das Ausspülen der Knorpelabbauprodukte und der Entzündungszellen auch für längere Zeit eine Verbesserung der Gelenkschmerzen bewirken. Allerdings hat diese Operation keine Langzeitwirkung, die Prognose eines Gelenks wird damit nicht verbessert. Die *Synovektomie* hat die in sie gesetzten Erwartungen bei der juvenilen rheumatischen Polyarthritis nicht erfüllt [11, 13, 20]. Sie kann die weitere Verschlechterung der Gelenkfunktion und die Gelenkdestruktion nicht aufhalten, die Schmerzlinderung ist nur temporär [13]. Der *Weichteilrelease* kann besonders im Bereich des Hüftgelenkes bei schweren Flexionskontrakturen sehr nützlich sein. Mit einer Verlängerung der Hüftflexoren kann eine dauerhafte Verbesserung der Gelenkfunktion erreicht werden. Zwar kommt es anfangs etwas zum Korrekturverlust, dennoch kann in der Regel ein Teil der Korrektur dauerhaft aufrechterhalten werden [18, 25, 28]. Bei der Kniegelenkkontraktur hat sich als erfolgreichste Methode die kontinuierliche *Streckung mit dem Ilisarow-Apparat* erwiesen [5]. Wir haben an unserer Klinik einige Erfahrungen mit dieser Technik gemacht (s. Abb. 3.328 und 3.330). Bei schwerer Flexionskontraktur gelingt es mit dem Ilisarow-Apparat, das Kniegelenk im Laufe von einigen Wochen in eine Streckstellung zu bringen. Zwar wird dadurch die Gesamtbeweglichkeit nicht verbessert, funktionell ist aber die Streckung wesentlich günstiger als eine Beugestellung. Der Energieaufwand zum Gehen mit gebeugten Kniegelenken ist außerordentlich hoch. Nachteile der Streckstellung mit eingeschränkter Flexion sind das Sitzen in engen Verhältnissen und die Schwierigkeiten beim Radfahren. *Arthrodesen* werden heute nur noch selten durchgeführt. Einzig am oberen Sprunggelenk ist die Arthrodese bei schwerer Gelenkdestruktion sinnvoll [4, 10]. Bei den anderen großen Gelenken setzt man heute Prothesen ein. *Gelenkprothesen* werden bei idiopathischen Gon- und Koxarthrosen weltweit sehr erfolgreich verwendet, v. a. bei Patienten mit degenerativen Arthrosen im Alter von 60 und mehr Jahren. Während man früher bei jüngeren Patienten mit dem Einsetzen von künstlichen Gelenken äußerst zurückhaltend war, so kann man heute die Indikation etwas großzügiger stellen (s. Abb. 3.229). Patienten mit schwer destruierten Gelenken haben in jungen Jahren eine stark verminderte Lebensqualität. Mit dem Einsetzen von künstlichen Gelenken gibt man ihnen Schmerzfreiheit und eine bessere Beweglichkeit zurück. Zwar fehlen die Erfahrungen über wirklich lange Zeiträume. Sogenannte „Langzeitergebnisse" bedeuten bisher Nachkontrollzeiten von 10, evtl. 20 Jahren. Setzt man aber eine Prothese bei einem unter 20jährigen ein, so sollte man an 50 Jahre und mehr denken. Es besteht aber kein Zweifel daran, daß eine Prothese heute keine 50 Jahre hält. Auf der anderen Seite ist es nicht mehr akzeptabel, den Patienten in jungen Jahren mit steifen Gelenken leiden zu lassen, um ihm dann mit 60 Jahren endlich eine Prothese einzusetzen. Gelockerte Prothesen können ersetzt werden, und wenn nach mehreren Operationen ein Ersatz nicht mehr möglich ist, so kann dann eine Versteifung immer noch durchgeführt werden, oder am Hüftgelenk kann ein sog. Girdlestone-Zustand belassen werden. Für jemanden, der auf den Rollstuhl angewiesen ist, ist dieser Zustand immer noch akzeptabel. So stellen wir heute bei Patienten mit schweren Gelenkdestruktionen auch schon im Alter von unter 20 Jahren die Indikation zum Einsetzen von Knie- oder Hüftgelenktotalendoprothesen. Es sind bei der juvenilen rheumatischen Polyarthritis weltweit schon recht viele Erfahrungen vorhanden [2, 3, 15, 16, 22, 27]. Die Lockerungsraten der Prothesen sind höher als bei den alten Patienten mit degenerativen Arthrosen, sie sind aber etwas besser als bei anderen jungen Kollektiven. Dies liegt an der körperlichen Aktivität der Patienten: Junge Rheumatiker sind aktiver als alte Menschen, aber immobiler als gesunde Jugendliche. Es kann heute mit einer Zehnjahresüberlebensrate der Prothesen von ca. 80 % gerechnet werden. Die Zahlen unterscheiden sich an Hüft- und Kniegelenk nicht wesentlich voneinander. Die Probleme der *HWS* müssen manchmal ebenfalls operativ angegangen werden, v. a. bei einer wesentlichen Instabilität muß eine atlantoaxiale Verschraubung vorgenommen werden [7] (s. auch Kap. 3.1.10).

Literatur

1. Andersson Gare B, Fasth A, Andersson J et al. (1987) Incidence and prevalence of juvenile chronic arthritis: a population survey. Ann Rheum Dis 46: 277–81
2. Boublik M, Tsahakis PJ, Scott RD (1993) Cementless total knee arthroplasty in juvenile onset rheumatoid arthritis. Clin Orthop 286: 88–93
3. Cage DJ, Granberry WM, Tullos HS (1992) Long-term results of total arthroplasty in adolescents with debilitating polyarthropathy. Clin Orthop 283: 156–62
4. Cracchiolo A, Cimino WR, Lian G (1992) Arthrodesis of the ankle in patients who have rheumatoid arthrtis. J Bone Joint Surg (Am) 74: 903–9
5. Damsin J-P, Trousseau A (1996) Treatment of severe flexion deformity of the knee in children and adolescents using the Ilizarov technique. J Bone Joint Surg (Br) 78: 140–144
6. Fried JA, Athreya B, Gregg JR, Das M, Doughty R (1983) The cervical spine in juvenile rheumatoid arthritis. Clin Orthop 179: 102–6
7. Grob D, Jeanneret B, Aebi M, Markwalder TM (1991) Atlanto-axial fusion with transarticular screw fixaton. J Bone Joint Surg (Br) 73: 972–6
8. Gschwend N, Ivosevic-Radovanovic D (1986) Der Kinderfuß bei juveniler Polyarthritis (cP). Orthopäde 15: 212–9
9. Harris CM, Baum J (1988) Involvement of the hip in juvenile rheumatoid arthritis. A longitudinal study. J Bone Joint Surg (Am) 70: 821–833.
10. Hefti FL, Baumann JU, Morscher EW (1980) Ankle joint fusion-determination of optimal position by gait analysis. Arch Orthop Traumat Surg 96: 187–195
11. Heimkes B, Stotz S (1992) Ergebnisse der Spätsynovektomie der Hüfte bei der juvenilen chronischen Arthritis. Z Rheumatol 51: 132–5

12. Jacobsen FS, Crawford AH, Broste S (1992) Hip involvement in juvenile rheumatoid arthritis. J Pediatr Orthop 12: 45–53
13. Jacobsen ST, Levinson JE, Crawford AH (1985) Late results of synovectomy in juvenile rheumatoid arthritis. J Bone Joint Surg (Am) 67: 8–15
14. Kobayakawa M, Rydholm U, Wingstrand H, Pettersson H, Lidgren L (1989) Femoral head necrosis in juvenile chronic arthritis. Acta Orthop Scand 60: 164–9
15. Learmonth ID, Heywood AW, Kaye J, Dall D (1989) Radiological loosening after cemented hip replacement for juvenile chronic arthritis. J Bone Joint Surg (Br) 71: 209–12
16. Maric Z, Haynes RJ (1993) Total hip arthroplasty in juvenile rheumatoid arthritis. Clin Orthop 290: 197–9
17. Miller JJ 3d (1990) Immunologic abnormalities of juvenile arthritis. Clin Orthop 259: 23–30
18. Moreno Alvarez MJ, Espada G, Maldonado-Cocco JA, Gagliardi SA (1992) Longterm followup of hip and knee soft tissue release in juvenile chronic arthritis. J Rheumatol 19: 1608–10
19. Oen K, Fast M, Postl B (1995) Epidemiology of juvenile rheumatoid arthritis in Manitoba, Canada, 1975–1992: cycles in incidence. J Rheumatol 22: 745–50
20. Ovregard T, Hoyeraal HM, Pahle JA, Larsen S (1990) A three-year retrospective study of synovectomies in children. Clin Orthop 259: 76–82
21. Petty RE (1990) Ocular complications of rheumatic diseases of childhood. Clin Orthop 259: 51–9
22. Severt R, Wood R, Cracchiolo A 3d, Amstutz HC (1991) Long-term follow-up of cemented total hip arthroplasty in rheumatoid arthritis. Clin Orthop 265: 137–45
23. Sieper J, Braun J, Doring E, Wu P, Heesemann J, Treharne J, Kingsley G (1992) Aetiological role of bacteria associated with reactive arthritis in pauciarticular juvenile chronic arthritis. Ann Rheum Dis 51: 1208–14
24. Still GF (1897) On a form of chronic joint disease in children. Med Chir Trans 80: 47
25. Swann M, Ansell BM (1986) Soft-tissue release of the hips in children with juvenile chronic arthritis. J Bone Joint Surg (Br) 68: 404–8
26. White PH (1990) Growth abnormalities in children with juvenile rheumatoid arthritis. Clin Orthop 259: 46–50
27. Witt JD, Swann M, Ansell BM (1991) Total hip replacement for juvenile chronic arthritis. J Bone Joint Surg (Br) 73: 770–3
28. Witt JD, McCullough CJ (1994) Anterior soft-tissue release of the hip in juvenile chronic arthritis. J Bone Joint Surg (Br) 76: 267–70

4.5 Tumoren

4.5.1 Grundsätzliches zur Tumordiagnostik

F. Hefti und G. Jundt

Ein Tumor bedeutet eine Proliferation von atypischen autonomen Zellen aus einer oder mehreren Gewebearten mit progressivem Wachstum. Bei tumorähnlichen Läsionen findet man klinische und radiologische Befunde, die Tumoren ähneln, es findet jedoch keine charakteristische Zellproliferation statt. *Benigne Tumoren* wachsen autonom, die Zellen neigen aber zur Differenzierung, und es findet keine Metastasierung statt. Einzelne Tumoren sind *lokal aggressiv* und neigen (v. a. nach inadäquater Therapie) zu Rezidiven. Sie werden auch „semimaligne Tumoren" genannt. *Maligne Tumoren* werden in niedrigmaligne („low-grade") und hochmaligne („high-grade") Tumoren unterteilt. Niedrigmaligne Tumoren wachsen eher langsam und metastasieren spät, während hochmaligne Tumoren schnell wachsen, die Zellen sich wenig differenzieren und sehr polymorph sind. Ihr Wachstum ist invasiv, infiltrativ, und es findet eine frühe Metastasierung statt. Typische niedrigmaligne Tumoren sind das klassische Chondrosarkom sowie das parosteale Osteosarkom. Hochmaligne Tumoren sind das klassische Osteosarkom sowie das Ewing-Sarkom.

4.5.1.1. Klinische Gesichtspunkte

Knochentumoren sind selten. Ihre malignen Varianten repräsentieren nur ca. 1% aller bösartigen Geschwulste. Gerade die hochmalignen Arten treten aber typischerweise bei Kindern und Jugendlichen auf (Abb. 4.25). Ein Allgemeinpraktiker wird bei etwa 10 000 Erkrankungen einmal einen solchen Tumor bei einem Patienten feststellen [2]. Bei einem Pädiater oder Allgemeinorthopäden kann er vielleicht etwas öfter vorkommen, dennoch bleibt ein Knochentumor ein seltenes Ereignis.

> ! Gerade wegen der Seltenheit der malignen Knochentumoren denkt der zuerst konsultierte Arzt oft nicht an die Möglichkeit einer solchen Diagnose. So dauert es beim Osteosarkom im Durchschnitt 6 Wochen, beim Ewing-Sakom 4 Monate und beim Chondrosarkom 5 Monate, bis die Diagnose gestellt wird [3].

Die Anamnesedauer hängt stark von der Geschwindigkeit des Tumorwachstums und der Lokalisation ab (Abb. 4.26). Je mehr der Tumor von Weich-

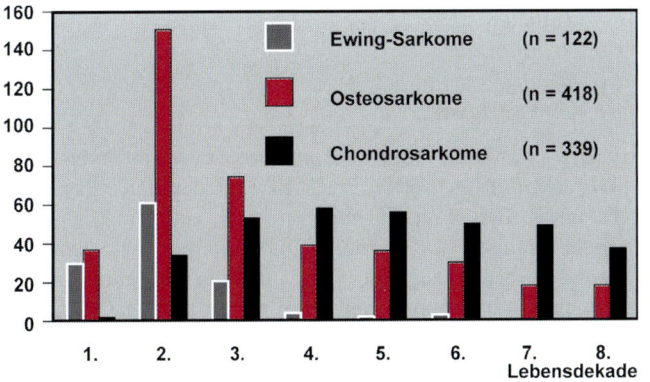

Abb. 4.25. *Altersverteilung* bei 879 primären soliden malignen Knochentumoren am postkranialen Skelett aus dem Basler Knochentumor-Referenzzentrum. Besonders das Ewing- und das Osteosarkom kommen typischerweise in den ersten 2 Lebensdekaden vor

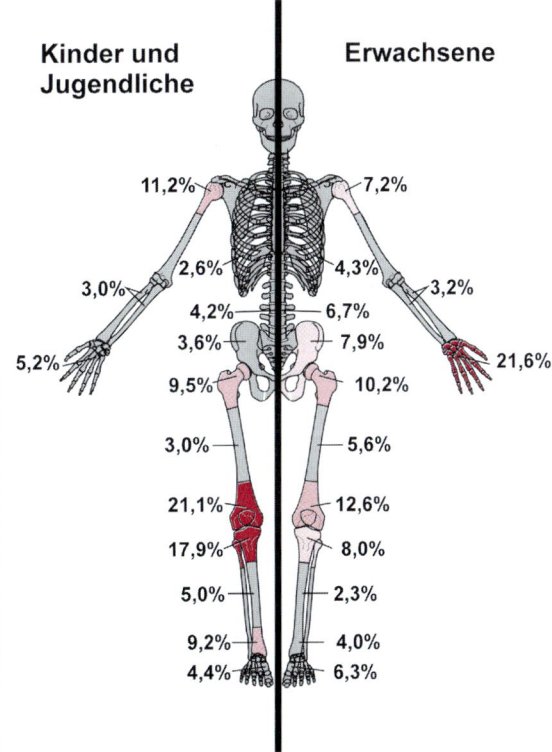

Abb. 4.26. *Lokalisation* bei 3 436 primären soliden Knochentumoren aus dem Basler Knochentumor-Referenzzentrum bei Kindern und Jugendlichen (*links*) und Erwachsenen (*rechts*)

teilen bedeckt ist, desto länger dauert es bis zur Diagnosestellung. Unserer Erfahrung nach ist eine Anamnesedauer von 3 Monaten bei Osteosarkomen am Oberschenkel und von 6–8 Monaten bei Ewing-Sarkomen am Becken recht typisch. Wesentlich häufiger als maligne Geschwulste sind die *benignen Tumoren*. Die wenigsten dieser Läsionen verursachen aber Beschwerden. Die meisten benignen Tumoren werden als Zufallsbefunde anläßlich einer Röntgenuntersuchung aus anderen Gründen entdeckt. Hier gilt es v. a. den Befund und seine Bedeutung richtig zu werten. Noch seltener als Knochentumoren im Kindes- und Jugendalter sind *Weichteiltumoren*. Sie kommen in dieser Altersgruppe v. a. bei Systemerkrankungen (z. B. Neurofibromatose) oder als angeborene Hamartome (z. B. kongenitale Fibromatose) vor. Als lokal aggressiver Tumor ist das Desmoid im Jugendalter nicht selten, unter den malignen Tumoren wird vorwiegend das Rhabdomyosarkom beobachtet.

Anamnese

Die Anamnese spielt nicht nur für die Entdeckung eines Tumors, sondern auch für die Beurteilung seiner Aktivität eine wesentliche Rolle. Schmerzen, die von Tumoren ausgelöst werden, sind meist nicht eindeutig belastungsabhängig. Zwar können auch Tumoren dadurch belastungsabhängige Schmerzen verursachen, daß sie mechanisch stören oder gar zu einem Stabilitätsverlust führen. Der typische Tumorschmerz wird durch Gewebeverdrängung und Spannungsgefühl verursacht. Diesen Schmerz spürt man viel stärker, wenn keine Ablenkung vorhanden ist, also besonders nachts. Diese Art von Schmerzentstehung ist jedoch auch für Infektionen typisch.

> **!** *Merke:* Einseitige Schmerzen, die nicht eindeutig belastungsabhängig auftreten, sind immer verdächtig auf einen *Tumor* oder eine *Entzündung*. Das gleiche gilt auch für Nachtschmerzen an der Wirbelsäule.

Bei Kleinkindern sind Nachtschmerzen an den Beinen, besonders im Kniegelenkbereich, recht häufig. Wir kennen ihre Ursache nicht, nennen sie aber (die Kenntnis ihres Ursprungs vortäuschend) „*Wachstumsschmerzen*" (s. Kap. 3.3.3.1). Glücklicherweise ist die Abgrenzung dieser Schmerzempfindungen nicht schwierig: Wachstumsschmerzen treten meist (abwechselnd) beidseitig auf, was bei schmerzhaften Tumoren nie der Fall ist (Tabelle 4.3).

Tabelle 4.3. Schmerzcharakteristik bei Tumoren oder tumorähnlichen Läsionen im Kindes- und Jugendalter (maligne Tumoren sind kursiv geschrieben)

Keine Schmerzen verursachende Tumoren	Keine oder nur mechanische Schmerzen verursachende Tumoren	Mäßige Nachtschmerzen verursachende Tumoren	Starke Nachtschmerzen verursachende Tumoren
Knochentumoren und tumorähnliche Läsionen			
Nichtossifizierendes Knochenfibrom Enchondrom Juvenile Knochenzyste	Osteochondrom	Osteoblastom Chondroblastom Hämangiom Riesenzelltumor Aneurysmatische Knochenzyste *Ewing-Sarkom* *Chondrosarkom*	Osteoidosteom *Osteosarkom*
Weichteiltumoren und tumorähnliche Läsionen			
Fibrom Lipom	Desmoid Ganglien, Zysten	Hämangiom und andere Gefäßtumoren *Sarkome*	

Untersuchungsbefunde

Die *klinische Untersuchung* ist v. a. bei Weichteiltumoren von sehr großer Bedeutung, sie kann aber auch für die Diagnostik von Knochentumoren wertvolle Hinweise geben. Eine Vorwölbung beurteilen wir palpatorisch nach folgenden *Kriterien*:

- *Konsistenz:* hart, weich, prallelastisch
- *Verschieblichkeit* der Haut
- *Verschieblichkeit* auf der Unterlage (z. B. auf dem Knochen)
- *Druckdolenz*
- *Rötung*
- *Überwärmung*

Harte, indolente Tumoren in Gelenknähe sind meist *Osteochondrome* (oder reaktive kartilaginäre Exostosen). Die Haut darüber ist stets gut verschieblich, während der Tumor selbst mit dem Knochen solide verwachsen ist. Eine Rötung ist nur an mechanisch exponierten Stellen zu beobachten. Prallelastische, indolente Weichteilknoten entsprechen in erster Linie *Ganglien* oder *Zysten* (typisch ist bei Kindern die Poplitealzyste). Weiche Vorwölbungen in der Subkutis mit guter Verschieblichkeit auf der Unterlage sind charakteristisch für ein *Lipom*. Eher derbe, schlecht abgrenzbare Verhärtungen und Vorwölbungen weisen auf eine *Fibromatose* oder ein *Desmoid* hin. Schmerzhafte, mäßig harte Vorwölbungen sind sehr verdächtig auf einen *malignen Tumor*.

Laboruntersuchungen

Die wichtigste *Differentialdiagnose* zu Knochentumoren ist stets die *Infektion (Osteomyelitis, eitrige Arthritis)*. Auch Infektionen können Nachtschmerzen, Schwellungen, Rötungen und Vorwölbungen verursachen. Die Laboruntersuchung (Leukozyten mit Differenzierung, Blutsenkung, CRP) hilft häufig, die richtige Diagnose zu stellen. Man bedenke aber, daß im frühesten Stadium einer akuten Entzündung die Laborbefunde noch normal sein können und daß bei einer primär chronischen Osteomyelitis oft überhaupt keine Veränderungen der Laborbefunde beobachtet werden (s. Abschn. 4.3.1.2). Bei malignen Knochentumoren sind die Entzündungsparameter in der Regel negativ, erst im Spätstadium kann es zu Veränderungen kommen. Für die Tumordiagnostik spielt die *alkalische Phosphatase* eine Rolle, die bei Osteosarkomen in der Regel erhöht ist. Sie ist ein Indikator für die Osteoblastenaktivität. Der Serumgehalt an alkalischer Phosphatase ist ein guter Indikator für das Ansprechen des Tumors auf die Chemotherapie [7].

4.5.1.2
Bildgebende Verfahren

> **!** Bei jedem Patienten mit einseitigen, nicht eindeutig belastungsabhängigen Schmerzen am Bewegungsapparat sollte ein Nativröntgenbild dieser Region in 2 Ebenen angefertigt werden.

Das *konventionelle Röntgenbild* ist für die meisten Knochentumoren recht charakteristisch und gibt wichtige Hinweise auf das weitere Vorgehen. Auf keinen Fall darf bei Verdacht auf einen Knochentumor als *primäre Bildgebung* ein anderes (und teureres) Verfahren gewählt werden. Dies ist evtl. bei einem (hinreichenden) Verdacht auf einen Weichteiltumor erlaubt (MRT), aber auch nur, wenn Zweifel an der Dignität des Prozesses vorhanden sind. Eine geeignete (und kostengünstige) primäre Bildgebung bei *Weichteilprozessen* ist die *Ultraschalluntersuchung*. Mit ihr läßt sich Flüssigkeit von solidem Gewebe gut unterscheiden.

Konventionelles Röntgenbild

Das konventionelle Röntgenbild zeigt bei jedem Tumor sehr charakteristische Veränderungen, die einererseits durch den Tumor selbst bedingt sind, anderseits die Reaktion des Knochens auf den Tumor repräsentieren. Zwar sind nur wenige Tumoren auf konventionellen Übersichtsbildern mit völliger Sicherheit diagnostizierbar, die weitergehenden bildgebenden Verfahren können aber auch nur einen Verdacht erhärten oder abschwächen. Kein anderes bildgebendes diagnostisches Verfahren ist in der Lage, bei den Tumoren, die im einfachen Röntgenbild nicht mit völliger Klarheit diagnostiziert werden können, eine hundertprozentig sichere Diagnose zu erlauben. Die *Lokalisation* einer Läsion innerhalb des Knochens (Tabelle 4.4) kann bereits wertvolle Hinweise auf die zu erwartende Diagnose geben. So kommen Chondroblastome fast nur epiphysär vor, Osteosarkome sind meist metaphysär gelegen, die seltenen Adamantinome sind überwiegend diaphysär zu finden. *Nicht primär epiphysär* lokalisiert sind [5]: das *Ewing-Sarkom*, das *Osteochondrom*, die *juvenile Knochenzyste*, das *nicht ossifizierende Knochenfibrom*, die *aneurysmatische Knochenzyste*. Auch der *Riesenzelltumor*, der häufig epi- bzw. metaphysär lokalisiert ist, tritt bei offenen Epiphysenfugen nicht rein epiphysär auf [6].

Lodwick et al. [8, 9] haben sich mit der Phänomenologie von solitären Knochentumoren auseinandergesetzt und ihre Röntgenmorphologie in Bezug *zum biologischen Verhalten und zur pathologischen Anatomie* gesetzt. Da sein *Befundungsschema* bereits ohne Kenntnis der Histologie wertvolle Aussagen über den zu erwartenden Aggressivitätsgrad einer Läsion liefert, soll es im folgenden kurz dargestellt werden. Tumoren und tumorähnliche Läsionen gehen immer mit einem *Knochenan-* und *abbau* einher. Überwiegt der Abbau, so entsteht

Tabelle 4.4. Typische Lokalisation der Tumoren innerhalb der Röhrenknochen (maligne Tumoren sind kursiv geschrieben)

Lokalisation	Tumor
Epiphysär	Chondroblastom *Klarzellchondrosarkom*
Metaphysär	Osteochondrom Nicht ossifizierendes Knochenfibrom Juvenile Knochenzyste Osteoblastom Riesenzelltumor (meist mit epiphysärem Anteil) Aneurysmatische Knochenzyste *Osteosarkom* *Chondrosarkom*
Diaphysär	Fibröse Dysplasie Osteofibröse Dysplasie *Ewing-Sarkom* *Adamantinom*
Sekundär diaphysär	Osteochondrom Nicht ossifizierendes Knochenfibrom Juvenile Knochenzyste

eine Osteolyse, dominiert der Anbau, so bildet sich eine Osteosklerose. Dabei unterscheiden sich die Umbauvorgänge, je nachdem ob es sich um spongiösen oder kortikalen Knochen handelt. Hieraus geht hervor, daß die *Lokalisation* für das Aussehen des Tumors auf dem Röntgenbild eine wesentliche Bedeutung hat. Auch die Belastung beeinflußt die Reaktion auf das Tumorwachstum. Am stärksten wird das Aussehen auf dem Röntgenbild jedoch durch die Geschwindigkeit des Tumorwachstums geprägt.

Destruktionsmuster an Kompakta und Spongiosa nach Lodwick et al. [8, 9]

Das Beurteilungssystem kennt 3 Grundmuster der Knochenzerstörung:

- I: geographisch (landkartenartig), vorwiegend die Spongiosa betreffend
- II: mottenfraßartig, in Kompakta und Spongiosa
- III: permeativ, nur in der Kompakta

Daneben treten Mischformen auf. Je nach Reaktion der Kompakta und Penetration der Kortikalis werden verschiedene Grade unterschieden (Tabelle 4.5, Abb. 4.27). Der umgebende, gesunde Knochen antwortet bei langsamem Wachstum mit einer reaktiven, *stabilisierenden Knochenneubildung* (Sklerose, Dickenzunahme). Bei schnellerem Wachstum hat der Knochen keine Zeit, mit Neubildung zu reagieren. Auf dem Röntgenbild ist ausschließlich die *Osteolyse* sichtbar.

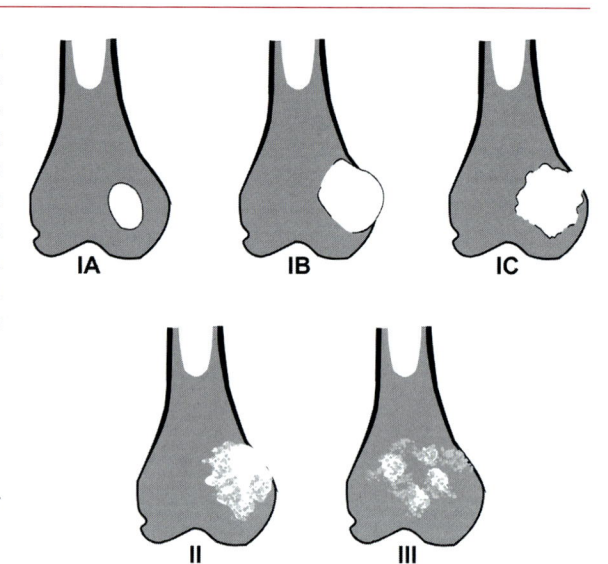

Abb. 4.27. *Destruktionsmuster* im Knochen auf dem Röntgenbild nach Lodwick [8]. Erklärung der Typeneinteilung s. Tabelle 4.5

Periostreaktionen

Tumoren können sehr unterschiedliche *Reaktionen des Periosts* (Tabelle 4.6, Abb. 4.28) hervorrufen. Diese werden auf dem Röntgenbild erst sichtbar, wenn sie mineralisieren. Dieser Vorgang dauert 10–20 Tage und ist altersabhängig (je älter, desto länger). Die Morphologie wird von der Aggressivität und der Dauer des zugrundeliegenden Prozesses bestimmt. Die Periostreaktion kann kontinuierlich oder unterbrochen sein, mit oder ohne Kortikalisdestruktion.

Tabelle 4.5. Radiologische Gradierung der Knochentumoren je nach Reaktion der Kompakta und Penetration der Kortikalis [8]

Typ (Grad)	Destruktion	Begrenzung	Kompakta-penetration	Sklerose	Wachstum	Periostale Reaktion	Typische Vertreter
IA	Geographisch	Scharf	Nein	Ja	Langsam	Keine	Enchondrom Nicht ossifizierendes Knochenfibrom Osteoidosteom
IB	Geographisch	Höckrig, unregelmäßig	Nein, evtl. partiell	Meist ja	Langsam	Solide	Riesenzelltumor Chondroblastom Juvenile Knochenzyste Osteoblastom Chondromyxoidfibrom Aneurysmatische Knochenzyste
IC	Geographisch	Unscharf, riffartig	Ja	Möglich	Langsam	Solide	Chondrosarkom Aneurysmatische Knochenzyste
II	Mottenfraßartig	Unscharf	Ja	Eher nein	Intermediär	Schalenförmig	Osteosarkom Fibrosarkom Chondrosarkom
III	Permeativ	Unscharf	Ja	Eher nein	Schnell	Strahlig, zwiebelschalenartig, komplex	Ewing-Sarkom Osteosarkom

Tabelle 4.6. Typen der Periostreaktion

Periost	Kortikalis	Aussehen	Typische Läsionen
Kontinuierlich	Intakt	Solide	Chronische Osteomyelitis, Langerhans-Zellhistiozytose, Osteoidosteom
		Einfache Lamelle	Chronische Osteomyelitis, Langerhans-Zellhistiozytose
		Zwiebelschalen, Spiculae (strahlig)	Akute Osteomyelitis, Ewing-Sarkom, (Osteosarkom)
Kontinuierlich	Destruiert	Einfache Schale, lobulierte Schale	Aneurysmatische Knochenzyste, Enchondrom, Chondroblastom, Chondromyxoidfibrom, fibröse Dysplasie, Riesenzelltumor
		Höckrige Schale	Chondrosarkom, Plasmozytom, Metastasen
Unterbrochen	Intakt	Keilförmig	Aneurysmatische Knochenzyste, Riesenzelltumor, Chondromyxoidfibrom
		Codman-Dreieck, unterbrochene Zwiebelschale, strahlig	Aneurysmatische Knochenzyste, Osteosarkom, Ewing-Sarkom, Chondrosarkom
Unterbrochen	Destruiert	Kombinationen von Codman-Dreieck, unterbrochener Zwiebelschale, divergenten Strahlen	Osteosarkom

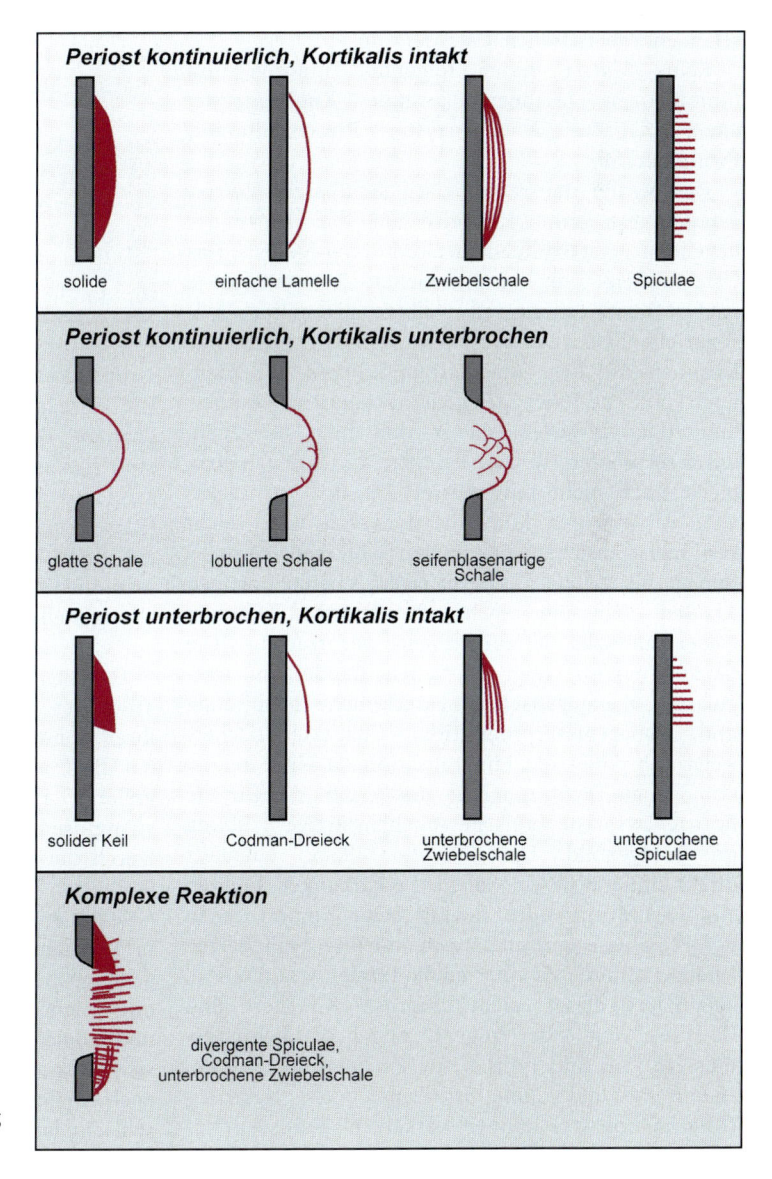

Abb. 4.28. *Periostreaktion* im Röntgenbild nach Freyschmidt u. Ostertag [2]. Erklärung der Einteilung s. Tabelle 4.6

Matrixmineralisierungen

Einige Tumoren bilden eine Matrix, eine zellfreie, interzellulär abgelagerte Grundsubstanz, die *mineralisieren*, d. h. Kalksalze einlagern kann. Typische *matrixbildende Tumoren* sind:

- Osteoblastom, Osteoidosteom, Osteosarkom (Matrix = Osteoid),
- Osteochondrom, Enchondrom, Chondromyxoidfibrom, Chondrosarkom, (Matrix = Chondroid),
- desmoplastisches Fibrom, Fibrosarkom (Matrix = kollagene Fasern),
- fibröse Dysplasie (Matrix = gemischt: Osteoid und Kollagenfasern).

Auch das *Osteosarkom* kann eine *gemischte Matrix* produzieren (Osteoid, Chondroid oder Kollagenfasern). Je nach vorherrschendem Matrixtyp spricht man von einem osteoblastischen, chondroblastischen, fibroblastischen Osteosarkom etc.

Keine Matrix bilden folgende Tumoren und tumorartigen Läsionen: juvenile Knochenzyste, aneurysmatische Knochenzyste, Riesenzelltumor, Ewing-Sarkom.

Das Muster der radiologisch sichtbaren *Matrixverkalkungen* kann Hinweise auf den zugrundeliegenden, matrixbildenden Tumortyp geben. Das Osteoid zeigt im konventionellen Röntgenbild je nach Mineralisationsgrad wolkige bis solide, z. T. sogar elfenbeinartige Verschattungsmuster. Gutartige Läsionen wie das *Osteoblastom* können außerdem noch eine peripher gelegene, saumartige Aufhellungszone aufweisen, da in den hier gelegenen, unreifen proliferativen Abschnitten die Tumormatrix meist noch nicht mineralisiert ist. In *Osteosarkomen* variiert der Mineralisationsgrad und reicht von meist unscharf begrenzten wolkigen Verdichtungen bis zu stark sklerosierten, elfenbeinartigen Arealen. Langsam wachsende Tumoren können trabekelähnliche Kalzifikationen verursachen. Die *fibröse Dysplasie* zeigt ein Nebeneinander von irregulärer metaplastischer Faserknochenneubildung und Kollagenfaserproduktion. Charakteristischerweise führt hier die Mineralisation zu einer relativ homogenen Dichtezunahme und ergibt die für die fibröse Dysplasie typische milchglasartige Trübung im Röntgenbild. Das *Chondroid* kann ebenfalls direkt mineralisieren. Solche Verkalkungen können stippchenförmig oder flockig sein. Kommt es in der Peripherie von oft läppchenförmig gegliederten Knorpeltumoren zu einer enchondralen Ossifikation, kalzifiziert dieser nicht-tumoröse Knochen und führt zu ring- oder bogenförmigen Verdichtungsmustern. Sie sind typisch für *Enchondrome, Osteochondrome* und *Chondrosarkome*. Auch Nekrosen (*Knocheninfarkte*) können verkalken und sekundär metaplastisch ossifizieren. Reaktive Knochenneubildungen, die mineralisieren, können in unterschiedlichem Ausmaß in nahezu allen Läsionen vorkommen.

Szintigramm

Das Szintigramm ist eine relativ unspezifische Untersuchung. Mit dem Technetium-99-Szintigramm läßt sich die Durchblutung eines Prozesses und damit die Knochenumbauaktivität beurteilen. Aktive Prozesse reichern stark an, während ältere, „ausgebrannte" Prozesse nur wenig anreichern. Besonders starke Anreicherungen findet man bei knochenbildenden Tumoren wie dem Osteoidosteom, dem Osteoblastom und dem Osteosarkom. Mit Zugabe von Gallium 67 als „Tracer" oder im Antigranulozytenszintigramm läßt sich eine *Osteomyelitis* von einem Tumor (z. B. Ewing-Sarkom) unterscheiden. Weniger geeignet ist das Szintigramm zur Beurteilung der Tumorausdehnung, da die Aktivitätsanreicherung über den Tumorrand hinausgeht.

> **!** Das Szintigramm ist die einfachste und preiswerteste Methode, um Knochenmetastasen (auch Skipmetastasen) zu finden; und es sollte bei jedem Verdacht auf einen malignen Tumor oder zum Ausschluß multipler Läsionen durchgeführt werden.

Ultraschall

Die Ultraschalluntersuchung eignet sich v. a. für die primäre Beurteilung von *Weichteilprozessen*, und zwar besonders für die Unterscheidung von Flüssigkeit und soliden Tumoren. Sie kann deshalb als (kostengünstiges) primäres Screening bei Verdacht auf einen Weichteiltumor eingesetzt werden, bevor man die Indikation für eine (teure) MRT-Untersuchung stellt.

Computertomogramm

Trotz der Beliebtheit der MRT-Untersuchung und ihrer hohen Aussagekraft, v. a. in den Weichteilen, hat die Computertomographie ihre Bedeutung nicht verloren. Intraossäre Prozesse lassen sich (v. a. im spongiösen Knochen) mit dem CT besser abgrenzen. Durch die Möglichkeit der transversalen Schichtung läßt sich die Tumorausdehnung besonders in Gelenknähe sehr präzise feststellen. Allerdings ist in kritischen Fällen (v. a. wenn es um die Frage geht, ob der Tumor in das Gelenk eingebrochen ist oder nicht) die fehlende Möglichkeit der sagittalen und frontalen Schichtung ein Nachteil. Die rechnerische Rekonstruktion in einer dieser Ebenen hilft auch nicht weiter, weil die Auflösung meist zu schlecht ist (sie ist von der Schichtdicke abhängig).

Da die Detailauflösung des MRT auch nicht besonders gut ist, muß bei speziellen Fragen manchmal auf eine *konventionelle Tomographie* zurückgegriffen werden.

> ❗ Die CT-Untersuchung eignet sich v. a. zur *Beurteilung der intraossären Ausdehnung* des Tumors im spongiösen Knochen und sollte bei allen gelenknahen Tumoren, die operativ (besonders extraläsional) entfernt werden müssen, durchgeführt werden. Sie ist auch bei der Suche nach *Metastasen in der Lunge* anderen Methoden überlegen.

Magnetresonanztomographie (MRT, Kernspintomographie)

Die Kernspintomographie hat die diagnostischen Möglichkeiten bei der Beurteilung von Knochentumoren enorm verbessert. Die *Vorteile gegenüber dem CT* sind im wesentlichen:

- bessere Gewebecharakterisierung: Tumormatrix besser beurteilbar,
- klarere Abrenzung des Tumors in den Weichteilen und im Knochenmark,
- beliebige räumliche Schnittführung möglich (sagittale und frontale Schichtung).

Die *Gewebecharakterisierung* wird im wesentlichen durch unterschiedliche Gewichtung der MRT-Aufnahmen erreicht. MRT-Bilder sind charakterisiert durch die *Repetitionszeit (TR)* und die *Echozeit (TE)*. Je nach Verhältnis dieser beiden Parameter erhält man eine unterschiedliche Gewichtung (Tabelle 4.7). Vergleicht man die Bilder unterschiedlicher Gewichtungen, so kann man anhand der Signalintensität (bzw. Helligkeit) der Strukturen den *Gewebetypus* beurteilen (Tabelle 4.8). In der Praxis ist die Tatsache von großer Bedeutung, daß knorpelbildende Tumoren gut von anderen Geschwulsten unterschieden, daß Flüssigkeitsansammlungen klar erkannt und daß Nerven und Gefäße von anderen Gewebearten abgegrenzt werden können.

Tabelle 4.7. Gewichtung der MRT-Aufnahmen

Verhältnis Repetitions-/Echozeit	Repetitionszeit (TR) (ca.) (ms)	Echozeit (TE) (ca.) (ms)	Gewichtung
Kurz/lang	500	15	T 1
Lang/kurz	2000	15	Protonendichte (PD)
Lang/lang	2000	90	T 2

Tabelle 4.8. Gewebecharakterisierung je nach Gewichtung der MRT-Aufnahmen

Gewebeart	T 1	PD	T 2
Fett	++	++	+
Knochenmark	++	++	+
Muskel	+-	+	+-
Hyaliner Knorpel	+	++	+
Bindegewebeknorpel	-	-	-
Bänder, Sehnen	-	-	-
Kortikaler Knochen	-	-	-
Synovialflüssigkeit	+-	+	++
Infiltrate, Ödeme	+-	+	++
Nervengewebe	++	++	++

> ❗ Wegen ihrer Überlegenheit in der *Gewebedifferenzierung*, der hervorragenden Beurteilbarkeit der *Ausdehnung* von Tumoren in den Weichteilen und im Knochenmark sowie der Beziehung zu den großen Nerven und Gefäßen ist eine MRT-Untersuchung heute bei jedem chirurgisch zu resezierenden *malignen* Knochen- und Weichteiltumor obligatorisch.
>
> *Aber: Es werden heute viel zu viele MRT-Untersuchungen angeordnet. Nur weil man nicht in der Lage ist, aufgrund der Anamnese, der Klinik und einer konventionellen Röntgen- oder Ultraschalluntersuchung eine benigne Läsion zu erkennen, heißt dies noch lange nicht, daß ein teures Kernspintomogramm angeordnet werden muß. In solchen Fällen schickt man den Patienten oder wenigstens die Bilder besser einem Kollegen, der mehr Erfahrung in der Diagnostik und Therapie von Knochentumoren besitzt.*

Angiogramm

Obwohl die (nichtinvasive) MRT die Beziehung des Tumors zu den großen Gefäßen gut darstellt, ist das Angiogramm gelegentlich indiziert, da es den Gefäßverlauf und die läsionsbezogene Topographie der Gefäße besser zeigt. Die Indikation hierzu ist v. a. bei einer Gefäßüberbrückung oder einer präoperativen Embolisation gegeben.

4.5.1.3 Biopsie

Bei allen Läsionen, die aufgrund der Bildgebung nicht eindeutig diagnostiziert werden können oder bei denen der Verdacht auf Malignität besteht,

Diagnostisch-therapeutischer Algorithmus
auf der Basis des konventionellen Röntgenbildes

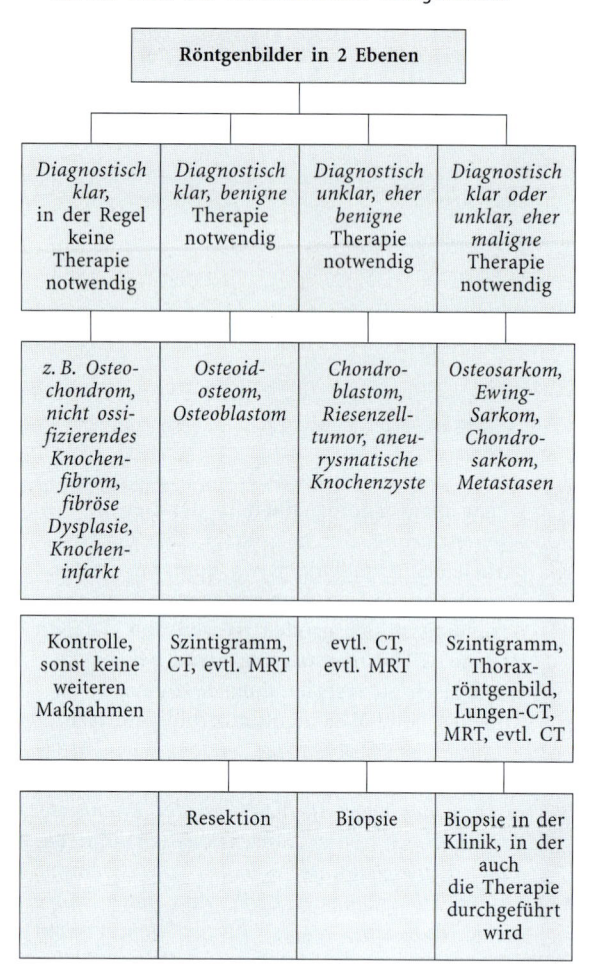

Röntgenbilder in 2 Ebenen			
Diagnostisch klar, in der Regel keine Therapie notwendig	*Diagnostisch klar, benigne Therapie notwendig*	*Diagnostisch unklar, eher benigne Therapie notwendig*	*Diagnostisch klar oder unklar, eher maligne Therapie notwendig*
z. B. Osteochondrom, nicht ossifizierendes Knochenfibrom, fibröse Dysplasie, Knocheninfarkt	Osteoidosteom, Osteoblastom	Chondroblastom, Riesenzelltumor, aneurysmatische Knochenzyste	Osteosarkom, Ewing-Sarkom, Chondrosarkom, Metastasen
Kontrolle, sonst keine weiteren Maßnahmen	Szintigramm, CT, evtl. MRT	evtl. CT, evtl. MRT	Szintigramm, Thoraxröntgenbild, Lungen-CT, MRT, evtl. CT
	Resektion	Biopsie	Biopsie in der Klinik, in der auch die Therapie durchgeführt wird

muß eine Biopsie durchgeführt werden. Es gibt folgende *Möglichkeiten*:

- Feinnadelbiopsie,
- Biopsie mit einem Hohlbohrer,
- offene Biopsie.

Mit der *Feinnadelbiopsie* kann nur ein winziger Zylinder entnommen werden, der bei einem unklaren, oft heterogen aufgebauten Tumor zur Diagnosestellung meist nicht ausreicht. *Bei Knochentumoren ist die Feinnadelbiopsie nicht zu empfehlen,* auch wenn in sehr erfahrenen Zentren damit ausreichende Informationen gewonnen werden [10, 14]. Die Biopsie mit dem *Hohlbohrer* kann unter Bildverstärker- oder CT-Kontrolle vorgenommen werden. Ein üblicher Hohlbohrer (oder „Kronenbohrer"), der für die Entfernung von abgebrochenen Schrauben entwickelt wurde, eignet sich hierzu nicht, da er das Bohrmehl nach innen transportiert und den entnommenen Zylinder zerdrückt. Hinzu kommt die thermische Schädigung des Biopsiematerials durch die Hitzeentwicklung, so daß das Exzisat kaum zu beurteilen ist. Besser geeignet sind *Spezialbohrer,* die das Bohrmehl nach außen transportieren und auch eine spezielle Vorrichtung zum Ausstoßen des Zylinders aufweisen. Im kortikalen Knochen kann die Hitzeentwicklung jedoch auch so groß werden, daß das Exzisat trotz des Spezialbohrers häufig völlig nekrotisch wird. Im spongiösen Knochen kann man mit diesem Bohrer jedoch meist ein gutes Resultat erzielen. In den meisten Fällen sollte eine *offene Biopsie* vorgenommen werden. Dabei kann durch eine Schnellschnittuntersuchung evtl. geklärt werden, ob das repräsentative läsionale Gewebe und nicht die diagnostisch unergiebige Randzone biopsiert wurde. Den Schnellschnitt sollte jedoch nur ein Pathologe mit großer Erfahrung in der Knochentumordiagnostik beurteilen. Die Schnellschnitt- und/oder Biopsiediagnose darf niemals ohne Kenntnis der Röntgenmorphologie erfolgen. Der Operateur muß dem Pathologen deshalb zumindest die Übersichtsaufnahmen in 2 Ebenen zur Verfügung stellen. Eine histologische Knochentumordiagnose ohne Kenntnis der Röntgenbefunde ist – zumindest bei Knorpeltumoren – ein Kunstfehler. Da Knochentumoren meist verkalkt sind, ist die sichere histologische Beurteilung in der Regel erst nach einigen Tagen möglich. Zudem können diagnostische Schnellschüsse bei nervös wartendem Operateur und Anästhesisten mit Fehlern behaftet sein. Da gerade die hochmalignen Tumoren ohnehin nicht primär reseziert werden, besteht auch kein Bedarf nach der intraoperativen Diagnostik. Hingegen ist bei guter Beurteilungskompetenz bei bestimmten benignen, aber lokal aggressiven Tumoren (gelegentlich sogar bei niedrigmalignen Tumoren) die *Exzisionsbiopsie* erlaubt. Dies ist besonders dann der Fall, wenn die Rekonstruktion keine besonderen Probleme bereitet bzw. wenn der Patient keine wesentlichen Nachteile in Kauf nehmen muß.

> ! Durch die *Biopsie* wird bei malignen Tumoren der Biopsiekanal mit malignen Zellen potentiell kontaminiert [11–13]. Der Biopsiekanal muß deshalb bei der Tumorresektion stets mit dem Tumor zusammen in einem Stück mitentfernt werden. Daher muß bei der Biopsie das Vorgehen für die Resektion und Rekonstruktion bereits bekannt sein.
> Aus diesem Grund sollte bei Verdacht auf einen malignen Tumor die Biopsie stets an jener Klinik vorgenommen werden, an der auch die potentiell notwendige Therapie erfolgen kann.

Technisches Vorgehen bei der offenen Biopsie

Die Biopsie sollte immer so vorgenommen werden, daß die Resektion des Biopsiekanals mit dem Tumor in einem Stück möglich ist. Die Biopsie erfolgt deshalb *nie durch die traditionellen Zugangswege*, sondern stets 1–2 cm daneben durch die Muskulatur auf direktem Weg auf den Knochen. Dies läßt dann bei der Resektion das Eingehen durch einen üblichen Zugangsweg zu, unter Mitresektion des danebenliegenden Biopsiekanals. Innerhalb des Knochens müssen v. a. die *aktiven Bezirke* biopsiert werden, die eher am Rand des Tumors liegen, und zwar dort, wo im Röntgenbild die stärksten Osteolysen sichtbar sind. Für die Darstellung des Knochens dürfen *niemals Hohmann-Hebel* verwendet werden. Diese werden um den Knochen herum eingesetzt und sind hervorragend geeignet, die Muskulatur wegzuhalten. Da jedoch die Spitze des Hohmann-Hebels um den Knochen herum gedreht wird, können Tumorzellen hinter den Knochen transportiert werden [4]. Dort kann sich dann der Tumor weiter ausbreiten. Am Ende der Operation muß eine evtl. notwendige *Redon-Drainage* sehr vorsichtig eingesetzt werden, damit keine neuen Kompartimente kontaminiert werden. Der Drain sollte in der Verlängerung der Inzision maximal 10 mm vom Ende des Schnittes entfernt durch die Haut gestoßen werden. Die *Hautnaht* darf nicht als quere Einzelknopfnaht erfolgen, sondern als intrakutane fortlaufende Naht. Das biopsierte Gewebe sollte stets *unfixiert*, nur leicht gekühlt (nie gefroren!) direkt an einen kompetenten Pathologen geschickt werden. Die Fixation in Formalin verhindert die Möglichkeit zu wesentlichen diagnostischen Untersuchungsmethoden (s. unten).

> **!** Zusammenfassung der *7 Todsünden bei der Biopsie:*
> - Zugang durch klassischen Zugangsweg
> - Entnahme von nicht repräsentativen Tumoranteilen
> - Verwendung von Hohmann-Hebeln
> - Redon-Drainage weit außerhalb der Inzision
> - Hautnaht mit Einzelknopfnähten
> - Fixation des Exzisates in Formalin
> - Biopsie von malignen Tumoren nicht an der Klinik, an der die Therapie erfolgt

Besonderheiten der Biopsie aus der Sicht des Pathologen

Die Indikation zu einer Knochenbiopsie ergibt sich dann, wenn mit konventionell radiologischen und klinischen Mitteln keine eindeutige Diagnose gestellt werden kann. Diese unklare Situation macht es erforderlich, daß der Kliniker bzw. Radiologe und den Pathologe vor Durchführung der Biopsie miteinander das einzuschlagende Vorgehen besprechen und möglichst unter Diskussion der Röntgenbefunde folgende Fragen klären:

- Was ist zu erwarten?
- Sind evtl. Zusatzuntersuchungen notwendig?
- Sind diese Zusatzuntersuchungen und/oder die in Frage kommende Therapie am gleichen Ort durchführbar oder muß der Patient dazu in eine Spezialklinik verlegt werden?

Was ist zu erwarten? Anamnestische Angaben, sowie klinische und radiologische Befunde können Hinweise darauf geben, mit welcher Läsion man es zu tun hat *(Tumor, tumorähnliche Läsion, Entzündung, metabolische Knochenveränderungen oder ein (post) traumatisches Zustandsbild).*

Sind Zusatzuntersuchungen notwendig? Aus der differentialdiagnostischen Rangfolge ergeben sich Möglichkeiten, Krankheitsbilder durch Zusatzuntersuchungen zu erhärten oder auszuschließen. Ein undifferenziertes Sarkom kann z. B. bei enzymhistochemisch positivem alkalischem Phosphatasenachweis als Osteosarkom identifiziert werden. *Diese Untersuchung ist jedoch nur an unfixiertem Gewebe durchführbar,* das schockgefroren wird. Gleiches gilt für molekularbiologische Untersuchungen wie den Nachweis der für das Ewing-Sarkom typischen Translokation. Bei Verdacht auf Osteomyelitis sind mikrobiologische Untersuchungen vorzusehen.

Sind Zusatzuntersuchungen und/oder wahrscheinlich erforderliche therapeutische Maßnahmen am Ort durchführbar? Die kritische Beantwortung dieser Frage ist für den weiteren Verlauf von entscheidender Bedeutung. Sollten dem Arzt die diagnostische und therapeutische Erfahrung fehlen, können bereits bei der Biopsie irreparable Fehler gemacht werden, welche die Prognose verschlechtern. Deshalb sollte *vor* Durchführung der Biopsie entschieden werden, ob der Patient am Ort weiterbehandelt werden kann oder ob er in eine spezialisierte Klinik verlegt werden muß.

Hinweise zur Durchführung der Biopsie: Sind die differentialdiagnostischen Alternativen klar und ist die Behandlungsmöglichkeit am Ort gegeben, müssen sich Orthopäde und Pathologe über den Zeitpunkt der Biopsie verständigen. Der Operateur sollte ein ausreichend großes Gewebestück entnehmen, das sowohl die Peripherie als auch das Zentrum des Tumors erfaßt und bei einer Dicke von ca. 0,5 cm etwa Briefmarkengröße besitzt. Falls makroskopisch nicht eindeutig erkennbar, sind *Markierungen* (Faden, Tusche) der Randzone empfehlenswert. Der

Pathologe muß anhand des Röntgenbildes genau darüber informiert werden, an welcher Stelle das Material entnommen wurde. Das Gewebe sollte so schnell wie möglich (am besten unter Schnellschnittbedingungen) gut gekühlt (aber nicht gefroren) zur weiteren Untersuchung transportiert werden. Vom unfixierten Biopsiematerial können Tupfpräparate angefertigt und Proben für Zusatzuntersuchungen (s. oben) schockgefroren werden. Eine *Schnellschnittdiagnose* ist nur dann erforderlich, wenn therapeutische Konsequenzen gezogen werden müssen. Die Schnellschnittbeurteilung kann hilfreich sein, um sicherzustellen, daß repräsentatives Tumorgewebe entnommen wurde, damit ggf. in gleicher Sitzung nachbiopsiert werden kann.

4.5.2.4
Pathologische Anatomie, Histologie

Bereits der makroskopische Aspekt kann Hinweise auf die zu erwartende Histologie geben. Grundsätzlich sollte das gesamte Biopsiematerial histologisch untersucht werden (soweit es nicht für notwendige Spezialuntersuchungen benötigt wird), da sonst die Gefahr besteht, diagnostisch entscheidende, aber bei heterogen aufgebauten Knochentumoren oft nur in kleinen Anteilen vorhandene Befunde zu übersehen. Neben der Matrixbildung (Osteoid, Chondroosteoid, hyalinknorpelige oder myxoid aufgelockerte Knorpelmatrix) ist besonders auf die zelluläre Zusammensetzung der Läsion zu achten und darauf, ob eine evtl. vorkommende Matrix von Tumorzellen gebildet wird oder ob es sich dabei z. B. um eine reaktive, gelegentlich aber sehr unreife, pseudosarkomatöse Knochenneubildung handelt. Immer ist zu berücksichtigen, daß Riesenzellen in zahlreichen Läsionen vorkommen und häufig nur zur Verwirrung des Diagnostikers beitragen. Auch pseudozystische, blutgefüllte Hohlräume müssen nicht gleichbedeutend mit der Diagnose einer aneurysmatischen Knochenzyste sein, sondern können als Sekundärphänomen ebenfalls Bestandteile anderer Läsionen sein. Kallusartige Knochenneubildungen bei überlagernden Mikrofrakturen sind ebenfalls zu berücksichtigen. Aus diesen Gründen muß die histologische Verdachtsdiagnose immer mit dem konventionellen Röntgenbild korreliert werden. Treten Diskrepanzen zwischen der radiologischen und der histologischen Diagnose auf und sind diese in der interdisziplinären Diskussion auch nicht durch konsiliarische Hinzuziehung erfahrener Spezialisten befriedigend zu klären, sollte eine erneute Biopsie erfolgen, vielleicht in einem Zentrum, das über entsprechende diagnostische und therapeutische Erfahrung verfügt.

4.5.1.5
Tumorstaging

Nach der Diagnostik muß eine Gesamtbeurteilung der Situation vorgenommen werden, damit die richtigen therapeutischen Schritte eingeleitet werden können. Das übliche Einteilungssystem für Tumoren, das sog. TNM-System, ist bei Knochentumoren ungeeignet, weil einerseits die regionalen Lymphknoten keine Rolle spielen (da sie kaum je befallen sind), andererseits aber das Kompartiment für die Beurteilung sehr wesentlich ist. Aus diesen Gründen hat Enneking [1] ein eigenes Stagingsystem für Knochentumoren eingeführt, das die folgenden Parameter berücksichtigt:

- den histologischen *Differenzierungsgrad* (Grade: G),
- *die anatomische Situation* des Tumors (T) (d. h. ob intra- oder extrakompartimental),
- *die Metastasen* (M).

Beim *histologischen Differenzierungsgrad (Grade: G)* verstehen wir unter G_0 einen *benignen Tumor*, unter G_1 einen *hochdifferenzierten (niedrig) malignen Tumor*, und unter G_2 einen *wenig differenzierten, hochmalignen Tumor*. Bei der *anatomischen Situation (Site: T)* unterscheiden wir mit T_1 *intrakompartimentale* Tumoren von *extrakompartimentalen Tumoren* mit T_2. Im Prinzip ist ein Knochentumor extrakompartimental, sobald er aus dem Knochen in die umgebenden Weichteile ausgebrochen ist. *Metastasen* sind entweder *nicht nachweisbar* (M_0), oder sie wurden mit der Bildgebung *festgestellt* (M_1). Hiermit lassen sich *benigne Tumoren* in 3 Stadien (Tabelle 4.9) und *maligne Tumoren* in 6 Stadien einteilen (Tabelle 4.10). Das Staging erlaubt die Indikation des therapeutischen Vorgehens (s. Abschn. 4.5.5).

Tabelle 4.9. Staging der benignen Knochentumoren [1]

Stage	Histologische Differenzierung (Grade = G)	Anatomische Situation (Site = T)	Metastasen (=M)	Radiologischer Typ	Klinischer Verlauf
1	G_0	T_0	M_0	I A	Latent, statisch, selbstheilend
2	G_0	T_0	M_0	I B	Aktiv, expansiv, treibt Knochen auf
3	G_0	T_{1-2}	M_0	I C	Aktiv, expansiv, kann Kortikalis durchbrechen

Tabelle 4.10. Staging der malignen Knochentumoren [1]

Stage	Histologische Differenzierung (Grade = G)	Anatomische Situation (Site = T)	Metastasen (= M)
I A	G_1	T_1	M_0
I B	G_1	T_2	M_0
II A	G_2	T_1	M_0
II B	G_2	T_2	M_0
III A	G_{1-2}	T_1	M_1
III B	G_{1-2}	T_2	M_1

Literatur

1. Enneking WF, Spanier SS, Goodman MA (1980) A system for the surgical stagig of musculoskeletal sarcomas. Clin Orthop 153: 106–20
2. Freyschmidt J, Ostertag H (1988) Knochentumoren. Springer, Berlin Heidelberg New York Tokyo
3. Grimer RJ, Sneath RS (1990) Diagnosing malignant bone tumours. J Bone Joint Surg (Br) 72: 754–6
4. Hefti FL, Gächter A, Remagen W, Nidecker A (1992) Recurrent giant-cell tumor with metaplasie and malignant change, not associated with radiotherapy. J Bone Joint Surg (Am) 74: 930–4
5. Hefti F, Jundt G (1994) Welche Tumoren können in der Epiphyse entstehen? Eine Untersuchung aus dem Basler Knochentumor-Referenzzentrum. Orthopädie Mitteilungen DGOT 24: 153
6. Kransdorf MJ, Sweet DE, Buetow PC, Giudici MA, Moser RP Jr (1992) Giant cell tumor in skeletally immature patients. Radiology 184: 233–7
7. Leung KS, Fung KP, Sher AH, Li CK, Lee KM (1993) Plasma bone-specific alkaline phosphatase as an indicator of osteoblastic activity. J Bone Joint Surg (Br) 75: 288–92
8. Lodwick GS, Wilson AJ, Farrell C, Virtama P, Smeltzer FM, Dittrich F (1980) Estimating rate of growth in bone lesions: observer performance and error. Radiology 134: 585–90
9. Lodwick GS, Wilson AJ (1980) Determining growth rates of focal lesions of bone from radiographs. Radiology 134: 577–83
10. Mankin HJ, Mankin CJ, Simon MA (1996) The hazards of biopsy, revisited. J Bone Joint Surg (Am) 78: 656–63
11. Noria S, Davies A, Kundel R, Levesque J, O'Sullivan B, Wunder J, Bell R (1996) Residual disease following unplanned excision of a soft-tissue sracoma of an extremity. J Bone Joint Surg (Am) 78: 650–5
12. Robertson WW Jr, Janssen HF, Pugh JL (1984) The spread of tumor-cell-sized particles after bone biopsy. J Bone Joint Surg (Am) 66: 1243–7
13. Simon MA, Biermann JS (1993) Biopsy of bone and soft-tissue lesions. An instructional course lecture. J Bone Joint Surg (Am) 75: 616–21
14. Skrzynski MC, Biermann JS, Montag A, Simon MA (1996) Diagnostic accuracy and charge-savings of outpatinet core needle biopsy compared with open biopsy of musculoskeletal tumors. J Bone Joint Surg (Am) 78: 644–9

4.5.2 Benigne Knochentumoren und tumorähnliche Läsionen

F. Hefti und G. Jundt

Definition

Gutartige Knochentumoren treten vorwiegend in den ersten beiden Lebensjahrzehnten auf. Von den insgesamt 2 194 primären gutartigen Knochentumoren, die seit 1972 im Knochentumor-Referenzzentrum Basel registriert worden sind, entfielen 43,3 % (949 Fälle) auf diese Altersgruppe [28]. Benigne Knochentumoren sind wesentlich häufiger, als sie diagnostiziert werden, da sie meist klinisch stumm bleiben. Gemäß dem Vorschlag der WHO werden Knochentumoren nach dem Gewebetyp benannt, den sie in ihrem Aufbau nachahmen [62]. Die Beschreibung der Befunde stützt sich im wesentlichen auf eigene Erfahrungen sowie auf zahlreiche Monographien [9, 43, 52, 63, 69], die auch einen ausführlichen Überblick über die jeweilige Literatur geben.

4.5.2.1 Knochenbildende Tumoren

Osteoidosteom

Definition

Benigner, meist nur reiskorngroßer osteoblastärer Tumor (< 1 cm), der sehr viel Osteoid bildet, schmerzhaft ist und durch einen sog. „Nidus" charakterisiert ist.

Vorkommen, Lokalisation

Relativ *häufiger* Tumor (ca. 11 % aller benignen Knochentumoren [21]), v. a. in der *Adoleszenz*. Das Verhältnis männlich : weiblich = 2 : 1. Typisch ist die meist diaphysäre oder meta-/diaphysäre Lokalisation in der Kortikalis der Röhrenknochen. Sehr selten können multizentrische oder multifokale Osteoidosteome vorkommen [61].

Klinik, Diagnostik

Das Osteoidosteom ist ein schmerzhafter Tumor, der sich v. a. durch einen sehr typischen Nachtschmerz auszeichnet. Die Schmerzen sind oft diffus und wer-

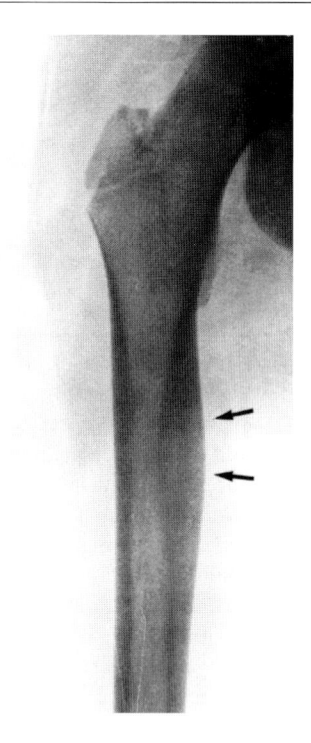

Abb. 4.29. Röntgenbild des proximalen Femurs bei 13jährigem Jungen mit *Osteoidosteom*. Die Kortikalis ist nach innen wie auch außen verdickt (*Pfeile*)

den von den Patienten nicht genau lokalisiert. Sie reagieren sehr gut auf die Gabe von Salizylaten. Das **Röntgenbild** ist sehr charakteristisch. Im Zentrum eines kortikalen Skleroseareals findet sich eine ca. reiskorngroße, osteolytische Zone, der „Nidus" (Abb. 4.29, s. auch Abb. 3.125, S. 467). Meist liegt dieser Nidus im Zentrum der Hyperostose. *Szintigraphisch* kann das Osteoidosteom das hochcharakteristische „Double-density-Zeichen" aufweisen. Dabei ist um einen hochaktiven zentralen Bezirk eine weitere, jedoch geringer speichernde aktive Zone erkennbar. Dieser Befund ist nahezu diagnostisch. Der Nidus läßt sich im *Computertomogramm* gut darstellen (Abb. 4.30). **Histologisch** besteht der Nidus aus einem lockeren Bindegewebe, das stark vaskularisiert ist und irregulär verteilte Faserknochenbälkchen mit stark proliferierenden, aktiven Osteoblasten ohne Atypien enthält. Umgeben wird der Nidus von einer breiten Zone sklerosierten, kortikalen Knochengewebes. **Differentialdiagnose:** Am schwierigsten ist die Abgrenzung zur *Streßfraktur* (s. auch Kap. 3.3.3.7). Besonders an der Tibia führt die Streßfraktur ebenfalls zur Hyperostose. Die Fraktur erscheint dabei als feine Osteolyse. Die Beschwerden sind allerdings abhängig von Anstrengung und reagieren nicht oder nur wenig auf Salizylate. Zudem ist meist auch eine entsprechende Anamnese vorhanden. Auch eine *sklerosierende Osteoperiostitis* kann ähnlich wie ein Osteoidosteom aussehen, allerdings ist die Verdichtung in diesen Fällen rein periostal. Gegen das Knochenmark hin ist die Kortikalis nicht verdickt. Auch eine *Osteomyelitis* oder ein *Brodie-Abszeß* kann ähnliche Bilder bieten.

Prognose, Therapie

Es ist umstritten, ob eine Selbstheilung möglich ist [21]; einzelne Fälle wurden beobachtet. Im Wachstumsalter führt der Tumor durch die Stimulation der Wachstumsfuge zur Hypertrophie der betroffenen Extremität. **Therapie:** Die Kürettage des Nidus ist bei diesem Tumor ausreichend. Ist der Nidus auf dem Standardröntgenbild gut sichtbar, so kann er durch eine offene Operation entfernt werden. Kann er jedoch nur auf einem CT genau lokalisiert werden, so empfiehlt sich die CT-gesteuerte Resektion mit dem Kronenbohrer. Auch die Verödung mit einer Thermosonde ist wirksam [56].

Osteoblastom

Definition

Ein gutartiger osteoblastärer Tumor (>1 cm), der Osteoid bildet. Er ist meist im spongiösen Knochen lokalisiert, kann auch periostal vorkommen und unterscheidet sich histologisch nicht vom Osteoidosteom. Er kann eine progressive Wachstumstendenz zeigen.

Vorkommen, Lokalisation

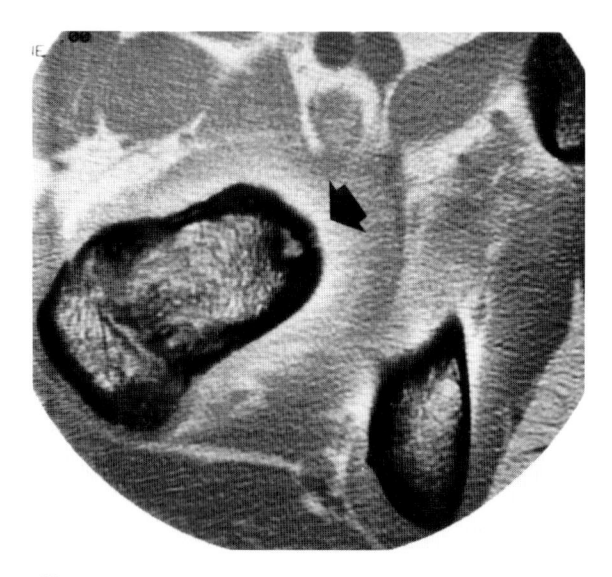

Abb. 4.30. Computertomogramm bei 12jährigem Jungen mit *Osteoidosteom* im Schenkelhals und gut sichtbarem Nidus (*Pfeil*)

Das Osteoblastom ist wesentlich seltener als das Osteoidosteom (ca. 3 % aller benignen Knochentumoren [21]). Auch hier ist das Verhältnis von männlich zu weiblich = 2 : 1. Osteoblastome treten v. a. in der Adoleszenz auf. Etwa die Hälfte der Osteoblastome ist im Bereich der Wirbelsäule lokalisiert, die meisten davon liegen lumbal [6, 51], vorwiegend in den Pedikeln. Sie werden aber auch in allen anderen Knochen beobachtet, v. a. im spongiösen Knochen der Metaphysen, seltener in den Epiphysen.

Klinik, Diagnostik

Auch das Osteoblastom verursacht Schmerzen, die aber weniger intensiv und uncharakteristischer sind als beim Osteoidosteom. An der Wirbelsäule bewirken Osteoblastome antalgische Skoliosen. Das Osteoblastom sitzt dann meist im Pedikel am Apex auf der Konvexseite der Skoliose [31]. Das **Röntgenbild** ist weniger charakteristisch als beim Osteoidosteom. Der Tumor ist in der Größe variabel (er kann bis zu 10 cm groß werden [9]), in der Regel geographisch konfiguriert, vorwiegend lytisch mit geringen flockigen Verdichtungen und meist nur bei längerem Bestehen irregulär sklerosiert. An der Wirbelsäule beobachtet man primär eine Verbreiterung des Pedikelschattens im a.-p.-Bild. Später kann der normalerweise ovale Pedikelschatten auch arrodiert erscheinen. Der Verdacht auf ein Osteoidosteom kann durch ein *Szintigramm* erhärtet werden, mit dem eine lokalisierte massive Anreicherung („hot spot") festgestellt werden kann. Gut zur Darstellung kommt das Osteoblastom im *CT* (Beispiel s. Abb. 3.144, S. 155). **Histologie:** Osteoblastome sind sehr zellreich und bestehen aus irregulär angeordnetem fibrovaskulärem Gewebe, in das untereinander verwobene Faserknochenbälkchen eingelagert sind. Die Osteoblasten zeigen aktive Kerne sowie gelegentlich typische Mitosen, jedoch keine Atypien. Blutungen und osteoklastäre Riesenzellen sind immer vorhanden. **Differentialdiagnose:** Die Unterscheidung zum *Osteoidosteom* ist nicht sehr relevant, da es sich histologisch um identische Tumoren unterschiedlicher Größe handelt („großer Bruder des Osteoidosteoms"). Das Osteoidosteom ist kortikal lokalisiert und weist eine wesentlich stärkere periläsionale Knochenneubildung als das Osteoblastom auf. Große Osteoblastome können mit dem *zentralen niedrigmalignen Osteosarkom* verwechselt werden, das jedoch immer atypische Zellen enthält. Zusammenhängende Osteoblastenrasen sollten den Verdacht auf ein Osteosarkom lenken. Zudem gibt es eine *aggressive Form* des *Osteoblastoms*, die von einigen Autoren nicht sehr glücklich als „malignes Osteoblastom" bezeichnet wurde [44]. Große Osteoblastome im metaphysären Bereich der Röhrenknochen können auch mit *Riesenzelltumoren*, an der Wirbelsäule mit der *aneurysmatischen Knochenzyste*, verwechselt werden, die hier häufig vorkommt.

Therapie, Prognose

Obwohl einige Autoren der Auffassung sind, daß stets eine En-bloc-Resektion oder – falls dies nicht möglich ist – additive Maßnahmen wie Kryochirurgie oder die Anwendung von Phenol erforderlich sind [21, 40, 41], sind wir der Meinung, daß eine Kürettage normalerweise ausreicht, wenn sie sorgfältig durchgeführt wird. An der Wirbelsäule ist es auch meist unrealistisch, mehr als eine Kürettage durchführen zu wollen, da mit einer En-bloc-Resektion zuviel zerstört werden muß und die Anwendung von Phenol oder ähnlichen Substanzen in unmittelbarer Nähe des Rückenmarkes ohnehin nicht in Frage kommt. Die Kürettage reicht nur bei der seltenen aggressiven Form des Osteoblastoms nicht aus.

4.5.2.2
Knorpelbildende Tumoren

Osteochondrom (sog. „kartilaginäre Exostosen")

Die Osteochondromatose (unkorrekterweise oft auch „multiple kartilaginäre hereditäre Exostosen" genannt) wird in Abschn. 4.6.8.1 (S. 693) behandelt.

> **Definition**
>
> Aus aberrierenden, subperiostal gelegenen Knorpelzellen der Epiphysenfuge entstandenes Hamartom, das metaphysär aus dem Knochen in Richtung Diaphyse während des Wachstumsalters herauswächst und (evtl. auch noch später) ausreift.

Vorkommen, Lokalisation

Das Osteochondrom gehört zu den häufigsten Knochentumoren (männlich : weiblich = 2 : 1). Es wird selten vor dem 8. Lebensjahr beobachtet. Nach Wachstumsabschluß treten keine neuen Läsionen mehr auf. Die meisten Osteochondrome finden sich an den Metaphysen der langen Röhrenknochen, überwiegend in Knienähe. Diaphysäre Lokalisationen sind selten. Mit stark abnehmender Häufigkeit sind folgende Metaphysen betroffen: distales Femur, proximale Tibia, proximaler Humerus, distale Tibia, und proximales Femur.

Klinik, Diagnostik

Osteochondrome sind primär nicht schmerzhaft. Nur wenn sie die Mechanik stören, kann durch das Reiben von Sehnen oder Muskulatur ein Reizzustand entstehen, der leichte Beschwerden verursacht. Die Läsionen können auch kosmetisch unvorteilhaft sein. Gelegentlich können sie die Beweglichkeit eines Gelenkes behindern. An der Skapula sind sie meist ventral gelegen und bewirken das Abstehen des Schulterblattes. **Radiologisch** können breitbasige, sessile Osteochondrome von gestielten Formen unterschieden werden. Während die sessilen Läsionen der Kortikalis breitflächig aufsitzen und ihre Basis in die Spongiosazeichnung des ortsständigen Knochens übergeht, entwickeln die gestielten Formen fingerförmige Projektionen, deren oft blumenkohlförmige Spitze meist zur Diaphysenmitte hin zeigt. Die Tumoren sind radiologisch immer durch eine dünne Kortikalis scharf begrenzt (Abb. 4.31). Auf dem Tumor findet sich eine unterschiedlich breite Knorpelkappe. Das Osteochondrom ist neben dem nicht-ossifizierenden Knochenfibrom die Läsion, die auf konventionellen Röntgenbildern in 2 Ebenen mit völliger Sicherheit diagnostiziert werden kann. Der knorpelige Bereich des Tumors kann gelegentlich Verkalkungen aufweisen, ist aber oft radiologisch nicht sichtbar. Weitere bildgebende Untersuchungen sind meist unnötig. Computertomogramme sind nur bei sehr speziellen Lokalisationen (an der Skapula und an der Wirbelsäule) notwendig. Mit dem MRT kann die Dicke der Knorpelkappe bestimmt werden. (Weitere Beispiele von Osteochondromen s. Abb. 3.497, S. 534 und 3.499, S. 535). **Histologisch** erkennt man an der Oberfläche der Osteochondrome hyalinen Knorpel, der meist wenige Millimeter dick ist und selten breiter wird als 2 cm. Die Zellularität des Knorpels nimmt zur Oberfläche hin ab. Zwischen den Spongiosabälkchen ist in der Regel Fettmark, gelegentlich auch blutbildendes Mark zu finden. **Differentialdiagnose:** Am schwierigsten ist es, bei großen Osteochondromen zu erkennen, ob bereits eine *maligne Entartung* vorliegt. Dabei ist die Knorpelkappe meist breiter als 3 cm. Jede Veränderung der Größe nach Wachstumsabschluß ist verdächtig auf eine maligne Entartung. Eine weitere wichtige Differentialdiagnose ist das *parosteale Osteosarkom*. Auch hier sollten aber die Anamnese (Schmerzen), der Röntgenbefund sowie die Vergrößerung des Tumors nach Wachstumsabschluß auf die richtige Diagnose hinweisen. Sind *multiple Läsionen* vorhanden, so handelt es sich um eine Heredopathie (s. Abschn. 4.6.8.1). Sind solche multiplen Läsionen auf die Gelenke hin ausgerichtet, so handelt es sich um eine *Metachondromatose* (s. S. 695). Werden „Exostosen" epiphysär beobachtet, so handelt es sich nicht um Osteochondrome, sondern evtl. um eine *Dysplasia epiphysealis hemimelica* (s. Abschn. 4.6.4.11, S. 675).

Therapie, Prognose

Solange sie nicht stören, müssen Osteochondrome nicht entfernt werden. Nur wenn Schmerzen oder eine Bewegungseinschränkung vorhanden sind, kann die Indikation zur Resektion gestellt werden. Gelegentlich besteht auch aus kosmetischen Gründen der Wunsch zur Entfernung. Dies sollte aber erst nach Wachstumsabschluß geschehen, da vorher stets das Risiko eines Rezidivs vorhanden ist. Große und stammnahe Läsionen sollten entfernt werden, auch wenn sie keine Beschwerden verursachen, da sie das größte Risiko der malignen Entartung aufweisen. Dieses Entartungsrisiko wird in der Literatur sehr unterschiedlich beurteilt. Die Angaben bewegen sich zwischen 1 % [50] und 13 % [10]. Bei solitären Osteochondromen dürfte das Risiko aber eher unter 1 % betragen.

Enchondrom

Definition

Benigner intraossärer Tumor aus gut differenziertem Knorpelgewebe, das wahrscheinlich während der Entwicklung der Epiphysenfuge versprengt wurde und metaphysär liegengeblieben ist. Die Läsion kann als Hamartom aufgefaßt werden [42].
Synonym: Chondrom (umfaßt auch periostale und extraskelettale Tumoren)

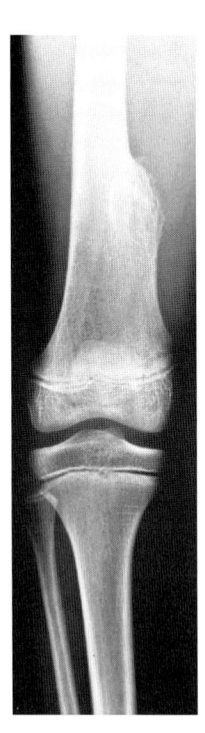

Abb. 4.31. 11jähriger Junge mit breitbasigem *Osteochondrom* am distalen Femur medial, das zu einer Wachstumsstörung (Varusfehlstellung) geführt hat

Vorkommen, Lokalisation

Das Enchondrom ist ein relativ häufiger Tumor. Die Diagnose wird allerdings selten schon im Jugendalter gestellt. Beide Geschlechter sind gleich häufig betroffen. 2/3 der Enchondrome sind im Bereich der Röhrenknochen der *Hand* lokalisiert [9]. Alle anderen Knochen sind wesentlich seltener betroffen. Relativ typisch ist das Enchondrom auch am Fuß.

Klinik

Der Tumor bleibt meist asymptomatisch und verursacht keine Schmerzen. An der Hand kann eine Verdickung der betroffenen Phalanx ein Hinweis auf den Tumor sein. An anderen Lokalisationen wird das Enchondrom meist zufällig entdeckt. Schmerzen können auf eine maligne Entartung hinweisen. **Röntgenbefunde:** Man sieht einen relativ scharf begrenzten osteolytischen Bezirk ohne wesentliche Randsklerose. Leichte bogenförmige *Arrosionen der Kortikalis* sind nicht unbedingt ein Hinweis auf eine maligne Entartung. Ein Kortikalisdurchbruch ist jedoch sehr verdächtig. Typisch sind die stippchenförmigen *Verkalkungen* innerhalb des Tumors (Abb. 3.496, S. 534). Enchondrome sind relativ kleine Tumoren, die sehr langsam wachsen. Eine schnelle Vergrößerung mit rein lytischen Arealen neben kalzifizierten Bezirken ist ebenfalls ein Hinweis auf eine maligne Entartung. Bestehen Zweifel an der Diagnose in einer behandlungsbedürftigen Situation, so empfiehlt sich eine MRT-Untersuchung. Das Knorpelgewebe hat ein sehr charakteristisches Signalverhalten: Es ist relativ signalintensiv im T 2-gewichteten Bild und noch signalintensiver im protonengewichteten Bild. Bei T 1-Gewichtung ist es weniger signalintensiv als Fettgewebe (s. Abschn. 4.5.1). Mit dieser Information kann die knorpelige Grundsubstanz des Tumors mit hoher Wahrscheinlichkeit diagnostiziert werden. Die **Histologie** des Enchondroms variiert mit seiner Lokalisation. Enchondrome der langen Röhrenknochen und des Stammskeletts sind in der Regel läppchenförmig gegliedert, bestehen aus hyalinknorpeligem Gewebe und besitzen einen relativ geringen Zellgehalt. In den kleinen Röhrenknochen der Hände und Füße ist die Zellularität deutlich erhöht. Oft ist die Kortikalis durch das expansive Wachstum der Tumoren zerstört und durch eine Neokortikalis ersetzt. Eine Inkorporation stehengebliebener Kortikalisfragmente oder eine Weichteilinfiltration ist jedoch auch an den kleinen Röhrenknochen immer sarkomverdächtig. **Differentialdiagnose:** Enchondrome, die keine Verkalkungen aufweisen, können auf dem Nativröntgenbild nicht mit Sicherheit von anderen osteolytischen Prozessen abgegrenzt werden *(Langerhans-Zellhistiozytose, Riesenzelltumor, fibröse Dysplasie etc.).* Die MRT-Untersuchung verschafft hier meistens Klarheit. Eine beginnende *Entartung* in Richtung eines *Chondrosarkoms* muß rechtzeitig erkannt werden. Hinweise darauf geben nicht nur Röntgenbefunde, wie schnelles Wachstum und Durchbruch der Kortikalis, sondern auch die Klinik.

Therapie, Prognose

Solange ein Enchondrom keine Symptome verursacht, ist keine Therapie notwendig. Störende Enchondrome an der Hand können kürettiert und mit einer Spongiosaplastik aufgefüllt werden. Bei Hinweisen auf eine maligne Entartung gehen wir wie folgt vor: Ist die Wahrscheinlichkeit gering, daß der Tumor entartet ist, so führen wir ohne vorherige Biopsie eine saubere Kürettage durch, bei der die ganze Tumormasse entfernt wird. Verdächtige Stellen werden möglichst gesondert histologisch untersucht, um den Befund mit dem Röntgenbild korrelieren zu können. Bestätigt sich der Verdacht auf ein Chondrosarkom, so wird je nach Situation eine weite Resektion mit Überbrückung angeschlossen, oder wir warten ab und beobachten engmaschig. Ist der Verdacht von Anfang an relativ groß, daß es sich um ein Chondrosarkom handelt, so verfahren wir wie beim Chondrosarkom beschrieben (s. Abschn. 4.5.3.2). Das Risiko der malignen Entartung beim Enchondrom ist nicht genau bekannt, es ist sicher größer als beim Osteochondrom jedoch kleiner als bei der Enchondromatose. Gefährdet sind v. a. stammnahe, relativ große Enchondrome.

Periostales Chondrom

Hierbei handelt es sich um eine Variante des Chondroms, das sich unter dem Periost an den Insertionen von Sehnen und Ligamenten entwickeln kann. Periostale Chondrome sind sehr selten, bilden sich meist in der Adoleszenz aus und kommen bei Jungen etwas häufiger vor als bei Mädchen. Sie werden in der Regel klinisch erkannt, da sie eine Vorwölbung über dem Knochen hervorrufen, die palpabel ist. Gelegentlich verursacht die vermehrte Spannung des Periosts auch Schmerzen. **Radiologisch** findet man oft eine schüsselförmige Eindellung der Kortikalis mit deutlicher Sklerose. Die MRT-Untersuchung bringt meist Klarheit, indem der periostal gelegene Tumor das Signalverhalten von Knorpelgewebe aufweist (s. S. 589). Makroskopisch ist der Tumor weiß und gelappt. **Histologisch** handelt es sich um einen typischen Knorpeltumor, der jedoch zellreicher ist als ein Enchondrom. Die Abgrenzung von einem periostalen oder juxtakortikalen Chondrosarkom kann deshalb schwierig sein. Solange der Tumor asymptomatisch bleibt, ist keine Therapie notwendig. Bei Symptomen sollte eine zumindest marginale, besser weite Resektion durchgeführt werden.

Chondroblastom

> **Definition**
>
> Benigner, aus Chondroblasten bestehender Tumor, der im Kindesalter oder in der Adoleszenz vorkommt und meist rein epiphysär lokalisiert ist.

Vorkommen, Lokalisation

Der Tumor ist eher selten und tritt vorwiegend in der 2. Lebensdekade auf; das männliche Geschlecht wird im Verhältnis 2:1 bevorzugt. Der Tumor ist fast ausschließlich *epiphysär* lokalisiert [23]. Selten durchbricht er die Epiphysenfuge.

Klinik

Chondroblastome verursachen in der Regel *Schmerzen*, die zwar nicht sehr stark, aber meist recht konstant vorhanden sind. Bei Chondroblastomen der knienahen Epiphysen können bei exzentrischer Lokalisation auch palpable Schwellungen auftreten. **Röntgenbefunde:** Es handelt sich meist um rein epiphysär lokalisierte, runde oder ovaläre osteolytische Tumoren mit einer leichten Randsklerose (s. Abb. 3.232 S. 279, Abb. 320 S. 368). In der Regel ist der Tumor nicht sehr groß, er kann aber in die Metaphyse hineinreichen. Verkalkungen sind eher selten. Im *MRT* weist der Tumor wegen seines Zellreichtums und der abortiven Matrixbildung nicht ganz das für Knorpelgewebe typische Signalverhalten auf (s. S. 589). **Histologisch** besteht der Tumor aus chondroblastären Zellen mit ovalen Kernen, die in wenig, meist chondroosteoide Matrix eingebettet sind. Die Zellen besitzen meist ein breites, gelegentlich leicht eosinophiles Zytoplasma mit gut erkennbaren Zellgrenzen, die oft wie mit einem feinem Bleistift gezeichnet wirken. Riesenzellen finden sich immer. Die wichtigste **Differentialdiagnose** ist deshalb der *Riesenzelltumor*. Auch dieser Tumor ist relativ klar begrenzt und epi- bzw. metaphysär lokalisiert. Allerdings dehnt er sich epiphysär erst nach Wachstumsabschluß aus, bei offenen Epiphysenfugen bleibt er stets metaphysär lokalisiert [32]. Weitere Differentialdiagnosen sind das *Klarzellchondrosarkom*, das ebenfalls gerne epiphysär lokalisiert ist, sowie das *klassische Chondrosarkom*. Beide Tumoren kommen eher im Erwachsenenalter vor und wachsen schneller und expansiver als das Chondroblastom. Eine wichtige Differentialdiagnose zum Chondroblastom im *Femurkopf* ist der *M. Perthes* (s. Kap. 3.2.5). Da beim Chondroblastom das Zusammensintern des Femurkopfes fehlt, ist eine Unterscheidung eindeutig möglich, Verwechslungen kommen aber dennoch vor.

Prognose, Therapie

Obwohl es sich beim Chondroblastom um einen benignen Tumor handelt, ist über einige Fälle mit Metastasierung berichtet worden [33, 35]. Bei Durchbruch des Chondroblastoms durch die Epiphysenfuge kommen Wachstumsstörungen vor. Wegen der epiphysären Lokalisation ist bei diesem lokal aggressiv wachsenden Tumor eine weite bzw. En-bloc-Resektion meist nicht möglich. Es muß deshalb eine saubere Kürettage mit Ausfräsen der Tumorwand durchgeführt werden. Nach Möglichkeit sollte auch eine nekrotisierende Substanz (Phenol, Methylmetakrylat, Kryochirurgie) angewandt werden. Damit kann die Rezidivquote auf unter 10 % gesenkt werden (sie beträgt bei der üblichen Kürettage mehr als 50 % [41]).

Chondromyxoidfibrom

Dieser seltene Tumor kommt vorwiegend beim männlichen Geschlecht im 2. und 3. Lebensjahrzehnt vor. **Lokalisation:** Der Tumor entwickelt sich stets exzentrisch in der *Metaphyse* und ist fast ausschließlich an der unteren Extremität lokalisiert, vorwiegend in der proximalen Tibia. **Klinik:** Da der Tumor sehr langsam wächst, sind Beschwerden wie Schmerzen oder Schwellungen selten. **Röntgenbefunde:** Es besteht eine ovale Osteolyse im Bereich der Metaphyse mit umgebender Sklerosierung. Später entwickelt sich ein mehrkammriger Tumor mit septenartigen internen Abgrenzungen. Im MRT findet sich das für Knorpelgewebe typische Signalverhalten (s. S. 589). **Histologisch** zeigt der knorpelig-myxomatöse Tumor einen durch feine bindegewebige, gefäßführende Septen unterteilten lobulären Aufbau mit Verdichtungen der Tumorzellen in der Läppchenperipherie und in der Nähe der Septen, immer unter Einschluß von Riesenzellen. Wichtigste **Differentialdiagnose** ist das *Chondrosarkom*. Der polyzyklische Aspekt des Tumors ist allerdings sehr charakteristisch. Solange er einkammrig ist, sind Verwechslungen mit dem *Riesenzelltumor* möglich. **Therapie:** Da der Tumor meist metaphysär lokalisiert ist, ist eine En-bloc-Resektion in der Regel ohne wesentliche Probleme möglich. Auch die Überbrückung bereitet keine Schwierigkeiten. Die weite oder zumindest marginale Resektion bietet die beste Gewähr für Rezidivfreiheit. Ausnahmsweise ist auch eine intraläsionale Kürettage erlaubt, die aber wegen der Rezidivgefahr sehr sorgfältig durchgeführt werden muß. Über Einzelfälle von maligner Entartung wurde berichtet [9].

4.5.2.3
Bindegewebige Tumoren (benignes fibröses Histiozytom, desmoplastisches Fibrom)

Benignes fibröses Histiozytom

Sehr seltener fibrohistiozytärer Tumor im Bereich der Epi- und Diaphysen der langen Röhrenknochen, aber auch der Rippen, des Beckens und der Klavikula. Bei Metaphysenbefall ist immer die Dia- oder Epiphyse mitbetroffen. Dieser sehr seltene Tumor kommt praktisch in jedem Alter vor und verursacht immer Schmerzen. **Radiologisch** ist der Tumor lobuliert, überwiegend gut begrenzt und oft mit einem Sklerosesaum versehen (Abb. 4.32). Im Szintigramm besteht meist eine erhöhte Aktivität, da dieser Tumor schneller wächst als ein fibröser metaphysärer Defekt [16]. **Histologisch** ist der Tumor ähnlich wie der fibröse metaphysäre Defekt aufgebaut und mikroskopisch von diesem nicht zu unterscheiden, jedoch aktiver und größer. Bei unsachgemäßer *Kürettage* kann der Tumor rezidivieren. Es ist deshalb eine saubere Kürettage mit Ausfräsen der Tumorwände und eventueller Anwendung von nekrotisierenden Substanzen (Phenol, Methylmetakrylat, flüssiger Stickstoff) notwendig.

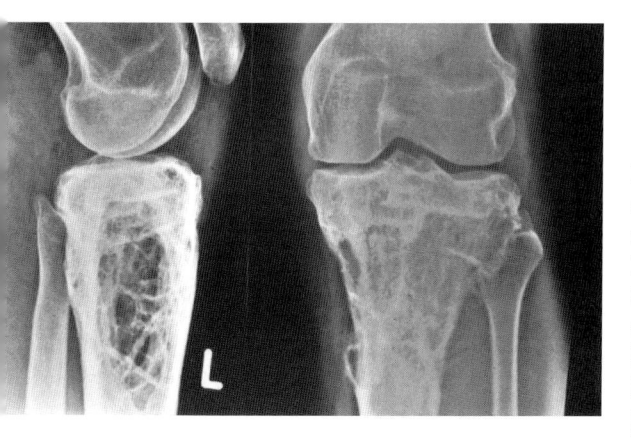

Abb. 4.32. Röntgenbilder des linken proximalen Unterschenkels bei 17jähriger Patientin mit *benignem fibrösem Histiozytom*

Desmoplastisches Fibrom

Hierbei handelt es sich um ein intramedullär gelegenes, ausgereiftes Fibrom im Knochen. Histologisch entspricht es der aggressiven Fibromatose der Weichteile (s. Abschn. 4.5.4.1). Es wächst lokal aggressiv und rezidiviert häufig nach einer Kürettage. Der Tumor bevorzugt kein Geschlecht und tritt meist im 2. oder 3. Dezennium auf [9]. Er wurde schon in allen Röhrenknochen und an der Wirbelsäule beobachtet [27, 65]. **Klinisch** verursacht dieser langsam wachsende Tumor wenig Beschwerden. Gelegentlich treten Schmerzen auf, häufig wird die Diagnose erst anläßlich einer pathologischen Fraktur gestellt. Der Tumor kann sehr groß werden. **Radiologisch** ist eine von einer leichten Sklerose umgebene Osteolyse sichtbar. Der Knochen kann massiv aufgetrieben sein. Der Tumor ist polyzyklisch begrenzt und durch stehengebliebene Knochenvorsprünge trabekuliert. **Histologisch** können v. a. Fibrosarkome niedrigen Malignitätsgrades mit dem desmoplastischen Fibrom verwechselt werden. Daneben sind Ähnlichkeiten mit der fibrösen Dysplasie und dem hoch differenzierten zentralen Osteosarkom vorhanden. **Differentialdiagnose:** Der Tumor muß radiologisch vom *benignen fibrösen Histiozytom*, vom gut differenzierten *Fibrosarkom*, vom *Chondromyxoidfibrom* sowie vom *fibrokartilaginären Mesenchymom* unterschieden werden. Als **Therapie** reicht die Kürettage nicht aus, sie führt in über 50% der Fälle zum Rezidiv. Gefordert ist deshalb minimal eine *marginale*, besser eine *weite Resektion* im Sinne einer En-bloc-Resektion. Da es sich in der Regel um große Tumoren handelt, ist eine entsprechende Überbrückung des Defektes vorzusehen (s. Abschn. 4.5.5). Eine maligne Entartung wurde nicht beschrieben.

4.5.2.4
Gefäßtumoren

Hämangiom

Bei intraossären Hämangiomen proliferieren unterschiedlich gestaltete (kapilläre/kavernöse) Blutgefäße, die von Endothelien ausgekleidet werden. Kavernöse Foci sind in der Wirbelsäule und am Schädel (v. a. bei älteren Patienten) sehr häufig, an den Röhrenknochen jedoch außerordentlich selten. Das weibliche Geschlecht wird leicht bevorzugt. Hämangiome an der Wirbelsäule bleiben stets asymptomatisch. Auch an den Röhrenknochen treten kaum je Schmerzen auf. **Röntgenologisch** handelt es sich um osteolytische Prozesse mit intraläsionalen

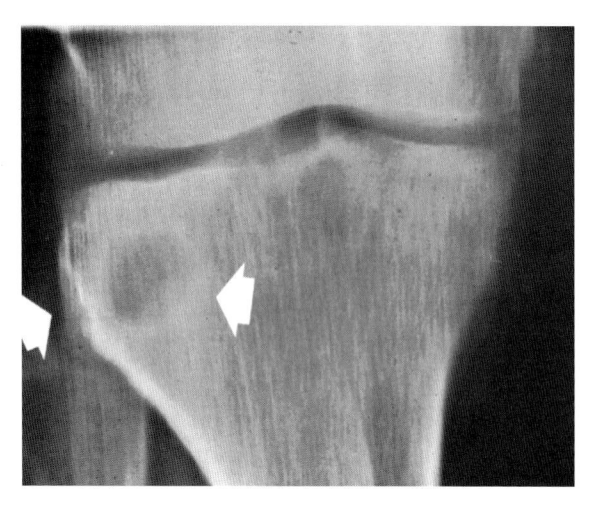

Abb. 4.33. Konventionelles Tomogramm einer 19jährigen Patientin mit *Hämangiom* im Bereich des lateralen Tibiakondylus

strähnig-streifigen Verdichtungen, die von einem sklerotischen Saum umgeben sein können. Größe und Aussehen können sehr variabel sein (Abb. 4.33). **Histologisch** bestehen die meisten Hämangiome aus kavernösen Bluträumen, die von unauffälligen, gelegentlich etwas prominenten, bisweilen „epitheloiden" Endothelien ausgekleidet werden. Mischformen mit kapillären Anteilen kommen vor. **Differentialdiagnose:** Die Diagnose aufgrund der Bildgebung ist bei Hämangiomen sehr schwierig und meist erst durch Biopsie oder Resektion möglich. Aufgrund des variablen Aussehens müssen *die meisten osteolytischen Prozesse* (inklusive *Metastasen*) in die differentialdiagnostischen Überlegungen miteinbezogen werden. **Therapie:** Asymptomatische Hämangiome müssen *nicht behandelt werden*. Große und/oder symptomatische Hämangiome können reseziert werden. Wird jedoch nicht weit genug reseziert, kann es zum Rezidiv kommen. Bei sehr großen progredienten Hämangiomen ist an eine Bestrahlung zu denken, auch die Embolisation der Gefäße kann in Erwägung gezogen werden.

4.5.2.5
Tumoren aus Nervengewebe

Neurinom und Neurofibrom

Während Neurofibrome im Knochen praktisch nur bei der Neurofibromatose (s. Abschn. 4.6.8) vorkommen, werden in seltenen Fällen intraossäre Neurinome (Neurilemmome, Schwannome) als solitäre Tumoren v. a. in der Mandibula oder im Sakrum beobachtet. Sie können periostal lokalisiert sein und führen hier zu einer linsenförmigen Exkavation des Kortex. Zentral sind ebenfalls vorwiegend runde, lytische Herde zu finden. Neurinome können langanhaltende, diffuse Schmerzen verursachen. Sie wachsen langsam. Nach Entfernung ist die Rezidivquote gering.

4.5.2.6
Riesenzelltumor

Riesenzelltumor

Definition

Ein aggressiver Tumor, der metaphysär im Bereich der (ehemaligen) Epiphysenfuge entsteht, sich epiphysenwärts ausbreitet und massenhaft uniform verteilte osteoklastäre Riesenzellen mit sehr großer Kernzahl enthält, die mit mononukleären, plumpen histiozytären Zellen durchmischt sind. Sie bilden die eigentliche proliferierende Tumorkomponente. Wegen seines aggressiven Charakters und seines nicht vorhersehbaren Verlaufes wird der Riesenzelltumor von der WHO als „intermediate grade" zwischen den gut- und bösartigen Tumoren eingeordnet [62].

Vorkommen

Im Erwachsenenalter ist der Tumor relativ häufig, er tritt meist im 3. oder 4. Lebensdezennium auf. Das weibliche Geschlecht ist etwas öfter betroffen als das männliche. Der Tumor kommt selten auch in der Adoleszenz bei offenen Epiphysenfugen vor. In USA hat der Riesenzelltumor einen Anteil von 5% an allen Knochentumoren, in China sind es 20% [14].

Lokalisation, Pathogenese

Die typische Lokalisation des Tumors ist *epi- bzw. metaphysär*. Bei offenen Epiphysenfugen liegt er jedoch meist rein metaphysär [32]. Weitaus am häufigsten sind das *distale Femur* und die *proximale Tibia* betroffen. Seltener kommt der Tumor am proximalen Femur, an der distalen Tibia, am proximalen Humerus und am distalen Radius vor, er kann aber auch in der Wirbelsäule entstehen und ist der häufigste Sakrumtumor [58, 67]. In einzelnen Fällen wird die Läsion auch in platten Knochen gefunden. Der Tumor kommt vorwiegend dort vor, wo im Wachstumsalter die aktivsten Fugen lokalisiert sind.

Klinik

Riesenzelltumoren verursachen *Schmerzen* und können zu Gelenkschwellungen und Bewegungseinschränkungen führen. **Röntgenologisch** sind Riesenzelltumoren exzentrisch gelegene osteolytische Läsionen, die nicht gekammert sind, die sich epi- bzw. metaphysär ausbreiten und meist gut begrenzt sind. Ein eigentlicher Sklerosesaum fehlt normalerweise, ebenso eine Periostreaktion. Sie können bis subchondral ans Gelenk heranreichen und gelegentlich den Knochen auch etwas vorwölben. Nicht selten durchbrechen sie die Kortikalis. Im Wachstumsalter können die Tumoren sich auch nach diaphysär ausdehnen [64]. (Beispiele von Riesenzelltumoren s. auch Kap. 3.3.12, Abb. 3.322 und 3.326). Im Szintigramm findet sich meist eine relativ markante Anreicherung. Im *MRT* ist der Tumor in allen Gewichtungen signalarm. **Histologie:** Obwohl die meist uniform in der Läsion verteilten, massenhaft vorkommenden Riesenzellen diagnostisch wegweisend sind, besteht die eigentliche proliferierende Tumorzellkomponente aus den dazwischenliegenden plumpen bis spindelig-ovalen mononukleären fibrohistiozytären Zellen [55]. Reaktives Osteoid und Faserknochenneubildungen kommen in fast der Hälfte aller Riesenzelltumoren vor. **Differentialdiagnose:** Aufgrund der Lokalisation muß der Riesenzelltumor vom ebenfalls osteolytischen *Chondroblastom* unterschieden werden. Im Wachstumsalter führt aber die Lokalisation meist zur der eindeutigen Diagnose: Das Chondroblastom liegt fast immer rein epiphysär und besitzt meist einen Sklerosesaum, der Riesenzelltumor ist immer auch metaphysär gelegen. Bei meta-epiphysärer Lage und einem aggressiveren Röntgenbefund muß auch an ein *Osteosarkom* gedacht werden, das jedoch permeative Osteodestruktionen, fokale wolkige Verkalkungen und eine Periostreaktion zeigt. *Chondrosarkome* können mit Riesenzelltumoren in fortgeschrittenem Stadium verwechselt werden, sie weisen aber im MRT ein knorpeltypisches Signalverhalten auf. *Aneurysmatische Knochenzysten* können ebenfalls ähnlich aussehen. Hier finden sich im MRT jedoch Flüssigkeitsspiegel. Aneurysmatische Knochenzysten kommen auch sekundär in Riesenzelltumoren vor.

Therapie, Prognose

Das Verhalten des Tumors kann sehr unterschiedlich sein und läßt sich weder aufgrund radiologischer noch histologischer oder flowzytophotometrischer Kriterien voraussagen [59]. Der Tumor kann wenig oder stark expansiv oder sogar aggressiv sein. Er kann ohne Transformation in ein Sarkom übergehen und metastasieren [39] oder sich in einen malignen Tumor transformieren, was in 6%–15% der Fälle vorkommt [22, 41, 54]. Differenzierungsgrad, lokale Aggressivität und Risiko der malignen Entartung stehen nicht in Relation zueinander. Die übliche intraläsionale *Kürettage* hat ein hohes Rezidivrisiko von 70% und mehr [41]. Es wurde deshalb die En-bloc-Resektion empfohlen, die jedoch bei diesen gelenknahen Tumoren zu erheblichen Defekten und schwierigen Rekonstruktionsproblemen führt. Es wurde deshalb die Anwendung von *nekrotisierenden Substanzen* empfohlen (Phenol, Methylmetakrylat, flüssiger Stickstoff). Manchmal ist jedoch auch die Anwendung dieser Substanzen bei großen gelenknahen Höhlen nicht ganz unproblematisch. Die Rezidivquote ist im wesentlichen abhängig von der Qualität der Kürettage. Wir führen die Kürettage durch einen großen Zugang durch, fräsen die komplette Höhle mit einem *Spezialfräser* aus, der „um die Ecke" fräsen kann, entfernen die Septen und untersuchen anschließend die vollständige Tumorhöhle mit dem *Arthroskop*. Bei diesem Vorgehen ist die Rezidivquote äußerst gering (unter 10%). In der Regel können wir auf die Anwendung von Phenol oder Methylmetakrylat verzichten. Auf diese Weise vermeiden wir die Beschädigung des Gelenkknorpels. Das Belassen einer großen Methylmetakrylat-Plombe halten wir bei Jugendlichen für problematisch, da insbesondere am distalen Femur die Plombe gelenkwärts wandert und das Gelenk später beschädigen kann. Die Höhle wird nun mit autologer und/oder homologer Spongiosa aufgefüllt, evtl. auch mit einem homologen *Allograft*. Am distalen Radius ist evtl. ein Ersatz durch einen Allograft oder durch die proximale Fibula möglich.

4.5.2.7
Tumorähnliche Läsionen
(Zysten, nicht ossifizierendes Knochenfibrom, fibröse Dysplasie, Histiozytose, Infarkt)

Juvenile Knochenzyste

> **Definition**
>
> Pseudozystische, vorwiegend während des Wachstumsalters auftretende, mit seröser Flüssigkeit gefüllte Läsion in den Metaphysen der langen Röhrenknochen. Ursache wahrscheinlich atrophisch-degenerativ, kein eigentlicher Tumor.
> *Synonyme:* Solitäre Knochenzyste
> *Englisch:* Unicameral bone cyst

Vorkommen, Lokalisation

Die juvenile Knochenzyste ist im Kindesalter eine häufige Läsion. Sie steht nach dem nicht ossifizierenden Knochenfibrom und dem Osteochondrom an 3. Stelle aller primären Knochenläsionen (Verhältnis männlich : weiblich = 2 : 1). Die Läsion tritt fast ausschließlich zwischen dem 5. und 15. Lebensjahr auf. Mit Wachstumsabschluß heilt sie aus. Die Prädilektionsstelle ist der proximale Humerus, wo fast 50 % aller juvenilen Knochenzysten lokalisiert sind. Bei ca. 25 % der Fälle ist der proximale Femur betroffen, und die restlichen ca. 25 % verteilen sich auf das übrige Skelett, sie sind überall gleich selten.

Klinik

Wir unterscheiden inaktive (latente) und aktive Zysten. Die *inaktiven Zysten* wandern mit Fortschreiten des Längenwachstums diaphysenwärts. Die *aktiven* Zysten grenzen unmittelbar an die Epiphysenfuge, ohne sie je zu überschreiten. Die Zysten verursachen kaum Symptome, da sie besonders am proximalen Humerus oder am proximalen Femur so lokalisiert sind, daß der Knochen mit großen Weichteilmassen überdeckt ist und die Auftreibung des Knochens nicht palpiert werden kann. Nicht selten kommt es allerdings zur pathologischen Fraktur, bei der dann die Diagnose gestellt wird. **Röntgenbefunde:** In der Metaphyse (meist unmittelbar an die Epiphysenfuge angrenzend) findet sich eine ein- oder mehrkammrige Osteolyse. Der Knochen ist etwas aufgetrieben, die Zystenwand kann papierdünn und zerbrechlich erscheinen. Manchmal sieht man in der Zyste isoliert liegende Knochenfragmente von abgebrochenen Septen. (Röntgenbeispiele von juvenilen Knochenzysten s. Kap. 3.2.13, Abb. 3.239 und Kap. 3.5.7, Abb. 3.494). Da **histologisch** keine Epithelauskleidung der Wand vorliegt, müßte man (ebenso wie bei der aneurysmatischen Knochenzyste) eigentlich korrekt von einer „Pseudozyste" sprechen. Das Gewebe besteht aus dünnen, gering kollagenisierten und vaskularisierten Bindegewebesepten, die eine geringe Knochenneubildung aufweisen und wenige Riesenzellen enthalten. **Differentialdiagnose:** Manchmal ist die Abgrenzung zur *aneurysmatischen Knochenzyste* schwierig, besonders aktive Zysten können ähnlich aussehen. Auch das MRT bringt nicht immer Klarheit, da bei beiden Läsionen Flüssigkeitsspiegel erkannt werden können. Auch die *fibröse Dysplasie* kann zu ähnlichen Auftreibungen im metaphysären Bereich führen. Hier gibt die milchglasartige Trübung dann jeweils den Hinweis auf die Diagnose. Die *Langerhans-Zellhistiozytose*, das *nicht ossifizierende Knochenfibrom* und das *Enchondrom* können ebenfalls gelegentlich zu Verwechslungen führen.

Therapie, Prognose

Frakturen heilen in der Regel sehr unproblematisch. Nicht selten verschwindet die Zyste im Anschluß an eine Fraktur. Die Kürettage führt bei aktiven, fugennahen Zysten häufig zu Rezidiven. Die Beobachtung, daß die Zysten nach Frakturen ausheilen, führte zu dem Versuch, kanülierte Schrauben einzubringen und durch Druckentlastung die Zysten zur Ausheilung zu veranlassen [15]; dieses Prinzip hat bisher aber nicht überzeugt. Bei einer anderen Methode wird Kortison injiziert [49, 60], und dieser Versuch scheint erfolgreicher zu sein. Allerdings zeigen v. a. polyzystische Läsionen in der Nähe der Epiphysenfuge immer noch Rezidive. Die Zyste wird mit 2 käftigen Kanülen punktiert. Unter Bildwandlerkontrolle wird die Kortikalis durchstoßen und die Zyste mit Kontrastmittel dargestellt; anschließend werden 50–100 mg Methylprednisolon-Azetat injiziert. Auch die Injektion von Knochenmark scheint Erfolge zu bringen [37]. Bei Zysten im Bereich des proximalen Femurs führen wir eine Armierung mit Hilfe von Prévot-Nägeln durch. Dadurch sind Frakturen zu vermeiden, die ansonsten hier nur schwer zu stabilisieren sind. Nach einer solchen Nagelung heilen die Zysten meist aus.

Aneurysmatische Knochenzyste

Definition

Tumorähnliche Läsion, die expansiv und exzentrisch auftritt, und deren Ätiologie ungeklärt und wahrscheinlich auch nicht einheitlich ist. Aneurysmatische Knochenzysten können auch auf dem Boden anderer gut- oder bösartiger Knochentumoren vorkommen, deshalb ist immer eine sehr sorgfältige histologische Untersuchung in Korrelation mit dem Röntgenbefund nötig. Neben der üblichen zystischen Form gibt es auch eine solide Variante dieser Läsion [46].

Vorkommen, Lokalisation, Pathogenese

Aneurysmatische Knochenzysten sind eher selten, sie kommen nur halb so häufig vor wie etwa der Riesenzelltumor. Beide Geschlechter sind etwa gleich häufig betroffen. Das bevorzugte Alter ist das 2. Dezennium, nach dem 30. Lebensjahr entwickeln sie sich kaum mehr. Am häufigsten findet man sie im Bereich der Metaphysen der langen Röhrenknochen, besonders in der Knieregion und an der Wirbelsäule, meist im Bereich des Bogens oder der Fortsätze. Hier ist die aneurysmatische Knochenzyste neben dem Osteoblastom im Jugendalter die häufigste gutartige Läsion, sie kann mehrere Wirbel erfassen. Am Röhrenknochen befindet sich die Läsion niemals epiphysär, sie kann sich allerdings unter Durchbrechung der Epiphysenfuge epiphysär ausbreiten [9, 11].

Klinik

Aneurysmatische Knochenzysten dehnen sich schnell aus und verursachen deshalb Schmerzen. Die Läsionen liegen in der Regel exzentrisch und neigen dazu, aus dem Knochen auszubrechen und zu expandieren, was dann zur palpablen Schwellung und Vorwölbung führt. **Röntgenbefunde:** Es handelt sich um eine osteolytische Läsion mit wenig Randsklerose, auch wenig Septierung. Der Knochen ist ballonartig aufgeblasen, oft papierdünn; er ähnelt einer Seifenblase (Abb. 3.321 und 3.322, S. 369). Die Kortikalis ist ausgedünnt und häufig durch eine ausgebuchtete Neokortikalis ersetzt, sie bildet aber meist eine deutliche Begrenzung, kann jedoch auch komplett ausgelöscht sein. Zum Markraum hin ist die Läsion im Gegensatz zu malignen Tumoren scharf begrenzt. Gelegentlich sieht man auch periostale Reaktionen. In der MRT-Untersuchung findet man typische, in der T 2-Gewichtung signalintensive Flüssigkeitsspiegel. Das makro- und **mikroskopische Bild** wird durch große, blutgefüllte, septierte kavernöse Hohlräume bestimmt, deren Wände von abgeflachten pseudoendothelialen Deckzellen und Riesenzellen ausgekleidet sind. Die Septen sind unterschiedlich dick und enthalten locker angeordnete spindelig-fibroblastäre Zellen mit typischen Mitosen, Makrophagen, lymphoide Infiltrate, Kapillarproliferationen, Kollagenisierungen und unreife Faserknochenbildung. Bei der soliden Variante treten die Hohlräume ganz in den Hintergrund, so daß der Eindruck eines kompakten Tumors entsteht. **Differentialdiagnose:** Aufgrund der Lokalisation und des Röntgenbefundes sind Verwechslungen mit dem *Riesenzelltumor*, mit der *solitären Knochenzyste* und mit dem *Chondromyxoidfibrom* möglich. Die solide Variante muß v. a. vom Osteosarkom abgegrenzt werden. Häufig sind aneurysmatische Knochenzysten auch sekundärer Bestandteil anderer Tumoren (z. B. Riesenzelltumoren), so daß sich die Bilder vermischen [8, 66].

Therapie, Prognose

Aneurysmatische Knochenzysten wachsen meist expansiv und können eine erhebliche Größe erreichen. Einzelne Spontanheilungen wurden allerdings beschrieben [38]. In der Regel ist jedoch eine operative Behandlung notwendig. Sichere Rezidivfreiheit ist nur durch eine zumindest marginale oder besser weite Resektion zu erreichen. Nach Kürettage besteht ein hohes Rezidivrisiko, das durch Verwendung von nekrotisierenden Substanzen (Phenol, Methylmetakrylat, flüssiger Stickstoff) gemindert werden kann. Da aneurysmatische Knochenzysten selten weit in die Epiphyse hineinwachsen, ist die En-bloc-Resektion in der Regel vorzuziehen. Ist bei Rezidiven eine Resektion des kompletten Tumors nicht möglich, kann eine Embolisation der versorgenden Gefäße den Prozeß zur Ausheilung bringen [73]. Vor der Resektion sollte immer eine Biopsie vorgenommen werden. Daß aneurysmatische Knochenzysten auf dem Boden eines anderen Tumors wachsen können, kann das Therapiekonzept beeinflussen. Unter dem Bild einer aneurysmatischen Knochenzyste kann sich durchaus auch ein (niedrig)maligner Tumor verstecken. Will man ohnehin eine weite Resektion durchführen, so hat dies keine Konsequenzen; eine Kürettage wäre in diesem Fall jedoch die falsche Therapie.

Nicht ossifizierendes Knochenfibrom

Definition

Metaphysäre Läsion, aus Fibroblasten, Histiozyten, Riesenzellen und spärlichen lymphozytären Infiltraten bestehend, an den Einstrahlungen von Sehnen oder Ligamenten in die Epiphysenfuge lokalisiert, nach Wachstumsabschluß sklerosierend oder verschwindend.
Synonyme: Histiozytäres Fibrom, Fibrom, fibröser Kortikalisdefekt, fibröses Xanthom, histiozytäres Xanthogranulom

Vorkommen

Das nicht ossifizierende Knochenfibrom ist v. a. im Bereich der *knienahen Metaphysen* außerordentlich häufig. Es ist der *häufigste Knochentumor überhaupt* und kann bei 20–30 % aller Kinder zwischen 4 und 10 Jahren gefunden werden [9]. Beide Geschlechter sind gleich häufig betroffen. Nach Wachstumsabschluß verschwinden die Fibrome oder bleiben als sklerosierte Zonen sichtbar.

Lokalisation, Pathogenese

Die nicht ossifizierenden Knochenfibrome sind stets *metaphysär* lokalisiert, v. a. im Bereich der knienahen Metaphysen, aber auch in der distalen Tibiametaphyse. Die Ursache für ihre Entstehung ist unklar, möglicherweise spielen traumatische Einwirkungen und Überlastungen an Insertionsstellen von Sehnen und Ligamenten zusammen mit einer lokalen Fehlfunktion eine Rolle [53]. Die Läsionen wandern dann im Laufe des Wachstums in Richtung der Diaphyse, bis sie durch den normalen Knochenumbau wegremodelliert werden. Sie sind stets exzentrisch kortikalisnah lokalisiert.

Klinik, Diagnostik

Nicht ossifizierende Knochenfibrome sind völlig *asymptomatisch*. Die Diagnose wird meist als radiologischer Zufallsbefund gestellt. Sehr selten kann die Kortikalis einbrechen, so daß zeitweise läsional bedingte Schmerzen bestehen können. Ausnahmsweise können sehr große Fibrome den Knochen auftreiben und zu einer palpablen Verdickung führen. Die **Röntgenbefunde** sind derart charakteristisch, daß die Diagnose anhand der Nativröntgenbilder mit Sicherheit gestellt werden kann, solange der Tumor eine bestimmte Größe nicht überschreitet. Es handelt sich um polyzyklische, traubenförmig konfigurierte Defekte, die relativ scharf begrenzt und von einem deutlichen Sklerosesaum umgeben sind (s. Abb. 3.319, S. 368). Der Defekt ist in Längsrichtung des Knochens ausgerichtet und liegt oft nur innerhalb der Kortikalis (fibröser Kortikalisdefekt). Häufig betrifft er aber auch den Markraum (nicht ossifizierendes Knochenfibrom) und ist dann immer exzentrisch gelegen. Die Kortikalis kann leicht vorgewölbt sein. Solange der Herd klein ist und weniger als 2/3 der Breite des Knochens einnimmt, ist keine weitere Abklärung notwendig. **Histologisch** besteht die Läsion aus fibroblastären Zellen, die in sich durchflechtenden Bündeln angeordnet sind und mäßig viel Kollagen bilden. Darin eingestreut sind Histiozyten, Schaumzellen und wenige Riesenzellen. **Differentialdiagnose:** Bei kleinen Herden besteht meist kein Zweifel an der Diagnose. Verwechslungen mit dem *desmoplastischen Fibrom* oder dem *fibrokartilaginären Mesenchymom* sind möglich. Auch das *Chondromyxoidfibrom* kann so ähnlich aussehen.

Therapie, Prognose

Das asymptomatische, nicht ossifizierende Knochenfibrom bedarf *keiner Therapie*. Es verschwindet entweder spontan oder hinterläßt eine verknöcherte Narbe. Nur sehr große Fibrome müssen allenfalls kürettiert und mit Spongiosa gefüllt werden. Sehr selten ist wegen auftretender Schmerzen und der damit verbundenen Unklarheit eine Biopsie notwendig.

Monostotische fibröse Dysplasie

Definition

Benigne, angeborene Läsion, aus fibrösem Bindegewebe mit wirbelartigem Muster, das Bälkchen unreifen, nicht-lamellären Knochens enthält, die typischerweise nicht von kubischen Osteoblasten gesäumt werden. Wir unterscheiden eine polyostotische (s. Abschn. 4.6.8) und eine monostotische Form.

Vorkommen, Lokalisation

Die monostotische fibröse Dysplasie kommt häufiger vor, als man annimmt, da viele Fälle asymptomatisch verlaufen. Sie ist auch häufiger als die polyostotische Dysplasie, die in 20% der Fälle zu finden ist [18] und eine Prävalenz von 2,6/1 000 000 Einwohner hat. Ein Albright-Syndrom wird nur in ca. 5% der Fälle mit fibröser Dysplasie gefunden (polyostotische Form und Albright-Syndrom s. Abschn. 4.6.8.5). Das weibliche Geschlecht ist etwas öfter betroffen als das männliche. Meist manifestiert sich die Krankheit in der Adoleszenz. Am häufigsten ist die monostotische Form im *Kiefer* und im *proximalen Femur* lokalisiert, etwas seltener in Tibia, Humerus, Rippen, Radius und Beckenkamm.

Klinik

Oft bleiben die monostotischen Formen asymptomatisch. Ist der betroffene Knochen nur von einem dünnen Weichteilmantel bedeckt, kann eine Vorwölbung palpabel sein. Es kann auch eine Verbiegung, bzw. Achsenabweichung sichtbar werden (Abb. 4.34). Sehr typisch ist die Verbiegung des proximalen Femurs zum sog. Hirtenstab (Abb. 3.231, S. 277). Schmerzen entstehen erst bei Frakturen. Der **radiologische Aspekt** auf dem Nativröntgenbild ist sehr typisch. Der Knochen wirkt aufgetrieben, die Kortikalis ist verdünnt und im Markraum findet sich eine große lytische Zone, die von Knochenbälkchen (Lupenvergrößerung) durchwirkt ist. Sehr charakteristisch ist die milchglasartige Trübung des Knochens. Manchmal ist auch eine starke Sklerose um den Herd herum sichtbar. In der *MRT-Untersuchung* ist das Gewebe in allen Gewichtungen signalarm. **Histologisch** dominieren irregulär geformte Faserknochenbälkchen, die in ein mäßig zellreiches fibröses Stroma eingebettet sind. Die Bälkchen weisen an ihrer Oberfläche keine kubischen Osteoblasten, sondern abgeflachte Zellen auf. **Differentialdiagnose:** Meist ist der Röntgenbefund sehr typisch, so daß

Abb. 4.34. *Monostotische fibröse Dysplasie* im Bereich der rechten Tibia bei 2jährigem Jungen

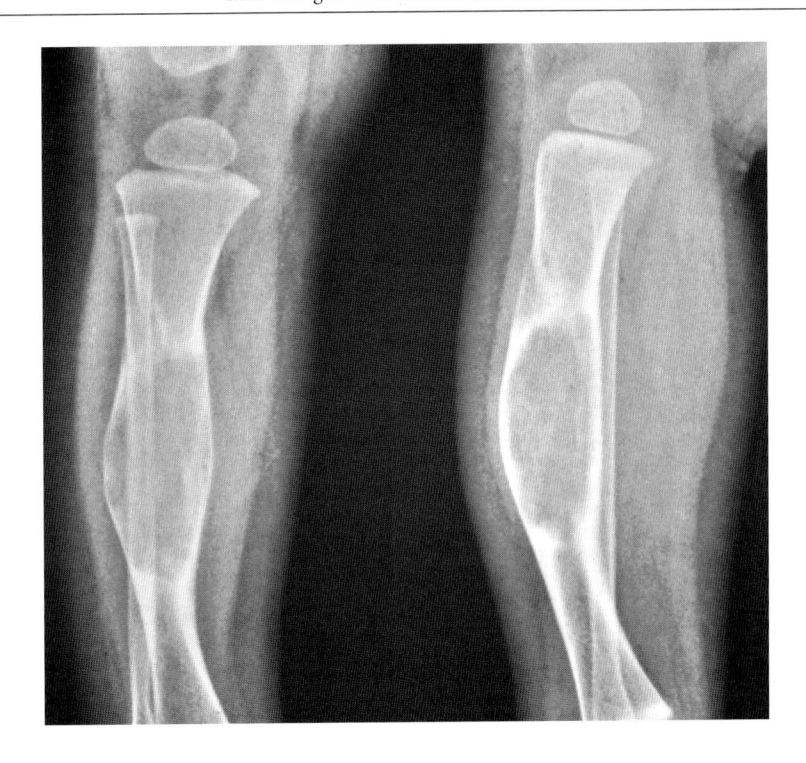

die Diagnose keine Schwierigkeiten bereitet. Im Anfangsstadium kann es (v. a. am proximalen Femur oder Humerus) Verwechslungen mit der *juvenilen Knochenzyste* geben. Auch bei dieser Diagnose ist die Kortikalis verdünnt und der Knochen durch eine Osteolyse aufgetrieben. Allerdings fehlen die milchglasartige Trübung und die Verbiegung. Eventuell kommt es zur Fraktur. Am Unterschenkel sind auch Verwechslungen mit der *osteofibrösen Dysplasie* möglich (s. unten), von der aber fast ausschließlich die Tibia betroffen ist.

Therapie, Prognose

Solange keine wesentliche Deformation besteht, ist eine *operative Therapie* in der Regel *nicht notwendig*. Bei eindeutiger Diagnose muß auch keine Biopsie durchgeführt werden. Bei markanten Verbiegungen, die v. a. am proximalen Femur vorkommen, kann eine Operation sinnvoll sein. Dies ist v. a. bei sehr großen Herden der Fall, und es ist schwierig, genügend autologe Spongiosa zum Auffüllen zu gewinnen. Sie kann aber mit homologer Spongiosa oder mit Hydroxy-Apatit ergänzt werden. Sinnvoll kann auch das Armieren durch intramedulläre Kraftträger sein, z. B. mit sog. Prévot-Nägeln. Mit Wachstumsabschluß kommt die Progredienz der Krankheit zum Stillstand. *Maligne Entartungen* kommen vor. Aus einem Kollektiv von ca. 1 000 Fällen mit fibröser Dysplasie wurden 28 Entartungen zu Sarkomen beobachtet [57].

Osteofibröse Dysplasie (nach Campanacci)

Definition

Kongenitale, wahrscheinlich hamartomartige, vorwiegend intrakortikale Störung aus fibrösem und ossärem Gewebe, fast ausschließlich an der Tibia lokalisiert, selten an der Fibula, mit typischer Verbiegung im Sinne einer Antekurvation und Progression im Wachstumsalter. Die Krankheit wurde 1976 von Campanacci beschrieben [7].

Synonyme: Kongenitaler fibröser Defekt der Tibia, M. Campanacci, ossifizierendes Fibrom

Vorkommen, Lokalisation

Die Läsion ist seltener als die fibröse Dysplasie, das männliche Geschlecht ist häufiger betroffen. Die Krankheit manifestiert sich meist innerhalb der ersten 5 Lebensjahre und kommt fast ausschließlich im Bereich der *Tibia* vor, nur selten ist sie an der Fibula lokalisiert. Sie beginnt meist in Schaftmitte und breitet sich dann nach distal oder proximal aus.

Klinik

Die osteofibröse Dysplasie verursacht keine Schmerzen, hingegen eine sichtbare Antekurvation der Tibia. Die Oberfläche der Tibia ist oft höckerig ver-

ändert. Nicht selten ereignet sich eine pathologische Fraktur, die inkomplett sein kann. Die Heilung bereitet manchmal Schwierigkeiten. Nach Frakturen oder operativen Eingriffen kann es zu einer Progredienz kommen. Im **Röntgenbild** finden sich in der Kortikalis abwechselnd osteolytische neben sklerotischen Bezirken. Die Herde befinden sich nicht im Markraum des Knochens, sondern im Kortex, der sich langsam verbiegt und auch Mikrofrakturen aufweisen kann. Umbauprozesse und Kallusbildungen prägen zusätzlich das Bild (s. Abb. 3.323, S. 370).
Histologie: Im Gegensatz zur fibrösen Dysplasie sind die unreifen, ebenfalls in ein fibröses Stroma eingebetten Knochenbälkchen mit kubischen Osteoblasten besetzt. Die Läsionen sind zonal gegliedert mit einem zentral dominierenden fibroblastischen Anteil, während zur Peripherie hin die Breite der Trabekel und ihre Ausreifung zu lamellärem Knochen zunimmt. Wichtigste **Differentialdiagnose** ist das *Adamantinom*, ein niedrigmaligner Tumor, der fast ausschließlich an der Tibia vorkommt und charakteristischerweise intraläsionale epitheliale Zellinseln besitzt (s. Abschn. 5.4.3.6) [29]. Der radiologische Aspekt ist ähnlich, allerdings ist das Adamantinom im Gegensatz zur osteofibrösen Dysplasie immer auch im Markraum lokalisiert. Beide Läsionen kommen auch nebeneinander vor [4]. Ein postulierter Zusammenhang zwischen Adamantinom und osteofibröser Dysplasie [12, 68] konnte aber aufgrund von Verlaufsuntersuchungen nicht bewiesen werden. Weiter muß die Krankheit gegen die *fibröse Dysplasie* abgegrenzt werden. Letztere ist im Markraum lokalisiert und mit der typischen milchglasartigen Trübung radiologisch wesentlich homogener.

Therapie, Prognose

Der Verlauf ist recht unterschiedlich. Einige Läsionen hören schon vor der Pubertät auf, sich auszubreiten, andere werden erst nach Wachstumsabschluß in ihrer Expansion gebremst. Während der ersten 10 Lebensjahre sollten Operationen vermieden werden, da diese die Ausbreitung eher fördern. Nach Kürettagen besteht eine hohe Rezidivquote. Frakturen sollten konservativ behandelt werden. Operationen sind (möglichst erst nach Wachstumsabschluß) bei starker Schwächung des Knochens, bei massiver Verbiegung oder einer Pseudarthrose indiziert [3]. Falls radiologisch Zweifel bestehen, ob es sich um ein Adamantinom handelt (intramedullärer Befall!), muß eine repräsentative Biopsie durchgeführt werden. In der Regel bereitet die osteofibröse Dysplasie im Erwachsenenalter keine wesentlichen Probleme.

Langerhans-Zellhistiozytose

Definition

Wahrscheinlich nicht-neoplastische, tumorähnliche Läsion unbekannter Herkunft, durch Proliferation von retikulohistiozytären Strukturen, eosinophilen Granulozyten, mehrkernigen Riesenzellen und Langerhans-Zellen charakterisiert. Die Langerhans-Zellhistiozytose kommt auch im Rahmen des M. Hand-Schüller-Christian sowie des M. Abt-Letterer-Siwe vor.
Synonyme: Histiozytose X, eosinophiles Granulom

Vorkommen, Lokalisation

Die Langerhans-Zellhistiozytose ist eine seltene, v. a. in den ersten 2 Lebensdekaden vorkommende Läsion. Jungen sind 2mal häufiger betroffen als Mädchen. Die Erkrankung kann in allen Knochen gefunden werden, besonders häufig im Unterkiefer- und Schädelbereich, aber es können auch alle Röhrenknochen, die Rippen, die Wirbelsäule wie auch die platten Knochen betroffen sein [24].

Klassifikation

Die *Langerhans-Zellhistiozytose* kommt in folgenden Formen vor:

- monostotische Form,
- polyostotische Form,
- polyostotische Form mit Viszeralbeteiligung,
- M. Hand-Schüller-Christian: Kombination von eosinophilen Granulomen, Diabetes insipidus und Exophthalmus,
- M. Abt-Letterer-Siwe: Maligne (tödliche) Form der Langerhans-Zellhistiozytose.

Ätiologie

Wahrscheinlich handelt es sich um eine Dysfunktion des Immunsystems [24, 47]. Veränderungen des Thymus scheinen ebenfalls eine gewisse Rolle zu spielen, ebenso genetische Aspekte [1, 20, 30, 34, 70]. Eine neuere Arbeit hat eine klonale Proliferation der Langerhans-Zellen nachweisen können. Diese Ergebnisse legen den Schluß nahe, daß es sich möglicherweise doch um eine neoplastische Erkrankung mit hochgradiger Variationsbreite in ihrem biologischen Verhalten handeln könnte [72].

Klinik

Je nach Lokalisation ist die Symptomatik sehr unterschiedlich. Neben benignen Verlaufsformen bei solitären und multiplen Knochenherden kommen auch sehr maligne Formen vor, die tödlich enden können. Entscheidend ist dabei die Viszeralbeteiligung, dies ist v. a. bei kleinen Kindern der Fall. In unserer eigenen Untersuchung haben wir 93 monostotische, 24 polyostotische, 5 Fälle mit Viszeralbeteiligung, 7mal einen M. Hand-Schüller-Christian und 1 Fall mit M. Abt-Letterer-Siwe beobachtet [24]. Je älter das Kind bei der Erstmanifestation der Krankheit und je geringer die Weichteilbeteiligung ist, desto besser ist die Prognose [5, 13, 19, 36]. Die **Röntgenbefunde** sind außerordentlich variabel (Abb. 4.35). Bei Auftreten eines Herdes mit Verdacht auf eine Histiozytose sollte ein Szintigramm durchgeführt werden, um erkennen zu können, ob mehrere Herde vorhanden sind [71]. Auch eine MRT-Untersuchung gehört zur Abklärung. Typisch ist eine geringe Signalintensität im T 1-gewichteten und eine hohe im T 2-gewichteten Bild. Keine Bildgebung kann jedoch völlige Sicherheit in der Diagnose geben. Sehr typisch sind auch Herde im Bereich der Wirbelkörper, die zum Zusammensintern der Wirbelkörper und zum Bild der Vertebra plana füh-

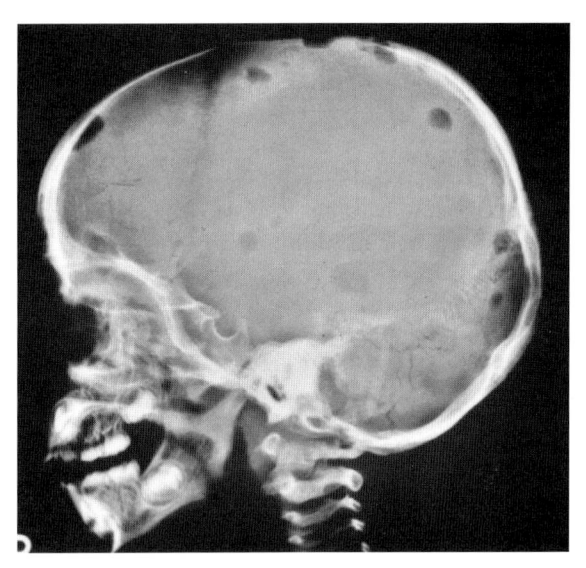

Abb. 4.36. Schädelaufnahme bei 2jährigem Jungen mit *polyostotischer Langerhans-Zellhistiozytose*, sog. *„Landkartenschädel"*

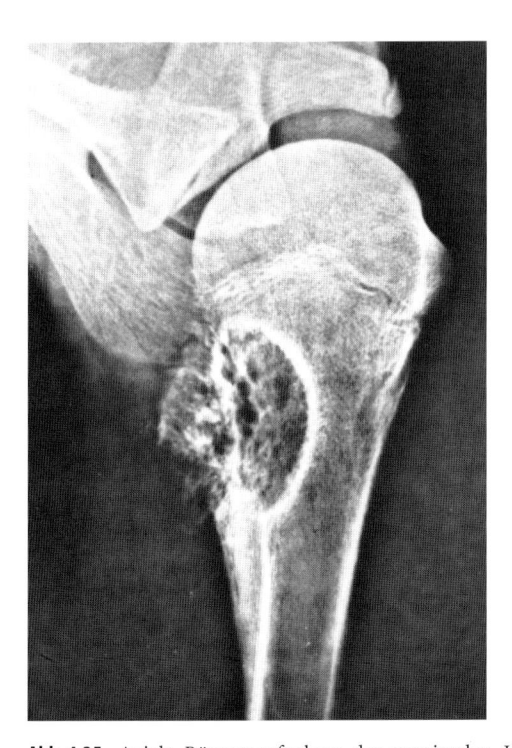

Abb. 4.35. Axiale Röntgenaufnahme des proximalen Humerus bei 15jährigem Jungen mit *Langerhans-Zellhistiozytose*. Man beachte die starke Periostreaktion und die Arrosion der Kortikalis, ein Befund, der einen malignen Knochentumor vortäuschen kann

ren (s. Abb. 3.116 und 3.117, S. 157). Trotz des eindrücklichen Zusammensinterns sind aber neurologische Läsionen außerordentlich selten, da es nicht zur Kyphosierung kommt und die tumorähnliche Läsion nicht fest, sondern weich ist und damit nicht auf das Rückenmark drückt. Typisch bei ausgedehntem Befall ist auch der sog. „Landkartenschädel", v. a. beim M. Hand-Schüller-Christian (Abb. 4.36). **Histologie:** Der entscheidende lichtmikroskopische Befund ist der Nachweis von Langerhans-Zellen, der meist anhand der typischen Morphologie (gut abgrenzbares, schwach eosinophiles Zytoplasma, mittelgroße, eingebuchtete oder gekerbte, gelegentlich gyriforme Kerne) bereits im HE-Schnitt möglich ist. Die Langerhans-Zellen können in granulomartigen Nestern durchmischt mit unterschiedlich vielen, z. T. massenhaft eosinophilen Granulozyten liegen. Zur Absicherung der Diagnose empfehlen sich immunhistochemische Untersuchungen [24]. Am Frischmaterial kann man die Langerhans-Zell-typischen Birbeck-Granula elektronenmikroskopisch darstellen. **Differentialdiagnose:** Aufgrund der Bildgebung kommen häufig viele andere Tumoren ebenfalls in Frage, nicht selten auch maligne (z. B. das *Ewing-Sarkom*). Einen Hinweis auf das Vorliegen einer Langerhans-Zellhistiozytose gibt evtl. der polyostotische Befall. Sicherheit gewinnt man aber nur mit einer (möglichst offenen) Biopsie.

Therapie, Prognose

Die meisten Langerhans-Zellhistiozytosen heilen nach der Biopsie spontan aus. Sie sind selten weiter progredient. In jedem Fall genügt eine intraläsionale Kürettage. Eine Stabilisierung ist nur bei entsprechender Gefährdung der Festigkeit notwendig. Bei Befall der Wirbelkörper stabilisieren wir mit einem Korsett. Auch die Bestrahlung wird empfohlen, wir halten sie jedoch beim ossären Befall nicht für notwendig. Bei einer Viszeralbeteiligung sollte eine Chemotherapie durchgeführt werden. Diese kann evtl. auch bei polyostotischem Befall diskutiert werden. Sie ist jedoch nicht notwendig, solange nur 1–3 Herde vorhanden sind. In der überwiegenden Mehrzahl der Fälle ist der Verlauf der Langerhans-Zellhistiozytose sehr benigne und bereitet im Erwachsenenalter keine weiteren Probleme.

Knocheninfarkt

Intraossäre Nekrosen im metaphysären (seltener diaphysären) Bereich der Röhrenknochen kommen v. a. bei älteren Personen vor. Häufig verlaufen sie klinisch inapparent. Sie können später Verkalkungen aufweisen und sind manchmal gegenüber Enchondromen schwierig abzugrenzen.

Literatur

1. Abe R, Akaike Y, Yokoyama A et al. (1990) High incidence of 17p13 chromosomal abnormalities in malignant histiocytosis. Cancer 65: 2689–96
2. Bacci G, Avella M, McDonald D, Toni A, Orlandi M, Campanacci M (1988) Serum lactate dehydrogenase (LDH) as a tumor marker in Ewing's sarcoma. Tumori 74: 649–55
3. Blackwell JB, McCarthy SW, Xipell JM, Vernon-Roberts B, Duhig RE (1988) Osteofibrous dysplasia of the tibia and fibula. Pathology 20: 227–33
4. Bohndorf K, Nidecker A, Mathias K, Zidkova H, Kaufmann H, Jundt G (1992) Radiologische Befunde beim Adamantinom der langen Röhrenknochen. Röfo Fortschr Geb Röntgenstr 157: 239–44
5. Bollini G, Jouve JL, Gentet JC, Jacquemier M, Bouyala JM (1991) Bone lesions in Histiocytosis X. J Pediatr Orthop 11: 469–77
6. Boriani S, Capanna R, Donati D, Levine A, Picci P, Savini R (1992) Osteoblastoma of the spine. Clin Orthop 278: 37–45
7. Campanacci M (1976) Osteofibrous dysplasia of long bones. A new clinical entity. Ital J Orthop Traumatol 2: 221–38
8. Campanacci M, Capanna R, Picci P (1986) Unicameral and aneurysmal bone cysts. Clin Orthop 204: 24–36
9. Campanacci M (1990) Bone and soft tissue tumors. Springer, Wien New York
10. Canella P, Gardini F, Boriani S (1981) Exostosis: development, evolution and relationship to malignant degeneration. Ital J Orthop Traumatol 7: 293–8
11. Capanna R, Springfield DS, Biagini R, Ruggieri P, Giunti A (1985) Juxtaepiphyseal aneurysmal bone cyst. Skeletal Radiol 13: 21–5
12. Czerniak B, Rojas-Corona RR, Dorfman HD (1989) Morphologic diversity of long bone adamantinoma. The concept of differentiated (regressing) adamantinoma and its relationship to osteofibrous dysplasia. Cancer 64: 2319–34
13. Dimentberg RA, Brown KLB (1990) Diagnostic evaluation of patients with histiocytosis X. J Pediatr Orthop 10: 733–41
14. Eckardt JJ, Grogan TJ (1986) Giant cell tumor of bone. Clin Orthop 204: 45–58
15. Ekkernkamp A, Muhr G, Lies A (1990) Die kontinuierliche Dekompression. Ein neuer Weg in der Behandlung juveniler Knochenzysten. Unfallchirurg 93: 539–43
16. Exner GU, Hochstetter AR von, Uehlinger K (1990) „Benignes fibröses Histiocytom" der distalen Femurmetaphyse. Differentialdiagnose zwischen Neoplasie und Wachstumsstörung bei identischer Morphologie. Z Orthop 128: 308–12
17. Exner GU, Hochstetter AR von (1995) Fibröse Dysplasie und osteofibröse Dysplasie. Orthopäde 24: 50–6
18. Fechner RE, Mills SE (1993) Tumors of the bones and joints. In: Rosai J, Sobin LE (eds) Atlas of tumor pathology. Armed Forces Institute of Pathology, Washington DC
19. Ha SY, Helms P, Fletcher M, Broadbent V, Pritchard J (1992) Lung involvement in Langerhans' cell hstiocytosis: prevalence, clinical features, and outcome. Pediatrics 89: 466–9
20. Halton J, Whitton A, Wiernikowski J, Barr RD (1992) Disseminated Langerhans cell histiocytosis in identcal twins unresponsive to recombinant human alpha-interferon and total body irradiation. Am J Pediatr Hematol Oncol 14: 269–72
21. Healy JH, Ghelman B (1986) Osteoid osteoma and osteoblastoma. Clin Orthop 204: 76–85
22. Hefti FL, Gächter A, Remagen W, Nidecker A (1992) Recurrent giant-cell tumor with metaplasie and malignant change, not associated with radiotherapy. J Bone Joint Surg (Am) 74: 930–4
23. Hefti F, Jundt G (1994) Welche Tumoren können in der Epiphyse entstehen? Eine Untersuchung aus dem Basler Knochentumor-Referenzzentrum. Orthopädie Mitteilungen DGOT 24: 153
24. Hefti F, Jundt G (1995) Langerhanszell Histiocytose. Orthopäde 24: 73–8
25. Hefti F, Jundt G (1995) Is the age of osteosarcoma patients increasing? J Bone Joint Surg (Br) 77: (Suppl II) 207–8
26. Huvos AG (1991) Bone tumors. Diagnosis, treatment, and prognosis. Saunders, Philadelphia London Toronto Montreal Sydney Tokyo
27. Inwards CY, Unni KK, Beabout JW, Sim FH (1991) Desmoplastic fibroma of bone. Cancer 68:1978–83
28. Jundt G (1995) Pathologisch-anatomische Besonderheiten benigner Knochentumoren. Orthopäde 24: 2–14
29. Jundt G, Remberger K, Roessner A, Schulz A, Bohndorf K (1995) Adamantinoma of long bones-A histopathological and immunohistochemical study of 23 cases. Pathol Res Pract 191: 112–20
30. Kaneko Y, Kikuchi M, Ishihara A, Abe R, Takayama S, Sakurai M (1985) Chromosome abnormalities in malignant histiocytosis. Cancer 56: 144–51
31. Kirwan EO, Hutton PA, Pozo JL, Ransford AO (1984) Osteoid osteoma and benign osteoblastoma of the spine. Clinical presentation and treatment. J Bone Joint Surg (Br) 66: 21–6
32. Kransdorf MJ, Sweet DE, Buetow PC, Giudici MA, Moser RP Jr (1992) Giant cell tumor in skeletally immature patients. Radiology 184: 233–7
33. Kunze E, Graewe T, Peitsch E (1987) Histology and biology of metastatic chondroblastoma. Report of a case with a review of the literature. Pathol Res Pract 182: 113–23

34. Kuwabara S, Takahashi M (1990) Eosinophilic granuloma of the skull in identical twins case report. Neurol Med Chir Tokyo 30: 1043-6
35. Kyriakos M, Land VJ, Penning HL, Parker SG (1985) Metastatic chondroblastoma. Report of a fatal case with a review of the literature on atypical, aggressive, and malignant chondroblastoma. Cancer 55: 1770-89
36. Leavey P, Varughese M, Breatnach F, O'Meara A (1991) Langerhans cell histiocytosis - a 31 year review. Ir J Med Sci 160: 271-4
37. Lokiec F, Ezra E, Khermosh O, Wientroub S (1996) Simple bone cysts treated by percutaneous autologous marrow grafting. J Bone Joint Surg (Br) 78: 934-7
38. Malghem J, Maldague B, Esselinckx W, Noel H, De Nayer P, Vincent A (1989) Spontaneous healing of aneurysmal bone cysts. A report of three cases. J Bone Joint Surg (Br) 71: 645-50
39. Maloney WJ Vaughan LM Jones HH Ross J Nagel DA (1989) Benign metastasizing giant-cell tumor of bone. Report of three cases and review of the literature. Clin Orthop 243: 208-15
40. Marcove RC (1982) A 17-year review of cryosurgery in the treatment of bone tumors. Clin Orthop 163: 231-4
41. Marcove RC (1984) The surgery of tumors of bone and cartilage. Grune & Stratton, Orlando
42. Milgram JW (1983) The origins of osteochondromas and enchondromas. A histopathologic study. Clin Orthop 174: 264-84
43. Mirra JM, Picci P, Gold RH (1989) Bone tumors. Clinical, radiologic, and pathologic correlations. Lea & Febiger, Philadelphia London
44. Morton KS, Quenville NF, Beauchamp CP (1989) Aggressive osteoblastoma. A case previously reported as a recurrent osteoid osteoma. J Bone Joint Surg (Br) 71: 428-31
45. O'Connell JX, Rosenthal DI, Mankin HJ, Rosenberg AE (1993) Solitary osteoma of a long bone. A case report. J Bone Joint Surg (Am) 75: 1830-4
46. Oda Y, Tsuneyoshi M, Shinohara N (1992) „Solid" variant of aneurysmal bone cyst (extragnathic giant cell reparative granuloma) in the axial skeleton and long bones. A study of its morphologic spectrum and dstinction from allied giant cell lesions. Cancer 70: 2642-9
47. Osband ME (1987) Histiocytosis X. Langerhans' cell histiocytosis. Hematol Oncol Clin North Am 1: 737-51
48. Osebold WR, Lester EL, Hurley JH, Vincent RL (1993) Intraoperative use of the mobile gamma camera in localizing and excising osteoid osteomas of the spine. Spine 18: 1816-28
49. Parsch K, Arnold P, Jani L, Knapp S (1995) Die juvenile Knochenzyste. Stellenwert und Therapieergebnisse der Kortisoninjektion. Orthopäde 24: 65-72
50. Peterson HA (1994) Deformities and problems of the forearm in children with multiple hereditary osteochondromata. J Pediatr Orthop 14: 92-100
51. Raskas DS, Graziano GP, Herzenberg JE, Heidelberger KP, Hensinger RN (1992) Osteoid osteoma and osteoblastoma of the spine. J Spinal Disord 5: 204-11
52. Remagen W, Morscher E, Rösli A (1980) Primäre und sekundäre Tumoren der Knochen und Gelenke. In: Kuhlencordt F, Bartelheimer H (Hrsg) Klinische Osteologie B, 6. Aufl. Springer, Berlin Heidelberg New York, S 1317-475
53. Ritschl P, Karnel F, Hajek P (1988) Fibrous metaphyseal defects-determination of their origin and natural history using a radiomorphological study. Skeletal Radiol 17: 8-15
54. Rock MG, Sim FH, Unni KK et al. (1986) Secondary malignant giant-cell tumor of bone. Clinicopathological assessment of nineteen patients. J Bone Joint Surg (Am) 68: 1073-9
55. Roessner A, Bassewitz BDV, Schlake W, Thorwesten G, Grundmann E (1984) Biologic characterization of human bone tumors. III. Giant cell tumor of bone. Pathol Res Pract 178: 431-40
56. Rosenthal DI, Alexander A, Rosenberg AE, Springfield D (1992) Ablataion of osteoid-osteomas with percutaneously placed electrode: A new procedure. Radiology 183: 29-33
57. Ruggieri P, Sim FH, Bond JR, Unni KK (1994) Malignancies in fibrous dysplasia. Cancer 73: 1411-24
58. Sanjay BK, Sim FH, Unni KK, McLeod RA, Klassen RA (1993) Giant-cell tumours of the spine. J Bone Joint Surg (Br) 75: 148-54
59. Sara AS, Ayala AG, El-Naggar A, Ro JY, Raymond AK, Murray JA (1990) Giant cell tumor of bone. A clinicopathologic and DNA flow cytometric analysis. Cancer 66: 2186-90
60. Scaglietti O, Marchetti PG, Bartolozzi P (1982) Final results obtained in the treatment of bone cysts with methylprednisolone acetate (depo-medrol) and a discussion of results achieved in other bone lesions. Clin Orthop 165: 33-42
61. Schai P, Friederich N, Krüger A, Jundt G, Herbe E, Buess P (1996) Discrete synchronous multifocal osteoid osteoma of the humerus. Skeletal Radiol 25: 667-70
62. Schajowicz F (1993) Histological typing of bone tumours. Edited by WHO. International histological classification of tumours. Springer, Berlin Heidelberg New York Tokyo
63. Schajowicz F (1994) Tumors and tumorlike lesions of bone. Pathology, radiology, and treatment. Springer, Berlin Heidelberg New York Tokyo
64. Schutte HE, Taconis WK (1993) Giant cell tumor in children and adolescents. Skeletal Radiol 22: 173-6
65. Shinomiya K, Furuya K, Mutoh N (1991) Desmoplastic fibroma in the thoracic spine. J Spinal Disord 4: 239-43
66. Szendröi M, Cser I, Konya A, Renyi-Vamos A (1992) Aneurysmal bone cyst. A review of 52 primary and 16 secondary cases. Arch Orthop Trauma Surg 111: 318-22
67. Turcotte RE, Sim FH, Unni KK (1993) Giant cell tumor of the sacrum. Clin Orthop 291: 215-21
68. Ueda Y, Roessner A, Bosse A, Edel G, Boecker W, Wuisman P (1991) Juvenile intracortical adamantinoma of the tibia with predominant osteofibrous dysplasia-like features. Pathol Res Pract 187: 1039-43
69. Unni KK (1996) Dahlin's bone tumors. General aspects and data on 11,087 cases. Lippincott & Raven, Philadelphia
70. Vade A, Hayani A, Pierce KL (1993) Congenital histiocytosis X. Pediatr Radiol 23: 181-2
71. Wagenknecht C, Lips H, Nitz I, Hilgenfeld E (1990) Diagnostische Wertigkeit der Skelettszintigraphie im Vergleich zur Röntgenuntersuchung bei der Histiozytose X im Kindesalter. Erfahrungsbericht. Kinderärztl Prax 58: 355-62
72. Willman CL, Busque L, Griffith BB, Favara BE, McClain KL, Duncan MH, Gilliland DG (1994) Langerhans' cell histiocytosis (histiocytosis X)-A clonal proliferative dsease. N Engl J Med 331: 154-60
73. Windhager R, Lang S, Kainberger E (1995) Die aneurysmatische Knochenzyste. Orthopäde 24: 57-64

4.5.3
Maligne Knochentumoren

F. HEFTI UND G. JUNDT

4.5.3.1
Knochenmatrixbildende Tumoren (Osteosarkome)

Klassisches Osteosarkom

> **Definition**
>
> Hochmaligner Tumor mit direkter Bildung von Knochengrundsubstanz (Osteoid) durch die Tumorzellen. Der Tumor tritt am häufigsten in der 2. Lebensdekade auf und ist – abgesehen vom Plasmozytom – der häufigste maligne Knochentumor.

Vorkommen

Das Osteosarkom ist der häufigste solide maligne Knochentumor. Die Inzidenz beträgt ca. 2–3 Fälle/1 000 000 Einwohner pro Jahr [8], davon 50 % in der 2. Lebensdekade. In Abb. 4.25 (S. 583) ist die Altersverteilung der bei uns registrierten Patienten dargestellt. Untersuchungen haben gezeigt, daß in den letzten Jahrzehnten die Tendenz zu einem höheren Erkrankungsalter besteht [25, 62]. Das männliche Geschlecht ist 1,5mal häufiger betroffen.

Lokalisation

Das Osteosarkom kann grundsätzlich in jedem Knochen und in jedem Areal des Knochens entstehen. Meist ist es jedoch in der Metaphyse der langen Röhrenknochen lokalisiert. Weitaus am häufigsten ist die Knieregion (distale Femur-, proximale Tibiametaphyse) betroffen, es folgt die proximale Humerus-, die proximale Femur-, die proximale Fibula- und die distale Tibiametaphyse. Gelegentlich beginnt der Tumor auch in der Diaphyse. Eine weitere bevorzugte Lokalisation ist der Kiefer, allerdings treten die Osteosarkome hier im Durchschnitt 10 Jahre später auf. In Einzelfällen kommt das Osteosarkom auch extraskelettal in den Weichteilen vor [3].

Ätiologie

Bei Osteosarkompatienten werden in einem hohen Prozentsatz Veränderungen des Retinoblastomgens und des Gens p 53 gefunden. Genetische Faktoren

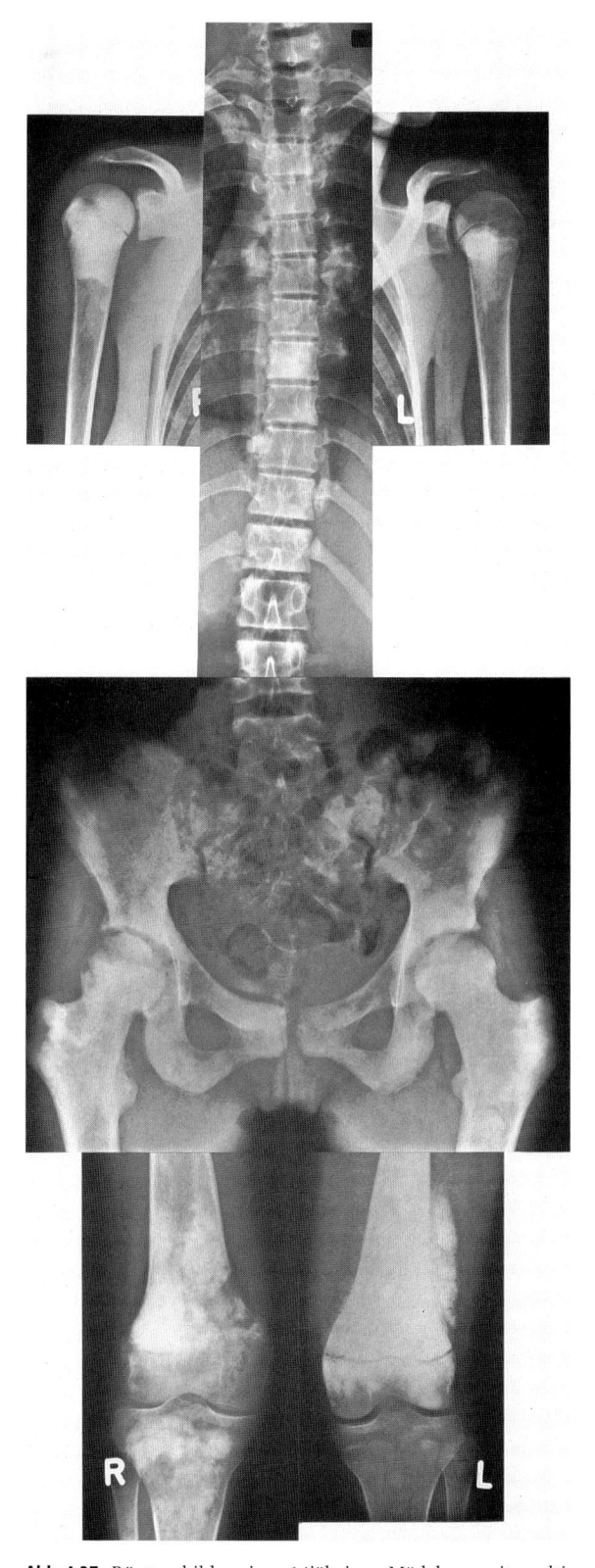

Abb. 4.37. Röntgenbilder eines 14jährigen Mädchens mit *multifokalen Osteosarkomen*, die fast gleichzeitig an beinahe allen größeren Knochen aufgetreten sind. Das Mädchen ist wenige Monate später verstorben

scheinen bei der Entstehung dieses Tumors eine dominierende Rolle zu spielen [1, 22, 40, 51, 55]. Bei älteren Patienten kann das Osteosarkom im Rahmen eines M. Paget, als Folge einer früheren Bestrahlung [39, 47] oder als maligne Transformation eines Riesenzelltumors [23] vorkommen. Einen Hinweis darauf, daß genetische Faktoren bei der Entstehung des Osteosarkoms eine Rolle spielen, gibt auch die Tatsache, daß bei bestimmten Patienten der Tumor gleichzeitig an verschiedenen Stellen entstehen kann (Abb. 4.37).

Klinik, Diagnostik

Die Symptomatik ist zu Beginn unspezifisch. Es treten diffuse Schmerzen auf, die anfänglich anstrengungsabhängig sind und später – v. a. nachts – schlimmer werden. Mit der Zeit ist dann auch je nach Lokalisation und Weichteildeckung eine schmerzhafte Vorwölbung zu ertasten. Eine Untersuchung aus Großbritannien zeigte, daß es beim Osteosarkom im Durchschnitt 6 Wochen dauert, bis die Diagnose gestellt wird (wesentlich früher als beim Ewing-Sarkom mit 4 Monaten und beim Chondrosarkom mit 5 Monaten) [21]. Nach 4–5 Wochen werden die Schmerzen meist sehr stark. Der Allgemeinzustand ist zu diesem Zeitpunkt noch unbeeinträchtigt. Im Labor findet man eine Erhöhung der alkalischen Phosphatase.

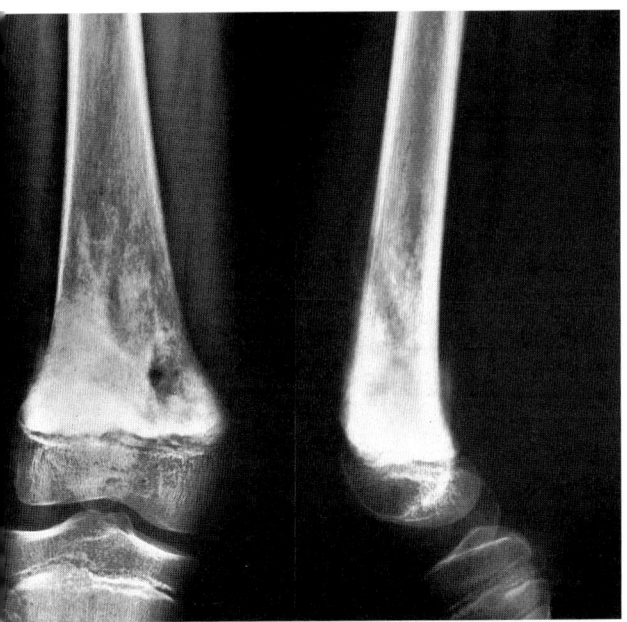

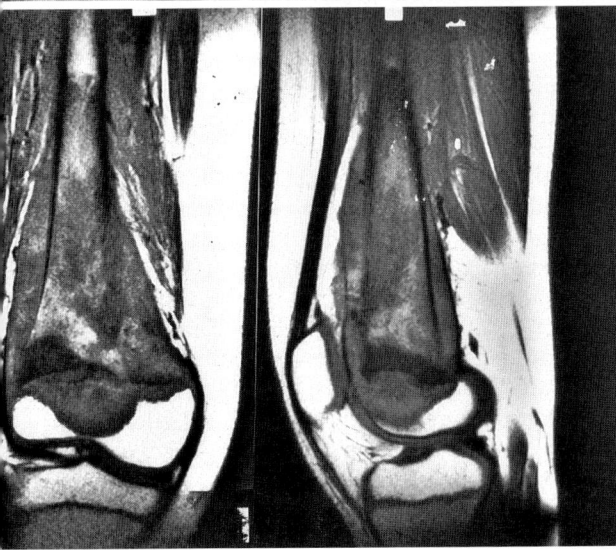

Röntgenbefunde, Biopsie

Das *Nativröntgenbild* zeigt das typische Bild eines hochmalignen Tumors, der die Kortikalis penetriert, den Knochen zerstört, unscharf begrenzt ist und unregelmäßige Ossifikationen intramedullär und in den Weichteilen zeigt. Wegen des schnellen Wachstums und der Zerstörung des Knochens kommt es zur spicula- oder zwiebelschalenartigen periostalen Reaktion. Letztere wird zum Tumor hin breiter und bricht in Höhe des Tumors plötzlich ab (Codman-Dreieck) (Abb. 4.38 a). Im Tumor selbst wechseln osteolytische mit sklerotischen Bezirken ab. Dabei finden sich wolkige Knochenmatrixverkalkungen. Bildet der Tumor auch Knorpel, können stippchenartige, ring- oder bogenförmige Verkalkungen vorkommen. Befindet sich der Tumor im metaphysären Bereich des Knochens, so ist der Befund bereits auf dem Nativröntgenbild so charakteristisch, daß in der Regel an der Diagnose kaum Zweifel möglich sind. Das Ausmaß der Sklerose ist allerdings sehr variabel. Im *Szintigramm* findet sich eine massive Anreicherung. Die *MRT-Untersuchung* zeigt v. a. die Weichteilkomponente, die meist größer ist als vom Nativbild her vermutet (Abb. 4.38 b). Mit der MRT kann auch die intraossäre Ausdehnung des Tumors besser beurteilt werden, die auf dem Nativbild oft unterschätzt wird. Die MRT-Untersuchung sollte stets den ganzen Knochen beinhalten. Charakteristisch für das Osteosarkom sind sog. „Skipmetastasen", d. h. Tumorbildungen an einer anderen Stelle im gleichen Knochen, ohne Kontinuität zum Ursprungstumor. Einen Hinweis auf solche „Skipmetastasen" kann auch das Szintigramm geben. Zur bildgebenden Untersuchung beim Osteosarkom gehören auch ein *Thoraxröntgenbild* sowie *CT* des Thorax und des Abdomens, um abklären zu können,

Abb. 4.38 a, b. *Osteosarkom* am distalen Femur bei 9jährigem Mädchen: **a** a.-p.- und seitliches Röntgenbild, **b** MRT frontal und sagittal. Man beachte die große Weichteilkomponente sowie das Überschreiten der Epiphysenfuge durch den Tumor

ob bereits Metastasen vorhanden sind. Die definitive Diagnose wird anhand einer offenen *Biopsie* gestellt (s. auch Abschn. 4.5.1). Diese Gewebeentnahme sollte möglichst in der Klinik stattfinden, in der auch die definitive Behandlung durchgeführt wird, damit die Inzision so gelegt werden kann, daß sie die spätere Resektion und Rekonstruktion nicht behindert. Die Biopsie muß für die Differenzierung des Tumors repräsentativ sein, und das Präparat sollte unfixiert (unter Schnellschnittbedingungen!) an einen kompetenten Pathologen geschickt werden.

Histologie, Klassifikation

Konstitutiv für die Diagnose ist der Nachweis einer direkten Osteoidbildung durch atypische Tumorzellen. Diese kann allerdings gelegentlich minimal und erst nach langem Suchen zu finden sein. Beweisende immunhistochemische oder molekularbiologische Marker für die Diagnose eines Osteosarkoms gibt es bis jetzt nicht. Die weit überwiegende Mehrzahl aller Osteosarkome sind zentral gelegene (intramedulläre), hochmaligne Grad-III-Tumoren. Das hochmaligne Oberflächenosteosarkom, das per definitionem noch nicht wesentlich in den Markraum eingebrochen ist, ist sehr selten, ebenso wie das teleangiektatische Osteosarkom, das im Röntgenbild als rein lytischer Tumor erscheint. Einige therapeutisch bedeutende Sonderformen verhalten sich jedoch weniger aggressiv als das niedrigmaligne zentrale oder juxtakortikale (parosteale oder periostale) Osteosarkom. Je nach Histologie werden osteoblastische, chondroblastische, fibroblastische oder kleinzellige Osteosarkome unterschieden. Besonders die Knorpelbildung darf nicht zur Verwechslung mit einem Chondrosarkom führen. Kleinzellige Osteosarkome können für Lymphome oder ein Ewing-Sarkom gehalten werden. Diese Tumoren sollten wegen unterschiedlicher therapeutischer Konsequenzen immer immunhistochemich oder molekularbiologisch ausgeschlossen werden, wenn eine Osteoidproduktion nicht zweifelsfrei nachgewiesen werden kann.

Differentialdiagnose

Die Diagnose des klassischen Osteosarkoms ist in der Regel nicht schwierig. Die Abgrenzung zu anderen malignen Tumoren (*Chondrosarkom, malignes fibröses Histiozytom*) ist wichtig. Manchmal können die extraossären Anteile mit einer *periartikulären Verkalkung* verwechselt werden, die dramatische Ausmaße annehmen können, so daß die Unterscheidung schwierig sein kann. Periartikuläre Verkalkungen ossifizieren allerdings nicht von zentral nach peripher wie das Osteosarkom, sondern umgekehrt. Sie sind gegen den Rand hin auch schärfer begrenzt. Es gibt allerdings Berichte, nach denen Patienten mit periartikulären Verkalkungen unter der Fehldiagnose eines Osteosarkoms amputiert worden sind. Histologisch kann die Abgrenzung gegen ein Osteoblastom, Riesenzelltumoren, eine aneurysmatische Knochenzyste, ein Chondrosarkom und Kallusgewebe gelegentlich schwierig sein.

Therapie, Prognose

> **!** Die Therapie des Osteosarkoms ist eine Aufgabe für ein erfahrenes Tumorzentrum, in dem alle Spezialisten zur Verfügung stehen und die Zusammenarbeit etabliert ist.

Die Behandlung muß nach einem in prospektiven, randomisierten Studien bewährten Protokoll erfolgen (s. auch Abschn. 4.5.5). Für uns ist dies das *COSS-Protokoll (Cooperative Osteosarcoma Study)*. Dieses Protokoll schreibt folgendes *Vorgehen* vor:

- hochdosierte Chemotherapie während 3 Monaten (4 Durchgänge),
- weite Resektion des Tumors im Gesunden,
- Weiterführung der Chemotherapie während insgesamt 9 Monaten [68].

Mit dem neuesten Protokoll wurde eine Sechsjahresüberlebensrate von 84 % bei gutem Ansprechen auf die Chemotherapie errechnet [68]. Ähnliche Therapieprotokolle existieren in den meisten Ländern Westeuropas und in Nordamerika [20, 28, 35, 37]. Es hat sich fast überall etabliert, daß die Chemotherapie schon *vor* der Resektion durchgeführt wird. Dies hat den Vorteil, daß am Resektat das Ansprechen des Tumors auf die medikamentöse Therapie beurteilt werden kann. Eine gute Reaktion bedeutet, daß mehr als 90 % des Tumors nekrotisch sind. Das histologische verifizierte Ansprechen auf die präoperative Chemotherapie ist (unter der Voraussetzung einer adäquaten Tumorresektion) der stärkste prognostische Faktor. In einer nordamerikanischen Studie betrug die Überlebensrate bei gutem Ansprechen 90 %, bei mittlerem 68 % und bei schlechtem 54 % [19]. Ein guter Indikator für das Ansprechen auf die Chemotherapie ist das Thallium-201-Szintigramm [36, 48], ebenso der Rückgang der alkalischen Phosphatase. Das Vorhandensein von Metastasen oder „Skipmetastasen" [69] ist prognostisch eher ungünstig. Hingegen hat sich die frühere Annahme, daß ein chondroblastisches oder teleangiektatisches Osteosarkom eine schlechtere Prognose hat, in neueren Untersuchungen nicht bestätigt [38, 44]. Natürlich spielen auch die anfängliche *Tumorgröße* und die *Lokalisation* (ob stammnah oder eher peripher) eine wesentliche Rolle für die Prognose [43, 60]. Weibliche Patienten scheinen zudem etwas bessere

Heilungsaussichten zu haben als männliche. Natürlich ist das Auftreten eines Tumorrezidivs ein schlechter prognostischer Faktor [19]. Die intraarterielle Applikation der Chemotherapeutika konnte die Resultate nicht verbessern, da die Einwirkungszeit zu kurz ist.

Zusammenfassend sind folgende Faktoren *prognostisch günstig* (in abnehmender Wichtigkeit):

- gutes Ansprechen auf Chemotherapie,
- adäquate Resektion,
- Tumorgröße unter 15 cm,
- Tumor eher peripher,
- keine Metastasen,
- keine „Skipmetastasen",
- weibliche Patientin,
- Alter bei Erkrankungsbeginn jünger als 30 Jahre.

Einen entscheidenden Einfluß auf die Prognose hat auch die *Tumorresektion*. Früher wurde eine radikale, d.h. extrakompartimentale Resektion (meist eine Amputation) gefordert. Heute wird eine gliedmaßenerhaltende weite Resektion als ausreichend erachtet [20, 41, 49, 56, 61]. Wir müssen deshalb nur noch bei ca. 5% der Patienten eine Amputation durchführen, bei denen die Erhaltung der Extremität wegen Penetration des Tumors in Nerven und Gefäße nicht möglich ist. Über die Prinzipien der Tumorresektion und der Überbrückung berichten wir in Abschn. 4.5.5. Auch Lungenmetastasen werden heute beim Osteosarkom operiert. Selbst multiple Metastasen in beiden Lungenflügeln werden reseziert, wenn nötig mehrmals. Mit aggressiver Metastasektomie ist eine Fünfjahresüberlebensrate von ca. 40% möglich [59].

Niedrigmalignes zentrales Osteosarkom

Hierbei handelt es sich um einen äußerst seltenen Tumor, der meist im 2. oder 3. Lebensjahrzehnt auftritt und in jedem Knochen vorkommen kann. Es handelt sich um einen langsam wachsenden Tumor, der erst spät aus dem Knochen herauswächst. Radiologisch ähnelt das Bild dem *klassischen Osteosarkom*, der Tumor ist aber viel weniger aggressiv (s. Abb. 3.502, S. 537). **Histologisch** ähnelt er dem *parostealen Osteosarkom*, kann aber auch mit einem *Osteoblastom* oder mit der *fibrösen Dysplasie* verwechselt werden. Atypien sind eher selten und müssen manchmal regelrecht gesucht werden. Nach intraläsionaler *Resektion* kommt es regelmäßig zu Rezidiven, weshalb eine mindestens marginale, besser eine weite Resektion notwendig ist. Die Prognose ist gut, Metastasierungen kommen aber vor. Eine primäre Chemotherapie oder Bestrahlung ist nicht erforderlich.

Kleinzelliges Osteosarkom

Das kleinzellige Osteosarkom kann histologisch mit einem *Ewing-Sarkom* verwechselt werden. Dieser Tumor ist sehr selten, hat aber eine ähnliche Alters- und Geschlechtsverteilung wie das *klassische Osteosarkom*. Die Prognose ist eher schlechter, da die Chemotherapie weniger wirksam ist. Hingegen konnte man Erfolge mit Bestrahlung erzielen [63].

Periostales Osteosarkom

Seltener niedrigmaligner Tumor, vorwiegend der 2. Lebensdekade. Radiologisch besteht eine fusiforme Elevation des Periosts mit Erosion des Kortex und ossifizierenden Spiculae. Der Tumor penetriert aber nicht stark in die Medulla hinein. Er ist meist diaphysär lokalisiert. Histologisch findet man ein niedrigmalignes chondroblastisches Osteosarkom. Die adäquate Behandlung besteht in einer weiten Resektion des Tumors. Bei zeitgerechter und angemessener Durchführung dieser Therapie ist die Prognose gut. Chemotherapie ist nicht wirksam. Metastasen kommen selten vor.

Parosteales Osteosarkom

Niedrigmaligner, auf der Knochenoberfläche wachsender Tumor, der durch Entdifferenzierung hochmalign werden kann. **Vorkommen:** Selten (wesentlich seltener als das klassische Osteosarkom, aber häufiger als das periostale Osteosarkom), Altersgipfel in der 2. und 3. Lebensdekade, gleich häufig bei beiden Geschlechtern. **Lokalisation:** Am häufigsten in Knienähe, aber eher diaphysär als metaphysär [7], in etwa 50% an der Dorsalseite des distalen Femurs. **Klinik:** Da der Tumor langsam wächst, bereitet er wenig Schmerzen, führt aber zu einer palpablen, den Patienten störenden Vorwölbung. Das **Röntgenbild** ist sehr typisch. Es findet sich eine periostale ossifizierende, dem Knochen aufsitzende Tumormasse. Je fortgeschrittener der Tumor ist, desto röntgendichter werden die Ossifikationen. Da er in der Peripherie zu wachsen beginnt, entwickelt sich charakteristischerweise eine spaltartige, radiologisch gut sichtbare Aufhellungszone zwischen Kortikalis und dem sich darüber entwickelnden Osteosarkom. Auf den konventionellen Röntgenbildern ist es oft schwierig zu beurteilen, ob die Kortikalis penetriert wird. Hier hilft das CT in der Beurteilung weiter. Definitionsgemäß sollten nicht mehr als 25% des Markraumes betroffen sein [42]. **Differentialdiagnose:** Die Diagnose des parostealen Osteosarkoms ist nicht schwierig. Es muß aber vom *hochmalignen Oberflächenosteosarkom* abgegrenzt werden, das wie das klassische Osteosarkom behandelt werden muß [45]. Auch die Abgrenzung gegenüber *Osteochondromen* sowie sekundären (epiexostotischen) *Chondrosarkomen* ist nicht immer ganz einfach. **Histologisch** besteht der Tumor aus meist parallel angeordneten Trabekeln, die von einem mäßig zellreichen, kollagenisierten Bindegewebe gebildet werden. Osteoblastensäume fehlen. Die spindeligen Bindegewebezellen zeigen – gelegentlich nur diskrete – Atypien. In der Peripherie nimmt der Zellgehalt deutlich zu. Hier sind Infiltrationen der angrenzenden Skelettmuskulatur zu finden. Die adäquate **Therapie** ist die weite Resektion. Nach intraläsionalen Resektionen kommt es stets zum Rezidiv. Bei längerem Fortbestehen oder mehrfachem Auftreten des Rezidivs kann der Tumor schließlich entdifferenzieren, ist dann außerordentlich maligne und hat eine schlechte Prognose. Wird die Resektion hingegen im Gesunden durchgeführt, besteht eine gute Heilungschance, da Frühmetastasen praktisch nicht vorkommen (zu Resektion und Überbrückung s. Abschn. 4.5.5). Andere Maßnahmen sind nicht erforderlich.

4.5.3.2
Knorpelbildende Tumoren (Chondrosarkome)

Klassisches zentrales Chondrosarkom

> **Definition**
>
> Niedrig- bis mittelgradig maligner Tumor, dessen Ursprungsgewebe Knorpelzellen sind und der innerhalb des Knochens zu wachsen beginnt.
> Synonyme: Zentrales Chondrosarkom

Vorkommen

Das Chondrosarkom ist nach dem Osteosarkom der zweithäufigste solide Knochentumor. Es kommt in weniger als 5% der Fälle auch bei Jugendlichen vor [26, 66], der Altersgipfel liegt jedoch zwischen der 4. und 6. Lebensdekade (s. Abb. 4.25). Das männliche Geschlecht ist etwas häufiger befallen als das weibliche.

Lokalisation

Das Chondrosarkom ist meist in den Metaphysen der langen Röhrenknochen gelegen, aber auch diaphysäre oder epiphysäre Lokalisationen kommen vor [24]. Auch am Becken und an der Skapula tritt der Tumor gerne auf.

Klinik

Die Diagnose eines Chondrosarkoms wird meist erst relativ spät gestellt. Nach einer britischen Studie dauert es im Durchschnitt 21 Wochen von Symptombeginn bis zur Diagnosestellung [21]. Dieser langsam wachsende Tumor verursacht keine starken Schmerzen, es können aber dumpfe, diffuse kontinuierliche Beschwerden vorhanden sein. **Röntgenbefunde:** Auf dem *Nativröntgenbild* ist der Tumor osteolytisch und zeigt je nach Wachstumsgeschwindigkeit eine mehr oder weniger starke Randsklerose. Meist arrodiert oder durchbricht er die Kortikalis (Beispiel s. Abb. 3.240, S. 285). Sehr typisch für den Tumor, aber nicht obligatorisch vorhanden, sind kreis- oder bogenförmige sowie stippchenartige Verkalkungen. Im *MRT* ist der Tumor signalarm in T1-, signalintensiver in T2- und besonders intensiv in protonengewichteten Bildern. In der *Szintigraphie* ist die Anreicherung meist nicht sehr massiv. Häufig zeigt das *CT* die intraossäre Tumorausdehnung besser als das MRT. **Differentialdiagnose:** Bei Kindern und Jugendlichen besteht die wichtigste differentialdiagnostische Aufgabe in der Abgrenzung des *Osteosarkoms*. Hinweise darauf liefert meist schon das Röntgenbild. Histologisch kann die Abgrenzung eines *Enchondroms* sehr schwierig sein. Auch hier ist die Beachtung des radiologischen Bildes oft entscheidend.

Histologie

Histologisch finden sich je nach Malignitätsgrad zahlreiche Doppelkerne und wenig bis hoch atypische chondroblastäre Tumorzellen, eingelagert in eine z.T. myxoid umgewandelte hyalinknorpelige Matrix ohne nachweisbare Osteoidproduktion. Eine sekundäre Ossifikation der knorpeligen Tumormatrix kann aber vorkommen. Bis zum Beweis des Gegenteils sollten intraossäre knorpelbildende maligne Tumoren bei Jugendlichen als chondroblastische Osteosarkome angesehen werden.

Therapie, Prognose

Die *Behandlung* des klassischen Chondrosarkoms ist rein chirurgisch. Gefordert ist eine weite Resektion. Nicht immer läßt sich aber mit Sicherheit sagen, ob schon ein maligner Tumor vorliegt. In solchen Grenzfällen kann nach einer intraläsionalen Kürettage unter engmaschigen Kontrollen abgewartet werden (zur Resektion und Überbrückung s. Abschn. 4.5.5). Chondrosarkome reagieren nicht auf Chemotherapie und nur wenig auf Bestrahlung. Diese (z.B. Protonentherapie [64]) kann jedoch in Ausnahmefällen angezeigt sein, wenn ein Chondrosarkom etwa am Sakrum oder an der Wirbelsäule nicht im Gesunden resektabel ist und rezidiviert, v. a. wenn es zu neurologischen Läsionen kommt.

> ❗ Die *Prognose* des klassischen meist niedrigmalignen Chondrosarkoms ist gut, bei adäquater zeitgerechter Resektion liegt die Überlebensrate beinahe bei 100 %, da der Tumor langsam wächst und spät metastasiert.

Peripheres (epiexostotisches) Chondrosarkom

Diese Form entsteht in der Regel auf dem Boden eines Osteochondroms, ist seltener als das zentrale Chondrosarkom und wächst noch etwas langsamer als letzteres. Auch dieser Tumor tritt v. a. im mittleren Lebensalter auf; er kann bereits in der 2. Lebensdekade vorkommen, wurde aber nie vor Beginn der Pubertät beobachtet [29]. **Lokalisiert** sind sie überall dort, wo Osteochondrome auftreten, haben aber eine Prädilektion für das proximale Femur und das Becken (insbesondere das Os ilium). **Klinisch** stehen Größenzunahme nach Wachstumsabschluß und das Auftreten von Schmerzen im Vordergrund. Ob Patienten mit Exostosenkrankheit ein höheres Risiko tragen, wird kontrovers diskutiert. Sekundäre Chondrosarkome bei Exostosenkrankheit scheinen jedoch häufiger die flachen Knochen zu betreffen und aggressiver zu verlaufen. **Röntgenologisch** handelt es sich um einen blumenkohlartigen Tumor mit breiter Knorpelkappe (meist >3 cm), dessen Stiel in den ortsständigen Knochen übergeht und dessen Peripherie durch multiple Verknöcherungen und Verkalkungen charakterisiert ist (Abb. 4.39). Das MRI zeigt die Charakteristika der knorpeligen Grundsubstanz. **Histologie:** Im Gegensatz zu der zentripetalen, säulenartig ausgerichteten Zellzunahme des Osteochondroms zeigt das epiexostotische Chondrosarkom besonders in der Peripherie der Knorpelkappe eine Zellvermehrung mit nodulären Proliferationsnestern, Atypien und meist plumper Infiltration der angrenzenden Muskulatur und des darunterliegenden Markraums. **Therapie:** Die Therapie der Wahl ist die weite Resektion. Dabei ist zu beachten, daß der Tumor weit in den Schaft hineinreichen kann. Zur Resektion gehört deshalb auch die Kontinuitätsunterbrechung mit der entsprechenden Notwendigkeit einer Überbrückung. Nach adäquater Resektion ist die **Prognose** gut, da periphere Chondrosarkome noch langsamer metastasieren als die zentralen. Dennoch kommt auch hier eine Entdifferenzierung vor, die die Prognose außerordentlich verschlechtert. Deshalb sollte bei Verdacht auf maligne Entartung, selbst bei Fehlen von Beschwerden, dem Patienten die weite Resektion empfohlen werden.

Klarzelliges Chondrosarkom

Seltener Tumor sehr niedriger Malignität, häufig in den Epiphysen lokalisiert. Der Tumor wurde bisher nicht im Jugendalter beobachtet. Auch unsere Patienten sind alle über 20 Jahre alt. Die Prognose ist eher besser als die des klassischen Chondrosarkoms. Die Therapie besteht in einer weiten Resektion.

Mesenchymales Chondrosarkom

Dies ist ein seltener Tumor, der eher in der 3. als in der 2. Lebensdekade auftritt. Wir haben aber auch Fälle bei Kleinkindern beobachtet. Der Tumor kann in jedem Knochen vorkommen. Radiologisch handelt es sich um einen osteolytischen Prozeß, der die Kortikalis durchbrechen kann. **Histologisch** handelt es sich um dichte runde Zellen, die dem *Ewing-Sarkom*, aber auch dem *Hämangioperizytom* ähneln. *Der Malignitätsgrad dieses Tumors ist höher als der des klassischen Chondrosarkoms.* Die **Behandlung** muß in einer weiten Resektion bestehen. Die **Prognose** ist schlechter als bei den anderen Formen des Chondrosarkoms. Eine Chemotherapie wie beim Ewing-Sarkom scheint erfolgversprechend zu sein.

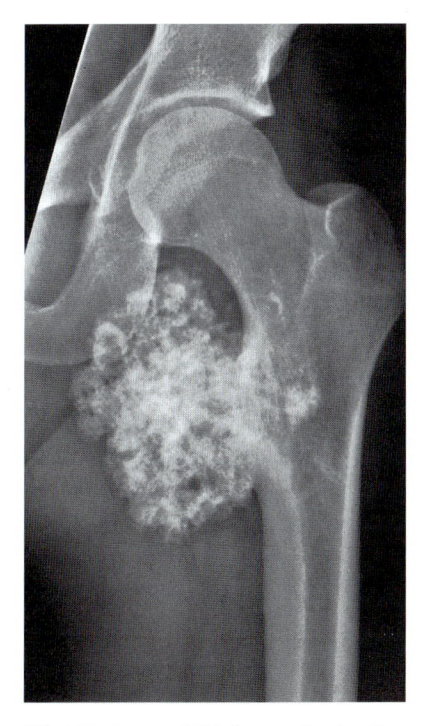

Abb. 4.39. Röntgenbild des proximalen Femurs a.-p. bei einem 20jährigen jungen Mann mit *epipexostotischem Chondrosarkom*

Periostales Chondrosarkom

Dieser seltene Tumor kommt von der 2. bis zur 5. Lebensdekade vor. Er sitzt der Kortikalis auf, entwickelt sich paraossär, besitzt einen sehr niedrigen Malignitätsgrad und hat deshalb eine bessere Prognose als das klassische Chondrosarkom. Dennoch sollte als **Therapie** die Resektion im Gesunden angestrebt werden. **Differentialdiagnostisch** muß der Tumor v. a. vom *periostalen Chondrom* und periostalen Osteosarkom unterschieden werden.

Fibrokartilaginäres Mesenchymom

Dieser Tumor ist äußerst selten. Es sind nur wenige Fälle in der Weltliteratur beschrieben. Bisher sind 9 Fälle bekannt, an unserer Klinik haben wir 2 Fälle beobachtet [11, 18]. Der Tumor tritt vorwiegend im Jugendalter auf. Er ist meist metaphysär lokalisiert. Das Röntgenbild zeigt einen gekammerten osteolytischen Prozeß mit Randsklerose (s. Abschn. 4.5.5, Abb. 4.52 a). Makroskopisch ist das fibröse Gewebe durchsetzt mit gewundenen knorpeligen Gewebesträngen, die an Crevetten erinnern. **Histologisch** findet man neben Bindegewebe epiphysenfugenähnliche Knorpelproliferationen. Der Tumor weist einen niedrigen Malignitätsgrad auf. **Therapeutisch** führen wir eine weite Resektion durch, obwohl Metatstasen bisher nicht beschrieben wurden.

4.5.3.3 Tumoren des Markraumes (Ewing-Sarkom, primitiver neuroektodermaler Tumor: PNET)

Ewing-Sarkom

Definition

Hochmaligner undifferenzierter kleinzelliger Tumor, der im Markraum des Knochens entsteht. Der Ursprung der Zellen ist nicht völlig geklärt, wahrscheinlich handelt es sich aber um neuroektodermales Gewebe.

Vorkommen

Das Ewing-Sarkom ist typisch für das Kindes- und Jugendalter. Es ist der dritthäufigste solide Tumor des Knochens und bei Jungen etwas häufiger als bei Mädchen. 90 % dieser Tumoren treten vor dem 25. Lebensjahr auf.

Lokalisation

Grundsätzlich kann das Ewing-Sarkom in jedem Knochen vorkommen. Es tritt bevorzugt in den *Diaphysen der langen Röhrenknochen* auf, aber auch in den Metaphysen. Er kommt häufiger am Unterschenkel vor als am Femur, und besonders gerne wächst er auch im Becken, aber auch obere Extremität und Wirbelsäule sind nicht selten primärer Sitz eines Ewing-Sarkoms.

Ätiologie, Pathogenese

Wie beim Osteosarkom spielen auch beim Ewing-Sarkom für die Entstehung *genetische Faktoren* eine wesentliche Rolle. Die Translokation t(11;22)(q 24;q 12) ist hochcharakteristisch und in fast 90 % aller Ewing-Sarkome nachweisbar [32].

Klinik, Diagnostik

Beim Ewing-Sarkom dauert es im Durchschnitt vom Beginn der Symptomatik bis zur Diagnosestellung länger als beim Osteosarkom, nämlich 4 Monate [21]. Der Tumor wächst schnell und verursacht Schmerzen. Häufig ist auch eine Schwellung palpabel. Nicht selten kommt es auch zu Fieberschüben und Anämie. Im Blutbild kann eine Leukozytose bei erhöhter Blutsenkungsgeschwindigkeit gefunden werden. Allerdings spricht ein normales Blutbild nicht gegen das Vorhandensein eines Ewing-Sarkoms. Eine erhöhte Serumlaktatdehydrogenase ist ein Hinweis auf bereits vorhandene Metastasen und somit ein ungünstiger prognostischer Faktor.

Röntgenbefunde

Die radiologischen Befunde auf den *Nativröntgenbildern* sind sehr unterschiedlich. Oft ist auf dem normalen Röntgenbild nur eine minimale Osteolyse und eine leichte Periostreaktion festzustellen (Abb. 4.40). In anderen Fällen sieht man einen größeren osteolytischen Tumor mit Durchbruch der Kortikalis, zwiebelschalenartiger Periostreaktion sowie Bildung von Spiculae. Sehr viel mehr Information erhält man durch die *MRT-Untersuchung*, bei der sich meist nun ein sehr großer Weichteilanteil des Tumors darstellt (s. Abb. 4.50a und 4.51a, S. 638). Die Weichteilausdehnung kann sehr beträchtlich sein. Der Tumor ist in allen Gewichtungen mäßig signalintensiv. Auch innerhalb des Knochens hat der Tumor meist eine wesentlich größere Ausdehnung, als man nach den Nativbildern vermuten würde. „Skipmetastasen" sind allerdings beim Ewing-Sarkom sehr ungewöhnlich. Zur weiteren Abklärung gehört auch eine *Szintigraphie*, die eine

Abb. 4.40. Röntgenbilder des proximalen Unterschenkels a.-p. und seitlich bei 18jähriger Patientin mit *Ewing-Sarkom* in der Tibia diaphysär

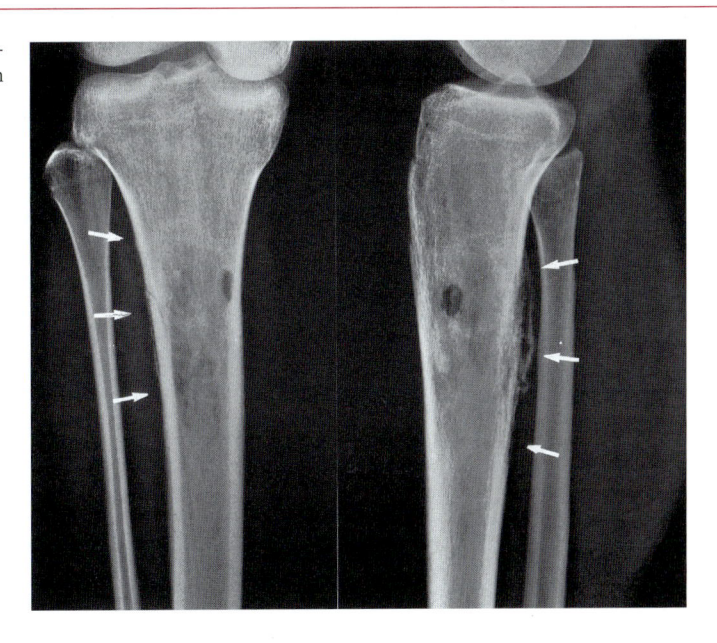

massive Anreicherung zeigt. Mit der Szintigraphie können mögliche weitere ossäre Herde festgestellt werden. Das Ewing-Sarkom kommt auch multizentrisch vor, mit gleichzeitigem Auftreten von Herden in mehreren Knochen (s. Abb. 3.119, S. 158). Zur Abklärung bei Verdacht auf ein Ewing-Sarkom gehören auch ein *Thoraxröntgenbild* sowie *CT-Untersuchungen* des Thorax und des Abdomens. Die definitive Diagnose muß durch eine offene *Biopsie* gestellt werden.

> **!** Beim Ewing-Sarkom treten Metastasen früher auf als beim Osteosarkom, und die Diagnose wird im Durchschnitt später gestellt.

Histologie

Das Ewing-Sarkom besteht aus kleinen, uniformen zytoplasmaarmen Zellen, die etwas größer sind als Lymphozyten, runde bis leicht ovale Kerne und ein meist fein verteiltes Chromatin ohne Nukleolen besitzen. Sie enthalten intrazytoplasmatisch Glykogen, bilden keine Retikulinfasern, zeigen meist wenig Mitosen und bieten typische immunhistochemische Befunde [16, 54] Auch die Fusionsprodukte der t(11;22)(q 24;q 12) Translokation lassen sich molekularbiologisch am Frischmaterial nachweisen [13].

Differentialdiagnose

Mit bildgebenden Verfahren ist die Diagnose eines Ewing-Sarkoms nicht immer einfach zu stellen. Verwechslungen mit der *Osteomyelitis*, mit der *Langerhans-Zellhistiozytose*, aber auch mit dem *Osteosarkom* und mit *Metastasen* sind möglich. Radiologisch überhaupt nicht abzugrenzen ist der *primitive neuroektodermale Tumor*. Die Klärung kann erst die histologische Untersuchung bringen.

Therapie, Prognose

Bis Ende der 70er Jahre überlebten trotz Chemotherapie und Bestrahlung nur 10% der Patienten mit Ewing-Sarkom. Ende der 70er Jahre wurde dann die hochdosierte Chemotherapie eingeführt und nun auch systematisch die Resektion des Tumors angestrebt. Die Behandlung sollte heute nach einem internationalen Protokoll erfolgen (s. auch Abschn. 4.5.5). Unsere Klinik verfährt nach den EICESS-Richtlinien [14, 15, 29, 53].

> **!** Wie die Behandlung des Osteosarkoms gehört auch die des Ewing-Sarkoms in ein Therapiezentrum, in dem alle notwendigen Spezialisten zusammenarbeiten und genügend Erfahrung mitbringen.

Das *Behandlungskonzept* gleicht dem des Osteosarkoms:

- Sicherung der Diagnose mittels Biopsie,
- Chemotherapie über 3 Monate,
- weite Resektion des Tumors,
- weitere Chemotherapie über 9 Monate,
- falls die Resektion nicht sicher im Gesunden war, Bestrahlung.

Die primäre Chemotherapie für 3 Monate erlaubt es, bei der Resektion das Ansprechen des Tumors auf die Chemotherapie zu beurteilen. Ein gutes Ansprechen bedeutet, daß mehr als 90% des Tumors nekrotisch sind [52]. Die **Bestrahlung** kann den Behandlungserfolg verbessern [15]. Die **Prognose** ist beim Ewing-Sarkom nicht ganz so gut wie beim Osteosarkom, da Mikrometastasen sehr früh auftreten und meist bereits schon bei Diagnosestellung vorhanden sind. Aber auch bei Tumoren der Extremitäten können Fünfjahresüberlebensraten von 60–70 % erreicht werden. Tumoren des Beckens und der Wirbelsäule haben jedoch eine wesentlich schlechtere Prognose [10, 17]. Hier beträgt die Chance des Überlebens nur 10–30 %. *Diese Überlebensraten werden aber nur in großen Zentren mit adäquater Therapie erreicht. Wer nur Einzelfälle behandelt, muß sich mit wesentlich schlechteren Resultaten zufrieden geben.* Wie beim Osteosarkom sind beim Ewing-Sarkom Amputationen heute kaum mehr notwendig. Gefordert ist nicht eine radikale, sondern nur eine weite Resektion. Im Bereich von großen Nerven und Gefäßen kann man beim Ewing-Sarkom sogar noch eher einen Kompromiß eingehen als beim Osteosarkom, da eine postoperative Bestrahlung möglich ist. Bei sehr großen Tumoren mit schwierigen Resektionsproblemen führen wir manchmal auch eine präoperative Bestrahlung durch. Dies vermindert während der Resektion die Gefahr der Tumormetastasierung. Allerdings wird die Resektion technisch schwieriger, insbesondere ist der intraoperative Blutverlust bei Operationen während der ersten Monate nach der Bestrahlung besonders bei Beckentumoren noch größer, als er ohnehin schon ist. Führt ein Nerv durch den Tumor, wie dies etwa an der proximalen Fibula (N. peronäus) stets der Fall ist, so resezieren wir den Tumor zusammen mit dem Nerv weit im Gesunden und überbrücken diesen einige Wochen später mit einem Transplantat. Wir versuchen in dieser Situation natürlich, die Nachbestrahlung zu vermeiden. Außer lokalen Komplikationen besteht noch das Risiko von Sekundärtumoren [5, 6, 27, 58, 67]. Zu Resektion und Überbrückung s. Abschn. 4.5.5.

Primitiver neuroektodermaler Tumor (PNET)

Dieser Tumor ist mit dem Ewing-Sarkom eng verwandt. Er läßt sich nur histologisch von letzterem unterscheiden und scheint etwas aggressiver zu sein [12]. Auch bei diesem Tumor kommt die t(11;22)(q 24;q 12) Translokation vor, so daß bei der Entstehung genetische Komponenten eine wesentliche Rolle spielen [30]. Das Behandlungsprinzip ist dasselbe wie beim Ewing-Sarkom, die Chemotherapie wird allerdings etwas modifiziert. Diese Tumorart wurde erst in den letzten Jahren als selbständige Einheit mittels immunhistochemischer Marker vom Ewing-Sarkom abgegrenzt, so daß die Erfahrungen über die Prognose noch begrenzt sind [54].

4.5.3.4
Fibrohistiozytäre Tumoren (Fibrosarkom, fibröses Histiozytom)

Fibrosarkom

Dieser seltene Tumor wird vorwiegend bei Erwachsenen beobachtet, kommt aber in Einzelfällen auch bei Jugendlichen vor [34, 46]. Im **Röntgenbild** ist der Tumor vorwiegend osteolytisch, unscharf begrenzt und zeigt wenig umgebende Sklerose. Bei niedrigmalignen Fibrosarkomen kann die Abgrenzung gegen das desmoplastische Fibrom sehr schwierig sein. **Therapie:** Bei jugendlichen Patienten führt man neben der weiten Resektion auf jeden Fall eine Chemotherapie durch.

Malignes fibröses Histiozytom

Dieser Tumor ist seltener als das Ewing-Sarkom, aber häufiger als das Fibrosarkom. Es ist ein Tumor des mittleren Alters, Einzelfälle wurden aber auch schon in der 2. Lebensdekade beobachtet [8, 34]. Die **radiologischen Charakteristika** entsprechen denjenigen des Fibrosarkoms. Auch die **differentialdiagnostischen Überlegungen** sind analog. Die Therapieprotokolle entsprechen ungefähr denen des Osteosarkoms. Die **Prognose** ist mäßig gut.

4.5.3.5
Maligne Gefäßtumoren

Hämangioendotheliom und Angiosarkom

Gefäßtumoren können alle Grade der Malignität aufweisen; sie kommen in jedem Alter zwischen 10 und 70 Jahren und vorwiegend in der unteren Extremität vor. Radiologisch sind sie ausschließlich osteolytisch und lassen lediglich eine reaktive, strähnige Sklerose erkennen. Das **histologische Bild** variiert stark. In *Hämangioendotheliomen* können die Tumorzellen ein breites eosinophiles Zytoplasma besitzen, das Lumina enthalten kann, die den Kern siegelringartig in die Peripherie verlagern. *Angiosarkome* bestehen zumindest teilweise aus vaskulären Kanälen, die von hochatypischen Zellen ausgekleidet werden. Die Kerne sind vergrößert, pleomorph und hyperchromatisch. **Therapie** und **Prognose** hängen sehr stark vom Differenzierungsgrad ab. Bei hochdifferenzierten Hämangioendotheliomen reicht eine marginale Resektion aus. Bei hochmalignen Formen ist die Prognose schlecht. Hier ist eine weite Resektion notwendig. Über den Erfolg von Bestrahlung und Chemotherapie gibt es keine genauen Zahlen. Die Prognose ist allg. schlecht [8].

Hämangioperizytom

Es handelt sich um einen extrem seltenen Knochentumor, der auch bei Kindern und Jugendlichen vorkommt. Der Tumor ist osteolytisch, wächst permeativ und ruft eine reaktive Sklerose hervor (s. Abb. 4.49, S. 636). Beim Hämangioperizytom handelt es sich um einen eher niedrigmalignen Tumor. Nach einer Resektion im Gesunden kann in der Regel eine Heilung erreicht werden.

4.5.3.6 Andere maligne Knochentumoren

Adamantinom

Definition

Niedrigmaligner Tumor, der aus mesenchymalen und epithelialen Zellen besteht und sich in Diaphysen und Metaphysen von langen Röhrenknochen ausbreitet, *mit sehr starker Bevorzugung der Tibia*. Sehr seltener Tumor, der nichts mit dem gleichnamigen Tumor im Kieferbereich zu tun hat.

Vorkommen, Lokalisation

Sehr seltener Tumor, vorwiegend im 2. bis 4. Lebensjahrzehnt vorkommend, 3/4 der Patienten sind männlich. Mehr als 90 % aller Fälle sind in der Tibia lokalisiert, vorwiegend diaphysär, evtl. auch metaphysär.

Klinik

Da der Tumor sehr langsam wächst, verursacht er wenig Beschwerden. Es können aber diffuse Schmerzen auftreten. Der Patient bemerkt evtl. eine knotige, höckerige Oberfläche der Tibiavorderkante. Es können auch pathologische Frakturen auftreten. Im **Röntgenbild** findet man wabenartig angeordnete Osteolysen mit umgebender Sklerosierung in der Kortikalis wie auch im Markraum. Die Kortikalis kann verbreitet sein, wird jedoch selten durchbrochen (Abb. 4.41). Die MRT-Untersuchung hilft ebenso wie das CT, diskontinuierliche Ausbreitungen zu erkennen [18]. Die wichtigste und schwierigste *Differentialdiagnose* ist die *osteofibröse Dysplasie*. Diese sieht radiologisch sehr ähnlich aus und kommt ebenfalls bevorzugt an der Tibia, besonders auch im Schaftbereich vor. Bei der osteofibrösen Dysplasie überwiegt die Sklerose etwas stärker. Dieser Tumor ist jedoch auf die Kortikalis beschränkt und dringt nicht in den Markraum ein. Die Differenzierung ist aber schwierig. Bei sehr ausgedehnter osteofibröser Dysplasie ist deshalb häufig eine repräsentative Biopsie notwendig, um das maligne Adamantinom auszuschließen. Hinzu kommt, daß beide Tumoren beim gleichen Patienten gleichzeitig nebeneinander vorkommen können [4, 65].

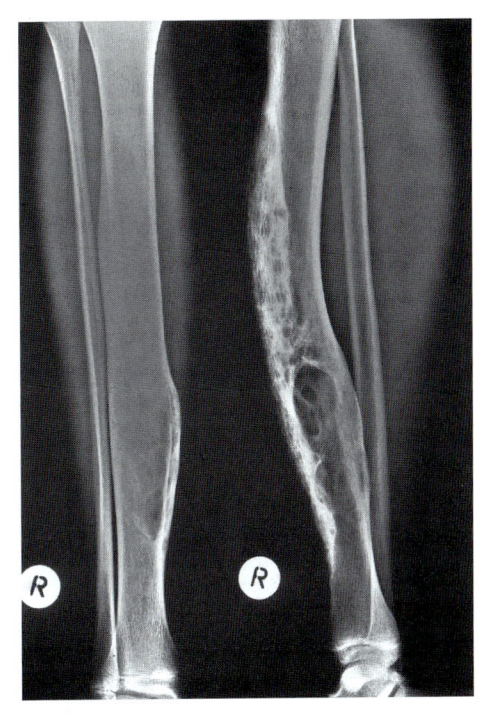

Abb. 4.41. Röntgenbilder a.-p. und seitlich bei *Adamantinom der Tibia* bei 17jähriger Patientin

Histologie

Beweisend für die Diagnose eines Adamantinoms sind epitheliale Zellnester, die in ein spindelzelliges Stroma eingelagert sind. Im allgemeinen ist das lichtmikroskopische Bild eindeutig, gelegentlich kommen jedoch auch spindelzellige Epithelformationen vor, so daß immunhistochemische Untersuchungen notwendig werden, um ein Fibrosarkom auszuschließen [31]. Zytokeratin-positive Einzelzellen, die auch bei der osteofibrösen Dysplasie festgelegt werden, reichen für die Diagnose nicht aus [65].

Therapie, Prognose

Der Tumor muß weit reseziert werden, da er sonst rezidiviert. Unbehandelt kann er auch metastasieren, es sind mehrere Todesfälle bekannt. Um so wichtiger ist es, die osteofibröse Dysplasie klar abzugrenzen. Eine intraläsionale Resektion des Adamantinoms genügt nicht. Nach weiten Resektionen sind entsprechende Überbrückungen notwendig (s. Abschn. 4.5.5). Glücklicherweise sind die Epiphysen selten mitbetroffen, so daß eine funktionell gute Überbrückung nicht schwierig ist.

Literatur

1. Araki N, Uchida A, Kimura T et al. (1991) Involement of the retinoblastoma gene in primary osteosarcomas and other bone and soft-tissue tumors. Clin Orthop 270: 271-7
2. Bacci G, Picci, P, Pignatti G et al. (1991) Neoadjuvant chemotherapy for nonmetastatic osteosarcoma of the extremities. Clin Orthop 270: 87-98
3. Bane BL, Evans HL, Ro JY, Carrasco CH, Grignon DJ, Benjamin RS, Ayala AG (1990) Extraskeletal osteosarcoma. A clinicopathologic review of 26 cases. Cancer 65: 2762-70
4. Bohndorf K, Nidecker A, Mathias K, Zidkova H, Kaufmann H, Jundt G (1992) Radiologische Befunde beim Adamantinom der langen Röhrenknochen. Röfo Fortschr Geb Röntgenstr Neuen Bildgeb Verfahr 157: 239-44
5. Boriani S, Picci P, Sudanese A et al. (1988) Radio-induced sarcomas in survivors of Ewing's sarcoma. Tumori 31 74: 543-51
6. Butler MS, Robertson WW Jr, Rate W, D'Angio GJ, Drummond DS (1990) Skeletal sequelae of radiation therapy for malignant childhood tumors. Clin Orthop 251: 235-40
7. Campanacci M, Picci P, Gherlinzoni F, Guerra A, Bertoni F, Neff JR (1984) Parosteal osteosarcoma. J Bone Joint Surg (Br) 66: 313-21
8. Campanacci M (1990) Bone and soft tissue tumors. Springer, Wien New York
9. Capanna R, Bertoni F, Bettelli G et al. (1988) Dedifferentiated condrosarcoma. J Bone Joint Surg (Am) 70: 60-9
10. Capanna R, Toni A, Sudanese A, McDonald D, Bacci G, Campanacci M (1990) Ewing's sarcoma of the pelvis. Int Orthop 14: 57-61
11. Dahlin DC, Bertoni F, Beabout JW, Campanacci M (1984) Fibrocartilaginous mesenchymoma with low-grade malignancy. Skeletal Radiol 12: 263-9
12. Dehner LP (1993) Primitive neuroectodermal tumor and Ewing's sarcoma. Am J Surg Pathol 17: 1-13
13. Dockhorn-Dworniczak B, Schäfer KL, Dantcheva R et al. (1994) Diagnostic value of the molecular genetic detection of the t(11,22) translocation in Ewing's tumors. Virchows Arch 425: 107-12
14. Dunst J, Sauer R, Burgers JM et al. (1988) Radiotherapie beim Ewing-Sarkom: Aktuelle Ergebnisse der GPO-Studien CESS 81 und CESS 86. Klein Padiatr. 200: 261-6
15. Dunst J, Sauer R, Burgers JM et al. (1991) Radiation therapy as local treatment in Ewing's sarcoma. Results of the Cooperative Ewing's Sarcoma Studies CESS 81 and CESS 86. Cancer 67: 2818-25
16. Fellinger EJ, Garin-Chesa P, Glasser DB, Huvos AG, Retting WJ (1992) Comparison of Cell Surface Antgen HBA71 (p30/32M1C2), Neuron-Specific Enolase, and Vimentin in the Immunohistochemical Analysis of Ewing's Sarcoma of Bone. Am J Surg Pathol 16: 746-55
17. Frassica FJ, Frassica DA, Pritchard DJ, Schomberg PJ, Wold LE, Sim FH (1993) Ewing sarcoma of the pelvis. Clinicopathological features and treatment. J Bone Joint Surg (Am) 75: 1457-65
18. Gibson JN, Reid R, McMaster MJ (1994) Fibrocartilaginous mesenchymoma of the fifth lumbar vertebra treated by vertebrectomy. Spine 19: 1992-7
19. Glasser DB, Lane JM (1991) Stage IIB osteogenic sarcoma. Clin Orthop 270: 29-39
20. Goorin AM, Andersen JW (1991) Experience with multi-agent chemotherapy for osteosarcoma. Clin Orthop 270: 22-8
21. Grimer RJ, Sneath RS (1990) Diagnosing malignant bone tumours. J Bone Joint Surg (Br) 72: 754-6
22. Hansen MF (1991) Molecular genetic considerations in osteosarcoma. Clin Orthop 270: 237-46
23. Hefti FL, Gächter A, Remagen W, Nidecker A (1992) Recurrent giant-cell tumor with metaplasie and malignant change, not associated with radiotherapy. J Bone Joint Surg (Am) 74: 930-4
24. Hefti F, Jundt G (1994) Welche Tumoren können in der Epiphyse entstehen? Eine Untersuchung aus dem Basler Knochentumor-Referenzzentrum. Orthop Mitt DGOT 24: 153
25. Hefti F, Jundt G (1995) Is the age of osteosarcoma patients increasing? J Bone Joint Surg (Br) 77: (Suppl II) 207-8
26. Huvos AG, Marcove RC (1987) Chondrosarcoma in the young. Am J Surg Pathol 11: 930-42
27. Huvos AG, Woodard HQ (1988) Postradiation sarcomas of bone. Health Phys 55: 631-6
28. Jaffe N (1989) Chemotherapy for malignant bone tumors. Orthop Clin North Am 20: 487-503
29. Jürgens H, Exner U, Gadner H et al. (1988) Multidisciplinary treatment of primary Ewing's sarcoma of bone. A 6-year experience of a European Cooperative Trial. Cancer 61: 23-32
30. Jürgens HF (1994) Ewing's sarcoma and peripheral primitive neuroectodermal tumor. Curr Opin Oncol 6: 391-6
31. Jundt G, Remberger K, Roessner A, Schulz A, Bohndorf K (1995) Adamantinoma of long bones-A histopathological and immunohistochemical study of 23 cases. Pathol Res Pract 191: 112-20
32. Kaneko Y (1990) Cytogenetics in pediatric solid tumors. Rinsho Byori 38: 1047-52
33. Keeney GL, Unni KK, Beabout JW, Pritchard DJ (1989) Adamantinoma of long bones. A clinicopathologic study of 85 cases. Cancer 64: 730-7
34. Kellie SJ, Pratt CB, Parham DM, Fleming ID, Meyer WH, Rao BN (1990) Sarcomas (other than Ewing's) of flat bones in children and adolescents. A clinicopathologic study. Cancer 65: 1011-6
35. Link MPO, Goorin AM, Horowitz M et al. (1991) Adjuvant chemotherapy of high-grade osteosarcoma of the extremity. Updated results of the multi-institutional osteosarcoma study. Clin Orthop 270: 8-14
36. Menendez LR, Fideler BM, Mirra J (1993) Thallium-201 scanning for the evaluation of osteosarcoma and soft-tissue sarcoma. A study of the evaluation and predictability of the histological response to chemotherapy. J Bone Joint Surg (Am) 75: 526-31

37. Mercuri M, Capanna R, Manfrini M et al. (1991) The management of malignant bone tumors in children and adolescents. Clin Orthop 264: 156–68
38. Mervak TR, Unni KK, Pritchard DJ, McLeod RA (1991) Teleangiectatic osteosarcoma. Clin Orthop 270: 135–9
39. Newton WA Jr, Meadows AT, Shimada H, Bunin GR, Vawter GF (1991) Bone sarcomas as second malignant neoplasms following childhood cancer. Cancer 67: 193–201
40. Nishida J, Abe M, Shiraishi, Shimamura T, Tumura G, Satoh T, Ehara S (1994) Familial occurrence of teleangiectatic osteosarcoma: Cousin cases. J Pediatr Orthop 14: 119–22
41. Ogihara Y, Sudo A, Fujinami S, Sato K, Miura T (1991) Current management, local control, and survival statistics of high-grade osteosarcoma. Clin Orthop 270: 72–8
42. Okada K, Frassica FJ, Sim FH, Beabout JW, Bond JR, Unni KK (1994) Parosteal osteosarcoma. J Bone Joint Surg (Am) 76: 366–78
43. Petrilli S, Penna V, Lopes A, Figueiredo MT, Gentil FC (1991) IIB osteosarcoma. Current management, local control, and survival statistics. Clin Orthop 270: 60–6
44. Pignatti G, Bacci G, Picci P, Dallari D, Bertoni F, Bacchini P, Capanna R (1991) Teleangiectatic osteogenic sarcoma of the extremities. Clin Orthop 270: 99–106
45. Raymond AK (1991) Surface osteosarcoma. Clin Orthop 270: 140–8
46. Robinson W, Crawford AH (1990) Infantile fibrosarcoma. Report of a case with long-term follow-up. J Bone Joint Surg (Am) 72: 291–4
47. Robinson E, Bar-Deroma R, Rennert G, Neugut AI (1992) A comparison of the clinical characteristics of second primary and single primary sarcoma: a population based study. J Surg Oncol 50: 263–6
48. Rosen G, Loren GJ, Brien EW et al. (1993) Serial thallium-201 scintigraphy in osteosarcoma. Correlation with tumor necrosis after preoperative chemotherapy. Clin Orthop 293: 302–6
49. Rougraff BT, Simon MA, Kneisl JS, Greenberg DB, Mankin HJ (1994) Limb salvage compared with amputation for osteosarcoma of the distal end of the femur. A long-term oncological, functional, and quality-of-life study. J Bone Joint Surg (Am) 76: 649–56
50. Ruggieri P, Sim FH, Bond JR, Unni KK (1994) Malignancies in fibrous dysplasia. Cancer 73: 1411–24
51. Rydholm A (1996) Chromosomal aberrations in musculoskeletal tumours: Clinical importance. J Bone Joint Surg (Br) 78: 501–6
52. Salzer-Kuntschik M, Brand G, Delling G (1983) Bestimmung des morphologischen Regressionsgrades nach Chemotherapie bei malignen Knochentumoren. Pathologe 4: 135–41
53. Sauer R, Jürgens H, Burgers JM, Dunst J, Hawlicek R, Michaelis J (1987) Prognostic factors in the treatment of Ewing's sarcoma. The Ewing's Sarcoma Study Group of the German Society of Paediatric Oncology CESS 81. Radiother Oncol 10: 101–10
54. Scotlandi K, Serra M, Manara M et al. (1996) Immunostaining of the p30/32MIC2 Antigen and Molecular Detection of EWS Rearrangements for the Diagnosis of Ewing's Sarcoma and Peripheral Neuroectodermal Tumor. Hum Pathol 27: 408–16
55. Shimizu T, Chigira M, Nagase M, Watanabe H, Udagawa E (1990) HLA phenotypes in patients who have osteosarcoma. J Bone Joint Surg (Am) 72: 68–70
56. Simon MA (1991) Limb salvage for osteosarcoma. Clin Orthop 270: 264–70
57. Sissons HA, Matlen JA, Lewis MM (1991) Dedifferentiated chondrosarcoma. Report of an unusual case. J Bone Joint Surg (Am) 73: 294–300
58. Smith LM, Cox RS, Donaldson SS (1992) Second cancers in long-term survivors of Ewing's sarcoma. Clin Orthop 274: 275–81
59. Snyder CL, Saltzman DA, Ferrell KL, Thompson RC, Leonard AS (1991) A new approach to the resection of pulmonary osteosarcoma metastases. Results of aggressive metastasectomy. Clin Orthop 270: 247–53
60. Spanier SS, Shuster JJ, Vander Griend RA (1990) The effect of local extent of the tumor on prognosis in osteosarcoma J Bone Joint Surg (Am) 72: 643–53
61. Springfield DS, Schmidt R, Graham-Pole J, Marcus RB, Spanier SS, Enneking WF (1988) Surgical treatment of osteosarcoma. J Bone Joint Surg (Am) 70: 1124–30
62. Stark A, Kreicbergs A, Nilsonne U, Silfverswoerd C (1990) The age of osteosarcoma patients is increasing. J Bone Joint Surg (Br) 72: 89–93
63. Stea B, Cavazzana A, Kinsella TJ (1988) Small-cell osteosarcoma: correlation of in vitro and clinical radiation response. Int J Radiat Oncol Biol Phys 15: 1233–8
64. Suit H (1995) Tumors of the connective and supporting tissues. Radiother Oncol 34: 93–104
65. Sweet DE, Vinh TN, Devaney K (1992) Cortical osteofibrous dysplasia of long bone and its relationship to adamantinoma. A clinicopathologic study of 30 cases. Am J Surg Pathol 16: 282–90
66. Unni KK (1996) Dahlin's bone tumors. General aspects and data on 11,087 cases. Lippincott & Raven, Philadelphia
67. Wiklund TA, Blomqvist CP, Raty J, Elomaa I, Rissanen P, Miettinen M (1991) Postirradiation sarcoma. Analysis of a nationwide cancer registry material. Cancer 68: 524–31
68. Winkler K, Bieling P, Bielack S et al. (1991) Local contral nad survival from the cooperative osteosarcoma study group studies of the German Society of Pediatric Oncology and the Vienna Bone Tumor Registry. Clin Orthop 270: 79–86
69. Wuisman P, Enneking WF (1989) Prognosis for patients who have osteosarcoma with skip metastasis. J Bone Joint Surg (Am) 71: 60–8

4.5.4
Weichteiltumoren

G. Jundt und F. Hefti

In diesem Kapitel werden nur die orthopädisch relevanten Tumoren und tumorähnlichen Veränderungen der Weichteile besprochen, die primär im Kindes- und Jugendalter auftreten [10, 13, 30]. Auch bei diesen Tumoren kann das Stagingsystem von Enneking angewendet werden [7, 25] (s. Abschn. 4.5.1).

4.5.4.1
Benigne und lokal aggressive Tumoren

Bindegewebetumoren

Fibrosierendes Hamartom des Kindesalters

Synonym: subdermale Fibromatose

Das *fibrosierende Hamartom des Kindesalters* kommt fast ausschließlich im Bereich der *Schulter* und der *Axilla* vor, vorwiegend bei Jungen, und manifestiert sich meist in den ersten 3 Lebensjahren. Histologisch handelt es sich um eine Läsion, die aus 3 verschiedenartigen Komponenten besteht: 1) einem Bündel fibroblastärer Zellen, die sich durchflechten und 2) unreife, in eine myxoide Matrix eingebettete rundliche Zellen umgeben, und außerdem mit 3) lobulär aufgebautem Fettgewebe assoziiert sind. Eine marginale Resektion genügt in der Regel zur Entfernung dieser Veränderung.

Kalzifizierendes aponeurotisches Fibrom

Synonym: aponeurotische Fibromatose

Beim *kalzifizierenden aponeurotischen Fibrom* handelt es sich um eine schmerzlose Läsion, die vorwiegend bei Jungen unter 18 Jahren an den Aponeurosen der *Hände* und *Füße*, sehr selten auch in anderen Lokalisationen, vorkommt. Klinisch findet man eine schlecht abgrenzbare, feste kompakte Masse. Makroskopisch handelt es sich um einen gräulichweißen Tumor. Histologisch besteht er aus in Zügen angeordneten Fibroblasten, die mäßig viel Kollagen bilden. Zentral zeigt der Tumor (außer bei Kleinkindern) immer Verkalkungen und eine chondroide Metaplasie. Der Tumor infiltriert die Umgebung und kann deshalb meist nicht im Gesunden entfernt werden. Nach der Pubertät ist der Tumor aber regredient und rezidiviert selten. Die Indikation zur Resektion sollte deshalb sehr zurückhaltend gestellt werden, da nach Wachstumsabschluß keine weitere Progredienz zu erwarten ist. Bisher sind in erst 2 Fällen Fibrosarkome in oder nach Exzision eines kalzifizierenden aponeurotischen Fibroms beobachtet worden [9].

Myofibrom und Myofibromatose

Synonym: kongenitale (generalisierte) Fibromatose

Die insgesamt seltenen Läsionen können in einer – häufigeren – solitären Form (*Myofibrom*) oder multipel (*Myofibromatose*) vorkommen und auch innere Organe oder das Skelettsystem befallen. Es handelt sich um knotig aufgebaute, wahrscheinlich hamartomatöse Läsionen, die histologisch aus spindeligen myofibroblastären Zellen, kollagenen Fasern und einem prominenten kapillären Gefäßnetz bestehen und sehr variabel aussehen können, so daß sie an Leiomyome, Neurofibrome und besonders Hämangioperizytome erinnern. Wegen ihrer Neigung zu Nekrosen besteht die Gefahr einer Verwechslung mit Sarkomen. Die marginale Resektion der Tumoren genügt in der Regel, es kommen auch spontane Heilungen vor. Bei multifokalem Befall innerer Organe (Lunge, Herz, Darm) besonders im Säuglings- und Kleinkindalter ist die Prognose jedoch ernst.

Fibromatosen, Desmoidtumoren

> **Definition**
>
> Fibromatosen sind invasiv, permeativ und progressiv wachsende Läsionen, die aus Fibroblasten und Myofibroblasten sowie reichlich Kollagen bestehen. Sie sind relativ häufig, besitzen meist die gleiche Histologie und werden nach ihrer Lokalisation (oberflächlich und tief) oder ihrer klinischen Präsentation (z. B. abdominale Fibromatose bei jungen Frauen post partum) unterschieden. Einige Formen kommen bereits bei Kleinkindern, Jugendlichen und jungen Erwachsenen vor.

Oberflächliche (fasziale) Fibromatosen

Die *digitale Fibromatose* ist meist an der Mittel- oder Endphalanx eines *Fingers* oder einer *Zehe* lokalisiert, kommt fast nur bei Kleinkindern vor und manifestiert sich bereits bei der Geburt oder kurz danach. Die Läsion ist häufiger auf der Streckseite als auf der Beugeseite lokalisiert und sehr selten. Histologisch besteht sie aus Fibroblasten mit intrazytoplasmatischen eosinophilen rundlichen Einschlüssen und einem dichten Netz aus Kollagenfasern. Nach inkompletter Resektion kommt es häufig zu Rezidiven. Später regrediert die Läsion aber spontan, so daß die Indikation zur Resektion sehr zurückhaltend gestellt werden soll. Sie dient lediglich zur Erhaltung der Funktion.

Tiefe (muskuloaponeurotische) Fibromatosen (Desmoidtumoren)

Die *extraabdominalen Fibromatosen (Desmoidtumoren)* treten im Gegensatz zu den abdominalen Fibromatosen häufiger bei männlichen Patienten auf. Bevorzugt sind Jugendliche und junge Erwachsene betroffen. Meist sind die Schulter-Nacken-Region, Hüfte und Gesäß sowie die Extremitäten befallen.

Ätiologisch werden hormonelle und traumatische Faktoren diskutiert. Zudem beobachtete man gehäuft andere skelettale Anomalien bei Patienten mit Desmoidtumoren [27]. **Vorkommen:** In Finnland wurden 3–4 neue Fälle/1 000 000 Einwohner pro Jahr gezählt [27]. **Klinisch** beobachtet man eine indolente derbe Masse, die außergewöhnlich groß werden kann. Der Tumor kann durch Verdrängung der Muskulatur zu Kontrakturen führen, er infiltriert die Skelettmuskulatur und breitet sich gelegentlich entlang der Faszien aus. Er kann auch Nerven komprimieren oder infiltrieren und dadurch neurologische Symptome auslösen. **Radiologisch** imponiert das Desmoid als unscharf begrenzte Weichteilmasse. In der MRT-Untersuchung beobachtet man eine gegenüber der Muskulatur etwas signalintensivere, unscharf begrenzte infiltrierende Läsion (Abb. 4.42). **Histologisch** besteht der Tumor aus relativ uniformen spindelig-fibroblastären Zellen, die keine Atypien zeigen. Die Kerne sind meist blaß und klein, die Nukleolen kaum erkennbar. Mitosen sind sehr selten und sollten den Verdacht in Richtung auf ein hochdifferenziertes Fibrosarkom lenken. Die Zellen bilden reichlich Kollagen, das die Tumorzellen auseinanderdrängt und eher einen zellarmen Eindruck der Läsion hervorruft. Bei Kleinkindern kann noch eine zweite histologische Form auftreten (*infantile Fibromatose*), die histologisch aus unreifen kleinen rundovalen Fibroblasten besteht, die in eine myxoide Matrix eingebettet sind. **Differentialdiagnostisch** muß v. a. das hochdifferenzierte *Fibrosarkom* abgegrenzt werden. Beide Tumoren können sich lokal ähnlich aggressiv verhalten, das Desmoid metastasiert jedoch nicht. Desmoide wachsen progressiv und haben eine enorme Tendenz zum Rezidiv. Eine weite, nicht mutilierende Resektion ist oft nur schwer möglich, sollte aber angestrebt werden, da der Tumor nach jeder Reoperation schneller zu rezidivieren scheint [15]. **Therapie:** Bei der ersten Operation sollte immer eine weite Resektion angestrebt werden [26], da gerade Patienten mit inkompletten, evtl. marginalen Resektionen ein hohes Rezidivrisiko aufweisen. Besonders bei Kindern und Jugendlichen ist die Rezidivrate höher als bei Erwachsenen. Wir haben vor 15 Jahren begonnen, nach Rezidiven den Tumor zu bestrahlen [15]. Die Rezidivrate konnte mit der Bestrahlung von 60 % auf 25 % reduziert werden. In 2 Fällen mußten wir amputieren, da der Tumor den N. ischiadicus vollkommen ummauert hatte. Seltene Spontanregressionen sind aus der Literatur bekannt. Wir haben in einzelnen Fällen spontane Regressionen des Tumors beobachtet, möglicherweise in Zusammenhang mit intensiver sportlicher Betätigung (Abb. 4.42). Bei rezidivierenden Desmoiden an den Extremitäten versuchen wir heute eine Regression mit Bewegungstherapie zu unterstützen.

Fibrohistiozytäre Tumoren

Riesenzellfibroblastom

Das Riesenzellfibroblastom wurde erst vor wenigen Jahren als eigenständige Entität beschrieben, die fast ausschließlich bei Kindern vorkommt und offenbar die infantile Variante des Dermatofibrosarcoma protuberans darstellt [31]. Man findet schmerzlose Knoten oder Schwellungen der Kutis oder Subkutis vorwiegend am Oberschenkel, in der Leistenregion oder an der Brustwand, und zwar meist bei männlichen Patienten. **Histologisch** sieht man spindelige Tumorzellen, die in ein fibromyxoides Stroma eingebettet sind. Diagnostisch wegweisend sind Spalträume, die von Riesenzellen mit einem großen, elektronenmikroskopisch mehrfach eingekerbten hyperchromatischen Riesenkern ausgekleidet werden, so daß lichtmikroskopisch eine Mehrkernigkeit vorgetäuscht wird. Wegen des myxoiden Stromas und der Kernhyperchromasie sind Verwechslungen mit Sarkomen relativ häufig. **Therapie, Prognose:** Riesenzellfibroblastome rezidivieren in fast der Hälfte der Fälle, deshalb sollten sie weit exzidiert werden. Metastasen wurden bis jetzt nicht beschrieben.

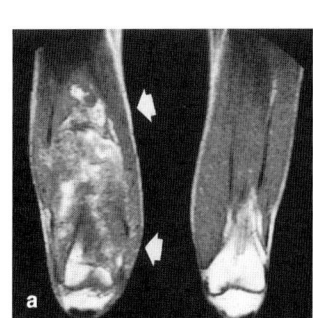

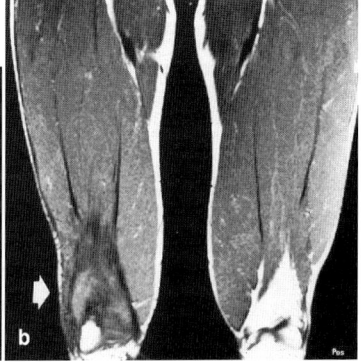

Abb. 4.42 a. MRT-Aufnahme des distalen Oberschenkels (frontale Schichtung) bei 17jährigem Patienten mit (histologisch und immunhistochemisch einwandfrei nachgewiesenem) *Desmoid*, das die distale Hälfte des kompletten M. quadriceps infiltriert. **b** 6 Monate später nach einer Fahrradtour über 5 000 km ist der Tumor auf 1/3 seiner ursprünglichen Größe geschrumpft. Seit 4 Jahren ist der Zustand stabil geblieben

Plexiformer fibrohistiozytärer Tumor

Der erst kürzlich beschriebene plexiforme fibrohistiozytäre Tumor kommt überwiegend bei Kindern und jungen Erwachsenen vor [8]. Vorwiegend an den oberen oder unteren Extremitäten lokalisiert, präsentiert er sich als schmerzlose, wenige Zentimeter große Schwellung. **Histologisch** besteht er aus multiplen knotig angeordneten Infiltraten histiozytärer Zellen und Riesenzellen, die von Bündeln sich durchflechtender spindelig-fibroblastärer Zellen umgeben werden. Atypien fehlen, Mitosen kommen gelegentlich vor. **Differentialdiagnostisch** müssen v. a. granulomatöse Entzündungen, Fibromatosen und fibröse Histiozytome der Haut abgegrenzt werden. **Therapie, Prognose:** Diese Tumoren besitzen eine große Rezidivneigung. In 2 Fällen wurden Lymphknotenmetastasen beschrieben. Die Tumoren sollten deshalb mit entsprechendem Sicherheitsabstand reseziert werden.

Angiomatoides fibröses Histiozytom

Das angiomatoide fibröse Histiozytom wird besonders im Kindes- und Jugendalter beobachtet und heute zu den fibrohistiozytären Tumoren mit intermediärem Malignitätsgrad gerechnet, da es zwar rezidiviert, aber nur in Ausnahmefällen metastasiert [9]. Es ist vorwiegend in der Haut und der Subkutis lokalisiert, befällt bevorzugt die Extremitäten und ist gelegentlich mit generalisierten Beschwerden wie Anämie, Fieber und Gewichtsverlust verbunden. Schmerzen sind eher selten. Die gut begrenzten, oft nur wenige Zentimeter großen Läsionen zeigen bereits auf der Schnittfläche unregelmäßige, blutgefüllte Hohlräume und erinnern an ein Hämatom. **Histologisch** finden sich neben eingebluteten Hohlräumen zentrale Ansammlungen relativ uniformer histiozytärer Zellen mit rund-ovalen Kernen, die intrazytoplasmatisch Hämosiderin enthalten können, und in der Peripherie entzündliche Infiltrate aus z. T. follikulär angeordneten Lymphozyten mit Bildung von Keimzentren. Atypien kommen jedoch vor, ebenso hyperchromatische Riesenzellen, ohne daß dies Malignitätszeichen wären. **Therapeutisch** sollte die komplette chirurgische Entfernung mitsamt der den Tumor umgebenden Pseudokapsel angestrebt werden.

Fettgewebetumoren

Fettgewebetumoren treten hauptsächlich bei Erwachsenen auf. Im Kindes- und Jugendalter ist das *Lipoblastom bzw. die Lipoblastomatose*, die seltene *diffuse Lipomatose* und das – gelegentlich auch bei Kindern vorkommende – *intramuskuläre Lipom* von Bedeutung. Das *Lipoblastom* kommt ausschließlich im frühen Kindesalter vorwiegend bei Jungen an den oberen und unteren Extremitäten vor. Während das Lipoblastom umschrieben und auf die Subkutis begrenzt ist, kann seine diffuse Form, die *Lipoblastomatose*, auch die angrenzende Muskulatur infiltrieren. Beide bestehen aus unreifen, läppchenförmig angeordneten Fettzellen, die in eine schon makroskopisch erkennbare myxoide Matrix eingelagert sind und aus diesem Grund und auch wegen ihrer unreifen spindeligen bis sternförmigen Zellen gelegentlich mit einem in dieser Altersgruppe fast kaum vorkommenden myxoiden Liposarkom verwechselt werden. Im allgemeinen genügt die einfache Exzision, bei der diffuen Lipoblastomatose sollte wegen ihrer schlechteren Begrenzung und der damit verbundenen Rezidivneigung eine weite Resektion angestrebt werden. Die äußerst seltene *diffuse Lipomatose* besteht aus reifem, überschießend wachsendem Fettgewebe, das große Anteile einer Extremität oder Abschnitte des Stammes befallen und die Subkutis und die Muskulatur durchsetzen kann. Oft ist die Erkrankung mit skelettalen Hypertrophien verbunden. Wegen der manchmal erheblichen Ausdehnung sind ausgedehnte chirurgische Interventionen gelegentlich nicht zu umgehen. *Intramuskuläre Lipome*, die aus reifen Adipozyten bestehen, sind im Kindes- und Jugendalter zwar selten, sie können aber wegen ihrer Lage, ihres infiltrativen Wachstums und ihrer Größe erhebliche therapeutische Probleme bereiten. Gelegentlich machen sie durch leichte Schmerzen auf sich aufmerksam. **Histologisch** kann wegen ihres die Skelettmuskulatur infiltrierend durchsetzenden Wachstums trotz einer erhaltenen Lobulierung die Abgrenzung gegen hochdifferenzierte Liposarkome manchmal sehr schwierig sein. **Therapeutisch** ist die Resektion im Gesunden notwendig, andernfalls treten Rezidive auf.

Gefäßtumoren

Angiome

Unter Angiomen verstehen wir Läsionen, die den Aufbau von Blut- (*Hämangiome*) oder Lymphgefäßen (*Lymphangiome*) nachahmen. Dabei kann oft nicht entschieden werden, ob ein echter Tumor oder eine Fehlbildung bzw. ein Hamartom vorliegt. Für die Klinik ist in erster Linie die Lokalisation und die Ausdehnung (Befall eines Körpersegmentes – Angiomatose/Lymphangiomatose) von Bedeutung. Angiomatosen befallen mehrere Gewebetypen (Haut, Muskel, Knochen) oder mehrere Segmente des gleichen Gewebes (mehrere Muskeln) und können zur Hypertrophie der Extremität führen (s. Abschn. 4.6.8.7, Klippel-Trenauny-Syndrom).

Hämangiom

Klinisch unterscheiden wir oberflächliche und tiefe Hämangiome. Während oberflächliche Hämangiome oft bereits bei der Geburt sichtbar sind, manifestieren sich die tiefen meist erst während der Adoleszenz. Dabei bilden die intramuskulären Hämangiome die größte Gruppe. Sie sind meist im Oberschenkel gelegen und können Schmerzen verursachen. Bei größerer Ausdehnung können sie auch zu Kontrakturen bzw. Beeinträchtigung der Funktion führen. Die Diagnose kann am einfachsten mit der MRT-Untersuchung gestellt werden (s. Abb. 3.430, S. 469). **Histologisch** lassen sich *kapilläre* von *kavernösen* Hämangiomen unterscheiden. Besonders bei Neugeborenen und Kleinkindern können die kapillären Hämangiome sehr zellreich sein und Mitosen aufweisen. Die tiefen intramuskulären Hämangiome entsprechen fast immer dem kapillären Typ. Da auch hier gelegentlich Mitosen und endotheliale Proliferationen (aber keine zellulären Atypien!) vorkommen, können sie mit einem Angiosarkom verwechselt werden. Die **Behandlung** besteht in der Resektion. Sie sollte möglichst weit im Gesunden erfolgen. Da die Hämangiome viele Ausläufer in Muskelsepten und in die umgebenden Weichteile entlang der Gefäße haben, eignet sich für die Resektion die Laserchirurgie besonders gut; seit ihrer Anwendung haben wir keine Rezidive mehr beobachtet.

Kapsulosynoviales Angiom

Diese sehr seltene Läsion tritt meist im Alter von 5–10 Jahren auf. Der Tumor ist fast ausschließlich im Kniegelenk lokalisiert und findet sich intraartikulär subsynovial. Klinisch beobachtet man Schmerzen und Schwellungen, gelegentlich einen Gelenkerguß. Die Diagnose kann mittels MRT gestellt werden. **Differentialdiagnostisch** muß v. a. die pigmentierte villonoduläre Synoviitis abgegrenzt werden. **Histologisch** findet man das typische Bild eines kavernösen Hämangioms. **Therapeutisch** muß eine weite Resektion des Tumors erfolgen. Hierzu ist manchmal ein kombinierter Zugang zum Gelenk von 2 Seiten notwendig. Bei adäquater chirurgischer Behandlung sind Rezidive selten.

Lymphangiom

Lymphangiome treten bereits bei Geburt oder im 1. Lebensjahr auf. Sie sind v. a. am Hals oder im Schulterbereich lokalisiert, können aber auch intraabdominal vorkommen und sind insgesamt viel seltener als Hämangiome. Wir unterscheiden kavernöse und zystische Lymphangiome. Auch diese Läsionen müssen reseziert werden.

4.5.4.2
Tumorähnliche Läsionen

Popliteale Zyste

Die meist einseitig auftretenden *poplitealen Zysten* werden bei Jungen häufiger gefunden als bei Mädchen. Sie haben ihren Ursprung meist in einer unter einer Sehne gelegenen Bursa. Hierbei kann es sich um die Sehne des M. semitendinosus, des M. semimembranosus oder des medialen oder lateralen Gastroknemiuskopfes handeln. Gelegentlich kommen Zysten auch infolge von Kapselhernien vor. Die Zysten (eigentlich: Pseudozysten, da sie keine Epithelauskleidung besitzen) werden von einer bindegewebigen Membran begrenzt und sind mit synovialer Flüssigkeit gefüllt. Klinisch imponieren sie als prallelastische, manchmal recht große Masse in der Poplitea. Die *Ultraschalluntersuchung* zeigt die Anwesenheit von Flüssigkeit. Meist sind diese Zysten indolent, nur selten bereiten sie Schmerzen. Eine Resektion ist selten indiziert, da die Zysten spontan wieder verschwinden. Wir resezieren nur sehr große und schmerzhafte Zysten. Rezidive kommen dann vor, wenn man den Stiel nicht mitentfernt.

Ganglion

Ganglien treten in jedem Lebensalter auf, vorwiegend allerdings im Erwachsenenalter. Sie können von Gelenkkapseln, Sehnenscheiden oder auch vom Meniskus ausgehen, haben eine relativ derbe Kapsel, sind prallelastisch und mit einer gallertigen Flüssigkeit gefüllt. Ihre Größe variiert, selten werden sie aber größer als 1–2 cm. Je nach Lokalisation können sie mechanisch stören. Die Therapie besteht dann in der Resektion. Es ist darauf zu achten, daß der Stiel mit entfernt wird, da es ansonsten zum Rezidiv kommen kann.

Synoviale Chondromatose

Die synoviale Chondromatose ist relativ selten, sie tritt eher bei Erwachsenen auf, kommt aber auch bei Jugendlichen vor [18] (Abb. 4.43). Befallen sind eher die großen Gelenke, sehr selten die Sehnenscheiden, weitaus am häufigsten das Kniegelenk. Die Symptome entwickeln sich langsam mit Schmerzen, Beweglichkeitseinschränkung und Krepitationen. Blockaden sind selten. Auch Gelenkergüsse sind meist nicht massiv. Im Röntgenbild werden die rundlichen Knorpelfragmente erst spät sichtbar, wenn sie verkalken oder sekundär enchondral ossifizieren *(Osteochondromatose)*. Hingegen sind sie in der MRT-Untersuchung oder arthroskopisch gut darstellbar. **Histologisch** findet man innerhalb der

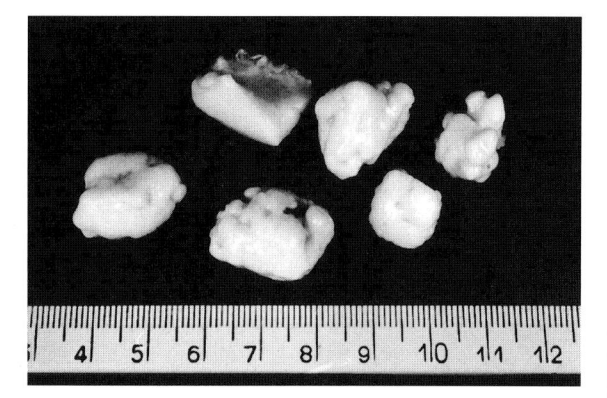

Abb. 4.43. Knorpelfragmente bei *Chondromatose* des Kniegelenks bei 12jährigem Jungen

Synovialis metaplastisch entstandene noduläre Knorpelproliferate, deren Zellreichtum und Kernpolymorphie in dieser Lokalisation jedoch keinesfalls als Malignitätskriterien gewertet werden dürfen. Der Verlauf der Krankheit ist langsam (außer bei der sehr seltenen, aggressiven pseudotumoralen Form). Die **Behandlung** besteht in der Entfernung der freien Gelenkkörper. Kommt es zum Rezidiv, so ist eine Synovektomie zu empfehlen. Nach dieser Maßnahme sind Rezidive eher selten, selbst wenn die Synovektomie nicht ganz vollständig war. Lediglich bei der aggressiven pseudotumoralen Form kommt es zu größeren Neubildungen.

Pigmentierte villonoduläre Synoviitis

Diese Krankheit kommt eher bei erwachsenen Patienten vor, sie wird aber auch schon bei Jugendlichen beobachtet. Man unterscheidet eine *diffuse villöse oder villonoduläre Form* von einer *lokalisierten nodulären* Form. Neben *artikulären* können auch *extraartikuläre* Manifestationen vorkommen. Die häufigste Lokalisation ist das Kniegelenk (Abb. 4.44). Anfänglich sind die Symptome relativ mild, und die Diagnose wird oft erst nach Jahren gestellt. Man beobachtet eine Verdickung der Gelenkkapsel. Es treten rezidivierende Ergüsse auf. Das Gelenkpunktat ist meist bräunlich verfärbt. Im Röntgenbild kann man Arrosionen des benachbarten Knochens mit intraossären pseudozystischen Osteolysen beobachten. Die Diagnose kann meist aufgrund des MRT gestellt werden. Dieses zeigt die typischen tumorartigen Vedickungen in der Synovialis sowie ein für Hämosiderin charakteristisches Signalverhalten. **Histologie:** Bereits makroskopisch fällt die durch Hämosiderinablagerungen hervorgerufene Braunfärbung der verdickten und verplumpten Synovialiszotten auf. Sie wird durch eine Infiltration mit rundlich-polygonalen, Siderin-beladenen Zellen verursacht, die mit Xanthomzellen und spin-

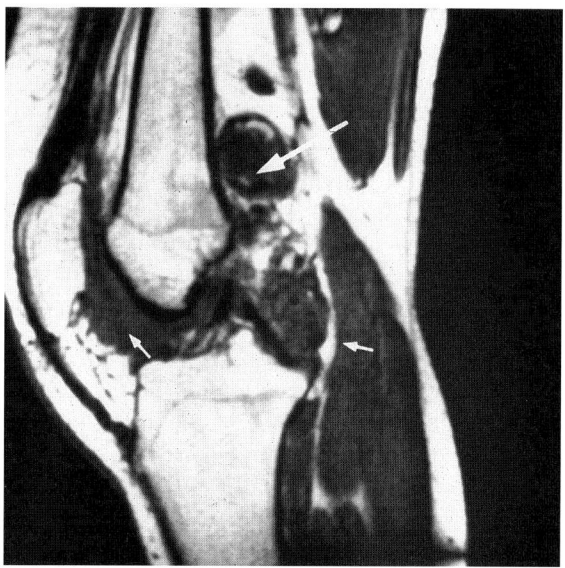

Abb. 4.44. MRT-Aufnahme (sagittale Schichtung) des Kniegelenks bei einem 16jährigen Mädchen mit *pigmentierter villonodulärer Synoviitis* (*Pfeile* knotige Kapselverdickungen)

delig-fibroblastären Zellen durchmischt sind. Daneben treten Riesenzellen des Osteoklastentyps und chronische entzündliche Infiltrate auf. Hypozelluläre Areale können kollagenisiert sein. **Therapie:** Die Behandlung besteht in einer möglichst kompletten Synovektomie. Hierfür sind bei größeren Gelenken meist 2 Zugänge notwendig. Da die Synovektomie fast nie ganz vollständig ist, kommt es immer wieder zu Rezidiven. Wir führen deshalb 6 Wochen nach der Resektion eine Synoviorthese mit Osmiumsäure oder neuerdings eine Radiosynoviorthese durch, allerdings nur bei Patienten nach Wachstumsabschluß.

Myositis ossificans (heterotope Ossifikation)

Hierbei handelt es sich um posttraumatisch oder postoperativ auftretende Neubildungen von Knochen innerhalb der Muskulatur oder des Periosts (Periostitis ossificans). Massive Ossifikationen treten v. a. bei Kindern und Jugendlichen, vorwiegend im proximalen Bereich der Extremitäten (Oberarm, Schulter, Oberschenkel, Hüft- und Kniegelenk) auf. Besonders häufig beobachtet man sie in Zusammenhang mit neurogenen Störungen (zerebralen Läsionen oder Paraplegien). Meist kommt es 2–4 Wochen nach dem (oft nicht erinnerlichen Bagatell-)Trauma oder nach einer Operation zu einer derben Schwellung der Weichteile mit leichten Schmerzen. Die Läsion vergrößert sich während der ersten Wochen. Innerhalb von etwa 2 Monaten erreicht sie ihre definitive Größe. **Radiologisch** ist das Bild zunächst negativ. Nach 2 Monaten wird eine meist scharf begrenzte, von zentral nach peripher zunehmende

Verschattungszone sichtbar, deren Röntgendichte auf Folgeaufnahmen kontinuierlich zunimmt. Nicht immer ist die Abgrenzung zum extraskelettalen Osteosarkom ganz einfach. Osteosarkome ossifizieren aber von zentral, die Begrenzung am Rand ist wesentlich unschärfer, und ihr Größenwachstum hört nach 2 Monaten nicht auf. **Histologisch** sieht man ein zonal gegliedertes Gewebe. Im Zentrum finden sich unreife proliferierende fibroblastäre Zellen mit leichter Pleomorphie und deutlich gesteigerter mitotischer Aktivität. Daran angrenzend sieht man unreife, sehr zellreiche Knochenneubildungszonen, die zur Peripherie hin langsam ausreifen und mineralisierte Trabekel bilden, die hier von typischen kubischen Osteoblasten umgeben werden. Im Gegensatz dazu finden sich beim extraskelettalen Osteosarkom die unausgereiften Anteile in der Peripherie. Die **Behandlung** besteht in der Resektion. Diese darf jedoch erst nach der vollständigen Ausreifung etwa 1 Jahr später durchgeführt werden. Besonders nach zu frühen Exzisionen kann es zu Rezidiven kommen. Die Exzision sollte unter hochdosierter Gabe von Prostaglandinhemmern vorgenommen werden (z. B. Indomethazin). Bei erwachsenen Patienten kommt auch eine niedrig-dosierte Bestrahlung unmittelbar nach der Operation in Frage [2, 28]. Spontane Regressionen treten noch nach 1–2 Jahren auf.

4.5.4.3
Maligne Tumoren

Rhabdomyosarkom

Das Rhabdomyosarkom ist der häufigste maligne Weichteiltumor im Jugendalter. Gesamthaft steht er unter den malignen Weichteiltumoren an 4. Stelle (nach dem malignen fibrösen Histiozytom, Liposarkom und Fibrosarkom). Man unterscheidet eine embryonale, eine alveoläre und eine pleomorphe Form. Das embryonale Rhabdomyosarkom tritt vom 1. bis zum 10. Lebensjahr auf, die alveoläre Variante zwischen dem 10. und 25. Lebensjahr. Die sehr seltene pleomorphe Variante kommt vorwiegend im Erwachsenenalter vor. Nach den Erfahrungen der *Intergroup Rhabdomyosarcoma Study* scheint eine Einteilung in 6 Untergruppen eine bessere klinische Relevanz zu haben. Unterschieden werden das botryoide (hier nicht besprochen), das spindelzellige, das embryonale, das alveoläre, das undifferenzierte und das Rhabdomyosarkom mit rhabdoiden Bestandteilen [24]. Typische Lokalisationen sind die Kopf-Hals-Region, der Urogenitaltrakt, das Retroperitoneum und erst anschließend die Extremitäten. An Kopf und Hals kommen meist embryonale und spindelzellige Formen vor, während an den Extremitäten der alveoläre Typ vorherrscht [23].
Klinik: Es handelt sich um einen mäßig schnell wachsenden, destruktiven Tumor, der Schmerzen verursacht und auch äußerlich rasch sichtbar wird, es sei denn, er wächst in der Bauchhöhle oder im Retroperitoneum. Das **Röntgenbild** ist nicht charakteristisch, Kalzifikationen sind eher ungewöhnlich. Makroskopisch handelt es sich um einen gräulich-rosafarbenen Tumor, der meist gelappt ist. Im MRT ist der Tumor signalreicher als Muskulatur und meist gut zu erkennen (s. Abb. 3.233, S. 279). **Histologisch** findet man beim embryonalen Typ dicht gepackte, meist undifferenzierte, zytoplasmaarme Zellen mit hyperchromatischen Kernen, daneben in wechselnder Anzahl Zellen mit eosinophilem, glykogenhaltigen Zytoplasma, die Rhabdomyoblasten entsprechen. Eine Querstreifung findet sich nach unseren Erfahrungen nur selten in meist länglicheren, zytoplasmareicheren Zellen. Elektronenmikroskopisch ist sie jedoch gut nachweisbar. Das spindelzellige Rhabdomyosarkom wird als Variante des embryonalen Typs mit besserer Prognose aufgefaßt. Die alveoläre Form besteht aus wenig differenzierten Tumorzellaggregaten, in denen sich durch Kohäsionsverlust der Tumorzellen „alveoläre" Räume bilden können. Nekrosen sind häufig. Alveoläre Rhabdomyosarkome haben häufig zum Zeitpunkt der Diagnose bereits metastasiert und deshalb eine schlechtere Prognose. Sie zeigen regelmäßig die Translokation t(2;13)(q 37;q 14) [12]. *Immunhistochemisch* reagieren die Tumorzellen mit muskelspezifischen Markern. **Prognose:** Rhabdomyosarkome wachsen sehr schnell und aggressiv und haben eine große Tendenz zur Metastasierung. Die **Behandlung** besteht in einer Kombination von prä- und postoperativer Chemotherapie, weiter Resektion und Bestrahlung [6, 14]. Damit kann bei einigermaßen günstig gelegenen Tumoren eine Fünfjahresüberlebensrate von 80 % erreicht werden. Das Rhabdomyosarkom ist der maligne Weichteiltumor, der am besten auf Chemotherapie anspricht [14]. Konnte nicht im Gesunden reseziert werden, so werden das Tumorbett wie auch die regionalen Lymphknotenstationen bestrahlt. Die Bestrahlung hat aber auch Nachteile. Nicht allzu selten treten sekundäre Tumoren auf [1, 3, 17, 32, 33]. In einer großen multizentrischen Studie mit 1 770 Patienten mit Rhabdomyosarkom wurden nach durchschnittlich 8,4 Jahren 22 Patienten mit bestrahlungsinduzierten Tumoren identifiziert (1,24 %) [14]. Nach Abschluß der Therapie sollte eine erneute chirurgische Exploration der Tumorhöhle erfolgen. Ausgiebige Biopsien geben Auskunft über die Vollständigkeit der Tumordestruktion und der Resektion sowie über die Notwendigkeit einer Nachresektion.

Synoviales Sarkom

Dieser biphasische Tumor besteht aus (überwiegend) fibroblastischen und epitheloiden Anteilen. Er ist im Jugendalter nach dem Rhabdomyosarkom der zweithäufigste maligne Weichteiltumor und kommt v. a. zwischen dem 15. und 35. Lebensjahr vor. **Lokalisation:** Die wenigsten Synovialsarkome treten innerhalb der Gelenke auf [20], fast alle sind extraartikulär gelegen, stehen in Kontakt zu Sehnen, Sehnenscheiden oder Bursen, gelegentlich zu Bändern, Aponeurosen oder Faszien und bevorzugen die untere Extremität, besonders die Knie-, Sprunggelenk- und Fußregion. **Klinik:** Synoviale Sarkome verursachen in der Regel Schmerzen. Man palpiert in der Nähe von Gelenken eine mehr oder weniger große Tumormasse. Der Tumor wächst eher langsam, so daß die Diagnose meist erst nach Monaten oder Jahren gestellt wird. Radiologisch findet man häufiger als bei anderen Sarkomen Verkalkungen (in etwa 40%; [21]). In der MRT-Untersuchung ist der Tumor signalintensiver als Muskulatur, aber weniger signalreich als Fettgewebe. **Histologisch** können biphasische von monophasischen (rein epitheloid oder fibroblastisch) oder wenig differenzierten Varianten unterschieden werden. Der klassische biphasische Typ zeigt spindelig-fibroblastäre Zellen mit mäßigen Atypien und meist wenig Mitosen. Darin eingelagert finden sich Gruppen, Wirbel oder Stränge größerer Zellen mit reichlich Zytoplasma, gut erkennbaren Grenzen und vesikulären Kernen. Charakteristischerweise fehlt in ihrer Umgebung das für die spindelzellige Komponente typische Retikulinfasernetz. Außerdem reagieren sie immunhistochemisch positiv mit epithelialen Markern und zeigen die typische chromosomale Translokation t(X;18) [22, 29]. **Prognose:** Synovialsarkome haben eine starke Tendenz, zu rezidivieren und zu metastasieren. Da der Tumor allerdings sehr langsam wächst, dauert es lange, bis Metastasen auftreten. Deshalb reicht die Fünfjahresüberlebensrate zur Beurteilung des Behandlungserfolges nicht aus, das Resultat kann erst nach 10 Jahren beurteilt werden. Die **Therapie** besteht einer weiten Resektion [11] mit anschließender Polychemotherapie und Bestrahlung. Auch die regionalen Lymphknoten sollten entfernt werden [19].

Extraskelettales Ewing-Sarkom

Dieser Tumor ist wesentlich seltener als die ossäre Form des Ewing-Sarkoms und kommt ebenfalls vorwiegend bei Jugendlichen vor. Er ist hauptsächlich am Rumpf lokalisiert. **Histologisch** unterscheidet es sich nicht vom intraossären Ewing-Sarkom. **Differentialdiagnostisch** muß man v. a. an das *Neuroblastom*, das *Rhabdomyosarkom* und das *maligne Lymphom* denken. Die **Prognose** ist eher schlechter als beim skelettalen Typ. Die **Behandlung** ist mit derjenigen des skelettalen Ewing-Sarkoms identisch.

Infantiles Fibrosarkom

Das Fibrosarkom kommt vorwiegend bei erwachsenen Patienten über 30 Jahre vor; bei Kindern ist es selten, es gibt allerdings bereits kongenitale Fälle. Diese *infantilen oder kongenitalen Fibrosarkome* treten meist in den ersten 12 Lebensmonaten vorwiegend bei männlichen Patienten auf und sind vorwiegend an den distalen Extremitätenabschnitten lokalisiert. **Histologisch** bestehen die Tumoren aus meist kleinen spindeligen, dicht gepackten Zellen, die von mehr oder weniger Kollagen umgeben werden. Je kollagenhaltiger der Tumor ist, desto mehr ähnelt er dem Fibrosarkom des Erwachsenen. Beide Formen zeigen zahlreiche Mitosen, ein wichtiges differentialdiagnostisches Kriterium in der Abgrenzung gegen Fibromatosen. Im Gegensatz zur adulten Form finden sich oft lymphozytäre Infiltrate, aber auch gefäßreiche, Hämangioperizytom-ähnliche Abschnitte. Die wichtigste **Differentialdiagnose** ist die Myofibromatose, das Hämangioperizytom, der Desmoidtumor und das Leiomyosarkom. Die **Prognose** des infantilen Fibrosarkoms ist wesentlich besser als die bei Erwachsenen. Die **Therapie** des kongenitalen oder infantilen Fibrosarkoms besteht in einer weiten Resektion. Bestrahlung und Chemotherapie sollten wegen der primär guten Prognose nur bei nicht radikal resezierbaren oder metastasierenden Tumoren eingesetzt werden.

Maligner peripherer Nervenscheidentumor (Schwannom)

Der maligne periphere Nervenscheidentumor ist eher ein Tumor des Erwachsenenalters. Er kommt als solitärer Tumor bei Jugendlichen v. a. im Rahmen eines M. Recklinghausen vor. Makroskopisch handelt es sich um grau-weiße Tumoren, die meist mit einem peripheren Nerv in Beziehung stehen. Die **Prognose** ist beim solitären Schwannom besser als bei jenem im Rahmen eines M. Recklinghausen (75% Überleben im Vergleich zu 30% Heilung [4]). Die Therapie besteht, wenn möglich, aus einer weiten Resektion. Da die Tumoren sich entlang der Nerven ausbreiten, kann die Operation problematisch sein. Über den Effekt der Chemotherapie sind kaum Informationen vorhanden.

Literatur

1. Barnes M, Duray P, DeLuca A, Anderson W, Sindelar W, Kinsella T (1990) Tumor induction following intraoperative radiotherapy: late results of the National Cancer Institute canine trials. Int J Radiat Oncol Biol Phys 19: 651–60
2. Brunner R, Morscher E, Hünig R (1987) Para-articular ossification in total hip replacement: an indication for irradiation therapy. Arch Orthop Trauma Surg 106: 102–7
3. Butler MS, Robertson WW Jr, Rate W, D'Angio GJ, Drummond DS (1990) Skelettal sequelae of radiation therapy for malignant childhood tumors. Clin Orthop 251: 235–40
4. Campanacci M (1990) Bone and soft tissue tumors. Springer, Wien New York
5. Casadei R, Ricci M, Ruggieri P, Biagini R, Benassi S, Picci P, Campanacci M (1991) Chondrosarcoma of the soft tissues. Two different sub-groups. J Bone Joint Surg (Br) 73: 162–8
6. Elias AD (1993) Chemotherapy for soft-tissue sarcomas. Clin Orthop 289: 94–105
7. Enneking WF, Spanier SS, Goodman MA (1980) A system for the surgical stagig of musculoskeletal sarcomas. Clin Orthop 153: 106–20
8. Enzinger FM, Zhang RY (1988) Plexiform fibrohistiocytic tumor presenting in children and young adults: An analysis of 65 cases. Am J Surg Pathol 12: 818
9. Enzinger FM, Weiss SW (1995) Soft tissue tumors. Mosby, St. Louis
10. Frassica FJ, Thompson RC (1996) Evaluation, diagnosis, and classification of benign sift-tissue tumors. J Bone Joint Surg (Am) 78: 126–40
11. Goodlad JR, Fletcher CD, Smith MA (1996) Surgical resection of primary oft-tissue sarcoma. J Bone Joint Surg (Br) 78: 658–61
12. Harms D (1995) Alveolar rhabdomyosarcoma: A prognostically unfavorable rhabdomyosarcoma type and ist necessary distinction from embryonal rhabdomyosarcoma. Curr Topics Pathol 89: 273–96
13. Harms D (1995) Soft tissue sarcomas in the Kiel Pediatric Tumor Registry. Curr Topics Pathol 89: 31–45
14. Hays DM (1993) Rhabdomyosarcoma. Clin Orthop 289: 36–49
15. Hefti F, Laer L von(1984) Behandlungsmöglichkeiten des Desmoid-Tumors im Wachstumsalter. Z Kinderchir 39 (Suppl I): 45–7
16. Hefti FL, Gächter A, Remagen W, Nidecker A (1992) Recurrent giant-cell tumor with metaplasy and malignant change, not associated with radiotherapy. J Bone Joint Surg (Am) 74: 930–4
17. Heyn R, Haeberlen V, Newton WA et al. (1993) Second malignant neoplasms in children treated for rhabdomyosarcoma. Intergroup Rhabdomyosarcoma Study Committee. J Clin Oncol 11: 262–70
18. Imhoff A, Schreiber A (1988) Synoviale Chondromatose. Orthopäde 17: 233–44
19. Ladenstein R, Treuner J, Koscielniak E et al. (1993) Synovial sarcoma of childhood and adolescence. Report of the German CWS-81 study. Cancer 71: 3647–55
20. McKinney CD, Mills SE (1992) Intraarticular synovial sarcoma. Am J Surg Pathol 16: 1017–20
21. Milchgrub S, Ghandur-Mnaymneh L, Dorfman HD, Albores-Saavedra J (1993) Synovial sarcoma with extensve osteoid and bone formation. Am J Surg Pathol 17: 357–63
22. Nagao K, Ito H, Yoshida H (1996) Chromosomal translocation t(X;18) in human synovial sarcomas analyzed by fluorescence in situ hybridization using Paraffin-embedded tissue. Am J Pathol 148: 601–9
23. Nakashima Y, Kotoura Y, Kasakura K, Yamamuro T, Amitani R, Ohdera K (1993) Alveolar soft-part sarcoma. A report of ten cases. Clin Orthop 294: 259–266
24. Newton WA Jr, Gehan EA, Webber BL et al. (1995) Classification of rhabdomyosarcomas and related sarcomas. Cancer 76: 1073–88
25. Peabody TD, Simon MA (1993) Principles of staging of soft-tissue sarcomas. Clin Orthop 289: 19–31
26. Pritchard DJ, Nascimento AG, Petersen IA (1996) Local control of extra-abdominal desmoid-tumors. J Bone Joint Surg (Am) 78: 848–54
27. Reitamo JJ, Scheinin TM, Hayry P (1986) The desmoid syndrome. New aspects in the cause, pathogenesis and treatment of the desmoid tumor. Am J Surg 151: 230–7
28. Schai P, Brunner R, Morscher E, Schubert KH (1995) Prevention of heterotopic ossification in hip arthroplasties by means of an early single-dose radiotherapy (6 Gy). Arch Orthop Trauma Surg 114: 153–8
29. Schmidt D, Thum P, Harms D, Treuner J (1991) Synovial sarcoma in children and adolescents. Cancer 67: 1667–72
30. Schmidt D (1995) Fibrous tumors and tumor-like lesions of childhood: Diagnosis, differential diagnosis, and prognosis. Curr Topics Pathol 89: 175–91
31. Shmookler BM, Enzinger FM, Weiss SW (1989) Giant cell fibroblastoma. A juvenile form of dermatofbrosarcoma protuberans. Cancer 64: 2154–61
32. Smith LM, Cox RS, Donaldson SS (1992) Second cancers in long-term survivors of Ewing's sarcoma. Clin Orthop 274: 275–81
33. Wiklund TA, Blomqvist CP, Raty J, Elomaa I, Rissanen P, Miettinen M (1991) Postirradiation sarcoma. Analysis of a nationwide cancer registry material. Cancer 68: 524–31

4.5.5
Behandlungskonzepte bei Knochentumoren

Einleitung

Die Behandlungskonzepte für Tumoren des Bewegungsapparates haben in den letzten 20 Jahren *grundlegende Veränderungen* erfahren. Diese Entwicklung ist zurückzuführen auf:

1. ein besseres Verständnis für die Natur der Tumoren durch *Staging,*
2. die fundamentalen neuen Entwicklungen in der *Diagnostik,*
3. neue Möglichkeiten der *operativen Therapie,*
4. die Verbesserung der *medikamentösen Therapie.*

Das Staging und die diagnostischen Möglichkeiten wurden in Abschn. 4.5.1 ausführlich beschrieben.

Resektion

Grundsätzlich bestehen bei der Resektion von Knochentumoren folgende Möglichkeiten, und zwar je

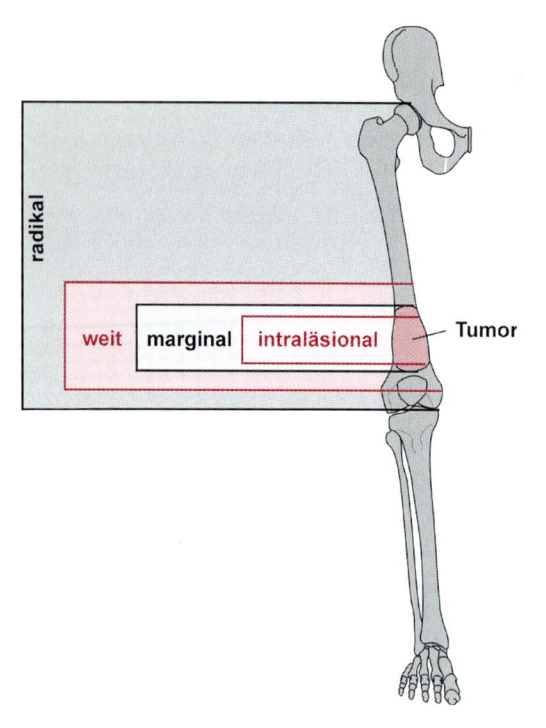

Abb. 4.45 a–d. *Resektionstypen:* **a** intraläsional, **b** marginal, **c** weit **d** radikal

nach Verhältnis des Resektionsrandes zu den Tumorgrenzen (Abb. 4.45):

- *intraläsionale Resektion:* Die Resektion bleibt innerhalb des Tumors (Beispiel: Kürettage),
- *marginale Resektion:* Der Tumor wird als Ganzes, jedoch innerhalb der Pseudokapsel, entfernt,
- *weite Resektion:* Der Tumor wird als Ganzes einschließlich Pseudokapsel mit einem Rand gesunden Gewebes entfernt, die Resektion bleibt jedoch innerhalb des betroffenen Kompartimentes,
- *radikale Resektion:* Der Tumor wird als Ganzes einschließlich der betroffenen Kompartimente entfernt (meist nur als Amputation möglich).

Die Wahl der Resektion hängt sehr entscheidend vom *Staging* des Tumors ab (s. S. 592, 593). Prinzipiell ist jede Resektionsart sowohl „konservativ" wie auch ablativ möglich. Auch eine Amputation mitten durch den Tumor ist eine „intraläsionale" Therapie. Auf der anderen Seite ist eine radikale Resektion in bestimmten besonders günstig gelegenen Situationen ohne Amputation möglich. Diese Möglichkeiten sind aber eher theoretischer Natur. In der Praxis verstehen wir unter intraläsionaler, marginaler und weiter Resektion eine gliedmaßenerhaltende Therapie, während die radikale Resektion nur als Amputation möglich ist.

Grundsätzliche Empfehlungen für die Art der Resektion in Abhängigkeit vom Staging des Tumors

Diese sind in Tabelle 4.11 aufgelistet.

Erläuterungen zu den verschiedenen Resektionsmethoden

Intraläsionale Resektion

Die intraläsionale Resektion im Knochen entspricht einer Kürettage. *Stadium-1-Tumoren* können kürettiert werden, wobei aber selten eine Indikation zu operativem Vorgehen besteht. Die Rezidivquote bei der juvenilen Knochenzyste hängt nicht von der Vollständigkeit der Kürettage ab, sondern von der Aktivität der Zyste. Selbst die Langerhans-Zellhistiozytose braucht nicht vollständig kürettiert werden, auch nach einer Teilentfernung kommt es in der Regel zur Remission des Herdes. Kontrollen sind hier jedoch notwendig.

> ! *Bei Stadium-2- und Stadium-3-Tumoren ist die Rezidivquote diese Tumoren direkt von der Qualität der Kürettage abhängig.* Während Riesenzelltumoren, aneurysmatische Knochenzysten, Chondromyxoidfibrome etc. nach Kürettagen von unerfahrenen Chirurgen eine Rezidivquote von 70–90 % aufweisen, kann sie in Behandlungszentren, in denen häufig Knochentumoren operiert werden, auf 10 % gesenkt werden [36].

Die hohe Rezidivquote ist besonders beim Riesenzelltumor problematisch, da dieser sich meist in die Epiphyse bis zum Gelenkknorpel ausdehnt. Beim Rezidiv ist die saubere Resektion dann meist noch schwieriger als bei der ersten Operation. Bei der aneurysmatischen Knochenzyste ist die Rezidivquote stark von der Aktivität abhängig, Stadium-3-Läsionen müssen sorgfältiger entfernt werden als aneurysmatische Knochenzysten, die dem Stadium 2 entsprechen. Eine Kürettage kann nicht vollständig sein, wenn sie nur mit dem Kürettagelöffel durchgeführt wird. Die Tumor- oder Zystenwand weist stets Ein- und Ausbuchtungen auf, und der Tumor kann auch zwischen die Trabekel eindringen. Die Tumorhöhle muß deshalb stets mit einer *Spezialfräse* ausgefräst werden, die ein abgewinkeltes Endstück hat und somit in alle Ecken hineingelangt. Meist leuchten wir am Schluß die Tumorhöhle mit einem *Arthroskop* aus und suchen die Wände systematisch nach Tumorresten ab. Eine weitere Verringerung der Rezidivquote wurde mit der Anwendung von *nekrotisierenden Substanzen* versucht. Dabei kommen folgende Substanzen zur Anwendung:

Tabelle 4.11. Empfehlungen für die Art der Resektion in Abhängigkeit vom Tumorstadium

Stadium	Typische Tumoren	Resektion
Benigne, Stadium 1 (inaktiv)	**Knochen:** Juvenile Knochenzyste, Enchondrom, fibröse Dysplasie, Langerhans-Zellhistiozytose[a] **Weichteile:** Muköse Zyste, pigmentierte villonoduläre Synovitis	(Falls überhaupt indiziert:) intraläsional (Kürettage).
	Knochen: Osteochondrom **Weichteile:** Lipom	Marginal –
Benigne, Stadium 2 (aktiv)	**Knochen:** Osteoidosteom, Osteoblastom, Chondroblastom, Chondromyxoidfibrom, aneurysmatische Knochenzyste, Riesenzelltumor **Weichteile:** Angiome, Glomustumor	Marginal, evtl. intraläsionale Resektion, evtl. auch zusätzliche Anwendung einer nekrotisierenden Substanz
Benigne, Stadium 3 (aggressiv) (extrakapsulär, evtl. extrakompartimental)	**Knochen:** Osteoblastom, Chondroblastom, Chondromyxoidfibrom, aneurysmatische Knochenzyste, Riesenzelltumor, desmoplastisches Fibrom **Weichteile:** Desmoidtumor	Marginal, in Gelenknähe evtl. intraläsionale Resektion mit zusätzlicher Anwendung einer nekrotisierenden Substanz
Maligne Stadium IA und IB	**Knochen:** Chondrosarkom (Grad 1 und 2), parostales Osteosarkom, zentrales Low-grade-Osteosarkom, Adamantinom **Weichteile:** Liposarkom (Grad 1 und 2), Hämangioperizytom, Fibrosarkom (Grad 1 und 2)	Weite Resektion –
Maligne, Stadium IIA und IIB	**Knochen:** Osteosarkom, Ewing-Sarkom, primitiver neuroektodermaler Tumor (PNET), Chondrosarkom (Grad 3), entdifferenziertes Chondrosarkom, malignes fibröses Histiozytom (MFH) **Weichteile:** Liposarkom (Grad 3 und 4), Rhabdomyosarkom, Synovialsarkom, malignes fibröses Histiozytom (MFH), Fibrosarkom (Grad 3)	Weite oder radikale Resektion –
Maligne, Stadium III	**Knochen:** Osteosarkom, Ewing-Sarkom, primitiver neuroektodermaler Tumor (PNET), Chondrosarkom (Grad 3), entdifferenziertes Chondrosarkom, malignes fibröses Histiozytom (MFH) **Weichteile:** Liposarkom (Grad 3 und 4), Rhabdomyosarkom, Synovialsarkom, malignes fibröses Histiozytom (MFH)	Weite oder radikale Resektion (oft nur palliativ, dann möglichst konservativ), evtl. Metastasektomie (v. a. beim Osteosarkom) –

[a] Dieser Tumor kann sich biologisch auch aggressiv verhalten, es sind deshalb langjährige Kontrollen notwendig.

- *Flüssiger Stickstoff (sog. Kryochirurgie)* [26, 36]. Dabei wird Stickstoff nach sorgfältiger Abdichtung in die Tumorhöhle geleert.
- *Phenol:* Auch diese Substanz wird als 8%ige Lösung in die (geschlossene) Tumorhöhle gegeben. Nach 1 min wird die Lösung entfernt und die Tumorhöhle mit Alkohol ausgewaschen [6, 16].
- *Methylmetakrylat* (z. B. Palacos): Die Tumorhöhle wird mit Knochenzement ausgefüllt. Die bei der Aushärtung entwickelte Wärme wirkt nekrotisierend [6, 7].

Flüssiger Stickstoff und Phenol können nur bei geschlossenen Tumorhöhlen angewendet werden. Besteht ein Leck, so kann die Flüssigkeit in die umgebenden Weichteile entweichen und hier großen Schaden anrichten. Methylmetakrylat hingegen hat den Nachteil, daß es nach Aushärtung sehr mühsam und manchmal auch sehr schwierig ist, die harte Plombe wieder zu entfernen. Andererseits sollten große Zementplomben (insbesondere gelenknah) nicht im Knochen belassen werden. Durch die Härte und das Gewicht arbeitet sich der Zement nach kaudal, vergrößert so die Höhle und nähert sich (v. a. am distalen Femur) weiter dem Gelenk. Da es sich bei Patienten mit Knochentumoren größtenteils um relativ junge Patienten handelt, sollte man Zementplomben nicht in situ belassen. Wir verwenden bei geschlossenen Tumorhöhlen in der Regel Phenol, sind aber überzeugt, daß die Qualität der Kürettage für eine niedrige Rezidivquote von größerer Bedeutung ist als die Anwendung von nekrotisierenden Substanzen.

Marginale Resektion

Diese sollte bei allen Stadium-2- oder Stadium-3-Tumoren angestrebt werden. Sie ist auch meist möglich, solange der Tumor nicht epiphysär in Gelenknähe lokalisiert ist. Die Resektion darf relativ knapp sein und erfolgt durch die Pseudokapsel des Tumors. Histologisch unterscheidet man „marginal 1" und „marginal 2". „Marginal 1" bedeutet makro- und mikroskopische Tumorfreiheit, „marginal 2" heißt, daß makroskopisch im Gesunden reseziert wurde, daß aber mikroskopisch der Tumor die Resektionsränder erreicht.

Weite Resektion

> **Definition**
>
> Die weite Resektion ist heute das Standardverfahren bei allen malignen Tumoren. Sie bedeutet eine Entfernung des gesamten Tumores in einem Stück zusammen mit einem Rand gesunden Gewebes rund um den Tumor herum. Mitreseziert werden muß auch die Inzision und der komplette Zugang für die Biopsie.

Es ist daher von großer Bedeutung, daß schon bei der Biopsie die spätere Resektion geplant wird, damit der Biopsiekanal mitreseziert werden kann. Seit wir mit den neuen bildgebenden Verfahren (v.a. CT und MRT) die Ausdehnung des Tumors sowohl im Knochen wie auch in den Weichteilen schon präoperativ sehr genau erkennen können, ist auch bei High-grade-Tumoren die radikale Resektion nicht mehr gefordert. Der Rand gesunden Gewebes kann nicht überall gleich breit sein. Dort, wo es unproblematisch ist, sollte er 2 cm breit sein. In der Nähe der großen Nerven und Gefäße sind es manchmal nur wenige Millimeter. Dennoch sollte auch hier noch eindeutig gesundes Gewebe das Resektat bedecken. Eventuell müssen das Gefäß und der Nerv mitreseziert und anschließend überbrückt werden. Dies ist besonders beim Osteosarkom wichtig. Beim Ewing-Sarkom kann eher ein Kompromiß eingegangen werden, anschließend muß dann aber eine Bestrahlung durchgeführt werden.

Radikale Resektion

Bei der radikalen Resektion muß das ganze Kompartiment, in dem sich der Tumor entwickelt, entfernt werden. Da sich hochmaligne Tumoren in der Regel aus dem Knochen heraus in die umgebende Muskulatur ausbreiten, müssen sowohl der gesamte Knochen wie auch alle betroffenen Muskeln mitreseziert werden. Dies bedeutet im Prinzip (von Ausnahmen abgesehen) eine Amputation. Die Forderung nach einer radikalen Resektion war früher v.a. beim Osteosarkom notwendig, da Skipmetastasen im Knochen etwas vom Tumor entfernt vorkommen können, die auf dem normalen Röntgenbild nicht sichtbar sind, und bei einer nur „weiten" Resektion wesentliche Tumoranteile im Körper verblieben. Seit der Entwicklung neuer bildgebender Verfahren, besonders mit Hilfe der MRT, können Skipmetastasen leicht erkannt werden. Die Grenzen des Tumors sind heute viel genauer zu beurteilen, so daß die Forderung nach Radikalität ihre Grundlage verloren hat. Eine radikale Resektion ist auch bei High-grade-Tumoren nicht mehr notwendig. Im Vordergrund stehen heute gliedmaßenerhaltende Verfahren.

Behandlung von benignen und lokal aggressiven Tumoren

Einige der benignen Tumoren werden als Zufallsbefunde entdeckt, da sie keine Beschwerden verursachen, wie das nicht-ossifizierende Knochenfibrom, das Enchondrom, evtl. auch die juvenile Knochenzyste und die fibröse Dysplasie. Es handelt sich um Tumoren in *Stadium 1*. Die letzten beiden Tumoren oder tumorähnlichen Läsionen verursachen gelegentlich eine pathologische Fraktur, über die sie entdeckt werden. *Nicht-ossifizierende Knochenfibrome* und *Enchondrome* sind bei Schmerzfreiheit nicht behandlungsbedürftig. An der oberen Extremität gilt dies auch für die *juvenile Knochenzyste* und die *fibröse Dysplasie*. An der unteren Extremität kann durch Verbiegung des Knochens (fibröse Dysplasie) oder durch sehr epiphysenfugennahe Frakturen (juvenile Knochenzyste) ein größeres Problem entstehen, weshalb hier zumindest bei großen Läsionen eine Behandlung indiziert sein kann. Dabei steht nicht die Resektion im Vordergrund, sondern die Stabilisierung (s. auch Abschn. 4.5.3). (Über den Wert der Verwendung von Kortison, Methylprednisolon, von kanülierten Schrauben und die Armierung mit Prévot-Nägeln s. ebenfalls Abschn. 4.5.3.) In den Weichteilen müssen *subkutane Lipome* nur entfernt werden, wenn sie stören.

Bei den Tumoren in *Stadium 2* genügt beim *Osteoidosteom* und beim *Osteoblastom* die einfache Kürettage. Dasselbe gilt für die *Langerhans-Zellhistiozytose*. *Chondroblastom, Chondromyxoidfibrom, aneurysmatische Knochenzyste* und *Riesenzelltumor* sind hingegen aggressive Läsionen, die eine große Tendenz zum Rezidiv haben, falls sie nicht wirklich vollständig entfernt werden. Dies ist v.a. beim Riesenzelltumor problematisch, da sich dieser sehr gelenknah etablieren kann. Hier sind sehr sorgfältige Kürettagetechniken zu wählen, evtl. sind auch nekrotisierende Substanzen zu verwenden. Bei günstig (nicht gelenknah) gelegenen Tumoren ist eine marginale Resektion anzustreben; dies gilt in den Weichteilen auch für Angiome und den Glomustumor.

Zu den Tumoren in *Stadium 3* gehören im Prinzip die *gleichen Geschwülste wie in Stadium 2, sie wachsen jedoch exzentrisch und aggressiver*. Hier ist stets eine marginale Resektion anzustreben. Bei sehr gelenknahen Tumoren müssen nekrotisierende Substanzen angewendet werden. Da die Rezidivquote dieser Tumoren in einem Behandlungszentrum sehr viel kleiner ist als in einer Klinik, in der solche Läsionen nur selten operiert werden, sollten sie in einem Zentrum behandelt werden. Bei den Weichteiltumoren gehört das *Desmoid* in diese Kategorie. Eine marginale Resektion führt häufig zu einem Rezidiv. Bei Tumoren, die nicht allzu stammnah an den Extremitäten lokalisiert sind, kann eine sehr intensive Bewegungstherapie zur Verkleinerung des Tumors führen. Intraläsionale Exzisionen führen jedoch in immer kürzeren Abständen zum Rezidiv, da der Tumor auf das operative Trauma mit Proliferation reagiert. In nicht adäquat operierbaren Fällen kann hier eine Bestrahlung indiziert sein [20].

Behandlung von niedrigmalignen Tumoren

In diese Gruppe gehören die *Chondrosarkome*, das *periostale Osteosarkom* sowie das *Adamantinom*. Sie sind meist *Stadium-IA-* oder (selten) *-IB-*Läsionen. Alle diese Tumoren treten eher im Erwachsenenalter auf und sind bei Jugendlichen selten. Sie wachsen langsam, metastasieren spät, reagieren andererseits aber weitgehend unempfindlich auf Zytostatika und Strahlentherapie. Hier ist die Behandlung rein chirurgisch. Die Patienten haben meist eine gute Überlebenschance, sofern der Tumor nicht zu groß, nicht zu ungünstig lokalisiert ist – wie etwa an der Wirbelsäule – und sachgerecht im Gesunden entfernt wurde. Nach Möglichkeit sollten auch diese Tumoren weit im Gesunden reseziert werden, an problematischen Stellen (in der Nähe von Gelenken, großen Gefäßen und Nerven) kann eine marginale Resektion genügen.

Behandlung von hochmalignen Tumoren

Zu dieser Gruppe gehören bei Kindern und Jugendlichen v. a. das *klassische Osteosarkom,* das *Ewing-Sarkom* bzw. der *primitive neuroektodermale Tumor (PNET)* und unter den Weichteiltumoren das *Rhabdomyosarkom*. Sie werden in *Stadium IIB* oder in *Stadium III* klassifiziert. Stadium IIA (intrakompartimental) ist sehr selten.

Gegen Ende der 70er Jahre wurde ein neues Konzept für die *medikamentöse Behandlung* eingeführt [45]. Während vorher im Anschluß an die operative Entfernung des Tumors versucht wurde, mit mäßig großen Dosen von Zytostatika die Tumorentwicklung zu bremsen, erkannte man die Möglichkeit, daß mit fast 1 000fach höheren Dosen die Geschwulst weitgehend vernichtet werden konnte. Die Wirkung der sehr toxischen Zytostatika (insbesondere des Methotrexates) konnte kurz nach ihrer Applikation durch eine Antidot (Folsäure) wieder aufgehoben werden, so daß es außerhalb des teilungsaktiven Tumors keinen wesentlichen Schaden anrichtete. Die unerwünschten Nebenwirkungen können aber beträchtlich sein. Die Mortalität an chemotherapiebedingten Komplikationen (Infektionen, Herzversagen etc.) beträgt ca. 3 %.

Das heutige Behandlungskonzept (Abb. 4.46) besteht darin, daß nach Sicherstellung der Diagnose mittels Biopsie der Tumor und seiner Metastasen während 3 Monaten mit einer Kombination verschiedener *Zytostatika* in außerordentlich hohen Dosen weitgehend zerstört wird. Die Chemotherapie besteht aus einer Kombination von Methotrexat in sehr hohen Dosen, d. h. Doxorubicin, Cyclophosphamid, Cisplatin und Dactinomycin. Nach 3 Monaten wird der Tumor chirurgisch entfernt. Die histologische Untersuchung des Tumors zeigt dann, wieviel Prozent der Geschwulst durch die zytostatische Behandlung zerstört worden sind. Sind mehr als 90 % des Tumors nekrotisch, so hat er gut auf die Medikamente angesprochen *(„good responder")*. Man kann dann auch davon ausgehen, daß die Metastasen (vorwiegend in der Lunge) vernichtet worden sind. Die Chemotherapie wird in gleicher Zusammensetzung für weitere 9 Monate fortgesetzt. Hat aber der Tumor nicht gut reagiert (*„poor responder"*), so wird die Zusammensetzung der Medikamente verändert. Dieses Therapieschema wird heute mit kleineren Abweichungen an allen großen Zentren der Welt befolgt. Das Therapieprinzip ist für Osteosarkome und Ewing-Sarkome recht ähnlich, außer daß bei Ewing-Sarkomen nach der operativen Entfernung des Tumors zusätzlich eine *Bestrahlung* durchgeführt werden kann (besonders bei einer marginalen Resektion). Bei ungünstig gelegenen Tumoren kann auch eine Vorbestrahlung indiziert sein. Für die Vorbestrahlung werden 30–40 Gy appli-

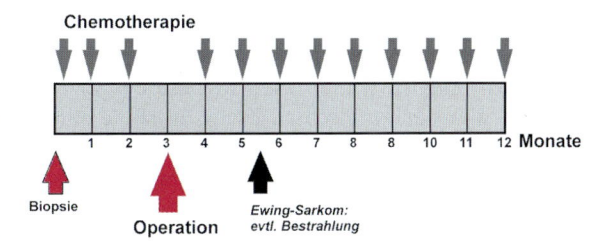

Abb. 4.46. Die heutigen *Behandlungskonzepte* für die Osteosarkome und Ewing-Sarkome sind recht ähnlich. Nach Diagnosestellung wird in monatlichen Abständen Chemotherapie in 3 Durchgängen durchgeführt. Anschließend erfolgt die Resektion. Die histologische Untersuchung zeigt die Wirksamkeit der Chemotherapie. Bei gutem Ansprechen wird die Chemotherapie für weitere 9 Monate in gleicher Weise weitergeführt. Bei schlechtem Ansprechen gibt man andere Chemotherapeutika. Ewing-Sarkome werden meist zusätzlich bestrahlt

ziert, während für eine Tumorbestrahlung 60–70 Gy notwendig sind. Als günstig hat sich die Kombination von Vorbestrahlung und Hyperthermie erwiesen. Die Hyperthermie sensibilisiert den Tumor für die Bestrahlung (wie übrigens auch für die Chemotherapie). Die Bestrahlung hat den Nachteil, daß sich die Blutungsneigung während der Resektion erhöht, daß sich das postoperative Infektionsrisiko steigert und knöcherne Überbrückungen schlechter einwachsen.

In Basel wird die Behandlung der Osteosarkome im Rahmen der sog. *COSS* (Cooperative Osteosarcoma Study) und die Therapie der Ewing-Sarkome im Rahmen der *EICESS* (European Intergroup Cooperative Ewing-Sarcoma Study) durchgeführt [9, 23, 31, 47, 56, 59]. Es handelt sich dabei um kontrollierte internationale Studien, welche die Behandlung dieser Tumoren in Deutschland, Österreich, Italien, Großbritannien und der Schweiz koordinieren. Die Tumoren werden nach einheitlichen Richtlinien behandelt und koordiniert ausgewertet. Nur so kann die Effizienz der Behandlung bei diesen relativ seltenen Tumoren überprüft und laufend verbessert werden.

Das Ansprechen auf die Chemotherapie ist abhängig davon, ob eine *Resistenz* auf Chemotherapeutika vorhanden ist oder nicht. Die Ursachen der Resistenzbildung sind Gegenstand intensiver Forschung; v. a. das Vorhandensein des P-Glykoproteins, eines Membraneiweißes der Tumorzellen, scheint mit der Resistenzbildung zusammenzuhängen. Vor kurzem wurde eine P-glykoproteinhaltige Tumorzellkolonie entdeckt, die eine Art von Pumpmechanismus entwickelt, der in der Lage ist, Chemotherapeutika aus der Zelle zu pumpen [52].

Prognose

Vor Beginn der neuen Ära, also vor 1977, betrug die Überlebenschance für das Osteosarkom bestenfalls 20%. Die Hoffnung bestand darin, daß der Tumor frühzeitig entdeckt und mittels Amputation im Gesunden entfernt wurde. Die Prognose des Ewing-Sarkoms war noch schlechter. Ewing-Sarkome bilden sehr früh Metastasen, und die chirurgische Therapie war unwirksam, da bei Diagnosestellung stets schon Metastasen vorhanden waren. Die Behandlung beschränkte sich auf eine aus heutiger Sicht zu niedrig dosierte Chemotherapie und auf die Bestrahlung.

In Abb. 4.47 a ist die Überlebensrate der Patienten mit *Osteosarkomen* heute und vor 15 Jahren dargestellt. Die Sterberate ist in den ersten 2 Jahren am höchsten, später sterben nur noch wenige Patienten, und nach 6 Jahren sind heute noch 72% am Leben, während es in den 70er Jahren nur 14% waren. Die Zahlen dieser Kurven basieren auf mehreren großen amerikanischen und europäischen Studien [3, 17, 33, 37, 59]. Insgesamt sind die Daten von mehr als 1 000 Patienten darin enthalten. Die in Basel behandelten Fälle werden seit 1982 ebenfalls nach dem COSS-Protokoll therapiert. Bisher sind insgesamt mehr

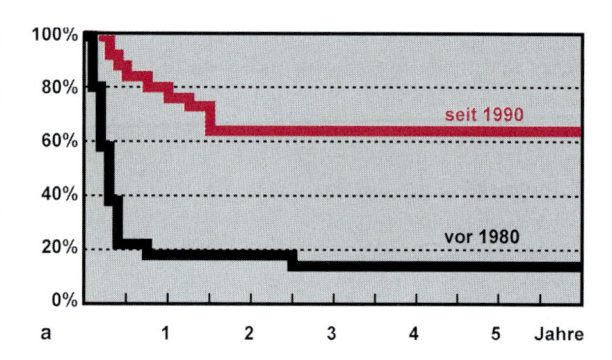

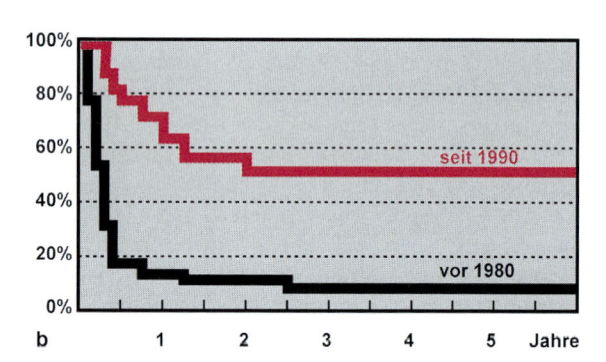

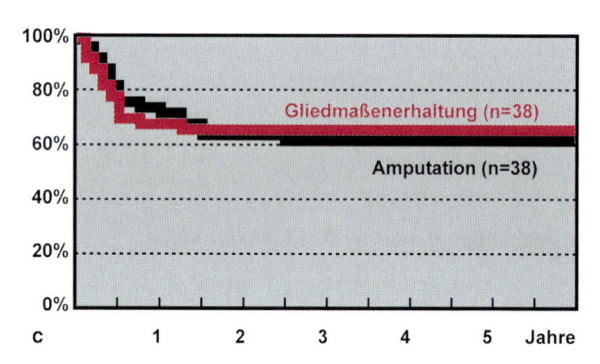

Abb. 4.47. a Die beiden Kurven zeigen die *Sechsjahresüberlebensraten* vor und nach Einführung der modernen Chemotherapieprotokolle bei *Osteosarkomen*. Heute beträgt die Überlebenschance über 60%, während sie vor 15 Jahren unter 20% lag. Die meisten Todesfälle ereignen sich in den ersten 2 Jahren. Die Kurven wurden aus Zahlen von mehreren europäischen und amerikanischen Studien zusammengestellt. **b** Die *Überlebensraten* beim *Ewing-Sarkom* sind insgesamt etwas weniger gut als beim Osteosarkom, da dieser Tumor sehr früh metastasiert. Auch hier konnte jedoch die Überlebenschance mit Einführung der neuen Therapieprotokolle wesentlich erhöht werden. Auch diese Kurven wurden aus Zahlen von mehreren europäischen und amerikanischen Studien zusammengestellt. **c** Heute kann mit *gliedmaßenerhaltender Behandlung* die gleiche *Überlebensrate* erzielt werden wie mit der *Amputation* (nach [17])

als 500 Patienten nach diesem Protokoll behandelt worden. Die Resultate werden in der Regel als Sechsjahresüberlebensrate angegeben. Dabei hat sich herausgestellt, daß folgende *Faktoren* die *Prognose* am wesentlichsten beeinflussen: Die wichtigsten Fragen sind, ob bei der Diagnosestellung schon *Metastasen* vorhanden sind, ob der *Tumor im Gesunden entfernt* worden ist und ob die Geschwulst während der ersten 3 Monate *gut auf die Chemotherapie angesprochen* hat oder nicht. Außerdem haben *Größe* und *Lokalisation* des Tumors bei Diagnosestellung einen bedeutsamen Einfluß auf die Prognose [12, 22, 39, 48–50]. So haben heute günstig lokalisierte Tumoren am Oberarm oder am Unterschenkel, besonders bei gutem Ansprechen auf die primäre Therapie, eine Überlebenschance von über 90 %, aber auch beim Oberschenkel, der häufigsten Lokalisation des Osteosarkoms, beträgt die Überlebensrate noch 58 %. Etwas ungünstiger ist die Situation beim *Ewing-Sarkom* wegen der frühen Metastasenbildung. Dennoch kann eine Sechsjahresüberlebensrate von etwa 50 % bei Lokalisation im Bereich der Extremitäten erreicht werden (Abb. 4.47 b) [27, 44, 56].

Allgemeine Aspekte der chirurgischen Therapie von malignen Tumoren

Die *Resektion* hat bei bösartigen Tumoren immer die vollständige Entfernung der Geschwulst zum Ziel, sei sie nun *weit* oder *radikal*. Grundsätzlich kann dies mit einem gliedmaßenerhaltenden Verfahren oder durch die Amputation erreicht werden. Während noch vor wenigen Jahren bei den meisten malignen Tumoren die Sicherheit der vollständigen Entfernung nur bei der Amputation gegeben war, zeigen neuere Statistiken, daß heute bei Abtragung der Geschwulst genügend weit im Gesunden unter Erhaltung der Extremität die Langzeitprognose nicht beeinträchtigt wird (Abb. 4.47 c) [17]. Dabei spielt die Ausdehnung des Tumors inner- oder außerhalb der Kompartimente eine wesentliche Rolle. Nur in etwas mehr als 10 % der Fälle ist die Amputation heute noch unvermeidlich, v. a. wenn große Gefäße und Nerven vom Tumor ummauert sind [21].

Dank der bildgebenden Verfahren kennen wir die Ausdehnung der Geschwulst vor ihrer Entfernung meist sehr genau. Die Resektion muß sehr sorgfältig geplant werden, denn sie sollte absolut kompromißlos erfolgen. Notfalls müssen auch wichtige Weichteilstrukturen mitentfernt werden. Während der ganzen Operation darf der Tumor nicht berührt werden („*er darf das Licht des Tages nicht erblicken*"). Die Zugangswege von früheren Operationen – etwa diejenige der Biopsie – *müssen ebenfalls mitentfernt werden*. Dies ist der Grund dafür, daß bereits bei der Biopsie der Plan für die spätere Resektion und Rekonstruktion bekannt sein muß, da eine schlecht angelegte Biopsienarbe die spätere Entfernung des Tumors im Gesunden ohne Amputation unmöglich machen kann [34]. Je nach Ausdehnung der Geschwulst müssen bei der Resektion weitere Spezialisten zugezogen werden, um eine Gefäß- oder Nervenüberbrückung oder eine plastische Hautdeckung durchzuführen. Eine intensive Zusammenarbeit mit Gefäßchirurgen, plastischen Chirurgen und evtl. Neurochirurgen ist in einem Tumorzentrum unbedingt erforderlich.

Überbrückungsmöglichkeiten

Zur Überbrückung eines knöchernen Defektes gibt es folgende Möglichkeiten:

- *autologer Knochen* von einem anderen Ort (z. B. die Fibula, eine Rippe oder ein Knochenspan aus dem Beckenkamm),
- Einbau von *künstlichen Knochen- und Gelenkersatzteilen* aus Kunststoff und Metall,
- *homologer Knochen* (fremder Knochen eines anderen Individuums).

Autologer Knochen

Die Verwendung von autologem Knochen stellt im Hinblick auf die knöcherne Verbindung die unproblematischste Methode dar. Eigener Knochen verursacht keine Abstoßungsreaktionen, er ist vital und die Einheilung bereitet in der Regel keine Schwierigkeiten. Der Nachteil dieser Methode besteht darin,

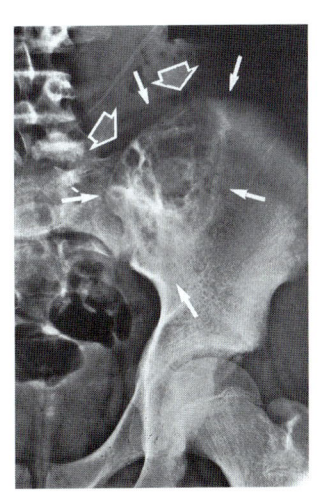

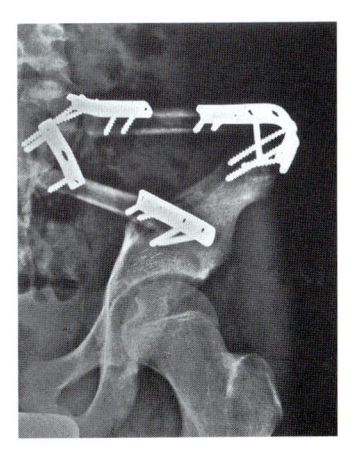

Abb. 4.48. 15jähriger Junge mit *Ewing-Sarkom* in der Beckenschaufel. *Rechts* Zustand 2 Jahre nach Resektion des Tumors und *Rekonstruktion mit autologer Fibula*. Der Patient kann hinkfrei gehen und springen, er spielt regelmäßig Tennis

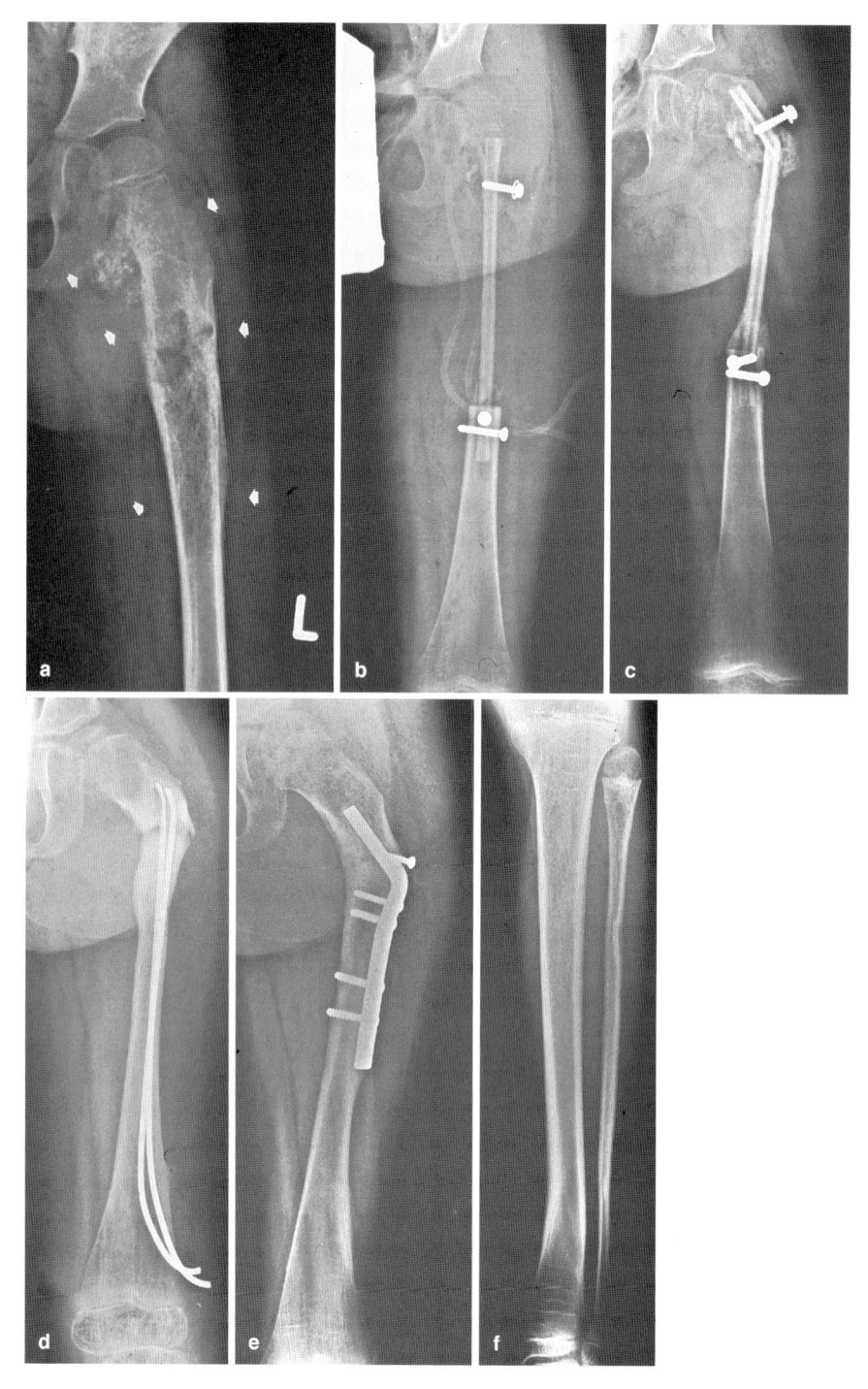

Abb. 4.49 a–f. 5jähriger Junge mit malignem Hämangioperizytom. **a** a.-p.-Röntgenbild des proximalen Femurs. **b** Zustand nach weiter Resektion und Überbrückung mit autologer Fibula (nicht gefäßgestielt). **c** 1 Jahr später ist es zur Fraktur der Fibula im proximalen Bereich gekommen. **d** Im Alter von 7 Jahren hat sich schon weitgehend ein Femur ausgebildet, allerdings mit einer Pseudarthrose im proximalen Bereich, die mit sog. Prévot-Nägeln stabilisiert wurde. **e** Zustand im Alter von 9 Jahren. Die Pseudarthrose konnte mit einer Winkelplatte und einem vaskularisierten Beckenspan zur Ausheilung gebracht werden, aus der Fibula hat sich ein Femur normaler Dicke entwickelt, die Beinlängendifferenz beträgt nur 1,5 cm. **f** Die verwendete Fibula ist 4 Jahre postoperativ wieder vollständig regeneriert

daß Gelenkanteile nur in Ausnahmefällen ersetzt werden können. Die Abb. 4.48 und 4.49 zeigen Beispiele von Rekonstruktionen mit autologer Fibula. Die Entnahme der Fibula unter Belassung der proximalsten und der distalsten Anteile beeinträchtigt die Belastbarkeit und die Funktion des Unterschenkels kaum. Es ist noch umstritten, ob das Einheilen der Fibula am neuen Ort durch einen Gefäßstil verbessert werden kann [1, 43]. Experimentelle Untersuchungen zeigen widersprüchliche Resultate. Ohne Zweifel regeneriert sich die Fibula am alten Ort bei Entnahme ohne Gefäßstil und damit auch ohne Periost wesentlich besser (Abb. 4.49 f), und schon nach 1 Jahr ist sie in der Regel in ihrer ursprünglichen Dicke wieder vorhanden. Das Einheilen am neuen Ort ist auch ohne primären Gefäßanschluß zumindest bei Jugendlichen i. allg. unproblematisch (s. Abb. 4.48 und Abb. 4.49). Ist die Fibula erst einmal eingeheilt, kommt es mit der funktionellen Belastung im Laufe der Zeit zu einem Remodelling, so daß sich die transplantierte Fibula dem ursprünglichen Knochen angleicht.

Ist ein *Gelenk* mitbetroffen, so ist die Rekonstruktion wesentlich schwieriger durchzuführen. Besonders bei Kindern besteht aber ein Bedürfnis, ohne prothetischen Gelenkersatz auszukommen. Die beiden Beispiele in Abb. 3.236 und 3.237 (S. 282) und in Abb. 3.500 und 3.501, S. 536 zeigen, daß es hierfür jedoch in Einzelfällen durch Ersatz mit eigenen Knochen ebenfalls Möglichkeiten gibt. Das Beispiel auf S. 536 zeigt außerdem die Möglichkeit, den proximalen Humerus durch die Klavikula zu ersetzen. Muß der proximale Humerus wegen eines Tumors mitsamt dem N. axillaris entfernt werden, so ist besonders bei Jugendlichen die Versorgung mit einer Prothese keine gute Lösung, da wegen der fehlenden Innervation des M. deltoideus keine stabile Gelenkfunktion möglich ist. Nach einem Vorschlag von Winkelmann [57] wurde bei dieser Patientin die Klavikula am Sternum ausgeschält und im Akromioklavikulargelenk hinuntergeklappt. Die Klavikula bildet nun den proximalen Humerus, das Akromioklavikulargelenk ersetzt das Schultergelenk. Natürlich ist die aktive Schulterbeweglichkeit eingeschränkt, die passive dagegen ist jedoch relativ gut. Ein weiteres Beispiel für die Resektion eines Tumors im Gesunden trotz Gelenkbeteiligung ist in Kap. 3.2.13 dargestellt (Abb. 3.236 und 3.237). Diese Patientin hatte ein Ewing-Sarkom des Beckens, und bei der Resektion des Tumors mußte die Hälfte des Azetabulums mitentfernt werden. Der Beckenring war somit unterbrochen. Die Verankerung eines Ersatzmaterials ist im Becken wegen des relativ weichen Knochens und der vorherrschenden Scherkräfte besonders problematisch. Es kommt sehr schnell zur Lockerung des Implantates, und dies kann insbesondere bei jugendlichen Patienten fast unlösbare Probleme nach sich ziehen. Das Hüftgelenk wurde unter Drehung der Gelenkpfanne an das Sakrum versetzt (Abb. 3.236 und 3.237, S. 282). Nach Einwachsen der Pfanne besteht so eine auf lange Sicht stabile Situation. Als Nachteil muß eine Beinverkürzung in Kauf genommen werden, die allerdings später korrigiert werden kann.

Eine besondere Form der Verwendung eigenen Knochens besteht darin, den Tumor zusammen mit dem benachbarten Knochen zu entfernen, das Resektat entweder durch Kochen oder durch Bestrahlung zu sterilisieren, damit die Tumorzellen abzutöten und das *Resektat* anschließend *wieder einzusetzen*. Wir haben diese Methode bisher nur in Kombination mit einem prothetischen Gelenkersatz verwendet, da der avitale Knorpel als Gelenkknorpel nicht mehr brauchbar ist. Voraussetzung für diese Methode ist, daß der Knochen mechanisch noch stabil genug ist, was je nach Tumor oft nicht der Fall ist [54].

Prothesen

Grundsätzlich kann jeder Knochen und jedes Gelenk durch eine Prothese ersetzt werden, die je nach Resektion nach Maß angefertigt werden muß. Die Hauptproblematik besteht in der Verankerung dieser Prothesen im gesunden Knochen. Je größer das entfernte Stück und je stärker deshalb die Hebelwirkung der Prothese, desto schwieriger wird die Verankerung, und desto größer ist die Wahrscheinlichkeit einer frühen Lockerung der Prothese. Gerade junge, aktive Patienten beanspruchen ihre Prothese mehr als die älteren, so daß zur Problematik der ungünstigen Mechanik bei Tumorprothesen die der erhöhten Beanspruchung durch die vermehrte Aktivität des Patienten hinzukommt. Dennoch ermöglichen Prothesen heute in vielen Fällen außer der Vermeidung der Amputation auch die weitgehende Erhaltung der Funktionsfähigkeit und somit der Lebensqualität der Patienten [19]. Auch diaphysäre Implantate kommen zur Anwendung [2]. Wir verwenden bei Tumorpatienten Prothesen des von Kotz entwickelten modularen Prothesensystems, mit welchem beliebig große Abschnitte von Knochen und Gelenke der unteren Extremität ersetzt werden können [28]. Das Beispiel in Abb. 3.324 (S. 370) zeigt eine Tumorresektion aus dem distalen Femur und den Ersatz mit einer Tumorprothese. In Abb. 4.50 ist ein totaler Femurersatz dargestellt.

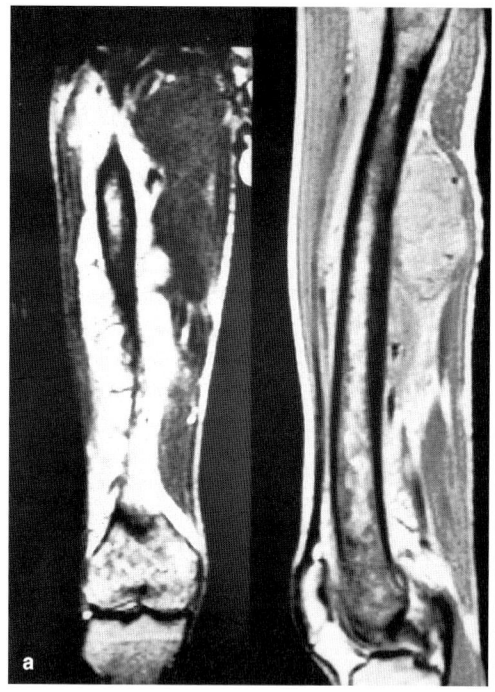

Abb. 4.50 a, b. 19jähriger Patient mit *Ewing-Sarkom*, welches sich auf der ganzen Länge des Femurs ausbreitet. **a** MRT-Aufnahmen des rechten Oberschenkels frontal und sagittal. **b** a.-p.-Röntgenbild mit *totalem, prothetischem Femurersatz* nach Resektion des Femurs

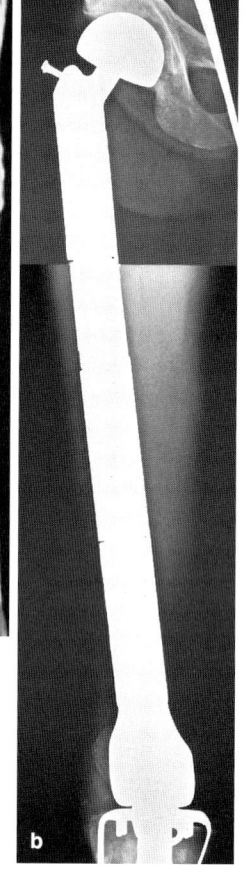

Abb. 4.51 a, b. 18jähriges Mädchen mit *Ewing-Sarkom* in Schaftmitte. **a** MRT-Aufnahme des rechten Femurs (sagittale Schichtung). **b** Zustand nach Resektion und *interkalarer Überbrückung* mit einem *Allograft*. Zur Stabilisierung wurde eine Spezialplatte mit winkelstabilen, dynamischen Schrauben an beiden Enden angefertigt

Homologer Knochen („Allograft")

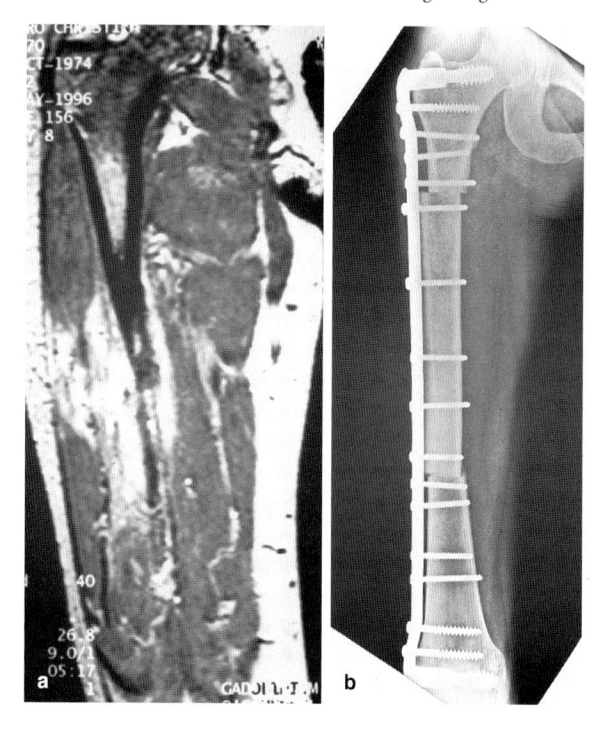

Die dritte Möglichkeit der Überbrückung besteht in der Verwendung von Fremdknochen. Während der Einsatz von vitalem Fremdknochen sich wegen der Abstoßungsreaktionen und der Notwendigkeit der Immunsuppression noch im experimentellen Stadium befindet, werden tiefgekühlte, devitalisierte Transplantate seit geraumer Zeit verwendet [8, 13, 15, 35, 53]. Solche Transplantate müssen mindestens für 2 Monate lang bei –80° gelagert werden. Nach dieser Zeit sind Knochen und Knorpel vollständig abgestorben, es sind keine Abstoßungsreaktionen mehr zu erwarten. Wir unterscheiden grundsätzlich den Ersatz von rein knöchernen Anteilen (Abb. 4.51) von dem Ersatz mit Gelenkanteilen (Abb. 4.52). Der homologe Knochen verbindet sich in den Ansatzgebieten mit dem eigenen Knochen. Der größte Teil des Transplantates bleibt allerdings avital und wird vom Körper nicht integriert. Die Verwendung von Gelenkanteilen ist sehr problematisch, da der Knorpel tot ist und das Periost keine Nervenversorgung aufweist. Solche Gelenke degenerieren nach kurzer Zeit. Muß man ein Gelenk mit einem großen Stück des Knochenschaftes entfernen, so hat sich die *Kombination* der Verwendung eines *homologen Knochens* für den Schaft mit einer *Gelenkprothese* bewährt. Der Vorteil dieser Methode im Vergleich zum rein prothetischen Gelenkersatz liegt darin, daß der fremde Knochen im Laufe der Zeit wenigstens in den Randbezirken sich fest mit dem eigenen Knochen verbindet und daß sich die Muskulatur daran dauerhafter verankern läßt als auf einem metallischen Implantat. Auch das Problem des „Schwingens" der Prothese wird damit reduziert.

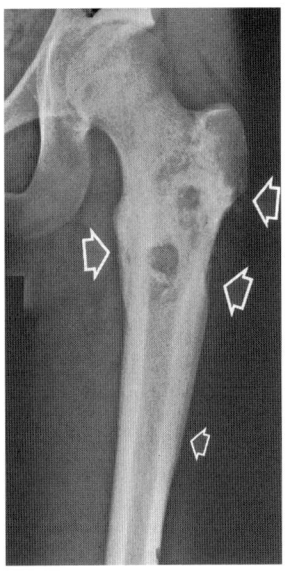

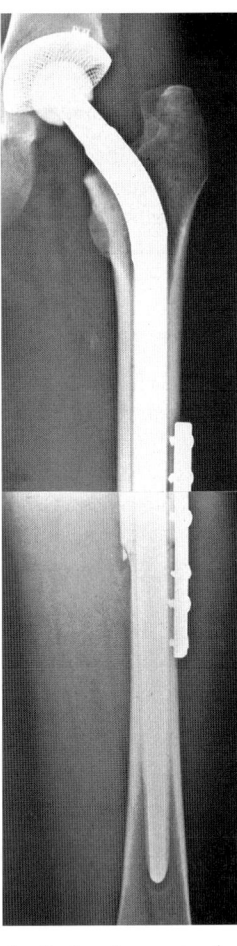

Abb. 4.53. 14jähriger Patient mit *Ewing-Sarkom* im proximalen Femur. Auch dieser Tumor wurde im Gesunden entfernt. Die Rekonstruktion erfolgte durch Kombination einer speziell angefertigten *Hüftgelenkprothese mit homologem Knochen*, der den ganzen oberen Anteil des Femurs mit Ausnahme des Hüftgelenks ersetzt. Damit ist einerseits die Verankerung der Prothese verbessert, andererseits sind auch die Muskelansätze dauerhafter mit dem ersetzten Knochenanteil verbunden, als dies bei einem reinen Metallimplantat möglich wäre

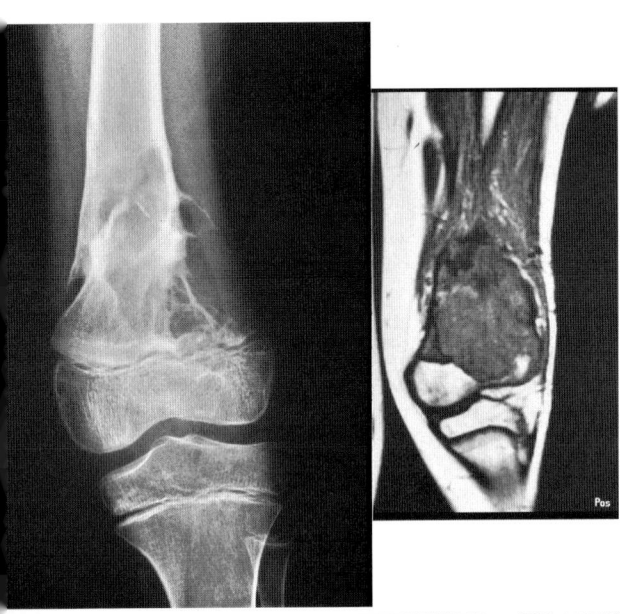

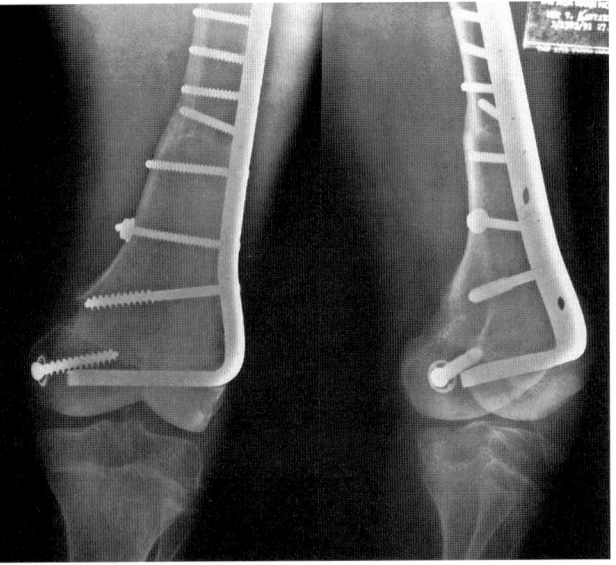

Abb. 4.52 a, b. 11jähriger Patient mit *fibrokartilaginärem Mesenchymom*. **a** a.-p.-Röntgenbild und frontales MRT. **b** Zustand 2 Jahre nach Überbrückung mit *osteoartikulärem Allograft*

In Abb. 4.53 ist ein Beispiel eines Patienten mit einer Tumorresektion am proximalen Femur und dem kombinierten Ersatz mit homologem Schaftknochen und einer Tumorprothese dargestellt.

Besonderheiten der Resektion und Überbrückung von fugennahen Tumoren im Wachstumsalter

Bei Kindern im Wachstumsalter tritt nach der Resektion eines malignen Tumors mitsamt der Epiphysenfuge eine zunehmende Längendifferenz zur Gegenseite auf. Dieses Problem ist v. a. an der unteren Extremität sehr gravierend, da Differenzen von 10 cm und mehr resultieren können, besonders wenn die wachstumsaktivste distale Femurepiphysenfuge mitreseziert werden muß. Grundsätzlich kann das *Problem des Wachstumsstops* nach der Resektion des Tumors mit der Fuge auf folgende Weisen angegangen werden:

- gleichzeitiger *Verschluß der Epiphysenfuge auf der Gegenseite*,
- *Umkehrplastik* nach Borggraeve,
- Einsatz einer *verlängerbaren Prothese*,
- konventionelles Vorgehen (Einsatz eines Allografts, evtl. Prothese) und *Beinverlängerung* zu einem späteren Zeitpunkt.

Die Ausdehnung großer, gelenknaher Tumoren ist meist auf einen Knochen beschränkt. Der Gelenkknorpel ist eine sehr gute Tumorbarriere. Damit muß fast immer nur ein Gelenkanteil reseziert werden. Beim Einsatz einer Tumorprothese müssen aber stets beide gelenkbildenden Knochenoberflächen ersetzt werden. Somit wird auch die Epiphysenfuge des gegenüberliegenden Knochens zerstört. Es wurde deshalb eine Knieprothese entwickelt, deren tibiale Verankerung so gestaltet ist, daß die proximale Tibiaepiphysenfuge weiter wachsen kann [46]. Beim Einsatz von homologen Knochentransplantaten („Allografts") besteht dieses Problem nicht, da der gesunde Gelenkanteil nicht ersetzt werden muß.

Gleichzeitiger Verschluß der Epiphysenfuge auf der Gegenseite

Dieses Verfahren ist bei Kindern über 10 Jahren, die nach der Wachstumsprognose eher groß werden (mehr als 175 cm) die bei weitem einfachste Möglichkeit, eine massive Beinlängendifferenz zu vermeiden. Das distale Femur wächst bei einem Knochenalter von 10 Jahren bei Jungen im Durchschnitt noch ca. 6,5 cm, bei Mädchen 4,5 cm. An der proximalen Tibia beträgt das voraussichtliche Wachstum bei gleichen Voraussetzungen 4,5 cm bzw. 2,7 cm (s. Abschn. 4.2.2, Abb. 4.15). Da Patienten mit Osteosarkomen im Mittel eher groß sind [41], ist diese Methode bei Jugendlichen häufig anwendbar. Sie erspart dem Patienten risikoreiche und belastende andere Verfahren auf Kosten der Endgröße. Mit der von uns verwendeten Methode des Fugenverschlußes (s. Abschn. 4.2.3) ist die Morbidisierung minimal. Der Fugenverschluß kann gleichzeitig mit der Tumorresektion erfolgen. Nach 2 Wochen kann das Bein wieder voll belastet werden.

Umkehrplastik (Rotationsplastik)

Die Umkehrplastik wurde erstmals durch Borggraeve 1930 [4] für die Behandlung des proximalen Femurdefektes angegeben. Eine ausführliche Beschreibung für dieselbe Indikation erfolgte 1950 durch Van Nes [55]. In der angelsächsischen Literatur wird die Umkehrplastik meist als „Van Nes rotationplasty" bezeichnet. Die Umkehrplastik ist eine Sonderform der Amputation. Das Prinzip besteht darin, daß das obere Sprunggelenk um 180° gedreht als Kniegelenk funktioniert. Als Möglichkeit der Funktionsverbesserung nach Tumorresektionen wurde sie primär bei Osteosarkomen des distalen Femurs verwendet [29]. Später wurden auch Methoden der Umkehrplastik für Tumorresektionen an der proximalen Tibia und am proximalen Femur entwickelt

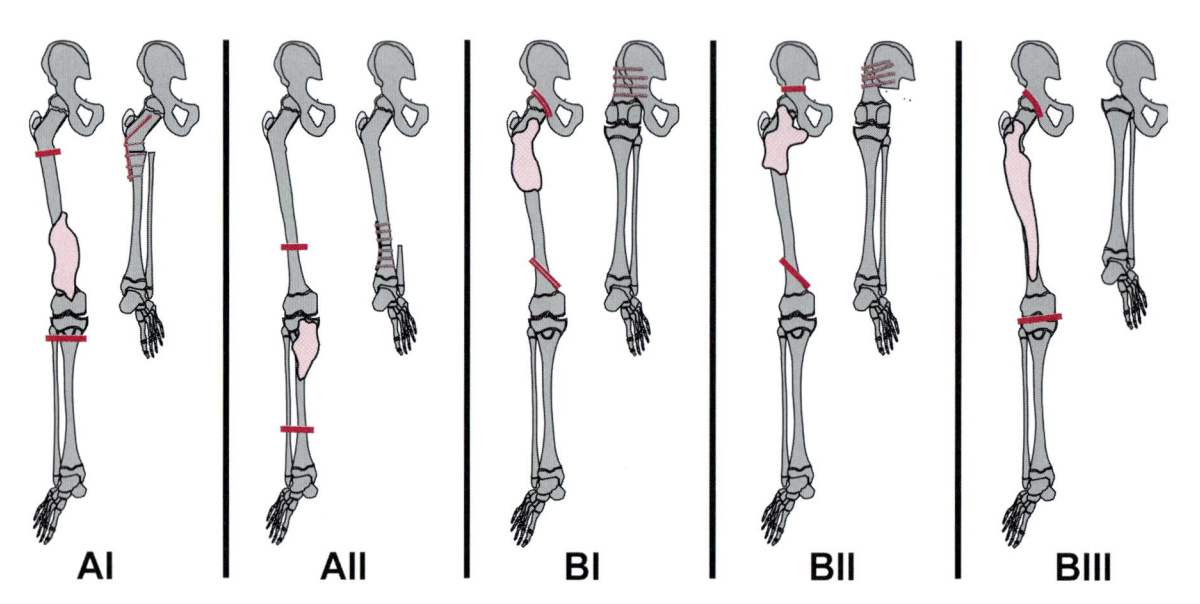

Abb. 4.54. *Möglichkeiten der Umkehrplastik* nach Winkelmann [57]: *Typ AI* bei Tumor am distalen Femur, *Typ AII* und *Typ AI* bei Tumor am proximalen Unterschenkel, *Typ BI* bei Tumor am proximalen Femur, *Typ BII* bei zusätzlicher Beteiligung der beckennahen Muskulatur, *Typ BIII* bei Tumor im ganzen Femur

[58] (Abb. 4.54). Auch wenn die Umkehrplastik keine gliedmaßenerhaltende Methode ist, so bringt sie doch gegenüber der Amputation eine erhebliche Funktionsverbesserung. Ganganalysen zeigten, daß Kinder mit Rotationsplastiken wesentlich schneller gehen können als nach Amputationen oder Arthrodesen [5, 38, 40, 42, 51]. Sie können auch springen und Treppen steigen. Funktionell entspricht der Zustand einer Unterschenkelamputation, die auf diese Weise auch bei Tumoren des Oberschenkels erreicht werden kann. Die Probleme liegen eher im psychologischen Bereich. Der nach hinten gerichtete Fuß wird nicht von allen gleich gut akzeptiert. Allerdings sind es weniger die Patienten selber, sondern eher die Verwandten, die Mühe mit diesem Zustand haben, wie psychologische Tests zeigten [40]. Inzwischen hat man weltweit Erfahrungen mit Hunderten von Rotationsplastiken, so daß sich diese Operation als Standardmethode bei fugennahen Tumoren bei Kindern unter 10 Jahren etabliert hat [18, 30, 58].

Verlängerbare Prothese

Eine weitere Möglichkeit der Überbrückung nach Resektionen im Wachstumsalter ist der Einsatz von verlängerbaren Prothesen [11, 14, 24, 25, 32], die in einigen Zentren entwickelt wurden. Neben den Nachteilen einer voluminösen Prothese im Wachstumsalter haben sie alle zusätzlich das Problem, daß für jede Verlängerung eine neue Operation mit den entsprechenden Risiken erforderlich ist. Zudem wächst der Schaft eines Röhrenknochens nicht nur in die Länge, sondern auch im Durchmesser, so daß sich die Verankerung bereits wachstumsbedingt lockert. Das Verfahren ist somit noch nicht ausgereift und sollte deshalb vorläufig nur in spezialisierten Zentren eingesetzt werden.

Konventionelles Vorgehen mit Beinverlängerung zu einem späteren Zeitpunkt

Dieses Verfahren ist eine einfache und logische Möglichkeit des Beinlängenausgleichs. Das wesentliche Problem besteht darin, daß es für eine Verlängerung ein externer Fixateur erforderlich ist, dessen Verankerung im Knochen transkutan verläuft. Hier treten immer wieder Infektionen auf. Große Prothesen oder homologe Knochentransplantate sind ohnehin infektgefährdet. Durch die Verlängerung besteht eine nicht ganz vernachlässigbare Gefahr der Sekundärinfektion. Immerhin läßt sich diese - bei großer Erfahrung sowohl in der Tumor- wie auch in der Verlängerungschirurgie - auf ein Minimum reduzieren.

Behandlung von Knochentumoren – eine multidisziplinäre Aufgabe

Ziel unserer Bemühungen ist die Erhaltung der körperlichen und damit auch der seelischen Integrität des Patienten. An der Entscheidungsfindung für die richtige Behandlung und deren Durchführung sind viele Fachleute beteiligt. Da bösartige Knochentumoren selten sind, kann hierfür nur an großen *Zentren* die notwendige Erfahrung vorhanden sein. Zu einem solchen Team gehören neben dem orthopädischen Chirurgen ein Onkologe, ein Röntgenologe und ein Knochenpathologe. Alle diese Spezialisten sollten sich – wenn nicht ausschließlich, so doch zumindest schwerpunktmäßig – mit Knochentumoren beschäftigen. In speziellen Fällen sollten auch ein Strahlentherapeut und weitere chirurgische Spezialisten zur Verfügung stehen, z.B. Gefäß-, Mikro- und Neurochirurgen sowie plastische Chirurgen und andere.

Wir sind in Basel in der glücklichen Lage, alle diese Fachleute zur Verfügung zu haben und eng mit ihnen zusammenarbeiten zu können. Bei der Diagnostik hilft uns dabei besonders das 1972 im Institut für Pathologie aufgebaute *Knochentumorregister*, in welchem inzwischen fast 9 000 Knochengeschwülste und tumorähnliche Läsionen registriert sind. Fehldiagnosen können fatale Folgen haben. Dies gilt besonders für Knochentumoren, die einerseits selten vorkommen, aber gleichzeitig in ihrem Aussehen und in ihrer Prognose ungeheuer variabel sind. Unterschätzt man den Tumor, so kann dies den Tod des Patienten zur Folge haben, überschätzt man ihn, so kann dies bedeuten, daß wesentliche Anteile einer Extremität unnötig geopfert werden. Eine besondere Gefahr besteht darin, daß Knochentumoren sowohl diagnostisch wie auch therapeutisch für den Chirurgen eine „Herausforderung" darstellen. Die Versuchung, Knochentumoren trotz fehlender Erfahrung selbst behandeln zu wollen, ist daher groß. Gerade in der Tumorbehandlung trifft das Sprichwort *„Good results come from experience – experience comes from bad results"* wohl besonders zu. Es sei auch nicht verschwiegen, daß auch in großen Zentren *Komplikationen* häufig und oft unvermeidlich sind. So kommt es immer wieder vor, daß eine Resektion trotz größter Sorgfalt nicht im Gesunden erfolgt ist, auch ist die Lockerungsrate von Tumorprothesen und die Infektrate bei der Verwendung von großen homologen Knochenanteilen sehr hoch [13].

Einen wesentlichen Anteil an der Behandlung hat die *psychologische Betreuung* der Patienten. Dabei ist es wichtig, daß auch mit Kindern und Jugendlichen über ihre Krankheit und deren Prognose offen und ehrlich gesprochen wird. Nur so gewinnen sie das

Vertrauen, das notwendig ist, eine derart eingreifende Therapie durchzustehen. Bei allen Beteiligten ist viel Erfahrung vonnöten, um die Patienten richtig zu führen. Innerhalb unseres Teams widmen sich einzelne Mitarbeiterinnen aus dem Pflegebereich auch in ihrer Freizeit mit einem enormen Engagement der Betreuung der Tumorpatienten. So werden jährlich Ferien für tumorkranke Kinder in Griechenland organisiert. Um hierfür Geld zu sammeln, führen die jugendlichen Tumorpatienten selbst regelmäßig Theaterstücke auf.

Ein weiterer wichtiger Aspekt ist auch die *Kostenfrage*. Die heutige Behandlung mit der teuren Diagnostik, der Chemotherapie und der gliedmaßenerhaltenden Operation kostet mehr als 100 000 Franken/DM pro Patient, während die frühere Amputation und der baldige Tod deutlich „billiger" waren. Bei der aktuellen Diskussion über die sog. „Kostenexplosion" im Gesundheitswesen sollten wir bedenken, daß neue medizinische Möglichkeiten oft zu massiven Kostensteigerungen führen. Als Gegenwert können wir aber – wenigstens bei den Knochentumoren – eine erhebliche Verbesserung von Lebenserwartung und Lebensqualität anbieten, und dies in einem Alter, in dem sich die Frage in keiner Weise stellt, ob dies noch „sinnvoll" ist.

> ! Für den *praktizierenden Arzt* gilt es, einen Knochentumor nicht zu übersehen. Dabei muß man nur eine einfache Regel beachten: Bei einseitigen Schmerzen an den Extremitäten, die über mehrere Tage oder Wochen dauern und nicht eindeutig aktivitätsabhängig sind (v. a. wenn sie nachts auftreten), sollte immer ein Röntgenbild angefertigt werden. Besteht der Verdacht auf einen Knochentumor, so sollte der Patient möglichst direkt an ein geeignetes Zentrum gewiesen werden.

Literatur

1. Aberg M, Rydholm A, Holmberg J, Wieslander JB (1988) Reconstruction with a free vascularized fibular graft for malignant bone tumor. Acta Ortho. Scand 59: 430–7
2. Abudu A, Carter SR, Grimer RJ (1996) The outcome of functional results of diaphyseal endoprosthesis after tumour excision. J Bone Joint Surg (Br) 78: 652–7
3. Bacci G, Picci P, Pignatti G et al. (1991) Neoadjuvant chemotherapy for nonmetastatic osteosarcoma of the extremities. Clin Orthop 270: 87–98
4. Borggraeve (1930) Kniegelenksersatz durch das in der Beinlängsachse um 180° gedrehte Fußgelenk. Arch Orthop Unfallchir 28: 175–8
5. Cammisa FP Jr, Glasser DB, Otis JC, Kroll MA, Lane JM, Healey JH (1990) The Van Nes tibial rotationplasty. A functionally viable reconstructive procedure in children who have a tumor of the distal end of the femur. J Bone Joint Surg (Am) 72: 1541–7
6. Campanacci M, Capanna R, Picci P (1986) Unicameral and aneurysmal bone cysts. Clin Orthop 204: 24–36
7. Campanacci M (1990) Bone and soft tissue tumors. Springer, Heidelberg Wien New York
8. Deijkers RLM, Bloem RM, Petit PLC, Brand R, Vehmeyer SBW, Veen MR (1996) Contamination of bone allografts. J Bone Joint Surg (Br) 78: 161–6
9. Dunst J, Sauer R, Burgers JM et al. (1991) Radiation therapy as local treatment in Ewing's sarcoma. Results of the Cooperative Ewing's Sarcoma Studies CESS 81 and CESS 86. Cancer 67: 2818–25
10. Eckardt JJ, Eilber FR, Rosen G, Mirra LM, Dorey FJ, Ward WG, Kabo JM (1991) Endoprosthetic replacement for stage IIB osteosarcoma. Clin Orthop 270: 202–13
11. Eckardt JJ, Safran MR, Eilber FR, Rosen G, Kabo JM (1993) Expandable endoprosthetic reconstruction of the skeletally immature after malignant bone tumor resection. Clin Orthop 297: 188–202
12. Enneking WF (1980) A system for the surgical staging of musculoskeletal sarcoma. Clin Orthop 153: 106–20
13. Enneking WF, Mindell ER (1991) Observations on massive retrieved human allografts. J Bone Joint Surg (Am) 73: 1123–42
14. Finn HA, Simon MA (1991) Limb-salvage surgery in the treatment of osteosarcoma in skeletally immature individuals. Clin Orthop 262: 108–18
15. Gebhardt MC, Flugstad DI, Springfield DS, Mankin HJ (1991) The use of bone allografts for limb salvage in high-grade extremity osteosarcoma. Clin Orthop 270: 181–96
16. Gitelis S, Mallin BA, Piasecki P, Turner F (1993) Intralesional excision compared with en bloc resection for giant-cell tumors of bone. J Bone Joint Surg (Am) 75: 1648–55
17. Goorin AM, Andersen JW (1991) Experience with multi-agent chemotherapy for osteosarcoma. Clin Orthop 270: 22–8
18. Gottsauner-Wolf F, Kotz R, Knahr K, Kristen H, Ritschl P, Salzer M (1991) Rotationplasty for limb salvage in the treatment of malignant tumors at the knee. J Bone Joint Surg (Am) 73: 1365–75
19. Hartman KR, Triche TJ, Kinsella TJ, Miser JS (199) Prognostic value of histopathology in Ewing's sarcoma. Long-term follow-up of distal extremity primary tumors. Cancer 67: 163–71
20. Hefti F, Laer L von (1984) Behandlungsmöglichkeiten des Desmoid-Tumors im Wachstumsalter. Z Kinderchir 39 (Suppl I): 45–7
21. Hefti F, Morscher E (1990) Chirurgie von Knochen- und Weichteiltumoren unter Berücksichtigung der Lebensqualität. Aus: Dürig M, Laffer U (Hrsg) Tumorchirurgie und Lebensqualität, Bd. 2. Basler Beitr Chir. Karger, Basel, S 42–58
22. Jaffe KA, Morris SG (1991) Resection and reconstruction for soft-tissue sarcomas of the extremity. Orthop Clin N Am 22: 161–76
23. Jürgens H, Exner U, Gadner H et al. (1988) Multidisciplinary treatment of primary Ewing's sarcoma of bone. A 6-year experience of a European Cooperative Trial. Cancer 61: 23–32
24. Kenan S, Bloom N, Lewis MM (1991) Limb-sparing surgery in skeletally immature patients with osteosarcoma. Clin Orthop 270: 223–30

25. Kenan S, Lewis MM (1991) Limb salvage in pediatric surgery, The use of the expandable prosthesis. Orthop Clin N Am 22: 121-31
26. Kerschbaumer F, Russe W, Bauer R (1983) Grundlagen der Kryochirurgie in der Orthopädie. Orthopäde 13: 133-41
27. Kinsella TJ, Miser JS, Waller B, Venzon D, Glatstein E, Weaver-McClure L, Horowitz ME (1991) Long-term follow-up of Ewing's sarcoma of bone treated with combined modality therapy. Int J Radiat Oncol Biol Phys 20: 389-95
28. Kotz R, Ritschl P, Trachtenbroth J (1986) A modular femur and tibia recomstruction system. Orthopaedics 9: 1639-44
29. Kotz R, Salzer M (1982) Rotation plasty for childhood osteosarcoma of the distal part of the femur. J Bone Joint Surg (Am) 64: 959-69
30. Krajbich JI, Carroll NC (1990) Van Nes rotationplasty with segmental limb resection. Clin Orthop 256: 7-13
31. Kropej D, Schiller C, Ritschl P, Salzer-Kuntschik M, Kotz R (1991) The management of IIB osteosarcoma. Experience from 1976 to 1985. Clin Orthop 270: 40-4
32. Lewis MM (1986) The use of an expandable and adjustable prosthesis in the treatment of childhood malignant bone tumors of the extremity. Cancer 57: 499-502
33. Link MPO, Goorin AM, Horowitz M et al. (1991) Adjuvant chemotherapy of high-grade osteosarcoma of the extremity. Updated results of the multi-institutional osteosarcoma study. Clin Orthop 270: 8-14
34. Mankin HJ, Gebhardt MC, Tomford WW (1987) The use of frozen cadaveric allografts in the management of patients with bone tumors of the extremities. Orthop Clin N Am 18: 275-89
35. Mankin HJ, Gebhardt MC, Springfield DS, Litwak GJ, Kusazaki K, Rosenberg AE (1991) Flow cytometric studies of human osteosarcoma. Clin Orthop 270: 169-180
36. Marcove RC (1984) The surgery of tumors of bone and cartilage. Grune & Stratton, Orlando
37. Marsden FW, Stephens FO, McCarthy SW, Ferrari AM (1991) IIB Osteosarcoma. Current management, local control, and survival statistics – The Australian experience. Clin Orthop 270: 113-20
38. McClenaghan BA, Krajbich JI, Pirone AM, Koheil R, Longmuir P (1989) Comparative assessment of gait after limb-salvage procedures. J Bone Joint Surg (Am) 71: 1178-82
39. Mercuri M, Capanna R, Manfrini M et al. (1991) The management of malignant bone tumors in children and adolescents. Clin Orthop 264: 156-68
40. Merkel KD, Gebhardt M, Springfield DS (1991) Rotationplasty as a reconstructive operation after tumor resection. Clin Orthop 270: 231-6
41. Miller RW (1976) Etiology of childhood bone cancer: epidemiologic observations. Rec Res Cancer Res 54: 50-62
42. Murray MP, Jacobs PA, Gore DR, Gardner GM, Mollinger LA (1985) Functional performance after tibial rotationplasty. J Bone Joint Surg (Am) 67: 392-9
43. Nather A., Goh LCH, Lee JJ (1990) Biomechanical strength of non-vascularised and vascularised diaphyseal bone transplants. J Bone Joint Surg (Br) 72: 1031-5
44. O'Connor MI, Pritchard DJ (1991) Ewing's sarcoma. Prognostic factors, disease control, and the reemerging role of surgical treatment. Clin Orthop 262: 78-87
45. Rosen G, Murphy ML, Huvos AG, Gutterez M, Marcove RA (1976) Chemotherapy, en-bloc resection and prosthetic bone replacement in the treatment of osteogenic sarcoma. Cancer 37: 1-14
46. Safran MR, Eckardt JJ, Kabo JM, Oppenheim WL (1992) Continued growth of the proximal part of the tbia after prosthetic reconstruction of the skeletally immature knee. Estimation of the minimum growth force in vivo in humans. J Bone Joint Surg (Am) 74: 1172-9
47. Sauer R, Jürgens H, Burgers JM, Dunst J, Hawlicek R, Michaelis J (1987) Prognostic factors in the treatment of Ewing's sarcoma. The Ewing's Sarcoma Study Group of the German Society of Paediatric Oncology CESS 81. Radiother Oncol 10: 101-10
48. Simon MA (1991) Limb salvage for osteosarcoma. Clin Orthop 270: 264-70
49. Spanier SS, Shuster JJ, Vander Griend RA (1990) The effect of local extent of the tumor on prognosis in osteosarcoma. J Bone Joint Surg (Am) 72: 643-53
50. Springfield DS, Schmidt R, Graham-Pole J, Marcus RB, Spanier SS, Enneking WF (1988) Surgical treatment of osteosarcoma. J Bone Joint Surg (Am) 70: 1124-30
51. Steenhoff JR, Daanen HA, Taminiau AH (1993) Functional analysis of patients who have had a modified Van Nes rotationplasty. J Bone Joint Surg (Am) 75: 1451-6
52. Takeshita H, Gebhardt MC, Springfield DS, Kusuzaki K, Mankin HJ (1996) Experimental models for the study of drug resistance in osteosarcoma: p-glyokoprotein-positive murine osteosarcoma celle lines. J Bone Joint Surg (Am) 78: 366-75
53. Tomford WW, Thongphasuk J, Mankin HJ, Ferraro MJ (1990) Frozen musculoskelettal allografts. J Bone Joint Surg (Am) 72: 1137-43
54. Uyttendaele D, De Schryver A, Claessens H, Roels H, Berkvens P, Mondelaers W (1988) Limb conservation in primary bone tumours by resection, extracorporeal irradiation and re-implantation. J Bone Joint Surg (Br) 70: 348-53
55. Van Nes CP (1950) Rotation-plasty for congenital defects of the femur. Making use of the ankle of the shortened limb to control the knee joint of a prosthesis. J Bone Joint Surg (Br) 32: 12-6
56. Wessalowski R, Jürgens H, Bodenstein H et al. (1988) Behandlungsergebnisse beim primär metastasierten Ewing-Sarkom. Ene retrospektive Analyse von 48 Patienten. Klin Padiatr 200: 253-60
57. Winkelmann W (1990) Clavicula pro humero. Eine neue Operationsmethode bei malignen proximalen Humerustumoren. Mitteilungsbl DGOT Nr. 3: 70
58. Winkelmann W (1993) Umdrehplastiken. Orthopäde 22: 152-9
59. Winkler K, Bieling P, Bielack S et al. (1991) Local control and survival from the cooperative osteosarcoma study group studies of the German Society of Pediatric Oncology and the Vienna Bone Tumor Registry. Clin Orthop 270: 79-86

4.6 Skelettdysplasien

4.6.1 Von Bettlern und Artisten, einer Einteilung mit äußerst provisorischem Charakter und allerlei Entscheidungshilfen

Einleitung

Ein Zwerg auf den Schultern eines Riesen kann weiter sehen als der Riese (J.J.W. Heinse).

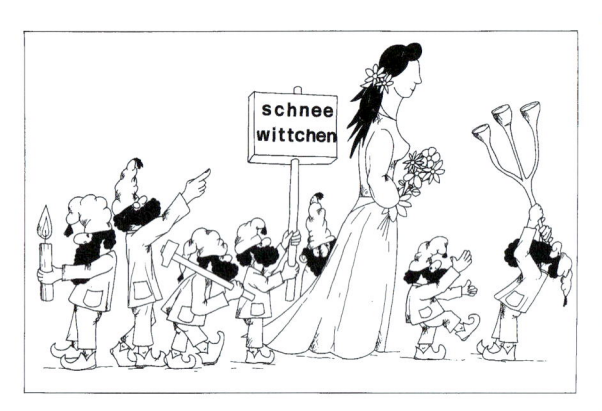

Unter dem Begriff „Systemerkrankungen" werden Krankheiten subsumiert, die nicht auf eine Körperregion oder ein einzelnes Organ beschränkt sind, sondern ein ganzes Organsystem betreffen. In der Kinderorthopädie interessieren natürlich v. a. jene Krankheiten, bei denen der Bewegungsapparat (mit-)betroffen ist. Fast alle diese Schädigungen sind vererblich (also genetisch bedingt), und die meisten sind mit Klein- oder Zwergwuchs vergesellschaftet. Allerdings gibt es in dieser ätiologisch-pathogenetisch und ebenso in ihren Manifestationen äußerst heterogenen Gruppe auch Ausnahmen; so ist etwa das Poland-Syndrom nicht vererbbar, und die Patienten mit Marfan-Syndrom sind ausgesprochen groß gewachsen.

Kleinwüchsigkeit ist das gemeinsame Merkmal vieler „Heredopathien". Wird eine Endgröße von weniger als 150 cm erreicht, so sprechen wir von „Zwergwuchs". *Historisch* beschäftigte sich Aristoteles (384–322 v. Chr.) in seinen Schriften wohl als erster mit dem Zwergwuchs [3]. Er stellte auch Thesen über ihre Ursache auf (zu kleine Gebärmutter, unzureichende Ernährung). Im Mittelalter bearbeitete der Dominikaner Albertus Magnus (1193–1206) dieses Thema. Er beschrieb den Fall eines zwergwüchsigen Mädchens, das bei einem Alter von 9 Jahren noch nicht die Größe einer Einjährigen hatte; er führte die Mißbildung darauf zurück, daß vom Samen des Vaters nur ein geringer Teil in die Gebärmutter der Mutter gelangt sei. Ulisse Aldrovani (1522–1605), Naturforscher und Medizinprofessor in Bologna, unterschied in seinem Werk *Monstrorum historia* Fabelwesen von Zwergwüchsigen. Der Basler Stadtarzt Felix Platter (1536–1514) wies auf die wichtige Beobachtung hin, daß neben echtem Kleinwuchs eine verminderte Körpergröße auch dadurch entstehen kann, daß die Wirbelsäule durch Verbiegung (Skoliose oder Kyphose) in sich zusammensinkt und damit der Rumpf zu kurz wird, oder indem die unteren Gliedmaßen durch Deformation relativ zu kurz werden können. Isidore Geoffroy Saint-Hilaire (1805–1861), Zoologe in Paris, begründete mit seiner Schrift *Histoire générale et particulière des anomalies de l'organisation chez l'homme et les animaux, les monstrosités, des variétées et vices de conformation* die moderne Teratologie. Nun begann die wissenschaftliche Auseinandersetzung mit Anomalien und vererblichen Krankheiten [3]. Wir weisen bei der Erläuterung der einzelnen Krankheitsbilder jeweils auf den Erstbeschreiber hin.

Zwerge hatten in der *Kulturgeschichte des Menschen* immer eine besondere Bedeutung. Im Ägypten der Antike, als der Inzest noch kein Tabu war (s. auch Kap. 1.2), waren Heredopathien ausgesprochen häufig. Daß der Zwergwuchs gesellschaftlich gut akzeptiert war, zeigt die Tatsache, daß einige von ihnen als Gottheiten verehrt wurden (z. B. die Göttin Ptah, der Gott Bes). Fehlgebildete Menschen wurden in der Antike als „Monster" bezeichnet. Obwohl dieser Begriff heute sehr negativ besetzt ist, wurden Zwergwüchsige in historischer Zeit nur selten als unerfreuliche Mitmenschen empfunden. Früher betätigten sich Zwerge oft als Bettler, die zu dieser Zeit noch nicht verachtet wurden, was sich erst ab dem ausgehenden 18. Jahrhundert änderte. Solange nicht unabdingbare Notwendigkeit und Pflicht geboten war, sich lediglich mittels Arbeit durch das Leben zu bringen, konnte sich besonders im südlichen Europa ein Mensch, der geringe Ansprüche stellte, auch ohne Arbeit leidlich durchschlagen. Betteln war eine legale Art des Broterwerbs; der Bettler forderte seinen bescheidenen Anteil an dem, was anderen auch nicht immer als Lohn der Arbeit zufiel. Das sog. Arbeitsethos ist erst ein Theorem der späten Neuzeit. Schon bei den Griechen stand der Bettler unter dem ausdrücklichen Schutz des Zeus, im Mittelalter wurde er mit Respekt und Güte behandelt und sogar besonders verehrt, wenn ein geistiger Defekt als prophetische Gabe umgedeutet werden konnte. Der Volksglaube schrieb ihm die Fähigkeit zu, durch Blick und Wort dem Nichtgebefreudigen Unheil zu bringen. Die Tatsache, daß Königs- und Fürstenhöfe Zwerge und Bettler regelmäßig bewirteten und oft an bestimmten Tagen offen Haus für sie hielten, spiegelt sich in Märchen und Balladen und zeigt, daß sie als Glücksbringer betrachtet wurden [4]. Im 18. Jahrhundert wurden Zwerge und Mißgebildete zunehmend in Schaubuden und später in Zirkussen zur Schau gestellt. Auch heute noch ist der Zwerg (meist handelt es sich um Achondroplastiker) Bestandteil der Attraktionen in fast jedem Zirkus.

Die *Märchenwelt* ist voll von Zwergen. Diese Lebewesen sind mehrheitlich positive Figuren. So helfen die sieben Zwerge dem Schneewittchen, bevor der Prinz es errettet. Auch Rumpelstilzchen hilft der Müllerstochter, Stroh zu Gold zu spinnen, bis sie zur Königin wird. Später will dann allerdings Rumpelstilzchen das Kind der Königin haben. Vielleicht ist dies auf die Tatsache zurückzuführen, daß Zwerge oft kinderlos bleiben. Der Zwerg Nase war zwar häßlich (schließlich verdankte er sein Äußeres einer bösen Hexe), er war aber der beste Koch, den sich der König wünschen konnte. Der skoliotische Zwerg Quasimodo hat als „Glöckner von Notre-Dame" nach dem Roman von Victor Hugo mehrfach Filmkarriere gemacht und erscheint bei aller Häßlichkeit ebenfalls eher als positive Figur. Besonders fürsorgliche, hilfsbereite und liebevolle Lebewesen sind die „Heinzelmännchen" (die leider viel zu selten vorkommen), und Gartenzwerge schmücken als Glücksbringer viele Hausgärten.

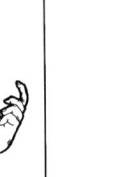

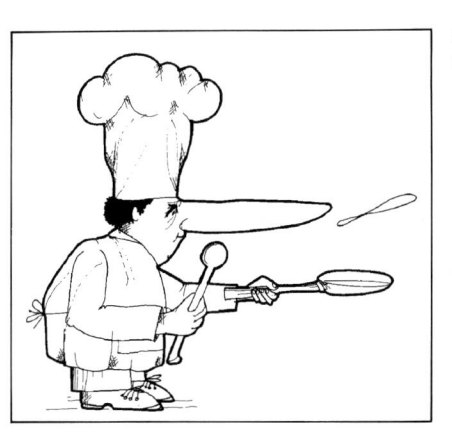

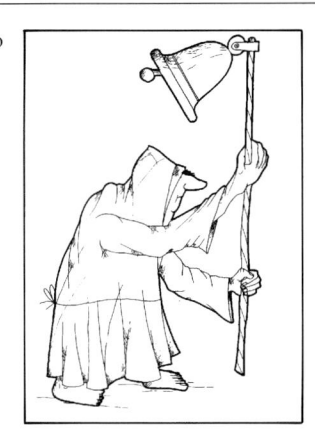

Auch wenn Zwergen von der Gesellschaft gewisse positive Eigenschaften zugeschrieben werden, so besteht dennoch kein Zweifel, daß Kleinwuchs für die Betroffenen mit erheblichen *psychologischen Problemen* verbunden ist. Wären wir alle klein, so hätten kleine Menschen keine besonderen Probleme. Die meisten kleinwüchsigen Menschen empfinden sich auch nicht als behindert. In einer Untersuchung mit solchen Jugendlichen im Alter von 14–20 Jahren und einer Größe zwischen 85 und 150 cm schätzen sich 85 % als nicht behindert ein [1]. Sehr kleine Menschen erleben Einschränkungen im täglichen Leben, weil sie an Lichtschalter, Fahrstuhlknöpfe, Waschbecken oder Ladentheken nicht heranreichen, aber diese Funktionsbehinderungen können durch praktische Hilfsmittel und Kreativität zumindest verringert werden. Viel folgenreicher und schwerer auszuhalten ist die „soziale Behinderung": die Stigmatisierung aufgrund der abweichenden Körpergröße. Stellen Sie sich vor, Sie würden auf die Straße gehen und die anderen Leute würden sich fast reflexartig nach Ihnen umdrehen und Sie anstarren, weil Sie auffallend klein sind. Sie würden automatisch im Mittelpunkt der Aufmerksamkeit stehen – und das ständig, sobald Sie sich unter Menschen begeben: auf der Straße, im Restaurant, in öffentlichen Verkehrsmitteln, überall. Da, wo Sie wohnen, sind Sie und Ihre Familie allen bekannt. Die Reaktionen, denen Sie begegnen, reichen von erstauntem, unsicherem, betont unauffälligem, mitleidigem, spöttischem bis hin zu bösartigem Verhalten, je nach der menschlichen Reife des Betrachters. Die Körpergröße scheint also in unserer Gesellschaft ein außerordentlich wichtiges Merkmal zu sein. Ein Grund dafür ist die Verbindung zwischen Körpergröße und sozialem Status. Die Untersuchung einer Anthropologin über den Zusammenhang von kleiner und großer Körperhöhe mit Eigenschaften, die ihnen zugeordnet werden, zeigte, daß ein großgewachsener Mensch als gesünder, kräftiger, interessanter, ernster, aktiver, sicherer, härter und offener eingeschätzt wurde als ein kleiner Mensch [7]. Dieses Muster von Eigenschaften wird gemeinhin auch erfolgreichen Menschen zugeschrieben. In diesem Zusammenhang ist der Wunsch vieler Kleinwüchsiger, mit Hilfe der Errungenschaften der modernen Medizin größer zu werden, durchaus verständlich. Hierfür sind viele bereit, enorme zeitliche Opfer und erhebliche Schmerzen in Kauf zu nehmen. Angesichts des Komplikationsreichtums auch der modernsten Verfahren (s. Abschn. 4.2.2) ist es aber sicher sinnvoll, primär abzuklären, ob psychologische Hilfe das Problem nicht besser lösen kann, als eine qualvolle doppelseitige Beinverlängerung.

Für *Eltern* ist die Erkenntnis, daß ihr Kind kleinwüchsig sein wird, meist ein Schock. Die Art der Verarbeitung dieser Krise ist für die Zukunft des Kindes von großer Bedeutung. Je stärker die Selbstvorwürfe der Eltern sind, desto größer ist die Gefahr, daß das Kind verwöhnt wird und später trotz genügender geistiger Fähigkeiten zur selbständigen Lebensgestaltung nicht in der Lage ist. Es ist deshalb wichtig, daß die betreuenden Ärzte die Schuldgefühle der Eltern nicht schüren. Familien- und Schwangerschaftsanamnese müssen äußerst behutsam aufgenommen werden. Details sollen nur befragt werden, wenn sie für die Diagnosefindung wirklich relevant sind. Sehr leicht können harmlose Routinefragen (etwa nach Medikamenteneinnahmen oder Alkoholgenuß während der Schwangerschaft) zu lebenslangen (ungerechtfertigten) Selbstvorwürfen bei der Mutter führen.

*Die Kinderkrankheiten der Seele
brechen erst bei den Erwachsenen aus
(Hans Weigel).*

Viele Patienten mit Heredopathien sind geistig völlig normal. Einzelne weisen auch hervorragende *künstlerische Begabungen* auf. So hat der Maler Henri de Toulouse-Lautrec, der wahrscheinlich an einer Pyknodysostose litt, am Ende des 19. Jahrhunderts mit seinen Bildern eine ganze Epoche geprägt. Der zwergwüchsige (an einer Osteogenesis imperfecta leidende) Michel Petrucciani ist einer der größten Jazzpianisten unserer Zeit. Auch die *Mächtigen* der Welt waren nicht immer groß und stark; so sollen der Hunnenkönig Attila, König Karl III. von Neapel und Sizilien sowie Napoleon kleinwüchsig gewesen sein.

Um die gemeinsamen Interessen besser vertreten und die Probleme leichter verarbeiten zu können, wurde 1957 in Amerika die Vereinigung „Little People of America" gegründet. 1971 wurde in Deutschland die *„Vereinigung Kleiner Menschen e.V."* aus der Taufe gehoben. Inzwischen sind zahlreiche Behindertenorganisationen entstanden. Entsprechende Adressen in Deutschland, Österreich und der Schweiz finden Sie im Anhang am Ende des Buches (S. 751).

„small is beautiful ..."

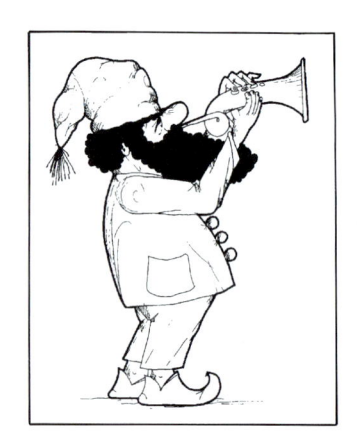

Klassifikation

Eine derart heterogene Gruppe von Krankheiten wie die angeborenen Systemerkrankungen des Bewegungsapparates zu klassifizieren, ist kein einfaches Unterfangen. Die Einteilung ist jedoch als eine gemeinsame Basis für fachliche Diskussionen notwendig. Sie wurde vom „Committee on Nomenclature of Intrinsic Diseases of Bones" der Europäischen Gesellschaft für Kinderradiologie („Pariser Nomenklatur") 1971 vorgenommen und mehrfach revidiert [5, 6]. Die erste Unterteilung unterschied Krankheiten mit bekannter und unbekannter Ursache. Bei der letzten Revision 1991 [8] teilte man die Skelettdysplasien in 3 Gruppen ein:

- A: *Defekte der langen Röhrenknochen und des Achsenskeletts*: Hier werden 24 Untergruppen (nach klinischen und genetischen Gesichtspunkten) unterschieden
- B: *Störung der Organisation der knorpeligen und bindegewebigen Komponenten des Skeletts*: Hier werden die meisten Heredopathien mit tumorähnlichen Befunden eingeteilt
- C: *Idiopathische Osteolysen*: 4 Untergruppen

Bei der Erstellung dieser Klassifikation war der genetische Defekt nur bei einer Minderzahl der Heredopathien bekannt. Inzwischen ist das Gen wie auch seine Lokalisation innerhalb der Chromosomen bei fast allen vererbten Skelettdysplasien eruriert worden [2]. Allerdings ist das Genprodukt in vielen Fällen noch unklar. Angesichts der fulminanten Entwicklung in der Genetik ist zu erwarten, daß auch diese Lücken in naher Zukunft geschlossen werden können. Die heute gültige, teils auf der Morphologie, teils auf genetischen Aspekten basierende Klassifikation wird wohl bald einer neuen, auf Ätiologie und Pathogenese gegründeten Einteilung weichen müssen. Wir verzichten deshalb auf ihre Auflistung.

Für die *Unterteilung der Kapitel* haben wir uns nicht nach dieser Einteilung gerichtet, sondern eher praktische (klinische) Gesichtspunkte in den Vordergrund gestellt. Wir haben nicht alle Skelettdysplasien ausführlich beschrieben. Einzelne seltene Krankheiten, die keine typischen orthopädischen Probleme verursachen und mit denen wir keine persönlichen Erfahrungen haben, haben wir weggelassen.

Häufigkeit der Erkrankungen

Nicht zu jedem hereditären Krankheitsbild gibt es zuverlässige Häufigkeitsangaben. Zu den wichtigsten Skelettdysplasien existieren allerdings Zahlen über die Prävalenz aufgrund einer ausgezeichneten Studie aus Großbritannien [9]. Die Erhebung erstreckte sich über einen Zeitraum von 30 Jahren. Die meisten epidemiologischen Angaben im Text stammen aus dieser Arbeit. Bezüglich der Morbidität gilt es 2 wichtige *Begriffe* zu unterscheiden:

> *Inzidenz:* Im Jahr J in Gebiet A an Krankheit K *Neuerkrankte* pro Bevölkerung
> *Prävalenz:* Am Tag T in Gebiet A *Kranke* mit Krankheit K

Die Angaben bei den einzelnen Krankheitsbildern sind in diesem Buch nicht einheitlich. Je nach Quelle kann es sich um eine Inzidenz oder Prävalenz handeln. Zahlen über Inzidenz und Prävalenz lassen sich nicht direkt miteinander vergleichen. Die Inzidenz haben wir jeweils auf eine Bevölkerungszahl von 100 000 umgerechnet, diejenige der Prävalenz auf 1 000 000 (dies gilt für alle Häufigkeitsangaben in diesem Buch). In Abb. 4.55 ist die relative Häufigkeit (Prävalenz) der wichtigsten Skelettdysplasien in graphischer Form dargestellt. Es ist zu beachten, daß die Trisomie 21 in dieser Graphik nicht verzeichnet ist. Eine Angabe über deren Prävalenz ist uns nicht bekannt, aber die Inzidenz wird mit 140/100 000 angegeben. Sie dürfte also mehr als 50mal häufiger sein als die Neurofibromatose.

Differentialdiagnose

Untersucht man ein Kind mit einem unbekannten Syndrom, so kann ein einzelnes Symptom den Weg weisen. Die folgenden Hinweise mögen die Diagnosefindung etwas erleichtern.

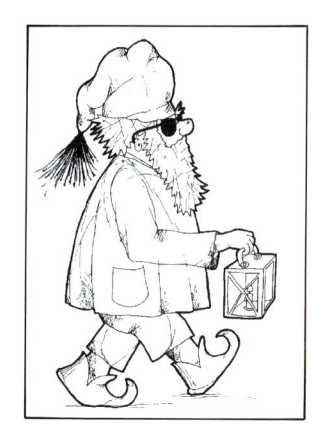

Gesichtsauffälligkeiten

Mukopolyscacharidosen (Gargoylismus), Marfan-Syndrom (Dolichozephalie), Osteogenesis imperfecta (dreieckförmiges Gesicht), Achondroplasie (Sattelnase, vorgewölbte Stirne), Chondrodysplasia calcificans punctata Conradi-Hünerman (flaches Gesicht), Kniest-Syndrom (Hypertelorismus, flache Nase), Larsen-Syndrom (flaches Gesicht, Vorwölbung der Stirne, Hypertelorismus), Trisomie 21 (Hypertelorismus, Epikanthus), Apert-Syndrom (breiter Kopf), Cornelia-deLange-Syndrom (Oberlippe, Augenbrauen), Goldenhar-Syndrom (Gesichtsasymmetrie)

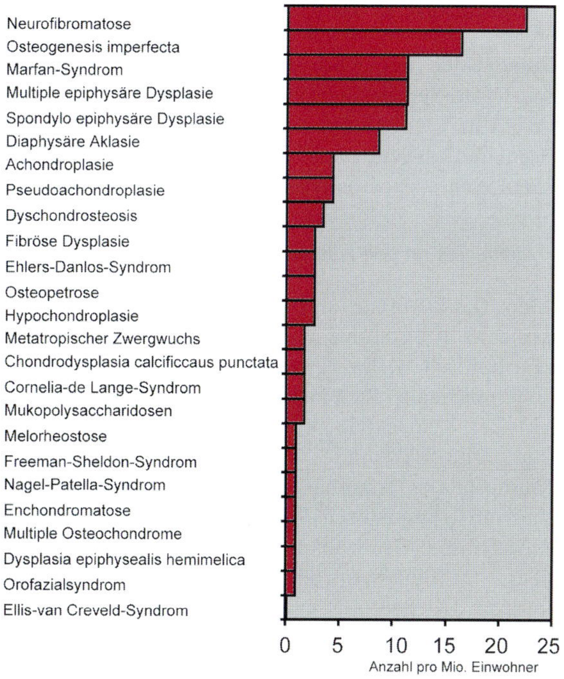

Abb. 4.55. *Prävalenz* der häufigsten *Skelettdysplasien* in Großbritannien [9]. Die Trisomie 21 ist auf dieser Graphik nicht verzeichnet, sie dürfte etwa 50mal häufiger sein als die Neurofibromatose

Lippen-Kiefer-Gaumen-Spalte

Goldenhar-Syndrom, Pierre-Robin-Syndrom, Pterygiumsyndrom

Augenveränderungen

Marfan-Syndrom (Ectopia lentis), Osteogenesis imperfecta (blaue Skleren, evtl. Netzhautablösung), Ehlers-Danlos-Syndrom (Ectopia lentis bei Typ VI), Chondrodysplasia calcificans punctata Conradi-Hünerman (kongenitaler Katarakt), Kniest-Syndrom (Myopie), spondyloepiphysäre Dysplasie (evtl. Katarakt, Myopie, Netzhautablösung), Trisomie 21 (Epikanthus)

Ohren (Schwerhörigkeit, Taubheit, Veränderungen der Ohrmuschel)

Osteogenesis imperfecta (Taubheit wegen Otosklerose), Kniest-Syndrom (Taubheit), Goldenhar-Syndrom (Ohrmuschel), diastrophischer Zwergwuchs (Ohrmuschel)

Zahnprobleme

Osteogenesis imperfecta (gestörte Dentinogenese), Ehlers-Danlos-Syndrom (Periodontose bei Typ VIII), chondroektodermale Dysplasie Ellis-van-Creveld

Veränderungen der Haut und der Hautanhangsgebilde

Ehlers-Danlos-Syndrom (Hyperelastizität, Pigmentierungen, Hämatome), chondroektodermale Dysplasie Ellis-van-Creveld (Nägel), Chondrodysplasia calcificans punctata Conradi-Hünerman (trockene Haut), Nagel-Patella-Syndrom (Dystrophie der Nägel), Albright-Syndrom (Pigmentierungen), Neurofibromatose (Café-au-lait-Flecken), Klippel-Trenauny-Weber-Syndrom (vaskuläre Naevi)

Abnormitäten an Sehnen und Muskulatur

Fibrodysplasia ossificans progressiva (Verkalkungen), Pterygiumsyndrome, Myopathien (Muskeldystrophien)

Bandlaxität

Marfan-Syndrom, Homozystinurie, Ehlers-Danlos-Syndrom, Osteogenesis imperfecta, Pseudoachondroplasie, Larsen-Syndrom, Trsomie 21

Habituelle Luxationen

Marfan-Syndrom, Homozystinurie, Ehlers-Danlos-Syndrom, chondroektodermale Dysplasie Ellis-van-Creveld (Patella), Larsen-Syndrom, Nagel-Patella-Syndrom (Patella, Ellbogen), Trisomie 21 (Patella, Hüfte)

Gelenkkontrakturen

Arthrogrypose, Marfan-Syndrom (kontrakturale Form), Fibrodysplasia ossificans progressiva, diastrophischer Zwergwuchs, Trisomie 8, spondyloepiphysäre Dysplasie (Typ congenita)

Hemihypertrophie

Klippel-Trenauny-Syndrom, Proteussyndrom, Neurofibromatose, Russel-Silver-Syndrom

Anomalien an den Händen (s. auch Kap. 3.5.3)

Marfan-Syndrom (Arachnodaktylie), diastrophischer Zwergwuchs (abduzierter Daumen), chondroektodermale Dysplasie Ellis-van-Creveld (Polydaktylie), Trichorhinophalangealsyndrom (Brachyphalangie), Trisomie 21 (Palmarfurche, kurze Hände), Trisomie 8 (Kamptodaktylie, Klinodaktylie), Trisomie 18 (Überlänge Zeigefinger, Flexionskontraktur Kleinfinger), Cri-du-chat-Syndrom (Klinodaktylie, Verkürzung Metakarpalia), Apert-Syndrom (Synostosen), Rubinstein-Taybi-Syndrom (Abweichung Daumen), Poland-Syndrom (Symbrachydaktylie), Metachondromatose (Exostosen), Möbius-Syndrom (Syndaktylien), Cornelia-de-Lange-Syndrom (Strahldefekte)

Fehlbildungen an den Vorderarmen

Cornelia-deLange-Syndrom (Radiusdeformation), Holt-Oram-Syndrom (Radiusaplasie, Verkürzung der Ulna), TAR-Syndrom (Thrombocytopenia-absent-radius-Syndrom), multiple Osteochondrome (kartilagnäre Exostosen)

Anomalien an den Füßen (s. auch Kap. 3.4.5)

Ehlers-Danlos-Syndrom (Klumpfüße), Fibrodysplasia ossificans progressiva (Verkürzung der Großzehe), diastrophischer Zwergwuchs (Klumpfüße), chondroektodermale Dysplasie Ellis-van-Creveld (Polydaktylie), spondyloepiphysäre Dysplasie (evtl. Klumpfüße), Trisomie 21 (Plattfüße), Trisomie 8 (Klumpfüße), Trisomie 18 (Klumpfüße), Apert-Syndrom (Synostosen), Rubinstein-Taybi-Syndrom (Abweichung Großzehen), Arthrogrypose (Klumpfüße), Möbius-Syndrom (Klumpfüße), Marfan-Syndrom (Klumpfüße, evtl.), Pierre-Robin-Syndrom, Pterygiumsyndrome

Epiphysäre Veränderungen im Röntgenbild

Mukopolysaccharidosen (Nekrosen), Pseudoachondroplasie, Chondrodysplasia calcificans punctata Conradi-Hünerman (Kalzifikationen), multiple epiphysäre Dysplasie, spondyloepiphysäre Dysplasie, Dysplasia epiphysealis hemimelica

Metaphysäre Auffälligkeiten im Röntgenbild

Achondroplasie, Hypochondroplasie, Pseudoachondroplasie, Kniest-Syndrom, metatropischer Zwergwuchs, metaphysäre Dysplasie (M. Pyle), multiple Osteochondrome (kartilaginäre Exostosen), Metachondromatose, Enchondromatose (M. Ollier), polyostotische fibröse Dysplasie (Tumoren), Albright-Syndrom (Tumoren)

Veränderte Knochendichte im Röntgenbild

Juvenile Osteoporose, Osteopetrose (vermehrte Knochendichte), Melorheostose (lokalisierte Sklerose), Osteopoikilie, infantile kortikale Hyperostose (Caffey), Klinefelter-Syndrom (Osteopenie)

Achsenabweichungen

Rachitis, renale Osteodystrophie, Osteogenesis imperfecta, Achondroplasie, Hypochondroplasie, Pseudoachondroplasie, chondroektodermale Dysplasie Ellis-van-Creveld, Kniest-Syndrom, metatropischer Zwergwuchs, metaphysäre Dysplasie (M. Pyle), Larsen-Syndrom (evtl.), multiple Osteochondrome (kartilaginäre Exostosen) (evtl.), Enchondromatose (M. Ollier)

Wirbelsäulenveränderungen (s. auch Kap. 3.1.10)

Mukopolysaccharidosen (Platyspondylie), Marfan-Syndrom (Spondylolisthesis), Osteogenesis imperfecta (Skoliose, Kyphose), Achondroplasie (Lumbalkyphose, kurze Pedikel), Hypochondroplasie (kurze Pedikel), Pseudoachondroplasie (abgeflachte Wirbelkörper), diastrophischer Zwergwuchs (massive Kyphosen), Kniest-Syndrom (Platyspondylie), metatropischer Zwergwuchs (atlantoaxiale Instabilität), spondyloepiphysäre Dysplasie (atlantoaxiale Instabilität, Platyspondylie), Larsen-Syndrom (Kyphosen, Segmentatonsstörungen), Trisomie 21 (atlantoaxiale Instabilität), Trisomie 18 (Skoliose, kongenitale Anomalien), Apert-Syndrom (Segmentationsstörungen), Rubinstein-Taybi-Syndrom (zervikale Spondylolisthesis), Neurofibromatose (Skoliosen)

Geistige Behinderung

Mukopolysaccharidose Pfaundler-Hurler, Trisomie 21, Cri-du-chat-Syndrom, Cornelia-deLange-Syndrom, Rubinstein-Taybi-Syndrom, Dandy-Walker-Syndrom, Moebius-Syndrom, Pierre-Robin-Syndrom, Arthrogrypose, Muskeldystrophie, Zerebralparese, Goldenhar-Syndrom (evtl.), Myelomeningozele (evtl.), Neurofibromatose (evtl.), Hypochondroplasie (evtl.)

Zu erwartende Endgröße

Starker Zwergwuchs (Endgröße unter 100 cm): Pseudoachondroplasie (evtl.), diastrophischer Zwergwuchs (evtl.), Osteogenesis imperfecta (evtl.)

Mittelgradiger Zwergwuchs (Endgröße 100–130 cm): Mukopolysaccharidose Morquio, Osteogenesis imperfecta, Pseudoachondroplasie, Achondroplasie, diastrophischer Zwergwuchs, Chondrodysplasia calcificans punctata Conradi-Hünerman, Kniest-Syndrom, metatropischer Zwergwuchs, Cornelia-deLange-Syndrom, spondyloepiphysäre Dysplasie (Typ congenita)

Geringgradiger Zwergwuchs (Endgröße unter 130–150 cm): Mukopolysaccharidose Pfaundler-Hurler, Hunter-Syndrom, Ehlers-Danlos-Syndrom (Typ VII), Hypochondroplasie

Kleinwuchs (Endgröße über 150 cm): Trisomie 8, evtl. multiple epiphysäre Dysplasie, multiple Osteochondrome (kartilaginäre Exostosen), Arthrogrypose, Larsen-Syndrom

Großwuchs: Marfan-Syndrom, Klinefelter-Syndrom

Prognose (Lebenserwartung)

Letal: Thanatophorischer Zwergwuchs, Chondrodysplasia calcificans punctata Conradi, Osteogenesis imperfecta (Typ Vrolik), letale Formen der Myopathien

Massiv eingeschränkt (unter 10 Jahren): Mukopolysaccharidose Pfaundler-Hurler, Cornelia-deLange-Syndrom (evtl.), Dandy-Walker-Syndrom (evtl.), Cri-du-chat-Syndrom

Mäßig eingeschränkt: Marfan-Syndrom, Homozystinurie, Trisomie 21, Trisomie 18, Larsen-Syndrom (evtl.), Arthrogrypose (evtl.), Osteogenesis imperfecta (Typ Lobstein) (evtl.), spondyloepiphysäre Dysplasie (Typ congenita), Myopathien (Duchenne), spinale Muskelatrophie

---

Adressen von Behindertenorganisationen s. Anhang.

Literatur

1. Brinkmann G (1992) Psychologische Aspekte des Kleinwuchses. In: Enderle A, Meyerhöfer D, Unverfehrt G (Hrsg) Kleine Menschen – große Kunst. Artcolor, Hamm, S 26–32
2. Dietz FR, Mathews KD (1996) Update on the genetic bases of disorders with orthopaedic manifestations. J Bone Joint Surg (Am) 78:1583–98
3. Enderle A (1992) Medizingeschichtliche Aspekte des Kleinwuchses. In: Enderle A, Meyerhöfer D, Unverfehrt G (Hrsg) Kleine Menschen – große Kunst. Artcolor, Hamm, S 33–43
4. Frenzel E (1992) Motive der Weltliteratur: Bettler. Kröner, Stuttgart, S 50–64
5. Kaufmann HJ (1976) Classification of the skeletal dysplasias and the radiologic approach to their differentiation. Clin Orthop 114: 12–7
6. Lenzi L, Capilupi B (1983) International nomenclature of constitutional diseases of bone. Rev Ital J Orthop Traumatol 1985 11: 249–56
7. Schumacher A (1981) Zur Bedeutung der Körperhöhe in der menschlichen Gesellschaft. Z Morphol Anthrop 72: 233–45
8. Spranger J (1992) International classification of osteochondrodysplasias. The international working group on constitutional dyseases of bone. Eur J Pediatr 151: 407–15
9. Wynne-Davies R, Gormley J (1985) The prevalence of skeletal dysplasias. J Bone Joint Surg (Br) 67: 133–137

4.6.2 Metabolische und endokrine Knochenerkrankungen

Hier werden Erkrankungen besprochen, die das ganze Skelettsystem betreffen und deren Ursache im Stoffwechselsystem liegt.

4.6.2.1 Mineralstoffwechsel: Osteomalazie (Rachitis)

Definition

Erweichung des Knochens durch unzureichende Mineralisation
Synonyme: Vitamin-D-Mangel-Rachitis, Vitamin-D-resistente Rachitis (Hypophosphatämie und Phosphatdiabetes), Albright-Syndrom
Englisch: Rickets, vitamine-D-deficiency-rikkets, hypophosphatemic- or vitamine-D-refractory-rickets, hypophosphatemia

Einteilung

Die Rachitis wird eingeteilt in:

1. Einfache Vitamin-D-Mangel-Rachitis
2. Rachitis bei Malabsorptionssyndromen
3. Vitamin-D-resistente Rachitis

Ätiologie, Pathogenese

Vitamin D erhöht die Resorption von Kalzium im Dünndarm. Das Vitamin D muß allerdings nach der Einnahme von Nahrungsmitteln (v. a. von Milchprodukten) aus der biologisch inaktiven Form mittels Sonnenlicht in das biologisch aktive Vitamin D_3 umgewandelt werden. Die hydroxylierte Form des Vitamin D_3 wird in der Leber hergestellt. Die Niere wiederum verwandelt diese Form in Dihydroxykalziferol. Bei Vitamin-D-Mangel reicht die intestinale Kalziumresorption nicht aus. Der niedrige Kalziumspiegel stimuliert die Nebenschilddrüse, wodurch sich der Kalziumspiegel anhebt, die Phosphatresorption in der Niere aber vermindert wird. Der erniedrigte Phosphatspiegel hat eine ungenügende Mineralisation der Knochenmatrix zur Folge. Ursache des Vitamin-D-Mangels kann einerseits eine zu geringe Zufuhr sein, andererseits kommen auch Malabsorptionssyndrome in Frage. Bei der *Vitamin-D-resistenten Rachitis* findet keine Umwandlung der hydroxylierten Form statt, wobei der Fehler im glomerulären wie auch im tubulären renalen System liegen kann. Bei der *renalen Osteodystrophie* besteht eine *chronische Niereninsuffizienz*, die zu *Hyperphosphatämie* und dadurch zu induzierter *Hypokalziämie* führt.

Vorkommen

Vitamin-D-Mangel-Rachitis war in den vergangenen Jahrhunderten eine äußerst häufige Krankheit. Heutzutage ist sie in den Industrieländern so gut wie verschwunden. Gelegentlich kommt sie noch bei Mangelgeburten vor [15]. In Entwicklungsländern ist die Vitamin-D-Mangel-Rachitis allerdings heute noch eine häufige Krankheit. Die Vitamin-D-resistente Rachitis ist die häufigste metabolische Knochenkrankheit in den Industrieländern. Genaue Zahlen sind allerdings nicht erhältlich. Die Krankheit ist hereditär, 2/3 werden X-chromosomal dominant vererbt. Mädchen sind 2mal häufiger betroffen als Jungen.

Klinik, Diagnostik

Vitamin-D-Mangel-Rachitis: Die Kinder weisen eine Muskelschwäche sowie allgemeine Antriebsarmut auf.

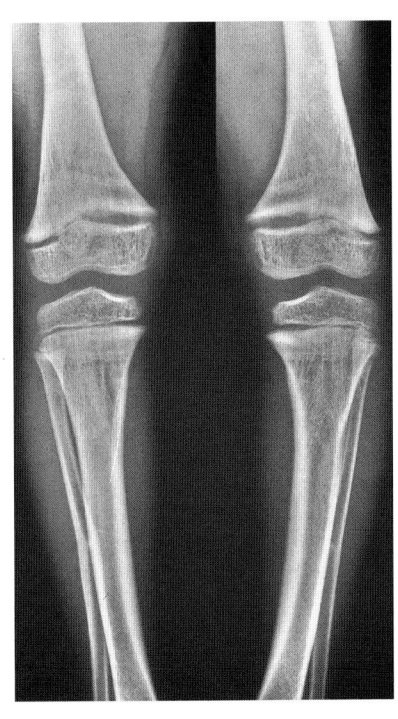

Abb. 4.56. Röntgenbilder a.-p. beider Kniegelenke bei 6jährigem Mädchen mit Vitamin-D-resistenter *Rachitis*. Man beachte die erweiterten Epiphysenfugen und die becherförmigen Metaphysen

Das Abdomen ist typischerweise vorgewölbt, die Kinder beginnen spät zu sitzen, zu stehen und zu gehen. Die Knochen im Bereich der Malleolen, der Knie- und Handgelenke sind verdickt. Die Schädelknochen sind weich. Liegt der Säugling meist auf dem Rücken, so wird das Hinterhaupt mechanisch eingedrückt und die Stirn samt der Schädelbasis in die Breite gedrängt. Typisch ist auch die Vorwölbung im Bereich der knöchernen und knorpeligen Ansätze an den Rippen (sog. rachitischer „Rosenkranz"). Unter dem Gewicht der Belastung verbiegen sich die unteren Extremitäten. Je nach Ausgangsbefund bei Gehbeginn deformieren sie sich im Valgussinne (seltener) oder in Varusrichtung (häufiger). Es können sich auch Coxae varae ausbilden, später kommt evtl. eine Skoliose hinzu. Im **Röntgenbild** sind die Epiphysenfugen verdickt, ihre Begrenzung ist unscharf, die Epiphysen sind verbreitert, die Begrenzung der Metaphysen ist ausgefranst, und die Kortikalis der Diaphysen weist eine verminderte Röntgendichte auf. Je nach Stadium der Krankheit sind auch Verbiegungen sichtbar (Abb. 4.56 und 4.13, S. 553).

Vitamin-D-resistente-Rachitis: Die Symptomatik ist derjenigen bei Vitamin-D-Mangel-Rachitis sehr ähnlich, nur in der Regel schwerer, und sie läßt sich durch Vitamin-D-Gabe nicht beheben. Meist wird die Diagnose im Alter von etwa 2 Jahren gestellt, bei schweren Formen kann sie aber schon nach wenigen Lebensmonaten evident werden. Die Laboruntersuchungen zeigen eine Hypophosphatämie sowie Erhöhung der alkalischen Phosphatase. Das Serumkalzium ist normal oder nur leicht vermindert. Die übrigen Elektrolyte und das pH sind in der Regel im Normbereich.

Differentialdiagnose: Stark ausgeprägte Genua vara nach Gehbeginn sind meist *idiopathisch*, sie kommen aber auch im Rahmen eines *M. Blount* vor. Differentialdiagnostisch denke man auch an die *renale Osteodystrophie*.

Therapie

Behandlung des Grundleidens

Die **Vitamin-D-Mangel-Rachitis** kann durch Zufuhr von 500 I.E. Vitamin D täglich verhindert bzw. behoben werden. Da die Muttermilch und die Kuhmilch relativ arm an Vitamin D sind, ist bei Säuglingen eine Vitamin-D-Substitution notwendig. Die Zufuhr darf aber nicht überdosiert werden, da eine Vitamin-D-Hypervitaminose gefährlich ist. Neben der genügenden Vitaminaufnahme ist auch auf ausreichende Sonnenexposition zu achten. Die **Vitamin-D-resistente Rachitis** muß primär von einem (für metabolische Krankheiten spezialisierten) Pädiater behandelt werden. Die spezifische Art des Defektes muß festgestellt werden. Die Behandlung erfolgt mit sehr hohen Dosen von Vitamin D (zwischen 50 000 und 100 000 I.E.). Daneben muß je nach Serumkonzentration auch das Phosphat substituiert werden.

Orthopädische Behandlung

Die früher häufig durchgeführte *Behandlung mit Schienen oder Gipsfixationen* halten wir *nicht für zweckmäßig*. Eine Gipsfxation verursacht zusätzlich zur Osteomalazie noch eine Osteoporose, wodurch die Knochenbrüchigkeit bzw. die Verbiegung weiter gefördert wird. Aber auch *Schienen* haben sich nicht bewährt. Kinder mit Rachitis sind antriebsarm und beginnen verspätet zu gehen. Belastet man sie dann mit Schienen, so fördert man ihre Bewegungsarmut, was äußerst kontraproduktiv ist und ebenfalls die Osteoporose fördert. Zudem können die wirkenden Kräfte meistens nicht mit Schienen neutralisiert werden. Eine Unterschenkelschiene allein kann niemals ein massives Genu varum oder valgum korrigieren, aber auch Oberschenkelorthesen, die das Gehen dann sehr massiv behindern, wirken den Kräften zu wenig entgegen.

Besteht eine Vitamin-D-Mangel-Rachitis mit Genua valga oder vara mit einer Achsenaweichung von unter 15°, so ist keine spezifische Behandlung notwendig. Durch die Substitution von Vitamin D wird die Osteomalazie in relativ kurzer Zeit behoben, und die Achsendeviation wird sich spontan wieder normalisieren. Bei einer Achsenabweichung von mehr als 15°, ist eine *Korrekturosteotomie* in Erwägung zu ziehen, da durch die Verlagerung der Kraftresultante die Möglichkeit zur Spontankorrektur eingeschränkt wird. Wird der Druck auf die Epiphysenfugen einseitig zu groß, so reagieren sie mit Knochenabbau anstatt mit Knochenaufbau. Dies gilt besonders bei der Vitamin-D-resistenten Rachitis. Die Korrektur soll dort erfolgen, wo sich die Deformität befindet, d.h. meist im Bereich des Unterschenkels, es kann aber auch der Oberschenkel verbogen sein. Die Verbiegung kann auch Femur und Tibia betreffen. Wichtigstes Ziel muß sein, daß das Kniegelenk horizontal steht. Sind Femur und Tibia verbogen, so muß die Korrektur an beiden Knochen erfolgen, und zwar am Femur vorzugsweise suprakondylär, an der Tibia infrakondylär, d.h. unterhalb der Tuberositas tibiae. Stets muß auch die Fibula mitosteotomiert werden. Bei Kleinkindern osteotomieren wir ohne Keilentnahme; wir stellen den Knochen in die gewünschte, begradigte Stellung und fixieren mit 2 gekreuzten Kirschner-Drähten). Anschließend wird der Oberschenkel in Gips für 4 Wochen fixiert. Nach 2 Wochen stellen wir die Kinder auf dem Stehbrett auf, um einer Osteoporose entgegenzuwirken. Nach 4 Wochen werden der Gips und die transkutan eingesetzten Kirschner-Drähte wieder entfernt. Bei älteren Kindern kann der Fixateur externe verwendet werden [12] (Abb. 4.13, S. 553).

4.6.2.2
Mineralstoffwechsel: Renale Osteodystrophie

Die renale Osteodystophie kommt bei chronischer Niereninsuffizienz im Wachstumsalter vor, ist aber sehr selten. Die häufigsten Gründe für das Nierenversagen bei Kindern sind chronische Pyelonephritis bei polyzystischer Niere, kongenitale Nierenhypoplasie oder Nierenaplasie, chronische Glomerulonephritis oder Zystinspeicherung im Endstadium einer Vitamin-D-resistenten Rachitis. Bei der Entstehung der Krankheit spielen verschiedene Faktoren eine Rolle. Bei Niereninsuffizienz entwickelt sich ein sekundärer Hyperparathyreoidismus mit hohen Konzentrationen des Parathormons im Serum. Die Ursache der vermehrten Ausschüttung des Parathormones ist wahrscheinlich die Hypokalziämie, evtl. spielt aber auch die Azidose eine Rolle. **Klinisch** zeigen die Patienten ein Bild der Niereninsuffizienz mit Polyurie, Albuminurie, Stickstoffretention und metabolischer Azidose. Die Kinder sind klein-, manchmal sogar zwergwüchsig. Die Knochen der unteren Extremität sind stärker betroffen als die der oberen und sind oft schmerzhaft. Verbiegungen sind sowohl im Valgus- wie auch im Varussinne häufig [20]. Die Diagnose sollte stets mittels einer Beckenkammbiopsie gestellt werden [22]. Im **Röntgenbild** findet man eine generalisierte Osteoporose mit Verdünnung der Corticales und der Knochentrabekel. Die Epiphysenfugen sind verbreitert. Es kommen auch gehäuft Epiphysenlösungen vor. Die Skelettreife ist verzögert. Wichtigste **Differentialdiagnose** ist die *Vitamin-D-resistente Rachitis*. **Behandlung der Grundkrankheit:** Die Prognose der Patienten mit renaler Osteodystrophie wurde durch die Einführung der Dialyse und der Nierentransplantation wesentlich verbessert. Die konservative Behandlung besteht meist in der Zuführung von Vitamin D in sehr hohen Dosen (bis zu 200 000 I.E.). **Orthopädische Behandlung:** Ähnlich wie bei der Rachitis sind *Schienenbehandlungen* und *Gipsfixationen* zu *vermeiden*. Andererseits ist es wichtig, die Kinder solange wie möglich gehfähig zu erhalten. Deformitäten sollen *operativ korrigiert* werden, sobald sie ein gewisses Ausmaß überschreiten. Die erhöhten perioperativen Gefahren sind zu beachten (Anämie, Hypertonie, Blutungsneigung, Entgleisungen des Elektrolythaushaltes). Bei Epiphysenlösungen ist die Spickung indiziert.

4.6.2.3
Mineralstoffwechsel: Krankheiten der Nebenschilddrüse

Primärer Hyperparathyreoidismus

Hier besteht eine primäre diffuse Hyperplasie oder Neoplasie der Nebenschilddrüse. Bei Kindern ist sie extrem selten. Durch die vermehrte Sekretion von Parathormon kommt es zum erhöhten Serum-Kalzium-Spiegel bei gleichzeitig erniedrigtem Serum-Phosphor-Spiegel und erhöhter alkalischer Phosphatase. Durch die Wirkung des Parathormons wird eine erhöhte Aktivität der Osteoklasten hervorgerufen. Auf diese Weise entstehen Löcher im Knochen (sog. *Pseudotumoren*). Diese Löcher werden mit fibrösem Gewebe gefüllt (die Krankheit wird deshalb auch Osteitis fibrosa genannt [17] (Abb. 4.57). Klinisch werden gastrointestinale Symptome wie Obstipation und Bauchbeschwerden beobachtet. Es kann auch zur Veränderung des geistigen Zustandes mit Lethargie kommen. Im Röntgenbild findet man neben einer generalisierten Osteoporose fleckförmige Resorptionszonen. Histo-

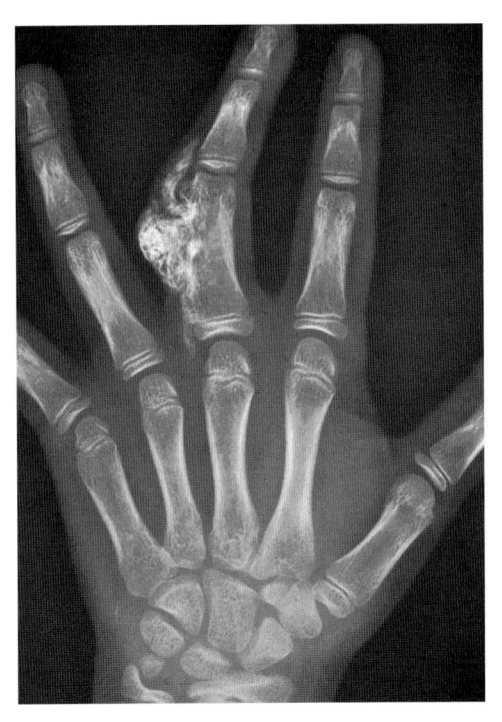

Abb. 4.57. Weichteilverkalkung bei *Pseudohyperparathyreoidismus* im Bereich der Grundphalanx des Mittelfingers

logisch sind diese Zonen mit fibrösem Bindegewebe gefüllt, angereichert durch Riesenzellen, Entzündungszellen, Makrophagen und Hämosiderin. Diese sog. „braunen Tumoren" sind sehr charakteristisch für den Hyperparathyreoidismus. Die Therapie konzentriert sich v. a. auf die Behandlung der Grundkrankheit, d. h. die Behebung der Hyperplasie oder Neoplasie der Nebenschilddrüse. Differentialdiagnostisch ist es wichtig, daß die Pseudotumoren nicht mit echten Tumoren verwechselt werden.

Idiopathischer Hypoparathyreoidismus

Diese Krankheit wird durch eine *Unterfunktion der Nebenschilddrüse* hervorgerufen. Gelegentlich kommt die Krankheit familiär vor als x-chromosomal-rezessiv vererbbare Krankheit. Die wichtigsten Symptome sind Tetanie, Laryngismus, Mattigkeit, mentale Retardation, trockene Haut, brüchige Nägel, frühzeitiger Zahnverlust und Katarakte. Im Labor findet man einen erniedrigten Serum-Kalzium-Gehalt sowie eine Erhöhung des Serum-Phosphor-Spiegels. Radiologisch ist das Skelett meist normal, es finden sich jedoch gehäuft Weichteilverkalkungen. Wichtigste Differentialdiagnose ist der (häufigere) Pseudohypoparathyreoidismus. Die Behandlung erfolgt durch Gabe von Vitamin D und Parathormon, bei Tetanien werden Kalziuminfusionen appliziert.

Pseudohypoparathyreoidismus

Diese Krankheit ähnelt klinisch und radiologisch dem Hypoparathyreoidismus. Sie betrifft jedoch nicht primär die Nebenschilddrüse, sondern die Endorgane sprechen nicht genug auf das Parathormon an. Die Ursache ist entweder eine abnorme tubuläre Absorption von Phosphat oder eine übermäßige Produktion von Thyrokalzitonin. Die Krankheit ist vererblich, wobei es *3 Formen* gibt: Eine x-chromosomal-dominant vererbliche (weiblich : männlich = 2 : 1), eine autosomal-dominant vererbliche und eine autosomal-rezessiv vererbliche Form. Die Krankheit ist gelegentlich mit Hypothyreose, Turner-Syndrom und Diabetes assoziiert. Typische Skelettanomalien: Minderwuchs, kurze und plumpe Hände mit Brachymetakarpie und Zapfenepiphysen. Gelegentlich werden auch Weichteilverkalkungen beobachtet. Die Behandlung besteht in der Gabe von hohen Dosen von Parathormon.

4.6.2.4
Kohlehydratstoffwechsel: Mukopolysaccharidosen

Definition

Bei den Mukopolysaccharidosen handelt es sich um eine Gruppe von Krankheiten, bei denen eine Störung der Lysosomen vorliegt. Lysosomen sind Enzyme im Mukopolysaccharidstoffwechsel. Durch ihr Versagen kommt es zur Speicherung von Mukopolysaccharidkomponenten. Je nach Enzymdefekt unterscheidet man 6 Typen.
Synomyme: Dysostosis multiplex

Klassifikation, Vorkommen, Ätiologie

Tabelle 4.12 zeigt die *Einteilung* der Mukopolysaccharidosen (6 Typen) aufgrund des Enzymdefektes mit den wesentlichsten Charakteristika: In einer Studie aus Großbritannien über insgesamt 30 Jahre wurde die Prävalenz der Mukopolysaccharidosen mit 1,7/1 000 000 Einwohnern errechnet [27]. Bei den Mukopolysaccharidosen handelt es sich um lysosomale Defekte. Wie aus Tabelle 4.12 ersichtlich, ist bei jedem Typ ein anderes Enzym betroffen.

Historisches

Die Mukopolysaccharidose *Typ I* wurde erstmals von Gertrude Hurler im Jahre 1919 beschrieben [10]. Der Begriff „Gargoylismus" wurde von Ellis, Sheldon und Capon geprägt [4]. Der *Typ II* wurde von Hunter 1917 publziert [9]. Der *Typ III* (Sanfilippo-Syndrom) wurde 1961 durch Harris erstmals erwähnt und 1963 duch Sanfilippo beschrieben [8, 23]. Der *Typ IV*

Tabelle 4.12. Klassifikation der Mukopolysaccharidosen (MPS)

Typ	Enzymdefekt	Ausgeschiedener Stoff	Vererbung	Gesicht	Größe	Skelettveränderungen	Geistige Entwicklungsstörung	Prognose
MPS I (Pfaundler-Hurler)	α-L-Iduronidase	Dermatansulfat++ Heparansulfat+	Autosomal-rezessiv	Gargoylismus	Mäßiger Kleinwuchs	Thorakolumbale Kyphose	Schwer	Tod meist im Alter von ca. 10 Jahren wegen kardiopulmonaler Probleme
MPS II (Hunter-Syndrom)	Sulfoid-Uronat-Sulfatase	Heparansulfat++ Dermatansulfat+	x-chromosomal-rezessiv (alle Patienten männlich)	Gargoylismus, weniger ausgeprägt als Typ I	Mäßiger Kleinwuchs	Wenig ausgeprägt	Mäßig	Überleben bis in 3. Lebensdekade
MPS III (San-Filippo-Syndrom)	N-Heparan-Sulfatase oder α-Azetyl-Glukosaminidase	Heparansulfat++	Autosomal-rezessiv	Wenig verändert	Normal	Verbreiterung der medialen Enden der Claviculae	Schwer	Überleben bis in 3. oder 4. Lebensdekade
MPS IV (Morquio-Syndrom)	N-Ac-Gal-6-Sulfat-Sulfatase	Keratinsulfat++	Autosomal-rezessiv	Derb, breiter Mund, prominente Maxilla	Ausgeprägter Zwergwuchs	Platyspondylie, Kyphose, unregelmäßige Femurkopfepiphysen	Keine	Fast normale Lebenserwartung
MPS I-S (Scheie-Syndrom)	α-L-Iduronidase	Dermatansulfat++ Heparansulfat+	Autosomal-rezessiv	Gargoylismus	Normal	verkleinerte Epiphysen an den Händen	Keine	Fast normale Lebenserwartung
MPS VI (Maroteaux-Lamy-Syndrom)	N-Ac-Gal-4-Sulfatase	Dermatansulfat++	Autosomal-rezessiv	Derb	Ausgeprägter Zwergwuchs	Thorakolumbale Kyphose	Keine	Verkürzte Lebenserwartung

wurde unabhängig voneinander von Morquio [19] und Brailsford [3] im Jahre 1929 beschrieben. Der *Typ V* wurde durch den Ophthalmologen Scheie 1962 erwähnt [24]. Der *Typ VI* fand 1963 durch Maroteaux erstmals Erwähnung [18]. Der Begriff „*Gargoylismus*" bezieht sich auf die Gargoylen, jenen fratzenhaften Gestalten an gotischen Kathedralen, die das Regenwasser ausspeien.

Klinik, Diagnostik

Die nicht direkt enzymatisch umgewandelten Mukopolysaccharide Heparansulfat, Dermatansulfat und Keratansulfat werden gespeichert und in übermäßigen Quantitäten im Urin ausgeschieden. Dies kann mit *biochemischen Analysen* festgestellt werden. Die meisten Mukopolysaccharidosen beeinflussen die *Körpergröße*. Die *Skelettveränderungen* betreffen den Schädel, der vergrößert ist, sowie die Sella turcica, die ausgeweitet ist. Die Claviculae sind breit, v. a. gegen das Sternoklavikulargelenk zu, auch die Rippen sind vorne breiter als hinten. Häufig finden sich auch Skoliosen. Die Wirbelkörper sind abgeflacht und ovalär geformt mit sehr unregelmäßigen Enden. Bei der Morquio-Krankheit stehen die Wirbelkörper zentral zungenförmig heraus, der Apophysenring ist ausgespart. Sehr charakteristisch ist die thorakolumbale Kyphose mit Wirbelgleiten in diesem Bereich (siehe Abb. 3.99, S. 138) [21]. Das Os ilium ist verbreitert, und es bestehen häufig Coxa valga. Bei der Mukopolysaccharidose IV (Morquio) ist zudem die Femurkopfepiphyse häufig sehr unregelmäßig, sie erinnert an einen M. Perthes (und wird mit diesem auch häufig verwechselt) (siehe Abb. 3.205, S. 237). Differentialdiagnostisch muß man auch an eine multiple epiphysäre Dysplasie denken. Die langen Röhrenknochen sind verkürzt, die Scapulae sind ebenfalls kurz. Die Metacarpalia laufen gegen ihre distalen Enden spitz zu, ihre Epiphysen sind verschmälert. Die einzelnen Typen von Mukopolysaccharidosen können nicht allein anhand von Skelettdysplasien unterschieden werden, sondern auch aufgrund von biochemischen Analysen und den übrigen klinischen Befunde. Die Diagnose kann meist in den ersten Lebensmonaten gestellt werden. Es besteht in der Regel ein Hypertelorismus, die Kornea ist getrübt, und auch eine Schwerhörigkeit ist zu beobachten. Die Nase ist breit, und die Kinder haben häufig eine chronische Rhinitis und müssen durch den Mund atmen. Bei den meisten Formen ist der Nacken verkürzt, und es besteht auch eine mehr oder weniger starke psychomotorische Entwicklungsstörung. Herz und Lungen sind häufig ebenfalls beeinträchtigt und limitieren die Lebenserwartung.

Therapie

Behandlung der Grundkrankheit: Eine spezifische Therapie ist bisher nicht bekannt, das fehlende Enzym kann noch nicht substituiert werden. Es ist allerdings denkbar, daß in den nächsten Jahren mit Hilfe der Gentechnologie hier Fortschritte erzielt werden. Es wurden auch Behandlungen mit Knochenmarktransplantationen versucht [5]. Besonders die kardiopulmonalen Probleme müssen beachtet werden, die entsprechend therapiert werden müssen.
Orthopädische Behandlung: Von Bedeutung ist die *atlantoaxiale Instabilität*. Gelegentlich kommt es auch zur Einengung des Rückenmarks im oberen HWS-Bereich. Dies zwingt zur Behandlung. Meist muß in diesen Fällen eine okzipitozervikale Spondylodese durchgeführt werden. Die atlantoaxiale Instabilität muß auch stets beachtet werden, wenn eine Narkose eingeleitet wird. Das zweite, gelegentlich behandlungsbedürftige Problem ist die *thorakolumbale Kyphose*. Meist kommt es in diesem Bereich auch zu einem Wirbelgleiten. Eine dorsale Zuggurtung verhindert das Weitergleiten und die zunehmende Kyphosierung. Bei sehr ausgeprägter *Coxa vara* muß gelegentlich eine Valgisationsosteotomie durchgeführt werden, auch ein massives Genu valgum muß allenfalls korrigiert werden, und es kommt vor, daß die Valgusfehlstellung des Rückfußes so stark ist, daß eine subtalare oder gar eine Triplearthrodese notwendig wird.

4.6.2.5
Fettstoffwechsel: M. Gaucher

Bei dieser Krankheit handelt es sich um eine autosomal-rezessiv vererbliche Krankheit. Ein Enzymdefekt führt zur abnormen Speicherung von Glukozerebrosiden [2]. Die Krankheit wurde von Gaucher im Jahre 1882 beschrieben [6]. Ein ähnlicher Enzymdefekt wurde auch bei der Niemann-Pick-Krankheit nachgewiesen. Es handelt sich um eine seltene Krankheit, die gehäuft in der jüdischen Bevölkerung in Israel sowie bei den Ashkenazy-Juden in Osteuropa auftritt. Der M. Gaucher kommt in *3 Verlaufsformen* vor:

- I. *Akute, infantile neuropathische Form*, verläuft innerhalb der ersten Lebensmonate tödlich.
- II. *Chronische, nicht neuropathische Form*, manifestiert sich oft erst während der Adoleszenz, Symptomatik sehr variabel.
- III. *Subakute, neuropathische* oder *juvenile Form*. Diese ist ähnlich wie die chronische Form, hat aber zusätzlich neurologische Symptome; sie beginnt während der Kindheit.

Klinisch äußert sich die Krankheit im Laufe der Kindheit (Typ III) oder während der Adoleszenz (Typ II) mit Splenomegalie, Hautpigmentationen und vergrößerten Lymphknoten. Beim Typ III bestehen zudem ein Muskelhypertonus mit Ganganomalien, Strabismus und ein psychomotorischer Entwicklungsrückstand. Bald treten auch Anämie, Blutungsneigung und wiederholte Infekte auf. Am *Skelett* werden folgende Veränderungen beobachtet: Infiltration des Knochenmarks, Knochennekrosen, „Knochenkrisen" [13], pathologische Frakturen, Osteolysen [25] und Osteomyelitiden [1]. Alle diese Veränderungen sind auf Ablagerungen von Gaucher-Zellen im Knochenmark zurückzuführen. Metaphyse und Diaphyse des betroffenen Knochens verbreitern sich, die Kortikalis wird ausgedünnt (Abb. 4.58). Häufig bleiben diese Veränderungen

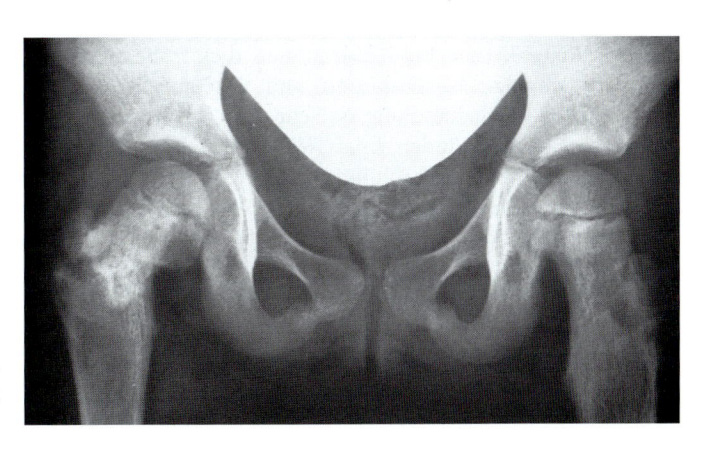

Abb. 4.58. Röntgenbild des Beckens a.-p. bei 7jährigem Mädchen mit *M.* Gaucher und Fraktur im intertrochantären Bereich des rechten Femurs

während längerer Zeit asymptomatisch. Durch die Speicherung der Gaucher-Zellen kann es schließlich zur Störung der Blutversorgung und damit zur *Nekrose* kommen. Dies ist besonders am Femurkopf typisch und kann dann mit dem M. Perthes verwechselt werden. Nekrosen kommen aber auch am Humeruskopf oder in beliebigen Metaphysen und Diaphysen vor. Ein besonders charakteristisches Ereignis beim M. Gaucher ist die „Knochenkrise" [13], die durch starke Schmerzen in der Extremität mit lokaler Druckdolenz, Überwärmung, Rötung und gelegentlich auch Fieber gekennzeichnet ist. Während der Knochenkrise kann im Technetiumszintigramm eine erhöhte Anreicherung nachgewiesen werden [13]. Die Krise verschwindet nach einigen Tagen wieder, die Schmerzen vergehen spontan. Man nimmt an, daß es sich bei den Krisen um eine passagere Störung der Blutzirkulation durch die Infiltration mit Gaucher-Zellen handelt. Beim M. Gaucher treten auch häufig *pathologische Frakturen* auf, die häufig verspätet diagnostiziert werden. Wegen der zugrundeliegenden Knochennekrose haben sie auch eine schlechte Heilungstendenz. Ein manchmal schwierig zu diagnostizierendes Problem ist die *Osteomyelitis*, die ebenfalls auf dem Boden der lokalen Nekrose entstehen kann [1]. Nicht selten wird die Osteomyelitis auch als Knochenkrise verkannt. Dauert die Krise länger als einige Tage, sollte deshalb an diese Diagnose gedacht werden. Das Galliumszintigramm ist hilfreich bei der Diagnosestellung eines bakteriellen Infektes.

Behandlung der Grundkrankheit: Bei der Therapie des M. Gaucher ist es vor wenigen Jahren zu einem wichtigen Durchbruch gekommen. konnte Das defekte Enzym wird nun mittels Gentechnologie hergestellt, und das fehlende Enzym kann heute mit Zeredase substituiert werden [16]. Die kommenden Jahre werden zeigen, ob die häufigen und oft schwierig zu behandelnden orthopädischen Probleme auf diese Weise verschwinden werden.

Orthopädische Behandlung: Diese richtet sich nach der Art der Komplikation, bei Kindern sind dies insbesondere pathologische Frakturen und Osteomyelitiden. Die Frakturbehandlung ist sehr schwierig, da die Brüche auf dem Boden einer Nekrose entstehen. Es sind häufig lange Immobilisationszeiten notwendig. Die Osteomyelitis wird mit lokaler Ausräumung und Antibiotikagabe behandelt [1]. Gelegentlich sind auch Eingriffe an der Wirbelsäule erforderlich, insbesondere wenn es zum Kollaps der Wirbelkörper und zur zunehmenden Kyphosierung im thorakolumbalen Übergangsbereich kommt [14]. Aufgrund der häufig auftretenden Hüftkopfnekrosen wird eine frühzeitige Koxarthrose verursacht, die das Einsetzen von Totalprothesen notwendig macht [7]. Solche Prothesen können über Jahrzehnte stabil bleiben, auch wenn die Speicherung von Gaucher-Zellen fortschreitet [7].

4.6.2.6
Hormonelle Störungen: Hypothyreose

Die Hypothyreose kommt angeboren oder erworben als Folge eines Kropfes vor. Früher war die Hypothyreose in einzelnen Regionen durch chronischen Jodmangel häufig, heute wird dort das Wasser oder das Salz jodiert, so daß sie sehr selten geworden ist. Die Krankheit ist bei Mädchen 3mal häufiger als bei Jungen. **Klinisch** sind schwere Formen der Hypothyreose durch Zwergwuchs und eine schwere Intelligenzstörung charakterisiert, die als „Kretinismus" bezeichnet wird. Beim Säugling kann die kongenitale Hypothyreose bei Übergewicht, Verlängerung des physiologischen Ikterus, Somnolenz, Schlaffheit, Appetitmangel und chronischer Verstopfung vermutet werden. Andere Zeichen sind die trockene Haut, die vergrößerte Zunge, das ausdruckslose Gesicht und das vorgewölbte Abdomen. Die Kinder sitzen und stehen auch sehr spät. Die *Skelettreifung* ist massiv verzögert, insbesondere erscheinen die Epiphysenkerne verspätet („epiphyseale Dysgenesie"). Die Epiphysenfuge ist häufig unregelmäßig und erweitert. Im Vergleich zur Körperlänge haben die Kinder einen relativ großen Kopf auf. Der Verschluß der Fontanellen und der Schädelnähte ist verzögert. Auch im Bereich der Wirbelsäule finden sich typische Veränderungen: Meist ist der zweite lumbale Wirbelkörper keilförmig deformiert (evtl. auch die benachbarten). Es kann sich auch eine lumbale Kyphose mit Wirbelgleiten entwickeln. Die *erworbenen Formen* der Hypothyreose sind meist weniger offensichtlich. Die Symptome variieren je nach dem Alter des Auftretens. Wichtigstes Symptom der erworbenen Hypothyreose ist die verzögerte Knochenreifung. Die Epiphysenfugen sind geschwächt, weshalb es gehäuft zur Epiphysenlösung kommt [26]. Wegen der verzögerten Knochenheilung kann diese noch in einem Alter auftreten, in dem normalerweise das Wachstum bereits abgeschlossen ist. Bei Auftreten einer Epiphysenlösung im Alter von mehr als 13 Jahren bei Mädchen und 15 Jahren bei Jungen denke man deshalb stets an die Möglichkeit einer Hypothyreose. Die **Therapie** der Hypothyreose besteht in einer *Substitution* mit Schilddrüsenhormon. Wichtig ist auch die adäquate Zuführung von Jod. Wird die Diagnose rechtzeitig gestellt, so können die typischen Komplikationen vermieden werden. Die wesentlichste **orthopädische Komplikation** ist die *Epiphysiolysis capitis femoris* (s. Kap. 3.2.6,

Abb. 3.187), die in üblicher Weise behandelt wird. Nicht selten ist es der Orthopäde, der eine sekundäre Hypothyreose erstmals vermutet, da die Epiphysenlösung auf dem Boden einer starken Reifungsverzögerung entstanden ist.

4.6.2.7
Juvenile Osteoporose

Bei der juvenilen Osteoporose besteht ein Mißverhältnis zwischen Knochenaufbau und Resorption [22]. Die Gesamtknochenmasse nimmt durch die vermehrte Resorption mittels Osteoklasten ab, es finden sich jedoch keine qualitativen Abnormitäten [22]. Die Laboruntersuchungen zeigen außer einer negativen Kalziumbilanz keine wesentlichen Auffälligkeiten. Es handelt sich um eine extrem seltene Krankheit [11]. **Klinisch** tritt die juvenile Osteoporose als vorübergehende, sich selbst begrenzende Krankheit während der Pubertät auf. Stets ist die Wirbelsäule mitbetroffen [11]. Die Symptome bestehen v.a. in dumpfen Rückenschmerzen, evtl. auch Beschwerden in den Extremitäten, v.a. in den Füßen. Dies kann sich auch auf den Gang auswirken. Es kann zudem auch eine Muskelschwäche vorhanden sein. Die wesentlichsten **Komplikationen** sind die Spontanfrakturen der Wirbelsäule, die schließlich in einer fixierten Hyperkyphose resultieren können [11]. Wesentliche Komplikationen sind auch Frakturen an den Extremitäten. Das Röntgenbild zeigt eine normale Trabekelstruktur, die jedoch in ihrem Ausmaß vermindert ist. Die Corticales sind sehr dünn (Abb. 4.59). Die Wirbelkörper können auch Eindellungen im Sinn von „Fischwirbeln" aufweisen. An den Extremitäten ist die Osteoporose meist in den Metaphysen am eindrücklichsten. In bezug auf die **Differentialdiagnosen** ist v.a. der Ausschluß einer *sekundären Osteoporose* wichtig, die bei folgenden Krankheiten vorkommt: Hyperthyreose, Hyperparathyreose, Hypogonadismus, Cushing-Syndrom, Homozystinurie, Vitamin-C-Mangel, Rachitis, Lowe-Syndrom, Urämie, Turner-Syndrom, Leukämie, Lymphom und Osteogenesis imperfecta. Zudem führt die Behandlung mit *Kortikosteroiden*, die etwa bei der juvenilen rheumatischen Polyarthritis oder bei der Langerhans-Zellhistiozytose angewendet wird, zur massiven Osteoporose. Eine spezifische **Behandlung** existiert nicht. Medikamentöse Therapien haben keine Wirkung. Wichtig ist die Erhaltung der Mobilität und viel Belastung und Bewegung. Bei Ausbildung einer massiven Kyphose ist manchmal eine Korsettbehandlung notwendig [11]. Bei Frakturen der Extremitäten gilt es, die Inaktivitätsosteoporose zu vermeiden. Nach Möglichkeit sollten diese Frakturen nicht mit Gipsfixation behandelt werden. Auch Plattenosteosynthesen sind äußerst ungünstig. Geeignet sind hingegen intramedulläre Kraftträger, soweit sie mit den offenen Epiphysenfugen angewendet werden können (z.B. Prévot-Nägel). Auch der Fixateur externe, der früh dynamisiert wird und eine frühe Vollbelastung erlaubt, ist ein brauchbares Behandlungsmittel.

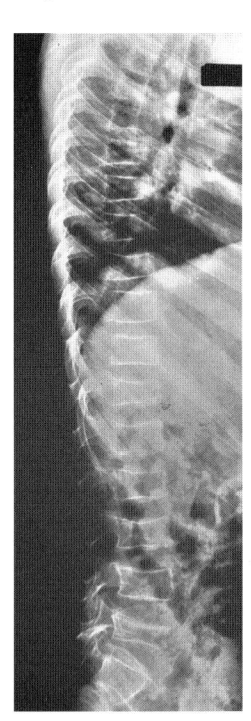

Abb. 4.59. Seitliches Röntgenbild der Wirbelsäule bei 5jährigem Jungen mit *idiopathischer juveniler Osteoporose*. Man beachte die multiplen Kompressionsfrakturen mit Höhenverminderung der Wirbelkörper

Adressen von Behindertenorganisationen s. Anhang.

Literatur

1. Bell RS, Mankin HJ, Doppelt SH (1986) Osteomyelitis in Gaucher disease. J Bone Joint Surg (Am) 68: 1380–8
2. Brady RO (1966) The sphingolipidoses. N Engl J Med 275: 312–8
3. Brailsford JF (1929) Chondro-osteodystrophy. Roentgenographic and clinical features of a child with dislocation of vertebrae. Am J Surg 7: 404
4. Ellis RWB, Sheldon W, Capon NB (1936) Gargoylism (chondro-osteo-dystrophy, corneal opacities, hepatosplenomegaly and mental deficiency). Q J Med 5: 119–25
5. Field RE, Buchanan JA, Copplemans MG, Aichroth PM (1994) Bone-marrow transplantation in Hurler's syndrome. Effect on skeletal development. J Bone Joint Surg (Br) 76: 975–81
6. Gaucher PCE (1882) De l'épithelioma primitif de la rate, hypertrophie idiopathic de la rate sans leucémie. Thèse, Paris
7. Goldblatt J, Sacks S, Dall D, Beighton P (1988) Total hip arthroplasty in Gaucher's disease. Long-term prognosis. Clin Orthop 228: 94–8

8. Harris RC (1961) Mucopolysaccharide disorders. A possible new genotype of Hurler's syndrome. Am J Dis Child 102: 741
9. Hunter C (1917) A rare disease in two brothers. Proc R Soc Med 10: 104
10. Hurler G (1919) Über einen Typ multipler Abartungen vorwiegend am Skelettsystem. Z Kinderheilkd 24: 220–8
11. Jones ET, Hensinger RN (1981) Spinal deformity in idiopathic juvenile osteoporosis. Spine 6: 1–4
12. Kanel JS, Price CT (1995) Unilateral external fixation for corrective osteotomies in patients with hypophosphatemic rickets. J Pediatr Orthop 15: 232–5
13. Katz K, Mechlis-Frish S, Cohen IJ, Horev G, Zaizov R, Lubin E (1991) Bone scans in the diagnosis of bone crisis in patients who have Gaucher disease. J Bone Joint Surg (Am) 73: 513–7
14. Katz K, Sabato S, Horev G, Cohen IJ, Yosipovitch Z (1993) Spinal involvement in children and adolescents with Gaucher disease. Spine 18: 332–5
15. Koo WW, Sherman R, Succop P et al. (1989) Fractures and rickets in very low birth weight infants: conservative management and outcome. J Pediatr Orthop 9: 326–30
16. Mankin HJ (1993) Gaucher's disease: a novel treatment and an important breakthrough. J Bone Joint Surg (Br) 75: 2–3
17. Mankin HJ (1994) Metabolic bone disease. Instructional course lecture. J Bone Joint Surg (Am) 76: 760–88
18. Maroteaux P, Leveque B, Marie J, Lamy M (1963) Une nouvelle dysostose avec élimination urinaire de chondroitinesulfate B. Presse Méd 71: 1849
19. Morquio L (1929) Sur une forme de dystrophie osseuse familiale. Arch Med Enf Paris 32: 129
20. Oppenheim WL, Shayestehfar S, Salusky IB (1992) Tibial physeal changes in renal osteodystrophy: lateral Blount's dsease. J Pediatr Orthop 12: 774–9
21. Ransford AO, Crockard HA, Stevens JM, Modaghegh S (1996) Occipito-atlanto-axial fusion in Morquio-Brailsford syndrome. J Bone Joint Surg (Br) 78: 307–13
22. Remagen W (1988) Sechs generalisierte Osteopathien. Orthopaede 17: 392–396
23. Sanfilippo SJ, Podosin R, Langer LO Jr, Good RA (1963) Mental retaradation associated with acid mucopolysacchariduria (heparin sulfate type). J Pediatr 63: 837
24. Scheie HG, Hambrick GW Jr, Barness LA (1962) A newly recognized form fruste of Hurler's diasease (gargoylism). Am J Ophthalmol 53: 753
25. Springfield DS, Landried M, Mankin HJ (1989) Gaucher hemorrhagic cyst of bone. A case report. J Bone Joint Surg (Am) 71: 141–4
26. Wells D, King JD, Roe TF, Kaufman FR (1993) Review of slipped capital femoral epiphysis associated with endocrine disease. J Pediatr Orthop 13: 610–4
27. Wynne-Davies R, Gormley J (1985) The prevalence of skeletal dysplasias. J Bone Joint Surg (Br) 67: 133–137

4.6.3
Bindegewebeerkrankungen

In diesem Kapitel werden angeborene, vererbliche Erkrankungen, bei denen das Grundproblem in einer strukturellen Veränderung des Bindegewebes liegt, besprochen.

4.6.3.1
Marfan-Syndrom

Definition

Autosomal-dominant vererbliche Erkrankung mit Störung des Kollagenaufbaus, charakterisiert durch übermäßige Länge der Extremitäten im Vergleich zum Rumpf und gehäuftem Auftreten von Bandlaxität, Ectopia lentis, Aortendilatation, Skoliosen, Protrusio acetabuli und Fußdeformitäten.

Synonyme: Arachnodaktylie („Spinnenfingrigkeit"), Dolichostenomelie („Langgliedrigkeit")
Englisch: Marfan's syndrome, arachnodactyly

Historisches

Die Krankheit wurde von Marfan 1896 beschrieben. Allerdings handelte es sich dabei um die seltene kontrakturale Form. Aufgrund von Photographien nimmt man heute an, daß der amerikanische Präsident Abraham Lincoln an einem Marfan-Syndrom litt.

Vorkommen, Ätiologie, Pathogenese

Unter den orthopädisch relevanten vererblichen Krankheiten gehört das Marfan-Syndrom zu den relativ häufigen Heredopathien, die Prävalenz wurde in Großbritannien mit 11,2/1 000 000 Einwohner berechnet [37]. Von der kontrakturalen Form sind nur Einzelfälle beschrieben [19]. Die Krankheit ist autosomal-dominant vererblich. Das Grundproblem besteht in einem strukturellen Defizit des Kollagens. Die Krankheit betrifft also vorwiegend das Bindegewebe. Auch alle anderen Gewebearten, die aus Kollagen aufgebaut sind, weisen Veränderungen auf. So wird u.a. festgestellt, daß der Proteoglykangehalt des Knorpelgewebes beim Marfan-Syndrom gegenüber dem normalen vermindert ist (im Gegensatz zu den Osteochondrodysplasien und Mukopolysaccharidosen, bei denen er erhöht ist) [27].

Einteilung

Das klassische Marfan-Syndrom tritt in unterschiedlichen Ausprägungsformen auf. Ein *klassisches Marfan-Syndrom* liegt vor, wenn 2 oder mehr Hauptsymptome vorhanden sind [25]. Daneben gibt es eine *„forme fruste"*, bei der sich nur Nebensymptome finden oder maximal ein Hauptsymptom vorhanden ist [16]. Außerdem gibt es eine *kontrakturale Form* [12]. Bei dieser fehlen die Ectopia lentis und die Herzveränderungen, hingegen finden sich Kontrakturen der meisten Gelenke, am ausgeprägtesten am Kniegelenk.

Klinik, Diagnostik

Von einem Marfan-Phänotyp spricht man, wenn gleichzeitig eine Spinnenfingrigkeit, eine abnorm große Armspannweite, eine erhöhte Bandlaxität und Großwuchs vorliegen. Dieser Habitus ist typisch, aber nicht beweisend für die Krankheit. Die sichere Diagnose des Marfan-Syndroms kann nur gestellt werden, wenn mindestens 2 der folgenden *Hauptsymptome* vorhanden sind:

- Ectopia lentis
- Herzveränderungen
- Skoliose

Habitus: Patienten mit Marfan-Syndrom sind ungewöhnlich groß, wobei v. a. die außergewöhnliche Länge der Extremitäten auffällt, während der Rumpf normal hoch bis eher kurz ist. Ausgewachsene Patienten sind meist größer als 180 cm. Das Verhältnis Rumpflänge (Körpergröße minus Beinlänge) zur Beinlänge (Höhe der Symphyse) ist deutlich < 1. Die Armspannweite ist größer als die Körperhöhe, und bei Anlegen der Arme an die Beine befinden sich die Fingerspitzen unterhalb der Mitte des Oberschenkels (meist schon in Knienähe). Die Finger sind abnorm schmal und lang, die ganzen Extremitäten sind langgezogen und wirken zart. Alle Gelenke weisen eine übermäßige Beweglichkeit auf. Der Daumen läßt sich an den Vorderarm anschlagen, es besteht eine Überstreckbarkeit der Ellbogengelenke wie auch der Kniegelenke mit Genu recurvatum. Auch die Finger lassen sich um mehr als 90° überstrecken. Das Gesicht ist lang und schmal mit Prognathie und vorgewölbter Stirne (Dolichozephalie). **Hauptsymptome:** *Augen:* Das typische Augensymptom des Marfan-Syndroms ist die „Schlotterlinse", die Ectopia lentis aufgrund der Bandlaxität. Diese führt oft zu einer extremen Myopie. Daneben kommen Strabismus, Katarakt und Netzhautablösung vor. *Herz/Kreislauf:* Typisch sind die Aortendilatation, Mitralklappeninsuffizienz, Septumdefekte sowie Aortenaneurysmen. Das Aortenaneurysma ist auch die häufigste Todesursache beim Marfan-Syndrom. *Skoliose:* Skoliosen kommen beim Marfan-Syndrom in 55% [29]–89% [16, 32] der Fälle vor. Sie sind häufig S-förmig, meist relativ schnell progredient und rigid; im Unterschied zu idiopathischen Skoliosen sind sie oft nicht lordotisch, sondern eher kyphotisch und vielfach mit Rückenschmerzen verbunden [29]. **Nebensymptome:** Eine *Trichterbrust* findet sich beim Marfan-Syndrom häufig wegen des abnormen Längenwachstums der Rippen. Eine *Spondylolisthesis* ist beim Marfan-Syndrom zwar nicht regelmäßig vorhanden, sie ist jedoch gegenüber der Normalbevölkerung gehäuft [34]. *Fußdeformitäten* findet man häufig in Form von ausgeprägten Knick-Senk-Füßen, Serpentinen- oder Klumpfüßen [16]. Die *Protrusio acetabuli* scheint beim Marfan-Syndrom regelmäßig vorhanden zu sein; sie kann klinisch nicht festgestellt werden, führt aber zu frühzeitiger Koxarthrose. **Röntgenzeichen:** *Metakarpalindex*: Das Verhältnis Länge der Metakarpalia II–V zur Breite der Metakarpalia auf Höhe der distalen Epiphysenfuge ist vergrößert. *Protrusio acetabuli:* Der CE-Winkel nach Wiberg beträgt mehr als 40° [36]. **Differentialdiagnose:** Die Diagnose des Marfan-Syndroms kann nur klinisch gestellt werden, es existiert kein biochemischer Test wie bei der Homozystinurie. Die *Homozystinurie* ist auch die wichtigste Differentialdiagnose, da sie teilweise ähnliche Symptome verursacht (Großwuchs, lange Extremitäten, Bandlaxität, Augensymptome). Auch mit dem *Ehlers-Danlos-Syndrom* kann das Marfan-Syndrom verwechselt werden; beim Marfan-Syndrom treten allerdings keine Hautveränderungen auf.

Prognose, Therapie

Die Intelligenz ist bei Patienten mit Marfan-Syndrom normal. Die Lebenserwartung ist wegen der kardiovaskulären Komplikationen verkürzt. Häufige Todesursache ist die Aortenruptur. Eine Möglichkeit zur *Behandlung der Grundkrankheit* ist bisher nicht bekannt. **Orthopädische Behandlung:** *Skoliose:* Die Korsettbehandlung ist bei Marfan-Skoliosen selten erfolgreich, sollte dennoch bei Skoliosen über 20° durchgeführt werden. Das Korsett kann die Progredienz zwar nicht aufhalten, evtl. aber doch verzögern. Ab 40° ist die operative Korrektur indiziert. Steht der Patient/die Patientin noch vor dem (oder erst am Anfang des) pubertären Wachstumsschub(es), so muß die Korrektur gleichzeitig von ventral und von dorsal erfolgen. Ist der Höhepunkt des pubertären Wachstumsschubs überschritten, so genügt die Aufrichtung von dorsal allein oder (im Falle von rein lumbalen Skoliosen) von ventral. Die Operation erfolgt nach den gleichen Prinzipien wie bei den idiopathischen Skoliosen (s. Kap. 3.1.3 und 3.1.10). Es ist zu beachten, daß zwar lordotische Formen der Skoliose vorkommen, daß aber häufig eher eine kyphotische Komponente vorhanden ist. Mit der Operation sollte nicht allzu lang zugewartet werden, da Skoliosen beim Marfan-Syndrom schnell sehr rigid werden können, so daß die Korrekturmöglichkeiten eingeschränkt sind. *Klumpfüße* werden in üblicher Weise behandelt. Auch für *schwere Knick-Senk-* bzw. *flexible Plattfüße* gelten die gleichen Prinzipien wie bei Patienten ohne Marfan-Syndrom. Aufgrund der massiven Bandlaxität sind bandplastische oder Sehnenoperationen – wie die Navikulareumschlingung – nicht erfolgreich, da es in kurzer Zeit wieder zur Dehnung der gestrafften Strukturen kommt. Sinnvoll kann hingegen eine Dübeloperation sein. Besonders schwierige Probleme können *rezidivierende Patellaluxationen* oder *multidirektionale Schulterinstabilitäten* bereiten, die Behandlungsprinzipien sind aber die gleichen wie bei anderen Patienten (s. Kap. 3.3.5 und 3.5.4). Bei der *kontrakturalen Form der Arachnodaktylie* ist die Physiotherapie zur Dehnung der Kontrakturen äußerst wichtig und auch erfolgreich. *Kniegelenkkontrakturen* können mit dem Ilisarow-Apparat korrigiert werden (s. Kap. 3.3.13).

4.6.3.2 Osteogenesis imperfecta

Definition

Gruppe von autosomal-dominanten oder -rezessiven Krankheiten mit abnormer Brüchigkeit der Knochen, blauen Skleren, Schwerhörigkeit, allgemeiner Bandlaxität und vermehrter Verletzlichkeit der Haut mit unterschiedlich starker Ausprägung.
Synonyme: Fragilitas ossium, Osteopsathyrosis idiopathica, M. Lobstein, M. Vrolik
Englisch: Osteogenesis imperfecta, brittle bone

Historisches

Die Krankheit mit vermehrter Knochenbrüchigkeit ist seit dem Altertum bekannt, allerdings wurde sie nicht von der Rachitis unterschieden. Erste genaue Beschreibungen stammen von Lobstein 1835 [21] und Vrolik 1849 [35].

Einteilung, Vorkommen

Die erste Einteilung stammt von *Looser* aus dem Jahre 1906 [22]. Er unterschied eine Osteogenesis imperfecta *congenita*, bei welcher schon bei der Geburt multiple Frakturen vorhanden sind, und eine *Tarda*-Form, bei der die Frakturen später auftreten. Die erste Form wurde später als *Typ Vrolik* bezeichnet, die zweite als *Typ Lobstein*. *Sillence* [31] stellte eine **Klassifikation** von 4 Typen aufgrund von unterschiedlichen *genetischen Faktoren* vor, später durch einen 5. Typ ergänzt (Tabelle 4.13). In dieser genetischen Klassifikation werden die orthopädischen Probleme nicht genug berücksichtigt. *Hanscom* [14] stellte deshalb 1992 anhand von 64 Fällen eine *radiologische Klassifikation* vor, in der die orthopädisch relevante Problematik besser dargestellt ist (Tabelle 4.14). Die **Prävalenz** der Osteogenesis imperfecta beträgt 16,3/1 000 000 Einwohner [37]. Am häufigsten ist Typ I, etwas seltener Typ II, Typ III und IV sind extrem selten.

Tabelle 4.13. Klassifikation der Osteogenesis imperfecta. (Nach Sillence [31])

Typ	Vererbung	Charakteristika	Häufigkeit
I	Autosomal-dominant	Generalisierte Osteoporose. Abnorme Knochenbrüchigkeit. Blaue Skleren und Taubheit im Erwachsenenalter. Je nachdem, ob Zahnbildung gestört ist, unterscheidet man – **Typ A** (ohne Störung) und – **Typ B** (gestörte Dentinogenese)	1/30 000
II	Autosomal-rezessiv	Extreme Knochenbrüchigkeit. Tod bei Geburt oder im frühen Kindesalter. Schädel verzögert ossifiziert	1/60 000
III	Autosomal-rezessiv	Starke Knochenbrüchigkeit. Schwere Wachstumsstörung, Erwachsenenalter wird aber erreicht. Die Skleren sind bei Geburt blau, im Erwachsenenalter aber normal weiß	Extrem selten
IV	Autosomal-dominant	Osteoporose und Knochenbrüchigkeit unterschiedlich, weniger stark als bei Typ III, Skleren blau bei Geburt und normal in der Adoleszenz. Wenn Dentition normal: **Typ IV A**, wenn Dentition gestört: **Typ IV B**	Unbekannt, selten

Tabelle 4.14. Klassifikation der Osteogenesis imperfecta. (Nach Hanscom [14])

Typ	Verbiegung der Röhrenknochen	Bikonkave Wirbelkörper	Kleeblattförmiges Becken	Zysten	Fehlende Kortikalis der Röhrenknochen	Fehlende Kortikalis der Rippen	Häufigkeit (%)
A	+						31,3
B	+	+					7,8
C	+	+	+				17,2
D	+	+	+	+			15,6
E	+	+	+	+	+		9,4
F	+	+	+	+	+	+	3,1

Ätiologie, Pathogenese

Das Grundproblem bei der Osteogenesis imperfecta ist die gestörte Reifung der Kollagenfasern aus den Retikulinfasern. Es findet sich eine lebhafte Osteoblastenaktivität [28], die Zellen sind jedoch nicht in der Lage, normales Kollagen zu bilden. Für die Reifung des Kollagens spielen die „cross-links" eine wesentliche Rolle, deren Bildung bei der Osteogenesis imperfecta gestört ist [7]. Dadurch kann kein polymerisiertes Kollagen gebildet werden. Der Enzymdefekt scheint bei den verschiedenen Typen etwas unterschiedlich zu sein. Histologisch findet man dünne Knochentrabekel und eine verminderte Grundsubstanz. Im Knochen sind vielfach Faserknochenbezirke mit abnormem Proteoglykangehalt nachweisbar. Die Frakturheilung ist ungestört, wobei es zur Ausbildung von sehr großen Kallusmengen kommt, die durch das verstärkte Auftreten von Knorpelkallus hervorgerufen werden.

Klinik, Diagnostik

Die Klinik variiert sehr stark, je nach Typ der Erkrankung. Den *Typ II*, der Typ E oder F nach Hanscom [14] entspricht, bekommt der Orthopäde selten zu Gesicht, da diese Kinder nicht überlebensfähig sind. Schon beim Geburtsvorgang treten hier multipelste Frakturen auf. Der Schädel ist weich, und die Rippen sind nicht ossifiziert, und der Tod tritt aufgrund von intrakranialen Blutungen und Lungenkollaps ein. Bei den übrigen Typen *(Typ I, III, IV)* sind Skelettdeformitäten in unterschiedlichem Ausmaß vorhanden (Abb. 4.60). Die *Einteilung nach Hanscom* [14] hilft uns, den Schweregrad zu erkennen. Beim *Typ A* haben die Wirbelkörper eine normale Kontur, und die Extremitäten, v. a. die Beine, sind nur wenig verbogen. Beim *Typ B* stellt man schon eine deutliche Verbiegung von Ober- und Unterschenkel mit Verbreiterung der Kortikalis fest. Die Wirbelkörper sind bikonkav, und nicht selten entwickelt sich eine Skoliose und/oder eine Kyphose. Beim *Typ C* ist zusätzlich eine Protrusio acetabuli im Alter von etwa 10 Jahren zu beobachten. Beim *Typ D* sind auf den Röntgenbildern des distalen Femurs und der proximalen Tibia, ab einem Alter von 5 Jahren, zystische Veränderungen festzustellen, und die Epiphysenfugen verschließen sich sehr früh. Sowohl beim *Typ C* wie auch beim *Typ D* sind regelmäßig schwerste Deformitäten der Wirbelsäule vorhanden. Beim *Typ E* sind zusätzlich die Kortikales der langen Röhrenknochen nicht ossifiziert, beim *Typ F* fehlt auch die Kortikalis der Rippen, diese beiden Typen sind nicht überlebensfähig. Die *folgenden nicht ossären Symptome* können beobachtet werden: Die *Skleren* sind blau; dabei ist aber zu beachten, daß sie bei allen Neugeborenen bläulicher sind als bei Kleinkindern. Bei Patienten mit Osteogenesis imperfecta persistieren jedoch die blauen Skleren (außer beim Typ III und IV). Sonstige Symptome: allgemeine Bandlaxität mit Hypermobilität aller Gelenke, atlantoaxiale Subluxation, flexible Plattfüße, habituelle Patellaluxation, Hypotonie der Muskulatur, Brüchigkeit der Kapillaren (positiver Rumpel-Leeds-Test), gastrointestinale Probleme [20], vorgewölbte Stirn, dreieckförmiges Gesicht, Hyperopie, evtl. Netzhautablösung, Dentitionsstörung mit bläulicher Verfärbung der Zähne, Taubheit (in 40 % bei Typ I), häufig auch Otosklerosis, Kleinwuchs. **Differentialdiagnose:** Die Osteogenesis imperfecta kann mit dem *kamptomelen Zwergwuchs* verwechselt werden, bei dem ebenfalls die Röhrenknochen verbogen sind. Bei der *Zystinose* treten ebenfalls vermehrt Frakturen auf, ebenso bei der *Pyknodysostose*. Wichtig ist auch die Abgrenzung zur *Kindesmißhandlung*, bei der oft auch multiple Frakturen gleichzeitig beobachtet werden können. Unterscheidungsmerkmale sind die fehlenden blauen Skleren und die fehlende Störung der Dentinogenese. Auch bei der *juvenilen Osteoporose* besteht eine abnorme Knochenbrüchigkeit, zudem müssen auch die verschiedenen Formen der *Osteomalazie* abgegrenzt werden.

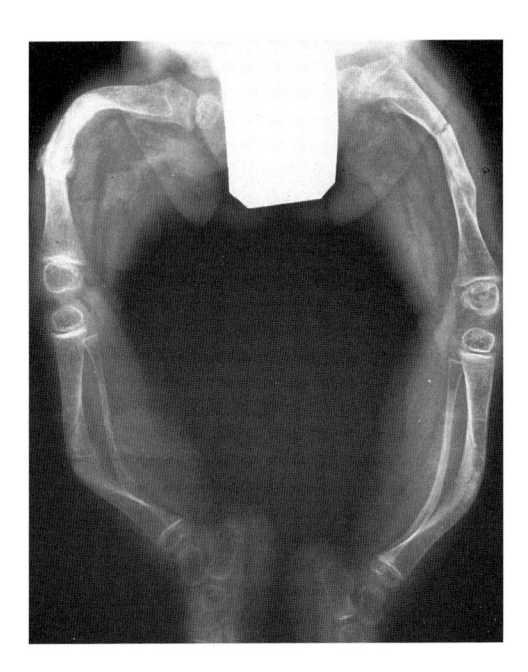

Abb. 4.60. Röntgenbild beider Beine bei einem 3jährigen Jungen mit *Osteogenesis imperfecta* und Verbiegung der langen Röhrenknochen bei Zustand nach multiplen Frakturen

Prognose

Diese wurde bereits bei der Klassifikation angesprochen. Die letale Form (Typ II) wird hier nicht weiter erläutert. Bei den anderen Typen ist die Gehfähigkeit für die Lebensqualität (und wahrscheinlich auch für die Lebensdauer) von entscheidender Bedeutung. Eine Untersuchung aus England zeigte, daß die Kinder, die mit 10 Monaten frei sitzen können, mit großer Wahrscheinlichkeit gehfähig werden und daß das Gehen auch ihre Hauptfortbewegungsart werden wird (80%), daß jedoch Kinder, die in diesem Alter nicht sitzen können, später auch die Gehfähigkeit kaum erreichen werden (nur 18%) [9].

Therapie

Eine *Behandlungmöglichkeit der Grundkrankheit* ist bisher nicht bekannt. Bei der *orthopädischen Behandlung* stehen 2 Probleme im Vordergrund:

- Die Frakturen und Verbiegungen der langen Röhrenknochen
- Die Wirbelsäulendeformitäten

Frakturen: Die Frakturen, die v. a. im Kindesalter auftreten, stellen für die betroffenen Patienten und die ganze Umgebung ein enormes Problem dar. In der Vergangenheit mußte wegen der Frakturen stets lange immobilisiert werden, so daß zu der durch die Grundkrankheit bedingten Knochenbrüchigkeit die Inaktivitätsosteoporose hinzukam. Nicht selten verloren die Kinder deshalb ihre Gehfähigkeit, obwohl sie aufgrund der Osteogenesis imperfecta nach Wachstumsabschluß eine weitgehend normale Knochenfestigkeit haben könnten. Klassische Frakturbehandlungen bei Kindern waren die konservative Behandlung mit Gipsfixation oder operative Behandlungen mit Plattenosteosynthese oder Fixateur externe. Diese beiden Operationsmethoden sind bei der Osteogenesis imperfecta völlig ungeeignet, da sie zusätzlich zur schon vorhandenen Knochenbrüchigkeit noch weitere Sollbruchstellen provozieren. Durch ihre Rigidität und das „stress shielding" vermindern sie die Knochenfestigkeit weiter, und deshalb kommt es in der Rehabilitationsphase zu erneuten Knochenbrüchen. Schon früh versuchte man deshalb die Knochen mit Nägeln zu schienen. Mit dem Wachstum wurden dann aber die Nägel zu kurz, und am Nagelende entstanden neue Sollbruchstellen. Einen Durchbruch brachten die von *Bailey* eingeführten *Teleskopnägel* [3, 30, 33]. Es handelt sich dabei um aus 2 Teilen bestehende Nägel, wobei ein Stift in einem Rohr gleitet. Die Nägel werden von den beiden Epiphysen her durch die Epiphysenfuge in das Knochenmark geschoben, und der Stift wird in das Rohr hineingebracht, die beiden Teile werden danach komplett ineinandergeschoben. Mit dem weiteren Wachstum gleiten die beiden Teile wieder auseinander, wobei aber der Knochen vollständig geschient bleibt, bis er ungefähr das Doppelte seiner Länge erreicht hat. Vom Prinzip her hat dieses System einleuchtende Vorteile, da es eine sehr baldige Belastung erlaubt und auch später weitere Frakturen verhindert. Eine wesentliche Wachstumsstörung ist nicht zu befürchten, obwohl die Nägel durch die Epiphysenfuge hindurchgestoßen werden. Vor allem solange der Nagel in situ ist, verschließt sich die Epiphysenfuge nicht, sondern wächst weiter. Dennoch sind unserer Erfahrung nach mit diesem System einige eindeutige *Nachteile* verbunden: Die Nägel müssen von den Gelenken her eingebracht werden, Gelenkknorpel wird beschädigt, und auch auf lange Sicht werden

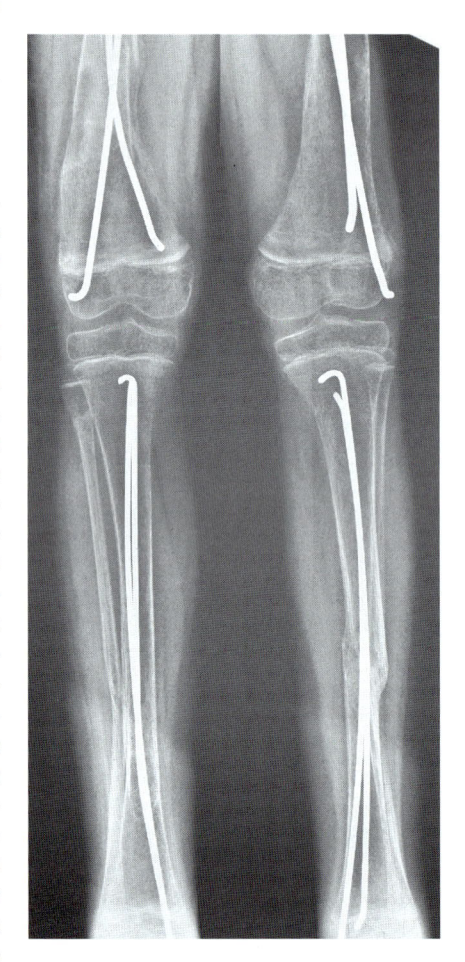

Abb. 4.61. Röntgenbild beider Beine a.-p. bei 12jährigem Mädchen mit *Osteogenesis imperfecta* und Zustand nach mehreren Frakturen. Schienung der langen Röhrenknochen mit Einführung von *Prévot-Nägeln* jeweils von proximal und distal (damit wird ein „Teleskopiereffekt" erreicht wie bei Teleskopnägeln)

mit den Teleskopnägeln zusätzliche iatrogene Gelenkschäden zu den krankheitsbedingten schon vorhandenen gesetzt. Dies gilt besonders für das obere Sprunggelenk. Die Nägel müssen nach Maß hergestellt werden, Größe und Dicke der Nägel müssen genau stimmen. Besonders bei frischen Frakturen ist es oft nicht möglich, die Nägel schnell genug herzustellen. Das Einbringen der Nägel in den oft verbogenen Knochen ist sehr schwierig. Manchmal muß der Knochen an mehreren Stellen osteotomiert werden. Durch die Tendenz des Knochens, sich zu verbiegen, werden die Nägel exzentrisch belastet. Die beiden ineinandergeschobenen Nägel verklemmen sich leicht, so daß der Teleskopiereffekt wegfällt und der Teleskopnagel nicht „mitwächst". Aus diesen Gründen sind wir in letzter Zeit dazu übergegangen, pro Röhrenknochen 2 sog. *Prévot-Nägel* zu verwenden (Abb. 4.61). Diese sind in allen Längen und mehreren Dicken stets verfügbar, da sie auch für die Behandlung konventioneller Frakturen verwendet werden. Prévot-Nägel können von außerhalb des Gelenkes durch die Epiphyse in den Knochen eingeführt werden; und zwar je einer von proximal und einer von distal. Das Nagelende wird abgebogen und in den Knochen der Epiphyse hineingedreht, damit der Nagel nicht wandert. Das Gelenk selbst bleibt dabei unberührt. Das Einführen dieser Nägel ist wesentlich einfacher als das der Teleskopnägel, und es muß keine Maßanfertigung erfolgen. Auch das Risiko des „Verklemmens" ist kleiner als bei den Teleskopnägeln. Auch beim Einführen der Prévot-Nägel muß man sehr vorsichtig sein, da der Knochen sehr brüchig ist und leicht perforiert werden kann.

Wirbelsäulendeformitäten: Bei etwa der Hälfte der Patienten mit Osteogenesis imperfecta vom Typ I treten z. T. schwere Skoliosen, oft mit starker kyphotischer Komponente, auf [15, 20, 38]. Die Behandlung dieser Skoliosen ist schwierig, da die Korsettbehandlung unwirksam ist; meist ist eine operative Therapie notwendig. In der Regel genügt eine dorsale Aufrichtung mit einem Instrumentarium, das an möglichst vielen Segmenten verankert wird (s. Kap. 3.1.3 und 3.1.10, Abb. 3.98, S. 137). Bei sehr schweren Formen muß zusätzlich eine vordere Spondylodese durchgeführt werden, insbesondere bei einer starken kyphotischen Komponente. Die anästhesiologischen Risiken sind nicht unerheblich, man denke auch an die Möglichkeit einer atlantoaxialen Instabilität.

4.6.3.3
Ehlers-Danlos-Syndrom

Hier handelt es sich um eine Gruppe von Krankheiten mit gestörtem Kollagenaufbau, charakterisiert durch übermäßige allgemeine Bandlaxität, Hautveränderungen, wie z. B. Narbenbildungen („Zigarettenpapier"), durch Verletzlichkeit der Gefäße und leicht vermehrte Knochenbrüchigkeit. Die Krankheit wurde von Ehlers 1901 [11] und Danlos 1908 [10] beschrieben. Es werden heute 9 Typen unterschieden [1]. Die **Prävalenz** wurde in Großbritannien mit 2,6/1 000 000 Einwohner berechnet [37]. Wahrscheinlich besteht eine große Dunkelziffer, da viele (v. a. milde) Fälle nicht diagnostiziert werden. **Klinisch** ist das auffälligste Merkmal die *Hyperelastizität der Haut*. Die Wangenhaut läßt sich abnorm stark verziehen. Bei älteren Patienten fällt die Lidfalte über die Wimpern. Die Haut ist auch sehr leicht verletzlich, und es kommt leicht zu Hämatomen. Bei einzelnen Formen sind auch Pseudotumoren an besonders verletzlichen Stellen zu beobachten (Ellbogen, Kniegelenke). Die Haut ist hyperpigmentiert. Auch die Narbenbildung ist abnorm, die Haut über der Narbe wird sehr dünn, sie ähnelt Zigarettenpapier. Auch an Händen und Füßen kann v. a. in den Interdigitalfalten die hyperelastische Haut gut getestet werden. Bei den meisten Formen besteht auch eine abnorme Gelenkmobilität mit *allgemeiner Bandlaxität*: Der Daumen läßt sich bis zum Vorderarm drehen, die Finger sind in den Grundgelenken bis über 90° Grad hinaus hyperextendierbar, auch Ellbogen- und Kniegelenke sind überstreckbar. Sehr häufig sind auch flexible Knick-Platt-Füße vorhanden. Häufige Probleme sind *habituelle Schulter-* und *Patellaluxationen*. Die Schulterluxationen sind meistens multidirektional, sie können nicht nur habituell, sondern auch willkürlich sein, d. h., die Patienten können auf Befehl aktiv mit ihrer Muskulatur den Humeruskopf dislozieren. Das gleiche gilt (seltener) auch für die Patella. Diese disloziert immer nach lateral, meist bei Flexions-Valgus-Außenrotationsbewegung des Unterschenkels. Schulter- und Patellaluxationen sind häufig beidseitig. In einzelnen Fällen treten auch *Skoliosen* auf [1, 5, 26], die sich sehr früh entwickeln können; sie sind stark progredient und gelegentlich mit Kyphosen assoziiert [26]. Ein besonderes Problem sind auch die *Hüftluxationen*, die sich primär nicht von den übrigen Formen der kongenitalen Hüftluxation auf dem Boden einer Hüftdysplasie unterscheiden [2]. Hüftluxationen beim Ehlers-Danlos-Syndrom haben jedoch ungünstigere Verläufe als bei ansonsten normalen Kindern. Insbesondere ein gut reponiertes Hüftgelenk kann sich nach Gehbeginn aufgrund der abnormen Bandlaxität wieder verschlechtern, und der Femurkopf kann eine Tendenz zum Dezentrieren aufweisen, so daß sich der Pfannendachwinkel wieder verschlechtert. Kinder mit allgemeiner Bandlaxität müssen im Falle einer Hüftdysplasie besonders sorgfältig nachkontrolliert werden. Die Diagnose eines Ehlers-Danlos-Syndroms ist oft nicht einfach zu stellen. Die Krankheit wird kaum je vor dem 4. Lebensjahr diagnostiziert, und auch in diesem Alter sind es nur die schweren Formen, die klinisch auffallen. Gerade bei den milden Formen (Typ II, III, VI) ist es oft schwierig, eine eindeutige Diagnose zu stellen; es gibt wohl eine hohe Dunkelziffer. Die allgemeine Bandlaxität kommt gerade bei Kindern außerordentlich häufig vor, und der Übergang vom noch Normalen zum Krankhaften ist fließend. Bei Patienten mit willkürlichen bilateralen multidirektionalen Schulterluxationen, bilateralen habituellen Patellaluxationen oder flexiblen Plattfüßen sollte man deshalb an ein Ehlers-Danlos-Syndrom denken. **Differentialdiagnose:** Typ VII kann mit dem *Larsen-Syndrom* verwechselt werden, Typ IX muß von der Kontrakturform des *Marfan-Syndroms* unterschieden werden. Allgemein ist das Marfan-Syndrom wegen der Hyperlaxität der Gelenke am schwierigsten vom Ehlers-Danlos-Syndrom abzugrenzen.

Bisher gibt es keine spezifische **Therapie** des Ehlers-Danlos-Syndroms. Da jedoch alle Formen auf spezifische Enzymdefekte zurückzuführen und diese teilweise auch schon bekannt sind, ist eine Substitutionstherapie in Zukunft denkbar [23]. Bei der *operativen orthopädischen Behandlung* ist große *Zurückhaltung* geboten; und zwar v. a. aus 2 Gründen: Kurz und mittelfristig besteht eine erhebliche Rezidivgefahr, v. a. für Weichteiloperationen, da alle gestrafften Gewebe sich wieder dehnen. Langfristig ist die Prognose auch ohne Operation eher gut, da auch beim Ehlers-Danlos-Syndrom, wie bei allen Menschen mit zunehmendem Alter, der Bandapparat straffer wird. Es sei ausdrücklich vor operativen Maßnahmen bei multidirektionaler willkürlicher *Schulterluxation* bei Ehlers-Danlos-Syndrom gewarnt. Keine Operation vermag bei Kindern und Jugendlichen dieses Problem zu lösen (s. auch Kap. 3.5.4). Die konservative Therapie besteht in dem absoluten Verbot, die Schulter willkürlich zu luxieren (was für die Patienten psychologisch oft schwierig ist, da sie mit ihrer Fähigkeit, die Schulter willkürlich zu luxieren, große Aufmerksamkeit gewinnen können), und intensivstem und konsequentem Muskeltraining, z. B. nach dem sog. San-Antonio-Programm [4]. Mit einem intensiven Trainingsprogramm gelingt es meistens, die Zahl der Luxationen immer weiter zu reduzieren, bis die Instabilität kein echtes Problem mehr darstellt. Im Erwachsenenalter ist das Problem wegen der allgemeinen Bandschrumpfung dann ohnehin kleiner. Bestimmte Sportarten oder Berufe mit hoher Anforderung an die Schulterbeweglichkeit sollten von diesen Patienten vermieden werden. Auch die *habituellen Patellaluxationen* (s. auch Kap. 3.3.5) sollten bei Patienten mit Ehlers-Danlos-Syndrom mit Vorsicht behandelt werden. Zwar ist hier das Muskeltraining weniger erfolgreich als im Schulterbereich. Es gilt aber auch hier zu beachten, daß Weichteiloperationen mit einer hohen Rezidivquote verbunden sind. Die Verlagerung der Tuberositas tibiae ist erst bei ausgewachsenen Patienten möglich. Bei dieser Operation besteht die Gefahr der Überkorrektur und Luxation nach medial. Dennoch sind bei rezidivierenden Patellaluxationen Operationen eher indiziert als an der Schulter. Auch beim flexiblen *Plattfuß* müssen die Behandlungsindikationen sehr sorgfältig gestellt werden; da dieser immer auf dem Boden einer erhöhten Bandlaxität entsteht, unterscheidet sich die Behandlung nicht von den üblichen Formen (s. Kap. 3.4.9). *Skoliosen* und *Kyphosen* haben einen maligneren Verlauf als die idiopathischen Formen. Korsettbehandlungen sind nicht sehr erfolgreich. Häufig muß früh operativ behandelt werden [26]. Man beachte auch, daß *atlantoaxiale Instabilitäten* vorkommen, die einerseits für die Anästhesie ein Problem darstellen können, andererseits auch so schwer sein können, daß sie operativ behandelt werden müssen (s. auch Kap. 3.1.10).

4.6.3.4
Fibrodysplasia ossificans progressiva

Hierbei handelt es sich um eine autosomal-dominant vererbliche Krankheit, die durch progredient auftretende Verkalkungen und Ossifikationen der Faszien, Aponeurosen, Sehnen und Ligamente sowie eine Verkürzung der Großzehe charakterisiert ist. **Ätiologisch** besteht eine abnorme Induktion von enchondraler Osteogenese im Bindegewebe [17]. Die Verkalkungen – und später die Ossifikationen – treten v. a. im interstitiellen Bindegewebe sowie in Sehnen und Ligamenten auf, nicht im Muskel selber. Die Namensgebung „Myositis" ist deshalb irreführend. Die **Vererbung** ist autosomal-dominant, die meisten Fälle treten aber sporadisch auf [18]. **Vorkommen:** Die Krankheit ist sehr selten, es sind nur Einzelfälle publiziert. In Sammelstudien wurden 34 [8] bzw. 44 Fälle [6] publiziert. **Klinisch** beobachtet man bei der Geburt Anomalien der Großzehe mit großer Variabilität (meist eine Verkürzung), evtl. sind auch die Daumen verkürzt. Die Ossifikationen beginnen erst zwischen dem 5. und 10. Lebensjahr, die Diagnose wird deshalb auch in der Regel erst in diesem Alter gestellt. Die Verknöcherungen beginnen meist zuerst am Hals und breiten sich dann allmählich am ganzen Körper aus. Die Beweglichkeit der Gelenke wird durch die Ossifikationen sekundär immer stärker eingeschränkt, bis diese schließlich ankylosieren. Grundsätzlich gehen die Verkalkungen und Ossifikationen von kranial nach kaudal und von zentral nach peripher [6]. Daneben ist oft eine Alopecia areata zu beobachten [8]. Auf dem Röntgenbild der HWS sind die Wirbelkörper auffallend klein, die Pedikel eher groß. Gelegentlich treten auch pathologische Frakturen auf. Als **Differentialdiagnose** ist die Abgrenzung zu einem *extraskelettalen Osteosarkom* nicht immer einfach. Auch Verwechslungen mit einer *posttraumatischen Myositis ossificans* kommen vor. **Prognose:** Die Krankheit ist auch nach Wachstumsabschluß progredient, die Lebenserwartung ist vermindert. Der älteste bisher bekannte Patient hat aber das 70. Lebensjahr erreicht [6]. **Therapie:** Der genetische Defekt und die Enzymstörung sind noch nicht genau eruiert, eine spezifische Therapie ist bisher nicht möglich. *Die Verkalkungen und Ossifikationen exazerbieren nach Trauma, insbesondere auch nach operativem Trauma.* Schon allein nach einer Biopsie treten verstärkt Ossifikationen auf. Die Diagnose kann aber meist klinisch einwandfrei gestellt werden, so daß eine Biopsie nicht notwendig ist. Durch operative Maßnahmen können die Verkalkungen und Verkürzungen nicht gebessert werden. Ist eine Operation aus anderen Gründen notwendig, so sollte sie unter Schutz von Diphosphonaten – und bei ausgewachsenen Patienten – auch mit Nachbestrahlung durchgeführt werden, damit es nicht zu erneuten Ossifikationen kommt. Operationsindikationen sind äußerst restriktiv zu stellen.

Adressen von Behindertenorganisationen s. Anhang.

Literatur

1. Ainsworth SR, Aulicino PL (1993) A survey of patients with Ehlers-Danlos syndrome. Clin Orthop 286: 250-6
2. Badelon O, Bensahel H, Csukonyi Z, Chaumien JP (1990) Congenital dislocation of the hip in Ehlers-Danlos syndrome. Clin Orthop 255: 138-43
3. Bailey RW, Dubow HI (1963) Studies of longitudinal bone growth resulting in an extensible nail. Surg Forum 14: 455
4. Burkhead WZ Jr, Rockwood CA Jr (1992) Treatment of instability of the shoulder with an exercise program. J Bone Joint Surg (Am) 74: 890-6
5. Byers PH (1984) Genetic disorders of connective tissue metabolism and their relation to idiopathic scoliosis. In: Jacobs RR (ed) Pathogenesis of idiopathic scoliosis. Scoliosis Research Society, Chicago, 95-102
6. Cohen RB, Hahn GV, Tabas JA et al. (1993) The natural history of heterotopic ossification in patients who have fibrodysplasia ossificans progressiva. A study of forty-four patients. J Bone Joint Surg (Am) 75: 215-9
7. Cole WG (1993) Etiology and pathogenesis of heritable connective tissue diseases. J Pediatr Orthop 13: 392-403
8. Connor JM, Evans DAP (1982) Fibrodysplasia ossificans progressiva. J Bone Joint Surg (Br) 69: 76-83
9. Daly K, Wisbeach A, Sanpera I, Fixsen JA (1996) The prognosis for walking in osteogenesis imperfecta. J Bone Joint Surg (Br) 78: 477-80
10. Danlos M (1908) Un cas de cutis laxa avec tumeurs par contusion chronique des coudes et des genoux (xanthome juvénile pseudodiabétique de Mm. Hallopeau et Marc de Lépinary). Bull Soc Fr Dermatol Syph 19: 70
11. Ehlers E (1901) Cutis laxa. Neigung zu Haemorrhagien in der Haut, Lockerung mehrerer Artikulationen. Dermatol Z 8: 173
12. Epstein CJ, Graham CB, Hodgkin WE, Hecht F, Motulsky AG (1968) Hereditary dysplasia of bone with kyphoscoliosis, contractures, and abnormally shaped ears. J Pediatr 73: 379-86
13. Hamada S, Hiroshima K, Oshita S, Doi T, Ono K (1992) Ehlers-Danlos syndrome with soft-tissue contractures. J Bone Joint Surg (Br) 74: 902-5
14. Hanscom DA, Winter RB, Lutter L, Lonstein JE, Bloom B, Bradford DS (1992) Osteogenesis imperfecta. J Bone Joint Surg (Am) 74: 598
15. Hanscom DA, Bloom BA (1988) The spine in osteogenesis imperfecta. Orthop Clin North Am 19: 449-58
16. Joseph KN, Kane HA, Milner RS, Steg NL, Williamson MB Jr, Bowen JR (1992) Orthopedic aspects of the Marfan phenotype. Clin Orthop 277: 251-61
17. Kaplan FS, Tabas JA, Gannon FH, Finkel G, Hahn GV, Zasloff MA (1993) The histopathology of fibrodysplasia ossificans progressiva. An endochondral process. J Bone Joint Surg (Am) 75: 220-30
18. Kaplan FS, McCluskey W, Hahn G, Tabas JA, Muenke M, Zasloff MA (1993) Genetic transmission of fibrodysplasia ossificans progressiva. J Bone Joint Surg (Am) 75: 1214-20
19. Langenskiold A (1985) Congenital contractural arachnodactyly. Report of a case and of an operation for knee contracture. J Bone Joint Surg (Br) 67: 44-6
20. Lee JH, Gamble JG, Moore RE, Rinsky LA (1995) Gastrointestinal problems in patients who have type-III osteogenesis imperfecta. J Bone Joint Surg (Am) 77: 1352-6
21. Lobstein JF (1835) Lehrbuch der pathologischen Anatomie, Bd II. Stuttgart
22. Looser E (1906) Zur Kenntnis der Osteogenesis imperfecta congenita und tarda (sogenannte idiopathische Osteopsathyrosis). Mitt Grenzgeb Med Chir 15: 161-207
23. Mankin HJ (1993) Gaucher's disease: a novel treatment and an important breakthrough. J Bone Joint Surg (Br) 75: 2-3
24. Marfan AB (1896) Un cas de déformation congénitale des quatre membres plus prononcée aux extrémités caractérisée par l'allongement des os avec un certain degré d'amincissement. Bill Mem Soc Méd Hôp Paris 13: 220
25. McKusick VA (ed) (1972) The Marfan syndrome. In: Heritable disorders of connective tissue, 4th edn. Mosby, St. Louis, 61
26. McMaster MJ (1994) Spinal deformity in Ehlers-Danlos syndrome. Five patients treated by spinal fusion. J Bone Joint Surg (Br) 76: 773-7

27. Nogami H, Oohira A, Ozeki K, Oki T, Ogino T, Murachi S (1979) Ultrastructure of cartilage in heritable dsorders of connective tissue. Clin Orthop 143: 251–9
28. Remagen W (1988) Sechs generalisierte Osteopathien. Orthopaede 17: 392–6
29. Robins PR, Moe JH, Winter RB (1975) Scoliosis in Marfan's syndrome. Its characteristics and results of treatment in thirty-five patients. J Bone Joint Surg (Am) 57: 358–68
30. Rodriguez RP, Bailey RW (1981) Internal fixation of the femur in patients with osteogenesis imperfecta. Clin Orthop 159: 126–33
31. Sillence D (1981) Osteogenesis imperfecta: an expanding panorama of variants. Clin Orthop 159: 11–25
32. Sponseller PD, Hobbs W, Riley LH 3rd, Pyeritz RE (1995) The thoracolumbar spine in Marfan syndrome. J Bone Joint Surg (Am) 77: 867–76
33. Stockley I, Bell MJ, Sharrard WJ (1989) The role of expanding intramedullary rods in osteogenesis imperfecta. J Bone Joint Surg (Br) 71: 422–7
34. Taylor LJ (1987) Severe spondylolisthesis and scoliosis in association with Marfan's syndrome. Case report and review of the literature. Clin Orthop 221: 207–11
35. Vrolik W (1849) Tabulae ad illustrandem embryogenesis hominis et mammalium tam naturalem quam abnormem. Amsterdam
36. Wenger DR, Ditkoff TJ, Herring JA, Mauldin DM (1980) Protrusio acetabuli in Marfan's syndrome. Clin Orthop 147: 134–8
37. Wynne-Davies R, Gormley J (1985) The prevalence of skeletal dysplasias. J Bone Joint Surg (Br) 67: 133–7
38. Yong-Hing K, McEwen GD (1982) Scoliosis associated with osteogenesis imperfecta. Results of treatment. J Bone Joint Surg (Br) 64: 36–43

4.6.4
Osteochondrodysplasien

In diesem Kapitel werden angeborene Wachstums- und Entwicklungsanomalien des Knorpel- und Knochengewebes besprochen.

4.6.4.1
Achondroplasie („Chondrodystrophie")

Definition

Autosomal-dominant vererbliche Krankheit mit Zwergwuchs und Störung der enchondralen Ossifikation, während die periostale Knochenbildung normal ist. Die Krankheit ist durch kurze Extremitäten bei normaler Rumpflänge und Kopfgröße, vorspringende Stirn und Sattelnase, einen verengten lumbalen Spinalkanal und typische Beckenveränderungen charakterisiert.
Synonyme: Chondrodystrophie
Englisch: Achondroplasia

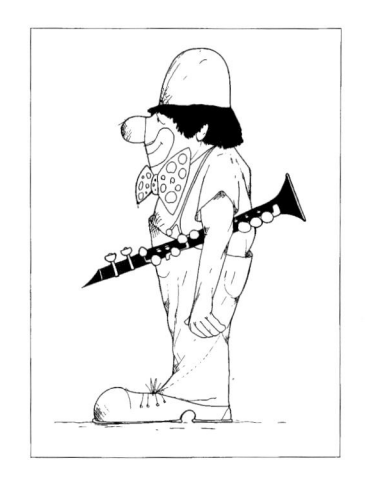

Historisches

Der Begriff *Achondroplasie* wurde 1878 durch Parrot [46] geprägt. Er beschrieb auch die ägyptische Göttin Ptah mit achondroplastischem Zwergwuchs. Der Begriff *Chondrodystrophie* wurde durch Kaufmann 1892 [30] eingeführt. Im deutschen Sprachraum war dieser Ausdruck lange gebräuchlicher als „Achondroplasie".

Ätiologie, Pathogenese, Vorkommen

Die Achondroplasie wird autosomal-dominant vererbt. Die meisten Fälle treten jedoch als Spontanmutationen bei normalen Eltern auf. Die Störung betrifft die enchondrale Knochenbildung. Die Knorpelproduktion ist vermindert, ihr normalerweise angelegter Palisadenknorpel fehlt, und die Kalzifikation ist gestört. Statt dessen ist eine mukoide Degeneration zu beobachten [49]. Da die periostale Ossifikation regulär ist, weisen die Diaphysen einen normalen Durchmesser auf. Die Achondroplasie ist eine der häufigeren Heredopathien. Ihre *Prävalenz* wurde mit 4,3/1 000 000 errechnet [67]. Auch im Tierreich ist die Achondroplasie bekannt. Einzelne Hunderassen (Dackel, Basset) sind „physiologischerweise" achondroplastische Zwerge mit kurzen Beinen und normaler Rumpflänge.

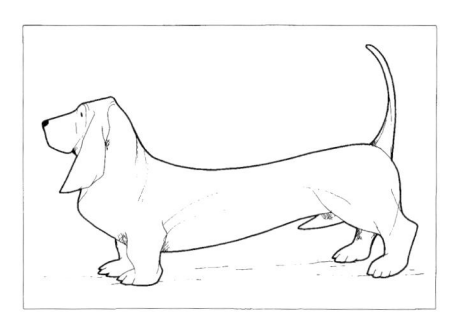

Klinik, Diagnostik

Die Diagnose kann meist schon pränatal oder bei der Geburt gestellt werden. Die Extremitäten sind gegenüber Kopf und Rumpf verkürzt; diese Reduktion ist v. a. in den proximalen Segmenten (Femur und Humerus) sehr evident. Der Kopf hat eine dysproportionierte Größe mit vorgewölbter Stirn. Das Gesicht ist breit, die Nase ist abgeflacht und sattelförmig verformt, der Unterkiefer steht etwas vor (Prognathie). Dadurch wirkt das Gesicht sehr charakteristisch. Die Zahnentwicklung ist normal. Die lumbale Lordose ist verstärkt, das Abdomen vorgewölbt und der Habitus sehr typisch. Im Bereich der unteren Extremitäten bestehen häufig Genua vara, da die Fibula gegenüber der Tibia relativ zu lang ist (Abb. 4.62). Die Patienten wirken muskulös. Die Haut ist gefaltet, es scheint zu viel Haut vorhanden zu sein. Der Gang ist watschelnd, und die Intelligenz normal. **Radiologisch** findet man Veränderungen in allen Röhrenknochen. Die Metaphysen sind verbreitert, die Epiphysen normal breit. Klavikula und Fibula sind weniger betroffen als die übrigen Röhrenknochen, am meisten sind Humerus und Femur verändert und verkürzt. Das Sakrum ist eng und stark gekippt, die Acetabula sind horizontal und breit, das Os ilium ist ebenfalls breiter als normal, während die Tiefe vermindert ist. Dadurch ist die Kontur des inneren Beckenringes verändert; es ist ovalär in die Breite gezogen (s. Abb. 3.203, S. 236). Die Wirbelsäule weist eine normale Länge auf, auf dem Seitenbild sind aber die Ossifikationszentren der Wirbelkörper kleiner als üblich. Häufig findet man eine langgezogene, bis in die LWS reichende Kyphose mit spitzwinkliger Lordose darunter. Die Interpedikulardistanz nimmt von L 1 gegen

Tabelle 4.15. Differentialdiagnose zwischen Achondroplasie, Hypo- und Pseudoachondroplasie

	Achondroplasie	**Hypochondroplasie**	**Pseudoachondroplasie**
Vererbung	Autosomal-dominant, seltener evtl. autosomal-rezessiv	Autosomal-dominant	Autosomal-dominant, seltener evtl. autosomal-rezessiv
Pathologie	Metaphysär	Metaphysär	Meta- und epiphysär
Häufigkeit	4,3 : 100 000	2,6 : 100 000	4,3 : 100 000
Endgröße	120–130 cm	130–140 cm	100–115 cm
Proportionen	Dysproportioniert	Dysproportioniert	Proportioniert
Diagnosezeitpunkt	Bei Geburt	Mit 2–3 Jahren	Mit 2–3 Jahren
Gesicht	Makrozephalie mit „Balkonstirn" und „Sattelnase", Prognatie, evtl. Hydrozephalus	Keine Veränderung	Keine Veränderung
Extremitäten	Verkürzung, Genua vara, Extensionsdefizit Ellbogen, Brachydaktylie mit Dreizackhand	Verkürzung, Genua vara, Extensionsdefizit Ellbogen, Brachydaktylie	Verkürzung, Früharthrosen, Bandlaxität (Genu valgum et recurvatum), Brachydaktylie
Röntgenbefund	Kolbige Auftreibungen der Röhrenknochen metaphysär, Überlänge der Fibula, Brachydaktylie	Kolbige Auftreibungen der Röhrenknochen metaphysär, Überlänge der Fibula, Brachydaktylie	Kolbige Auftreibungen der Metaphysen, verzögerte Entwicklung der Epiphysen mit kleinem, fragmentierten Ossifikationskern, Überlänge der Fibula
Wirbelsäule, Rumpf	Hyperlordose, vorspringendes Abdomen, thorakolumbaler Säuglingsgibbus, Lumbalkyphose	Hyperlordose	Hyperlordose
Röntgenbefund	Keilförmige Deformation der Wirbelkörper, Verformung der Hinterwand, kurze Pedikel, reduzierter Interpedikulärabstand lumbal, Spinalstenose	Gering verkürzte Pedikel, keine oder geringe Spinalstenose	Abgeflachte, ovaläre Wirbelkörper, teilweise „dreieckig", normale Pedikel, keine Spinalstenose
Becken, Hüfte			
Röntgenbefund	Horizontales Pfannendach und quadratische Beckenschaufel	Horizontales Pfannendach	Weite und spät verknöchernde Y-Fuge, Pfannendysplasie, Coxa vara
Gang	Watschel-Trippel-Gang	Watschelgang	Watschelgang
Habitus	Hypotonie	Muskulös	–
Intelligenz	Normal	Normal (in 10 % vermindert)	Normal

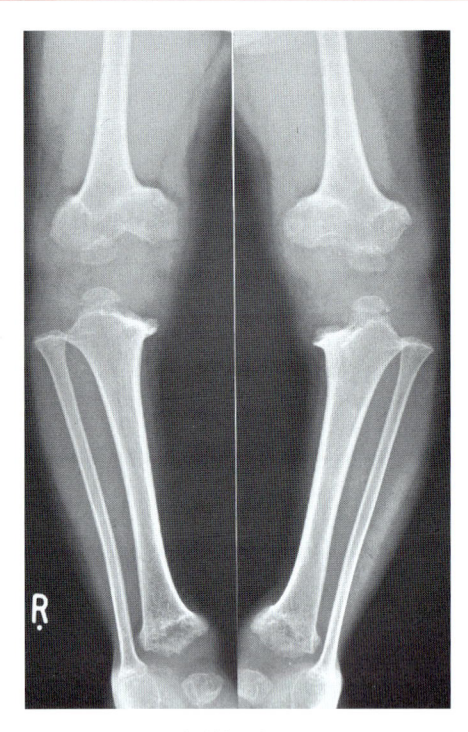

Abb. 4.62. Röntgenbild beider Beine a.-p. bei 6jährigem Jungen mit *Achondroplasie*. Typisch sind die kolbigen Auftreibungen der Röhrenknochen metaphysär und die Überlänge der Fibula

L 5 ab (normalerweise ist das Gegenteil der Fall). Zudem sind die Pedikel verkürzt, was die Ursache einer frühzeitigen Spinalstenose sein kann. **Differentialdiagnostisch** ist v. a. die Abgrenzung zur *Hypochondroplasie* und zur *Pseudoachondroplasie* wichtig (Tabelle 4.15). Bei der Geburt sind Verwechslungen mit anderen (letalen) Formen des Zwergwuchses (wie thanatophorem Zwergwuchs oder Achondrogenesis) möglich.

Therapie, Prognose

Eine *Behandlungsmöglichkeit der Grundkrankheit* ist nicht bekannt. Die **Prognose** ist an sich recht gut. Von der Achondroplasie Betroffene bleiben bei guter Gesundheit und haben eine weitgehend normale Lebenserwartung. Sie leiden auch nicht besonders häufig an Arthrosen, da die Epiphysen nicht von der Krankheit betroffen sind; sie werden hingegen frühzeitig von der Spinalstenose geplagt. *Die psychologischen Nebenwirkungen des Kleinwuchses sind nicht unerheblich.*

Die **orthopädische Behandlung** betrifft besonders 3 Bereiche:

- Achsenabweichungen,
- Körpergröße,
- Spinalstenose.

Die *Achsenabweichungen* sind v. a. am Kniegelenk festzustellen. Wegen der Überlänge der Fibula kommt es häufig zur Ausbildung von Genua vara. Hier muß gelegentlich eine Korrekturosteotomie durchgeführt werden, meist an der Tibia infrakondylär, gelegentlich auch am Femur suprakondylär. Die Heilung der Osteotomien verläuft völlig normal. Wir stabilisieren im Wachstumsalter mit gekreuzten Kirschner-Drähten und legen für 4 Wochen einen Gips an. Von Patienten mit Achondroplasie wird gelegentlich der Wunsch nach einer *Beinverlängerung* geäußert. Diese doppelseitigen Verlängerungen werden v. a. in Rußland und in Südeuropa häufig durchgeführt [13, 37]. So verständlich dieser Wunsch ist, so sorgfältig muß man die Indikation abwägen. Die Extremitätenverlängerung ist nur dann erfolgreich, wenn eine normale Körperlänge, d. h. mindestens 150 cm, erreicht wird. Dies bedeutet eine Verlängerung um ca. 30 cm in Ober- und Unterschenkel. Die Arme wirken aber dann noch unproportionierter, weshalb auch die Oberarme verlängert werden müssen. Eine derart massive Verlängerung ist jedoch mit enormen Problemen verbunden: Einerseits ist mit einer Gesamtbehandlungszeit von 4 Jahren in mehreren Etappen zu rechnen. Andererseits steigen bei Verlängerungen von mehr als 8 cm die Komplikationsmöglichkeiten übermäßig. Bevor man sich zu einer solchen Behandlung entschließt, sollte der „Verlängerungskandidat" andere Patienten kennenlernen, die das alles schon durchgemacht haben. Nur wenn der Patient das Risiko der Komplikationen realistisch kennt und bereit ist, dieses auf sich zu nehmen, darf diese aufwendige Behandlung (s. Abschn. 4.2.2) vorgenommen werden. Die *Spinalstenose* kann bereits im jungen Erwachsenenalter zu Problemen führen. Sie wird durch Laminektomie bzw. Erweiterung des Foramen vertebrale behandelt. Insbesondere beim Auftreten von neurologischen Symptomen sollte man mit dieser Behandlung nicht zu lange warten.

4.6.4.2
Hypochondroplasie

Definition

Mildere Form der Achondroplasie mit weniger schweren Veränderungen, v. a. am Schädel und an der Wirbelsäule. Die Diagnose kann bei der Geburt meist noch nicht gestellt werden, sondern erst im Alter von 2–3 Jahren.

Historisches, Ätiologie, Pathogenese, Vorkommen

Die Erstbeschreibung der Hypochondroplasie erfolgte im Jahre 1913 durch Ravenna [52]. Die Hypochondroplasie wird autosomal-dominant vererbt. Die meisten Fälle treten allerdings sporadisch als Neumutanten auf. Die Prävalenz wird mit 2,6/1 000 000 angegeben [67]. Allerdings dürfte diese Zahl eher etwas zu niedrig sein, da die Krankheit bei der Geburt nicht diagnostiziert werden kann und auch später einzelne milde Fälle wohl unerkannt bleiben.

Klinik, Diagnostik

Der Kleinwuchs fällt frühestens im Alter von 2–3 Jahren auf, manchmal auch erst mit 5–6 Jahren. Äußerlich sind die Kinder sonst unauffällig bis auf den disproportionierten Kleinwuchs, der ausschließlich auf die Verkürzung der Extremitäten zurückzuführen ist. Mit der Zeit bilden sich Flexionskontrakturen von Knie- und Ellbogengelenken aus, auch eine allgemeine Bandlaxität fällt auf, und häufig bildet sich ein Genu varum. An der Wirbelsäule beobachtet man eine lumbale Hyperlordose. Die Gesichtszüge und die Hände sind nicht ungewöhnlich. Auch die Intelligenz ist meist normal, bei 10 % der Fälle ist sie aber aus unbekannten Gründen reduziert.

Die **Röntgenbefunde** sind ähnlich wie bei der Achondroplasie, aber weniger ausgeprägt. Die langen Röhrenknochen sind breit und kurz (Abb. 4.63). Schädel, Becken und Hände sind normal. Im Bereich des Hüftgelenkes ist das Pfannendach häufig etwas breiter und horizontaler als normal. Das Foramen ischiadicum majus ist manchmal etwas verkleinert. An der Wirbelsäule beobachtet man eine Verminderung des intrapedikulären Abstandes, auch können die Pedikel etwas verkürzt sein, jedoch weniger ausgeprägt als bei der Achondroplasie. Die wesentlichste **Differentialdiagnose** ist die *Achondroplasie* (s. auch Tabelle 4.15).

Prognose, Therapie

Patienten mit Hypochondroplasie erreichen eine Körpergröße von 130 cm–140 cm, manchmal auch 150 cm. Die Lebenserwartung ist normal. Eine schwere Behinderung ist nicht zu erwarten, Spinalstenosen sind selten. Das wesentliche Problem sind die psychologischen Auswirkungen des Kleinwuchses. Eine spezifische *Behandlung der Grundkrankheit* ist nicht bekannt. **Orthopädische Behandlung:** Manchmal sind Korrekturosteotomien wegen der Genua vara notwendig. Über die Fragwürdigkeit

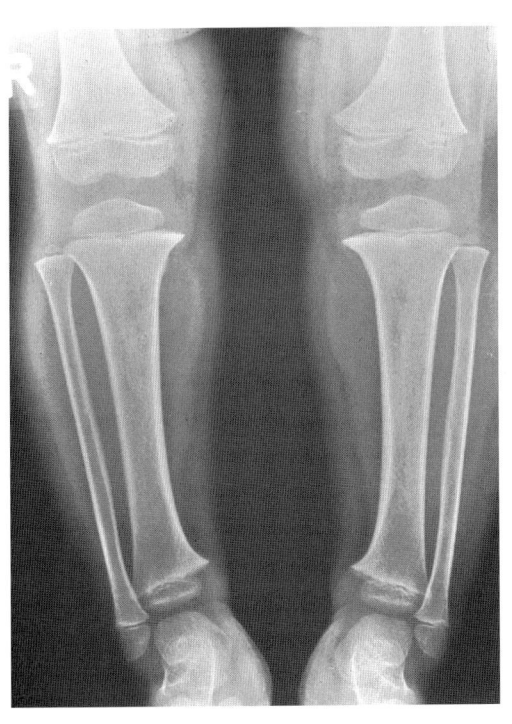

Abb. 4.63. Röntgenbild beider Beine a.-p. bei 6jährigem Mädchen mit *Hypochondroplasie*. Die Veränderungen sind wesentlich geringer ausgeprägt als bei der Achondroplasie, die Knochen sind aber kurz und breit

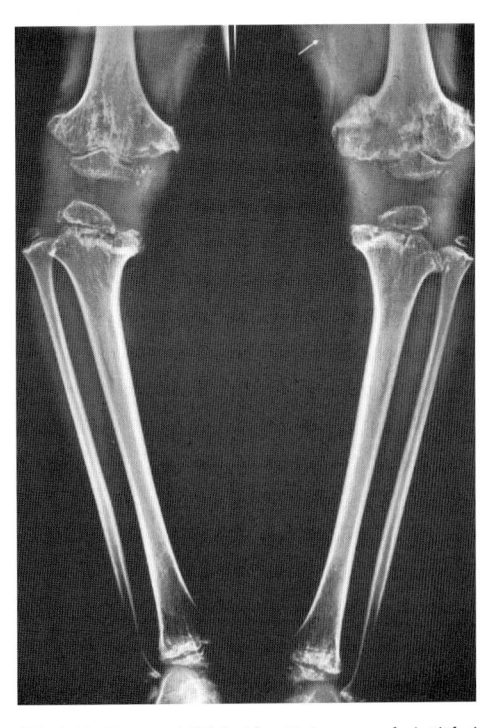

Abb. 4.64. Röntgenbild beider Beine a.-p. bei 7jährigem Mädchen mit *Pseudoachondroplasie*. Auch hier finden sich kolbige Auftreibungen der Röhrenknochen metaphysär und eine Überlänge der Fibula. Zusätzlich sind die Epiphysen unregelmäßig und bestehen aus mehreren Knochenkernen

der doppelseitigen Extremitätenverlängerung sowie über die Behandlung der Spinalstenose s. unter 4.6.4.1, Achondroplasie.

4.6.4.3
Pseudoachondroplasie

Hierbei handelt es sich um eine vererbliche Krankheit mit proportioniertem Zwergwuchs, wobei Epiphysen und Metaphysen verändert sind und auch die Wirbelsäule pathologische Merkmale aufweist. Die Krankheit wurde erstmals 1959 von Maroteaux und Lamy von der spondyloepiphysären Dysplasie unterschieden [40]. Sie hat ein gemischtes *Vererbungsmuster*. Meist wird sie autosomal-dominant, seltener autosomal-rezessiv vererbt. Die meisten Fälle treten sporadisch als Neumutanten auf. Neuere Untersuchungen haben gezeigt, daß bei der Pseudoachondroplasie im Knorpelgewebe ein abnormes Proteoglykan eingelagert wird [47]. Es handelt sich also um eine Speicherkrankheit, die sich damit grundsätzlich von der Achondroplasie unterscheidet, bei der nur das enchondrale Wachstum gestört ist, aber kein abnormes Proteoglykan eingelagert wird. Die **Prävalenz** der Pseudoachondroplasie wurde mit 4,3/1 000 000 Einwohner errechnet [67]. **Klinisch** ist die Ausprägung der Krankheit sehr unterschiedlich. Meist wird die Diagnose erst im Alter von 2–3 Jahren gestellt. Die *Verkürzung* betrifft Extremitäten und Rumpf, sie ist also weniger dysproportioniert wie bei der Achondroplasie. Allerdings ist der Zwergwuchs gesamthaft ausgeprägter, die Endgröße beträgt nur 100–115 cm. Auffallend sind die massive Bandlaxität, die mit Genua valga und recurvata einhergeht, sowie die Instabilität der Sprunggelenke und die sehr ausgeprägten Knick-Platt-Füße. Es kann sich eine Kyphoskoliose beim ohnehin schon verkürzten Rumpf ausbilden. Die Intelligenz ist normal. Auf den **Röntgenbildern** findet man an der Wirbelsäule abgeflachte, ovaläre Wirbelkörper, die teilweise „dreieckig" aussehen. Typisch ist auch die Hypoplasie der Dens. Auf Funktionsaufnahmen findet man oft eine atlantoaxiale Instabilität. Häufig besteht eine Kyphoskoliose. Die Röhrenknochen sind kurz und breit, wobei nicht nur die Metaphysen kolbig aufgetrieben sind, sondern auch eine verzögerte Entwicklung der Epiphysen mit kleinen fragmentierten Ossifikationskernen festzustellen ist (Abb. 4.64). Meist sind Hüft- und Kniegelenke am stärksten betroffen. Man beobachtet Coxae varae und eine Dysplasie der Gelenkpfannen, die Y-Fugen sind weit und verknöchern spät. Die Foramina ischiadica majora sind im Gegensatz zur Achondroplasie normal. Im Bereich der Kniegelenke besteht wie bei der Achondroplasie und der Hypochondroplasie eine relative Überlänge der Fibula, weshalb sich Genua vara ausbilden können. **Differentialdiagnose:** Die Unterschiede zur *Achondroplasie* sind in Tabelle 4.15 aufgelistet. Daneben gilt es, die *spondyloepiphysäre Dysplasie* und den *diastrophischen Zwergwuchs* abzugrenzen. Letzterer zeichnet sich durch Gelenkkontrakturen aus, während bei der *Pseudoachondroplasie* die Bandlaxität vorherrscht. Die **Prognose** ist gut, die Lebenserwartung ist normal. Da die Epiphysen (im Gegensatz zu Achondroplasie und Hypochondroplasie) betroffen sind, kommt es aber frühzeitig zu Gelenkveränderungen und Arthrosen. Eine spezifische **Therapie der Grundkrankheit** ist nicht bekannt. **Orthopädische Behandlung:** Die *Wiederherstellung der Achsen* bei schweren Abweichungen ist bei der Pseudoachondroplasie besonders wichtig. Schon bei normalen Achsen kommt es zu frühzeitiger Gelenkschädigung, die durch starke Achsenabweichungen noch gefördert wird. Bei Etablierung von Arthrosen müssen *Totalendoprothesen* eingesetzt werden. Die *bilaterale Beinverlängerung* zum Erreichen einer normalen Körpergröße sollte bei der Pseudoachondroplasie auf keinen Fall durchgeführt werden. Einerseits müsste der Längengewinn insgesamt 50 cm betragen, was ohnehin unrealistisch ist, andererseits sind die Gelenke für Arthrosen besonders stark gefährdet. Dieses Problem wird durch die Verlängerung noch wesentlich verschärft. Manchmal ist eine orthetische oder sogar eine operative Behandlung von Skoliosen und Kyphosen notwendig. Meist sind Orthesen nicht wirksam genug, so daß schon zu einem relativ frühen Zeitpunkt eine *Spondylodese* mit instrumenteller Aufrichtung notwendig wird.

4.6.4.4
Diastrophischer Zwergwuchs

Definition

Autosomal-rezessiv vererbliche Krankheit mit starkem, dysproportioniertem Zwergwuchs, massiven Fehlstellungen der Gelenke mit Klumpfüßen, charakteristischer Abspreizung des Daumens und massiven Kyphoskoliosen der Wirbelsäule, häufig auch starken Kyphosen der HWS.

Der Name stammt vom griechischen *diastrophein* = verdrehen

Historisches, Ätiologie, Pathogenese, Vorkommen

Die Krankheit wurde 1960 von Lamy u. Maroteaux erstmals beschrieben [35]. Sie wird autosomal-rezessiv vererbt. Es handelt sich offensichtlich um einen

Enzymdefekt, weshalb kein normales Kollagen und auch kein reguläres Knorpelgewebe gebildet werden kann. In den Epiphysenfugen fehlt der normale Säulenknorpel, die Verkalkung ist stark gestört, und es findet keine übliche enchondrale Ossifikation statt. Es besteht ein angeborener Defekt der Chondrogenese, der jede Art von Knorpel (also auch den Faserknorpel am Ohr oder an Larynx und Trachea) betrifft. Die Krankheit kommt in Mitteleuropa selten vor (epidemiologische Zahlen sind nicht erhältlich), in Finnland ist sie häufiger [48, 50, 57].

Klinik, Diagnostik

Die Krankheit kann bereits bei der Geburt diagnostiziert werden. Man findet einen dysproportionierten Zwergwuchs mit *Kontrakturen* der Gelenke, schweren *Klumpfüßen*, charakteristischen Verformungen der *Ohren* und Abduktion des *Daumens*. Häufig ist auch eine Gaumenspalte vorhanden. Die Hände sind kurz. Die Abduktion des Daumens ist durch ein abnorm kurzes Metakarpale I bedingt, der Daumen ist im Grundgelenk nach radial subluxiert. Klumpfüße sind stets vorhanden, das Metatarsale I ist kurz und dreieckförmig. Der Rückfuß befindet sich in einer extremen Varus- und Spitzfußstellung. Die Gelenke können entweder sehr steif oder auch hyperlax sein. In den meisten Fällen herrschen die Kontrakturen vor. Hüften und Kniegelenke sind in kontrakten Flexionsstellungen, was die Gehfähigkeit stark beeinträchtigt. Die Hüftgelenke sind häufig beidseits luxiert. Auch das völlige Fehlen der Patella haben wir beobachtet, dies wurde auch in der Literatur beschrieben [19]. Auch die Ellbogengelenke können kontrakt sein. Besonders schwerwiegend sind die Veränderungen der Wirbelsäule [6, 65]. Sehr häufig bildet sich eine massive Kyphoskoliose aus (s. Abb. 3.100, S. 138). Besonders problematisch ist die Kyphosierung der HWS, die schon in den ersten Lebensjahren 180° erreichen kann. Meist kommt es dann zu einer zusätzlichen sekundären Schädigung des Rückenmarks, was neben den Kontrakturen die Gehfähigkeit weiter behindert. Meist sind die Wirbelbögen nicht normal geformt (s. Abb. 3.101, S. 139). Zudem kann der Interpedikularabstand gegen lumbal abnehmen, die Pedikel können wie bei der Achondroplasie kurz sein, und es kann sich deshalb eine Spinalstenose bilden. Im thorakalen oder thorakolumbalen Bereich ist fast immer eine Kyphose vorhanden, lumbal wird diese durch die Flexionskontraktur der Hüften noch akzentuiert. Die Ausprägung der Krankheit ist sehr unterschiedlich, manchmal ist der Zwergwuchs extrem, und die Endgröße beträgt nur 80 cm, der Kleinwuchs kann aber auch mit einer Endgröße von 140 cm nur wenig ausgeprägt sein. Auf den Röntgenbildern erscheinen die Ossifikationskerne der Epiphysen verspätet, sie sind deformiert, abgeflacht oder dreieckig verformt. Die Metaphysen sind verbreitert. Häufig ist eine Coxa vara, mit Verbreiterung und Unregelmäßigkeiten des Schenkelhalses, zu beobachten. Die Röhrenknochen sind kurz und dick, ähnlich wie bei der Achondroplasie. Im Unterschied zu dieser erscheinen allerdings die Epiphysenkerne verspätet. Die platten Knochen weisen keine Veränderungen auf. Die Intelligenz der Patienten ist normal. *Differentialdiagnose:* Aufgrund der schon bei der Geburt vorhandenen Kleinwüchsigkeit muß die Krankheit von der *Achondroplasie*, von der *spondyloepiphysären Dysplasie* sowie von der *Chondrodystrophia calcificans congenita* unterschieden werden. Wegen der Gelenkkontrakturen ist auch die Differentialdiagnose zur *Arthrogrypose* zu beachten.

Prognose, Therapie

Die Ausprägung der Krankheit ist sehr unterschiedlich. In Finnland werden häufig leichtere Formen beobachtet [50]. Patienten mit schweren Formen sind massiv behindert. Die Lebenserwartung scheint allerdings nicht wesentlich eingeschränkt zu sein. Eine spezifische *Behandlung der Grundkrankheit* ist nicht bekannt. *Orthopädische Behandlung:* Die orthopädischen Probleme beim diastrophischen Zwergwuchs sind multipel, und die Behandlung ist sehr anspruchsvoll. Die Deformitäten sind schwierig zu behandeln und haben eine große Neigung zum Rezidiv. Die *Klumpfüße* mit der extremen Spitzfußstellung sollten im Laufe des 1. Lebensjahres, nach Vorbehandlung mit Gipsredressionen, operiert werden, damit eine plantigrade Stehfläche erreicht werden kann. Die häufig nach lateral *dislozierte Patella* sollte durch Weichteilrelease in ihre normale Stellung reponiert werden, und zwar relativ früh, da die Reposition später immer schwieriger wird. Gelegentlich fehlt die Patella. Die *Hüftgelenke* sind meist sehr kontrakt, und die Reposition ist schwierig wie bei einer teratologischen Luxation. Das mangelhaft ausgebildete Azetabulum muß mit einer Azetabuloplastik korrigiert werden. Besondere Beachtung verdient die *Wirbelsäule*. Einige Patienten entwickeln schon im Säuglingsalter massivste *Kyphosen*, v. a. an der HWS. Man kann versuchen, diese mit einem Halskragen zu beeinflussen, manchmal kommt man jedoch nicht um eine sehr frühzeitige vordere und hintere Spondylodese herum. Das gleiche gilt für die übrige Wirbelsäule. Häufig besteht auch eine zervikale Spina bifida occulta. Auch die BWS entwickelt oft eine massive Kyphose, die nicht immer mit einem Korsett in Grenzen gehalten werden kann, so daß auch hier manchmal frühzeitige ventrale und dorsale Aufrichtungen notwendig sind.

Nach Gehbeginn ist auch die *Kniegelenkkontraktur* zu beachten. Da der Energieverbrauch zum Gehen mit flektierten Kniegelenken enorm hoch ist, sollte eine Streckung der Kniegelenke angestrebt werden. Diese kann mit dem Ilisarow-Apparat erreicht werden (s. Kap. 3.3.13). Manchmal ist auch eine rekurvierende Osteotomie notwendig, um eine ausreichende Streckung zu erzielen.

4.6.4.5
Chondroektodermale Dysplasie (Ellis-van Creveld-Syndrom)

Diese Krankheit wurde 1940 von Ellis u. van Creveld beschrieben [20]. Sie wird autosomal-rezessiv vererbt. Mit einer Prävalenz von < 0,1/1 000 000 ist sie extrem selten. Meist sind die Eltern miteinander verwandt. Die **Diagnose** kann in vielen Fällen schon bei der Geburt gestellt werden, die Symptomatik wird jedoch mit dem Wachstum deutlicher. Die *Röhrenknochen* sind verkürzt, wobei Vorderarm und Unterschenkel stärker betroffen sind als Oberarm und Oberschenkel. Der *Rumpf* hat eine normale Länge, der Zwergwuchs ist also dysproportioniert. Oft besteht eine Luxation des *Radiusköpfchens*. Das proximale Ende der *Tibia* ist verbreitert, das Ossifikationszentrum der proximalen Tibiaepiphyse hypoplastisch und nach medial verlagert. Dadurch entsteht ein massives Genu valgum, v. a. in der Adoleszenz. Die *Fibula* ist eher zu kurz als zu lang (im Gegensatz zur Achondroplasie). Häufig subluxiert die *Patella* nach lateral. Die *Fingerphalangen* sind meist massiv verkürzt. Im *Handwurzelbereich* gibt es häufig einen zusätzlichen Handwurzelknochen, auch *Polydaktylie* ist häufig [63]. Meist ist die Polydaktylie postaxial, d. h. auf der ulnaren Seite. Die ektodermalen Veränderungen betreffen die *Nägel*, die *Zähne* und die *Haare*. In etwa 2/3 der Fälle besteht ein *Herzfehler*. Die *Intelligenz* ist meist normal, in Einzelfällen wurde ein geistiger Entwicklungsrückstand beobachtet. **Differentialdiagnose:** Möglicherweise sind das *Jeune-Syndrom*, die *renal-hepatisch-pankreatische Dysplasie* und das hier beschriebene Syndrom verschiedene Ausdrucksformen derselben Störung [11]. Eine **Behandlung** des Grundleidens ist nicht bekannt. Das wesentlichste Problem ist der *Herzfehler*, der oft chirurgisch behandelt werden muß. Die Valgusfehlstellungen der Kniegelenke erfordern manchmal eine *Varisationsosteotomie*. Eine *Verlängerung* der überproportional verkürzten *Unterschenkel* ist diskutabel, um bessere Proportionen zu erhalten. Bei lateraler Dislokation der Patella ist eine *Rezentrierung* der *Patella* indiziert, für die manchmal der Quadrizeps komplett abgelöst und medialisiert werden muß (s. Kapitel 3.3.5).

4.6.4.6
Chondrodysplasia calcificans punctata Conradi-Hünerman

Die Krankheit wurde von Conradi 1914 erstmals beschrieben [15], Hünerman [25] beschrieb 1931 die mildere, nicht-letale Form. Die Chondrodysplasia calcificans punctata Conradi ist eine autosomal-rezessiv vererbliche Krankheit, die noch innerhalb des 1. Lebensjahres zum Tod führt. Sie ist extrem selten mit einer Prävalenz von weniger als 0,1/1 000 000. Die Conradi-Hünerman-Krankheit ist eine milde Form dieses Syndroms. Sie kann sowohl autosomal-dominant wie auch autosomal-rezessiv vererbt werden, die meisten Fälle sind allerdings sporadisch. Diese mildere Form muß von den letalen Formen (Conradi) unterschieden werden [9, 16].
Klinik, Diagnostik: Das Gesicht ist flach, die Haut ist trocken, kongenitale *Katarakte* werden beobachtet, die *Extremitäten* sind asymmetrisch verkürzt. Auf den Röntgenbildern findet man *punktförmige Verkalkungen* an den Enden der Röhrenknochen in den Epiphysen, aber auch in den Wirbelkörpern und im Os ilium. Es können sich *Skoliosen* und *Kyphosen* entwickeln. Die **Prognose** ist bei dieser milden Form relativ gut, die punktförmigen Verkalkungen verschwinden im Alter von etwa 5 Jahren. Es entwickeln sich aber starke Asymmetrien der Extremitäten mit erheblichen Beinlängendifferenzen. Bei der **Therapie** geht es v. a. um den *Beinlängenausgleich*, sei es durch Epiphyseodesen oder durch gezielte Verlängerungen.

4.6.4.7
Metatropischer Zwergwuchs und Kniest-Syndrom

Das Kniest-Syndrom wurde 1952 durch Kniest beschrieben [33], während der metatropische Zwergwuchs 1966 durch Maroteaux [41] erstmals erwähnt wurde. Es handelt sich um 2 sehr seltene Krankheiten, in der Literatur sind nur Einzelberichte verzeichnet. Häufig sind die Eltern miteinander verwandt. Histologische Untersuchungen haben gezeigt, daß beim metatropischen Zwergwuchs keine normale Spongiosa in der Metaphyse gebildet wird und dadurch die enchondrale Knochenbildung gestört ist. Enchondrales und perichondrales Wachstum sind voneinander abgekoppelt [7]. *Klinik, Diagnostik:* Bei der Geburt ist der *Rumpf* normal lang, während die *Extremitäten* verkürzt sind. Bald entwickeln sich aber Skoliose und Kyphose, so daß auch der Rumpf verkürzt ist. Beim metatropischen Zwergwuchs ist das Gesicht normal, während es beim Kniest-Syndrom mit Hypertelorismus und

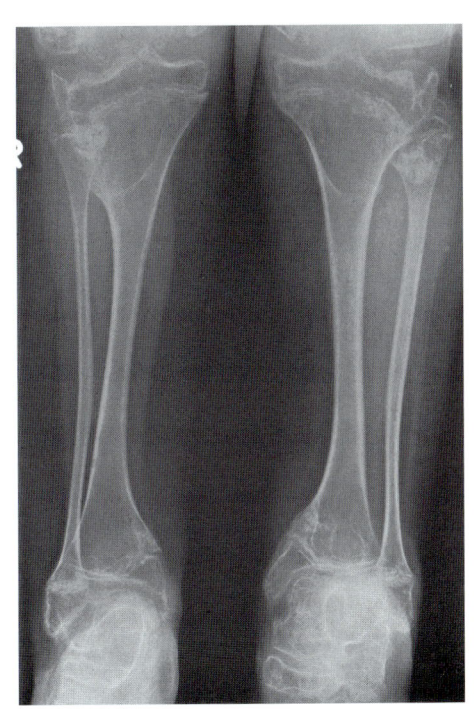

Abb. 4.65. Röntgenbild beider Beine a.-p. bei 11jährigem Jungen mit *metatropischem Zwergwuchs*. Es finden sich kolbige Auftreibungen der Röhrenknochen metaphysär, epiphysäre Veränderungen und eine Verkürzung der Fibula

Abflachung der Nase ungewöhnlich flach ist. Häufig findet sich eine *atlantoaxiale Instabilität*, die eine Tetraplegie verursachen kann. An den *Röhrenknochen* sind sowohl Metaphysen als auch Epiphysen verändert (Abb. 4.65). Es werden auch Flexionskontrakturen von *Knie-* und *Hüftgelenken* beobachtet. Zum Kniest-Syndrom gehören außerdem *Taubheit* sowie *Myopie*. Die *Prognose* des metatropischen Zwergwuchses ist schlecht. Respiratorische Probleme können schon während der Kindheit zum Tod führen. Wegen der Veränderungen der Epiphysen kann es zu sehr frühzeitigen Arthrosen kommen. Beim Kniest-Syndrom ist zusätzlich zur stets vorhandenen Taubheit wegen Retinaablösung auch eine ständige Verschlechterung des Visus zu erwarten. Eine *Therapie* der beiden Grundkrankheiten gibt es nicht. Die orthopädische Behandlung betrifft die *Fehlstellungen* in den Gelenken, die *atlantoaxiale Instabilität* [42] sowie die *Kyphoskoliose*.

4.6.4.8
Multiple epiphysäre Dysplasie

Es handelt sich um eine autosomal-dominant vererbliche Erkrankung mit sehr variabler Ausprägung. Dabei handelt es sich um eine Störung der enchondralen Ossifikation der Epiphysen, v. a. der Femurkopfepiphyse. Man unterscheidet 3 Formen:

- Eine *schwere Form* nach *Fairbank* mit verspätetem Erscheinen der Ossifikationskerne der meisten Epiphysen, plumpen Fingern und Zehen und mäßigem Kleinwuchs [21]
- Eine *mildere Form* nach *Ribbing* mit nur minimaler Beteiligung der Finger und Zehen, mehrheitlich sind nur die Femurköpfe wesentlich betroffen [55]
- Eine *lokalisierte milde Form* nach *Meyer* mit ausschließlicher Beteiligung der Femurköpfe (Dysplasia epiphysealis capitis femoris) [43]

Die Typen *Ribbing* und *Meyer* betreffen nur die Hüftgelenke (s. Kap. 3.2.7, Abb. 3.199–2.201). Hier soll nur der Typ *Fairbank*, der sehr selten ist, geschildert werden. Meist wird die **Diagnose** erst im Kleinkindalter gestellt. Es besteht ein mäßig ausgeprägter *Kleinwuchs* (es ist eine Endlänge von 145 cm bis 160 cm zu erwarten). Oft treten Hüftbeschwerden auf, was Anlaß zur Anfertigung von Röntgenbildern gibt. Die Hüftbeschwerden sind belastungsabhängig. Im **Röntgenbild** findet man eine verzögerte und unregelmäßige Ossifikation des Femurkopfkernes. Dieser ist meist verbreitert, der Gelenkknorpel ist aber nicht verdickt. Gelegentlich besteht eine Coxa vara. Das Röntgenbild der Hand zeigt plumpe Phalangen und typische Veränderungen der Epiphysen. Auch das Verhältnis der Karpuslänge zu seiner Breite sowie das der Femurkopfepiphysenhöhe zur Breite der Metaphyse sind nicht normal [26]. **Differentialdiagnose:** Die Unterscheidung zwischen M. *Perthes* und multipler epiphysärer Dysplasie ist manchmal schwierig. Grundsätzlich besteht bei Befall beider Femurköpfe immer der Verdacht auf das Vorliegen einer epiphysären Dysplasie. Bei dieser fehlt die Verdickung des Gelenkknorpels, laterale Verkalkung und Subluxation treten nicht auf. Der Verlauf ist benigner, auch findet sich in der Regel keine metaphysäre Beteiligung. Hingegen ist das Azetabulum meist stärker mitbetroffen als beim M. Perthes. Offensichtlich treten auch bestimmte Mischformen auf [51]. Die *spondyloepiphysäre Dysplasie* kann ausgeschlossen werden, wenn keine Veränderungen an den Wirbelkörpern sichtbar sind. Auch bei der *Hypothyreose* sind die Femurköpfe abnorm klein und zeigen eine unregelmäßige Ossifikation. Bei atypischer Klinik gibt das Knochenalter des Handröntgenbildes den Hinweis auf die Diagnose, da es stark retardiert ist. Die Langzeit**prognose** ist nicht allzu gut, wenn bei Wachstumsabschluß ein abgeflachter verbreiterter Femurkopf mit azetabulären Veränderungen besteht. Bei solchen Hüften ist bereits im Alter von 30 Jahren mit einer beginnenden Koxarthrose zu rechnen [66]. Der ungünstige Verlauf bei der multiplen epiphysären Dysplasie vom Fairbank-Typ kann durch **therapeutische Maßnahmen** nicht wesentlich beeinflußt werden. Osteotomien können die Prognose nicht verbessern, so daß oft der frühzeitige Einsatz von Gelenktotalendoprothesen notwendig wird.

4.6.4.9
Spondyloepiphysäre Dysplasie

Definition

Vererbte Krankheit mit dysproportioniertem Zwergwuchs, der v. a. die Wirbelsäule betrifft, aber auch die Epiphysen der Röhrenknochen. Der *Congenita-Typ* kann bei Geburt diagnostiziert werden und ist autosomal-dominant vererblich, während der *Tarda-Typ* X-chromosomal-rezessiv vererbt wird und nur bei Jungen vorkommt. Diese Krankheit manifestiert sich erst im Kleinkindalter.

Klassifikation, Ätiologie, Vorkommen

Es wird eine *schwerere* und eine *mildere Form* unterschieden [68]:

- *Typ I: congenita* (autosomal-dominant): starker Minderwuchs, schwere Coxa vara
- *Typ II: tarda* (x-chromosomal-rezessiv): mäßiger Minderwuchs

Obwohl für die beiden Formen ein klares Vererbungsmuster gefunden wurde, treten die meisten Fälle sporadisch auf und sind auf Neumutationen zurückzuführen [68]. Histochemisch wurde ein degenerativer lysosomaler Prozeß bei der Bildung des Proteoglykans entdeckt. Möglicherweise besteht auch eine Veränderung des Kollagens [14]. Gewisse Fälle zeigen Ähnlichkeiten mit Mukopolysaccharidosen [18]. In letzter Zeit wurde auch über eine neue autosomal-dominante Form [53] berichtet. In verschiedenen epidemiologischen Studien wurde eine *Prävalenz* aller Formen von 7 und 11,1/1 000 000 berechnet [62, 67].

Klinik, Diagnostik

Bei der *Congenita-Form* ist schon bei der Geburt eine massive *Coxa vara* und ein *Zwergwuchs* festzustellen. Daneben sind Hüftflexionskontraktur und Hyperlordose der LWS zu beobachten. Im Röntgenbild erscheint der Schenkelhals ähnlich wie bei einer Schenkelhalspseudarthrose, er steht in einer massiven Varusstellung, und der Trochanter major ist nach kranial verlagert. Die Femurköpfe sind normal zentriert, aber abgeflacht und birnenförmig deformiert (s. Abb. 3.204, S. 236). Die Wirbelkörper sind deformiert und zungenförmig ausgezogen (s. Abb. 3.102, S. 139). Der Dens ist dysplastisch, und es besteht die Gefahr einer *atlantoaxialen Instabilität* [61, 65]. Später entwickeln sich häufig *Kyphosen* und *Skoliosen*. Auch der Thorax ist meist im Sinne einer Hühnerbrust deformiert. Die übrigen Epiphysen können ebenfalls verändert sein. Bei der *Tarda-Form* sind alle diese Veränderungen weniger ausgeprägt, besonders ist der Zwergwuchs bei der Geburt noch nicht evident, es bestehen auch keine Flexionskontrakturen. *Assoziierte Anomalien* können die Lippen-Kiefer-Gaumen-Spalte, Taubheit, Myopie, Katarakte und Klumpfüße sein. Bei der Tarda-Form sind nur die Wirbelsäule und die proximalen Epiphysen der Humeri und der Femora betroffen. Die Veränderungen im Bereich der proximalen Femurepiphysen ähneln denen der multiplen epiphysären Dysplasie. Die Wirbelkörper sind in typischer Weise deformiert, es besteht aber keine atlantoaxiale Instabilität. Die Hüftgelenke sind arthrosegefährdet. *Differentialdiagnose:* Am schwierigsten ist die Abgrenzung einerseits zur *Mukopolysaccharidose*, andererseits zur *Pseudoachondroplasie*. Beide Krankheiten zeigen ähnliche Veränderungen der Wirbelsäule.

Therapie

Eine Behandlung des *Grundleidens* ist nicht bekannt und steht nicht in Aussicht. Es ist aber denkbar, daß eines Tages eine Substitutionstherapie des fehlenden Enzyms zur Verfügung stehen wird [39]. Aus orthopädischer Sicht ist das gravierendste Problem die *atlantoaxiale Instabilität*. Oft muß schon recht früh eine okzipitozervikale Spondylodese durchgeführt werden [61]. Auch die *Coxa vara* muß früh durch eine Valgisationsosteotomie behandelt werden, damit nicht durch die massive Fehlbelastung die Varusstellung noch weiter zunimmt und sich eine Pseudarthrose ausbildet. An der Wirbelsäule sind *Skoliose-* und *Kyphoseoperationen* notwendig, soweit die Deformität nicht mit konservativen Maßnahmen (Korsett) beherrscht werden kann, was bei der Congenita-Form meist nicht der Fall ist.

4.6.4.10
Metaphysäre Dysplasie (Morbus Pyle)

Die metaphysäre Dysplasie ist eine seltene Heredopathie, bei der die Metaphysen der langen Röhren-

Abb. 4.66. Röntgenbilder beider Beine a.-p. und seitlich bei 4jährigem Jungen mit *metaphysärer Dysplasie (M. Pyle)* mit charakteristischer Verbiegung der Knochen im metaphysären Bereich

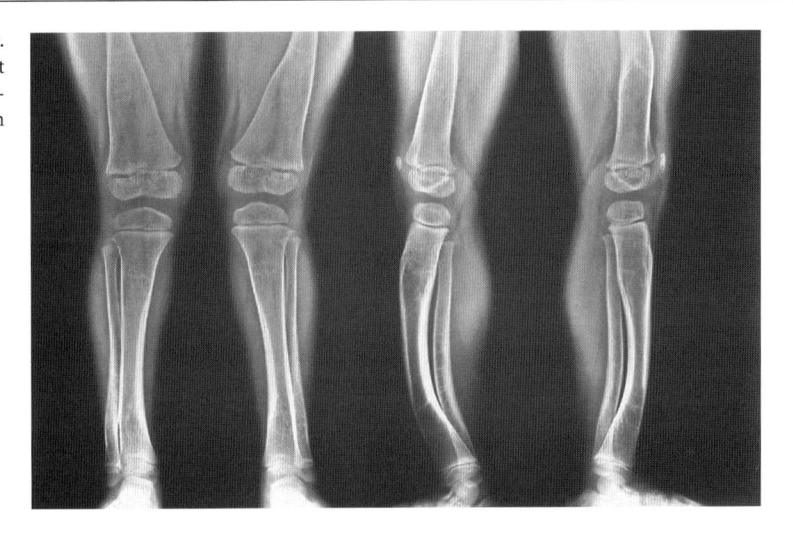

knochen deformiert sind. Die Verformung wurde mit „Erlenmeier-Kolben" verglichen. Im englischen Sprachraum ist die Krankheit bekannt unter „Pyle's disease". Neben der charakteristischen Ausbuchtung der Metaphysen der langen Röhrenknochen (Abb. 4.66) finden sich Verdickungen der medialen Enden der Klavikula, des Os pubis und des Os ilium. An der Basis des Schädels wird eine Sklerose beobachtet. Die Krankheit ist autosomal-rezessiv vererblich. Sie verursacht keine wesentlichen klinischen Probleme bis auf gelegentlich sich ausbildende Genua valga. Zudem kann eine vermehrte Knochenbrüchigkeit im Bereich der Metaphysen bestehen. Dies kann zu Schwierigkeiten bei der Unterscheidung von Kindesmißhandlungen führen. Messungen des Mineralgehalts des Knochens haben bei der metaphysären Dysplasie eine deutliche Verminderung ergeben [60]. Die Prognose der Krankheit ist sehr gut. Außer gelegentlichen Korrekturosteotomien wegen Genua valga sind kaum orthopädische Behandlungen notwendig.

4.6.4.11
Dysplasia epiphysealis hemimelica

Die Dysplasia epiphysealis hemimelica wird durch abnorme osteokartilaginäre Formationen in den Epiphysen der langen Röhrenknochen und in den karpalen oder tarsalen Knochen der medialen oder lateralen Hälfte einer Extremität charakterisiert. Die Krankheit wurde erstmals 1926 von Mouchet u. Bélot [45] unter dem Namen Tarsomegalie beschrieben. Der Name Dysplasia epiphysealis hemimelica stammt von Fairbank 1956 [22]. Es sind in der Literatur bisher weniger als 100 Fälle beschrieben worden [64]. Der Erbgang ist unbekannt. Histologisch kann man die Veränderungen (s. Abschn. 4.5.2) nicht von Osteochondromen unterscheiden. Da letztere *nie* epiphysär, sondern immer metaphysär sind, besteht bei Vorliegen einer entsprechenden epiphysären Veränderung immer der Verdacht auf eine Dysplasia epiphysealis hemimelica. Die **Diagnose** wird meist erst im Kleinkindalter gestellt. Die häufigsten Lokalisationen sind die tarsalen Knochen und die distale Femur- und die proximale Tibiaepiphyse (s. Abb. 3.293, S. 332). Die Veränderungen führen zur Gelenkinkongruenz und Deformität mit Genu valgum oder varum. Schmerzen stehen nicht im Vordergrund. **Therapeutisch** müssen stark störende Läsionen operativ entfernt werden. Allerdings wachsen sie schnell wieder nach, so daß wiederholte Exzisionen notwendig werden. Gelegentlich sind auch Achsenkorrekturen indiziert. Mit Wachstumsabschluß konsolidiert sich das Geschehen. Gelegentlich wurde ein Weiterwachsen im Erwachsenenalter beobachtet. Bei starker Inkongruenz besteht die Gefahr einer frühzeitigen Arthrose.

4.6.4.12
Osteopetrose

Definition

Die Osteopetrose ist eine metabolische Knochenkrankheit, die durch eine systemische Zunahme der Skelettmasse charakterisiert ist. Sie resultiert aus einem Versagen der Osteoklasten [58]. Der primitive knorpelige Knochen persistiert. Radiologisch besteht eine abnorme Knochendichte.
Synonyme: Marmorknochenkrankheit, Albers-Schönberg-Krankheit
Englisch: Osteopetrosis

Historisches, Klassifikation, Ätiologie, Vorkommen

Die Krankheit wurde bald nach der Entdeckung der Röntgenstrahlen im Jahre 1904 durch Albers-Schönberg erstmals beschrieben [1]. Man unterscheidet 2 Formen:

- eine kindliche maligne Form (Osteopetrosis congenita, maligne Form),
- eine Erwachsenenform (Osteopetrosis tarda, benigne Form).

Die *benigne Form* kann rezessiv-autosomal oder dominant-autosomal vererbt sein. Die *maligne Form* wird rezessiv-autosomal übertragen. Die *Ätiologie* ist unklar. Offensichtlich besteht eine Insuffizienz der Osteoklasten [54, 59]. Die Osteopetrose kommt auch bei Tieren vor (Mäuse, Rinder, Geflügel). Wahrscheinlich gibt es eine Vielzahl verschiedener Enzymdefekte, die noch nicht geklärt sind [24, 58]. Daneben ist zusätzlich meist auch eine Osteomalazie vorhanden, d.h. die Unfähigkeit der Erhaltung einer normalen Kalzium-Phosphor-Bilanz [29]. Dies führt zu dem Paradoxon, daß bei gleichzeitig erhöhter Knochenmasse eine Knochenerweichung besteht. Dies erklärt auch die erhöhte Frakturneigung. In einer epidemiologischen Studie in Großbritannien wurde die *Prävalenz* mit 2,6/1 000 000 errechnet. Dies betrifft alle Formen [67]. In einer anderen Untersuchung wurde die Prävalenz mit 50/1 000 000 Einwohner angegeben, wobei die große Mehrzahl die milde autosomal-dominant vererbte Form aufweist [17].

Klinik, Diagnostik

Bei der **malignen Verlaufsform** finden sich folgende Symptome [27]: In mehr als der Hälfte der Fälle stellt man eine Optikusatrophie, eine Splenomegalie und eine Hepatomegalie fest. In weniger als der Hälfte der Fälle finden sich zudem Wachstumsverzögerung, Frakturen, Taubheit, Osteomyelitis des Kiefers, Genu valgum oder varum sowie Brustwanddeformitäten. Bei der **Tarda-Form** verläuft die Hälfte der Fälle asymptomatisch [27]. Bei etwa 40 % finden sich Spontanfrakturen, eine Osteomyelitis des Kiefers wurde bei 10 % festgestellt, spontane Knochenschmerzen bei 20 %, Ausfälle von einzelnen Hirnnerven bei 22 %. *Für den Orthopäden sind folgende Probleme relevant*: Knochenschmerzen, Spontanfrakturen mit schlechter Heilungstendenz, *Coxa vara*, evtl. auch *Genua vara* oder *valga*, der (geringgradige) *Minderwuchs*, *Spondylolyse*, evtl. *Skoliose* und *Kyphose*, selten auch *Spinalstenose*, *Osteomyeliden* (spontan oder nach operativen Behandlungen) sowie *Arthrosen* (Koxarthrose, Gonarthrose). **Radiologisch** fallen v. a. die massiv gesteigerte Kno-

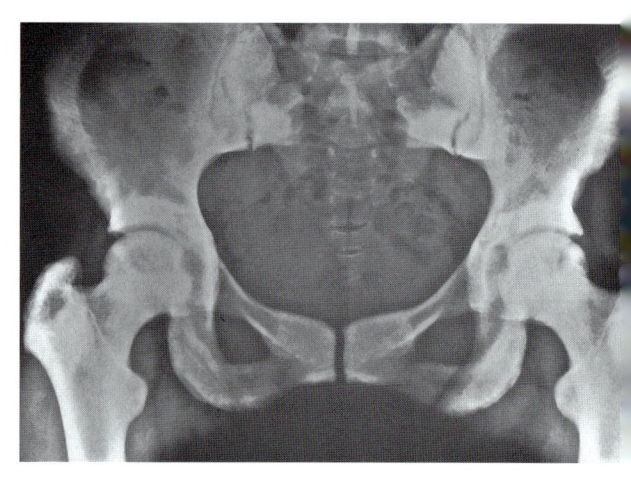

Abb. 4.67. Röntgenbild des Beckens a.-p. einer 20jährigen Patientin mit *Osteopetrose*, d. h. massiv vermehrter Knochendichte

chendichte und Markraumverödung auf. Die Metaphyse der langen Röhrenknochen ist häufig verplumpt und zeigt dichte quere Bänder, diaphysär können Längsstreifen beobachtet werden (Abb. 4.67). Auch in den Wirbelkörpern entstehen Bänder höherer Knochendichte. Die Verdichtung des Schädeldachs und der Schädelbasis und die deshalb fehlende Pneumatisation ist ebenfalls typisch. Die **Laborbefunde** sind in der Regel normal, es kann jedoch auch eine gestörte Kalzium-Phosphor-Bilanz vorliegen [29]. Die Frakturen haben eine sehr schlechte Heilungstendenz, die Kallusbildung ist nicht normal. Knochenbrüche sollten möglichst konservativ behandelt werden [8, 17]. **Differentialdiagnose:** Bei folgenden Krankheiten kann eine erhöhte Knochendichte beobachtet werden: *Pyknodysostose* (die Krankheit von Henri de Toulouse-Lautrec), *Melorheostose, Sklerosteose, progressive diaphysäre Dysplasie (Engelmann-Krankheit)* sowie *metaphysäre Dysplasie (Pyle-Krankheit)*.

Prognose, Therapie

Patienten mit der *kongenitalen malignen Form* erreichen selten das Erwachsenenalter, während diejenigen mit der *Tarda-Form* eine normale Lebenserwartung haben. Etwa die Hälfte der Fälle verläuft asymptomatisch, die Diagnose wird als Zufallsbefund gestellt. Das Hauptproblem im höheren Alter sind die frühzeitigen Arthrosen. **Behandlung der Grundkrankheit:** Bei schweren Fällen wurden Teilerfolge mit der Gabe von Prednison, Kalzitrol, Parathormonen und Interferon erzielt [32]. Auch Knochenmarkstransplantationen wurden versucht [58], die bisher jedoch auch nicht sehr erfolgreich waren. **Orthopädische Behandlung:** Bei jungen Patienten steht die Behandlung von *Frakturen* im Vordergrund. Die Knochenbrüche heilen ausgesprochen schlecht, postoperative Osteomyelitiden sind häufig, weshalb nach Möglichkeit konservativ behandelt werden sollte [8, 24, 59]. Eine günstige Behandlungsmethode ist die *Marknagelung*. Allerdings muß man auch hier auf größtmögliche Stabilität achten. Bei schweren Fehlstellungen können *Osteotomien* notwendig werden. Das wesentlichste orthopädische Problem sind jedoch früh auftretende Koxarthrosen und Gonarthrosen, die mit entsprechenden *Totalendoprothesen* versorgt werden müssen [12].

4.6.4.13
Melorheostose

Die Melorheostose ist eine sehr seltene Krankheit mit meist *einseitigen kerzentropfenartigen, hyperostotischen Veränderungen in den Knochen*. Der Name ist aus dem griechischen *melo* = Glied, Extremität, und *rhein* = fließen abgeleitet. Die **Prävalenz** ist unter 1/1 000 000 [67]. Es konnte kein genetisches Muster nachgewiesen werden, wahrscheinlich handelt es sich um ein Problem, das während der Schwangerschaft auftritt. Die Knochenveränderungen sind auf Dermatome begrenzt. Meist sind die langen Röhrenknochen betroffen; der Schädel, die Wirbelsäule und die Rippen sind nur sehr selten verändert. Die Krankheit kann auch monostotisch vorkommen. **Histologisch** findet sich eine Osteosklerose und -fibrose. Häufig findet sich darüber eine Fibrosierung auch der Haut und des subkutanen Gewebes, während die Muskulatur ödematös ist. *Klinisch* bestehen oft Schmerzen in der betroffenen Extremität. Es können auch Kontrakturen von Gelenken auftreten, und zwar v. a. des Hüft- und Kniegelenks. Manchmal werden aber auch Verkürzungen und Verdickungen der palmaren oder plantaren Faszie beobachtet. Im **Röntgenbild** finden sich die typischen kerzentropfenartigen Veränderungen (Abb. 4.68). **Differentialdiagnostisch** muß man v. a. die *Osteomyelitis*, die *Osteopetrose* und die *Osteopoikilose* abgrenzen. Wegen der Gelenkkontrakturen ist auch die *Arthrogrypose* auszuschließen. Mit der *Sklerodermie* kann die Krankheit ebenfalls verwechselt werden. Die **Behandlung** beschränkt sich auf die *Korrektur der Kontrakturen*, die durch die Anwendung von Gipsen oder Schienen erreicht werden kann. Bei sehr starken etablierten Kontrakturen kann auch der *Ilisarow-Apparat* zur Behebung des Problems dienen. Häufig sind es v. a. die Weichteile, die Probleme verursachen, so daß gelegentlich auch eine *Amputation* notwendig wird. Die Schmerzen sind hingegen stets beherrschbar.

4.6.4.14
Osteopoikilie

Bei der Osteopoikilie treten *oväläre, rundliche, röntgendichte Flecken im spongiösen Knochen* auf. Sie können schon bei der Geburt vorhanden sein oder

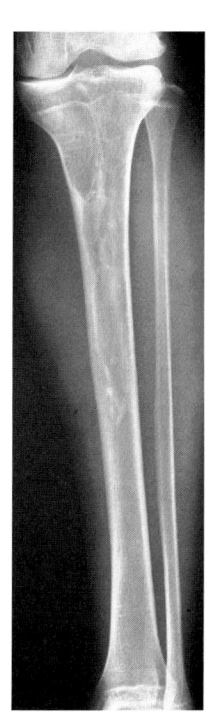

Abb. 4.68. Röntgenbild des linken Unterschenkels a.-p. bei 16jährigem Jungen mit *Melorheostose*. Typisch sind die kerzentropfenartigen Veränderungen

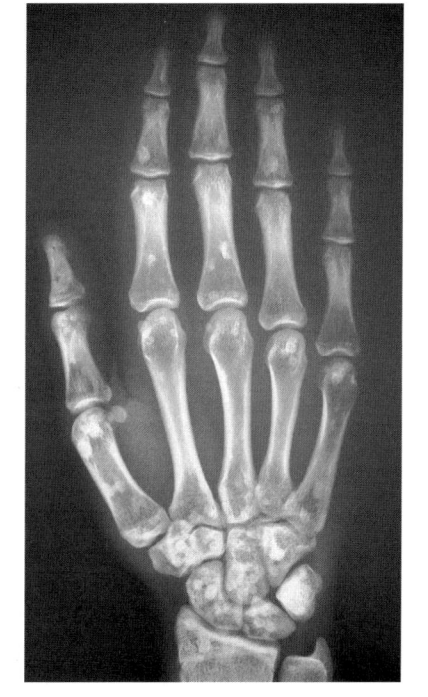

Abb. 4.69. Röntgenbild der linken Hand a.-p. bei 15jährigem Mädchen mit *Osteopoikilie*. Die ovalären, rundlichen, röntgendichten Flecken sind charakteristisch

auch erst später sichtbar werden. Diese Veränderungen betreffen meist *Metaphysen* und *Epiphysen*, selten die *Diaphysen* (Abb. 4.69). **Lokalisation:** Besonders an Hand- und Fußwurzelknochen, aber auch an den langen Röhrenknochen und am Becken. Schädel und Wirbelsäule sind selten beteiligt. Die Krankheit wird *autosomal-dominant* vererbt und tritt mit einer **Prävalenz** von weniger als 0,1/1 000 000 auf. Bei Jungen kommt sie etwas häufiger vor als bei Mädchen [5]. **Histologisch** bestehen die Knoten aus laminärem Knochen. Die knöchernen Veränderungen bleiben klinisch meist stumm. Gelegentlich treten *Hautläsionen* auf *(Dermatofibrosis lenticularis disseminata)*; vereinzelt wurden auch *Knochentumoren* beobachtet [3].

4.6.4.15
Infantile kortikale Hyperostose (Caffey-Erkrankung)

Hierbei handelt es sich um eine sehr seltene, sich selbst begrenzende Erkrankung der frühen Kindheit mit *Schwellung der Weichteile, Verdickung des kortikalen Knochens und lokaler Überempfindlichkeit der Haut.* Die **Ätiologie** der Krankheit ist unbekannt, ein Vererbungsmodus konnte nicht nachgewiesen werden. Wahrscheinlich besteht ein angeborener Defekt in den Arteriolen des Periostes. Möglicherweise ist die Ursache auch allergischer Natur. **Pathologisch-anatomisch** finden sich primär Veränderungen im Periost. Reaktiv kommt es dann zur Hyperostose. Am häufigsten ist der Kiefer betroffen, daneben auch die Ulna. Tibia und Claviculae sind schon seltener involviert, über die Affektion von anderen Knochen gibt es nur Einzelbeschreibungen. *Klinik:* Meist fängt die Krankheit etwa im 3. Lebensmonat an, ein Erkrankungsbeginn nach dem 5. Lebensmonat ist sehr selten. Initial beobachtet man eine Überempfindlichkeit der Haut über dem Kiefer. Die Haut ist sehr derb, aber nicht gerötet. Leichtes Fieber kann ebenfalls vorhanden sein, die alkalische Phosphatase kann etwas erhöht sein. **Radiologisch** findet man eine massive Verdickung der Kortikalis durch periostale Anlagerung. Die Krankheit dauert mehrere Monate, manchmal einige Jahre. In der **Differentialdiagnose** müssen v. a. die *Osteomyelitis*, die *Hypervitaminose A* sowie Tumoren wie das *Ewing-Sarkom* in Betracht gezogen werden. Die Hautveränderungen und das Alter führen aber meist zu einer eindeutigen Diagnose, so daß keine Biopsie notwendig ist. **Therapeutisch** werden *Kortikosteroide* gegeben, die die Heilung etwas beschleunigen. Orthopädische Maßnahmen sind nicht notwendig. Wegen der eindrücklichen Röntgenveränderung sollte der Orthopäde jedoch die Krankheit kennen.

4.6.4.16
Larsen-Syndrom

Diese vererbliche Krankheit ist durch ein flaches Gesicht, Vorwölbung der Stirne, Hypertelorismus und multiple kongenitale Luxationen (üblicherweise Hüften, Kniegelenke, evtl. Radiusköpfchen) und Segmentationsstörungen der HWS charakterisiert. Die Krankheit wurde erstmals durch Larsen et al. 1950 beschrieben [34]. Es wurde sowohl das autosomal-dominante wie auch das autosomal-rezessive Vererbungsmuster beobachtet [38]. Es scheint sich um einen generalisierten mesenchymalen Defekt zu handeln, der das komplette Bindegewebe betrifft. Die Krankheit ist sehr selten, in der Literatur sind nur Einzelfälle beschrieben worden. In La Réunion kommt sie jedoch oft vor, es wurden kürzlich 38 Fälle beschrieben [36]. Wir selber überblicken 4 Fälle. **Klinisch** fallen schon bei der Geburt die *Luxationen* von Knie- und Hüftgelenken auf, die nicht selten mit *Klumpfüßen* oder Knick-Spitz-Füßen kombiniert sind. Die Fußwurzelknochen weisen oft mehrfache Knochenkerne auf. Im Säuglings- und Kleinkindesalter kann auch eine *Tracheomalazie* erhebliche Probleme verursachen. An der *Wirbelsäule* sind Mißbildungen festzustellen, die zu einer Kyphose oder Skoliose führen (s. Abb. 3.103, S. 140). Auch eine atlantoaxiale Instabilität kann vorhanden sein [4, 10, 28, 44]. Das *Gesicht* ist ebenfalls sehr auffällig: Die Nase ist flach, die Stirne vorgewölbt. Auch *Herzfehler* sind nicht ungewöhnlich [36]. Die *Intelligenz* der Kinder ist meistens normal, einige wenige sind mental retardiert. **Differentialdiagnose:** Das Larsen-Syndrom kann mit der *Arthrogryposis multiplex congenita* verwechselt werden, bei der die Gelenke ebenfalls in einer massiven Fehlstellung stehen oder luxiert sein können. Allerdings ist bei der Arthrogrypose eine ausgeprägte Steifigkeit vorhanden, was beim Larsen-Syndrom nicht der Fall ist. Die massive Bandlaxität kommt auch beim *Ehlers-Danlos-Syndrom* vor, entsprechend müssen auch diese beiden Krankheiten gegeneinander abgegrenzt werden. **Prognose:** Einige der Kinder sterben früh aufgrund von Herzfehlern oder Tracheomalazie [36]. In der Serie aus La Réunion starben 14 von 38 Kindern an solchen Komplikationen. Die Lebenserwartung der übrigen Kinder scheint nicht wesentlich eingeschränkt zu sein. **Orthopädische Behandlung:** Die luxierten Gelenke sollten sehr früh behandelt werden [56]. Die *Hüftgelenke* müssen offen reponiert werden, was technisch sehr schwierig ist, da es sich um außerordentlich instabile Gelenke handelt. Dennoch sollte unbedingt eine stabile Zentrierung der Femurköpfe angestrebt werden. Die *Kniegelenke* können meist konservativ behandelt werden. Mit langsamer Redression gelingt hier meistens die Reposition. Die *Füße* müssen wegen der massiven Spitzfußstellung oft ebenfalls operiert werden. *Bei den Operationen gilt es zu beachten, daß die Tracheomalazie und die HWS-Veränderungen besondere anästhesiologische Probleme verursachen. Die Wirbelsäule ist sorgfältig zu überwachen.* Neben der fixierten *Skoliose* kann sich eine *atlantoaxiale Instabilität* ausbilden, die eine frühzeitige okzipitozervikale Fusion notwendig macht.

4.6.4.17
Nagel-Patella-Syndrom (Onychoosteodysplasie)

Diese Krankheit wurde bereits 1820 von Chatelain beschrieben, der *Veränderungen der Nägel, zusammen mit Anomalien des Ellbogens und der Kniegelenke* beobachtete [62]. Die **Prävalenz** wird mit 1/1 000 000 angegeben [67]. Die Krankheit wird autosomal-dominant vererbt. Die Störung betrifft die Gewebe des Ektoderms und Mesoderms. *Klinisch* findet man eine *Dystrophie der Fingernägel* (v. a. auf der Daumenseite). Die Nägel können vollständig fehlen. Gleichzeitig ist die *Patella hypoplastisch*, sie kann mehrere Ossifikationszentren aufweisen und lateralisiert sein. Dies kann zu lateraler *Luxation der Patella* führen, besonders wenn zusätzlich der laterale Femurkondylus hypoplastisch ist. Außerdem kann ein *Cubitus valgus* und eine *Subluxation des Radiusköpfchens* nach hinten bestehen. Auf den **Röntgenbildern** des Beckens findet man zudem hornartige Vorwölbungen des Os ilium. Die **Prognose** der Krankheit ist gut. **Orthopädische Probleme** sind selten, bis auf die mögliche Dislokation der Patella. Dies kann eine Rezentrierungsoperation notwendig machen (s. Kap. 3.3.5). Wir haben diese Operation in Einzelfällen durchgeführt. Die Indikation zur Korrektur der Ellbogendeformität sollte zurückhaltend gestellt werden. Bei Schmerzen oder störender Vorwölbung kann die Radiusköpfchenresektion erfolgreich sein, der Bewegungsumfang des Ellbogens läßt sich allerdings nicht verbessern.

4.6.4.18
Trichorhinophalangealsyndrom

Hierbei handelt es sich um eine Krankheit, bei der gleichzeitig eine *Brachyphalangie* mit konusförmiger Veränderung der Epiphysen der Phalangen besteht. Weitere Symptome sind ein *charakteristisches Gesicht* mit birnenförmiger Nase mit einem langen Philtrum sowie spärlicher Haarwuchs. Die Krankheit wird *autosomal-dominant* vererbt. Häufig bestehen auch *Ossifikationsstörungen* der Femurköpfe, die an eine epiphysäre Dysplasie oder an einen M. Perthes erinnern.

Adressen von Behindertenorganisationen s. Anhang.

Literatur

1. Albers-Schönberg H (1904) Röntgenbilder einer seltenen Knochenerkrankung. Münch Med Wochenschr 51: 365
2. Andersen PE Jr, Justesen P (1987) Chondrodysplasia punctata. Report of two cases. Skeletal Radiol 16 (3): 223–6
3. Ayling RM, Evans PE (1988) Giant cell tumor in a patient with osteopoikilosis. Acta Orthop Scand 59: 74–6
4. Bellon JM, Filipe G (1987) Problemes rachidiens rencontres au cours du syndrome de Larsen. A propos de 3 cas. Rev Chir Orthop 73: 57–62
5. Benli IT, Akalin S, Boysan E, Mumcu EF, Kis M, Turkoglu D (1992) Epidemiological, clinical and radiolocgal aspects of osteopoikilosis. J Bone Joint Surg (Br) 74: 504–6
6. Bethem D, Winter RB, Lutter L (1980) Disorders of the spine in diastrophic dwarfism. J Bone Joint Surg (Am) 62: 529–36
7. Boden SD, Kaplan FS, Fallon MD et al. (1987) Metatropic dwarfism. Uncoupling of endochondral and perichondral growth. J Bone Joint Surg (Am) 69: 174–84
8. Bollerslev J, Andersen PE Jr (1989) Fracture patterns in two types of autosomal-dominant osteopetrosis. Acta Orthop Scand 60: 110–2
9. Borochowitz Z (1991) Generalized chondrodysplasia punctata with shortness of humeri and brachymetacarpy: humero-metacarpal (HM) type: variation or heterogeneity? Am J Med Genet 41: 417–22
10. Bowen JR, Ortega K, Ray S, MacEwen GD (1985) Spinal deformities in Larsen's syndrome. Clin Orthop 197: 159–63
11. Brueton LA, Dillon MJ, Winter RM (1990) Ellis-van Creveld syndrome, Jeune syndrome, and renal-hepatic-pancreatic dysplasia: separate entities or disease spectrum? J Med Genet 27: 252–5
12. Casden AM, Jaffe FF, Kastenbaum DM, Bonar SF (1989) Osteoarthritis associated with osteopetrosis treated by total knee arthroplasty. Report of a case. Clin Orthop 247: 202–7
13. Cattaneo R, Villa A, Catagni MA, Bell D (1990) Lengthening of the humerus using the Ilizarov technique. Clin Orthop 250: 117–24
14. Cole WG (1993) Etiology and pathogenesis of heritable connective tissue diseases. J Pediatr Orthop 13: 392–403
15. Conradi E (1914) Vorzeitiges Auftreten von Knochen- und eigenartigen Verkalkungskernen bei Chondrodystrophia foetalis hypoplastica. Histologische und Röntgenuntersuchungen. Jahrb Kinderheilkd 80: 86
16. Curless RG (1983) Dominant chondrodysplasia punctata with neurologic symptoms. Neurology 33: 1095–7
17. Dahl N, Holmgren G, Holmberg S, Ersmark H (1992) Fracture patterns in malignant osteopetrosis (Albers-Schonberg disease). Arch Orthop Trauma Surg 111: 121–3
18. Doman AN, Maroteaux P, Lyne ED (1990) Spondyloepiphyseal dysplasia of Maroteaux. J Bone Joint Surg (Am) 72: 1364–9

19. Dorn U, Rosenkranz U, Bosch P (1980) Der diastrophische Zwergwuchs. Z Orthop 118: 359–66
20. Ellis RWB, van Creveld D (1940) Syndrome characterized by ectodermal dysplasia, polydactyliy, chondro-dysplasia and congenital morbus cordis. Report of three cases. Arch Dis Child 15: 65
21. Fairbank HAT (1935) Generalized diseases of the skeleton. Proc R Soc Med 28: 611–23
22. Fairbank TJ (1956) Dysplasia epiphysealis hemimelica (tarso-epiphysial aclasis). J Bone Joint Surg (Br) 38: 237–45
23. Grimer RJ, Davies AM, Starkie CM, Sneath RS (1989) Chondrosarcome chez un patient porteur d'osteopoikilie. A propos d'un cas. Rev Chir Orthop 75: 188–90
24. Griss P, Schäfer T (1988) Therapie von Knochen- und Gelenksveränderungen bei der Osteopetrose Albers-Schönberg. Orthopaede 17: 411–9
25. Hünermann C (1931) Chondrodystrophia calcificans congenita als abortive Form der Chondrostrophie. Z Kinderheilkd 51: 1
26. Ingram RR (1992) Early diagnosis of multiple epiphyseal dysplasia. J Pediatr Orthop 12: 241–4
27. Johnston CC, Lavy N, Lord T, Velous F, Merritt AD, Deiss WP (1968) Osteopetrosis. A clinical, genetic, metabolic, and morphologic study of the dominantly inherited, benign form. Medicine 47: 149–67
28. Johnston CE, Birch JG, Daniels JL (1996) Cervical kyphosis in patients who have Larsen syndrome. J Bone Joint Surg (Am) 78: 538–45
29. Kaplan FS, August CS, Fallon MD, Gannon F, Haddad JG (1993) Osteopetrorickets. The paradox of plenty. Pathophysiology and treatment. Clin Orthop 294: 64–78
30. Kaufmann E (1892) Untersuchungen über die sogenannte foetale Rachitis (Chondro-dystrophia foetalis). Reiner, Berlin
31. Keret D, Spatz DK, Caro PA, Mason DE (1992) Dysplasia epiphysealis hemimelica: diagnosis and treatment. J Pediatr Orthop 12: 365–72
32. Key LL Jr, Ries WL (1993): Osteopetrosis. The pharmacophysiologic basis of therapy. Clin Orthop 294: 85–9
33. Kniest W (1952) Zur Abgrenzung des Dysostosis enchondralis von der Chondrodystrophie. Z Kinderheilkd 70: 633
34. Larsen LJ, Schottstaedt ER, Bost FC (1950) Multiple congenital dislocations associated with characteristcal facial abnormality. J Pediatr 37: 674
35. Lamy M, Maroteaux P (1960) Le nanisme diastrophique. Presse Med 52: 1977
36. Laville JM, Lakermance P, Limouzy F (1994) Larsen's syndrome: Review of the literature and analysis of thirty-eight cases. J Pediatr Orthop 14: 63–73
37. Lavini F, Renzi-Brivio L, De Bastiani G (1990) Psychologic, vascular, and physiologic aspects of lower limb lengthening in achondroplastics. Clin Orthop 250: 138–42
38. Lutter LD (1990) Larsen Syndrome: Clinical features and treatment. A report of two cases. J Pediatr Orthop 10: 270–4
39. Mankin HJ (1993) Gaucher's disease: a novel treatment and an important breakthrough. J Bone Joint Surg (Am) 75: 2–3
40. Maroteaux P, Lamy M (1959) Les formes pseudoachondroplastiques des dysplasies spondylo-épiphysaires. Presse Med 10: 383
41. Maroteaux P, Spranger J, Wiedemann HR (1966) Der metatropische Zwergwuchs. Arch Kinderheilkd 173: 211
42. Merrill KD, Schmidt TL (1989) Occipitoatlantal instability in a child with Kniest syndrome. J Pediatr Orthop 9: 338–40
43. Meyer J (1964) Dysplasia epiphysealis capitis femoris: a clinical-radiological syndrome and its relationship to Legg-Calvé-Perthes disease. Acta Orthop Scand 34: 183–97
44. Miz GS, Engler GL (1987) Atlanto-axial subluxation in Larsen's syndrome. A case report. Spine 12: 411–2
45. Mouchet A, Bélot J (1926) La tarsomégalie. J Radiol 10: 289–95
46. Parrot MJ (1878) Sur la malformation achondroplastique et le dieu Ptah. Bull Soc Anthropol Paris 1: 296
47. Pedrini-Mille A, Maynard JA, Pedrini VA (1984) Pseudoachondroplasia: biochemical and histochemical studies of cartilage. J Bone Joint Surg (Am) 66: 1408–14
48. Peltonen JI, Hoikka V, Poussa M, Paavilainen T, Kaitila I (1992) Cementless hip arthroplasty in diastrophic dysplasia. J Arthroplasty 7: (Suppl) 369–76
49. Ponseti IV (1970) Skeletal growth in achondroplasia. J Bone Joint Surg (Am) 52: 701–16
50. Poussa M, Merikanto J, Ryoppy S, Marttinen E, Kaitila I (1991) The spine in diastrophic dysplasia. Spine 16: 881–7
51. Raimann A, de la Fuente M, Raimann A (1994) Dysplasia Capitis Femoris und ihre Beziehung zur Hüftkopfnekrose (Morbus Perthes). Z Orthop Ihre Grenzgeb 132: 140–56
52. Ravenna F (1913) Achondroplasie et chondrohypoplasie. Nouv Iconogr Saltpetr 26: 157
53. Reardon W, Hall CM, Shaw DG, Kendall B, Hayward R, Winter RM (1994) New autosomal dominant form of spondyloepiphyseal dysplasia presenting with atlanto-axial instability. Am J Med Genet 52: 432–7
54. Remagen W (1988) Sechs generalisierte Osteopathien. Orthopaede 17: 392–6
55. Ribbing S (1937) Studien über hereditäre multiple Epiphysenstörungen. Acta Radiol Suppl 34:
56. Rodriguez A, Asenjo B, Dominguez R, Lemaire R (1994) Le syndrome de Larsen: recueil multicentrique de 12 nouveaux cas. Diagnostic, planification et resultats du traitement. Acta Orthop Belg 60: 259–73
57. Ryoppy S, Poussa M, Merikanto J, Marttinen E, Kaitila I (1992) Foot deformities in diastrophic dysplasia. An analysis of 102 patients. J Bone Joint Surg 74: 441–4
58. Seifert MF, Popoff SN, Jackson ME, MacKay CA, Cielinski M, Marks SC Jr (1993) Experimental studies of osteopetrosis in laboratory animals. Clin Orthop 294: 23–33
59. Shapiro F (1993) Osteopetrosis. Current clinical considerations. Clin Orthop 294: 34–44
60. Shibuya H, Suzuki S, Okuyama T, Yukawa Y (1982) The radiological appearances of familial metaphyseal dysplasia. Clin Radiol 33: 439–44
61. Svensson O, Aaro S (1988) Cervical instability in skeletal dysplasia. Report of 6 surgically fused cases. Acta Orthop Scand 59: 66–70
62. Tachdijan MO (1990) Pediatric Orthopaedics. Saunders, Philadelphia
63. Taylor GA, Jordan CE, Dorst SK, Dorst JP (1984) Polycarpaly and other abnormalities of the wrist in chondroectodermal dysplasia: the Ellis-van Creveld syndrome. Radiology 151: 393–6
64. Timm C, Immenkamp M, Roessner A (1986) Beitrag zum Krankheitsbild der Dysplasia epiphysealis hemimelica. Z Orthop 124: 148–56
65. Tolo VT (1990) Spinal deformity in short-stature syndromes. Instr Course Lect 39: 399–405

66. Treble NJ, Jensen FO, Bankier A, Rogers JG, Cole WG (1990) Development of the hip in multiple epiphyseal dysplasia. Natural history and susceptibility to premature osteoarthritis. J Bone Joint Surg (Br) 72: 1061–4
67. Wynne-Davies R, Gormley J (1985) The prevalence of skeletal dysplasias. J Bone Joint Surg (Br) 67: 133–137
68. Wynne-Davies R, Hall C (1982) Two clinical variants of spondyloepiphyseal dysplasia congenita. J Bone Joint Surg (Br) 64: 435–441

4.6.5 Chromosomenanomalien

In diesem Kapitel werden angeborene Krankheiten besprochen, die nicht auf einzelne defekte Gene zurückzuführen sind, sondern bei denen ganze Chromosomen abnorm angelegt sind, sei es durch Duplikation (Trisomie) oder durch Fehlen eines Chromosoms oder eines Chromosomenanteils. Dabei kann es sich um Autosomen oder Geschlechtschromosomen handeln.

4.6.5.1 Trisomie 21 (Mongolismus)

Definition

Bei der Trisomie 21 ist die eine Hälfte des Chromosomenpaars 21 dupliziert. Der Mongolismus ist die häufigste Heredopathie. Die Krankheit ist durch verminderte Intelligenz, mongoloide Augenfalte, allgemeine Hypotonie, kurze Hände mit typischer Palmarfurche, Innenrotation des kleinen Fingers, vergrößerten Abstand zwischen Großzehe und 2. Zehe, breite Beckenschaufel und allgemeine Bandlaxität charakterisiert. Häufig sind auch Herzfehler und gastrointestinale Anomalien vorhanden. Die (nicht allzu häufigen) orthopädischen Probleme stehen in Zusammenhang mit der Bandlaxität: atlantoaxiale Instabilitäten, habituelle Patellaluxationen, Hüftluxation und flexible Plattfüße.
Englisch: Down's syndrome, trisomy 21, mongolism

Ätiologie, Pathogenese, Vorkommen

Beim Mongolismus besteht eine Duplikation des Chromosoms 21. Bei der befruchteten Eizelle sind 47 statt 46 Chromosomen vorhanden. Üblicherweise tritt der Defekt beim Ausbleiben der Teilung des Chromosoms während der Mitose auf. In selteneren Fällen wird das zusätzliche Chromosom auf ein anderes transloziert. Diese Patienten haben dann wieder 46 Chromosomen. Dieser Umstand ist für die genetische Beratung von Bedeutung. Eine Mutter mit einem translozierten Chromosom 21 hat ein Risiko von 1:3, daß ihr nächstes Kind eine Trisomie 21 hat, während bei der üblichen Form das Risiko nur 1:50 beträgt [14]. In einer großen epidemiologischen Studie in England wurde die *Inzidenz* (von pränatal und postnatal diagnostizierten Fällen) von Trisomie 21 mit 140/100 000 Lebendgeburten berechnet [7]. Es handelt sich somit um die häufigste Heredopathie vor der Neurofibromatose (s. Abschn. 4.6.1 und 4.6.8.6). Das Geschlechtsverhältnis weiblich:männlich = 3:1. Das Risiko für ein Kind mit Trisomie 21 steigt mit dem Alter der Eltern. Bei einer 20jährigen Mutter beträgt das Risiko 1/1 000, bei einer 45jährigen 1/40 [15].

Klinik, Diagnostik

Schon bei der Geburt fallen die mongoloide Augenfalte, die allgemeine Hypotonie und Bandlaxität, die abnorme palmare Handfurche, der einwärts gedrehte Kleinfinger und der weite Abstand zwischen Großzehe und 2. Zehe auf. Ein möglicher Herzfehler und eventuelle gastrointestinale Anomalien machen möglicherweise frühzeitige operative Behandlungen notwendig. Im weiteren Verlauf zeigen die Kinder einen psychomotorischen Entwicklungsrückstand. **Orthopädische Probleme** können v. a. habituelle Patellaluxationen, flexible Plattfüße, therapieresistente kongenitale oder auch spätere willkürliche Hüftluxationen sowie die atlantoaxiale Instabilität verursachen, die alle auf die massive allgemeine Bandlaxität zurückzuführen sind. Etwa 8 % aller Kinder mit Mongolismus haben schon in der Kindheit *Hüftprobleme* [13] (s. auch Kap. 3.2.7.5). Bei den Erwachsenen sind es bereits 22 % [4]. Kongenitale Hüftluxationen sind zwar nicht besonders häufig, aber sehr schwierig zu behandeln, da wegen der *Bandlaxität* die stabile Zentrierung schwer zu erreichen ist. Es kommen aber auch sekundäre Luxationen vor, ja auch willkürliche Luxationen sind beschrieben worden. Auch *Femurkopfnekrosen* und die *Epiphyseolysis capitis femoris* sind bei der Trisomie 21 häufig [13]. Ein weiteres oft beobachtetes Problem ist die *habituelle Patellaluxation*, die meist beidseitig vorkommt. Gelegentlich können die Luxationen auch willkürlich ausgelöst werden. Ähnliches gilt auch für die multidirektionale *Instabilität der Schultergelenke*, die bei Mongoloiden gehäuft festgestellt wird. Ebenfalls sehr oft sind bei Kindern mit Mongolismus *flexible Plattfüße* anzutreffen. Ihre Charakteristika sind ähnlich wie bei der idiopathischen Form. In einzelnen Fällen wurden auch

Klumpfüße bei der Trisomie 21 beschrieben [6]. Besondere Beachtung verdient die *atlantoaxiale Instabilität* bzw. die *okzipitoatlantale Hypermobilität* (s. auch Kap. 3.1.10.14). An eine atlantoaxiale Instabilität sollte man denken, wenn das Kind Nackenschmerzen, Tortikollis, motorische Schwäche, Gang- oder Miktionsstörungen aufweist. Bei solchen Symptomen sollten stets Funktionsaufnahmen der HWS angefertigt werden. Ebenso sind diese vor Operationen oder wenn das Kind sich sportlich aktiv betätigen will, obligatorisch [9]. In einer größeren Studie stellte man fest, daß eine atlantoaxiale Instabilität bei Mongoloiden in 8,5 % der Fälle vorliegt. Von diesen haben 2/3 neurologische Symptome [8]. Besonders wichtig ist es, daß dies bei der Einleitung einer Narkose bekannt ist. Eine ungeschickte Manipulation kann eine neurologische Symptomatik auslösen. Die Anfertigung von Funktionsaufnahmen in maximaler Inklination und Reklination vor operativen Eingriffen ist deshalb unentbehrlich. *Röntgenbefunde:* Die Veränderungen des Beckens sind charakteristisch (s. Abb. 3.202, S. 236). Das Os ilium ist breit, „elefantenohrförmig", das Azetabulum flach und das Os ischii schmal. Röntgenbilder der lumbalen Wirbelsäulen zeigen oft eine vermehrte Höhe der Wirbelkörper gegenüber dem sagittalen Durchmesser. **Differentialdiagnose:** Die Charakteristika der Trisomie 21 sind meist sehr eindeutig, so daß die Diagnose nicht schwierig ist. Definitiv wird sie durch eine Chromosomenanalyse abgesichert.

Prognose, Therapie

Während früher die Lebenserwartung von Mongoloiden deutlich eingeschränkt war, ist dies heute viel weniger der Fall. Besonders seit Herzfehler operativ behandelt werden, erreichen die meisten Mongoloiden das Erwachsenenalter und können bis zu 70 Jahre alt werden [4]. Entsprechend häufig sind auch Arthrosen der Hüft- und Kniegelenke. Auf die **Therapie** der Herzfehler und der gastrointestinalen Anomalien sei hier nicht eingegangen. Eine Behandlung der Grundkrankheit ist nicht möglich und wird es wohl auch nie geben. Wichtig sind die pränatale Diagnostik und die genetische Beratung, besonders bei relativ alten Eltern. *Hüftluxation:* Wir unterscheiden einerseits primäre „kongenitale" Luxationen sowie sekundäre, spontane Dislokationen. Letztere treten erst im Alter von 2–4 Jahren auf und sind auf die extreme Bandlaxität zurückzuführen. Manchmal kommen Luxationen auch erst im Erwachsenenalter vor [4]. Die Behandlung ist sehr schwierig. Eine konservative Therapie ist meist nicht erfolgreich. Meist sind operative Maßnahmen mit Kapselraffung und längerdauernder Fixation notwendig (s. Kap. 3.2.4). *Habituelle Patellaluxation:* Hier sollte versucht werden, mittels Physiotherapie die Quadrizepsmuskulatur zu stärken. Manchmal bringt dies den gewünschten Erfolg, besonders wenn der M. vastus medialis gekräftigt werden kann. Gelegentlich sind aber auch operative Maßnahmen notwendig (s. Kap. 3.3.6). *Atlantoaxiale Instabilität:* Da in 66 % der Fälle bei Instabilität der oberen HWS neurologische Symptome auftreten [8], ist eine operative Stabilisierung oft unumgänglich. Diese muß manchmal schon im Kindesalter durchgeführt werden [2, 5, 12]. Die Therapie besteht in einer atlantoaxialen Verschraubung oder in einer okzipitozervikalen Fusion. Es wird eine Spondylodese zwischen dem Okziput und C 2 durchgeführt. Die Fixation erfolgt entweder mit Drähten oder Platten. Für längere Zeit ist eine zusätzliche äußere Stabilisierung entweder mit einem Minervagips oder mit einem Halo notwendig (s. auch Kap. 3.1.10).

4.6.5.2
Trisomie 8

Bei der Trisomie 8 sind verschiedene Abnormitäten des Skelettsystems vorhanden: So können 13 Rippen gezählt werden, und die Wirbelkörper sind oft keilförmig deformiert. Der Kopf ist ungewöhnlich groß und der Hals eher kurz. Kontrakturen verschiedener Gelenke können beobachtet werden, und meist bestehen auch Klumpfüße sowie Kamptodaktylien und Klinodaktylien. Die Trisomie 8 ist sehr selten und tritt v. a. als Mosaikform auf. Die wichtigste **Differentialdiagnose** ist die *Arthrogrypose*. Bei einzelnen Patienten sind aber keine wesentlichen Anomalien festzustellen. Die Diagnose wird dann oft zufällig bei der Abklärung von wiederholten Aborten gestellt.

4.6.5.3
Trisomie 5 (Cri-du-chat-Syndrom)

Hier handelt es sich um einen Defekt des Chromosoms 5: Ein Arm des Chromosoms fehlt. Der Name der Krankheit beruht auf den Lautäußerungen, die sich wie Katzenschreie anhören. Typische **orthopädische Probleme** sind Klinodaktylie, Verkürzung der Metakarpalia, kongenitale Luxation des Radiusköpfchens sowie Mißbildungen der Wirbelsäule. Die Kinder weisen schwere Intelligenzstörungen auf.

4.6.5.4 Trisomie 18

Bei der Trisomie 18 werden verschiedene Anomalien beobachtet: Charakteristisch ist die Überlänge des Zeigefingers; er ist länger als der Mittelfinger. Der Kleinfinger weist im proximalen Interphalangealgelenk eine Flexionskontraktur auf. In den meisten Fällen ist auch ein Klumpfuß vorhanden. **Radiologisch** ist das Becken schmal, ebenso der Thorax. Der Schädel ist langgezogen, und häufig werden kongenitale Anomalien der Wirbelkörper beobachtet. Patienten mit einer Trisomie 18 haben eine schlechte **Prognose** und sterben oft schon im Kleinkindalter, nur einzelne überleben bis ins Erwachsenenalter. Meist entwickeln sie eine *Skoliose*, die relativ schwierig zu behandeln ist [10].

4.6.5.5 Turner-Syndrom

Beim Turner-Syndrom fehlt eines der beiden X-Chromosome. Die Kinder haben einen weiblichen Phänotyp, es fehlen aber die Ovarien, und sie sind amenorrhoisch. Bei Geburt findet man einen kurzen Hals, einen Cubitus valgus und eine Verkürzung des Metakarpale IV. Häufig sind gleichzeitig verschiedene andere Anomalien festzustellen (Herzfehler, Nierenmißbildungen, auch Fehlbildungen der Wirbelsäule). Diese Defekte bestimmen auch die Prognose. Kinder mit Turner-Syndrom können erwachsen werden, bleiben aber geistig zurück. In der Adoleszenz wird die Epiphyseolysis capitis femoris gehäuft beobachtet [11].

4.6.5.6 Klinefelter-Syndrom

Hier besteht eine Verdoppelung des X-Chromosoms bei gleichzeitigem Vorhandensein eines Y-Chromosoms (XXY). Die Patienten sind von männlichem Phänotyp, haben aber sehr kleine Hoden und keine Samenproduktion. Die Patienten sind ungewöhnlich groß, v. a. die Extremitäten sind sehr lang. Es treten gehäuft radioulnare Synostosen auf. Typisch ist auch eine rachitisartige Osteopenie [3, 16].

4.6.5.7 Fragiles X-Syndrom

Das fragile X-Syndrom ist eine der häufigsten Formen der mentalen Retardation bei Jungen. In einer großen Studie wurden 150 Patienten beobachtet [1]: 57 % wiesen eine abnorme Bandlaxität auf, 7 % eine Skoliose und 20 % hatten flexible Plattfüße.

Adressen von Behindertenorganisationen s. Anhang.

Literatur

1. Davids JR, Hagerman RJ, Eilert RE (1990) Orthopaedic aspects of fragile-X syndrome. J Bone Joint Surg (Am) 72: 889–96
2. Dormans JP, Drummond DS, Sutton LN, Ecker ML, Kopacz KJ (1995) Occipitocervical arthrodesis in children. A new technique and analysis of results. J Bone Joint Surg (Am) 77: 1234–40
3. Eulry F, Bauduceau B, Lechevalier D, Magnin J, Flageat J, Gautier D (1993) Osteopenie rachidienne precoce dans le syndrome de Klinefelter. Evaluation tomodensitometrique lombaire dans seize observations. Rev Rhum Ed Fr 60: 287–91
4. Hresko MT, McCarthy JC, Goldberg MJ (1993) Hip disease in adults with Down syndrome. J Bone Joint Surg (Br) 75: 604–7
5. Koop SE, Winter RB, Lonstein JE (1984) The surgical treatment of instablity of the upper part of the cervcal spine in children and adolescents. J Bone Joint Surg (Am) 66: 403–11
6. Miller PR, Kuo KN, Lubicky JP (1995) Clubfoot deformity in Down's syndrome. Orthopedics 18: 449–52
7. Mutton DE, Alberman E, Ide R, Bobrow M (1991) Results of first year (1989) of a national register of Down's syndrome in England and Wales. Br Med J 303: 295–7
8. Parfenchuck TA, Bertrand SL, Powers MJ, Drvaric, DM, Pueschel SM, Roberts JM (1994) Posterior occipitoatlantal hypermobility in Down syndrome: An analysis of 199 patients. J Pediatr Orthop 14: 304–8
9. Pueschel SM, Scola FH, Tupper TB, Pezzullo JC (1990) Skeletal anomalies of the upper cervical spine in children with Down syndrome. J Pediatr Orthop 10: 607–11
10. Ries MD, Ray S, Winter RB, Bowen JR (1990) Scoliosis in trisomy 18. Spine 15: 1281–4
11. Sakano S, Yoshihashi Y, Miura T (1995) Slipped capital femoral epiphysis during treatment with recombinant human growth hormone for Turner syndrome. Arch Orthop Trauma Surg 114: 237–8
12. Segal LS, Drummond DS, Zanotti RM, Ecker ML, Mubarak SJ (1991) Complications of posterior arthrodesis of the cervical spine in patients who have Down syndrome. J Bone Joint Surg (Am) 73: 1547–54
13. Shaw ED, Beals RK (1992) The hip joint in Down's syndrome. A study of its structure and associated dsease. Clin Orthop 278: 101–7
14. Tachdijan MO (1990) Pediatric Orthopaedics. Saunders, Philadelphia, p 891
15. Uchida IA (1970) Epidemiology of mongolism, The Manitoba study. Ann NY Acad Sci 171: 361
16. Wong FH, Pun KK, Wang C (1993) Loss of bone mass in patients with Klinefelter's syndrome despite sufficient testosterone replacement. Osteoporos Int 3: 3–7

4.6.6
Dysostosen

In diesem Kapitel werden Krankheiten abgehandelt, bei denen nicht ein vollständiges Gewebesystem betroffen ist, sondern nur einzelne Körperregionen.

4.6.6.1
Apert-Syndrom

Definition

Angeborene Krankheit mit Synostosen der Suturen des Schädels, Syndaktylien und Synostosen an Händen und Füßen, Kontrakturen an verschiedenen Gelenken und häufig auch ophthalmologischen Problemen, Segmentationsstörungen der HWS und Schlafapnoe.
Synonyme: Akrozephalosyndaktylie

Historisches, Ätiologie, Pathogenese, Vorkommen

Die Krankheit wurde erstmals 1906 von Apert beschrieben [1]. Sie wird autosomal-dominant vererbt, die meisten Fälle sind allerdings sporadisch. Es handelt sich um einen Defekt im mesenchymalen Gewebe, das die Ossifikationszentren mangelhaft isoliert, so daß es auch im nicht osteogenen Gewebe zur Ossifikation kommt. Es handelt sich um eine seltene Krankheit, die *Prävalenz* wurde mit 0,9/1 000 000 errechnet [17].

Einteilung

Die Synostosen an Händen (s. auch Kap. 3.5.3) und Füßen (s. auch Kap. 3.4.5) kommen in unterschiedlich starker Ausprägung vor. Es wurde folgende Klassifikation vorgeschlagen [4]:

- I. Synostose zwischen den Strahlen II–IV, Strahl I und V sind separat
- II. Synostosen der Strahlen II–V, nur Strahl I ist separat
- III. Synostosen aller Strahlen

Klinik, Diagnostik

Die auffallendsten Merkmale bei der Akrozephalosyndaktylie sind die Kopfform, das Gesicht sowie die Synostosen an Händen und Füßen. Der *Kopf* ist breit, die Stirne ebenfalls mit großem Augenabstand. Allgemein ist der Schädel eher groß. An *Händen* und

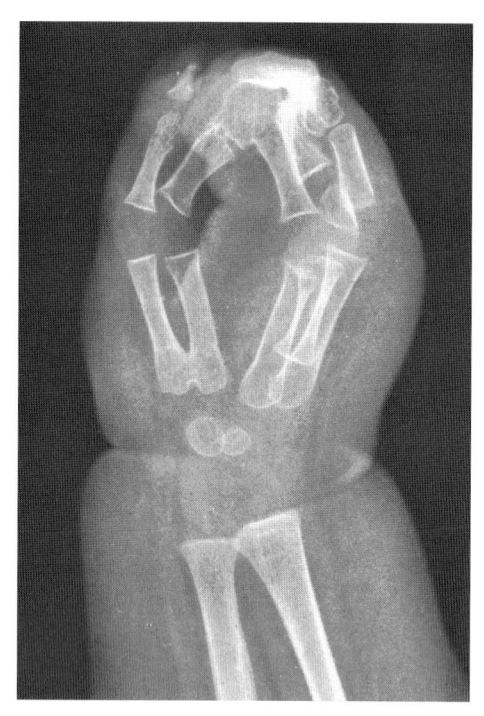

Abb. 4.70. a.-p.-Röntgenbild der Hand bei 3jährigem Jungen mit *Apert-Syndrom* und mehreren Synostosen zwischen Metakarpalia und Phalangen

Füßen finden sich bilaterale, meist symmetrische *Syndaktylien* mit Hyperextension der Großzehe. Auch intermetatarsale und intermetakarpale *Synostosen* sind zu beobachten (Abb. 4.70), v. a. zwischen dem I. und II. Strahl. Multiple Synostosen finden sich auch in der Fußwurzelgegend und im Karpus. Bei ausgeprägteren Formen bilden Hände und Füße jeweils eine einzige Platte, die in sich kaum bewegt werden kann und in der auch keine einzelnen Finger oder Zehen unabhängig bewegt werden können (s. auch Kap. 3.4.5, Abb. 3.381 und 3.382, S. 420, Kap. 3.5.3, Abb. 3.466, S. 494). Neben diesen äußerlich auffälligen Merkmalen bestehen häufig auch Einschränkungen der Beweglichkeit der *Ellbogen* und *Schultergelenke* [6, 10]. Die Schulterbeweglichkeit ist nie ganz normal, das Glenoid ist dysplastisch, und die Ellbogenbeweglichkeit ist meist mehr oder weniger stark eingeschränkt. Auch an *Hüft-* und *Kniegelenken* muß meist eine bestimmte Steifigkeit beobachtet werden [8]. Allerdings sind die Kontrakturen in diesen Gelenken selten so ausgeprägt, daß sie behandlungsbedürftig werden. Die *Kraniosynostosen* beeinträchtigen das Schädelwachstum und führen zu einem erhöhten Druck im Schädelinnern. Dies führt auch zu einem *psychomotorischen Entwicklungsrückstand* neben Beeinträchtigungen des Augennervs und der Augenmuskulatur [5]. Wird nicht schnell genug behandelt, kann dies zur Blindheit führen. Daneben kann es auch zur Obstruktion der oberen *Luftwege* mit Schlafapnoe kommen [13]. Auf den Röntgenbildern der *HWS* beobachtet man regelmäßig Synostosen zwischen den einzelnen Wirbelkörpern. In 2/3 der Fälle sind Blockwirbel mit Einschränkung der Beweglichkeit der HWS zu beobachten [11].

Prognose, Therapie

Die Lebenserwartung bei Patienten mit Apert-Syndrom ist nicht wesentlich eingeschränkt. Die **Therapie** sollte stets multidisziplinär erfolgen. Relativ frühzeitig werden *Osteotomien* der Synostosen am *Schädel* durchgeführt, um das Wachstum des Hirns nicht zu beeinträchtigen. Im Alter von 1–2 Jahren sollten auch die Syndaktylien an den *Händen* getrennt werden, um das Längenwachstum der Finger nicht zusätzlich zu stören (s. auch Kap. 3.5.4). Je nach Stellung der Finger sind allenfalls Osteotomien notwendig. Weil die Finger sehr starr sind, werden Fehlstellungen schlecht toleriert, da ein unbeweglicher vorstehender Finger stark stören kann. Das gleiche gilt für die Füße. Vor allem die Überstreckung der Großzehe bereitet oft Probleme beim Anziehen von Schuhen. In diesen Fällen sind Osteotomien indiziert (s. auch Kap. 3.4.5.11). Auch stark nach plantar verbogene Zehen können das Abrollen behindern, so daß eine extendierende Osteotomie Erleichterung verschaffen kann. Für die Betreuung von Kindern mit Akrozephalosyndaktylie ist die Zusammenarbeit zwischen Neurochirurgen, plastischen Chirurgen, Handchirurgen und Orthopäden notwendig. Die Kontrakturen im Bereich der größeren Gelenke (Schulter, Ellbogen, Hüfte und Kniegelenk) sind relativ selten operativ behandlungsbedürftig, regelmäßige Physiotherapie zur Verbesserung der Beweglichkeit ist jedoch indiziert.

4.6.6.2.
Rubinstein-Taybi-Syndrom

Bei diesem Symptomenkomplex handelt es sich um eine Krankheit, die durch eine starke Verminderung der Intelligenz, kombiniert mit charakteristischen Veränderungen der Daumen und Großzehen, charakterisiert ist. Der Daumen weist eine radiale Abweichung auf („hitch-hiker thumb", die typische Handbewegung des „Autostoppers"). Die Großzehe ist verbreitert. Die Nase ist unverhältnismäßig groß, und das Philtrum zwischen Nase und Lippe endet unter den Alae. Zwar tritt die Krankheit nur sporadisch und selten auf. Dennoch gibt es eine Studie mit insgesamt 530 Fällen [16]. Ein besonderes Problem ist die manchmal vorkommende zervikale Spondylolisthesis, die zur Tetraplegie führen kann. Die Daumendeformität muß häufig operativ korrigiert werden, da die Abweichung eine normale Opposition unmöglich macht; auch der Spitzgriff ist nicht oder nicht ausreichend möglich. Meist muß eine Keilosteotomie kombiniert mit Z-Plastik und manchmal auch eine Rotationsosteotomie durchgeführt werden. Die Operation sollte möglichst innerhalb der ersten 2 Lebensjahre erfolgen, damit sich die Koordination von Hand und Augen normal entwickeln kann.

4.6.6.3
Silver-Russel-Syndrom

Dieses Syndrom ist durch eine *Hemihypotrophie* und evtl. weiteren Mißbildungen charakterisiert.

4.6.6.4
Holt-Oram-Syndrom

Bei diesem Syndrom handelt es sich um eine autosomal-dominant vererbliche Krankheit, bei der gleichzeitig verschiedene skelettale Mißbildungen vorhanden sind (z. B. Verkürzung des Humerus, Aplasie des Radius, Verkürzung der Ulna, abnorme Metakarpalia) kombiniert mit Herzvitien. Genetische Studien haben einen Defekt des Chromosoms 12 aufgezeigt [2]. Die Herzvitien können sehr schwer sein, was die Lebenserwartung der Patienten stark beeinträchtigt [12]. Eventuelle orthopädische Behandlungen müssen in Zusammenhang mit der reduzierten Lebenserwartung beurteilt werden.

4.6.6.5
Poland-Syndrom

Definition

Krankheit unbekannter Ätiologie (keine Heredität nachgewiesen), charakterisiert durch gleichzeitiges Vorhandensein einer einseitigen Aplasie des M. pectoralis sowie Syndaktylie mit fehlenden Mittelphalangen (Symbrachydaktylie). Gelegentlich sind weitere unilaterale Mißbildungen assoziiert.

Historisches, Ätiologie, Pathogenese, Vorkommen

Die Krankheit wurde 1841 durch Poland beschrieben [14]. Die Ätiologie ist unklar. Bisher konnte keine Heredität nachgewiesen werden. Es wurde auch ein fetales Trauma als Ursache der Krankheit diskutiert

[3]. Außerdem wurde eine gewisse Assoziation mit dem Auftreten von Leukämien im Kleinkindalter postuliert, was sich aber in späteren Studien nicht bestätigte [3]. Andere Autoren fanden eine Ähnlichkeit mit dem Möbius-Syndrom [15]. Beide Syndrome beruhen auf einer Schädigung des Embryos im gleichen Entwicklungszeitpunkt, beim Möbius-Syndrom sind aber zusätzlich Symptome einer Zerebralparese vorhanden (s. Abschn. 4.6.7). Da die Poland-Anomalie keine Heredopathie ist, kommt sie nur sporadisch vor, es existieren keine epidemiologischen Zahlen. Die Mißbildung der oberen Extremität wird nach Schweregraden eingeteilt [7]:

- I. 5 Finger vorhanden, evtl. hypoplastisch
- II. Funktionelle Finger auf der ulnaren und radialen Seite mit Fehlen der zentralen Finger
- III. Fehlen von funktionstüchtigen Langfingern
- IV. Radialer Strahlendefekt mit Fehlen des Daumens (neben Aplasie der Langfinger)

Klinik, Diagnostik

Auffallendstes Charakteristikum ist die Hypoplasie bzw. Aplasie des *M. pectoralis major* und evtl. auch des M. pectoralis minor. Die Brustwarze ist hypoplastisch oder kann fehlen. Gelegentlich sind auch die Rippen hypoplastisch. Die *Skapula* kann eleviert sein, und die Schulterbeweglichkeit ist oft eingeschränkt. Fast immer besteht eine *Hand*mißbildung (s. auch Kap. 3.5.3). Die rechte Seite ist häufiger betroffen, meist fehlen die mittleren Phalangen oder sie sind hypoplastisch.

Prognose, Therapie

Die Lebenserwartung der Patienten mit Poland-Syndrom ist normal, in der Regel besteht keine Intelligenzstörung. Die **Therapie** richtet sich nach der Funktion. Da der M. pectoralis meist nicht vollständig fehlt, ist die Funktionseinschränkung bei dieser stets einseitigen Krankheit in der Regel nicht sehr gravierend. Bei Mädchen sind allerdings manchmal plastisch-chirurgische Maßnahmen notwendig, da das Fehlen der Brust doch sehr stört. In bezug auf die Hand fällt der Ausfall oder die Hypoplasie der zentralen Strahlen funktionell nicht allzu schwer ins Gewicht, solange eine Opposition des Daumens und ein genügend kräftiger Spitzgriff möglich sind. Ist dies nicht der Fall, so sind evtl. operative Maßnahmen indiziert. Da allerdings der Daumen meist nur dann fehlt, wenn auch die Langfinger aplastisch sind, besteht selten die Möglichkeit einer Pollizisation. Verlängerungsoperationen am Vorderarm aus kosmetischen Gründen sind kaum je indiziert.

Adressen von Behindertenorganisationen s. Anhang.

Literatur

1. Apert E (1906) De l'acrocéphalosyndactylie. Bull Mem Sic Meéd Hôp Paris 23: 1210
2. Basson CT, Cowley GS, Solomon SD et al. (1994) The clinical and genetic spectrum of the Holt-Oram syndrome (heart-hand syndrome). N Engl J Med 330: 885–91
3. Beals RK, Beals S (1976) Congenital absence of the pectoral muscles. A review of twenty-five patients. Clin Orthop 119: 166–71
4. Blauth W, Torne O von(1978) Der „Apert-Fuß". Z Orthop 116: 1–6
5. Buncic JR (1991) Ocular aspects of Apert syndrome. Clin Plast Surg 18: 315–9
6. Cohen MM Jr, Kreiborg S (1993) Skeletal abnormalities in the Apert syndrome. Am J Med Genet 47: 624–32
7. Gausewitz SH, Meals RA, Setoguchi Y (1984) Severe limb deficiency in Poland's syndrome. Clin Orthop 185: 9–13
8. Grayhack JJ, Grayhack JH (1991) Anatomy and management of the leg and foot in Apert syndrome. Clin Plast Surg 18: 399–405
9. Joubin J, Joubin CF, Pettrone FA (1982) Cornelia de Lange's syndrome. A review article (with emphasis on orthopedic significance). Clin Orthop 171: 180–5
10. Kasser J, Upton J (1991) The shoulder, elbow, and forearm in Apert syndrome. Clin Plast Surg 18: 381–9
11. Kreiborg S, Barr M Jr, Cohen MM Jr (1992) Cervical spine in the Apert syndrome. Am J Med Genet 43: 704–8
12. Kullmann F, Koch R, Feichtinger W, Giesen H, Schmid M, Grimm T (1993) Holt-Oram Syndrom in Kombination mit reziproker Translokation, Lungenhypoplasie und Kardiomyopathie. Klin Padiatr 205: 185–9
13. McGill T (1991) Otolaryngologic aspects of Apert syndrome. Clin Plast Surg 18: 309–13
14. Poland A (1841) Deficiency fo the pectoralis muscle. Guy's Hosp Rep 6: 191–3
15. Szabo L (1976) Möbius-Syndrom und Polandsche Anomalie. Z Orthop 114: 211–6
16. Wood VE, Rubinstein JH (1987) Surgical treatment of the thumb in the Rubinstein-Taybi syndrome. J Hand Surg (Br) 12: 166–72
17. Wynne-Davies Wynne, Gormley J (1985) The prevalence of skeletal dysplasias. J Bone Joint Surg (Br) 67: 133–7

4.6.7
Syndrome mit neuromuskulären Störungen

R. Brunner

4.6.7.1
Arthrogrypose

Definition

Die Arthrogryposis multiplex congenita ist kein einheitliches Krankheitsbild, sondern ein Symptomenkomplex aufgrund der mangelhaften Ausbildung der Skelettmuskulatur. Dieser Komplex ist durch multiple kongenitale Gelenkkontrakturen charakterisiert. Die Extremitäten sind typischerweise symmetrisch befallen. Die Arthrogypose kann neurogen oder myogen entstehen, die Ätiologie bleibt aber oft unbekannt.

Historisches

Die Erstbeschreibung erfolgte durch Otto 1841 (Monstrum humanum extremitatibus incurvatus) [31]. Stern prägte 1923 den Begriff der Arthrogryposis multiplex congenita [45].

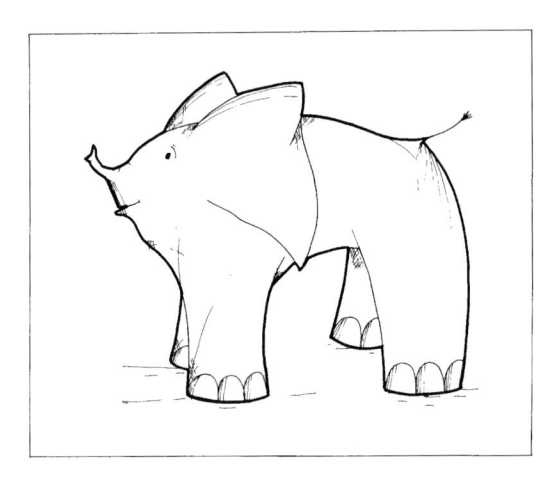

Würde die Muskulatur nicht selbständig (mit einem eigenen Wachstumsorgan) wachsen, sondern durch das sich verlängernde Skelett nur passiv „gedehnt", so hätte der Elefant einen winzigen Rüssel ...

Ätiologie, Pathogenese, Vorkommen

Die Arthrogrypose ist durch das Vorhandensein multipler kongenitaler, meist symmetrischer Kontrakturen gekennzeichnet. Im Tierreich finden sich gleichartige Symptome nach Viruserkrankungen oder Kontakt mit Toxinen (wie z. B. d-Tubocurarin, Botulinumtoxin, Insektiziden). Auch beim Menschen liegt ätiologisch kein einheitliches Krankheitsbild zugrunde. Der Symptomenkomplex kann in Assoziation mit verschiedenen bekannten Krankheiten und Syndromen vorkommen (wie z. B. Möbius-Syndrom, Kniest-Syndrom, Pierre-Robin-Syndrom, Myelomeningozelen, kongenitalen Muskelerkrankungen u. a.). In den meisten Fällen liegt kein Erbleiden vor. Toxine und Viren (wie Zytomegalie, Rubeolen oder Herpes simplex) sind auch beim Menschen für die Mehrheit der Arthrogryposen verantwortlich. In den 60er Jahren wurde in den angelsächsischen Ländern eine auffällige Häufung von Arthrogryposefällen beobachtet [55], die möglicherweise durch einen Virus ausgelöst wurden. Sowohl durch fehlende Anlage wie auch durch Zerstörung oder Hemmung von zentralnervösen Strukturen zur Muskelsteuerung während der Embryogenese kann die Ausbildung von Muskelgewebe ausbleiben. Ein gleiches Symptomenbild kann entstehen, wenn die motorischen Endplatten nicht ausgebildet werden oder wenn Krankheiten die Funktion der Endplatten stören oder die Muskulatur selbst erfassen. Es resultiert ein Mangel an Bewegung während jener Zeit in der Embryogenese, in der sich die Gelenke entwickeln. Wenn auch die Ursachen für den Bewegungsmangel vielfältig sind, ist doch die Antwort des Organismus uniform. Sie besteht in einer Vermehrung der bindegewebigen Anteile in Muskel und Gelenkkapseln [46]. In einer Untersuchung von 74 Kindern mit Arthrogrypose wurde bei 93 % eine neurogene Störung gefunden, lediglich bei 7 % war die Ursache myogen [2]. Hereditäre Ursachen sind selten. Normale Muskulatur scheint eine Art Wachstumszone am Ansatz der Muskelfasern an der Aponeurose aufzuweisen, wo der Muskel auf Dehnungsreize hin durch Anlagerung von kontraktilen Elementen hauptsächlich in die Länge wächst [28, 57]. Bei der Arthrogrypose sind Teile der Muskulatur (oder ganze Muskeln) fibrös angelegt. Diesen Strängen fehlt die Möglichkeit des Längenwachstums. Das Bindegewebe der Gelenkkapseln ist zusätzlich vermehrt. Dies erklärt die große Resistenz gegen konservativ-orthopädische Maßnahmen zur Verbesserung der Gelenkbeweglichkeit sowie die hohe Rezidivrate während des Wachstums. Die *Inzidenz* der Arthrogrypose beträgt ca. 3 : 100 000 [15].

Klinik und Diagnostik

Kinder mit schwerer Arthrogrypose (mit zusätzlichen Anomalien des ZNS) sind oft nicht überlebensfähig [15]. Während der Schwangerschaft können mangelnde Kindsbewegungen auffallen. Klinisch ist das Muster des Gelenkbefalls symmetrisch. Die Gelenke sind allseitig bewegungseingeschränkt. Es

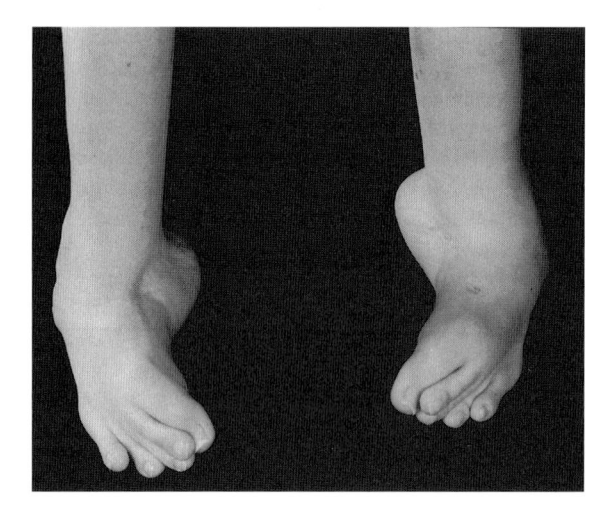

Abb. 4.71. *Klumpfuß* bei *Arthrogrypose*

können Flexions- oder Extensionskontrakturen oder auch Kombinationen von beiden vorliegen. Die Extremitäten sind durch die mangelhafte Ausbildung der Muskulatur zylindrisch geformt und erinnern an eine ausgestopfte Puppe. Die Hautfältelung fehlt, die Sensibilität ist jedoch intakt. Bei 46 % der Patienten sind alle 4 Extremitäten betroffen, bei 43 % nur die unteren, bei 11 % nur die oberen [48]. Ein distaler Befall ist häufiger, diese Patienten weisen dann bei schlechter Funktion von Händen und Füßen eine gute Rumpfmuskulatur auf. Meist sind komplexe Fußdeformitäten vorhanden, die einem Klumpfuß ähneln (Abb. 4.71). Koalitionen im Tarsus können gleichzeitig vorliegen [42]. Am Kniegelenk werden Flexions- und Extensionskontrakturen beobachtet. Patienten mit proximal betonten Formen haben gut funktionierende Hände bei schlechter oder fehlender Muskelaktivität am Rumpf. Um festzustellen, welches Organ das primär geschädigte ist, ist eine Muskel- und allenfalls Nervenbiopsie sinnvoll. Je nach Resultat sind später weitere Abklärungen (wie z. B. eine Chromosomenanalyse oder MRT-Untersuchungen) notwendig. Von orthopädischer Seite interessieren v. a. die skelettären Verhältnisse in den befallenen Körperabschnitten. Besonders häufig sind die Hüftgelenke (in 80 % der Fälle) betroffen [9, 13, 20], etwas seltener die Kniegelenke [40] und die Füße [26, 42]. Eine Abklärung der Hüftgelenke mittels Ultraschall bei Geburt, später auch mit Röntgenmethoden oder MRT, ist in jedem Fall indiziert. Auch bei klinisch erkennbaren Deformitäten an den Knien (seltener auch an den Füßen) können bildgebende Maßnahmen weiterhelfen, die pathologische Anatomie als Basis für den Behandlungsplan aufzudecken. Oft treten als Folge der unbeweglichen Gelenke während der Geburt Frakturen oder Epiphysenlösungen auf, am häufigsten im Bereich des Femurs.

Therapie, Prognose

Die Progredienz hängt vom Grundleiden ab. In den meisten Fällen lassen sich nur die Auswirkungen der schädigenden Noxe in Form der bestehenden Symptome erkennen, und die Ursache bleibt unbekannt. Die meisten Grundkrankheiten, die zu einer Arthrogrypose geführt haben, sind nicht progredient. Das Nebeneinander von normal und abnorm ausgebildeter Muskulatur führt zu Problemen. Nur die gesunden Muskeln verhalten sich hinsichtlich Wachstum und Trainierbarkeit normal. Die pathologisch veränderte Muskulatur hingegen ist schlecht dehnbar und wächst nur in reduziertem Umfang mit. Aus diesem Grunde ist die Behandlung der Deformitäten während des Wachstums schwierig. Mit **konservativen Maßnahmen** (Physiotherapie, orthetische Versorgung) lassen sich trotzdem funktionell relevante Verbesserungen erzielen. In hartnäckigen Fällen können sie die Verschlechterung der Gelenkkontrakturen und die notwendige operative Korrektur wenigstens hinauszögern. Orthesen sind notwendig, um deformierte Füße zu fassen und so den Patienten gehfähig zu erhalten oder um Handdeformitäten vor einer starken Progredienz zu schützen. Es ist sinnvoll, mit operativen Schritten möglichst lange abzuwarten, da Rezidive während des Wachstums die Regel sind. Definitive operative Korrekturen sind erst nach Wachstumsabschluß möglich. **Chirurgische Maßnahmen** müssen der ohnehin schon reduzierten Muskelkraft des Patienten Rechnung tragen. Noch aktive Muskeln dürfen nur so verlängert werden, daß sie möglichst wenig Kraft einbüßen. Erst bei völlig degenerierten Muskeln muß auf die Muskelkraft keine Rücksicht mehr genommen werden, und es können sogar einfache Tenotomien zur Anwendung kommen. Da neben den muskulären meist gleichzeitig kapsuläre Kontrakturen vorliegen, reichen einfache Sehnenverlängerungen allein aber oft nicht aus [46]. Aus diesen Überlegungen heraus sind äußere Fixateure zur Korrektur von Gelenkfehlstellungen besonders geeignet, da sich mit diesen Apparaten alle Anteile, die zur Kontraktur beitragen, gleichzeitig dehnen lassen [18, 32]; außerdem bieten sie Korrekturmöglichkeiten in allen Dimensionen (s. auch Kap. 3.3.13, Abb. 3.328–3.330). Leider eignen sie sich nur für Knie und Fuß. Schwierig ist die Behandlung von *Hüftflexionskontrakturen*. Berichte aus der Literatur über gute Ergebnisse mit rein konservativen Verfahren [20, 44] können wir nicht bestätigen. Nur mit sorgfältig durchgeführten Sehnenverlängerungen, die aber stets zu einem Kraftverlust führen [6, 49], läßt sich dieses Problem einigermaßen befriedigend lösen. Bei beidseitigen *Hüftluxationen* ist das Vorgehen (wie bei den meisten behinderten Patienten)

Abb. 4.72 a, b. 16jähriger Patient mit *Arthrogrypose*. **a** Präoperativ konnte er wegen der schweren steifen Fußdeformitäten nicht mehr frei stehen, und Orthesen ließen sich nicht mehr zufriedenstellend anpassen. Zudem bestand eine Beinlängendifferenz von 4,5 cm. **b** 3 Jahre nach Korrekturosteotomie beider Füße im Bereich des oberen Sprunggelenks und gleichzeitigem Beinlängenausgleich mit Hilfe von äußeren Ringfixateuren kann der Patient frei stehen und Normalschuhe mit Einlagen tragen. Das Resultat blieb unverändert erhalten

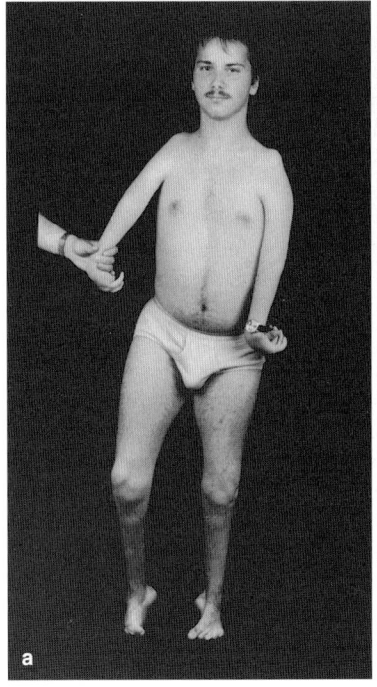

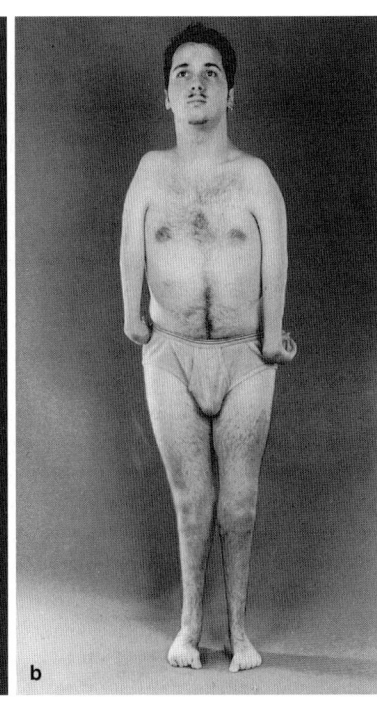

umstritten [44]. Es konnte jedoch gezeigt werden, daß die funktionellen Resultate bei gehfähigen Patienten mit reponierten Hüftgelenken besser sind [43, 44] (s. auch Kap. 3.2.8). *Kniegelenkkontrakturen* sprechen nur schlecht auf alleinige physiotherapeutische Behandlung an, und konservative Hilfsmittel (Redressionsgipse, Orthesen) können notwendig werden. Operative Maßnahmen sind kurzfristig erfolgreich, langfristig sind jedoch Rezidive häufig [7, 51]. Mit äußeren Fixateuren kann praktisch jede Kontraktur aufgedehnt werden [7, 10] (s. Kap. 3.3.13). Ungefähr nach dem 10. Lebensjahr nimmt die Rezidivneigung ab. Definitive Korrekturen (v. a. Fußkorrekturen durch korrigierende Arthrodesen) sollten erst nach Wachstumsabschluß vorgenommen werden. Luxierte Gelenke (v. a. Hüften und Knie) sollten hingegen möglichst bald nach der Geburt eingerenkt werden. Die Rezidivneigung besteht auch nach Korrekturen von *Fußdeformitäten*. Einzig die Talektomie, die bei älteren Kindern durchgeführt werden kann, liefert bessere Ergebnisse (Abb. 4.72). An den *oberen Extremitäten* bestehen meist ebenfalls symmetrische Kontrakturen, an die sich die Patienten jedoch im Alltag oft erstaunlich gut adaptieren. Die wesentliche Behinderung entsteht aus dem Kraftverlust, der sich jedoch nicht bessern läßt. Mit orthopädischen Mitteln (konservativ wie operativ) kann der Bewegungsumfang der Gelenke verbessert oder verlagert werden. Das wesentliche Ziel der Behandlung muß eine Optimierung der Funktionen der oberen Extremitäten sein. Die Patienten sollen selbständig essen, ihre Körperpflege vornehmen und möglichst auch schreiben können. Eventuelle operative Korrekturen sollten immer die gesamte Extremität (Schulter, Ellbogen und Hand) einbeziehen [52].

4.6.7.2
Pterygiumsyndrome

Bei den Pterygiumsyndromen handelt es sich um eine Gruppe von Krankheiten, die durch angeborene gelenküberbrückende Hautfalten auffallen. Sie werden nach Lokalisation der Pterygien und nach der Lebenserwartung klassifiziert. Insgesamt werden 6 letale und 7 überlebensfähige Formen unterschieden. Hier seien 3 Formen erwähnt, bei denen häufig orthopädische Behandlungen notwendig werden:

Popliteales Pterygiumsyndrom: Das Syndrom wird wahrscheinlich autosomal-dominant vererbt [8]. Popliteale Pterygien sind für das Syndrom charakteristisch. Weitere typische Merkmale dieses Syndroms sind eine Lippen-Kiefer-Gaumen-Spalte, Unterlippenfisteln, häufige Syndaktylien an den Zehen, Nagelanomalien und Anomalien der äußeren Geschlechtsmerkmale [8]. Zusätzlich können Hypoplasien von Zehen und Unterschenkel, eine Patellaagenesie oder eine Skoliose mit Wirbelmißbildungen vorliegen. Die Intelligenz ist normal. Der N. ischiadicus verläuft im Pterygium und limitiert die Korrekturmöglichkeiten.

Multiples progredientes Pterygiumsyndrom: Dieses Syndrom tritt sporadisch auf. Möglicherweise handelt es sich um autosomal-dominante Neumutationen [8]. Charakteristisch sind Kontrakturen an Zehen (Kampto- und Klinodaktylie) und Hüften, Klumpfüße, muskuläre Hypoplasie, Skoliose, Kielbrust, Gesichtsdysmorphien, Kleinwuchs mit Untergewichtigkeit und rezidivierende Atemwegsinfekte. Die Pterygien treten sekundär an Hals und Schulter auf.

Multiples rezessives Pterygiumsyndrom: Dieses Syndrom wird autosomal-rezessiv vererbt [8]. Differentialdiagnostisch müssen andere Syndrome (Turner, Noonan, Leopard) ausgeschlossen werden. Pterygien in der Poplitea sind das Hauptmerkmal, sie können aber auch am Hals, am Ellbogen und in der Axilla vorhanden sein. Zudem weisen die Patienten eine Skoliose bei Wirbelmißbildungen und Fingerdeformitäten auf [8, 37]. Streckkontrakturen an den Hüften, Klump- oder Sichelfüße, Gesichtsdysmorphien mit Lippen-Kiefer-Gaumen-Spalte sowie eine Retardierung der sekundären Geschlechtsmerkmale mit Kryptorchismus und Kleinwuchs können zusätzlich vorhanden sein. Die Intelligenz ist normal. Die Pterygien bilden sich mit zunehmendem Alter stärker aus und führen zu Kontrakturen. Der N. ischiadicus liegt anatomisch an normaler Stelle und behindert die Korrektur wenig.

Orthopädisch sind v. a. die Pterygien in der Kniekehle relevant. Sie erstrecken sich von der Tuberositas ossis ischii zum Kalkaneus [41, 49]. Anatomisch liegt unmittelbar subkutan eine bandartige Struktur, muskulär oder rein bindegewebig, die zur Flexionskontraktur der Knie und zum Spitzfuß führt. Wesentlich ist dabei die Lage des N. ischiadicus, der im Pterygium verlaufen kann. Eine MRT-Untersuchung präoperativ hilft, die pathologisch-anatomischen Verhältnisse aufzudecken. Die Gefäße liegen bei allen Formen des Pterygiumsyndroms anatomisch normal.

Die **Behandlung** besteht in der Exzision des bindegewebig/muskulären Stranges [17, 41]. Die Haut wird plastisch verlängert (Z-förmig oder mit Interponat). Anschließend wird mit konservativen Hilfen (Gips oder Orthesen) das Kniegelenk kontinuierlich gestreckt [41]. Alternativ kann eine Verkürzungs- bzw. Extensionsosteotomie am distalen Femur durchgeführt werden [29, 41]. Gelenküberbrückende äußere Fixateure bieten heute einen neuen Weg zur Korrektur solcher Deformitäten [10] (s. Kap. 3.3.13), doch ist es ratsam, den pathologischen subkutanen Strang zu resezieren, um Rezidiven vorzubeugen. Zusätzlich zur Streckung des Kniegelenkes kann eine Achillessehnenverlängerung nötig sein. Das Resultat nach operativer Korrektur ist schlecht vorhersehbar, und die Rezidivneigung groß [37]. Intensive Physiotherapie ist notwendig, um die Funktion der großen Gelenke zu erhalten.

4.6.7.3
Goldenhar-Syndrom

Die Prävalenz liegt bei 0,9–2,1 Patienten/1 000 000 Einwohner [53, 56]. Ätiologie und Pathogenese sind unbekannt. Verschiedene Erbgänge, autosomal-dominant oder -rezessiv, werden diskutiert [8, 53]. Betroffen sind entwicklungsgeschichtlich die Derivate des 1. und 2. Kiemenbogens [8]. Patienten mit Goldenhar-Syndrom weisen eine Gesichtsasymmetrie, eine halbseitige Mandibulahypoplasie, eine Lippen-Kiefer-Gaumen-Spalte, eine Ohrhypoplasie, Augenanomalien, Fehlbildungen der HWS sowie Anomalien am Herz auf. Ipsilaterale Nierenagenesie und Uterusfehlbildungen sowie eine geistige Behinderung sind möglich [8, 53]. Wirbelsäulenanomalien, Klumpfüße, kongenitale Hüftluxationen, Sprengel-Deformität, radiäre Extremitätendefekte sowie eine basiläre Impression können Anlaß für orthopädische Behandlungen sein [1, 12].

4.6.7.4
Möbius-Syndrom

Das Syndrom wurde 1888 von Möbius beschrieben [27]. Der Basisdefekt ist unbekannt [53]. Die Krankheit kommt nur sporadisch vor. Ein autosomal-dominanter Erbgang wird beschrieben [53]. Differentialdiagnostisch kann die Unterscheidung vom Poland-Syndrom schwierig sein [47] (s. Abschn. 4.6.6.5). Typisch sind angeborene Hirnnervenparesen wie eine bilaterale Fazialisparese, eine bilaterale Abduzensparese und/oder ein Ausfall des Vestibularissystems und des IX. Hirnnervs. Die Zunge atrophiert, und es besteht eine Kauschwäche [8]. Zusätzlich können eine Mandibulahypoplasie, ein laryngealer Stridor, ein Epikanthus, Syndaktylien und andere Extremitätenfehlbildungen (z. B. ein Klumpfuß) vorhanden sein. Die orthopädischen Probleme ergeben sich v. a. aus Hand- und Fußdeformitäten.

4.6.7.5
Cornelia-de-Lange-Syndrom

Die Inzidenz liegt bei ca. 0,7/100 000. Das Syndrom ist teilweise familiär (deshalb wird ein autosomalrezessiver Erbgang diskutiert). Die genaue Ursache ist unklar [53]. Dieses sehr seltene Krankheitsbild (auch Brachmann-de-Lange-Syndrom) ist durch Kleinwuchs, Mikrozephalie, dichte Augenbrauen (die über der Nasenwurzel zusammenwachsen), Epikanthus, Minderwuchs, Extremitätenanomalien (kleine Hände und Füße, proximal angesetzte Daumen, Klinodaktylie V und Kamptodaktylie, auch Strahlendefekte ulnar und radial bis zur Monodaktylie), Vierfingerfurche, Hypertrichose, Anomalien der Genitalien, innere Fehlbildungen mit Herzfehler und gastrointestinalen Mißbildungen, Nierenanomalien und geistige Behinderung charakterisiert [8, 21, 34]. Zusätzlich bestehen distale Strahlendefekte an den Extremitäten [8, 53]. Die Lebenserwartung ist stark reduziert [53]. Allerdings haben 2 von 3 Patienten aus unserem Patientgut das 10. Lebensjahr überschritten und erfreuen sich bester Gesundheit. Die *orthopädischen Probleme* entstehen durch die Kombination von Extremitätenmißbildungen und psychomotorischer Retardierung. Nach unserer Erfahrung reichen konservative Maßnahmen aus, da sich die Kinder – im Rahmen ihrer Möglichkeiten mit den deformierten Extremitäten – ihren geistigen Fähigkeiten entsprechend gut zurechtfinden.

4.6.7.6
Pierre-Robin-Syndrom

Das Syndrom wurde erstmals durch Pierre Robin 1923 beschrieben [35]. Die Prävalenz liegt bei 0,9 Patienten/1 000 000 Einwohner [56]. Das Pierre-Robin-Syndrom setzt sich aus Anomalien von Hirnstamm, Kiefer und Gaumen (Mikrogenie, Glossoptose und Gaumenspalte) zusammen [8]. Die kleine Mandibula, die zu weit hinten steht, und die Lippen-Kiefer-Gaumen-Spalte führen dazu, daß die schwache Zunge nach hinten fällt und die Atmung behindern kann. Herzfehler sowie Hirnanomalien mit geistiger Behinderung kommen in je ca. 20 % der Fälle vor [8]. Eine okzipitoatlantoaxiale Instabilität aufgrund einer Defektmißbildung des Atlas ist beschrieben worden [11]. Die orthopädischen Probleme entstehen durch Extremitätenmißbildungen mit Abschnürungen, Klumpfüßen, Hüftluxationen, Syndaktylien und Sternumanomalien [8]. Weitere orthopädische Probleme stellen die Überlänge und die Vergrößerung des Daumens bzw. der großen Zehe dar, die zudem progredient nach medial bzw. radial abweichen und operativ korrigiert werden müssen [4, 54].

4.6.7.7
Williams-Beuren-Syndrom

Die Erstbeschreibung erfolgte unabhängig voneinander durch Williams [52] und Beuren [5]. Die Inzidenz beträgt ca. 3/100 000 [53]. Es ist kein Vererbungsgang bekannt, die Krankheit tritt aufgrund von Neumutationen auf. Ursächlich liegt eine Elastinsynthesestörung zugrunde. Das Syndrom umfaßt eine Gesichtshypoplasie und eine supravalvuläre Aortenstenose. Weitere Symptome sind Minderwuchs, charakteristische Gesichtszüge, Zahnanomalien, Nierenfehlbildungen, radioulnare Synostosen, eine Verkalkung der Disci intervertebrales, Skoliosen und eine tiefe Stimme [35]. Die Kinder sind geistig retardiert. Die orthopädischen Probleme ergeben sich aus der Entwicklungsretardierung mit Koordinationsproblemen, den radioulnaren Synostosen und der evtl. vorhandenen Skoliose [30].

4.6.7.8
Prader-Willi-Labhard-Syndrom

Die Erstbeschreibung erfolgte 1956 durch Prader, Labhard und Willi [36]. Das Syndrom wird vererbt. Eine Translokation oder Deletion an Chromosom 15 ist beschrieben worden [8, 25, 53], die die Diagnose bestätigt. Die Inzidenz beträgt ca. 4/100 000 [8]. Das Syndrom ist durch muskuläre Hypotonie, Adipositas, psychomotorischen Entwicklungsrückstand, verzögerte skelettäre Reife, Hypogonadismus und Bandlaxität charakterisiert. Kleine Hände und Füße [8, 53] und ein sich später manifestierender, insulinresistenter Diabetes mellitus sind zusätzliche Allgemeinsymptome [8, 53]. Die Lebenserwartung ist herabgesetzt (Überlebenszeit 20–30 Jahre) [8]. Wirbelsäulendeformitäten sind das wesentliche orthopädische Problem des Prader-Willi-Syndroms [38, 41]. Sie treten in 80 % der Fälle auf, weshalb regelmäßige orthopädische Kontrollen notwendig sind.

4.6.7.9
Rett-Syndrom

Die Erstbeschreibung erfolgte 1966 durch Rett [39]. Die Häufigkeit liegt bei 0,7–6/100 000. Bisher sind nur weibliche Patienten bekannt. Eine genetische Grundlage wird diskutiert [8, 35], wobei als möglicher Erbgang eine x-chromosomale Mutation in Frage kommt [8]. Der Basisdefekt für die v. a. extrapyramidalen progredienten Störungen mit Atrophie des Großhirns ist nicht bekannt [8, 53]. Zunächst erscheint die Entwicklung der Patientinnen normal.

Sie können die aufrechte Haltung, das Stehen und Gehen sowie evtl. auch eine gewisse Selbständigkeit während der ersten 6–18 Monate des Lebens erreichen. Bei Geburt ist der Kopfumfang normal, das Kopfwachstum verzögert sich später jedoch [8, 53]. Nach dem Alter von 6–18 Monaten gehen motorische und kognitive Funktionen progredient verloren. Dies betrifft den Einsatz der Hände, die Sprache und das Gehvermögen. Es kommt zu einer Apraxie von Gang- und Rumpfkontrolle mit ataktischen Zeichen. Weitere Symptome sind Atmungsstörungen, Apnoe-Anfälle, Spastizität, Skoliose und Wachstumsretardierung [50]. Die Patientinnen zeigen typische stereotype Handbewegungen [3, 14, 24, 50]. Die *Skoliose* ist das wesentliche orthopädische Problem des Rett-Syndroms. Die Inzidenz wird mit über 50 % angegeben [6, 19, 24]. Es handelt sich dabei um eine typische neurogene langgestreckte C-förmige Skoliose, teilweise mit Hypokyphose, die auf konservative Behandlung schlecht anspricht. Solange sich die Patientinnen aktiv aufrichten können, bildet sich eine kompensatorische Gegenkrümmung der Wirbelsäule aus. Die Skoliose beim Rett-Syndrom tritt schon im Kindesalter auf, und ihre Progredienz hängt vom Fortschreiten des Grundleidens ab [16, 19, 22–24]. Bei Skoliosewinkeln über 40° ist die operative Korrektur und Stabilisierung der Wirbelsäule als Behandlungsmethode indiziert. Korsettbehandlungen sind möglich und ebenfalls effizient, behindern aber stärker als eine einmalige operative Korrektur. Das *ataktische Gangbild* behindert das Gehen und Stehen. Physiotherapeutische Übungen zur Verbesserung der Körperkontrolle können hilfreich sein, ebenso stabilisierende orthopädietechnische Maßnahmen für die Füße (stabilisierende Schuhe, evtl. Unterschenkelschienen). Die Patientinnen neigen zu Muskelkontrakturen, die die Gehfähigkeit gefährden, weshalb Dehnübungen indiziert sind. Schwere Muskelverkürzungen können operative Maßnahmen erfordern. Um die *stereotypen Handbewegungen* zu korrigieren, werden den Patientinnen Handschienen als Lagerungsorthesen angelegt.

Adressen von Behindertenorganisationen s. Anhang.

Literatur

1. Avon SW, Shively JL (1988) Orthopaedic manifestations of Goldenhar syndrome. J Pediatr Orthop 8: 683–6
2. Banker BQ (1985) Neuropathologic aspects of arthrogryposis multiplex congenita. Clin Orthop 194: 30–43
3. Bauman ML, Kemper TL, Arin DM (1995) Pervasive neuroanatomic abnormalities of the brain in three cases of Rett's syndrome. Neurology 45: 1581–6
4. Bernd L, Martini AK, Schiltenwolf M, Graf J (1990) Die Hyperphalangie beim Pierre-Robin-Syndrom. Z Orthop 128: 463–5
5. Beuren AJ, Apitz J, Harmjan TZ (1962) Supravalvular aortic stenosis in association with mental retardation and a certain facial appearance. Circulation 26: 1235–40
6. Brunner R (1997) Auswirkungen der aponeurotischen Verlängerung auf den Muskel. Habilitationsschrift, Universität Basel
7. Brunner R, Hefti F, Tgetgel JD (1997) Arthrogryptotic joint contracture at the knee and the foot-Correction with a circular frame. J Pediatr Orthop (in press)
8. Burg G, Kunze J, Pongratz D, Scheurlen PG, Schinzel A, Spranger J (1990) Die klinischen Syndrome. Urban & Schwarzenberg, München Wien Baltimore
9. Catterall A (1990) Congenital dislocation of the hip: the indications and technique of open reduction. Acta Orthop Belg 56: 229–31
10. Damsin JP, Trousseau A (1996) Treatment of severe flexion deformity of the knee in children and adolescents using the Ilizarov technique. J Bone Joint Surg (Br) 78: 140–4
11. Gamble JG, Rinsky LA (1985) Combined occipitoatlantoaxial hypermobility with anterior and posterior arch defects of the atlas in Pierre-Robin syndrome. J Pediatr Orthop 5: 475–8
12. Gosain AK, McCarthy JG, Pinto RS (1994) Cervicovertebral anomalies and basilar impression in Goldenhar syndrome. Plast Reconstr Surg 93: 498–506
13. Gruel CR, Birch JG, Roach JW, Herring JA (1986) Teratologic dislocation of the hip. J Pediatr Orthop 6: 693–702
14. Guidera KJ, Borrelli J Jr, Raney E, Thompson-Rangel T, Ogden JA (1991) Orthopaedic manifestations of Rett syndrome. J Pediatr Orthop 11: 204–8
15. Hall JG (1985) Genetic aspects of arthrogryposis. Clin Orthop 194: 44–53
16. Harrison DJ, Webb PJ (1990) Scoliosis in the Rett syndrome: natural history and treatment. Brain Dev 12: 154–6
17. Herold HZ, Shmueli G, Baruchin AM (1986) Popliteal pterygium syndrome. Clin Orthop 209: 194–7
18. Herzenberg JE, Davis JR, Paley D, Bhave A (1994) Mechanical distraction for treatment of severe knee flexion contractures. Clin Orthop 301: 80–8
19. Huang TJ, Lubicky JP, Hammerberg KW (1994) Scoliosis in Rett syndrome. Orthop Rev 23: 931–7
20. Huurman WW, Jacobsen ST (1985) The hip in arthrogryposis multiplex congenita. Clin Orthop 194: 81–6
21. Joubin J, Pettrone CF, Pettrone FA (1982) Cornelia de Lange's syndrome. A review article (with emphasis on orthopedic significance). Clin Orthop 171: 180–5
22. Keret D, Bassett GS, Bunnell WP, Marks HG (1988) Scoliosis in Rett syndrome. J Pediatr Orthop 8: 138–42
23. Lidstrom J, Stokland E, Hagberg B (1994) Scoliosis in Rett syndrome. Clinical and biological aspects. Spine 19: 1632–5
24. Loder RT, Lee CL, Richards BS (1989) Orthopedic aspects of Rett syndrome: a multicenter review. J Pediatr Orthop 9: 557–62
25. Mascari MJ, Gottlieb W, Rogan PK et al. (1992) The frequency of uniparental disomy in Prader-Willi syndrome. Implications for molecular diagnosis. N Engl J Med 326: 1599–607
26. Miller PR, Kuo KN, Lubicky JP (1995) Clubfoot deformity in Down's syndrome. Orthopedics 18: 449–52

27. Moebius PJ (1888) Über angeborene doppelseitige Abducens-Facialis-Lähmung. Münch Med Wochenschr 6: 108–11
28. Nagaoka T, Abe M, Yoshimoto H, Shirai H, Onomura T (1995) Morphological study of the elongated muscle in limb lengthening. Eur J Exp Musculoskel Res 4: 188–94
29. Oppenheim WL, Larson KR, McNabb MB, Smith CF, Setoguchi Y (1990) Popliteal pterygium syndrome: an orthopaedic perspective. J Pediatr Orthop 10: 58–64
30. Osebold WR, King HA (1994) Kyphoscoliosis in Williams syndrome. Spine 19: 367–71
31. Otto AW (1841) A human monster with inwardly curved extremities. In: The classic Clin Orthop 194: 4–5
32. Paley D (1993) The correction of complex foot deformities using Ilizarov's distraction osteotomies. Clin Orthop 293: 97–111
33. Pankau R, Gosch A, Wessel A (1993) Radioulnar synostosis in Williams-Beuren syndrome: a component manifestation. Am J Med Genet 45: 783
34. Peeters FL (1975) Radiological manifestations of the Cornelia de Lange syndrome. Pediatr Radiol 24: 41–6
35. Pierre Robin (1923) Bull Acad Nat Méd 89: 37
36. Prader A, Labhard A, Willi H (1956) Ein Syndrom von Adipositas, Kleinwuchs, Kryptorchismus und Oligphrenie nach Myathonie-artigem Zustand im Neugeborenenalter. Schweiz Med Wochenschr 86: 1260–1
37. Ramer JC, Ladda RL, Demuth WW (1998) Multiple pterygium syndrome. An overview. Am J Dis Child 142: 794–8
38. Rees D, Jones MW, Owen R, Dorgan JC (1989) Scoliosis surgery in the Prader-Willi syndrome. J Bone Joint Surg (Br) 71: 685
39. Rett A (1966) Über ein eigenartiges hirnatrophisches Syndrom bei Hyperammonämie im Kindesalter. Med Wochenschr Wien 116: 723–6
40. Sodergard J, Ryoppy S (1990) The knee in arthrogryposis multiplex congenita. J Pediatr Orthop 10: 177–82
41. Soriano RM, Weisz I, Houghton GR (1988) Scoliosis in the Prader-Willi syndrome. Spine 13: 209–11
42. Spero CR, Simon GS, Tornetta P (1994) Clubfeet and tarsal coalition. J Pediatr Orthop 14: 372–6
43. Staheli LT, Chew DE, Elliott JS, Mosca VS (1987) Management of hip dislocations in children with arthrogryposis. J Pediatr Orthop 7: 681–5
44. St.Clair HS, Zimbler S (1985) A plan of management and treatment results in the arthrogrypotic hip. Clin Orthop 194: 74–80
45. Stern WG (1923) Arthrogryposis multiplex congenita. JAMA 81: 1507
46. Swinyard CA, Bleck EE (1985) The etiology of arthrogryposis (multiple congenital contracture). Clin Orthop 194: 15–29
47. Szabo L (1976) Möbius-Syndrom und Polandsche Anomalie. Z Orthop 114: 211–6
48. Tachdijan MO (1990) Pediatric Orthopaedics. Saunders, Philadelphia, p 2087
49. Tardieu G, Thuilleux G, Tardieu C, Huet de la Tour E (1979) Long-term effects of surgical elongation of the tendo calcaneus in the normal cat. Develop Med Child Neurol 21: 83–94
50. The Rett Syndrome Diagnostic Criteria Work Group (1988) Diagnostic criteria for Rett syndrome. Ann Neurol 23: 425–8
51. Thomas B, Schopler S, Wood W, Oppenheim WL (1985) The knee in arthrogryposis. Clin Orthop 194: 87–92
52. Williams PF (1985) Management of upper limb problems in arthrogryposis. Clin Orthop 194: 60–7
53. Witkowski R, Prokop O, Ullrich E (1995) Lexikon der Syndrome und Fehlbildungen. Springer, Berlin Heidelberg New York Tokyo
54. Wood VE, Sandlin C (1983) The hand in the Pierre Robin syndrome. J Hand Surg (Am) 8: 273–6
55. Wynne-Davies R, et al (1981) The 1960s epidemic of arthrogryposis multiplex congenita. J Bone Joint Surg (Br) 63: 76–82
56. Wynne-Davies R, Gormly J (1985) The prevalence of skeletal dysplasias. J Bone Joint Surg (Br) 67: 133–7
57. Ziv I, Blackburn N, Rang M, Koreska J (1984) Muscle growth in normal and spastic mice. Dev Med Child Neurol 26: 94–9

4.6.8
Syndrome mit Tumorbildungen oder tumorähnlichen Befunden

In diesem Kapitel sind Heredopathien zusammengefaßt, bei welchen Tumoren oder tumorähnliche Läsionen auftreten.

4.6.8.1
Multiple Osteochondrome (auch „kartilaginäre Exostosen" genannt)

Definition

Autosomal-dominant vererbliche Erkrankung mit Auftreten von multiplen Osteochondromen im Bereiche der Metaphysen der langen Röhrenknochen mit mäßigem Kleinwuchs, häufig auch lokalen Wachstumsstörungen (v. a. am Vorderarm) und Bevorzugung des männlichen Geschlechtes. Der gebräuchliche Begriff „multiple kartilaginäre Exostosen" ist nicht korrekt, da es sich um aus hyalinem Knorpel gebildete Osteochondrome handelt und nicht um mit Faserknorpel bedeckte „kartilaginäre" Exostosen (s. auch Abschn. 4.5.2).

Ätiologie, Pathogenese, Vorkommen

Die Krankheit wird autosomal-dominant vererbt. Der Defekt ist wahrscheinlich auf dem Chromosom 8 bzw. 11 lokalisiert [44]. Die Penetranz der Krankheit ist beim männlichen Geschlecht stärker als beim weiblichen. Das pathologisch-anatomische Bild entspricht bei den multiplen kartilaginären Exostosen einem solitären Osteochondrom. Die Knorpelkappe ist in der Regel relativ dick, dies hängt vom Alter des Patienten ab: Je jünger der Patient, um so dicker die Knorpelkappe. Die Osteochondrome stammen aus einem fehldifferenzierten Knorpelgewebe aus der Wachstumsfuge. Mit dem weiteren Wachstum bleibt das fehldifferenzierte Gewebe subperiostal liegen und beginnt hier senkrecht zur ursprünglichen Orientierung der Wachstumsfuge zu proliferieren. Multiple hereditäre Osteochondrome sind selten. In einer englischen Studie beträgt die *Prävalenz* 0,9/1 000 000 Einwohner [45]. In einer anderen Untersuchung wurde als Inzidenz 2/100 000 errechnet [45]. Es ist zu vermuten, daß muliple Osteochondrome in Mitteleuropa eher häufiger sind [40].

Klinik, Diagnostik

Ungefähr ab dem 2. Lebensjahr sind gut begrenzte, feste knöcherne Vorwölbungen in verschiedenen Körperregionen, vorwiegend im Bereich des Kniegelenkes und der Schultern, zu beobachten. Die Osteochondrome können prinzipiell an jedem knorpelig angelegten Knochen auftreten, nicht jedoch an membranösen Knochen [17]. Die Extremitäten sind stets stärker betroffen als der Körperstamm. Osteochondrome entwickeln sich v. a. dort, wo die Metaphysen schnell wachsen. Sie sind *immer* metaphysär lokalisiert, sie können nicht epiphysär liegen. Deformitäten und Gelenkstörungen treten sekundär auf. Dabei handelt es sich um die Radiusköpfchenluxation (ca. 20%), die Ulnadeviation der Hand (ca. 30%), die Tibia valga (ca. 30%), und die Knickfüße (ca. 50%) [36]. Klinisch besonders ins Gewicht fallen die Unterarm- und Unterschenkeldeformitäten (s. auch Kap. 3.4.13, Abb. 3.427, S. 468). Die Störungen am *Vorderarm* werden durch die unterschiedlichen Wachstumsgeschwindigkeiten von Radius und Ulna erklärt [17]. (Zu Deformitäten bei Osteochondromen am Vorderarm s. Kap. 3.5.7.) An den *Beinen* treten v. a. die Tibia valga und der Pes valgus auf (Abb. 4.73). Den Deformitäten liegt die zu kurze Fibula zugrunde, die über die klammerartige Wirkung der Membrana interossea die Tibia in das Fehlwachstum zwingt (s. Kap. 3.4.13, Abb. 3.427) [29]. Die Deformität erfolgt metaphysär, die Wachstumsfuge bleibt horizontal. Die Änderung der räumlichen Ausrichtung der lateralen Tibia-Sprunggelenk-Fläche erleichtert die Subluxation des Talus. Der Pes valgus ist durch einen Hochstand der lateralen Tibia-Sprunggelenk-Fläche bedingt. Daneben kommen auch nicht allzu selten Beinlängendifferenzen vor. Es besteht auch ein mäßiger Minderwuchs. *Röntgenbefunde:* Die Osteochondrome können breit- oder schmalbasig und mit kurzen oder langen Stielen ausgebildet sein. Die morphologische Vielfalt ist groß. Die Exostose richtet sich stets diaphysenwärts aus. Im Laufe des Wachstums wandert die Basis des Osteochondroms zur Schaftmitte. Die Metaphysen sind verbreitert und flaschen- bzw. kolbenartig deformiert. Auf dem Osteochondrom findet sich stets eine Knorpelkappe unterschiedlicher Stärke. Die Dicke des Knorpels kann in der Sonographie oder MRT festgestellt werden [17]. Das Ausmaß des Knorpelüberzugs ist für die Prognose in bezug auf die maligne Entartung von Bedeutung. Daneben finden sich, wie bei allen knorpeligen Tumoren, oft Kalzifikationen. Das Ausmaß der Verkalkungen hat aber keine prognostische Bedeutung. Mittels Szintigraphie kann unterschieden werden, ob enchondrale Knochenneubildung stattfindet oder nicht [19]. *Differentialdiagnose:* Die wichtigste Differentialdiagnose ist die *Metachondromatose* [42]. Diese betrifft auch die platten Knochen und die Wirbelsäule, und es finden sich bei ihr charakteristische Veränderungen des Femurkopfes (s. unten). Zudem sind die Exostosen epiphysenwärts gerichtet. Beobachtet man Exostosen in der Epiphyse selbst, so sollte man an die *Dysplasia hemimelica epiphysealis* denken.

Prognose

Von wesentlicher prognostischer Bedeutung bei den hereditären multiplen Osteochondromen ist die Frage nach dem Risiko einer *malignen Entartung*. Die Zahlenangaben in der Literatur sind sehr unter-

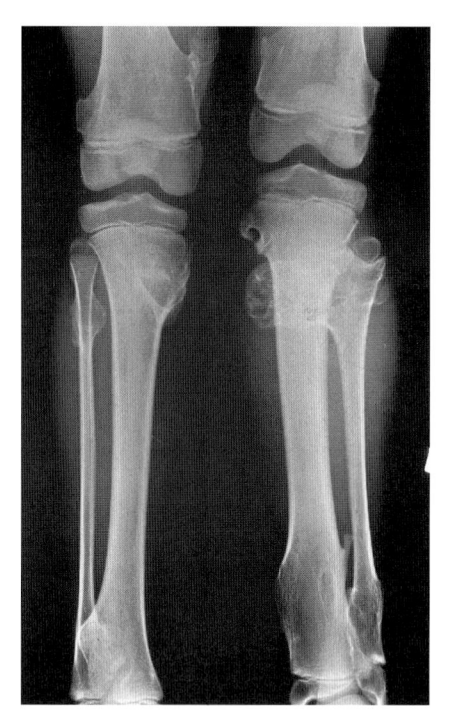

Abb. 4.73. Röntgenbilder beider Beine bei 8jährigem Mädchen mit *multiplen Osteochondromen* an allen Metaphysen der Röhrenknochen der unteren Extremität

schiedlich und schwanken zwischen 1% [32, 36] und 10–20% [6, 7]. Es ist anzunehmen, daß es sich bei den Kollektiven mit den hohen Prozentzahlen um eine negative Selektion handelt. Die effektive Entartungsrate dürfte 2% nicht übersteigen [32, 40]. Mit besonderen Risiken für eine maligne Transformation sind große Osteochondrome verbunden, die stammnah sind, mechanisch gereizt werden und eine besonders dicke Knorpelkappe aufweisen. Meist entarten die Osteochondrome in ein Chondrosarkom [28], aber auch Osteo- oder Fibrosarkome kommen vor [17]. Die Transformation findet in der Regel erst ab der 3. Lebensdekade statt. Die Entartung erfolgt meist an der Basis des Tumors, so daß die Resektion bis weit in den Knochen hinein erfolgen muß, will man das Entartungsrisiko vermindern.

Therapie

Grundsätzlich sollte die Indikation zur operativen Intervention sehr zurückhaltend gestellt werden. Die Abtragung ist nur dann indiziert, wenn das Osteochondrom schmerzhaft ist, wenn es Gelenk- bzw. Muskelfunktionen beeinträchtigt, oder wenn es zu Nervenausfällen oder Gelenkdeformierungen führt. Es ist wichtig zu wissen, daß im Wachstumsalter Rezidive möglich sind, erst mit Wachstumsabschluß können sie ausgeschlossen werden. (Über die Besonderheiten der Behandlung der Osteochondrome am Vorderarm s. Kap. 3.5.7.) Tibia valga und Valgusdeformität des Sprunggelenks müssen durch eine Korrekturosteotomie angegangen werden (s. auch Abschn. 4.2.1).

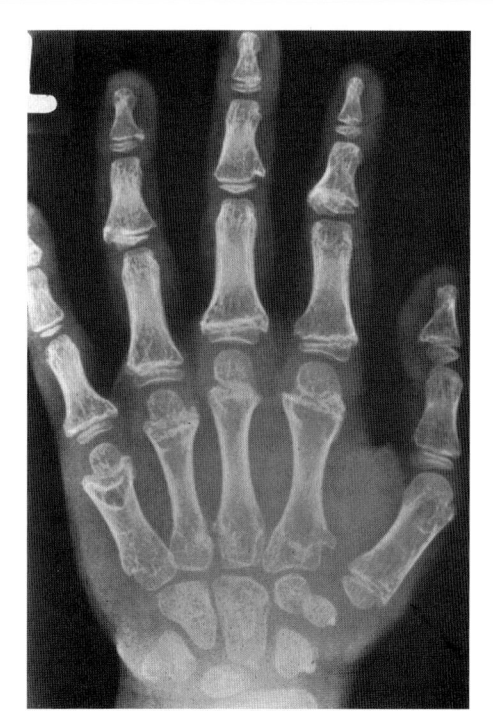

Abb. 4.74. Röntgenbild der linken Hand bei 8jährigem Jungen mit *Metachondromatose*. Im Gegensatz zur multiplen Osteochondrosekrankheit sind hier die metaphysären Osteochondrome nicht diaphysen-, sondern epiphysenwärts gerichtet

4.6.8.2
Metachondromatose

Bei dieser Krankheit treten die multiplen Osteochondrome in den Fingern und langen Röhrenknochen auf. Sie sind im Gegensatz zur klassischen multiplen Osteochondromatose in Richtung der Epiphysen ausgerichtet und können spontan regredieren.

Diese sehr seltene Krankheit wurde 1971 durch Maroteaux beschrieben [25]; auch sie ist autosomal-dominant vererblich. Besonders ausgeprägt sind die metaphysären Veränderungen im Bereich des Schenkelhalses. Auch eine Abflachung des Femurkopfes und Femurkopfnekrosen wurden bei dieser Krankheit beschrieben [42]. Die Veränderungen bei der Metachondromatose (Abb. 4.74) kommen auch in platten Knochen vor. Bei der Metachondromatose verursachen die Osteochondrome keine Verkürzung, es besteht kein Kleinwuchs, auch Achsenabweichungen werden nicht beobachtet. Die Prognose ist somit günstig, und eine Resektion ist selten notwendig, besonders weil die Osteochondrome auch regredieren können.

4.6.8.3
Multiple Enchondromatose (Ollier-Syndrom)

Definition

Krankheit mit meist einseitig auftretenden multiplen Enchondromen. Diese kommen meist in den Röhrenknochen, im Becken und seltener in der Wirbelsäule vor. Gesichts- und Hirnschädel sind kaum je betroffen. Die Krankheit scheint nicht vererblich zu sein.
Synonyme: Dyschondroplasie

Historisches, Ätiologie, Pathogenese, Vorkommen

Die Krankheit wurde 1899 durch Ollier beschrieben [30]. Die Ätiologie ist nicht genau bekannt. Es scheint sich um eine hamartomartige Proliferation von Knorpelzellen zu handeln, die sowohl aus dem Knochen selber wie auch aus dem Periost stammen. Histologische Untersuchungen haben gezeigt, daß aberrierendes Knorpelgewebe in den Metaphysen der Röhrenknochen persistiert und dort zu proliferieren beginnt. Die Fälle treten sporadisch auf und sind selten; es gibt aber auch größere Studien mit je ca. 20–50 Patienten [23, 37]. Es besteht kein Geschlechtsunterschied und keine Seitenpräferenz.

Klinik, Diagnostik

Die Kinder fallen häufig schon im Kleinkindesalter wegen der Verbiegung und Verkürzung der Knochen auf, am häufigsten ist die Varusdeformität am distalen Femur. Die Röntgenuntersuchung zeigt dann multiple, unregelmäßig begrenzte Enchondrome, v.a. in den Metaphysen, bei schwereren Fällen auch in den Diaphysen. Alle Knochen können betroffen sein (Abb. 4.75), der Schädel allerdings nur sehr selten. Die Läsionen sind streng einseitig, bisher wurde nur ein Fall mit generalisierter beidseitiger Enchondromatose beschrieben [31]. Die wesentlichsten klinischen Probleme sind die progressive Verkürzung der betroffenen Extremität mit Verbiegung und gelegentlich auch pathologischen Frakturen. Als Folge der Verbiegung kommen auch Gelenkdeformitäten vor (Abb. 4.75).

Prognose, Therapie

> ! Der wesentlichste prognostische Faktor ist die maligne Entartung. Das Risiko hierzu scheint wesentlich größer zu sein als bei den multiplen Osteochondromen.

Die Entartung geht fast immer in Richtung eines Chondrosarkoms, es kommen aber auch Osteosarkome und entdifferenzierte Chondrosarkome vor. Als Entartungsrate wurde in der Literatur ein Risiko von ca. 30% [23, 37] berechnet; dies betrifft insbesondere die großen und stammnahen Enchondrome. *Therapeutisch* stehen die *Behandlung der Frakturen*, die *Korrektur der Achsenfehlstellungen* und die *Beinverlängerung* im Vordergrund (s. Abschn. 4.2.1 und 4.2.2). Die Behandlung ist oft schwierig, da die Enchondrome im Knochen diesen wesentlich schwächen und somit häufig ein Stabilitätsproblem vorhanden ist.

4.6.8.4
Maffucci-Syndrom

> Beim Maffucci-Syndrom handelt es sich um eine Krankheit mit einseitig auftretenden Enchondromen (wie beim M. Ollier), kombiniert mit multiplen Hämangiomen oder Spindelzellhämangioendotheliomen.

Die Krankheit wurde 1881 von Maffucci beschrieben [24]. Die Krankheit tritt sporadisch auf, und bisher wurde keine Heridität nachgewiesen. Bis heute wurden ca. 200 Fälle beschrieben [9]. Beide Geschlechter sind gleich häufig betroffen. Während früher stets Hämangiome beobachtet wurden, so wurde vor kurzem über mehrere Fälle berichtet, bei denen es sich

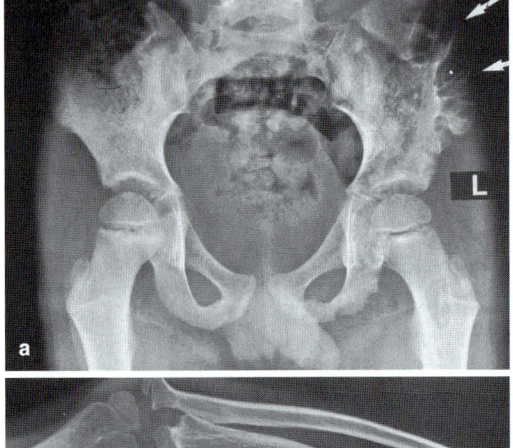

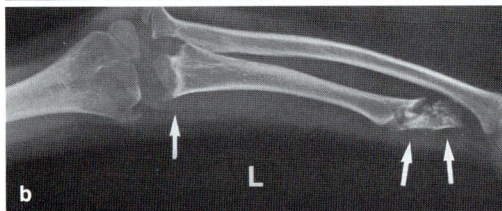

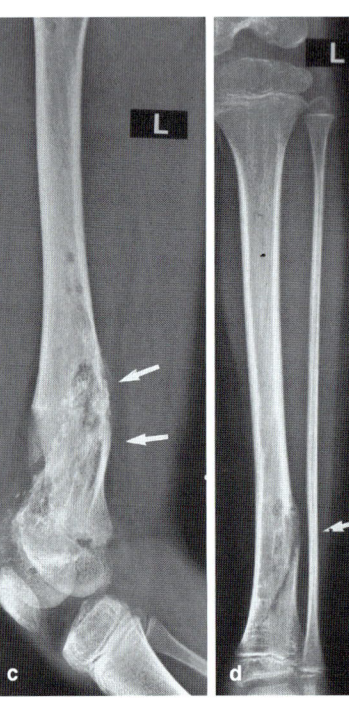

Abb. 4.75 a–d. Röntgenbilder (**a**) des Beckens, (**b**) des linken Vorderarmes sowie (**c**) des linken Ober- und (**d**) Unterschenkels bei 8 jährigem Jungen mit *Enchondromatose (M. Ollier)*. *Pfeile* multiple Enchondrome, die alle an der linken Körperhälfte lokalisiert sind

um spindelzellige Hämangioendotheliome handelte [12]. Die Hämangiome sind bereits bei der Geburt vorhanden, sie liegen vorwiegend subkutan, und die Diagnose kann bereits im Säuglingsalter gestellt werden. Eine neuere Untersuchung zeigte Hinweise darauf, daß im Bereich der Hämangiome eine große Anzahl von Nervenfasern vorhanden ist und mitogene Neurotransmitter in großen Mengen ausgeschüttet werden, die für die Pathogenese der Krankheit eine Rolle spielen [34]. Die Enchondrome und damit auch die orthopädischen Probleme präsentieren sich ähnlich wie beim M. Ollier, ebenso das Risiko der malignen Entartung, das in der Literatur mit 23% angegeben wird [5, 39]. Das Entartungsrisiko der Hämangiome bzw. Hämangioendotheliome ist hingegen sehr klein.

4.6.8.5
Polyostotische fibröse Dysplasie, Albright-Syndrom

Definition

Krankheit mit gleichzeitig in verschiedenen Knochen auftretenden, angeborenen intraossären fibrösen Veränderungen, die hamartomartig auftreten und sich im Laufe des Wachstums vergrößern. Die Ausbreitung stabilisiert sich bei Wachstumsabschluß. Die Krankheit tritt monostotisch, polyostotisch und (sehr selten) assoziiert mit endokrinen Anomalien wie Pubertas praecox, frühzeitigem Fugenverschluß und Hyperthyreose auf. Die Assoziation mit hormonellen Störungen wird als *Albright-Syndrom* bezeichnet.
Synonyme: Osteofibrosis deformans juvenilis, Osteodystrophia fibrosa, Ostitis fibrosa disseminata, McCune-Albright-Syndrom, M. Jaffé-Lichtenstein.

Historisches

Die polyostotische fibröse Dysplasie wurde erstmals 1938 von Lichtenstein beschrieben [21]. Später haben Lichtenstein u. Jaffé [22] die poly- und monostotischen Formen als „fibröse Dysplasie" zusammengefaßt. Das Albright-Syndrom wurde 1936 von McCune [26] und 1937 Albright et al. [2] beschrieben.

Ätiologie, Pathogenese

Die Ätiologie ist nicht genau bekannt. Es scheint sich um eine Anomalie des osteogenen Mesenchyms zu handeln. Das primitive fibröse Gewebe proliferiert in der Medulla des Knochens und greift auch die Kortikalis von zentral her an. Histologisch sind poly- und monostotische Form identisch (s. Abschn. 4.5.2). Die polyostotische Form ist meist einseitig. Eine hereditäre Komponente scheint vorzuliegen, wobei die Penetranz sehr unterschiedlich ist.

Einteilung, Vorkommen

Man unterscheidet:
- die *monostotische Form* (s. Abschn. 4.5.3),
- die *polyostotische Form*,
- das *McCune-Albright-Syndrom* (polyostotische fibröse Dysplasie, Pigmentierungen der Haut, hormonelle Störungen mit Pubertas praecox).

Die verschiedenen Formen der fibrösen Dysplasie sind zwar selten, aber es gibt eine relativ hohe Dunkelziffer, da besonders der *monostotische Typ* klinisch häufig inapparent verläuft ist. Für die *polyostotische Form* wurde in Großbritannien eine Prävalenz von 2,6/1 000 000 Einwohner errechnet [45]. Das weibliche Geschlecht ist etwas häufiger betroffen als das männliche. Das *McCune-Albright-Syndrom* ist extrem selten (weniger als 5% aller Fälle von fibröser Dysplasie).

Klinik, Diagnostik

Die angeborene Entwicklungsstörung verhält sich während des kindlichen Wachstums langsam progredient und kommt nach Wachstumsabschluß zum Stillstand. Die Diagnose wird meist im 1., oft aber auch erst im 2. Lebensjahrzehnt gestellt. Die monostotische Form ist doppelt so häufig wie die *polyostotische*. Die fibrösen Veränderungen kommen in jedem beliebigen Knochen vor, am häufigsten treten sie jedoch in der proximalen Metaphyse des Femurs und im knienahen Bereich der Tibia auf (ca. 50% aller Erkrankungen) [11]. Es werden auch mehrere Läsionen gleichzeitig in einem Knochen beobachtet. Die Krankheit verläuft asymptomatisch, es sei denn, es ereignet sich eine pathologische Fraktur oder eine äußerlich sichtbare Verbiegung (s. auch Kap. 3.1.10, Abb. 3.104, S. 141), weil dies v. a. im proximalen Femurbereich öfter der Fall ist. Der weiche Knochen kann sich hier zu einem „Hirtenstab" verbiegen (Abb. 3.231, S. 277). Es kann auch zu einer klinisch relevanten Beinlängendifferenz kommen. Die *radiologischen Veränderungen* sind charakteristisch. Es finden sich osteolytische Areale, die Kortikalis ist ausgedünnt und ausgebuchtet, meist ist der ganze Knochen verbreitert und die Grundstruktur in den osteolytischen Zonen milchglasartig getrübt (Abb. 4.76). Dieser milchglasartige Aspekt ist auf die Knochenneubildung zurückzuführen. Komponenten von Osteolyse und Sklerosierung sind gleichzeitig neben-

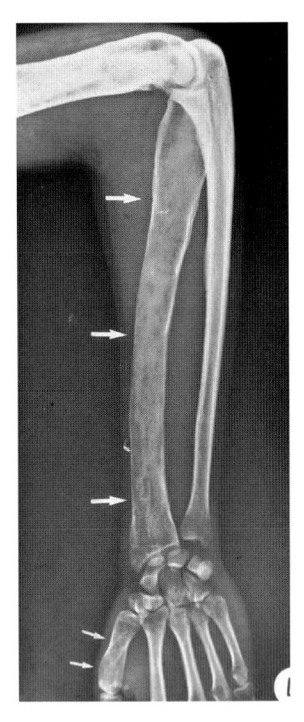

Abb. 4.76. Röntgenbild des linken Armes bei 15jährigem Mädchen mit *polyostotischer fibröser Dysplasie* mit Befall des Radius und des Humerus (u. a.). Die Verbiegung des Radius und die milchglasartige Zeichnung sind typisch für diese Krankheit

einander vorhanden. Die Kortikalis wird arrodiert, und die Verbreiterung des Knochens findet durch periostale Knochenneubildung statt. Häufig laufen auch Mikrofrakturen ab, die dann zu schmerzhaften Episoden führen können. Das Skelettszintigramm zeigt eine mäßige Anreicherung v. a. in den aktiven Zonen. Im MRT ist das fibröse Gewebe sowohl im T1- wie auch im T2-gewichteten Bild relativ signalreich. Beim *McCune-Albright-Syndrom* finden sich, neben der *polyostotischen fibrösen Dysplasie,* auch abnorme *Hautpigmentierungen*, die den Café-au-lait-Flecken bei der Neurofibromatose ähneln. Bei Mädchen findet eine *Pubertas praecox* statt, und es resultiert ein *Kleinwuchs* aufgrund eines frühzeitigen Epiphysenfugenverschlusses. Auch andere hormonelle Störungen wie die Hyperthyreose kommen vor, auch der Kortisonstoffwechsel kann beeinträchtigt sein.

Differentialdiagnose

Einzelne Herde sind radiologisch nicht immer einfach von *juvenilen Knochenzysten* zu unterscheiden. Auch bei diesen findet man eine Auftreibung des Knochens mit einer osteolytischen Läsion und dazwischenliegenden Knochenbälkchen, allerdings fehlt die milchglasartige Trübung. Eine wichtige Differentialdiagnose ist auch die *osteofibröse Dysplasie nach Campanacci*. Diese Krankheit kommt fast ausschließlich an der Tibia vor (s. Abschn. 4.5.3). Bei einer *polyostotischen Form* der fibrösen Dysplasie ist die Verwechslungsgefahr sehr niedrig. Die *Enchondromatose* und die *Histiozytose*, die ebenfalls polyostotisch vorkommen, unterscheiden sich auf dem Röntgenbild in ihrem Aussehen meist recht deutlich. Enchondrome treiben den Knochen nur wenig auf und neigen zu Verkalkungen. Die Histiozytose kann ein sehr unterschiedliches Aussehen aufweisen, es fehlen aber die Auftreibung und die milchglasartige Trübung.

Prognose

Die Prognose der Krankheit ist i. allg. gut, die Lebenserwartung ist nicht wesentlich herabgesetzt. Allerdings sind in der Literatur einige Fälle von maligner Entartung beschrieben [15, 20, 35]. Die fibröse Dysplasie kann zystisch degenerieren und deswegen aus dem Knochen ausbrechen, ein Befund, der eine maligne Entartung vortäuschen kann [38]. Das Entartungsrisiko wurde in einer großen Studie (mit über 1 000 Fällen) mit 3 % berechnet [35] und ist somit wesentlich kleiner als bei der Enchondromatose (30 %).

Therapie

Eine Behandlung des Grundleidens ist nicht bekannt. Die einzelnen Läsionen sind in der Regel asymptomatisch und bedürfen keiner Therapie. Nur wenn es zu Beschwerden, Frakturen oder stärkerer Verbiegung kommt, sind therapeutische Maßnahmen indiziert; dies betrifft v. a. das Femur. Mittels Kürettage und Spongiosaplastik kann eine Läsion erfolgreich behandelt werden, aber meist erst im Erwachsenenalter, da bei Jugendlichen die Erkrankung fortschreiten kann. Zur Stabilisierung eignet sich ein intramedullärer Kraftträger; zuvor muß allerdings bioptisch abgeklärt sein, daß es sich nicht um eine andere, aggressivere Veränderung handelt. Die Frakturheilung verläuft in der Regel ungestört, operative Maßnahmen sind somit nur selten indiziert. Eine Biopsie sollte nur vorgenommen werden, wenn man zu einer Operation gezwungen ist. Bei asymptomatischen Patienten genügen die heutigen bildgebenden Verfahren zur Sicherung der Diagnose.

4.6.8.6
Neurofibromatose

Definition

Häufige, autosomal-dominant vererbliche, multisystemische Krankheit mit tumorösen Veränderungen des mit dem zentralen und peripheren Nervensystem verbundenen Bindegewebes im Skelettsystem, in der Haut und in den Weichteilen. Charakteristische orthopädische Probleme sind Beinverlängerungen, kongenitale Tibiapseudarthrosen und kurzbogige, progrediente Skoliosen, häufig mit kyphotischer Komponente.
Synonyme: M. Recklinghausen

Historisches

Die Krankheit erhielt ihren Namen aufgrund einer Monographie von Recklinghausen im Jahre 1882 [33]. Einzelne Fälle wurden allerdings schon vorher beschrieben. 1918 erwähnte Gould das Auftreten von Skoliosen im Zusammenhang mit der Neurofibromatose. In der Öffentlichkeit wurde die Krankheit durch John Merrick bekannt, der einen grotesk deformierten Schädel hatte und über den Bernard Pomerance ein Theaterstück mit dem Namen „The Elephant Man" geschrieben hat, das später auch erfolgreich verfilmt wurde. Neuere Untersuchungen des Schädels von John Merrick haben allerdings ergeben, daß er nicht an einer Neurofibromatose, sondern an einem Proteussyndrom litt.

Ätiologie, Pathogenese

Die Krankheit ist autosomal-dominant vererblich, die meisten Fälle entstehen jedoch als Neumutanten. Offensichtlich handelt es sich um ein sehr großes Gen. Die proliferierenden Zellen stammen entweder aus den Schwann-Zellen oder aus den Begleitzellen. Makroskopisch handelt es sich bei den Neurofibromen um helle, relativ kompakte Knoten, die mit den peripheren Nerven in Verbindung stehen. Die betroffenen Nerven sind meist verdickt. Neurofibrome kommen auch im ZNS (Gehirn, Rückenmark) vor.

Vorkommen

Nach der Trisomie 21 ist die Neurofibromatose die häufigste Heredopathie. Ihre Prävalenz wurde mit 22,3/1 000 000 Einwohner errechnet [45], ohne Geschlechtsunterschied.

Klinik, Diagnostik

Wir unterscheiden eine *periphere,* eine *zentrale* und eine *gemischte Form.* Um die Diagnose einer Neurofibromatose zu stellen, sind mindestens 2 der folgenden klinischen *Charakteristika* erforderlich:

1. *Café-au-lait-Flecken:* Hellbraune, regelmäßige Pigmentierungen, die große Areale bedecken können. Für die Diagnose müssen mehr als 5 Flecken vorhanden sein. 99 % der Patienten mit Neurofibromatose weisen dieses Symptom auf [43].
2. *Knoten (Fibroma molluscum):* Hier handelt es sich um subkutane Neurofibrome, die aus den Schwann-Zellen der peripheren Nerven hervorgehen. Diese finden sich bei 16 % der Patienten [43].
3. *Wirbelsäulenveränderungen:* Charakteristisch sind Skoliosen und Kyphoskoliosen (s. auch Kap. 3.1.10). Diese können vom dystrophischen oder vom idiopathischen Typ sein. Die *dystrophische Skoliose* ist kurzbogig, hat eine kyphotische Komponente, die Wirbelkörper sind bogenförmig eingebuchtet, die Rippen sind gegen die Wirbelsäule auf der konkaven Seite verdünnt und weisen eine starke Rotation auf (s. Kap. 3.1.10, Abb. 3.97, S.135). Der Apex befindet sich meist im Bereich der unteren BWS [13]. Allerdings haben nur 10 % der Patienten diese typische Skoliose [1]. Wir haben in unserem Krankengut auch Fälle mit massiver thorakaler Lordose bei kurzbogiger Skoliose beobachtet. Daneben gibt es auch *Skoliosen vom idiopathischen Typ.* Insgesamt weisen 78 % der Patienten mit Neurofibromatose Wirbelsäulenveränderungen auf [43].
4. *Beinlängendifferenzen:* Diese stehen meist in Zusammenhang mit massiven Ansammlungen von subkutanen Neurofibromen, die zur Wachstumsstimulation und zur *Verlängerung* der Extremität führen. Sie kommen bei 17 % der Patienten [43] vor.
5. *Neurologische Läsionen:* Diskrete neurologische Veränderungen, v. a. Sensibilitätsstörungen, finden sich bei 15 % [43]. Charakteristisch ist die Hyperästhesie.

Neben diesen klassischen Symptomen können folgende weitere Veränderungen auftreten:

- *Elefantiasis (Pachydermatozele):* Hypertrophie der Haut mit subkutanen Neurofibromen (Abb. 4.77).
- *Kongenitale Pseudarthrose der Tibia:* Unter den Fällen mit kongenitaler Tibiapseudarthrose weisen 40 % der Patienten eine Neurofibromatose auf. Innerhalb des Kollektivs der Neurofibromatosepatienten ist die Tibiapseudarthrose allerdings eher selten (ausführliche Beschreibung der kongenitalen Tibiapseudarthrose s. Kap. 3.3.6.5).
- *Paravertebrale Weichteiltumoren:* Diese stehen meist in Zusammenhang mit der Skoliose. Sie können im MRT gut dargestellt und sie müssen

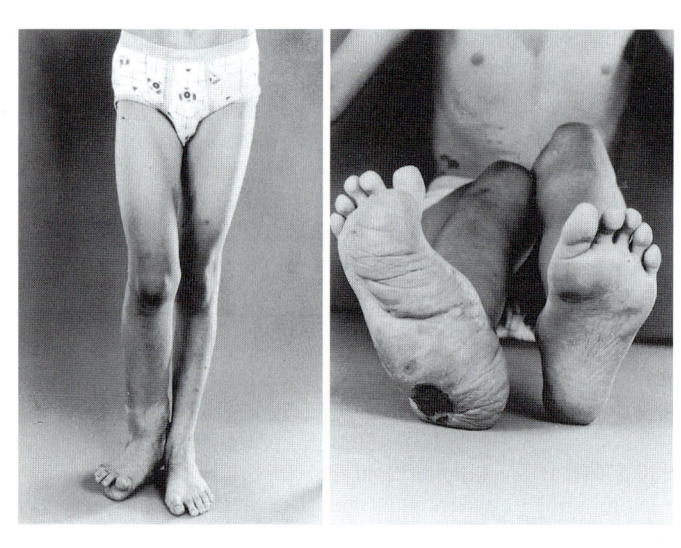

Abb. 4.77. 8jähriger Junge mit *Neurofibromatose* und *Elefantiasis* mit Hypertrophie der Haut und subkutanen Neurofibromen

differentialdiagnostisch zu Ganglioneurinomen abgegrenzt werden.
- *Axilläre „Sommersprossen"*: Es handelt sich um hyperpigmentierte Flecken von 1–3 mm Durchmesser im Bereich der Axilla.

Die Diagnose der Neurofibromatose wird klinisch gestellt. Auch die Familienanamnese muß erhoben werden. Sie ist aber nur in der Minderzahl der Fälle positiv, die meisten Fälle treten als Neumutanten auf. Röntgenbilder sind zur Diagnostik und Überwachung der Wirbelsäulenveränderungen und der kongenitalen Tibiapseudarthrose notwendig. Mit der MRT-Untersuchung können paravertebrale, intraspinale und intrazerebrale Tumoren gefunden werden.

Differentialdiagnose

Die Neurofibromatose kann mit dem sehr seltenen *Proteussyndrom* verwechselt werden [3] (vgl. auch „Historisches", S. 699). Auch bei dieser Krankheit sind knotige Veränderungen in der Haut vorhanden, die sehr groß werden können. Daneben besteht eine Makrodaktylie. Die Knoten bestehen nicht aus Neurofibromen, sondern aus Hamartomen, die aus Fettgewebe hervorgehen. Campanacci hat 1983 ein sehr seltenes Syndrom, bestehend aus multiplen, nichtossifizierenden Knochenfibromen mit Café-au-lait-Flecken, Intelligenzverminderung, Hypogonadismus, Kryptorchismus, okulären Anomalien und kardiovaskulären Symptomen beschrieben [8]. Neben der Neurofibromatose gibt es auch *solitäre Neurofibrome*; diese betreffen allerdings meist nicht Kinder und Jugendliche, sondern Patienten zwischen 20 und 40 Jahren. Sie treten subkutan auf und sind harmlose Veränderungen.

Prognose, Therapie

Patienten mit Neurofibromatose haben eine weitgehend normale Lebenserwartung; beim zentralen oder gemischten Typ ist eine etwas verminderte Intelligenz festzustellen.

> ! Prognostisch von großer Bedeutung ist die maligne Entartung der Neurofibrome. Das Risiko liegt bei ungefähr 5 %.

Wir selber mußten 3 solche Fälle beobachten. Auch in der Literatur sind einzelne Entartungen zu malignen Schwannomen oder auch Rhabdomyosarkomen beschrieben [10, 16].
Eine **Therapie der Grundkrankheit** ist nicht bekannt. Die **orthopädische Behandlung** betrifft v. a. 3 Bereiche: Wirbelsäulenveränderungen, Beinlängendifferenzen und kongenitale Tibiapseudarthrose. Die *Wirbelsäulenveränderungen* müssen möglichst früh diagnostiziert und dann streng kontrolliert werden. Die Skoliosen sind meist stark progredient, und Korsettbehandlungen haben nur wenig Wirksamkeit. Es ist deshalb oft eine frühzeitige operative Behandlung notwendig (s. Kap. 3.1.10). *Beinlängendifferenzen* stehen in Zusammenhang mit meist massiven kutanen Veränderungen. Dazu kommen häufig noch Sensibilitätsstörungen. In diesen Fällen ist oft die Zusammenarbeit mit einem plastischen Chirurgen notwendig. Die verdickte, schwabbelige Haut an der Fußsohle kann zu massiven trophischen Störungen mit Druckulzera führen. Eine Reduktion dieser Haut durch den plastischen Chirurgen stabilisiert die Fußsohle und kann das Problem wesentlich reduzieren. Von orthopädischer Seite geht es meist um den Beinlängenausgleich, sobald die Differenz mehr als 2 cm beträgt. Der Beinlängenausgleich sollte mittels Epiphyseodese angestrebt werden. Das gesunde Bein sollte möglichst nicht operativ verlängert werden, da bei eventuellen Komplikationen anschließend beide Beine beeinträchtigt sind. Auch die Verkürzung des hypertrophischen Beines ist problematisch. Bei den schon bestehenden Weichteilveränderungen ist die Gefahr der Venenthrombose und anderer Komplikationen recht erheblich. (Zum operativen Beinlängenausgleich s. Abschn. 4.2.2). Die *kongenitale Tibiapseudarthrose* verhält sich bei Patienten mit Neurofibromatose nicht anders als bei Patienten ohne diese Krankheit. Die Behandlungsprinzipien sind deshalb völlig identisch (s. Kap. 3.3.6.5).

4.6.8.7
Klippel-Trenaunay-Syndrom

Definition

Seltene kongenitale Anomalie, die durch große hämangiomatöse Naevi, einseitige Hypertrophie der Weichteile und der Knochen sowie Varizen der Venen charakterisiert ist. Daneben kommen Anomalien an Fingern und Zehen sowie Wirbelsäulenveränderungen vor.
Synonym: Klippel-Trenaunay-Weber-Syndrom

Historisches, Ätiologie, Vorkommen

Die Krankheit wurde im Jahre 1900 durch Klippel u. Trenaunay beschrieben [18]. Die Krankheit ist wahrscheinlich nicht vererblich und tritt sehr selten auf. Es wurde postuliert, daß die Störung durch eine mesodermale Anomalie während der fetalen Entwicklung hervorgerufen wird [4].

Klinik, Diagnostik

Die Diagnose kann klinisch bereits im Säuglingsalter gestellt werden. Die vaskulären Naevi sind meist sehr eindrücklich; sie sind großflächig und können weite Teile einer Extremität oder auch des Rumpfes überdecken, sind rot-bläulich verfärbt, und die Haut darüber ist sehr empfindlich. Die Gefäßveränderungen betreffen auch die darunterliegenden Weichteile, wo die Venen varikös verändert sind. Die vermehrte Durchblutung führt zur Wachstumsstimulation, weshalb es schon bald zur massiven Überlänge der betroffenen Extremität kommen kann. Die Ausprägung der Symptome ist sehr variabel. Die vaskulären Naevi betreffen aber immer eine untere Extremität, und zwar meist in voller Länge. Bei der *klassischen Form* der Krankheit sind gleichzeitig fast immer auch Anomalien der Finger und Zehen vorhanden: Makrodaktylien, Syndaktylien, Metatarsus primus varus, Klinodaktylien, Polydaktylien, Kamptodaktylien oder Tendovaginitis stenosans [27]. Die *forme fruste* der Krankheit ist etwas seltener, Fingeranomalien kommen hier nur sporadisch vor. Veränderungen der Wirbelsäule sind nicht allzu selten: Skoliosen, Kyphosen, Hemivertebrae und intraspinale Tumoren [14]. **Differentialdiagnose:** Am schwierigsten ist die Abgrenzung zum *Proteussyndrom.* Auch dieses Syndrom ist durch eine Hemihypertrophie charakterisiert, allerdings fehlen die vaskulären Naevi. Hingegen finden sich lipomatöse Hamartome in der Haut. Auch bei der *Neurofibromatose* kann es zur Hypertrophie kommen, die Hautveränderungen unterscheiden sich jedoch deutlich von denjenigen beim Klippel-Trenaunay-Syndrom.

Therapie

Das wesentlichste orthopädische Problem ist die *Beinlängendifferenz.* Diese kann beim Klippel-Trenaunay-Syndrom große Schwierigkeiten bei der Behandlung bereiten. Eine operative Verlängerung der gesunden Gegenseite kommt kaum in Frage. Die von der Krankheit betroffene Extremität ist meist so stark verändert, daß das Risiko der Beschädigung der gesunden Extremität nicht eingegangen werden sollte. Eine Verkürzungsosteotomie der kranken Extremität ist wegen der varikösen Venen und der damit verbundenen Gefahr der Venenthrombose und Lungenembolie ebenfalls äußerst problematisch. Es sollte deshalb unbedingt der *Beinlängenausgleich* mittels zeitgerechter *Epiphyseodese* an der kranken Extremität angestrebt werden. Die Morbidisierung durch diesen Eingriff ist sehr gering. Die Berechnung des richtigen Zeitpunktes ist natürlich schwierig. Im Zweifelsfall sollte die Epiphyseodese eher zu früh als zu spät durchgeführt werden. Schlimmstenfalls müsste bei drohender Überlänge der Gegenseite hier später ebenfalls eine Epiphyseodese durchgeführt werden. Da die Patienten nicht kleinwüchsig sind, ist dies nicht allzu problematisch. Versäumt man den Zeitpunkt der Epiphyseodese, kann die Behandlung sehr schwierig werden. Selbst die Amputation ist für diese Patienten oft keine Lösung des Problems, da die Hautveränderungen oft auch den proximalen Oberschenkel und das Gesäß betreffen und eine Prothesenversorgung deshalb nicht möglich ist. (Zum Prinzip der Epiphyseodese s. Abschn. 4.2.2).

Adressen von Behindertenorganisationen s. Anhang.

Literatur

1. Akbarnia BA, Gabriel KR, Beckman E, Chalk D (1992) Prevalence of scoliosis in neurofibromatosis. Spine 17: 244–48
2. Albright F, Butler MA, Hampton AO, Smith P (1937) Syndrome characterized by osteitis fibrosa disseminata, areas of pigmentation and endocrine dysfunction with precocious puberty in females. N Eng J Med 216: 727
3. Barmakian JT, Posner MA, Silver L, Lehman W, Vine DT (1992) Proteus syndrome. J Hand Surg (Am) 17: 32-4
4. Baskerville PA, Ackroyd JS, Browse NL (1985) The etiology of the Klippel-Trenaunay syndrome. Ann Surg 202: 624-7
5. Ben-Itzhak I, Denolf FA, Versfeld GA, Noll BJ (1988) The Maffucci syndrome. J Pediatr Orthop 8: 345-8
6. Black B, Dooley J, Pyper A, Reed M (1993) Multiple hereditary exostoses. An epidemiologic study of an isolated community in Manitoba. Clin Orthop 287: 212-7

7. Campanacci M (1990) Bone and soft tissue tumours. Springer, Wien, New York
8. Campanacci M, Laus M, Boriani S (1983) Multiple non-ossifying fibromata with extraskeletal anomalies: A new syndrome? J Bone Joint Surg (Br) 65: 627–32
9. Collins PS, Han W, Williams LR, Rich N, Lee JF, Villavicencio JL (1992) Maffucci's syndrome (hemangiomatosis osteolytica): a report of four cases. J Vasc Surg 16: 364–71
10. Di Simone RE, Berman AT (1989) Gene linkage in neurofibromatosis. Clin Orthop 245: 49–52
11. Exner GU, Hochstetter AR von (1995) Fibröse Dysplasie und osteofibröse Dysplasie. Orthopaede 24: 50–6
12. Fanburg JC, Meis-Kindblom JM, Rosenberg AE (1995) Multiple enchondromas associated with spindle-cell hemangioendotheliomas. An overlooked variant of Maffucci's syndrome. Am J Surg Pathol 19: 1029–38
13. Funasani H, Einter RB, Lonstein JB, Denis F (1994) Pathophysiology of spinal deformities in neurofibromatosis. J Bone Joint Surg (Am) 76: 692
14. Guidera KJ, Brinker MR, Kousseff BG, Helal AA, Pugh LI, Ganey TM, Ogden JA (1993) Overgrowth management of Klippel-Trenaunay-Weber and Proteus syndromes. J Pediatr Orthop 13: 459–466
15. Harris NL, Eilert RE, Davino N, Ruyle S, Edwardson M, Wilson V (1994) Osteogenic sarcoma arising from bony regenerate following Ilizarov femoral lengthening through fibrous dysplasia. J Bone Joint Surg (Br) 76: 123–129
16. Heyn R, Haeberlen V, Newton WA et al. (1993) Second malignant neoplasms in children treated for rhabdomyosarcoma. Intergroup Rhabdomyosarcoma Study Committee. J Clin Oncol 11: 262–270
17. Karbowski A, Eckardt A, Rompe JD (1995) Multiple kartilaginare Exostosen. Orthopäde 24 (1): 37–43
18. Klippel M, Trénauny P (1900) Du naevus variqueux osteéo-hypertrophique. Arch Gen Med 185: 641–672
19. Lange RH, Lange TA, Rao BK (1984) Correlative radiographic, scintigraphic and histological evaluation of exostoses. J Bone Joint Surg (Am) 66: 1454–1459
20. Latham PD, Athanasou NA, Woods CG (1992) Fibrous dysplasia with locally aggressive malignant change. Arch Orthop Trauma Surg 111: 183–6
21. Lichtenstein L (1938) Polyostotic fibrous dysplasia. Arch Surg 36: 874–98
22. Lichtenstein L, Jaffé H (1942) Fibrous dysplasia of bone. Arch Pathol 33: 777
23. Liu J, Hudkins PG, Swee RG, Unni KK (1987) Bone sarcomas associated with Ollier's disease. Cancer 59: 1376–85
24. Maffucci A (1881) Di un caso di enchondroma ed angioma multiplo. Mov Med Chir Napoli 25: 399
25. Maroteaux P (1971) La métachondromatose. Z Kinderheilkd 109: 246–261
26. McCune DJ (1936) Osteitis fibrosa cystica: The case of a nine year old gurl who exhibits precocious puberty, multiple pigmentation of the skin and hyperthyroidism. Am J Dis Child 52: 743
27. McGroy BJ, Amadio PC, Dobyns JH, Stickler GB, Unni KK (1991) Anomalies of the fingers and toes associated with Klippel-Trenaunay syndrome. J Bone Joint Surg (Am) 73: 1537–46
28. Merchan EC, Sanchez-Herrera S, Gonzalez JM (1993) Secondary chondrosarcoma. Four cases and review of the literature. Acta Orthop Belg 59: 76–80
29. Nawata K, Teshima R, Minamizaki T, Yamamoto K (1995) Knee deformities in multiple hereditary exostoses. A longitudinal radiographic study. Clin Orthop 313: 194–9
30. Ollier M (1899-1900) De la dyschondroplasie. Bull Soc Chir Lyon 3: 22–27
31. Paterson DC, Morris LL, Binns GF, Kozlowski K (1989) Generalized enchondromatosis. A case report. J Bone Joint Surg (Am) 71: 133–40
32. Peterson HA (1994) Deformities and problems of the forearm in children with multiple hereditary osteochondromata. J Pediatr Orthop 14: 92–100
33. Recklinghausen F von (1882) Über die multiplen Fibrome der Haut und ihre Beziehung zu den multiplen Neuromen. Hirschwald, Berlin
34. Robinson D, Tieder M, Halperin N, Burshtein D, Nevo Z (1994) Maffucci's syndrome – the result of neural abnormalities? Evidence of mitogenic neurotransmitters present in enchondromas and soft tissue hemangiomas. Cancer 74: 949–57
35. Ruggieri P, Sim FH, Bond JR, Unni KK (1994) Malignancies in fibrous dysplasia. Cancer 73: 1411–24
36. Schmale GA, Conrad EU 3rd, Raskind WH (1994) The natural history of hereditary multiple exostoses. J Bone Joint Surg (Am) 76: 986–92
37. Schwartz HS, Zimmerman NB, Simon MA, Wroble RR, Millar EA, Bonfiglio M (1987) The malignant potential of enchondromatosis. J Bone Joint Surg (Am) 69: 269–74
38. Simpson AH, Creasy TS, Williamson DM, Wilson DJ, Spivey JS (1989) Cystic degeneration of fibrous dysplasia masquerading as sarcoma. J Bone Joint Surg (Br) 71: 434–6
39. Sun TC, Swee RG, Shives TC, Unni KK (1985) Chondrosarcoma in Maffucci's syndrome. J Bone Joint Surg (Am) 67: 1214–9
40. Taniguchi K (1995) A practical classification system for multiple cartilaginous exostosis in children. J Pediatr Orthop 15: 585–91
41. Urist MR (1989) A 37-year follow-up evaluation of multiple-stage femur and tibia lengthening in dyschondroplasia (enchondromatosis) with a net gain of 23.3 centimeters. Clin Orthop 242: 137–57
42. Wenger DR, Birch J, Rathjen K, Tobin R, Billman G (1991) Metachondromatosis and avascular necrosis of the femoral head: A radiographic and histologic correlation. J Pediatr Orthop 11: 294–300
43. Winter RB, Moe JH, Bradford DS, Lonstein JE, Pedras CV, Weber AH (1979) Spine deformity in neurofibromatosis. A review of one hundred and two patients. J Bone Joint Surg (Am) 61: 677–94
44. Wu YQ, Heutink P, De Vries BB et al. (1994) Assignment of a second locus for multiple exostoses to the pericentromeric region of chromosome 11. Hum Mol Genet 3: 167–171
45. Wynne-Davies R, Gormley J (1985) The prevalence of skeletal dysplasias. J Bone Joint Surg (Br) 67: 133–137

4.6.9 Hämophilie

Definition

Gruppe von vererbten Krankheiten mit Störung der Blutgerinnung. Die häufigste Form, die Hämophilie A, ist X-chromosomal vererbt und betrifft ausschließlich männliche Patienten, die einen Mangel an Faktor VIII aufweisen. Die Krankheit wird durch die Mutter übertragen, die Konduktorin ist. Durch die gestörte Blutgerinnung kommt es zu Blutungen in die großen Gelenke (v. a. Knie-, Ellbogen- und Sprunggelenke). Durch die Blutung wird die Synovialis geschädigt, wodurch erneute Blutungen hervorgerufen werden, so daß schließlich das Gelenk zerstört wird.
Synonyme: Bluterkrankheit
Englisch: Hemophilia

Historisches

Hinweise darauf, daß die Bluterkrankheit existierte, finden sich bereits in den talmudischen Schriften aus biblischer Zeit. Königin Victoria von England im 19. Jahrhundert war eine Konduktorin. Sie vererbte die Hämophilie an die Königshäuser von Rußland, Spanien und Österreich. Der Begriff „Hämophilie" wurde 1828 durch Hopff geprägt [24].

Vorkommen, Ätiologie, Klassifikation der Krankheit

Die Inzidenz beträgt in England und Amerika ca. 10/100000 Geburten [1]. Je nach dem Defekt im Blutgerinnungssystem unterscheiden wir 3 verschiedene Formen:

Hämophilie A: Dies ist die häufigste Form, sie wird X-chromosomal rezessiv vererbt. Es fehlt Faktor VIII. Ungefähr 80 % der Hämophilien weisen diese Form auf. Wegen des Vererbungsmodus sind die weiblichen Personen von der Krankheit nicht betroffen, sie können aber als Konduktorinnen das Leiden auf ihre männlichen Nachkommen vererben.

Hämophilie B: Hier fehlt Faktor IX. Diese Krankheit wird ebenfalls X-chromosomal rezessiv vererbt. Ungefähr 15 % der Hämophilien haben diese Form der Krankheit, die auch „Christmas disease" genannt wird.

Willebrand-Krankheit: Hier ist die Störung sowohl beim Faktor VIII wie auch bei den Thrombozyten lokalisiert. Die Krankheit wird autosomal-dominant vererbt, sie kommt also auch bei weiblichen Personen vor. Meist ist diese Form der Hämophilie relativ mild, so daß sie wenig orthopädische Probleme verursacht. Ihre Häufigkeit ist mit 5 % relativ niedrig.

Klinik

Die klinischen Manifestationen sind bei der Hämophilie vom Ausmaß des Faktor VIII- bzw. Faktor IX-Mangels abhängig. Beträgt die Plasmakonzentration mehr als 50 %, so bleibt die Krankheit asymptomatisch.

Der *Schweregrad der Hämophilie* wird wie folgt eingeteilt:

- 25–50 %: Faktor VIII bzw. IX: Leichte Hämophilie
- 5–25 %: Faktor VIII bzw. IX: Mäßig schwere Hämophilie
- 1–5 %: Faktor VIII bzw. IX: Schwere Hämophilie
- unter 1 %: Faktor VIII bzw. IX: Sehr schwere Hämophilie

Spontane Blutungen treten in der Regel nur bei einem Plasmaspiegel von unter 5 % auf, stark gefährdet sind v. a. Patienten mit einem Plasmaspiegel von unter 1 %. Die Blutungen treten v. a. in den *Gelenken* auf. Hierbei sind besonders die großen, exponierten Gelenke betroffen, d. h. das obere Sprung-, das Knie- und das Ellbogengelenk. In Hüft- und Schultergelenken kommen Blutungen selten vor. Die schwersten Veränderungen findet man beim Knie- und Ellbogengelenk, während die Läsionen im ebenfalls häufig betroffenen oberen Sprunggelenk weniger rasch zur Arthrose führen [5]. Bei einer schweren Hämophilie kann es nach einem geringfügigen Trauma zu einer Hämorrhagie in eines dieser Gelenke kommen. Der blutige Erguß verbleibt im Gelenk und führt sehr schnell zu einer Schädigung der Knorpeloberfläche [21]. Durch die Läsion des Knorpels kann durch diesen hindurch Flüssigkeit in den subchondralen spongiösen Knochen eintreten. Hier bilden sich Zysten aus. Die Blutablagerungen und die Abbauprodukte des Gelenkknorpels schädigen die Synovialis zusätzlich. Durch die entzündliche Reaktion der Synovialis nimmt die Blutungsneigung zu. So kommt es zu einem Circulus vitiosus mit immer häufigeren Blutungen, die schließlich täglich auftreten können. Das Gelenk wird weiter geschädigt, es kommt zu subchondralen Unregelmäßigkeiten und schließlich zur Verschmälerung des Gelenkspaltes, zu Osteophytenbildungen und letztlich zum Einbruch. Auf diese Weise kann schon im Jugendalter eine schwere Arthrose entstehen. Neben den Gelenkblutungen können Hämorrhagien auch in den *Weichteilen* auftreten, besonders in der Muskulatur. Hier können sich große sog. Pseudotumoren ausbilden, die auch den Knochen arrodieren können (Abb. 4.78). Große Hämatome oder Pseudotumoren können schließlich

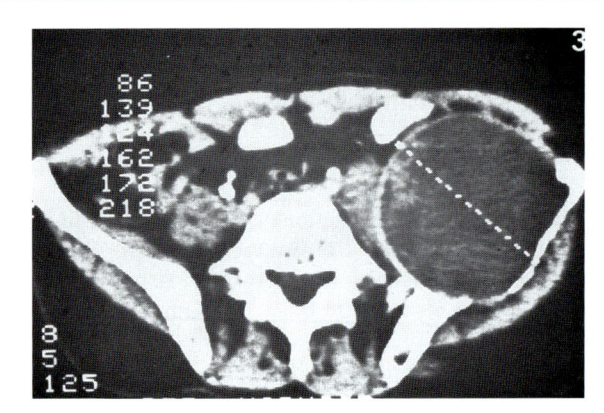

Abb. 4.78. CT des Beckens bei 20jährigem Patienten mit riesigem *hämophilem Pseudotumor*

- I: Virginisch
- II: Restituiertes Blutergelenk (nach einmaliger Blutung völlig wiederhergestellt)
- III: Akutes Gelenk
- IV: Florides Blutergelenk (über 8 Tage hinaus)
- V: Latentes Blutergelenk (geschädigtes Gelenk ohne Blutung)
- VI: Aktiviertes Blutergelenk im Reizzustand

Röntgenbefunde

Die Entwicklung der hämophilen Arthropathie verläuft etwas anders als eine degenerative Arthrose. Subchondrale Sklerose und Osteophytenbildung sind bei der hämophilen Arthropathie wenig ausgeprägt, dafür stehen zystische Veränderungen vermehrt im Vordergrund. Die radiologischen Veränderungen können wie folgt *eingeteilt* werden (nach Arnold u. Hilgardner [1]) (Abb. 4.79):

- I: Weichteilschwellung, keine Skelettanomalien
- II: Osteoporose der Epiphyse, Gelenkintegrität erhalten
- III: Geringgradige Gelenkspaltverschmälerung, subchondrale Zysten, am Kniegelenk, Verbreiterung der Fossa intercondylaris
- IV: Starke Verschmälerung des Gelenkspaltes mit Destruktion des Knorpels
- V: Gelenkspalt aufgehoben, fibröse Ankylose und schwere Inkongruenz des Gelenkes

auch auf periphere Nerven drücken und hier Läsionen hervorrufen [15]. Solche Nervenläsionen waren laut einer Untersuchung Anlaß zu 81 von insgesamt 1 351 Hospitalisationen wegen Hämophilie [15]. Die Blutergelenke sind auch vermehrt infektgefährdet [8]. Als weitere Komplikation ist die avaskuläre Nekrose, v. a. in Form des M. Perthes, zu nennen [20]. Der Patient spürt die Blutungsereignisse und kann in der Regel genau sagen, wann und wie häufig sich die Blutungen ereignen. Klinisch findet man bei chronisch veränderten Blutergelenken sowohl einen Erguß als auch eine teigige Schwellung und Verdickung der Synovialis. Dies läßt sich palpatorisch unterscheiden. Stets gehört auch die Einschränkung der Gelenkbeweglichkeit zum klinischen Bild der hämophilen Arthropathie [13].

Eine *klinische Einteilung der hämophilen Arthropathie* wurde von Benz vorgeschlagen [2]:

Eine weitere *Einteilung* wurde von Greene et al. [6] vorgeschlagen. Dabei handelt es sich um eine Punkteklassifikation mit Quantifizierung des Schweregrades der Gelenkläsion (Tabelle 4.16).

Abb. 4.79 a–d. Die *röntgenologischen Stadien* bei der *hämophilen Arthropathie* (bei verschiedenen Patienten): **a** Stadium II, **b** Stadium III, **c** Stadium IV, **d** Stadium V (s. Text)

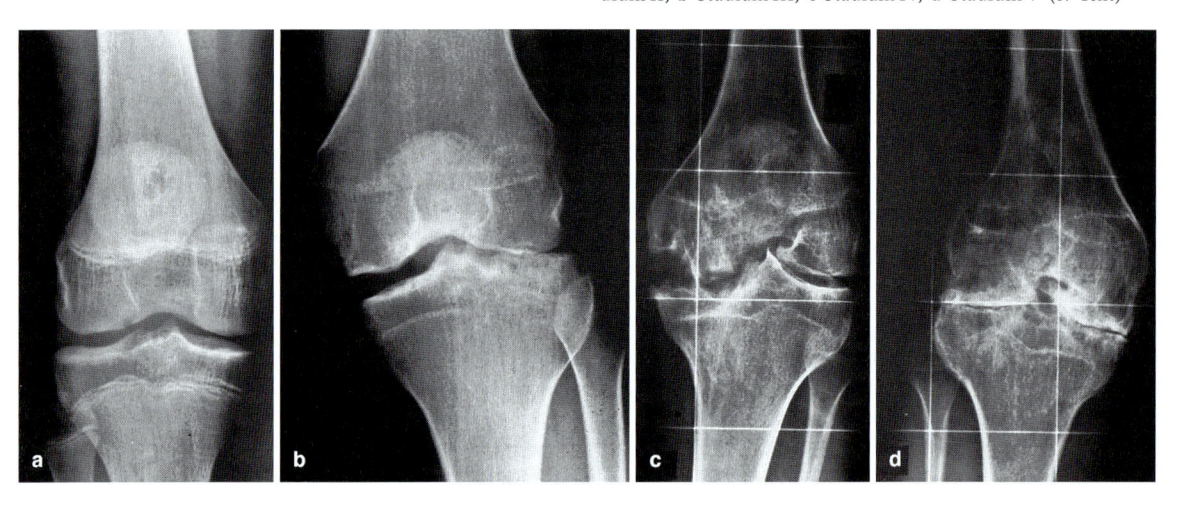

Tabelle 4.16. Punkteklassifikation mit Quantifizierung des Schweregrades der Gelenkläsion bei Hämophilen nach *Greene* et al. [6]

	Punkte
Subchondrale Unregelmäßigkeiten	
– fehlend	0
– mild (<50% des Gelenkspaltes)	1
– ausgeprägt	2
Verschmälerung des Gelenkspaltes	
– fehlend	0
– <50%	1
– >50%	2
Erosion der Randbezirke	
– fehlend	0
– vorhanden	1
Inkongruenz der Gelenkflächen	
– fehlend	0
– leicht	1
– ausgeprägt	2

Differentialdiagnose

Meist ist eine Hämophilie bereits diagnostiziert, wenn der Patient zum Orthopäden kommt. Gelegentlich kann aber der Gelenkerguß das erste Symptom der Krankheit sein. Wichtigste Differentialdiagnose ist die *juvenile rheumatische Arthritis*. Durch eine Gelenkpunktion können diese beiden Krankheiten aber zweifelsfrei unterschieden werden.

Verlauf, Prognose, assoziierte Krankheiten

Aufgrund von sorgfältigen Studien wissen wir über die Prognose der Hämophilie recht gut Bescheid. In einer amerikanischen Untersuchung mit 701 Patienten (zwischen 1900 und 1990) wurde bei schweren Hämophilen eine gegenüber der Normalbevölkerung um das 6fache erhöhte Mortalität, bei mäßig schweren eine um das Doppelte und bei leichten Hämophilen eine unveränderte Mortalität errechnet. Die Lebenserwartung im Alter von 1 Jahr war in den 70er Jahren 68 Jahre. Sie verringerte sich in den 80er Jahren auf 49 Jahre, durch das Auftreten von Aids [14]. In einer britischen Studie entwickelten von 1 201 Männern mit Hämophilie 85 Patienten Aids oder Aids-verwandte Krankheiten. Die Mortalität war bei dieser Gruppe gegenüber den anderen Patienten deutlich höher [3].

Therapie

Die *konservative Therapie* bei einer akuten Blutung besteht primär aus der *Substitution* mit dem fehlenden Faktor, d. h. meist Faktor VIII. Dies ist die wichtigste Maßnahme, da sie das Weiterbluten bei fehlender Koagulation verhindert. Das betroffene Gelenk kann kurzzeitig während der akuten Phase *ruhiggestellt* werden, was das Weiterbluten vermindert. Eine längerdauernde Ruhigstellung muß aber unbedingt vermieden werden. Sinnvoller ist die Anwendung von *kontinuierlicher* passiver Bewegung. Umstritten ist auch der Stellenwert der *Punktion*. Das im Gelenk vorhandene Blut schädigt den Gelenkknorpel, so daß die Punktion sinnvoll erscheint. Noch wirksamer ist eine Spülung des Gelenks. Eine weitere mögliche konservative Maßnahme ist die *Synviorthese*. Diese wird mit Osmiumsäure oder mit radioaktiven Stoffen durchgeführt [4, 22]. Die Anwendung solcher Substanzen bei Kindern und Jugendlichen mit offenen Epiphysenfugen ist allerdings sehr problematisch.

Es stehen folgende *operative Möglichkeiten* zur Verfügung:

- Arthroskopische Spülung
- Synovektomie (konventionell, arthroskopisch oder mit Lasergerät)
- Arthrodesen
- Arthroplastiken

Die *arthroskopische Spülung* ist bei frischen Blutungen sinnvoll, wenn sich noch keine chronische hämophile Synovitis ausgebildet hat. Spült man die Gelenke und koaguliert das blutende Gefäß, so kann man evtl. die Ausbildung einer hämophilen Arthropathie vermeiden. Die *Synovektomie* ist bei der Behandlung der Hämophilie wesentlich erfolgreicher als bei der Therapie der juvenilen rheumatischen Arthritis [7, 17, 23, 26]. Besonders vorteilhaft ist für die Synovektomie bei Hämophilen die Anwendung des Lasergerätes. Der Laserstrahl bietet eine deutlich bessere Hämostase als das normale Skalpell. Durch die optimierte Blutstillung kann die Zahl der perioperativ verwendeten Substitutionspräparate um bis zur Hälfte verringert werden. Da diese Substitutionspräparate außerordentlich teuer sind, können so nicht zuletzt Kosten von bis zu 10 000 DM/sFr. pro Patient eingespart werden. Die Verwendung des Lasergerätes für hämophile Patienten wurde 1976 durch Horoszowski eingeführt [12]. An unserer Klinik haben wir 1978 mit der Anwendung dieser Technik bei Blutern begonnen [18], und wir haben seither über 50 Operationen [9–11]. Die meisten dieser Operationen waren Synovektomien, und zwar je etwa 20 am Ellbogen und am Kniegelenk, während am oberen Sprunggelenk dieser Eingriff nur selten notwendig war. Es wurden auch mehrere Pseudotumoren entfernt. Die Substitution mit Faktor VIII konnte um 40% gegenüber der konventionellen Technik vermindert werden. Bei 82% der Patienten traten keine Blutungen mehr auf, bei 14% waren die Blutungen seltener als präoperativ, und lediglich bei 4% war der Zustand unverändert.

Die Synovektomie ist somit bei schweren Hämophilen mit hämophiler Arthropathie im Stadium II oder III eine lohnende Operation. In Einzelfällen kann sie auch im Stadium IV (nach Arnold und Hilgardner) noch indiziert sein.

> **!** Anders als bei der juvenilen rheumatischen Arthritis sollte bei der Hämophilie mit der Synovektomie nicht zu lange abgewartet werden.

Ist die Arthropathie weiter fortgeschritten und das Gelenk weitgehend zerstört, so wird durch die Synovektomie der Zustand nicht mehr gebessert werden können. In diesem Fall muß der Entschluß zu einer Arthroplastik oder (als Alternative) zu einer Arthrodese gefällt werden. Diese Operationen sind manchmal schon bei jungen Patienten notwendig [16, 19, 25]. Wir selbst mußten in einzelnen Fällen schon bei jugendlichen Patienten Knie- oder Hüftprothesen einsetzen.

Adressen von Behindertenorganisationen s. Anhang.

Literatur

1. Arnold WD, Hilgartner MW (1977) Hemophilic arthropathy. Current concepts of pathogenesis and management. J Bone Joint Surg (Am) 59: 287–305
2. Benz HJ (1980) Zur Klassifikation der Hämophilen Arthropathie. Z Orthop 118: 219–224
3. Darby SC, Rizza CR, Doll R, Spooner RJ, Stratton IM, Thakrar B (1989) Incidence of AIDS and excess of mortality associated with HIV in Hämophiliacs in the United Kingdom: report on behalf of the directors of Hämophilia centres in the United Kingdom. Br Med J 298: 1064–8
4. Erken EH (1991) Radiocolloids in the management of hemophilic arthropathy in children and adolescents. Clin Orthop 264: 129–35
5. Gamble JG, Bellah J, Rinsky LA, Glader B (1991) Arthropathy of the ankle in hemophilia. J Bone Joint Surg (Am) 73: 1008–1015
6. Greene WB, Yankaskas BC, Guilford WB (1989) Roentgenographic classifications of hemophilic arthropathy. Comparison of 3 systems and correlation with clinical parameters. J Bone Joint Surg (Am) 71: 237–44
7. Greene WB (1994) Synovectomy of the ankle for hemophilic arthropathy. J Bone Joint Surg (Am) 76: 812–9
8. Gregg-Smith SJ, Pattison RM, Dodd CA, Giangrande PL, Duthie RB (1993) Septic arthritis in Hämophilia. J Bone Joint Surg (Br) 75: 368–70
9. Hefti F, Morscher E (1984) Anwendung von Laser-Strahlen in der Orthopaedie. Orthopäde 13: 119–24
10. Hefti F, Morscher E, Koller F (1984) The use of laser beams for operations in Hämophilia. Scand J Haematol 33 (Suppl 40): 281–9
11. Hefti F, Morscher E (1991) Der Einsatz des Lasergerätes bei der Operation von Hämophilen. Mitt Dtsch Ges Orthop Traumatol 21: 154
12. Horoszowski H, Farine I, Engel J (1976) The laser in orthopaedic surgery. In: Kaplan I (ed) Laser surgery. Jerusalem Academic Press, Jerusalem, pp 139–44
13. Johnson RP, Babbitt DP (1985) Five stages of joint disintegration compared with range of motion in hemophilia. Clin Orthop 201: 36–42
14. Jones PK, Ratnoff OD (1991) The changing prognosis of classic hemophilia (factor VIII „deficiency"). Ann Intern Med 114: 641–8
15. Katz SG, Nelson IW, Atkins RM, Duthie RB (1991) Peripheral nerve lesions in hemophilia. J Bone Joint Surg (Am) 73: 1016–9
16. Kelley SS, Lachiewicz PF, Gilbert MS, Bolander ME, Jankiewicz JJ (1995) Hip arthroplasty in hemophilic arthropathy. J Bone Joint Surg (Am) 77: 828–34
17. Montane I, McCollough NC 3d, Lian EC (1986) Synovectomy of the knee for hemophilic arthropathy. J Bone Joint Surg (Am) 68: 210–6
18. Morscher E, Rittmann WW, Marbet GA, Koller F (1979) Die Anwendung von Laserstrahlen bei Operationen am Hämophilen. Ther Umschau 36: 316–21
19. Nelson IW, Sivamurugan S, Latham PD, Matthews J, Bulstrode CJ (1992) Total hip arthroplasty for hemophilic arthropathy. Clin Orthop 276: 210–3
20. Pettersson H, Wingstrand H, Thambert C, Nilsson IM, Jonsson K (1990) Legg-Calvé-Perthes disease in hemophlia: incidence and etiologic considerations. J Pediatr Orthop 10: 28–32
21. Puhl W, Scharf HP (1986) Pathophysiology of the hemophilic arthritis. In: Döhring S, Schultiz KP (eds) Orthopaedic Problems in Haemophilia. Zuckschwerdt, München Bern Wien, pp 7–11
22. Rivard GE, Girard M, Belanger R, Jutras M, Guay JP, Marton D (1994) Synoviorthesis with colloidal 32P chromic phosphate for the treatment of hemophilic arthropathy. J Bone Joint Surg (Am) 76: 482–8
23. Sim FH (1985) Synovial proliferative disorders: role of synovectomy. Arthroscopy 1: 198–204
24. Tachdijan MO (1990) Pediatric Orthopaedics. Saunders, Philadelphia, p 1494
25. Teigland JC, Tjonnfjord GE, Evensen SA, Charania B (1993) Knee arthroplasty in hemophilia. 5–12 year follow-up of 15 patients. Acta Orthop Scand 64: 153–6
26. Triantafylou SJ, Hanks GA, Handal JA, Greer RB 3d (1992) Open and arthroscopic synovectomy in hemophilic arthropathy of the knee. Clin Orthop 283: 196–204

4.7 Neuroorthopädie

4.7.1 Grundsätzliches zu den neuromuskulären Erkrankungen

R. BRUNNER

> **Definition**
>
> Neurologische Krankheiten, welche die Kontrolle über die Muskulatur und ihre Funktion beeinträchtigen, führen zu funktionellen Störungen und strukturellen Deformitäten des Bewegungsapparates. Die neurologischen Grundprobleme lassen sich in der Regel nicht kausal angehen. Sie wirken deshalb dauernd auf den Bewegungsapparat ein. Da das wachsende Skelett im Vergleich zum ausgewachsenen Zustand plastischer ist, treten sekundäre Skelettdeformitäten v. a. im Kindesalter auf. Diese können die Funktion des Bewegungsapparates zusätzlich beeinträchtigen. Die Neuroorthopädie befaßt sich mit den Auswirkungen der neuromuskulären Störungen auf den Bewegungsapparat.

Historisches

Noch Anfang dieses Jahrhunderts bildete die Apparatebehandlung, zusammen mit Eingriffen zur Funktionsverbesserung, bei Lähmungen einen wesentlichen Teil der Gesamtorthopädie. Heute gehören Patienten mit Zustand nach Poliomyelitis zu den Raritäten. Die perinatale Versorgung wurde wesentlich verbessert, womit auch der Kernikterus praktisch verschwunden ist und leichte Formen der Zerebralparesen viel seltener geworden sind. Damit hat sich das Schwergewicht in Richtung der Behandlung schwer behinderter Patienten verlagert, deren Zahl nicht abgenommen hat. Diese profitieren von den modernen Anästhesie- und Operationstechniken, so daß heute auch bei Patienten mit reduziertem Allgemeinzustand die notwendigen, meist großen und komplexen Operationen durchgeführt werden können. Genügend Erfahrung als Basis für die oft schwierigen und funktionell relevanten Therapieentscheide ist für die optimale Behandlung des individuellen Patienten wesentlich.

Ätiologie und Pathogenese

Sehr unterschiedliche Krankheitsbilder führen zu neuroorthopädischen Problemen und werden in den einzelnen Kapiteln abgehandelt (z. B.: zerebrale Ursache: Zerebralparesen, Schädel-Hirn-Traumen, Infekte, Tumoren; spinale Ursachen: Paraplegie, Myelomeningozelen, Postpoliosyndrom; periphere Störungen: Nervenläsionen, Plexusparesen etc.). Diese neurologischen Leiden lassen sich in den meisten Fällen nicht ursächlich behandeln. Die entstehenden funktionellen *orthopädischen Probleme* sind uniformer als ihre Ursachen und sollen deshalb zusammengefaßt dargestellt werden. Durch den Ausfall der Kontrolle über einen Teil der Motorik werden alltägliche Funktionen wie Gehen, Stehen, Sitzen oder der Einsatz der oberen Extremität gestört. Dabei kann eine spastische oder schlaffe Muskelaktivität zugrunde liegen. Zusätzlich ist meistens auch eine sensorische Störung von unterschiedlichem Ausmaß vorhanden, die sich indirekt ebenfalls auf die Funktion im Alltag auswirkt. So führt eine Störung der Propriozeptivität zu einem Verlust der dynamischen Kontrolle über die Gelenke und damit zu einer Überbelastung der ligamentären Strukturen mit progredienter Instabilität. Manchmal werden auch ganze Extremitäten wegen Sensibilitätsstörungen nicht eingesetzt. Physiologischerweise paßt sich die *Muskulatur* bezüglich Kraftentfaltung und Arbeitslänge an die Bedürfnisse im Alltag an. Gleichzeitig sichert die Dehnung im Alltag eine ausreichende Länge, so daß die Beweglichkeit der Gelenke ausreicht. Werden beispielsweise dauernd hohe Absätze getragen, verkürzt sich der M. triceps surae, und die Dorsalflexion ist eingeschränkt. Durch spastische und schlaffe Paresen sowie die nötigen Kompensationsmechanismen ändert sich die Beanspruchung der Muskulatur, die in Stellungen Kraft leistet, die sich vom physiologischen Zustand bei Gesunden unterscheiden. Der Einsatz mit veränderter Länge und Kraft sowie die vorhandene Spastizität beeinträchtigten die Dehnung im Alltag. Die Muskulatur adaptiert sich an die neue Situation. Einzelne Muskeln werden zu kurz (kontrakt), während andere überlang sind, was sich in einem veränderten Bewegungsausmaß der Gelenke niederschlägt. An die veränderte Krafteinwirkung paßt sich auch das noch wachsende Skelett an, und es entstehen sekundäre Deformitäten. Mit konservativen und operativen Mitteln wird versucht, diese Folgen zu verhindern und zu korrigieren. Oft stören diese Sekundärveränderungen ihrerseits wieder die Funktion und bedeuten eine zusätzliche Behinderung für den Patienten. Gewisse Veränderungen können jedoch auch funktionell nützlich sein, wie beispielsweise ein Spitzfuß bei Schwäche des M. triceps surae. Diese gilt es zu erkennen, zu erhalten und vor therapeutischem Übereifer und inadäquater Behandlung zu schützen.

> **!** Ein wesentlicher diagnostischer Schritt in der Neuroorthopädie besteht darin, *funktionell nützliche* Veränderungen am Bewegungsapparat von *störenden* zu unterscheiden.

Für die orthopädische Behandlung lassen sich Prinzipien aufstellen, die sich mehr an den Symptomen und funktionellen Auswirkungen des Grundleidens orientieren als an der eigentlichen neurologischen Grundkrankheit. Übermäßige spastische und schwache oder fehlende Muskelaktivität stellen die beiden grundlegenden Symptomenkomplexe dar. Da die neurologische Grundkrankheit oft kaum oder gar nicht beeinflußbar ist, wirken die gleichen Pathomechanismen auch nach der Behandlung weiter. Daraus erklärt sich die hohe Rate an Rezidiven nach Korrekturen. Die Behandlung umfaßt immer eine Vielzahl verschiedener Maßnahmen, wie die Gruppe der „Therapien" (Physiotherapie, Ergotherapie, Logopädie etc.), Hilfsmittel, Operationen und evtl. auch Medikamente. Die vielfältigen therapeutischen Ansätze müssen geplant eingesetzt und aufeinander abgestimmt werden. In der Regel löst jedoch keines dieser Mittel die Probleme definitiv.

> ! Die Neuroorthopädie befaßt sich mit der Behandlung struktureller und funktioneller Veränderungen des Bewegungsapparates, die sich sekundär aufgrund eines neurologischen Leidens einstellen. Die Grundleiden sind jedoch nicht oder kaum behandelbar. Von orthopädisch-therapeutischen Maßnahmen darf deshalb keine definitive Korrektur erwartet werden.

Klinik und Diagnostik

Die klinische Beurteilung eines Patienten mit neuromuskulärer Erkrankung muß neben einer orthopädischen Untersuchung immer auch eine neurologische Beurteilung einschließen.

Neurologische Beurteilung

In neurologischer Hinsicht interessieren Störungen der Motorik und der Sensibilität. Sie müssen in den orthopädischen Behandlungsplan einbezogen werden. Bezüglich *Motorik* muß im Hinblick auf orthopädische Maßnahmen grundsätzlich zwischen neurologischen Krankheiten mit verminderter, vermehrter oder veränderter Muskelaktivität unterschieden werden. *Verminderte Muskelaktivität* und -kraft findet sich bei schlaffen Lähmungen, wie z. B. nach Schädigung eines peripheren motorischen Nervs, nach Poliomyelitis oder bei spinaler Muskelatrophie, oder aber auch bei einer Schädigung des Muskels selbst, wie sie bei Muskeldystrophien oder anderen Myopathien vorliegt. Die Prüfung der Kraft der einzelnen Muskelgruppen deckt muskuläre Dysbalancen auf. Während der Tätigkeiten im Alltag muß der Körper muskulär dynamisch stabilisiert werden, um einzelne Körperteile bewegen und gezielt einsetzen zu können. Die Ausfälle der dynamischen Stabilisatoren und der Antriebsorgane erklären die funktionellen Einschränkungen der Patienten. Der Tonus der Muskulatur kann – im Vergleich zum Gesunden – gesamthaft oder in einzelnen Körperpartien reduziert sein. Eine solche muskuläre Hypotonie findet sich z.B. in der ersten Zeit nach Verletzungen des ZNS oder oft im Rumpf bei sonst spastischen Zerebralparesen. Auch bei diesen Patienten reicht die Haltefunktion der dynamischen Stabilisatoren nicht aus. Willkürliche Muskelaktivität ist hingegen möglich. So kann ein Patient sich zwar willkürlich aufrichten, hängt aber in der übrigen Zeit schlaff in seinem Sitz. Eine *vermehrte Muskelaktivität* kommt in Form einer muskulären Hypertonie und Spastizität vor. Die muskuläre Hypertonie äußert sich als Steifigkeit, die die Bewegungen in den Gelenken der betroffenen Körperabschnitte in allen Richtungen behindert. Der Bewegungsumfang ist aber kaum eingeschränkt. Bei der Spastizität dagegen handelt es sich um eine Erhöhung des Muskeltonus mit gesteigertem Muskeleigenreflex. Meistens sind nur einzelne Muskelgruppen betroffen, und die Antagonisten sind überdehnt und deshalb funktionell insuffizient. Klinisch ist typisch, daß viel Kraft aufgebracht werden muß, um den Spasmus zu brechen und die Bewegung in gleicher Richtung weiterzuführen. Die Pathogenese der Spastizität ist nicht klar. Sie wird mit einer Steigerung der Gammaaktivität in Zusammenhang gebracht, die die Empfindlichkeit der Muskelspindeln steigert und auf diese Art Tonus und Reflexe erhöht. Im klinischen Alltag bereitet v.a. die große Neigung zu Muskelkontrakturen Probleme. Je nach Lagerung des Patienten lassen sich die übermäßigen Muskelaktivitäten auslösen oder auch vermeiden. So kann durch Streckung im Knie ein Streckspasmus im Bein ausgelöst werden, während eine Beugehaltung die Streckspastizität unterbindet. Eine mangelhafte neuromuskuläre Kontrolle führt in aufrechter Position zu einer dynamischen Instabilität. Kompensatorisch steigt der Muskeltonus. Umgekehrt reduziert eine stabile Lage den Tonus. Bei einer *Veränderung der unwillkürlichen Muskelaktivität* treten motorische Symptome auf, die vom Patienten nicht direkt kontrolliert werden können. Hierzu gehören die Dystonie, die Athetose und in weiterem Sinn die Ataxie. Bei Dystonien weisen einzelne Muskeln oder Muskelgruppen langanhaltende, tonische Kontraktionen auf. Athetosen sind durch unwillkürliche, unregelmäßige und langsame Bewegungen charakterisiert, die bis in die Extremstellungen der Gelenke führen, was die Kontrakturneigung gering hält. Bei Ataxien ist die Koordination der Muskelaktivität beeinträchtigt, und es kommt zu unsicherem Stehen und Gehen oder zu Vorbeigreifen an Gegenständen.

Die Kenntnisse über *Sensibilitätsveränderungen* sind auch für orthopädische Belange wichtig. Hypoder Anästhesien prädisponieren zu schlecht heilenden Druckulzera. Sie beeinträchtigen aber das motorische Lernen, indem die notwendigen Empfindungen nicht oder nur unvollständig aufgenommen werden können. Im Gegensatz dazu stören Hyperästhesien beim Gebrauch der betroffenen Extremität. Die Patienten tolerieren z. B. keine Schuhe an den Füßen, oder sie vermeiden jeden Bodenkontakt. Auch hierdurch wird der motorische Fortschritt beeinträchtigt.

Orthopädische Beurteilung

Die wesentlichen Punkte zur Diagnostik sind in den entsprechenden Kapiteln über die einzelnen Krankheitsbilder beschrieben. Bei allen neurologischen Krankheiten und funktionellen wie strukturellen Fehlstellungen müssen die orthopädischen Probleme im Hinblick auf eine Beeinträchtigung der Funktion des Patienten beurteilt werden. Es sind deshalb hier einige allgemeine Punkte zur Untersuchung und funktionellen Beurteilung von Patienten mit neurologischen Krankheiten aufgeführt.

> ! Um mit minimaler Muskelaktivität stehen zu können, benötigen wir eine geringgradige Hyperextension im Knie- und Hüftgelenk. Auch beim normalen Gehen werden die Gelenke bis beinahe in diese Extremstellungen beansprucht. Um stabil stehen zu können, muß lediglich der M. triceps surae Haltearbeit leisten. Bei Insuffizienz dieses Muskels kann ein struktureller Spitzfuß diese Aufgabe übernehmen.

Muskelkontrakturen

Die Suche nach *Muskelkontrakturen* stellt einen wesentlichen Teil der neuroorthopädischen Untersuchung dar. Kontrakturen führen zu einer Einschränkung des Bewegungsumfangs der betroffenen Gelenke. Bei Patienten mit Spastizität muß die Untersuchung langsam und kontinuierlich erfolgen, da ruckartige Bewegungen Spasmen auslösen und auf diese Weise eine Kontraktur der Muskeln vortäuschen können. Muskeltonus und Spastizität sind zudem auch von der Körperlage abhängig, und Primitivreflexe (asymmetrischer tonischer Nackenreflex etc.) beeinflussen das klinische Bild [20]. Trotzdem läßt sich mit geduldiger Untersuchung die Beweglichkeit der Gelenke konklusiv prüfen. Nach unserer Erfahrung sind Untersuchungen in Narkose *nie* notwendig. Bei Patienten mit Muskeldystrophie muß neben der echten Spannung eines Muskels auf Schmerzen Rücksicht genommen werden, da die Patienten die Muskeldehnung wohl empfinden, jedoch eine reflektorische Muskelanspannung wie bei Muskelgesunden nicht möglich ist. Schon leichte Dehnungen sind deshalb schmerzhaft. An der *Hüfte* wird eine Verkürzung der Flexoren durch eine Hyperlordose kompensiert, da die Schwerkraft die Beine im Liegen auf die Unterlage zwingt und das Becken nach ventral kippt. Wird das Gegenbein maximal flektiert, so werden die Beckenkippung und die kompensatorische Hyperlordose aufgehoben. Die Flexionskontraktur am Gegenbein wird sichtbar, indem sich der Oberschenkel von der Unterlage abhebt. Zur Prüfung der vollen Extension eignet sich die Untersuchung in Rückenlage mit über die Unterlage frei weghängenden Beinen. Am *Knie* läßt sich die Länge der Kniebeuger (ischiokrurale Muskeln) einfach beurteilen, indem das Bein im Hüftgelenk um 90° gebeugt wird und anschließend das Kniegelenk aus der Flexion gestreckt wird. Der Winkel im Kniegelenk gilt als Maß für die Kontraktur der Kniebeuger. Alternativ kann auch das gestreckte Bein von der Unterlage abgehoben und die maximale Flexion im Hüftgelenk gemessen werden. Eine Beugekontraktur des Kniegelenks hingegen führt zu einem Ausfall der Kniestreckung auch bei gestrecktem Hüftgelenk. Auch der M. rectus femoris kann verkürzt sein. Diese Verkürzung wird in Bauchlage getestet. Bei gestrecktem Hüftgelenk wird das Kniegelenk flektiert. Bei einer Verkürzung des M. rectus femoris zeigt sich dies durch Anheben des Beckens bei Flexion im Knie (Duncan-Ely-Test). In ähnlicher Weise wird das *Fußgelenk* untersucht: Um die Länge des M. triceps surae erfassen zu können, muß der Fuß in Spitzfußstellung adduziert und supiniert werden. Die maximale Dorsalflexion bei gebeugtem Knie zeigt die Länge des M. soleus an. Bei gestrecktem Kniegelenk ist die Dorsalflexion geringer, weil die Mm. gastrocnemii spannen.

Skelettdeformitäten

Neben der Messung von Bewegungsumfang der Gelenke und Muskelkontrakturen müssen *Skelettdeformitäten* erfaßt werden. Die Wirbelsäule wird am sitzenden oder stehenden Patienten untersucht. In aufrechter oder liegender Position wird die Korrekturfähigkeit einer vorhandenen Deformität überprüft. An der Hüfte zeigt schon die Verschiebung des Bewegungsumfanges in Richtung Innenrotation die vermehrte Antetorsion an. Ein genaueres Maß erhält man klinisch, indem bei gestreckter Hüfte der Winkel zwischen gebeugtem Unterschenkel und der Vertikalen in der Stellung gemessen wird, in welcher der Trochanter major palpatorisch maximal nach lateral auslädt. Als klinischer Parameter für die Torsion im Unterschenkel dient der Winkel zwischen Kniegelenkachse und Malleolenachse bei gebeugtem Knie.

Funktionelle Untersuchung

Zur Untersuchung gehört soweit möglich immer die Prüfung der *Funktionen* wie Gehen, Stehen oder Sitzen, um die funktionellen Auswirkungen der festgestellten strukturellen Veränderungen zu erfassen. Die Analyse des Gehens im klinischen Alltag orientiert sich dabei grundlegend an den Gesichtspunkten der Ganganalyse. Für die allgemeine Beurteilung von einfachen Problemen genügt in der Regel die einfache klinische Untersuchung. Vor einschneidenden therapeutischen Maßnahmen ist jedoch eine Ganganalyse sinnvoll, da nur so Art und Ausmaß der funktionell störenden Veränderungen – mit den für die Behandlung wichtigen Details – erfaßt werden können (s. Kap. 2.1.3). Neben der orthopädischen Untersuchung ist auch eine kurze neurologische Beurteilung notwendig, um die direkten Auswirkungen der Grundkrankheit auf Muskeltonus und neuromotorische Entwicklung in die Therapie miteinbeziehen zu können. Ein grober neurologischer Test für die *Koordination* und *Gleichgewichtsfunktion* ist das einbeinige Hüpfen. Einen höheren Schwierigkeitsgrad beinhaltet das einbeinige Stehen für längere Zeit. Mit diesen Tests kann die neuromotorische Kontrolle ungefähr abgeschätzt werden. Die für die orthopädische Beurteilung von neuromuskulären Störungen hilfreichen Kriterien sind in Kap. 2.1.2 zusammengestellt. Im *Stehen* wird neben Beinlänge und Gleichgewicht beurteilt, ob eine genügende Extension von Hüften und Knien möglich ist. Auch wird darauf geachtet, daß beide Beine belastet werden. Das *Sitzen* muß v. a. bei Patienten mit Sitzproblemen oder mit Kontrakturen untersucht werden. Am besten wird der Patient dazu auf die Untersuchungsliege gesetzt. Es kann nun ausgetestet werden, ob der Patient sich in dieser Position selbständig halten kann oder wieviel zusätzliche Stabilisationshilfe von außen notwendig ist. Zudem können so auch die notwendigen Anpassungen für Sitzhilfen abgeklärt werden: Zunächst wird das Becken horizontal und unrotiert eingerichtet. Die Beine werden möglichst locker abgespreizt. Über dem so positionierten Becken wird der Rumpf möglichst gerade eingerichtet. Diese Maßnahmen zeigen auf einfache Weise, inwieweit Bewegungseinschränkungen eine symmetrische Sitzposition unmöglich machen und inwieweit sie bei der Sitzhilfe berücksichtigt werden müssen. Nicht vergessen werden darf das *Liegen*, denn die Patienten liegen während des Tagesablaufs relativ lange, und lagerungsbedingte Deformitäten sind häufig. Für ein gestrecktes Liegen in Rücken- oder Bauchlage ist die volle Extension im Hüft- und Kniegelenk notwendig. Eine Flexionskontraktur im Knie führt konsekutiv zu einer Beugung in der Hüfte. Das Bein wird damit aufgestellt und fällt – je nach Tonus – nach außen oder innen. Die Bettdecke wirkt durch Schwerkraft ebenfalls dauernd „redressierend". Hüftgelenkflexionskontrakturen zeigen dieselbe Wirkung, doch kommt es zusätzlich zu einer kompensatorischen Hyperlordosierung der LWS. In Bauchlage steht das Hüftgelenk immer ungefähr in 10° Flexion, bedingt durch die konische Form des Oberschenkels. Die volle Extension wird erst erreicht, wenn die Oberschenkel in Knienähe unterlegt werden. In Rückenlage hingegen ist, bei gestreckten Kniegelenken, das Hüftgelenk extendiert. Entsprechend den vorhandenen Deformitäten müssen ggf. Lagerungshilfen verwendet werden, um die Entwicklung von kompensatorischen Deformitäten zu verhindern. Um die Funktion der *Hand* zu beurteilen, müssen einfache Tests alltäglich wichtige Situationen wiedergeben. Diese Untersuchungen sind sehr zeitaufwendig und erfordern Erfahrung. Wir übergeben diese Aufgabe deshalb der Ergotherapie und besprechen die erhobenen Befunde zusammen mit dem Patienten.

Vorhandene Deformitäten müssen hinsichtlich ihrer *funktionellen Bedeutung* bewertet werden: So kann eine Kontraktur des M. triceps surae eine Paralyse des Muskels kompensieren, oder eine Innenrotationsstellung der Beine bei Patienten mit ungenügender Haltefunktion kann sinnvoll sein, da diese Patienten damit nur so weit einsinken, bis die Knie sich gegeneinander pressen. Auf diese Art wird ein stabiles Stehen möglich. Werden die Beine jedoch gerade gestellt, sinkt der Patient zu Boden. Ähnliches gilt auch für das Gehen mit innenrotierten Beinen: Knicken die Knie weg, so knicken sie in Gangrichtung. Knicken sie hingegen geradeaus oder auswärts (bei gerade oder auswärts stehenden Beinen), so müssen die Patienten, um ihr Gleichgewicht wieder zu erlangen, ihren Oberkörper über die schlecht kontrollierbaren Beine balancieren. Damit entsteht ein Rumpfpendeln oder Duchenne-Hinken, das sich therapeutisch nicht bessern läßt. Andererseits kann eine starke Innenrotation beim Gehen störend sein, wenn die Knie gegeneinander schlagen oder die Füße beinahe quer zur Gangrichtung stehen und aneinander hängenbleiben. Ein eigentlicher Antrieb ist nicht mehr möglich, und das Gehen wird behindert. Diese Beispiele sollen zeigen, daß nicht der „normale", sondern der für den Patienten optimale Aufbau des Bewegungsapparates angestrebt werden sollte. Von funktionell bedeutenden Deformitäten müssen *kosmetische Aspekte* abgegrenzt werden: Eine Innenrotation der Beine kann auch lediglich ästhetisch störend wirken, ohne funktionell zu beeinträchtigen. Die typische Handstellung des Hemiplegikers mit Pronation, Flexion und Radialduktion stört häufig. Hier kann aus kosmetischen Gründen ein operativer Eingriff indiziert sein. Eine funktionelle Einbuße aufgrund der operativen Korrektur muß jedoch ausgeschlossen werden.

Behandlungsmaßnahmen

Die Behandlung eines Patienten ist oft über einen langen Zeitraum, nicht selten auch lebenslang, notwendig. Die Kosten sind hoch, und der Zeitaufwand ist für alle Beteiligten groß. Die Therapiesitzungen (Physiotherapie, Ergotherapie, Logopädie etc.) finden v. a. bei Kindern in der Regel ein- bis zweimal wöchentlich statt. Hilfsmittel sind oft teuer und müssen regelmäßig getragen und erneuert werden. Operative Behandlungen zwingen den Patienten ins Krankenbett. Funktionell nützliche und störende Deformitäten und Kompensationsmechanismen müssen für eine optimale Behandlung erkannt und unterschieden werden. Aus diesen Gründen ist eine exakte Abklärung der Funktionen des Patienten notwendig, die auch Sensorik, Kooperation, Koordination, intellektuelle Fähigkeiten und neurologische Begleitsymptome (wie beispielsweise Epilepsie, Athetose) miteinbeziehen muß. Behandlungsfehler wirken sich für den Patienten besonders schwer aus, da durch die neurologische Grundkrankheit die Kompensationsfähigkeit der Patienten bereits aufgebraucht ist, und sie enden oft in einer nicht mehr korrigierbaren Funktionseinbuße. Früher wurde in die Planung der Behandlungsmaßnahmen das Alter des Patienten als wesentlicher Gesichtspunkt miteinbezogen. Es hat sich inzwischen gezeigt, daß dieser Punkt nicht überbewertet werden darf. Es ist sinnvoll, ein Funktionsdefizit therapeutisch anzugehen, das den Patienten in seinem Fortschritt stört, und die Gefahr eines Rezidivs und einer erneuten Operationsnotwendigkeit in Kauf zu nehmen. Eine belassene Funktionsstörung verbaut dem Patienten den Fortschritt und kann später eine viel ausgedehntere Korrektur nötig machen. Wenn eine Deformität früh korrigiert wird, bleibt die Rehabilitationsphase zeitlich absehbar. Wird jedoch abgewartet, während die Deformität zunimmt, steigt der Zeitaufwand für die Rehabilitation unverhältnismäßig an und kann schließlich Jahre dauern. In dieser Zeit können die Patienten die Motivation verlieren, und schlechte Ergebnisse oder vollständige Rückschläge sind die Folge.

Die *Behandlungsziele*, die wir bei unseren Patienten erreichen wollen, lassen sich grob in 2 große Gruppen gliedern:
- *Schwerstbehinderte Patienten* sollen ihr Leben in erster Linie schmerzfrei und komfortabel verbringen können. Behandlungsmaßnahmen können auch zur Erleichterung der Pflege notwendig sein. Ein manchmal schon hochgestecktes Ziel ist das Erreichen von Transferfähigkeit. Diese bedingt, daß der Patient wenigstens vorübergehend auf beiden Beinen stehen und sein eigenes Gewicht tragen kann, wenn er vielleicht auch nur gehalten wird, um das fehlende Gleichgewicht auszugleichen. Die Übernahme des eigenen Körpergewichts vereinfacht die Pflege wesentlich, was ein Leben in einem Wohnheim – und der damit verbesserten Lebensqualität (verglichen mit dem Pflegeheim oder der Geriatriestation) – möglich macht. Manchmal sind große Eingriffe notwendig, um solche kleinen Schritte zu erreichen. Die Erfahrung zeigt jedoch, daß sich der Aufwand lohnt.
- Bei *leichter behinderten Patienten* wird angestrebt, die Funktionen im Alltag (Gehen, Sitzen, Stehen und die Funktion der oberen Extremitäten) zu verbessern. Damit wird die Selbständigkeit der Patienten gefördert mit dem Ziel, ihnen ein weitgehend selbständiges Leben, evtl. sogar unter Erlangung von Berufstätigkeit, zu ermöglichen. Das Gehen als wesentliche Funktion der unteren Extremitäten kann am besten mit einer Ganganalyse untersucht werden. Oft zeigt erst diese Untersuchungsmethode wesentliche Details, die bei der Planung der Behandlung mitberücksichtigt werden müssen.

Prophylaxe

Eine Prophylaxe von neurologischen Veränderungen ist nicht möglich. Sinnvoll dagegen sind Maßnahmen, die sekundären Deformitäten entgegenwirken. Eine gestörte neuromuskuläre Kontrolle führt regelmäßig zu einer Funktionsstörung am Bewegungsapparat. Dadurch ändert sich die Belastung von Skelett und Weichteilen, was sekundäre Veränderungen hervorruft. Diese können nur in der Funktion (d.h. beim Gehen, Stehen, Sitzen etc.) oder auch in Ruhe und ohne Belastung vorhanden sein (funktionelle bzw. strukturelle Deformitäten). Diese Sekundärveränderungen können die Funktionen des Patienten weiter einschränken. Deshalb sind prophylaktische Maßnahmen, operativ oder konservativ, von großer klinischer Bedeutung. Zur Prophylaxe von Deformitäten wird in erster Linie *Physiotherapie* durchgeführt, um die Längenverhältnisse der Muskulatur aufrecht zu erhalten und somit optimale Voraussetzungen für die Funktion des Bewegungsapparates sicherzustellen. Auf diese Weise kann die Beweglichkeit der Gelenke in allen Ebenen erhalten werden. Parallel dazu erfolgt die Vermittlung von Erfahrungswerten für das Nervensystem (taktile Reize, Lageänderungen, Gleichgewichtstraining etc.) unter spezieller Berücksichtigung der individuellen Defizite. Skelettdeformitäten lassen sich jedoch physiotherapeutisch nicht verhindern. Auch *Orthesen* können prophylaktisch eingesetzt werden. So können *Unterschenkelorthesen* Fußdeformitäten verhindern oder *Rumpforthesen* können, rechtzeitig eingesetzt, Wirbelsäulendeformitäten vermeiden helfen. Torsionsprobleme hingegen lassen sich durch Orthesen nicht korrigieren. Allerdings kann offensichtlich eine regelmäßig einwirkende Torsionskraft, z.B. beim Abrollen des Fußes beim Gehen, die Torsion der Segmente am Bein ungünstig beeinflussen. „*Twister cables*" können in diesen Fällen hilfreich sein. Diese Kabel sind zwischen Unterschenkelorthese und einem Beckenring fixiert und vermitteln eine dosierbare Drehkraft auf die Unterschenkelorthese, die der beim Abrollen entstehenden Torsionskraft entgegenwirken.

> **!** Vorhandene Skelettdeformitäten lassen sich nur operativ korrigieren.

Therapie

Orthopädische Maßnahmen bei neuromuskulären Symptomen

Muskuläre Insuffizienz
Eine muskuläre Insuffizienz kann aus einer schlaffen Parese, einer Muskelkrankheit oder einer muskulären Hypotonie heraus resultieren. Therapeutisch kann nur der Ausfall von Muskelaktivität und -kraft durch *stabilisierende Maßnahmen* kompensiert werden. Hierzu eignen sich in erster Linie Hilfsmittel, die in der Funktion, d.h. beim Gehen und Stehen, die betroffenen Gelenke steif fassen und überbrücken. Alternativen sind operative Stabilisationsmaßnahmen wie Arthrodesen oder Tenodesen.

Übermäßige Muskelaktivität
Eine übermäßig starke Muskelaktivität wie Spastizität oder allgemeine muskuläre Hypertonie blockiert die Gelenkbeweglichkeit der betroffenen Extremitäten und kann auch zu einer Steifigkeit des ganzen Körpers führen. Besonders spastische Muskeln neigen sehr zu Kontrakturen. Diese Symptome stören den koordinierten Bewegungsablauf, verhindern das Spiel zwischen Antagonisten und Agonisten und stören deshalb die Funktionen im Alltag, wie Sitzen, Stehen oder Gehen, und den Gebrauch der oberen Extremitäten. Mit geeigneter *Lagerung* des Patienten und seiner Körperteile lassen sich die störenden übermäßigen Muskelaktivitäten eindämmen. Die Spastizität betrifft meist eine Bewegungsrichtung an den Gelenken, oft die Extension an den Beinen und die Beugung an den Armen. Eine Lagerung der Beine in Flexion im Sitzen ermöglicht eine lockere Position, die auch den Einsatz der proximalen Extremitäten erleichtert. Die Spasmen lassen sich jedoch nicht ganz unterbinden. So können immer wieder, z.B. schon durch Emotionen, spastische Reaktionen ausgelöst werden. Durch eine Stabilisierung in aufrechter Position (mit Sitzschalen, Stehhilfen oder Orthesen) läßt sich jedoch der Muskeltonus reduzieren. Dadurch wird auch die Willkürmotorik des Patienten verbessert. Diese einfachen konservativ-orthopädischen Maßnahmen genügen aber nicht immer, um Spastizität und erhöhten Muskeltonus zu vermeiden. Die eigentliche Behandlung eines erhöhten Muskeltonus und der Spastizität ist aber ein schwerwiegendes Problem: Grundsätzlich besteht die Möglichkeit zur physiotherapeutischen, medikamentösen und chirurgischen Behandlung.

Physiotherapeutisch haben Dehnungen und rhythmische Bewegungen (wie z.B. bei der Hippotherapie oder beim Radfahren) eine günstige Wirkung. Weitere Möglichkeiten liegen in der *Manual-* und der *Atlastherapie*. Diese Therapiemethoden führen zu einer Reduktion des Muskeltonus [17]. Leider dauert die Wirkungs nur kurz, die Behandlung muß also oft wiederholt werden. Leider gibt es bis heute nur wenige Zentren mit ausgebildetem und erfahrenem Personal, besonders für Kinder, und die Anwendung dieser Methoden ist dadurch noch wesentlich eingeschränkt.

Der Tonus läßt sich auch *medikamentös* beeinflussen. Eingesetzt werden v.a. Diazepam (Valium), Baclofen (Lioresal), Tizinidin (Sirdalud) und Dantrolen (Dantamacrin). Auch Phenytoin (Epanutin) und Chlorpromazin (Largactil) wirken sich günstig aus. In den meisten Fällen muß jedoch wegen der wesentlichen Nebenwirkung dieser Medikamente, d.h. der Ermüdung und Sedation des Patienten, die Behandlung wieder abgebrochen werden. Sie sind deshalb meist nur phasenweise geeignet, wie beispielsweise postoperativ. Die Tonussenkung verbessert die Funktionen des Patienten, und durch intrathekale Applikation lassen sich die generalisierten Nebenwirkungen wesentlich reduzieren [5, 22]. Geeignet für diesen Einsatz ist v.a. Baclofen. Allerdings hat sich diese Art der Anwendung wegen mangelnder Kooperation sowie im Kindesalter schlechter Dosierbarkeit ebenfalls nicht verbreitet. Zudem sind die Pumpen relativ groß, was ihren Einsatz zusätzlich weiter einschränkt. Wir haben bisher bei keinem Patienten diese Anwendungsform im Kindesalter erfolgreich eingesetzt. *Botulinumtoxin* kann als Gift die motorischen Endplatten ausschalten und so den Muskel inaktivieren. Diese Methode kommt jedoch nur für einzelne Muskelgruppen zur Anwendung, und sie ist zudem teuer. Zur Zeit wird sie an den Extremitäten erst im Experiment erprobt. Tierexperimentell und klinisch werden gute Ergebnisse beschrieben [9, 15]. Die Sensibilität bleibt erhalten, und die Wirkung läßt sich abstufen. Die Wirkung tritt nach 12–72 h ein und hält zwischen 3 und 6 Monaten an. Die Injektionen können wiederholt werden. Da mit der Injektion die Muskelkraft gesenkt wird, sehen wir in erster Linie eine Indikation zur vorübergehenden Ausschaltung bestimmter Muskelgruppen, um die Physiotherapie zu erleichtern und wenigstens für einige Zeit die Funktion zu verbessern. Auch kann ein operativer Behandlungsplan mit funktionellem Ziel ausgetestet werden.

Die *dorsale Rhizotomie* ist eine weitere Methode, den Tonus zu senken [21]. Dabei werden nach ausgedehnter Laminektomie selektiv, soweit möglich, afferente Fasern des Reflexbogens durchtrennt, und die Lamina wird anschließend wieder aufgesetzt. Diese Behandlung bewirkt jedoch nicht nur eine Reduktion des Muskeltonus, sondern auch der Muskelkraft, und sie führt teilweise zu sensorischen Störungen. Die Reduktion der Spastizität verbessert aber die alltäglichen Funktionen wie Sitzen, Stehen und Gehen. In der Literatur werden jedoch Nebenwirkungen dieser Methode beschrieben, die nicht unerheblich sind, etwa heterotope Ossifikationen [19] oder progrediente Hüftluxationen [10, 12, 18]. Wir haben bisher keine eigene Erfahrung mit dieser Methode.

Eine weitere Möglichkeit, die Spastizität zu beeinflussen, besteht darin, den Muskel zu entspannen und damit seine Kraft zu reduzieren. Dies kann mit einer *Sehnenverlängerung* oder einer *aponeurotischen Verlängerung* erreicht werden. Vielerorts ist die Sehnenverlängerung eine gängige Methode, v. a. an der Achillessehne. Während nach dieser Operationsmethode ein dauernder Kraftverlust resultiert, sinkt die Kraft nach aponeurotischer Technik nur vorübergehend und erholt sich wieder vollständig [4]. Unsere Erfahrungen in der Klinik und im Ganglabor haben gezeigt, daß durch die Sehnenverlängerungen zwar die Spastizität sinkt, daß aber der Kraftverlust zu funktionellen Störungen führt. Aus diesem Grunde erscheint die operative Schwächung des Muskels zur Behandlung der Spastizität ein wenig sinnvolles Verfahren.

Mit *Nervenblockaden* durch die Instillation von Lokalanästhetika oder Phenol oder Alkohol (95 %) können spastische Muskeln vorübergehend für unterschiedliche Dauer (Stunden bis Monate) ausgeschaltet werden [11, 16]. Neben der motorischen Aktivität geht bei diesem Verfahren auch die Sensibilität im Versorgungsbereich der Nerven verloren. Aus diagnostischen Gründen oder zur Erleichterung anderer Therapiemethoden (wie z. B. Physiotherapie) können Nervenblockaden jedoch sinnvoll sein. Neurotomien sind jedoch verstümmelnd, irreparabel, und ihr Langzeiteffekt ist nicht abschätzbar. Wir haben Nervenblockaden nie angewandt und lehnen Neurotomien wegen der unabsehbaren Auswirkungen ab. Die *Elektrostimulation* des Rückenmarks ist bei Spastizität aufgrund traumatischer Läsionen des Rückenmarks effizient, scheint aber bei Zerebralparesen wenig wirksam zu sein [8].

Unkontrollierte Muskelaktivität

Bei unkontrollierter Muskelaktivität fehlt eine genügend stabile Basis zum Stehen und Gehen. Orthopädietechnische *Hilfsmittel*, die die Gelenke der unteren Extremität führen, aber in der Sagittalebene eine freie Beweglichkeit zulassen, erleichtern diese Funktionen.

Orthopädische Maßnahmen bei Funktionsstörungen und Deformitäten des Bewegungsapparates

Die therapeutischen Möglichkeiten umfassen die „Therapien" (Physiotherapie, Ergotherapie, Logopädie etc.), Hilfsmittel, Gipsbehandlungen und operative Maßnahmen.

„Therapien" (Physiotherapie, Ergotherapie, Logopädie etc.)
Die Aufgabe der „Therapien" läßt sich in 2 große Gruppen aufteilen: Die eine dient der Diagnostik, die andere der Behandlung. Die Abklärung muß erfolgen, um den Patienten individuell korrekt behandeln zu können. Dazu gehört ein ausgedehntes Testen der täglichen Aktivitäten, eine Erfassung der neurologischen Entwicklung, der Sensorik und der koordinativen Fähigkeiten. Neben allen Problemen am Bewegungsapparat selbst müssen auch Defizite in der neuromotorischen Kontrollfunktion diagnostiziert und behandelt werden. Die verschiedenen Therapien (Ergotherapie, Physiotherapie, Logopädie etc.) suchen diese kognitiven sensorischen und motorischen Defizite. Auf der Basis dieser Untersuchungsergebnisse erfolgt die Behandlung des Patienten. Dabei müssen globale Funktionen, wie Gleichgewicht oder Koordination und kognitive Defizite, genauso geschult und angegangen werden wie die Funktionen einzelner Muskeln, sensorische Probleme oder Gelenkkontrakturen. Dieses ausgesprochen breite Spektrum an Problemen erfordert Therapeuten mit vertiefter Ausbildung, besonders im neurophysiologischen Bereich. Viele Therapiemethoden existieren deshalb auch auf dieser Basis (Bobath,

Vojta, Kabat, Do nan-Delacato u. a. [3, 7, 14, 25]). Auch die Hippotherapie zur Schulung von Gleichgewicht und Körperkontrolle gehört zu diesen Maßnahmen. Für die allgemeine Praxis ist jedoch wohl die spezifische neurophysiologische Basis weniger wichtig als das Verständnis der Probleme des Patienten im Hinblick auf seinen Alltag. Dies erfordert eine Flexibilität in der Beurteilung und der Behandlungsart. Die ideale Therapie ließe sich wohl so formulieren: Aus allen vorhandenen Therapiemethoden müssen die für den Patienten notwendigen Schritte wie die Rosinen aus dem Kuchen herausgepickt und am Patienten koordiniert angewandt werden. Dabei ist weniger wichtig, welche Therapeutin welches Gelenk oder Problem angeht, sondern vielmehr, daß viele Probleme am Patienten durch die Gesamtheit der therapeutischen Einsätze abgedeckt werden. Nur ein gemeinsames und aufeinander abgestimmtes Vorgehen bietet dem Patienten eine optimale Rehabilitation.

Hilfsmittel

Es gibt ein breites Spektrum an verschiedenen Hilfsmitteln, von der einfachen Einlage bis zum komplexen, individuell angepaßten Elektrorollstuhl. Die meisten Hilfsmittel werden im Zusammenhang mit anderen Therapiemethoden auf einzelne Körperregionen bezogen besprochen. Die Grundsätze sind im folgenden Abschn. 4.7.2 festgehalten. In erster Linie zielt der Einsatz der Hilfsmittel darauf ab, die Fähigkeiten des Patienten, wie Fortbewegung und Einsatz der Arme und Hände, zu verbessern. Rollstühle dienen der Fortbewegung, Stehhilfen der Vertikalisierung. Orthesen ersetzen fehlende Muskelaktivität und stabilisieren Gelenke und erhalten das Gleichgewicht der Muskellängen, das wesentlicher ist als das der Muskelkraft.

Gipsbehandlung

Redressionsgipse sind effizient, um Kontrakturen aufzudehnen. Leider ist diese Art der Verlängerung des Muskels immer mit einer Atrophie verbunden, und nicht selten kommt es zum Rezidiv, sobald sich die Muskelkraft wieder erholt hat. Trotzdem sind diese Maßnahmen sehr hilfreich und sinnvoll, und sie lassen sich wiederholen. Wichtig ist, daß, ähnlich wie bei Orthesen, der gegipste Skelettabschnitt optimal korrigiert und gehalten wird. Nur in dieser optimalen Stellung ist eine effiziente Dehnung möglich. Da sich nach einer Gipsbehandlung von 4–6 Wochen strukturelle Veränderungen am Muskel einstellen können, sollte die Gipsbehandlung 4 Wochen nicht überschreiten. Ist das gewünschte Resultat zu diesem Zeitpunkt nicht erreicht, ist es sinnvoller, eine Orthese in der gewonnenen Stellung anzufertigen und nach einigen Monaten mit der Gipsbehandlung fortzufahren

> **!** Skelettdeformitäten lassen sich mit Gipsredressionen lediglich aufhalten oder in ihrer Progredienz bremsen. Echte Korrekturen sind nur in Einzelfällen und meist nur am Fuß möglich.

Orthopädisch-operative Maßnahmen

Vor jeder Operation müssen störende von nützlichen funktionellen Veränderungen unterschieden werden. Bei gehfähigen Patienten ist eine Ganganalyse, am besten in einem Ganglabor, unerläßlich. Grundsätzlich gesehen besteht die operative Behandlung darin, Muskellängen wiederherzustellen, allenfalls auch Muskelkraft neu einzusetzen und Gelenke zu stabilisieren. Muskulatur wird kontrakt, wenn sich der Muskel unter spastischer Aktivität schlecht dehnen läßt. Mehr als das Skelett benötigt der Muskel regelmäßige Dehnung, um genügend zum Wachstum stimuliert zu werden. Diese Dehnung vermitteln gesunde Kinder durch die alltägliche Aktivität. Beim spastischen Muskel fällt sie jedoch geringer aus oder fehlt ganz. Als Folge wächst der Muskel weniger als das Skelett, und es kommt zu Muskelkontrakturen. Diese behindern die Patienten ihrerseits und führen zu weiteren funktionellen (die Antagonisten werden überlang) und strukturellen Deformitäten (die Gelenke werden in abnormer Stellung belastet, und der Knochen paßt sich der neuen Belastung an). Eine Verlängerung kontrakter Muskeln wird deshalb notwendig. Die operative Behandlung ist v. a. bei Deformitäten indiziert, die auf konservative Maßnahmen schlecht ansprechen. Der Zeitpunkt der Operation hängt vom Ausmaß und von der Progredienz einer vorhandenen Deformität ab. Das Alter des Patienten spielt eine untergeordnete Rolle. Um einen optimalen funktionellen Gewinn zu erzielen, müssen alle Deformitäten auf verschiedenen Höhen gleichzeitig angegangen werden. Das Gehen wird durch solche kombinierte Eingriffe nachgewiesenermaßen verbessert [23]. Grundsätzlich stehen uns verschiedene *operative Methoden* zur Verfügung:

- *Korrektur mit äußerem Fixateur (Ilisarow):* Der äußere Fixateur wird gelenkübergreifend montiert. Anschließend wird sofort die Kontraktur aufgedehnt, wobei man sich mit der Geschwindigkeit des Aufdehnens nach den Beschwerden des Patienten richten kann. Die Methode ist elegant, da sie wenig Narben hinterläßt. Sie führt jedoch zur Atrophie der Muskulatur und ist für kooperative Patienten wenig geeignet, da sie sich mit dem

äußeren Fixateur verletzen können und die Pflege des Fixateurs schwierig wird [2, 13].
- *Sehnenverlängerungen* können offen Z-förmig oder (bei der Achillessehne) transkutan Z-förmig (Sliding-Technik) durchgeführt werden. Mit dieser Operation wird die Sehne verlängert und nicht der eigentlich verkürzte Muskelbauch. Aus pathophysiologischer Sicht kann dieses Vorgehen deshalb in Frage gestellt werden. Kommt es zum Rezidiv, so verkürzt sich zudem der Muskelbauch weiter. Andererseits sind diese Maßnahmen wirkungsvoll, und die Nachbehandlung ist einfach. Sie beschränkt sich auf einen Unterschenkelgips oder eine -schiene, und ein physiotherapeutisches Dehnen entfällt. Damit ist die Rehabilitation wenig schmerzhaft. Überkorrekturen kommen gelegentlich vor, Rezidive sind selten [6, 24]. Allerdings führen diese Operationen zu einem Verlust der Muskelkraft. Im Tierversuch resultiert aus einer 10- bis 20%igen Verlängerung ein ca. 20%iger dauernder Kraftverlust.
- *Aponeurotische Verlängerungen:* Bei dieser Methode wird die Aponeurose ein- oder mehrfach quer durchtrennt. Anschließend wird der Muskel physiotherapeutisch und mit Lagerungsorthesen (Streckschienen) aufgedehnt. Diese Nachbehandlung weist gegenüber der früheren Gipsbehandlung wesentliche Vorteile auf: Das Bein kann zur Kontrolle der Haut aus der Schiene genommen werden. Die Dehnung kann entsprechend den Schmerzen des Patienten dosiert werden. Bei der Nachbehandlung im Gips sind durch zu rasches Strecken Nervenläsionen beschrieben worden [1]. Auch bei unseren Patienten kam es in einem Fall nach Verlängerung der Kniebeuger unter Gipsbehandlung zu dieser Komplikation. Nervenschädigungen können verhindert werden, indem mit einer Streckschiene sukzessive bei wachem Patienten gedehnt wird. Die aponeurotische Verlängerung führt nicht zum Kraftverlust [4], und der eigentliche verkürzte Teil des Muskels wird aufgedehnt. Die Behandlung ist jedoch im Vergleich mit der Sehnenverlängerung wesentlich schmerzhafter.
- Eine andere Möglichkeit liegt in der *Verkürzung des Knochens:* Dieser therapeutische Schritt wird nur in Zusammenhang mit anderen komplexen Operationsschritten (z. B. bei der Hüftgelenkreposition) angewandt. Zur relativen Verlängerung von Muskelgruppen allein ist dieser Schritt hingegen wenig geeignet, da eine Längendifferenz im Skelett resultiert.

Nach jeder dieser Behandlungsmethoden wird sich der Muskel wieder an den Gebrauch im Alltag anpassen. Besonders wenn das Längenwachstum nicht abgeschlossen ist, wird der weiterhin spastisch aktive Muskel relativ wieder zu kurz werden, und es besteht damit die Gefahr eines Rezidivs. Jede dieser Methoden kann jedoch bei Bedarf wiederholt werden.

> **!** Nach allen muskelverlängernden Eingriffen ist v. a. während des Wachstums die Rezidivgefahr hoch. Alle Maßnahmen können wiederholt angewendet werden.

- Als weitere operativ-chirurgische Maßnahme kann es notwendig werden, Muskelkraft umzuleiten, d. h. den *Muskel* zu *verlagern*. Dabei geht nach klinischer Erfahrung regelmäßig Muskelkraft verloren, weil einerseits der Muskel für seinen neuen Einsatz nicht optimal strukturiert ist (hinsichtlich seines geometrischen Aufbaus und seiner Faserlänge) und andererseits die Fixation des Muskels immer eine Reduktion der Grundspannung mit sich bringt. Da physiologischerweise die Spannung des Muskels von seiner Länge abhängt, kommt die Verminderung der Spannung einer Verlängerung gleich. Der Muskel wird sich deshalb gleich wie bei Sehnenverlängerungen anpassen, was in einer Reduktion der Kraft resultiert.
- *Stabilisation von Gelenken:* Diese kann mit Orthesen erreicht werden, wenn sie praktisch dauernd getragen werden. Als Alternative kann dem Patienten die *Arthrodese* der überbrückten Gelenke angeboten werden. Geeignet sind v. a. die Wirbelsäule und der Rückfuß. Unsere klinische Erfahrung mit diesen Operationen ist gut. Die Patienten sind anschließend orthesenfrei, können einfache Schuhe mit allenfalls leichter Zurichtung tragen oder benötigen nur wenig Sitzhilfen und zeigen den gleichen funktionellen Stand wie vor der Operation. *Für große Gelenke, wie Knie, Hüfte, Schulter oder Ellbogen, sind Arthrodesen kontraindiziert.* Diese Gelenke dürfen nicht versteift werden, da sonst ein langer Hebelarm bei fragilem osteoporotischem Knochen die Gefahr für pathologische Frakturen drastisch erhöht. An großen Gelenken müssen auch schwere dynamische Instabilitäten, die auf einer Muskelschwäche beruhen, orthetisch angegangen werden. Lediglich am Hüftgelenk kann eine Instabilität, die auf einer ossären Deformität beruht, operativ korrigiert werden.

> **!** Die Stabilisation von Fuß und Wirbelsäule erfolgt während des Wachstums mit Orthesen. Gegen Ende des Wachstums können alternativ Arthrodesen durchgeführt werden.

Prognose

Neuroorthopädische Probleme entstehen aufgrund einer neurologischen Krankheit, die meist weder beeinflußbar noch heilbar ist. Orthopädische Maßnahmen können Deformitäten korrigieren und den funktionellen Zustand verbessern. Rezidive sind jedoch kaum vermeidbar, da die neurologische Grundkrankheit unverändert weiter einwirkt. Dabei hängt die Rezidivrate wesentlich vom Wachstum ab. Während dieser Zeit ist das Skelett plastisch und paßt sich relativ schnell an veränderte Bedingungen und Kräfte an. Im Falle der Muskulatur müssen Länge und Kraft nicht nur erhalten bleiben, sondern es muß zusätzlich Länge gewonnen werden, um mit dem knöchernen Längenwachstum mitzuhalten. Bei den meisten Patienten stellen sich trotz adäquater Behandlung verschiedene funktionelle Veränderungen und Deformitäten ein. Da wir über keine Behandlungsmethode für das neurologische Grundleiden verfügen, ist es leicht zu verstehen, daß v. a. in Abhängigkeit vom Wachstum Rezidive auftreten.

Rehabilitation

Die Behandlung neuromuskulärer Störungen ist selten ein rein orthopädisches Problem. Im Gegensatz zu anderen kinderorthopädischen Leiden sind mit der Korrektur und der Ausheilung der orthopädischen Krankheit für den Patienten die Probleme nicht gelöst. Die neuroorthopädischen Patienten sind durch ihre neurologische Krankheit meist behindert. Wichtiger als die Behandlung der Deformitäten ist deshalb die Integration des Patienten im Alltag. Der Orthopäde ist nur ein Spezialist im Rahmen eines ganzen Teams, das die Rehabilitation des Patienten durchführt. Neben den orthopädischen Problemen müssen sensorische und kognitive Funktionslücken sowie weitere Fehlfunktionen des Nervensystems diagnostiziert und behandelt werden. Zusätzlich zu den therapeutischen Maßnahmen ist oft eine ganze Palette von Hilfsmitteln notwendig. Nur ein Team aus Spezialisten aus Ergo-, Physiotherapie, Logopädie, Orthopädie, Pädiatrie sowie Heilpädagogik wird eine optimale Rehabilitation des Patienten gewährleisten.

Adressen von Behindertenorganisationen s. Anhang.

Literatur

1. Aspden RM, Porter RW (1994) Nerve traction during correction of knee flexion deformity. A case report and calculation. J Bone Joint Surg (Br) 76: 471-3
2. Atar D, Grant AD, Lehman WB (1990) New approach to limb deformities in neuromuscular patients. Bull Hosp Joint Dis Orthop Inst 50: 99-106
3. Bobath K (1980, 1984) A neurophysiological basis for the treatment of cerebral palsy. Spastics International Medical Publications, Blackwell Scientific Publications, Oxford; Lippincott, Philadelphia
4. Brunner R, Jaspers R, Pel J, Huijing P (1997) Muscle force after intramuscular aponeurotic lengthening. The short and long term effects on the gastrocnemius medialis muscle of the rat. (to be published)
5. Campbell SK, Almeida GL, Penn RD, Corcos DM (1995) The effects of intrathecally administered baclofen on function in patients with spasticity. Phys Ther 75: 352-62
6. Damron TA, Breed AL, Cook T (1993) Diminished knee flexion after hamstring surgery in cerebral palsy patients: Prevalence and severity. J Pediatr Orthop 13: 188-90
7. Doman RJ, Spitz EB, Zucman E, Delacato C, Doman G (1960) Children with severe brain injuries-results of treatment. J Am Med Assoc 174: 257-62
8. Franek A, Turczynski B, Opara J (1988) Treatment of spinal spasticity by electrical stimulation. J Biomed Eng 10: 266-70
9. Grazko MA, Polo KB, Jabbari B (1995) Botulinum toxin A for spasticity, muscle spasms, and rigidity. Neurology 45: 712-7
10. Greene WB, Dietz FR, Goldberg MJ, Groß RH, Miller F, Sussman MD (1991) Rapid progression of hip subluxation in cerebral palsy after selective posterior rhizotomy. J Pediatr Orthop 11: 494-7
11. Gunduz S, Kalyon TA, Dursun H, Mohur H, Bilgic F (1992) Peripheral nerve block with phenol to treat spasticity in spinal cord injured patients. Paraplegia 30: 808-11
12. Heim RC, Park TS, Vogler GP, Kaufman BA, Noetzel MJ, Ortman MR (1995) Changes in hip migration after selective dorsal rhizotomy for spastic quadriplegia in cerebral palsy. J Neurosurg 82: 567-71
13. Herzenberg JE, Davis JR, Paley D, Bhave A (1994) Mechanical distraction for treatment of severe knee flexion contractures. Clin Orthop 301: 80-8
14. Kabat H, Knott M (1953) Proprioceptive facilitation techniques for treatment of paralysis. Phys Ther Rev 33: 53-64
15. Koman LA, Mooney JF 3d, Smith B, Goodman A, Mulvaney T (1993) Management of cerebral palsy with botulinum-A toxin: preliminary investigation. J Pediatr Orthop 13: 489-95
16. Koyama H, Murakami K, Suzuki T, Suzaki K (1992) Phenol block for hip flexor muscle spasticity under ultrasonic monitoring. Arch Phys Med Rehabil 73: 1040-3
17. Lohse-Busch H, Brunner R, Baumann JU (1991) Einfluß der Atlastherapie auf kindliche Muskelkontrakturen bei spastischen zerebralen Bewegungsstörungen. In: Köhler B, Keimer R (Hrsg.): Aktuelle Neuropädiatrie. Springer, Berlin Heidelberg New York
18. Marty GR, Dias LS, Gaebler-Spira D (1995) Selective posterior rhizotomy and soft-tissue procedures for the treatment of cerebral diplegia. J Bone Joint Surg (Am) 77: 713-8

19. Payne LZ, De Luca PA (1993) Heterotopic ossification after rhizotomy and femoral osteotomy. J Pediatr Orthop 13: 733–8
20. Perry J (1993) Determinants of muscle function in the spastic lower extremity. Clin Orthop 288: 10–26
21. Peter JC, Arens LJ (1994) Selective posterior lumbosacral rhizotomy in teenagers and young adults with spastic cerebral palsy. Br J Neurosurg 8: 135–9
22. Rifici C, Kofler M, Kronenberg M, Kofler A, Bramanti P, Saltuari L (1994) Intrathecal baclofen application in patients with supraspinal spasticity secondary to severe traumatic brain injury. Funct Neurol 9: 29–34
23. Roberts A, Evans GA (1993) Orthopedic aspects of neuromuscular disorders in children. Curr Opin Pediatr 5: 379–83
24. Shah A, Asirvatham R (1994) Hypertension after surgical release for flexion contractures of the knee. J Bone Joint Surg (Br) 76: 274–7
25. Vojta V (1981) Die zerebralen Bewegungsstörungen im Säuglingsalter. Frühdiagnose und Frühtherapie. Enke, Stuttgart

4.7.2 Hilfsmittel

R. Brunner

Hilfsmittel können in Orthesen und Mobilisationshilfen eingeteilt werden.

4.7.2.1 Orthesen

Definition: Orthesen sind Stützen, die von außen zur Formkorrektur oder zur Kontrolle der auf den Bewegungsapparat einwirkenden Kräfte angebracht werden. In der Neuroorthopädie erfüllen sie immer 2 Funktionen: Sie vermitteln *Stabilität* und *korrigieren* gleichzeitig die *Form*.

Unser Skelett weist einerseits lange Röhrenknochen auf, andererseits sind einige Körperabschnitte eher als Gelenkketten angelegt, wie beispielsweise die Wirbelsäule oder der Fuß. Solange diese Gelenkketten in einer anatomisch korrekten Form stehen, sind sie optimal belastbar, wie etwa ein normal geformter Fuß. Ein Plattfuß mag zwar ebenfalls eine gute Standfläche aufweisen, doch ist die Federfunktion verlorengegangen. In der Neuroorthopädie sind Fußdeformitäten zudem progredient und können mit einer vollständigen Luxation im Rückfuß oder in der Fußwurzel enden. Ähnliches gilt für die Wirbelsäule. Am besten wird die axial wirkende Kraft über die Wirbelkörper abgeleitet. Brechen die Wirbelkörper seitwärts aus dieser Reihe aus, so nimmt die Progredienz der Skoliosen schnell zu.

In der Neuroorthopädie treten Deformitäten v. a. dann auf, wenn Patienten mit mangelnder Körperkontrolle aufgerichtet werden. Die Gelenkkette weicht dann – entsprechend der Tonusdifferenz – nach der einen oder der anderen Seite aus. Die Schwerkraft wirkt in dieser Position dauernd verformend ein. Im Liegen entfällt die Schwerkraft, und meistens ist auch der Tonus geringer. Probleme für die neuroorthopädischen Patienten ergeben sich deshalb v. a. in aufrechter Position. Aus diesem Grunde sind die Hilfsmittel besonders effizient, wenn sie als funktionelle Orthesen tagsüber getragen werden. Bei Nachtschalen entfällt dieser wesentliche Wirkungsanteil. Sie können zwar nachts die gefaßten Körperabschnitte in einer optimalen Position halten, doch ist damit tagsüber eine Kontrolle während der Funktion nicht gewährleistet. Zudem wird Dehnen unangenehm, wenn nicht gar schmerzhaft empfunden. Tagsüber tolerieren die Patienten unter Ablenkung solche unangenehmen Empfindungen, während nachts ihr Schlaf gestört wird. Oft wird deshalb in der Dehnung nachgelassen oder die Orthese gar nicht mehr verwendet, womit die Nachtschiene vollständig wirkungslos wird. Aus diesen Gründen verordnen wir Nachtschienen nur noch in seltenen Einzelfällen.

> **!** Nachts werden unangenehme korrigierende Kräfte schlechter toleriert. Fehlhaltungen und Deformitäten stören während der Funktion. Aus diesen Gründen sind funktionelle Orthesen sinnvoller als Lagerungsorthesen.

Orthesen sollen die überbrückten Körperabschnitte hinsichtlich ihrer Form korrigieren und stabilisieren. Läßt sich das Skelett jedoch anatomisch nicht mehr korrekt einrichten, so wird an den Umlenkpunkten der Gelenkketten Kraft auf die Orthese übertragen. Regelmäßig entstehen dort Druckstellen. Wird die Orthese an diesen Druckstellen ausgefräst, so gibt man Weg frei für eine weitere Verformung. Das Problem der Druckstellen wird damit aufgeschoben, und die Deformität nimmt zu, bis erneut ausgeweitet werden muß. Korrekterweise muß bei Druckstellen die Position des Körperteils in der Orthese überprüft und evtl. eine neue Orthese in korrekter Stellung hergestellt werden. Wichtig ist, daß die Patienten durch ihre Hilfsmittel möglichst wenig in ihrem Alltag behindert sind. Des weiteren dürfen Hilfsmittel keine Druckstellen hervorrufen. Dies muß besonders bei Patienten mit schlechter Kooperation beachtet werden. Wenn sie einmal gelernt haben, daß die Hilfsmittel Schmerzen verursachen, werden sie diese kaum mehr akzeptieren. Also: Lieber kein Hilfsmittel als ein störendes. Funktionelle Orthesen müssen möglichst leicht aufgebaut werden, um den Sauerstoff- und den Energieverbrauch tief zu halten. Die moderne Technik und der Gebrauch von Kunststoffen ist den alten Konstruktionen aus Metall und Leder deshalb überlegen [1, 3].

Schuheinlage und Schuhzurichtungen

> **Definition:** Einlagen können lose oder fest in den Schuh eingebaut verwendet werden. Sie stützen durch Druck von unten den Kalkaneus und richten die Fußdeformität auf. Verstärkungen am Schuhwerk können notwendig sein, um den Fuß über der Einlage zu halten.

Die *Schuheinlage* kann als einfachste Orthese angesehen werden. Für Fußdeformitäten wie Knick-Senk-Füße ist sie ein probates Mittel, solange nicht zusätzlich starke spastische Muskelkräfte wirken. Die Einlage soll durch den Gegendruck des Fußes die Fußform korrigieren. Dies gelingt, wenn nur der Kalkaneus (medial mehr als lateral) unterstützt wird (Abb. 4.80). Durch das Aufrichten des Kalkaneus wird die Fußform korrigiert. Voraussetzungen für einen Erfolg mit dieser Behandlung sind aber, daß

- der Fuß – v.a. die Ferse – gegen die Einlage drückt, d.h., daß der Patient im Fersenballen und nicht im Spitzfußgang (Abb. 4.81) geht, und
- Schuh und Einlage gesamthaft den Fuß fassen. Häufig ist das Schuhwerk zu weich, und die Einlage wird weggedrückt, oder der Fuß weicht über der Einlage weg.

Die Stützen können im Schuh eingebaut werden. Damit verrutschen sie nicht und sitzen sicher, doch muß jedes Paar Schuhe angepaßt werden. Für Füße, die sich nur schwer fassen lassen, ist ein solcher Schuheinbau notwendig. Billiger ist eine lose Einlage, was ein Wechseln der Schuhe erlaubt. Die lose Einlage hat sich sehr bewährt und genügt in den meisten Fällen. Kleine Gumminoppen unter der Ferse verhindern ebenfalls ein Verrutschen gegenüber dem Schuh. Wirken etwas größere Kräfte,

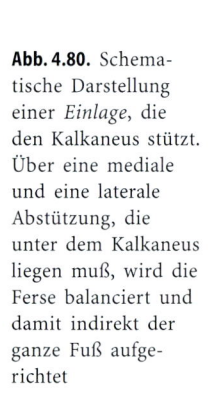

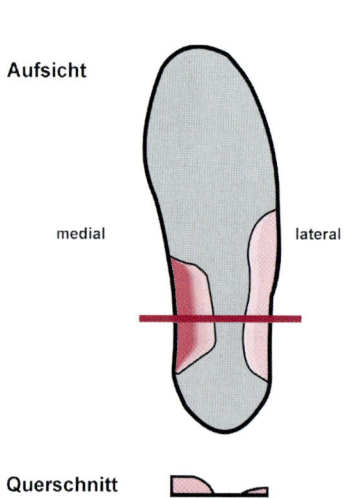

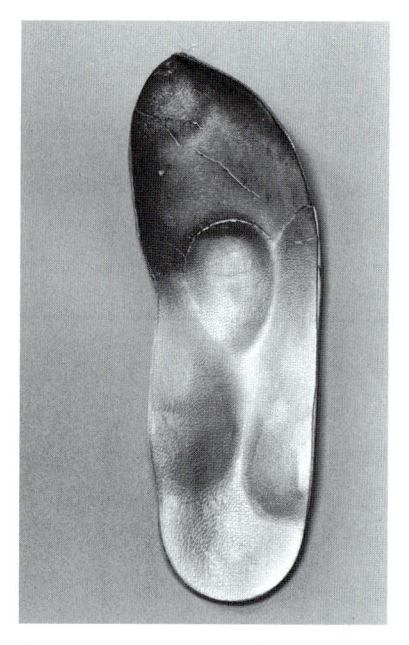

Abb. 4.81. Diese korrekt hergestellte *Einlage* erfüllte ihren Zweck nicht. Wie die Spuren des alltäglichen Gebrauchs zeigen, wurde sie *nur im Bereich des* Vorfußes belastet (der Patient ging spitzfüßig)

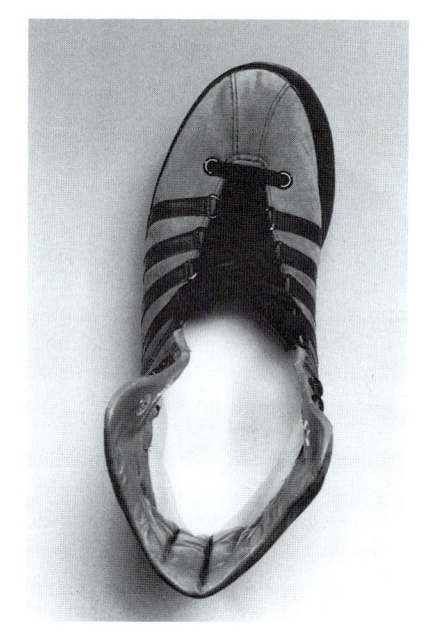

Abb. 4.80. Schematische Darstellung einer *Einlage*, die den Kalkaneus stützt. Über eine mediale und eine laterale Abstützung, die unter dem Kalkaneus liegen muß, wird die Ferse balanciert und damit indirekt der ganze Fuß aufgerichtet

Abb. 4.82. Dieser im Rückfuß beidseits stabilisierte *Konfektionsschuh* zeigt bereits nach 14tägigem Gebrauch eine Verformung des Oberleders, das zu weich ist und der Kraft des Abduktions-Knick-Senk-Fußes nicht widerstehen kann

wie z. B. bei schweren Patienten oder bei ausgeprägten Deformitäten, kann es erforderlich sein, den Fuß besser zu fassen. Dafür sind stabilisierende mediale und laterale Verstärkungen im Schuh, sog. *Schaftverstärkungen*, geeignet. Allerdings müssen diese Schaftverstärkungen bis weit nach vorne gezogen werden, damit sie den Fuß wirklich ausreichend stabilisieren (Abb. 4.82). Heutige moderne Schuhe sind weich und können großen Kräften kaum widerstehen, auch wenn die Schaftverstärkungen um die Sprunggelenke bereits angebracht sind. Das Oberleder weicht aus, und der ganze Schuh verzieht sich in kurzer Zeit. Lassen sich auch mit diesen Mitteln die einwirkenden Kräfte nicht auffangen, sind Unterschenkelschienen nötig. Alternativ werden derart zugerichtete Schuhe auch in der Zeit verwendet, in der die Orthesen nicht getragen werden.

Unterschenkelorthesen

Definition: Unterschenkelorthesen sind Schienen, die den Fuß in korrigierter Position halten und gegenüber dem Unterschenkel führen und stabilisieren. Sie werden als funktionelle Orthesen (beim Gehen/Stehen) oder als Lagerungsorthesen (in Ruhe, meist unter Entlastung) eingesetzt.
englisch: ankle-foot-orthosis
Abkürzung: AFO

Wirkungsziele der Unterschenkelorthesen

- Stabilisierung während Funktion
- Formkorrektur des Skeletts
- Dehnen der Muskulatur (v. a. des M. triceps surae)
- Ersatz paretischer Muskulatur
- Reduktion von Spastizität und Tonus

Unterschenkelorthesen haben in Ganguntersuchungen ihre Wirksamkeit zur Verbesserung der Gehfähigkeit bewiesen [4, 7, 9–11, 14]. Sie können, je nach Art der funktionellen Störung, stützen und stabilisieren, oder sie können das Sprunggelenk führen, indem es mit einem frei beweglichen Orthesengelenk gefaßt wird. Die Orthesen entsprechen im letzteren Fall besonders hochgezogenen stabilisierenden Schuhen. Die Bewegung im oberen Sprunggelenk kann durch Arretierungen an den Orthesengelenken oder durch Konstruktion der Schiene als Feder eingeschränkt werden, wodurch gleichzeitig mit der stabilen Gelenkführung die Belastung der Muskulatur reduziert wird. Gleichzeitig läßt sich die Fußstellung besser halten. Schließlich können die Schienen auch ganz steif konstruiert werden. Damit sind sie zwar am stabilsten, das Gehen, v. a. das Abrollen und Abstoßen, wird jedoch erschwert

[11]. Eine solche Steifigkeit ist trotzdem notwendig, wenn ein paretischer M. triceps surae funktionell ersetzt werden soll [9, 10, 13]. Es gibt eine ganze Palette von Orthesen, aus der das für den individuellen Patienten geeignete Mittel gefunden werden muß [2] (Abb. 4.83 und 4.84). Patienten, die nicht über eine genügende eigene dynamische Kontrolle ihrer Gliedmaßen verfügen, zeigen einen erhöhten Tonus. Das unkontrollierte Positionieren der unteren Extremitäten beim Aufsetzen des Fußes und während der Standphase kann spastische Reaktionen auslösen, die die Patienten nicht auffangen können. Orthesen haben das Ziel, durch Stabilisierung der Gelenke Fehlhaltungen beim Stehen und in der Standphase beim Gehen zu vermeiden und dadurch Tonus und Spastizität zu reduzieren [2, 7, 13]. Während bei Patienten, die eine Schädigung des schon reiferen Hirns erlitten haben, eine Rampe unter den Zehen (Zehenextension) die Spastik günstig beeinflussen kann, sind nach unserer Erfahrung solche Zehenextensionsrampen bei Patienten mit Zerebralparesen ohne große Wirkung, stören aber im Schuh.

In jedem Fall erfüllt die Orthese ihren Zweck nur, wenn sie optimal sitzt und den Fuß korrekt hält. Das *Fußskelett* muß anatomisch korrekt eingerichtet sein, damit der Entstehung oder Progredienz von Deformitäten entgegengewirkt werden kann. Ein Abduktions-Knick-Senk-Fuß muß also adduziert und die Ferse varisiert werden, beim Klumpfuß ist das Manöver umgekehrt. Unterbleibt die Stellungskorrektur, so kommt es zu den Druckstellen an typischer Lokalisation: medial unter dem Os naviculare beim Abduktions-Knick-Senk-Fuß (Abb. 4.85 a, b) und am lateralen Fußrand beim Klumpfuß. Der M. triceps surae ist jedoch bei Patienten mit solchen Fußdeformitäten häufig kontrakt. Die übermäßige Valgus- oder Varusposition des Kalkaneus verkleinert die Distanz zwischen Ursprung und Ansatz dieses Muskels [5]. Damit wird seine Kontraktur kaschiert und eine Dehnung weitgehend unmöglich gemacht. Der Muskel wird sogar zunehmend kontrakter, und die Subluxation im unteren Sprunggelenk verstärkt sich. Die Kontraktur des M. triceps surae erlaubt keine volle Dorsalextension mehr, und meistens bleibt ein mehr oder weniger stark ausgeprägter Spitzfuß, wenn das Fußskelett anatomisch eingerichtet ist. Damit stehen der behandelnde Arzt und der Orthopädietechniker vor der Alternative, entweder die Fußdeformität zu belassen und den Fuß plantigrad (d. h. im rechten Winkel zum Unterschenkel) einzustellen, oder aber das Fußskelett anatomisch zu halten und den Spitzfuß in der Schiene einzubauen. Da wir noch nie gesehen haben, daß eine Spitzfüßigkeit die Gehfähigkeit (wenn auch vielleicht nur mit Orthesen)

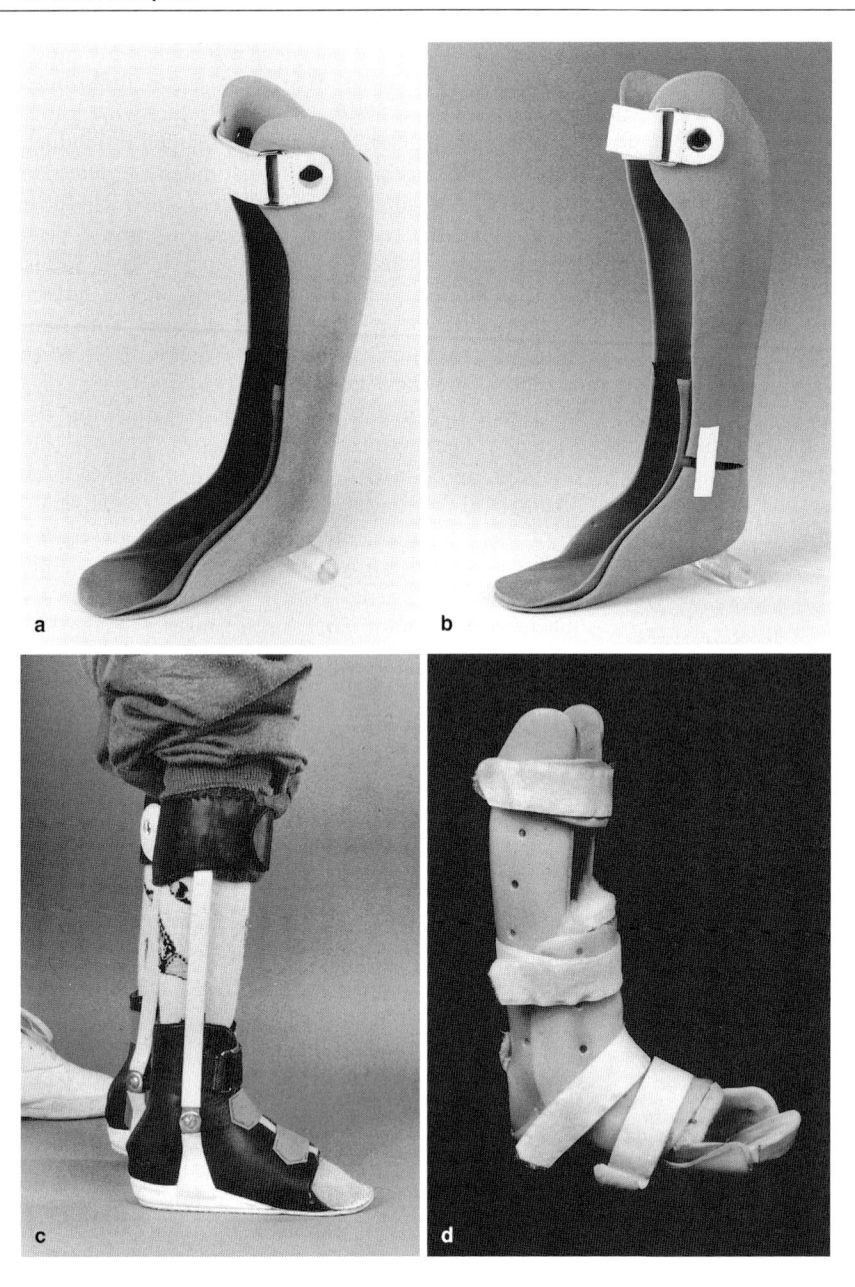

Abb. 4.83. a steife funktionelle *Unterschenkelorthese,* **b** federnde funktionelle Unterschenkelorthese, die ca. 15° Dorsalflexion erlaubt, **c** funktionelle Unterschenkelorthese mit freiem Gelenk, **d** Unterschenkellagerungsorthese

unmöglich macht, andererseits aber nur in dieser Stellung die Orthese alle Behandlungsziele erfüllt, stellen wir in solchen Fällen den Fuß immer spitzfüßig in die Orthese. Eine wirklich störende Kontraktur des M. triceps surae bessert sich in der Regel unter der Orthesenbehandlung in dieser Position, allerdings über einen langen Zeitraum. Bewegliche Orthesen sind effizienter, doch dürfen sie nur Dorsalextension zulassen und die Plantarflexion muß blockiert sein. Wird eine zeitlich kürzere Korrektur einer Kontraktur angestrebt, müssen andere Mittel (Gipsredression, operative Chirurgie) eingesetzt werden.

Vor allem bei gehfähigen Patienten wird angestrebt, die *Fußachse in Gangrichtung* einzustellen. Bei vielen Patienten besteht jedoch wegen Innenrotation im Hüftgelenk ein Einwärtsgang, der durch das Abknicken des Fußes kompensiert wird. Wird der Fuß in der Orthese anatomisch gehalten, so versuchen wir, den II. Strahl als Referenz für die Fußachse nach der Femurachse auszurichten. Damit muß beim Gehen der Fuß entsprechend der Hüftinnenrotation gegenüber der Gangachse in einem einwärts gedrehten Winkel stehen, was ohne Orthese nicht der Fall ist. Bei der Positionierung des Fußes in der Orthese sind leider nur wenig Kompromisse möglich, um dieses Problem zu lösen, denn jede Korrektur der

Abb. 4.84. a 2 *Unterschenkelorthesen* gleichen Alters. Die rechte zeigt keine, die linke mehrfache Nachpaßspuren. **b** Die symmetrischen *Abduktions-Knick-Senk-Füße in den Orthesen*. Die rechte Orthese korrigiert den Fuß, die linke läßt die Fehlstellung zu. Es entstehen die typischen Druckstellen medial unter dem Os naviculare, wo die Orthese bereits mehrfach ohne Effekt nachgepaßt wurde

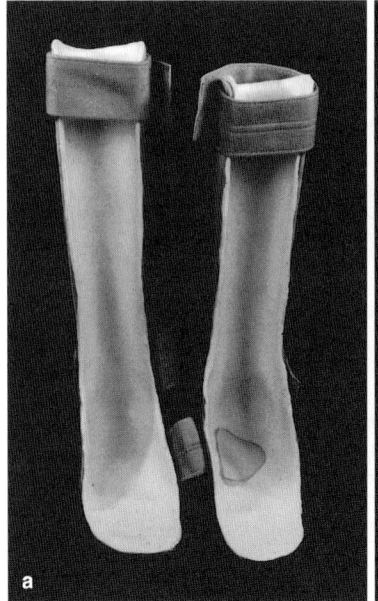

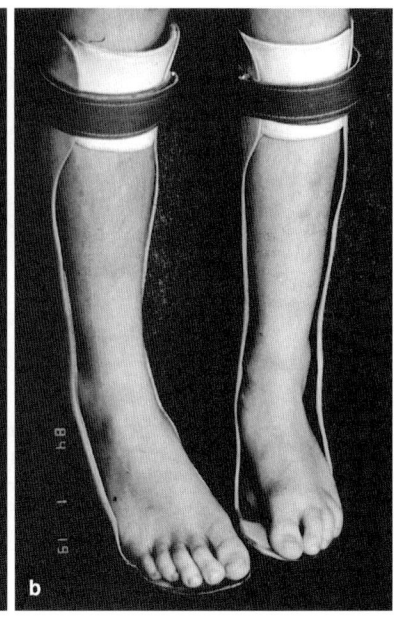

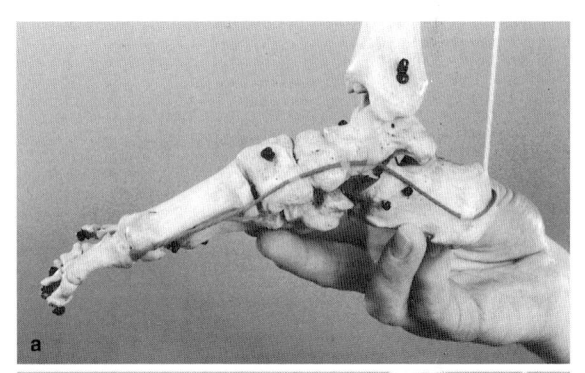

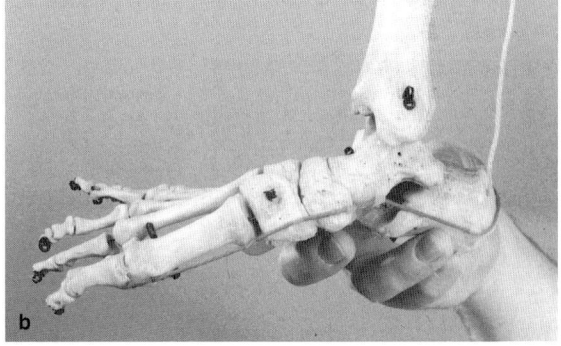

Abb. 4.85. a Normales *Fußskelett* in anatomischer Position. In rechtwinkliger Stellung in den Sprunggelenken ist der M. triceps surae, dargestellt durch den Wollfaden am Kalkaneus, gerade gespannt. **b** Durch *Abknicken des Fußes* und damit Subluxation des Kalkaneus im unteren Sprunggelenk, entspannt sich der Wollfaden deutlich, ohne daß sich die Stellung des Fußes gegenüber dem Unterschenkel ändert

Fußstellung in bezug auf die Gangrichtung verschlechtert die Skelettposition in der Orthese. Den Patienten sowie ihren Eltern und Betreuern muß dieses Phänomen erklärt werden, denn nach ihrem Eindruck „geht der Patient ohne Orthese besser".

Mit der Orthese wird ein *Fersen-Ballen-Gang* angestrebt. Hierzu ist eine ausreichende Streckung des Kniegelenkes am Ende der Schwungphase Voraussetzung. Bei Knieflexionskontrakturen oder Spastizität der Kniebeuger bleibt deshalb trotz korrekt aufgebauter Orthese und sogar plantigrad eingestelltem Fuß ein spitzfüßiges Gangbild. Die Orthese stützt in diesen Fällen den spitzfüßig belasteten Fuß und verhindert seine Deformierung. Es ist wichtig, daß Eltern und Betreuer über die Gründe informiert werden, wenn sich kein Fersen-Ballen-Gang erreichen läßt, damit die Orthese trotzdem akzeptiert wird.

Orthesen für das Kniegelenk

Definition: Orthesen am Kniegelenk schließen in der Neuroorthopädie immer den Fuß mit ein. Oft genügt eine Unterschenkelorthese allein, die in Rücklage aufgebaut sein muß, um das Kniegelenk zu stabilisieren. Selten müssen die Unterschenkelorthesen über ein Gelenk oder steif auf den Oberschenkel hochgezogen werden und das Knie überbrücken.
englisch: knee-ankle-foot-orthosis
Abkürzung: KAFO

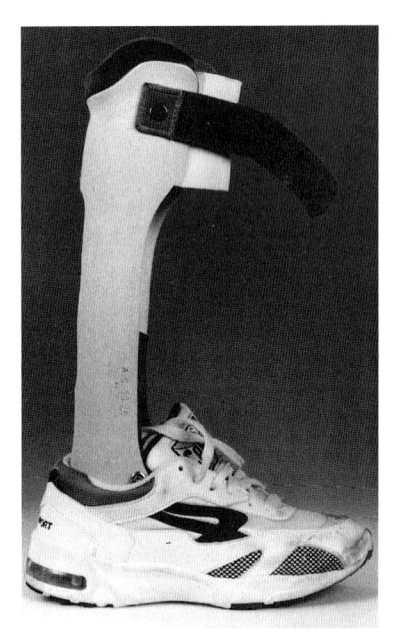

Abb. 4.86.
Unterschenkelschiene mit zugehörigem Schuh in leichter *Vorlage*

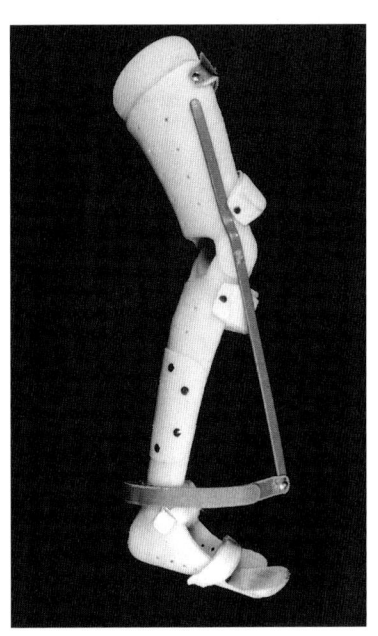

Abb. 4.87.
Kniestreckschiene mit freiem Kniegelenk und Extensionsstab, der ein rasches Anspannen und Entspannen ermöglicht. Die Orthese kann in Flexion angezogen, was leichter fällt als in Extension, und anschließend rasch gestreckt werden

Funktionelle Schienen können das Kniegelenk indirekt in der Sagittalebene (Flexion/Extension) führen und müssen es zu diesem Zweck nicht übergreifen [13] (s. Kap. 3.3.7, Abb. 3.296, S. 338). Durch vermehrte Rücklage einer Unterschenkelorthese (d. h. mehr Spitzfußstellung) wird das Kniegelenk mehr extendiert, durch verstärkte Vorlage mehr flektiert. Wesentlich ist dabei der Winkel zwischen Orthesenschaft und Schuhsohle, die Position des Fußes ist nicht relevant. Günstig ist, daß der Patient beim Gehen ein indirektes Extensionsmoment am Knie aufbauen kann, wie dies auch physiologischerweise geschieht. Beim Gehen wandert die Bodenreaktionskraft sehr rasch vor das Kniegelenk, wodurch dieses indirekt (passiv) gestreckt wird. Wird dieser Effekt mit einer Orthese angestrebt, ist eine diskrete Rücklage des Unterschenkels im System, bestehend aus Orthese und zugehörigem Schuh, notwendig (eine Vorlage des ganzen Systems ist in jedem Fall ungünstig; Abb. 4.86). Durch diese Rücklage läßt sich das Kniegelenk indirekt führen. Eine bewegliche knieübergreifende Oberschenkelorthese kann im wesentlichen nur seitwärts gerichtete Kräfte bei Instabilitäten in der Frontalebene abfangen. Wenn sie auch in der Sagittalebene wirksam sein soll, muß das Kniegelenk beim Gehen steifgestellt werden, was beim Gehen stark hinderlich ist. *Kniestreckschienen* sind in erster Linie in der postoperativen Behandlung von Muskelverlängerungen ein wertvolles Hilfsmittel (Abb. 4.87). Sie dienen als Ersatz für die Gipsbehandlung, wobei sich die Dehnung mit den Streckschienen wesentlich besser steuern läßt. Der Einsatz dieser Lagerungsorthesen ist zeitlich begrenzt, z. B. auf die Phase der Rehabilitation nach Kniebeugerverlängerung.

Hüftübergreifende Orthesen

Unterschieden werden stabilisierende Orthesen, die fehlende Muskelfunktion ersetzen, und Orthesen, die das Hüftgelenk führen.

MMC-(Myelomeningozelen-)Orthese

Definition: MMC-Orthesen schließen Füße, Sprunggelenke, Kniegelenke und Hüftgelenke ein und können auch an den Rumpf hochgezogen werden. Sie dienen der Stabilisierung der überbrückten Gelenke und ersetzen fehlende Muskelfunktion. Sie werden als funktionelle Orthesen zum Stehen und Gehen verwendet.
englisch: hip-knee-ankle-foot-orthosis
Abkürzung: HKAFO

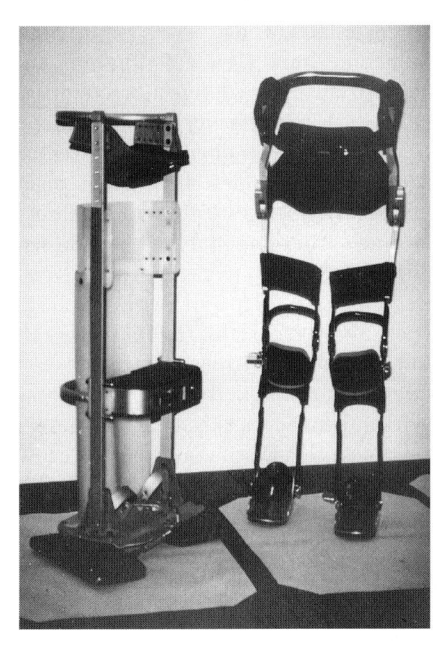

Abb. 4.88. *Swivelwalker* (*links*) und *Parawalker* (*rechts*) (Erläuterung s. Text)

Hüftübergreifende Orthesen (Typ „MMC-Orthese") werden eingesetzt, wenn die unteren Extremitäten bis zu den Hüftgelenken nicht aktiv oder ungenügend kontrolliert werden können. Typische Fälle sind Patienten mit schlaffen Paresen, d. h. Patienten mit Myelomengozelen. Die Stabilisierung der überbrückten Gelenke ermöglicht es den Patienten, zu stehen und zu gehen. Da die aktive Motorik am Hüftgelenk nicht ausreicht, wirkt es sich für das Gehen positiv aus, wenn in irgendeiner Form ein Schreitautomatismus eingebaut ist (Reziprokator, Spezialgelenke). Durch die Verlagerung des Gewichtes auf das eine Bein schwingt das Gegenbein selbständig ohne Muskelkraft nach vorne. So werden allein durch Gewichtsverlagerung Schritte ausgelöst. Damit das Gegenbein jedoch selbständig vorschwingen kann, muß es vom Boden abgehoben werden. Aus diesem Grund muß die Orthese in sich sehr stabil und rigide aufgebaut werden. Das Gewicht ist dabei weniger entscheidend (Beispiel „Parawalker") (Abb. 4.88). Federt die Orthese in sich, schwingt der Oberkörper nur über beiden Beinen zur Seite, ohne ein Bein freizugeben. Die Orthese kann auch mit einer Rumpforthese (Korsett) kombiniert werden, wenn auch der Rumpf instabil ist. Allerdings wird das Gehen schwieriger und verbraucht mehr Energie, je höher hinauf die Orthese gezogen wird. Außer bei Lähmungspatienten können diese Orthesen auch bei Patienten mit Muskeldystrophien eingesetzt werden. Faktoren, die den Gebrauch solcher hoher Orthesen einschränken, sind Adipositas, zunehmendes Alter, Spastizität und Wirbelsäulendeformitäten [8]. Wenn Orthesen, die das Knie übergreifen oder noch höher sind, zum Gehen nötig sind, ist die Fortbewegung im Rollstuhl effizienter, was v. a. für längere Strecken wesentlich ist [6].

Um die *Gleichgewichtsreaktionen* zu trainieren, die zur Gewichtsverlagerung nötig sind, kann bei kleinen Kindern (2- bis 3jährig) ein „Swivel-Walker" eingesetzt werden (Abb. 4.88). Dieser Gehapparat besteht im Prinzip aus einem unbeweglichen Rahmen, der auf einer Grundplatte montiert ist. Diese Grundplatte rotiert über 2 großflächigen „Füßen". Damit ist das System primär stabiler als eine MMC-Orthese, und es erlaubt ein Erlernen des Gehens mit Gewichtsverlagerung.

Abduktionsschienen

> Definition: Reine Abduktionsorthesen verhindern die Adduktion im Hüftgelenk. Sie können funktionell oder als Lagerungshilfen verwendet werden.

Funktionelle Abduktionsorthesen (Typ Machini-Brace) bestehen aus 2 gegeneinander beweglichen Schalen, in denen die Oberschenkel liegen. Die Orthesen sollen das Überkreuzen der Beine (Scherengang) verhindern, und sie sind in einer leichten Abduktion eingestellt. Sie werden beim Gehen getragen und können das Gehen erleichtern. *Abduktionslagerungsorthesen*, die die Beine in Abduktion, evtl. auch in einer gewünschten Rotations- und Flexionsstellung halten, dienen der Prophylaxe von Hüftluxationen und Adduktionskontrakturen. Sie können steif aus Gips oder Plastik angefertigt werden (Abb. 4.89). Bei schwereren Kindern kann ein Abspreizkeil, der nachts zwischen die Beine gelegt und gegen die Unterlage fixiert wird, den gleichen Zweck erfüllen. Auch bewegliche Orthesen in unterschiedlich starker Abspreizung (Typ „Atlanta-brace") können alternativ verwendet werden. Die Rotation im Hüftgelenk läßt sich jedoch nur führen, wenn die Unterschenkel in die Orthese einbezogen sind.

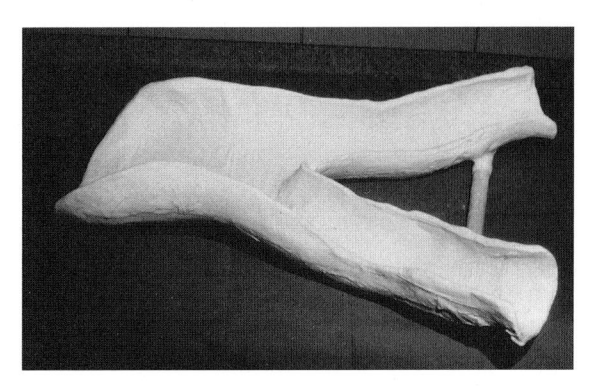

Abb. 4.89. *Gipsliegeschale* zur Positionierung der Beine als Prophylaxe der Hüftluxation

Rumpforthesen

> Definition: Rumpforthesen stabilisieren den Rumpf in sagittaler und frontaler Richtung. Sie wirken der Entstehung oder Progredienz von Wirbelsäulendeformitäten entgegen.
> *Synonym:* Korsett

Bei Patienten mit *schlaffen Paresen* mit hohem neurologischem Niveau fehlt, neben der Kontrolle über die Extremitäten, auch die Stabilität im Rumpf. Aber auch bei Patienten mit schwerer spastischer Tetraparese besteht häufig neben Spastizität und hohem Tonus in den Extremitäten eine Hypotonie im Rumpf. Ziel der Rumpforthese (Korsett) ist es, diese Instabilität zu kompensieren und die Patienten in aufrechter Haltung zu stabilisieren. Werden die Patienten ohne äußeren Stabilisator aufgerichtet, sinkt die Wirbelsäule skoliotisch und/oder kyphotisch in sich zusammen (Abb. 4.90). Diese Deformitäten fixieren sich später ossär. Eine weitere Indikation betrifft die *Wirbelsäulendeformitäten*. Bei Patienten mit einer ungenügenden neuromuskulären Kontrolle über den Rumpf sind Skoliosen oder Kyphosen oder Kombinationen nicht selten. Der Muskeltonus gibt den Ausschlag, in welcher Richtung die Wirbelsäule wegsinkt. Ein wesentlicher pathomechanischer Faktor ist dann aber die Schwerkraft, die von der insuffizienten Muskulatur nicht kompensiert werden kann. Wenn Deformitäten vorhanden sind, sind sie deshalb meistens progredient. Korsette sind indiziert, um einer Progredienz entgegenzuwirken. Damit die Korsette ohne Druckstellen sitzen, muß die axial wirkende Kraft über die Wirbelsäule abgeleitet werden. Deshalb muß das Korsett den ganzen Rumpf stützen. Am besten sitzt das Korsett und verursacht am seltensten Druckstellen, wenn das Gipsmodell in Überkorrektur abgenommen wurde. Im Korsett federt der Rumpf wieder etwas in die Deformität zurück, doch weniger als bei der Modellnahme mit geradem Rumpf. Auf diese Art lassen sich auch schwierige Korsettanpassungen wie bei Kindern mit spinaler Muskelatrophie vornehmen, bei denen eine operative Korrektur nicht in Frage kommt. Grundsätzlich fallen auch Patienten mit *Muskeldystrophien* in das Indikationsgebiet für Korsette. Allerdings sollte bei diesen Patienten möglichst bald operativ vorgegangen werden. Die Progredienz ist sicher, und der Allgemeinzustand wird sich nur verschlechtern. Die *Tragezeit der Korsette* läßt sich aus dem therapeutischen Ziel ableiten. Der wesentliche Effekt ist die Kompensation der einwirkenden Schwerkraft. Aus diesem Grund beschränkt sich der Einsatz auf die aufrechte Position. Die immer befürchtete Schwächung der Muskulatur bei Anwendung von Rumpforthesen darf nicht im Vordergrund stehen. Die Muskulatur wird durch die funktionelle Fehlhaltung ja dauernd überdehnt und beweist ihre Insuffizienz durch die Unfähigkeit, den Rumpf in korrekter Stellung aufrecht zu halten.

Hilfsmittel zur Kopfkontrolle

Bei vielen Patienten ist neben der Rumpfkontrolle auch die Kopfkontrolle beeinträchtigt. Es gelingt ihnen jedoch, den Kopf über einem stabilisierten Rumpf zu balancieren. Die Hilfsmittel zielen deshalb darauf ab, die notwendige Haltekraft für den Kopf zu minimieren. Dabei ist es schwierig, ja oft unmöglich, alle Ansprüche von Patient, Eltern, Therapeuten,

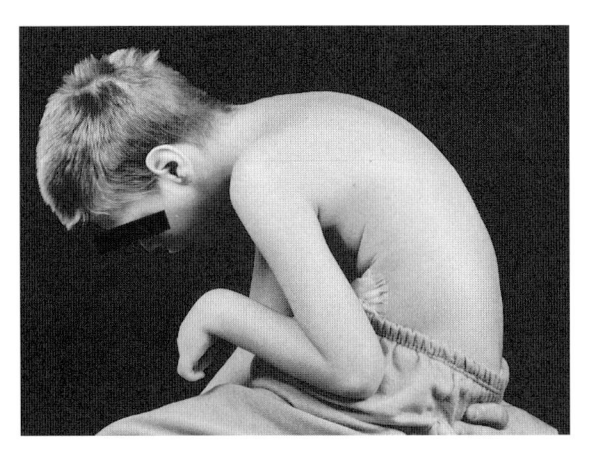

Abb. 4.90. Der Patient sinkt ohne Korsett in extreme *Kyphose* und kann den Kopf nicht geradeaus richten

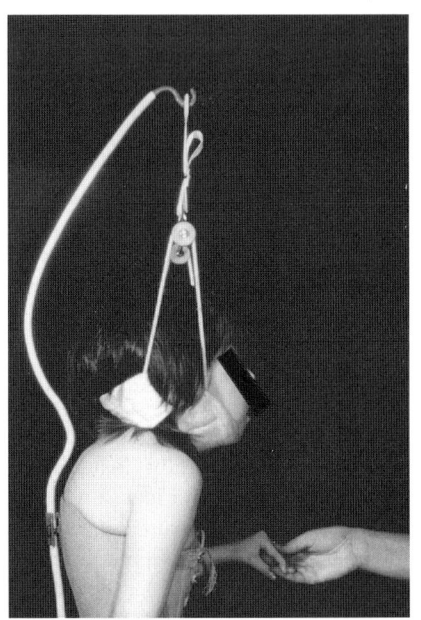

Abb. 4.91. *Glisson-Schlinge*

Betreuern und Umwelt in einem Hilfsmittel zu vereinen. Eine einfache Möglichkeit, die Kopfkontrolle zu verbessern, besteht darin, den Patienten nur in eine *halbsitzende Position* zu bringen und den Kopf auf einer *Kopf-Nacken-Stütze* zu lagern. Allerdings ist auf diese Weise der direkte Blickkontakt geradeaus, und damit der Kontakt mit der Umwelt, eingeschränkt. Eine zusätzliche Tischplatte, auf der die Arme aufgestützt werden können, verbessert die Rumpfstabilität. Besser ist eine Rumpforthese, die dem Patienten die Haltearbeit am Rumpf abnimmt und das Ausbalancieren des Kopfes erleichtert oder erst ermöglicht. Zusätzlich wird verhindert, daß die Patienten mit einer Hyperkyphose der BWS und teilweise auch LWS sitzen und die HWS kompensatorisch extrem lordosieren müssen, um den Kopf geradeaus richten zu können. Andere Möglichkeiten sind die *Verlängerung des Korsetts* in der Art eines Milwaukee-Korsetts, ein *Halskragen* oder eine *Glisson-Schlinge*. All diese Hilfsmittel werden jedoch schlecht akzeptiert. Dabei wäre eine Glisson-Schlinge ideal, da sie dem Patienten den Kopf hält, ihm aber eine Bewegung in allen Richtungen erlaubt (Abb. 4.91).

4.7.2.2
Mobilisationshilfen

Rollstühle

> Definition: Der Rollstuhl ist ein Sitz, der auf 4 Rädern montiert ist. Er ermöglicht gehunfähigen Patienten eine Fortbewegung. Unterschieden wird der Aktivrollstuhl, bei dem der Patient sich mit eigener Muskelkraft vorantreibt, vom Transportstuhl. Der Modularrollstuhl ist am besten anzupassen. Der Elektrorollstuhl ermöglicht eine Fortbewegung, wenn die eigene Muskelkraft nicht mehr genügt.

Durch eine geeignete technische Konstruktion sind Rollstühle leichtgängig und können auch mit wenig Kraft vom Patienten selbst manövriert werden. Dazu sind große Räder mit kleinem Rollwiderstand hinten angebracht, auf denen der größte Teil des Gewichts liegt. Kleine Räder vorne dienen der Stabilität. Wird der Stuhl auch außer Haus verwendet, so sollten auch diese Räder nicht zu klein gewählt werden. Sie bleiben sonst schon an kleinen Hindernissen, wie beispielsweise Steinchen, hängen. Durch Gewichtsverlagerung in Richtung Hinterräder werden die Vorderräder entlastet. Der Rollstuhl fährt leichter, wird aber instabiler gegen ein Nach-hinten-Fallen. Solche Konstruktionen sind für Patienten mit gutem Gleichgewicht geeignet, wie Paraplegiker.

Andernfalls darf das Gewicht nicht zu weit nach hinten über den Hinterrädern angebracht werden, oder es müssen hinten Bügel als Sicherung gegen einen Sturz vorhanden sein. Je nach Einsatz und Anforderung können auch Räder mit Trommelbremsen oder schräggestellte Räder für eine bessere Stabilität und als Schutz der Finger gegen ein Einklemmen montiert werden. Ein Radschutz ist gegen das Spritzwasser der Reifen empfehlenswert. Viele Patienten mit neuroorthopädischen Problemen sind teilweise oder dauernd an Rollstühle gebunden. Eine ideale Rollstuhlanpassung hilft wesentlich, den Patienten in den Alltag einzugliedern. Das Ziel muß dabei sein, daß der Patient in einer lockeren Position aufrecht im Rollstuhl sitzt und so weder durch Spasmen, die sich auf den ganzen Körper auswirken, blockiert wird, noch eine ungeeignete Sitzposition den Kontakt mit der Umgebung erschwert. Rollstuhlpatienten müssen den Gebrauch ihres Stuhles *erlernen*. Dazu gehört Gleichgewichtstraining, Transfer, Überwinden von Hindernissen wie Stufen, und das Wiederaufstellen und Einsteigen nach einem Sturz. Wenn möglich sollte ein entsprechendes Trainingsprogramm durchlaufen werden, unter Anleitung von entsprechend geschulten Therapeuten oder an einem Rehabilitationszentrum. Nicht alle Patienten verfügen über genügend eigene Kraft, um einen Aktivstuhl zu fahren. Auch motorisch schwer behinderte Patienten können aber sehr gut mit einem Elektrorollstuhl umgehen. Damit gewinnen sie Bewegungsfreiheit und Selbständigkeit. Günstigerweise werden verschiedene Modelle vor der Anschaffung getestet, um individuell den besten Rollstuhl zu ermitteln. Verschiedene elektronische Steuerungen sind auf dem Markt erhältlich. Während die einen klein, handlich und frei auf einer Tischplatte positionierbar sind, weisen andere einen elektronischen Filter gegen Stöße oder ruckartige Bewegungen auf. Nur der Versuch kann zeigen, welches der (meist teuren) Modelle für den Patienten optimale Voraussetzungen mitbringt.

Sitzanpassungen

> Definition: Sitzanpassungen ermöglichen den Patienten mit dynamischer Instabilität oder mit Deformitäten des Bewegungsapparates ein aufrechtes Sitzen.

Bei guter Körperkontrolle sind keine wesentlichen *Sitzadaptationen* erforderlich. Je schlechter jedoch die Kontrolle ist, um so mehr muß der Körper gestützt werden. Eine optimale Anpassung reduziert die Arbeit, die der Patient zur Erhaltung der aufrechten Position leisten muß, und ermöglicht damit einen freieren Einsatz v. a. auch der oberen

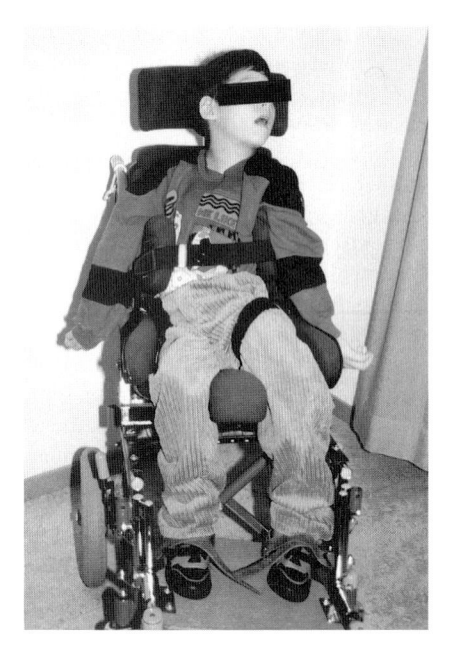

Abb. 4.92. *Schlechte Rollstuhlanpassung*, die den Patienten auch mit vielen Gurten nicht bequem hält

Extremitäten [12] (Abb. 4.92). Die Erstmaßnahme hierbei ist die Stabilisierung des Beckens durch ein anatomisch geformtes Sitzkissen. Dieses soll das Becken unrotiert und horizontal halten, als stabile Basis für die Wirbelsäule und den Rumpf. Die Positionierung der Beine erfolgt spannungsfrei nach der Lagerung des Beckens. Eine symmetrische Stellung der Beine ist unwesentlich und kann bei asymmetrischen Deformitäten auch nicht eingenommen werden. Wenn man bei asymmetrischen Deformitäten eine symmetrische Positionierung zu erreichen sucht, so wird immer das Becken über den langen Hebelarm der Beine verdreht. Damit wirkt eine Torsion auf die Wirbelsäule, die in einer Skoliose resultieren kann. Es ist unmöglich, im Sitz das Becken wirklich zu fixieren. Aus diesem Grunde muß die Positionierung der Beine sich der Stellung des Beckens anpassen. Am einfachsten setzt man den Patienten auf eine stabile Unterlage und läßt die Beine locker fallen. Eine leichte Abspreizung bzw. gespreizte Haltung der Beine ist wünschenswert, da damit die Sitzfläche vergrößert und die Stabilität verbessert wird. Diese Abspreizung kann jedoch auch asymmetrisch ausfallen. Für Patienten mit schlaffen Lähmungen ist die Beinpositionierung mit leicht extendierten Knien günstig, da damit das Balancieren des Rollstuhls erleichtert wird. Bei spastischen Patienten hingegen hat sich die rechtwinklige Stellung in Hüften und Kniegelenken bewährt, da so der Tonus tief gehalten werden kann und v.a. die oberen Extremitäten für den Patienten besser einsetzbar bleiben. Entsprechend der bei diesen Kindern immer vermehrten Antetorsion sind die Hüftgelenke besser zentriert, wenn die Beine leicht einwärts rotiert gehalten sind. Bei ungenügender Rumpfstabilität kann mit einem zusätzlichen *Rückenkissen* bzw. *Rückenteil* Seitenstabilität vermittelt werden. Die Seitenstützen, die den Rumpf halten, müssen ggf. asymmetrisch angebracht werden. Voraussetzung ist, daß das Becken stabil gefaßt ist. Eine redressierende Kraft läßt sich weder mit diesem Rückenteil noch mit dem Sitzkissen oder der Sitzschale ausüben. Diese Hilfsmittel wie Sitzkissen oder Sitzschale liegen bei weitem nicht eng genug am Körper an, um einen korrigierenden Effekt zu erreichen. Bei strukturellen Deformitäten oder bei ungenügendem Effekt des Rückenteils ist ein Korsett notwendig. Besonders bei kyphotischer Fehlhaltung sind Rückenteile allein wenig aussichtsreich. Mit der Korsettanpassung entfällt der anatomisch geformte Rückenteil. Seitenstützen hingegen können trotzdem notwendig sein, um Patienten mit mangelndem Gleichgewicht aufrecht zu halten. Bei kleinen Kindern kann eine Weste, die den Oberkörper am Rückenteil fixiert, eine gewisse Zeit lang das Korsett ersetzen (Abb. 4.93).

Stehhilfen

Definition: Stehhilfen sind Hilfsmittel, die es auch nicht stehfähigen Patienten erlauben, aufrecht zu stehen.

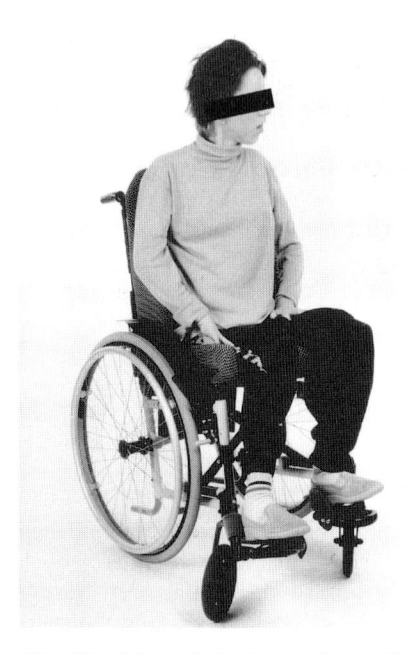

Abb. 4.93. Schwerstbehinderte, nicht selbständig sitzfähige Patientin. Dank korrekter Bettung in der *Sitzschale* sitzt sie locker mit nur einem Gurt

Ein Stehtraining ist für alle Patienten, die nicht aktiv aufrecht sein können, wichtig. Es dient der Osteoporoseprophylaxe, der Extension der Hüft- und Kniegelenke, der Belüftung der Lungen und als Kreislauftraining. Weiter hat die aufrechte Position einen positiven psychologischen Effekt. Auch wenn überhaupt keine Haltefunktion mehr vorhanden ist, können Patienten in entsprechend angepaßten Schrägliegebrettern aufgestellt werden. Dabei soll das Hüftgelenk leicht überstreckt und das Kniegelenk voll durchgestreckt werden. Die Belastung im Fuß liegt nicht in der Ferse, sondern im Mittelfußbereich. Auf diese Weise wird das ganze Skelett belastet. Diese Stellung zu erreichen ist v. a. dann schwierig, wenn der Bauch brettwärts orientiert ist. Bäuchlings auf dem Schrägliegebrett sind die Hüften in der Regel um ca. 5–10° flektiert. In stehender Position entsteht immer der Aspekt, als wolle sich der Patient gerade setzen. Eine bessere Haltung läßt sich erreichen, wenn in Bauchlage ein Keilkissen unter die Oberschenkel gelegt wird (Abb. 4.94). Dies stellt die volle Extension der Hüften sicher. Für Patienten mit besserer Körperkontrolle eignen sich Stehbretter, die ein aktives Stehen mit Gleichgewichtsreaktionen zulassen. Es gibt dafür Hilfen auf dem Markt, die lediglich 2 mit einer Grundplatte stabil verbundene senkrechte Stützen aufweisen. An diesen Stützen sind Bänder oder festere Fixationen angebracht, die den Patienten aufrecht halten. Auf diese Weise können die verschiedenen Gelenke der Wirbelsäule und der unteren Extremitäten sukzessive freigegeben und eine Körperkontrolle trainiert werden. Um gleichzeitig Mobilität zu vermitteln, sind auch Stehhilfen mit Rollstuhlrädern erhältlich, doch ist in diesen mobilen Geräten die Anpaßfähigkeit limitiert.

Gehhilfen

Definition: Gehhilfen sind Hilfsmittel, die ein gestütztes Gehen möglich machen.

Verschiedene Arten von *Gehwagen*, teilweise mit kranähnlichen Vorrichtungen, sind v. a. für ältere und schwere Patienten geeignet. Diese Geräte erlauben ein Gehtraining, ohne vom Pflegepersonal Haltearbeiten zu verlangen. Für mobilere Patienten eignet sich ein *Gehbock* auf Rädern. Besser als der ventrale Rahmen, auf dem sich der Patient nach vorne beugt und somit Hüften und Knie flektiert, sind hintere Rahmen (sog. „posterior rocker"), die die Extension der Gelenke, v. a. der Hüften, fördern. Die einfachsten und bekanntesten Gehhilfen sind die *Krückstöcke*. Sie vermitteln Gleichgewicht und Stabilität. Für Kinder, die das Gehen an Stöcken erlernen müssen, sind Stöcke mit 3 Beinen erhältlich. Die Stabilität ist hier größer, und die Stöcke bleiben auch stehen, wenn sie einmal losgelassen werden.

Fahrräder

Definition: Fahrräder für Behinderte verfügen für eine größtmögliche Eigenstabilität entweder über 2 große hintere Räder oder über stabile Stützräder.

Fahrräder vergrößern den Aktivitätsradius, was für die psychologische Entwicklung der Patienten nötig ist. Die gleichförmigen Bewegungen senken den Tonus und die Spastizität.

Literatur

1. Barnett SL, Bagley AM, Skinner HB (1993) Ankle weight effect on gait: orthotic implications. Orthopedics 16: 1127–31
2. Bleck EE (1987) Orthopädic management of cerebral palsy. Mac Keith, London
3. Brodke DS, Skinner SR, Lamoreux LW, Johanson ME, St. Helen R, Moran SA, Ashley RK (1989) Effects of ankle-foot orthoses on the gait of children. J Pediatr Orthop 9: 702–8
4. Burdett RG, Borello-France D, Blatchly C, Potter C (1988) Gait comparison of subjects with hemiplegia walking unbraced, with ankle-foot orthosis, and with Air-Stirrup brace. Phys Ther 68: 1197–203
5. Carlson JM (1987) Biomechanik und orthetische Versorgung der unteren Extremitäten bei Kindern mit zerebraler Lähmung. Orthop Tech 9: 497–507
6. Cerny D, Waters R, Hislop H, Perry J (1980) Walking and wheelchair energetics in persons with paraplegia. Phys Ther 60: 1133–9

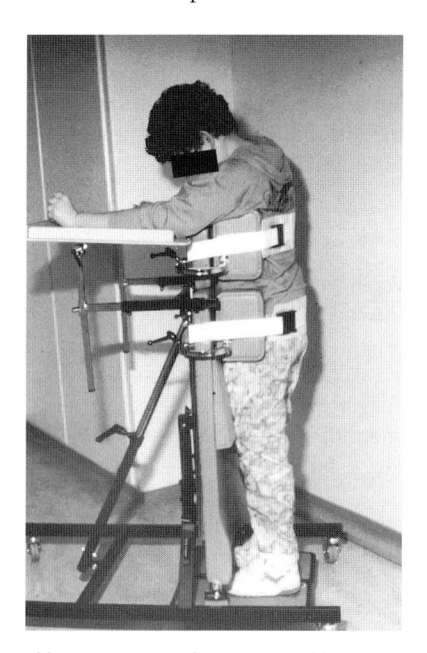

Abb. 4.94. Gute Haltung im *Stehbrett* mit extendierten Hüftgelenken dank dem Keil unter den Oberschenkeln vor dem Aufrichten

7. Diamond MF, Ottenbacher KJ (1990) Effect of a tone-inhibiting dynamic ankle-foot orthosis on stride characteristics of an adult with hemiparesis. Phys Ther 70: 423–30
8. Guidera KJ, Smith S, Raney E, Frost J, Pugh L, Griner D Ogden JA (1993) Use of reciprocating gait orthosis in myelodysplasia. J Pediatr Orthop 13: 341–8
9. Hullin MG, Robb JE, Loudon IR (1992) Ankle-foot orthosis function in low-level myelomeningocele. J Pediatr Orthop 12: 518–21
10. Lehmann JF, Ko MJ, de Lateur BJ (1980) Double-stopped ankle-foot orthosis in flaccid peroneal and tibal paralysis: evaluation of function. Arch Phys Med Rehabil 61: 536–41
11. Middleton EA, Hurley GR, McIlwain JS (1988) The role of rigid and hinged polypropylene ankle-foot-orthoses in the management of cerebral palsy: a case study. Prosthet Orthot Int 12: 129–35
12. Myhr U, Wendt L von (1993) Influence of different sitting positions and abduction orthosis on leg muscle activity in children with cerebral palsy. Dev Med Child Neurol 35: 870–80
13. Ohsawa S, Ikeda S, Tanaka S et al. (1992) A new model of plastic ankle foot orthosis (FAFO (II)) against spastic foot and genu recurvatum. Prosthet Orthot Int 16: 104–8
14. Yamamoto S, Miyazaki S, Kubota T (1993) Quantification of the effect of the mechanical property of ankle-foot orthosis on hemiplegic gait. Gait and Posture 1: 27–34

4.7.3
Zerebrale Läsionen

R. BRUNNER

4.7.3.1
Zerebralparesen

Definition

Die Zerebralparese ist eine bleibende Bewegungsstörung aufgrund eines nicht fortschreitenden Defektes oder einer Schädigung des Gehirns in frühen Entwicklungsphasen (Definition des 4th international congress of the study group on child neurology and cerebral palsy, Oxford 1964) [1]. Sie ist damit ein Symptomenkomplex und keine Krankheitsdiagnose.
Synonyme: Infantile Zerebralparese, zerebrale Bewegungsstörung (CP, ICP)

Historisches

Little beschrieb 1862 die Zerebralparese als angeborene spastische Gliederstarre mit erhöhten Sehnenreflexen und vermehrter Muskelaktivität symmetrischer Muskelgruppen, v. a. der Adduktoren, der Schenkelbeuger und Wadenmuskeln. Freud klassifizierte diesen Syndromenkomplex 1892 aufgrund der Hirnschädigung. Auch heute noch umfaßt der Begriff Zerebralparese eine heterogene Gruppe von Krankheiten.

Ätiologie und Pathogenese

Der Begriff „Zerebralparese" steht für eine typische Kombination von Symptomen und nicht für eine definierte Krankheit. Häufig bleibt die Ätiologie ungeklärt, und Zerebralparesen werden deshalb oft als idiopathisch bezeichnet. Ursächlich lassen sich prä-, peri- und postnatale Ursachen unterscheiden. Pränatal führen Hirnmißbildungen (allein oder als Teil eines pädiatrischen Syndroms) sowie Infektionen (Masern, Zytomegalie, Rubeolen etc.) und Stoffwechselstörungen zu einer Hirnschädigung. Ein besonderes Risiko ist auch eine Früh- oder eine Mangelgeburt. Ein Geburtsgewicht von 1 500 g bedeutet ein 27fach höheres Risiko für eine Zerebralparese im Vergleich zu am Termin geborenen Normalgewichtigen [3]. Perinatal führen Hypoxämien und Infekte, postpartal v. a. Infektionen, Schädel-Hirn-Verletzungen und Tumoren, seltener auch Hypoxämien, zu bleibenden Hirnschäden. Die Schädigung wirkt per definition auf ein noch unreifes Nervensystem, womit auch seine Entwicklung beeinflußt wird. Aus diesem Grunde ist zu Beginn häufig nicht die volle Symptomatik zu erkennen. Die Kinder sind zunächst oft hypoton, und erst mit der weiteren Entwicklung des Nervensystems zeigt sich die Spastizität und ändert sich der Grundtonus der Muskulatur. Diagnostische Klassifizierungen nach befallenen Regionen und Tonusabnormalitäten müssen häufig später korrigiert werden. Heute überwiegen spastische Formen der Zerebralparesen, die mit ataktischen, athetotischen oder dystonen Komponenten kombiniert sein können. Früher häufige Formen, wie beispielsweise die Athetose nach Kernikterus, wurden durch prophylaktische und therapeutische Maßnahmen der modernen Medizin weitgehend vermeidbar; sie sind heute deshalb praktisch vollständig verschwunden.

Vorkommen

Die verbesserte Versorgung von Früh- und Mangelgeborenen hat die Anzahl der Zerebralparesen nicht merklich gesenkt. Kinder mit vergleichbarem Risiko weisen zwar seltener Schäden am Hirn auf, aber das zum Überleben notwendige Mindestgewicht wird immer kleiner, womit die Gefahr für eine Hirnschädigung wieder steigt. Die Inzidenz der Zerebralparesen liegt in westlichen Industrieländern um 200/100 000 [5]. Diese Zahl ist jedoch nur bedingt aussagekräftig, da die Frühdiagnose der Zerebralparese schwierig ist und Kinder zu späterem Zeitpunkt keine neurologischen Zeichen mehr aufweisen müssen [1].

Klinik und Diagnostik

Am häufigsten wird die Diagnose aufgrund fehlender oder asymmetrischer Bewegungen des neugeborenen Säuglings gestellt. Eine verzögerte Entwicklung, mit Persistenz primitiver Reflexe und ein verspätetes Einsetzen oder völliges Fehlen der motorischen Funktionen gehören mit zum Symptomenbild. Oft bilden sich erst später die weiteren typischen Zeichen wie hoher Grundtonus und Spastizität aus. Manche Kinder können aber auch zeitlebens in der Muskulatur des ganzen Körpers oder in einzelnen Regionen, oft am Rumpf, einen persistierend tiefen Tonus aufweisen. Obwohl sich die Behandlung nach der klinischen Symptomatik und Einteilung richtet, ist eine ursächliche Abklärung sinnvoll. Gelegentlich verbergen sich hinter dem Bild der Zerebralparese erbbedingte Erkrankungen, die eine entsprechende Elternberatung notwendig machen. Meist ist für diese Abklärungen ein *MRT* oder *Computertomogramm* des Schädels notwendig. Auch *Stoffwechselabklärungen* können sinnvoll sein. Wie die Definition besagt, liegt einer Zerebralparese ein nicht progredienter Hirnschaden zugrunde. Trotzdem ändert sich während der Entwicklung und des Wachstums das Erscheinungsbild. Zunächst kann die Reifung des Nervensystems eine Änderung des neurologischen Erscheinungsbildes bewirken. Während des weiteren Wachstums entstehen sekundäre Deformitäten am Bewegungsapparat, die funktionell relevant sein können. So kann ein zunächst gehfähiger Patient z. B. seine Gehfähigkeit verlieren und das Bild einer zunehmenden Schwäche bieten, ohne daß das neurologische Grundleiden progredient ist. Trotzdem muß bei einer Veränderung des Erscheinungsbildes, v. a. bei unbekannter Ätiologie, eine ergänzende neurologische Abklärung erwogen werden.

> ! Zerebralparese ist ein Sammeltopf von ätiologisch sehr unterschiedlichen Krankheitsbildern, die sich in einer ähnlichen Symptomatik manifestieren.

Vorherrschend sind *motorische Störungen*, die sich in Form von Spastizität und muskulärer Hypertonie äußern und meist distal betont sind. Oft besteht gleichzeitig eine Muskelschwäche der Antagonisten oder von proximalen Muskelgruppen. Durch diese motorischen Dysfunktionen verzögert sich die psychomotorische Entwicklung der Patienten. Es fällt ihnen schwer, die notwendige Körperkontrolle aufzubauen und Gleichgewichtsreaktionen zu erlernen. Dadurch verspätet sich der Gehbeginn, und bei schwerer Behinderung verzögert sich die Kopf- und Rumpfkontrolle oder bleibt gänzlich aus.

Gleichzeitig mit motorischen Störungen bestehen häufig auch Veränderungen der *Sensibilität*. Diese können in Form von Hyp-, Par- oder Hyperästhesien bestehen. Bei Patienten mit Hemiparese läßt sich die betroffene mit der gesunden Seite besonders gut vergleichen, weshalb Sensibilitätsstörungen bei dieser Verteilung der neurologischen Symptome gut bekannt sind. Diese Probleme bestehen aber auch bei Patienten mit topisch anders verteilten Zerebralparesen. So weisen Patienten mit Diplegie bei genauer Untersuchung nicht selten auch sensorische Probleme auf, und Patienten mit Tetraparese verweigern manchmal das Tragen von Schuhen oder auch nur Socken, oder sie stellen die Füße nicht auf den Boden, was ebenfalls ein sensorisches Problem vermuten läßt. Das mangelnde Sprechvermögen und die fehlende Kooperation bei Schwerstbehinderten machen oft eine genaue Untersuchung der Sensorik unmöglich. Bei schwerbehinderten Patienten sind häufig *zusätzliche Störungen des Nervensystems* vorhanden, wie z. B. kognitive Schädigungen, Koordinationsstörungen, Intelligenzschwäche, manchmal auch Störungen von Seh- und Hörfunktion, Atmung, Kreislauf und Temperaturkontrolle.

Klassifikation

Tetraparesen (engl. „whole body involvement cerebral palsy"): Typischerweise weisen diese Patienten eine deutliche Spastizität an allen Extremitäten mit gleichzeitiger Hypotonie an Rumpf und Halsmuskulatur auf. Mitbetroffen sind auch die mimische

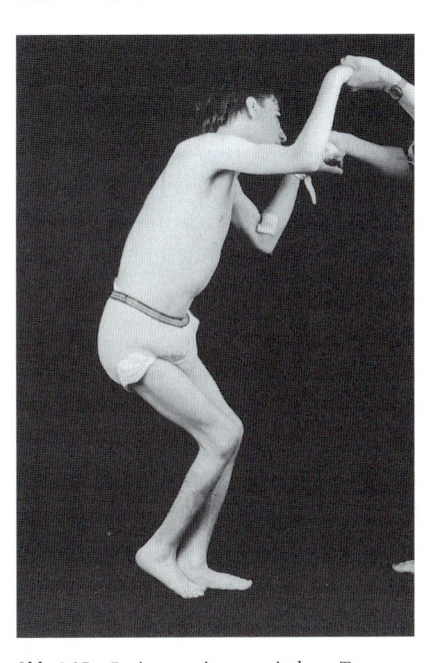

Abb. 4.95. Patient mit *spastischer Tetraparese*, der *gehalten gehfähig* ist

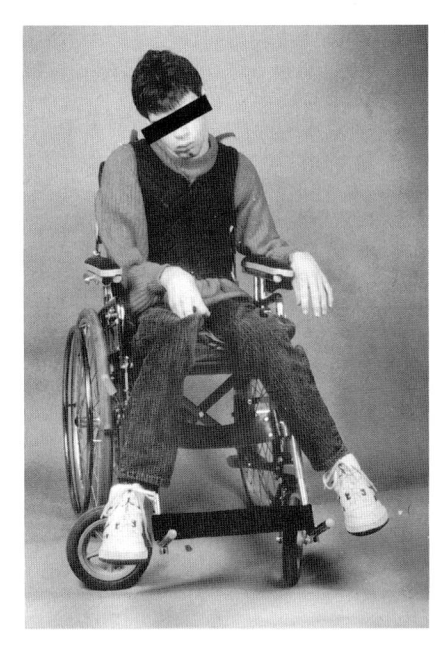

Abb. 4.96. Patient mit *spastischer Tetraparese*, der mit *Sitzschale* sitzfähig ist

ist um so stärker reduziert, je schwerer der Patient behindert ist. Dabei ist die eigentliche Schädigung des Hirns nur ein Faktor. Durch die motorische und sensorische Störung sind die Kinder auch in ihrer mentalen Entwicklung behindert. Oft bleiben v. a. Schwerstbehinderte auch im *Wachstum* zurück. Mangelnde Kooperation und die Beeinträchtigung der Kau- und Schluckfunktion können zu einer Mangelernährung führen. Zudem erhöht die spastische Muskelaktivität den Kalorienbedarf. Neben den ernährungsbedingten Faktoren wurde auch ein verminderter Spiegel an Wachstumshormon als Ursache für den häufig zu beobachtenden Minderwuchs beschrieben [2]. Auch weitergreifende Störungen der Grundfunktionen wie Temperaturregulation oder Atmung kommen bei schwerstbehinderten Kindern vor.

und die Schluckmuskulatur. Dies führt zu einer wenig artikulierten Sprache und Speichelfluß. Der *Schweregrad* der neurologischen Affektion kann sehr stark variieren. Es gibt Patienten, die selbständig werden und sogar einen Beruf ausüben können, während andere völlig hilflos und auf fremde Hilfe und Pflege angewiesen und nicht kommunikationsfähig sind (Abb. 4.95–4.97). Leider sind die Leichtbehinderten unserer Erfahrung nach jedoch die Ausnahme. Da das Hirn bei diesen Patienten global geschädigt ist, sind häufig *Funktionsstörungen* in verschiedenen Gebieten vorhanden. Die Intelligenz

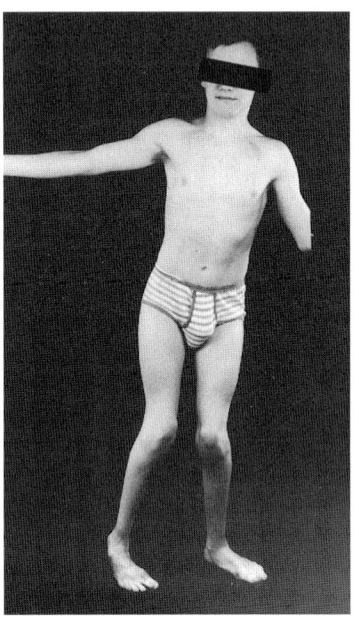

Abb. 4.98. Patient mit *spastischer Diplegie*. Typische *Kauerstellung* der Beine mit leichter Innenrotation, gute Rumpfkontrolle

Diplegien: Bei diplegischen Patienten sind v. a. die unteren Extremitäten betroffen (Abb. 4.98). Die Rumpf- und Halsmuskulatur ist normoton, und die Patienten entwickeln eine gute Rumpfkontrolle. Häufig sind jedoch die beiden oberen Extremitäten geringgradig mitbetroffen. Der Gehbeginn verspätet sich oft, in der Regel werden die Patienten aber gehfähig.

Hemiparesen: Bei Patienten mit Hemiparese ist v. a. der Arm und das Bein auf der gleichen Seite betrof-

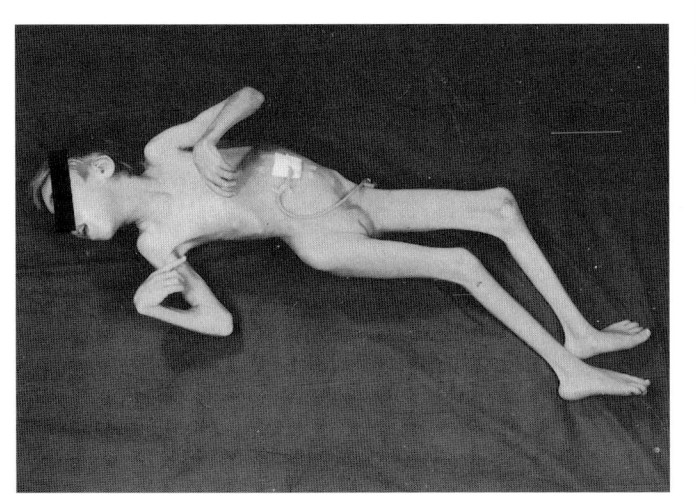

Abb. 4.97. Schwerstbehinderte Patientin mit *spastischer Tetraparese*, die über keinerlei Fähigkeiten verfügt und über eine *Gastrostomie* ernährt werden muß

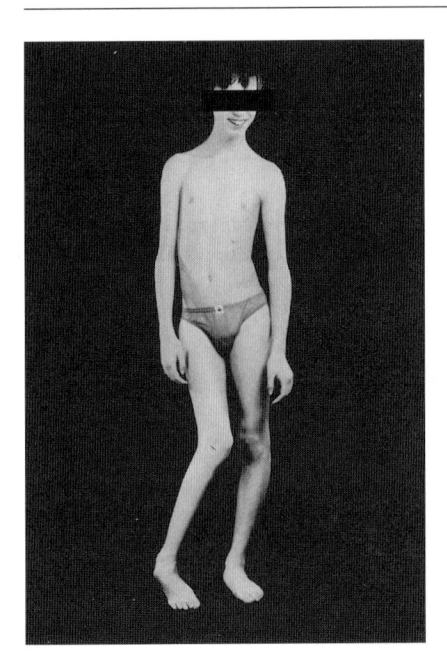

Abb. 4.99. Patient mit *spastischer Hemiparese* rechts. Auf der betroffenen Seite ist das Bein innenrotiert und in Knie und Hüfte flektiert. Der Patient steht spitzfüßig

fen (Abb. 4.99). Wie bei den Diplegien ist die Rumpfmuskulatur beinahe normal inerviert, und auch diese Patienten entwickeln eine gute Rumpfkontrolle. Die gegenseitigen Extremitäten weisen bei genauer Untersuchung ebenfalls meist leichte Funktionsstörungen auf. Mit der normalen Seite können die Patienten die Einschränkungen der Gegenseite kompensieren, so daß die psychomotorische Entwicklung nicht oder nur geringgradig verzögert ist.

Andere Formen: Manche Autoren unterscheiden weiter Triparesen (meist beide Beine und eine obere Extremität befallen) oder Monoparesen. Die meisten Patienten lassen sich jedoch in die 3 ersten Kategorien einteilen.
Neben der topischen Einteilung ist eine weitere *Unterteilung*, entsprechend der *vorherrschenden neurologischen Symptome*, sinnvoll: Man unterscheidet nach dem Muskeltonus und der Muskelaktivität spastische, hypotone, ataktische und athetotische Bilder.
Therapeutisch müssen Spastizität und muskuläre Hypertonie angegangen werden. Die verschiedenen „Therapien" (Physiotherapie, Ergotherapie, Logopädie etc.) fördern die psychomotorische Entwicklung und helfen, sekundären Deformitäten vorzubeugen. In gleicher Richtung wirken auch die Hilfsmittel, die das Skelett unter Belastung in anatomischer Position stabilisieren. Die weiteren konservativen und operativen Maßnahmen dienen dazu, vorhandene funktionell störende Deformitäten zu korrigieren, Muskelkräfte zu balancieren und Stabilität zu vermitteln.

Prognose

Aus neurologischer Sicht besteht eine nicht-progrediente Schädigung des Hirnes. Eine Verschlechterung des neurologischen Krankheitsbildes ist damit ausgeschlossen. Eine Ausheilung des Zerebralschadens ist aber auch nicht möglich. Die Grundprognose des Krankheitsbildes ist damit vom Ausmaß des primären neurologischen Schadens abhängig, der auch die Lebenserwartung einschränkt. Bei leicht behinderten Patienten wurde eine Zwanzigjahresüberlebensrate von 99 % und bei schwerbehinderten eine von 50 % gefunden [4]. Unabhängig von der Lebenserwartung wird oft nach der orthopädischen Prognose gefragt, besonders im Hinblick auf die Gehfähigkeit. Hier ist die klinisch-topische Einteilung hilfreich. Patienten mit guter Rumpfkontrolle, d. h., Patienten mit Hemiparese oder Diplegie, lernen in der Regel zu gehen. Je nach dem Schweregrad der Störung ist das Einsetzen des Gehens aber mehr oder weniger verzögert. Bei Patienten mit Tetraparese ist ein freies Gehen oft schwierig. Lediglich Patienten mit geringer Ausprägung der Symptome werden diese Fähigkeit erlernen. Häufig ist durch die mangelnde Rumpf- und Kopfkontrolle auch das Gleichgewicht so gestört, daß die Patienten eine Stütze (Stöcke oder einen Gehwagen) benötigen. Immerhin können auf diese Weise viele Patienten wenigstens Transferfunktion erreichen. Nur die schwerstbehinderten Patienten werden kaum je geh- oder stehfähig. Allerdings muß auch hier jede Prognose sehr vorsichtig gestellt werden. Es wird gerne angeführt, daß das Gehen nach dem 7. Lebensjahr nicht mehr erlernt wird. Die klinischen Erfahrungen haben uns jedoch gelehrt, daß es durchaus möglich ist, auch später eine gewisse Gehfähigkeit zu erreichen. Diese Chance ist besonders groß, wenn orthopädische Deformitäten wie Hüftluxationen oder schwere Kontrakturen vorhanden sind und korrigiert werden können. Da eine motorische Prognose unsicher ist, hüten wir uns v. a. vor negativen Aussagen. Die Information: „Ihr Kind wird nicht mehr gehen lernen" wirkt demotivierend und stellt viele therapeutische Schritte in Frage. Stellen sich dann, entgegen der Prognose, doch funktionelle Fortschritte ein, wird das Vertrauen in die Medizin erschüttert.

4.7.3.2
Spätere Schädigungen des Hirns

Auch nach seiner Ausreifung kann das Hirn geschädigt werden. Häufigste Ursachen sind Unfälle mit Schädel-Hirn-Verletzungen, Infekte, Blutungen und Reanimationen. Im Gegensatz zu den Zerebralparesen bildet sich oft eine stärkere und störendere Spastizität aus. Dafür kann der Patient aber auf Erfahrungen zurückgreifen, die er vor der Schädigung seines Hirns machen konnte. Deshalb können gelegentlich trotz schweren Schadens erstaunliche Leistungen erbracht werden. Die Behandlung folgt nach den Prinzipien, die in Abschn. 4.7.4.1 beschrieben werden.

Adressen von Behindertenorganisationen s. Anhang.

Literatur

1. Bleck EE (1987) Orthopedic management in cerebral palsy. Mc Keys, Oxford
2. Coniglio SJ, Stevenson RD, Rogol AD (1996) Apparent growth hormone deficiency in children with cerebral palsy. Dev Med Child Neurol 38: 797–804
3. Ellenberg JH, Nelson KB (1979) Birthweight and gestational age in children with cerebral palsy or sezure disorders. Am J Dis Child 133: 1044–8
4. Hutton JL, Cook ET, Pharoah PO (1994) Life expectancy in children with cerebral palsy. Br Med J 309: 431–5
5. Panaeth N, Gielyka J (1984) The frequency of cerebral palsy: A review of population studies in industrialized nations since 1950. In: Stanley F, Albermann E (eds) The epidemiology of the cerebral palsies. Clinics in developmental medicine 87: London S.I.M.P. with Blackwell Scientific

4.7.4 Rückenmarkläsionen

R. Brunner

4.7.4.1 Myelomeningozelen

Definition

Die Myelomeningozele ist eine Spaltmißbildung, bei der die Wirbelbögen nicht geschlossen sind, die Dura entweder sackartig vorgewölbt ist oder ebenfalls offenliegt, und das Rückenmark sich nicht zum Neuralrohr verschlossen hat. Die neurologische Funktion ist auf Höhe der Myelomeningozele sowie distal davon gestört. Betroffen sind die Motorik (meist als schlaffe Lähmung), die Sensibilität sowie die Funktion von Blase und Darm.
Synonyme: Offener Rücken, Spina bifida
Englisch: spina bifida, myelomeningocele
gebräuchliche Abkürzung: MMC

Ätiologie und Pathogenese

Die Myelomeningozele ist die häufigste Affektion des Rückenmarks im Kindesalter. Die Ursache für die Spaltmißbildung ist unklar. Wahrscheinlich handelt es sich um ein multifaktorielles Leiden: Die Mißbildung kommt zusammen mit Anenzephalie familiär gehäuft vor. Soziale und Umweltfaktoren spielen eine Rolle. So wurde eine Häufung in tieferen sozialen Schichten beobachtet [39]. Auch die Ernährung ist von Bedeutung, wobei besonders der Folsäure eine prohibitive Wirkung zugeschrieben wird [48]. Entstehen kann eine Myelomeningozele einerseits durch den fehlenden Verschluß des Neuralrohrs und andererseits durch die Ruptur eines bereits geschlossenen Neuralrohres [33].

Historisches, Vorkommen

Morgagni beschrieb die Myelomeningozelen bereits 1769. Von Recklinghausen sah sie 1886 als Folge eines mangelnden Verschlußes des Neuralrohres [55]. Die *Inzidenz* der Myelomeningozelen ist abhängig von Region und Rasse. Während sie in Schweden in 72/100 000 auftritt [23], liegen die Zahlen für England um 300/100 000 [29, 32]. Für die Vereinigten Staaten wurde ein Vorkommen von bis zu 100/100 000 berechnet [49, 57]. Die weiße Bevölkerung ist 3,6mal so häufig betroffen wie die schwarze [21]. Beide Geschlechter sind gleich oft betroffen [13, 21].

Klinik und Diagnostik

Von der Myelomeningozele müssen Spaltmißbildungen ohne Befall des Rückenmarks (Meningozelen, reine knöcherne Defekte) abgegrenzt werden. Bei diesen Patienten sind keine neurologischen Veränderungen zu erwarten [54]. Bei der Myelomeningozele sind Spinalkanal, Hirnhäute und Neuralrohr offen. Die Zele kann dabei vollständig offen liegen oder von einer dünnen Membran überdeckt sein, die sich mit der Zeit überhäutet (Abb. 4.100). Immer ist die *Wirbelsäule* mißgebildet. Die Deformität kann nur den Spinalkanal betreffen, Segmentationsstörungen mit Spangenbildungen und Halbwirbeln sind aber möglich. Neben neurogenen Skoliosen aufgrund persistierender Paresen können damit auch kongenitale Skoliosen oder Kombinationen vorliegen. Die normalerweise dorsal liegenden Muskeln können bei breit offen liegendem Spinalkanal auf die ventrale Seite der Belastungsachse der Wirbelkörper zu liegen kommen. Damit fehlt eine funktionelle dorsale Zuggurtung mit dem Resultat extremer Hyperkyphosen. Patienten mit Myelomeningozele weisen, auch nach Verschluß der Zele, *neurologische*

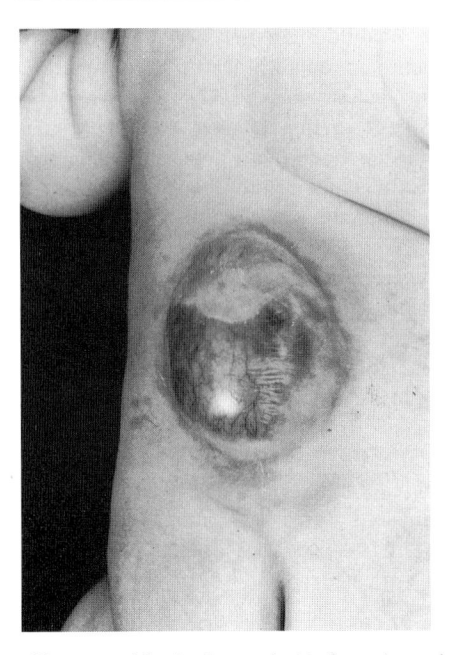

Abb. 4.100. Sich überhäutende *Myelomeningozele*

Symptome auf Höhe der Zele und distal davon auf: Es besteht eine mehrheitlich schlaffe, gelegentlich auch spastische Parese der Muskulatur des Bewegungsapparates, kombiniert mit Hypästhesie oder Anästhesie. Die Sehnenreflexe sind meist vermindert bis erloschen. Es besteht eine Urin- und Darminkontinenz. Die neurologischen Symptome sind meist stationär oder bessern sich in den ersten Lebensmonaten nur geringfügig. Eine narbige Adhäsion des Rückenmarks oder einzelner Wurzeln im Sinne eines „tethered cord" (s. Abschn. 4.7.4) ist ausgesprochen häufig, doch oft asymptomatisch [36]. Bei einer neurologischen Verschlechterung ist eine Abklärung im Hinblick auf ein Tethered cord oder zusätzliche medulläre Mißbildungen (wie Syrinx, Diastematomyelie etc.) indiziert. Nach operativer Korrektur der Pathologie der Rückenmarksadhäsionen kann sich die Verschlechterung der Neurologie wieder zurückbilden oder bleibt stationär [4, 17]. Auch auf vorhandene Wirbelsäulenmißbildungen wird ein positiver Effekt nach Detethering beschrieben [9, 44]. *Konkommittierende Fehlbildungen* sind die *Arnold-Chiari-Mißbildung* (Kaudalverlagerung der Medulla oblongata mit ausgezogenen Kleinhirnfortsätzen) und die *Walker-Zysten* (Erweiterungen des 4. Ventrikels) als häufigste zusätzliche Fehlbildung des ZNS. Die Häufigkeit von *Epilepsien* liegt bei Patienten ohne Hydrozephalus bei ca. 2%, mit Hydrozephalus bei ca. 22% [10]. In einer Untersuchung wurde unabhängig vom Vorhandensein und der Behandlung des Hydrozephalus bei 46% der Patienten eine Dysfunktion der oberen Extremitäten gefunden. Nur 3% wiesen eine normale neuromotorische Entwicklung auf [27]. In einer Studie bei 527 Kindern waren 32% ohne Hilfe gehfähig; 60% wiesen eine Harninkontinenz auf, und 4% waren vollständig inkontinent. 70% der Kinder waren schwer behindert [24]. Die Intelligenz ist oft vermindert. Bei 76% wurde in der gleichen Untersuchung ein normaler Intelligenzquotient festgestellt [24]. Andere Autoren fanden bei Patienten ohne Hydrozephalus einen signifikant verringerten Intelligenzquotienten, und auch die Funktion der oberen Extremitäten war im Vergleich zu Patienten ohne Myelomeningozele schlechter [34].

Therapie

Unbehandelt sterben 86% der Patienten mit Myelomeningozele im 1. Lebensjahr [22]. Deshalb werden die Zelen unmittelbar nach der Geburt oder spätestens innerhalb der ersten Lebenstage verschlossen. Besteht zusätzlich ein Hydrozephalus, muß frühzeitig eine Drainage eingelegt werden, um eine Druckschädigung des Hirns zu vermeiden. Beim Patienten mit Myelomeningozele überwiegt gewöhnlich die schlaffe Parese (50%). Die übrigen Patienten weisen eine gemischte Verteilung aus Spastizität und schlaffer Parese an oberen und unteren Extremitäten oder reine Spastizität auf. Aufgrund der gestörten neuromuskulären Funktion ändern sich die Kräfte, die auf den wachsenden Bewegungsapparat einwirken, und es entwickeln sich sekundäre Deformitäten am Bewegungsapparat. Die Paresen in Kombination mit dem Verlust der sensorischen Funktionen im Bereich der betroffenen Segmente führen zu einem Verlust der dynamischen Stabilisation der einzelnen Gelenke, wie z. B. am Hüftgelenk, die damit ausleiern und luxieren können. Ganze Körpersegmente, wie beispielsweise der Rumpf, können dynamisch instabil sein, was (neben Mißbildungen) zu Skoliosen führen kann. Alle Patienten mit Lähmungen neigen zu unterschiedlich ausgeprägten Skelettdeformitäten, die ihre Funktionen zusätzlich einschränken. Hilfsmittel müssen eingesetzt und Operationen durchgeführt werden, um bestmögliche Voraussetzungen für die Rehabilitation der Patienten zu schaffen. Die Behandlung der einzelnen orthopädischen Probleme ist in den jeweiligen Kapiteln nach Regionen geordnet abgehandelt.

Die *Rehabilitation* zielt auf eine altersentsprechende Entwicklung der motorischen, psychischen und sozialen Fähigkeiten ab. Den Patienten sollen die gleichen Aktivitäten ermöglicht werden wie gleichaltrigen gesunden Kindern. Aus diesem Grunde sind schon früh (mit 1 1/2 Jahren) Hilfsmittel angezeigt, um ein Stehen zu induzieren. Deformitäten können zu jedem Zeitpunkt entstehen und eine Korrektur erfordern, besonders wenn sie funktionell stören. Oft aber besteht Angst vor großen Operationen an Hüftgelenken oder Wirbelsäule. Trotzdem erscheint es im Hinblick auf das Therapieziel einer normalen psychomotorischen Entwicklung wenig sinnvoll, aus dieser Angst heraus den Kindern Aktivitäten zu verbieten, um dadurch die Entwicklung von Deformitäten zu verhindern (um beispielsweise eine Hüftluxation zu vermeiden), und damit gleichzeitig die Entwicklung zu bremsen. Während die Kinder ihre eigene Entwicklung durchlaufen müssen und therapeutisch dieser Weg nur unterstützt, nicht aber ersetzt werden kann, können heute die Skelettdeformitäten, wenn auch teilweise mit großem Aufwand, korrigiert werden. Die wegen der Myelomeningozele ohnehin bestehende Einschränkung der motorischen Fähigkeiten führt immer auch zu einem mehr oder weniger ausgeprägten fokalen Ausfall anderer Leistungen (z. B. im perzeptiven oder kognitiven Bereich), was eine entsprechende aufbauende Behandlung physiotherapeutischer und ergotherapeutischer sowie pädagogischer Art notwendig macht. Dieses aufwendige Angebot an therapeutischen Leistungen macht deshalb häufig eine Schulung in speziellen Institutionen notwendig. Vor allem während des Wachstums sind regelmäßige ärztliche Kontrollen notwendig, die eine Überprüfung der orthopädischen Situation, der Harnwege und der Neurologie einschließen müssen. Dabei müssen die Patienten langsam zu Eigenverantwortung geführt werden. Sie lernen, ihre Orthesen selbst zu beurteilen oder sich selbst zu katheterisieren. Nur so werden sie mit größtmöglicher Selbständigkeit im späteren Alltag bestehen. Diese intensive Rehabilitation beeinträchtigt oft die Lebensqualität der einzelnen Patienten und bedeutet auch einen großen Aufwand für die Familie und das Gesundheitswesen. Heute stehen Tests zur Verfügung, mit denen schon früh intrauterin durch die Untersuchung der Amnionflüssigkeit die Diagnose einer Myelomeningozele gestellt werden kann [42, 56].

Aus orthopädischer Sicht interessiert bei Kindern mit Myelomeningozele am meisten ihre *Gehfähigkeit*. Der wichtigste Faktor ist dabei die Höhe der neurologischen Läsion. Während Patienten mit thorakalen oder hoch-lumbalen Myelomeningozelen kaum gehfähig sind, kann ca. die Hälfte der Patienten mit Höhe L 3, und 2/3 der Patienten mit Höhe L 4, sowie 4/5 der Patienten auf tieferen Niveaus gehen [45]. In verschiedenen Studien wurde versucht, Parameter für eine gute Prognose der späteren Gehfähigkeit herauszuarbeiten. Dabei ist die Höhe der neurologischen Läsion nur ein Parameter [2, 8, 18, 53], während andere Parameter auf mehr funktioneller Ebene eine bessere Prognose zulassen (wie z. B. das freie Gehen außer Haus im Vergleich zum Gebrauch eines Rollstuhls im Alter von 7 Jahren [16], oder die Ausbildung einer guten Sitzbalance [52, 53]). Bekannt ist, daß Kinder mit Myelomeningozele verspätet gehen lernen [52]. Ein wichtiger Grund hierfür liegt in der Tatsache, daß Patienten mit Lähmungen den Boden, auf dem sie stehen sollen, gar nicht wahrnehmen, und ebenso wenig einen Teil der Beine, die sie aufrecht halten sollen. Sie können ihre unteren Extremitäten nur indirekt kontrollieren, was viel höhere Anforderungen an die Gleichgewichtsfunktion stellt. Die Entwicklung der Gleichgewichtsreaktionen ist verlangsamt. Im Vergleich zu Patienten, die an traumatisch bedingten Querschnittssyndromen leiden, bleiben die Gleichgewichtsreaktionen oft schlechter. Dies zeigt sich darin, daß Patienten mit Querschnittssyndromen auch mit höheren, d. h. thorakalen Läsionsniveaus oft noch wenigstens für kurze Strecken gehfähig sein können, während dies für Patienten mit Myelomeningozele auf gleicher Höhe kaum mehr möglich ist.

Bei jedem Patienten wird, wenn irgend möglich, eine Gehfähigkeit angestrebt. Um stehen und gehen zu können, sind meist *Hilfsmittel* unterschiedlicher Art und/oder Operationen notwendig, womit fehlende Muskelkraft ersetzt, Deformitäten des Bewegungsapparates verhindert oder korrigiert und Stabilität vermittelt werden. Es ist deshalb sinnvoll, schon kleine Kinder, d. h. im Alter von 1–2 Jahren, mit Orthesen zu versorgen, um ein Stehen und Gehen zu induzieren. Dies ist selbst dann wesentlich, wenn später nur Transferfähigkeit angestrebt wird, da Gleichgewicht, Körperkontrolle und Muskelkraft auch für diese Funktion aufgebaut werden müssen. Gehfähige Patienten weisen weniger Frakturen und weniger Druckstellen auf als reine Rollstuhlfahrer. Allerdings wird beim Fortbewegen im Gehen mehr Energie verbraucht als beim Fortbewegen im Rollstuhl [1, 14]. Dabei ist das Fortbewegen im Durchschwung energetisch nur wenig ungünstiger als das reziproke Gehen [35]. Immerhin führt der vermehrte Energieaufwand offensichtlich zu einer stärkeren Ermüdung der Patienten [17]. Auch können die Schultergelenke über Jahre der Belastung nicht standhalten und entwickeln schmerzhafte Omarthrosen. Es muß deshalb ein sinnvolles Gleichgewicht aus Gehfähigkeit und dem Fortbewegen im Rollstuhl gewählt werden. Es ist bekannt, daß Patienten ihre Gehfähigkeit langfristig einbüßen [8]. Daran sind einerseits Skelettdeformitäten schuld, andererseits jedoch sicherlich auch das Ausmaß der Hilfsmittel und der Zweck des Gehens selbst. Unserer Erfahrung nach hat sich gezeigt, daß Patienten, die das Gehen als Sport oder zu Therapiezwecken betreiben, ihre Gehfähigkeit weitgehend verlieren, wenn sie berufstätig werden. Andererseits bleiben Patienten mit Myelomeningozele, die ihre Gehfähigkeit im Alltag tagtäglich nutzbringend einsetzen, meistens auf den Beinen. In der Rehabilitation muß deshalb ein Tagesablauf angestrebt werden, der vom Patienten ein nutzbringendes Gehen verlangt. Die Anpassung v. a. hochreichender Orthesen an die Bedürfnisse des Alltags ist aber sehr schwierig, ja gelegentlich unmöglich (Abb. 4.101). Mit Orthesen, die das Knie nicht übergreifen, sind deshalb wesentlich bessere Voraussetzungen gegeben als mit hoch reichenden Apparaten, und die langfristige Prognose hinsichtlich der Gehfähigkeit ist besser.

Bei hochgelegenen Läsionen wird bei kleinen Kindern zunächst mit steifen *MMC-Orthesen* (Gehapparate, die das Becken mit lumbaler Wirbelsäule – bis hinunter zu beiden Füßen – fassen) im Stehen mit Gleichgewichtsübungen begonnen. Später wird ein Gehen zunächst über Hilfsmittel wie den Swivel-Walker und später mit MMC-Orthesen mit steifem Rahmen (z. B. Parawalker) in Kombination mit Rollator und später Stöcken eingeleitet (s. auch Abschn. 4.7.2). Langfristig läßt sich das Gehen mit hochgezogenen Orthesen aber nur schwer erhalten. Für die Herstellung hoher Orthesen mit Einschluß des Beckens (MMC-Orthesen) stellt die Miktionskontrolle bei Patienten mit hohen Myelomeningozelen ein großes Problem dar. Die zum Gehen notwendige Steifigkeit läßt sich technisch nicht mit genügender Abduktion der Hüftgelenke oder Handlichkeit der Apparate sicherstellen. Müssen die Patienten sich häufiger pro Tag katheterisieren oder ihre Blase entleeren, so muß dazu meistens die MMC-Orthese ausgezogen werden. Während die Patienten ohne MMC-Orthese ihre Blase selbst entleeren können, sind sie mit Orthese auf eine Hilfsperson zum Aus- und Anziehen angewiesen. Auch zeitlich wird die Blasenentleerung zu aufwendig. Deshalb werden diese hohen MMC-Orthesen schließlich weggelassen, und die Patienten bleiben im Rollstuhl. Im Einzelfall muß versucht werden, die Hilfsmittel optimal anzupassen. Dabei ist es sinnvoll, als Kompromiß ein „weniger schönes" Gangbild zu akzeptieren und den Patienten dafür nur mit Unterschenkelorthesen zu versorgen. Diese sollten schon im frühen Kindesalter angepaßt werden, denn die Muskulatur und die Körperkontrolle müssen entsprechend trainiert werden. Patienten mit Parese der Plantarflexoren und Knieextensoren können noch mit reinen Unterschenkelorthesen gehen. Steife Unterschenkelorthesen ersetzen den Verlust der Plantarflexoren und strecken indirekt das Kniegelenk. Damit stellen sie die Gehfunktion dauerhaft sicher [5, 26]. Alternativ kann eine Rückfußarthrodese nach Wachstumsabschluß dieselbe Stabilität gewähren. Auch bei mangelhafter Hüftstabilität kann eine Versorgung mit Unterschenkelorthesen versucht werden. Ist jedoch die Hüftstabilität nicht vorhanden, müssen hochgezogene MMC-Orthesen verwendet werden. Bei diesen ist ein reziproker Gangmechanismus eingebaut, so daß bei Entlastung eines Beines dieses Bein von der Orthese selbst bereits nach vorne geschwungen wird. Auf diese Weise macht die Orthese fast von selbst einen Schritt. Der Patient muß lernen, durch Verlagerung des Körpergewichtes auf das eine Bein das Gegenbein zu entlasten und so ein Vorschwingen zu ermöglichen. Selbstverständlich funktionieren solche Orthesen nur, wenn der Rahmen absolut steif ist und bei Verlagerung des Gewichtes nicht federt, was diese Apparate für erwachsene Patienten schwer macht.

Ein weiterer Punkt, der die Gehfähigkeit wesentlich beeinträchtigen kann, ist *die Entwicklung von Deformitäten*. Dies betrifft v. a. Hüftluxationen, wobei neben der Instabilität, v. a. bei einseitigen Luxationen, auch die Beinlängendifferenz stört. Ebenso behindern Deformitäten der Füße, die zu Druckstellen führen, und Deformitäten der Wirbelsäule, die die Patienten mit mangelndem Gleichgewicht schlecht kompensieren können [12, 19, 52]. Vorhandene Deformitäten müssen deshalb besonders bei Patienten, die eine gewisse Gehfähigkeit aufweisen, behandelt und korrigiert werden. Die Behandlungsmöglichkeiten sind in den einzelnen Kapiteln nach Regionen geordnet aufgeführt. Patienten, die auf den Beinen sind, weisen weniger häufig *Frakturen* auf. Neben eigentlichen Frakturen sind, v. a. im Unterschenkelbereich, auch Epiphysenlösungen nicht selten, die zu ausgedehnten Periostreaktionen

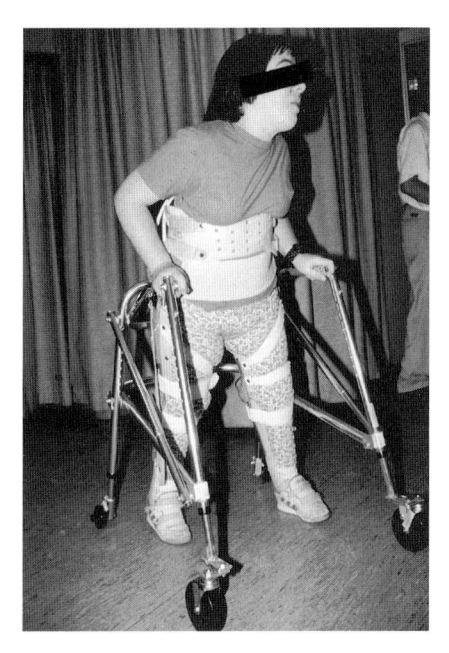

Abb. 4.101. Patientin mit *Myelomeningozele*, die mit einer *Orthese*, die den distalen Rumpf und beide Beine faßt, am Rollator gehfähig ist

führen können. Diese Verletzungen des Skeletts heilen jedoch schnell und benötigen nur eine kurze Ruhigstellung, die auch schon bald wieder von einer Orthese übernommen werden kann. Lange Ruhigstellungen müssen vermieden werden, weil sie zu einem Verlust der Gehfähigkeit führen können [16].

Die Myelomeningozele wird früh operativ verschlossen, häufig besteht eine Urin- und Stuhlinkontinenz, und die Neigung zu Deformitäten am Bewegungsapparat führt zu häufigen Operationen. Aus diesem Grunde kommen die Patienten oft in Kontakt mit Gummi, v. a. Latex. *Latexallergien* sind deshalb ein häufiges Problem [11, 37, 38]. Die Häufigkeit für Latexantikörper wird zwischen 18% und 50% angegeben. Diese Latexallergien sind für den Patienten u. U. lebensgefährlich, da auch anaphylaktische und schwere allergische Reaktionen auftreten können. Sicherlich ist in jedem Fall bei Verwendung von Gummiprodukten und Latex Vorsicht geboten.

4.7.4.2
Verletzungen des Rückenmarkes

Definition

Unfallbedingt oder als Komplikation chirurgischer Eingriffe kann das Rückenmark bleibend komplett oder inkomplett geschädigt werden.

Unfälle mit Verletzungen des Rückenmarkes sind glücklicherweise selten. Dabei kann das Rückenmark auch Schaden nehmen, ohne daß eine eigentliche Wirbelsäulenverletzung zu erkennen ist (SCIWORA-Syndrom: „spinal cord injury without radiographic anomaly"). Bei Frakturen wird die Reposition und allenfalls Stabilisation als primäre Maßnahme durchgeführt, was die besten Voraussetzungen für eine neurologische Erholung darstellt (s. Kap. 3.1.11). Bleibende neurologische Ausfälle können jedoch vorkommen.

Auch als *Komplikationen von operativen Maßnahmen* können Rückenmarksschädigungen vorkommen. Bei *Wirbelsäulenoperationen* kann das Rückenmark direkt verletzt werden. Häufiger aber liegt die Ursache in Adhäsionen des Rückenmarks im Spinalkanal, die über Zug das Rückenmark schädigen können, wenn bei der Korrektur von Deformitäten Distraktion angewendet wird. Präoperativ ist deshalb bei Mißbildungen eine Abklärung des Spinalkanals indiziert. Schließlich kann auch die A. Radamkievitz abgedrückt werden, die die ventralen Anteile des Rückenmarks versorgt. Die Folge ist eine motorisch betonte Paraplegie. Bei *Operationen an den großen Gefäßen und am Herz* kann der vorübergehende Verlust der peripheren Perfusion ebenfalls die Durchblutung des Rückenmarks unter die notwendige Grenze fallen lassen, was zu bleibenden kompletten oder inkompletten Läsionen führen kann. Symptomatisch unterscheiden sich diese Rückenmarksschädigungen von den neurologischen Zeichen bei Myelomeningozele dadurch, daß in der Regel ein klar erkennbares neurologisches Niveau besteht. Weiter neigen diese Paraplegien viel stärker zu Spastizität, v. a. wenn die Läsion des Rückenmarkes im späteren Kindesalter auftritt. Die orthopädischen Probleme und die Prinzipien der neuroorthopädischen und rehabilitativen Maßnahmen entsprechen denjenigen bei Myelomeningozele (s. Abschn. 4.7.4.1).

4.7.4.3
„Tethered cord"

Definition

Von einem „tethered cord" wird gesprochen, wenn der Conus medullaris nach der Neugeborenenperiode unterhalb L 2 steht. Eine Fixation des Rückenmarks verhindert die physiologische Verschiebung des sakralen Rückenmarkendes nach kranial während des Wachstums.

Pathogenese

Die Ursache für die Fixation des Rückenmarkes kann in einem verdickten und damit zu steifen Filum terminale liegen, aber auch Mißbildungen des Spinalkanals und Sakralagenesien, intraspinale Lipome oder Mißbildungen des Rückenmarks selbst (Syrinx, Diastematomyelie, Hydromyelie, Diplomyelie etc.) können zum Tethered cord führen [6, 25, 31, 40, 43, 46]. Auch posttraumatisch und postoperativ kann das Myelon narbig adhärent sein [36, 41]. Auch ein intraspinales Dermoid kann denselben Effekt haben. Diese Strukturen fixieren das Rückenmark, so daß es während des Wachstums unter Zug gerät. Dadurch verschlechtert sich die neurologische Funktion.

Klinik und Diagnostik

Beim primären (nicht postoperativen oder posttraumatischen) Tethered cord sind über der Wirbelsäule liegende Hautveränderungen (lipomatöse subkutane Tumoren, atypische Behaarungen und Naevi) sehr häufig [6, 51]. Klinische Symptome sind Harninkontinenz, Schmerzen im Rücken oder in den Beinen, Fuß- oder Wirbelsäulendeformitäten [6, 7, 25, 47]. Die Symptomatik kann auch erst im Erwachsenenalter auftreten, es wurde sogar eine Erstmanifestation im Alter von 70 Jahren beschrieben [3, 20]. Meistens liegen die Adhäsionen lumbosakral, aber auch zervikale Lokalisationen kommen vor [50]. Bei Patienten mit bereits bestehenden neurologischen Ausfällen ohne progressives neurologisches Leiden (wie Myelomeningozelen oder posttraumatische Paraplegien) muß bei einer Verschlechterung der neurologischen Situation an ein Tethered cord gedacht werden. Die Diagnose wird heute am einfachsten mittels *MRT* gestellt. Im Neugeborenenalter kommt auch die Ultraschalluntersuchung in Frage [6, 31, 46, 47].

Therapie

Eine operative Lösung der Adhäsionen des Rückenmarks kann zu einer (teilweisen) Erholung der neurologischen Syndrome führen [30, 46]. Rezidive sind jedoch nicht selten [7]. Funktionsausfälle werden nach den Prinzipien behandelt, die in Abschn. 4.7.4.1 beschrieben werden.

4.7.4.4
Andere Rückenmarkläsionen

Andere pathologische Veränderungen des Rückenmarks wie Höhlenbildungen *(Syringomyelie)*, *Tumoren* oder *Entzündungen* können zu neurologischen Ausfällen führen. Ursächlich muß primär das Grundleiden behandelt werden. Bleibende neurologische Ausfälle, die Funktionsstörungen hervorrufen, werden wie Myelomeningozelen neuroorthopädisch und rehabilitativ behandelt.

4.7.4.5
Poliomyelitis

> ### Definition
>
> Viruserkrankung, v. a. der Vorderhornzellen des Rückenmarks, die in 1–2 % der betroffenen Patienten neurologische Symptome hervorruft. Dank Impfkampagnen ist die Krankheit weitgehend ausgerottet. Heute ist v. a. das *Postpoliosyndrom* relevant.

Akute Phase

Klinik, Diagnostik

Virale Erkrankung mit einer Inkubationszeit von 3–20 Tagen, mit zunächst uncharakteristischem febrilem erstem Krankheitsgipfel, gefolgt von einer Latenz und einer ebenfalls febrilen Hauptphase. In der Hauptphase bestehen Kopfschmerz, Meningismus und Krankheitsgefühl, wobei progrediente Lähmungen zu beobachten sind. Schmerzen und Druckdolenz der Muskulatur können auftreten, sensorische Störungen hingegen gehören nicht zur Poliomyelitis. *Differentialdiagnose:* Differentialdiagnostisch muß die *Polyradikulitis Guillain-Barré* ausgeschlossen werden.

Prognose

In Fällen von bulbärer Mitbeteiligung ist die Prognose mit einer Mortalität bis zu 50 % schlecht. Im übrigen erholen sich die Lähmungen nur teilweise, und motorische Paresen mit Muskelatrophien und Areflexie bleiben zurück. Eine Spastizität gehört nicht zum Postpoliosyndrom, und es besteht keine Progredienz der Lähmungen.

Postpoliosyndrom

Während die ursächliche Viruserkrankung heute praktisch ausgerottet ist, müssen immer noch *Folgeschäden* behandelt werden. Typisch sind schlaffe Paresen. Funktionell relevant ist v. a. der Befall der Beine (Fußmuskeln, v. a. Plantarflexoren, Knieextensoren und Hüftextensoren) und der Rumpf (Wirbelsäulenmuskulatur).

Die Patienten entwickeln *Kompensations- und Adaptationsmechanismen* für ihre Behinderung. Es kann aus Gründen der Selbständigkeit und der Verrichtungen im Alltag deshalb kontraindiziert sein, schwere *Skoliosen* operativ anzugehen und die Wirbelsäule zu versteifen. Während z. B. Patienten mit skoliotischer, aber beweglicher Wirbelsäule selbst Schuhe binden können, kann diese einfache Tätigkeit nach Versteifung der Wirbelsäule unmöglich sein. Die Patienten werden damit von Hilfspersonen abhängig. Ein funktioneller Test mit einem Gipskorsett ist präoperativ anzuraten. Damit kann der Patient auch erfahren, welche Möglichkeiten ihm postoperativ verbleiben. Neben der Parese der paravertebralen Muskulatur kann sich bei Patienten nach Poliomyelitis im Kindesalter auch aus einem anderen Grund eine Skoliose entwickeln: Bei Paresen am Bein kommt es regelmäßig zu einer ausgeprägten *Beinlängendifferenz*. Ist zusätzlich die Hüftmuskulatur einseitig paretisch, so entwickelt sich eine einseitige Atrophie, die dazu führt, daß auch im Sitzen immer ein Beckenschiefstand besteht. In diesen Fällen ist neben einem Beinlängenausgleich auch ein Sitzkissen notwendig, das die einseitige Muskelatrophie ausgleicht und das Becken horizontal stellt.

Bei *Parese des M. triceps surae* wirkt sich ein *Spitzfuß* funktionell günstig aus, da er den Unterschenkel gegenüber dem Fuß fixiert. Eine schwache Trizepsmuskulatur ohne Kontraktur führt zu einem Einsinken des Unterschenkels in Vorlage, mit dem Resultat eines Kauerganges. Als Folge bilden sich Knie- und Hüftflexionskontrakturen aus, die die Gehfähigkeit weiter einschränken. Besonders schwerwiegend sind derartige Folgeerscheinungen, wenn die Kraft der Knieextensoren ebenfalls vermindert ist. Der Patient muß sich zuletzt beim Gehen mit der Hand am Knie abstützen. Er hat die Hand nicht mehr frei und kann nicht mehr aufrecht gehen. Ein *Fallfuß* stört funktionell wenig. Die mangelnde Dorsalflexion wird durch die Beinverkürzung kompensiert, so daß die Patienten nicht zirkumduzieren müssen. Kosmetisch ist das Gangbild aber unschön. Therapeutisch kommt eine Heidelberger Feder in Frage, doch wird sie von den meisten Patienten abgelehnt. Bei *Parese der Kniestrecker* ermöglicht eine leichte Hyperextension des Kniegelenkes eine Verriegelung des Knies in der Standphase und damit ein aufrechtes Gehen ohne Hilfsmittel. Voraussetzung ist ein aktiver M. triceps surae oder die Stabilisierung der Sprunggelenke durch einen leichten Spitzfuß oder eine steife Unterschenkelorthese. Ohne dynamische Stabilität der Sprunggelenke resultiert wiederum ein Kauergang (Abb. 4.102). Bei *Parese der Hüftmuskulatur* müssen die Patienten das Bein mit kompensatorischen Bewegungen aus der Wirbelsäule heraus vorschwingen. Es ist erstaunlich, wie Patienten mit ausgedehnten Paresen der Beinmuskulatur dank Kompensationsmechanismen ohne Hilfsmittel frei gehfähig sein können. Voraussetzung in diesen Fällen ist jeweils eine leichte Kontraktur des M. triceps surae sowie eine leichte Hyperextension im Knie.

Die *noch innervierte Muskulatur* – auch bei partieller Parese – läßt sich auftrainieren. Damit kann eine funktionelle Verbesserung erreicht werden. Auch lassen sich Schmerzsyndrome, die allerdings eher im Erwachsenenalter als Überlastungszeichen des Bewegungsapparates auftreten, durch ein Kräftigungsprogramm der Muskulatur mit Herz-Kreislauf-Training günstig beeinflussen [15]. *Gelenkluxationen* sind nicht typisch für das Postpoliosyndrom, obwohl sich das Skelett feiner und deformiert ausbildet. Der Grund liegt wahrscheinlich darin, daß die Sensibilität nicht betroffen ist. Typisch dagegen ist eine ausgeprägte Verkürzung der betroffen Extremität von 4–5 cm, v. a. wenn die Poliomyelitis in früher Kindheit aufgetreten ist. Die Folgen sind ein Verkürzungshinken und eine skoliotische Haltung der Wirbelsäule, die sich fixieren kann.

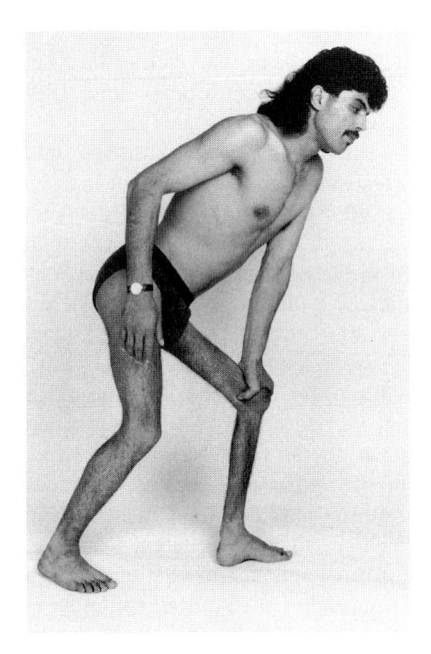

Abb. 4.102. Patient mit *Postpoliosyndrom:* Die schwache Trizepsmuskulatur kann den Unterschenkel gegen die Vorneigung stabilisieren. Um aufrecht zu bleiben, muß der Patient Knie und Hüfte beugen. Wenn die dazu notwendige Flexionsstellung es nicht mehr erlaubt, ein passives Extensionsmoment am Knie durch Vorneigung des Rumpfes aufzubauen, bleibt nur noch, sich mit der Hand am Knie abzustützen. Die Behandlung liegt in der Streckung von Knie und Hüfte sowie in der Stabilisierung der Sprunggelenke in leichter Spitzfußstellung

Adressen von Behindertenorganisationen s. Anhang.

Literatur

1. Agre JC, Findley TW, McNally MC et al. (1987) Physical activity capacity in children with myelomeningocele. Arch Phys Med Rehabil 68: 372–7
2. Asher M, Olson J (1983) Factors affecting the ambulatory status of patients with spina bifida cystica. J Bone Joint Surg (Am) 65: 350–356
3. Becker K, Enck P, Wilhelm K, Fischer H, Lubke HJ (1994) Colonic and anorectal dysfunction in a patient with the tethered cord syndrome. Am J Gastroenterol 89: 1564–8
4. Begeer JH, Wiertsema GP, Breukers SM, Mooy JJ, ter Weeme CA (1989) Tethered cord syndrome: clincal signs and results of operation in 42 patients with spina bifida aperta and occulta. Z Kinderchir 44 (Suppl 1): 5–7
5. Berard C, Delmas MC, Locqueneux F, Vadot JP (1990) Ortheses anti-talus en fibre de carbone chez les enfants atteints de myelomeningocele. Rev Chir Orthop Reparatrice Appar Mot 76: 222–5
6. Boop FA, Russell A, Chadduck WM (1992) Diagnosis and management of the tethered cord syndrome. J Ark Med Soc 89: 328–31
7. Bradford DS, Kahmann R (1991) Lumbosacral kyphosis, tethered cord, and diplomyelia. A unique spinal dysraphic condition. Spine 16: 764–8

8. Brinker MR, Rosenfeld SR, Feiwell E, Granger SP, Mitchell DC, Rice JC (1994) Myelomeningocele at the sacral level. Long-term outcomes in adults. J Bone Joint Surg (Am) 76: 1293-300
9. Byrd SE, Radkowski MA (1991) The radiological evaluation of the child with a myelomeningocele. J Natl Med Assoc 83: 608-14
10. Chadduck W, Adametz J (1988) Incidence of seizures in patients with myelomeningozele: A multifactorial analysis. Surg Neurol 30: 281-5
11. D'Astous J, Drouin MA, Rhine E (1992) Intraoperative anaphylaxis secondary to allergy to Latex in children who have spina bfida. J Bone Joint Surg (Am) 74: 1084-6
12. Diaz Llopis I, Bea Munoz M, Martinez Agullo E, Lopez Martinez A, Garcia Aymerich V, Forner Valero JV (1993) Ambulation in patients with myelomeningocele: A study of 1500 patients. Paraplegia 31: 28-32
13. Doran PA, Guthkelch AN (1961) Studies in spina bifida cystica. I. General survey and reassessment of the problem. J Neurol Neurosurg Psychiatry 24: 331
14. Evans EP, Tew B (1981) The energy expenditure of spina bifida children during walking and wheelchair ambulation. Z Kinderchir 34: 425-7
15. Feldman RM (1985) The use of strengthening exercises in post-polio sequelae. Methods and results. Orthopedics 8: 889-90
16. Findley TW, Agre JC, Habeck RV, Schmalz R, Birkebak RR, McNally MC (1987) Ambulation in the adolescent with myelomeningocele. I: Early childhood predictors. Arch Phys Med Rehabil 68: 518-22
17. Franks CA, Palisano RJ, Darbee JC (1991) The effect of walking with an assistive device and using a wheelchair on school performance in students with myelomeningocele. Phys Ther 71 (8), 570-7
18. Fraser RK, Hoffman EB, Sparks LT, Buccimazza SS (1992) The unstable hip and mid-lumbar myelomeningocele. J Bone Joint Surg (Br) 74: 143-6
19. Fraser RK, Bourke HM, Broughton NS, Menelaus MB (1995) Unilateral dislocation of the hip in spina bfida. A long-term follow-up. J Bone Joint Surg (Br) 77: 615-9
20. Gokay H, Barlas O, Hepgul KT, Hicdonmez T (1993) Tethered cord in the adult mimicking the lumbar disc syndrome: report of two cases. Surg Neurol 39: 440-2
21. Greene WB, Dietz FR, Goldberg MJ, Groß RH, Miller F, Sussman MD (1991) Rapid progression of hip subluxation in cerebral palsy after selective posterior rhizotomy. J Pediatr Orthop 11: 494-7
22. Guiney EJ, MacCarthy P (1981) Implications of a selective policy in the management of spina bifida. J Pediatr Surg 16: 136-8
23. Hagberg B, Sjögren I, Bensch K, Hadenius AM (1963) The incidence of infantile hydrocephalus in Sweden. Acta Paediatr 52: 588
24. Hagelsteen JH, Lagergren J, Lie HR, et al. (1989) Disability in children with myelomeningozele. A Nordic Study. Acta Paediatr Scand 78: 721-7
25. Herman JM, McLone DG, Storrs BB, Dauser RC (1993) Analysis of 153 patients with myelomeningocele or spinal lipoma reoperated upon for a tethered cord. Presentation, management and outcome. Pediatr Neurosurg 19: 243-9
26. Hullin MG, Robb JE, Loudon IR (1992) Ankle-foot orthosis function in low-level myelomeningocele. J Pediatr Orthop 12: 518-21
27. Jacobs RA, Wolfe G, Rasmuson M (1988) Upper extremity dysfunction in children with myelomeningozele. Z Kinderchir 43 (Suppl 2): 19-21
28. Just M, Schwarz M, Ludwig B, Ermert J, Thelen M (1990) Cerebral and spinal MR-findings in patients with postrepair myelomeningocele. Pediatr Radiol 20: 262-6
29. Knox EG (1967) Spina bifida in Birmingham. Dev Med Child Neurol 13: 40
30. Lagae L, Verpoorten C, Casaer P, Vereecken R, Fabry G, Plets C (1990) Conservative versus neurosurgcal treatment of tethered cord patients. Z Kinderchir 45 (Suppl 1): 16-7
31. Lassman LP, James CC (1997) Meningocoele manque. Childs Brain 3: 1-11
32. Laurence KM (1966) The survival of untreated spina bifida cystica. Dev Med Child Neurol 8: 10
33. MacMahon B, Pugh TF, Ingalls TD (1953) Anencephalus, spina bifida and hydrocephalus. Br J Prev Soc Med 7: 211
34. Mazur JM, Aylward GP, Colliver J, Stacey J, Menelaus M (1988) Impaired mental capabilities and hand function in myelomeningocele patients. Z Kinderchir 43: 24-7
35. Mazur JM, Sienko-Thomas S, Wright N, Cummings RJ (1990) Swing-through vs. reciprocating gait patterns in patients with thoracic-level spina bifida. Z Kinderchir 45 (Suppl 1): 23-5
36. McEnery G, Borzyskowski M, Cox TC, Neville BG (1992) The spinal cord in neurologically stable spina bifida: a clinical and MRI study. Dev Med Child Neurol 34: 342-7
37. Meehan PL, Galina MP, Daftari T (1992) Intraoperative anaphylaxis due to allergy to Latex. J Bone Joint Surg (Am) 74: 1087-9
38. Meeropol E, Frost J, Pugh L, Roberts J, Ogden JA (1993) Latex allergy in children with myelodysplasia: A survey of Shriners Hospitals. J Pediatr Orthop 13: 1-4
39. Nesbit DE, Ziter FA (1979) Epidemiology of myelomeningozele in Utah. Dev Med Child Neurol 21: 754-7
40. O'Neill OR, Piatt JH Jr, Mitchell P, Roman-Goldstein S (1995) Agenesis and dysgenesis of the sacrum: neurosurgical implications. Pediatr Neurosurg 22: 20-8
41. Ragnarsson TS, Durward QJ, Nordgren RE (1986) Spinal cord tethering after traumatic paraplegia with late neurological deterioration. J Neurosurg 64: 397-401
42. Rasmußen Loft AG, Nanchahal K, Cuckle HS, Wald NJ, Hulten M, Leedham P, Norgaard-Pedersen B (1990) Amniotic fluid acetylcholinesterase in the prenatal diagnosis of open neural tube defects and abdominal wall defects: A comparison of gel electrophoresis and a monoclonal antibody immunoassay. Prenat Diagn 10: 449-59
43. Reichel M, Hamm B, Weigel K, Wolf KJ (1992) Das primare und sekundäre Tethered Cord Syndrom. Kernspintomographische Diagnostik und Vergleich mit operativen Befunden bei 40 Patienten. Rofo Fortschr Geb Rontgenstr Neuen Bildgeb Verfahr 157: 124-8
44. Reigel DH, Tchernoukha K, Bazmi B, Kortyna R, Rotenstein D (1994) Change in spinal curvature following release of tethered spinal cord associated with spina bifida. Pediatr Neurosurg 20: 30-42
45. Samuelsson L, Skoog M (1988) Ambulation in patients with myelomeningocele: A multivariate statistical analysis. J Pediatr Orthop 8: 569-75
46. Schmidt DM, Robinson B, Jones DA (1990) The tethered spinal cord. Etiology and clinical manifestatons. Orthop Rev 19: 870-6

47. Sherk HH, Charney E, Pasquariello PD, Shut L, Gibbons PA (1986) Hydrocephalus, cervical cord lesions, and spinal deformity. Spine 11: 340-2
48. Shurtleff DB, Lemire RJ (1995) Epidemiology, etiologic factors and prenatal diagnosis of open spinal dysraphism. Neurosurg Clin N Am 6: 183-93
49. Stein SC, Feldman JG, Friedlander M, Klein RJ (1982) Is myelomeningozele a disappearing disease? Pediatrics 69: 511-4
50. Steinbok P (1995) Dysraphic lesions of the cervical spinal cord. Neurosurg Clin N Am 6: 367-76
51. Stolke D, Zumkeller M, Seifert V (1988) Intraspinal lipomas in infancy and childhood causing a tethered cord syndrome. Neurosurg Rev 11: 59-65
52. Swank M, Dias L (1992) Myelomeningocele: A review of the orthopaedic aspects of 206 patients treated from birth with no selection criteria. Dev Med Child Neurol 34: 1047-52
53. Swank M, Dias LS (1994): Walking ability in spina bifida patients: a model for predicting future ambulatory status based on sitting balance and motor level. J Pediatr Orthop 14: 715-8
54. Tripathy P, Roy I, Bhattacharya MK, Banerjee SN, Roy RN (1989) Observations on spinal dysraphism. J Indian Med Assoc 87: 62-4
55. Von Recklinghausen F (1886) Untersuchungen über die Spina bifida. Arch Pathol Anat 105: 243
56. Wald N, Cuckle H, Nanchahal K (1989) Amniotic fluid acetylcholinesterase measurement in the prenatal diagnosis of open neural tube defects. Second report of the Collaborative Acetylcholinesterase Study. Prenat Diagn 9: 813-29
57. Wallace HM, Baumgartner L, Rich H (1953) Congenital malformations and birth injuries in New York City. Pediatrics 12: 525

4.7.5 Nervenläsionen außerhalb des Zentralnervensystems

R. Brunner

Definition

Die Nervenläsionen außerhalb des zentralen Nervensystems umfassen die spinalen Nervenwurzeln, die peripheren Nerven und anatomische Strukturen, die plexusförmig dazwischen liegen. Die Läsionen betreffen nur die Axone der Nervenzellen und haben deshalb, unter der Voraussetzung, daß die Leitstrukturen intakt sind, gute Spontanerholungsraten. Die Läsionen werden in Plexusparesen und Verletzungen peripherer Nerven eingeteilt.

Ätiologie und Pathogenese

Schädigungen peripherer neuraler Strukturen beim Kind entstehen durch verschiedenartige Verletzungen. Die *Noxen* können direkt *scharf* (z. B. durch einen Schnitt) oder *stumpf* (durch Druck oder indirekt durch Zug) einwirken. Die bei weitem häufigste Ursache sind *Unfälle*. Leider kommen aber auch Schädigungen während der Geburt oder bei Behandlungsmaßnahmen vor. Mit konservativen Mitteln wie Gipsverbänden oder Bewegungsschienen können Nerven verletzt werden (die Peronäusparese durch Druck des Gipses am Fibulaköpfchen ist ein bekanntes Beispiel). Auch bei eingreifenden Therapiemethoden wie Extremitätenverlängerungen oder während Operationen durch Lagerungshilfen oder durch chirurgische Instrumente kann Schaden am peripheren Nervensystem entstehen. Je nach Art und Heftigkeit der einwirkenden Noxe kann die Läsion von Nervenstrukturen außerhalb des ZNS unterschiedlich ausgeprägt sein. Pathophysiologisch wird zwischen einer Neuropraxie, einer Axonotmesis und einer Neuronotmesis unterschieden. Bei der *Neuropraxie* sind die neuronalen Strukturen zwar funktionsuntüchtig, aber in ihrer Kontinuität intakt. Die Funktion stellt sich wieder vollständig ein. Bei der *Axonotmesis* sind zwar die Axone unterbrochen, die Leitstrukturen (Myelinscheiden) aber noch intakt. Die Axone wachsen mit einer Geschwindigkeit von 1 mm/Tag entlang der Leitgebilde von proximal her wieder nach. Wenn diese unterbrochen oder gegeneinander versetzt refixiert sind, kommt es zu Fehlinnervationen. Proximale Läsionen weisen diese Gefahr in besonderem Ausmaß auf. Motorische Fasern treffen z. B. auf falsche Muskelgruppen oder gar auf sensible Endorgane. Unter Neurotmesis versteht man die komplette Durchtrennung der Axone und der Leitstrukturen. Eine Regeneration findet nicht statt. Eine unvollständige Lähmung eines Nervs wird als *Parese*, eine vollständige als *Paralyse* bezeichnet. Im klinischen Alltag werden diese Begriffe jedoch nicht strikt getrennt und teilweise als Synonym gebraucht.

Klinik und Diagnostik

Im Bereich des betroffenen Nervs oder der betroffenen Nervenwurzel sind Sensibilität und Motorik gestört oder ganz ausgefallen. Die typischen Versorgungsareale von Haut und Muskulatur erlauben eine topische Diagnose (s. Kap. 2.1.2). Die *Sensibilität* kann dabei ganz fehlen (anästhetisch), nur vermindert (hypästhetisch) oder auch vermehrt (hyperästhetisch) sein. Auch die *Muskelfunktionsstörung* kann sich in Form einer Schwäche oder kompletten Parese äußern. Die *Paresen* sind immer schlaff, und Spastizität kommt nicht vor. Während das Vorhandensein von Sensibilität und/oder Motorik eine komplette Nervenläsion ausschließt, zeigt bei kompletten Läsionen erst der Verlauf, ob die neuronalen Strukturen wirklich unterbrochen sind oder nicht.

Das *Elektromyogramm* kann noch feine klinisch nicht feststellbare motorische Impulse darstellen und ermöglicht damit eine genauere Diagnostik; auch kann es zur Überwachung der Regeneration eingesetzt werden. Mittels MRT können die neuralen Strukturen direkt dargestellt werden. Bei Plexusverletzungen sind die Wurzeln in ihren Taschen auch myelographisch zu erkennen.

Therapie und Prognose

Grundsätzlich kommen bei Nervenläsionen kurative und palliative Maßnahmen zum Einsatz.

Kurativ ist die Naht des geschädigten Nervs, mit oder ohne Interponat. Die Prognose ist bei Frühinterventionen besser als bei Späteingriffen und an der oberen Extremität besser als an der unteren. An der proximalen Extremität kann bei früher Rekonstruktion mit einer Erfolgsrate von 80–90 % gerechnet werden. An der unteren Extremität, v. a. am N. peronaeus, sind die Resultate schlechter [1, 6, 10]. Bei sekundären Eingriffen sind die Ergebnisse um 10–20 % schlechter [1, 7, 8].

Prognostisch ungünstige Faktoren in bezug auf die Ergebnisse nach rekonstruktiven Eingriffen sind:

- proximale Läsion,
- zunehmendes Alter des Patienten,
- zunehmende Zeit bis zur Versorgung,
- Ausdehnung der Läsion,
- bestimmte Nerven (z. B. N. ischiadicus, N. peronaeus).

Kontrakturen und Bewegungseinschränkungen im betroffenen Abschnitt der Extremität müssen verhindert werden, damit die Muskulatur nach einer Reinnervation wieder optimal eingesetzt werden kann. Aus diesem Grund ist Physio- und/oder Ergotherapie während der Rehabilitation indiziert.

Nicht immer sind rekonstruktive Eingriffe an Nerven möglich und erfolgreich. Die Patienten können durch *Muskelausfälle* funktionell beeinträchtigt bleiben. Palliativ kommen bei schwerer Funktionseinbuße Muskeltransfers in Frage. Eine Restitutio ad Integrum ist jedoch in keinem Fall möglich. Daß ein Muskel mit seiner Verlagerung Kraft einbüßt, ist bekannt [2, 11]. Grundsätzliche Voraussetzungen für ein optimales funktionelles Resultat sind [2, 4]:

- Die Muskelanatomie des verlagerten Muskels muß derjenigen des ersetzten Muskels möglichst nahe kommen, damit die volle Kraft bei einer Länge geleistet wird, in der der Muskel im Alltag eingesetzt wird
- Eine normale Innervation des transferierten Muskels und eine gute motorische Koordination
- Eine phasisch korrekte Aktivität des verlagerten Muskels (bei einem ehemaligen Synergisten ist dies leichter möglich als bei einem ehemaligen Antagonisten [3, 15])
- Genügend Kraft des verlagerten Muskels
- Skelettdeformitäten kompromittieren die Ergebnisse von Muskeltransfers
- Umlenkungen, über die der Muskel nach seiner Verlagerung arbeitet, sind ungünstig, da der Muskel Kraft einbüßt
- Nach der Verlagerung soll der Muskel auch in Ruhe unter Spannung stehen, damit er sich nicht wie bei Sehnenverlängerungen durch Verkürzung der Fasern an eine Überlänge anpassen muß, was mit einem Kraftverlust verbunden ist
- Narbige Verklebungen können die Funktion des verlagerten Muskels trotz optimaler Voraussetzungen behindern. Sie treten besonders häufig bei einem Durchtritt der Sehne durch Faszien- oder Knochenkanäle auf. Die Frühmobilisation ist deshalb anzustreben, soweit die Stabilität der Reinsertion es erlaubt
- Der Gewinn an Funktion muß den Verlust, den der transferierte Muskel an seinem Ursprungsort hinterläßt, wettmachen

Neben motorischen Funktionsausfällen können auch *Sensibilitätsstörungen* bestehen bleiben, die meistens vom Patienten toleriert werden. Bei sehr proximalen Verletzungen oder Wurzelausrissen können sich aber *Schmerzzustände* entwickeln, die eine Behandlung erfordern. In diesen Fällen kann eine Neurotisation hilfreich sein. Dabei wird ein Nerv mit weniger wichtiger Funktion an den oder die distalen Stümpfe angesetzt. Ein funktioneller Gewinn ist jedoch kaum zu erwarten [12, 13].

Literatur

1. Berger A, Millesi H (1978) Nerve grafting. Clin Orthop 133: 49–55
2. Brunner R (1995) Veränderung der Muskelkraft nach Sehnenverlängerung und Sehnenverlagerung. Orthopäde 24: 246–51
3. Close JR, Todd FN (1959) The phasic activity of the muscles of the lower extremity and the effect of tendon transfer. J Bone Joint Surg (Am) 41: 189
4. Crenshaw AH (1987) Campbell's Operative Orthopaedics. Mosby, St. Louis
5. Gaul JS Jr (1982) Intrinsic motor recovery – a long-term study of ulnar nerve repair. J Hand Surg (Am)7: 502–8
6. Goldie BS, Coates CJ, Birch R (1992) The long term result of digital nerve repair in no-man's land. J Hand Surg (Br) 17: 75–7
7. Kallio PK, Vastamaki M (1993) An analysis of the results of late reconstruction of 132 median nerves. J Hand Surg (Br) 18: 97–105
8. Kallio PK, Vastamaki M, Solonen KA (1993) The results of secondary microsurgical repair of radial nerve in 33 patients. J Hand Surg (Br) 18: 320–2

9. Lijftogt HJ, Dijkstra R, Storm van Leeuwen JB (1987) Results of microsurgical treatment of nerve injuries of the wrist. Neth J Surg 39: 170-4
10. Millesi H, Meissl G, Berger A (1976) Further experience with interfascicular grafting of the median, ulnar, and radial nerves. J Bone Joint Surg (Am) 58: 209-18
11. Minami A, Ogino T, Ohnishi N, Itoga H (1990) The latissimus dorsi musculocutaneous flap for extremity reconstruction in orthopedic surgery. Clin Orthop 260: 201-6
12. Mumenthaler M (1986) Neurologie. Thieme, Stuttgart New York
13. Sedel L (1982) The results of surgical repair of brachial plexus injuries. J Bone Joint Surg (Br) 64: 54-66
14. Vastamaki M, Kallio PK, Solonen KA (1993) The results of secondary microsurgical repair of ulnar nerve injury. J Hand Surg (Br) 18: 323-6
15. Wachsmuth W (1956) Allgemeine und spezielle Operationslehre, 2. Aufl, Bd 10, Teil I und II. Springer, Berlin Göttingen Heidelberg
16. Wood MB (1991) Peroneal nerve repair. Surgical results. Clin Orthop 267: 206-10

4.7.6 Muskelerkrankungen

R. Brunner

Tabelle 4.17. Einteilung der Myopathien

1. **Muskeldystrophien**
   - progressive Formen:
     - Beckengürtelform
       - Typ Duchenne
       - Typ Becker
     - fazioskapulohumerale Form
     - Typ Emery-Dreyfuß
     - Gliedergürteltyp
   - Dystrophe Myotonie Curschmann-Steinert
   - andere

2. **Kongenitale Muskeldystrophien**
   - central core disease
   - Minicore-Myopathie
   - mitochondriale Myopathien
   - andere

3. **Spinale Muskelatrophie SMA**
   - schwere SMA (Werdnig-Hoffmann)
   - intermediäre SMA
   - leichte SMA (Kugelberg-Welander)

4. **Hereditäre motorische und sensorische Neuropathie** (peronäale Muskelatrophie, Charcot-Marie-Tooth)
   - HMSN 1
   - HMSN 2
   - HMSN 3

5. **Myotonien**

6. **Myasthenia gravis pseudoparalytica**

7. **Sekundäre Myopathien**

Allgemeines

Definition

Die Myopathien umfassen eine Gruppe von Krankheiten, die ausschließlich die Muskulatur befallen. Charakteristische Symptome sind langsam progrediente, symmetrische muskuläre Schwäche, rasche Ermüdbarkeit und verminderte Reflexe. Viele Myopathien kommen familiär gehäuft vor. Sie können aber auch als Begleitsymptome anderer Grundkrankheiten (z. B. Stoffwechsel- oder Hormonstörungen) auftreten. Die Sensibilität bleibt normal.

Klassifikation, Klinik und Diagnostik

Die *Klassifikation* umfaßt dystrophe Muskelerkrankungen, Kontraktionsstörungen, Entzündungen und Muskelsymptome bei anderen Grundkrankheiten (s. Tabelle 4.17). Muskelerkrankungen zeigen als Leitsymptome eine unterschiedlich starke Ausprägung und Progredienz *muskulärer Schwäche*. Eine rasche Ermüdbarkeit bei sportlicher Aktivität und allgemein bei körperlicher Leistung ist ebenfalls typisch. Gleichzeitig sind die Reflexe vermindert. Die *Sensibilität* bleibt jedoch unverändert erhalten. Der Befall der Muskulatur ist in der Regel symmetrisch. Die Krankheiten verlaufen meistens progredient über Jahre bis Jahrzehnte. Spontanschmerzen sind, außer bei Entzündungen und Nekrosen, kaum vorhanden. Mit dem Verlust der Muskelfunktion verlieren die Patienten bei intakter Sensibiltät auch die aktive Kontrolle über die Gelenke. Gelenke und Muskulatur lassen sich jedoch weiterhin bis in die Extremstellungen bewegen. Gesunde schützen in diesen Stellungen die Gelenkkapsel und Muskeln durch eine Muskelkontraktion vor Überdehnung. Bei Verlust der Muskelaktivität wird die Dehnung der Weichteile schmerzhaft empfunden. Deshalb kann schon die Prüfung des Bewegungsumfangs schmerzend sein. Diagnostisch weiterführend sind die *Bestimmung der Muskelenzyme* und das *EMG*. Beweisend ist schließlich die *Muskelbiopsie*. Wenn Hinweise auf eine andere Grundkrankheit (Entzündung, Stoffwechselstörung etc.) bestehen, müssen entsprechende Untersuchungen durchgeführt werden.

Therapie und Prognose

Eine *kausale Therapie* der Muskeldystrophien ist bis heute nicht möglich. Die Behandlung muß sich deshalb auf die sekundären Auswirkungen beschränken. Vor allem bei den primären dystrophen Muskelerkrankungen besteht eine große Gefahr, daß die Patienten im Alltag funktionell beeinträchtigt werden. Die *Geh-, Steh-* und schließlich auch die *Sitzfähigkeit* können bei schweren Formen verloren gehen. Bei progredienter Muskelschwäche verweilen die Patienten zunehmend in sitzender Position, um am Alltag teilnehmen zu können. Die fehlende Extension der Gelenke der unteren Extremitäten bringt die Gefahr von Beugekontrakturen in Hüften und Knien mit sich, was die Stehfähigkeit zusätzlich beeinträchtigt. Dadurch entstehen sekundäre Skoliosen, die ihrerseits die Behinderung des Patienten verstärken. Deshalb ist es wichtig, daß die Patienten am Rumpf gestützt werden und in Hüften und Kniegelenken die volle Extension behalten. Auf diese Weise können sie durch leichte Überstreckung diese Gelenke im Stehen blockieren, was eine aufrechte Position ohne wesentliche Muskelarbeit erlaubt. Die einzige Deformität, die dem Patienten funktionellen Nutzen bringt, ist der Spitzfuß. Die Verkürzung des M. triceps surae verhindert eine Dorsalflexion in den Sprunggelenken und damit ein Einsinken des Unterschenkels im Stehen nach vorne. Damit müssen die Patienten nicht in einer energieaufwendigen Kauerstellung stehen. *Ein leichter Spitzfuß (5°-10°) muß belassen werden, da er die mangelnde Trizepsaktivität funktionell ersetzt.* Beim Muskeldystrophiepatienten mit schlechter Prognose (v. a. bei Patienten mit Muskeldystrophie vom Duchenne-Typ) wird um eine Verlängerung der Geh- und Stehfähigkeit gekämpft, um die Ausbildung einer Skoliose zu verzögern. Es wurde deshalb ein frühes operatives Vorgehen im Alter von 6–8 Jahren vorgeschlagen [22]. Dabei sollen die Kniebeuger, die Fußdorsalflexoren sowie die Hüftabduktoren aponeurotisch verlängert sowie ein Teil des Tractus iliotibialis reseziert werden. Dieses Vorgehen bedeutet eine ausgedehnte Operation bei einem zu dieser Zeit in der Regel noch frei gehfähigen Kind mit wenig Symptomen [6, 29]. Statistisch mag sich damit zwar die Gehfähigkeit um 1–2 Jahre verlängern lassen [6, 9], doch lassen sich unserer Erfahrung nach weder Eltern noch Kinder in diesem Moment zu einer Operation bewegen. Für alle Beteiligten ist die Notwendigkeit eines Eingriffs einfacher einzusehen, wenn Kontrakturen auftreten und diese Bewegungseinschränkungen die Mobilität und Alltagsaktivitäten des Patienten einzuschränken beginnen [28]. Eine Verlängerung der Geh- und Stehfähigkeit läßt sich dann immer noch erreichen, auch wenn der Effekt etwas geringer ist als bei einer Frühoperation. Auch später können Weichteilverlängerungen bei Kontrakturen notwendig werden, um die Alltagsfähigkeiten des Patienten zu ermöglichen [28]. Mit dem Verlust der Geh- und Stehfähigkeit geht meistens auch eine *Einbuße der Rumpfkontrolle* einher. Eine leichte Asymmetrie der Wirbelsäule bewirkt eine Skoliose. Da die Muskulatur in diesem Krankheitsstadium ihre Aktivität weitgehend verloren hat, sinkt die Wirbelsäule sehr schnell zusammen (Abb. 4.103). Aus diesem Grund müssen beginnende Skoliosen engmaschig (4- bis 6monatlich) kontrolliert werden, und schon geringe Deformitäten mit einem Skoliose-Winkel von 10–20° stellen eine Operationsindikation dar [20, 28]. Eine frühzeitige Operation kann zwar die Alltagsfunktionen behindern [7], sie verlängert aber die Überlebenszeit der

Abb. 4.103. Patientin mit *spinaler Muskelatrophie*, die sich in bezug auf die *Skoliose* wie eine schwere Muskeldystrophie verhält. Innerhalb von knapp 2 Jahren ist die Wirbelsäule komplett zusammengesunken

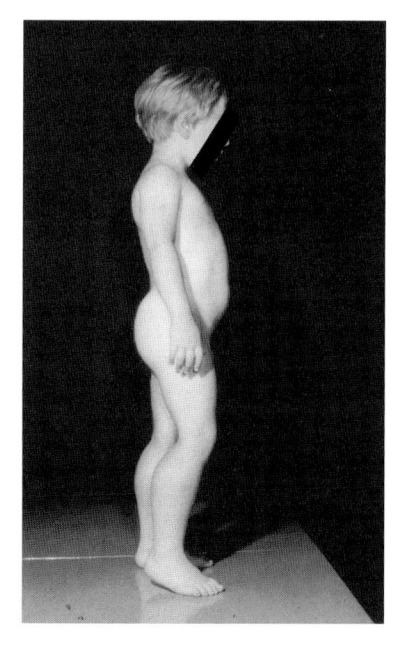

Abb. 4.104. Patient mit *Muskeldystrophie vom Duchenne-Typ.* Er steht mit leichten Spitzfüßen, weitgehend gestreckten Knien und Hüften und Hyperlordose der LWS. Diese Stellung ist typisch für das Stehen ohne wesentliche Muskelkraft

Patienten [24], verbessert die Lebensqualität und erleichtert die Pflege [16, 27]. *Bei schweren Muskelerkrankungen sind Frühoperationen nötig, um die Geh- und Stehfähigkeit zu verlängern. Spätoperationen dienen der Korrektur von Deformitäten, einerseits der Skoliose und andererseits von behindernden Gelenkkontrakturen.* Die Patienten müssen die fehlende Muskelaktivität funktionell kompensieren. Oft entwickeln sich Spitzfüße, die als Tenodese wirken und nützlich sind, solange sie nicht übermäßig stark ausgebildet sind. Sie stabilisieren den Unterschenkel gegenüber dem Fuß beim Gehen und Stehen. Eine leichte Hyperextension in Knie und Hüfte ermöglicht zudem diese Funktionen ohne Quadrizepsaktivität, indem der Bandapparat passiv die Gelenke stabilisiert. Da das Becken bei Hyperextension im Hüftgelenk nach ventral kippt, stellt sich die LWS kompensatorisch lordotisch ein. Weil die muskuläre Gegenspannung fehlt, sinkt die Wirbelsäule in einer extremen Lordose zusammen. Auf diese Art und Weise ist aber trotz ungünstiger Haltung ein Stehen und Gehen weitgehend ohne Muskelkraft noch möglich (Abb. 4.104).

Wichtige Krankheitsbilder

4.7.6.1
Muskeldystrophie vom Duchenne-Typ

Definition

Die Muskeldystrophie vom Duchenne-Typ wird X-chromosomal vererbt. Die klinischen Symptome beginnen innerhalb der ersten 5 Lebensjahre. Die Gehfähigkeit erlischt um das 10. Lebensjahr, die Lebenserwartung liegt zwischen 25 und 30 Jahren. Dabei ist heute weniger die pulmonale als die Herzinsuffizienz limitierend.

Historisches, Ätiologie und Pathogenese

Dieser Muskeldystrophietyp wurde erstmals von Duchenne 1861 beschrieben. Die Muskeldystrophie vom Duchenne-Typ tritt bei 30/100 000 neugeborenen Jungen auf. Bei 1/3 handelt es sich um Neumutationen [28]. Bei dieser Krankheit besteht ein Gendefekt, der zu einer Minderproduktion eines für die Muskelfunktion wesentlichen Proteins, dem Dystrophin, führt. Dieses Protein findet sich in der Skelettmuskulatur, der Herzmuskulatur, der quergestreiften Muskulatur und dem Hirn, und ist für die Erregung der Muskelzelle wesentlich [18, 23]. Die eigentliche Pathogenese der Muskeldegeneration ist unklar.

Klinik und Diagnostik

Die Muskeldystrophie vom Duchenne-Typ befällt ausschließlich Jungen. Die Kinder lernen verspätet gehen. Die Krankheit manifestiert sich als Muskelschwäche in der Regel in den ersten 5 Lebensjahren. Auffallend ist ein abnormer Gang (Watscheln mit Hyperlordose als Kompensation für die bereits bestehende Muskelschwäche) sowie häufige Stürze. Die Muskelschwäche ist an den Beinen stärker ausgeprägt als an den Armen. Die Patienten können sich mit der Zeit nicht mehr ohne Hilfe vom Boden aufrichten und klettern an sich selber hoch („Gowers-Zeichen"). An den Waden entwickelt sich die typische Pseudohypertrophie (Abb. 4.105). Um das 10. bis 11. Lebensjahr geht die Geh- und Stehfähigkeit verloren, und die Kinder sind an einen Rollstuhl gebunden. In dieser Phase werden die Beinmuskeln nicht mehr genügend gedehnt, und es entwickeln sich Kontrakturen. Auch wird die Rumpfmuskulatur zunehmend schwächer, was die Gefahr von rasch progredienten Skoliosen mit sich bringt (Abb. 4.106) [4, 19]. Die Muskeldystrophie führt gegen Ende des 2. Lebensjahrzehnts zu einer progredienten pulmonalen Insuffizienz. Schwer behandelbar und lebenslimitierend ist der Befall der Herzmuskulatur. Neben der quergestreiften Muskulatur scheint auch die *glatte Muskulatur* von der Krankheit befallen zu sein. Bekannt sind Darmmotilitätsstörungen. Auch besteht bei Patienten mit Muskeldystrophie eine verstärkte Blutungsneigung während Operationen bei primär normaler Gerinnung. Die Erklärung könnte ein Befall der Gefäßmuskulatur

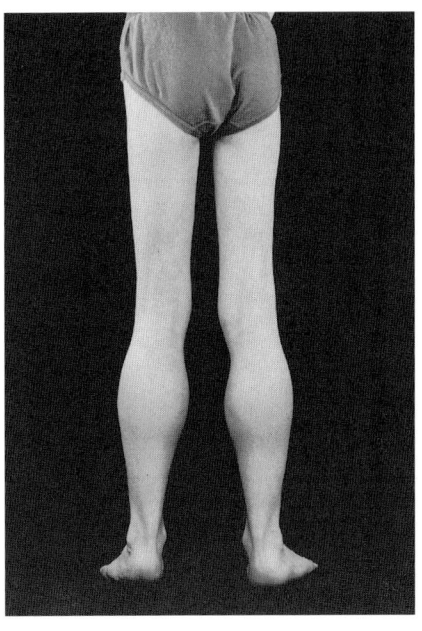

Abb. 4.105. Typische *Pseudohypertrophie der Waden* bei Muskeldystrophie vom Duchenne-Typ

Abb. 4.106 a, b. Patient mit *Muskeldystrophie vom Duchenne-Typ:* **a** Ansicht von dorsal: Es besteht eine schwere Skoliose, die sich konservativ nicht mehr halten läßt und die eine aufrechte Position nur noch für kurze Zeit zuläßt. **b** Ansicht von ventral: Der Thorax sitzt dem Beckenkamm auf. Das Becken steht schräg. Zudem sind die massive Muskelatrophie, die fehlende Mimik und die übergroße Zunge als Symptome der Muskeldystrophie zu erkennen

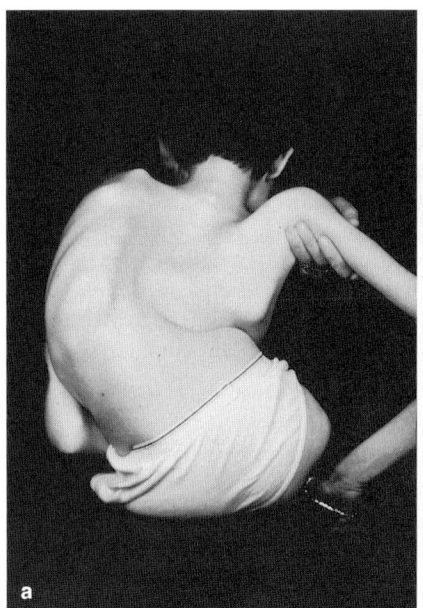

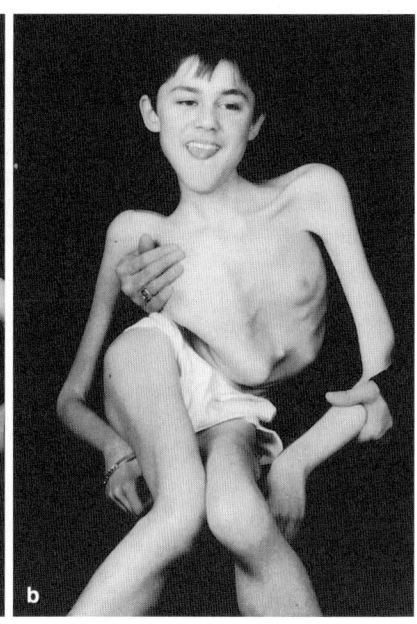

sein, weshalb die reaktive Gefäßkonstriktion ausbleibt. Auch im Hirn wurde ein Dystrophinmangel nachgewiesen, was die Beeinträchtigung der kognitiven Fähigkeiten der Patienten erklärt [13]. *Weibliche Konduktorinnen* können in seltenen Fällen ebenfalls Muskelsymptome in Form von Wadenkrämpfen, -hypertrophie und Muskelschwäche an den Beinen und sogar eine Kardiomyopathie aufweisen [17, 19]. *Laboruntersuchungen* zeigen eine starke Erhöhung der Kreatininkinase. Der Dystrophinmangel läßt sich labortechnisch nachweisen [3, 10]. Im *EMG* bestehen Zeichen der Myopathie, der Ultraschall der Muskulatur zeigt vermehrte Echos. Die *Muskelbiopsie* ist maßgebend für die Diagnose. Histologisch findet sich ein Bild mit gleichzeitiger Degeneration und Regeneration. Die Muskelfasern weisen unterschiedliche Durchmesser auf, Fett- und Bindegewebeanteile sind erhöht [4]. *Differentialdiagnostisch* müssen eine spinale Muskelatrophie und die Muskeldystrophie vom Becker-Typ ausgeschlossen werden. Die *spinale Muskelatrophie* ähnelt der Muskeldystrophie vom Duchenne-Typ stark. Diese betrifft jedoch beide Geschlechter und setzt schon früher ein, so daß die Patienten meist gar nicht gehfähig werden. Die *Muskeldystrophie vom Becker-Typ* verläuft ähnlich wie die Muskeldystrophie vom Duchenne-Typ, ist jedoch langsamer progredient und hat eine bessere Prognose.

Therapie und Prognose

Eine *kausale Behandlung* der Duchenne-Muskeldystrophie ist nicht möglich. Eine Transplantation von normalen Myoblasten erwies sich als wirkungslos [15], und die Gentherapie befindet sich noch im Experimentierstadium [12]. Die *orthopädische Behandlung* zielt darauf ab, Geh- und Stehfähigkeit möglichst lange zu erhalten und Kontrakturen zu verhindern. Frühzeitige operative Muskel- und Sehnenverlängerungen werden vorgeschlagen, da sich damit statistisch gesehen der Verlust der Steh- und Gehfähigkeit hinausschieben läßt [22, 30, 31]. Der Zeitgewinn liegt zwischen 1 und 3 Jahren, was für die Patienten relevant ist [28]. Wie manche Autoren [28] indizieren auch wir diese Eingriffe, die eine Verlängerung der Hüftabduktoren, der Kniebeuger und des M. triceps surae kombinieren, erst, wenn Kontrakturen die Alltagsfunktionen einzuschränken beginnen und die Notwendigkeit zur Operation auch kritischen Eltern offensichtlich wird. Schienen und Korsette sind auch häufig notwendig, um neben der Formkorrektur die verlorene Muskelfunktion zu ersetzen [28]. Die Korrektur von Wirbelsäulenfehlhaltungen und -deformitäten ist schon bei kleinen Winkelabweichungen sinnvoll. Einmal vorhandene Wirbesäulendeformitäten (mit einem Skoliosewinkel von ca. 30°) sind progredient [1, 20], und ein Hinausschieben der Operation führt zu einem schwierigeren Eingriff bei verschlechtertem Allgemeinzustand. Durch die operative Stabilisierung der Wirbelsäule werden die Lebensqualität und v. a. die Sitzfähigkeit verbessert sowie die Pflege erleichtert [16]. Korsettbehandlungen sind wenig wirkungsvoll [28] und nur in Ausnahmefällen sinnvoll, wenn operative Eingriffe nicht möglich sind oder abgelehnt werden. Von *pädiatrischer Seite* müssen *pulmonale und kardiale Insuffizienz* behandelt werden. Die pulmonale Insuffizienz äußert sich durch hypoxämische Phasen (v. a. nachts), welche die mentalen Leistungen auch tagsüber beeinträchtigen. Ein Heimbeatmungsprogramm (assistierte Nachtbeatmung) kann diese Symptome wesentlich bessern. Schwieriger ist die Behandlung der ebenfalls progredienten kardialen Insuffizienz, welche die Lebensdauer limitiert. Peroperativ besteht bei Patienten mit Muskeldystrophie vom Duchenne-Typ neben einer vermehrten Blutungsneigung auch ein erhöhtes Risiko für eine maligne Hyperthermie und Hyperkalzämie [5].

4.7.6.2
Muskeldystrophie vom Becker-Typ

Definition

Die Muskeldystrophie vom Becker-Typ ist X-chromosomal vererbt. Sie ähnelt dem Duchenne-Typ, doch sind die Symptome geringer ausgeprägt und weniger rasch progredient.

Vorkommen, Ätiologie

Die Muskeldystrophie vom Becker-Typ hat eine Inzidenz von 3/100 000 und ist damit 10mal seltener als der Duchenne-Typ. Wie bei diesem liegt ein genetischer Defekt vor, der verschieden ausgeprägt sein kann und der die Bildung des Dystrophins betrifft [11].

Klinik und Diagnostik

Das Erkrankungsalter liegt zwischen dem 5. Lebensjahr und dem Jugend-, manchmal auch erst Erwachsenenalter. Schwierigkeiten treten beim Gehen und Treppensteigen auf. Während und nach körperlicher Belastung sind Muskelkrämpfe vorhanden. Die Muskelschwäche ist proximal betont, und wie beim Duchenne-Typ entwickelt sich eine Wadenhypertrophie sowie ein Watschelgang mit Lordose. Der Verlauf ist jedoch viel langsamer progredient, so daß die Patienten auch nach der Pubertät noch gehfähig sind [4]. Die Lebensdauer wird v. a. durch die respiratorische Insuffizienz bestimmt, die Lebenserwartung liegt bei 40–60 Jahren. Die orthopädischen sowie die Herzbefunde sind ähnlich wie bei der Duchenne-Muskeldystrophie, jedoch weniger stark ausgeprägt. Die Inzidenz von Skoliosen ist nicht bekannt, doch muß in schweren Fällen mit Wirbelsäulendeformitäten gerechnet werden [28]. Diagnostisch sind die *Muskelenzyme* erhöht, und das *EMG* zeigt Zeichen einer Myopathie. Die *Muskelbiopsie* zeigt wie bei der Duchenne-Muskeldystrophie ein Bild mit De- und Regeneration. Das pathologische Dystrophin läßt sich labortechnisch nachweisen und von dem des Duchenne-Typs unterscheiden [3, 10, 11].

Therapie und Prognose

Eine Therapie des Grundleidens ist bis heute nicht möglich. Die *orthopädischen Maßnahmen* unterscheiden sich grundsätzlich nicht von denjenigen bei der Duchenne-Muskeldystrophie (s. oben), werden jedoch erst später im Leben notwendig.

4.7.6.3
Andere Formen der Muskeldystrophie

Fazioskapulohumeraler Typ

Diese Muskeldystrophie wird dominant vererbt und betrifft die Gesichts- und Schultergürtelmuskulatur. Die Krankheitssymptome treten von früher Kindheit bis ins Erwachsenenalter auf. Die Krankheit äußert sich als Schwäche der erwähnten Muskulatur, wobei in manchen Fällen auch die Beckenmuskulatur mitbetroffen sein kann. Zusätzlich können Taubheit und Augenfundusveränderungen vorliegen [4]. Die *Muskelenzyme* sind normal oder leicht erhöht, auch das *EMG* kann normal sein. Die *Muskelbiopsie* zeigt ein variables Bild mit fokalen Faseratrophien und dystrophen Anteilen mit Proliferation und Regeneration sowie eine Vermehrung des Binde- und Fettgewebes. *Verlauf* und *Prognose* sind unterschiedlich, von sehr langsamer Progredienz und normaler Lebenserwartung bis zu Verlust der Gehfähigkeit im frühen Erwachsenenalter. *Therapeutisch* muß die Mobilität in den oberen Extremitäten erhalten werden. Hilfreich kann eine Fixation der Skapula gegen den Thorax sein [2, 14, 28].

Emery-Dreifuß-Muskeldystrophie

Diese X-chromosomal rezessive Muskeldystrophie betrifft v. a. ältere Kinder, Jugendliche und Erwachsene. Die Symptome bestehen in Gehschwierigkeiten und kardialen Rhythmusstörungen. Es kommt zu Steifigkeit der Wirbelsäule sowie zu fixierten Deformitäten an den Extremitäten. Die Muskeldystrophie ist nur langsam progredient. Als *Laborparameter* sind die Muskelenzyme leicht bis mittelmäßig erhöht, das *EMG* zeigt myopathische Veränderungen. Die *Muskelbiopsie* weist ein dystrophes histologisches Bild, teilweise gemischt mit Muskelatrophien, auf [4, 19, 21]. Lebensbedrohlich wird die Krankheit, wenn das Herz beteiligt ist. Die *orthopädische Behandlung* liegt im Erhalten der Gehfähigkeit sowie in der Prävention und Behandlung von Skelettdeformitäten. Die kardiale und pulmonale Situation muß überwacht werden. Bei bedrohlichen Rhythmusstörungen müssen Schrittmacher eingesetzt werden [26, 28].

Gliedergürteldystrophie

Bei der Gliedergürteldystrophie handelt es sich um eine autosomal-rezessive Muskeldystrophie. Das Erkrankungsalter liegt zwischen Kindheit und Erwachsenenalter. Die Patienten haben Schwierigkeiten beim Gehen und Treppensteigen, und sie leiden unter Muskelkrämpfen. Das Gangbild ist abnorm mit kompensatorisch lordotischer Haltung. Die Muskelschwäche ist unterschiedlich ausgeprägt. Die Prognose ist uneinheitlich. Die *Laborbefunde* zeigen eine unterschiedlich starke Erhöhung der Muskelenzyme auf, und im *EMG* sind myopathische Veränderungen sichtbar. In der *Muskelbiopsie* sind dystrophe Veränderungen zu beobachten [4, 19]. Das Bild ähnelt einer Duchenne- oder Becker-Muskeldystrophie, weist aber ein normales Dystrophin auf [28]. Die *orthopädische Behandlung* liegt in der Erhaltung der Gehfähigkeit sowie in der Prävention der Deformitäten des Bewegungsapparates.

Kongenitale Formen der Myopathien

Zu diesen Formen gehören:

- kongenitale Muskeldystrophie DeLange-Typ,
- kongenitale Muskeldystrophie vom Batten-Turner-Typ,
- Central-core-Myopathie,
- Nemaline-Myopathie,
- myotubuläre Myopathie,
- Fasertypendysproportion,
- andere Formen.

Während der *DeLange-Typ* maligne verläuft, mit Exitus oft schon im Säuglingsalter, ist der *Batten-Turner-Typ* gutartig, verläuft häufig langsam progredient oder stationär. Das klinische Bild entspricht jedoch insgesamt einer progressiven Muskeldystrophie [4]. Bei der *Central-core-Myopathie* liegen histologisch die Zellkerne zentral in der Muskelfaser. Die Kinder sind schon bei Geburt schlaff und neigen zu Skelettdeformitäten (Plattfuß, Klumpfuß: 21%, Hüftluxationen: 19%, Skoliosen: 37% und Kontrakturen: 15%), die schon früh eine orthopädische Behandlung benötigen [8, 28]. Die Expressivität der *Nemaline-Myopathie* (rezessiv oder dominant) ist sehr variabel: Manche Patienten sterben in der Neonatalperiode, während andere normal gehfähig werden und nur eine leichte Muskelschwäche aufweisen. Die orthopädischen Probleme stellen sich in Form von Skoliosen und lumbalen Hyperlordosen dar [28]. Die *myotubuläre Myopathie* ist variabel mit unterschiedlichem Erbgang. Die seltene X-chromosomal rezessive Variante führt oft schon im Neugeborenenalter zum Exitus. Der häufigere autosomal rezessive Typ neigt zu Klumpfüßen, Lordoskoliosen und Scapula alata in der 2. Lebensdekade [28]. Die *Fasertypendysproportion* ist histologisch durch eine Überzahl von zu kleinen Typ-I-Fasern bei übergroßen Typ-II-Fasern gekennzeichnet. Bei dieser Myopathie handelt es sich nicht um ein einheitliches Krankheitsbild, sondern um histologische und funktionelle Veränderungen der Muskulatur wegen Myopathien, Neuropathien oder Störungen des ZNS. Die Ausprägung der Symptome ist sehr unterschiedlich. Wirbelsäulendeformitäten können operative Eingriffe notwendig machen [28]. Es exisitieren weitere seltene Formen kongenitaler Myopathien wie die *Minicore-Myopathie*, die *mitochondrialen Myopathien* und andere, auf die hier nicht näher eingegangen werden soll.

Dystrophia myotonica Curshmann-Steinert

Das Erkrankungsalter liegt meist im jugendlichen Erwachsenenalter, mit den Hauptsymptomen Schwäche und Steifheit. Klinisch fällt die spontane Myotonie bei anhaltendem Faustschluß auf. Gleichzeitig ist die Gesichtsmuskulatur schwach, und es besteht eine Ptose. Als Zusatzbefunde kommen Katarakt sowie eine verzögerte intellektuelle Entwicklung vor. Die Prognose ist von einer begleitenden Kardiomyopathie und respiratorischen Problemen abhängig. Die Untersuchungen zeigen im EMG eine Myotonie mit Myopathie, im EKG Reizleitungs- und Rhythmusstörungen. Die Muskelbiopsie zeigt dystrophe Veränderungen mit zentralen Zellkernen [4]. Die *orthopädischen Maßnahmen* haben das Ziel, Deformitäten zu verhindern und die motorischen Fähigkeiten zu erhalten.

4.7.6.4
Spinale Muskelatrophie

Definition

Bei den hereditären sensomotorischen Neuropathien handelt es sich um eine heterogene Gruppe von Krankheiten mit Degeneration der Vorderhornzellen des Rückenmarkes und konsekutiv progredienter Muskelschwäche. Die Verteilung ist meist symmetrisch.

Synonym: Hereditäre *m*otorische und *s*ensorische *N*europathie *(HMSN)*

Historisches

Die Erstbeschreibung der verschiedenen Formen der spinalen Muskelatrophie erfolgte durch G. Werdnig 1891, J. Hoffmann 1893, E. Kugelberg und L. Welander 1956.

Klinik und Diagnostik

Die Krankheit beginnt schon intrauterin oder im Säuglingsalter. Hauptsymptome sind Hypotonie, Muskelschwäche sowie respiratorische Probleme. Diese sind zwar meist stark ausgeprägt, doch gering progredient. Kreatininkinase und Nervenleitgeschwindigkeit sind normal. Die *Muskelbiopsie* zeigt typische Denervationszeichen.

Klassifikation

In der *Klassifikation nach Byers* [9] werden 3 Formen unterschieden:

- Typ I: Akute infantile (schwere) Form *Werdnig-Hoffmann*
- Typ II: *Chronische infantile Form* (intermediäre spinale Muskelatrophie)
- Typ III: Juvenile (leichte) Form *Kugelberg-Welander*

Spezielle Formen

Typ I: Akute infantile Form Werdnig-Hoffmann (schwere Form)

Diese Krankheit wird autosomal rezessiv vererbt. Sie äußert sich schon intrauterin durch Mangel an Fetalbewegungen oder in den ersten Lebensmonaten in Hypotonie und Muskelschwäche. Der Säugling hat Schwierigkeiten beim Saugen und Schlucken. Klinisch besteht eine ausgeprägte muskuläre Hypotonie und Muskelschwäche des ganzen Rumpfes und der Extremitäten. Die Atmung ist erschwert, was zu gehäuften Infekten der Atemwege führt. Die Kinder sterben innerhalb der ersten 3 Lebensjahre. Kreatininkinase und Nervenleitgeschwindigkeit sind normal. Das *EMG* zeigt Denervationszeichen. In der *Muskelbiopsie* sind atrophierte Fasern festzustellen [4, 19]. Die *orthopädischen Maßnahmen* müssen die fehlende Muskulatur ersetzen (Stützkorsette, Schienen).

Typ II: Infantile chronische intermediäre Form

Die intermediäre Form wird autosomal-rezessiv vererbt. Das Erkrankungsalter liegt zwischen dem 6. und 12. Lebensmonat. Die Kinder weisen eine Schwäche der Beinmuskulatur auf, die ein Gehen und Stehen ohne Hilfe unmöglich macht, ein freies Sitzen dagegen kann möglich sein. Die Zunge weist Faszikulationen auf, die Hände einen Tremor. Die Kinder sind normal intelligent. Die Muskelschwäche bleibt meist stationär, und Änderungen der Fähigkeit des Patienten sind v. a. wachstumsbedingt und durch Gewichtszunahme verursacht. Die pulmonale Situation entscheidet über die Langzeitprognose. Die *Kreatininkinase* ist normal bis mäßig erhöht. Im *EMG* werden De- und Reinnervationszeichen festgestellt. Der *Ultraschall* zeigt ein charakteristisches Bild mit verstärkten Muskelechos und Muskelatrophie [4, 19]. Von *orthopädischer Seite* muß mit Korsett und Schienen die fehlende Muskulatur ersetzt werden, um dem Kind eine normale Entwicklung ohne Deformitäten zu ermöglichen. Früh entwickelt sich eine Skoliose, die entsprechend mit Korsetten und später operativ behandelt werden muß.

Typ III: Juvenile Form Kugelberg-Welander (leichte Form)

Die Krankheit ist meist autosomal-rezessiv vererbt, seltener existieren auch dominante oder X-chromosomale Formen. Die Symptome treten zwischen dem 2. Lebensjahr und dem Erwachsenenalter auf. Es besteht eine Schwäche der Muskulatur. Die Krankheit ist meist nicht progredient, und es besteht eine leichte Muskelatrophie. Sie äußert sich zunächst durch Probleme beim Rennen und Treppensteigen, später durch eine Einschränkung der Gehfähigkeit. Das Gangbild ist abnorm (watschelnd), und die Kinder müssen an sich selber hochklettern (Gowers-Zeichen). Die proximale Muskelschwäche betrifft die Beine stärker als die Arme. Tremor und Faszikulationen können vorhanden sein. Die Krankheit kann stationär oder leicht progredient verlaufen. Die Lebensdauer ist nicht beeinträchtigt. Die Kreatininkinase ist normal bis leicht erhöht. Die *Sonographie* zeigt eine Vermehrung der Muskelechos und eine muskuläre Atrophie. Im *EMG* werden De- und Reinnervationszeichen, in der *Muskelbiopsie* Atrophien von Fasergruppen neben normalen vergrößerten Fasern festgestellt [4, 19]. Die *orthopädische Behandlung* muß mit Orthesen verlorene Muskelaktivität ersetzen und so eine optimale Rehabilitation für den Patienten sicherstellen.

4.7.6.5
Hereditäre motorische und sensorische Neuropathie (HMSN)

Synonyme: M. Charcot-Marie-Tooth, peronäale Muskelatrophie

Diese Krankheitsgruppe umfaßt genetische Krankheiten mit einer Muskelschwäche an distalen Armen und Beinen. Es werden *3 Formen* unterschieden:

- Eine dominante demyelinisierende Form *(HMSN 1)*
- Eine neuronal-dominante Form *(HMSN 2)*
- Eine demyelinisierende rezessive Form *(HMSN 3)*

Für die demyelinisierenden Formen ist die Bestimmung der Nervenleitgeschwindigkeit entscheidend. Untersucht werden müssen auch die Eltern, um den Erbgang festlegen zu können. Die Patienten lernen in der Regel gut gehen und stehen, das Hauptproblem sind neben Muskelschwäche v. a. Fußdeformitäten (Hohlfüße). Größere Skeletteingriffe an den Füßen lassen sich durch frühzeitige Weichteiloperationen vermeiden [25].

4.7.6.6
Myotonia congenita (Thomsen)

Die Myotonia congenita (Thomsen) wird dominant oder rezessiv vererbt und tritt nach der Geburt oder in der frühen Kindheit auf. Typische Symptome sind Steifheit nach Ruhe sowie Schwierigkeiten, die Faust zu öffnen, einen Gegenstand loszulassen etc. Die Muskelkraft und Funktion sind kaum verändert [4, 19]. Orthopädische Behandlungen sind nicht notwendig.

4.7.6.7
Myasthenia gravis

Es wird zwischen einer neonatalen, einer infantilen und einer juvenilen Form unterschieden. Als gemeinsames Symptom ist die Muskulatur vermehrt ermüdbar, was v. a. die Augen- und Kaumuskulatur, später die weiteren Muskelgruppen am ganzen Körper erfaßt. Diagnostisch ist der Edrophonium-(Tensilon-)Test [4, 19]. Es handelt sich in erster Linie um ein neurologisches Krankheitsbild, und orthopädische Probleme bestehen in der Regel nicht.

Adressen von Behindertenorganisationen s. Anhang.

Literatur

1. Brook PD, Kennedy JD, Stern LM, Sutherland AD, Foster BK (1996) Spinal fusion in Duchenne's muscular dystrophy. J Pediatr Orthop 16: (1996) 324–31
2. Bunch WH (1993) Scapulothoracic arthrodesis in fascioscapulohumeral muscular dystrophy. J Bone Joint Surg (Am) 75: 372
3. Byers TJ, Neumann PE, Beggs AH, Kunkel LM (1992) ELISA quantitation of dystrophin for the diagnosis of Duchenne and Becker muscular dystrophies. Neurology 42: 570–6
4. Dubowitz V (1991) Atlas der Muskelerkrankungen im Kindesalter. Hippokrates, Stuttgart
5. Forst R, Kronchen-Kaufmann A, Forst J (1991) Duchenne-Muskeldystrophiekontraktur-prophylaktische Operationen der unteren Extremitäten unter besonderer Berücksichtigung anaesthesiologischer Aspekte. Klein Pädiatr 203: 24–7
6. Forst R, Forst J (1995) Importance of lower limb surgery in Duchenne muscular dystrophy. Arch Orthop Trauma Surg 114: 106–11
7. Furumasu J, Swank SM, Brown JC, Gilgoff I, Warath S, Zeller J (1989) Functional activities in spinal muscular atrophy patients after spinal fusion. Spine 14: 771–5
8. Gamble JG, Rinsky LA, Lee JH (1988) Orthopädic aspects of central core disease. J Bone Joint Surg (Am) 70: 1061–6
9. Heckmatt JZ, Dubowitz V, Hyde SA, Florence J, Gabain AC, Thompson N (1985) Prolongation of walking in Duchenne muscular dystrophy with lightweight orthoses: review of 57 cases. Dev Med Child Neurol 27: 149–54
10. Hoffman EP, Fischbeck KH, Brown RH et al. (1988) Characterization of dystrophin in muscle-biopsy specimens from patients with Duchenne's or Becker's muscular dystrophy. N Engl J Med 318: 1363–8
11. Hoffman EP, Kunkel LM, Angelini C, Clarke A, Johnson M, Harris JB (1989) Improved diagnosis of Becker muscular dystrophy by dystrophin testing. Neurology 39: 1011–7
12. Karpati G, Acsadi G (1993) The potential for gene therapy in Duchenne muscular dystrophy and other genetic muscle diseases. Muscle Nerve 16: 1141–53
13. Kim TW, Wu K, Black IB (1995) Deficiency of brain synaptic dystrophin in human Duchenne muscular dystrophy. Ann Neurol 38: 446–9
14. Letournel E, Fardeau M, Lytle JO, Serrault M, Gosselin RA (1990) Scapulothoracic arthrodesis for patients who have facioscapulohumeral muscular dystrophy. J Bone Joint Surg (Am) 72: 78–84
15. Mendell JR, Kissel JT, Amato AA et al. (1995) Myoblast transfer in the treatment of Duchenne's muscular dystrophy. N Engl J Med 333: 832–8
16. Miller F, Moseley CF, Koreska J (1992) Spinal fusion in Duchenne muscular dystrophy. Dev Med Child Neurol 34: 775–86
17. Mirabella M, Servidei S, Manfredi G et al. (1993) Cardiomyopathy may be the only clinical manifestation in female carriers of Duchenne muscular dystrophy. Neurology 43: 2342–5
18. Miyatake M, Miike T, Zhao JE, Yoshioka K, Uchino M, Usuku G (1991) Dystrophin: localization and presumed function. Muscle Nerve 14: 113–9
19. Mumenthaler M (1985) Neurologie. Thieme, Stuttgart New York
20. Oda T, Shimizu N, Yomenobu K, Ono K, Nabeshima T, Kyosh S (1993) Longitudinal study of spinal deformity in Duchenne muscular dystrophy. J Pediatr Orthop 13: 478–88

21. Orstavik KH, Kloster R, Lippestad C, Rode L, Hovig T, Fuglseth KN (1990) Emery-Dreifuß syndrome in three generations of females, including identical twins. Clin Genet 38: 447–51
22. Rideau Y, Duport G, Delaubier A, Guillou C, Renardel-Irani A, Bach JR (1995) Early treatment to preserve quality of locomotion for children with Duchenne muscular dystrophy. Semin Neurol 15: 9–17
23. Riede UN, Schaefer HE, Wehner H (1989) Allgemeine und spezielle Pathologie. Thieme, Stuttgart New York
24. Roberts A, Evans GA (1993) Orthopedic aspects of neuromuscular disorders in children. Curr Opin Pediatr 5: 379–83
25. Roper BA, Tibrewal SB (1989) Soft tissue surgery in Charcot-Marie-Tooth disease. J Bone Joint Surg (Am) 71: 17–23
26. Shapiro F, Specht L (1991) Orthopedic deformities in Emery-Dreifuß muscular dystrophy. J Pediatr Orthop 11: 336–40
27. Shapiro F, Sethna N, Colan S, Wohl ME, Specht L (1992) Spinal fusion in Duchenne muscular dystrophy: a multidisciplinary approach. Muscle Nerve 15: 604–14
28. Shapiro F, Specht L (1993) The diagnosis and orthopaedic treatment of inherited muscular diseases in childhood. Current concept review. J Bone Joint Surg (Br) 75: 439–54
29. Smith AD, Koreska J, Moseley CF (1989) Progression of scoliosis in Duchenne muscular dystrophy. J Bone Joint Surg (Am) 71: 1066–74
30. Smith SE, Green NE, Cole RJ, Robison JD, Fenichel GM (1993) Prolongation of ambulation in children with Duchenne muscular dystrophy by subcutaneous lower limb tenotomy. J Pediatr Orthop 13: 336–40
31. Vignons PJ, Wagner MB, Karlinchak B, Katirji B (1996) Evaluation of a program for long-term treatment of Duchenne muscular dystrophy. J Bone Joint Surg (Am) 78: 1844–56

Anhang:
Adressen von Behindertenorganisationen und Elterninitiativen in Deutschland, Österreich und der Schweiz

Behinderung und Krankheit – allgemeine Verbände

Bundesverband für Körper- und Mehrfachbehinderte e.V.
Brehmstraße 5–7
D-40239 Düsseldorf
Tel: 0049/2 11/62 66 51
Fax: 0049/2 11/61 39 72

Arbeitsgemeinschaft zur Förderung behinderter Kinder
Lessingstraße 43a
D-38440 Wolfsburg
Tel: 0049/53 61/1 79 91

Behindertenverband
Mobility International Schweiz
Hard 4
CH-8404 Winterthur
Tel: 0041/52/222 68 25
Fax: 0041/52/222 68 38

Schweizerischer Verband
für Behindertensport
Chriesbaumstraße 6
CH-8604 Volketswil
Tel: 0041/1/946 08 60
Fax: 0041/1/946 08 70

Rechtsdienst für Behinderte SAEB
Schweiz. Arbeitsgemeinschaft
zur Eingliederung Behinderter
Bürglistraße 11
CH-8002 Zürich
Tel: 0041/1/201 58 27

Wildhainweg 19
CH-3012 Bern
Tel: 0041/31/302 02 37

Kind im Krankenhaus

Aktionskomitee Kind im Krankenhaus e.V.
Bundesverband
Kirchstraße 34
D-61440 Oberursel
Tel: 0049/61 72/30 36 00
Fax: 0049/61 72/30 36 00

Schweizerischer Verband
Kind und Spital
Landvogt-Waser-Straße 70
CH-8405 Winterthur
Tel: 0041/1/481 63 30
Fax: 0041/1/481 63 30

Kinderbegleitung
Familienselbsthilfeverein
A-4841 Ungenach
Tel: 0043/7672/22 026

Kleinwuchs

Kleinwüchsige Menschen und ihre Familien e.V.
Bundesverband
Westerstraße 98–104
D-28199 Bremen
Tel: 0049/4 21/55 21 22 und 55 78 73
Fax: 0049/4 21/50 57 52

Vereinigung kleinwüchsiger Menschen e.V.
Harald Berndt
Hauptstraße 14
D-56587 Oberhonnefeld-Gierend
Tel: 0049/26 34/54 22

Elternvereinigung kleinwüchsiger Kinder
Ursula Fiedli
Thunstraße 17
CH-3074 Muri bei Bern
Tel: 0041/31/951 34 09

Großwuchs

Club Langer Menschen Deutschland e.V.
Lothar Haan
Baerwaldstraße 70
D-10961 Berlin
Tel: 0049/30/691 35 03
Fax: 0049/30/691 35 03

Club Langer Menschen Schweiz
Aebi Nelly
Hirschgartnerweg 36
CH-8057 Zürich
Tel: 0041/1/312 39 48

Longinus Club
Mendelssohngasse 5/2
A-1220 Wien
Tel.: 0043/1/23 92 37

Systemerkrankungen
(ohne neuromuskuläre Störungen)

Apert-Syndrom

Elterninitiative Apert-Syndrom e.V.
Hans-Ullrich Jaczek
Friedrich-Ebert-Straße 251
D-58566 Kierspe
Tel: 0049/23 59/13 01

Arthrogrypose
s. neuromuskuläre Erkrankungen

Chromosomenstörungen allgemein

LEONA e.V.
Kontaktstelle für Eltern
mit chromosomal geschädigten Kindern
(außer Trisomie 21/Down-Syndrom)
Frau Schlotz-Kriegel
Schöllbronner Straße 38
D-76199 Karlsruhe
Tel: 0049/7 21/88 68 31

Contergangeschädigte

Bundesverband Contergangeschädigter e.V.
Pfaffrather Straße 132–134
D-51069 Köln
Tel: 0049/2 21/6 80 34 79

Cornelia-de-Lange-Syndrom
s. neuromuskuläre Erkrankungen

Down-Syndrom (Trisomie 21)

**Menschen mit Down-Syndrom
und ihre Freunde e.V.**
Röntgenstraße 24
D-91058 Erlangen
Tel: 0049/9 11/5 70 07 37

Arbeitskreis Down-Syndrom e.V.
Hermann Stüssel
Hegelstraße 19
D-33649 Bielefeld
Tel: 0049/5 21/44 29 98

Lebensfreude
Elternvereinigung für Kinder mit Down-Syndrom
Monika Zihlmann-Küttel
Feldstraße 14
CH-6260 Reiden/LU
Tel: 0041/62/758 50 64

European Down-Syndrom Association EDSA
Frau Biribicci Barbara
Waldeggstraße 22
CH-3097 Liebefeld
Tel: 0041/31/972 58 70

**Selbsthilfegruppe
„Leben mit Down-Syndrom"**
Frau Kolnberger
Buchenweg 7
A-4111 Walding
Tel: 0043/7234/85 0 52

Dysmelie/Hand- und Armfehlbildungen

Interessenkreis Arm- und Handfehlbildungen
Rainer und Maria Becker
Hochheimer Straße 6
D-65474 Bischofsheim
Tel: 0049/61 44/4 32 99

Gaucher-Krankheit

Gaucher Gesellschaft Deutschland e.V.
An der Ausschacht 9
D-59556 Lippstadt
Tel: 0049/29 41/2 19 39

Gaucher-Gesellschaft Schweiz
Frau OA Dr. med. Blauenstein
Kantonsspital Bruderholz
CH-4101 Bruderholz
Tel: 0041/61/421 21 21
Fax: 0041/61/422 14 36

Gaucher-Gesellschaft Österreich
Frau Ilse Schretter
Millergasse 48/6
A-1060 Wien
Tel: 0043/1596 5000

Hämophilie

Deutsche Hämophiliegesellschaft
Bundesgeschäftsstelle
Halenseering 3
D-22149 Hamburg
Tel: 0049/40/6 72 29 70
Fax: 0049/40/6 72 49 44

**Deutsche Hämophilieberatung
bei Blutungskrankheiten e.V.**
Lessingstraße 61
D-45772 Marl-Hüls
Tel: 0049/23 65/2 15 03 und 2 44 96

Schweizerische Hämophilie-Gesellschaft
Seestraße 45
Postfach 531
CH-8027 Zürich
Tel: 0041/1/281 08 55
Fax: 0041/1/281 08 55

Österreichische Hämophilie-Gesellschaft
Obere Augartenstraße 26–28
A-1020 Wien
Tel: 0043/1/330 3257
Fax: 0043/1/330 3257

Mukopolysaccharidosen

Gesellschaft für Mukopolysaccharidose
Herr J. Zumbro
Stadtgartenring 97
D-44866 Bochum 6
Tel: 0049/23 27/8 14 24
Fax: 0049/23 27/1 87 95

Gesellschaft für Mukopolysaccharidose
Frau Marion Kraft
Sensengasse 5/10
A-1090 Wien
Tel: 0043/1/405 74 68

Neurofibromatose (Morbus Recklinghausen)

Von Recklinghausen-Gesellschaft e.V.
Langenhorner Chaussee 560
D-22419 Hamburg 62
Tel: 0049/40/52 71 28 22
Fax: 0049/40/52 77 462

Schweizerische Neurofibromatose-Vereinigung SNFV
Postfach 134
CH-8028 Zürich
Tel: 0041/1/363 83 83

**Von Recklinghausen-Neurofibromatose-Gesellschaft
Austria**
Dollinerstraße 2/4
A-1190 Wien
Tel: 0043/1/369 80 07
Fax: 0043/1/368 66 89

Osteogenesis imperfecta

**Gesellschaft für Osteogenesis imperfecta
Betroffene e.V.**
Postfach 1546
D-63155 Mühlheim
Tel: 0049/61 08/7 63 34
Fax: 0049/61 08/6 92 76

**Schweizerische Vereinigung
Osteogenesis imperfecta**
Simona Rossi
Häberlimattenweg 4
Postfach
CH-3052 Zollikofen
Tel: 0041/31/911 64 72

Prader-Willi-Syndrom
s. neuromuskuläre Erkrankungen

Rett-Syndrom
s. neuromuskuläre Erkrankungen

Recklinghausen-Krankheit
s. Neurofibromatose

Silver-Russel-Syndrom

Elterngruppe Silver-Russel-Syndrom
Familie Giegerich
Wermbachstraße 3
D-63739 Aschaffenburg
Tel: 0049/60 21/2 25 45
Fax: 0049/60 21/21 80 05

Trisomie 21
s. Down-Syndrom

Neuromuskuläre Störungen

Neurologische Erkrankungen allgemein

Verein zur Förderung und Unterstützung
neurologisch erkrankter Kinder e.V.
Postfach 8223
D-48044 Münster
Tel: 0049/2 51/86 68 50

LIBERO e.V.
Farmserstraße 24
D-31174 Schellerten/Hildesheim
Tel: 0049/51 23/84 37

Arthrogryposis multiplex congenita (AMC)

IGA-Interessengemeinschaft Arthrogryposis e.V.
Cornelia Umber
Hauptstraße 130
D-79713 Bad Säckingen
Tel: 0049/77 61/5 71 09

Interessengemeinschaft Arthrogryposis
Familie Flink
Jurablickstraße 61
CH-3028 Spiegel
Tel: 0041/31/971 34 79

Interessengemeinschaft Arthrogryposis
Frau Imfeld
Benkenstraße 76
CH-4102 Binningen
Tel: 0041/61/421 15 42

Interessengemeinschaft Arthrogryposis
Frau Müller
Wiener Straße 34
A-2401 Fischamend
Tel: 0043/2232/76 857

Interessengemeinschaft Arthrogryposis
Familie Reiter
Franckstraße 6
A-4910 Ried im Innkreis
Tel: 0043/7752/82 950

Bewegungsstörungen, Entwicklungsstörungen,
Zerebralparese, Spastik, Frühgeborene

Elterninitiative frühgeborener Kinder e.V.
Waldstraße 2
D-82194 Gröbenzell
Tel: 0049/81 42/5 39 76 (abends),
0049/81 31/1 50 72

Verein zur Förderung
bewegungsgestörter Kinder e.V.
Wichernstraße 10
D-60389 Frankfurt
Tel: 0049/69/47 45 92

Aktionskreis Psychomotorik e.V.
Kleiner Schratweg 32
D-32657 Lemgo
Tel: 0049/52 61/7 23 31

Aktionskreis Motopädagogik Österreich
Vera Stehno
Geymüllergasse 4–6/5
A-1180 Wien
Tel. und Fax: 0043/222/544 91 06

Schweizerische Vereinigung
zugunsten cerebral Gelähmter (SVCG)
Erlachstraße 14
Postfach 8262
CH-3001 Bern
Tel: 0041/31/301 20 34
Fax: 0041/31/301 36 85

Arbeitsgemeinschaft für die
Behandlung infantiler Cerebralparese
St. Johanns-Spital
Müllnerhauptstraße 48
A-5020 Salzburg
Tel: 0043/662/44 820

Eltern hirngeschädigter Kleinkinder
Frau Lehmenkühler
Dinscheder Stasse 16
D-59823 Arnsberg
Tel: 0049/29 37/65 38

Stiftung für das cerebralgelähmte Kind
Erlachstraße 14
CH-3001 Bern
Tel: 0041/31/308 15 15

Verein zur Förderung und Betreuung spastisch gelähmter und körperbehinderter Kinder Köln e.V.
Ulmenallee 51
D-50999 Köln-Sürth
Tel: 0049/22 36/6 56 89 und 3 13 35

Bundesverband für Körper- und Mehrfachbehinderte e.V.
Brehmstraße 5–7
D-40239 Düsseldorf
Tel: 0049/2 11/62 66 51
Fax: 0049/2 11/61 39 72

EIFER e.V. zur Förderung entwicklungsverzögerter Kinder
Frau Annegret König
Georg-Dehio-Weg 13
D-37075 Göttingen
Tel: 0049/5 51/4 27 77

Cornelia-de-Lange-Syndrom

Elterngruppe Cornelia de Lange-Syndrom
Helga Berninger
Dr. Florian-Riess-Straße 20
D-74831 Gundelsheim-Tiefenbach
Tel: 0049/62 69/17 17

Hirnverletzte

Verein für Ganzheitstherapie hirnverletzter Kinder e.V.
Arpsdamm 98
D-28865 Lilienthal
Tel: 0049/42 98/10 25

Selbsthilfegruppe für Angehörige hirnverletzter Menschen
Michael Nemitz
Güterstraße 239
CH-4053 Basel
Tel: 0041/61/332 17 68

Kinderlähmung
s. *Poliomyelitis*

Muskelkrankheiten

Deutsche Gesellschaft für Muskelkranke DGM
Zweigstelle Nord
Castroper Straße 183
D-44791 Bochum
Tel: 0049/2 34/59 35 12
Fax: 0049/2 34/50 30 35

Deutsche Muskelschwundhilfe
Dr. Peter Wehrspann
Neuer Kamp 25
D-20359 Hamburg
Tel: 0049/40/43 42 52

Elternkreis Muskelathrophie
Gerhard Herold
Eichenweg 13
D-84367 Tann
Tel: 0049/85 72/5 33
Fax: 0049/85 72/76 47

Kontaktgruppe für Eltern muskelkranker Kinder
Ute Bordes
Egerlandstraße 38
D-85053 Ingolstadt
Tel: 0049/8 41/6 17 29

Schweizerische Gesellschaft für Muskelkranke (SGMK)
Forchstraße 136
CH-8032 Zürich
Tel: 0041/1/422 16 34
Fax: 0041/1/422 59 41

Association Suisse Romande contre la Myopathie (ASRM)
co. Hôpital regionale d'Aubonne
CH-1170 Aubonne
Tel: 0041/21/808 74 11
Fax: 0041/21/808 81 11

Österreichische Gesellschaft für Muskelkranke
Neurologische Universitätsklinik
Wahringer Gurtel 18–20
A-1090 Wien
Tel: 0043/1 40400 31 12
Fax: 0043/1 40400 31 41

Myelomeningozele, Spina bifida

**Arbeitsgemeinschaft Spina bifida
und Hydrocephalus e.V. ASbH**
Münsterstraße 13
D-44145 Dortmund 1
Tel: 0049/2 31/83 47 77
Fax: 0049/2 31/83 38 11

**Schweizerische Vereinigung
zugunsten von Personen mit Spina bifida
und Hydrocephalus**
Geschäftsstelle SBH
St. Gallische Rehabilitationsstätte
für Kinder Bad Sonder
CH-9053 Teufen
Tel: 0041/71/33 24 32
Fax: 0041/71/33 24 32

**Österreichische Vereinigung
zugunsten von Personen mit Spina bifida
und Hydrocephalus**
Elisabeth Zinschitz
Stiftsgasse 15–17/4
A-1070 Wien
Tel: 0043/1/52 31 881
Fax: 0043/1/52 46 893

*Neurofibromatose
s. Systemerkrankungen*

Paraplegie

Schweizerische Paraplegiker-Vereinigung
Zentralstraße 47
2502 Biel
Tel: 0041/32/322 12 33

Poliomyelitis

POLIO e.V.
Bundesverband
Dr. Rolf Kiessig
Breiter Weg 20
D-39104 Magdeburg
Tel: 0049/3 91/5 62 03 88

**Schweizerische Interessengemeinschaft
für Poliospätfolgen SIPS**
Zentralsekretariat ASPr/SVG
Postfach 740
Rue de Locarno 3
CH-1701 Fribourg
Tel: 0041/37/322 94 33
Fax: 0041/37/323 27 00

Prader-Willi-Syndrom

Prader-Willi-Vereinigung e.V.
Bundesgeschäftsstelle
Hindenburgring 12
D-48599 Gronau-Epe
Tel: 0049/2565/47 13

Prader-Willi-Syndrom Vereinigung Schweiz
Frau Esther Könz, Präsidentin
Sagiweg 7
CH-8915 Hausen am Albis
Tel: 0041/1/764 05 48

*Recklinghausen-Krankheit
s. Systemerkrankungen*

Rett-Syndrom

Elternhilfe für Kinder mit Rett-Syndrom
Tulpenweg 9
D-27637 Nordholz
Tel: 0049/47 41/62 66
Fax: 0049/47 41/62 88

Elternhilfe für Kinder mit Rett-Syndrom
Frau Waltraud Zürcher
Rosgartenstr. 31
CH-8280 Kreuzlingen
Tel: 0049/71/672 19 89

Elternhilfe für Kinder mit Rett-Syndrom
Frau Irmgard Wenzel-Lenz
Kaiser-Josef-Straße 3
A-2120 Wolkersdorf
Tel: 0043/2245 50 84
Fax: 0043/2245 50 89

*Schädel-Hirn-Verletzung
s. Hirnverletzte*

*Spastik
s. Bewegungsstörungen*

*Spina bifida
s. Myelomeningozele*

Syringomyelie

Selbsthilfegruppe Syringomyelie
co. Kiss Kassel
Wilhelmshöher Allee 32a
D-34117 Kassel
Tel: 0049/5 61/10 49 35

*Zerebralparese
s. Bewegungsstörungen*

Sachverzeichnis

Seitenzahlen mit den wesentlichsten Informationen (meist mit Abbildungen) = **halbfett**.
Seiten mit zusätzlichen Abbildungen = *kursiv*.

A

Abduktion siehe Bewegungsumfang
Abduktionsdeformität, Hüftgelenk 244
Abduktions-Knick-Senk-Fuß (neurogen) **445–452**, *718–719, 721*
Abduktionskontraktur, Hüfte *239*-240, 247
Abduktionslagerungsorthese **723**
Abduzensparese 690
abduzierende Orthese (bei M. Perthes) 214
Abknicken, Fuß *721*
Abrollen 30, 384
Abspreizhemmung 183
Abstoßungsreaktion 638
Abszeß, subperiostaler 567
Abt-Letterer-Siwe'sche Krankheit 606–607
Achillessehnenverlängerung 407, 430, 432, 443, 449, 690
Achillodynie (Sever's disease) 418, 442, *566*
Achondrogenesis 668
Achondroplasie 645, 647, **666–668**, 671
– Beinverlängerung, doppelseitige 559
– Differentialdiagnose **142**, **647–649**,
– Knie 377
– Hüfte 212, *236*, 237
– Wirbelsäule **138**, 142
– – Spinalstenose 138, 668
Achsabweichung siehe Achsenfehlstellung
Achsenfehler siehe auch Deformität
Achsenfehlstellung
– Allgemeines
– – bei Heredopathien 651, 670, 696
– – – Differentialdiagnose 649
– – idiopathisch **546–553**
– – – Therapie **551–553**
– – posttraumatisch **539–541**
– Ellbogen 474
– Femur 260,
– Humerus 511, **517–519**
– Tibia 351–352
– Vorderarm 528
– Kniegelenk 258–259, *290*
– Korrektur, spontane siehe Spontankorrektur
– – schulärztliche Untersuchung 36, 38
Achsenkorrektur siehe Korrekturosteotomie
Achtermann-Kalamchi-Klassifikation (fibulärer Längsdefekt) *319*
AC-Winkel **184**, 197
Adamantinom 369, 371, 585, 606, **619–620**, 633
Adamkiewicz-Arterie 116
Adduktion siehe Bewegungsumfang
Adduktionskontraktur, Hüfte 240, 247, 275
Adduktoren, Hüftgelenk 239, 244, 275
Adduktuslasche, Schuheinlage 397

Adhäsion, Rückenmark 737
Adipositas 220, 427, 430, 551, 691
Adoleszentenskoliose siehe Skoliose, idiopathische
Adoleszenz 5–6, 43–44, 65, 71, 95, 219–221, 343, 434
Adressen von Behindertenorganisationen **751-756**
AFO siehe Unterschenkelorthese
Agonist 712
Aitken-Klassifikation (prox. Femurdefekt) *229, 232, 542*
Akrosyndaktylie 489–490, 493
Akrozephalosyndaktylie siehe Apert-Syndrom
akzessorischer Knochenkern siehe Knochenkern, akzessorischer
akzessorischer Muskel siehe Muskel, akzessorischer
Albers-Schönberg-Krankheit siehe Osteoporose
Albright-Syndrom 604, 647–650, **697–698**
Algorithmus 11, 590
alkalische Phosphatase 585, 611–612, 651–652, 678
Allograft (homologer Knochenersatz)
– Allgemeines 601, 635, **638–640**
– Becken, Femur **282–284**, 638
– Humerus 536
– Knie 309, 373, *639*
– Radius *537*
Alopecia areata 665
Alter (Einfluß bei M. Perthes) 209
Altersstufen 43
Altersverteilung, maligner Tumor 583
Amelie 482, *485*
amniotischer Schnürring-Komplex siehe Schnürring-Komplex
Amputation
– bei kongenitalen Fehlbildungen
– – Fuß 373, *419*
     siehe auch Boyd-, Pirogoff-, Syme-Amputation
– – obere Extremität 483–484, 493
– – Oberschenkel, Hüfte 231–232, 559
– – Unterschenkel 320-*322*, 324,
– bei Tumoren 613, 630, 632, 634–635, 637, 641
– historisch 1
Amyloidose 579
Anamnese 9, 25–26, 55, 167
Anästhesie 21, 129, 707, 733
Andersen-Klassifikation (kongenitale Tibiapseudarthrose) 326–328
Andry, Nicolas 17
aneurysmatische Knochenzyste
– Allgemeines 584–588, 590, 595, 601, **602–603**, 612, 630, 632
– Becken, Femur 277, 280,
– Fuß 467, *468,*
– Knie 368–369, *372,*
– obere Extremität 532,
– Wirbelsäule 151, *154-156,* 163,
angeboren siehe kongenital
Angiogramm 589

Angiom 624–625, 632
angiomatoides fibröses Histiozytom 624
Angiomatose 624
Angiosarkom 618–619
Angulationsmöglichkeit (bei Fixateur externe) 561, 563
Angulationsosteotomie nach Schanz 246, 250
Ankylose 579, 665
ankylosierende Spondylitis siehe Spondylitis ankylosans
Anlagestörung (Wirbelsäule) 112
Anomalie, kongenitale
- Allgemeines 37
- Becken, Hüftgelenk, Femur 228–237
- Fuß 407–419
  (siehe auch Klumpfuß, Plattfuß)
- Kniegelenk, Unterschenkel 319–333
- obere Extremität 482–496, 671, 684–685, 690–691
- - Operationszeitpunkt 484
- Skelettdysplasien 644–707
- Wirbelsäule (Segmentations-, Anlagestörung) 110–117, 137, 732–736
- - intraspinale 78, 115, 163-164, 733
- - bei Skelettdysplasien 678, 685, 689, 690
- Differentialdiagnose bei Heredopathien 648–649
Anoxie 728
Antagonist 712
antalgische Skoliose siehe Skoliose
Antepulsion, Daumen 477
anterior release, Wirbelsäule 115
Antetorsion, Femur 167, 169, 172-173, 242-243, 426, 546–549
- klinische Messung 169
- Röntgen nach Dunn und Rippstein 171, 242-243, 548
  (Umrechnungstabelle)
- Ultraschallmessung 548
Anteversion (Azetabulum) 175, 177
Antibiotikaprophylaxe 574
Antibiotikatherapie 151, 569
Anti-Chiari-Effekt 201
Antiepileptika 712
Antigranulozytenszintigramm 588
antinukleärer Faktor 578
Antirheumatika 580
Antivarusschuh 397, 398
Aortenaneurysma 659
Aortendilatation 136, 659
Aortenstenose 691
Apathie 656
Apert-Syndrom
- Allgemeines 684–685, 752
- Differentialdiagnose 647–649
- Fuß 410, 419–420,
- obere Extremität 475, 482, 494,
- Wirbelsäule 137, 142
Aplasie
- Fibula siehe Hypoplasie der Fibula
- Fußstrahlen 418
- Kreuzband 322
- Tibia siehe tibialer Längsdefekt
aponeurotische Verlängerung 275–276, 713, 715
Apophyse 40, 95, 255, 257, 463
Apophysenausriß 257, 517
Apophysenfuge 40, 255
Apophysenkern 513
Apophysenlösung 253
Apophysitis calcanei 440–442, 565

Apparat siehe Orthese
apprehension sign 313, 474, 498
Arachnodaktylie siehe Marfan-Syndrom
Arbeitsausfall 63
Areflexie 737
Armprothese 484
Armspannweite 659
Arnold-Chiari-Mißbildung 111, 132, 733
Arnold-Hilgartner-Klassifikation (Hämophilie) 704–706
Arteria circumflexa femoris 255
Arteria tibialis anterior 392
Arthritis, eitrige 565, 580, 585
- Allgemeines 576–577
- Hüfte (Coxitis) 212, 264, 268-273, 286–289, 576
- Kniegelenk (Gonitis) 362–364
Arthritis, juvenile rheumatische 578–582, 705
- Hüfte (Coxitis) 264, 274–277, 286–287
- Knie (Gonitis) 344, 364–365, 377–378, 380
- polyartikuläre Form 475, 578–579
- Rheumafaktor positive 579
- systemische Form 475, 578–579
- Wirbelsäule 151, 164
Arthritis, septische siehe Arthritis, eitrige
Arthrodese
- Allgemeines 580–581, 641, 705–706, 712, 715
- Fuß 445, 449, 452, 470, 689
- - Double- 433
- - extraartikulär nach Grice 407, 430, 432, 448, 452
- - Großzehengrundgelenk 438
- - navikulokuneiforme 432
- - oberes Sprunggelenk 322, 433, 415, 418
- - Rückfuß 450, 453–454
- - Triple- 433
- obere Extremität 504–505, 508–509, 537
- Hüftgelenk 231–232
- Kniegelenk 324, 374
- Wirbelsäule, okzipitozervikal 148
  siehe auch Spondylodese
Arthrofibrose 347
Arthrographie, Hüftgelenk 185
Arthrogrypose
- Allgemeines 671, 682, 687–689, 678, 754
- Differentialdiagnose 647–649
- Fuß 383, 391, 393, 402, 404
- Hüfte 228, 287
- Kniegelenk und Unterschenkel 324, 377, 378,
- obere Extremität 482, 494, 508–509
Arthrolyse, Finger 491
Arthropathie, hämophile 704, 706
Arthroplastik siehe Endoprothese
Arthrorhise 432, 445, 448, 449
Arthrose
- Allgemeines 365, 579, 581, 670, 673, 675, 676
- Hüftgelenk (Koxarthrose) 51–52, 178, 236, 268, 276, 656, 659, 673
- Kniegelenk (Gonarthrose) 310, 348
- oberes Sprunggelenk 415
Arthroskopie 601
- Hüftgelenk 270
- Kniegelenk 310, 343, 345, 355, 363, 365
- Schulter 498
arthroskopische Spülung 575, 576, 580, 705
Arzt, Verhalten 9–13
Asepsis 21

aseptische Knochennekrose 470
- Metatarsalköpfchen (Morbus Köhler II) 439–440, *441*
- Os naviculare (Morbus Köhler I) *439*
- Sesambein 440
- Tuberositas tibiae 294, **300–301**, 354, 380, 381
siehe auch M. Perthes
Asklepios 20
assoziierte Mißbildung, Wirbelsäule 111
Astrozytom 159
asymmetrischer tonischer Nackenreflex 65, 709
Ataxie 29, 692, 708, 728, 731
Athetose 29, 708, 711, 728, 731
Atlanta-brace 214, 723
atlanto-axiale Instabilität **138–142**, 145, **151–152**, 579–581, 655, 663–664, 673–674, 679, 681–682, 691
Atlastherapie 712
Aufklappbarkeit
- Kniegelenk 293–294, 343–345
- oberes Sprunggelenk 387
aufrechter Gang 64
Augenfalte, mongoloide 681
Ausreifungsbehandlung, Hüftdysplasie **188–189**
Ausriß
- Eminentia intercondylaris 346, *353*
- Fraktur Apophyse 52
- Syndesmose 460, *461*
- Tuberositas tibiae *353*, 354, *355*, 357
Außenrotationsdeformität, Hüfte 240
autologer Knochen 282, 284–285, 635–637
avaskuläre Nekrose 200, 704, siehe auch bei bei aseptische Knochennekrose, Morbus Perthes, Femurkopfnekrose
axiale Polydaktylie siehe Polydaktylie
axiale Röntgenaufnahme
- Patella *314*
- Schulter *479*
Axillarisläsion 536
Axonotmesis 740
azetabuläre Anteversion 175, *177*
Azetabularfraktur 254
Azetabuloplastik 179, 194, **196–198**, 202, 246
Azetylsalizylsäure 275

B

Bailey-Nagel 662–663
Baker-Zyste 371
Balance 726
Bandage, Klumpfuß 395–396
Bandapparat 65
Bandinstabilität 381
Bandläsion siehe Bandverletzung
Bandlaxität, allgemeine 312, 406, 427, 429, 432, 476–497, 648, 659, 661, 663, 670, 681–683, 691
Bandscheibe
- Ausräumung 88, 108–109
- Entzündung **149–151**
- Verkalkung 152
- Verschmälerung *96, 99*
- Vorfall **163–164**
Bandstabilität 27
Bandverletzung
- Ellbogen 517, 523
- Kniegelenk 345–348, 359
- oberes Sprunggelenk 380, **460–462**

Bankart-Läsion 497–498, 500
Barlow-Zeichen 182
Barsy-Syndrom 404
basikozervikale Fraktur 255
Batten-Turner-Typ (Muskeldystrophie) 747
Bauchlage 65
BCG-Osteomyelitis 268, **573–574**
Beanspruchung, Hüftgelenk 175, *178*
Beatmungsprogramm 746
Bechterew, M., siehe Spondylitis ankylosans, juvenile
Becken-Bein-Gips 190, 194, 197, 202, *213*, 246, 249, 254, 256, 258–261
Beckenfraktur **253–254**
Beckenkamm 57, 58
Beckenkippung *66*
Beckenosteotomie **196–202**, 214, 216, 231
siehe auch Azetabuloplastik, Triple-Osteotomie, periazetabuläre Osteotomie
Beckenosteotomie nach Chiari 194, **200–201**
Beckenosteotomie nach Salter 194, **196–197**, 202, 214, 216, 231
Beckenprothese 282–283
Beckenschiefstand 37, 57–58, 167, **554–564**
Beckentumor, Rekonstruktion *283*-284
Beckenverletzung **253–254**
Becker-Korsett 99
Becker-Typ (Muskeldystrophie) 746
Behandlungskonzept (zusammenfassende Darstellungen)
- Arthritis, juvenile rheumatische **580–581**
- Arthritis, septische **575–576**
- Achsenfehlstellungen **551–553**
- Frakturen **543–544**
- Epiphyseolysis capitis femoris 226
- Femurdefekt, proximaler **232–233**
- Hüftdysplasie und -luxation, kongenitale 202
- Hüftleiden (Physiotherpie) 289
- Hüftschmerzen 266
- Klumpfuß, kongenitaler 403
- Knieleiden (Physiotherapie) 381
- Knochentumoren **629–643**
- Kontrakturen 377–379, 400–403
- Kreuzbandläsion 347
- M. Perthes 217
- M. Scheuermann **101**
- neuromuskuläre Erkrankungen
- - Allgemeines **712–715**
- - Fußdeformität 445, 449, 451–452
- - Hilfsmittel **717–727**
- - obere Extremität **504–505**
- obere Extremität, Anomalie 484
- Osteochondrosis dissecans 310
- Rückenleiden (Physiotherapie) 166
- Plattfuß, Senkfuß 426
- Beinlängendifferenz 558–563
- Osteomyelitis 569, 571
- Schulterinstabilität (Physiotherapie) 499–500
- Skoliosen
- - idiopathische 91
- - kongenitale 117
- - Skelettdysplasien 142
- Spondylolyse, Spondylolisthesis 109
Behindertenorganisationen (Adressen) **751–756**
Behinderung 711
Beinlänge 710

Beinlängenausgleich **558–563**, 700
- operativer 701

Beinlängendifferenz
- Allgemeines **554–564**
- bei Hüftdysplasie 196
- bei Skelettdysplasien 699–701, 735, 737
- bei Tumoren 640
- nach Frakturen 257–259, 261, 268, 351–352, 357, 544
- Rückenprobleme 67, 72, 162
- Untersuchung 36–37, 58
- Therapie 21, 231, 320–322, 352, **558–564,** 641, 672, 696
- – beidseitige Verlängerung 646, **668,** 670, 672

Beinlängenmessung
- direkte 555
- indirekte **57–58**
- röntgenologische 549, 556 (siehe auch Questor-Gerät)

Beinpositionierung 726
Beinverkürzung siehe Beinlängendifferenz
Beinverlängerung, beidseitige 646, **668,** 670, 672
siehe auch Beinlängendifferenz, Therapie
Belastbarkeit (verschiedene Gewebearten) 47–53
Belastung, Hüftgelenk 174, 198, 427, *428*
Belastungstoleranz, Sport 52
benigner Knochentumor siehe Tumor, benigner
benignes fibröses Histiozytom **599**
Benz-Klassifikation (Hämophilie) 704
Berechnung der Endlänge (Moseley-Chart) 557
Berg-Klassifikation (Pes adductus) 423
Bernau-(Tübinger)-Schiene 188–*189*
Berner-Schiene 215
Beschwielung 27
Bestrahlung 158, 281, 614, 617–618, 627–628, 634, 665
Bewegungsanalyse siehe Ganguntersuchung
Bewegungsschiene 258–259, 357, 363
Bewegungsumfang
- allgemein 26
- bei neuromuskulären Erkrankungen 709
- Fuß 386–387
- Hüftgelenk 168–170
- Kniegelenk 292–293
- obere Extremität 471–478
- Sprunggelenke 387
- Wirbelsäule 58–61
siehe auch Neutral-0-Methode

Biegungsbruch, metaphysär 352, 455
bildgebende Verfahren, Indikation zu
- Hüfte 289
- Wirbelsäule 165
- Kniegelenk 381
siehe auch Röntgen

Bilhaut-Cloquet-Operation 492
Bindegewebeerkrankung **658–666**
bindegewebiger, benigner Tumor **599**
Biomechanik
- allgemein 22
- Hüftgelenk **172–180**
Biopsie **589–592,** 612, 632, 652
Birbeck-Granula 607
Blauth-Klassifikation
- Daumenhypoplasie 493
- Polydaktylie 412
- Polydaktylie, Hand 492
- Spaltfuß 414
Blindheit siehe Sehstörung

Blockade
- Ellbogen 474
- Kniegelenk 290, 294, 306, 344
Blockwirbel 112
Blount'sche Klammerung 560
Blutergelenk **703–706**
Bluterkrankheit siehe Hämophilie
Blutgefäße 150
Blutkultur 568
Blutungsneigung 703–706, 744
Bobath-Therapie 713
Bodenreaktionskraft *32,* 339
Bohrung nach Pridie 309
Borggraeve-Umkehrplastik siehe Umkehrplastik
Boston-Korsett 81
Botulinumtoxin 713
Boyd-Amputation 322, 324
Boyd-Klassifikation (kongen. Tibiapseudarthrose) 326–328
Brachmann-de-Lange-Syndrom siehe Cornelia-de-Lange-Syndrom
Brachymetakarpie 485, 653
Brachymetatarsie 417
Brachyphalangie 485, 679
Brachysyndaktylie 490
brauner Tumor 653
Brodie-Abszeß 594
Brown-Schiene 191
Brückenbildung, epiphysäre 544
Brückenresektion 352, 412
Brust-Entwicklungsstadium 46
Bruzellose 154
Buckliger 63, siehe auch Kyphose, Skoliose
Bündelnagelung nach Hackethal 260
Bursitis 380
- iliopectinea 167, 287
Byers-Klassifikation (spinale Muskelatrophie) 748

C

Café-au-lait-Fleck 27, 648, 698–699
Caffey-Erkrankung siehe infantile kortikale Hyperostose
Calcaneus secundus *408*
Calcaneus siehe auch Kalkaneus
Campanacci'sche osteofibröse Dysplasie siehe osteofibröse Dysplasie
Campbell'sche Operation 248
cartilaginäre Exostose siehe Osteochondrom
Cavitron-Ultraschallgerät 156
CCD-Winkel (Centrum-Collum-Diaphysen-Winkel) **172–174,** 233, 547–548 (Umrechnungstabelle)
CDH siehe Hüftdysplasie und -luxation
Central-core-Myopathie 747
Centrum-Collum-Diaphysen-Winkel siehe CCD-Winkel
Centrum-Ecken-Winkel (CE-Winkel nach Wiberg) **174–175,** *178,* 194, 199, *243,* 659
Cerebralparese siehe Zerebralparese
Charcot-Marie'sche Neuropathie siehe hereditäre motorische und sensorische Neuropathie
Charleston-Korsett 81
Chemotherapie 276, 281, 580, 608, 612, 617, 618, 627, 628, **633–634,** 635
Cheneau-Korsett *81*
Chiari-Osteotomie siehe Beckenosteotomie nach Chiari

Chondroblastom 212, *279, 368,* 371, 468, 532, 535, 584–587, 590, **598**, 601, 632
Chondrodysplasia calcificans punctata 647–649, **672**
Chondrodysplasia, Prävalenz **647**
Chondrodystrophia calcificans congenita 671
Chondrodystrophie siehe Achondroplasie
chondroektodermale Dysplasie, Ellis-van-Creveld-Syndrom 412, 647–649, **672**
Chondroid 588
Chondrolyse 223, 225
Chondrom siehe auch Enchondrom, Osteochondrom
Chondrom, periostales **597–598**
Chondromalacia patellae siehe peripatelläres Schmerzsyndrom
Chondromatose, synoviale 279, 365, 371, 375, 580, **625–626**
Chondromyxoidfibrom 369, 371–372, 586–588, **598**, 599, 603–604, 630, 632
Chondropathia patellae siehe peripatelläres Schmerzsyndrom
Chondrosarkom
– Altersverteilung *583*
– entdifferenziertes 696
– klarzelliges 615
– klassisches, zentrales 154, 158, 277, 279, 281, *285,* 370, 374, 467, 584, 585–588, 590, 597–598, 612, **614–615**, 633, 695
– mesenchymales 615
– periostales **616**
– peripheres (epiexostotisches) 615, *615*
Chondrotasis 560
Chordom 157
Christmas disease 703
Chromosomenanalyse 682
Chromosomenanomalie 140, 212
siehe auch Trisomie 21 (Down-Syndrom)
chronische Polyarthritis 579
Cincinnati-Schnitt 396
Clavicula-pro-humero-Operation nach Winkelmann *536,* 637
Coalitio talo-calcaneare 319, 320, 368
siehe auch tarsale Koalition
Coalitio tarsalis siehe tarsale Koalition
Cobb-Winkel 73, *74*
Codman-Dreieck 611
Colitis ulcerosa 264
Collagen siehe Kollagen
Committee on Nomenclature of Intrinsic Diseases of Bones 646
Compliance, Korsettbehandlung 83
Computertomogramm 11, 22, 34, 77, 299, *548,* **588–589**
Condradi-Hünerman'sche Krankheit siehe Chondrodysplasia calcificans punctata
Condylenfraktur siehe Kondylenfraktur
congenital siehe kongenital
Congenita-Typ siehe spondyloepiphysäre Dysplasie
Containment 209, 214
Conus medullaris 736
Cornelia-de-Lange-Syndrom 647–649, **690–691**, 755
Corticalis siehe Kortikalis
COSS-Protokoll (Osteosarkom) 612, 634
Cotrel-Dubousset-Implantat 108
Coxa antetorta 38, 178, 195, 239–241, 248–249, 426, 549
– Therapie **551–553**
Coxa magna 268, *272,* 275
Coxa retrotorta 178, 195, 241, 249, 549
Coxa valga 174, 240–241, 249
Coxa vara 174, 235, 651, 655, 670–671, 673–674
– congenita **233–234**

Coxarthrose siehe Arthrose, Hüftgelenk
Coxitis fugax (Hüftschnupfen) 206, **263–268**, 275, 286–288, 565
Coxitis rheumatica siehe Arthritis, juvenile rheumatische (Hüfte)
Coxitis septica 264
Crankshaft-Phänomen (Skoliose) 90, 116
Crawford-Klassifikation 326 -328
C-reaktives Protein (CRP) 269–271, 568
Cri-du-chat-Syndrom 647–649, **682**
cross-links 661
Crus varum 546
CT siehe Computertomogramm
CT-gesteuerte Resektion 594
Cubitus valgus 679, 683
Cubitus varus 517
Cuboid siehe Kuboid
Cuneiforme siehe Kuneiforme
Curettage siehe Kürettage
Curshmann-Steinert, Dystrophia myotonica 747
Cushing-Syndrom 657

D

Dandy-Walker-Syndrom 647–649
Darminkontinenz 733
Darmmotilitätsstörung 744
Daumenanomalie 664, 671, 685
Daumenhypoplasie 493–494
Daumen-Vorderarm-Abstand 476, *478*
DDH siehe Hüftdysplasie und -luxation
Defiléeaufnahme (Patellae) 299
Deformität
– postinfektiöse 264, 268–269, 364, **570–571, 576**
– posttraumatische 254, 257–258, 261, 352, 357–358, 360, 460, 463, 512, 517–518, 522, 525, 528, **540–541**
Dekompensation, Skoliose 90, 162
De-Lange-Typ (Muskeldystrophie) 747
Deltaphalanx 419, 491
Densfraktur 147
Denshypoplasie siehe atlanto-axiale Instabilität
Dentinogenese, gestörte 648, 661
Dermatansulfat 654
Dermatofibrosarcoma protuberans 623
Derotationsosteotomie siehe Osteotomie, Derotation
Derotationsspondylodese, ventrale nach Zielke **84–85**
Derotations-Varisationsosteotomie siehe Osteotomie, Femur intertrochantär
Desault-Verband 511, 512
Desmoid 279, 371, 532, 584, **622–623**, 628, 633
desmoplastisches Fibrom 588, 604
Detorsionseinlage siehe Einlage
Detorsionsosteotomie, Unterschenkel 398
Diabetes
– insipidus 606
– mellitus 653, 691
diaphysäre Aklasie, Prävalenz 647
Diastematomyelie 111, 114, 733, 736
diastrophischer Zwergwuchs **138–139**, 142, 377, 383, 393, 420, 421, 647–649, **670–672**
Differentialdiagnose
– Fußschmerzen **438–443**
– Heredopathien **647–649**

- Hinken 565–566
- Hüftschmerzen 286–287
- Knieschmerzen 297–304, 380
- Rückenschmerzen 161–164
- Skelettdysplasien 647–649
- Tumoren 583–593
Differenzierungsgrad, histologischer 592
digitale Fibromatose 532, **622**
Dihydroxykalziferol 650
Diphosphonat 665
Diplegie 446, **730**, 731, siehe auch Zerebralparese
Diplomyelie 736
diskoider Meniskus siehe Scheibenmeniskus
Diskushernie **163–164**
Diskusverkalkung 152
Dislokation siehe Luxation, Subluxation
dispositionelle Patellaluxation siehe Patellaluxation
Distorsion, Fuß 461
Distraktionsepiphysiolyse 561
Dolichostenomelie siehe Marfan-Syndrom
Dolichozephalie 659, 647
Doman-Delacato-Therapie 714
dorsale Aufrichtung siehe Skoliose, Kyphose
Dorsalextension siehe Bewegungsumfang
Doublearthrodese 430, 433
Double-density-Zeichen 594
Down-Syndrom siehe Trisomie 21
Drainage, Ventrikel 733
Drehmann-Zeichen 168
Drehmoment, Kniegelenk 339
Drehosteotomie siehe Osteotomie, Humerus
dreidimensionale Rekonstruktion *244*
Dreilappeneinlage *397,* siehe auch Einlage
Druck- und Zugtrajektor (prox. Femur) 173
Druckkraft 47
Druckstelle 717
Dübeloperation nach Giannini 430, **432–433**, 448
Duchenne-Trendelenburg-Hinken 233, *167,* 565, 710
Duchenne-Typ (Muskeldystrophie) 743, **744–746**
Duncan-Ely-Test 709
Dunn-Rippstein-Aufnahme (Hüftgelenke) 171, **242–243**
Duplikation siehe Polydaktylie
Durchblutung
- Epiphyse *41*
- prox. Femur 255
  siehe auch bei aseptische Knochennekrose, avaskuläre Nekrose, Morbus Perthes, Femurkopfnekrose, Knocheninfarkt
Dwyer-Kalkaneusosteotomie, siehe Kalkaneusosteotomie
Dyplasie, fibröse siehe fibröse Dysplasie
Dysbalance, muskuläre 708
Dyschondroplasie siehe Enchondromatose
Dyschondrosteosis, Prävalenz **647**
Dysostosis multiplex, siehe Mukopolysaccharidose
Dysplasia epiphysealis hemimelica **331–332**, 596, 647, **675**, 694
Dysplasie, fibröse siehe fibröse Dysplasie
Dystonie 708, 728
Dystrophia adiposogenitalis (M. Fröhlich) 220
Dystrophia myotonica Curshmann-Steinert **747**
Dystrophie, Patella 300
Dystrophin 745–746
dystrophische Skoliose (Neurofibromatose) *135*

E

Echozeit 589
Ectopia lentis 136, 648, 658, 659
Edrophonium-Test 749
Ehlers-Danlos-Syndrom 137, 142, 312, 427, 497, 647–649, 659, **663–664**, 678
EICESS-Protokoll (Ewing-Sarkom) 617, 634
Eigenblutspende 89
Einbeinstand 295–*296*
Einlage *397–398,* 430–*431,* 436, 440
- bei neuromuskulärer Erkrankung 447, 449, 450, **718–719**
Einschränkung
- Hüftbeweglichkeit (Differentialdiagnose) 287–288
- Kniebeweglichkeit (Differentialdiagnose) 378
  siehe auch Kontraktur
Einteilung siehe Klassifikation
Einwärtsgang 339, 426, 431, **546–553**
- Therapie **551–553**
eitrige Arthritis (auch Gonitis, Koxitis) siehe Arthritis, eitrige
Ektromelie 482–483
Elektromyogramm 33, 502, 741, 742
Elektrorollstuhl 714, 725
Elektrostimulation 83, 330, 713
Elephantiasis 555, 699
Elevation siehe Bewegungsumfang
Ellbogenluxation siehe Luxation, Ellbogen
Ellis-van-Creveld-Syndrom siehe chondroektodermale Dysplasie
Elterninitiativen (Adressen) **751–756**
Elternverhalten 6–9, 68
Emery-Dreifuß-Muskeldystrophie **746**
EMG siehe Elektromyogramm
Eminentia-Ausriß 343, 352, *354,* 357
En-bloc-Resektion siehe Resektion
enchondrale Ossifikation 234
Enchondrom 279–280, 368, 467, 532, *534,* 571, 586–588, **596–597**, 602, 608, 614, 632
Enchondromatose 280, 371, 647–649, **695**, *696–697*
Endlängenprognose (-berechnung) 557, 559 (Moseley-Chart)
endokrine Knochenerkrankung **650–658**
Endoprothese
- bei Skelettdysplasien 656, 674, 677, 705–706
- bei Tumoren *276,* 282, 283, 284, 366, *370,* 373–374, 536, 635, **637–639**, 641
- bei rheumatischer Arthritis *276,* 580–581
- Geschichte 16, 20–22
- Hüfte 231, *276,* 282–284, *638, 639,*
- Infektion 574
- Knie 320–321, 366, *370,* 373–374
- obere Extremität 536
- verlängerbare 641
Endstadium (Morbus Perthes) 208
endständige Fehlbildung 483
Energie (kinetische, potentielle) 47, 717, 734
enthesiopathische Arthritis 580
Entwicklung 30, 43–47
Entwicklungsverzögerung siehe auch Zerebralparese 729
Enzymdefekt 671
Enzymhistochemie 591
Enzymsubstitution 656
eosinophiles Granulom siehe Langerhans-Zellhistiozytose
Ependynom 159

epidermale Zyste 469
Epikanthus 647
epikondyläre Humerusfraktur 517–518
Epilepsie 711, 733
epiphysäre Dysplasie, multiple 211–212, **234–237**, 305, 331, *332*, 647–649, 654, **673–674**
epiphysäre Veränderungen bei Heredopathien, Differentialdiagnose 649
Epiphyse, osteokartilaginäre Formation 675
epiphyseale Dysgenesie 656
Epiphysenfraktur 541–542, siehe auch Fraktur
Epiphysenfuge 40, *41*, 47, 366, 373, 611, 651
Epiphysenkern siehe Ossifikationskern
Epiphysenlösung, traumatische 541–542
siehe auch Fraktur, Epiphyseolysis capitis femoris
Epiphyseodese 115, 492–493, **558–560**, 640, 672, 700, 701
Epiphyseolysis capitis femoris 39, 42, 168, **219–228**, 255, 257, 264, 266, 286, 288, 352, 549, 555, 566, 651–652, 656, 681, 683
Ergotherapie 486, 488, 503, 508, 708, 710–711, **713–714**, 731
Erguß 27, 269, *291*, 343, 364
Erlenmeier-Kolben 675
Ermüdungsfraktur siehe Streßfraktur
Erziehung 2, 6
Evans-Kalkaneusverlängerung 448
Evolution 64
Ewing-Sarkom
 - Altersverteilung *583*
 - klassisches 151, 154, *158*, 277, 279, *281*, 370–372, *467*, 532, 536, 571, 584–588, 590, 607, 615, **616–618**, *617*, 632–635, *638–639*, 678
 - extraskelettales **528**
ExFiRe (Fixateur externe) 561
Exner-Klassifikation (prox. Femurdefekt) *230*, 232
exogene Osteomyelitis 574
Exophthalmus 606
Exostose, kartilaginäre siehe Osteochondrom
extendierende Osteotomie siehe Osteotomie
Extension siehe Bewegungsumfang
Extensionskontraktur 241, 248, 340
extraartikuläre subtalare Arthrodese nach Grice 407, 430, 432, 448, 452
extrakompartimentaler Tumor 592
Exzisionsbiopsie 590, siehe auch Biopsie

F

Fahrrad 727
Fairbank-Typ (siehe auch epiphysäre Dysplasie) 234, 331, 673
Fallfuß 384, 444, 738
Familienanamnese 484
Fanconi-Syndrom 488
Faszienspaltung 360, 516
Faux-profil-Aufnahme *171*, 199, 243
Fazialisparese 690
fazioskapulohumeraler Typ (Muskeldystrophie) **746**
Federfunktion 717
Federorthese *720*
Fehlbildung, angeborene siehe Anomalie, kongenitale
Fehlstellung siehe Achsenfehlstellung, auch Spontankorrektur
Feinnadelbiopsie 590, siehe auch Biopsie
Feldgröße, Röntgen 35
femorale Antetorsion siehe Antetorsion

Femoralisläsion 373
femoropatelläres Schmerzsyndrom siehe peripatelläres Schmerzsyndrom
Femurdefekt, proximaler **228–233**, 322, 410, 555, *562*
Femurfraktur
 - distal **349–352**
 - proximal **255–259**
 - Schaft **259–262**
Femurhypoplasie siehe proximaler Femurdefekt
Femurkopf
 - Gefäßversorgung *255*
 - Nekrose 190, 192, 194, 212, 223, 225, 255, 257–258, 268, 273, 275, 287–288, 656, 681, 695, siehe auch Morbus Perthes
 - Resektion 246
Femurkopf-Epiphysenlösung siehe Epiphyseolysis capitis femoris
Femurosteotomie 309
Fersen-Ballen-Gang 30, 384, 721
Fersenfallschmerz 62, 161
Fersenführung 431
Fersengang 384
Fersenschmerz **440–442**
Festigkeit, mechanische siehe Belastbarkeit
Fettgewebetumor, Weichteile **624**
Fettweis-Gips 190-*191*
Fibrinkleber 309
Fibrodysplasia ossificans progressiva 137, 142, 383, 647–649, **664–665**
fibrohistiozytärer Weichteil-Tumor **623–624**
fibrokartilaginäres Mesenchymom 599, 604, **616**, *639*
Fibrom siehe nicht ossifizierendes Knochenfibrom
Fibrom, desmoplastisches siehe desmoplastisches Fibrom
Fibrom, kalzifizierendes, aponeurotisches **622**
Fibroma molluscum 699
Fibromatose **622–623**
 - digitale 532, **622**
 - infantile 623
 - kongenitale 584
 - subdermale 532
Fibrosarkom 469, 586, 588, 599, **618**, 619, 622, 623, 627
 - infantiles, Weichteil **628**
fibröse Dysplasie
 - Klassifikation 697
 - monostotische 131, *141*–142, 157, 234, 258, *277*, 328, 368, 534–535, 555, 585, 587–588, 590, 597, 602, **604–606**, 613, 632
 - polyostotische, Albright-Syndrom 604, **697–698**
 - Prävalenz 647
fibröser Kortikalisdefekt siehe nicht ossifizierendes Knochenfibrom
fibröses Xanthom siehe nicht ossifzierendes Knochenfibrom
Fibula
 - autologe als Knochenersatz *281*, 282, 284, *285*, 635–636
 - autologe, vaskularisiert als Knochenersatz 328, 330
 - Überlänge 670
Fibulaaplasie siehe fibulärer Längsdefekt
Fibulafraktur (distal) 460–*461*
Fibulahypoplasie siehe fibulärer Längsdefekt
fibuläre Hemimelie siehe fibulärer Längsdefekt
fibulärer Längsdefekt **319–322**, 410, *418–419*, 482, 559, *562*
fibulo-talare Bandläsion 461–462
Finger-Boden-Abstand 56–57
Fingerfraktur 529–530
Fingerkuppenknospen 485
Fingerstabilisation 493

Fischwirbel 657
Fixateur externe 254, *260*, 328, 356-357, *359*-360, 365-366, 417, 512, 515, 525, 543, 552, **561-563**
 siehe auch Ringfixateur
Fixateur interne 148
Fixation (nach Biopsie) 591
Flachrücken *56*, 96, **161-164**
flexibler Plattfuß siehe Plattfuß, flexibler
Flexion siehe Bewegungsumfang
Flexionskontraktur siehe Kontraktur
floating thumb 493
Forage, Kniegelenk 309
Formalin 591
Formationsfehler 112, 482, 483
fragiles X-Syndrom **683**
Fragilitas ossium siehe Osteogenesis imperfecta
Fragmentationsstadium (Morbus Perthes) 208
Fraktur
- allgemeine Prinzipien 17-19, 21, **539-545**
- Azetabulum 254
- Becken **253-254**
- Diagnostik **542**
- Femur (distal) **349-352**
- Femur (proximal, Schaft) **259-262**
- Fuß 462
- Humerus **510-518**
- Klassifikation **541-542**
- Komplikation 543
- Konsolidation 543, 544
- Malleolus 455, 457, 458
- Mehretagen- 260
- Metatarsale 462
- Nachkontrolle 544
- obere Extremität **510-532**
- Oberschenkel siehe Femur
- pathologische 563, 655, 656, 676, 735
- peritrochantär siehe Femur, proximal
- Radius **520-529**
- subtrochantär siehe Femur, proximal
- Schambeinast 253
- Schenkelhals **255-256**
- Talus 462
- Therapieprinzipien **543-545**
- Trochanter major 255, **257-258**, *258*
- Trochanter minor 255, *257*
- Tibia (distal) **455-460**
- Tibia (proximal, Schaft) **352-358**
- Übergangs- 455, *457*-458
- Ulna **522-529**
- Unterschenkel (distal) **455-460**
- Unterschenkel (proximal, Schaft) **352-358**
- Vorderarm **520-529**
- Wirbelsäule 17, **144-149**, 163, 657
- Zehe 462
Freeman-Sheldon-Syndrom 393, 647
Freiberg-Knochennekrose siehe M. Köhler II
freier Gelenkkörper 305-311, 316
Fremdknochen siehe Allograft
Fremdkörper 469
Fröhlich'sche dystrophia adiposogenitalis 220
Frühgeburt 188, 728
Fugendistraktion 352
Fugenverschluß 223, 225, 541, 553
funktionelle Orthese siehe Orthese

Funktionsaufnahme 76, 145
Funktionseinbuße 711
Fusion der Rippen 111
Fusion, Wirbelsäule siehe Spondylodese
Fuß, Distorsion 461
Fußabdruck 384, *386, 428*
Fußachse *383*, 42
Fußschmerz **438-443**
Fußform 348, *385*
Fußgewölbe, mediales 384-385, *428, 485*
Fußgymnastik **430-431**
Fußheberparese 444
Fußquergewölbe 384

G

Gage sign (Morbus Perthes) 207, 209
Gang, aufrechter 64
Ganganalyse siehe Ganguntersuchung
Gangbild 547
Ganglabor **714**
Ganglion 469, 584, **625**
Gangstörung 37, 692
Ganguntersuchung 22, **30-34**, 241, 710, 714
Ganz-Osteotomie, periazetabuläre 200
Gargoylismus siehe Mukopolisaccharidose
Gastroknemiuszyste **625**
Gastrostomie *730*
Gaucher'sche Krankheit 212, 647-649, **655-656**
geburtstraumatische Schulterluxation siehe Luxation, Schulter
Gefäßchirurge 635, 641
Gefäßtumor 584, **599-600**
- maligner **618-619**
- Weichteile **624-625**
Gefäßversorgung, Femurkopf *255*
Gehapparat 735
Gehbeginn 25
Gehbock 727
Gehen, freies 731
Gehfähigkeit 127, 133, 719, 729, 731, 734-735, 738, 743
Gehhilfe **727**
Gelenkchondromatose 279, 365, 371, 375, 580, **625-626**
Gelenkerguß 575
Gelenkinfekt siehe Arthritis, eitrige
Gelenkkette 717
Gelenkknorpel, Belastbarkeit 49
Gelenkkontraktur siehe Kontraktur
Gelenkmaus **305-311**, 316
gelenknahe Osteomyelitis 378, 380
Gelenkspiel 348
Gelenktuberkulose siehe Tuberkulose
Genetik 72, 646, siehe auch p53 Gen, Translokation
Genitalien, Entwicklungsstadien 46
Genu antecurvatum 555, siehe auch Achsenfehlstellung
Genu flexum *290*, siehe auch Achsenfehlstellung
Genu recurvatum *290*, 325, 313, 546, *551*, 555, 670, siehe auch Achsenfehlstellung
Genu valgum *290*, 313, 427, 546, *551*, 555, 670, 672, 675-676, siehe auch Achsenfehlstellung
Genu varum 38, *290*, 546, *550*, 555, 651, 667, 669, 675-676, siehe auch Achsenfehlstellung
Gerade-Erziehen 1-16
Gerinnungsstörung 206, 703-706

Germinativzone, Epiphysenfuge 40–41
geschlossene Reposition, Hüftgelenk 189–190, 202
gesellschaftliche Haltung 66
Gesichtsasymmetrie 690
Gewebecharakterisierung 589
Gewichtsverlagerung 725
Giannini-Dübel-Operation, subtalar 430, **432–433**, 448
Gilchrist-Verband 511
Gips
- Becken-Bein- 190, 194, 202, *213*, 246, 249, 254, 256, 258–261, 19
- Fettweis- 190–*191*
- Fixation 518
- Historisches 20
- Hülse, Kniegelenk 308, 310
- Keilung 356–359, 527–528, 543
- Klumpfuß 395–*396*
- Korsett 81, 147, 151
- Liegeschale 151, *213*, 275, *723*
- Lorenz- 190
- Minervagips *147*
- neurogene Fußdeformität 445, 448
- neuromuskuläre Erkrankungen **714**
- Oberarm 518, 521, 523, 528
- obere Extremität 503, 517
- Oberschenkel 424, 430
- Unterschenkel 407, 424, 443
Girdlestone-Zustand 581
Giving way 290, 325, 344
Gleichgewichtsfunktion 710, 723, 727, 729, 734
Gleichgewichtstraining 712, 725
Gleitrinne 193
Gleitwinkel *220*
glenohumerale Translation 473, 498
Gliedergürteldystrophie **747**
gliedmaßenerhaltende Therapie **629–643**
Glisson-Schlinge 724–725
Glomustumor 632
Glykogen 617
Goldenhar-Syndrom 141–142, 647–649, **690**
Gonadenschutz, Röntgen 35, 171
Gonitis, eitrige siehe Arthritis, eitrige, Kniegelenk
Gowers-Zeichen 744
Greene-Klassifikation (Hämophilie) 705
Green-Operation 338, 504
Greiffunktion 487, 503, 504
Grice-Arthrodese, extraartikulär, subtalar 407, 430, 432, 448, 452
Größenmessung 26
Großwuchs siehe Riesenwuchs
Großzehenanomalie 664
Großzehengrundgelenkarthrodese 438
Grünholzfraktur 358, **525–527**
Guillain-Barré, Polyradikulitis 737
Gymnastik, Fuß 430, *431*

H

habituelle Patellaluxation siehe Patellaluxation
habituelle Schulterluxation siehe Schulterluxation
Hackenfuß 335–336, *382*, 446, 451–452
Haemophilus influenzae 268
Haglund-Exostose 442

Hakenschraube nach Morscher (Spondylolysenverschraubung) *106*, 107
Halbwirbel 114, *115*, 732, siehe auch Anomalie, Wirbelsäule
Hallux valgus, juveniler 38, 386, *413*, 423–424, **434–438**
Hallux varus 415–*416*, 437, 438
Halo 115, 139, 148
Halskragen 671
Haltung 36, **56**, **62–69**
Haltungsleistungstest nach Matthiass 56–57
Hämangioendotheliom **618–619**, 696–697
Hämangiom 469, 584, **599–600**, 624, **625**, 696–697, 701
Hämangioperizytom 279, 615, **619**, 628, *636*
Hämarthros, Kniegelenk 344
Hamartom 584, **622**, 663, 695, 700
hämatogene Osteomyelitis siehe Osteomyelitis, hämatogene
Hammerzehe 435
Hämophilie 212, 365, 386, 555, 580, **703–706**, 753
Hämorrhagie 703
Hand als Sinnesorgan 483, 485
Handfehlbildungen **482–494**
Handgelenksarthrodese 509
Handwurzelknochenfraktur 529
Hansson-Klassifikation (Osteogenesis imperfecta) 660–661
Harninkontinenz 733, 736
Hautfaltenasymmetrie 182
Hautpigmentierung 698
head at risk signs (M. Perthes) 207
head in neck 245
Hebelarm, Abduktoren 195
Heidelberger-Fixateur 561
Heilgymnastik siehe Physiotherapie
Heilpädagogik 716
Hemiatrophie 555, siehe auch Beinlängendifferenz
Hemihypertrophie 555, 701, siehe auch Beinlängendifferenz
Hemimelie, fibuläre siehe fibulärer Längsdefekt
Hemiparese 446, *502*, 711, **730–731**
siehe auch Zerebralparese
Hemipelvektomie 281, 284
Hemiplegie siehe Hemiparese, Zerebralparese
Hemivertebrektomie 115, 132
Heparansulfat 654
Hepatomegalie 676
Herbert-Schraube 309
hereditäre motorische und sensomotorische Neuropathie siehe spinale Muskelatrophie
hereditäre motorische und sensorische Neuropathie (HMSN) **748–749**
Heredopathie 26, **644–707** siehe auch Skelettdysplasie
Herpes simplex 687
Herzvitium 659, 672, 678, 685, 691
heterotope Ossifikation siehe Ossifikation, heterotope und Myositis ossificans
heterotope Verkalkung siehe Ossifikation, heterotope und Myositis ossificans
Heussner-Feder 326
high-grade 583
Hilfslinien auf dem Röntgenbild des Beckens 184
Hilfsmittel 487, 708, 711–714, **717–728**, 733–734
Hilgenreiner-Linie *184*
Hill-Sachs-Läsion 497–498
hinge-abduction 213
Hinken 290, 384
- Differentialdiagnose **565–566**
hintere Iliopsoasverlagerung nach Sharrard, Hüfte 248

hintere Kapsulotomie 407
hintere Schublade, Kniegelenk *291*
hinteres Kreuzband siehe Kreuzband Knie
Hippotherapie 21, 712
Hirnmißbildung 18, 728
Hirnschaden 729
Hirtenstab 697
Hirtenstabdeformität 234, *277,* 279, 604
Histiozytäres Fibrom siehe nicht ossifizierendes Knochenfibrom
histiozytäres Xanthogranulom siehe nicht ossifizierendes Knochenfibrom
Histiozytom, benignes fibröses siehe benignes fibröses Histiozytom
Histiozytom, malignes fibröses siehe malignes fibröses Histiozytom
Histiozytose X siehe Langerhans-Zellhistiozytose
Histologie, Tumor **591-592**
hitch-hiker thumb 685
HKAFO siehe MMC-(Myelomeningozele) Orthese
HMSN siehe hereditäre motorische und sensorische Neuropathie
Hohlfuß *385-386,* 399, 438, **449-451**, 749
Hohlrundrücken *56, 56*
Holt-Oram-Syndrom 488, 647-649, **685**
Homo sapiens 64
homologer Knochenersatz siehe Allograft
Homozystinurie 647-649, 657, 659
Hook-Prothese 484, 488
Hormon 42, 48, 220
hormonelle Störung **656-657**
Horner-Syndrom 506
hot spot 595
Hüftabduktionsorthese nach Mancini 240
Hüftbeuger, Verlängerung 248
Hüftbeweglichkeit, Einschränkung, Differentialdiagnose **287-288**
Hüftdysplasie und -luxation
- kongenitale 17, 119, **180-205**, 383, 565, 681, 735
- - Aetiologie 181-182
- - Ausreifbehandlung 188-189
- - Behandlungskonzept 202
- - Dezentrierung 182
- - Diagnostik 182, *183-187,* 188
- - gelenkverbessernde Maßnahmen **194-202**
- - Komplikationen *192*, 193
- - Längsextension 190, 202
- - Orthesen **188-192**
- - Ossifikation 182
- - Overheadextension *190,* 202, 249
- - Pathogenese 181
- - Physiotherapie, Indikation zur 289
- - Reposition 189-*190*, 193-194
- - Retention 190-*191*
- - Röntgen *183-184*
- - Risikofaktoren 188
- - Screening 187
- - Therapie **188-202**
- - Ultraschall **185-188**
- bei Ehlers-Danlos-Syndrom 664
- neurogen 240, **242-249**, 288, 731
- postinfektiös 268, 273
- teratologische 193, **228-229**, 671, 678, 688-690

- traumatische 253
- bei Trisomie 21 236
Hüftexartikulation 284
Hüftgelenkarthrose siehe Arthrose, Hüftgelenk
Hüftgelenkrekonstruktion **247-249**
Hüftkopfnekrose nach Hüftluxation 191, 194, siehe auch Femurkopfnekrose
Hüftluxation siehe Hüftdysplasie und -luxation
Hüftmuskulatur, Parese 738
Hüftschmerz, Differentialdiagnose **286-287**
Hüftschnupfen (Coxitis fugax) 206, **263-268**, 275, 286-288
Hüftversetzung nach Winkelmann *282,* 637
Hühnerbrust 120, **123-124** *(123)*
Humerusfraktur **510-520**
- distal **513-520**
- proximal **510-512**
- Schaft **512-513**
Humeruskopfprothese 536
Hustenschmerz 161
hydraulische Mobilisation siehe Mobilisation, hydraulische
Hydromyelie 736
Hydroxy-Apatit 605
Hydrozephalus 733
Hypästhesie 709, 733
Hyperästhesie 699, 709
Hyperelastizität, Haut 648, 663
Hyperextension 663
- Kniegelenk 335, 341
Hyperkalzämie 650
Hyperkyphose 37, **62-69**, **95-101**
Hyperlordose 667, 669, 709-710, 744
Hypermobilität, okzipitoatlantale 682
Hyperopie 661
Hyperparathyreoidismus **652-653**
Hyperparathyreose 657
Hyperphosphatämie 650
Hypertelorismus 647, 654, 672
Hyperthermie 281, 634
Hyperthyreose 698
hypertrophierende Zelle 40, *41*
Hypervitaminose A 678
Hypochondroplasie 237, 647-649, 667, **668-670**
Hypogonadismus 657, 700
Hypokalziämie 652
Hypophosphatämie 651
Hypopituitarismus 220
Hypoplasie 555
Hypoplasie Fibula siehe fibulärer Längsdefekt
Hypoplasie Tibia siehe tibialer Längsdefekt
Hypothyreose 220, 653, **656-657**, 673
Hypotonie 681, 691, 731
Hypoxämie 728

I

iatrogene Nervenschädigung 740
iatrogene Patellaluxation siehe Patellaluxation
idiopathische Skoliose siehe Skoliose, idiopathische
Iliopsoasverlagerung, hintere, nach Sharrard, Hüfte 248
Iliosakralgelenk-Luxation 253
Ilisarow-Apparat siehe Ringfixateur
Iliumosteotomie siehe Beckenosteotomie

Imhäuser-Osteotomie 225–226
Immunglobulin 206
Immunhistochemie 612, 617–618
Immunsuppression 638
infantile Skoliose siehe Skoliose, idiopathische
infantile Zerebralparese siehe Zerebralparese
infantile, kortikale Hyperostose **678**
Infarkt, Knochen siehe Knocheninfarkt
Infektion
– Allgemeines **567–577**, 585
– Endoprothese 574
– Fuß 465
– Implantat 574
– Hüftgelenk **268–273**, 276
– Kniegelenk **362–364**
– nosokomial 574
– Oberschenkel 273
– Sprunggelenk **465–466**
– Unterschenkel 364
– Wirbelsäule 90, **149–152**
siehe auch Osteomyelitis, Arthritis, eitrige
infektiöse Arthritis siehe Arthritis, eitrige
Inklination, Kopf 60
Inklinometer, Wirbelsäule 59
Innenschuh 396, 398, 431
Insertionstendinose, Plantaraponeurose 442
Instabilität
– Ellbogen 475
– Fuß 461
– Handgelenk 504
– Kniegelenk 325, 343–349
– Malleolengabel 322
– oberes Sprunggelenk 387
– Schulter 497
Intelligenzstörung siehe Retardierung, mentale
Interferon 676
interkalare Fehlbildung 483, **485–488**
interkondylärer Abstand 547
intermalleolärer Abstand 547
International Federation of Hand Societies, Klassifikation 482
interskapulothorakale Resektion 536
intertrochantäre Osteotomie siehe Osteotomie, Femur, intertrochantär
intrakompartimentaler Tumor 592
intraläsionale Resektion siehe Resektion, intraläsional
intramedulläre Nagelung
– Allgemeines 543
– Femur 258–259, 283–284,
– obere Extremität 511–512, 524, 527, 535,
– Osteogenesis imperfecta 662–663
– Osteoporose, juvenile 657
– tumorähnliche Läsionen 603, 605, 632, 636
intraossärer Druck 206
intraspinale Anomalie 78, 115, 163, 164
intraspinaler Tumor 159
Inzest 18
Inzidenz 13, **647** (Definition + Verteilung bei Skelettdysplasien)
Iridozyklitis 152, 578–579
Ischiadikusläsion 197, 199–200, 373, 741
Ischialgie 163
ischiokrurale Muskulatur 248, 293, 335–337
ISIS-Gerät 37, **76–77**, 121, 124

J

Jägerhutform, Patella 299
Jeune-Syndrom 672
jumper's knee 301, 380
juvenile Knochenzyste 258, 277, 283–284, 368, 469, 532, 534–535, 571, 585–586, 588, **601–602**, 603, 605, 630, 632, 698
juvenile rheumatische Arthritis siehe Arthritis, juvenile rheumatische
juvenile Skoliose siehe Skoliose, idiopathische
juvenile Spondylitis ankylosans siehe Spondylitis ankylosans, juvenile
juvenile, rheumatische Arthritis siehe Arthritis juvenile, rheumatische
juveniler Hallux valgus siehe Hallux valgus, juveniler

K

Kabat-Therapie 714
Kabuki-Syndrom 312
KAFO siehe Kniegelenkorthese
Kalamchi-Dawe-Klassifikation (tibialer Längsdefekt) 322, 323
Kalkaneokuboidale Koalition siehe tarsale Koalition
Kalkaneus
– Apophysitis **440–442**
– Fraktur 462
– Osteotomie 399, 430, 433, 448–450
Kallotasis 417, 561
Kallus 543–544, 592, 612
Kalzium-Phosphor-Bilanz 676
Kamptodaktylie 475, **491**, 682, 690–691
kanülierte Schraube 224–225, 309, 602
Kapselraffung 500–501
Kapsulotomie, hintere 407
karpale Koalition 410
Kartenherzbecken 237
kartilaginäre Exostose siehe Osteochondrom
Katarakt 659, 674
Katheterisierung 735
Katzenschrei 682
Kauergang 335, 453
Kauerstellung 336, 730
Keilkissen 727
Keilosteotomie 148, 225–226
Keilwirbel 96, 99, 135, 148
Keratansulfat 654
Kernikterus 728
Kernspintomographie siehe Magnetresonanztomographie
Kielbrust 120, **123–124**, 690
Kindererziehung 3, 6
Kinderlähmung siehe Poliomyelitis
Kinderorthopädische Sprechstunde 2–13
Kinderorthopädischer Status 28
Kindesalter 43
Kindsmißhandlung 661
Kinetec-Schiene siehe Bewegungsschiene
Kippwinkel 222
Kirschner-Draht 552
– Fixation 351, 355, 357, 530, 543
– Spickung 515, 528
Klarzellchondrosarkom 283, 585, 598

Klassifikation
- Anomalie, kongenitale, obere Extremität 482, 484
- Apertsyndrom, Fußanomalien 419
- Arthritis, juvenile, rheumatische 578–579
- Epiphyseolysis capitis femoris 219–220
- fibröse Dysplasie 697
- Fraktur 541–542
- Femurdefekt, proximaler 229–230
- Fibulärer Längsdefekt 319–320
- Hämophilie 703–704
- Klumpfuß 391
- Myopathie 742
- M. Perthes 206–209
- nach Achtermann-Kalamchi (fibulärer Längsdefekt) *319*
- nach Aitken (proximaler Femurdefekt) *229*
- nach Aitken (Frakturen) 542
- nach Andersen (kongen. Tibiapseudarthrose) 326–328
- nach Arnold-Hilgartner (Hämophilie) 704–706
- nach Benz (Hämophilie) 704
- nach Berg (Pes adductus) 423
- nach Blauth (Daumenhypoplasie) 493
- nach Blauth (Polydaktylie) 412
- nach Blauth (Spaltfuß) 414
- nach Boyd (kongen. Tibiapseudarthrose) 326–328
- nach Byers (spinale Muskelatrophie) 748
- nach Catterall (M. Perthes) 206–*207*
- nach Crawford (kongen. Tibiapseudarthrose) 326–328
- nach Exner (proximaler Femurdefekt) 229–*230*
- nach Graf (Ultraschall Säuglingshüfte) *186–187*
- nach Hansson (Osteogenesis imperf.) *660–661*
- nach Herring (M. Perthes) 208
- nach Kalamchi-Dawe (tibialer Längsdefekt) 322, *323*
- nach Masada (Wachstumsstörungen bei Osteochondromen am Vorderarm) *534*
- nach Morscher (Frakturen) 542
- nach Pappas (proximaler Femurdefekt) 229–*230*
- nach Patterson (Schnürringkomplex) 493
- nach Salter-Thompson (M. Perthes) 208
- nach Salter- und Harris (Frakturen) 542
- nach Sillence (Osteogenesis imperfecta) 660–661
- nach Stulberg (M. Perthes) 208
- nach von Laer (Frakturen) 542
- nach Wassel (radiale Duplikation) 492
- nach Watanabe (Scheibenmeniskus) 330
- nach Wiberg (Patellaformen) *299*
- nach Winkelmann (Umkehrplastiken) 640
- Osteochondrome am Vorderarm *534*
- Osteochondrosis dissecans 306
- Osteomyelitis 567
- Patellaformen *299*
- Patellaluxation 311–313
- Pes adductus 423
- Plattfuß, kongenitaler 405
- Plattfuß, Senkfuß (erworben) 425–426
- Polydaktylie, Fuß 412
- Scheibenmeniskus 330
- Schnürringkomplex 493
- Schulterluxation 496
- Spaltfuß 414
- Skelettdysplasien 646–649
- Skoliose, idiopathische 70
- Skoliose, kongenitale 111–112
- Skoliose, Neurofibromatose 135
- Spondylolyse, -olisthesis 102, 105
- Tarsale Koalition 410
- tibialer Längsdefekt 323
- Tibiapseudarthrose, kongenitale 326–328
- Trichterbrust 121
- Tumoren 583–591
- Umkehrplastiken 640
- Wachstumsstörungen 557
- Wirbelfrakturen 145
- Zerebralparese 729–730

Klavikula-pro-humero siehe Clavicula-pro-humero
Klavikulapseudarthrose 483
- kongenital 495
Kleinwuchs siehe Zwergwuchs
Klinefelter-Syndrom 212, **683**
klinische Untersuchung siehe Untersuchung, klinische
Klinodaktylie 420, 491, 682, 690–691, 701
Klippel-Feil-Syndrom 112, 114, *116*, 119, 165, 494
Klippel-Trenauny-Weber-Syndrom 140, 142, 159, 383, 420, 494, 555, 624, 647–649, **701**
Klumpfuß
- Haltung 391, 394
- kongenital 17–18, 119, 288, 324, 382–383, **390–404**
- neurogen 391, **445–450**, 454
- bei anderen Anomalien 320, 323–324, 688, 550, 659, 671, 674, 678, 682, 690–691
Klumphand 482–483, **488–489**, 685
kneeing-in 547
Knick-Platt-Fuß siehe Plattfuß
Knick-Senk-Fuß 38, *385*, **425–427**, 718
- neurogen 445–447
Knieachse 547
Kniebandage *299*
Kniebeugerinsuffizienz 339, 341
Kniebeweglichkeit siehe Bewegungsumfang, Knie
Kniebinnenläsion **343–349**, 565–566
Kniebohrgang 547
Knieexartikulation 324
Knieflexionskontraktur siehe Kontraktur
Knieschmerz 290, **297–304**
– – Differentialdiagnose **380**
Kniestreckerparese 738
Kniestreckschiene 337–*338*, *722*
Kniest-Syndrom 140, 142, 647–649, **672–673**, 687
Knochenalter 221
Knochenersatz siehe Knochenspan, autologer oder Allograft
Knochenfibrom, multiples 700
Knochenfibrom, nicht ossifizierendes 368–369, 371, 467, 532, 571, 585–586, 590, 602, **603–604**, 632
Knocheninfarkt 590, **608**
Knochenkern, akzessorischer **407–410**
Knochenkrise 655–656
Knochenmark 602
– – Transplantation 655
Knochennekrose, aseptische siehe aseptische Knochennekrose
Knochenspan, autologer 281–282, 284–285, 328, 330, 635–636
Knochenspan, homologer siehe Allograft
Knochentumor
- allgemeine Diagnostik **583–593**
- Behandlungskonzept **629–643**
- benigne **593–609**
- maligne **609–621**, 633–642, 610–621
- Wirbelsäule **153–161**
- Becken, Hüfte und Oberschenkel **277–286**
- Kniegelenk und Unterschenkel **366-377**

- obere Extremitäten **532-537**
- Register 641
- Sprunggelenk und Fuß **466-470**
- Therapieprinzipien **629-643**
siehe auch Tumor
Knochenzyste, aneurysmatische siehe aneurysmatische Knochenzyste
- juvenile (oder solitäre) siehe juvenile Knochenzyste
knorpelbildender Tumor siehe Tumor, knorpelbildender
knorpeliger Erker 193
Knorpelkappe 596, 615, 693, 694
Knorpelzellsäule 40
Koalition, tarsale siehe tarsale Koalition
kognitive Schädigung 729, siehe auch Retardierung, mentale
Köhler siehe M. Köhler
Kollagen 658, 661, 671, 674
Kommissurenvertiefung 489-490, 493
Kommunikationsfähigkeit 730
Kompakta 586
Kompaktotomie 560-561
Kompartmentsyndrom 360
Kompensationsmechanismus 707, 710
Komplikation
- Allgemeines 7, 8
- Beinverlängerung, operative **562-563**
- Hüftdysplasie, -luxation 192-193, 197-201
- Epiphyseolysis capitis femoris 223, 225
- Hüftluxation, neurogene 246
- Klumpfuß 402
- M. Scheuermann 100
- Patellaluxation 318
- posttraumatische Deformität 254, 257, 258, 261, 352, 357-358, 360, 460, 463, 512, 517-518, 522, 525, 528, **540-541**
- postinfektiöse Deformität 264, 268-269, 364, **570-571**, 576
- Schulterluxation 500
- Skoliose 90, 116, 129-130, 736
- Spondylolisthsis 109
- Tumorbehandlung **641-642**
- Wirbelverletzungen 148
Kondensationsstadium (M. Perthes) 208, 210
Konduktorin 745
Kondylenfraktur, Humerus 518-520, *519*
Konfektionsschuh *718*
Konflikt (Eltern-Kind) 6, 68
kongenitale Anomalie siehe Anomalie, kongenitale
kongenitale Fehlbildung, obere Extremität 482-496
kongenitale Fibromatose 584
kongenitale Hüftdysplasie siehe Hüftdysplasie und -luxation, kongenitale
kongenitale Hüftluxation siehe Hüftdysplasie und -luxation, kongenitale
kongenitale Kniegelenksluxation siehe Luxation, Kniegelenk
kongenitale Patellaluxation siehe Patellaluxation
kongenitale Schulterluxation siehe Schulterluxation
kongenitale Tibiapseudarthrose siehe Tibiapseudarthrose kongenital
kongenitaler Hallux varus siehe Hallux varus, kongenital
kongenitaler Klumpfuß siehe Klumpfuß, kongenitaler
kongenitaler Pes adductus siehe Pes adductus
kongenitaler Plattfuß (Talus verticalis) siehe Plattfuß, kongenitaler
kongenitaler proximaler Femurdefekt siehe Femurdefekt, proximaler
kongenitaler Schiefhals siehe Schiefhals, muskulärer

Kongruenz-Winkel *315*
Konsolidation, Fraktur **543-544**, 563
Konstitution 47
konstitutioneller Haltungstyp 67
Kontaktfläche, Hüftgelenk *175, 177*
Kontamination 590-591
Kontraktur
- Differentialdiagnose bei Heredopathien **648**
- Fuß 400-403, 452-454, 688
- Hüftgelenk 168, 241, 248, 250, 276, **287-288**, 566, 671, 688, 709-710, 714, 744
- Kniegelenk *293*, 334-337, 340-341, 365-366, **377-379**, 515, 554, 566, 581, 660, 671, 687-690, 709-710, 714, 744
- obere Extremität 491, **503-504**, 508
kontrakturale Form siehe Marfan-Syndrom
Koordinationsstörung 708, 710, 713, 729
Kopf-in-Nackenlage 192, *196*
Kopfkontrolle 127, 724
Kopf-Nacken-Stütze 725
Kopfresektion, Femur 250
Kopfrotation *60*
Korbhenkelläsion 345
Körpergewicht *45-46*
Körpergröße 28, 36, 44-45, 645, siehe auch Großwuchs, Zwergwuchs
Körperkontrolle 717, 727
Korrektur, spontane siehe Spontankorrektur
Korrekturaufnahme, Hüfte *242*
Korrekturosteotomie siehe Osteotomie, Korrektur-
Korrekturverlust 90
Korsettbehandlung **81-83**, 127, 147, 657, 663, 671, 712, 723, **724,** 745
kortikale Hyperostose, infantile siehe infantile kortikale Hyperostose
Kortikalis 586, 597
Kortikalisdefekt siehe Knochenfibrom, nicht ossifizierendes
Kortikosteroid 119, 580, 602, 657, 676, 678
kosmetischer Aspekt 79, 711
Kosten 15, 642
Kotz'sche polygonale Triple-Osteotomie 198
Kotz-Prothese siehe Endoprothese
Koutsogiannis-Kalkaneusosteotomie 433
Koxarthrose siehe Arthrose, Hüftgelenk
Koxitis, eitrige, siehe septische Athritis, eitrige, Hüftgelenk
Koxitis, rheumatische siehe Arthritis, juvenile, rheumatische (Hüfte)
Kraft 47
Kraftarm (Hüftgelenk) *174*
Kraftmeßplattenuntersuchung *31*
Kraft-Resultante 174
Kraftverlust 715
Krallenfinger 508
Kraniosynostose 684
Krankengymnastik siehe Physiotherapie
Krankenunterlagen 9
Krankheitswert, Haltung 67
Krepitation 27
Kretinismus 656
Kreuzband, Zerreißfestigkeit *49*
Kreuzbandaplasie, kongenitale 324, **325-326**, 330-331
Kreuzbandläsion **345-348**, 559
Krückstock 727
Kryochirurgie 595, 598, 601, 603, **631**
Kryptorchismus 690, 700

Kuboid-Osteotomie 399–*400*, 424, 449–450
Kugelberg-Welander'sche spinale Muskelatrophie **748**
Kugeltalus 410–411, 414–*415*
Kuneiforme-Osteotomie 399 -*400,* 402, 424, 436, 449–450
Kunststoff 717
Kürettage 156, 372, 470, 594–595, 597–598, 601–603, 606, 698
Kurventypen, Skoliose 79
Kurzfingertyp 486
Kyphektomie 132
Kyphose
- allgemein 36–37, 50, *57,* 67, 108
- bei diastrophischem Zwergwuchs 671
- bei chondrodysplasia calcificans punctata 672
- bei Ehlers-Danlos-Syndrom 664
- bei Klippel-Trenauny-Syndrom 701
- bei Larsen-Syndrom 678
- bei M. Scheuermann **95–102**
- bei fibröser Dysplasie *141*
- bei Larsen-Syndrom 139, 142
- bei M. Scheuermann **95–102**
- bei Mukopolysaccharidose 137, 654–655
- bei Neurofibromatose **134–136, 699–700**
- bei metatropischem Zwergwuchs 672
- bei Osteogenesis imperfecta 661
- bei Osteopetrose 676
- bei Osteoporose, juveniler 657
- bei Pseudoachondroplasie 670
- bei spondyloepiphysärer Dysplasie 674
- bei Pfaundler-Hurler-Syndrom 138
- kongenitale **110–117**, 732
- neurogene **125–134**, *724*
- posttraumatisch *148*
Kyphosewinkel *97, 103*

L

Laboruntersuchung 584
Lachman-Test *293–294,* 343, 345
Laer, von-Klassifikation *542*
Lagerungshilfe 248
Lagerungsorthese 508, 692, 715
- Hand *503*
Lagerungsschale 248, 453
Lähmungshinken 565
Lambrinudi-Operation *453*
Laminektomie 148
Landkartenschädel *607*
Längenwachstum 65
Langerhans-Zellhistiozytose 151, 156–*157*, 163, 277, 571–572, 587, 597, 602, **606–608**, 617, 630, 632, 657, 698
Lange-Stellung 191
Langfingergips 530
Längsdefekt siehe fibulärer oder tibialer Längsdefekt
Längsextension bei Hüftluxation 190, 202
Längsmißbildung siehe fibulärer oder tibialer Längsdefekt
Langzeitbeobachtung, Skoliose 90
Larsen-Syndrom 139–140, 142, 228, 324, 377, 393, 647–649, 664, **578–679**
Lasergerät 500–501, 705
Lasso-Transfer 508
lateral release 316, 338
laterale Verkalkung (Morbus Perthes) 207, 209

lateraler Pfeiler (Morbus Perthes) 208
laterales Seitenband siehe Seitenband Knie
Latexallergie 132, 736
Lauenstein-Aufnahme (Hüfte) 171, 223
Lebenserwartung 79, 284, 578, 613, 615, 618, **634–635, 649,** 662, 668–669, 682, 685, 691, 698, 705, 731
Leiomyom 622
Leiomyosarkom 628
Leistenhoden 228
Lendenwulst 37, 59, 73
Lenox-Hill-Schiene 326
Leopard-Syndrom 690
Lequesne, faux-profil-Aufnahme *171,* 199, 243
Leukämie 264, 580, 657, 686
Leukozytenszintigramm 150
Linearscanner 185
Lipoblastom 624
Lipofibrom 159
Lipom 159, 371, 469, 532, 584, **624,** 632
Liposarkom 627
Lippen-Kiefer-Gaumenspalte 648, 674, 689, 690, 691
Little'sche Krankheit siehe Zerebralparese
Lobster-claw-Hand siehe Spalthand
Lodwick'sches Destruktionsmuster *586*
Logopädie 708, 711, **713–714,** 731
longitudinale Femurfehlbildung siehe proximaler Femurdefekt
longitudinale Mißbildung 483
Lordose 64, 746, siehe auch Hyperlordose
Lorenz-Stellung 190
Lot 38, *58,* 79, 85
Lowe-Syndrom 657
low-grade 583
Ludloff-Luxationszeichen 183
lumbale Skoliose siehe Skoliose, idiopathische
Lungenfunktion 79, 81, 121, 129, 132,
Lupus erythematodes disseminatus 580
Luxation
- Allgemeines 648, 738
- Ellbogen 517, *523*
- Hüfte siehe Hüftdysplasie und -luxation
- Iliosacralgelenk 253
- Knie (kongenital) 228, **324–325,** 678
- Patella **311–319,** 663, 679, 681
- Radiusköpfchen **507–508,** 672, 678–679, 682, 694
- Schulter **496–501,** 663
Luxations-Perthes 192
Lyme-Borreliose 264, 268
Lymphangiom 624, **625**
Lymphödem 493

M

M. siehe auch bei Morbus
M. sternocleidomastoideus, Verkürzung 118
M. triceps surae 429, 430, 432, 445, 453
Machini-Brace 723
Madelung-Deformität 482, 493
Maffucci-Syndrom 371, **696–697**
Magnetresonanztomographie (MRT)
- Allgemeines 11, 22, 34, **589**
- Wirbelsäule 77–78, 114–*115,* 138, 150, 156–*158,* 165
- Fuß *409, 469*
- Hüfte *279*

- Kniegelenk 308, 331, 345, *368, 370, 372, 374,* 381, *611, 623, 626, 639*
- Tumordiagnostik *156–158, 279, 368, 370, 372, 374,* 469, **589**, 597, 603, *611, 623, 626, 638–639*

Makrodaktylie 383, **416–417**, 420, 482–483, **492**, 700–701
Malabsorptionssyndrom 650
Malgaigne-Fraktur 253
maligne Entartung 596–597, 601, 605, 694, 696, 698
maligne Hyperthermie 746
maligner Tumor siehe Tumor, maligner
malignes fibröses Histiozytom 612, **618**, 627
malignes Hämangioperizytom siehe Hämangioperizytom, malignes
malignes Lymphom 628
malignes Schwannom siehe Schwannom, malignes
Malleolarfraktur 455, 457–458
Malleolenachse *547*
Malleolengabel-Instabilität 322
Mandibulahypoplasie 690
Manganmangel 206
Mangelgeburt 728
Manualtherapie 712
Märchen 645
Marfan-Syndrom 123, 136, 142, 312, 427, 497, 644, 647–649, **658–660**, 664
marginale Resektion siehe Resektion, marginale
Marknagel, motorisiert, intern 561
Marknagelung 677, siehe auch intramedulläre Nagelung
Markraumtumor **616–618**
Marmorknochenkrankheit siehe Osteopetrose
Masada-Klassifikation 534, *535*
Masern 728
Matrixbildung 592
Matrixmineralisierung 588
McBride-Operation 436, *437*
McCune-Albright-Syndrom siehe fibröse Dysplasie, polyostotische
medial release 396
medial shelf siehe Plica mediopatellaris
mediale Aufklappbarkeit 346
mediale Aussparung siehe Fußgewölbe, mediales
mediales Fußgewölbe siehe Fußgewölbe, mediales
mediales Seitenband siehe Seitenband Knie
Medianusparese 508, 515
Mehretagenfraktur 260
Melorheostose 469, 647, 676, **677**
Menarche 26, 28, 73, 75
Meningomyelozele siehe Myelomeningozele
Meniskusläsion 295, 345, 378, 380–381
Meniskuszyste 331
Mennell-Zeichen 62
mentale Retardierung siehe Retardierung, mentale
Mesenchymom, fibrokartilaginäres siehe fibrokartilaginäres Mesenchymom
Meßband 26
metabolische Knochenerkrankung **650–658**
Metachondromatose 596, 694, **595**, *695*
metakarpale Derotationsosteotomie 530
Metakarpale-Fraktur **529–530**
Metakarpalindex 659
Metallbruch 225
Metallentfernung 261, 357, 360, 460, 518
metaphysäre Beteiligung (Morbus Perthes) 207, 209
metaphysäre Dysplasie 647–649, 674–676

metaphysäre Veränderungen bei Heredopathien, Differentialdiagnose 649
Metaphyse, Verdickung 675
Metastase 587, 590, 592, 600, 612, 616–617
Metastasektomie 613
Metatarsale-Fraktur 462
Metatarsale-Osteotomie siehe Osteotomie, Metatarsale
Metatarsalgie 440
Metatarsalköpfchen, aseptische Knochennekrose siehe M. Köhler II
Metatarsalköpfchenosteonekrose (Morbus Köhler II, Freiberg's disease)
Metatarsus adductus siehe Pes adductus
Metatarsus primus varus 701
Metatarsus varus 420, 434
metatropischer Zwergwuchs 647, **672–673**, *673*
Methylmetakrylat 598, 601, 603, **631**
Meyer-Typ (siehe auch epiphysäre Dysplasie) 234–235, 673
Migrationsindex nach Reimers (MI) *243*
Mikroskopie siehe Histologie
Mikrozephalie 691
Miktionskontrolle 735
milchglasartige Trübung 604, 697–698
Milwaukee-Korsett 81, 725
Minderwuchs siehe Kleinwuchs, Zwergwuchs
Minervagips 139, 682
Mißbildung, angeborene siehe Anomalie, kongenitale
Mitek-Anker 500
Mitralklappeninsuffizienz 659
Mittelfussosteotomie siehe Osteotomie, Mittelfuß
MMC siehe Myelomeningozele
Mobilisation 213, 216, 275, 365, 580
Mobilisationshilfe **725**
Möbius-Syndrom 393, 647–649, 686, 687, **690**
modulares Prothesensystem 637
Modullarrollstuhl 725
Moiré-Topographie 76, 121, 124
Molekularbiologie 612
Mongolismus siehe Trisomie 21
monodaktyler Typ 486
Monoparese siehe auch Zerebralparese 731
Monotube siehe Fixateur externe
Monster 644
Monstrum 687
Monteggia-Läsion 474, 522, **524–525**
Morbidität 14, 647
Morbus (M.) siehe auch bei Eigennamen
Morbus Abt-Letterer-Siwe 606–607
Morbus Bechterew siehe Spondylitis ankylosans, juvenile
Morbus Blount *550*, 651
Morbus Campanacci siehe osteofibröse Dysplasie
Morbus Charcot-Marie-Tooth 393
Morbus Crohn 264
Morbus Fröhlich (Dystrophia adiposogenitalis) 220
Morbus Gaucher 212, 647–649, **655–656**, 753
Morbus Hand-Schüller-Christian 606–607
Morbus Jaffé-Lichtenstein siehe fibröse Dysplasie, polyostotische
Morbus Köhler 565, 566
Morbus Köhler I (aseptische Knochennekrose des Os naviculare) 386, **439**
Morbus Köhler II (aseptische Knochennekrose Metatarsalköpfchen) **439–441**
Morbus Lobstein siehe Osteogenesis imperfecta

Morbus Morquio 123, 137, 138, 142, 212, *237*, 647–649, **653–655,** 674, 753
Morbus Osgood-Schlatter 294, **300–301**, 354, 380, 381
Morbus Paget 611
Morbus Panner 306
Morbus Perthes **205–219**, 235, 263–264, 275, 279, 286–288, 555, 565, 598, 654, 673, 679, 704
Morbus Pfaundler-Hurler 237, **653–655,** siehe auch Mukopolysaccharidose
Morbus Pyle siehe metaphysäre Dysplasie
Morbus Recklinghausen siehe Neurofibromatose
Morbus Ribbing siehe epiphysäre Dysplasie
Morbus Scheuermann 42, 67, **95–101**, 102, 122, 123, 145, 162, 164
Morbus Schlatter siehe Morbus Osgood-Schlatter
Morbus Sinding-Larsen-Johansson 301–302, 380
Morbus Vrolik siehe Osteogenesis imperfecta
Morbus siehe auch bei Eigennamen
Moro-Reflex 506
Morquio-Syndrom siehe siehe Mukopolysaccharidose oder Morbus Morquio
Morscher'sche Hakenschraube (Spondylolysenverschraubung) *106–107*
Morscher-Osteotomie, schenkelhalsverlängernde 179, *195–196*
Morscher-Klassifikation (Frakturen) *542*
Moseley-Chart (Berechnung der Endlänge) 557
MRT, Kernspintomographie siehe Magnetresonanztomographie
Mukopolysaccharidose 123, 137–138, 142, *237*, 647–649, **653–655,** 674, 753
multidirektionale Schulter-Instabilität 500, **663–664**, 681, siehe auch Luxation, Schulter
multiple epiphysäre Dysplasie siehe epiphysäre Dysplasie
multiple kartilaginäre Exostosen siehe multiple Osteochondrome
multiple Osteochondrome 647–649, **693–695,** 614, 625, 675
Muskel, akzessorischer **417–418**
Muskelaktivität **707–709**, 712
Muskelatrophie 291, 330, 737
Muskelatrophie, spinale siehe spinale Muskelatrophie
Muskelbiopsie 688, 742, 746–747
Muskeldystrophie 133, 250, 341–342, 451–454, 647–649, 708–709, 723–724, **742–570**, *743*
Muskelenzym 742, 746
Muskelerkrankung **742–750**
Muskelfunktionsstörung 740
Muskelkraft 28–30, 724
Muskelkrampf 746
Muskelkrankheit **742–750,** 755
Muskelschwäche 66, 133, 712, 724, 729, 742–744, 747, 749
Muskeltonus 708–709, 712–713, 718, 729
Muskeltrainingsprogramm, Schulter **499–500**
Muskeltransfer 504, 507–509, 715, 741
Muskelverlagerung siehe auch Verlagerung
Muskelverlängerung 504
Muskelwachstum 379
muskulärer Schiefhals siehe Schiefhals, muskulärer
Myasthenia gravis pseudoparalytica **742–750**
Myelographie 145, 148
Myelomeningozele 111, 115, 131–132, 212, 247, 377, 404, 451–454, 671, 687, 707, 723, **732–736**, *735*, 756
- Differentialdiagnose **647–649**
- MMC-Orthese **722–723**, *735*
myoelektrische Prothese *485,* 487

Myofibrom **622**
Myofibromatose **622,** 628
Myogelose 161, 163, 165
Myopathie 708, **742–750**
Myopie 648, 673–674, siehe auch Sehstörung
Myositis ossificans 130, 246, 250, **626–627, 612**, 664–665, 713
Myositis ossificans progressiva siehe Fibrodysplasia ossificans progressiva
Myotonia congenita (Thomsen) **749**
Myotonie **742–750**
myotubuläre Myopathie 747

N

Nachtlagerungshilfen 240 243
Nachtschmerz 593
Nackengriff *473*
Nackenreflex, asymmetrischer tonischer 65
Nackenstütze 127, 725
Naevus 736
Nagelanomalie 689
Nagel-Patella-Syndrom 313, 377, 475, 647, **679**
Nagelung bei Epiphyseolysis capitis femoris 223, 224
Nagelung, intramedulläre siehe intramedulläre Nagelung
Nancy-Nagelung siehe intramedulläre Nagelung
Navikulareumschlingung 430
navikulokuneiforme Arthrodese 432
navikulokuneiforme Koalition siehe tarsale Koalition
Nebenschilddrüse 652
Nekrose siehe bei aseptische Knochennekrose, avaskuläre Nekrose, Morbus Perthes, Femurkopfnekrose
Nekrose, intraossäre 608
nekrotisierende Substanz **630–631**
Nemaline-Myopathie 747
Neonatologie 707
Nervenblockade 713
Nerveninterponat 507
Nervenläsion
- N. femoralis 373
- N. ischiadicus 199, 200, 373
- N. peronaeus 373, 391
- periphere 28–30, 507–508, 563, 707, 715, **740–742**
Nervennaht 507–508, 741
Netzhautablösung 659, 661
Neurilemmom 600
Neurinom **600**
Neuroblastom 628
Neurochirurgie 635, 641
neuroektodermaler Tumor, primitiver siehe primitiver neuroektodermaler Tumor
Neurofibrom
- intraossäres **600**
- solitäres 622, 700
Neurofibromatose **134–136,** 142, 159, 326–328, 330, 404, 416, 492, 555, 584, 600, 628, 647–649, **699–700,** 701, 753
neurogene Kyphose siehe Kyphose, neurogene
neurogene Patellaluxation siehe Patellaluxation
neurogene Schulterluxation siehe Schulterluxation
neurogene Störung, obere Extremität 501–510
neurogener Abduktions-Knick-Senk-Fuß siehe Abduktions-Knick-Senk-Fuß, neurogener
neurogener Hackenfuß siehe Hackenfuß, neurogener
neurogener Hohlfuß siehe Hohlfuß

neurogener Klumpfuß siehe Klumpfuß, neurogener
neurogener Knickfuß siehe Knickfuß, neurogener
neurogener Knick-Senk-Fuß siehe Knick-Senk-Fuß, neurogener
neurogener Plattfuß siehe Plattfuß, neurogener
neurogener Spitzfuß siehe Spitzfuß, neurogener
neurogener, struktureller Abduktions-Knick-Senk-Fuß
neurologische Läsion 699
– Skoliose 90
neurologische Untersuchung siehe Untersuchung, neurologische
Neurolyse 507
neuromuskuläre Kyphose oder Skoliose 125–134
neuromuskuläre Störungen
– Fuß 443–455
– Hüfte 238–252
– Kniegelenk 334–343
– Sprunggelenk 443–455
– Wirbelsäule 125–134
Neuroorthopädie 707–750
– allgemeines Therapieprinzip 711–716
– Behandlungsziel 711
– Grundsätzliches 707–717
– Hilfsmittel 717–728
– medikamentöse Therapie 712
– orthopädisch, operative Maßnahme, Grundsätzliches 714–715
– Prognose 716
– Prophylaxe 711
Neuropraxie 740
Neurotisation 507, 741
Neurotmesis 740
Neutral-0-Methode 26–27
Neutral-0-Stellung 27, 292, 471, 386
nicht ossifizierendes Knochenfibrom siehe Knochenfibrom, nicht ossifizierendes
Nidus 304, 594
Niemann-Pick-Krankheit 655
Nierenagenesie 228
Niereninsuffizienz 652
Niesschmerz 161
Noonan-Syndrom 690
Normalstellung siehe Neutral-0-Stellung, Ausgangsstellung
nosokomiale Infekte 574
Notfälle 544
Nulldurchgangsmethode siehe Neutral-0-Methode

O

Oberarmgips 518, 521, 523, 528
Oberschenkelfraktur
– distal 349–352
– proximal 255–259
– Schaft 259–262
Oberschenkelgips 351, 355–358, 424, 430, 552
Oberschenkelorthese siehe Orthese, Oberschenkel
Oberschenkelschiene siehe Oberschenkelorthese
Obturatoriusneurektomie 239
Oestrogen 42
offene Reposition, Hüftgelenk 193–194, 202, 246–247
Ohrhypoplasie 690
Ohrmuschelveränderung 648
okzipitozervikale Spondylodese 148, 674, 682
Olekranonfraktur 522–523

Oligoarthritis, juvenile rheumatische 274
Oligohydramnion 181, 188
Ollier-Syndrom siehe Enchondromatose
Ombrédanne-Linie *184*
Onkologe 641
Onychoosteodysplasie siehe Nagel-Patella-Syndrom
Operation
– nach Campbell 248, 250
– nach Cotrel-Dubousset 86
– nach Elmslie 316
– nach Goldthwait 316–*317*
– nach Hauser 316
– nach Insall *317*
– nach Krogius 316
– nach Lambrinudi 453
– nach Maquet 316
– nach Mc Bride 436–*437*
– nach Roux-Hauser *317*
– nach Strayer 449
– nach Steel 239
– nach Steindler 451
– nach Stanisavljevic 317–318
– nach Zielke 84–*85*, 87
Operationszeitpunkt, Handfehlbildung 484
Opponensplastik 493
Optikusatrophie 676
optische Kompensation 504
Orofazialsyndrom, Prävalenz **647**
Orthese
– Allgemeines **717–728**, 734–735
– Geschichte 16
– hüftübergreifende **722–723**
– Knie 326, **722**
– obere Extremität 503
– Oberschenkel 231–233, 334, 342, *397*, 551, **722**
– Unterschenkel 320–*321*, 323, 330, 335, 339, 341, 398, 407, 430–432, *444*- 445, 447, 449, 452–454, 558–559, 688, 692, 712, **719–722**
– Wirbelsäule siehe Korsettbehandlung, Rumpforthese
Orthofix 561
Orthopädie, Begriff 1, 16–17
Orthopädietechniker 719
orthopädische Sprechstunde 2–13
Ortolani-Zeichen 182-*183*
Os intermetatarsale *408*
Os naviculare
– aseptische Knochennekrose (Morbus Köhler I) *439*
– cornutum 386, 409
– Reposition 407
Os omovertebrale 494
Os peronaeum *408*
Os subfibulare *408–409*, 461–462
Os sustentaculi *408*
Os tibiale externum 386, **408–410**
Os trigonum *408*, 410
Os vesalianum *408*
Os-metatarsale-Osteonekrose (Morbus Köhler II) 440
Osmiumsäure 626
Ossifikation 40, 664, 684
– enchondrale 671
– heterotope 130, 246, 250, **626–627**, 612, 664–665, 713
– unregelmäßige 308, 673, 679
Ossifikationskern 486, *513*, 670,
Ossifikationsstörung 308, 673, 679

ossifizierendes Fibrom siehe osteofibröse Dysplasie
Osteitis fibrosa 652
Osteoblastom 154-155, 163, 280, 372, 467, 535, 584–588, 590, 594–595, 612, 632
osteochondrales Fragment, Kniegelenk 314, 316
Osteochondrom
- solitär 277, 279–280, 368–369, 371, 467-468, 471, 475, 532, 534-535, 555, 584–585, 590, 595-596
- multipel 647–649, 693–695, 614, 625, 675
Osteochondrom, epiphysenwärts siehe Metachondromatose
Osteochondromatose siehe Osteochondrom, multipel
Osteochondrosis dissecans
- Ellbogen 523
- Hüftgelenk 212
- Kniegelenk 294, 295, 305–311, 330–331, 344, 365, 378, 380–381
- Talusrolle 440-441
Osteodystrophia fibrosa siehe fibröse Dysplasie, polyostotische
Osteodystrophie, renale 650–651, 652
osteofibröse Dysplasie (Campanacci) 369-370, 585, 605–606, 619, 698
Osteofibrosis deformans juvenilis siehe fibröse Dysplasie, polyostotische
Osteogenesis imperfecta 136, 142, 234, 312, 377, 647, 657, 660–663, 661, 662, 753
- Differentialdiagnose 647–649
Osteoid 588
Osteoid-Osteom 279, 304, 443, 467–469, 532, 534–535, 584, 586–588, 590, 593-594, 632
Osteoklasteninsuffizienz 676
Osteomalazie siehe Rachitis
Osteomyelitis
- Allgemeines 565, 567–574, 585, 587–588, 591, 594, 617, 655–656, 676, 678
- akute hämatogene 567–570
- chronische, multifokale 572-573
- primär chronische 570–571
- Fuß 465, 470
- Klassifikation 567
- Oberschenkel 264, 269, 271, 273
- plasmazelluläre 570
- Unterschenkel 362, 364
- Wirbelsäule 149–152
Osteonekrose siehe aseptische Knochennekrose
Osteoperiostitis, sklerosierende 594
Osteopetrose 72, 140, 142, 563, 675–676
- Prävalenz 657
Osteopoikilie 677, 677–678
Osteoporose 651, 652, 675–677, 727
- juvenile 657, 661
Osteopsathyrosis siehe Osteogenesis imperfecta
Osteosarkom
- Altersverteilung 583
- chondroblastisches 612
- extraskelettales 627, 665
- fibroblastisches 612
- hochmalignes, oberflächliches 613
- juxtakortikales 612
- klassisches 154, 158, 277, 379, 281, 370–372, 375, 532, 536, 584–588, 590, 601, 610-613, 614, 617, 632–635, 640, 696
- kleinzelliges 612, 613
- multifokales 610
- niedrigmalignes, zentrales 613
- parosteales 596, 612-614
- periostales 612, 613, 633
- teleangiekatatisches 612
- zentrales, niedrigmalignes 613
Osteosynthese siehe unter Plattenosteosynthese, Schraubenosteosynthese, intramedulläre Nagelung, Fixateur externe
Osteotomie
- Becken 196-202
- Hand 491
- Historisches 21
- Humerus 500
- Kalkaneus 399, 448–450
- Korrektur 512, 517, 652, 668–669, 695–696
- Kuboid 399-400, 424, 449, 450
- Kuneiforme 399-400, 402, 424, 436, 449–450
- Metatarsale 400, 402, 436–438, 440-441, 685
- Mittelfuß 399-400, 402, 424, 436, 449–450
- Femur, intertrochantär 179, 194-196, 214-216, 223, 225, 241, 246, 248, 257, 552, 655, 674
- Femur, subtrochantär 195
- Femur, suprakondylär 340, 379, 553, 668
- Os ilium nach Chiari 196
- Os ilium nach Salter 196
- Schädel 685
- Tibia (siehe auch Unterschenkel)
- - supramalleolär 339, 341, 389–399, 550, 552
- - trans- oder infrakondylär 339, 552-553, 672
- Talus 399
- Ulna 525
- Unterschenkel 352, 398, 450, 672
- Verlängerung 21, 231, 320–322, 352, 486, 512, 529, 558-564, 641, 672, 696
- - beidseitige Verlängerung 646, 668, 670, 672
- Vorderarm 525, 528
- Wirbelsäule 115
Ostitis fibrosa disseminata siehe fibröse Dysplasie, polyostotische
Otosklerosis 661
Overhead-Extension 190, 202, 249

P

p 53 Gen 610
Pachydermatozele 699
Palmarflexion siehe Bewegungsumfang
Palmarfurche 681
Pappas-Klassifikation (prox. Femurdefekt) 230, 232
paraartikuläre Ossifikation siehe Ossifikation, heterotope
Paralyse 740
Paraplegie, 130, 146, 148, 247, 707, 736
Parathormon 652, 676
paravertebraler Weichteiltumor 159, 699
Parawalker 723, 735
Parese 507-508, 733, 737, 740, siehe auch Zerebralparese
Pariser Nomenklatur 646
Patella alta 294, 312, 314, 316–317
Patella baja 294, 317
Patella bipartita 294, 302
Patella, Rezentrierung 672
Patella, tanzende 291, 294, 344
Patellaagenesie 689
Patellaaufnahme axial 296–297
Patellafazetten 292
patellafemoraler Winkel nach Laurin 314

Patellafraktur 336, 358
Patellaluxation **311–319**, 330–331, 338, 344, 346, 380–381, 565–566, 660–661
Patellarsehne 347
Patellarsyndrom siehe peripatelläres Schmerzsyndrom
Patellaspitzensyndrom siehe Morbus Sinding-Larsen-Johansson
Patellektomie 300, 318
Patientenverhalten 3–6
Patterson-Klassifikation (Schnürringkomplex) 493
Pauwels'sche Berechnung der Kräfte am Hüftgelenk 172, 174
Pauwels's Y-Osteotomie *234*
Pavlik-Bandage *189*, 191, 249
PCR (polymerase chain reaction) 573
Pectoralisaplasie **685–686**
Pectus carinatum siehe Kielbrust
Pectus excavatum siehe Trichterbrust
Pemberton'sche Azetabuloplastik 246
Penciling 135
Perdriolle'sche Rotationsmessschablone 75
periazetabuläre Osteotomie siehe Triple- oder periazetabuläre Osteotomie
Periduralanästhesie 213, 216, 275, 365
periostales Chondrom siehe Chondrom, periostales
Periostitis ossificans 594, **626–627**
Periostreaktion **586–587**
peripatelläres Schmerzsyndrom **298–300**, 380
periphere Nerven, Parese **507–508**
perkutane Epiphyseodese 560
perkutane Pinaufrichtung 521
peromeler Typ (Symbrachydaktylie) 486
peronäale Muskelatrophie siehe hereditäre motorische und sensorische Neuropathie
Peronaeusläsion 373, 391, **507–508**, 618
Peronaeusparese **507–508**, 740, 741
Perthes-Erkrankung siehe Morbus Perthes
pertrochantäre Fraktur 255, 258
Pes adductus siehe Sichelfuß
Pes equinovarus siehe Klumpfuß, kongenital
Pfannendachwinkel siehe AC-Winkel
Pfannenerker *243*
Pfaundler-Hurler-Krankheit siehe Mukopolysaccharidose, -Morbus Pfaundler-Hurler
PFFD (proximal femoral focal deficiency) siehe Femurdefekt, proximaler
Pflegeheim 711
Phalangisation 494
Phemister'sche Epiphyseodese 560
Phenol 595, 598, 601, 603, **631**, 713
Phokomelie 482, 485–488
Phosphatdiabetes 650
phylogenetische Entwicklung, Rücken 64
Physiotherapie
– Allgemeines 20
– Hüftgelenk
– – M. Perthes 212–213, 217
– – neurogene Störung 240
– – Indikationen 289
– Kniegelenk 299, 347,
– – Indikationen 381
– neuromuskuläre Erkrankungen 240, 708, **711–714**, 731
– obere Extremität 506–508
– Schultergelenk
– – Instabilität **499–500**

– Wirbelsäule
– – Skoliose 68
– – Spondylolyse, -olisthesis 80
– – M. Scheuermann 98, 101
– – Indikationen 165–166
Pierre-Robin-Syndrom 687, **691**
– Differentialdiagnose **647–649**
pigmentierte villonoduläre Synovitis 279, 365, 371, 375, 580, **626**
Pigmentierung 27
Pirogoff-Amputation 322
Pivot-shift-Phänomen 294–295, 325, 344–345
Plagiozephalie 118, 228
Plantaraponeurosen-Insertionstendinose 442
Plantaraponeurosen-Spaltung nach Steindler 451
plasmazelluläre Osteomyelitis 570
Plasmozytom 587
plastische Chirurgie 635, 641, 700
Plattenosteosynthese 260, *522*, 543
– Ulna 524
– Vorderarm 527
Plattfuß
– flexibler 228, *385*, *386*, 406, 411, **425–435**, 661, 663–664, 670, 681, 683
– kongenitaler (Talus verticalis) 382, **404–407**, 425
– neurogener 426, 446–448, 450–451
– rigider (tarsale Koalition) 411, 426
Platypodie siehe Plattfuß, kongenitaler
Platyspondylie 138
plexiformer fibrohistiozytärer Tumor **624**
Plexusparese 496, 505–507, 707, **740–742**
Plica mediopatellaris (medial shelf) 290, **303**, 378, 380
PNET (primitiver neuroektodermaler Tumor) 633
Podoskop 26, 38, 384, *428*, 433
Poland-Syndrom 471, 482, 490, 494, 644, **685–686**, 690
– Differentialdiagnose **647–649**
Poliomyelitis 17, 130, 377, 393, *453*, 509, 559, 707–708, **737–739**, *738*, 756
– Fußprobleme 451–454
– Hüfte 250–251
Pollizisation **486–489**, 493–494, 686
Polyarthritis, juvenile, rheumatische 657
Polydaktylie 672, 701
– Fuß 323, 382, **412–413**, 416, 420,
– Hand 475, 483, **491–492**
polygonale Tripleosteotomie 198
Polyradikulitis, Guillain-Barré 737
Polytrauma 539
Ponseti-Schiene 215
Poplitealzyste 371, 375, 380, 584, **625**
postaxiale Polydaktylie siehe Polydaktylie postaxial
posterior release 396
posterior rocker 727
postinfektiöse Deformität 264, 268–269, 364, **570–571**, 576
Postpoliosyndrom siehe Poliomyelitis
posttraumatische Deformität 254, 257–258, 261, 352, 357–358, 360, 460, 463, 512, 517–518, 522, 525, 528, **540–541**
posttraumatische Hüftdysplasie 253
posttraumatische Infektion 362
posttraumatische Kyphose *148*
pouce flottant 493
Präarthrose 178, 195, 549
präaxiale Polydaktylie siehe Polydaktylie präaxial

Prader-Willi-Syndrom 141–142, 404, 420, **691,** 756
Prävalenz (Definition + Verteilung bei Skelettdysplasien) 647
Prévot-Nagelung siehe intramedulläre Nagelung
Pridie-Bohrung 309
primitiver neuroektodermaler Tumor (PNET) **633**
Primitivreflex 709
Prognathie 659, 667
Prognose siehe bei einzelnen Krankheitsbildern, siehe auch unter Lebenserwartung (Skelettdysplasien, neuromuskuläre Störungen), Überlebensrate (Tumoren), Spontankorrektur, Wachstumsstörung oder posttraumatische Deformität (Frakturen), postinfektiöse Deformität (Infektionen)
Progredienz, Mißbildung Wirbelsäule 113
progressive diaphysäre Dysplasie 676
Pronation 387, *475*
pronation douleureuse 542
Pronationskontraktur 504, 509
Prophylaxe, Antibiotika siehe Antibiotikaprophylaxe
Propriozeptivität 707
Proteoglykan 658, 661, 670, 674
Proteus-Syndrom 383, 420, 699–701
– Differentialdiagnose **647–649**
Prothese 484–*485,* 487, 670
Prothese siehe auch Endoprothese
Protonentherapie 614
Protrusio acetabuli *275,* 579, 659, 661
proximal femoral focal deficiency (PFFD) siehe Femurdefekt, proximaler
proximaler Femurdefekt siehe Femurdefekt, proximaler
Prune-Belly-Syndrom 122, 404
Pseudarthrose, 519–520
– Becken 200
– Condylus radialis humeri 541
– Epicondylus ulnaris 517–518
– Femur 636
– Klavikula 471
– Klavikula, kongenital 495
– kongenitale Schenkelhals- siehe Coxa vara congenita
– kongenitale, Tibia siehe Tibapseudarthrose, kongenitale
– proximaler Radius 522
Pseudoachondroplasie 237, 647, 668-*669,* **670,** 674
– Differentialdiagnose **647–649,** 667
Pseudoblockade 290, 303, 306, 344, 566
Pseudohyperparathyreoidismus 653
Pseudohypertrophie, Wade 744
Pseudokapsel 631
Pseudomonas 268
Pseudotumor 652, 663, *704–705*
Psoasabszeß 151, 269
Psoasschmerz 287
Psoasverlagerung, hintere, nach Sharrard, Hüfte 248
psoriasis-assoziierte Arthritis 579
psychische Faktoren 66, 68, 645
psychologische Betreuung 641
psychomotorische Entwicklung 729, 731, siehe auch Retardierung mentale
Pterygiumsyndrom 377, 420, **689–690**
– Differentialdiagnose **647–649**
Pubertas praecox 698
Pubertät 26, **46–47,** 65, 539
pulmonale Insuffizienz 744
Punktion 265–266, 344, 575
Putti-Platt-Operation 500

Pyknodysostose 661, 676
Pylorusstenose 228

Q

Quadrizepsatrophie 291, 330,
Quadrizepssehnenriß 336
Quasimodo 645
Quengelgips 379
Querschnittslähmung 116, 130, 146, 148, 247, 707, 734, **736**
Questor-Gerät *549, 556*
Q-Winkel *313*

R

Rachitis 18, *550, 553,* **650–652,** 657, 661, 676
Radialabduktion siehe Bewegungsumfang, obere Extremität
radiale Klumphand siehe Klumphand, radial
Radialisläsion *488,* 512, 508, 515
radikale Resektion siehe Resektion, radikale
Radiosynoviorthese 626
radioulnare Synostose 483, **490–491**
Radiusaplasie siehe Klumphand, radial
Radiusepiphysiodese 535
Radiusfraktur siehe **520–529**
Radiusköpfchenluxation 522, **524–525**
Radiusköpfchenresektion 507, **521–522,** 535
Randleistenhernie 96
Reanimation 731
Recklinghausen-Krankheit siehe Neurofibromatose
Redressionsgips 335, *450,* 447, 714
Refixation 309, 310
Rehabilitation 711, 714, 716, 725, 733–734
Reifungsverzögerung 657
Reimers, Migrationsindex nach (MI) 243
Reklination, Rumpf 61
Reklinationsschmerz 161
Rekonstruktion nach Tumorresektion
– Allgemeines **635–641**
– Becken, Hüftgelenk 283–285,
– Fuß 470
– Kniegelenk 373–374
– obere Extremität 536–537
Rekurvation, Knie *551*
Remodelling 222
renal-hepatisch-pankreatische Dysplasie 672
Reparationsstadium, Morbus Perthes 208
Repetitionszeit (MRT) 589
Reposition
– geschlossene 543
– Os naviculare 407
– Radiusköpfchen 524–525
– Talus 432
– Hüftluxation 192
Resektat, Wiederverwertung 637
Resektion 627, **631,** 695
– CT-gesteuert 594
– en bloc 595, 598–599, 603
– gliedmaßenerhaltend 613, 629–632
– intraläsional **630–631**
– interskapulothorakale 536
– marginal 470, 599, **630–632**

– radikal 373, **630, 632,** 635
– Tumor **629-632**
– weit 373, 470, 559, 613, 618, 627-628, **630, 632,** 635
Resistenz 634
resorbierbarer Nagel 309
responder 633
Retardierung, mentale
– Differentialdiagnose bei Heredopathien **649**
– bei Apert-Syndrom 649, 684
– bei Arthrogrypose 649, 687
– bei Cornelia-de-Lange-Syndrom 649, 691
– bei Cri-du-chat-Syndrom 649, 882
– bei Goldenhar-Syndrom 649, 690
– bei Hypochondroplasie 649, 668
– bei Kniest-Syndrom 649, 672
– bei Larsen-Syndrom 678
– bei M. Gaucher 655
– bei Moebius-Syndrom 649, 690
– bei Mukopolysaccharidose 653
– bei Myelomeningozele 649, 733
– bei Neurofibromatose 649, 699
– bei Pierre-Robin-Syndrom 649, 691
– bei Prader-Willi-Labhard-Syndrom 691
– bei Rett-Syndrom 691-692
– bei Rubinstein-Taybe-Syndrom 685
– bei Williams-Beuren-Syndrom 691
– bei Trisomie 8 682
– bei Trisomie 21 649, 681-682
– bei Turner-Syndrom 683
– bei Zerebralparese 649, 729-730
Retentionsbehandlung 191
Retinaablösung 673
Retinakulumspaltung 316
Retinoblastomgen 610
Retropulsion, Daumen 477
Retrotorsion 497, 546, 549
Retroversion 175, 177
Rett-Syndrom **691-692,** 756
rezidivierende Patellaluxation siehe Patellaluxation
rezidivierende Schulterluxation siehe Schulterluxation
Rezidivquote 630-631
Reziprokator 723
Rhabdomyosarkom 279, 371, **627,** 633
Rheumafaktor 275, 365
rheumatische Arthritis siehe Arthritis, juvenile, rheumatische
rheumatische Koxitis siehe Arthritis, juvenile, rheumatische, Hüfte
rheumatisches Fieber 580
Rhizotomie, dorsale 713
Ribbing-Typ (siehe auch epiphysäre Dysplasie) 234, 235, 236, 673
Riesenwuchs 36, 659, 683, 752
Riesenzellfibroblastom 623
Riesenzelltumor 157, 368-369, 372, 534, 537, 555, 584-588, 590, 595, 598, **600-601,** 603, 611-612, 630, 632
rigider Plattfuß siehe Plattfuß, rigider
Ringfixateur
– Extremitätenverlängerung 22, 322, 328, 330, 487, **560-563,** 660
– Korrektur Gelenkfehlstellung 366, 378-379, 398, 400-402, 419, 449, 580-581, 672, 714-715
Rippe, Einziehung 135
Rippenbuckel 37, 59, 73, 86, 87, 88
Rippenknorpel 352

Risikozeichen (Morbus Perthes) 207, 209
Risser-Zeichen 83, 75
Rollator 735
Rollstuhl **725-726,** 734
Röntgen
– Antetorsionsaufnahme (Dunn und Rippstein) 171, 242-243, 548 (Umrechnungstabelle)
– axiale Röntgenaufnahme, Patella 314
– Beckenübersichtsaufnahme 171
– Daumenaufnahme 481
– Defileéaufnahme (Patellae) 299
– Dunn-Aufnahme 171, 242-243
– Faux-profil-Aufnahme nach Lequesne 171, 199, 243
– Feldgröße 35
– Gonadenschutz 35, 171
– Hüftgelenk 170-171, 266
– Korrekturaufnahme, Hüfte 242
– Lauenstein-Aufnahme 171, 223
– Patella axial 296-297
– Schulteraufnahme axial 479
– Skaphoid-Aufnahme 480-481
– Strahlengang 35
– Strahlenschutz 34
– Streustrahlenraster 34
– Tumor **585-588**
– Tunnelaufnahme nach Frick 295-296, 307-308
– Verstärkerfolie 35
– Wirbelsäule 165
– Y-Aufnahme (Schulterluxation) 479, 498
siehe auch bildgebende Verfahren, Indikation zu
Röntgentechnik
– Becken, Hüfte, Oberschenkel 184-185
– Fuß 389-390
– Kniegelenk und Unterschenkel 295-297
– obere Extremität 478-481, 511
– oberes Sprunggelenk 388-389
Rosenkranz, rachitischer 651
Rotation
– obere Extremität 515
– Schultergelenk 472
– untere Extremität 167, 360, 511, 517, **546-548**
– Wirbelkörper 75, 126
siehe auch Antetorsion
Rotationsmeßschablone nach Perdriolle 75
Rotationsplastik siehe Umkehrplastik
Rotatorenmanschette 509
Rubeola 687, 728
Rubinstein-Taybi-Syndrom 427, **685**
– Differentialdiagnose **647-649**
Rückenkissen 726
Rückenmark
– Adhäsion 737
– Läsion **732-740**
Rückenschmerzen, Differentialdiagnose **161-164**
Rückenuntersuchung siehe Untersuchung, Rücken
Rückfuß
– Achse 384-385
– Arthrodese 450, 453-454
Rumpel-Leeds-Test 661
Rumpfkontrolle 743
Rumpforthese **81-83,** 127, 147, 657, 663, 671, 712, 723, **724,** 745
Rumpfpendeln 710, siehe auch Duchenne-Trendelenburg-Hinken

Rumpfuntersuchung siehe Untersuchung, Rücken
Rundrücken 56
Russel-Silver-Syndrom, Differentialdiagnose 647–649
Rütteldolenz 161
RVAD nach Mehta bei Säuglingsskoliose 70

S

Sakro-Ileitis 152
Salter- und Harris-Klassifikation 542
Salter-Osteotomie siehe Beckenosteotomie nach Salter
San Antonio-Muskeltrainings-Programm 499–500, 664
SAPHO-Syndrom 572
Sarkom, synoviales siehe synoviales Sarkom
Sattelnase 647, 666–667
Säuglingsalter 3, 43
Säuglingsskoliose 65, 70
Säulenknorpel 41
scalloping 135
Schädel-Hirn-Trauma 539, 707, 728, 731
Schaftfraktur 542
Schaftverstärkung 719
Schambehaarung, Reifestadium 46
Schambeinastfraktur 253
Schanz-Angulationsosteotomie 246, 250
Scharnierabduktion 212–213
Schaumstoffring 424
Scheibenmeniskus 305, 330–331, 343, 346, 378, 380, 565
Schenkelhals-Durchblutung 255
Schenkelhalsfraktur 255–256
Schenkelhalspseudarthrose siehe Coxa vara congenita
Schenkelhals-Schaft-Winkel siehe CCD-Winkel
Schenkelhals-Verkürzung 178, 275
schenkelhalsverlängernde Osteotomie nach Morscher 179, 195–196
Scheuermann-Krankheit siehe Morbus Scheuermann
Schiefhals, muskulärer 118–120
Schiene siehe Orthese
Schilddrüsenhormon 656
Schlafapnoe 685
Schlatter'sche Krankheit siehe Morbus Osgood Schlatter
Schlotterlinse 659
Schmerz siehe Differentialdiagnose, Schmerzen
Schmerzcharakteristik, Tumor 584
Schmorl-Knötchen 96, 99–100
Schnapp-Phänomen
– Hüfte 182, 183
– Knie 330, 331
Schneidersitz, umgekehrter 551
schnellender Finger siehe Tendovaginitis steosans
Schnellschnitt 590, 592
Schnürring-Komplex 393, 420, 482–483, 490, 493–494
Schober'sches Zeichen 60–61
Schonhinken 565–566
Schräglegebrett 727
Schrägschnitteinlage 431, 551
Schraubenosteosynthese 351, 355, 459, 518–520, 522–523, 543
Schreitautomatismus 723
Schubladenprüfung, Kniegelenk 293–294, 345
Schuh mit Plantargelenk 397–398
Schuheinlage siehe Einlage
Schuherhöhung 558

Schuhzurichtung 430, 718–719
schulärztliche Untersuchung 36–39
Schulscreening 36–39
Schulteraufnahme axial 479
Schulterinstabilität 660
Schulterluxation 496–501
Schulter-Muskeltrainings-Programm 499–500, 664
Schulterzug (bei Armprothese) 487
Schürzengriff 473
Schwanenhalsdeformität 502, 505
Schwangerschaftsanamnese 484
Schwannom 159, 600, 628
Schwann-Zelle 699
Schwedenstatus 479
Schwellung 27
Schweregrad, Nekrose 193
Schwerhörigkeit 654
Schwerkraft 47, 710
schwerstbehinderter Patient 711, 730
SCIWORA-Syndrom 145, 736
Screening siehe Schulscreening, Ultraschalluntersuchung, Hüfte, Dysplasie
Sedativum 712
segmentale Verdrahtung 84, 136
Segmentationsstörung 112, 732
Segmenttransport 328
Sehnentransfer 446, 509
Sehnenverlängerung 21, 688, 713, 715
Sehstörung 648, 658, 659–660, 663, 672, 674, 684
Seitenband, Kniegelenk 343, 346
Seitenbandausriß, Ellbogen 517, 523
Seitenbandläsion, Kniegelenk 346
seitliche Aufklappbarkeit, Kniegelenk 293–294, 343–345
Seit-zu-Seit-Verschiebung (nach Fraktur) 258–259, 511
Sekundärpfanne 244
Sekundärveränderung 707, 711
Selbständigkeit 711
Selbsthilfegruppen (Adressen) 751–756
semimaligner Tumor 583
Semimembranosuszyste 625
Semitendinosussehne 347
Sensibilitätsstörung 28, 30, 485, 502, 699, 707, 709, 713, 729, 740–741
sensorische Störung siehe Sensibilitätsstörung
septische Arthritis siehe Arthritis eitrige
septische Koxitis, siehe Arthritis, eitrige, Hüftgelenk
Septumdefekt siehe Herzvitium
Serpentinenfuß 423, 424
Serumlaktatdehydrogenase 616
Sesambeinosteonekrose 440
Sever'sche Erkrankung siehe Achillodynie
S-förmige Skoliose 87
Sharrard'sche hintere Iliopsoasverlagerung 248
Shelf-Operation 179, 196, 201–202
Shenton-Ménard'sche Linie 184
shin-splint syndrome siehe Streßfraktur
Sichelfuß (Pes adductus) 382, 391, 394, 422–425, 434, 690
Sichelzellanämie 212
Silikonimplantat 123
Sillence-Klassifikation (Osteogenesis imperfecta) 660–661
Silver-Russel-Syndrom 685, 753
Sinding-Larsen-Krankheit siehe Morbus Sinding-Larsen-Johansson
Sinnesorgan (Hand) 483, 485

Sitzanpassung 725–726
Sitzbalance 734
Sitzfähigkeit 745
Sitzhilfe 69, 710
Sitz-Hock-Stellung (Fettweis-Gips) 191, 194
Sitzhöhe 45
Sitzkissen 726
Sitzschale 712, *726, 730*
Skaphoid-Aufnahme *480–481*
Skaphoidfraktur 529
Skapulaelevation 686
Skapulahochstand siehe Sprengel-Deformität
Skelettalter 46, 75
Skelettdysplasie **644–707**
– Klassifikation **646–647**
– Differentialdiagnose **647–649**
Skelettreifung 656
Skelett-Szintigramm 280
Skelettwachstum 40–43
Skipmetastase 611, 612, 616, 632
Skleren 661
Sklerosteose 676
Skoliometer 59
Skoliose
– Allgemeines 17, 18, 36–38, 59, 67, 165, 644
– antalgische 155, 161, 595
– bei Chondrodysplasia calcificans punctata 672
– bei diastrophischem Zwergwuchs 671
– bei Ehlers-Danlos-Syndrom 137, 663–664
– bei Fibrodysplasia ossificans progressiva 137
– bei fibröser Dysplasie *141–142*
– bei fragilem X-Syndrom 683
– bei Klippel-Trenauny-Weber-Syndrom 140, 142, 701
– bei Larsen-Syndrom 678
– bei Marfan-Syndrom 136, 659
– bei metatropischem Zwergwuchs 672
– bei Neurofibromatose **134–136**, **699–700**
– bei Osteogenesis imperfecta *136*, 661
– bei Osteoporose 676
– bei Pseudoachondroplasie 670
– bei Pterygiumsyndrom 689–690
– bei Rachitis 651
– bei Rett-Syndrom 692
– bei spondyloepiphysärer Dysplasie 674
– bei Thoraxdeformität 122–123
– idiopathische **70–94**
– – Aetiologie 71–73
– – Diagnostik 73–78
– – Prognose 78–79
– – Klassifikation 79–80
– – Therapie 80–91
– – Komplikationen 90–91
– kongenitale **110–117**, 732
– neuromuskuläre **125–134**, 724, 726, 732, 737, *743–744*
– Therapie, konservative **80–84**, 127
– Therapie, operative **84–101**, 115–117, 128–133, 745
Sliding-Technik 715
solitäre Knochenzyste siehe juvenile Knochenzyste
Somatotropin 42
Sommersprossen, axilläre 700
Sonographie siehe Ultraschall
Spaltfuß 382, 414–415
Spalthand 475, 483, 485, 489
Spalthandtyp *486*, 489

Spaltmißbildung 732
Spaltung, Plantaraponeurose nach Steindler 451
Spangenbildung 732
spastische Bewegungsstörung, Lähmung, Tetraparese, Zerebralparese siehe Zerebralparese
spastische Diplegie 335, siehe auch Zerebralparese
Spastizität, siehe auch Zerebralparese 709, 712–713, 719
Spezialfräser 601, 630
sphärische Pfannenosteotomie 200
Spickung (bei Epiphyseolysis capitis femoris) *224*
Spiculae 613
Spina bifida siehe Myelomeningozele
Spina ventosa 573
Spinal cord injury without radiographic abnormality (SCIWORA-Syndrom) 145, 736
spinale Dysrhaphie 111
spinale Muskelatrophie 130, *250*, 708, 724, **742–750**
– Differentialdiagnose **647–649**
spinale Spastik 29
Spinalstenose 668, 671
Spinefix-Instrumentarium 85, 108
Spinnenfingrigkeit siehe Marfan-Syndrom
spinozerebelläre Degeneration 125
Spitzfuß 336, 339, 341, *444*, 447, 554, 707, 719, 721, *731*, 738, 743
– Korrektur mit Ringfixateur *401–402*
– neurogen 445, 448–449, 452–453
– Prophylaxe 563
Spitzfußgang 335, 384, 718
Spitzgriff 476, *478*, 486–487, 508
Spitzwinkelgips 515
Splenomegalie 676
Split-Transfer 446
Spondylitis ankylosans 152, 578–579
Spondylitis, Spondylodiszitis **149–152**, 154, 162, 164
Spondylodese 84–101, 100–101, 108–109, 115–117, 128–133, 147–148, 151, 745, 670
Spondyloepiphysäre Dysplasie 139, 142, 235, *236*, 275, 647, 670–671, 673, **674**
– Differentialdiagnose **647–649**
Spondylolisthesis 51, **102–110**, 136, 163–164, 659
– zervikale 685
Spondyloptose 103, *108*
Spondylolyse 51–52, **102–110**, 136, 163–165, 676
Spongiosa 586
Spongiosaplastik 597, 698
Spontanfraktur 657
Spontankorrektur (Fehlstellung nach Fraktur) **539–540**
– Femur (proximal) 255, 257–258
– Femur (Schaft) 259
– Femur (distal) 349–350
– Hand 529
– Humerus (proximal, Schaft) 511–512
– Humerus (distal) 514–515, 517–518
– Malleolen 455–457
– Radius (proximal, Schaft) 520–521, 523–525
– Radius (distal) 528
– Tibia (proximal) 352
– Tibia (Schaft) 358
– Tibia (distal) 455–457
– Ulna (distal) 528
– Ulna (proximal, Schaft) 522–523, 525
– Unterschenkel (distal) 455–457
– Vorderarm (distal) 528

– Vorderarm (proximal, Schaft) 520–521, 523–526
– Wirbelsäule 146–147
Spontanschmerz 676–677
Sport 50–52, 55, 68, *103*, 214, 221, 223, 297, 539
Spreizfuß *386*, 435, 439, 440
Spreizhose 188–*189*, 191
Sprengel-Deformität 483, **494–495**, 690
Spüldrainage, Hüftgelenk 270
Spurenelement 206
Stabilitätsprüfung, oberes Sprunggelenk 387
Stadieneinteilung siehe Tumor, Stadieneinteilung
Staging, Tumor **592–593**, 629–631
Stagnara-Korsett 81
Standphase 335, siehe auch Ganguntersuchung
Staphylococcus aureus 268, 270–271, 362, 567–568, 574
Status, kinderorthopädischer 28
Stauchungsfraktur 350, 352, 355
Stehbrett *727*
Stehfähigkeit 133, 743
Stehhilfe 712, **726–727**
Steindler-Plantaraponeurosenspaltung 451
Steißlage 181, 188
Stellungskontrolle 542
Steppergang 384
sternale Synostose 124
Sternumanomalie 691
Stickstoff, flüssiger siehe Kryochirurgie
Stieda-Pellegrini-Schatten 346
Still-Krankheit siehe Arthritis, juvenile, rheumatische
Stimulation, Fuß 383
Stirn, vorgewölbte 666–667
Stock 727
Strabismus siehe Sehstörung
Strahlenaplasie 418
Strahlengang, Röntgen 35
Strahlenschutz 34
straight-line-graph *557*
Strayer-Operation 449
Streckschiene 715
Streckstab 379
Streßfraktur
– Differentialdiagnose 566, 594
– Unterschenkel **304–305**, 353
– Metatarsale 442–443
Streustrahlenraster, Röntgen 35
Stuhlinkontinenz 736
Stumpfverlängerung *487*
subchondrale Fraktur *207*, 210
subdermale Fibromatose 532
subkapitale Keilosteotomie, Epiphyseolysis capitis femoris 225–226
subkapitale Metatarsale-I-Osteotomie 438
subkutaner Tumor 736
Subluxation
– Hüfte 184–187, *242*
– – Morbus Perthes 207, 209
– Humeruskopf 473
– Patella *315*
subperiostaler Abszeß 567
Substitution, Faktor VIII 705
subtalare Arthrodese nach Grice 407, 430, 432, 448, 452
subtrochantäre Femurfraktur 255, *259*
subtrochantäre Osteotomie siehe Osteotomie, Femur, subtrochantäre

sulcus sign 473
Sulkuswinkel nach Merchant 314–*315*
Superduktion, Zehe 435
Supination 387, *475*
Supinationskeil 431
suprakondyläre Fraktur *515–516*
suprakondyläre Osteotomie siehe Osteotomie, Femur, suprakondylär
supramalleoläre Derotationsosteotomie siehe Osteotomie, Tibia, supramalleolär
Swivelwalker *723*
Symbrachydaktylie 475, 482, 483, **485–488**, *486*, 489, 494, 685
Syme-Amputation 322, 418
Symphalangie 410
Symphysensprengung 253
Syndaktylie
– Fuß 323, 382, 412–*414*, 420, 689
– Hand 475, 483, **489–490**, 492, 494, 684–685, 691, 701
Syndesmosenausriß 460–*461*
Synostose 124, 419, 483, 490–491, 683–684, 691
Synovektomie 276, 365–366, 580, 626, 705–706
synoviale Chondromatose siehe Chondromatose, synoviale
synoviales Sarkom 469, 532, **628**
Synovialitis 275, 579
Synoviorthese 375, 626, 705
Synovitis villonodularis pigmentosa 279, 365, 371, 375, 580, **626**
Syringomyelie 737, 756
Syrinx 163, 733, 736
Systemerkrankung **644–707**
Szintigramm 11, 34, 150, 304, 568, 588, 595

T

Talektomie 689
Talipes equinovarus siehe Klumpfuß, kongenital
talokalkaneare Koalition siehe tarsale Koalition
talonavikulare Koalition siehe tarsale Koalition
Talonette 558
Talus partitus 409, 410
Talus,
– Fraktur 462
– Osteochondrosis dissecans 440–*441*
– Osteotomie 399
– Reposition 432
tanzende Patella siehe Patella, tanzende
TAR (thrombocytopenia, aplasia of radius)-Syndrom 488
– Differentialdiagnose **647–649**
Tarda-Typ siehe spondyloepiphysäre Dysplasie
tarsale Koalition **410–412**, *411*, 415, 418, 426
Taubheit 648, 673–674, 676
Technetium-99-Szintigramm siehe Szintigramm
Teleskopnagel 662–663
Temperaturregulation 730
Tendovaginitis stenosans 491, 701
Tennisellbogen 532
Tenodese 508, 712
Tenotomie 21, 239
Teratologie 644
teratologische Hüftgelenkluxation 193–194, **228–229**, 671, 678, 688–690
teratologische Reihe 483, 486

Teratom 159
Testosteron 42
Tetanie 653
Tethered cord syndrome 114, 132, 163, 733, **736–737**
Tetraparese, spastische 446, *729–730*, siehe auch Zerebralparese
Tetraplegie 685, **736**
Thalassämie 212
Thalidomid 482
thanatophorer Zwergwuchs 668 Differentialdiagnose 647–649
Therapiekonzept siehe Behandlungskonzept
Thermosonde 594
Thomas-Bügel 213
Thomas-Handgriff *168*
Thomsen'sche Myotonie siehe Myotonia congenita (Thomsen)
thorakoskopische ventrale Bandscheibenausräumung 88
Thoraxdeformität **120–125**
Thorax-Erguß 90
Thrombophilie 206
Thrombozyten siehe TAR-Syndrom
Thyroxin 42
Tibia valga 351–352, 694
Tibiaaussentorsion 546, *548*-549
Tibiadetorsionsosteotomie, supramalleolär 339, 341, 550, *552*
Tibiafraktur
– distal **455–460**
– proximal 352–358
– Schaft 358–362
Tibiainnentorsion 546
tibiale Hemimelie siehe tibialer Längsdefekt
tibiale longitudinale Mißbildung siehe tibialer Längsdefekt
tibialer Längsdefekt **322–324**, 418
Tibia-Osteotomie siehe Osteotomie, Tibia
Tibiapseudarthrose, kongenitale 212, **326–330**, 699–700
Tibiatorsion siehe Torsionsfehler Unterschenkel
Tibiaverlängerung 320, 321–322, 352, **558–564**, 641, 672, 696
tibiofibuläre Diastase 323
tilt deformity (nach Epiphyseolysis capitis femoris) *221*, 223
tilt-angle 314
Tintenlöscherfuß *395*, 404
toeing-in 339
toeing-out 339
Tönnis'sche Triple-Osteotomie 198–199
Tonus 719
Torontoschiene siehe Bewegungsschiene
Torsionsfehler, Unterschenkel 338–339, 340, 392, 423, **546–548**
Tortikollis **118–120**, 165, 228, siehe auch Schiefhals, kongenitaler
Totalendoprothese siehe Endoprothese
Transfer (Muskel, Sehne) siehe Verlagerung
Transfer vaskularisierte Fibula 328
Transferfähigkeit 711, 725
transkondyläre Humerusfraktur **518–520**
transkondyläre Tibiavalgisationsosteotomie 307
Translation, glenohumeral 473
Translokation (Genetik) 591, 616–618, 627–628
Transversalbewegung Schultergelenk *472*
transversale Fehlbildung 483, **485–488**
transzervikale Fraktur 255

traumatische Patellaluxation siehe Patellaluxation
Traumatologie siehe Fraktur, Bandverletzung
Trendelenburg-Zeichen *167*
Trichorhinophalangealsyndrom 212, 647–649, **679**
Trichterbrust **120–123**, 659
Trillat-Operation 500
Triparese, siehe auch Zerebralparese 731
triphalangealer Daumen 491
triplane fracture 455, *457*
Triple- oder periazetabuläre Osteotomie, Becken 179, 194, **198–200**, 214-*216*, 257
Triplearthrodese 418, 433
Trisomie 5 siehe Cri-du-chat-Syndrom
Trisomie 8 647–649, **682**
Trisomie 18 647–649, **683**
Trisomie 21 *236-237*, 312, 404, 427, 647–649, **681–682**, 752
– atlanto-axiale Instabilität 140, 142, 475
Trochanter
– Hochstand 178, *196*
– major, Fraktur 255, **257–258**
– minor, Fraktur 255, *257*
Tuberkulose 17, 18, 149, 154, **149-151**, 555, 573
Tuberositasausriß 352, 354-*355*, 357
Tübinger-Schiene 188-*189*, 191, 202
Tumor
– aus Nervengewebe 600
– Becken **277–286**
– benigner 583, **593–609**, 632–633
– Biopsie **589–592**
– Diagnostik **583–593**
– Femur, distal **366–377**
– Femur (proximal, Schaft) **277–286**
– Fuß **466–470**
– Histologie 591–592
– knorpelbildender **595–599**
– Lokalisation *583*, 585
– maligner **583–592**, **610–621**, **627–629**
– obere Extremität **532–537**
– primitiver, neuroektodermaler (PNET) 617, 618
– Prognose **634–635**, 635
– Resektion siehe Resektion, Tumor
– Rezidiv 613
– Röntgenbeurteilung **585–588**
– Schmerz 584
– Stadieneinteilung **592–593**
– Sprunggelenk **466–470**
– Staging **592–593**
– Femur, distal **366–377**
– Therapie **629–643**
– Tibia (proximal, Schaft) **366–377**
– Tibia (distal) **466–470**
– Ultraschall 588
– Weichteile **621–629**
– Wirbelsäule **153–161**, 163, 164
siehe auch unter Knochentumor und einzelnen Tumorarten
tumorähnliche Läsion **593–609**
– Weichteil **625–627**
Tumorprothese siehe Endoprothese
Tunnelaufnahme nach Frick, Kniegelenk 295–*296*, 307–308
Turnen 36
Turner-Syndrom 312, 653, 657, **683**, 690
Twister cables 339, 551, 712
twoplane fracture 455, *457*

U

Überbrückung mit autologer Fibula *281*, 282, 284–*285*, 328, 330, *635–636*, siehe auch Rekonstruktion
Überbrückung mit homologem Knochen siehe Allograft
Überbrückungsmöglichkeiten **635–641**
Übergangsfraktur *350*, 352, 354–355, *357*, 455, *457*–458
Überlänge, Trochanter major 192
Überlastung, Sport 51
Überlastungssymptom 50
Überlebensrate 284, 613, 615, 618, *634*, **534–635**
Überstreckbarkeit 335, 341, 663
Ulna, Verkürzung 685
Ulnaaplasie siehe Klumphand, ulnar
Ulnafraktur **522–529**
Ulnarabduktion, Handgelenk *476*
Ulnardeviation, Hand 694
ulnare Klumphand siehe Klumphand, ulnar
Ulnarisläsion 508, 515, 517, 519
Ulnarisverlagerung 520
Ulnaschaftfraktur siehe Vorderarmfraktur
Ulnaverlängerung 535
Ultraschalluntersuchung
- Cavitongerät 156
- Hüfte
- – Dysplasie, Luxation (Säuglinge) 22, **185–188**
- – – dynamische Methode 186
- – – nach Graf **185–188**
- – Epiphyseolysis capitis femoris 221
- – Erguß 265–266, 269, 274, 575
- – M. Perthes *211*
- Kallus bei Verlängerung 561
- Knie 364, 575
- Tumor 588
Umfangmessung (Knie, Oberschenkel) *291*
Umkehrplastik 231, 284, 320–321, 373–374, 559, **640–641**
Umstellungsosteotomie siehe Osteotomie
unbehandelte Hüftluxation 194
Unfall 740
unhappy triad 346
unilateral unsegmented bar 112, *114–115*, 132, siehe auch Skoliose, kongenitale
Unterschenkel-Orthese siehe Orthese, Unterschenkel
Unterschenkel-Osteotomie siehe Osteotomie
Unterschenkel-Schaftfraktur siehe Fraktur
Unterschenkel-Torsion 338–339, 340, 392, 423, **546–552**
Untersuchung, klinische
- allgemein **25–28**
- Fuß **382–388**
- Gang **30–34**
- Hüfte **167–170**
- Knie **290–295**
- neurologische **28–30**, 55, **708–709**
- neuroorthopädische **709–711**
- obere Extremitäten **471–478**
- Rücken **55–62**
- schulärztlich **36–39**
- Sprunggelenk **382–388**
Urininkontinenz 733, 736

V

Valgusfehlstellung 356–357, 427, 436, 519, 541, 546, siehe Achsabweichung
Van-Nes-Umkehrplastik siehe Umkehrplastik
Varisations-/Derotationsosteotomie siehe Osteotomie
Varusfehlstellung 541, 546, 696, siehe auch Achsenfehlstellung
vaskulärer Naevus 701
vaskularisierter Knochenspan 328, 330, *636*
VATER-Syndrom 488
ventrale Aufrichtung (Wirbelsäule) 84–91, 100, 108–109, 115, 129, 139
ventrale Bandscheibenausräumung 88, 108–109
ventrale Derotationsspondylodese nach Zielke (bei Skoliose) **84–91**
verbleibendes Längenwachstum 557
verikaler Talus siehe Plattfuß kongenital
Verkalkung
- Diskus intervertebralis 152
- Heredopathie 648, 664
- periartikuläre heterotope 130, 246, 250, 612, **626–627**, 664–665, 713
- punktförmige 672
- Tumor 596–597, 608, 611, 614, 622
siehe auch Ossifikation
Verknöcherung siehe Ossifikation, Verkalkung
Verkürzung
- Knochen 715, 696
- M. triceps surae 429
- Schenkelhals *196*, 275
Verkürzungshinken 565, siehe auch Hinken
Verkürzungsosteotomie
- intertrochantär 194–*195*, 560
- Metatarsale 440
- Tibia 352
- Ulna 529
- Vorderarm 509
Verlagerung
- M. iliopsoas 246–249
- M. tibialis anterior 446, 452
verlängerbare Prothese 374
Verlängerung (Muskeln, Sehnen)
- Achillessehne 407, 449
- Adduktoren 276
- Hüftbeuger 248, 250
- ischiokrurale Muskulatur 348
- M. biceps brachii 503
- M. triceps surae 430, 432, 445, 453
Verlängerungsapparat, interner 561
Verlängerungsosteotomie
- obere Extremität 486, 512, 529
- untere Extremität 21, 231, 320, 321–322, 352, **558–564**, 641, 672, 696
- – beidseitige Verlängerung 646, **668**, 670, 672
Verletzung siehe auch Fraktur
Verriegelungsnagel 260
Verschraubung, Epiphyseolysis capitis femoris 223–*224*
Versetzung Hüftgelenk nach Winkelmann *282*
Verstärkerfolie, Röntgen 35
Versteifungshinken 565, 566
Vertebra plana *157*
Videoaufzeichnung 32
villonoduläre, pigmentierte Synoviitis siehe pigmentierte, villonoduläre Synoviitis

Viszeralbeteiligung 606
Vitalkapazität siehe Lungenfunktion
Vitamin-C-Mangel 657
Vitamin-D siehe Rachitis
Vojta-Therapie 714
Volarabkippung 541
Volar-lip-Verletzung 530
Volkmann-Dreieck 455, 459
Volkmann-Kontraktur 516
Volkswirtschaft 63
Von-Recklinghausen-Krankheit, siehe Neurofibromatose
Von-Willebrand-Krankheit 703
Vorderarmamputation 487
Vorderarmfraktur 520–529
- distale 528–529
- proximale 520–524
- Schaft 525–528
vordere Hüftluxation 245
vorderes Kreuzband siehe Kreuzband
Vorhaltetest nach Matthiass 56
Vorneigetest 73
VY-Plastik, Quadrizepssehne 340

W

Waage 26
Wachstum
- Allgemein **39–43**, 206, 366, **539–540**, 730
- endondrales 40
- Femur 255, 257–259, 349–350, 540, **556–557**
- Hand 529
- hormonelle Beeinflussung 42–43, 206
- Humerus 511–512, 514–515, 517–518, 540
- Knorpel 206
- Kurve **44–46**, **556–557**
- Muskulatur 687
- periostales 43
- Unterschenkel 352, 455–457, 540, **556–557**
- verbleibendes **557**
- Vorderarm 520–521, 523–526, 528, 540
- Wirbelsäule 72, 146–147
Wachstumsaktivität 366
Wachstumsgeschwindigkeit 44, 47, 52
Wachstumshormon 42–43, 206
Wachstumskurve **44–46**, **556–557**
Wachstumspotential 556
Wachstumsprognose **539–540**, 640
siehe auch Spontankorrektur
Wachstumsschmerz **297–298**, 371, 380, 381, 532, 584
Wachstumsschub 42
Wachstumsstörung 541, 544, 556, 558, 596, 693, 730
- Schweregrad 557
- stimulative 541, 558
  siehe auch Spontankorrektur
Wadenatrophie 394
Wagner-Apparat 560–561
Walker-Zyste 733
Wassel-Klassifikation (radiale Duplikation) 492
Watanabe-Klassifikation (Scheibenmeniskus) 330
Watschelgang 565, 667, 746
Weichbettung 442
Weichteilrelease 580–581, 671
Weichteiltumor 371, **621–629**

Weichteilverkalkung 653
weite Resektion siehe Resektion, weite
Werdnig-Hoffmann-Muskelatrophie, spinale 748
Wiberg-Centrum-Ecken-(CE-)Winkel 174, 199, *243*
Wiberg-Klassifikation (Patellaformen) 299
Willebrand-Krankheit 703
Williams-Beuren-Syndrom 141–142, **691**
Wilmington-Korsett 81
Wilson-Test, Kniegelenk 306
Windschlagdeformität 241, 509
Winkelmann-Clavicula-pro-humero-Plastik 536
Winkelmann-Hüftversetzung *282*
Winkelmann-Klassifikation (Umkehrplastiken) *640*
Winkelmessung 26, 38, 59, 186
Winkelplattenosteosynthese 258
Wirbelanomalie 78, **110–117**, 137, 163–164, 732–736
Wirbelfraktur 51, **144–149**, 163–166
Wirbelkörper, Osteotomie 115
Wirbelpunktion 151
Wirbelsäulendeformität bei Systemerkrankungen siehe bei Skoliose, Kyphose, atlanto-axiale Instabilität, Anomalie
Wirbelsäulenveränderung bei juveniler rheumatischer Arthritis 151, 164
Wirbelsäulenverletzung siehe Wirbelfraktur
Witt-Drahtfixation 521–522
Wohnheim 711
Wolff-Transformationsgesetz 172
Woodward-Operation 495
Wrisberg-Typ (Scheibenmeniskus) 330
Wurzelausriß 741

X

Xanthom, fibröses siehe Fibrom, nicht ossifizierendes

Y

Y-Aufnahme (Schulterluxation) *479*, 498
Y-Fraktur *514*, 518–519
Y-Fuge 199, 253, 268
Y-Osteotomie nach Pauwels *234*

Z

Zapfenepiphyse 362–*363*, 653
Zehenfraktur 462
Zehenspitzengang 384, 426, 428, siehe auch Spitzfuß
Zehensuperduktion 435
Zehentransfer 486
Zeigefinger, Überlänge 683
Zelle, hypertrophierend 40
Zementplombe 631
zentrales niedrigmalignes Osteosarkom *537*
Zentralisation
- Fibula 323
- Karpus 488
zerebrale Bewegungsstörung siehe Zerebralparese
Zerebralparese
- Allgemeines 18, *126*, 549, 565, 686, **728–731**, 707–732, 754
- Fuß 393, **444–451**

- Hüfte **238–247**
- Hilfsmittel **717–728**
- infantile 728
- Klassifikation 729
- Kniegelenk **334–339**
- obere Extremität 497, **502–505**
- Prognose 731
- Rotationsdeformität 239
- Sprunggelenk **444–451**
- Wirbelsäule **125–134**

Zerreißfestigkeit, Ligamente 49
Zielke-Derotationsspondylodese, ventrale (bei Skoliose) **84–91**
Zigarettenpapier 663
Zohlen-Zeichen 298
Z-Plastik 493
Zugangsweg bei Tumorresektion 591, 635

Zugfestigkeit, Ligamentansatz 49
Zuggurtungsosteosynthese 258, 358, *522*
Zugkraft 47
Zukunft der Kinderorthopädie 15
zweite Meinung 2, 8–9
Zwergwuchs 559, **644–647**, 653–654, 656, 661, 666, 690, 730, 751
- dysproportionierter 667, 669–670, 672
- proportionierter 670, 673–674, 676
Zwergwuchs, diastrophischer 17, 138–139, 142, 383, 393, 420–421, 649, **670–67**
Zwergwuchs, kamptomeler 661
Zyste 469, 584, siehe auch aneurysmatische und juvenile Knochenzyste
Zystinose 661
Zytomegalie 687, 728
Zytostatika siehe Chemotherapie